国家科学技术学术著作出版基金资助出版

基于“道术结合”思路与多元融合方法的名老中医经验传承创新研究（项目编号：2018YFC1704100）
东北部地区名老中医学术观点、特色诊疗方法和重大疾病防治经验研究（项目编号：2018YFC1704105）

王玉川医学全集 下

翟双庆 禄 颖 陈子杰◎主编

北京科学技术出版社

王玉川医学全集

中医阴阳学说发展史浅说

作为中医理论体系重要组成部分的阴阳学说，如同脏腑、经络、气血等理论一样，有它自己的发生发展演变的历史。阴阳学说里的各种名词概念，就是在这个漫长而又复杂的历史过程中发展演变而成的。因此，搞清楚这个过程，对于中医学的研究、整理，以及学术水平的提高，无疑是很有必要的。

要探索阴阳学说的演变过程，必须明确两点。第一，中医阴阳学说，最初是从古代哲学中的阴阳学说那里移植过来的。这个移植的过程，就是中医阴阳学说的历史。医学毕竟不同于哲学，移植并非易事，需要有个过程，所以，中医阴阳学说的历史，并不等于哲学阴阳学说的历史，中医阴阳学说更不可能与哲学阴阳学说同步发展。第二，人们对于客观事物的认识，是一个由少到多、由简单到复杂的过程。学术上的移植和渗透，一般说来也不例外，况且医学从来就不是带头的学科。所以，即使在哲学阴阳学说发展到了较为复杂、完备的时候，医学家们要借用它，也得先从较为简单的部分入手，才能逐渐使它变为自己的东西。因此，中医阴阳学说不仅有它自己的历史，而且应该是有阶段可分的，尽管由于文献不足而无法说明它们的具体年代。根据东汉以前的中医古籍，中医阴阳学说的演变发展过程大概可以分为早期阴阳说、太少阴阳说、三阳三阴说和三阴三阳六气说四个阶段。本文所做的初步探讨，就是按照上述观点进行的。

由于对自然界千变万化现象的起源的解释不同，我国先秦时期的学者大致可分为阴阳家和五行家。前者以阴阳对待的观念来解释，后者以五行相生相克的理论来解释。最初，两个学派各有各的主张，互不相干；后来它们的观念渐渐融合起来，到西汉武帝时，已归并到了一个体系里，成为阴阳五行之说。在这个过程中，两大学派随着统治阶级的政治需要，还有过一段互为盛衰的历史。汉高祖刘邦在称帝之初，利用五行理论宣传布衣做皇帝是天意，于是五行学派较为得势，“五德终始论”盛行；到了汉武帝时期，出于进一步统一全国、加强中央集权的需要，阴阳学派又占了上风。在迷信活动方面他们崇拜的偶像也出现了阴阳统率五行的局面，就是说在汉初被尊为上帝的先帝，到武帝时期它们的地位降为太一（善理阴阳之神）之位。（见《史记·封禅书》和《汉书·郊祀志》前半部分）在学术界也出现了五行学说被融汇于阴阳学说之中的现象。所以，后来一般所说的阴阳家实际上是包括五行的。当年董仲舒之所以能够提出或创立一种新的理论，即万物统一于五行，五行统一于阴阳，阴阳统一于天的阴阳五行学说，同上述背景是分不开的。阴阳为贵，五行为贱，阴阳统率五行的观念在《素问·阴阳类论》里就有所反映，特别是在《天元纪大论》以下七篇专讲五运六气的大论中，反映得尤为明显。因此，本文在阴阳学说发展的最后阶段里，对于五运六气学说的历史，也不得不做出必要的分析和介绍。

笔者读书不多，对于医学史和哲学史都是外行，要谈论阴阳学说的发展史，深感学力浅薄，绠短汲深，困难很大，又找不到一本理想的参考书，许多细节无法说明。笔者根据个人的学习体会谈些粗浅的认识，苦于证据不足，难免会有很多错误。姑作引玉之砖，热望得到明家指教。

一、早期阴阳说与太少阴阳说

早期阴阳说采用取类比象的一分为二的方法来分析和解释运动变化着的一切事物的理论。天为阳、地为阴，日为阳、月为阴，昼为阳、夜为阴，男为阳、女为阴，以及上为阳、下为阴，左为阳、右为阴，动为阳、静为阴，热为阳、寒为阴等，就是在这个阶段里确定下来的。这种一分为二的方法，在《周易》里叫作“太极生两仪”。

早期阴阳说具有广泛的普遍性，几乎适用于宇宙间的一切事物。但是其比较简单，对于说明复杂的事物是很不够的。（在《黄帝内经》里，直接运用这种方法来解释生理、病理的章节，也并不太多。）所以，古代医家们在引进并逐步完善一分为二的阴阳说的同时，把《周易》“两仪生四象”的方法（表28）也引进到医学领域中来，于是就产生了阴阳之中又有阴阳的太少阴阳说。运用太少阴阳说的方法，可以较为具体地分析时间和空间，因而也就能够较为清楚地说明事物对立面之间的相互转化过程，体现量变到质变的道理（图122），体现对立面相互包涵、相互渗透、相互依存的辩证关系。

表28　两仪生四象示意表

老阳	少阴	少阳	老阴
阳		阴	
太极			

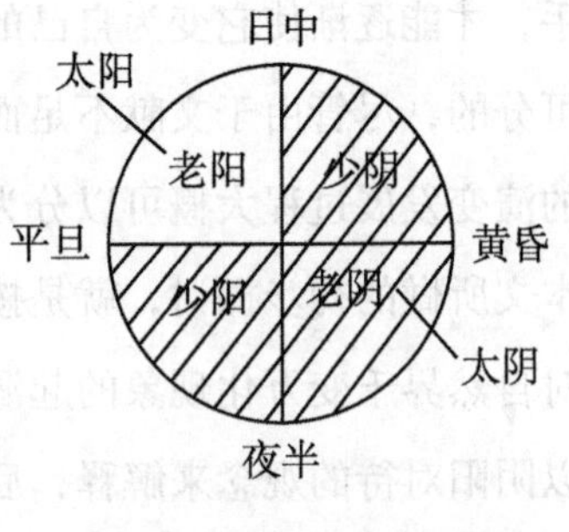

图122　两仪生四象方法图

《周易》的老阳、老阴，相当于医学上的太阳和太阴，这是显而易见的。那么，这种方法最初在医学里是怎样被应用的呢？现存医学文献对此并无明文记载，仅在《素问·金匮真言论》里，多少还可以看到它的影子，如说：

> 故曰：阴中有阴，阳中有阳。平旦至日中，天之阳，阳中之阳也。日中至黄昏，天之阳，阳中之阴也。合夜至鸡鸣，天之阴，阴中之阴也。鸡鸣至平旦，天之阴，阴中之阳也。

这里一开始用了“故曰”二字，即表明以下所言是引用固有的理论。从这段原文的内容可以十分清楚地看出其使用的正是图122的方法。所谓“阳中之阳”，即是太阳；“阳中之阴”，即是少阴；“阴中之阴”，即是太阴；“阴中之阳”，即是少阳。《素问·金匮真言论》接着又说：

> 故人亦应之。夫言人之阴阳，则外为阳，内为阴。言人身之阴阳，则背为阳，腹为阴。……故背为阳，阳中之阳，心也。背为阳，阳中之阴，肺也。腹为阴，阴中之阴，肾也。腹为阴，阴中之阳，肝也。腹为阴，阴中之至阴，脾也。

《灵枢·九针十二原》：

> 阳中之少阴，肺也……阳中之太阳，心也……阴中之少阳，肝也……阴中之至阴，脾也……阴中之太阴，肾也。

在这个“背为阳，腹为阴”的模式里，我们看到它运用的也是图122的方法。尽管它出于某种考虑而始终不提太少阴阳，但是，实际上它把心称为阳中之太阳，肺称为阳中之少阴，肾称为阴中之太阴，肝称为阴中之少阳，已经表现得很明显了。此文提出脾为阴中之至阴，说明它在早先的那种太少阴阳说的基础上，又有了一定程度的演变。

一般说来，心、肺系于背，肝、肾位于腹，是没有问题的。从人体胚胎期间背在外而腹在内，呈“负阳抱阴”的形态来说，“背为阳，腹为阴”的说法也是没有问题的。但是，以“背为阳，腹为阴”为依据，来区分内脏与时间相应的太少阴阳属性，在理论上就很难说通了。因为内脏与时间的关系，并不是由腹背位置的阴阳来决定的。况且，出生以后，背在上、腹在下的是匍匐行走的动物，背在后、腹在前的是直立行走的人类。如果硬要把背为阳、腹为阴同内脏和时间联系在一起来划分太少阴阳属性的话，就会使内脏与时间的相应关系发生 90°的错位，如图 123 与图 124 所示。内脏与时间的相应关系在古代医家的心目中十分重要，而医学的特殊性使得其在理论和实践上都不允许发生误差，正如《素问·刺禁论》所说“脏有要害，不可不察。肝生于左，肺藏于右，心部于表，肾治于里”。所以，对以“背为阳，腹为阴”为依据来区分太少阴阳的那种理论，必须加以改革，就成了不言而喻的事情。

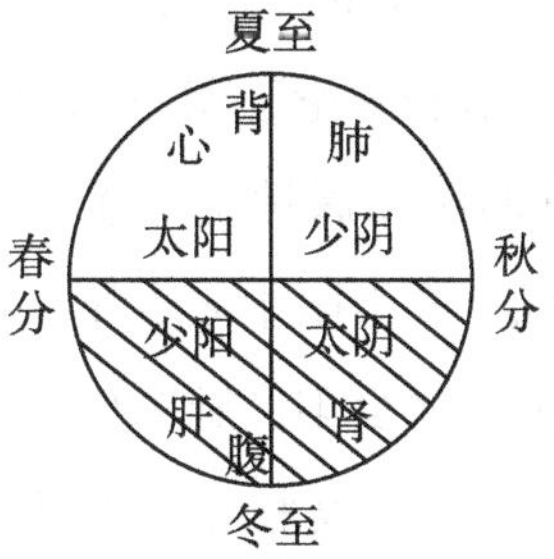

图 123　内脏太少阴阳与时间错位示意图之一

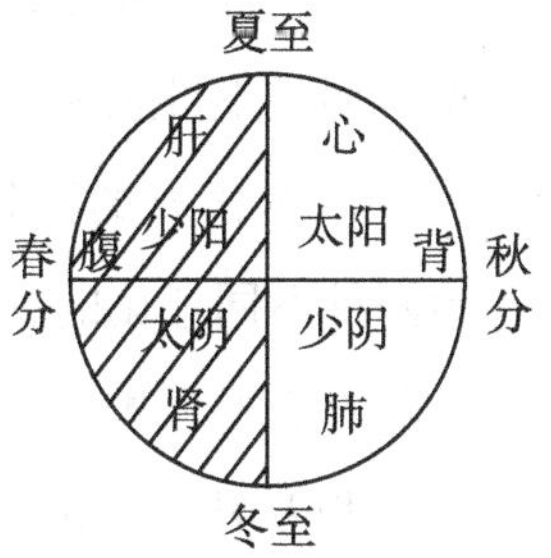

图 124　内脏太少阴阳与时间错位示意图之二

在这个改革过程中，医家们大概提出过两个较为可行的方案和模式。一个是仅仅废除以“背为阳，腹为阴”为依据的法则，仍然保留原定的内脏太少阴阳属性，如图 125；另一个是既废除原有不合理的依据，又修改了原来的内脏太少阴阳属性，如图 126。

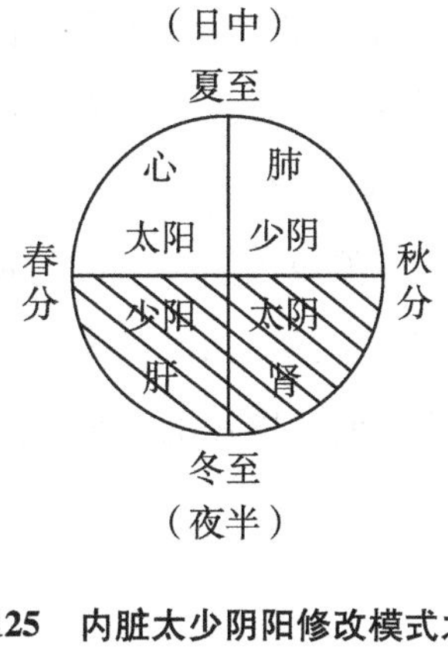

图 125　内脏太少阴阳修改模式之一

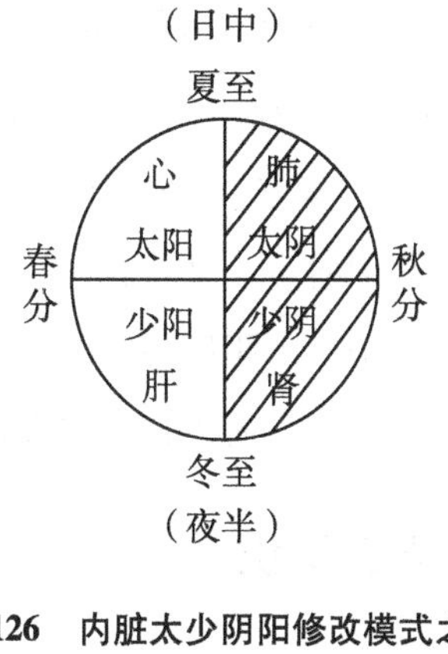

图 126　内脏太少阴阳修改模式之二

这两个模式的根本区别是，前者以春分至秋分为阳，秋分至春分为阴，所以，它只要不提“背为阳，腹为阴”，就可以解决问题；后者以冬至到夏至为阳，夏至到冬至为阴，所以，它必须同时修正内脏的太少阴阳属性，才能使内脏与时间的相应关系保持正常的统一性。在《素问》里有些篇章应用的就是图126的模式，如《素问·四气调神大论》说：

逆春气则少阳不生，肝气内变；逆夏气则太阳不长，心气内洞；逆秋气则太阴不收，肺气焦满；逆冬气则少阴不藏，肾气独沉。

在这里，肾称少阴不称太阴，肺称太阴不称少阴，显然运用的是图126的理论模式。除了《灵枢·九针十二原》以及《针灸甲乙经》（下简称《甲乙》）和《黄帝内经太素》（下简称《太素》），在《素问》里，我们还没有发现明确应用图125模式的文章（即心为太阳、肝为少阳、肺为少阴、肾为太阴）。这可能是由于图126的模式，在理论上和实践上都比较合理。比如，以一年之中阴阳之气的盛衰来说，冬至阳生，夏至阴生，故冬至之后则白昼渐长而黑夜渐短，夏至之后白昼渐短而黑夜渐长。又如，以一日而论，夜半以前为今日，夜半以后为明日；日中之前为上半日，日中以后为下半日。如果用图125的方法，就很难对上述情况做出合理的解释。所以，我们认为图126是最后定型的太少阴阳说的理论模式。在这个模式里，我们看到，同原先从《周易》那里直接套用过来的太少阴阳说相较，肝、肾、肺三脏的属性，已经完全改变了。在这样一次变动很大的改革面前，如果没有不同意见，那是不可想象的。今天，我们从《素问·六节脏象论》里看到的内脏太少阴阳属性，同《甲乙》和《太素》的记载相较，在肝、肺、肾三脏的阴阳属性上的重大分歧，也许只是这次改革过程中两种不同意见的反映。前者（即《素问》）说，肝为阳中之少阳，肺为阳中之太阴，肾为阴中之少阴。后者（即《甲乙》《太素》）说，肝为阴中之少阳，肺为阳中之少阴，肾为阴中之太阴。对于这些差异，林亿等以为应当据《太素》《甲乙》之文校正。明清两代的一些学者，也以为《甲乙》《太素》为是，《素问》为非。但笔者认为，从历史的观点来看，《素问·六节脏象论》中除了“肺者……为阳中之太阴”应改作“肺者……为阴中之太阴”之外，实在没有校改的必要。因为《甲乙》《太素》使用的是比较保守的图125的理论模式，而《素问》使用的则是全面革新了的图126的理论模式。况且，在这段原文里，还有“脾、胃、大肠、小肠、三焦、膀胱者……此至阴之类，通于土气”之句，表明这里的太少阴阳属性很可能是按照五行学派的观点修改过的。《汉书·律历志》亦同《甲乙》《太素》之说，云：“太阴者，北方，……阳气伏于下，于时为冬”；“太阳者，南方，……阳气任养物，于时为夏”；“少阴者，西方，……阴气迁落物，于时为秋”；“少阳者，东方，……阳气动物，于时为春”；“中央者，阴阳之内，……于时为四季”。此处不但讲四时阴阳盛衰，又符合五行生克规律，可能更为晚出。不能单以阴阳学说的观点来判断是非。再者，这两个太少阴阳理论模式在今天来说，都已经成为历史上的东西，基本上都已经被后来的三阳三阴说所代替，所以，从保存历史资料出发，这两种传本、两个模式也不妨并存。

二、三阳三阴说

人们对于客观世界的认识，总是随着社会的进步、科学知识的积累而不断提高的。各种各样的新问题在实践中不断出现，太少阴阳说的理论就越来越满足不了实践的需要。在这样的背景之下，三阳三阴说就应运而生。三阳三阴说使用的是一分为二、二分为六的方法，在《周易》里就是“文王八卦”的三男三女说，如表29所示（据《类经附翼》）。三男三女说，《周易·说卦》：“乾，天也，故称乎父。坤，地也，故称乎母。震一索而得男，故谓之长男。巽一索而得女，故谓之长女。坎再索而得男，故谓之中男。离再索而得女，故谓之中女。艮三索而得男，故谓之少男，兑三索而得女，故谓之少女。”方位说，《周易·说卦》：“万物生于震，震东方也。”“离也者，明也，南方之卦也。”“兑，正秋也。”“坎者水也，正北方之卦也。”

表29　文王八卦的三男三女表

太极	乾 ☰ 西北	震☳东	长男	得乾初爻
		坎☵北	中男	得乾中爻
		艮☶东北	少男	得乾上爻
	坤 ☷ 西南	巽☴东南	长女	得坤初爻
		离☲南	中女	得坤中爻
		兑☱西	少女	得坤上爻

在这里，长男相当于太阳，中男相当于阳明，少男相当于少阳，长女相当于太阴，中女相当于厥阴，少女相当于少阴。医家的三阳三阴说，大概就是从“文王八卦”（图127）那里得到启发而建立起来的。不过“文王八卦”的方位依东南西北顺序排列，而三阳三阴的次序就是太阳、太阴、厥阴、少阴、阳明、少阳，显然，直接用这个排列次序来说明四时昼夜的阴阳盛衰是不太可能的。所以，医家的三阳三阴说，只是原则上采用“文王八卦”的一分为二、二分为六的方法，而并不用后人为它确定的方位次序。

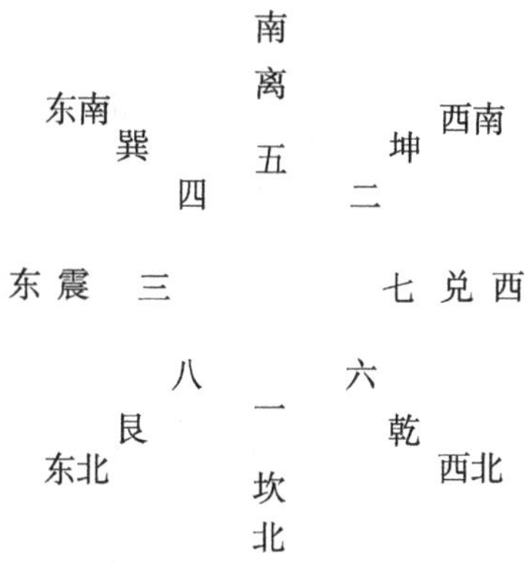

图127　文王八卦

医家三阳三阴说，在现存文献里又分为两类，一类以时间为主要对象，另一类以经络为主要对象。

（一）以时间为主要对象的三阳三阴说

以时间为主要对象的三阳三阴说又有两种不同的说法，它们表述的都是自然界和人体阴阳之气的节律性盛衰规律。

1.《扁鹊阴阳脉法》的三阳三阴王时说

《扁鹊阴阳脉法》的三阳三阴王时说（据新校正《素问·平人气象论》引文），如表30所示。“少阳，王十一月甲子夜半”和“正月、二月甲子少阳王”的意思是说，少阳之气最旺盛的时间是正月和二月，但早在年前的十一月甲子日夜半之时其就开始旺盛了。“少阴，王五月甲子日中”和“七月、八月甲子少阴王”，即少阴之气最旺盛的时间在七月和八月，但早在五月甲子日中午之时，其就开始旺盛了。

表 30 《扁鹊阴阳脉法》三阳三阴王时表

三阳三阴	始王之月日	当王之时段
少阳	王十一月甲子夜半	正月、二月甲子少阳王
太阳		三月、四月甲子太阳王
阳明		五月、六月甲子阳明王
少阴	王五月甲子日中	七月、八月甲子少阴王
太阴		九月、十月甲子太阴王
厥阴		十一月、十二月甲子厥阴王

张介宾“伏羲八卦分阴阳之体象，文王八卦明五行之精微”，亦据后人附会之说，非两种八卦之原意义有此分别也。

《周易·说卦》有一段专讲八卦排列顺序的文字：“天地定位，山泽通气，雷风相薄，水火不相射，八卦相错。数往者顺，知来者逆，是故《易》逆数也。”

这说的是伏羲八卦的方位为乾南、坤北，自南至东北为一乾、二兑、三离、四震；自西南至北为五巽、六坎、七艮、八坤（图 128）。这显然不符又正方位。

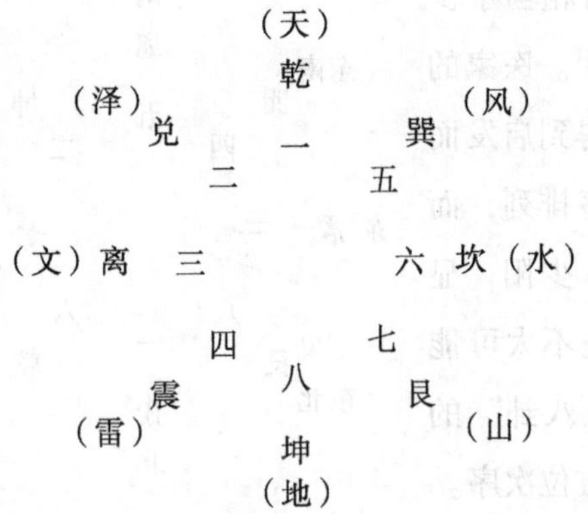

八	七	六	五	四	三	二	一
坤	艮	坎	巽	震	离	兑	乾
太阴		少阳		少阴		太阳	
阴				阳			

图 128 伏羲八卦方位

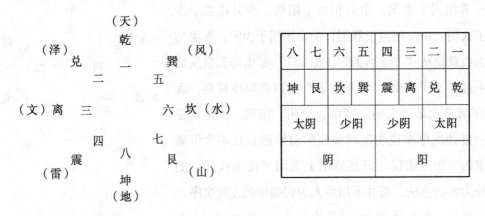

“天地定位”指天（乾）、地（坤）只是定位的标准点。这个点在阴阳变化之中只是瞬间，对三阳三阴来说，可以不可计，因为纯阴、纯阳是不存在的。

西南、西北，虽非纯阴、纯阳，但依习惯仍不计在内，否则就不能成为三阳三阴了。

由此可见，在《扁鹊阴阳脉法》中，三阳三阴之气的盛衰都是一个由量变到质变的过程，都存在着一条由渐升至峰极，从峰极而渐降的曲线。《素问·脉要精微论》“冬至四十五日，阳气微上，阴气微下；夏至四十五日，阴气微上，阳气微下”说的也是这个道理，但是，远不如《扁鹊阴阳脉法》说得那样明白、那样具体。

2.《难经》的三阳三阴王时说

《难经·七难》云：

冬至之后，得甲子少阳王，复得甲子阳明王，复得甲子太阳王，复得甲子太阴王，复得甲子少阴王，复得甲子厥阴王。王各六十日，六六三百六十日，以成一岁，此三阳三阴王时日大要也。

这种三阳三阴王时说与《扁鹊阴阳脉法》的三阳三阴王时说有着显著的差异。这与张仲景《金匮要略·脏腑经络先后病脉证》所说的“以未得甲子，天因温和，此为未至而至也；以得甲子，而天未温和，为至而不至也；以得甲子，而天大寒不解，此为至而不去也；以得甲子，而天温如盛夏五六月时，此为至而太过也”也不是一个观点。

《难经·七难》的这段文字，没有《扁鹊阴阳脉法》那样古朴，似乎比较通俗易懂。然而，未必人人都能真正读懂它。我们知道，在干支纪年纪月纪日的古代历法里，节气与甲子的关系不是固定的。比如冬至节，在甲年为丙子日，乙年为壬午日，丙年为戊子日，丁年为甲午日，戊年为庚子日，己年为丙午日，庚年为壬子日，辛年为戊午日，壬年为甲子日，癸年为庚午日。假设甲子日冬至为起点，依干支纪日法推算，三百六十日之后的甲子日还不是冬至，必须逐年后移六日，才是交冬至节的日子；经过十年之后，冬至节才能回复到甲子日这个起点上来。换句话说，如果第一年的冬至是甲子日，那么这一年冬至以后的第一个甲子日即冬至后的第六十日，第二年冬至后的第一个甲子日即冬至后的第六日，第三年冬至后的第一个甲子日即冬至后的第十二日。余可以此类推。因此，按照《难经·七难》的法则，少阳当王的时段，在六壬（壬申、壬午、壬辰、壬寅、壬子、壬戌）年要迟至正月中下旬才开始，而在六癸（癸酉、癸未、癸巳、癸卯、癸丑、癸亥）年则可以早在前年十一月冬至后的第六日就开始了。也就是说，凡逢壬年到了雨水节的时候天气才开始转温，而癸年则在前年冬至节一过就开始出现温暖的天气。如果把《难经·七难》所说少阳王时的规律，换算成阳历，则如表 31 所示。

表 31　《难经·七难》三阳三阴王时表

六十甲子纪年	冬至日干支	少阳气至日期
壬年（壬申、壬午、壬辰、壬寅、壬子、壬戌）	甲子	冬至后六十日，阳历 2 月 20、21 日
癸年（癸酉、癸未、癸巳、癸卯、癸丑、癸亥）	庚午	冬至后六日，阳历 12 月 28、29 日
甲年（甲子、甲戌、甲申、甲午、甲辰、甲寅）	丙子	冬至后十二日，阳历 1 月 3、4 日
乙年（乙丑、乙亥、乙酉、乙未、乙巳、乙卯）	壬午	冬至后十八日，阳历 1 月 9、10 日
丙年（丙寅、丙子、丙戌、丙申、丙午、丙辰）	戊子	冬至后二十四日，阳历 1 月 15、16 日
丁年（丁卯、丁丑、丁亥、丁酉、丁未、丁巳）	甲午	冬至后三十日，阳历 1 月 21、22 日
戊年（戊辰、戊寅、戊子、戊戌、戊申、戊午）	庚子	冬至后三十六日，阳历 1 月 27、28 日
己年（己巳、己卯、己丑、己亥、己酉、己未）	丙午	冬至后四十二日，阳历 2 月 2、3 日
庚年（庚午、庚辰、庚寅、庚子、庚戌、庚申）	壬子	冬至后四十八日，阳历 2 月 8、9 日
辛年（辛未、辛巳、辛卯、辛丑、辛亥、辛酉）	戊午	冬至后五十四日，阳历 2 月 14、15 日

从这里我们清楚地看到，《难经·七难》三阳三阴王时说模式本身就已经概括了或者说包含了以十年为期的气候周期性变化，少阳气至的早晚随着纪年干支的不同而在六十日范围以内呈现出节律性的波动。所以，它与东汉时期张仲景的说法是很不相同的。后者实际上是对前者的否定。一些不求甚解的学者往往看不到这一点，硬是把两者混而为一，彼此互释。这样无异于给《难经·七

难》的气温回暖的节律性周期说安上了一条尾巴，画蛇添足，令人不知其所云。

正因为《难经·七难》三阳三阴的模式概括了十年为期的气候变化规律，所以，在与《扁鹊阴阳脉法》的模式相比时就显出了它的独到之处。它为以后演变为三阴三阳六气说准备了条件。但是，量变到质变的观点，在《难经·七难》中叙述得不够鲜明。

与以往的太少阴阳说联系起来看，《难经·七难》的三阳三阴王时说也许是在最后定型的太少阴阳说的基础上发展起来的，所以三阴之次序为先太阴而后少阴。《扁鹊阴阳脉法》的三阳三阴王时说则认为少阴在前，太阴在后，厥阴为三阴之终，阳明为三阳之末，同“背为阳，腹为阴”的太少阴阳说一脉相承的关系极为明显。因此，如果说这两种三阳三阴王时说的创始年代不存在谁先谁后问题的话，那么毫无疑问，《扁鹊阴阳脉法》的三阳三阴王时说代表了较为保守的那一派的观点。保守就意味着消亡。《素问》里唯有《难经·七难》三阳三阴的序次还可以看到（《难经》的成书年代可能较晚于《素问》，但它的某些内容，却比《素问》还要古老些），说明在那个时代的学术界里，《难经·七难》的三阳三阴王时说较《扁鹊阴阳脉法》的三阳三阴王时说的地位要高得多。例如，《素问·阴阳别论》和《素问·阴阳类论》都把少阳称为一阳，阳明称为二阳，太阳称为三阳，太阴称为三阴，少阴称为二阴，厥阴称为一阴。这种阳主进、由一而三，阴主退、由三而一的，以数字表示三阳三阴序次的根据，即《难经·七难》的三阳三阴王时说。这种数字化的三阳三阴名称，既反映了阴阳量的多少，又包涵着阴阳盛衰的次序，便于记忆，也切合实用，所以，在当时风靡医界，是不难想见的。即使到了三阳三阴的排列次序及其与时间相应的配属关系随着学术的发展而出现了巨大变化的时候，这种数字化的三阳三阴名词，由于习惯的原因，依然原封不动地一直在被使用着。这个情况也足以说明，《难经·七难》的三阳三阴王时说在中医学术史上有着多么巨大而又深远的影响。

（二）以经络为主要对象的三阳三阴说

以经络为主要对象的三阳三阴说，亦有两种。一种是讲经络的生理功能的，叫作“三阳三阴开阖枢说”；另一种是讲经络感受外邪之后的病理传变的，叫作“三阳三阴外感热病说”。

1. 三阳三阴开阖枢说

三阳三阴开阖枢说，如《素问·阴阳离合论》所说：

> 天覆地载，万物方生，未出地者，命曰阴处，名曰阴中之阴；则出地者，命曰阴中之阳。……圣人南面而立，前曰广明，后曰太冲。太冲之地，名曰少阴。少阴之上，名曰太阳。太阳根起于至阴，结于命门，名曰阴中之阳。……广明之下，名曰太阴。太阴之前，名曰阳明。阳明根起于厉兑，名曰阴之绝阳。厥阴之表，名曰少阳，少阳根起于窍阴，名曰阴中之少阳。是故三阳之离合也，太阳为开，阳明为阖，少阳为枢。……太阴根起于隐白，名曰阴中之阴。太阴之后，名曰少阴，少阴根起于涌泉，名曰阴中之少阴。少阴之前，名曰厥阴。厥阴根起于大敦，名曰阴之绝阴。是故三阴之离合也，太阴为开，厥阴为阖，少阴为枢。

此外，《灵枢·根结》也有类似上述内容的记载，而且还讲述了三阳三阴开阖枢的生理功能，及其功能障碍所致的主要证候。如其说：

太阳为开，阳明为阖，少阳为枢。故开折则肉节渎而暴病起矣，故暴病者取之太阳，视有余不足。渎者，皮肉宛膲而弱也。阖折则气无所止息，而痿疾起矣，故痿疾者取之阳明，视有余不足。无所止息者，真气稽留，邪气居之也。枢折即骨繇，而不安于地，故骨繇者取之少阳，视有余不足。骨繇者，节缓而不收也。所谓骨繇者，摇故也。当穷其本也。

又说：

太阴为开，厥阴为阖，少阳为枢，故开折则仓廪无所输膈洞，膈洞者取之太阴，视有余不足。故开折者气不足而生病也。阖折即气绝而喜悲，悲者取之厥阴，视有余不足。枢折则脉有所结而不通，不通者取之少阴，视有余不足，有结者皆取之不足。

阳之开，主御外邪；阴之开，主荣养输给。

阳之阖，主气之利用；阴之阖，主血之贮藏。

阳之枢，主筋骨屈伸；阴之枢，主气血循环流行。

从表面看来，三阳三阴开阖枢的序次皆为由太而少，阳明和厥阴又皆介于太、少之间，似乎是直接套用了“文王八卦”三男三女的模式，其实不然。

首先，《素问·阴阳离合论》划分阴阳的总原则是从“万物方生”之时，“未出地”与“则出地”的情状比类得出的；以腰作为分界，腰以下象地而为阴，腰以上象天而为阳。三阳三阴六经皆起于足，故只有阴中之阴和阴中之阳，而无阳中之阳和阳中之阴之名，这就大大不同于“文王八卦”的三男皆为阳中之阳，三女皆为阴中之阴的方法。

其次，《素问·阴阳离合论》在叙述开阖枢的功能时，虽然用了太阳、阳明、少阳、太阴、厥阴、少阴的序次，但在叙述三阳三阴六经的具体方位时，却又明确告诉读者，它所用的方法是以“圣人南面而立，前曰广明，后曰太冲”作为基准点的。接着，它又指出了三阳三阴与广明、太冲这两个基准点的位置关系，如图129所示。三阳之枢实际上是在开阖之间，而不是位于开阖之后。可见它与《周易》的三男三女说的模式是根本不同的。

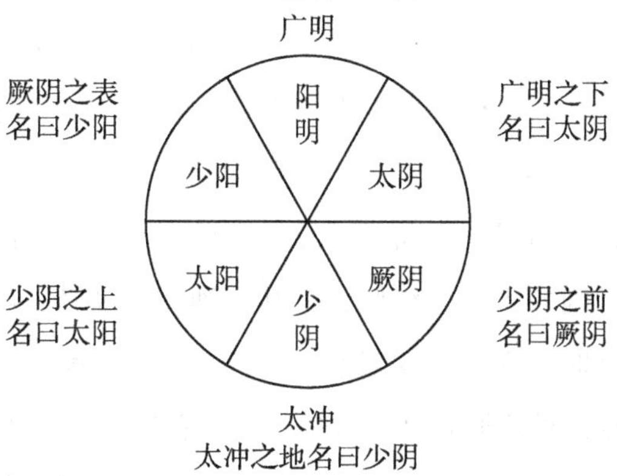

图129　三阳三阴位置关系示意图

三阳三阴开阖枢的模式概括了六经的具体位置，以及三阳经与三阴经的表里关系和三阳经之间、三阴经之间的相互关系。它在经络学说里是十分重要的理论，可以说是经络学说的灵魂，离开了它，经络就不能成为一个活的体系。在病理变化方面，不论是外感还是内伤，凡是病及经络者，亦皆离不开这个理论模式。

2. 三阳三阴外感热病说

三阳三阴外感热病说，始见于《素问·热论》，如其说：

> 伤寒一日，巨阳受之……二日阳明受之……三日少阳受之……四日太阴受之……五日少阴受之……六日厥阴受之……

巨阳，即太阳。一日太阳、二日阳明、三日少阳、四日太阴、五日少阴、六日厥阴指伤寒热病病邪侵入经络以后的传变次第。

经络在人身，外络皮腠、肌肉、筋骨，内联五脏六腑，无处不到。它既是气、血、津、液等营养供给之网络，又是病邪传变的通道。所以，历代医学家讲病理，莫能离乎经络。例如，张仲景《金匮要略·脏腑经络先后病脉证》说：

> 若五脏元真通畅，人即安和。客气邪风，中人多死。千般疢难，不越三条。一者，经络受邪，入脏腑，为内所因也；二者，四肢九窍，血脉相传，壅塞不通，为外皮肤所中也；三者，房室、金刃、虫兽所伤。以此详之，病由都尽。

由此经文可知，不论是内传脏腑，还是伤及外在血脉四肢九窍，无不与经络相关。历代医家都承认《伤寒论》与《金匮要略》原本是一部书——《伤寒杂病论》，所以这段关于病因的论述不是仅对《金匮要略》来说的。因此，张仲景在《伤寒论》篇章编排和三阳三阴病证传变方面，采用《素问·热论》的次序，是不难理解的。虽然他在辨证论治方面做出了划时代的贡献，但这并不等于他能够离开或抛弃经络病理的传统理论。不过，清代以来的某些学者对《伤寒论》三阳三阴六经病证颇多异议，如方有执和柯韵伯。在成书于1589年的《伤寒论条辨》中方有执说："六经之经与经络不同。……犹言部也。"80年后，即1669年，柯韵伯在方有执的基础上大加发挥，在《伤寒论翼·六经正义》说："仲景之六经是经界之经，非经络之经。"又说："仲景之六经是分六区地面，所该者广。虽以脉为经络，而不专在经络上立说。"又引《素问·皮部论》"皮有分部，脉有经纪……其生病各异"云云之文。在柯韵伯看来，皮部是皮部，经络是经络，他不承认皮部划分的依据是经络。《素问·皮部论》云："欲知皮部以经脉为纪者，诸经皆然。阳明之阳，名曰害蜚，上下同法。视其部中有浮络者，皆阳明之络也。"又云："凡十二经络脉者，皮之部也。……皮者脉之部也，邪客于皮则腠理开，开则邪入客于络脉，络脉满则注于经脉，经脉满则入舍于脏腑也。"此可证柯韵伯之说颇为牵强，其对《素问·皮部论》之精神并不了解。此外，柯韵伯的书中，引用经络学说以释三阳三阴六经病证之处不胜枚举。读之，不难看出其自相矛盾。方有执和柯韵伯一方面离开了张仲景所处的时代，用他们自己对伤寒热病的认识，来代替《伤寒论》的原意；另一方面，又误将三阳三阴六经看作六条光秃秃的线条状的东西，而不将其看作由大经、支脉，以及大大小小无数络脉交织而成的立体网状结构。因此，他们便提出了六经非经之说。从此聚讼纷纭，迄无定论。笔者认为，伤寒热病的证候是客观存在着的东西，对这些证候的解释是人们的认识。认识是可以不断深入、变化的，而《伤寒论》所叙述的证候是不会随着人们认识的改变而改变的。所以，后人的解释是后人的认识，《伤寒论》的原意是张仲景的认识。我们不应该将现代的新发现、新理论强加在张仲景的头上，把后人研究《伤寒论》的体会和成果，说成是张仲景的原意，把现代人才能说出来的道理也说成是张仲景早已认识到了的，把什么东西都说成古已有之，那样，历史也就不再存在了。

笔者对《伤寒论》无所研究，在《伤寒论》专家面前讲这些难免有班门弄斧之嫌，但有一点是不会错的——《伤寒论》专家们写出一本《伤寒论》研究的发展史对分清《伤寒论》原意与发展是十分必要的。

以上我们讲了两类四种三阳三阴说，它们的排列次序虽然各不相同，却又无不具有先三阳后三阴这样一个共同的特点。这个特点可以作为正统阴阳学派（还没有五行化的阴阳学派）的理论标志，也可以作为一个发展阶段的时代特征。比如，马王堆出土帛书中的《足臂十一脉灸经》和《阴阳十一脉灸经》，两者的经脉排列次序并不相同，但都有先三阳后三阴的特点，因此，可以认为这两部书都是三阳三阴说阶段的产物。

三、三阴三阳六气说

三阴三阳六气说是阴阳学说发展演变到最后阶段的产物，是在三阳三阴王时说的基础上，吸取了五行学说的某些先进理论，加工改制而成的。所以，它是五行化了的阴阳理论。三阴与三阳的排列次序和名称也充分显示了这一点。

三阴三阳六气说的诞生同其他任何一种学说的诞生一样，都不是偶然的，他们都是在某种需要的推动下产生的。当人们在医疗实践中发现，气候一般地影响着疾病的愈、甚、持、起，且其周期性变化与许多周期性流行的疾病之间也有着特定的联系，因而迫切需要一种相应的理论的时候，五行学派以其得天独厚的条件，在原始五运说的基础上，很快就建立了以五时与五气间的特定关系为核心的，以亢害承制为主要法则的五运学说体系。然而阴阳学派的理论还一直停留在冬至阳生、夏至阴生的水平上。这就使得原来以时令气候为特长的阴阳学派在五运学说面前显得相形见绌了。后来，阴阳学派吸取了五行学派的先进经验，经过一番精心究索，终于建立了三阴三阳六气说。从此，阴阳与五行两种学说在医学领域内，才真正具备了走向全面合流的条件。为了进一步说明这个问题，我们不得不从运气学说的历史说起。

（一）运气学说

一般说来，运气学说的历史，可以分为原始五运说、医用五运说、五运六气说三个阶段。

1. 原始五运说

原始五运说是运气学说创始阶段的理论。读过《吕氏春秋·十二纪》的人都会看到它把“孟春行夏令”“行秋令”“行冬令”，以至“季冬行春令”“行夏令”“行春令”等，作为导致气候反常，给人类和万物带来巨大影响的原因，这是关于运气学说的最早资料。如果说《吕氏春秋》在这里把气候反常和政局的动乱同统治者实施的政策法令联系在一起，认为气候反常损害万物，是上帝对失政者的警告和惩罚（这种迷信鬼神的说法，在科学不发达的古代是难免的），且在它的全部叙述中，还看不到气候反常具有节律性周期的意思，因而还不能算作运气学说的话，那么，西汉初期成书的《淮南子·天文训》里的“五行相干”就是地地道道的有关运气学说的较早资料了。为了便于青年读者理解，现在分段摘录其原文，并简释如下。

壬午冬至，甲子受制，木用事，火烟青；七十二日，丙子受制，火用事，火烟赤；七十二日，戊子受制，土用事，火烟黄；七十二日，庚子受制，金用事，火烟白；七十二日，壬子受制，水用事，火烟黑；七十二日而岁终，庚午受制（原本“午”误为“子”，今改）。岁迁六日，以数推之，六十岁（“六”，原本误为“七”，今改）而复至甲子。

这里所谓的“受制”就是指接受上天制定的命令。在那个时代是不可能彻底摆脱神权迷信的，对此，我们不必深究。值得注意的是，“七十二日”和“岁迁六日”是读懂这段原文的关键，也是原始五运说的基本方法。

按照“七十二日”为一个时段的原则，依六十甲子表推算，可得下述结果：从冬至甲子日开始，经过七十二日之后，即丙子日，故曰“甲子受制……七十二日，丙子受制”；从丙子日开始，经过七十二日之后，即戊子日，故曰“丙子受制……七十二日，戊子受制”。余可类推。“火烟青”“火烟赤”“火烟白”等，似乎是把草木燃烧时所见之情状，作为五行用事（当王）的客观指标，而“七十二日”这个数据，就是从观察这些指标所得的结果中计算出来的。《素问·阴阳类论》的“春，甲乙，青，中主肝，治七十二日”，与此颇为一致，同后来的运气学说以七十三日零五刻为一个时段则有相当的距离，但它们之间的渊源还是显而易见的。

以壬午年冬至甲子日为起点，以“岁迁六日”为法，依甲子表推算，结果是：第二年癸未的冬至是庚午日，第三年甲申的冬至是丙子日……总之，凡逢甲年冬至皆为丙子，乙年皆为壬午，丙年皆为戊子，丁年皆为甲午，戊年皆为庚子，己年皆为丙午，庚年皆为壬子，辛年皆为戊午，壬年皆为甲子，癸年皆为庚午。十年一个周期。需要经过六个周期，即六十年之后，才会重新回复到壬午年冬至甲子日这个起点上来。所以说：“壬午冬至，甲子受制……岁终，庚午受制。岁迁六日，以数推之，六十岁而复至甲子。”至此，对这一段原文，就基本搞清楚了。

此外，《淮南子·天文训》认为不但一年之中有五个时段，在以十年为期的周期里也包含着以两年为一段的五个时段。比如，以甲子日为起点的壬午年与以庚午日为起点的癸未年合为一个时段，即“甲子受制，木用事”的时段；以丙子日为起点的甲申年和以壬午日为起点的乙酉年合为一个时段，即“丙子受制，火用事”的时段。余可类推。此类以两年为一个时段的气和以七十二日为一个时段的气各有不同的特性。故《淮南子·天文训》又说：

甲子气燥浊，丙子气燥阳，戊子气湿浊，庚子气燥寒，壬子气清寒。

以两年为一个时段的客气，加临于以七十二日为一个时段的主气之上，气候就会出现反常变化，并影响生物的生长化收藏。故《淮南子·天文训》接着又说：

丙子干（干扰或侵犯）甲子，蛰虫早出，故雷早行；戊子干甲子，胎夭卵毈（音段，《说文解字》："卵不孕也。"《淮南子·原道训》"兽胎不黩，多卵不毈"，高诱注："胎不成兽曰黩，卵不成鸟曰毈。"或音髓，义同败也），鸟虫多伤；庚子干甲子，有兵（战乱）；壬子干甲子，春有霜。

戊子干丙子，霆；庚子干丙子，夷（伤也，指草木凋落）；壬子干丙子，雹；甲子干丙子，地动（震也）。

庚子干戊子，五谷有殃；壬子干戊子，夏寒雨霜；甲子干戊子，介虫（有甲壳之动物）不为（不生育）；丙子干戊子，大旱，苽封（水生植物，其状呈片状，相连特大如薄膜）熯（被烈日烤干。大旱，河水干竭，故苽封为熯）。

壬子干庚子，大刚，鱼不为；甲子干庚子，草木再死再生；丙子干庚子，草木复荣，戊子干庚子，岁或存或亡（收成不好，或颗粒无收）。

甲子干壬子，冬乃不藏（气温较高）；丙子干壬子，星坠；戊子干壬子，蛰虫冬出其乡（指蛰居之处）；庚子干壬子，冬雷其乡（指东北方）。（括号内文字为笔者按）

《淮南子·天文训》在这里使用了"××干××"的表达方式。甲子、丙子、戊子、庚子、壬子，在这里是木、火、土、金、水的别名。丙子干甲子，即火气干扰木气，相当于春行夏令。"××干××"与后来运气学说里的客运加于主运的意思是一样的。这里所说五行之气相干造成的后果，除了"有兵"与气候无关，似涉迷信，在《素问》里已不复见其影响之外，其他均可见于《素问》。如"蛰虫早出""夏寒雨霜""草木复荣"之类，在《素问》运气诸篇，尤其是在《素问·六元正纪大论》六气客主加临的叙述中，无不可以看到它们的影子；"胎夭卵毈，鸟虫多伤""介虫不为"等，与《素问·五常政大论》所谓"五类盛衰，各随其气之所宜也，故有胎孕不育"等论述的渊源尤为明显。

总之，《淮南子·天文训》的五行相干说是五运学说的原始雏形。这是确定无疑的历史事实。

2. 医用五运说

前面讲过，当人们发现了许多流行性疾病的发生往往具有明显的周期性，因而迫切需要一种相对应的理论来予以解释的时候，五行学派先吸取了原始五运说的一些法则，并使之与医学理论相结合，而后逐渐建立医用五运学说。在这个阶段中，五运学说的体系日趋完备，其发展过程在《素问·六节脏象论》里可以见到一些蛛丝马迹。如其说：

五运相袭，而皆治之，终期之日，周而复始，时立气布，如环无端，候亦同法。故曰：不知年之所加，气之盛衰，虚实之所起，不可以为工矣。……求其至也，皆归始春，未至而至，此谓太过，则薄所不胜，而乘所胜也，命曰气淫。至而不至，此谓不及，则所胜妄行，而所生受病，所不胜薄之也，命曰气迫。

在这套五运学说的方法里，承上启下的迹象显然可见。比如，“年之所加”，即从五行相干说演变而来；“未至而至”“至而不至”，即从“岁迁六日”而来；“气淫”“气迫”的理论，到了《素问·六微旨大论》里就成为“亢则害，承乃制”的高度概括了。

与此同时，《素问·六节脏象论》还吸取了阴阳学说的肝为阳中之少阳、通于春气，心为阳中之太阳、通于夏气，肺为阴中之太阴、通于秋气，肾为阴中之少阴、通于冬气的太少阴阳说，并以此为基础，增补了“脾、胃、大肠、小肠、三焦、膀胱者……此皆至阴之类，通于土气”等内容，使之成为五运学说的组成部分，从而建立了一个时间、气候、人体脏腑相关的较为完备的体系。

这个五运学说的体系吸取的是太少阴阳说的理论，在其中丝毫看不到三阳三阴王时说的影响。这就表明，在五行学派开始奠定医用五运学说体系的时候，阴阳学派的气候学理论还停留在太少阴阳说的水平上。虽然《素问·六节脏象论》也讲到六气，如“五日谓之候，三候谓气，六气谓之时，四时谓之岁”，但很显然，此处所谓六气，是指春夏秋冬四时各有六个节气，与六气学说的三阴三阳六气不是一个概念。

《素问·六节脏象论》还提到“六六之节”，那也不过是说，六个六十甲子为一岁，即所谓“天有十日，日六竟而周甲，甲六复而终岁，三百六十日法也”。所以这里的“六六之节”同《淮南子·天文训》原始五运说以十天干为主的说法较为接近，而丝毫没有六气学说的影子。(《素问·六节脏象论》是五运学说早期的作品，与六气学说无关。）即使退一步讲，像后世有的注解那样，把“六六之节”看作六气的六个时段，从《素问·六节脏象论》全文来看，其也没有超过“三阳三阴王各六十日”的水平。

上述证明，五运学说体系的建立时间比六气学说早，这是无可置疑的。

3. 五运六气说

这个阶段的代表作是《素问·天元纪大论》以下的七篇大论。其中有许多论述清楚地表明，五运学说成熟较早，是六气学说的摇篮。六气学说是在五运学说的基础上建立起来的，没有五运学说就没有六气学说，但五运学说与六气学说在早期仍然是两个不同学派的理论。其中讲得最为清楚的就是《素问·天元纪大论》和《素问·五运行大论》。文中一再用“君火以明，相火以位”“在天为气，在地成形，形气相感，万物化生”等，对五运学说与六气学说为什么要结合、怎样结合，以及为什么六气学说在木、火、土、金、水之外又有一火等问题进行解释。尤其引人注目的是，专讲五运学说的《素问·五运行大论》和《素问·五常政大论》竟然不讲客运，而且在《素问·六元正纪大论》中，五运客主相干的理论也被六气客主加临说的长篇叙述所淹没，仅在“角”下所注“初”或“正”字、“羽”下所注“终”字中可依稀看到客运与主运的不同排列次序。此外，文中也没有关于五运主客之间的关系，及其对气候和万物的影响的说明，即使是像《淮南子·天文训》那样最简单的说明也没有。(因文繁不再引证，各位可找《素问》原书查考，方知笔者所言不误。）这就从另一个侧面告诉我们，阴阳学派早在建立六气学说体系的过程中，就已经把五运客主相加、生克乘侮、亢害承制等理论一齐吸入其中了。六气学说本身已经是阴阳学说与五行学说结合的理论。也许在后来五运与六气相结合，建立统一的运气学说体系的时候，古代学者们就已发现五运客主相加和六气客主加临两套方法推算的结果，绝大多数是相互矛盾的。因此，不论是从理论体系的统一性考虑，还是从实际应用着想，五运的客主相加说都已经没有保留的必要，但是，又没有更多的理由使信奉五运学说的人们心悦诚服，于是，他们一方面把五运客主相加的方法尽可能放在极不显眼的位置，另一方面对六气司天、在泉、客主加临进行尽可能细致的描绘和详尽的论述，企图把客运淹没掉。又如，《素问》运气七篇大论对主时六气的六步气位的起迄时刻，按照不同纪年所做的叙述，详细到了“岁气会同”的程度，即寅、午、戌三年六步气位的起迄时刻是相同的，卯、未、亥三年六步气位的起迄时刻是相同的，辰、申、子三年六步气位的起迄时刻是相同的，巳、酉、丑三年六步气位的起迄时刻也都是相同的（见《素问·六微旨大论》）。这让我们读起来不免会感到厌烦。然而对于五运主运的五步起迄时刻，其连一句话也没有讲。既然已经不再需要五运的客主相加，那么其主运的起迄时刻就自然也成了不必要的东西。因此，在《素问》运气学说的体系里，五运学说的内容，除了主岁的大运之外，其余的都消失了，而主运基本上也名存实亡，不起作用了。后世有很多学者，如宋代刘温舒、明代张介宾等，都没有理解这一点，硬是把客运重新抬举了出来。这不仅有负当年《素问》运气七篇作者的一片苦心，而且使运气学说原先基本统一的体系，变成了头绪繁多、混乱不堪、莫可究诘的东西。后世的运气学说反而不如《素问》好懂了。

总而言之，五运六气学说的历史证明，三阴三阳六气说实际上就是五行化了的三阳三阴说，是吸取了五运学说的一些重要成就而发展起来的。它后来居上，在运气学说里占据着统率五运的地位。

（二）三阴三阳六气说

最早的三阴三阳六气说是什么样子，已无可查考。现在我们从《素问》里看到的有两种模式，一种以五行为主，一种以阴阳为主。前者叫作三阴三阳主气说，后者叫作三阴三阳客气说。主气属地，客气属天。主气反映的是地球绕太阳公转形成的气候周期，客气反映的是日月星辰等天体运动变化形成的气候周期。主气年年相同，客气岁岁各异。这两种三阴三阳六气说，在《素问》运气七篇大论里有详尽的论述，因文繁，不引。

1. 三阴三阳主气说

三阴三阳主气说，略如表32所示。

表32　三阴三阳主气模式表

	六气名称	次序	当王时段内的节气	当王起止月日按阳历计算
上半年	厥阴风木	初之气	大寒、立春、雨水、惊蛰	1月20、21日至3月20、21日
	少阴君火	二之气	春分、清明、谷雨、立夏	3月20、21日至5月21、22日
	少阳相火	三之气	小满、芒种、夏至、小暑	5月21、22日至7月23、24日
下半年	太阴湿土	四之气	大暑、立秋、处暑、白露	7月23、24日至9月22、23日
	阳明燥金	五之气	秋分、寒露、霜降、立冬	9月22、23日至11月22、23日
	太阳寒水	终之气	小雪、大雪、冬至、小寒	11月22、23日至1月20、21日

这个模式把阴阳学说与五行学说结合了起来，创立了厥阴风木、少阴君火等六个由阴阳、气候、五行三者组合而成的新名词，并在六气相互间的关系上，把五行相生次序同三阳三阴王时说的量变到质变的观点也结合了起来。这样的结合，似乎把阴阳学说弄得支离破碎、面目全非了。然而实际上阴阳学派的那套理论体系并没有被动摇，依然保留着它自身的相对独立性，而且其在医学、气候学方面的影响后来居上，大大超过了五行学派在医学、气候学方面的影响。三阴三阳主气说在中医基础理论的发展史上留下了光彩夺目的一页，对中医学的发展有着深远的影响。

2. 三阴三阳客气说

在前面我们讲过，客气是专门用来反映日月星辰等天体运动变化而形成的气候周期的，所以客气又有“天元六气”“太虚真气”之称。客气的模式，按照《素问》的记载，简化列表（表33）如下。

表33　三阴三阳客气模式表

		客气名称及次序	何年为初气	何年为司天	何年为在泉
天元	三阴	厥阴风木	丑、未年	巳、亥年	寅、申年
		少阴君火	寅、申年	子、午年	卯、酉年
		太阴湿土	卯、酉年	丑、未年	辰、戌年
	三阳	少阳相火	辰、戌年	寅、申年	巳、亥年
		阳明燥金	巳、亥年	卯、酉年	子、午年
		太阳寒水	子、午年	辰、戌年	丑、未年

从表33可见，客气是按照一阴、二阴、三阴、一阳、二阳、三阳的顺序排列的，而五行的顺序是紊乱的，表明虽然客气的名称与主气一样，是由三阴三阳、五行、六气三者组合而成的，但客气的主体是阴阳学说。客气是岁岁各异的，所以，虽然三阴三阳的排列秩序井然，但它们与时间的关系却是变动的、是不固定的。假设今年的初气是厥阴风木，司天是太阴湿土，在泉是太阳寒水；则明年的初气为少阴君火，司天为少阳相火，在泉为厥阴风木；后年则太阴湿土为初气，阳明燥金为司天，少阴君火为在泉。余可以此类推。六年为一个周期，第七年的初气、司天、在泉，又分别轮到厥阴风木、太阴湿土、太阳寒水。如此循环往复，气候逐年变迁。司天相当于主气三之气，在泉即主气终之气的位置。六步客气分别加于主气六步气位之上，以演算年内气候的非常变化，就叫作六气客主加临。在六步客气之中，司天、在泉的作用尤为重要，故有司天主上半年，在泉主下半年之说。三阴三阳客气说，大体说来就是如此。至于六气相互之间，还有胜复之说、客气与岁运的关系，以及天符、岁会、太乙天符、同天符、同岁会、齐化、从化、同化、平气、郁发等纷繁复杂的名目，因非本文所要讨论的问题，故从略。

此外，必须要指出的是，《素问·六元正纪大论》前半篇对三阴三阳客气“司天之政”的论述，是以太阳、阳明、少阳、太阴、少阴、厥阴为次序的，这恰好与《素问·天元纪大论》的“天元六气”的次序头尾互倒，而与《素问·热论》三阳三阴的序次完全一致。我们不能不认为这是

《素问·六元正纪大论》作者的有意识的安排。说得具体一些，就是在《素问·六元正纪大论》的作者看来，自然界的客气干扰正常气候的规律，同外邪侵入人体后的传变规律是一致的。运气学说的三阴三阳同《素问·热论》三阴三阳之间存在着某种关系。

以上所讲的两种太少阴阳说、四种三阳三阴说、两种三阴三阳六气说并不能概括中医古籍里所有阴阳学说的内容，但是，却能够勾画出阴阳学说的发展史的大体情况，这对研究《伤寒论》和其他后世各家医著是具有参考价值的。

如果把上述八种阴阳学说集中起来，制成图表，我们就会发现其中有的缺乏可比性，因为它们表述的对象不同。有的则具有很强的可比性，比如，两种三阳三阴王时说与三阴三阳主气说，三者的表述对象都是一年之中阴阳气盛衰的过程。通过对比，就有足够的证据，得出如下结论：由于历史条件或学术流派等的不同，同一时段内的当王之气使用的名称各不相同，但是，这不同的名称却具有相同的内涵。这种一名多义、一义多名的现象，在中医学里屡见不鲜。这对于学习、研究中医学和中医学与现代技术结合等都是很不利的。因此，搞清楚中医学的各种名词术语在历史上的演变过程，是十分必要的。本文只对阴阳学说的名词概念的演变过程做了一次初步的试探性研究，挂一漏万，在所难免，错误缺点，也一定不少，希望得到批评、指正。

王玉川医学全集

运气探秘

目　录

第一章　阴阳发微

第一节　三阴和三阳

三阴和三阳是对于阴阳双方在数量和层次上的再分析，是阴阳学说不可缺少的组成部分，在中医理论体系中占有十分重要的地位。但近四十年的研究，并未将三阴三阳解释清楚，即使是对于许多基本概念也未构建其应有的确定性（或似是而非，或相互矛盾，或怎么讲怎么有理），更未揭示三阴三阳的真谛。

一、阴阳的基本概念

（一）三种阴阳学说

阴阳源于《周易》，本是我国古代朴素辩证法的基本概念，属于哲学的范畴，在演变过程中，逐渐被援引到各种学科中，成为古人认识世界、分析事物的最基本的理论工具。其中对医学科学有用的部分，也被古代医学家所汲取。古代医学家按照医学科学的需要，对其做了相应的补充和改造，从而使之成为中医学理论的组成部分。

中医的阴阳学说与《周易》朴素的哲学阴阳说，虽然从本质上讲有所区别，但在方法论和认识论上还有许多相通之处；而与宋代兴起的、被明王朝奉为正统思想的程朱理学里的阴阳理论，则有着唯物与唯心的根本区别。所以，严格而认真地区分上述三种阴阳学说，无论是对于三阴三阳的研究，还是对于涤除笼罩在整个阴阳学说上的历史的神秘积尘，都是十分重要的。

（二）《黄帝内经》里的阴阳说

按照《黄帝内经》（以下简称《内经》）的记载，中医阴阳学说的基本概念，主要有如下四条。

第一，阴阳是自然界的客观规律，也是人们借以认识客观事物的法则。前者指阴阳为“天地之道”，后者指阴阳为“神明之府”。

第二，自然界的一切事物，都有自己不可缺少的特定性质，没有它，事物就不能存在，就不可想象。阴阳就是事物的重要属性，如自然界的天与地、日与月、昼与夜、水与火、寒与热和人体的脏与腑、气与血、表与里、男与女等，千差万别的一切事物，皆可按其属性，归于阴阳系统中。这就是所谓的阴阳为“万物之纲纪”。

第三，物质世界无时无刻不在运动变化，这是物质最基本的特性。事物的运动变化，在中医学里就是用阴阳来表述的，如“阳化气，阴成形”“阳胜则热，阴胜则寒”“重阴则阳，重阳则阴”

等。所以，阴阳有“变化之父母”之称。

第四，有运动变化，就会有盛衰生灭。事物在“生”和“盛”的同时，包含着“衰”和“灭”的因素。所谓“成败倚伏生乎动”，就是这个意思。以生命来说，它总是和它的必然结果，即始终作为种子存在于生命中的死亡联系在一起的。所以，阴阳在中医学里，还常常被用来表述事物的盛与衰、成与败的相互倚伏及其运动变化的过程。譬如昼夜变化、时令变迁，以及人体生理、病理的各种各样的活动节律等，无一不是被当作阳生阴长、阳杀阴藏的过程来表述的。所以，“生杀之本始”也是阴阳学说的基本概念之一。

上述四条基本概念，既有区别，又密切相关、不可分割。用《内经》里的话概括起来说，就是“阴阳者，天地之道也，万物之纲纪，变化之父母，生杀之本始，神明之府也”（《素问·阴阳应象大论》）。这里必须指出，三阴三阳问题与“生杀之本始”的关系尤为密切。换句话说，三阴三阳主要用来表述事物生长衰亡运动节律的理论。

二、运用阴阳的两种方法

古代医家运用阴阳认识客观事物的方法，根据《内经》的记载，大致可以分为两种。我们称之为“数”法和“象”法。

（一）“数”法

“数”法即“以数推之”的方法。《素问·阴阳离合论》说：“阴阳者，数之可十，推之可百，数之可千，推之可万，万之大，不可胜数，然其要一也。”所谓“以数推之”，实际上就是不断地一分为二和合二为一。所以，杨上善解释说：“言阴阳之理，大而无外，细入无间，毫末之形，并阴阳雕刻。故其数者，不可胜数也。故阴中有阴，阳中有阳；阳中有阴，阴中有阳，然则混成一气，则其要也。”对于事物的认识，既要看到它是无限可分的，又要看到它是一个整体。这种方法，就叫作“以数推之”。它在医学上主要被用于分析人体脏腑经络等组织结构的阴阳属性及其相互关系。所以《阴阳离合论》又说：“阴阳之变，其在人者，亦数之可数。”

（二）“象”法

“象”法即“以象”的方法。《素问·五运行大论》说：“夫数之可数者，人中之阴阳也。……天地阴阳者，不以数推，以象之谓也。”什么是“以象”的方法呢？张介宾在他的《类经》里解释说：“人中之阴阳，言其浅近可数。然阴阳之道，或本阳而标阴，或内阳而外阴，或此阳而彼阴，或先阳而后阴。故小之而十百，大之而千万，无非阴阳之变化。此天地之阴阳无穷也，诚不可以限数推言者，故当因象而求之，则无不有理存焉。”由此可以看出，所谓“以象”，是一种从现象到本质的分析方法，换句话说，其主要是用来分析和揭示事物现象背后的内在因素及其运动变化规律的。《素问·厥论》所说的“春夏则阳气多而阴气少，秋冬则阴气盛而阳气衰”似乎就是“以象”而非“以数推”的例子。其意义是：春夏之温热是一种现象，阳气多而阴气少是其现象背后的本质；秋冬之凉寒亦是一种现象，阴气盛而阳气衰才是它的本质。

（三）“数”与“象”的关系

“数”法与“象”法颇不相同，前者的使用对象是人体，后者的使用对象是自然界；前者重在形象，后者重在气象；前者有形可据，后者较为抽象。如果不加区别，就很难理解阴阳的实质。然而人与自然是一个有机的整体，人之阴阳与天地阴阳之间有着通应、相参的关系，而且人体脏腑经络的生理、病理变化在体表的反映，也同样需要抽象的分析方法。因此，这两种方法又常常被结合起来使用。这是辩证法的人体观所决定的，不了解这一点，也同样无法正确理解阴阳的实质。

三、太少阴阳和三阴三阳

（一）《周易》阴阳分老少

阴阳分老少，是《周易》阴阳学说的重要观点，中医的阴阳学说是从《周易》那里“移植”过来的，研究学术必须追溯其源流，所以学习和研究中医理论，也需要了解《周易》的内容。唐代著名医学家孙思邈就有“不知《易》，不足以言太医”之论。《内经》里的许多理论是与《周易》中的互通的。《灵枢·根结》说的“阴道偶，阳道奇”与《周易》中的以“--”为阴爻、以“—”为阳爻完全一致。《素问·四气调神大论》等篇章，以一年分为两半，上半年春夏为阳，下半年秋冬为阴，而又以春为少阳，夏为太阳，秋为太阴，冬为少阴。显然，这种理论与《周易》一分为二、二分为四的逻辑程式，和阳主进由少而老、阴主退由老而少的理论是一脉相承的，而且与先天八卦的方位“其阳在南，其阴在北”之说也是相同的。诸如此类的例子，说明《周易》阴阳有老少之分的方法，不但能一般地反映自然界的辩证关系，而且也完全可以被用来说明医学上的许多问题，故其被古代医家普遍采用。

（二）三阴三阳是医学家的创造

从《内经》的许多篇章，除了发现当时对《周易》老少阴阳的普遍应用外，还可发现另外一些问题，那就是随着中医学的日益发展，《周易》的那套办法变得越来越不够用了。尤其是到了古代医家在人身上发现了许多颇不寻常的生理现象和病理变化规律的时候，在发现了脏腑、经脉同自然界的种种变化有着更为复杂的联系的时候，那种阴阳各分老少的方法，就满足不了理论上的需要了。勇于创新的医家突破了原有理论的束缚，提出了“厥阴”和“阳明”两个新名词，原来的二阴二阳就变成了三阴三阳，即太阴、少阴之外又有厥阴，太阳、少阳之外又有阳明。这很可能是古代医家在后天八卦阴阳各分为长、次、少（即乾卦生长男震卦、次男坎卦、少女兑卦）的启发下想出来的。然而包括厥阴和阳明在内的三阴三阳，毕竟是古代医家的创新，而非《周易》之旧。这是不容置疑的事实。因此，那种以为研究和发扬中医必须倒退到《周易》那里去的认识，是站不住脚的。

（三）三阴三阳的命名原则

三阴三阳的命名是以阴阳之气的盛衰多少为依据的。所以，《素问》的《阴阳别论》《经脉别论》等篇章都以厥阴为一阴，少阴为二阴，太阴为三阴；少阳为一阳，阳明为二阳，太阳为三阳。显然，“一、二、三”较之“老少”更能精确地表述数量和层次上的关系。因此，从本来的意义上说，三阴三阳如同“甲、乙、丙、丁”“子、丑、寅、卯”，以及“丈、尺、寸”“石、斗、升”、“斤、两、钱”等一样，只是一种计量标准。标准本身并不是具体的事物，却可以应用于各种事物，以表明该事物的数量和层次。例如，《素问·天元纪大论》以三阴三阳来论证分析自然界的气候变化因素而有“阴阳之气，各有多少，故曰三阴三阳”的解释。《素问·至真要大论》则更进一步指出：“阴阳之三也，何谓？曰：气有多少，异用也。”气有多少不同，其作用也不一样。物质的能量不同、作用不同，必然会导致现象上的差别。人们根据现象上的差别，就有可能测知阴阳之气的多少盛衰，并分析其现象背后发生了什么样的变化。古代医家对这种方法的应用已经很普遍了。如《难经·四难》中若见沉、短、涩三种脉象，都称之为“一阴”；脉来沉涩就称之为“二阴”；脉来沉涩而短，就称之为“三阴”；见滑、浮、长三种脉象，都称之为“一阳”；脉滑而长，就称之为“二阳”；脉浮滑而长，则称之为“三阳”。若脉来浮而涩，则称之为“一阳一阴”；脉来长而沉涩，则称之为“一阳二阴”；若脉来沉涩而短，有时又见到浮象，就称之为“一阳三阴”；如此等等。

因此，我们认为阴阳各分为三，是古代医家为了满足医学发展的需要，对于那种在理论上和实践上都显粗疏的专业标准的一种改进。换句话说，三阴三阳这个标准的确定，无非是为了更精确地区分阴阳能量的多少盛衰，以利于分析自然界的种种气象变化、人体的许多生理和病理变化，以及人与自然界之间的关系。它在中医学发展史上，毫无疑问是一次重大的改革，对中医理论的建设和医疗技术的进步，都产生了巨大的促进作用和深远的影响。

四、三阴三阳知多少

（一）多样性原因探讨

由于方法、对象以及学术流派等因素的不同，三阴三阳在中医古籍里，在具体表述上存在着十分复杂的情况，主要表现为次序排列的多样性。仅以《素问》《灵枢》《难经》和《伤寒论》等几部典籍所载的有关内容来看，以三阴与三阳分别言之，三阴三阳的排列次序，就各有六种之多。合而言之，就更有阳先阴后、阴先阳后，以及阴阳交错为序等情况，总共有二十多种。

为什么三阴三阳有这么多各不相同的排列次序？按照《内经》的解释，是对象、方法等不同的缘故。这个十分简单的解答，并不难理解，而且基本上符合客观实际。这可以从两个方面得到证明。第一，如果用数学的方法推演，那么三阴三阳的组合排列就要大大超过这个数字。这就足以证明中医三阴三阳的排列序次，并不是依靠数学方法推演出来的，而是以医学上的客观实际为依据的。第二，从这二十多种不同序次的内容里，可以看到它的具体对象的确是多种多样的客观存在，如其中既有人身的三阴三阳，又有自然现象的三阴三阳；既有生理的三阴三阳，又有病理的三阴三阳；既有经脉位置层次的三阴三阳，又有经脉气血多少的三阴三阳；既有以一昼夜为周期的三阴三阳，又有以十日、一年、六年以至十二年为周期的三阴三阳。这就表明，三阴三阳排列次序的多样性，正是包括人体组织结构及其生理病理活动在内的物质世界运动变化的多样性和复杂性的真实反映。

此外，我们还应重视历史条件的限制。譬如，古代信息的交流传递是十分困难和迟缓的，许多理论和技术难免带有地区和学派的局限性，因而，对于事物的表述缺乏统一的规范，这也是造成三阴三阳序次多样性的一个值得考虑的因素。例如，对同一事物，从不同的角度出发，运用不同的表述方法，可以产生两个或两个以上不同的名称；不同的事物，又可出现相同的称谓。以五脏的阴阳属性为例，肝在十二经为厥阴，在《灵枢·阴阳系日月》（以下简称《日月》）中为“阴中之少阳”，在《素问·六节脏象论》（以下简称《脏象》）里又被称为“阳中之少阳”。肺在经脉名太阴，在《脏象》中被称为“阳中之太阴”，而在《日月》中又被称为“阴中之少阴”。肾在经脉名少阴，在《脏象》中名“阴中之少阴”，而在《日月》中又名“阴中之太阴”。心在经脉名少阴，而在《脏象》和《日月》中皆被称为“阳中之太阳”，后世医家亦有“仲景以心为太阳”之说（详见柯韵伯《伤寒来苏集》）。又如，“至阴”在《素问·金匮真言论》《脏象》和《日月》里指的都是脾脏，而《素问·水热穴论》则说“肾者至阴也”。综上所述，肾可以有少阴、太阴、至阴三种名称；肺可以有太阴、少阴两种名称；心可被称为少阴，又可被称为太阳；肝可以名厥阴，也可以名少阳。少阴既可指肺，又可指肾，也可能指心；太阴可能指肺，也可能指肾，更可能指脾。如果再与六腑的名称联系起来，则少阳既可指肝，也可指胆；厥阴既可指肝，也可指心包络；阳明既可指胃，也可指大肠；太阳既可指心，也可指膀胱，或者指小肠。当然，也可能是以一个名词，同时指代两个有关的脏腑。总而言之，三阴三阳只是一种表述事物质量和层次的方法，它们所指代的对象和实质可能很不相同。这也许就是三阴三阳序次多样性的一个最根本的原因。

（二）二十九种三阴三阳

在古代医学家运用三阴三阳分析事物的时候，由于具体的对象、观察的角度以及表述方法上的差异，三阴三阳出现了多种多样的排列次序，而不同的排列次序有着不同的含义。一般说来，这样的认识也许是够完满的了，但对于具体的医学理论来说，问题并没有解决，因为这个认识毕竟还十分笼统和抽象，还不能用来解决理论和实践上的具体问题。如果我们满足于这个抽象的认识，并由此出发也就有可能得出：虽然在三阴三阳的理论中包含着一些合理的成分，但今天对于我们来说，它只不过是具有启发意义的一种似是而非的抽象结论而已。因此，把这些各不相同的三阴三阳的具体含义和实用价值搞清楚，并进一步应用现代新技术、新方法阐明它们的实质，无疑是十分必要的。

据初步研究，中医古籍里有二十九种序次不同的三阴三阳，大抵可以将之归纳为经脉生理特性及其层次类、经脉长短浅深和血气盛衰类、病理反应类、脉诊部位类、日周期类、旬周期类、年周期类、六年至十二年周期类和其他类九个大类。

五、三阴三阳类析

（一）开合枢

这一类三阴三阳，属于经脉生理特性及其层次类，凡一种。见表34。

表34　三阴三阳开合枢表

排列次序	太阳	阳明	少阳	太阴	厥阴	少阴
生理特性及其层次	开	合	枢	开	合	枢
原书出处	《素问·阴阳离合论》《灵枢·根结》					

根据原书所载，三阴三阳在这里指的是经脉，这是无可争议的。但是，原文既未标明是手经还是足经，亦不涉及脏腑。但由六经皆根起于下而结于上可知，其实际上讲的是足之六经。何以不讲手经，不涉及脏腑，这是值得研究的一个问题。是在开合枢理论形成初期，发现的经脉只有这六条足经且其理论已完备，而手经尚未发现，或虽有发现而尚未具备三阴三阳之数的缘故？还是学术流派不同，如后世一些学者说的那样，是足经包括手经的缘故？目前，从《灵枢》和马王堆汉墓出土的帛书里的两部灸经（即《足臂十一脉灸经》和《阴阳十一脉灸经》）里，虽然不难找到支持经脉尚未完全发现的根据，但要对上述问题做出肯定的结论，还很不容易，尚需进一步考证和探索。

开合枢是指经脉生理特性，及其相互关系的层次。开主表，合主里，枢主转运。太阳为三阳经之表，阳明为三阳经之里；太阴为三阴经之表，厥阴为三阴经之里。故太阳与太阴均名为开，阳明与厥阴均名为合。少阳为由阳入阴之门户，少阴为由阴出阳之径路。一说，少阳为太阳与阳明之间的枢纽，少阴为太阴与厥阴之间的枢纽。枢者，枢纽、枢机之意。这是后世多数注家的一般解释。唯《黄帝内经太素》（简称《太素》）“开”作“关”，似乎于义较胜。杨上善的注解有“三阳为外门，三阴为内门”之喻，颇为形象地说明了三阴三阳经脉在人体生理活动中，好比两扇大门，起着卫外的屏障作用。三阳为第一道屏障，三阴为第二道屏障。三阴经脉之间、三阳经之间，都必须保持正常的开合枢关系，三者互相依赖、相互为用，才能真正起到卫外的作用。所以，杨上善在《太素·经脉·根结》里又有这样一段注解：“三阴三阳之□□身为门，营卫身也。”萧延平说杨上善注“‘身’上所缺二字”应为“脉于”。这就是说，三阴三阳经脉在人身是真气出入的门户，起着保卫身体的屏障作用，可使身体免受外来邪气的侵犯。毫无疑问，杨上善的上述注解，较之后世各家注释，高明得多，确切得多，也形象得多。至于开合枢的实际科学含义，尚需随着整个经络实质研究的进展和突破，去慢慢搞清楚。

（二）阴阳多少论病传

这一类三阴三阳序次，属于病理反应类，凡两种。

第一种为伤寒热病传变的次序。见表35。

表35 伤寒热病三阴三阳传变表

表述对象	三阴三阳序次						原书出处
伤寒热病之传变	太阳	阳明	少阳	太阴	少阴	厥阴	《素问·热论》《伤寒论》
阴阳多少之顺序	三阳	二阳	一阳	三阴	二阴	一阴	

在这里，我们看到伤寒热病由三阳而二阳而一阳的传变次序，与自然界阳气消长的规律正好相反。这是由于伤寒的传变包括发病在内，都是由于正气虚弱抗邪无力所致。此外，我们还可以看到这个次序，与经脉生理特性及其层次类三阴三阳开合枢的次序大同而小异，此以少阴居于厥阴之前，彼则恰好与此相反；此为伤寒热病的传变，彼为经脉生理功能间之层次；此言病理之变，彼言生理之常。这些是我们把两者分别归属于不同类别的根据。然而这并不意味着两者之间绝不相关。恰恰相反，辩证地看，人体的生理与病理虽有区别，但并不存在不可逾越的鸿沟。病理中含有生理，生理中含有病理。若使生理中无病理，人类便会长生不老（衰老也是病理）。反之，若使病理中无生理，其病即无可愈之机，更无传变可言，而医药也将成为无用的东西。疾病的本质，就是邪正双方的斗争。病理以邪气为依据，生理以正气为凭借，生理胜病理，其病不传，且将痊愈；病理胜生理，其病乃有传变。这就是后世医家常常用开合枢这个属于生理范畴的理论，来论证伤寒热病传变的道理所在，也是伤寒传变次序与自然界正常的阳气消长规律相反的道理所在。

然而这里仍然存在着难题。按照病理与生理的辩证关系，伤寒热病的传变次序与开合枢的次序，理应是完全一致的，而在原书的记载中除三阳完全一致外，三阴的次序则同中有异。这又将如何解释？历代医家对此鲜有论述。虽然宋代名医许叔微曾经根据《素问·阴阳离合论》原文叙述的次序是少阴在厥阴之前，而认为三阴的次序正好与伤寒传变之次序完全相符，但是我们知道原文的次序只是叙述上的次序，并不等于真正的次序，真正的次序在《素问·阴阳离合论》是开合枢的规律。所以，我们认为许叔微《普济本事方》提出的这个看法是不大确切的。20世纪60年代初编写的全国中医院校统编第二版《伤寒论讲义》，曾经试图将两者统一起来，即依照开合枢的次序来修改《伤寒论》的三阴三阳传变次序，但提出的论据缺乏说服力。这个难题至今尚未解决，值得进一步研究。

第二种是脉象与三阴三阳病变部位间的特定关系的序次。略如表36所示。

诊察人迎与寸口脉象来判断疾病的方法，叫作人迎寸口对比诊脉法。除《脏象》有此记载之外，其又见于《灵枢》的《终始》和《禁服》等篇。历代注释，大多以为以人迎和寸口两处的脉象同正常人比较，即可确定病变发生在何处。如人迎脉比正常人大一倍（即原书所说的一盛，余仿此），表示病在少阳；寸口脉比正常人大一倍，表示病在厥阴。余可类推。现在掌握运用这种诊断方法的医生，已极为罕见。它的准确性如何，也鲜有报道。在《内经》里反复多次出现，说明它在那时是颇受重视、极为盛行的一种诊断技术。

表 36 脉象与三阴三阳病变部位关系表

诊脉部位	人迎			寸口		
脉象	一盛	二盛	三盛	一盛	二盛	三盛
病变定位	少阳	太阳	阳明	厥阴	少阴	太阴
原书出处	《素问·六节脏象论》					

然而在这里有些问题是难以解释的。譬如，在三阴经病变的定位中，寸口脉大的倍数与该经阴气之多少呈正比；而在三阳经病变的定位中，则除少阳经外，太阳与阳明经阳气之多少与人迎脉大的倍数正好相反。不知何故。如果说，人迎是阳明经的动脉，而阳明为多气多血之经，病则热盛势壮，较太阳为尤甚，故人迎二盛病在太阳，三盛则病在阳明，似乎亦颇有道理。但是，阳明经的病变，亦是有轻有重的，若以为阳明经不病则已，一病则必然脉大三倍，似乎很难令人无疑。再如，人迎既然是阳明经的动脉，那么，它对来自阳明经的种种影响，理应较来自少阳和太阳的影响敏感，所以，大一倍为病在少阳，二倍为病在太阳，三倍必为病在阳明无疑。这种解释似乎较为合理，但仍然不能解释阳明病之较轻者为什么不可以使人迎脉大一倍或二倍，而必使其大三倍的问题；同样也不能解释太阳病之较轻者为什么不能使人迎只大一倍，而必使其大二倍的问题。在三阴病变与寸口脉之间，也同样有此类问题。笔者认为，人迎与寸口脉对比诊法，在临床上对区别病邪之在表在里、在阳在阴也许有一定的参考价值，从理论上也能说得通。但是，脉象之一盛、二盛、三盛与经脉间的特定关系的确定是颇难理解的。也许正是由于这些问题的存在而又无法解释，这种诊脉法在实践中就逐步被淘汰了。此外，这里三阴的序次与伤寒病六经欲解时的序次正好相反，而三阳的序次又与之一致，其理安在，也值得探索。

（三）天、地、人和寸、关、尺

这种三阴三阳次序，属于脉诊部位分类。天、地、人是指古代的三部九候全身诊脉法；寸、关、尺是指独取寸口的诊脉法。故脉诊部位的三阴三阳次序，凡两种。

第一种，是古代的全身诊脉法，又称天、地、人三部九候诊法。其脉诊部位与经脉脏腑的三阴三阳关系，略如表 37。

表 37 三部九候与经脉脏腑的三阴三阳关系表

三部九候	天	人	地
上部	足少阳胆	手少阳三焦	足阳明胃
中部	手太阴肺	手少阴心	手阳明大肠
下部	足厥阴肝	足太阴脾	足少阴肾
原书出处	《素问·三部九候论》		

这里所谓的天、地、人是动脉所在位置的代号，位置高者称为天，低下者称为地，介乎两者之间的称为人。所以，表37改作天、人、地以便了解其排列次序。又上部的天、人、地，按照原文的记载分别是“两额之动脉”“耳前之动脉”“两颊之动脉”，为了便于了解这种诊法的三阴三阳整个排列次序，表37根据王冰的注解将其依次改为足少阳胆、手少阳三焦和足阳明胃。在十二经脉循行路线上，有的经脉没有显著的动脉可察，古人就付之阙如，所以缺少手太阳、足太阳和手厥阴经。这个问题，可以这样认识，一方面说明上、中、下三部各有天地人三候，三部合计便为九候的排列次序不是任意的，而是以客观存在的、具体的动脉与经络的关系为依据的；另一方面说明这种全身诊脉法，实际上也不是全面的。

第二种，是《难经·十八难》所谓“脉有三部，部有四经”的排列次序，也就是寸、关、尺三部诊法，略如表38所示。很显然，这个次序是按照从左至右、自下而上，并结合表里同部、五行相生的法则排列的。后世医家，虽然对这个排列次序有过不少异议，做过多次改动，但只限于对大小肠、三焦、肾和命门的部位配属关系进行改动，而各家配属方案的基本精神与此并无很大出入。此不多叙。

表38　寸、关、尺与经脉脏腑三阴三阳关系表

左手	三部	右手
手少阴心 手太阳小肠　（火）	寸	手太阴肺 手阳明大肠　（金）
足厥阴肝 足少阳胆　（木）	关	足太阴脾 足阳明胃　（土）
足少阴肾 足太阳膀胱　（水）	尺	手厥阴心包 手少阳三焦　（火）

《难经》的这个排列次序，较之三部九候全身诊脉法有很大的不同，是对“独取寸口”诊法的具体化，将三阴三阳十二经脉、六脏六腑的内容全部包括在内，可以说是非常全面的一种诊法。但是，其在理论上较三部九候全身诊脉法抽象得多，且不易被人理解。千百年来，这种寸关尺三部诊法，已经成为中医脉诊中的主要方法，而学习和掌握它是很不容易的，需要依靠医生指端敏锐的感觉分辨能力，和相当长时间的摸索和体验，并且诊断结果很容易发生误差。所以，只有在实现脉诊客观化，使之免受指端感觉差异的影响之后，才有可能逐步搞清这个排列次序的科学意义，才有可能对各家配属方案的是非优劣做出正确的分析。

最后还要指出，这个脉诊部位与脏腑配属关系的次序，与《素问·脏气法时论》关于脏气盛衰与时间相关的次序，十分一致，而它们所表述的内容却完全不同。这一点十分重要。

（四）针灸应重十二经水之阴阳

这一类三阴三阳的序次，主要叙述经脉的长短浅深和血气盛衰的关系，凡一种，见于《灵枢·

经水》（以下简称《经水》）。它本来可以归属于经脉生理特性及其层次类或病理反应类，但从原书的记载来看，它与针灸的关系尤为密切，所以，我们把它另立一类，使之更能符合原书的本意。现据《经水》所载，列表39。

表39　阴阳十二经脉与针灸关系表

经脉属性	足						手					
	阳明	太阳	少阳	太阴	少阴	厥阴	太阳	少阳	阳明	太阴	少阴	心主
脏腑	胃	膀胱	胆	脾	肾	肝	小肠	三焦	大肠	肺	心	心包
针刺深度	六分	五分	四分	三分	二分	一分	皆毋过二分					
留针时间	十呼	七呼	五呼	四呼	三呼	一呼	皆毋过一呼					

十二经水是古代的十二条河流。《经水》的命名就是由于该篇文章是以大小、浅深、广狭、远近各不同的十二经水，来说明各条经脉在人体的相对位置，及其长短、浅深、广狭和所含气血量的多少的。所以，它是一种形象化的比喻，别无深意，更非附会之词。因此，我们可以不必深究十二经水的名称，以及它们相当于现在的哪些河流。下面一些问题才是值得注意的："针刺深度"，大体指经脉在皮下的深浅度；"留针时间"，与经脉的长度、阔度和所含气血量的多少大体上成正比例关系。例如，足阳明是"五脏六腑之海，其脉大、血多、气盛、热壮，刺此者，不深不散，不留不泻"，故须深刺六分，留针十呼，才能起到散其热、泻其邪的作用。手三阴和手三阳经，"其受气之道近，其气之来疾"，故其刺深不过二分，其留不过一呼。由此可见，这个排列次序，既反映了手足阴阳经脉的长短、浅深和气血含量的多少，又便于记忆和临床使用。所以，《经水》是一篇很有价值的参考文献。

（五）六经病欲解时与子午流注

这类三阴三阳的序次与时间相关，而以一昼夜为一个周期，故我们又称之为日周期类。属于这一类的三阴三阳，凡两种，如表40所示。

这两种三阴三阳，从它们的表述对象来说，似乎应该属于经脉生理特性及其层次类或病理反应类，但由于它们都具有昼夜盛衰的节律性，所以，我们把它们归属于日周期类，这样更能突出它们的主要特点。以下凡是以"周期"名类的，大多出于这样的考虑。

第一种是六经病欲解时。这是习惯的叫法，严格说来，应该称为三阴三阳病欲解时。因为伤寒病并非只涉经脉而不及脏腑。

表 40　日周期类三阴三阳表

<table>
<tr><td>时间</td><td>寅</td><td>卯</td><td>辰</td><td>巳</td><td>午</td><td>未</td><td>申</td><td>酉</td><td>戌</td><td>亥</td><td>子</td><td>丑</td><td>寅</td><td>卯</td></tr>
<tr><td rowspan="2">六经病欲解时</td><td colspan="3" rowspan="2">少阳病</td><td colspan="3" rowspan="2">太阳病</td><td colspan="3" rowspan="2">阳明病</td><td colspan="5">少阴病</td></tr>
<tr><td colspan="3">太阴病</td><td colspan="2">厥阴病</td></tr>
<tr><td>营气子午流注</td><td>手太阴肺</td><td>手阳明大肠</td><td>足阳明胃</td><td>足太阴脾</td><td>手少阴心</td><td>手太阳小肠</td><td>足太阳膀胱</td><td>足少阴肾</td><td>手厥阴心包</td><td>手少阳三焦</td><td>足少阳胆</td><td>足厥阴肝</td><td>手太阴肺</td><td>手阳明大肠</td></tr>
</table>

从表40可见，它是按照昼为阳、夜为阴，阳主进、由少而太，阴主退、由太而少的原则排列的。三阳病欲解时都在白天，三阴病欲解时都在黑夜，这说明人体阴阳之气与自然界昼夜变化有着密切的相应关系。至于每一经欲解时的具体意义，历来各家注释大多缺乏全面的观点，只求个别注释能说得通，而置前后矛盾于不顾。例如，清代名医尤在泾在《伤寒贯珠集》里释太阳病欲解时云："太阳病解，必从巳至未，所谓阳受病者，必阳气充乃解也。"孤立地来看，这个解释是很有道理的；但是联系少阳与阳明，就不难发现它实际上是讲不通的。阳明病、少阳病难道不是"阳受病"，为什么它们都不在"巳午未"阳气充盛之时病解？总之，首尾不能一贯，似是而非，前后矛盾，是历来各家注释的通病。因而六经病欲解时的具体意义，至今还有待说明。在我看来，这个问题的解决，实际上并不十分困难。

第一，要明确六经病欲解时是我国古代的时间病理生理学的一个重要内容。对每一经的欲解时的解释，必须符合病理与生理的辩证关系。

第二，必须明确三阴三阳是对阴阳的再分析，人身阴阳之气既然分为六种，而不是一种或两种，说明六经（包括脏腑在内）之气各有其特性。它们的能量不同，所以名称各异；它们的盛衰周期各不相同，所以其病后欲解时的具体时间亦不相同。

第三，必须明确人身阴阳之气的昼夜盛衰。如平旦人气生，日中而阳气隆，日西则阳气虚而阴气始生，夜半而阴隆，夜半后为阴尽，是一个总的周期。它与六经的个别盛衰周期，既有区别，又密切相关。既要看到六经的个别盛衰周期是这个昼夜盛衰总周期的组成部分和基础，又不能将两者混为一谈。譬如，寅、卯、辰是平旦日出之时，在总周期是阳气初生之时，而在少阳经来说，恰好是它最旺盛的时间；巳、午、未是日中之时，在总周期和太阳经一经来说，都是阳气隆盛之时，但对少阳来说却是经气衰退之时；申、巳、酉、戌是日入之时，对阳明经一经来说是经气最旺盛之时，对太阳经来说是经气衰退之时，在总周期来说也是阳气已虚之时。总之，昼夜阴阳气盛衰周期，是由六经的波浪式的盛衰小周期所组成的大周期。

最后，还需明确，各经的经气在生理状态下，是脏腑经脉等组织器官生理活动的动力；在病理状态下，是同邪气抗争的正气。所以，六经病欲解时正是六经经气各不相同的盛衰周期在病理状态下所起的生理性作用的反映。

明确了以上四条，也就理解了六经病欲解时的具体意义。当然，这不过是理论上的整理，同真正搞清楚它的科学实质，还有很大的距离。

第二种是十二经营气的昼夜盛衰周期。它是子午流注学说的主要基础之一，许多针灸著作里都有记载。虽然它的序次与《灵枢·营气》所说的营气于一日夜之间在十二经脉中循环运行五十周次的序次相一致，但两者的意义大不相同。明代名医张介宾似乎已经认识到了这一点，他的《类经图翼》里，既有关于营气昼夜循环运行五十周次的“经络周流解”和“十二经营行次序逆顺歌”，又收载了“肺寅大卯胃辰宫，脾巳心午小未中，申膀酉肾心包戌，亥焦子胆丑肝通”这首营气昼夜盛衰的歌诀。但是，他在崇古思想束缚下，不相信后世学者的新发现，认为这首歌诀与《灵枢·营气》昼夜循环五十周的记载不符，最后仍然把它置于阙疑之列。显然，这主要还是由于他把循环周次和盛衰周期两个概念混同不别。其实前者以营气运行之速度而言，后者以营气的昼夜消长盛衰节律而言，二者既有联系，又有区别。我们不仅要区别二者的不同概念，更重要的是要运用各种现代科学技术和方法，尽可能搞清楚这两种不同概念的营气之实质。

十二地支在这里被称为十二时辰。用十二地支作为一昼夜的计时单位，大约是从西汉中期，汉武帝太初元年颁布太初历（前104）前后才开始的。在春秋时代，虽然用十二地支纪月已盛行，但并不用其来纪时，纪时还是只用十天干。所以，那个时候的一昼夜只分十时，如《左传·昭公五年》有云：“日之数十，故有十时。”西汉贵族淮南王刘安在《淮南子》里则将一昼夜分为十五时，即晨明、朏明、旦明、蚤食、晏食、隅中、正中、小还、餔时、大还、高春、下春、县车、黄昏、定昏，其中也没有十二时的说法。只有到了公元前1世纪成书的《史记》和《周髀算经》里，才开始有十二地支配十二时的记载。从此以后，十二地支不仅被用来纪月，而且也被用来纪时、纪年了。所以，可以断定，凡是用十二地支纪时来表述问题的，它的写作年代不会早于西汉中叶。在这里，值得提出的是，《周髀算经》用测天的方法，计算出的关于昼夜时间长度极限的结论“冬至日加（“日加”指漏壶上纪时的刻度所指的时刻）酉之时，西游所极，日加卯之时，东游所极……冬至，日出辰而入申……夏至，日出寅而入戌”，恰好与《伤寒论》的“少阳病欲解时，从寅至辰上”“阳明病欲解时，从申至戌上”完全一致。所谓“从寅至辰上”，即日出之时；“从申至戌上”，即日入之时。其所以言必三辰者，缘冬夏四时日出没之时间有早晚故也。根据这些记载，我们就很自然地会得出《周髀算经》的成书年代较早于《伤寒论》的结论，而且会更加清楚地认识到“六经病欲解时”是同地球与太阳的相对位移密切相关的，而对“欲解时”的三个时辰的理解也会更加确切，绝不会再相信诸如柯韵伯的太阳病欲解时“至未上者，阳过其度也”之类的解释了。

（六）三阴三阳的旬周期

十天为一旬，三阴三阳的旬周期以十个天干作为计时标准。这一类三阴三阳的排列序次，共有三种，如表41所示。

表 41　三阴三阳的旬周期表

时间	十天干纪日										原书出处
	甲	乙	丙	丁	戊	己	庚	辛	壬	癸	
手经经气盛衰周期	左手少阳	左手太阳	左手阳明	右手阳明	右手太阳	右手少阳	右手少阴	右手太阴	左手太阴	左手少阴	《日月》
手足十二经脉脏腑之气盛衰周期	足少阳胆	足厥阴肝	手太阳小肠 手少阳三焦	手少阴心 手厥阴心包	足阳明胃	足太阴脾	手阳明大肠	手太阴肺	足太阳膀胱	足少阴肾	《素问·脏气法时论》
经气终绝死期	足太阴脾		手太阴肺		足少阴肾		足厥阴肝		手少阴心		《难经·二十四难》《灵枢·经脉》

这三种旬周期的共同特点是，以十天干表述时间，以三阴三阳表述经脉，从而说明经脉与时间具有相关性。在其他方面，三者的差异又十分显著。

第一种是《日月》的排列方法。《日月》以壬、癸、甲、乙、丙五日属之左手，丁、戊、己、庚、辛五日属之右手，而且在三阴之中没有厥阴，也不谈经脉与脏腑的关系。这就表明《日月》成篇的时候，经络学说还处在很不完备的阶段。从缺少手厥阴经来看，它与《足臂十一脉灸经》和《阴阳十一脉灸经》（以下简称《灸经》）是完全一致的；但从经脉与时间相关这一点来看，它的内容是两篇《灸经》所缺少的。同时，我们还发现手三阳经的排列位置，在两篇《灸经》里，同经脉在上肢的实际相对位置是一致的，即少阳居于太阳与阳明之间；而在《日月》里，则太阳居于少阳与阳明之间。很显然，这是《日月》的作者出于对经脉与时间相关性的考虑，而做出的改动。因此，如果说两篇《灸经》是《灵枢·经脉》的原型，那么，我们有理由认为《日月》是介乎这个原型与《灵枢·经脉》之间的过渡型之一。

从《日月》的记载，我们还看到它是根据“天为阳，地为阴，日为阳，月为阴，腰以上为天，腰以下为地”的观念来安排的。手经在上，故以十天干相配。甲位于东，像阳气之初升，故属少阳；乙位于东南，像阳气已盛，故属太阳；丙丁位于南，像阳气之极盛，“此两火并合，故为阳明”；戊位于西南，阳气始降而其势尚盛，故为太阳；己位于西，为阳气衰少而阴气将生之方，故亦得属于少阳。因此，将甲、乙、丙、丁、戊、己六个天干配于左右手之三阳，使之与阳气左升右降，升则由少而太，降则由太而少的规律相符。辛、壬位于北方，为阴盛之极，故称为太阴；庚位于西北，为阴气之初盛，故称为少阴；癸位于东北，为阴气已衰少而阳气将生之方，故亦得名少阴。因此，以庚、辛、壬、癸四干配于左右手之太少四经，使之与阴气之由生而长、由长而消的规律相符。如此说来，似乎颇为有理，然而人体是个整体，自然界的阴阳盛衰不可能只同手经相关，而对足经不产生影响，所以，这种假说在后来的实践中经不起检验而逐步被淘汰，后世医书中大多已不再采录之，这是不难理解的。它的一些命名法则是很不严密的，如阴气始生与阴气衰少均可称为少阴、阳气初生与阳气衰少皆可名为少阳等，如同把朝阳与夕阳混为一谈，非常不合理。尽管它这么不合理，却还是被保留继承下来，这也许是导致三阴三阳在概念上发生紊乱的重要历史原因之一。

第二种，从内容上看，十二经脉已经全备，经脉与脏腑的关系也已确定，对时间与经脉之间的相互关系也做了很大改进；从方法上看，是阴阳学说与五行学说的结合，故理论上显得较为严密，迄今仍被应用。子午流注把它作为重要理论基础之一，称之为“十二经纳天干法”或“十二经纳甲法”。虽然如此，它至今还像个迷宫。笔者认为，根据唐代王冰对《素问·脏气法时论》的注解，我们只要把这个旬周期与五行休王的理论结合起来考虑，就可以初步了解到，它的本来意义不过是对于人体生理活动节律具有的旬周期现象，所做出的古朴的表述和高度概括，并没有丝毫神秘之处。例如，以甲与足少阳胆经相配，表示足少阳胆经之气在甲的日子最为旺盛；以乙配足厥阴肝经，表示每逢乙的日子，足厥阴肝经的经气达到最高最盛的水平。余可以此类推。有盛必有衰，所以与五行休王理论结合起来，就可以清楚地看到这个三阴三阳旬周期的序次，实际上就是十二经经气盛衰在旬日之间交替升降运动的总结。这种交替升降运动，以足少阳胆经和足厥阴肝经为例，则如图 130 所示。余可按此图类推。

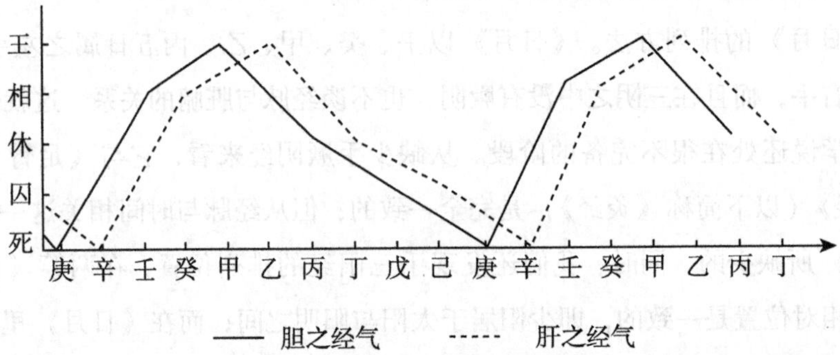

图 130　肝胆经气盛衰旬周期

经气之极盛点或峰极期，称为“王”；相当于不盛不衰的平均值水平，称为“休”；平均值水平以下的次衰点，叫作“囚”；经气之极衰期也就是重新上升的开始点，称为“死”；经气上升之次高点，叫作“相”；由此继续上升则又一次到达盛极点。十二经脉之气逐日交替盛衰呈现为波浪式的活动节律，是在五行生克承制关系制约下进行的，对维持内环境的动态平衡和内外环境的协调统一有重要的作用。

第三种所表述的对象是手足三阴经经气终绝的死期。它与第二种的道理是一贯的，所不同的是彼言生理之常，此言病极而危之变。故彼有升有降，此则有降无升。

（七）三阴三阳的年周期

一年十二个月，在阳历是按照地球绕日运动一周的时间长度来划分的；在农历则还要参照月地关系，因而有的年份有十三个月，其中一个月称为闰月。农历以十二地支与十二月相配，称为月建，闰月无月建。所以，十二地支在这里也是作为计时标准来使用的，不过它在这里代表的是十二个月，而在昼夜周期里代表的是十二时。二者所用标准名称相同，而时间长度却大不相同。以十二地支表示十二个月的三阴三阳次序，凡六种，如表 42 所示。

表 42　三阴三阳的年周期表

十二支	子	丑	寅	卯	辰	巳	午	未	申	酉	戌	亥	子	丑
十二月	十一月	十二月	正月	二月	三月	四月	五月	六月	七月	八月	九月	十月	十一月	十二月
二十四节气	大雪 冬至	小寒 大寒	立春 雨水	惊蛰 春分	清明 谷雨	立夏 小满	芒种 夏至	小暑 大暑	立秋 处暑	白露 秋分	寒露 霜降	立冬 小雪	大雪 冬至	小寒 大寒
第一种序次			左足少阳	左足太阳	左足阳明	右足阳明	右足太阳	右足少阳	右足少阴	右足太阴	右足厥阴	左足厥阴	左足太阴	左足少阴
第二种序次			左足少阳	左足太阳	左足阳明	右手阳明	右手太阳	右手少阳	右足少阴	右足太阴	右足厥阴	左手厥阴	左手太阴	左手少阴
第三种序次			手太阴	手阳明	足阳明	足太阴	手少阴	手太阳	足太阳	足少阴	手厥阴	手少阳	足少阳	足厥阴
第四种序次	太阴		太阳		厥阴		阳明		少阴		少阳		太阴	
第五种序次	厥阴		少阳		阳明		太阳		太阴		少阴		厥阴	
第六种序次	终之气		初之气		二之气		三之气		四之气		五之气		终之气	
	太阳寒水		厥阴风木		少阴君火		少阳相火		太阴湿土		阳明燥金		太阳寒水	
附：十二月与《周易》卦爻之关系　六爻	䷗	䷒	䷊	䷡	䷪	䷀	䷫	䷠	䷋	䷓	䷖	䷁	䷗	䷒
卦名	一阳复卦	二阳临卦	三阳泰卦	四阳大壮卦	五阳夬卦	六阳乾卦	一阴姤卦	二阴遁卦	三阴否卦	四阴观卦	五阴剥卦	六阴坤卦	一阳复卦	二阳临卦

第一种序次是《日月》所论述的十二个月阴阳盛衰变化与左右十二条足经具有相关性的序次。其说不及手经，与旬周期类第一种只言手经而不及足经者一样，不合理。所以，它也是经络学说的早期理论，是早已被历史淘汰了的东西。但是，《日月》原文中的某些内容，对于今天的整理研究工作来说，仍有一定意义。譬如，"寅者，正月之生阳也"，此句说明《日月》的成篇年代不会早于西汉，因在西汉之前，秦代以亥作为正月，周以子为正月，殷商则以丑为正月。又如，从"此两阳合明，故曰阳明""此两阴交尽，故曰厥阴"两句原文可知，阳明和厥阴之名就是根据这个三阴三阳与左右足十二脉的配合排列来确定的。虽然这个排列次序连同它的经脉与时间的对应关系早已废弃不用，但后世医家仍常常用"两阳合明"来解释阳明的含义，用"两阴交尽"来解释厥阴的含义。若不了解这个排列序次，就难免茫然不知其所云。

第二种序次是张介宾对《日月》的改良，载于《类经图翼》，名曰"手足阴阳应十二月图"。可惜仅有其图，而无文字说明，无法得知张介宾的改良意图及根据。他为《日月》原文所做的注释也没有提到过有关此图的任何说明。不过这也不甚要紧，我们只要把此图与《日月》原文的排列次序加以对比就不难看出，他的意图是弥补《日月》局限于足经的缺陷。但在其改良之后，又产生了另外一个缺陷，那就是有左手、右足之三阴，而缺少右手、左足之三阴；有右手、左足之三阳，而缺左手、右足之三阳。拆东墙以补西墙，到头来这个序次还是漏洞百出，不能自圆其说。

第三种序次见于《黄帝内经素问集注》，是张志聪对《素问·阴阳别论》"十二月应十二脉"的解释。它的序次与日周期类营气流注的序次竟然完全一致。很显然，这是张志聪"创造"的规律，是不可想象的东西。

第四种序次是《素问·脉解》（以下简称《脉解》）用来解释经脉病理的，在三阴三阳年周期序次中，是一种尤为独特的理论。后世各家注释，从王冰开始，都能指出它的"殊异"之处，甚至还能指出诸如"少阳胆木，理应主春，今云九月，不知何故"（见《素问经注节解》）之类的疑问。但是绝大多数注家，不究学术渊源，不问其是否真有道理，但知随文敷演，牵强附会，以求"圆满"的解释，结果事与愿违，自相矛盾。我们认为，根据它不及手经，只讲足经，虽名"脉解"而所解与《灵枢·经脉》所载病证又很不相同，可知其成篇年代早于《灵枢·经脉》。既然如此，就不宜盲目地用后来发展了的理论去解释它，而应首先探索其理论渊源。我们在研究中发现，它的阴阳相间的排列形式，是按六经互为表里的关系安排的；而在经脉与时间相关方面，它又是以《周易》的卦爻为依据的。譬如，以正月为太阳，即"三阳开泰"之意；以七月为少阴，正是"否卦"三阴之象；七月"否卦"之三阴与正月"泰卦"之三阳相对，而少阴与太阳正是互为表里之两经。

众所周知，从认识论、方法论的角度上说，哲学对医学是起着指导作用的。然而在具体问题上是不能以哲学代替医学的。《脉解》的做法是把《周易》的哲理硬套在经脉的病理上，恰好犯了以哲学代替医学的错误，而且把经脉的表里关系和经脉与时间的配属关系这两种毫不相干的概念，在《周易》体系的支配下混在一起，在逻辑上也是讲不通的。这样形成的理论，同客观实际怎能没有距离？历代注家虽看到了《脉解》许多可疑之处，发现它在经脉与时间相配上不符合客观实际，却又尊经崇古，千方百计为之注释，力图把它讲通，实在讲不通的，就说这些正月、三月云云并非实指，不过是比喻之词。因此，他们始终未能走出早已被废弃了的迷宫。

第五种序次是《难经·七难》关于主时六气旺脉的序次。它是按阳主进、阴主退的观念排列的，故上半年的序次是一阳、二阳、三阳，下半年的序次为三阴、二阴、一阴。其表述对象是人体阴阳之气在一年中的盛衰变化周期。从内容上看，它纯属于阴阳学说的体系，没有丝毫五行学说的味道。因此，它不仅同三阴三阳开合枢有很大的区别，且与后来的运气学说里的主时六气也有根本上的差别。

第六种序次是《素问》的三阴三阳六气主时的序次，见于《素问·六微旨大论》等几篇大论。主时六气年年相同、岁岁不变，与逐年变迁的司天客气相对，所以又简称主气。它是五运六气学说的核心内容之一，是将阴阳与五行结合的理论。

主气的三阴三阳，是由地球与太阳的相对位移来决定的，是由地之五行所化生的。所以，它的排列次序与五行相生之次是完全一致的。厥阴风木，为春初东方号令之始，故为初之气；木生火，故少阴君火、少阳相火次之，以应夏时南方炎热之候；火生土，故太阴湿土次之，以应长夏湿热交蒸之候；土生金，故阳明燥金次之，以应秋时西方肃杀之候；金生水，故太阳寒水又次之，以应冬时北方严寒凛冽之候，而为一年六气之终。

它是将阴阳与五行结合的理论，而以五行相生之次为其次序，所以，与《难经·七难》单纯以阴阳能量盛衰进退为对象，而以少阳为初气、厥阴为终气的序次，有着显著的差异。此外，在运气学说看来，虽然主时六气的六步气位的序次年年相同，但其每一步气的质量并非永远不变。它们是随五行盛衰，而以“有余而往，不足随之；不足而往，有余从之”的形式波动着的。所有这些在观点上和方法上的不同，都是由学术流派不同导致的，不应当随便混为一谈。然而，后世的一些医学家，常常无视这些差异的本质，而好做调和之论。例如，宋金时期的名医张子和说：

> 初之气，自大寒至立春、春分，厥阴风木之位，阳用事而气微，故曰少阳。……二之气，春分至小满，少阴君火之位，阳气清明之间，又阳明之位。三之气，小满至大暑，少阳相火之位，阳气发，万物俱成，故亦云太阳旺。……四之气，大暑至秋分，太阴湿土之位，夏后阴用事，故曰太阴王。……五之气，秋分至小雪，阳明燥金之位，气衰阴盛，故云金气旺（按，依上例当云“故云少阴王”）。……终之气，小雪至大寒，太阳寒水之位，阴极而尽，天气所收，故曰厥阴王。厥者，尽也。（《儒门事亲》）

很显然，张子和说的这些话，是企图把《难经》阴阳六气说与《素问》运气主时六气说合而为一，把两个不同学派在不同观点、不同方法支配下所做出的貌似相同而实际并不一致的六气的命名，如“厥阴风木”之与“少阳”、“少阴君火”之与“阳明”、“少阳相火”之与“太阳”、“太阳寒水”之与“厥阴”、“阳明燥金”之与“少阴”等，按它们的时间座位，一一等同起来，且还提出了一套对号入座的理由。粗看起来，这种说法似乎达到融会贯通、统一理论的理想境界。可是，稍稍深入研究一下，就会立刻发现，这套理由是不合逻辑的，它不是什么理论上的统一，而是把原来还比较清楚的概念搞得面目全非、混乱不堪，使人在阅读时如坠五里雾中，辨不出东西南北。中医的许多理论都有这样的怪现象，即灵活性越来越大，原则性越来越小，对同一个问题既可以这样解释，又可以那样解释，不管这两种解释是多么的矛盾，都能言之成理。这种理论在学习时不易被理解，在临床上又不易被掌握使用，这就大大降低了理论对实践的指导作用。“读书十年，天下无不治之症；治病十年，天下无可读之书”的慨叹，虽不免失之过激，却也正好是对理论上的紊乱状况的真实反映。因此，在笔者看来，中医学的整理工作，应该从澄清这些被搞乱了的理论入手，如果仅仅以校勘、训诂、注释等传统的老方法来整理，是远远不够的，应该把两者很好地结合起来。同时，我们应认真汲取这个历史教训，不论是在整理中医各种不同学说的时候，还是在中西医结合工作中，都不能采用“对号入座”的办法，而必须要在弄清实质的基础上进行研究，否则非徒无益，而且有害。

古今中外科学发展的历史表明，不同学派的理论，往往是事物不同方面的不同客观规律的反映，不能被人为地强行调和。况且，现代科学实验证明，不但太阳物理、地球物理的物质运动是多种多样的，而且生物体内的生理活动节律，也是五花八门、错综复杂的，它们的盛衰周期也多不尽相同。因此，对于上述两种不同的三阴三阳六气学说，既然找不到足够的支持合而为一或否定其中之一的客观依据，那么为什么就不能设想两者本来就是名同实异、同时并存的两种生理活动节律呢？

《灵枢·经筋》是比较特殊的，一般都认为它是以“孟春痹也”“仲春痹也”“季春痹也”等来概括手足三阴三阳经筋痹证的发病与十二个月相应关系的。照理应将其算作年周期类的另一种序次，但是，我们没有这样做。首先，《灵枢·经筋》所述手足三阴三阳的次序，与本类第二种序次相较，除不分左右之外，是完全一致的；它很可能是张介宾“手足阴阳应十二月图”的蓝本。其次，《灵枢·经筋》手足三阴三阳与时间相配的顺序，从四时来说为春、秋、夏、冬，显得很不合理；从月份来说，依次为二月、正月、三月、八月、七月、九月、五月、六月、四月、十一月、十月、十二月，非常零乱无序。因此，我们没有理由把它看作三阴三阳的一种序次，但我们却有足够理由认为，《灵枢·经筋》每一条文后的最后一句，即“名曰仲春痹也”之类的话，并非《灵枢·经筋》原文所有，而是后世好事者增补上去的。

（八）运气学说中的六年、十二年周期

按照中医古籍的记载，这一类的三阴三阳的序次，主要有四种，略如表43所示。它们表述的对象，都是运气学说里的司天六气，又称客气。客气是由天之阴阳所化生的，是阴阳五行之气的本元之气，所以《素问·天元纪大论》称之为“六元”。它的排列方法，就是按照阴阳能量多少的法则，以一阴、二阴、三阴、一阳、二阳、三阳的顺序为序次，而不可能有其他别的序次。所以，这四种在三阴三阳的先后排列上，及其与十二地支纪年的相互配属上并无分歧，只是在十二地支、三阴三阳六气同经脉脏腑的对应关系上，有许多不同之处。

表 43　运气三阴三阳与十二地支纪年的配属

原书出处	十二地支纪年											
	子	丑	寅	卯	辰	巳	午	未	申	酉	戌	亥
《素问·天元纪大论》等七篇大论	少阴热气	太阴湿气	少阳相火	阳明燥气	太阳寒气	厥阴风气	少阴热气	太阴湿气	少阳相火	阳明燥气	太阳寒气	厥阴风气
《素问入式运气论奥·论客气》	足少阴肾	足太阴脾	足少阳胆	足阳明胃	足太阳膀胱	足厥阴肝	手少阴心	手太阴肺	手少阳三焦	手阳明大肠	手太阳小肠	手厥阴心包
《三因极一病证方论·脏腑配天地论》	足少阴肾	手太阴肺	足少阳胆	手阳明大肠	足太阳膀胱	足厥阴肝	手少阴心	足太阴脾	手少阳三焦	足阳明胃	手太阳小肠	手厥阴右肾
《儒门事亲·撮要图》	足少阴肾	足太阴脾	手少阳三焦	手阳明大肠	手太阳小肠	手厥阴心包	手少阴心	手太阴肺	足少阳胆	足阳明胃	足太阳膀胱	足厥阴肝
附：《素问六气玄珠密语》“六气正对化”之说	对化	对化	正化	对化	对化	对化	正化	正化	对化	正化	正化	正化

从表 43 可见，《素问》仅言十二地支与三阴三阳六元气之关系，《素问入式运气论奥》（撰于宋哲宗元符二年，即 1099 年）及其下两种则又增加了与经脉脏腑的配属关系。从理论上讲，这是后世运气学说在临床应用方面的一个发展。然而，三者的配属方法，除了子、午两支分别与足少阴肾、手少阴心相配完全一致之外，其他十支的配属关系则颇多分歧。对于这些分歧是怎样产生的，迄今未见有人考证；孰是孰非，亦鲜有论述。日本学者冈本为竹于 1704 年（日本宝永元年，清康熙四十三年）对《素问入式运气论奥》做了系统的全面研究之后，也只是指出了刘温舒的手足经与十二地支的配属关系“似多难通之处”。笔者认为，这些分歧的产生，就在于刘温舒的这个配属关系的理论缺乏应有的逻辑性，而后来的医家学者就不得不提出改进的意见和主张。这样就产生了不同的配属方案。我们从表 43 可以看到，刘温舒《素问入式运气论奥》的方法是，以子至巳六地支与足六经相配，以其余六地支与手六经相配，即前六年为足经，后六年为手经。《三因极一病证方论》（陈言撰于 1174 年）很可能认为十二地支的阴阳属性是阴阳相间的，所以它与手足经的相配关系也应当是一足一手相间的。张子和（1156—1228）的《儒门事亲》则可能认为寅是日出阳升之方，故理应从寅开始，即自寅至未六地支，与手六经相配，其余六地支就理当与足六经相配。这大概就是三家之说分歧的关键所在。至于三者孰是孰非，需要具体地进行分析研究。笔者认为，尽管

《日月》以手足分阴阳而与时间相配的旧观念早已不被医学家认为是科学的了（参见本节“三阴三阳的年周期”的讨论），但是对于刘温舒、陈言和张子和来说，他们的思想还没有从这个旧观念里解放出来。因此，他们只是在手经和足经究竟应该何者在先、何者在后的问题上有分歧，而没有认识到客气与主气有着很大差别，没有认识到客气尤其注重的是“气化”。只在手足阴阳属性上做文章，实在是“隔靴搔痒”，怎能抓到要害？为了说明这个问题，我们不妨参考一下历代各家注释无不引用的、阐述《黄帝内经》运气学说的最早文献——《素问六气玄珠密语》（旧题王冰撰，实为北宋初期的一部伪书，钱超尘教授《内经语言研究》第81页有较详考证，可参，以下简称《玄珠》）关于六气正对化的规定：

厥阴正司于亥，对化于巳；少阴正司于午，对化于子；太阴正司于未，对化于丑；少阳正司于寅，对化于申；阳明正化于酉，对化于卯；太阳正化于戌，对化于辰。正司化令之实，对司化令之虚。对化胜而有复，正化胜而无复。

至于六气正对化的具体解释，各家亦都据《玄珠》，并无分歧，大意是说，厥阴为风木，木生于亥，故正化于亥；少阴为君火，火当南方离位，故正化于午；太阴为湿土，土位于中央而寄王于西南，故正化于未；少阳为相火，火生于寅，故正化于寅；阳明为燥金，金位于西，故正化于酉；太阳为寒水，西北为水渐王之乡，故正化于戌。那么处于亥、午、未、寅、酉、戌相对方位的巳、子、丑、申、卯、辰，就自然依次成为厥阴、少阴、太阴、少阳、阳明、太阳的对化。

依上所述我们可以说，正化与对化确定的关键在于正化，而确定正化的关键则是五行的方位。根据这个原则加以推论，则十二地支与经脉脏腑的配属关系的确定的关键不在手足，而在于脏腑的五行属性。

譬如，心包与肝之经脉均名厥阴，厥阴之本为风木，而心包为火脏，肝为木脏，故亥理当与足厥阴肝相配；心与肾之经脉均名少阴，少阴之本为君火，而肾为水脏，心为火脏，故午理当与手少阴心相配；肺与脾之经脉均名太阴，太阴之本为湿土，而肺为金脏，脾为土脏，故未理当与足太阴脾相配；胆与三焦之经脉均名少阳，少阳之本为相火，而胆为木腑，三焦为火腑，故寅当与手少阳三焦相配；胃与大肠之经脉均称阳明，阳明之本为燥金，而胃为土腑，大肠为金腑，故酉当与手阳明大肠相配；小肠与膀胱之经脉均称太阳，太阳之本为寒水，而小肠为火腑，膀胱为水腑，故理当以戌与足太阳膀胱相配。此皆为正化。总之，人身脏腑之五行属性，与在天六元之气的五行属性相同者为正化，不同者为对化。正化也就是经脉脏腑之气与司天之气同化。反之则为对化，对化也是异化。同化为实，异化为虚，故曰“正司化令之实，对司化令之虚”。正化是天人同气，其气为实，故虽胜而无复；对化是天人异气，其气为虚，故有胜必有复。

从上面论述中可以看出，所谓正对化，实际上就是运气学说关于十二地支纪年、司天六气与经脉脏腑相互配属关系的总结。如表44所示。

表 44　三阴三阳与正化、对化

十二支纪年	子	丑	寅	卯	辰	巳	午	未	申	酉	戌	亥
三阴三阳司天六气	少阴热气	太阴湿气	少阳相火	阳明燥气	太阳寒气	厥阴风气	少阴热气	太阴湿气	少阳相火	阳明燥气	太阳寒气	厥阴风气
手足经脉与脏腑	足少阴肾	手太阴肺	手少阳三焦	足阳明胃	手太阳小肠	手厥阴心包	手少阴心	足太阴脾	足少阳胆	手阳明大肠	足太阳膀胱	足厥阴肝
脏腑之五行属性	水	金	火	土	火	火	火	土	木	金	水	木
司天六气之五行属性	火	土	火	金	水	木	火	土	火	金	水	木
正化与对化	对化	对化	正化	对化	对化	对化	正化	正化	对化	正化	正化	正化

十二地支纪年同司天六气及脏腑经脉相关性的具体配属，只能如表 44 那样，不可能有别的方案，否则不但在逻辑上讲不通，而且正对化之说也将成为神秘莫测的东西。我们以《玄珠》正对化理论为准则，将上述刘温舒、陈言、张子和三家的配属方案与之相对照，发现《三因极一病证方论》只有四个正确的，其余八个都是错误的；《儒门事亲》有八个正确的，四个错误的，是三家中正确率最高的；至于宋代运气专家刘温舒《素问入式运气论奥》的方案，竟然同《三因极一病证方论》一样，在十二个配属关系里错了八个，只有手足少阴和手足阳明四个是正确的，正确率只有33%。这就是刘温舒《素问入式运气论奥》里的许多理论常常自相矛盾，越论越奥的原因之一；也是宋代以后许多研究运气学说的医家，没能揭开《玄珠》正对化这个迷宫的原因之一。

我们从表 44 可以看到，自子至巳六年中，只有寅年是正化；从午至亥六年中，只有申年是对化。前六年对化多而正化少，后六年则正化多而对化少。所以，从司天六气来说，六年为一个周期；但是从六气的正对化来说，必须历十二年才够一个周期。

还须说明的是，客气是逐年变迁的，所以，每年“初之气”到“终之气”的六步客气，即所谓司天、在泉和左右四间气的三阴三阳的排列序次，也是逐年变换的，六年就有六种不同，再加上正对化，十二年一个周期，就有十二种不同。因此，这一类序次在中医古籍里虽然只有四种，而实际上应该是有二十四或四十八种。当然这还不算笔者提出的新的排列序次。此外，在运气学说里，还有随着司天客气之变迁而变迁的“中见”之气的三阴三阳，和按照甲子纪年的三十年、六十年，乃至更长的周期。所以，在运气学说里三阴三阳的排列序次是尤为错综复杂的，而绝不是什么“死板的规定”。

（九）无序次的三阴三阳

凡是在三阴三阳相互之间没有明显的时间、空间等先后层次关系的内容，姑且称为其他类。这一类，我们在表45共列出了八种。此类三阴三阳可能都是原书作者的随便叙述，实际上未必存在着先后层次的意义。

例如，六经气血多少的问题，如果说它有先后层次的意义，也只能按照《灵枢·经水》中三阴三阳的序次排列（见本节“针灸应重十二经水之阴阳”之表39），而这里却另有三种与《灵枢·经水》中三阴三阳序次并不相同的序次。又如，六经经气终绝，其中任何一经气绝，即足以致命，似乎不大可能出现六经逐次气绝的情况；若非与五行休王的理论相联系，就说不上有什么先后层次的意义（参见本节“三阴三阳的旬周期”中的第三种）。但是，这些内容对于研究三阴三阳序次的实质问题，也许会有某种帮助，故笔者按照原书叙述的自然序次，列表于下，以供参考。

表45　无序次的三阴三阳

<table>
<tr><th>原书出处</th><th colspan="12">三阴三阳序次</th><th>表述内容</th></tr>
<tr><td>《灵枢·九针论》</td><td colspan="2">阳明</td><td colspan="2">太阳</td><td colspan="2">少阳</td><td colspan="2">太阴</td><td colspan="2">厥阴</td><td colspan="2">少阴</td><td>六经气血多少</td></tr>
<tr><td>《灵枢·五音五味》</td><td colspan="2">太阳</td><td colspan="2">少阳</td><td colspan="2">阳明</td><td colspan="2">厥阴</td><td colspan="2">少阴</td><td colspan="2">太阴</td><td>六经气血多少</td></tr>
<tr><td>《素问·血气形志》</td><td colspan="2">太阳</td><td colspan="2">少阳</td><td colspan="2">阳明</td><td colspan="2">少阴</td><td colspan="2">厥阴</td><td colspan="2">太阴</td><td>六经气血多少</td></tr>
<tr><td>《灵枢·终始》</td><td colspan="2">太阳</td><td colspan="2">少阳</td><td colspan="2">阳明</td><td colspan="2">少阴</td><td colspan="2">厥阴</td><td colspan="2">太阴</td><td>六经气绝危象</td></tr>
<tr><td>《素问·诊要经终论》</td><td colspan="2">太阳</td><td colspan="2">少阳</td><td colspan="2">阳明</td><td colspan="2">少阴</td><td colspan="2">太阴</td><td colspan="2">厥阴</td><td>六经气绝危象</td></tr>
<tr><td>《素问·厥论》</td><td colspan="2">太阴</td><td colspan="2">少阴</td><td colspan="2">厥阴</td><td colspan="2">太阳</td><td colspan="2">少阳</td><td colspan="2">阳明</td><td>六经厥逆证</td></tr>
<tr><td>《灵枢·阴阳二十五人》</td><td colspan="2">足阳明</td><td colspan="2">足少阳</td><td colspan="2">足太阳</td><td colspan="2">手阳明</td><td colspan="2">手少阳</td><td colspan="2">手太阳</td><td>六经气血盛衰与须髯毫毛之关系</td></tr>
<tr><td>《灵枢·卫气》</td><td>足太阳</td><td>足少阳</td><td>足少阴</td><td>足厥阴</td><td>足阳明</td><td>足太阴</td><td>手太阳</td><td>手少阳</td><td>手阳明</td><td>手太阴</td><td>手少阴</td><td>手心主</td><td>十二经阴阳标本所在</td></tr>
</table>

通过对以上二十九种三阴三阳的探讨，可以明白如下几个观点。

（1）三阴三阳是阴阳学说的重要组成部分，既是表述阴阳的能量和层次的标准，又是说明事物生长衰亡运动节律的理论。三阴三阳的序次不同，其含义亦异。三阴三阳序次的多样性，反映了人体和自然界的物质运动，存在着多种多样的节律周期。

（2）《脉解》关于三阴三阳经脉与月份相关的配属方法，是生搬硬套《周易》的理论所导致的与客观实际不符的结论，是应该被淘汰而实际上也早已被淘汰了的理论。

（3）《日月》是介乎《足臂十一脉灸经》《阴阳十一脉灸经》与《灵枢·经脉》之间的过渡型之一。它的关于经脉与时间相应的配属关系，是早已被废弃了的理论。

（4）六气正对化的理论，就是经脉脏腑同以十二地支作为代号的三阴三阳六气之间配属关系的总结。

第二节　阴阳学说的四次演变

阴阳学说作为中医理论体系的重要组成部分，如同脏腑经络气血等理论一样，有它自己发生、发展、演变的历史。

要探索阴阳学说的演变过程，必须明确以下两点。第一，中医阴阳学说，最初是从古代哲学阴阳学说那里移植过来的。这个移植的过程，就是中医阴阳学说的历史。医学毕竟不同于哲学，移植并非易事，需要有个过程。所以，中医阴阳学说的历史，并不等于哲学阴阳学说的历史，且两者更不可能同步发展。第二，人们对于客观事物的认识，是一个由少到多，由简单到复杂的过程。学术上的移植和渗透，一般说来也不例外，况且医学从来就不是带头的学科。所以，即使在哲学阴阳学说发展到较为复杂、完备的时候，医学要借用它，也得先从较为简单的部分入手，如此才能使之逐渐变为自己的东西。因此，中医阴阳学说的历史，应该是有阶段可分的，从东汉以前的中医古籍来看，中医阴阳学说的演变发展过程，大概可以分为早期阴阳说、太少阴阳说、三阳三阴说和三阴三阳六气说四个阶段。

一、早期阴阳说

（一）阴阳家和五行家之争

我国先秦的学者因对自然界的解释的不同，可大致分为阴阳家和五行家两大学派。两个学派最初各有各的主张，互不相干，后来渐渐融合起来，到西汉武帝时，才归并到了一个体系里。在这个过程中，两大学派随着统治阶级的政治需要，还有过一段互为盛衰的历史。汉高祖刘邦在称帝之初，利用五行宣传他做皇帝是天意，于是五行学派当时较为得势；到了汉武帝时期，出于进一步统一全国、加强中央集权的需要，阴阳学派又占了上风，在迷信活动方面出现了阴阳统率五行的局面（见《史记・封禅书》和《汉书・郊祀志》），在学术界也出现了五行学说被融汇在阴阳学说之中的现象。董仲舒能够提出并创立一种新的理论（即万物统一于五行，五行统一于阴阳，阴阳统一于天的阴阳五行学说），同上述背景是分不开的。阴阳为贵，五行为贱，阴阳统率五行的观念，在《素问》里就有所反映，且特别是在《素问・天元纪大论》以下七篇专讲五运六气的大论中反映得尤为明显。因此，本文在探讨阴阳学说的发展时，就不得不涉及五行学说的内容。

（二）早期阴阳说的基本观点

早期阴阳说采用取类比象的一分为二的方法来分析和解释运动变化着的一切事物的理论。天为阳、地为阴，日为阳、月为阴，昼为阳、夜为阴，男为阳、女为阴，以及上为阳、下为阴，左为阳、右为阴，动为阳、静为阴，热为阳、寒为阴等，就是在这个阶段里确定下来的。这种一分为二的方法，在《周易》里叫作“太极生两仪”。

早期阴阳说从解释对象来看，具有广泛的普遍性，几乎适用于宇宙间的一切事物。但是其比较简单，对于说明复杂的事物是很不够的。在《黄帝内经》里，直接运用其来解释生理、病理的章节，也并不太多。

二、太少阴阳说

（一）两仪生四象

古代医家们在引进并逐步完善一分为二的阴阳说的同时，把《周易》"两仪生四象"的方法（表46）也引进到医学领域中来，于是就产生了阴阳之中又有阴阳可分的太少阴阳说。运用太少阴阳说的方法，可以较为具体地分析时间和空间，因而也就能够较为清楚地说明事物对立面之间的相互转化过程，体现量变到质变的道理（图131），体现对立面之间相互包涵、相互渗透、相互依存的辩证关系。

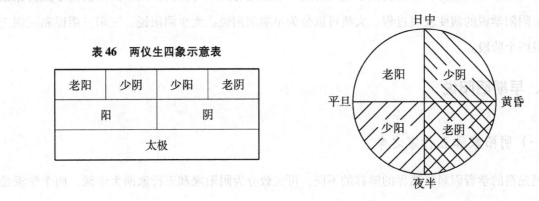

表46　两仪生四象示意表

老阳	少阴	少阳	老阴
阳		阴	
太极			

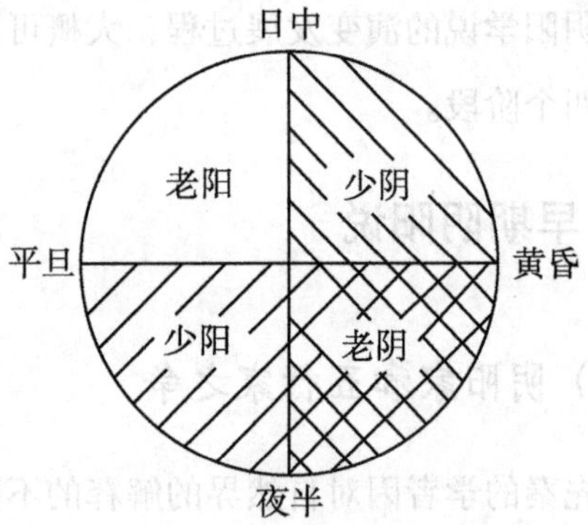

图131　两仪生四象方法图

（二）太少阴阳在医学上的应用

《周易》的老阳、老阴，相当于医学上的太阳和太阴，这是显而易见的。那么，这种方法最初在医学里是怎样应用的呢？现存医学文献对此并无明文记载，仅在《素问·金匮真言论》里，多少还可以看到它的影子。如其云："故曰：阴中有阴，阳中有阳。平旦至日中，天之阳，阳中之阳也。日中至黄昏，天之阳，阳中之阴也。合夜至鸡鸣，天之阴，阴中之阴也。鸡鸣至平旦，天之阴，阴中之阳也。"这里一开始用了"故曰"二字，即表明以下所言是引用固有的理论。从这段原文的内容看，其使用的是图131的方法，这是十分清楚的。所谓"阳中之阳"，即太阳；"阳中之阴"，即少阴；"阴中之阴"，即太阴；"阴中之阳"，即少阳。《素问·金匮真言论》接着又说："故人亦应之。夫言人之阴阳，则外为阳，内为阴。言人身之阴阳，则背为阳，腹为阴。……故背为阳，阳中之阳，心也；背为阳，阳中之阴，肺也；腹为阴，阴中之阴，肾也；腹为阴，阴中之阳，肝也；腹为阴，阴中之至阴，脾也。"在这个"背为阳，腹为阴"的模式里，我们看到它运用的也是图131的方法。尽管它出于某种考虑而始终不提太少阴阳，但是，实际上它把心称为阳中之太阳，肺称为阳中之少阴，肾称为阴中之太阴，肝称为阴中之少阳，已经表现得很明显了。此文提出脾为阴中之至阴，说明它在早先的太少阴阳说的基础上，又有了一定程度的演变。

（三）背阳腹阴的局限

一般说心肺系于背、肝肾位于腹，是没有问题的。从人体胚胎期间背在外而腹在内，呈“负阳抱阴”的形态来看，背为阳、腹为阴的说法也是没有问题的。但是，以背为阳、腹为阴为依据，来区分内脏与时间相应的太少阴阳属性，在理论上就很难说通了。因为内脏与时间的关系，并不是由腹背位置的阴阳来决定的。况且，出生之后，背在上、腹在下的是匍匐行走的动物，背在后、腹在前的是直立行走的人类。如果硬是要把背为阳、腹为阴同内脏和时间联系在一起来划分太少阴阳属性的话，就会使内脏与时间的相应关系发生 90°的错位。如图 132 与图 133 所示。

内脏与时间的相应关系是十分重要的，在理论和实践上都是不允许发生误差的，正如《素问·刺禁论》所说“脏有要害，不可不察。肝生于左，肺藏于右，心部于表，肾治于里”。所以，必须对以腹背阴阳为依据来区分太少阴阳的理论加以改革，就成了不言而喻的事情。

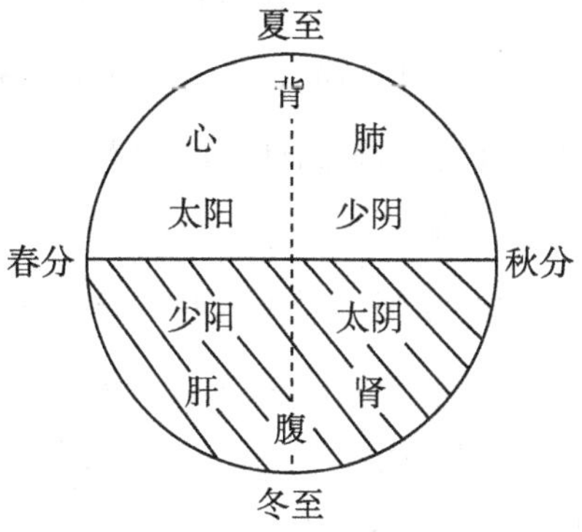

图 132　内脏太少阴阳与时间错位示意图之一

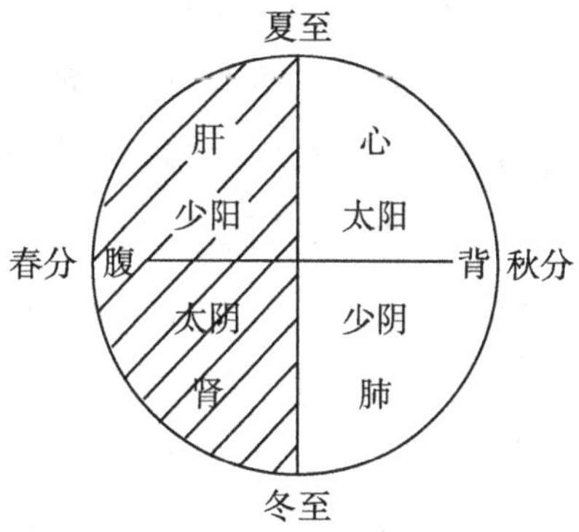

图 133　内脏太少阴阳与时间错位示意图之二

在此改革过程中，医家们大概提出过两个较可行的方案或模式。一个是仅仅废除以腹背阴阳为依据的法则，仍然保留原定的内脏太少阴阳属性；另一个是既废除原有不合理的依据，又修改原来的内脏太少阴阳属性。前者如图 134 所示，后者如图 135 所示。

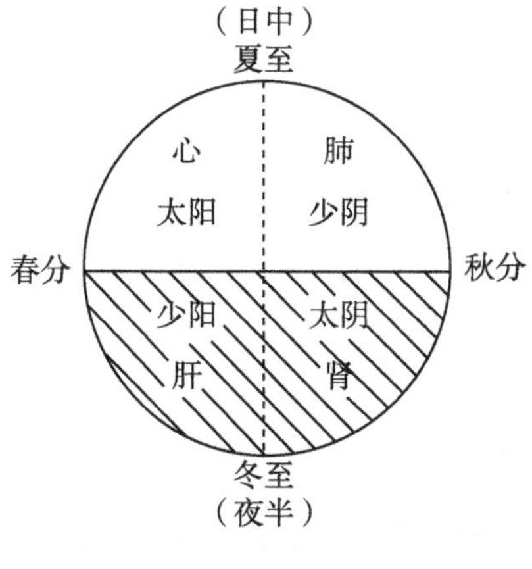

图 134　内脏太少阴阳修改模式之一

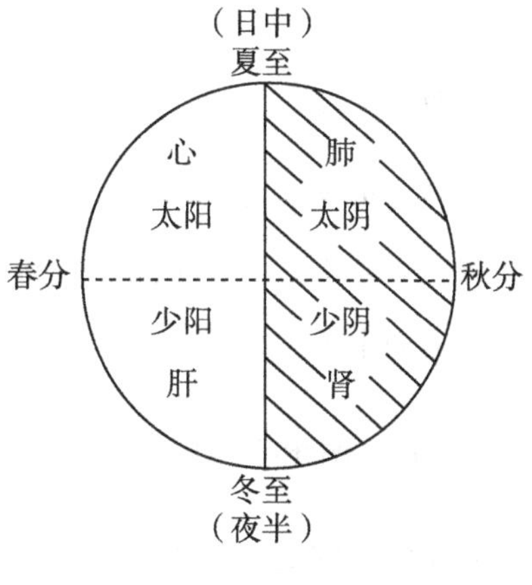

图 135　内脏太少阴阳修改模式之二

这两个模式的根本区别是，前者以春分至秋分为阳，秋分至春分为阴，所以，它只要不提“背为阳，腹为阴”，就可以解决问题；后者以冬至到夏至为阳，夏至到冬至为阴，所以，它必须同时修正内脏的太少阴阳属性，才能使内脏与时间的相应关系保持正常的统一性。在《素问》里有些篇章应用的就是图135的模式。例如，《素问·四气调神大论》说：“逆春气则少阳不生，肝气内变；逆夏气则太阳不长，心气内洞；逆秋气则太阴不收，肺气焦满；逆冬气则少阴不藏，肾气独沉。”在这里，肾称少阴不称太阴，肺称太阴不称少阴，显然运用的是图135的理论模式。除了《灵枢·九针十二原》《针灸甲乙经》（以下简称《甲乙经》）和《黄帝内经太素》（以下简称《太素》），在《素问》里，我们还没有发现明确应用图134模式的章节。这可能是由于图135的模式在理论上和实践上都比较合理。譬如，以一年之中阴阳之气的盛衰来说，冬至一阳生，夏至一阴生，故夏至之后白昼渐短而黑夜渐长，冬至之后白昼渐长而黑夜渐短。又如，以一日而论，夜半以前为今日，夜半以后为明日，日中以前为上半日，日中以后为下半日。如果用图134的方法，就很难对上述情况做出合理的解释。所以，我们认为图135是最后定型的太少阴阳说的理论模式。在这个模式里，我们看到，与原先从《周易》里直接套用过来的太少阴阳说相较，肝、肾、肺三脏的属性，已经完全改变了。在这样一次变动很大的改革面前，没有不同意见，是不可想象的。今天，我们看到的《素问·六节脏象论》，与《甲乙经》和《太素》在肝、肺、肾三脏的阴阳属性上的重大分歧，也许只是这次改革过程中两种不同意见的反映。前者说，肝为阳中之少阳，肺为阳中之太阴，肾为阴中之少阴。后者说，肝为阴中之少阳，肺为阳中之少阴，肾为阴中之太阴。对于这些差异，林亿等认为应当据《太素》《甲乙经》之文校正。明清两代的一些学者，也以《甲乙经》《太素》为是，《素问》为非。但笔者认为，从历史的观点来看，除了“肺者……为阳中之太阴”，应改作“肺者……为阴中之太阴”之外，其余内容实在没有校改的必要。因为《甲乙经》《太素》使用的是比较保守的图134的理论模式，而《素问》使用的则是全面革新了的图135的理论模式。况且，在这段原文里，还有“脾、胃、大肠、小肠、三焦、膀胱者……此至阴之类，通于土气”之句，表明这里的太少阴阳属性很可能是按照五行学派的观点修改过的，不能单以阴阳学说的观点来判断是非。再者，这两个太少阴阳理论模式在今天来看，都已成为历史上的东西，基本上都已被后来的三阳三阴说所代替。

三、三阳三阴说

人们对于客观世界的认识，总是随着社会的进步、科学知识的积累而不断提高的。各种各样的新问题在实践中不断出现，太少阴阳说的理论越来越满足不了实践的需要。在这样的背景之下，三阳三阴说就应运而生了。

（一）三阳三阴和三男三女

三阳三阴说使用的是一分为二、二分为六的方法，在《周易》里就是“文王八卦”的三男三女说，如表47所示。

表 47　文王八卦的三男三女表

<table>
<tr><td rowspan="6">太
极</td><td rowspan="3">乾
☰
西北</td><td>震☳东</td><td>长男</td><td>得乾初爻</td></tr>
<tr><td>坎☵北</td><td>中男</td><td>得乾中爻</td></tr>
<tr><td>艮☶东北</td><td>少男</td><td>得乾上爻</td></tr>
<tr><td rowspan="3">坤
☷
西南</td><td>巽☴东南</td><td>长女</td><td>得坤初爻</td></tr>
<tr><td>离☲南</td><td>中女</td><td>得坤中爻</td></tr>
<tr><td>兑☱西</td><td>少女</td><td>得坤上爻</td></tr>
</table>

在这里，长男相当于太阳，中男相当于阳明，少男相当于少阳，长女相当于太阴，中女相当于厥阴，少女相当于少阴。医家的三阳三阴说，大概就是从“文王八卦”那里得到启发而建立起来的。不过“文王八卦”的方位，依东南西北顺序排列，而三阳三阴的次序是太阳、太阴、厥阴、少阴、阳明、少阳，显然，直接用这个排列次序来说明四时昼夜的阴阳盛衰是不太可能的。所以，医家的三阳三阴说，只是原则上采用它的一分为二、二分为六的方法，而并不用它的方位次序。

医家三阳三阴说在现存中医文献里又分为两类，一类以时间为主要对象，另一类则以经络为主要对象。

（二）以时间为主要对象的三阳三阴说

以时间为主要对象的三阳三阴说又有两种不同的说法，它们表述的都是自然界和人体阴阳之气的节律性盛衰规律。

1. 《扁鹊阴阳脉法》的三阳三阴王时说

据新校正《素问·平人气象论》引文，可将其主要内容归纳为表48。

表 48　《扁鹊阴阳脉法》三阳三阴王时表

三阳三阴	始王之月日	当王之时段
少阳	王十一月甲子夜半	正月、二月甲子少阳王
太阳		三月、四月甲子太阳王
阳明		五月、六月甲子阳明王
少阴	王五月甲子日中	七月、八月甲子少阴王
太阴		九月、十月甲子太阴王
厥阴		十一月、十二月甲子厥阴王

“少阳，王十一月甲子夜半”和“正月、二月甲子少阳王”的意思是说，少阳之气在年前的十一月甲子日夜半之时就开始旺盛起来了，但其最旺盛的时间是正月和二月。“少阴，王五月甲子日

中”和“七月、八月甲子少阴王”，即少阴之气在五月甲子日中午之时就开始旺盛起来了，但其最旺盛的时间在七月和八月。

由此可见，在《扁鹊阴阳脉法》看来，三阳三阴之气的盛衰都是一个由量变到质变的过程，都存在着一条由渐升至峰极，从峰极至渐降的曲线。《素问·脉要精微论》“冬至四十五日，阳气微上，阴气微下；夏至四十五日，阴气微上，阳气微下”说的也是这个道理，但是，远不如《扁鹊阴阳脉法》说得那样明白和具体。

2.《难经·七难》三阳三阴王时说

《难经·七难》云：

冬至之后，得甲子少阳王，复得甲子阳明王，复得甲子太阳王，复得甲子太阴王，复得甲子少阴王，复得甲子厥阴王。王各六十日，六六三百六十日，以成一岁，此三阳三阴王时日大要也。

这种三阳三阴王时说与《扁鹊阴阳脉法》的三阳三阴王时说有着显著的差异。

张仲景在《金匮要略·脏腑经络先后病脉证》说：

以未得甲子，天因温和，此为未至而至也；以得甲子，而天未温和，为至而不至也；……以得甲子，而天温如盛夏五六月时，此为至而太过也。

此与《难经·七难》所说，也不同。

《难经·七难》的这段文字，没有《扁鹊阴阳脉法》那样古朴，似乎比较通俗易懂。然而，未必人人都能真正读懂它。我们知道，在干支纪年纪月纪日的古代历法里，节气与甲子的关系不是固定的。譬如冬至节，在甲年为丙子日，乙年为壬午日，丙年为戊子日，丁年为甲午日，戊年为庚子日，己年为丙午日，庚年为壬子日，辛年为戊午日，壬年为甲子日，癸年为庚午日。假设甲子日冬至为起点，依干支纪日法推算，三百六十日之后的甲子日还不是冬至，必须逐年后移六日，才是交冬至节的日子；十年之后，冬至节才能回复到甲子日这个起点上来。换句话说，如果第一年的冬至是甲子日，那么这一年冬至以后的第一个甲子日即冬至以后的第六十日，第二年冬至后的第一个甲子日即冬至后的第六日，第三年冬至后的第一个甲子日即冬至后的第十二日。余可以此类推。

因此，按照《难经·七难》的法则，少阳当王的时段，在六壬（壬申、壬午、壬辰、壬寅、壬子、壬戌）年要迟至正月中下旬才开始，而在六癸（癸酉、癸未、癸巳、癸卯、癸丑、癸亥）年则可以早在前年十一月冬至后的第六日就开始了，也就是说，凡逢壬年到了雨水节的时候天气才开始转为温和，而逢癸年则在前年冬至节一过就开始出现温暖的天气。如果把《难经·七难》所说少阳王时的规律，换算成阳历，则如表49所示。

表49　《七难》三阳三阴王时表

六十甲子纪年	冬至日干支	少阳气至日期
壬年（壬申、壬午、壬辰、壬寅、壬子、壬戌）	甲子	冬至后六十日，阳历2月20、21日
癸年（癸酉、癸未、癸巳、癸卯、癸丑、癸亥）	庚午	冬至后六日，阳历12月28、29日
甲年（甲子、甲戌、甲申、甲午、甲辰、甲寅）	丙子	冬至后十二日，阳历1月3、4日
乙年（乙丑、乙亥、乙酉、乙未、乙巳、乙卯）	壬午	冬至后十八日，阳历1月9、10日
丙年（丙寅、丙子、丙戌、丙申、丙午、丙辰）	戊子	冬至后二十四日，阳历1月15、16日
丁年（丁卯、丁丑、丁亥、丁酉、丁未、丁巳）	甲午	冬至后三十日，阳历1月21、22日
戊年（戊辰、戊寅、戊子、戊戌、戊申、戊午）	庚子	冬至后三十六日，阳历1月27、28日
己年（己巳、己卯、己丑、己亥、己酉、己未）	丙午	冬至后四十二日，阳历2月2、3日
庚年（庚午、庚辰、庚寅、庚子、庚戌、庚申）	壬子	冬至后四十八日，阳历2月8、9日
辛年（辛未、辛巳、辛卯、辛丑、辛酉、辛亥）	戊午	冬至后五十四日，阳历2月14、15日

从这里我们清楚地看到，《难经·七难》三阳三阴王时说模式的本身就已经概括了或者说包含了以十年为期的气候周期性变化，少阳气至的早晚随着纪年干支的不同而在六十日范围以内呈现出节律性的波动。所以，它与东汉时期张仲景的说法是很不相同的。后者实际上是对前者的否定。一些不求甚解的学者往往看不到这一点，硬是把两者混而为一，彼此互释。这样一来，无异于给《难经·七难》的气温回暖的节律性周期说安上了一条尾巴，画蛇添足，令人不知其所云。

《难经·七难》三阳三阴模式概括了以十年为期的气候变化规律，与《扁鹊阴阳脉法》三阳三阴模式相比，具有独到之处，为以后演变为三阴三阳六气说准备了条件。但是，量变到质变的观点，在《难经·七难》里叙述得不够鲜明。

与以往的太少阴阳说联系起来看，《难经·七难》的三阳三阴王时说也许是在最后定型的太少阴阳说的基础上发展起来的，所以三阴之次序先太阴而后少阴。《扁鹊阴阳脉法》的三阳三阴王时说则认为少阴在前，太阴在后，厥阴为三阴之终，阳明为三阳之末，同“背为阳，腹为阴”的太少阴阳说一脉相承的关系极为明显。因此，如果说这两种三阳三阴王时说的创始年代不存在谁先谁后的问题的话，那么毫无疑问，《扁鹊阴阳脉法》代表了较为保守的那一派的观点。保守就意味着消亡。《素问》里唯有《难经·七难》三阳三阴的序次还可以看到，说明它在那个时代的学术界里，较《扁鹊阴阳脉法》三阳三阴王时说的地位要高得多。例如，《素问·阴阳别论》和《素问·阴阳类论》都把少阳称为一阳，阳明称为二阳，太阳称为三阳，太阴称为三阴，少阴称为二阴，厥阴称为一阴。这种阳主进、由一而三，阴主退、由三而一的，以数字表示三阳三阴序次的根据，即《难经·七难》的三阳三阴王时说。这种数字化的三阳三阴名称，既反映了阴阳量的多少，又包涵着阴阳盛衰的次序，便于记忆，也切合实用。所以，其在当时风靡医界，是不难想象的。即使到了三阴三阳的排列次序以及其与时间相应的配属关系随着学术的发展而出现了巨大变化的时候，这种数字化的三阴三阳名词，由于习惯的原因，依然原封不动地一直在被使用着。这个情况也足以说明，《难经·七难》三阴三阳王时说在中医学术史上有着多么巨大而深远的影响。

（三）以经络为主要对象的三阳三阴说

以经络为主要对象的三阳三阴说，亦有两种：一种是讲经络的生理功能的，叫作“三阳三阴开合枢说”；另一种是讲经络感受外邪之后的病理传变的，叫作“三阳三阴外感热病说”。

1. 三阳三阴开合枢说

《素问·阴阳离合论》说：

> 天覆地载，万物方生，未出地者，命曰阴处，名曰阴中之阴；则出地者，命曰阴中之阳。……圣人南面而立，前曰广明，后曰太冲。太冲之地，名曰少阴。少阴之上，名曰太阳。太阳根起于至阴，结于命门，名曰阴中之阳。……广明之下，名曰太阴。太阴之前，名曰阳明。阳明根起于厉兑，名曰阴之绝阳。厥阴之表，名曰少阳。少阳根起于窍阴，名曰阴中之少阳。是故三阳之离合也，太阳为开，阳明为合，少阳为枢。……太阴根起于隐白，名曰阴中之阴。太阴之后，名曰少阴。少阴根起于涌泉，名曰阴中之少阴。少阴之前，名曰厥阴。厥阴根起于大敦，名曰阴之绝阴。是故三阴之离合也，太阴为开，厥阴为合，少阴为枢。

此外，《灵枢·根结》也有类似上述内容的记载，而且还讲述了三阳三阴开合枢的生理功能，及其功能障碍所致的主要证候。

从表面看来，三阳三阴开合枢的次序皆为由太而少，阳明和厥阴又皆介于太、少之间，似乎是直接套用了“文王八卦”三男三女的模式，其实不然。

首先，《素问·阴阳离合论》划分阴阳的总原则是从“万物方生”之时，“未出地”与“则出地”的情状比类得出的：以腰作为分界，腰以下象地而为阴，腰以上象天而为阳。三阳三阴六经皆起于足，故只有阴中之阴和阴中之阳，而无阳中之阳和阳中之阴之名，这就大大不同于“文王八卦”的三男皆为阳中之阳，三女皆为阴中之阴的方法。

其次，《素问·阴阳离合论》在叙述开合枢的功能时，虽然用了太阳、阳明、少阳、太阴、厥阴、少阴的次序，但在叙述三阳三阴六经的具体方位时，却又明确告诉读者，它所用的方法是以“圣人南面而立，前曰广明，后曰太冲”为基准点。接着，它又指出了三阳三阴与广明、太冲这两个基准点的位置关系，如图136所示。三阳之枢，实际上是在开合之间，而不是位于开合之后。可见三阳三阴开合枢与《周易》的三男三女说的模式是根本不同的。

三阳三阴开合枢的模式概括了六经的具体位置，以及三阳经与三阴经的表里关系和三阳经之间、三阴经之间的相互关系。它在经络学说里是十分重要的理论，可以说是经络学说的灵魂，离开了它，经络就不能成为一个活的体系。在病理变化方面，不论是外感还是内伤，凡是病及经络者，亦皆离不开这个理论模式。

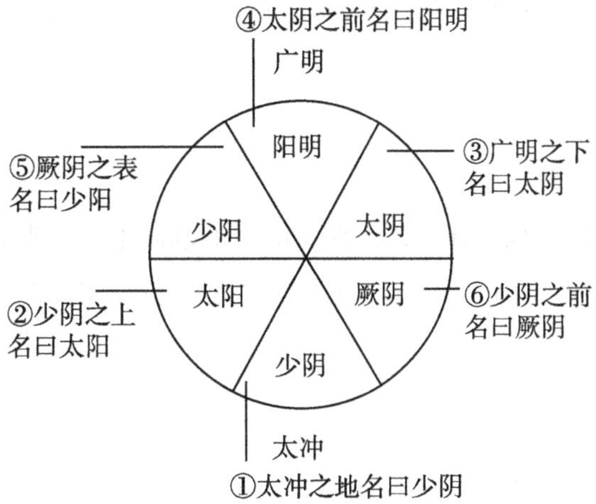

图 136　三阳三阴位置关系示意图

2. 三阳三阴外感热病说

《素问・热论》曰："伤寒一日，巨阳受之……二日阳明受之……三日少阳受之……四日太阴受之……五日少阴受之……六日厥阴受之……"巨阳，即太阳。一日太阳、二日阳明、三日少阳、四日太阴、五日少阴、六日厥阴指伤寒热病病邪侵入经络以后的传变次第。

经络在人身，外络皮腠、肌肉、筋骨，内联五脏六腑，无处不到。它既是气、血、津、液等营养供给之网络，又是病邪传变的通道。所以，历代医学家讲病理，莫能离乎经络。例如，张仲景说："若五脏元真通畅，人即安和。客气邪风，中人多死。千般疢难，不越三条。一者，经络受邪入脏腑，为内所因也；二者，四肢九窍，血脉相传，壅塞不通，为外皮肤所中也；三者，房室、金刃、虫兽所伤。以此详之，病由都尽。"由外感客邪致病的二条可知，不论是内传脏腑，还是伤及外在血脉四肢九窍，无不与经络相关。因此，张仲景在《伤寒论》篇章编排和三阳三阴病证传变方面，采用《素问・热论》的次序，是不难理解的。尽管他在辨证论治方面做出了划时代的贡献，但这并不等于他能够离开或抛弃经络病理的传统理论。不过，清代以来的某些学者对《伤寒论》三阳三阴六经病证颇多异议。例如，方有执的《伤寒论条辨》和柯韵伯的《伤寒来苏集》，一方面离开了张仲景所处的时代，用他们自己对伤寒热病的认识来代替《伤寒论》的原意；另一方面，又误将三阳三阴六经看作六条光秃秃的线条状的东西，而不将其看作由大经、支脉，以及大大小小无数络脉交织而成的网状立体结构。因此，他们便提出了六经非经之说。从此聚讼纷纭，迄无定论。笔者认为，伤寒热病的证候是客观存在着的东西，而对这些证候的解释是人们的认识。认识是可以不断深入变化的，而《伤寒论》所叙述的证候是不会随着人们认识的改变而改变的。所以，后人的解释是后人的认识，张仲景的原意是张仲景的认识。我们不应该将现代的新发现、新理论强加在张仲景的头上，把所有东西都说成古已有之，那样，历史也就不再存在了。

以上两类四种三阳三阴说的排列次序虽各不相同，却又无不具有先三阳后三阴这样一个共同的特点，这个特点可以作为正统的、还没有五行化的阴阳学派的理论标志，也可以作为一个发展阶段的时代特征。譬如，马王堆出土帛书中的《足臂十一脉灸经》和《阴阳十一脉灸经》，两者的经脉排列次序并不相同，但都有先三阳后三阴的特点。因此，可以认为这两部书都是三阳三阴说阶段的产物。

四、三阴三阳六气说

阴阳学说发展演变到最后阶段，在三阳三阴王时说的基础上，又吸收了五行学说的某些先进理论，经过加工改制就形成了三阴三阳六气说。所以，它是五行化了的阴阳理论。它的排列次序和三阴三阳六气的名称也充分说明了这一点。

（一）医疗实践的呼唤

三阴三阳六气说的诞生同其他任何一种学说的诞生一样，都不是偶然的，他们都是在某种需要的推动下产生的。当人们在医疗实践中发现，不仅气候一般地影响着疾病的愈、甚、持、起，而且许多周期性流行的疾病同气候的周期性变化之间也有着特定的联系，因而迫切需要一种相应的理论的时候，五行学派以其得天独厚的条件，在原始五运学说的基础上，很快就建立了以五时与五气间的特定关系为核心的，以亢害承制为主要法则的五运学说体系。然而阴阳学派的三阳三阴王时说还一直停留在“冬至一阳生，夏至一阴生，三阳三阴王各六十日”的水平上。这就使得原先以时令气候为特长的阴阳学派在五运学派面前显得相形见绌了。后来，他们吸取了五行学派的先进经验，经过一番精心研索，终于建立了三阴三阳六气说。从此，阴阳与五行两种学说在医学领域内，才真正具备了走向全面合流的条件。

（二）运气学说的简单回顾

为了进一步说明五行学说对三阴三阳六气说形成的影响，有必要回顾一下运气学说的发展历史。运气学说的历史，简单来说，可以分为原始五运学说、医用五运学说、五运六气说三个阶段。

1. 原始五运学说

这是运气学说创始阶段的主要理论。《吕氏春秋·十二纪》把“孟春行夏令”“行秋令”“行冬令”，以至“季冬行春令”“行夏令”“行春令”等，作为导致气候反常，给人类和万物以巨大影响的原因，这是关于运气学说的最早资料。如果说《吕氏春秋》不仅把气候反常和政局的动乱同统治者实施的政策法令联系在一起，认为前者是上帝对失政者的警告和惩罚，而且也没有叙述气候反常具有节律性周期这一内容，因而还不能算作运气学说的话，那么，西汉初期成书的《淮南子·天文训》里的“五行相干”就是地地道道的运气学说的较早资料了。为了便于理解，现在分段摘录其原文，并简释如下。

壬午冬至，甲子受制，木用事，火烟青；七十二日，丙子受制，火用事，火烟赤；七十二日，戊子受制，土用事，火烟黄；七十二日，庚子受制，金用事，火烟白；七十二日，壬子受制，水用事，火烟黑；七十二日而岁终，庚子受制（依甲子表推算“庚子”当为“庚午”）。岁迁六日，以数推之，七十岁而复至甲子（依“岁迁六日”推算，“七十岁”当作“六十岁”）。

这里所谓的“受制”就是接受上天制定的命令。在那个时代，人们的思想是不可能彻底摆脱神权迷信的。对此，我们不必深究。值得注意的是，“七十二日”和“岁迁六日”是读懂这段原文的关键，也是原始五运学说的基本方法。

按照“七十二日”为一个时段的方法，依甲子表推算，可得下述结果：从冬至甲子日开始，七十二日之后，即丙子日，故曰“甲子受制……七十二日，丙子受制”；从丙子日开始，七十二日之后，即戊子日，故曰“丙子受制……七十二日，戊子受制”。余可类推。“火烟青”“火烟赤”“火烟白”等草木燃烧时所见之情状，似乎被用来当作五行用事的客观指标。“七十二日”这个数据，是从观察这些指标所得的结果中计算出来的。《素问·阴阳类论》的“春，甲乙，青，中主肝，治七十二日”，与此颇为一致，同后来的运气学说以“七十三日零五刻”为一个时段则有相当的距离，但它们之间的渊源还是显而易见的。

以壬午年冬至甲子日为起点，以“岁迁六日”为法，依甲子表推算，结果：第二年癸未的冬至是庚午日，第三年甲申的冬至是丙子日……总之，凡逢甲年冬至皆为丙子，乙年皆为壬午，丙年皆为戊子，丁年皆为甲午，戊年皆为庚子，己年皆为丙午，庚年皆为壬子，辛年皆为戊午，壬年皆为甲子，癸年皆为庚午。十年一个周期。需要经过六个周期（即六十年），才重新回复到冬至甲子日这个起点上来。所以说“壬午冬至，甲子受制……岁终，庚午受制。岁迁六日，以数推之，六十岁而复至甲子”。至此，对这一段原文，就基本弄清楚了。

此外，《淮南子·天文训》认为不但一年之中有五个时段，在以十年为期的周期里也包含着以二年为一段的五个时段。譬如，以甲子日为起点的壬午年与以庚午日为起点的癸未年合为一个时段，即“甲子受制，木用事”的时段；以丙子日为起点的甲申年与以壬午日为起点的乙酉年合为一个时段，即“丙子受制，火用事”的时段。余可类推。这种以两年为一个时段的气和以“七十二日”为一个时段的气各有不同的特性。故《淮南子·天文训》又说：“甲子气燥浊，丙子气燥阳，戊子气湿浊，庚子气燥寒，壬子气清寒。”以两年为一个时段的客气，加临于以七十二日为一个时段的主气之上，气候就会出现反常变化，并影响生物的生长化收藏。故《淮南子·天文训》接着又说：“丙子干甲子，蛰虫早出，故雷早行；戊子干甲子，胎夭卵毈，鸟虫多伤；庚子干甲子，有兵；壬子干甲子，春有霜。戊子干丙子，霆；庚子干丙子，夷；壬子干丙子，雹；甲子干丙子，地动。庚子干戊子，五谷有殃；壬子干戊子，夏寒雨霜；甲子干戊子，介虫不为；丙子干戊子，大旱，苽封熯。壬子干庚子，大刚，鱼不为；甲子干庚子，草木再死再生；丙子干庚子，草木复荣；戊子干庚子，岁或存或亡。甲子干壬子，冬乃不藏；丙子干壬子，星坠；戊子干壬子，蛰虫冬出其乡；庚子干壬子，冬雷其乡。”《淮南子·天文训》在这里使用了“××干××”的表述方式。甲子、丙子、戊子、庚子、壬子，在这里是木、火、土、金、水的别名。丙子干甲子，即火气干扰木气，相当于春行夏令。“××干××”与后来运气学说里的客运加于主运的意思是一样的。这里所说五行之气相干造成的后果，除了“有兵”与气候无关，似涉迷信，在《素问》里已不复见其影响外，其他均可见于《素问》。如“蛰虫早出”“夏寒雨霜”“草木复荣”之类，在《素问》运气诸篇，尤其是在《素问·六元正纪大论》六气客主加临的叙述中，无不可以看到它们的影子；“胎夭卵毈，鸟虫多伤”“介虫不为”等，与《五常政大论》所谓“五类盛衰，各随其气之所宜也，故有胎孕不育”等论述有密切的关系。

总之，《淮南子·天文训》的五行相干说是五运学说的原始雏形。这是确定无疑的历史事实。《管子·五行》也有类似《淮南子·天文训》的记述，因其内容不如《淮南子·天文训》完整，故引用《淮南子·天文训》而不引《管子·五行》。

2. 医用五运学说

原始五运学说，被医家吸取之后，就逐渐发展成为医用五运学说。在这个发展阶段中，五运学说的体系日趋完备，这在《素问·六节脏象论》里可以见到一些蛛丝马迹。如其云：“五运相袭，而皆治之，终期之日，周而复始，时立气布，如环无端，候亦同法。故曰：不知年之所加，气之盛衰，虚实之所起，不可以为工矣。……求其至也，皆归始春，未至而至，此谓太过，则薄所不胜，而乘所胜也，命曰气淫。至而不至，此谓不及，则所胜妄行，而所生受病，所不胜薄之也，命曰气迫。”在这套五运学说的方法里，承上启下的迹象显而易见。譬如，“年之所加”，即从五行相干说演变而来；“未至而至”“至而不至”，即从“岁迁六日”而来。“气淫”“气迫”的理论，到了《素问·六微旨大论》里就成了“亢则害，承乃制”的高度概括。

与此同时，五运学说还吸取了“肝为阳中之少阳，通于春气；心为阳中之太阳，通于夏气；肺为阴中之太阴，通于秋气；肾为阴中之少阴，通于冬气”的太少阴阳说，并以此为基础，增补了“脾胃大肠小肠三焦膀胱者……此皆至阴之类，通于土气”等内容，使之成为五运学说的组成部分，从而建立了一个时间、气候、人体脏腑相关的较为完备的体系。

这个五运学说体系吸取的是太少阴阳说的理论，而其中丝毫看不到三阳三阴王时说的影响。这就表明，在五行学派奠定医用五运学说体系的时候，阴阳学派的气候学理论还停留在太少阴阳说的水平上。虽然《素问·六节脏象论》也讲到“六气”，如说“五日谓之候，三候谓气，六气谓之时，四时谓之岁”，但很显然，此所谓“六气”是指春夏秋冬四时各有六个节气，四六共二十四节气，与六气学说的三阴三阳六气不是一个概念。

《素问·六节脏象论》还提到“六六之节”，那也不过是说，六个六十甲子，就成为一岁，即所谓“天有十日，日六竟而周甲，甲六复而终岁，三百六十日法也”。所以这里的“六六之节”同《淮南子·天文训》原始五运学说以十天干为主的那一套理论较为接近，而丝毫没有受到六气学说的影响。《素问·六节脏象论》是五运学说早期的作品，与六气学说无关。即使像后世注解那样，把“六六之节”看作六气的六个时段，从《素问·六节脏象论》全文来看，当时阴阳学说也没有超过“三阳三阴各王六十日”的水平。

由此可以看出，五运学说体系的建立时间比六气学说早，这是无可置疑的。

3. 五运六气说

五运六气说是五运与六气相结合的产物。《素问》中与之相关的代表性章节是《天元纪大论》以下的七篇大论。

许多章节清楚地表明，五运学说成熟较早，是六气学说的摇篮。六气学说是在五运学说的基础上产生的，没有五运学说就没有六气学说，但五运学说与六气学说在早期仍然是两个不同学派的理论。其中讲得最为明显的是《素问·天元纪大论》和《素问·五运行大论》两篇。其一再用“君火以明，相火以位”“在天为气，在地成形，形气相感，万物化生”等为理由，对五运与六气为什么要结合，该怎样结合，以及为什么六气在木、火、土、金、水之外又有一火等问题进行解释。尤其引人注目的是，专讲五运学说的《素问·五运行大论》和《素问·五常政大论》竟然不讲客运；在《素问·六元正纪大论》里，五运客主相干的理论被六气客主加临说的长篇叙述所淹没，仅在“角”下所注“初”或“正”字、“羽”下所注“终”字中可依稀看到客运与主运的不同排列次序。此外，在七篇大论中，关于五运主客之间的关系，以及其对气候和万物的影响，即使像《淮南子·天文训》那样最简单的说明也不见了。这就从另一个侧面告诉我们，阴阳学派早在建立六气学说体系的过程中，就已经把五运客主相加、生克乘侮、亢害承制等理论一齐吸收了进去。六气学说本身已经是阴阳学说与五行学说结合而成的理论。后来在五运与六气相结合，建立统一的运气学说体系的时候，他们也许已发现五运客主相加和六气客主加临两套方法推算出的结果，绝大多数是相互矛盾的。因此，不论从理论体系的统一性考虑，还是从实际应用着想，五运的客主相加说都已经没有保留的必要了。但是，由于没有更多的理由使信奉五运学说的人们心悦诚服，于是学者们一方面把五运客主相加的方法尽可能放在极不显眼的位置，另一方面对六气司天、在泉、六气客主加临进行尽可能细致、详尽的论述，企图把客运淹没掉。

又如，在七篇大论中，对主时六气的六步气位的起迄时刻，按照不同纪年所做的叙述，详细、具体到了“岁气会同”的程度，即寅、午、戌三年六步气位的起迄时刻是相同的，卯、未、亥三年六步气位的起迄时刻是相同的，辰、申、子三年六步气位和巳、酉、丑三年六步气位的起迄时刻也都是相同的。今天，我们读起七篇大论来难免会感到厌烦。然而七篇大论对五运主运的五步起迄时刻，连一句话也没有讲。这是因为五运的客主相加，既然已经不再被需要，那么主运的起迄时刻就自然也成了不必要的东西。

因此，在《素问》运气学说体系里，除了主岁的大运还存在之外，其余的都消失了，而主运基本上也名存实亡、不起作用了。后世有很多学者，如宋代刘温舒、明代张介宾等，都没有理解这一点，硬是把客运重新抬举了出来。这不仅有负当年《素问》运气七篇作者的一片苦心，而且使运气学说原先基本统一的体系，变成了头绪繁多、混乱不堪、莫可究诘的东西。后世的运气学说反而不如《素问》运气学说体系易懂。今天的某些学者也接踵生花，搞出了许多莫名其妙的说法。

总而言之，五运六气学说的历史证明，三阴三阳六气说实际上就是五行化了的三阳三阴说，是吸取了五运学说的一些重要成就而发展起来的，但是，它后来居上，在运气学说里处于统率五运的地位。

（三）三阴三阳六气说的主要内容

最早的三阴三阳六气说是什么样子，已无可查考。现在我们从《素问》里看到的三阴三阳六气说，可分为两个不同的模式。一个以五行为主，叫作三阴三阳主气说；一个以阴阳为主，叫作三阴三阳客气说。

主气属地，客气属天。主气反映的是地球公转形成的气候周期，客气反映的是日月星辰等天体运动变化形成的气候周期。主气年年相同，客气岁岁相异。这两种三阴三阳六气说，在《素问》运气七篇大论里有详尽的论述。

1. 三阴三阳主气说

主要内容略如表50。

表50　三阴三阳主气模式表

	六气名称	次序	当王时段内的节气	当王起止月日按阳历计算
上半年	厥阴风木	初之气	大寒、立春、雨水、惊蛰	1月20、21日至3月20、21日
	少阴君火	二之气	春分、清明、谷雨、立夏	3月20、21日至5月21、22日
	少阳相火	三之气	小满、芒种、夏至、小暑	5月21、22日至7月23、24日
下半年	太阴湿土	四之气	大暑、立秋、处暑、白露	7月23、24日至9月22、23日
	阳明燥金	五之气	秋分、寒露、霜降、立冬	9月22、23日至11月22、23日
	太阳寒水	六之气	小雪、大雪、冬至、小寒	11月22、23日至1月20、21日

这个模式把阴阳学说与五行学说结合起来，创立了厥阴风木及少阴君火等六个由阴阳、气候、五行三者组合而成的新名词，并在六气相互间的关系上，把五行相生次序同三阳三阴王时说的量变到质变的观点也结合起来。这样的结合，似乎把阴阳学说弄得支离破碎、面目全非了。然而实际上阴阳学派的那套理论体系并没有动摇，依然保持着它自身的相对独立性，而且还在医学、气候学方面后来居上，大大超过了五行学派理论体系的水平，在中医基础理论的发展史上留下了光彩夺目的一页，对中医学产生了深远的影响。

2. 三阴三阳客气说

客气是专门用来反映日月星辰等天体运动变化而形成的气候周期的，所以客气又有“天元六气”“太虚真气”之称。三阴三阳客气说的模式，按照《素问》的记载，如表51所示。

表51　三阴三阳客气模式表

		客气名称及次序	何年为初气	何年为司天	何年为在泉
天元	三阴	厥阴风木	丑、未年	巳、亥年	寅、申年
		少阴君火	寅、申年	子、午年	卯、酉年
		太阴湿土	卯、酉年	丑、未年	辰、戌年
	三阳	少阳相火	辰、戌年	寅、申年	巳、亥年
		阳明燥金	巳、亥年	卯、酉年	子、午年
		太阳寒水	子、午年	辰、戌年	丑、未年

从表51可见，客气是按照一阴、二阴、三阴、一阳、二阳、三阳的顺序排列的，而五行的顺

序是紊乱的，这表明虽然客气的名称与主气的一样，是由三阴三阳、五行、六气三者组合而成的，但客气的主体是阴阳学说。客气是岁岁各异的，所以，虽然其三阴三阳的排列秩序井然，但它们与时间的关系却是变动的、不固定的。假设今年的初气是厥阴风木，司天是太阴湿土，在泉是太阳寒水，则明年的初气为少阴君火，司天为少阳相火，在泉为厥阴风木；后年则以太阴湿土为初气，阳明燥金为司天，少阴君火为在泉。余可依此类推。六年为一个周期，第七年的初气、司天、在泉，又分别轮到厥阴风木、太阴湿土，太阳寒水。如此循环往复，气候逐年变迁。司天相当主气三之气，在泉相当主气终之气。六步客气分别加于主气六步气位之上，以演算年内气候的非常变化，就叫作六气客主加临。在六步客气之中，司天、在泉的作用尤为重要，故有“司天主上半年，在泉主下半年”之说。三阴三阳客气说的主要方法，大体说来就是如此。

需要指出的是，《素问·六元正纪大论》前半篇对三阴三阳客气“司天之政”的论述是按照太阳、阳明、少阳、太阴、少阴、厥阴的次序来叙述的，这恰好与《素问·天元纪大论》的“天元六气”的次序头尾互倒，而与《素问·热论》三阳三阴的次序完全一致。我们不能不认为这个情况是《素问·六元正纪大论》作者有意识的安排。说得明白一些，即在《素问·六元正纪大论》的作者看来，自然界的客气干扰正常气候的规律，同外邪侵入人体后的传变规律是一致的。运气学说的三阴三阳，同《素问·热论》三阴三阳之间，存在着某种关系。

以上四种阴阳说，基本上勾画出了阴阳学说发展史的大概，至于更细致、更深入地阐发，尚待后贤续之。

第三节　阴阳经脉的气血循环学说

《灵枢·根结》云：“九针之玄，要在终始。能知终始，一言而毕。不知终始，针道咸绝。”《灵枢·九针十二原》云：“逆而夺之，恶得无虚；追而济之，恶得无实。”《灵枢·小针解》云：“迎而夺之者泻也，追而济之者补也。”“五脏之气，已绝于内，而用针者反实其外，是谓重竭，重竭必死。”“五脏之气，已绝于外，而用针者反实其内，是谓逆厥，逆厥则必死。”这说明掌握经脉的终点和起点，以及气血在经脉中循行的方向，关系到针刺疗法的“迎随补泻”。迎随不误，补泻得宜，其病可愈。若反其术，则不死为剧。由此不难想见，阴阳经脉的气血循环理论，在古代医家那里是何等重要的一个研究课题。

后世医家得鱼忘筌，讲到经脉气血循环无不以《灵枢·经脉》的理论为准绳，而不知其他。自从长沙马王堆汉墓帛书《足臂十一脉灸经》和《阴阳十一脉灸经》整理发表之后，学者们发现《内经》各篇所载经脉气血循环理论，并不像后世医家说的那么一致。因为，《足臂十一脉灸经》中的十一脉皆由四肢远端向头面躯干循行的记述，恰好与《灵枢·本输》的脉名数目和井、荥、输、经、合的顺序相同，而与《灵枢·经脉》十二经按手足、足手、阴阳、阳阴之次序首尾相互衔接的循环理论，却有着极大的差异。这就为《内经》非出于一时一人之手的论断找到了铁证，同时也为正确理解《内经》原文和重新评价历代注解的是非得失提供了一个很重要的途径。

近年来笔者发现，《内经》的经脉气血循环理论与《足臂十一脉灸经》《阴阳十一脉灸经》有渊源，而且在《灵枢·经脉》成篇之前，关于经脉气血循环理论，有个多种学说并存的过渡时期。此时期的经脉气血循环学说，约有三个不同的流派，他们各有自己的见解和主张，各有自己的成就和贡献。这无疑是古代医家为建设经脉气血循环理论，从各自的临床实践经验出发，各抒己见，开展学术争鸣的真实反映，而《灵枢·经脉》则是这次争鸣的终结。《灵枢·经脉》还不可能将各学派的经验、理论和成就包罗无遗，所以，古人在当年编纂《内经》时，将各种不同的经脉气血循环学说都收入其中，使之成为中医各家学说的第一部论文集。同时，由于各学派学说相互渗透，彼此影响，以及错简、脱文、并合成篇等历史原因，《内经》可能会出现同一篇中有两种观点和方法截然不同的理论等复杂情况。这表明搞清楚经脉气血循环理论的发展演变过程，对整理研究《素问》《灵枢》《甲乙经》以及其他相关的古代医学文献，具有十分重要的意义。

一、阴阳表里循环——经络树

经络树学说是《内经》的第一种经脉气血循环理论，是以植物的根茎枝叶比喻人身经脉和络脉的一种学说。

（一）经络树的主要内容

《灵枢·根结》和《素问·阴阳离合论》所说的三阴三阳六经根结、开合枢（“开”字当是“关”字之误，今从俗仍作“开”），以及《灵枢·卫气》所说的十二经标本、气街，即经络树在《内经》中的主要内容。根结和标本是取象于树木的两种说法，故用词略有差异，而其实质基本相同。开合枢是对三阴三阳六经的生理、病理的概括。《素问·皮部论》则在开合枢理论的基础上，进一步论述了三阴三阳六经皮部的浮络的特性，如“害蜚”“枢持”“关枢”“枢儒”“害肩”“关蛰”等，以及浮络与经脉、脏腑在病理过程中的表里浅深层次关系，并着重说明了皮肤浅表浮络的卫外功能。

（二）六经根结和阴阳表里出入

在经络树学说里，经脉的根或本均在四肢末端，结或标则皆位于头、胸、腹部。经脉的路线，依然保持着《足臂十一脉灸经》中所说的十一脉向心性循行的方向。营卫气血以阴出于阳、阳入于阴和里出于表、表入于里的方式，在阴阳经脉之间和形体表里之间出入循环流动着，并受自然变化的影响，而有白天充盛于肌表、夜晚充盛于内脏的昼夜盛衰规律。故《素问·阴阳离合论》说：“阴阳䨲䨲，积传为一周，气里形表，而为相成也。”积，由少至多，由衰而盛之谓；传，运动流行之词。“积传为一周”云云，意谓阴经与阳经之间的气血循环与形气表里出入的昼夜盛衰是相辅相成的。《灵枢·卫气》则指出：“其浮气之不循经者为卫气，其精气之行于经者为营气。阴阳相随，外内相贯，如环之无端。”营气出脉则成卫气，卫气入脉则成营气。此外，《素问·皮部论》所谓“故在阳者主内，在阴者主出，以渗于内，诸经皆然”，说的也是这个循环方式。

（三）历代注家的得与失

隋唐以降，由于《足臂十一脉灸经》《阴阳十一脉灸经》之类的古文献早已荡然无存，医家不知经脉气血循环理论有发展演变过程，亦不知这个过程中的不同学说在《内经》里均有所反映。他们认为，经脉气血循环无非是手足三阴三阳十二经脉顺次交接的大循环理论，即《灵枢·经脉》的那一套理论。因此，其注解同《内经》原文本意不相符合，而这些注解有意无意地引导读者入于迷途，也就成了难以避免的事情。唯有张志聪的《黄帝内经素问集注》《黄帝内经灵枢集注》似属例外，譬如，他在《素问·阴阳离合论》中注云：“離離，气之往来也。阴气积于内，阳气传于外。日出而阳气始生，日中而阳气隆，日晡而阳气衰，日入而阳气内归于阴，一昼夜而为之一周。阴气开合于里，阳气出入于形表，而为阴阳离合之相成也。”这基本上表达了原文大意，且与《素问·生气通天论》“故阳气者，一日而主外，平旦人气生，日中而阳气隆，日西而阳气已虚，气门乃闭。是故暮而收拒，无扰筋骨，无见雾露，反此三时，形乃困薄”之论亦相贯。与其他各家注解相较，其确是个中佼佼者。但是，这并不意味着张志聪已经明确认识到了《素问·阴阳离合论》与《灵枢·经脉》的成篇时间有早晚不同、学术观点有巨大差别。恰恰相反，他把阴阳经气的表里开合、出入盛衰看作十二经脉首尾交接顺次循环的补充形式，认为两者是并行不悖的。当然，我们不能否认这个看法有一定的合理性，因为十二经脉顺次循环和阴阳经气的表里开合、出入盛衰都是客观存在的。但是，他的《黄帝内经素问集注》《黄帝内经灵枢集注》始终没有从学术流派演变的角度论证问题，而仅有“经脉气血之生始出入，头绪纷纭，不易疏也”之类的慨叹，以及“经旨错综，学者皆当体会”“分而论之，合而观之”的治学主张。

（四）六经标本和六经皮部

六经根结和三阴三阳表里出入的开合枢理论大约是经络树学说的早期理论，与帛书《足臂十一脉灸经》有着直接的关系。《足臂十一脉灸经》中手阳经有臂太阳、臂少阳、阳明三条经脉，而手阴经只有臂太阴、臂少阴两条经脉，阳三阴二，阴阳不相对称。至《素问·阴阳离合论》和《灵枢·根结》成篇之时，手经还是没有具备阴阳表里配偶的条件，所以讲六经根结也好，讲三阴三阳开合枢也罢，皆只能讲足之六经，而不得不置手经于不顾、不论的地位。至《素问·皮部论》讲阳明、少阳、太阳、少阴、心主、太阴各经皮部时，皆有“上下同法”之句（上指手经、下指足经），表明此时手足三阴三阳诸经已经全备。《灵枢·卫气》讲“六经之标本”，指出手足阴阳十二经脉皆有本有标，并明确提出经脉与经脉之间相互交通的结构叫“气街”，而气街分布在头、胸、腹、胫四个部位，总称“四街”。若因某种原因，气血停滞在气街中，以致经脉气血循环发生障碍，而产生“头痛、眩仆、腹痛、暴胀”和积聚等证，则可针刺与气街相应的腧穴以治之，且唯“新积痛可移者易已也，积不痛难已也”。由此可见，六经标本和六经皮部是六经根结和开合枢理论的发展，是经络树学说的后期理论，而皮部浮络与脏腑的关系以及气街的生理、病理、证候、治法，则对后世经络、腧穴、针灸学说的发展有重大影响。

二、经水云雨循环

大约在经络树学说表里循环论建立的同时，第二种经脉气血循环学说就已问世。第二种循环理论的构想是在人身一小天地即小宇宙观念指导下产生的。其以大地上的“经水”（即大江大河）比喻人身的经脉，以地气上腾为云，下降为雨，水流汇集归于河海的过程，比拟气血循环，所以我们称之为经水云雨循环学说。

（一）《内经》的主要记述

经水云雨循环学说见于《灵枢》的《九针十二原》《本输》《经水》《玉版》《邪客》等篇章中。此外，《素问·离合真邪论》中也有“地有经水，人有经脉”的比喻。《灵枢·九针十二原》和《灵枢·本输》记载，足经有六，手经有五，气血皆由手足末端向头面躯干做向心性循环，而其中所载手少阴经的具体位置和腧穴穴名实际上是手厥阴经的。这些与《足臂十一脉灸经》所载如出一辙，可见二者之间的关系十分紧密。在《灵枢·经水》里，十二经脉齐全，经脉与脏腑的所属关系已全部明确，手少阴与手厥阴两经命名的历史性错误亦已得到纠正，并且《灵枢·经水》还提出了十二经脉气血多少不同以及灸刺法度有别的具体规定。《灵枢·玉版》则明文指出，五脏六腑皆有“大络”，脏腑的气血是通过“大络”而不是通过十二经脉出于肤表的，肤表的气血是由十二经脉的井、荥、输、经、合返归脏腑的。换句话说，脏腑之“大络”主出，三阴三阳十二经脉主入，入则入于脏腑，出则出于肤表。这里所说的“大络”与《灵枢·经脉》的“脾之大络”大致相似，与“手太阴之别……别走阳明”之类的“别络”明显不同，而后世注解往往以此释彼，或以彼释此，则难免愈释愈晦。《灵枢·邪客》前半篇则有“地有十二经水，人有十二经脉；地有泉脉，人有卫气”之说，以十二经水比喻营气的运行路线，而以泉脉比喻卫气的运行路线，提出了对营气与卫气运行路线的不同见解。

（二）经水云雨循环源于天人相应

《吕氏春秋·季春纪》有这样一段话：“云气西行，冬夏不辍；水泉东流，日夜不休。上不竭，下不满，小为大，重为轻，圜道也。”注云：“小者，泉之源也。流不止也，集于海为大也。水湿而重，升作为云，是为轻也。”圜与圆通，圜道即圆道。所谓“天道圆，地道方”，皆是自然之理。经水为地道，云雨为天道。可见在先秦时期，自然界的经水云雨循环规律已为人们所熟知。故医家提出的与之类似的经脉气血循环理论，较易被人接受。一江春水向东流，大地上的经水永远向一个方向流行着，人与天地相应，则经脉中的气血自然也向同一方向循行着。因此，气血循环就被设想如同自然界的云雨循环。例如，《灵枢·玉版》说：“人之所受气者，谷也。谷之所注者，胃也。胃者水谷之海也。海之所行云气者，天下也。胃之所出血气者，经隧也。经隧者五脏六腑之大络也。……故五五二十五而竭其输矣，此所谓夺其天气者也。”对于这段原文，任谷庵的注解较为明确，他说：“人之皮表以应天，经脉应地之经水。天气运行于地之外，而复贯通于地中，升降出入，环转无端，而人亦应之。肤表之气血，从五脏之大络而出于皮肤分肉之外，复从手足之指井而溜于荥、注于输、行于经，而与经脉中之血气相合于肘膝之间。此人合天地阴阳，环转出入之大道也。……盖皮肤之血气，由五脏之所出也。'五五二十五而竭其输，此谓夺其天气'，谓手足五输之气血，从皮毛所入也，若尽取其五脏之五输，则竭其输中之血，而夺其皮表之天气也。"这就是说，肌表之气血发源于脏腑之"大络"，而由经脉复归脏腑，经脉是向脏腑输送气血的通道，在其始端各有井、荥、输、经、合五个输穴，故有"五五二十五而竭其输"之说。明乎此，则《灵枢·九针十二原》所谓"取五脉者死，取三脉者恇。夺阴者死，夺阳者狂""五脏之气，已绝于内，而用针者反实其外，是谓重竭，重竭必死，其死也静"，以及"五脏之气，已绝于外，用针者反实其内，是谓逆厥，逆厥则必死，其死也躁"等论断，也就不难理解了。虽然，这些论断随着经脉气血循环理论的发展和气血循行方向的改变已经失去了临床意义，但是，经水云雨循环的理论在《内经》时代是颇有影响的。由《素问·阴阳应象大论》亦有"地气上为云，天气下为雨""六经为川，肠胃为海"之论，可见一斑。

（三）《灵枢·痈疽》别释

《灵枢·痈疽》云："余闻肠胃受谷，上焦出气，以温分肉，而养骨节，通腠理。中焦出气如露，上注溪谷，而渗孙脉，津液和调，变化而赤为血，血和则孙脉先满溢，乃注于络脉，皆盈，乃注于经脉。阴阳已张，因息乃行，行有经纪，周有道理，与天合同，不得休止。"历代注家皆以《灵枢·经脉》的观点为这段经文作解，以为这段经文是十二经脉大循环理论的补充说明。然而，从《灵枢·痈疽》"经脉流行不止，与天同度，与地合纪。故天宿失度，日月薄蚀；地经失纪，水道流溢，……血气犹然"之论来看，其应该是经水云雨循环学说的理论。因为"地经失纪，水道流溢"正是十二经水之道发生故障的同义语。

虽然以上两种学说的气血循环的方式不相同，但各条经脉循行方向一致，首尾不相衔接是其共同的特点，这也是经脉气血循环理论发展的第一阶段的特点。

三、阴出阳入循环

阴出阳入的经脉气血循环理论是在手足三阴三阳十二条经脉全部发现，且与脏腑的配属关系完全确定之后，才开始创立起来的。这种理论的产生时间较前两种学说要晚些，在阴阳经脉气血循环理论的发展过程中属于第二个阶段。

（一）阴经主出和阳经主入

阴出阳入的气血循环理论一开始就向阴经与阳经一律做向心性循行的传统观念发起挑战，提出了"阴者主脏，阳者主腑。阳受气于四末，阴受气于五脏"（《灵枢·终始》）的主张。意思是说，阴经属脏，阳经属腑，阴经与阳经之气血终始不同而流向各异。阳经中的气血，源于四肢之末端，由四肢流向六腑而终于五脏；阴经中的气血，则源于五脏，由五脏流向躯干，终于四肢末端而与阳经交接。十二经脉中的气血就是如此循环运行的。简而言之，正如《灵枢·终始》所说“明知终始，五脏为纪，阴阳定矣”，即以五脏为中心，阴经主出，阳经主入。所以，我们将它称为阴出阳入循环学说。在这种学说里，阴经与阳经首尾相互交接，故“阴出阳入”在字面上与经络树学说的“在阳者主内，在阴者主出”相似，而实际大不相同。

在阴出阳入气血循环理论的形成过程中，帛书《阴阳十一脉灸经》关于足太阴“被胃”，由内脏向肢端循行的记载，无疑是对其有启迪作用的。经水云雨循环学说关于五脏之大络输送气血至肌表的见解，也可能为其形成提供了重要的借鉴。

（二）阴出阳入循环理论的应用

阴出阳入循环学说形成之后，在生理、病理、诊断、治疗原则和预后判断等方面，出现了一套全新的理论，这成为经脉气血循环理论发展过程中的一个转折点，对中医基本理论的影响极为深远。因此，我们在探讨《内经》的有关学术问题时，必须重视这种理论的应用。

1. 四肢为诸阳之本

《素问·阳明脉解》云：“四肢者，诸阳之本也，阳盛则四肢实，实则能登高而歌也。”《素问·逆调论》云：“人有四肢热，逢风寒（‘寒’字为衍文，下同）如炙如火者……阴气虚，阳气盛。四肢者阳也，两阳（指四肢与风）相得而阴气虚少，少水不能灭盛火而阳独治，独治者不能生长也，独胜而止耳。逢风寒如炙如火者，是人当肉烁也。”凡涉及四肢为诸阳之本的生理、病理，只有用这种阴出阳入循环学说方可讲通，否则就很难做出合乎逻辑的圆满解释。因为它本来就是建立在阴出阳入循环学说基础上的。后人不知此理，但以阴盛阳衰的四逆证，反证四肢为诸阳之本的正确性，说来似乎有理有据，其实并没有真正揭示《内经》原文本意。

2. 外格与内关

外格与内关出自《灵枢·终始》“人迎四盛，且大且数，名曰溢阳，溢阳为外格”及“脉口四盛，且大且数者，名曰溢阴，溢阴为内关，内关不通，死不治”。这些有关关格重证的病理、诊断，和《灵枢·禁服》“内刺五脏，外刺六腑”“泻其血络，血尽不殆”的防治原则，以及按照人迎寸口脉之静躁区分病在手经或足经之法，都是阴出阳入经脉气血循环论在临床上的应用。可见此一理论在《内经》时代是颇受学者们重视的，后世许多医学著作对此也都有续论。虽然随着气血循环理论和诊脉方法的发展演变，以脉形静躁判定病在手经或足经，以及以人迎寸口脉来区别外格和内关的说法，在历代名家医案里很难找到佐证，但是，内关、外格的命名之义，离开了阴入阳出气血循环学说的观点，将难以讲清。所以，关于关格的病理机制和防治原则等一系列问题的发现，毫无疑问应该归功于阴出阳入气血循环学说。

3. 人有八虚，以候五脏

《灵枢·邪客》下半篇对手太阴、少阴、厥阴经脉的循行方向所做的“此顺行逆数之屈折也”的修正说明，以及“肺心有邪，其气留于两肘；肝有邪，其气留于两腋；脾有邪，其气留于两髀；肾有邪，其气留于两腘”，和所谓“人有八虚，以候五脏”之论，很显然与“阴受气于五脏”、阴经主出的主张也是分不开的。

不但《内经》中的许多篇章对阴出阳入气血循环学说进行了广泛的论述，而且《史记·扁鹊仓公列传》里的扁鹊论虢太子尸厥证，和《备急千金要方》卷八所说的“阳脉下坠、阴脉上争”导致“气闭”而成“尸厥”的病理，也是建立在这种阴出阳入气血循环学说之上的。如果否认这种气血循环学说的存在，而企图用现代通行的经脉循环理论的观点去解释扁鹊所讲尸厥的病理，那是永远无法解释通的。

（三）析疑解惑言《灵枢·根结》

《内经》的许多篇章中常有前后矛盾、互相抵牾之处，这使注家众说纷纭，后人疑窦丛生。如《灵枢·邪客》前后两个半篇的观点、方法截然不同。此外，最值得注意的是《灵枢·根结》。该篇篇首说“故茎叶枯槁，湿雨下归（‘归’字当是‘浸’字之误）……不知根结，五脏六腑，折关败枢，开合而走，阴阳大失，不可复取”，极力强调六经根结说的重要性。它接着又说：“九针之玄，要在终始，故能知终始，一言而毕，不知终始，针道咸绝。”这强调的是经脉的终点和始点，对六经皆始于下而终于上的根结说来讲，显然是没必要的，故其为错简，当可无疑。此其一。其次该篇又讲了三阴三阳根结和开合枢。之后有“足太阳根于至阴，溜于京骨，注于昆仑，入于天柱、飞扬也”至“手阳明根于商阳，溜于合谷，注于阳溪，入于扶突、偏历也。此所谓十二经者，盛络皆当取之”一节原文，历代注家大多以为这是讲六经根结、标本，或五脏五俞、六腑六俞的又一文献，故张志聪《黄帝内经灵枢集注》有“三阳之后，应接手足三阴，此简脱也”之说。对此笔者亦持有异议。首先，这节原文讲手足六阳经脉的根、溜、注、入，而所入之处六经各有其二，这显然不同于《灵枢·本输》所谓出于井、溜于荥、注于输、过于原、行于经、入于合的“六腑六俞”的名目，故杨上善《太素》注有“疑此经异耳”之说。其次，此文既讲足经，又讲手经，与《灵枢·根结》上半篇只讲足六经始于根而终于结的根结说，亦明显不同。再次，此文只讲阳经，不讲阴经，与《灵枢·卫气》所说阴阳十二经脉皆起于本而止于标的标本说，更是大不相同。最后，联系下文“五脏皆受气”之论，则清楚地发现，这节原文之所以只讲手足六阳经脉的根、溜、注、入，而不讲六阴经脉者，并非经文有脱简，而是由于它是阴出阳入气血循环学说的一个重要内容，是对于“阳入”的具体说明。下文“五脏皆受气”“五脏无气”等，则进一步从生理、病理、诊断、预后等方面说明了“阳入”在气血循环中的重要地位。如果阳经发生气滞血瘀病变，而不及时治疗，就会影响五脏受气，导致严重后果，故有“此所谓十二经者，盛络皆当取之”之句。这与《灵枢·邪客》篇末所讲五脏有邪，其气流于八虚（即两腋、两肘、两髀、两腘）之侧重于“阴出”者，恰好相对。

由于阳经主入不主出，其气血源于四末，故手足六阳经脉皆有根、溜、注、入；阴经主出不主入，其气血源于五脏，五脏居中不得称根，肢端为末不得称入，故手足六阴经脉并无根、溜、注、入之可言。这是由阴出阳入气血循环路线所决定的。阳经主入，阳经中之气血溜注入内，便成为营运于五脏之精气，是故下文接着说：“一日一夜五十营，以营五脏之精。不应数者，名曰狂生。所谓五十营者，五脏皆受气。持其脉口，数其至也，五十动而不一代者，五脏皆受气；四十动一代者，一脏无气；三十动一代者，二脏无气；二十动一代者，三脏无气；十动一代者，四脏无气；不满十动一代者，五脏无气，予之短期，要在终始。所谓五十动而不一代者，以为常也，以知五脏之期，予之短期考，乍疏乍数也。”

在这里，“要在终始”四字是理解“五脏皆受气”与“五脏无气”这套理论的关键。它清楚地告诉读者，要弄懂这段原文，首先必须弄清楚“阴者主脏，阳者主腑；阳受气于四末，阴受气于五脏”，阴阳经脉“终始”不同这一基本理论。其次，还须明白这里所说的“动一代”不是泛指一般的代脉，而是专指“十二经盛络”未能及时处治，恶血入内，病及内脏之后出现的代脉，也就是《灵枢·终始》所说“人迎与脉口，俱盛四倍以上，命曰阴阳俱溢，如是者不开，则血脉闭塞，气无所行，流淫于中，五脏内伤”之后出现的代脉。“五脏内伤”而受气功能遭到不同程度的损害，故有“一脏无气”“二脏无气”“三脏无气”“四脏无气”“五脏无气”之说。弄明白阴阳经脉终始不同，和关格伤及内脏的理论，就会清楚地看到“五脏皆受气”及“五脏无气”同上文“此所谓十二经者盛络皆当取之”的关系是紧密、不可分割的。反之，若不了解经脉终始不同的“阴出阳入”学说和关格的病理机制，那么，“足太阳根于至阴，溜于京骨”至“此所谓十二经者盛络皆当取之”和“一日一夜五十营”至“予之短期者，乍疏乍数也”这两节原文就必然会被看作互不相关的、彼此孤立的东西。皇甫谧《甲乙经》及杨上善《太素》和张景岳《类经》就是这样的。

总而言之，历代医家不知《内经》中有阴出阳入气血循环理论，在对《灵枢·根结》进行注解和章节分类时，不是割裂了理论的系统完整性，便是误将几种观点不同、方法各异的阴阳经脉气血循环学说混为一谈。为正本清源，恢复古经原貌以解后学之惑，笔者相信，《灵枢·根结》篇首“九针之玄”至“针道咸绝”二十五字，与篇中“足太阳根于至阴，溜于京骨”至“予之短期者，乍疏乍数也”一段原文，是同一学派的理论；而与专讲六经根结、开合枢的上半篇，最初并非一家之言，不是一篇文章。古医经在原先并无篇名，《灵枢》的书名也是后起的。只缘当年编纂《灵枢》的学者一时疏忽，误将它们混在了一起，并冠以“根结”之篇名，它才成为今天我们看到的这个样子。《灵枢·邪客》中出现两种截然不同的学说的原因与此相同。

四、十二经首尾衔接大循环

（一）循环理论的总结和完善

第四种经脉气血循环理论，即《灵枢·经脉》所说，始于中焦，由肺手太阴之脉至指端，再由大肠手阳明之脉返回内脏，最后由肝足厥阴之脉，上注于肺脉，形成手足阴阳表里十二经脉首尾衔接大循环的理论。《灵枢·逆顺肥瘦》所说“手之三阴，从脏走手；手之三阳，从手走头；足之三阳，从头走足；足之三阴，从足走腹”，即对这个大循环路线的简要概括。这种十二经首尾衔接大循环的理论是当年关于经脉气血循环问题开展百家争鸣的总结和发展，是最后完善的一种经脉气血循环学说。

（二）十二经首尾衔接大循环学说与《内经》

十二经首尾衔接大循环学说是阴阳经脉气血循环理论中最重要的一种，《内经》的许多篇章都是以此为基础写成的，例如，《素问·太阴阳明论》“故阴气从足上行至头，而下行循臂至指端；阳气从手上行至头，而下行至足。故曰：阳病者上行极而下，阴病者下行极而上”的病理说；《素问·五脏别论》“五脏六腑之气味，皆出于胃，变见于气口”，和《素问·经脉别论》“气口成寸，以决死生”的独取寸口诊脉理论；《灵枢·五十营》所说，一昼夜五十营，水下百刻，“凡行八百一十丈”之营气运行理论；《灵枢·动输》关于“手太阴，足少阴、阳明独动不休”的解释；《灵枢·卫气行》关于卫气运行与时间相关的论述，以及《灵枢·营卫生会》“卫行脉外，营行脉中，五十而复大会于手太阴”的营卫理论等。这些无一不是对《灵枢·经脉》气血循环学说所做的补充说明和发挥。《素问·逆调论》关于“不得卧而息有音者”的病理，与此亦密切相关。这种出现在经脉气血循环理论发展过程最后阶段的学说，在《内经》经络学说里占有主导地位，得到了隋唐以来医家的公认，甚至被看作中医理论体系中独一无二的经脉气血循环理论。各中医院校教科书里写的、课堂上讲的，也是这种理论。

（三）《灵枢·经别》的写作真谛

众所周知，人与动物皆有经脉，这是客观存在的事实，并非古代医家们的臆说。20 世纪 50 年代以来，国内外许多专家学者对此做了大量的研究工作。但是，有关经脉循行方向、经脉本质，以及其与血管、神经、内分泌系统的关系等许多问题，依然众说纷纭，莫衷一是。在科学技术高度发展的今天尚且如此，更何况是远在数千年以前的古代呢。因此，《内经》里出现多种经脉气血循环学说并存的情况是不足为怪的。从有利于医学发展的角度来看，建立统一的经脉气血循环理论，在那时已经成为临床实践的迫切需求。然而，有关经脉气血循环的各种主张和见解皆有其一定的临床实践依据，在学术界亦各有各的支持者和信奉者，是很难且也不应该“罢黜百家，独尊一术”的。既要建立统一理论，又不得排斥异见，是摆在当年医学理论工作者面前的一个难题。为此，他们在建立起崭新的十二经脉首尾交接大循环的理论，写成《灵枢·经脉》之后，对以往各种学说中未能被新理论体系所容纳的有价值的内容，采取了综合、保留、另立专篇的处理办法，这就是《灵枢·经别》的写作背景。

首先，《灵枢·经别》篇首有“六律建阴阳诸经，而合之……十二经水”等句，并提出“其离合出入奈何”之问。其认为从十二经脉分出，称为“离”；进入胸腹内脏，称为“入”；从头颈部出表，称为“出”；与互为表里的经脉汇合，称为“合”，手足三阴三阳共组成六对，称为“六合”。我们知道十二经水是经水云雨式循环学说的内容，而阴阳经脉的表里离合出入则是经络树学说的理论。现在《灵枢·经别》既讲十二经水，又讲十二经表里离合出入，可见它是综合二种学说的产物。其次，《灵枢·经别》记载，手足三阴三阳经之正、别皆始起于四肢，其中足三阳经循行方向与“足之三阳，从头走足”完全相反，手三阴经循行方向亦与“手之三阴，从脏走手”的规律全部相背。这不但与经络树学说和经水云雨循环学说基本一致，而且还保留了阴出阳入循环学说的部分内容。因此，我们基本同意现代多数学者、专家的如下看法：十二经别是十二经脉别行深入体腔的特大分支，是十二经脉的重要补充部分。这个“补充”论是符合该篇写作的历史背景的。不过我们还须看到，十二经别理论的产生是当年医家为了保留和容纳见解和主张不同的经脉气血循环学说，并使之与十二经脉首尾衔接大循环理论有所区别，避免相互干扰，以确保气血循环不至于在理论上发生紊乱和矛盾，而特意创立的。换句话说，未必是古人在十二经脉之外，发现了什么“经别”之后，才有《灵枢·经别》之成篇。在《素问》《灵枢》所有讲气血循环的篇章中，除《灵枢·经别》之外，找不到气血在十二经别中运行的明文，也正好说明了这一点。

第二章　五行索隐

第一节　五行休王——古代的时间节律学说

五行休王学说是中医五行学说的一个重要组成部分，在《内经》里被广泛运用于生理、病理、脉学以及病势转归、预后判断等方面。王冰的《素问》注文明确提到五行“休王”“衰王”“囚王”约13次，提到“王”或“气王”之类的次数就更多了。五行休王是古代的一种时间节律学说，了解了五行休王，才能真正读懂《内经》。

一、休、王、相、死、囚

五行休王，或称五行囚王，是我国古代医家关于自然万物和人体的五行精气活动节律及其相互关系的一种学说，是中医五行学说里不可或缺的重要组成部分。

古代医家在长期的生活实践和医疗实践中认识到，时间是随着天体的运行而永无休止地更递变迁的；万物和人体的生理活动则受时间的制约，而呈现出生长化收藏的节律性变化。五行休王就是说明时间与生长化收藏之间的内在相关机制的一种学说。

五行休王学说认为，生长化收藏这个具有节律性的变化周期是由一切生物体内五行精气的盛衰消长来决定的，而五行精气的盛衰消长是由时间来制约的。古人为了便于说明这个问题，就采用“休”“王”“相”“死”“囚”五个字作为五行精气不同量的代号。五行精气中与时令相当的称为“王”，生王者称为“休”，王之所生者称为“相”，相之所克者称为“囚”，王之所克者称为“死”。死，是精气活动量的最低值（零点）；相，指精气活动量开始逐渐上升；王，是活动量的最高峰；休、囚，指精气活动量依次下降。以木之精气为例，其王于春，休于夏，囚于长夏，死于秋，相于冬。换句话说，木气的活动量在冬季开始逐步增加，到春季达到最高峰，在夏季开始逐渐下降，在长夏时更低下，至秋季降至最低值，到冬季又开始逐渐上长。所以，休王是休、王、相、死、囚的简称，是标志精气活动量多少、盛衰、消长的符号。

五行休王的节律主要有一日或一昼夜、一旬、一年三类节律周期。如表52所示，五行休王的年周期节律是：春时水休、木王、火相、土死、金囚，夏时木休、火王、土相、金死、水囚，长夏火休、土王、金相、水死、木囚，秋时土休、金王、水相、木死、火囚，冬时金休、水王、木相、火死、土囚。旬周期和日周期的休王节律，可以此类推。如以五行休王说明五脏精气与四时五行的关系，则肝王于春，休于夏，囚于长夏，死于秋，相于冬。余脏之休王，可仿此类推。三类合计，共有十五种。

表52　五行休王与五脏休王的时间节律

时间节律				五行休王					五脏休王				
年	旬*	日*	昼夜	休	王	相	死	囚	肝木	心火	脾土	肺金	肾水
春	甲乙	寅卯	平旦	水	木	火	土	金	王	相	死	囚	休
夏	丙丁	巳午	日中	木	火	土	金	水	休	王	相	死	囚
长夏	戊己	辰丑戌未	日仄	火	土	金	水	木	囚	休	王	相	死
秋	庚辛	申酉	下晡	土	金	水	木	火	死	囚	休	王	相
冬	壬癸	亥子	夜半	金	水	木	火	土	相	死	囚	休	王

* 地支纪时，十二时辰为一日；天干纪日，十日为一旬。

二、五行休王源于五脏应四时

五行休王的理论是在古代医家研究人体脏气活动节律与外界自然环境关系的过程中逐步形成的，所以《内经》有“人以天地之气生，四时之法成”（《素问·宝命全形论》）、“五脏十二节，皆通乎天气”（《素问·生气通天论》）的论述。《素问·金匮真言论》说：“东方青色，入通于肝……藏精于肝”；“南方赤色，入通于心……藏精于心”；“中央黄色，入通于脾……藏精于脾”；“西方白色，入通于肺……藏精于肺”；“北方黑色，入通于肾……藏精于肾”。这里所指的五方位兼有时间概念，如东指春天或平旦，南指夏天或日中，中央指长夏或日仄，西指秋天或日晡，北指冬天或夜半。《内经》除强调五脏精气活动盛衰与时间变更具有周期节律外，还认为食（药）物的不同性味对相应的脏气活动亦有一定作用。如《素问·至真要大论》说：“夫五味入胃，各归所喜。故酸先入肝，苦先入心，甘先入脾，辛先入肺，咸先入肾。久而增气，物化之常也。”总之，自然界之精气，诸如五气、五谷、五味、五色等，被人体吸收后均归属于相应的脏器并影响其精气活动。《素问·金匮真言论》所说的“五脏应四时，各有收受”，就是五行休王的理论依据。

三、神机和气立

人体生理活动的五行休王是以脏气活动节律与相应的四时五行节令同步为前提的。也就是说，只有人体生理活动的五行休王与四时五行节令的步调一致，才能维持健康。人体要想保持休王节律的同步关系，就必须有个主宰和调节的器官。对于这个问题，《内经》的回答是较为明确的。它认为人体的一切功能活动，包括精神的和形体的活动，都是在“神机”的主宰和调节下进行的。《素问·五常政大论》说：“根于中者，命曰神机，神去则机息；根于外者，命曰气立，气止则化绝。”什么是“神机”?《素问·八正神明论》说：“血气者，人之神。”《素问·灵兰秘典论》说：“心者，君主之官，神明出焉；肺者，相傅之官，治节出焉。”这说明血气靠神来支配，神又靠血气来滋养，神明出于心，血亦属于心，气属于肺，肺协助心神调节控制全身功能活动。所以“神机”即心肺，心肺协同主宰并调节全身的一切功能活动。从人体内部司调节功能的一面讲，“神机”是“根于中”的。“气立”即“收受”外界精气而得以生存。《素问·生气通天论》指出，聪明的人能使内外调和，达到“气立如故”的目的。从摄取外界精气的一面讲，“神机”是“根于外”的。总之，“神机”与“气立”是一切生命体都不可缺少的，两者具有相互依存的关系。这种相互依存的关系正是古代医家对于机体内外环境的平衡统一理论的高度概括。

四、五脏各以其王时受病论

如前所述，脏气五行休王与时令同步的节律是机体内外环境平衡统一的关键，是健康的保证。所以《内经》在论述五脏疾病发生机制的时候，常常使用五行休王的节律。例如，《素问·咳论》说：“五脏各以其时受病，非其时各传以与之。”意思是说，五脏各以其气当王之时受邪而发病，若非其气当王之时而发病，那么该脏的病邪就是由他脏传变而来的。如春时病在肝，夏时病在心等，是五脏各以其时受病；春时不病肝而病心，则为非其时而有其病，即由他脏之邪传入于心所致。余脏仿此。又如《素问·风论》说：“以春甲乙伤于风者为肝风，以夏丙丁伤于风者为心风，以季夏戊己伤于邪者为脾风，以秋庚辛中于风者为肺风，以冬壬癸中于邪者为肾风。”这也是五脏各以其当王之时受病之例。

疾病发生的原因和机制虽多种多样，但总不外乎正气与邪气两方面势力的对比。正气是内因，邪气是外因。疾病的发生与否都由正邪势力强弱来决定。所以《灵枢·百病始生》说：“此必因虚邪之风，与其身形，两虚相得，乃客其形。”所谓虚邪之风，就是非时之风邪，就是具有较强致病力的邪气。有强大的外因，又遇人体正气虚衰之时，人就会发病。若正气强盛，胜于邪气，则不发病。所以《素问·评热病论》说：“邪之所凑，其气必虚。”

“邪之所凑，其气必虚”与五行休王学说的“五脏各以其王时受病”既有联系，又有区别。首先，应该看到“邪之所凑，其气必虚”是从正气与邪气的相互关系上来讲的，而五行休王的王者受邪是从五脏内部相互关系上讲的，两者都说明人是在正弱邪强情况下发病的。其次，与时令同步相应之脏气起着举足轻重的主导作用，如果王气战胜邪气则不病，邪气胜过王气则疾病就此发生。最后，脏气活动的五行休王，只有在某种限度之内，才是正常的。王气不足，当王不王，抗邪无力，固然易于发病；然而王气太过，超过了生理许可的阈值，亦会导致机体内环境失衡。是以《素问·五常政大论》有“不恒其德，则所胜来复；政恒其理，则所胜同化”之论，意即内环境一旦失衡，就会削弱王者的抗邪力量，而使人易被外邪所侵害。

还必须指出，五脏之病并非全由外感而发，外感病的发生也并不完全跟五脏与四时同步的五行休王节律直接有关。《素问·咳论》所谓“非其时各传以与之”就是明证。《素问·风论》除了有五脏风病、“各以其时受病”之论外，还有“风中五脏六腑之俞，亦为脏腑之风”之论，也正好说明了这一点。

五、病证的五行休王节律

《灵枢·顺气一日分为四时》说：“夫百病者，多以旦慧、昼安、夕加、夜甚……其时有反者……是不应四时之气，脏独主其病者，是必以脏气之所不胜时者甚，以其所胜时者起也。”这里的意思是，一般疾病的病势进退，大多是受阳气与时间同步消长节律制约的。阳气生则病气衰，阳气长则病势退，阳气衰则邪气长，阳气收藏则邪气独盛于身，故呈现为旦慧、昼安、夕加、夜甚的变化；只有在病邪深入五脏，成为“脏独主其病”，其病势之进退受脏气与时间五行休王同步消长节律所制约时，才可出现典型的五行休王节律。

人体脏气与时间同步的五行休王节律，不但与五脏病证的发病有一定的关系，而且对于五脏病证的诊断、病情进退，以及转归预后等都有较明显的影响。古代医家对此极为重视。例如，《素问·脏气法时论》说：“病在肝，愈于夏；夏不愈，甚于秋；秋不死，持于冬，起于春。”“肝病者，平旦慧，下晡甚，夜半静。”为什么肝病患者会出现这些症状呢？按照五行休王的理论，这是因为木死于秋，相于冬，王于春。肝在五行属木，所以，肝病在秋天加重，在冬天较平稳，在春天好转。又因为木王于平旦，囚于下晡，相于夜半，所以，肝病患者在早晨较为轻松，在日落时病情加重，在夜半时病势趋于平稳。余脏之病，可以此类推，兹不赘述。

六、五行休王与疾病的预后

《内经》认为自然界的四时五行是一个有序的不可逆的过程。所以，它经常提到“因时之序”（《素问·生气通天论》），认为苍天之气不得无常，“失常则天地四塞”（《素问·阴阳离合论》）。人与天地相应，故人体脏气五行休王的运动节律也是有序而不可逆转的。诚如《素问·玉版论要》所说：“神转不回，回则不转，乃失其机。”意思是说，人体脏气五行休王节律之所以能与四时五行同步而不至逆转，是因为主宰人体内部的“神机”调节有方；若出现逆回倒转现象，表明“神机”的功能已经失灵，则意味着生命的终结。所以王冰注释说：“夫血气应顺四时，递迁囚王，循环五气，无相夺伦，是则神转不回也。回，谓却行也。然血气随王，不合却行。却行则反常，反常则回而不转也。回而不转，乃失生气之机矣。”他还进一步举例说明：“夫木衰则火王，火衰则土王，土衰则金王，金衰则水王，水衰则木王，终而复始循环，此之谓神转不回也。若木衰水王，水衰金王，金衰土王，土衰火王，火衰木王，此之谓回而不转也。然反天常轨，生之何有耶?”

从上述“神转不回，回则不转，乃失其机”出发，可以这样说：病邪深入五脏，虽属危重病证，若其病势进退尚能与五行休王节律相符，则“神机”未失，犹可救；若脏病患者出现病势进退节律与五行休王节律相反的现象，则病势危殆，预后不良。

在中医脉学上，人体脏气活动的盛衰消长与自然界四时变化同步的五行休王理论，也具有十分重要的意义，为历代医家所重视。譬如，在《内经》里讨论脉学的篇章甚多，其中论及四时五脏脉的占绝大部分。例如，《素问·平人气象论》说："肝见庚辛死，心见壬癸死，脾见甲乙死，肺见丙丁死，肾见戊己死，是谓真脏见皆死。"对此，明代李中梓认为："真肝脉见也，庚日笃，辛日死，死于申酉时；……真心脉见也，壬日笃，癸日死，死于亥子时；……真脾脉见也，甲日笃，乙日死，死于寅卯时；……真肺脉见也，丙日笃，丁日死，死于午未时；……真肾脉见也，戊日笃，己日死，死于辰戌丑未时。"（《医宗必读》）又如，《素问·玉机真脏论》说："脉从四时，谓之可治"；"脉逆四时，为不可治"；"所谓逆四时者，春得肺脉，夏得肾脉，秋得心脉，冬得脾脉"。这里的"春得肺脉"，即王冰注所谓"水衰金王"，"夏得肾脉"即"木衰水王"，"秋得心脉"即"土衰火王"，"冬得脾脉"即"金衰土王"，此皆为神回不转之象，是"神机"已失的表现，所以被诊断为"不可治"之例。实际上，脉逆四时五行者，不止上述数端，凡是与五行休王节律相背离的，皆为逆象，其预后概属不良。例如，李中梓曾强调："一岁之中，脉象不可再见。"其原理与"神转不回，回则不转"完全相同。李中梓为了阐明其理，还举例说："如春宜弦而得洪脉者，至夏必死；得涩脉者，至秋必死；得石脉者，至冬必死。为真脏之气先泄也，其象见于非时，当其时不能再见矣。"（《医宗必读》）李中梓在这里所说的"其象见于非时，当其时不能再见矣"的现象，在植物界里亦不少见。例如，桃李开花当在春天，若隆冬季节，桃李反花，则其反花之株，往往在来春不能再度开花，且多枯萎而死。由此可知，五行休王节律不得逆回倒转是生物界的一种普遍规律。诚如古代养生学家所说："唯圣人从之，故身无奇病，万物不失，生气不竭。"（《素问·四气调神大论》）

总之，人体的生理节律是客观存在的，而五行休王是人体生理活动节律的一部分，且对诊断疾病、判断病势的进退及疾病的转归和预后都有一定的指导意义，是一个值得研究的问题。

第二节　五行互藏——中医学的全息论思想

五行学说的科学价值及存废问题在学术界长期争论不休。近年来，随着控制论、系统论、信息论以及耗散结构理论等新兴学科知识的普及和其在中医学术研究工作中的不断运用，五行生克、乘侮、制化和五行归类等理论得到了较高的评价，古老的五行学说也被恢复了名誉，而且还获得了一个颇有时代气息的美名——具有东方色彩的普通系统论。这必将对中医学的继承发扬产生深远的影响，使那些原来主张废除五行学说的同志也免不了发出"化腐朽为神奇"的慨叹。但是，我们还必须看到五行归类、生克、乘侮、制化以外的某些内容，如"五行互藏"等，仿佛已被遗忘，迄今无人问津，且在中医院校的教材里也没有得到应有的反映。五行学说的完整体系被弄得残缺不全，故必须对其加以修正。否则不论运用什么样的方法，对五行学说进行什么样的研究，包括与之密切相关的脏腑实质的研究，都不可能得出全面的、正确的结论。

一、五行全息论

“五行者，水火木金土也……第人皆知五之为五，而不知五者之中，五五二十五，而复有互藏之妙焉。”这是明代著名医家张介宾在他的《类经图翼》一书中对“五行互藏”做出的简明定义。它的意思是说，五行互藏是五行学说固有的重要组成部分，不过它的理义比较深奥微妙，所以了解它的人并不多；所谓五行互藏，即五行的任何一行中，又有五行可分。它是为说明物质世界纵横交错的复杂关系而建立起来的理论，在揭示事物无限多的层次和无穷可分的特征方面，与阴阳学说是互通的。

五行互藏与五行归类既有区别，又有联系。五行归类是人们为了认识变化万千、错综复杂的事物及其相互关系而创立的类分方法；五行互藏则是在此基础上还要分析入微，进一步揭示事物内部更深层次的类分方法。如果说五行归类是着眼于整体的宏观宇宙结构模型的话，那么，五行互藏就是着眼于局部的微观宇宙结构模型。微观与宏观，局部与整体，都是对立统一的，两方面的研究都是人类认识自身并和疾病做斗争所必需的，所以，五行互藏是五行学说里不可缺少的重要组成部分，必须给予应有的重视。

从近年兴起的生物全息论角度来看，五行互藏实质上是一种典型的五行全息思想。在每一行中都有整个五行模型的缩影，因此，我们又把这种五行互藏的理论简称为五行全息论。

二、阴阳二十五人

体质是机体所有的特点，包括肤色体形、脏腑气血生理功能和精神、性格等。

人们的体质虽禀受于先天，但在外界环境、劳动、生活和饮食营养等后天因素的影响下，是可以改变的。人们的先天禀赋和后天条件决定了其体质的多样性和可变性。不同体质的人对疾病的感受性可能不同，且其功能反应、病理变化、临床表现以及治疗效果等也可能有差异。所以，中医学在临床诊断治疗和预后等方面都特别强调个体化原则。要做到这一点，就必须要有一个既能反映体质多样性，又能切合临床实际、简便易行的体质类型学说。为此，古代医家在两千多年前就采用了五行互藏的理论和方法对体质进行研究，并提出了具有中国特色的体质类型学说——阴阳二十五人。

首先，它根据肤色、体形、性格等一般特点所表现的错综复杂的体质现象，将人分析归纳为“木形之人”“火形之人”“土形之人”“金形之人”“水形之人”五种。

其次，它根据经脉气血之盛衰、手足之温凉、皮肤之厚薄、肌肉之肥瘦，以及眉髯须髭毫毛之多少有无等，在五大类型中又各区分出五个小类型。例如，木形之人，又可分为上角、太角、少角、右角、判角五型。余可类推。如此分析入微，五五相乘，共有二十五种体质类型。如果说五形之人是体质学说的“纲”，那么二十五人就是体质学说的“目”。二十五种体质类型有纲有目，条理清楚，提纲挈领，便于掌握和运用。

再次，为了进一步说明体质类型的临床意义，以及体质的可变性和多样性，阴阳二十五人体质类型学说一方面指出临床上还会遇到各式各样的身兼两型体质特征的人，如“左角与太角”相兼、“判角与太角”相兼、“太角与太宫”相兼（太宫是土形之人的一个类型）、“太宫与上角”相兼等；另一方面又将五时、五味、五谷、五畜、五果以及针灸部位等与各种体质类型联系起来，作为养生保健和诊断治疗个体化的准则。

虽然，由于历史的局限，阴阳二十五人体质学说的某些具体内容还有不够确当、不够完备的地方需要进一步改进，但是，迄今为止，中外医学史上的一切体质类型学说，从古希腊的希波克拉底的气质学说，到苏联生理学家巴甫洛夫的神经类型学说，都没有达到像阴阳二十五人体质学说那样细致、全面的水平。在这里我们不难看到五行互藏理论在医学科学上的重大意义。

三、人体结构的五行全息

中医学里的五行学说是一种方法论。水、火、木、金、土虽是抽象的概念，而实际各有所指。“天布五行，以运万类；人禀五常，以有五脏”（张仲景《伤寒论序》），所以，五行在人体是指五类不同功能属性的脏腑组织器官及其相互间的关系，而五脏五行系统中的任何一个脏腑组织器官之内又皆具有五类不同属性的形质和功能。这就是五行互藏的人体结构理论。

人体结构五行互藏的思想在《内经》里已有不少记载。例如，《素问·阴阳别论》有“凡阳有五，五五二十五阳”之句，张介宾解释说：“所谓凡阳有五者，即五脏之阳也。凡五脏之气，必互相灌濡，故五脏之中，必各兼五气，此所谓二十五阳也。”（《景岳全书》卷四）许多学者说过，中医的脏象学说不是以解剖单位作为主要基础的，而是概括了机体的整体反应状态。所以，西医的一个生理系统的功能可以分属于中医的几个脏，而中医的一个脏的功能又包括了西医几个生理系统的功能。这种现象很可能与人体结构的五行互藏（“五脏之中，必各兼五气”）的理论有关，值得从事脏腑实质研究的同志们注意。如果这个假设能够得到实验研究的证实，那就可能大大加速中西医学结合的步伐。

再如，《内经》以目为肝之窍，所以眼睛在五脏五行系统是属于肝木的，但《灵枢·大惑论》又有“五脏六腑之精气，皆上注于目而为之精，精之窠为眼，骨之精为瞳子，筋之精为黑眼，血之精为络，其窠气之精为白眼，肌肉之精为约束”之论。后世眼科学因之而有五轮分属五脏之说，以为“金之精腾结而为气轮（巩膜），木之精腾结而为风轮（角膜），火之精腾结而为血轮（内外眦），土之精腾结而为肉轮（眼睑），水之精腾结而为水轮（瞳孔）”（王肯堂《证治准绳》）。这说明眼睛既是五脏五行系统的组成部分，又有它自身的五行结构系统。

又如，舌在五脏五行系统中是属于心火的，故有“舌为心之苗”的说法，而在诊断学里又有“舌两边属肺，舌中属脾胃，舌根属肾，舌尖属心肝胆”的论述，这说明舌亦有它自身的五行结构。五脏的病变能反映于舌和目的相应部分，则又说明舌和目等器官自身的五行结构与五脏五行系统有着密切的联系。

此外，关于人体结构的五行互藏的例子还有许多，如采用面针、鼻针、耳针、手针、足针能够治疗某些内脏的疾病，说明面、鼻、耳、手、足等都有它们自身的而又与五脏五行系统相联系的五行结构。

现代研究已经证实，目、舌、面、鼻、耳、手、足等都是一个全息元，是全身结构和功能的一个缩影。

由此可见，人体结构的五行互藏在科学研究和临床实践上都有着十分重要的意义。清代名医何梦瑶指出："知五脏各具五行，则其互相关涉之故，愈推愈觉无穷，而生克之妙，不愈可见哉!"(《医碥·五脏生克说》)

四、从脾胃学说谈到五行病理全息

五行互藏的脏器微观结构的观点对中医病理生理学的发展也曾起过积极的作用，其作用突出地表现在脾胃学说的发展上。脾胃在人体生理病理等方面的重要意义，《内经》里已有很多论述。金元时期的李杲承《内经》万物非土不生之论，提出"内伤脾胃，百病由生"之说，著有《脾胃论》《内外伤辨惑论》等书，在中医学术界独树一帜，成为补土学派的创始人。但李杲的脾胃理论强调的是脾胃在五脏五行大系统中的重要地位及其在发病学上的重要意义，还没有涉及五行互藏的问题。虽然他在《脾胃论》里提出过"肺之脾胃虚"的问题，但实际上其指的是脾胃气虚而兼见"洒淅恶寒，惨惨不乐"等肺虚证候的一类病证，所以有的专家干脆把它称为肺脾两虚证。明代周慎斋继承了李杲脾胃内伤致病的学术思想，并在实践中又有所发挥和提高。他认为从胚胎发生到五脏形成之时，五脏中任何一脏都已具有了类似肾和脾胃的形质和功能，且每一脏内含的"脾胃"和"肾"的功能必须健旺，否则就会发生疾病。所以，他引用自古相传的五行生成数说来阐明自己的观点："盖肾为先天五脏之始，天一生水也；脾胃为后天五脏之成，成数五，五，土数也，乃天生地成之义也。凡五脏中有一脏不能秉生成之气则病矣。"(《慎斋遗书》)虽然五脏因禀性不同而各有特定的生理功能，但这些特定功能的维持又必须依赖各脏自身所具有的那种类似脾、肾的功能，故周慎斋又进一步举例说："如心之脾胃虚，则胃气（此胃气指水谷精气）不到于心，心则无成，亦不奉生，而气不归肾。气不归肾，则如树之不能有雨露，而根叶不能有生气而枯也，举一而五脏可类推矣"；"总之，百病皆由胃气不到而不能纳肾，以致先后天生成之气，不能相和所致。医者知纳气，思过半矣。"(《慎斋遗书》)周慎斋在这里讲的"气不归肾"即气不归精，而非后世其他医家所说的"肾不纳气"；他所讲的"纳肾""纳气"也不是指治疗虚性气喘所用的温肾纳气法，而是《灵枢》的《营卫生会》《根结》等篇所谓"受气"的同义语。

周慎斋的学术思想是源于补土派的，他认为脾胃的功能，较之肾的更为重要，在五脏之中如此，在一脏之中亦如此。所以，他明确提出了五脏之中每一脏皆有脾胃（"心之脾胃""肝之脾胃""肺之脾胃""肾之脾胃""脾胃之脾胃"）的论点。由此可见，在周慎斋看来，脾胃虚证可以分为两类，即五脏之中的宏观的脾胃虚和一脏之中的微观的脾胃虚。这一点可以从记述周慎斋学术思想的《医家秘奥》中得到证明。如《医家秘奥》卷一说："凡内伤病症多端，难以尽述者，五脏皆病也。五脏皆病，脾虚致然也。盖五脏皆禀气于脾，脾虚不能灌溉四旁，故各脏之病俱见。如民以食为天，五谷一荒，万民俱病。故救荒之策，发粟为先，而五脏俱病者，救脾为要。"这里讲的是宏观的脾胃，故其病遍及五脏。又说：“胃之阳气，贯于四脏之内。假如阳气不到于肺，是肺之脾胃虚也，余可类推。”很显然，这里讲的是一脏的微观脾胃虚，而整体的宏观脾胃并不虚，故其病只在于一脏。从周慎斋临床治验记录中也可找到证明，如《医家秘奥》卷三：“一男子年五十，色欲过度，咳嗽吐血，脉虚无力，喘满不能行动，但饮食不减，至春咳嗽又甚，知其肾之脾胃虚也。”脾胃健运则能食，脾胃气虚则不能食。今患者“饮食不减”而周慎斋却直指为“肾之脾胃虚”，则此所谓的“脾胃”乃微观的脾胃无疑。此外，还可以从周慎斋对不同内脏的脾胃虚证所用方药得到证明，如《医家秘奥》卷二说：“肝之脾胃虚，气不归肾，八味地黄丸去附子”；“肺之脾胃虚，气不归肾，用生地一两，生姜七钱，同捣烂服之”。显然，其所用方药与治疗宏观的“肺脾两虚”“肝脾两虚”的方药是不完全相同的。如果有人以为“肝之脾胃虚”即“肝脾两虚”、“肺之脾胃虚”即“肺脾两虚”、“心之脾胃虚”即“心脾两虚”、“肾之脾胃虚”即“脾肾两虚”的话，那么总不能说“脾胃之脾胃虚”即“脾脾两虚”吧。所以说，脾胃虚证在周慎斋那里是有宏观和微观的区别的。

虽然周慎斋未能对五行互藏做出全面论述，只是着重研究各脏中之微观脾胃功能，但是，仅此一端也足以说明，五行互藏在中医病理生理学发展过程中曾经起过积极的作用。了解和运用五行互藏的理论，对于开阔临床思维也具有一定的意义。

第三节　五脏配属五行研究之误区

五脏与五行的配属关系是中医五行学说的核心、脏腑辨证的基础，从《内经》到明清医家论著，关于五脏的五行属性，并无异议。但由于人们对它的发生发展演变过程不甚了了，有些学者思想方法有偏差，这一研究有误入歧途之虞，故不得不再对此问题深入探讨。

一、今古文经学之争

（一）两种五脏配属五行说

据古籍记载，五行始见于《尚书·洪范》，而治《尚书》之学者在汉代有今文家与古文家两个学派，二者各张其说。因此，五脏配五行也有两种截然不同的说法。东汉初期，许慎《五经异义》和郑玄《驳五经异义》都有具体论述，惟其书久佚。唐代孔颖达《礼记正义疏》所引，虽非全貌，犹可见其一斑。“《异义》云：今文《尚书》欧阳（笔者按，指欧阳和伯，西汉今文《尚书》学——欧阳学的创始人。他的曾孙欧阳高，又名欧阳生，曾被汉廷立为博士，其著作已佚）说：肝木也，心火也，脾土也，肺金也，肾水也。古《尚书》说：脾木也，肺火也，心土也，肝金也，肾水也。许慎按，《月令》春祭脾，夏祭肺，季夏祭心，秋祭肝，冬祭肾，与古《尚书》同。”（《十三经注疏》中华书局1979年影印本，第1354—1355页）

许慎介绍了古、今《尚书》关于五脏配五行的两种不同说法，并引《月令》的五脏祭以证古《尚书》之说。郑玄则不同意许慎的意见，因驳之云：“《月令》祭四时之位，及其五脏之上下次之耳。冬位在后而肾在下，夏位在前而肺在上。春位小前，故祭先脾；秋位小却，故祭先肝。肾也、脾也俱在鬲下，肺也、心也、肝也，俱在鬲上。祭者必三，故有先后焉，不得同五行之气。今医疾之法，以肝为木，心为火，脾为土，肺为金，肾为水，则有瘳也。若反其术，不死为剧。”（《十三经注疏》）

郑玄此论主要有两层意思：第一，《月令》讲的五脏配五时是“祭四时之位”的礼仪，其根据是五脏的“上下”之次；第二，医家的五脏配五行乃“医疾之法”，依据的是“五行之气”。从表面上看，他既肯定了古文说，又不否定今文说，而且还援引“医疾之法”为今文说张目，似乎是倾向今文经学的。需要注意的是，郑玄把经学与医学严格区分开了，也就是说，在五脏配五行问题上，今、古文两家争论的对象是儒家的祭祀之礼，而非医家的治病之法。所以，与治病之法一致，不仅不足以证明今文说的正确，反而能表明它背离了“祭四时之位”必须遵循“五脏上下之次”的礼仪原则。由此可见，这位著名的经学大师在貌似不偏不倚、折衷调和的言论中表达的是以古文经学为主的主张。

（二）郑玄曲解《礼记·月令》分析

郑玄“祭四时之位，及其五脏之上下次之……不得同五行之气”之论，与《日月》所说“此天地之阴阳也，非四时五行之以次行也”，颇相近。不过，《日月》所说是用来调合阴阳与五行两说之间的矛盾的，而郑玄所论则是为古文经学的门户之见服务的。两者都不免有些牵强附会，而以郑玄所论尤甚。这是因为，郑玄不但硬把膈下的肝脏搬到膈上，而且提出了同《礼记·月令》直接抵触的“不得同五行之气”的说法。《礼记·月令》云：

> 孟春之月，日在营室，昏参中，旦尾中。其日甲乙，其帝太皞，其神句芒。其虫鳞，其音角，律中太簇，其数八，其味酸，其臭膻。其祀户，祭先脾。东风解冻，蛰虫始振，鱼上冰，獭祭鱼，鸿雁来。天子居青阳左个，乘鸾路，驾苍龙，载青旗，衣青衣，服苍玉，食麦与羊，其器疏以达。是月也，以立春。先立春三日，太史谒之天子曰：某日立春，盛德在木。天子乃斋。立春之日，天子亲帅三公、九卿、诸侯、大夫，以迎春于东郊……

仅从“孟春之月”一系列记事的前半段，就可看到：除了作为授时依据的日在、中星等天象，以及供农牧业生产参考的物候之外，诸如主宰时令日干的天帝、天神，与时相应的虫、音、律、数、味、臭等，无一不与“五行之气”有关；天子的车马、旗帜、衣服、玉器，在“盛德在木”时令之下，必须使用青色的；主副食品也要用属木的，器皿的形制也必须体现春木疏泄条达之象。据说这一切都是上天的旨意，人不得有所违背。既然“五行之气”统治着一切，连人世间至高无上的天子也不敢违反，那么怎能设想祭四时用的牲畜内脏倒是例外的呢？所以，我们认为郑玄的这些话是有意曲解《礼记·月令》原文，以为他的学术偏见服务的。

关于《礼记·月令》的来源系统，即它与《明堂月令》《吕氏春秋·十二纪》及《淮南子·天文训》之间的关系，古史专家们至今还无定论，但是，其是在《尚书·尧典》和《大戴礼记·夏小正》的基础上经过补充修正而发展起来的这一点并无异议。《尚书·尧典》中只有春“东作”

"厥民析"，夏"南讹""厥民因"，秋"西成""厥民夷"，冬"朔易""厥民隩"，以及四时中星等记事。《大戴礼记·夏小正》也只讲春夏秋冬四时，不讲五时；只讲日在、中星、物候，不讲日干、色、味之类的东西，更不讲什么五脏祭。很显然，《礼记·月令》最初是由阴阳学派提出来的，而有关五行的内容，也是后来逐渐增补上去的。譬如，"中央土，其日戊己……祭先心……食稷与牛，其器圜以闳"这段被古文家作为心脏属土的根据的话，在《礼记·月令》是放在"季夏之月"以后、"孟秋之月"以前单独讲的。也就是说，在一年十二个月之内，没有中央土的位置，因而也没有日在、中星、物候等记事。主月、不主时，增补之迹十分明显，却又保持着原先只讲四时、不讲五时的基础。所以，在《礼记·月令》里，既有阴阳说，又有五行说，既有原来的东西，又有增补的内容。如果从这个观点出发，在《礼记·月令》发展史里找论据，那么"祭四时之位……不得同五行之气"的论点，也许还是较有说服力的。但郑玄只是从古文经学的立场出发，就事论事，舍本逐末，强调五脏的上下之次，就不可能得出合乎历史逻辑的结论，这是不言而喻的事情。

二、古文五行配五脏说与医学无关

尽管郑玄从古文经学门户之见出发，曲解《礼记·月令》的做法需要澄清，但郑玄肯定了中医的五脏五行说，做出了"若反其术，不死为剧"的论断，这种认断是完全符合东汉和东汉以前医学的实际情况的。他把医学与经学的五脏五行说严格区分开，无疑也是正确的。虽然他的主观目的是使今文经学失去医学的支持，以利于更有效地击败今文学派，但是，在客观上，他可能会使医家的五行学说从今、古文经学争论不休的纠缠中解脱出来，这对中医学说的顺利发展，也许不是毫无裨益的。

（一）古文说之来历

据史书记载，在秦始皇焚书坑儒、楚霸王火烧阿房宫之后，儒家典籍已荡然无存。西汉初年，建国伊始，疆域未固，朝廷无暇及此，至文帝时才有意于儒术之复兴，一方面征召博通古籍典章之士，另一方面以重赏广求先秦遗书。可是奇怪得很，古文经传不但未闻前有传人，且不在此种背景下及时出现。直到东汉班固《汉书》里，才有武帝时鲁共王"坏孔子旧宅……于其壁中得古文经传"的记载，而在自称汉兴"百年之间，天下遗文古事，靡不毕集太史公"的司马迁的名著《史记》里，却无只字道及孔壁出古文经传这件儒家大事。虽其有"孔氏有古文《尚书》，而安国以今文读之，因以起其家，逸书得十余篇，盖《尚书》滋多于是矣"之说，但是，所谓"逸书"犹《素问》之遗篇；所谓"滋多"是说篇章从此有所增加，而不是说在学术见解上与通行的今文《尚书》有什么不同和矛盾，而且其仅仅提到《尚书》一经。古文说的来历，诚属可疑。因此，今文家谓古文书简乃"向壁虚造"之物，而古文家则说今文经辗转传抄，讹误甚多，已非孔子之旧，今、古文两家争吵不休，终成历史悬案。

孔颖达《尚书正义序》对古文《尚书》已略有微辞，说："古文则两汉亦所不行……历及魏晋，方始稍兴。"清初阎若璩《古文尚书疏证》、惠栋《古文尚书考》明确指出，两汉的古文《尚书》并没有被传下来，现存的古文《尚书》是晋人伪造的。近代也有许多学者，如廖平（《今古文考》）、康有为（《新学伪经考》）、顾颉刚（《五德终始说下的政治和历史》）等，在前人的基础上先后考证了古文经传的来历，较为一致地认为《尚书》《礼记》《左传》等许多儒家经典中的古文说尽皆出于王莽时期刘歆的伪篡。然而，另一些史学家则对此多有异议，例如，钱穆（《刘向歆父子年谱》）列举《新学伪经考》“不通之处”达二十八条之多，极力为刘歆呼冤。看来，要取得统一的见解，为时尚早。不过，古文经传晚出是肯定无疑的。

（二）经学五行与医学五行之关系

阴阳出自《周易》，五行源于《尚书·洪范》。医家的五行说最初同阴阳说一样，都是从经学那里移植过来的，这已经为学术界公认。笔者在这里还要强调一点，即阴阳五行被医家所利用后，从形式到内容，都有了相当程度的变化，已远非经学之旧貌。况且，早期的经学无所谓今古，即使在古文经传出现之后，儒家的五脏配五行，也无论今古皆属于后人的注解，而决非诘屈聱牙的《尚书》经文所原有。所以，今文说与中医五脏五行说相同，也许恰好表明儒家的今文五脏五行说是从中医那里拿过去的。雍正康熙年间的经学家惠栋认为“欧阳之说，本诸《内经》”（见《古文尚书考》）是很有道理的。退一步讲，就算中医五脏五行说是从今文说那里来的，中医学既然不曾采用古文家的那套五行五脏说，那么就必然有不采用的历史原因；况且，清朝灭亡之后，那种专为封建帝王搞迷信活动服务的五脏五行说，无论是今文，还是古文，统统都被抛进历史垃圾堆里去了。医学是保障人民健康的科学，不是迷信。中医的五脏五行说虽然由于历史条件的局限，难免存在着这样那样的缺陷，却毫无疑问地蕴含着丰富的医疗经验，我们应当运用现代科学知识和方法对其加以研究、发掘和提高。今天，我们不应该从郑玄那里倒退回去，不应该把中医五行学说重新推入今、古文之争的泥坑。

三、淳于意与皇甫谧五行五脏说分析

经学五行与医学五行的关系已如上述，似无冗长赘述之必要。然而，事情往往远非人们想象的那样简单。在研究中医古籍和中医史的现代学者中，有些人对郑玄所说古文五行与医疾之法无关的论点还有异议。例如，有人提出这样一些说法：“西汉淳于意的医学尚用古文说”；“《内经》的原本是古文说，只因后人篡改，其才成为今文说”；“原本皇甫谧所撰的《甲乙经》是用古文五行配五脏的，如《甲乙经·五脏变腧》把皇甫谧的古文五行配五脏的古本《素问》原文，黜为注文，即确证，其当是后人在皇甫谧卒后根据今本《素问》《灵枢》加以篡改的”。这就是说，中医学最初是用古文五行配五脏的。其根据有两条：第一，西汉名医淳于意用的是古文说；第二，皇甫谧《甲乙经》用的也是古文说。所以，今本《内经》和今本《甲乙经》均已被后人篡改，而成了今文。

医学界里有信古的，史学界里有疑古的，两者的情形恰好截然相反，形成了极其鲜明的对照。谁说今、古文之争对中医学已经不再产生影响，已经没有研究和澄清的必要了呢？

（一）淳于意的医学五行五脏说

关于西汉初期名医淳于意的医学，除了《史记·扁鹊仓公列传》里有他在汉文帝面前陈述的二十五个病案之外，别无文献可考。我们在这些病案中发现，有的病案记录既似今文五行配五脏说，又似古文五行配五脏说，也就是说，这些病案中存在着任选一说皆可讲通者。如“齐中尉潘满如病少腹痛”一案，即其例。淳于意在此病案中说：

> 所以知潘满如病者，臣意切其脉深小弱，其卒然合合也（“卒”有本作“来”），是脾气也；右脉口气至紧小，见瘕气也。以次相乘，故三十日死。

其脉卒然合合，谓脉来前波未去，后波即至，脉波重合如流水之状。脉沉小弱而见合合之象，是脾气衰竭之征。右脉口气至紧小，为肺部见肝邪之气。少腹为肝经之部位，少腹痛为肝脏病候。其病涉及肝、脾、肺三脏。其病机是肝气太过，乘侮脾肺，以肝木、脾土、肺金之今文说而论，即木气有余则制己所胜之土，而侮己所不胜之金。若以肝金、脾木、肺火之古文说言，乃金气有余则制己所胜之木，而侮己所不胜之火，也未尝不能言之成理。不过，这并不能作为淳于意用古文说的证据。也许有人会说，既然本案用古文说亦能言之成理，又何以见得淳于意用的不是古文说呢？且再看下列病案，即见分晓。

有个名叫“竖”的患者，是齐北王的女侍者。淳于意诊之，断曰：“竖伤脾，不可劳，法当春呕血死。”春时木王，今、古文两说无异词。脾脏，今文家以为属土，古文家则以为属木。本案依今文说病机为：脾土损伤，则不能胜木，木王于春，故脾伤之病，法当死于春。其理可通。若依古文说，春时脾木正王，王则不畏邪而死于春，岂不矛盾？

又如，“齐丞相舍人奴”病“伤脾气”一案，淳于意叙述得更为明确，他说：

> 此伤脾气也，当至春鬲塞不通，不能食饮，法至夏泄血死。……至春果病，至四月，泄血死。所以知奴病者，脾气周乘五脏，伤部而交。故伤脾之色也，望之杀然黄，察之如死青之兹。众医不知，以为大虫，不知伤脾。所以至春死病者，胃气黄，黄者土气也，土不胜木，故至春死。所以至夏死者，《脉法》曰：病重而脉顺清者曰内关，内关之病，人不知其所痛，心急然无苦；若加以一病，死中春；一愈顺，及一时。其所以四月死者，诊其人时愈顺。愈顺者，人尚肥也。

此所谓“尚肥”，即《素问》之“形肉未脱”。所谓“望之杀然黄，察之如死青之兹”，即《素问》“色见青如草兹者”“黄如枳实者死”，为“五色精微象见矣，食寿不久也”之危兆。本案大意是说，伤脾气之病，而见真脏之色者，当死于春。唯形肉未脱者，按照《脉法》“一愈顺，及一时”言论，有可能渡过春时而死于夏时，所以说“法至夏泄血死”。后来，患者终于四月而死。淳于意在这里说的“此伤脾气也……土不胜木，故至春死”，与今本《素问·脏气法时论》“病在脾……甚于春”之论，颇为一致。如果用古文五行配五脏之法，那“土不胜木，故至春死”之断语就无法解释了。

再如，“齐中郎破石”病“肺伤”一案，淳于意说：

臣意诊其脉，告曰：肺伤，不治，当后十日丁亥，溲血死。即后十一日，溲血死……所以不中期死者，师言曰：病者安谷即过期，不安谷则不及期。其人嗜黍，黍主肺，故过期。

肺，古文家以为火脏，今文家以为金脏。丁亥，为火王之日，今、古文两家无异辞。本案依今文说，肺金伤则不胜火克，故至火王之日告死。后来，病人渡过火日而死于土日，是因为“其人嗜黍”，黍为肺谷之故。淳于意此言，乃其师公乘阳庆所授，公乘阳庆乃先秦名医。淳于意之言与《素问·脏气法时论》的“病在肺……加于丙丁”，《灵枢·经脉》的“手太阴气绝……则丙笃丁死，火胜金也”，及《灵枢·五味》的“肺病者，宜食黄黍”等均相吻合，足见今本《内经》犹承先秦医家之术。如果依古文五行配五脏之法，则肺为火脏，火脏伤而死于火王之日，就不通了。况且，黍在古文说是属水的，非火脏伤者所宜。《礼记·月令》所说“孟冬之月……祭先肾……食黍与彘”，亦与淳于意“黍主肺”之说不相符。

假定西汉初期的医学五行配五脏确有今、古文两派，那么，具体到某一医生来说，二者必居其一，不可能兼而有之。因此，根据以上几个只有用今文五行配五脏才能讲通的病案就可以断定，“淳于意的医学尚用古文说”的论点是没有任何可靠证据的。

（二）皇甫谧的医学五行五脏说

要想弄清楚“皇甫谧《甲乙经》原本用古文五行配五脏”之论到底有何根据，是否与史实相符，不妨先找其中几条原文和被认作“确证”的注文来看个究竟。《甲乙经·五脏变腧》云：

肝为牡脏，其色青，其时春，其日甲乙，其音角，其味酸。《素问》曰：肝在味为辛。于经义为未通。

心为牡脏，其色赤，其时夏，其日丙丁，其音徵，其味苦。《素问》曰：心在味为咸。于经义为未通。

脾为牡脏，其色黄，其时长夏，其日戊己，其音宫，其味甘。

肺为牝脏，其色白，其时秋，其日庚辛，其音商，其味辛。《素问》曰：肺在味为苦。于经义为未通。

肾为牝脏，其色黑，其时冬，其日壬癸，其音羽，其味咸。是谓五变。

以上《甲乙经·五脏变俞》的五条原文，与今《灵枢·顺气一日分为四时篇》所载，完全相同，唯后者无注文。细读这些记载，不难发现，欲使皇甫谧用古文说的论点能够成立，至少要解决如下三个疑问。

第一，既然《甲乙经》的“古本《素问》原文”被后人黜为注文，那么，为什么脾、肾两脏的“古本《素问》原文”不见了呢？

第二，大家知道，对于五行配五时，今、古文两说完全一致，所以，五脏配五行之争实际上即五脏配五时之争。如果说，今本《甲乙经·五脏变腧》的注文是古文五行说的“古本《素问》原文”，那么，为什么这些注文只是说《素问》曰某脏在味为某，而对于五脏配五时这个更为重要、两家争论的关键问题，反而默认呢？

第三，古文说，心是与甘味相配的，脾是与酸味相配的。至于肾与咸味相配，今、古文两家是完全一致的。如果说，《甲乙经·五脏变腧》的注文即“古本《素问》原文”，那么为什么注文不说“心在味为甘”，而偏要自乱家法，说成“心在味为咸”呢？如果说“心在味为咸”是古文说，那“肾在味”又当如何说？又为什么在脾条下没有“《素问》曰：脾在味为酸，于经义为未通”的注文呢？

很明显，上述三个问题决不是用“古本《素问》原文，被黜为注文”之类的话就能够解答的。因此，那种认为皇甫谧《甲乙经》用古文五行配五脏的说法，是难以令人信服的。也许有人会说，既然《甲乙经·五脏变腧》的三条注文不是《素问》原文，那么其中的“《素问》曰”字样，该作何解？据笔者管见，只要我们破除迷信，不认为写在书本上的都是对的，就不难发现，这些注文是后人在传抄过程中随手写上的，而且每条注文的两句话分别出自两人之手。前一人只写了“《素问》曰：某在味为某”。此人大概曾经读过《素问·脏气法时论》，还依稀记得其中个别词句，但并没有真正读懂，因而误把“肝欲散，急食辛以散之，以辛补之”理解为“肝在味为辛”，误把“心欲软，急食咸以软之，用咸补之”理解为“心在味为咸”，误把“肺苦气上逆，急食苦以泄之”理解为“肺在味为苦”，并把它们一一写在了相应条文之下。后来有人看到这些校语式的注文，认为其不通，于是在三条注文下面，又各续加一句“于经义为未通”以驳斥之。这样就成了今天我们看到的这个本子。不然的话，既引之又驳斥之，岂非多余，而且在清代王清任以前的医家中，还不曾有过敢于明目张胆地对《素问》原文进行驳斥的人。由是观之，无论是从文理，还是从历史情况来分析，被斥为“于经义为未通”者，既非《素问》亦非《甲乙经·五脏变腧》原文，而是那位杜撰《甲乙经·五脏变腧》的注文为“古本《素问》原文”的注家。难道这还有什么疑问吗？说到这里，也许又有人会问，脾肾条文下何以无注？

脾条下无注之故，是《素问·脏气法时论》“脾欲缓，急食甘以缓之”句与《甲乙经·五脏变腧》“其味甘”相符，作注之人认为不必加注。肾条下无注之故，是《素问·脏气法时论》虽有“肾苦燥，急食辛以润之”和“肾欲坚，急食苦以坚之”之说，与《甲乙经·五脏变腧》“其味咸”大不相同，照理应该加注以示其异，但是上文已有“肝在味为辛”和“肺在味为苦”之注，为了避免注文矛盾，只好姑置勿论，不了了之。

总之，《甲乙经·五脏变腧》的注文决不是什么古文五行配五脏的“古本《素问》原文”。后人把它“黜为注文”云云，更是无从说起。

皇甫谧与古文经传确实有些瓜葛。譬如，孔颖达《尚书正义序》云：“晋皇甫谧独得其书，载于《帝经》，其后传授者，乃可详焉。”这里所说的“其书”，即古文《尚书》；所谓《帝纪》，是指皇甫谧所著的《帝王世纪》。在《尧典正义》和《泰誓正义》里，孔颖达又多次援引《晋书》，提到皇甫谧与古文《尚书》的关系及其传授系统。但是，从这里是不可能得出皇甫谧《甲乙经》用古文说的结论来的。首先，孔颖达的这些话在房玄龄等所撰《晋书》里是找不到的，且在别本《晋书》里虽有记载，但是否有误值得怀疑。其次，皇甫谧生活于魏晋之间（215—282），上距东汉著名经学大师郑玄的生活年代（127—200）并不太远，对于郑玄的“今医疾之法，以肝为木、心为火、脾为土、肺为金、肾为水，则有瘳也。若反其术，不死为剧”这个著名论断不会不知。皇甫谧在《甲乙经》自序里讲“仲景论广伊尹《汤液》，为十数卷，用之多验，近代太医令王叔和，撰次仲景遗论甚精，皆可施治”，对张仲景、王叔和评价甚高。有此三者，我们怎么能够设想皇甫谧会“反其术”而为之，采用什么古文五行配五脏呢？

如果说，皇甫谧之所以要用古文说，是因为他在临床实践中发现今文五行配五脏说的疗效远不如古文说者佳，那么，这无疑是个具有深远意义的重大发现，照理应当大肆宣扬一番的，然而他在《甲乙经》自序里何以对此一字不提，而相反地对使用今文五行说的张仲景、王叔和推崇备至呢？

如果说，皇甫谧确实见到过古文五行配五脏的古本《素问》《灵枢》，并以之作为《甲乙经》的蓝本，那么，为什么郑玄不承认古文而只承认今文五行配五脏是“医疾之法”呢？又为什么王叔和、张仲景及淳于意、公乘阳庆都不用古文说呢？

由此可见，不论《素问》《灵枢》还是《甲乙经》，都不曾有过以古文五行配五脏的“古本”。所谓“后人在皇甫谧卒后根据今本《素问》《灵枢》加以篡改”，自然也是查无实据的。

四、帝王改制与五脏祭是医史研究的误区

“五四”运动以来，一些研究医史的学者开始把儒家今文经学和古文经学的学派之争引进医史领域中，以为五脏配五行之法在经学的五脏祭里既有两种截然不同的说法，那么，在医学里也必然曾经有过与之相应的两种配法。显然，这是医术必须服从儒术的观点。近年来，一些学者又进一步将之纠缠到儒家托古改制的问题中，认为医学的五脏配五行说一定要随着王朝改制而改变。如某代帝王为土德，医学上就必有心属土说；若帝王改为火德，则必有心属火的医病之术。他们认为古代医家受帝王严密控制，跟在儒家后头亦步亦趋。这是一个多么荒唐的结论，然而，只要从医术必须服从儒术的观点出发，那么，不论你主观上是否愿意，最终的结论只能是这样。因此，五脏祭和帝王改制已经成为医学史研究工作中的两个误区。

（一）帝王改制内容与医学五脏配五行

相传古代王朝易姓，即有改制之举。改是改革；制是国家规定的种种制度。《礼记·大传》云：“圣人南面而治天下……立权度量，考文章，改正朔，易服色，殊徽号，异器械，别衣服，此其所得与民变革者也。”郑玄注：“权，秤也。度，丈尺也。量，斗斛也。文章，礼法也。服色，车马也。徽号，旌旗之名也。器械，礼乐之品及兵甲也。衣服，吉凶之制也。”孔颖达疏：“考，校也；文章，国之礼法也。改正朔者，正为年始，朔为月初……周子、殷丑、夏寅，是改正也。周夜半、殷鸡鸣、夏平旦，是易朔也。易服色者，服色车马也，易之谓各随所尚赤白黑也……谓夏尚黑、殷尚白、周尚赤，车之与马各用从所尚之正色也。”孙希旦集解：“服，如服牛乘马之服，谓戎事所乘，若夏乘骊（黑色之马），殷乘翰（白色之马），周乘骠（赤身黑鬃白腹之马）是也。色，谓祭牲

所用之牲色，若夏玄牡（黑色之公牛），殷白牲（白色之公牛），周骍钢（赤色之公牛）是也。”总而言之，举凡度量衡、礼法制度、行政年度的终始、帝王乘坐的车马、祭祀用的牲畜、旗帜的名号、礼乐器具、兵甲器械，以及婚嫁、丧葬等，都在改制范围之内。改旧制，立新制，是新兴王朝的一件大事。

从《礼记·大传》及其各家注疏里，我们看到，改革制度的全部项目都是属于社会政治方面的，与医学五脏配五行的理论并没有什么关系。也许有人会说，中医学是重视时令节气的，《素问·脏气法时论》讲的是五脏与四时的关系，改正朔关系到历法，帝王改制怎么会与医学无关呢？我们说，改正朔只改变行政年度的终始，却并不改变四时节气。虽然行政年度的终始月份与历法天文年度的不同，但这对四季的划分决不产生任何影响。因此，以为帝王改制会改变医学理论，只能是一种误会。

（二）对托古改制说的分析

最初，帝王改制只是一代王朝新兴的标志，改制的内容也未必像《礼记·大传》所说的那样面面俱到。后来一些好事的儒者把历代帝王改制的传说集中起来，渐渐形成了两套有系统的改制理论，那就是邹衍首创的五德终始论和董仲舒鼓吹的三统循环论。为了游说人主，他们说自古以来的五帝三王就是按照这种理论进行改制的。其实他们对古代帝王之事，何尝有什么真正的了解，所以史学上称之为托古改制。

1. 邹衍与五德终始论

邹衍是战国时代与孟子齐名的大儒。邹衍的书早已亡佚，在《吕氏春秋》和《史记》里，尚可窥其大略。《吕氏春秋·应同》说：“凡帝王之将兴也，天必先见祥乎下民。黄帝之时，天先见大螾大蝼，黄帝曰土气胜，土气胜故其色尚黄，其事则土。及禹之时，天先见草木秋冬不杀，禹曰木气胜，木气胜故其色尚青，其事则木。及汤之时，天先见金刃生于水，汤曰金气胜，金气胜故其色尚白，其事则金。及文王之时，天先见火赤乌衔丹书集于周社，文王曰火气胜，火气胜故其色尚赤，其事则火。代火者必将水，天且先见水气胜，水气胜故其色尚黑，其事则水。水气至而不知，数备，将徙于土。”吕氏书把这套理论又称为“召类”。它是一种君权神授、天人感应的历史循环论，是用“类因相召，气同则合，声比则应”“平地注水，水流湿；均薪施火，火就燥”等人所共知的物理现象装饰起来的，具有较大的蛊惑性。《史记·封禅书》所载，与此略同。唯《吕氏春秋》不言其说出自何书，《史记》则明确指出此为邹衍所创。

那么，邹衍这套理论的目的何在呢？《史记·孟子荀卿列传》说：“邹衍睹有国者益淫侈，不能尚德，若《大雅》整之于身，施及黎庶矣。乃深观阴阳消息而作怪迂之变，《终始》《大圣》之篇十余万言……称引天地剖判以来，五德转移，治各有宜，而符应若兹。……然要其归，必止乎仁义节俭，君臣上下六亲之施，始也滥耳。”这就是说，邹衍看到当时的国君越来越淫侈，越来越无德，所以就编造出怪迂的话来警告他们，使他们能够改行仁义、注意节俭，让人民安居乐业、过太平幸福的生活。可见邹衍著书的出发点原是无可厚非的，并不像某些哲学家所说的那么坏。太史公所谓

"君臣上下六亲之施，始也滥耳"的意思，即邹衍的这些话，可以作为后代帝王行事之宗本，犹如江河之源头，故云"滥耳"。滥即滥觞，是江源之初始也。这个评价也是很高的。然而邹衍生当战国时代，各国诸侯相互争斗不休，哪有心思管人民的死活，所以，太史公接着又说："王公大人，初见其术，惧然顾化，其后不能行之。"危言耸听，到底无济于事。

历史上把邹衍的学说付诸实践的，是秦始皇。《史记·封禅书》说："自齐威、宣之时，邹子之徒论著终始五德之运，及秦帝而齐人奏之，故始皇采用之。"不过秦始皇乃一代暴君，只对"五德转移"的模式感兴趣，把它作为改制称帝的根据，对于"仁义节俭""施及黎庶"等，则一概视而不见，听而不闻。太史公为此在《史记·始皇本纪》评说道："始皇推终五德之传，以为周得火德，秦代周德，从所不胜，方今水德之始，改年始，朝贺皆自十月朔，衣服旄旌节旗皆上黑。数以六为纪，符、法冠皆六寸，而舆六尺，六尺为步，乘六马，更名河曰德水，以为水德之始。刚毅戾深，事皆决于法，刻削毋仁恩和义，然后合五德之数。"秦始皇专横残暴，不仁不义，其改制之举虽形迹近似，而实质上完全背离了邹衍当年著书立说的根本宗旨。从此以后，五德终始论在人们心目中仅仅是帝王改制的根据，愚弄人民、窃取政权的手段。由于世界观和思想方法的失误，五德始终论因良好的动机和目的而产生，却产生了极坏的结果，这是邹衍的悲哀！

2. 医家针锋相对的批判

我们遍检秦汉有关五德终始说的资料，从中丝毫看不到帝王改制对当时医学理论核心的五脏五行学说产生过什么影响。医儒不同科原属情理之常。医家研究的是人体生老病死的规律，儒家研究的是国家兴衰以及与之相关的社会政治制度。正如《庄子·让王》所说："帝王之功，圣人之余事也，非所以完身养生也。"因此，帝王改制也好，五德转移也罢，只能被看作与国家兴衰有关的大事，而其与人体生老病死的规律乃风马牛不相及的事情。医家与儒家在世界观上也是不相容的，医家说"天覆地载，万物悉备，莫贵于人"（《素问·宝命全形论》）、"人者，天地之镇也"（《灵枢·玉版》），而儒家从孔子起就敬畏天命，说"获罪于天，无所祷也"（《论语·八佾》）、"天之为言镇也，居高理下为人镇也"（《白虎通》）。二者针锋相对，泾渭分明。《管子·轻重》说："故智者役使鬼神，而愚者信之。"儒家君权神授的托古改制说，正是役使鬼神的一种把戏，它足以愚弄那些一时鬼迷心窍的帝王，而反复强调"拘于鬼神者，不可与言至德"（《素问·五脏别论》）、"道无鬼神，独来独往"（《素问·宝命全形论》），主张"谨熟阴阳，毋与众谋"（《素问·阴阳别论》）的医学家，则决不是可以任意愚弄的。

当然，话说回来，作为社会思潮的五德终始论，对于古代医学也确实产生过一定的影响。不过这种影响决不是儒家邹衍之徒愿意看到的。例如，《素问·汤液醪醴论》说："夫上古作汤液，故为而弗服。中古之世，德稍衰也，邪气时至，服之万全。……今之世，不必已……"杨上善注云："伏牺以上，名曰上古。伏牺以下，名曰中古。黄帝之时，称曰当今。……上古行于道德。建德既衰，下至伏牺，故曰稍衰也。帝王德衰，不能以神化物，使疵疠不起，嗜欲情生，腠理开发，邪气因入，以其病微，故服汤液醪醴。稍衰而犹纯，故因汤液而万病万全。……黄帝不能致德，邪气入深，百姓疾甚……所以虽疗不愈也。"这就是说，从上古到中古，道德日衰，从中古到黄帝，道德已衰败得不像样子了，历代帝王一代不如一代。其甚至借黄帝、岐伯之口，骂黄帝缺德，从字面看来，这未免太滑稽可笑了。其实医家何尝知道上古帝王之事，又何尝定要戏侮黄帝，只因战国时期儒家之徒鼓吹托古改制，结果闹得民不聊生，疫疠流行，他们对此感到无限愤慨，于是从医学的角度提出有力的证据，给予其致命的攻击：你们说自古帝王都是有德的，我说帝王的道德一代不如一代；你们说"黄帝曰土德王"，我说黄帝不能致德。疫疠流行而治疗越来越难，就是证据。你们的那套说教，根据又在何方？医家们把儒家的托古改制说讲得一钱不值。这种帝王一代不如一代的观点，在《素问·上古天真论》《素问·移精变气论》及《素问·宝命全形论》等篇中都有不同程度的反映，且在《淮南子·本经训》里表述得尤为淋漓尽致，它指出："五帝三王，殊事而同指，异路而同归。晚世学者，不知道之所一体，德之所总要；取成之迹，相与危坐而说之，鼓歌而舞之，故博学多闻，而不免于惑。"这些鼓吹托古改制之徒不但自己不懂什么是道、什么是德，还要拿它们来惑人。这些话对于那些拘泥于形迹、鼓吹改制、侈谈五德终始之徒，可谓一针见血，直中要害。总而言之，《内经》时代的医家和头脑较为清醒的学者不但不信五德转移的托古改制，而且提出有力的证据与之针锋相对。这些文献表明，医家五脏五行理论会随着帝王改制而变化的可能是绝对不存在的。

3. 三统循环论

三统循环论是将历史纳入黑统、白统、赤统循环的一种理论，其说不知何时何人所创。西汉今文经学大师董仲舒曾经极力为之鼓吹。他在《春秋繁露·三代改制质文》里说："王者必受命而后王，王者必改正朔，易服色，制礼乐，一统于天下。"可见三统循环论的观点方法，同五德终始论大体相仿，都是儒家托古改制的法宝。董仲舒说，夏代为黑统，色尚黑，"祭牲黑牡，荐尚肝"；商代为白统，"祭牲白牡，荐尚肺"；周代为赤统，色尚赤，"祭牲赤牡，荐尚心"。这就是所谓"三代改制"。春秋又为黑统，秦又当为白统等，如此三统循环，终而复始，以至无穷。在三统循环论里，没有尚黄、尚青的位置，其说与五德终始论多有矛盾；肝黑、肺白、心赤，不但五脏不全，而且与古文经学肝白、肺赤、心黄之说亦不合。但在秦汉时期，它也是颇有影响的一种社会思潮。例如，《史记·封禅书》说："汉兴，高祖之微时，尝杀大蛇，有物曰：蛇，白帝子也，而杀者赤帝子。高祖……以十月至灞上，与诸侯平咸阳，立为汉王。因以十月为年首，而色上赤。"很明显，其说以三统循环论为根据。盖春秋为黑统，秦为白统，代秦而兴者必为赤统，故汉兴而有赤帝子杀白帝子之谣也。若依邹衍的五德终始论来说，秦为水德尚黑，汉为土德，当尚黄而不得尚赤。若依汉丞相张苍的五德终始观来说，不仅春秋无义战，无德可言，且秦王朝亦刻削无恩，多行不义，不得居于正统，只能算作介乎火水之间的闰位，唯有汉王朝才是"水德之始"。至于刘歆《世经》以五行相生为序的五德终始论，更有一番别开生面的说道，但亦不能与赤帝子杀白帝子之谣相呼应。

综上所述，儒家托古改制之说，纷乱多歧，矛盾迭出，足以表明它的荒唐无稽。盖五帝三王之事，在秦汉时也不过是传说，谁也没有见过，所以人尽可捕风捉影，任意胡扯，以博得帝王欢心，获得一官半职，而不必管历史上是否真有其事。然而医家就不能如此轻率。人命关天，岂可儿戏？

因此，不管怎么说，以为儒家托古改制的把戏会对医学理论产生决定性作用的观点，都是站不住脚的。

（三）汉代改制的历史事实

由于儒家君权神授的托古改制之论有五德终始论与三统循环论两种互不相容的说法，而且二者在具体应用上又有很多分歧，汉初一些御用文人对此进行了多次论争，且直至“尤敬鬼神之祀”的武帝登基时，依然相持不下。后来，几经周折，于太初元年，汉才被正式定为土德。对于这个历时长达百年的论争过程，太史公《史记·封禅书》里有详细记载，我们可以不去管它。但是，必须指出，汉初百年间，正是道家学说独霸的时代，儒家托古改制之说，无论是三统循环论，还是五德终始论，尽管被儒家之徒使劲鼓吹而帝王时为所动，却从未曾占有优势。《史记·封禅书》讲得清楚，在汉武帝改历易服色时，窦太后“治黄老言，不好儒术”，借故迫使奉命“草巡狩、封禅、改历服色”的赵绾、王臧等公卿大夫自杀，于是“推终五德之事”不得不半途而废。儒道之间斗争之激烈，于此可见一斑。众所周知，道家无为而治的主张是对战国人信任智力和技巧的一种反动，与儒家托古改制的主张亦正好相反，而与医家养生之道则颇为接近，故《内经》里多有类似《老子》《庄子》的论述。在你死我活的儒道斗争中，有谁相信医家会跟在儒家后面亦步亦趋，自找苦吃？

有人也许会说，正由于封建帝王的意志是不可违的，所以西汉末年刘向父子奉命校书，为了迎合王朝心理，不得不将原本古文五行说的《内经》改成了今文说，否则是绝对过不了关的。我们认为，这是毫无根据的臆测，而且与史实相背。尽管封建社会王权至上，秦始皇专横残暴尚且不烧医书，汉王朝又有什么必要冒天下之大不韪，定要强迫医家改书呢？汉武帝钦定土德王，为什么把主张心属火的今文派立为博士，而不重视古文学派呢？古文派的心属土说不是更符合土德吗？至于刘歆，在西汉末年是古文经学的“伯乐”，他在校书过程中发现古文经传中的《左传》到《春秋》的解释，比今文经传更为合理，因而在哀帝即位后上书朝廷，建议把古文《尚书》、《逸礼》《毛诗》及《左氏春秋》等皆列于学官，这遭到当时的五经博士和朝廷大吏的强烈反对。不但刘歆的建议没被采纳，他自己也不得不离开长安，到外地做郡守去了（事见《汉书·楚元王传》）。平帝时，王莽执政，任用刘歆，大力提倡古文经学，将古文《左传》、古文《尚书》、《逸礼》《毛诗》都立于学官，并设博士教授于太学。刘歆的愿望得以实现（见《汉书·王莽传》）。由此可见，刘向父子改《内经》之说，完全与史实相悖，是不能成立的。东汉虽定国运为火德，却并不排斥心属土说的古文《尚书》。汉章帝建初八年及汉安帝延光二年，先后两次下诏，征召能通古文《尚书》的儒者，“以扶微学，广异义”（详见《后汉书》的《章帝纪》《安帝纪》）。古文《尚书》的五脏五行说也不曾被迫修改过，不然的话，《五经异议》和《驳五经异议》就不可能出现在东汉了。再如，《礼记》《吕氏春秋》《淮南子》等书里不是依旧有脾木、肺火、心土、肝金之类的古文说吗？为什么它们不经修改就过了关，唯独“古本《内经》”的古文五行说不改就过不了关呢？

（四）五脏祭引出许多误会

所谓五脏祭，即春三月祭先脾，夏三月祭先肺，中央祭先心，秋三月祭先肝，冬三月祭先肾。其说原出《礼记·月令》和《吕氏春秋·十二纪》，是儒家祭祀礼仪中的一项规定，与医学理论本来并不相关，前已述及，这里再补充两点。

1. 五脏祭与医学无关

祭祀用牲畜的内脏，先脾、先肺、先心、先肝、先肾都是依祭祀的季节和所祭的天帝天神决定的。例如，春三月祭太昊、伏羲、句芒，则先脾；夏三月祭炎帝、神农、祝融，则先肺等。此与地上人间的王朝改制并无干涉。故五脏祭的规定，从《礼记》《吕氏春秋》直至《淮南子》及其后世各家注疏本，都不曾因帝王改制而有过任何改变。至于祭祀所尚之色，春青、夏赤、秋白、冬黑，依时而定，亦与人间帝王改制没有任何纠葛。例如，秦始皇以为水德王、色尚黑，祭陈宝祠却“衣上白”；汉文帝十五年，“草改历服色事”拟为土德、色上黄，却于“是夏四月，郊见雍五畤祠，衣皆上赤”（见《史记·封禅书》）。又如，东汉皇家四时祭青、赤、黄、白、黑五帝的礼仪，也不曾因改国运为火德而有什么改变（见《续汉书·祭祀志》）。此皆足证祭祀与帝王改制互不相干。杨宽在《上古史导论》里指出：“《月令》一系之五帝说，本不与邹衍五德终始之说相关。邹衍为齐威、宣王时人，而秦襄公、文公，在春秋前已祠白帝、黄帝；宣公与鲁庄公同时，已祠青帝；灵公在姜齐未亡、田齐未兴之时，已祠黄帝、炎帝。邹衍（之徒）以秦为水德、色上黑，而终秦之世，遍祠青、赤、黄、白四帝，独遗黑帝不祭。《月令》一系之五帝说，初实不与邹衍相涉。”论据确凿，理由充足，可作定论，史学界对此并无异议。然而，近年来有些论说五脏配五行的文章硬是把五脏祭与五德终始混作一谈。有人说，太初元年始定土德，因此，西汉末年以前“心属土”很流行，而无“心属火”说的医病之术。又有人说，汉高祖时有赤帝子杀白帝子之谣，足证汉为火德，故“心属火”说在西汉初即已盛行。这两种相互矛盾的论述，看似皆能言之成理，持之有故，其实尽属牵强附会。正如俗话所说，事出有因，查无实据。因为他们都把不该搞混的互不相干的问题扯在了一起。众所周知，音律“以黄钟为本，黄者中之色，君之服也”的说法，始终不曾因秦汉帝王改制易服色而有过什么变化。这同五脏配五行不论在儒家经学里的古文说与今文说中，还是在医家典籍里的脏腑理论中，决不会因帝王改制而起变化的道理是一样的。

史学的结论，不能以主观推断来决定，应依据真实可信的历史证据来总结。如果随便抓住一点，便认定五脏属性必随帝王改制而改变，那么，秦始皇时代必有心属水说，汉高祖时代必有心属火说，汉武帝时必有心属土说，而东汉又得改为心属火。临床是否适用可以不管，只要不违王朝改制就行。王朝不断改制，医家就得不断修改理论。值得庆幸的是，儒家托古改制的鬼把戏，在东汉以后的帝王那里就不再受重视了，五德转移的鬼话也没人愿意相信了。不然的话，天知道《内经》的理论还要进行多少次轮番修改，而三国、东晋十六国、北朝、五代十国及宋、辽、夏、金等群雄割据各自称王称帝时代的医学理论是个什么模样，恐怕就更难以想象、难以说清楚了。

2. 儒家五行与医学五行有别

儒家五行说从来就不同于医学五行说。医家以之说明人与自然环境，以及人体局部与整体关系，儒家则主要用其来说教君臣父子之名位。故医家言五行，有互藏之理，有盛衰之变，而无固定不变的贵贱之分；儒家言五行，则不允许你中有我、我中有你，贵贱上下等级森严而固定不变。例如，汉初儒学大师董仲舒在《春秋繁露》里说："土者火之子也，五行者莫贵于土。……忠臣之义，孝子之行，取之土。土者五行最贵者也，其义不可加矣"；"土之事天竭其忠，故五行者，乃孝子忠臣之行也"。按，土为火之子，火为土之父，依君君臣臣、父父子子之儒道言之，则最贵者火，不得为土。可见其说自相矛盾，远不如医家之说较合逻辑。董仲舒还用五行来说为官之道："东方者木，农之本，司农尚仁"；"南方者火也，本朝司马尚智"；"中央者土，君之官也，司营尚信"；"西方者金，大理司徒也，司徒尚义"；"北方者水，执法司寇也，司寇尚礼"。他说来说去，无非是讲忠孝仁义、三纲五常那一套，这显然与《内经》的五行说毫无共同之处。从先秦到两汉，五行已成为一种时髦的工具，为各种学派所利用。其道不同，其说必异。今天，我们对这方面的历史资料，应该按照学术性质加以区别，不然就会"违背本经，多引外义，犹之楚而北行，马虽疾而去愈远"。"治丝而棼之，手虽繁而丝益乱"，欲求其真，岂可得乎！

第四节 《内经》时脏五行说

儒学的五脏祭是祭祀上帝鬼神之礼仪，是封建统治者愚弄人民的一种手段。早在东汉时已有人提出这种古文五行学与医学无关，清代初期更有学者考证表明儒家今文五行说是从《内经》里拿过去的。但近年来仍有人把中医的五脏五行说同今、古文经学之争联系在一起。考察《内经》的时脏五行说足以令人弄清这种联系的错误所在。

今、古文五行配五脏的分歧实际上即五脏配五时之争。换句话说，虽然今、古文两家五行配五脏说法不同，但是在五行与时、月、方位、日干、音、色、味的配属关系方面，二者则是完全一致的。因此，时与脏的配属关系是区别今、古文说的关键。现在，我们要考察《内经》是否留有古文五行说的遗迹，也必须把握住这个关键。

根据粗略统计，除明显属于后人增补的运气学说七篇大论和两个遗篇之外，《内经》里系统地讲到四时十二个月（或方位）与内脏相关的，约有二十篇，而《素问》与《灵枢》中与之相关的篇章数的比例为三比一，且其说法多有不同，大抵可分为四时四脏论、四时五脏论、五时五脏论、六时六脏论、八风八脏论五类。在这些不同说法之间，还可隐约看到当年学术流派之争，以及各学术流派在争鸣过程中相互排斥又相互渗透、相互融合的情景。

一、四时四脏论

此类时脏论在《内经》中凡二见，一见于《素问·四气调神大论》，一见于《素问·水热穴论》。前者论四时养生之道，后者论四时取穴之理。前者纯属阴阳学派的理论，后者已有木、火、金、水四字，在阴阳学说的基础上引入了五行说的名词。前者不用多说，后者值得注意，现将《素问·水热穴论》的一段原文摘录如下。

> 春者木始治，肝气始生，肝气急，其风疾，经脉常深，其气少，不能深入，故取络脉分肉间。……夏者火始治，心气始长，脉瘦气弱，阳气留溢，热熏分腠，内至于经，故取盛经分腠，绝肤而病去者，邪居浅也。所谓盛经者，阳脉也。……秋者金始治，肺将收杀，金将胜火，阳气在合，阴气初胜，湿气及体，阴气未盛，未能深入，故取俞以泻阴邪，取合以虚阳邪。阳气始衰，故取于合。……冬者水始治，肾方闭，阳气衰少，阴气坚盛，巨阳伏沉，阳脉乃去，故取井以下阴逆，取荥以实阳气。故曰：冬取井荥，春不鼽衄。此之谓也。

这段原文既非今文五行说，更非古文五行说。木、火、金、水，只是少阳、太阳、太阴、少阴之代号。所谓"金将胜火"，即"阴气初胜"为太阴之意。所谓"湿气及体"，即"秋伤于湿"之互辞。归根到底，其还是春夏为阳，秋冬为阴，阳主进，阴主退，进则由少而太，退则由太而少，春生夏长，秋收冬藏等阴阳学派的理论。它虽然把五行学说的木、火、金、水四个名词拿了过来，却根本不用五行的那套理论，而是按照阴阳学说的观点，对它们一一做了改造，为我所用。"用其文而背其义"是丰富自己，压倒对方的一种手段，在学术争鸣中是常见的，也是相互渗透的第一步。这在当时正统的阴阳学派看来，也许是非驴非马、离经叛道的。但是，如果没有这第一步，那么，阴阳与五行就永远不会出现融合的可能。了解了这一点，就不至于一见水、火、金、木字样，即以为必然是五行学派的理论了。这也正是以往注家们误入歧途的关键所在。例如，王冰注云："金王火衰，故云金将胜火。"这简直把阴阳胜负误作"五行休王论"了。又如，张志聪《黄帝内经素问集注》援引《素问·阴阳应象大论》五方五行说的"东方生风，风生木""南方生热，热生火"之文为《素问·水热穴论》作注，似乎道理十足，天衣无缝，可是，至下文"秋者金始治……湿气及体"，就立即陷入了困境，于是不得不改弦易辙，将"西方生燥，燥生金"之文抛在一边，而把运气学说里的六气主时说抬出来抵挡一阵，说"立秋、处暑，乃太阴湿土主气，故湿气及体"。其实，原文并不难懂，而这些忽五忽六、支离破碎、不成体系的注文反而把人弄糊涂了。

二、四时五脏论

这类时脏论是阴阳学派正式开始五行化的早期理论。它与五行化的月令差别十分显著。前者的时脏关系是阴阳学派在四时四脏论里早已奠定了的，这里只不过增补了一个脾，而后者的时脏关系在阴阳学派为它奠定的基础里（如《夏小正》所载）是根本没有的，到了《礼记·月令》，才出现了时脏相配的文字。换句话说，虽然我们目前对于月令出现时脏关系的时代与《内经》时脏论的产生时代究竟孰先孰后还无法做出判断，但是，月令的五脏祭，毫无疑问全部是后来增补的。明白了这一点，也许就不至于被什么今、古文之争，搞得疑今疑古了。

在阴阳学派那里，一切事物都是成双成对的。不能不承认，人有五脏而论不及脾是个严重的缺陷。时有四，脏有五，欲以五配四，岂不难煞人哉！如何解决这个难题呢？《内经》时代的医家提出了三个方案。

（一）脾不主时

《素问·玉机真脏论》说：

> 岐伯曰：脾脉者土也，孤脏以灌四傍者也。帝曰：然则脾善恶可得见之乎？岐伯曰：善者不可得见，恶者可见。帝曰：恶者何如可见？岐伯曰：其来如水之流者，此谓太过，病在外；如鸟之喙者，此谓不及，病在中。

很显然，这是从脉学的角度讲的。春脉如弦，属肝所主；夏脉如钩，属心所主；秋脉如浮，属肺为主；冬脉如营，属肾所主。肝、心、肺、肾之脉，随四时而见。脾脉在正常情况下就蕴藏在肝、心、肺、肾四脉之中，故云“善者不可得见”；只有在病理状态下，脾脉才有可能单独出现，故云“恶者可见”。因此，脾在四时是没有独立位置的。又如，《素问·刺禁论》说：

> 肝生于左，肺藏于右，心部于表，肾治于里，脾为使……

这是以面南背北的位置来说的。左，为东，为春；右，为西，为秋；表，为前，为南，为夏；里，为后，为北，为冬；使，为负有特种使命而周游四方的使者。“脾为之使”与“脾为孤脏，中央土，以灌四傍”之意相近，乃脾不主时说的另一种表述方式。

（二）脾王四季之末

于《素问》凡二见。

《素问·刺要论》说：

> 刺皮无伤肉，肉伤则内动脾，脾动则七十二日四季之月，病腹胀烦不嗜食。

《素问·太阴阳明论》说：

> 脾者土也，治中央，常以四时长四脏各十八日寄治，不得独主于时也。脾脏者常著胃土之精也，土者生万物而法天地，故上下至头足，不得主时也。

这个方案是脾不主时说的变种。它表面上说脾不得主时，实则并不完全同意脾不主时之说。肝、心、肺、肾四脏皆有其相应的时位，脾既为五脏之一，在四时里就不该没有位置，因而从四个季月里各割出十八日，合计七十二日，划归脾脏所主。所以，这个方案叫作“土王四季之末，各十八日寄治”。

（三）脾为至阴

这一方案，我们叫它“脾为至阴说”。因为它既不说脾不主时，也不讲脾主何时，只是说“脾为至阴”。例如，《素问·六节脏象论》说：

> 心者……为阳中之太阳，通于夏气；肺者……为阳中之太阴，通于秋气；肾者……为阴中

之少阴，通于冬气；肝者……为阳中之少阳，通于春气；脾、胃、大肠、小肠、三焦、膀胱者，仓廪之本，营之居也，名曰器，能化糟粕，转味而入出者也，……此至阴之类，通于土气。

在这里的“阳中之太阴”，当为“阴中之太阴”。《素问·六节脏象论》的作者对“脾不主时”和“土王四季之末，各十八日寄治”两个方案大概都不赞同，认为其都不太合理，可是他又提不出妥善的解决办法，于是把脾、胃、大小肠、三焦、膀胱等职司消化、吸收、输送营养物质和排泄废料的内脏归在一起，说它们都是“至阴之类，通于土气”的“器”。既不说主时，也不说不主时，怎么理解都可以。字里行间透露出无可奈何的思想状态，这说明五脏配四时，确实是古代医家们遇到的一大难题。

主张脾为至阴说的还有《素问·咳论》和《素问·痹论》。不过，它们是把胃、大小肠、三焦、膀胱等五腑，与脾、肺、心、肝、肾分开说的，已经有了脏腑表里相合的概念。“至阴”仅指脾而不包括五腑。这些显著差异表明，它们的成篇时间较《素问·六节脏象论》的要晚些。但是，不明言脾主何时何月则是共同的。后世注家释“至阴”时，往往把它同“长夏”或“戊己日”混为一谈。此恐非四时五脏论的“脾为至阴说”的原意。

三、五时五脏论

这类时脏论亦有两种不同说法，一是脾主长夏说，一是五脏各主七十二说。前者大约是在四时五脏论的脾为至阴说基础上发展起来的，所以严格说来，它是应当属于四时五脏论一类的。后者是五行学派的主张，与“土王四季之末，各十八日寄治”之基本属于阴阳学派者，有一定的区别。

（一）脾主长夏

如《素问》的《金匮真言论》《阴阳应象大论》《平人气象论》《脏气法时论》《风论》《宣明五气》，及《灵枢》的《本神》《顺气一日分为四时》《五音五味》等篇，都有脾主长夏说的内容。脾主长夏说还没有完全脱离阴阳学派的春夏秋冬四时体系，只是把夏三月的最后一个月（即农历的六月）划为脾所主，并同时增加了五音、五色、五味，以及日干等五行学派的一系列内容，出现了五行为主的倾向。显而易见，这是阴阳学说五行化日趋成熟的结果。百家争鸣，最后往往成为百家融合，这个历史的辩证法对阴阳与五行两大学派来说，自然也无例外。不过，从《内经》全书来看，这个过程在这里还没有结束，一直到了运气七篇大论，才算基本结束。

（二）五脏各主七十二日

其在《内经》中仅见于《素问·阴阳类论》，而且原文只讲了肝一脏。但是，其他四脏可以此类推，自在不言中了。五脏各主七十二日，合计三百六十日，还不足一年之数，这与运气学说里的主时五运各主七十三日有零的方法相较，显得不够精密。但毫无疑问，它是主时五运说的前身。

《素问·阴阳类论》一开始就讲到了这种时脏论，可是，其中却颇有对之不屑一顾的味道，这足以发人深思。它说，立春那天，黄帝给雷公出了一道题目："阴阳之类，经脉之道，五中所主，何脏最贵?"雷公回答："春甲乙青，中主肝，治七十二日，是脉之主时，臣以其脏最贵。"这个答案，如果让五行学派的学者来评价，即使不得满分，至少也会被评为中等以上水平。谁知黄帝竟然批评说："却念《上下经》《阴阳》《从容》，子所言贵，最其下也。"这就是说，雷公完全错了，只能得零分。读了这段出乎意料、却在情理之中的记述，我们可以明了以下两个问题。第一，经脉的理论最初是阴阳学派的医家创立的，如《上经》《下经》《阴阳》《从容》等古代医籍里的经脉理论是没有五行内容的。这在马王堆汉墓出土的《五十二病方》里亦可得到证明。第二，在中医学历史上，确实曾经有过阴阳与五行两大学派各行其是、互不相干的时期。

四、六时六脏论

这一类时脏论是阴阳学派的早期时脏观。在《内经》中仅见于《素问·诊要经终论》。

> 黄帝问曰：诊要何如？岐伯对曰：正月、二月，天气始方，地气始发，人气在肝。三月、四月，天气正方，地气定发，人气在脾。五月、六月，天气盛，地气高，人气在头。七月、八月，阴气始杀，人气在肺。九月、十月，阴气始冰，地气始闭，人气在心。十一月、十二月，冰覆，地气合，人气在肾。

这里有两个问题值得注意。第一，它把一年十二个月平均划分为六个时段，使之依次与肝、脾、头、肺、心、肾相配，这既不是今文五行说，也不是古文五行说能说得通的。这本来是十分清楚的。然而，后世注家们却硬要用五行说来解释它，把原文弄得支离破碎，不堪卒读。上自唐代，下迄明清，许多颇负盛名的注家，如王冰、马莳、张介宾、张志聪等，几乎无一例外，均犯了此错误。现代学者又往往上这些注家的当，费尽心血，最后还是不能自圆其说。第二，"头"在这里是作为一个脏，与肝、脾、肺、心、肾五脏并列的。显然，这是《素问·五脏别论》否定了的、所谓"脑髓为脏"的观点。这种六时六脏论在三阴三阳脏腑表里相合论尚未问世时必然是很流行的，故有"诊要"之称。但是，与后出现的五时五脏论和主时六气说相比，它自然相形见绌，而免不了被淘汰的命运。

五、八风八脏论

八风，即八种不同方向的风，是不同季节里的主导风向。因为与季节相应，所以，它又称为"八节风"，现代气象学称之为"季风"。我国位于亚洲大陆东部，与太平洋相邻。海陆热力性质的差异导致的冬夏间海陆气压中心的季节变化，加上冬夏行星风带受地转偏向力的影响而南北推移，引起了一年中盛行风向随季节有规律地变换，因此陆地及附近海区季风特别盛行，为世界上著名的季风气候区。古代人民生息在这块季风盛行的大地上，对季风变换特点的认识早已达到了较高水平。所以，在《吕氏春秋》《淮南子》《史记》等秦汉时期的古籍里，都有关于八节风的具体记载。我国航海史上就有许多例子说明秦汉以前人们已能自觉地利用季风作为航海的动力，使船只远渡重洋顺利到达彼岸，而在相反风向盛行的季节平安返航回归本土。明代郑和七下西洋，没有一次不利用季风。总之，八风是符合我国气象实际的。

人与自然是密切相关、不可分割的整体。古代医家把八风作为发病学的组成部分是不难理解的。在《内经》里谈到八风的篇章很多。例如，《素问·八正神明论》说："八正者，所以候八风虚邪以时至者也。"《灵枢·九针论》说："八正之虚风，八风伤人，内舍骨解、腰脊节、腠理之间，为深痹也。"此外，《素问》的《移精变气论》《脉要精微论》《阴阳类论》及《灵枢》的《岁露论》等，都曾讲到八风致病。但是，关于八风与内脏相配的内容，则仅见于《灵枢·九宫八风》。其文颇芜杂，大约是汉人取律历、卦候、九宫、风角等多种术士之说，与肤浅的医学知识杂凑而成的，不仅上下文多有自相矛盾之处，而且文中所述太一移行九宫之次序，与《易纬·乾凿度》所说的"太一取其数，以行九宫、四维四正，皆十五"之法也多有不合。此外，其中还有神秘色彩十分浓厚的话，如其说：

> 太一在冬至之日有变，占在君；太一在春分之日有变，占在相；太一在中宫之日有变，占在吏；太一在秋分之日有变，占在将；太一在夏至之日有变，占在百姓。

现在我们只要把那些附会之辞和迷惑人的神秘色彩剥掉，就会清楚地看到它的医学内容。它无非是说，从立春开始，东北季风盛行，与大肠相应；春分则东风盛行，与肝相应；立夏则东南季风盛行，与胃相应；夏至则南风盛行，与心相应；立秋则西南季风盛行，与脾相应；秋分则西风盛行，与肺相应；立冬则西北季风盛行，与小肠相应；冬至则北风盛行，与肾相应。若使风向与节气相反，则为虚邪贼风。人体受到虚邪贼风的侵袭，与节气相反方位的脏腑就会发生病变。例如，冬至吹南风，其病在心。余可类推。

从这些主干内容来看，其只与八卦方位和二分、二至、四立八个节气有关，应是阴阳学派理论，它的发生年代也许不太晚。现在我们看到的《灵枢·九宫八风》则是在早先原有的基础上做了许多莫名其妙的补充修改而成的，它的成篇年代不会早于东汉。其中五脏与五方相应的内容，同五时五脏论的脾主长夏说基本一致。在五时五脏论兴起之后，诚如《素问·金匮真言论》所说"天有八风，经有五风。八风发邪，以为经风，触五脏，邪气发病"，八风八脏论一变而为八风五脏论。换句话说，八风八脏论实际上已经被淘汰。所以，尽管《内经》有大量篇章讲到八风、虚邪贼风，但它绝不讲八风与内脏的配属关系。也许正是出于使其复活的企图，在创作《灵枢·九宫八风》时才给它披上了许多神秘的色彩。虽说弄巧成拙，却也迷住了千百年来许多医家的眼睛，让他们不断地为它作注释义。

综上所述，《内经》的五脏与五时五行配属关系是在一个相当漫长的演变过程中，经受了临床实践的反复检验，多次修正而成的。它涉及生理、病理、诊断、治疗以及养生保健等一系列的问题，牵一发动全身，是不能任意改变的。因此，中医的五脏配五行同那种随你怎么颠倒配拟都可以的五脏祭是不可混为一谈的。

但是，我们还必须看到，每一个脏的功能实际上是多方面的，决不是什么"木曰曲直，曲直作酸；火曰炎上，炎上作苦；金曰从革，从革作辛；水曰润下，润下作咸；土爰稼穑，稼穑作甘"之类的话能够概括得了的。脏腑的变化也是十分复杂的，五行生克制化至多只能说明其中的部分规律。因此，随着中医临床医学的进展，五脏五行说的缺陷已经越来越明显了。例如，火有君火、相火之分，在君火、相火之外，又有阴火、命门火的发现和肝肾同源论的问世，肾为先天，脾为后天，补肾不若补脾和补脾不若补肾之争及五脏之中各有脾胃说等均已远远突破了五脏五行说的限制，都不是五行生克制化规律所能够说明得了的。这些情况并非发生在今天，而是唐宋以来已然如此。由是观之，中医基础理论早已处在量变之中，并逐渐具备了质变的可能性。尽管这种变化的进程如此缓慢，但是，它无可争辩地表明，抱残守缺、墨守陈规、只要继承而不求发展决不是中医的传统。

第五节 《内经》味脏理论与归经学说

《内经》五味入五脏、五谷五畜配五行的理论是中医五行学说的内容之一，但其中有很多臆测的成分，特别是由此引申出的归经学说，早已被临床中药学的长足进展弄得千疮百孔了，故应该适当地加以修正。这样做不仅不会影响五脏五行这个核心，不会破坏脏腑辨证的基础，反而有利于中医药理论的发展。

一、五味与五脏

（一）味脏关系上的误解

五味与五脏的关系是五行学说的又一重要内容，与临床治疗用药、饮食调养密切相关，因而为历代医家所重视。可是，他们往往把五味与五脏的关系说得十分简单机械。《金匮要略》开宗明义，在第一篇就说："夫肝之病，补用酸，助用焦苦，益用甘味之药调之。酸入肝，焦苦入心，甘入脾……此治肝补脾之要妙也。……余脏准此。"如果这一段话并非后人之伪纂，那么就是，连医圣张仲景也认为一种味只入一脏。等而下之，更无论矣。这种对味脏关系的简单的见解实际上是对《内经》味脏论的严重误解。

（二）《内经》有关味脏内容表解

如表53、表54所示，在《内经》中较系统明确地谈到五味及其与五脏关系的十多篇文章的内容包括这样两个方面：一是五味所生、所入、所走、所伤之脏腑；二是五脏补泻所欲、所宜、所禁之味。味脏关系并不受肝与酸味、心与苦味、脾与甘味、肺与辛味、肾与咸味相配的五行归类所限制。

表53　五味生、入、走、伤五脏表

（举例）篇名	酸				苦				甘				辛				咸			
	生	入	走	伤	生	入	走	伤	生	入	走	伤	生	入	走	伤	生	入	走	伤
《素问·金匮真言论》		肝				心				脾				肺				肾		
《灵枢·五味》			肝				心				脾				肺				肾	
《灵枢·五味》			筋	膀胱			骨				肉				气				血	血
《灵枢·九针论》		肝	筋			心	血			脾	肉			肺	气			肾	骨	
《素问·宣明五气》		肝	筋			心	骨			脾	肉			肺	气			肾	血	
《素问·阴阳应象大论》	肝			筋	心			气	脾			肉	肺			皮毛	肾			血
《素问·五脏生成》		肝		脾（肉、唇）		心		肺（皮毛）		脾		肾（骨、发）		肺		肝（筋、爪）		肾		心（脉）
《素问·生气通天论》				肝、脾				脾（胃）				心肾				筋脉				骨、肌、心
与味相关之脏	肝（筋）、脾（肉、唇）、肾（膀胱）				心（血）、肾（骨）、肺（皮毛、气）、脾（胃）				脾（肉）、心、肾（骨、发）				肺（气、皮毛）、肝（筋）				肾（骨）、心（血、脉）、脾（肌）			

由表53可见，酸味入走肝系统，能伤肝、脾、肾三系统；苦味入走心、肾二系统，能伤肺、脾二系统；甘味入走脾系统，能伤脾、心、肾三系统；辛味入走肺系统，能使肝、肺二系统受损伤；咸味入走心、肾二系统，除对心、肾可能产生伤害作用外，还可伤及脾系统。

表54　五脏禁、欲、宜、补、泻五味表

篇名	肝（筋）	心（血）	脾（肉）	肺（气）	肾（骨）
《素问·宣明五气》	禁酸	禁咸	禁甘	禁辛	禁苦
《素问·五脏生成》	禁酸、欲酸	禁苦、欲苦	禁甘、欲甘	禁辛、欲辛	禁咸、欲咸
《素问·脏气法时论》	宜甘、辛补、酸泻	宜酸、咸补、甘泻	宜咸、甘补、苦泻	宜苦、酸补、辛泻	宜辛、苦补、咸泻
《灵枢·五味》	宜酸、宜甘、禁辛	宜苦、宜酸、禁咸	宜辛、宜咸、禁酸	宜辛、宜苦、禁苦	宜咸、宜辛、禁甘
与脏相关之味	酸、甘、辛	咸、苦、酸、甘	甘、咸、辛、苦、酸	辛、苦、酸	苦、咸、辛、甘

由表54可见，肝系统与苦、咸二味无关；心系统与辛味无关；肺系统与甘、咸二味无关；肾系统与酸味无关，脾系统与五味都有关。综合两表观之，则甘味与肺无关，苦味与肝无关，咸味与肝、肺二脏无关，辛味与心无关，酸味则与五脏中任何一脏都有关。

此外，五味所伤、五脏所禁，与所宜、所欲之间，看似多有矛盾，其实不然。因为，关于五味的作用，《内经》有明确的说明，例如，《素问·脏气法时论》说："此五者，有辛酸甘苦咸，各有所利，或散或收，或缓或急，或软或坚，四时五脏病随五味所宜也。"

这就是说，五味与五脏的关系取决于五味的发散、收敛、缓急、润燥、软坚等作用是否同脏气的虚实盛衰相适应。又如，《素问·至真要大论》也说："辛甘发散为阳，酸苦涌泄为阴，咸味涌泄为阴，淡味渗泄为阳。六者，或收或散，或缓或急，或燥或润，或软或坚，以所利而行之，调其气，使其平也。"其不但将五味变成了六味，而且与《素问·脏气法时论》一样，不谈某味专入某脏。由此可知，《内经》所说五味与五脏的关系中，不仅某味入某脏是直接的，所伤、所宜、所欲，以及散、收、缓、急、燥、润、软、坚等，也都是味对脏的直接关系，任何一种味并非只作用于一个脏。

（三）不断发展的味脏理论

酸入肝、苦入心等一种味只与一个脏发生直接联系的观点，无疑是早期的理论，与客观实际有较大距离。成篇较晚的《素问·脏气法时论》和《素问·至真要大论》等所说的一种味与多个脏发生直接联系的说法，即后来在临床实践中观察到的实际情况。有所发现，即有所记载，故其说与老观点多有矛盾。没有发现，即无其记载，故肝与苦、咸无关，心与辛无关，肺与甘、咸无关。其实并非无关，而只是当时尚未发现罢了。当然，某味专入某脏的老观点也是有它的学术渊源的。相传三千多年以前的商代，有位名叫伊尹的宰相把烹调与医理融为一体，创立了既可养生又可治病的食疗理论，并著成《汤液经》。其书不传，但儒家经典《周礼·天官》中有如下一段记载与《内经》的味脏论颇有关系。其文曰："食医掌和王之六食……凡和，春多酸，夏多苦，秋多辛，冬多咸，调以滑甘……凡君子之食，恒放焉。"所谓"春多酸，夏多苦"等，是说应时之味应较多于非时之味。故孔颖达说："必多其时味者，所以助时气也。"这种应时调和饮食之法，到了《内经》的五时五脏论里，原来相对而言的"多"就变成了"入通""所走"等绝对专一的关系，原来四时不可离、起调和作用的"甘"味被宣告独立，并被用来与主长夏的脾相配。从此，四时和食之法一变而成为五时五脏论的组成部分。所以，某味专入某脏的理论，从它产生的那一天起，就不是完全合情合理的。它那主观规定的限制被后来的实践一一突破是不足为怪的。但历代医家认为《内经》记载的东西都是真理，不仅不予以分析，反而不断地给予强化，使之与后来发展起来的新理论混在一起，长期并存。

二、药物归经理论

味脏理论的混乱对中药学理论影响很大，主要表现在药物归经方面。药物归经理论本来是以药物的功效为依据的，是通过脏腑辨证用药，从临床实际疗效中总结概括而成的。可是，以往的本草专家们硬说它是以五味入五脏的理论为基础的。那么，事实到底是怎样的呢？

我们将全国统编的第二版、第四版《中药学》所载味道单一的药物［如木瓜（味酸）、黄连（味苦）、党参（味甘）、细辛（味辛）、昆布（味咸）等］作为统计对象，结果如表55所示。

表55　药物归经统计表

药物之味	教材版别	药物总数	归肝系		归心系		归脾系		归肺系		归肾系		
			专入肝系	兼入他系	专入心系	兼入他系	专入脾系	兼入他系	专入肺系	兼入他系	专入肾系	兼入他系	
酸	二	11	1	4	0	1	1	3	0	6	0	5	专入肝系者占9%
	四	9	1	5	0	1	0	2	1	6	0	1	专入肝系者占11%
苦	二	78	9	36	3	15	5	29	3	28	2	18	专入心系者占3.85%
	四	87	10	45	1	20	3	27	6	43	2	18	专入心系者占1.14%
甘	二	88	6	24	2	27	7	40	4	36	2	24	专入脾系者占7.95%
	四	86	4	32	2	28	5	38	1	41	2	27	专入脾系者占5.81%
辛	二	65	6	15	1	9	7	30	6	25	3	15	专入肺系者占9.23%
	四	68	3	20	2	14	6	31	7	26	1	13	专入肺系者占10.29%
咸	二	17	4	7	0	0	1	2	1	2	2	6	专入肾系者占11.76%
	四	20	4	13	0	5	0	7	1	3	0	9	专入肾系者无

从表55可见，酸入肝、苦入心、甘入脾、辛入肺、咸入肾的简单化的味脏论，缺乏特异性。例如，酸味专入肝系统者仅占百分之九至百分之十一；苦味药专入心系统者仅占百分之一点一四至百分之三点八五，远不及入脾系统者多，而且专入肝系统者竟三倍于专入心系统者。又如，甘味入脾系统者占百分之五点八一至百分之七点九五，仅略多于入肝系统者；辛味入肺系统者与入脾系统、肝系统者基本一样多。至于咸味药，专入肾系统者只有零至百分之十一点七，反而远远不及专入肝系统者为多。把兼入他脏系统者也计算在内，其结果也基本相似，这表明五味之中几乎找不出绝对不入某脏的一种味。因此，只有像表55那样，一种味可以对几个脏发生联系的观点，才是《内经》味脏论的主要精神。

如果说，药物归经理论是在五味入五脏的基础上发展起来的，那么正是由于归经理论的发展，五味入五脏理论才在原来的基础变得百孔千疮，已经濒临土崩瓦解了。不过，事物常常是十分复杂的，例如，咸入肾和咸走血，虽然迄今为止的药物归经理论并不支持它，因为它缺乏普遍适用性，但是，对具体的个别药物来说，咸入肾和咸走血是不可否认的，尤其对咸味的典型代表——食盐来说更是如此。众所周知，肾病水肿者需无盐或少盐，这表明《内经》咸入肾之说不是无根据的虚构。食盐不但可以调味，使食物爽口，以增进人的食欲，而且是维持人体功能活动不可缺少的。它既是消化液的组成成分之一，又能维持渗透压正常，使神经、肌肉等在正常生化条件下工作。心脏缺盐，搏动就会失常；胃缺盐，就会消化不良；肌肉缺盐，就会出现转筋。反之，如果食盐过多，体内的钾就会从尿中流失，而造成四肢无力、心脏衰弱，甚至导致心力衰竭而死亡。所以，《灵枢·五味》以为咸走血、血病禁咸，《素问·生气通天论》以为味过于咸可以导致“大骨气劳，短肌，心气抑”等，无疑是以客观实际为依据的。所以，全盘否定、一笔抹杀是不行的。把特定的个别具体事物和现象夸大为普遍适用的规律也是不行的。

三、五谷、五畜与五行

药食同源是众所周知的历史事实。谷物与肉类是人类饮食营养的必需品，也是食疗的研究内容。所以，五谷与五畜在《内经》里占有重要的地位。诸家本草亦多有所论述，给我们留下了许多珍贵的资料。但是，把它们与五行相配的理论有多少实用价值、在理论上是否合乎逻辑，都是值得重新考虑的问题。

（一）谷物的种类

可供食用的谷物种类是随着农业的发展而不断增加的。退化的老品种常常被新的优良品种所替代。人们种植的谷物又常常因地土方宜的制约而有所不同。如《周礼·夏官·司马》所说，有“其谷宜稻”者，有“其谷宜稻麦”者，有“其谷宜黍稷”者，有“其谷宜三种”者，有“其谷宜四种”者，有“其谷宜五种”者等。在农业科学技术水平十分低下的古代只能如此。关于谷物的种类，在古代也没有统一的说法：如谷物种数不同，《周礼·天官·膳夫》有“六谷”说，《星经》和《小学绀珠·动植类》则有“八谷”说，《周礼·天官·大宰》和《酉阳杂俎》又有“九谷”说；种数虽相同，但其具体所指的谷物名称有多种说法。当然，我们没有像程瑶田作《九谷考》那样，去详细考证一番的必要。但是，应该想到即便在两千多年以前的古代，谷物的种类实际上已经远不止九种了。

（二）五谷配五行

古代医家在五行学说的指导下，为与五脏相对应，硬是提出谷分五种的主张。如《周礼·天官·膳夫》的“六谷”说和《周礼·天官·大宰》的“九谷”说，到了《周礼·天官·疾医》那里就变了样，其说：“以五味、五谷、五药养其病。”然而，要把众多的谷物，纳入五脏五行的系统，并使之一一对应，实际上是相当困难的。因此，五谷与五行的具体配属关系，在《内经》里就出现了如表56所示的多种各不相同的方案。

表56　五谷配属五行表

五行	木	火	土	金	水
五味	酸	苦	甘	辛	咸
《灵枢·五味》	麻	麦	秔米	黄黍	大豆
《灵枢·五音五味》	麻	麦	稷	黍	大豆
《素问·五常政大论》	麻	麦	稷	稻	豆
《素问·金匮真言论》	麦	黍	稷	稻	豆
《素问·脏气法时论》	小豆	麦	粳米	黄黍	大豆
附：《礼记·月令》	麦	菽	稷	麻	黍

需要说明的是，表56乃举例而言，《内经》记载相关内容者不止这五篇文章。由表56可见，《内经》与《礼记·月令》的说法是不相干的。《内经》五谷配五行的五个方案里，除水行基本一致外，其余四行不仅谷物种别各异，而且同一种谷物的性味也有不同说法。例如，麦有味酸属木和味苦属火二说；黍有味苦属火和味辛属金二说；稻包括秔米和粳米，有味辛属金和味甘属土二说。把一种食物的味道，有时说成酸的，有时又说成苦的，有时说成辛的，有时又说成甘的，显然是不切实际的。到了后世注家那里，也只好无可奈何地敷衍两句，至于矛盾就管不了那么多了。如问麦何以属木？曰麦为"五谷之长"，"故应东方春气"。麦何以属火？曰"色赤也"，"麦味苦，苦为火味也"。如问黍何以属火？则曰"黍之色赤也"。黍何以属金？曰"黄黍辛，辛为金味也"。如问稻何故属金？曰"稻坚而色白，故属金"。稻何故属土？则曰"稿米甘，甘为土味也"。反正横竖都是理。这种近乎诡辩的理论，怎么能够让现代科学接受呢？其实早在王冰注《素问》以前，由于临床中药学的长足进展，那种以五色五味任意与五谷相配的理论已经失去了它原来的学术地位。不过，在封建社会里，摆脱尊经崇古思想的束缚，能自觉地看到这一点的人极为罕见，唯有杨上善是例外，他在《黄帝内经太素·调食》中说：

> 按，神农及名医《本草》，左右不同，各依其本，具录注之，冀其学者，量而取用也。

意思是说，《内经》的说法与《神农本草经》和《名医别录》所说多有不同，临床应用当以后者为准。因此，他在每一种谷物下各指出其味与本草所载不同之处。如于"粳米饭甘"句下注云："味苦平无毒，稻米味甘，温平。"于"麻酸"下注云："胡麻味甘平，麻子味甘平。"于"大豆咸"句下，注云："大豆黄卷味甘平、无毒，生大豆味甘平。"于"麦苦"下注云："大麦味咸温微寒、无毒，似穬麦无皮。穬麦味甘微寒、无毒。小麦味甘微寒，无毒。"于"黄黍辛"句下，注云："丹黍米味苦微温，无毒，黍米味甘温，无毒。"杨上善注清楚地表明三麦皆非苦味，麻亦不酸，豆味非咸，黍味非辛，其所述除稻米性味之外皆与《内经》原文迥别，且不言五行属性。这在历代注家中是极为难得的，可谓"俱视独见"，的确是个中佼佼者。

（三）家畜的种类

家畜在古代也许不及谷物那样种类繁多，但并非只有五种。《周礼·天官》是讲六畜不言五畜的，如《周礼·天官·膳夫》云："膳用六牲。"《周礼·天官·庖人》云："掌共六畜。"郑玄注："六牲，马牛羊豕犬鸡也。""六畜，六牲也，始养之曰畜，将用之曰牲。"故家畜又称畜牲。《左传·昭公二十五年》有"六畜五牲"之说。此五牲并非五畜之将用者，故孔颖达引服虔注云："五牲，麏、鹿、熊、狼、野豕。"这似是狩猎时代的习惯。

（四）五畜配五行

《内经》关于畜类性味的论述，与其对谷类性味的论述一样，含有一定的随意性和不确定性，给后人留下了附会的余地。为了与五脏相对应，其只讲五畜不言六畜。五畜的具体内容及其五行五味，各篇所载颇不相同，因而实际上畜类仍然是马、牛、羊、猪、狗、鸡。五畜配五行略如表57

所示。

表57　五畜配属五行表

五行	木	火	土	金	水
五味	酸	苦	甘	辛	咸
《素问·金匮真言论》	鸡	羊	牛	马	彘
《灵枢·五味》	犬	羊	牛	鸡	猪
《素问·五常政大论》	犬	马	牛	鸡	彘
附:《礼记·月令》	羊	鸡	牛	犬	彘

由表57可见，《内经》所言五畜五行（与《月令》所载亦不相侔）有无犬、无马、无羊三种不同方案。三者相较，除牛属土、猪属水相同，其余诸畜的属性则殊有差异。相同者姑且不论，殊异者如何解释？古人颇有些讲究。例如，犬何以为木畜？王冰说："如草木之生，无所避也。"张志聪说："犬性勇往直前，感春生怒发之气也。"张介宾说："犬味酸也。"鸡何故亦为木畜？王冰说："取巽言之，《易》曰：巽为鸡。"马莳、张介宾、张志聪诸家并仍王注。何以鸡又为金畜？王冰说："性善斗，象金用也。"张介宾、张志聪亦依王注。马何以亦为金畜？王冰说："畜马者，取乾也，《易》曰：乾为马。"诸家注释亦无异辞。马何故又为火畜？王冰说："健决躁速，火类同。"张志聪注说："马属午，火之畜也。"羊何故亦属火？王冰说："以羊为畜，言其未也，以土同王，故通而言之。"张介宾说："《五常政大论》其畜马，而此曰羊者，意谓午未俱属南方耳。"所有这一切解释，且不说它在今天科学常识面前是何等的荒唐可笑，即以古代的学术而论，也不能被认为是合理的。

（五）对附会曲解说的批判

关于五畜配属五行，注家们常常援引《周易》，认为它具有权威性。然而，以《周易》释五畜属性更是一种荒唐的附会。

《周易·说卦》云："乾为马，坤为牛，震为龙，巽为鸡，坎为豕，离为雉，艮为狗，兑为羊。"八种动物之中的龙与雉岂是家畜！即以八卦方位言之，如果说，鸡为巽，巽位东南，理当属木；豕为坎，坎位北方，理当属水；马与乾配，乾位西北，理当属金；牛与坤配，坤位西南，理当属土。那么，东北方在八卦亦属土，则与艮相配的狗当为土畜；兑位正西，与兑相配的羊当为金畜。木、水、金、土四行，六畜分配已尽，而剩下的火行则已无畜可配。由此可见，《周易》与《内经》本非同一学派，牵合为说，怎能不出纰漏。况且，《周易·说卦》所言，只为占卜，与医学岂可混为一谈！

再如，十二辰配十二生肖原是谶纬学派的把戏。据赵翼《陔余丛考》卷三十四称"其说起于东汉"可知东汉以前未有言之者。这里姑且不说十二生肖之说与医药的性质多么不同，也不管《内经》有关五畜配五行的篇章是否成于东汉，即以十二辰配十二生肖而论，子为鼠、丑为牛、寅为虎、卯为兔、辰为龙、巳为蛇、午为马、未为羊、申为猴、酉为鸡、戌为狗、亥为猪，那么其中的鼠、虎、兔、龙、蛇、猴六者岂是五畜之数！再以十二辰方位言之，寅、卯位于东方，然而虎、兔不在五畜之数，故十二生肖中并无木畜；辰、戌、未与丑为四维之方，丑牛既为土畜，则戌狗、未羊亦当并为土畜。如果说午未俱属南方，故羊为火畜，则子丑俱属北方，何以牛不可属水？戌酉俱在西方，何以狗不为金畜？由此可见，十二生肖之说与五畜并非同一范畴，而是风马牛不相及的两件事情。硬是把它们拉扯到一块，煞有介事地解释一通，便使原本较为朴素的《内经》变得面目全非，莫能究诘了。

退一步讲，即使《周易·说卦》与十二生肖之说可以用来为《内经》的五畜做注解，那么，试问鸡当属木还是属金，马又当为火畜还为金畜？看来，还是杨上善较为高明，他在“牛甘”下注云“肉味甘平，无毒”，于“猪咸”下注云“肉味苦”，于“羊苦”下注云“味甘，大热，无毒”，于“鸡辛”下注云“丹雄鸡味甘微温、微寒，无毒；白雄鸡肉微温；乌雄鸡肉温也”，并以当时本草家之言为依据，不言其畜之五行属性。这种尊重临床实践，不为《内经》成说所拘的治学态度，是值得我们学习的。

此外，还需做些补充说明。《素问·五常政大论》的作者大概已经发现五畜五行说的一些弱点，所以，一方面在《素问·脏气法时论》的基础上以马代羊，提出了五畜五行无羊的配属方案，另一方面又对五行太过、不及之纪做了弥补。如金不及“从革之纪”云“其畜鸡羊”而不言“鸡马”，火太过“赫曦之纪”云“其畜羊彘”而不言“马彘”。然而这样一来，六畜配五行之法的弱点和矛盾就越发显得突出了，正所谓欲盖弥彰、弄巧成拙。

第三章　运气探秘

第一节　运气学说的体系问题

根据《素问》有关篇章的记载，运气学说是古代医家为防治周期性流行病和多发病而总结创立的一门学说，对中医理论和临床诊疗技术的发展的影响极为深远。后世许多著名的医家对此做过研究，并续有补充和发挥。近年来，又有不少学者为了正确评价运气学说的科学价值，对其进行了更多的论证。但是，关于运气学说体系本身的研究，还没有受到足够的重视。

一、五运学说先于六气学说

笔者认为，五运与六气在早先是两个不同派别的学说，而且五运的起源可能较六气早得多。它们各有一套自成体系的理论，却又有共同的研究对象。后来由于客观实践的需要，两者通过学术交流，彼此影响，相互渗透，逐渐结合成一个体系，才被统称为“五运六气学说”。这绝非无根据的臆测，有不少古代文献足以证明之，如在《素问》中就能找到两者结合的痕迹。

五运学说本身有自己的一套变化周期和推演测算的公式，并有比较全面而明确的研究范围以及完整的理论体系，《素问》中有许多论述可以证明这一点。我们有理由认为，五运学说最初是独立于六气学说之外而自成体系的，由来已久。

（一）五运学说的最早记载

根据现存文献记载，五运学说可以追溯到战国末年。例如，《吕氏春秋·十二纪》说：

> 孟春行夏令，则风雨不时，草木早槁，国乃有恐；行秋令，则民大疫，疾风暴雨数至，藜莠蓬蒿并兴；行冬令，则水潦为败，霜雪大挚，首种不入。
>
> …………
>
> 仲春行秋令，则其国大水，寒气总至寇戎来征；行冬令，则阳气不胜，麦乃不熟，民多相掠；行夏令，则国乃大旱，暖气早来，虫螟为害。
>
> …………
>
> 季春行冬令，则寒气时发，草木皆肃，国有大恐；行夏令，则民多疾疫，时雨不降，山陵不登；行秋令，则天多沉阴，淫雨早降，兵革并起。（按，其他9个月的非时气候，从略。《淮南子·时则训》与此大同。）

这里虽然还没有主运和客运之说，但是“孟春”“仲春”“季春”即主时之位，而行“夏令”“秋令”“冬令”之类则是后人所谓的客运，这是较为明显的。

关于客运的时段和客运的周期，西汉初期成书的《淮南子·天文训》里有明确的记述。如其云：“壬午冬至，甲子受制，木用事，火烟青；七十二日，丙子受制，火用事，火烟赤；七十二日，戊子受制，土用事，火烟黄；七十二日，庚子受制，金用事，火烟白；七十二日，壬子受制，水用事，火烟黑；七十二日而岁终，庚子受制。岁迁六日，以数推之，七十岁而复至甲子。”

这里“岁终”下“庚子受制”当作“庚午受制”，“七十岁”当作“六十岁”。此皆传抄致误。一年的总长度为三百六十五日，每运各主七十二日，五运总计为三百六十日，下一轮的初运就要提早六日，故曰“岁迁六日”。假令壬午年初运起于冬至甲子日，经三百六十日岁终之时，癸未年的初运便不起于甲子日，而起于庚午日了，故曰“岁终，庚午受制”。又假令某年冬至甲子日为客运初运之起点，以“岁迁六日”推算，初运五年之后就要提早三十日，十年后就要提早六十日，即第十一年的初运又起于甲子日，但此时节气正当霜降，而非冬至，必须经过六十年，才能重新回到甲子日冬至为初运的起点上来，故曰“六十岁而复至甲子”。

（二）早期五运学说分析

上述《淮南子》的记载说明那个时代的五运学说已经有一年和十年乃至六十年三种周期。前者为主运的周期，后两种皆为客运的周期。如果以某年冬至甲子日为主客运之共同起点，以“岁迁六日”的法则推算，则每过五年，客运的起点就要提早一个月，就有可能出现春行夏令、夏行秋令、秋行冬令等反常现象。这夏令、秋令之类的令在《吕氏春秋·十二纪》里原指统治者实施的政令，其认为政令违反天时，就会出现反常气候。这显然是时代的局限所致。《淮南子·天文训》为了把气候反常的原理说清楚，就另创了这套五运客主加临之法。它不但规定了客运的五个时段的长度，而且对每运的性质也做出了如下的说明："甲子气燥浊，丙子气燥阳，戊子气湿浊，庚子气燥寒，壬子气清寒。"有了这一套理论，就可以推算和解释气候的异常变化、生物的化生以及疾病的流行等情况。例如，《淮南子·天文训》说："丙子干甲子，蛰虫早出，故雷早行；戊子干甲子，胎夭卵毈，鸟虫多伤；庚子干甲子，有兵；壬子干甲子，春有霜。"虽然《淮南子》的这些理论与《素问》的五运学说是颇不相同的，但是客运与客主运加临之法早在战国末西汉初就已经产生了，这是毫无疑问的历史事实。在《吕氏春秋》和《淮南子》及先秦或汉初的其他古籍里，还没有发现有关六气学说的记载。故五运学说的起源远较六气学说为早。

二、五运与六气结合的必要性

不同派别的学说相互渗透、结合是科学技术取得突破性进展的重要途径之一。如果一个学派总是关起门来在自己的小天地里搞继承和研究，那么这个学派的学术就会一代不如一代地逐渐衰落下去。从这个意义上讲，五运与六气两个不同派别的学说的相互结合则是中医理论不断发展的成果。

（一）节律性周期的多样性需要

虽然五运学说早在西汉初期就已经具备了自成体系的理论而独立存在，但是，它毕竟是原始的，即使经过医家加工改造之后（如《素问·六节脏象论》的五运学说理论），仍然有许多缺陷。譬如，某些疾病的发生和流行，常常与五运学说的推论不符；某些动植物的生长化育，也往往与五运学说的理论不相一致；气候的周期性变化，也有用五运学说的理论难以解释的时候。因此，《素问》的作者就运用了综合的方法，把五运学说同另一学派的六气学说结合在一起，来弥补这个不足。例如，《素问·天元纪大论》说："天以六为节，地以五为制，周天气者，六期为一备；终地纪者，五岁为一周。……五六相合，而七百二十气为一纪，凡三十岁；千四百四十气，凡六十岁而为一周，不及太过，斯皆见矣。"这从自然气候和万物生化具有多种节律性周期的角度指出了五运与六气结合的必要性。

（二）提高疾病预测准确性的需要

《素问·五常政大论》说："其岁有不病，而脏气不应不用者，何也？岐伯曰：天气制之，气有所从也。""岁有胎孕不育，治之不全，何气使然？岐伯曰：六气五类，有相胜制也，同者盛之，异者衰之，此天地之道，生化之常也。"按照五运学说的理论推算，不该发生的疾病现在发生了是由于脏气受了司天六气的克制；生物的胎孕化育，虽由五运所主，但同样也要受六气司天在泉的制约。显然，这种五运与六气结合之后的理论，较之单独的五运学说或六气学说，适用范围要广泛得多。

（三）协调各种反应不一致的需要

同是某运主岁之年，在气候、物化、病生等方面的反应也很不一致，有的十分明显，有的很不显著，有的颇为徐缓，有的十分迅速，有的很短暂，有的持续很久。要解释诸如此类的问题，在那个时代也只有把五运与六气结合起来才有可能办到。这就是《素问·六微旨大论》所谓的“天符”“岁会”“同天符”“同岁会”“太乙天符”等说法的由来。尽管这种解释未必符合实际，但无论如何，总比把这些现象的解释留给神权迷信要好得多。

三、《内经》中五运与六气结合的痕迹

五运与六气能结合的最根本的原因是它们的对象完全相同。然而要使两个理论体系不相同的学说结合在一起，形成一个统一的新学说，也不是轻而易举的事情。从《素问》中我们可以看出，这个结合的过程似乎基本完成了，而且人们在此过程中又创立了不少新名词、新理论，扩大了新理论的适应范围。但它毕竟还没有把二者真正融合为一体，还没有达到“天衣无缝”的境地，因而留下了不少结合的痕迹，在理论上不够严密。这一点对学术研究来说，是不容讳言的。承认这一点，并不等于否定这个结合对中医学发展所做出的贡献，不等于否定运气学说的科学价值。

（一）“地”“下”和“上下相召”的不同概念

对五运六气结合过程中遗留下来的问题，如果不是从五运与六气原是两个不同的学说来考虑，就很难做出合理的解释。例如，《素问·天元纪大论》中关于“地”“下”和“上下相召”的概念的论述，是混乱而不确切的。它先是把五运称为“地”和“下”，继则以主时之六气称为“地”和“下”，最后又把五运称为“地”和“下”。在寥寥数百字的一段文章里，“地”和“下”的概念竟然变换了三次。“上下相召”的含义也随之而变化不定。这怎能不使后学者感到迷惑呢？其实《素问·天元纪大论》的作者未必不知这些矛盾，因为五运学说言在天之气为风热湿燥寒，言在地之气为木火土金水，天地之气其数皆五；而六气学说言在天之气为风热暑湿燥寒，在地之气为木火土金水火，天地之气其数皆六。五与六本不相侔，只是要把五运学说与六气学说结合成一个体系，就算明知有矛盾，也不得不如此。

（二）“君火以明”与“相火以位”

关于上述矛盾，《素问·天元纪大论》作者的解决办法就是“君火以明，相火以位”。

我们知道，火分君、相是六气学说的理论，在《素问》早期的篇章里是没有的，而是在医家们发现了人体有一种生理功能和病理表现完全不同于心火的阳气之后才产生的。那么，“君火以明，相火以位”是什么意思呢？张志聪解释为：“六期为三阴三阳之一备……五岁为五运之一周，是以君火以明而在天，相火以位而在下，盖言地以一火而成五行，天以二火而成六气也。”这就是说，在地五运之火，上升于天，可以化生为君火与相火，故在天之气有六。“以明而在天”之君火犹如

光照宇宙的太阳，是健运不息而不下的。所以，在天之六气下降于地，即为五行。换句话说，五运可以化生六气，六气也可以变为五运。这种五变为六、六变为五就是在“上下相召”的过程中实现的。既然五运与六气可以相互变换，那么“地”和“天”所指代的对象自然也是可以互换的。所以毫无疑问，“君火以明，相火以位”并无深意，不过是为了解决五运与六气结合中发生的矛盾，使得这种结合的体系能够自圆其说而已。

（三）对五运客主加临的抛弃

五运与六气结合的痕迹在《素问》中还有不少。譬如，《素问》对六气客主加临的描写非常突出，不仅对六气的时段划分（即所谓“六节气位”）及其交司时刻的逐年变迁（即所谓“三合岁气会同”）等问题，在《六微旨大论》里都做了既具体又详尽的叙述，而且对六气客主加临的六种类型，包括每种类型六步气位的气象变化、物化现象和发病情况等，即所谓“寒暑燥湿风火，临御之化”的细节问题，在《六元正纪大论》和《至真要大论》等大论里，也描绘得十分细致，甚至达到令读者生厌的程度。但是，其对五运的时段划分、客主运间的关系及五运对生物与人体的影响，却叙述得十分简略，甚至若明若暗、似有似无。至于五运的交司时刻，即使是专论五运的篇章，也只字未及。总之，五运学说在《素问》七篇大论的运气学说体系中，实际上仅仅保留着有关主岁大运的作用的内容。为了使两种学说结合到一个体系，不得不有所取舍，不得不进行一番改造制作。如果把两者原有的内容不分主次，不加取舍，全部糅合在一起，不但头绪过多，而且无法构成一个统一的体系。后世的医家不了解运气学说的历史，把被《素问》运气学说抛弃了的五运客主加临的方法重新拾了出来，实在是辜负了《素问》作者的一片苦心。

第二节　干支纪年与五运六气

五运六气学说起源甚早，在《淮南子》里就可以找到它的雏形，至于形成系统的理论的时间，大约不会早于东汉初期。它是中医理论体系的一个重要组成部分。以往有的中医专家，如清代名医张璐之次子张飞畴，认为运气学说“无关医道”。显然，这是不值一驳的。但是，关于运气学说的具体应用及其科学价值，迄今为止，见仁见智，依然颇多分歧。本节拟从干支纪年与五运六气学说的关系这样一个角度进行分析。

一、干支纪年的历史

（一）始于干支纪日

天干始于甲，终于癸；地支始于子，终于亥。十天干与十二地支顺次相配，演成六十种不同组合，称为六十甲子。它在我国历法里是纪年、月、日次序的符号。《素问·六微旨大论》所谓“天气始于甲，地气始于子，子甲相合，命曰岁立”，说的就是干支纪年法。干支纪年是从干支纪日发展而来的。干支纪日方法的起源更为古老。《山海经》里有“羲和者，帝俊之妻，生十日”的记载；商代的帝王亦都以生日（一说死日）之干名为名，如汤名帝乙，纣名帝辛。殷墟甲骨文不但有“乙卯卜，昱丙雨”“辛亥卜，昱壬雨”等卜辞，而且还有完备的六十甲子表。但迄今为止，还没有发现殷人用干支纪月的证据。

（二）西汉初期已颇为流行

从《山海经》的另一条记载“帝俊妻常羲，生月十有二”来看，似乎地支纪月法与天干纪日法一样古老。现在多数学者认为，干支纪月始于西汉太初元年（前104）颁布的太初历，干支纪年则是自东汉章帝元和二年（85）颁布四分历开始的。也有人认为是从东汉顺帝永建元年（126）才正式开始使用干支纪年法的。但是，这并不等于说东汉以前不曾有过干支纪年，恰恰相反，有可靠的证据表明，早在西汉初年，干支纪年法就已经被发明了。例如，在淮南王刘安主持下，由众多学者集体编写的《淮南子》里就有如下记载：“天维纪元，常以寅始，起右徙，一岁而移，十二岁而大周天，终而复始。淮南元年冬，太乙在丙子，冬至甲午，立春丙子。”这就是说，淮南元年是丙子年，但关于淮南元年有两种说法，一说是《淮南子》开始编写的那一年，一说是刘安进封为淮南王的那一年。后来注释《淮南子》的学者多以后说为是。因为刘长之子刘安由阜陵侯进封为淮南王是汉文帝十六年（前164）五月间的事情，是年下距太初元年恰好六十年，《汉书·律历志》谓“太初元年，岁在丙子”，故“淮南元年”为淮南王刘安即位之年的说法是可信的。这条资料说明，干支纪年法虽然至东汉才被官方所采用，但早在四分历颁布之前二百五十年的西汉初期，在民间特别是在淮南王所管辖的地区，就已经颇为流行了。否则就不可能有“淮南元年冬，太乙在丙子”的记载了。至于是谁、在什么时间最早把干支用于纪年，由于文献无所记载，不敢妄加猜测。

二、干支纪年的天文依据

运气学说认为，气候变化的原因有天文与地理两个方面，但天文因素即日月五星对地面的影响，是控制气候变化的最主要的因素。故《素问·天元纪大论》有“九星悬朗，七曜周旋，曰阴曰阳，曰柔曰刚，幽显既位，寒暑弛张”之说，并把寒、暑、燥、湿、风、火六气称为“天元”。与此同时，运气学说又赋予干支甲子以某种特殊的含义，即天干配五运，地支配六气，以作为演绎气候变化周期的依据。因此，干支纪年的天文依据在运气学说创立过程中必然要成为非解决不可的重要问题。

（一）木星运行周期

根据《淮南子·天文训》《汉书·律历志》等古书的记载，干支纪年的天文依据最主要的是木星的运行周期。最初，天文历法家发现木星在天空中十二年运行一周，于是把周天分为十二次，即十二分之一周为一次，以木星所在之次，作为纪年的标准。所以，木星又名岁星。《说文解字》“岁，木星也，越历二十八宿，宣遍阴阳，十二月一次。从步、戌声，律历书名五星为五步”，说的就是这个道理。

（二）干支纪年的起点

从历法来说，有了十二次作为纪年的标准，还得在十二次中找一个纪年的起点。《后汉书·律历志》云："元法四千五百六十。"刘昭注引《乐叶图征》云："天元以甲子朔旦冬至，日月起于牵牛之初，右行二十八宿……以四千五百六十纪，甲寅穷。"这就是说，历法之所以把四千五百六十年定为一元，是因为甲寅年甲子月甲子日寅时冬至日月皆起于牵牛（二十八宿之一）之初，且四千五百六十年之后的甲子月甲子日寅时冬至日月复在牵牛之初。换句话说，干支纪年法是以日月位于同一辰次，同时又是冬至的日子，为甲寅年的开始，循着六十干支（甲寅，乙卯，丙寅……壬子，癸丑）的顺序来纪年的。所以，此甲寅年在那个时代的历法里叫作"历元"，或"天元"。为了便于推算节气、朔望、日月五星行度，那时的历法家不仅要确定"历元"，甚至还要遥推上古，企图找出甲子月甲子日冬至恰是"五星联珠，日月合璧"（即所谓"七曜同元"）的日子，作为干支纪年的起点，此起点叫作"太极上元"或简称"上元"。虽然"七曜同元"的冬至日实际上并不存在，但是古代历法家仍不厌其烦地运用复杂的算式推求到十几万年以前，如《汉书·律历志·世经》云："汉历太初元年，距上元十四万三千一百二十七岁。"这就充分说明古代历法家使用干支纪年法，最初是非常重视天文依据的，而绝不是随便安排的。

三、干支纪年与超辰法

（一）干支纪年与木星周期的误差

干支纪年的天文依据是日月五星在天空中的位置，其中岁星（即木星）的位置尤为重要。但是，还必须指出，这种天文依据是不够精密的，因为，木星的公转周期是十一点八六年，而不是十二年。所以，到了西汉晚期，就发现岁星在天空的运行并不是一年走一次，而是一年走一次多一点，即十二分之一周多一点（如《汉书·天文志》以为十一又百分之九十二年为木星周期，《后汉书》则以十一又百分之八十七年为木星周期）。假使时间不长，这种误差不甚显著，很难发现。若经过七八十年或一二百年，则以干支推算的岁星所在的位置就会同岁星在天空中的实际位置发生很大的差距。当时的历法家们为了使干支纪年与实际天象间的差距不至于越来越大而创立了一个补救的方法，叫作"太岁超辰法"。

（二）太岁超辰法

此法要求若干年之后，纪年的干支要跳跃一个辰次。譬如，甲子年之后，本来应是乙丑年，乙丑年之后才是丙寅年，但在需要超辰的情况下，甲子年的下一年可以不是乙丑年，而是丙寅年。所以，《后汉书·律历志》在讲述《三统历谱》的时候说："百四十四岁一超次。"惠栋注："超次，即服虔注《左传》'龙度天门'之说也。龙，岁星也，右行于天，一岁移一辰，又分前辰为一百四十四分，而浸一分，则一百四十四年跳一辰。”这就是说，岁星在天空中运行一百四十四年，走了一百四十五次。因此，以六十干支顺序纪年，经过一百四十四年，就必须超越一个辰次（据现代计算，只要八十年左右，就要超一辰），只有这样才能使干支纪年的岁名同岁星所在的实际位置重新保持相对一致。

（三）青龙一周法

太岁超辰法，依干支纪年的顺序，忽然跳过一年（历家称为“岁有空行”），这是不太合理的，而且使用起来也相当麻烦。所以，东汉颁行的四分历就干脆不再理会岁星的实际位置，径以六十干支顺序纪年，这叫作“青龙一周法”。此法从此沿袭下来，一直到现在，并且可上推至西周共和元年（前 841）。《中国历史年表》的干支纪年就是据此法推算出来的。我们现在从《史记·诸侯年表》里见到的干支纪年则是刘宋时期（420—479）的徐广按照“青龙一周法”增补上去的，而非出于司马迁之手。所以，东汉以来，干支纪年已经失去了它原有的天文依据。

四、同一年份的纪年干支诸说不同

（一）太初元年的不同纪年干支

凡是比较细心的读者，都会发现同一年份的纪年干支，在不同的古书里往往很不相同。以汉武帝太初元年为例，就至少有三种不同的纪年干支。司马彪《后汉书·律历志》谓“太初元年，岁在丁丑”；班固《汉书·律历志》则以为太初元年“岁在丙子”；司马迁《史记·历书》说“太初元年，岁名焉逢摄提格”，《史记索隐》注云“如《汉志》，太初元年，岁在丙子。据此则甲寅岁也。……岁阳在甲云焉逢，谓岁干也；岁阴在寅云摄提格，谓岁支也”。查六十甲子表，丙子与丁丑只是一年之差，而丙子与甲寅的差距则甚为巨大。丙子下距甲寅有三十八年之遥，上距甲寅亦达二十二年之久。

（二）纪年干支不同的原因

同一年份的纪年干支，何以会产生如此巨大的误差呢？《后汉书·律历志·汉安论历》中有如下一段论述可供参考：“太初元年，岁在丁丑，上极其元，当在庚戌，而曰丙子，言百四十四岁超一辰，凡九百九十三超，岁有空行八十二周有奇，乃得丙子。”这段话是什么意思呢？钱大昕注释说：“案《三统术》，上元至太初元年十四万三千一百二十七算，以百四十四除之，得九百九十三（余百三十五），此为上元以来太岁超辰之数，以此数并入积算，起丙子算，至太初元年，复得丙子矣。东汉以后，术家不知太岁当超辰，但依六十之数，上溯太初，以为岁在丁丑，又以为上元当在庚戌，非太初本法也。”若按照《史记》的说法，太初元年岁在甲寅，则上元亦当在甲寅。由此观之，同一年份的干支纪年不一致的主要原因有两个，一是历法的立元不同，一是使用或不使用超辰法。

（三）纪年干支与气象变化无特定关系

诚如《素问·六节脏象论》所说，只要掌握好“立端于始，表正于中，推余于终”的方法，使月建与置闰不失天度，达到“以闰月定四时成岁”的要求，就能保持月份与时令节气间的正常关系。所以，用不用超辰法，确立什么样的历元，对于主要用来指导农业生产的历法来说，都是可有可无的事。然而，如果按照纪年干支来推算和预测气象，那关系就非同小可了。就以太初元年的三种不同纪年干支来说，甲寅年气象变化的要素为土运太过，少阳相火司天，厥阴风木在泉；丙子年则为水运太过，少阴君火司天，阳明燥金在泉；丁丑年则为木运不及，太阴湿土司天，太阳寒水在泉。同一个太初元年，可以推算出三种截然不同的气象变化。这就表明，以干支纪年推算和预报气象，即使不考虑各地区气候、天气不可能同步的实际情况，在理论上也是难以自圆其说的。因此，以往的气象记录可以为我们研究气候变化的周期提供资料，但是，若企图从中寻找干支纪年与气象变化之间的特定关系，并以之作为评价运气学说科学性的依据，则不论其结论是肯定还是否定，都难以令人信服。因为，干支纪年法演变的历史证明这种研究方法本身就是极为可疑的。

五、运气周期与干支纪年

（一）气候变化周期的确定需长期观测记录

众所周知，凡研究大自然里有周期性的事物，最关键的是，要有长期的观测记录，只有这样才能从中找出规律，找出周期，舍此别无良法。运气学说关于气候变化的认识，自然也不能例外。我国自古以来以农立国，农业收成的好坏，与气候状况关系极大。所以，历代帝王都十分重视历法的制定和天气、气象的观测。夏代就有了历法；殷墟出土的大批甲骨文中就有三千多年前的气候记录，其中还有不少是连续十天的天气实况记录；春秋时代就已经发现季节变化同天体运行是密切相关的，并开始利用天体的位移测定四季的风霜雨雪，《春秋》里有长达二百四十一年的气象变化的记载；云梦睡虎地秦墓出土的大批竹简中发现的《秦律十八种·田律》证明，早在秦代就已经建立了地方政府必须及时向中央报告气象的制度，《后汉书》里也有类似的记载，且这个制度一直施行至清代末年，至今故宫里还存有大量的《晴雨录》。因此，我们有足够的理由肯定运气学说关于气候周期的论述是以长期的天文气象记录为依据的，而决不是向壁虚造搞出来的。但是，这并不等于说运气学说里关于气候变化周期的论述已经达到了与客观实际完全一致的水平，我们更不能由此得出纪年干支与气象变化之间具有特定的对应关系的结论。

（二）干支甲子是气候类型的代号

纪年干支与天象之间从来就不存在什么确定的对应关系，东汉废除超辰法之后，尤其如此。对于这一点，东汉早期研究五运六气学说并使之形成系统理论的医家们应该是十分清楚的。所以，虽然《素问》依然使用干支甲子作为演绎气候周期的工具，但是其中的甲子岁、乙丑岁、丙寅岁等随着历法的改革在实际上已经变为含有气候要素和变化机制的气候类型的代号，同原来历法中纪年的干支甲子已经不是同一个东西了。《素问·五运行大论》说：“天地阴阳者，不以数推，以象之谓也。”又说：“仰观其象，虽远可知也。”《素问·至真要大论》也说：“时有常位，而气无必也。”这就是说，天气、气候的预报，只有首先观察天象，而后结合气候变化的机制，才能得出，而绝不是根据经年的干支能够推算出来的。显然，这些话是《素问》作者为了防止后人误解而特意强调指出的。

沈括在《梦溪笔谈》里批评那些以干支纪年作为推算气候依据的人“胶于定法”，而“不知所用”。缪希雍在《本草经疏》里把五运六气学说的干支甲子称为“虚立”，说“岁有是气至则算，无是气则不算，既无其气，焉得有其药乎”。虽然，他们都没有能够从岁星纪年法、超辰法和青龙一周法的历法演变过程来分析论证干支纪年同运气学说的关系，没有能够把纪年的干支甲子同运气学说中作为气候类型代号的干支甲子在本质上加以区别，但是，他们的上述见解对今天我们研究运气学说还是很有参考价值的。

第三节　平　　气

平气是运气学说里的一个重要术语。它涉及范围广泛，对运气的推算结论具有举足轻重的作用。虽然从《素问》的记载来看，平气的概念还比较清楚，推算方法也较为简单，但其中也多有重复与矛盾之处。后世学者的平气理论虽看似上承《素问》而有所发展，实则与《素问》颇多抵牾，因此更是漏洞百出，烦琐重复，难以自圆其说。近年来出版的有关论著和教材讲义之类，则大多因循前人旧说，间或有所损益，往往顾此失彼，并没有真正解决问题。因此，笔者认为，要研究和整理运气学说，就必须把揭露平气理论中的矛盾作为必不可少的一个步骤。

一、平气的特点

（一）《素问》的平气概念

平气是相对于太过和不及而言的，既非太过，又非不及，就叫平气。

《素问》论五运主岁，就有太过、不及与平气之分。其区分的标准有如下两个方面。

第一，根据气候与节气（也就是时间）的对应关系区分：气候先于节气，称为太过；气候迟于节气，即不及；气候与节气同步，合期而至，就是平气。例如，《素问·六微旨大论》说：“至而至者和。至而不至，来气不及也。未至而至，来气有余也。”这里所说的“和”，即平气；“有余”，即太过。

第二，五运气化是否平衡协调、有无克胜乘侮等情况发生，是区分太过、不及和平气的又一重要标准。只有五化均衡，无胜无复，才是平气。所以，《素问·五常政大论》叙五运平气之名云：“木曰敷和，火曰升明，土曰备化，金曰审平，水曰静顺。”又说：“敷和之纪……五化宣平”；“升明之纪……五化均衡”；“备化之纪……五化齐修”；“审平之纪……五化宣明”；“静顺之纪……五化咸整”；“故生而勿杀，长而勿罚，化而勿制，收而勿害，藏而勿抑，是谓平气”。如果五运气化失去平衡，发生胜复乘侮，那么，不是太过，就是不及，故《素问·五运行大论》说：“气有余，则制已所胜而侮所不胜；其不及，则已所不胜侮而乘之，已所胜轻而侮之。”

不过，在《素问》看来，气候本身之是否平衡协调，有无胜制乘侮，是和气候与节气的对应关系密切相联、不可分割的。《素问·六节脏象论》所说“未至而至，此谓太过，则薄所不胜而乘所胜也，命曰气淫。至而不至，此谓不及，则所胜妄行而所生受病，所不胜薄之也，命曰气迫”即可证明。

因此，平气的完整概念也必须具备气候与节气同步、合期而至，和五运气化平衡协调而无胜复两个方面。

（二）平气的构成条件

后世医家对《素问》的平气概念似乎并无异议，但是，对于平气的构成条件和推算方法的看法，却与《素问》颇多分歧。

《素问》认为，平气固然是正常的气候，而太过与不及相间出现乃有序的不平衡，也是自然界变化的必然，算不得反常情况。故《素问·六节脏象论》有“气之不袭，是谓非常”之论，而《素问·六元正纪大论》也说：“运有余，其至先；运不及，其至后。此天之道，气之常也。”于是，以纪年的阳干代表太过、阴干代表不及来反映气候的必然。《素问·天元纪大论》“形有盛衰，谓五行之治，各有太过不及也。故其始也，有余而往，不足随之，不足而往，有余从之，知迎知随，气可与期”说的也是这个道理。

那么，平气又是如何产生的呢？《素问》没有做出明确的解释，后世医家则有较为一致的说法，即“岁运有余而被抑，岁运不及而得助”是构成平气的根本原则，符合此原则的就可称为平气。为了行文方便，我们姑且把应用这个原则来推算和解释平气的方法，叫作“天平法”。这个天平法从自身的逻辑来讲，几乎完全正确，无可非议。千百年来也无人反对过。但是，对于或抑或助的力量来源，人们的看法很不统一，故其推算结果必然有异。这是因为对原则的认识一致，并不意味着对具体事物的见解必然相同，况且，在《素问》中找不到关于这个天平法的原则的原文，而其又与《素问》所说的平气矛盾殊多。

为了说明问题，下面将分别从岁会、天符、同岁会、同天符、同正岁及干德符等与推算平气有关的几个方面，展开必要的分析和讨论。

二、岁会、天符与平气

（一）何谓岁会

岁会，在《素问》里有明文规定，是推算平气的一个重要方法。如《素问·六微旨大论》说：

"帝曰：盛衰何如？岐伯曰：非其位则邪，当其位则正。邪则变甚，正则微。帝曰：何谓当位？岐伯曰：木运临卯，火运临午，土运临四季，金运临酉，水运临子，所谓岁会，气之平也。"

四季，在这里指的是值年年支的辰、戌、丑、未。辰位东南，戌位西北，丑位东北，未位西南，此四者皆为土之正位。子居正北方水位，午在正南方火位，卯为正东方木位，酉为正西方金位。位，即年支的五方五行之正位；当位，是构成岁位的条件；岁会，即岁运与同属的值年年支相会，故又名"岁位"，或称"岁直"。木运临卯，是丁卯年；火运临午，是戊午年；土运临四季，是甲辰、甲戌、己丑、己未年；金运临酉，是乙酉年；水运临子，即丙子年。所以，岁会共有八年，占六十甲子的百分之十三点三三。气之平，即平气。

（二）何谓天符

天符，《素问·六微旨大论》讲："土运之岁，上见太阴；火运之岁，上见少阳、少阴；金运之岁，上见阳明；木运之岁，上见厥阴；水运之岁，上见太阳，……天与之会也，故《天元册》曰天符。"

上见，指值年之司天。土运之岁，上见太阴，为己丑、己未年。火运之岁，上见少阳，为戊寅、戊申年；上见少阴，为戊子、戊午年。金运之岁，上见阳明，为乙卯、乙酉年。木运之岁，上见厥阴，为丁巳、丁亥年。水运之岁，上见太阳，为丙辰、丙戌年。凡十二年，占六十甲子的百分之二十。所谓"天与之会"，即司天与岁运同属相会。在十二年天符中，与岁会重复的己丑、己未、戊午、乙酉四年，又称太乙天符。

（三）岁会、天符与平气的关系

天符是不是平气？原文没有讲。岁运与值年年支同属相会可以构成平气，那么，岁运与值年年支派生的司天同属相会，照理也应当构成平气。明代著名医家张介宾在他的《类经图翼·五运太少齐兼化逆顺图解》中，就曾经提到过这个问题，说："若太乙、天符、岁会、同天符、同岁会，则其符会，虽皆曰平气，然而纯驳固自不同，逆顺亦有轻重。"这表明张介宾在这里是把岁运与气"符会"作为平气的主要条件的；天符、岁会、同天符、同岁会之类，除了纯驳、逆顺的程度有所不同之外，都具有"符会"的特点，所以都应该属于平气的范畴。毫无疑问，张介宾的这个观点与《素问》原文的基本精神是相通的。可是，这与唐宋以来运气家们公认的那个天平法的原则有着许多无法调和的矛盾。所以，张介宾在专论平气的时候是不提岁会、天符等名词的，这反映了他在平气理论上理解得不透彻和无可奈何的心理状态。例如，他说"平气，如运太过而被抑，运不及而得助也"，把《素问》岁会为平气的经典理论抛在了九霄云外，而把后世的天平法提到了唯一的地位。接着，他举例说："如戊辰阳年，火运太过，而寒水司天抑之；癸巳阴年，火运不及，而巳位南方助之；辛亥水运不及，而亥位北方助之。又如，丁运木司天，上角同正角也；己运土司天，上宫同正宫也；乙运金司天，上商同正商也，皆曰平气，而物生脉应，皆得平和之气也。"

所谓"丁运木司天"，指丁亥、丁巳年；"己运土司天"，指己丑、己未年；"乙运金司天"，指乙卯、乙酉年。此岁运不及而得司天之助的六年在《素问》都属于天符之年，其中己丑、己未、乙酉年又是岁会，而张介宾在此概不提及。之所以不提岁会、天符之名，正是因为在天平法看来，天符也好，岁会也罢，其中只有部分而非全部符合平气原则。

我们还可以从上面张介宾所举的例子中看到，抑岁运或助岁运的力都来源于值年的年支，其中有的使用年支的司天之力，有的是使用年支的方位之力，而年支方位又多非五方五行之正位，如巳位不在正南，亥位亦非正北。这与《素问》岁运必须与同属年支之正位相会才能构成平气的岁会法，不仅在方法上大不相同，而且多有相互矛盾之处。

正由于岁会法与天平法之间互有矛盾，岁会八年在天平法看来绝大多数是不合理的。

例如，木运临卯的丁卯年，丁为木运不及，卯为阳明燥金司天。不及之木运，虽得正东方卯木之助，却遇燥金司天之抑，这一助一抑两种力正好相互抵消，而不及之木运依然如故，是算不得平气的。此岁会法不合理者之一也。不过，有些学者只强调卯木这个力，而故意对燥金司天之力不予理睬，硬是把丁卯年说成“岁运不及而得助”之平气。这是另外一个问题，即天平法学派的内部问题，此处暂不讨论。

再如，火运临午的戊午年，戊为火运太过，午为正南火位，又为少阴君火司天。不论是司天，还是方位，皆助岁运之有余，则盛者愈盛，何平之有？此岁会法不合理者之二也。

又如，水运临子的丙子年，丙为水运太过，子为少阴君火司天，是岁运克司天，而非岁运被抑，是不得为平气的；即使以年支方位言之，子为正北方水位，是助水运之有余而非抑其太过者，更不可能成为平气。此岁会法不合理者之三也。

还有土运临四季的甲辰、甲戌二年，甲为土运太过，辰、戌主太阳寒水司天，水非克土者，不能使太宫受抑；以年支方位言，则辰位东南，戌居西北，并为土旺之乡，是助其岁运之太过，而非抑其有余，太宫何由得平？此岁会法不合理者之四也。

总之，严格按照天平法的观点，岁会八年中仅有己丑、己未、乙酉年，无论从年支之方位来说，还是从司天来说，皆与“岁运不及而得助”之原则相符，可以构成平气。除此之外，丁卯、甲辰、甲戌、戊午、丙子年，都不具备构成平气的条件。由此可见，《素问》岁会为平气的经典地位实际上早已被否定了大半，然而在讲解《素问》时还要肯定岁会是平气，岂非怪事一桩？

至于天符的命运，看来要比岁会幸运得多。因为它的平气地位，在《素问》里没有明文记载，而十二年天符中，被天平法承认为平气的竟有六年之多（具体纪年已见上文），其符合率达到百分之五十，远比《素问》明文确定为平气的岁会为高。这是运气学说里的又一怪事。如果说，虽然岁会八年中有大半非平气，还不足以否定《素问》岁会为平气这个经典理论，那么，十二年天符内有一半是平气，比岁会中平气的比率还要高，为什么不能说“天符亦平气也”或“天符者，气之平也”呢？

三、同天符、同岁会与平气

从上文我们看到了在天符、岁会范围内，平气理论逻辑上的严重紊乱。接下来，我们将讨论同天符与同岁会范围内平气的情况。

（一）如何确定同天符和同岁会

《素问·六元正纪大论》说："太过而同地化者三，不及而同地化者亦三。……甲辰、甲戌，太宫下加太阴；壬寅、壬申，太角下加厥阴；庚子、庚午，太商下加阳明，如是者三。癸巳、癸亥，少徵下加少阳；辛丑、辛未，少羽下加太阳；癸卯、癸酉，少徵下加少阴，如是者三。……太过而加同天符，不及而加同岁会也。"在这里，"同地化"之"地"与"下加"都是指在泉之气而言。

这段原文表明，同天符六年、同岁会六年都是以岁运与在泉之气属性相同为条件的，其中岁运太过的称为同天符，岁运不及的称为同岁会。

（二）同天符、同岁会与平气的关系

同天符与同岁会是不是平气？《素问》没有明文规定，唐代王冰注也没有讲。到了宋代刘温舒《素问入式运气论奥》就明确说："其不及之岁，则所胜者来克，盖运之虚故也，则其间自有岁会、同岁会，亦气之平也。"可见，同岁会六年都属平气。其又说："坚成之纪，二火司天，四年皆平气之岁也。"（以上均见《素问入式运气论奥·论纪运》）"坚成之纪"，即金运太过之年，其中逢少阳相火司天和少阴君火司天者，各有二年，为岁运太过而被抑，故曰"四年皆平气之岁也"，显然，这完全是从天平法角度讲的。其实这四年中只有庚子、庚午二年为阳明燥金在泉，符合"太过而同地化"之同天符条件。

根据刘温舒的上述论证，六年同天符中的庚子、庚午二年及六年同岁会的全部（合计八年）都是平气，其余四年同天符并不具备构成平气的条件。这个结论，是否正确？不妨试用天平法，做具体分析。

甲辰、甲戌年，为"太宫下加太阴"，土运太过，虽有太阳寒水司天之抑，却遇太阴湿土在泉之助，又得辰、戌土位之益，故甲辰、甲戌年不得为平气；壬寅年即"太角下加厥阴"，木运太过，寅位东方偏北，虽非正位，亦属于木，且在泉又为厥阴风木，皆能益其太过之木运，而司天之相火，并非克木者，故壬寅年不得为平气；壬申年亦为"太角下加厥阴"，虽有西方申金之抑，仅能抵消在泉风木之助，太过之木运依然如故，故壬申年亦不得为平气。可见刘温舒不承认这四年同天符为平气，是完全合乎天平法逻辑的。

但是，必须指出，刘温舒在这里确认为平气的八年，若用天平法来检验，则有一半是错误的。譬如，庚子年，金运太过，虽受少阴君火司天之力的抑制，却得阳明燥金在泉之助，一抑一助正好相互抵消，至于年支子位北方之水并非克金者，可证刘温舒以为的庚子年为平气是不合天平法逻辑的。

又如，癸亥年，癸为火运不及，亥为北方水位，司天为厥阴风木，在泉为少阳相火，后人虽有司天生运之说，亦仅为分析逆顺而设，与平气无关，故司天之木无助于不及之火运，在泉相火虽有助于不及之火运，却逢北方亥水之抑，一抑一助亦恰好相互抵消，不及之岁运实际上未能得助，因而癸亥年为平气之说也是难以成立的。也许有人会说，这样的分析未必确当，因为在运气学说里，迄今为止，并没有方位与司天、在泉三者之力可以相互抵消之说。但笔者认为，这恰能证明以往学

者们使用天平法原则时的随意性和不严谨的科学态度，却不足以否定我们的上述分析。

再如，辛丑、辛未年，丑、未皆为土之正位，并为太阴湿土司天，太阳寒水在泉；辛为水运不及，处在土位和湿土司天双重抑制之下的水运虽得太阳在泉寒水之助，亦不足以使不及之水运变成平气。

由此可见，以庚子、癸亥、辛丑、辛未年为平气，对天平法来说实在是不折不扣的自我背离。换句话说，刘温舒肯定的八年平气（即六年同岁会和庚子、庚午二年同天符）中只有一半合乎天平法自身的逻辑。所以，平气的理论和推算方法在同天符与同岁会范围内也是相当紊乱的。

四、同正岁与平气

（一）同正岁的含义和年份

我们知道，在《素问》里明文规定为平气的共有两类。一类是岁会，如上述。另一类即同正岁。所以，同正岁是《素问》对于八年岁会以外的平气年的总称。例如，《素问·六元正纪大论》说："诸同正岁，气化运行同天。"又说："运有余，其至先。运不及，其至后。……运非有余非不足，是谓正岁，其至当其时也。"在这里，"同天"与"当其时"是一个意思，"正岁"即平气之年。所以，同正岁的含义即岁运的气化与平气之年相同。

《素问·六元正纪大论》记载的同正岁有戊辰、戊戌年同正徵，丁卯、丁酉、癸卯、癸酉、乙卯、乙酉、庚寅、庚申年同正商，丁丑、丁未、己丑、己未、辛丑、辛未年同正宫，庚子、庚午年同正商，丁巳、丁亥、己巳、己亥、乙巳、乙亥年同正角，凡二十四个年份。《素问·五常政大论》所载与此相同，唯叙述的先后次序略有差异。

（二）同正岁与平气的关系

在这二十四个同正岁中，乙卯、乙酉、丁巳、丁亥、己丑、己未年，与天符重复；己丑、己未、乙酉、乙卯年，与岁会重复；庚子、庚午年，与同天符重复；癸卯、癸酉、辛丑、辛未年，与同岁会重复。在这十三个重复出现的年份中，除了丁卯、庚子、辛丑、辛未年不合乎天平法原则之外，其他九个年份完全符合平气的要求，我们在前面已经讲过，这里不再讨论。剩下的十一个同正岁，如果用天平法原则逐个分析其年支方位、司天、在泉三种力对岁运的作用关系，那么，可以看到，戊辰、戊戌、庚寅、庚申年是符合平气要求的。因为，戊为火运太过，而司天寒水足以抑之，辰、戌为土位，在泉为湿土，皆非克火及助火者，可以不计，故戊辰、戊戌可成平气；庚为金运太过，寅为东方木位，在泉为厥阴风木，皆与金运盛衰无所损益，可以不计，而少阳相火司天之力足以抑金，使其成平气。除此四个年份之外的年份皆不具备平气之条件。

丁酉年，丁为木运不及，酉为西方之金，又为阳明燥金司天，不及之木运受司天与方位双重抑制，则不足者愈不足，而在泉之少阴君火对不及之木运无所助益，所以，丁酉年这个同正岁在天平法看来是算不得平气的。

丁丑、丁未年，亦岁木不及。丑、未既为土之正位，属太阴湿土司天，二者对不及之木运皆不能有所助益，而在泉太阳寒水之力不能改变此土强木弱之势。故丁丑、丁未年皆不具备平气之条件。

己巳、己亥年，己为土运不及，巳、亥为厥阴风木司天，不及之土被司天所抑，则岁运愈不足。巳为南方火，亥为北方水，按照克运为抑，同运为助之例，火与水对土运皆无助力。所以，己巳、己亥年同正岁在天平法看来决非平气之年。

乙巳、乙亥年，乙为金运不及，巳、亥为风木司天、相火在泉。风木既无益于金，又遇抑金之相火，则不及之金运愈不及。至于年支方位，南方巳火亦为克金之力，北方亥水非同运得助者，故乙巳、乙亥年都不符合天平法之原则。

综上所述，十一个单纯的同正岁中具备平气条件的只有戊辰、戊戌、庚寅、庚申年。如果连同与太乙天符、同天符、同岁会重复的九个平气一起计算，则符合天平法原则的同正岁共有十三个，换句话说，《素问》认为二十四个同正岁都是平气，而在后世天平法那里，只承认其中的十三个是平气，其符合率只有百分之五十四多一点。不过，后世医家主张天平法才是平气的唯一标准。但在《素问》面前他们大多不能坚持原则，他们在给同正岁做注解的时候，不仅承认二十四个同正岁全属平气，而且还会说出同正岁之所以是平气的多种理由，诸如“司天则同其正，抑运则反其平”“太过岁谓木齐金化，金齐火化，火齐水化，水齐土化，土齐木化也；不及岁谓木兼金同化，金兼火同化，火兼水同化，水兼土同化，土兼木同化也”等。（并见《素问入式运气论奥》和《类经》等书）这使运气学说变得极为紊乱。

（三）同正岁理论的缺陷

《素问》的同正岁理论也不是完满无缺的。首先，按照这个理论，岁运在司天影响下，可以改变原有的属性。如丁卯、丁酉年同正商，是木运变为金运；癸卯、癸酉年同正商，是火运变为金运；丁丑、丁未年同正宫，是木运变为土运；辛丑、辛未年同正宫，是水运变为土运；己巳、乙亥年同正角，是金运变为木运。虽然注家们的“齐化”“兼化”“得政”等一套解释方法未尝不能言之成理，但是从这些变化的结果中我们看到，火运与水运皆减少了两个年份，土运与金运则都增加了两个年份，因而六十甲子总体上出现了岁运不平衡，木、火、土、金、水五运之间不相承袭的状态。不平衡、不相承袭是反常现象，所谓“气之不袭，是谓非常”（见《素问·六节脏象论》），这是显而易见的。然而《素问》在这里不仅无视这些反常现象，还要“粉饰太平”，称之为“同正岁”。这样的逻辑实在令人难以理解。近年来，有的学者也许看出了其中的矛盾，硬是把“同正岁”解释为某个季节里出现的平气。虽然这保证了六十甲子在总体上不会出现岁运不平衡、五运不相承袭的状态，但是，在年度范围内还是会出现五运不平衡、不相承袭的情况，因而四时气候的反常和失序的紊乱状态在同正岁那里实际上是无可避免的。气候反常却被称为平气，充分说明了“同正岁”的理论是多么的不合逻辑。

值得注意的是，《素问》对平气的要求是不仅要时至而气至，而且不允许出现克胜乘侮。可是，

《素问·六元正纪大论》的记述中，凡岁运不及的同正岁，几乎没有不言胜复的。例如，丁卯、丁酉岁，曰“清热胜复同”；癸卯、癸酉岁，曰“寒雨胜复同”；己卯、己酉岁，曰“风凉胜复同”；乙卯、乙酉岁，曰“热寒胜复同”；丁丑、丁未岁，曰“清热胜复同”；己丑、己未岁，曰“风清胜复同”；辛丑、辛未岁，曰“雨风胜复同”；丁巳、丁亥岁，曰“清热胜复同”；己巳、己亥岁，曰“风清胜复同”；乙巳、乙亥岁，曰“热寒胜复同”。王冰注也说：“不及之运，常兼胜复之气言之。”既言胜复，又称平气，这难道还不足以使读者糊涂吗？

由此可见，平气的理论在同正岁里也是紊乱不堪的。

五、干德符与平气

虽然《素问》的岁会与同正岁以及后世的天平法矛盾颇多，但是，它们的方法都始终离不开岁运、方位、司天和在泉四方面的力，平气即在这四种力的较量中形成的。岁运的力，来自天干；方位与司天的力，皆从地支上发生；在泉的力，则由司天推算而来，实际上也是源于地支的。四种力中三种来自地支，只有一种源于天干，显得很不公平。干德符为平气的理论则是专从天干上做文章的，颇有点纠偏的味道。

（一）确定干德符的法则之一

什么是干德符呢？刘温舒《素问入式运气论奥》讲干德符的法则共有两条。第一条：“若五运阴年不及之岁，大寒日交初气，其日、时、建干，与年干合者，谓之干德符，当为平气，非过与不及也。”（《素问入式运气论奥·论月建》）

此所谓“建干”，即月建之干。所谓“合”，是相合、化合，而非相同，即“甲与己合，乙与庚合，丙与辛合，丁与壬合，戊与癸合”。显然，这取法于“十干化运”。十天干分阴阳，则甲、庚、丙、壬、戊为阳干，己、乙、辛、丁、癸为阴干。阴干主岁运不及，若遇大寒节交司之时或日或月为阳干，而与岁运之年干相合者，则不及之岁运皆可立即变为平气。我们在上文讲过，在《素问》的平气法则和后世的天平法中，岁运不及能否变为平气，需要根据值年年支的方位、司天、在泉三支力量对岁运的作用确定。现在，司天之力也好，在泉之力也好，方位之力也罢，在干德符面前统统不起作用了。干德符竟然具有那么巨大的威力，真是不可思议。

（二）法则之一缺少历法的支持

也许有人会说，古人说的、古书上写的都是千百年经验的总结，必有真理蕴乎其中，其是不可随便怀疑、轻率否定的。这话似乎颇有道理。遗憾的是，对于历法来说并非如此。按照我国历法的规定，大寒是十二月的“中气”，极个别的年份可以提早到十一月底。例如，紫金山天文台《新编万年历》推算了1840年至2050年的大寒节气，没有一年是在正月的，且十二月的月干，己年必为丁，乙年必为己，辛年必为辛，丁年必为癸，癸年必为乙。其中没有一年与干德符的原则是相符的。如果以运气历法推算，即以年前十二月交大寒节气作为一个年度的开始，那么，大寒所在月的月干与该年年干的关系是，己年必为乙，乙年必为丁，丁年必为辛，辛年必为己，癸年必为癸，此亦不符合干德符之原则。如果说，这条干德符可能适用于大寒节气提早至十一月的年份，那么，月干与年干的关系就是，己年必为甲，乙年必为丙，丁年必是庚，辛年必为戊，癸年必为壬。其中，己年与干德符原则相符，六十年内有六年有望成为干德符，似乎它的作用不小。然而，大寒日在十一月的年份是很少的，以1840年至2050年来说，仅有1871年与1985年如此，相隔一百一十多年才遇到一次，而且1871年是辛年，1985年是乙年，乙年的十一月为丙，辛年的十一月为戊，此亦不符合干德符原则。由此可见，年干与大寒所在月月干相合的干德符，实际上不过是个空中楼阁。若非古人无意搞错，那或许就是他们故弄玄虚，拿它来吓唬人吧。至于大寒的日干与年干相合的机会，也并不多见，笔者推算了清同治三年甲子（1864）至民国十二年癸亥（1923）的情况，六十年中符合干德符原则的只有四个年份：同治四年（1865）岁次乙丑，年前大寒日为庚寅；光绪十七年（1891）岁次辛卯，年前大寒日为丙午；光绪三十一年（1905）岁次乙巳，年前大寒日为庚申；民国六年（1917）岁次丁巳，年前大寒日为壬戌。况且，乙丑年本属岁会，丁巳、乙巳年并为同正岁，唯辛卯年《素问》以为“少羽与少宫同”不为平气。所以，这种干德符在此六十甲子中仅占百分之一点六六。至于交大寒节气的时干，推算极为麻烦，虽天文历算专家也难免发生误差，而历代运气家能事先指出何年为年干与时干相合的干德符者，笔者竟未尝闻。这里姑置勿论。

（三）确定干德符的法则之二

刘温舒讲的另一条法则是：“阴年中，若逢月干皆符合相济，若未逢胜而见之干合者，即平气。若行胜以后，行复已毕，逢月干者，即得正位也。”（《素问入式运气论奥·论纪运》）

这就是说，岁运不及之年的年干与任一月的月干相合，都可成为平气，即使相合在胜气和复气发生之后，也都可使岁运重新获得正位，而变成平气。换句话说，不论气候多么反常，只要遇到干德符，就会变成风调雨顺、万物得所、人无疫疾的平和景象。

（四）对应用法则之二的分析

推算年干与月干相合的干德符（前面讲了与大寒节气有关的三个月），由于月干不像月支那样固定，所以比较麻烦，但却有捷径可走，只要记住“甲己岁丙寅，乙庚岁戊寅，丙辛岁庚寅，丁壬岁壬寅，戊癸岁甲寅”这首被称为“正月建寅歌”的口诀，即可推算出六丁年的正月为壬寅，六乙年的三月为庚申，六癸年的五月为戊午，六辛年的七月为丙申，六己年的九月为甲戌，此皆年干与月干相合者。所以，三十个阴年，无年不可成为平气，只是时间早晚、长短不一而已。可见这第二个确定干德符的法则的作用是很大的。不过具体说来，它也有无用武之地的时候。例如，六丁年是它发挥作用最全面、时间最长的六年，可是，在它出世以前，早已被《素问》的同正岁全部占领了，一天也没有给它留下。当然，它对六丁年还是有一定作用的。因为六丁年在同正岁那里，除了丁巳、丁亥年之外，丁丑、丁未年是要变成土运的，丁卯、丁酉年是要变成金运的。现在由于干德符的干预，六丁年在成为平气的同时得以保持原有的木运不变。这是干德符的作用所致，也是干德符与同正岁两种平气法则的矛盾所在。

六己年，虽然己丑、己未和己巳、己亥年已被岁会和同正岁占有，但是己卯、己酉年的九月至十二月大寒节一段时间，干德符还可发挥作用，而且，干德符还能保证己巳、己亥年各有三至四个月的土运不会变成木运。

六辛年，虽然辛丑、辛未年已被同岁会和同正岁双重占有，而辛巳、辛亥、辛卯、辛酉年从七月开始各有半年时间是干德符的发挥作用的时间。此外，干德符还能使辛丑、辛未年从七月开始重新恢复固有的水运，而不再变为土运。

六乙年，虽然乙卯、乙酉、乙巳、乙亥年已被同正岁占领，但干德符能使乙巳、乙亥年在同正岁那里变成的木运，重新变回金运，而且乙丑、乙未年从三月开始各有十个月时间是干德符显示全部力量的时期。

再说六癸年，虽然癸卯、癸酉年已被同岁会和同正岁双重占领，癸巳、癸亥二年亦被岁会独占，但剩下的癸丑、癸未年从五月开始各有八个月左右时间是干德符的发挥作用的时间。

综上所述，在干德符的作用下，六十甲子内，除了二十四个同正岁和两个同岁会之外，又增加了十个年次的平气（虽然不是完整的十年），这使平气的总数由原来的二十六个年次猛增至三十六个年次，使所有的岁运不及年都有可能变成平气，而且还能使岁运在司天之力作用下改变属性，重新复原。这是一种多么神奇的力量。这种力量为什么如此强大？古人是怎么发现它的？它的理论是否与客观实际相符？干德符可以使岁运不及者变成平气，那么，干与干相克者为什么不能使岁运太过者变成平气？这是稍有思维能力者都会发出的疑问，可是十分遗憾，迄今为止还没有一位运气专家能对此有所说明。今后，企图从天文、气象以及有关宇宙的其他各种自然科学中找到答案，将是一个十分艰巨的研究课题。

总之，上文所说的平气是运气学说里的一个术语，与古代历法以一个回归年平均分属二十四个节气的平气法中的平气不是一个概念。历法上的平气法早已被定气法所代替，而运气学说里的平气法不仅依然存在，而且在宋代还有所增补。它与历法上的平气法有何渊源，尚有待考证。平气法的传统理论，包括它的推算方法，是运气学说中最不合逻辑的烦琐的理论，不仅给运气学说造成了极大的混乱，而且还给其涂上了一层厚厚的神秘色彩，远远不如太过与不及相间的理论那样有着较为可信的客观依据和较高的科学价值。

第四节　五运六气与气候预测
——从西汉的灾害性天气看运气学说的科学性

五运六气简称运气，历代医家对这一学说的评价颇有分歧，誉之者以其为中医理论的最高准则，谓“为医之道，运气而已矣”；毁之者目之为玄学，谓“运气之学，无益于医”。聚讼纷纭，莫衷一是。近年来，随着现代气象医学和时间生物学的兴起，古老的运气学说引起了不少学者的兴趣。笔者在运气学说的科学性和实用价值方面也做了一些研究工作，本节所述即其中的一部分。

一、研究的资料和方法

本节所用的灾害性天气资料中，最早的是发生在西汉惠帝二年（前 193）的一次旱灾，最晚的是发生在汉平帝元始四年（4）的风灾。西汉惠帝二年至汉平帝元始四年，共一百九十七年，各种灾害性天气出现六十五次。这些资料，都是从《汉书》（1962 年中华书局出版）的《十二帝纪》和《五行志》《天文志》《郊祀志》和《食货志》里搜集来的。《汉书》的帝王纪年换算为干支纪年是以《中国历史年表》（河南人民出版社 1980 年版）为依据的。

运气学说的理论则以《素问》运气七篇大论的原文为准。

研究的方法是以《汉书》记载的灾害性天气的性质及其发生的年月，同《素问》运气学说的有关论述相对照，并计算其符合率，以作为判断运气学说的科学性和实用价值的重要依据。

二、验证过程举例

为了使读者了解我们在对照验证阶段的具体做法，在这里不妨以大雨成灾作为例子，加以说明。

（一）搜集资料

将《汉书》记载的五次大雨成灾的资料搜集起来，按照年代先后排列，然后在帝王纪年之下注明公元纪年与干支纪年，以便于同运气学说对照。

（1）文帝后三年（前 161，岁在庚辰）秋，大雨，昼夜不绝，三十五日。（《汉书·五行志》第 1346 页）

（2）景帝六年（前 151，岁在庚寅）冬十二日，雷，霖雨。（《汉书·景帝纪》第 144 页）

（3）昭帝始元元年（前 86，岁在乙未）七月，大水雨，自七月至十月。（《汉书·五行志》第 1364 页）

（4）成帝建始三年（前 30，岁在辛卯）夏，大水，三辅霖雨三十余日，郡国十九雨，山谷水山，凡杀四千余人，坏官寺民舍八万三千余所。（《汉书·五行志》第 1347 页）

（5）成帝建始四年（前 29，岁在壬辰）九月，大雨十余日。（《汉书·五行志》第 1364 页）

（二）对照《素问》原文

以《素问》的有关原文同上述五次雨灾年对照，结果如下。

第（1）、（5）两次皆发生在辰年。辰为太阳寒水司天。与《素问》下述原文相符。

凡此太阳司天之政……寒湿之气，持于气交……三之气，天布政，寒气行，雨乃降……四之气，风湿（厥阴风木客气与太阴湿土主气）交争，风化为雨。（《素问·六元正纪大论》）

第（2）次发生在寅年。寅为少阳相火司天。与《素问》下述原文相符。

凡此少阳司天之政……阴行阳化，雨乃时应……太阴横流，寒乃时至，凉雨并起。……五

之气，阳乃去，寒乃来，雨乃降。(《素问·六元正纪大论》)

第（3）次发生在乙未年。乙为岁金不及，未为太阴湿土司天。与《素问》下述原文相符。

岁金不及……复则寒雨暴至。(《素问·气交变大论》)

凡此太阴司天之政……寒雨数至……三之气，天政布，湿气降，地气腾，雨乃时降。(《素问·六元正纪大论》)

第（4）次发生在辛卯年。辛为岁水不及，卯为阳明燥金司天。与《素问》下述原文相符。

岁水不及……暑雨数至。(《素问·气交变大论》)

凡此阳明司天之政……三之气，凉乃行，燥热交合，燥极而泽民病寒热。四之气，寒雨降。(《素问·六元正纪大论》)

根据对照所见，五次雨灾无一不相符，据此即可得出《素问》运气学说关于多雨天气的理论与发生在西汉年间的五次雨灾百分之百相符的结论。

三、对照验证结果

本文把六十五次灾害性天气，分为雨灾、旱灾、风灾、寒潮霜雪雹灾和冬暖不寒五类。这些灾害大多是较为严重的大面积的灾害。如在《汉书》的记载中，有“大雨昼夜不绝三十五日”，“霖雨三十余日，郡国十九雨”造成四千多人死亡及八万三千余所房屋被毁的大面积严重雨灾；有“春，天下旱”“秋，天下旱”等全国性干旱的一般记载，也有“夏大旱，民多渴死”“夏旱，禁酤酒”“三月旱，伤麦，民食榆皮”“夏大旱，东西数千里”“夏旱，大雩，不得举火”等特大旱灾的记录；风灾，一般来说波及范围较小，但也有大面积的风灾，因而有“郡国被灾什四以上，毋收田租”的诏令；寒潮霜雪雹灾，则都是发生在春、夏二季和初秋，对农作物有严重影响者；冬暖不寒，包括“冬无冰”“冬雷，桃李华”“十一月雨水、大雾”等在内。

这些灾害性天气，按照发生的年干支，凡可以用《素问》运气学说的岁运、司天、在泉或六气客主加临（不包括平气和客运）的理论解释的，均被确定为“符合”，不能解释的则称之为“不符合”。

对照验证的结果略如表58所示。

表58　六十五次灾害性天气与运气符合情况

类别	次数	符合	不符合	符合率
雨灾	5	5	0	100%
旱灾	32	27	5	84%
风灾	9	9	0	100%
寒潮霜雪雹灾	12	10	2	83%
冬暖不寒	7	5	2	71%
总计	65	56	9	86%

毫无疑问，建立起一套能够对气候的周期性变化做出解释，而又能够同长达一百九十七年内发生的六十五次灾害性天气对照并取得高达百分之八十六以上符合率的理论，不但在两千年前是一项了不起的成就，即便是在科学昌明的现代也并不是一件轻而易举的事情。从这个意义上讲，运气学说的科学性是不容否定的。

四、讨论

（一）干支纪年

本节之所以要明确规定以《中国历史年表》的干支纪年为依据，不但是由于这个纪年从东汉四分历开始一直沿用下来，时至今日还在应用，已为大家所熟悉，而且还由于《汉书·律历志》的纪年干支与现代通行的不同。以1985年为例，现代日历以为是乙丑年，而按照《汉书》的历法推算则为甲子年。二者虽然相差只有一年，但在五运与六气的属性来说，却有着本质上的差异。我们在研究过程中发现，只有用现代通行的干支纪年，才可以获得最高的符合率。根据这个情况，我们似可以认为，古代医家在设计五运六气的那套演算模式的时候，是研究了西汉的气象资料的。不然的话，像百分之八十六那样高的符合率是很难想象的。与此同时，我们还可由此得出《素问》运气七篇的写作年代的上限大概不会早于颁布四分历的东汉章帝元和二年（85）的结论。因此，尽管灾害性天气的资料是从《汉书》里搜集来的，但干支纪年却不能采用《汉书·律历志》规定的。

（二）平气

本节不用平气理论也是在研究过程中才确定的。因为，按照平气法则，上述六十五次灾害性天气的符合率就要大幅度下降。例如，五次雨灾当中有一次是平气之年发生的，而平气是不应该发生灾害性天气的，所以，若按平气的法则，符合率只有百分之八十，而不是百分之百。又如，三十二次旱灾中有十六次发生在平气之年，除去与不符合重叠的两次，其不符合的次数由原来的五次猛增至十八次，符合的二十七次则下降为十四次，符合率由百分之八十四下降为百分之四十三。再如，九次风灾，如果把其中发生在平气之年的五次算作不符合，那么它的符合率便由百分之百下降为百分之四十四了。其他两类灾害性天气的符合率，也同样要下降二分之一左右。这是笔者不采用平气法则的第一个原因。不用平气法则的第二个原因是，构成平气的因素太多，不但岁会、同岁会是平气，岁运不及得司天或在泉之助亦为平气，岁运太过受司天制抑也同样可成平气，在六十年中有二十八至三十年可以成为平气。如果再加上后世学者所说的干德符也是平气，那么，大多数的年份就都是没有灾害的、风调雨顺的理想的平气之年了。这确是一个美好的愿望。然而这样一来，运气学说对历史上灾害性天气的影响也就无法解释了。总之，为了保证获得最高的符合率，只能除外平气法则。

（三）客运

客运的问题实际上是客运与主运的关系问题。本节只用主岁的大运，而不用客主运关系的理论，这是因为按照客运与主运的关系来推算，绝大多数运气学说对历史上灾害性天气的影响同六气客主加临推算的结果是不相容的。客运的问题在《素问》七篇大论中没有明确的论述，大概也是这个缘故。因此，我们认为后世医家在他们的运气学说里大讲客运的理论是不可取的。

（四）运气学说的科学性和实用价值

六十五次灾害性天气的验证获得高达百分之八十六以上符合率的结果表明，运气学说有一定的科学性和实用价值是不可否认的事实。但是，与此同时，它也从侧面暴露了运气学说的严重缺陷。那就是，按照运气学说的理论，灾害性天气应该发生而实际上并没有发生的年份，较之发生了的年份要多得多（平气理论也许就是用来弥补这个缺陷的）。现以西汉的五次雨灾为例说明这个问题。

第一，《汉书》记载的第一次雨灾与第二次相隔十年，第二与第三次相隔六十五年，第三与第四次相隔五十六年，第四与第五次是在两年之内连续发生的。这里似乎存在着五年、十年的周期，但不太显著。

第二，这五次霖雨成灾，是从公元前161年至公元前29年的一百三十二年中发生在庚辰、庚寅、乙未、辛卯、壬辰五个年份的。但是，在一百三十二年中不是所有干支纪年与此相同的年份都有霖雨发生，甚至还有截然相反的，如公元前31年是庚寅年，而《汉书》的记载是“夏，大旱”。按干支纪年法推算，在这一百三十二年中，庚辰年、庚寅年、乙未年、辛卯年和壬辰年各有三次。如果说，这五个干支纪年是推算和预报霖雨的根据，那么，它的符合率在实际上只有百分之三十三点三而不是百分之百。

第三，如果把太阳司天、少阳司天和太阴司天看作推算和预报霖雨天气的依据，而不仅是对霖雨天气成因的解释，那么，由于在六十年中其各有十次，在一百三十二年中照理至少有六十六个年份会有霖雨成灾的情况发生。然而《汉书》的记载只有五个年次发生雨灾（即使有遗漏，也不至相差那么多）。因此，实际上只有百分之八点四左右的符合率。

第四，如果把《素问》运气学说的理论看作推算和预报气候的理论，那么，它的符合率比百分之八点四还要低。因为在《素问》运气学说里，以暴雨、多雨天气而论，在六十年中，除了太阳、少阳、太阴司天的三十年之外，还有少阴司天十年、岁土太过和岁水太过各六年、岁木不及和岁火不及各六年。除去岁运与司天重复的八年，两项合计共有五十六年。也就是说在一百三十二年中有一百二十年可有霖雨天气发生。因此，用《素问》运气学说的理论推算和预报的气候，对已发生的灾害性天气的年份来说，是百分之百符合实际的，而对另外未发生灾害性天气的大多数年份来说，恰恰是百分之百不符合实际的。

总之，运气学说有一定的科学性和应用价值，但是，很不完善，很不成熟，只能用来解释已发生的反常气候，却不能作为预报气候变化的理论来使用。

第五节　《素问遗篇》与五运六气

《素问遗篇》（以下简称《遗篇》）自从被宋代林亿等以“辞理鄙陋，无足取者”八个大字做了彻底否定的判决之后，九百多年来，难有出头之日。其间有个别专家虽确曾看到了《遗篇》里的某些有价值的材料，但最终还是做了一笔抹杀的决定。例如，清末著名学者周学海在《内经评文》中说，《遗篇》“义浅笔稚，世皆斥其伪矣”，然“时有古义杂出其间，如入疫室者先存想五脏之神，见于《巢氏诸病源候论》，即其分辨五疫五疠成于三年，俱卓有精义，必有受之矣”。这些话似乎要为《遗篇》翻案，做出公正评判，但是，他接着又说：“第篇中仅排次其位，而无所发明其理，注中更引用咒语，尤为鄙俚。故二篇者，纪数之文也，不当以义理绳之。”归根结底，他认为《遗篇》文辞鄙陋，并无义理可言。笔者认为，文以载道，文是重要的，但是，以文辞雅俗作为评判学术的唯一标准则是绅士派学者的偏见；鬼神观念是要不得的，但是，因注中引用咒语，就把整篇文章否定，就好像泼洗澡后的脏水时连孩子也一齐泼了出去一样。我们应该懂得，世界上有彻底的唯物主义，却从来没有彻底的唯心主义。如果一个人在每一个问题上都持彻底的唯心主义，那他就什么也做不成，甚至不可能生存下去。作为一个学者，能著书立说成一家之言，就不可能没有一点可取之处，有价值的材料并不妨碍他做出荒唐的结论；反之，一篇文章做出了荒唐的结论，也不等于其中没有一点有价值的材料。对于古代的文化遗产，我们应该采取审慎的态度，既要批判其唯心主义的虚构，又要吸取其合理的内核。一笔抹杀的做法是不足取的。

众所周知，“正气存内，邪不可干”的著名论断出自《遗篇·刺法论》。然而，对于《遗篇》的主要成就和贡献来说，这却是微不足道的。因为邪正斗争的发病学说在《素问》《灵枢》中早已有很多论述，《遗篇》这两句话不过是对已有的理论的高度概括，在实质上并没有前进一步。笔者认为，《遗篇》的最大成就在于突破了《素问》运气七篇大论的束缚，提出了许多独到的新见解，在运气学说发展史上写下了光辉的一页。当然，其中也难免掺杂一些虚构的东西。

一、创立了新的运气演示格局

（一）七篇大论的演示格局

运气的演示格局在七篇大论中是依纪年干支来确定的。其以值年天干定岁运，以值年地支定司天与在泉，构成司天、中运、在泉三位一体的六十年气候演变模式。如甲子、甲午年，甲为土运太过，子、午均为少阴君火司天，阳明燥金在泉。这个演示格局用《素问·六元正纪大论》的话来说，即“甲子、甲午岁，上少阴火，中太宫土运，下阳明金”。其余年可以此类推。由此模式，即可演算出该年的气候变化及其对万物和人类的影响。

（二）《遗篇》的运气演示格局

七篇大论的三十种演示格局是固定不变的。《遗篇》的作者大概在实践中发现七篇大论的这种演示格局与气候的实际变迁往往不相符合，认为气候的变化规律并不能完全依靠纪年干支来做机械的推算。于是，他在司天、中运、在泉三者构成的演示格局的基础上，创立了由天甲子、司天、岁运、在泉、地甲子五者构成的新演示格局。这里所谓的天甲子是指与司天六气相配的天干地支。司天居上，所以，天甲子又称“上位甲子”，或简称“上位”。地甲子是指与在泉之六气相配的天干地支。在泉居下，所以，地甲子又称“下位甲子”，或简称“下位”。他把天干地支与六气的配属分离开，使它们之间的关系由固定变为灵活，就是为了便于说明气候变化与纪年干支之间并没有固定不变的僵死关系。所以，《遗篇》的观点与方法实际上是对完全依干支纪年来推算和预测气候的运气学说的否定。

以甲午年为例，《遗篇》的演示格局是：上位甲午，司天少阴君火，中土运太过，在泉阳明燥金，下位己酉。这个格局在具体运用时，结合现实的气候，可以因旧司天不退位、新司天不迁正而变为：上位癸巳，司天厥阴风木，中土运不及，在泉阳明燥金，下位己酉。毫无疑问，这种可变的演示格局和方法在那些墨守成规的“上层文化人”那里是“鄙陋”“无足取者”的，甚至有人讥笑它是狗尾续貂，是屎壳郎以土和粪滚出来的一团蜣丸（明代吴崐《黄帝内经素问吴注》）。因为《遗篇》创立的演示新格局对原先运气七篇大论的体系不是一般的修正，而是一种严重的破坏。

二、理论上的突破和创新

（一）纪年干支不能决定气候早晚

如前所说，《素问》运气七篇认为，六十年气候变化周期完全由各年的纪年干支演成的司天、中运、在泉的格局来决定，纪年干支逐年不同则气候亦随之逐年变迁。与此同时，七篇大论还认为，在六十年周期中，三十个中运太过的阳年“气化运行先天”，三十个中运不及的阴年“气化运行后天”，用《素问·六元正纪大论》的话说，即“运太过则其至先，运不及则其至后，此候之常也”。《遗篇》则认为，纪年干支的阴阳属性并不能作为决定气候早至或晚至的根据。譬如，阳年不但不一定“至先”，还可能“至后”。因此，《遗篇》提出了“旧司天不退位”，“新司天不迁正”，以及上下甲子“刚柔失守”等一系列的新概念。司天之时位已至，而司天之气不至，则为上位刚干失守；在泉之时位已至，而在泉之气不至，则为下位柔干失守。上位失守则下位孤立，下位失守则上位孤立。在六十甲子中的三十个阳年皆可能由于旧的司天、在泉不退位，新的司天、在泉不迁正，而出现上下甲子刚柔失守的情况。不论是刚干失守，还是柔干失守，均可以使天干化运变性，即使太过者变为虚弱。换句话说，干支甲子、司天、在泉等不过是一种说理工具，这种工具本身对万物与人体并无影响。时令失序、气候反常才是导致万物生化异常和人体患病的重要原因。《遗篇》的这套理论不但把原先的十干化运说的死板规定凿开了一个不小的缺口，而且认为时令失序、气候反常、上下刚柔失守之时未必会立即引发疾病，而往往在其后三年或三年之后发生疫疠流行。例如，《遗篇·刺法论》说：

假令甲子，刚柔失守，刚未正，柔孤而有亏，时序不令……如此三年，变大疫也。……又有下位己卯不至，而甲子孤立者，次三年作土疠。

假令丙寅，刚柔失守，上刚干失守，下柔不可独主之，中水运非太过，不可执法而定之。布天有余而失守上正，天地不合……如此即天运失序，后三年变疫。……徐至即后三年，至甚即首三年……又有下位地甲子，辛巳柔不附刚，亦名失守，即地运皆虚，后三年变水疠。

这清楚地说明了疫疠的发生不但与发生之年的纪年干支无任何关系，而且与发生前的干支纪年也没有什么必然的关系。所以，它每举一例，都要使用“假令”一词。由此看来，那种以为《遗篇》只是“纪数之文，不可以义理绳之”的观点是多么的片面！

（二）《遗篇》运气理论的实用价值

如果说，金代名医张元素倡导“运气不齐，古今异轨，古方新病，不相能也”的见解，提出根据当时气候变化结合患者体质等情况灵活用药的主张，未必与《遗篇》的学术思想有什么关联的话，那么，清代嘉庆年间唐大烈主编的《吴医汇讲》在第九卷里所引薛生白的一段话，无疑是对《遗篇》学术思想的阐发。他说：“凡大疫之年，多有难识之症，医者绝无把握，方药杂投，夭枉不少。要得其总诀，当就三年中司天、在泉，推气候之相乖者在何处，再合本年之司天、在泉求之，以此用药，虽不中，不远矣。”这明确无误地指出了运气理论的实用价值。

总而言之，不是《遗篇》没理论，而是其理论与七篇大论不同。虽然与七篇大论不同，其却足以弥补七篇大论的不足，为原先的运气学说跟实际气候和发病状况不尽相符的问题增加一套解释方法。《遗篇》的学术价值是不容抹杀的，其在运气学说发展史上的地位也是应该被肯定的。

三、运用音律的方法和目的

气候寒热燥湿的变化对乐器会产生一定的影响。运气学说是离不开气候变化的，所以，运气学说会讲到乐律，《遗篇》亦多次提到乐律。这是不难理解的。

（一）乐律简介

乐律是一门古老的学问，是孔子的教学内容——六艺之一。据《国语·周语》记载，早在公元前1000多年的周文王时代，就已有了十二律和七声音阶。在七声音阶出现之后，五声音阶仍然长期占据优势的地位，并成为旋律的中心。五声亦称五音，即宫、商、角、徵、羽，相当于当今乐谱的1、2、3、5、6。十二律亦称六律六吕。六律即黄钟、太簇、姑洗、蕤宾、夷则、无射。六吕即大吕、夹钟、仲吕、林钟、南吕、应钟。六律属阳，六吕属阴。习惯上人们常常把它们称为“六律”。

（二）音律与医学的关系

音律原本就与医学有一定的关系。司马迁《史记·乐书》说：

故音乐者，所以动荡血脉，通流精神而和正心也。故宫动脾……商动肺……角动肝……徵动心……羽动肾。

现代时兴的音乐疗法，盖源于此。《内经》里也有不少讲到音律的篇章。如《素问·针解》说：

夫一天、二地、三人、四时、五音、六律……人声应音、人阴阳合气应律。

七篇大论中有五音而没有运用十二律的文字，其宫、商、角、徵、羽也不过是土、金、木、火、水的异名。例如，用于五运，称土运太过为太宫，土运不及为少宫等；用于六气司天，称少阴君火或少阳相火司天为“上徵”，称厥阴风木司天为“上角”等。总之，其在《素问》中只起到简化名词的作用。

（三）十二律与气候密切相关

《遗篇》既用五音又用十二律。它一方面继承了七篇大论用五音于岁运的方法，并对其做了相应的改造（如表59所示）；另一方面又将十二律与十二地支和三阴三阳相配，作为“刚柔失守”的客观指标（如表60所示）。

表59　岁运十干合五音太少表

岁运	音	太宫	少商	太羽	少角	太徵	少宫	太商	少羽	太角	少徵
上位	干	甲	乙	丙	丁	戊	己	庚	辛	壬	癸
岁运	干	己	庚	辛	壬	癸	甲	乙	丙	丁	戊
下位	音	少宫	太商	少羽	太角	少徵	太宫	少商	太羽	少角	太徵

表60　司天在泉十二辰与十二律相配表

司天	律	黄钟	大吕	太簇	夹钟	姑洗	仲吕	蕤宾	林钟	夷则	南吕	无射	应钟
	气	少阴	太阴	少阳	阳明	太阳	厥阴	少阴	太阴	少阳	阳明	太阳	厥阴
	辰	子	丑	寅	卯	辰	巳	午	未	申	酉	戌	亥
在泉		卯	辰	巳	午	未	申	酉	戌	亥	子	丑	寅
	气	阳明	太阳	厥阴	少阴	太阳	少阳	阳明	太阳	厥阴	少阴	太阴	少阳
	律	夹钟	姑洗	仲吕	蕤宾	林钟	夷则	南吕	无射	应钟	黄钟	大吕	太簇

由此可知，《遗篇》的作者对古代乐律相当熟悉。尽管今天看来，这种指标实际上是不好使用的，对运气学说来说有何意义也是值得怀疑的，但是，这并不是《遗篇》作者的杜撰。换句话说，在《遗篇》之前早有将十二律与十二地支相配作为验证气候是否正常、是否如期而至的指标之说。例如，《吕氏春秋·音律》说：

大圣至理之世，天地之气合而生风……以生十二律。仲冬日短至则生黄钟，季冬生大吕，孟春生太簇，仲春生夹钟，季春生姑洗，孟夏生仲吕；仲夏日长至，则生蕤宾，季夏生林钟；孟秋生夷则，仲秋生南吕，季秋生无射，孟冬生应钟。天地之风气正，则十二律定焉。

这就是说，十二律与气候是密切相关的。《淮南子·天文训》亦有“律之数十二……律以当辰，音以当日”之说，并有子、丑、寅、卯等十二辰与十二律一一相对应的具体论述，因文繁不引。《吕氏春秋》和《淮南子》以十二地支与十二律相配，用以说明十二律与一年十二个月气候相关，而《遗篇》则扩充其义，用来标示十二年为周期的气候变化。

（四）把音律作为检验运气的指标

我们看到，把岁运和十干分上位、下位与五音相配（表59）是《遗篇》的一个创造，把十二律、十二辰与司天在泉相配（表60）是《遗篇》的又一个创造。这些创造与《吕氏春秋》和《淮南子》并无矛盾，且对运气七篇大论来说，既有继承的一面，又有突破的一面。那么，它是怎样应用的呢？现举例说明如下。《遗篇·刺法论》说：

> 假令壬午，刚柔失守，上壬未迁正，下丁独然，即虽阳年，亏及不同，上下失守……律吕二角，失而不和，同音有日……

这是什么意思？查表59，壬居岁运，上位为太角，则丁居岁运，下位为少角，这就是所谓的“二角”。再查表60，司天少阴火，在十二支为午，在六律为蕤宾；在泉阳明金，在十二支为酉，在六吕为南吕。如今上下失守，则蕤宾与南吕两个律管所发的角音不相协调，故曰“律吕二角，失而不和”。这种不协调的情况会随着司天迁正而消失，故曰“同音有日”。其余年可以此类推。总之，时令失序，气候反常，则律吕音异；时令气候正常，则律吕同音。由此可见，《遗篇》是把音律作为时令气候是否正常的指标来使用的。

前面说过，以音律作为检验运气的指标实际上是不好使用的。因为乐器受气候影响所产生的差异是很微小的，非有师旷之聪，不能辨之。这里还需进一步指出，尽管气候变化对乐器会产生一定的影响，然而这种影响对十二个律管来说，无疑是普遍的，气候变化绝不会只对其中的一个律管产生影响，而与其他十一个无关。因此，如果《遗篇》创造的音律与运气相关说不是无意间承袭了秦汉以来术家的谬说，那么，就只能把它视为故弄玄虚以神其说的一种手段，其荒唐无稽较之咒语尤甚。宋代林亿等及后来的注家只憎咒语之鄙陋，而不辨音律与运气相关说之虚妄者，不思甚矣。

说到这里，也许有人会问，音律与运气相关说既然如此荒唐，又何必单立一节做如此系统的解说呢？我们说，这是因为它荒唐不能不辨，又因为后世注家在此问题上的解释与《遗篇》原意多有出入。例如，张介宾在“蕤宾之管，太角不应”句下注云：“蕤宾之管，太角之律也。阳木不正，故蕤宾失音。”这不但把律与音混为一谈，而且把原本与少阴君火相配之蕤宾误认为“太角之律”，把太角与少角不应解作“蕤宾失音”。显然这与《遗篇》原来的方法相去甚远。如果对音律与气候相关说缺乏全面了解，就无法对它做出确切的评价。本节不惜辞费，必欲详为解说者，即在于斯。

第四章　河图洛书与生成数新论

第一节　河图洛书之谜

20世纪30年代初至70年代末，河图洛书只是一种并不那么美妙的神话，很少有人谈起它有什么学术价值。最近十余年来，由于易学热潮的兴起，久已销声匿迹的河图洛书也时来运转，骤然热了起来，重新出现在许多出版物中，甚至有人声称，揭开了河图洛书的千古奥秘。中医界也不甘落后，在综合历代有关文献、援引现代科学技术进行比较论证方面做了不少工作，认为河图洛书是中医学理论的根蒂，凡阴阳变化、五行生克的规律，人与自然的关系，脏腑经络、营卫气血的生理病理，乃至养生防病等，都是通过河图洛书原则的运用来体现的，《黄帝内经》的许多理论就是这样形成的。这种熔古说新知于一炉的论述，跟明代张景岳《类经附翼·医易》相较，自然要好懂得多，由此足见作者的一片苦心，然而，读者的反应却并不甚佳。这是因为有些关键问题没有搞清楚，如河图洛书究竟是什么东西？它是怎样产生的？为什么它具有无所不能的本领？为什么历代各家有关的论述多有互相矛盾、互不相容之处？在这种情况下，不管你如何为河图洛书乔装打扮，抹上什么样的科学色彩，其结果都只能是“说者娓娓，听者谔谔”。

笔者认为，由于时代背景、学术派别等方面的差异，古书里的河图洛书尽管名称相同而实则非一。若不加分别，误将名同实异的多种河图洛书混为一谈，势必矛盾百出，使不是神话的内容也染上了神话色彩，使人不管怎样也无法驱散团团迷雾。兹就管见所及，将古代文献中所说的河图洛书分为五种，并略事论证，以分别异同。

一、河图是江河山川地理图

考之先秦古籍，最初只有河图，并无洛书之说。如《尚书·顾命》叙康王（西周第三代帝王）登基典礼上的陈设有“越玉五重，陈宝：赤刀、大训、弘璧、琬琰，在西序；大玉、夷玉、天球、河图，在东序”。这里提到了河图，但未提及洛书。帝王宫殿之西厢称为西序，东厢称为东序。陈列在东西两厢的弘璧、琬琰、大玉、夷玉、天球是五种玉器，即所谓“越玉五重”；赤刀、大训、河图乃世代相传的三件国宝，即所谓“陈宝”。这些玉器和宝物都是帝王权力的象征。河图是三种宝物之一，至于它是什么形状的东西，《尚书·顾命》没有说明。

（一）非八卦图

孔安国（据陈梦家考证，这位孔安国不是西汉司马迁《史记》里的孔安国，而是东晋孔愉的第三个儿子。详见《尚书通论》）根据他所在时代的传说认为河图即八卦之本，说“伏羲王天下，龙马出河，遂则其文，以画八卦，谓之河图”。这显然是一种附会。其说不见于春秋战国诸子之书，而东晋时代的孔安国独能言之凿凿，如亲眼所见，岂非咄咄怪事！是故北宋欧阳修斥其说“怪妄之尤”是颇有理由的。

（二）非黄册

明清之际的思想家、史学家黄宗羲在他的《易学象数论》中指出：“《顾命》西序之大训犹今之祖训，东序之河图犹今之黄册，故与宝玉杂陈。不然，其所陈者为龙马之蜕欤？抑伏羲画卦之稿本欤？无是理也。”这里所谓的“黄册”是指明清时期为了向各州县征派赋税徭役而编造的户口、田产簿册。黄宗羲以为《尚书·顾命》的河图犹如黄册，笔者认为黄宗羲之说不误，但与其说它是黄册，不如说它是地图，更符合周代的实际。

（三）九州地理图

据《周礼》所载，地图是帝王巡狩诸侯各国时必带之物，是索取贡物的依据。《周礼·地官·司徒》曰：“土训掌道地图，以诏地事，道地慝，以辨地物，而原其生，以诏地求。王巡狩则夹王车。”注云：“道，说也。说地图九州形势山川所宜，告王以施其事也。若云荆扬地宜稻谷，幽并地宜麻。……辨其物者，别其所有所无，原其生，生有时也。以此二者，告王之求也。地所无及物未生，则不求也。”疏云：“其九州地图乃是诸国所献，以入职方。今土训乃于职方取九州地图，依而说向王，使依而责其贡献之物。”土训、职方，皆是官名。职方负责出纳保管地图，土训负责解说地图。由此足见当时对地图之重视。盖古代帝王所需之一切，无不依赖于属国之贡献。帝王之视地图，犹地主之视地契，故《尚书·顾命》把它看作珍宝。据《尚书》及《竹书纪年》所载，武王、成王、康王皆有征伐敌国及巡狩方岳侯甸之事。由于政治、经济、军事上的需要，地图对于统治者来说自然是不可或缺的珍宝。

（四）《水经注》等文献有佐证

《尚书·顾命》的河图即江河山川地理图，其主要根据已如上述。此外还可以从战国至秦汉时期的文献中找到旁证。例如，《穆天子传》曰：“天子西征，鹜行至阳纡之山，河伯冯夷之所都居，是惟河宗氏……天子乃沉璧礼焉。河伯乃与天子披图视典，以观天子之宝器。玉果、璇珠、烛银、金膏等物，皆河图所载，河伯以礼。穆王视图，方乃导以西迈矣。”《穆天子传》乃晋代人从战国时魏襄王（或言安厘王）墓中发现的先秦古书（即《汲冢书》）之一。其中所记，主要是周穆王（西周第五代帝王）驾八骏西游的故事，颇有小说意味，情节不免夸张，却有一定背景材料。此书非正史，著作年代大致与《尚书·顾命》相去不会太远，或相同。观“玉果……金膏等物，皆河图所载”之句，则知其所谓之“河图”亦即《周礼·地官·司徒》之地图也。

又如，《命历序》曰：“河图，帝王之阶。图载江河山川州界之分野。”（《水经注》卷一《河水》引）《春秋·运斗枢》曰：“舜以太尉受号即位为天子，五年二月东巡狩……有黄龙五采，负图出置舜前……图玄色而绨状，可卷舒，长三十二尺，广九寸。中有七十二帝地形之制，天文位度之差。”（《太平御览》卷八十一引）《命历序》和《春秋·运斗枢》皆系汉代人所作之纬书，都有浓厚的神秘色彩，尤其《春秋·运斗枢》以为舜帝时已有七十二帝，显得更加荒诞不经。然其云“地形之制”“江河山川州界之分野”并为河图所载，则河图之古义犹存，若剥去它神秘外衣，则其仍不失为河图即地图的一个证据。

综上所述，《尚书·顾命》之河图即地图，即江河山川地理图的简称。这是不容置疑的历史事实。后人有循其名而不求其实者，以为《尚书·顾命》之河图即宋明理学中的河图，这是地道的无稽之谈。原其初衷，盖欲借《尚书·顾命》经书之地位以抬高河图的身价，殊不知这样做的结果只能是适得其反。

二、河图洛书是祥瑞物之一

祥瑞者，吉祥之征兆也。古人迷信，谓帝王修德，时代清平，万民和喜，即有祥瑞的感应。“恒物有种，瑞物无种”，所以，祥瑞物都为罕见之物，且种类甚多。以为河图洛书是上天神灵降至人间的祥瑞物的说法，大约早在春秋时期就广为流传了。

（一）《管子》有载

《管子》一书内容庞杂，含有道、名、法诸家思想，相传为春秋时期管仲所撰，实系后人托名之作，且非一时一人之作。其中《小匡》所叙一则故事较为可信。《管子·小匡》记载了齐桓公与管仲的一段对话，云：“桓公曰：余乘车之会三，兵车之会六，九合诸侯，一匡天下……莫违寡人之命……昔三代之受命者，其异于此乎？管子对曰：夫凤凰鸾鸟不降，……昔人之受命者，龙龟假，河出图，洛出书，地出乘黄。今三祥未见有者，虽曰受命，无乃失诸乎？”三祥，指龙龟、河图洛书、乘黄。龙龟，即神龟；假，至也。乘黄，即神马。受命者，即帝王。齐桓公问话的意思是想当帝王。管子的回答是说，齐桓公虽有“九合诸侯”的威望、“一匡天下”的功绩，但是未见天降祥瑞，时机尚未成熟，所以不能急着称帝。在这里，龙龟、河图洛书、神马三者并为祥瑞物，说得很清楚。后来其演变为龙龟负书、神马负图，三祥合为一祥。

（二）《论语》也有载

《论语·子罕》记载：“子曰：凤鸟不至，河不出图，吾已矣夫！”孔子与管子的话措辞不同，表达的心情也大不一样，但两者都带有相当的迷信色彩，都以为河图洛书是上天降于人间的祥瑞物。这是因为那时的人们都是信“天命”的，即使孔子、管子也不例外。

（三）河图洛书之形状

作为祥瑞物之一的河图洛书到底是何等形状的东西？文献无考，看来连管子、孔子也未曾见过。我们不必枉费精力予以穷究，因为现代人是不信“天命”的，我们也不应该宣扬“天命”。但是，我们必须明白，这种谁也没见过的河图洛书既不能与《尚书·顾命》所载陈设在东序的河图相提并论，更不能同刘歆、孔安国等人所说“画卦之本、叙畴之原”的河图洛书混为一谈。不然的话，我们将无法回答黄宗羲早在三百年前提出的这样一个问题：“若图书为画卦叙畴之原，则卦画畴叙之后，河复出图，将焉用之？而孔子叹之者，岂再欲为画卦之事耶？”

这种河图洛书与“天命”思想密切关联，只有老天爷才能决定它是否出现，谁也无法查考它的形状和内容，这就为后来那些假借“天命”伪造天书、符命的封建政客留下了方便之门。此外，汉代人作的大量纬书中也有相当一部分是以河图或洛书作篇名的，据说东汉时期的经学大师郑玄见过的“河图有九篇，洛书有六篇”（孔颖达《周易注疏·系辞传》）。因此，我们必须考察其内容性质，给予必要的区别。不然的话，只能如苏东坡所说“河图洛书，其详不可得而闻矣，然著于《易》，见于《论语》，不可诬也”，不但不足以释疑，反增学者之惑。

三、河图洛书是帝王受命之符

这是一种名声最坏的河图洛书。它是由祥瑞说转变而来的神话。其发生年代可追溯到先秦，而其盛行丁汉代。

（一）绿图、录图书和纬书

《墨子·非攻下》曰：“赤鸟衔珪（一作‘书’），降周之岐社，曰：天命周文王，伐殷有国。泰颠来宾，河出绿图，地出乘黄。……若以此三圣王者观之，则非所谓攻也，所谓诛也。”《管子》《论语》书中的河图洛书不过是兆示天下一统、万民和喜的祥瑞物，到了《墨子》里，河图洛书就变为上帝命有道者征伐无道者的天书了。又如，《吕氏春秋·观表》云：“人亦有征，事与国皆有征。圣人上知千岁，下知千岁，非意之也，盖有自云也。绿图幡薄，从此生矣。”幡，通旛，古代以幡为传信之物。薄与簿通，簿即文书。幡簿，即写有文字的幡，犹符节之类。“上知千岁，下知千岁”，乃十足的预言家口吻。《史记·秦始皇本纪·三十二年》记载：“燕人卢生使入海（求仙人）还……因奏录图书，曰：亡秦者胡也。始皇乃使将军蒙恬发兵三十万人北击胡。”郑玄注云：“胡，胡亥，秦二世名也。秦见图书，不知此为人名，反备北胡。”这个卢生即一位预言家。可见这种“绿图”或“录图书”跟后世托名刘伯温的“推背图”“烧饼歌”是一路货色。汉代人的纬书中，这类东西尤为多见。虽然纬书的原本已久佚，但其内容在南北朝及以后的许多文献中却有大量转载。现在姑举一例，以见一斑。《尚书中候》曰：“黄帝东巡河过洛，修坛沉璧，受龙图于河，龟书于洛，赤文绿地，广袤九尺，负理平上，有列星之分，七政之度，帝王录记兴亡之数，以授尧。帝（尧）又修坛河洛，昧爽礼备，荣光出河，休气四塞，白云起，回风摇；又东沉璧于洛，日昃，赤光起，玄龟负书，背甲赤文成字，遂禅于舜。舜又习尧礼，沉璧，于日昃，赤光起，玄龟负书至于稷下，荣光休至，黄龙卷甲，舒图坛畔，赤文绿错，以授舜，舜以禅禹。……天乙在亳，夏桀迷惑，诸邻国襁负归德，东观于洛，降三分沉璧，退立，荣光不起，黄鱼双跃出，跻于坛……赤勒曰：玄精天乙受神符，伐桀，克……”（《太平御览》）这是一篇神话历史故事。在这些故事里，河图洛书既是上帝的命令，又是改朝换代的预言书。其编造的痕迹十分明显，是用移花接木的手法，把《周易·系辞传》的“河出图，洛出书”跟史前传说中的黄帝、尧、舜、禹等帝王的禅让故事拼凑在一起而成的。

（二）汉代纬书蜂起

西汉初年，编造这种河图洛书的人大都是些无聊的政客，他们的目的无非游说人主，以冀得到一官半职，然而未见有得逞者，故这种河图洛书仅见于纬书而史书多不载。到了西汉末年，这些东西得到了王莽的赏识，他依样画葫芦，弄虚作假，制造天命，以实现篡夺帝位的野心。《汉书·翟方进传》说，王莽篡位之后，依《周书》作《大诰》，得意忘形地声称：“河图洛书，远自昆仑，出于重野。古谶著言，肆今享实。”意思是说，以前的河图洛书只是一种传说，并无实据，到了王莽手里它才变成了活生生的现实。真是不打自招！不过王莽未免高兴得太早了，不久，就有人“以其人之道，还治其人之身”，也玩起假造图书符命的把戏。据《东汉会要》载，当时就有很多矛头指向了王莽的河图洛书，如该书云：“《河图赤伏符》曰：刘秀发兵捕不道，四夷云集龙斗野，四七之际火为主。……《河图合古篇》曰：帝刘之秀，九名之世，帝行德，封刻政。……《谶记》曰：刘秀发兵捕不道，卯金修德为天子。”《续汉书·光武帝本纪》也有“光武避吏新野，宛人李通等以图谶说光武云：刘氏复起，李氏为辅”的记载。王莽下台，光武复兴之后，又有大量的祥瑞出现，如《东汉会要》说：“章帝在位十三年，郡国所上符瑞合于图书者，数百千数。”此外，还有通过伪造河图洛书而得官位者，《续汉书·方术传》“王梁、孙咸，名应图箓，越登槐鼎之任”即其例。

（三）纬书的悲哀

总而言之，西汉末年以后，制造河图洛书成了窃取帝位和官位一种手段，这是《周易·系辞》作者始料未及的。这种河图洛书的泛滥对社会的稳定有极大的危害，而其根源则是纬书。所以，“隋人恶其诞妄，遂欲一扫而空之，由是浸传浸微，几于灭绝”（钱熙祚《古微书跋》）。《隋书·经籍志》卷三十二说，儒家正统学者谓纬书“妖妄，乱中庸之典”，炀帝乃“发使四出，搜天下书籍与谶纬相涉者皆焚之……自是无复其学”。其实，被隋人扫掉的纬书，并非全是迷信的，其中也有不少含有自然科学内容的，例如，《孝经援神契》有“七间六衡”与二十四节气相关的论述，《河图帝览嬉》《洛书甄曜度》和《龙鱼河图》有“月行九道”及“百四十四岁一超次”等天文历算知识。又如，《河图始开图》的内容同《淮南子·坠形训》的内容颇为近似，《洛书灵准听》中有与《山海经》类似的记载（即关于土质、水质、物产及其与人体相关的一些知识）。此外，《尚书考灵曜》指出：“地恒动不止，而人不知，譬如人在大舟中，闭牖而坐，舟行而人不觉也。”毫无疑问，这是世界上有关地动说的最早记载，尤为珍贵。这些自然科学知识受了与它混在一起的天书、符命的连累，被列入该扫之列，遭到同样的对待，岂不惜哉！

四、河图洛书是出土甲骨

也许有人看到这个标题时会觉得惊讶。其实，这并非笔者的创造发明，更不是有意标新立异。早在1928年，余永梁先生在《易卦爻辞的时代及其作者》一文中指出，“河出图、洛出书，圣人则之”这个传说“适足以知八卦与龟甲刻辞有相当关系，是传说者无意留下来的徽识”。这种认识很有见地。古代一些易学家无不以为《周易·系辞》“河出图、洛出书，圣人则之”即八卦取法于河图洛书的证据。什么是河图洛书呢？他们的解释虽有分歧，但都以为河图与龙马有关，洛书与神龟有关，都带有浓厚的神秘色彩。笔者认为，所谓的龙马、神龟实际上即卜骨和卜甲。《周易·系辞》的这段话也只能以这个观点来解释，否则无论如何都是讲不通的。宋代以来儒家研究《周易》而有心得者很多，却无人能说清八卦与河图洛书之间究竟是什么关系，就充分说明了这个问题。不过，欲使“河图洛书即甲骨”这个观点为学术界接受，还需费些周折。

（一）《周易·系辞》的写作年代

余永梁先生说：“易、河图、洛书，都是汉人的一派说话。”郭沫若《周易之制作年代》、李镜池《周易探源》并谓《周易·系辞》作于秦汉时期。钱穆《论〈十翼〉非孔子作》亦力主《周易·系辞》作于秦汉时期。张立文《周易思想研究》则以为其“不会迟于战国中期”。考《晋书·束皙传》说，汲冢竹简有“《易经》二篇，与《周易》上下经同；《易繇阴阳卦》二篇，与《周易》略同，繇辞则异”。杜预《左传集解·后序》也说：“汲郡汲县有发旧冢者，大得古书。《周易》上下篇与今正同，别有《阴阳说》而无《彖》《象》《文言》《系辞》。疑于时仲尼造之于鲁，尚未播之于远国也。”《周易·系辞》既然不见于汲冢古书，则非战国时期的人所作，已无疑义，因为汲冢主人入葬之时已在战国末年。至于“仲尼造之于鲁而未播之于远国”之说，仅仅是“疑”出来的，是主观想象的，未有实据。所以，笔者认为《周易·系辞》作于秦汉时期的说法论据较为充足。当然，写作成书往往晚于事实发生之年也是常事，但是一般说来，终不至于相距太远。

（二）秦汉时期已有甲骨出土

秦汉时期有无甲骨出土之事，是必须探讨的问题。1939年前后，卫聚贤《秦汉时发现甲骨文说》、何天行《甲骨文已发现于古代说》相继指出，远在秦汉时期就有甲骨文发现。虽然，卫聚贤、何天行主要是根据安阳侯家庄殷代王陵有被汉代人盗掘的痕迹来推测的，没有提出记载甲骨出土的文献，但是，笔者认为，尽管秦汉时期的人们还没有为了文物考古而挖掘甲骨的思想和行动，但不能排除甲骨自然出土的可能性。以近代最早发现的甲骨文来说，它也不是有意识挖掘得来的。王国维《戬寿堂所藏殷墟文字序》所载“光绪戊戌、己亥间，洹曲崖岸为水所啮，土人得龟甲牛骨，上有古文字”，说明最早出土的甲骨是靠流水的侵蚀作用而发现的。“崖岸为水所啮”是古往今来常有之事，《吕氏春秋·开春论》曰：“昔王季历葬于涡山之尾，栾水啮其墓，见棺之前和（即棺头）。文王曰：嘻！先君必欲一见群臣百姓也夫，故使水见之。于是，出而为之张朝，百姓皆见之，三日而后更葬。”按，《战国策》《初学记》《论衡》等皆有类似记载，这说明此事并非虚构。它虽然只讲流水噬墓，没讲甲骨出土，却可以作为古代有甲骨出土可能的一条旁证。车频《秦书》载有这样一个故事：“高陆县（属陕西西安府，今西安东渭河以北）民穿井，得龟，大二尺六寸，背负八卦古字。”（转引自《水经注》卷十九）这条记载表明，甲骨出土的时代实际上比现代甲骨学家公认的要早得多。秦始皇造阿房宫、建地下宫殿的规模之宏大，岂是穿井可比，在这些宏大的工程中掘出周人弃置的甲骨也是极为可能的。

（三）龙骨的中药文献可以佐证

还有更为令人注目的事，即出土甲骨与中药龙骨相关的史实，这显然与龙马负图之类的传说，有着一定的关系。罗振常《洹洛访古游记》云：“某年某姓犁田，忽有数骨片随土翻起，视之上有刻画，且有作殷色者，……其极大胛骨，近代无此兽类，土人因目之为龙骨，携以视药铺……”加拿大人明义士《甲骨研究》也说：“在1899年以前，小屯人用甲骨当药材，名为龙骨。……北地久出龙骨，小屯居民不以为奇。乃以骨片、甲板、鹿角等物，或有字或无字，都为龙骨。当时小屯人认为，字不是刻上去的，是天然长成的，并说有字的不好卖，刮去字药店才要。”这些资料明确地告诉我们，把甲骨称为龙骨当药材使用由来已久。其是从什么时代开始的呢？笔者认为，不会晚于西汉初年。因为古代本草关于龙骨的记载与现代甲骨学文献相互间存在着惊人的一致性。例如，《名医别录》曰：“龙骨生晋地，川谷及太山岩水岸，土穴中，死龙处。”《吴普本草》曰：“龙骨生晋地，山谷阴，大水所过处，是死龙骨。”此言龙骨产于晋地，恰与1954年考古工作者在山西省洪赵县周代遗址发现刻辞甲骨（《文物参考资料》1955年第4期）相吻合；龙骨出于“大水所过处”与王国维所说土人因“崖岸为水所噬”而得甲骨之事亦相吻合。由此可见，早在汉代甲骨出土已非罕见。可惜那时的医药学家缺乏历史文物的观念，不知道这种龙骨即甲骨，而研究《周易》的学者虽认得甲骨并据甲骨上的灼兆和刻辞，做过修订补充《周易》经传的工作，却偏要故弄玄虚，把甲骨称为河图洛书，说“河出图，洛出书，圣人则之”。这样就给后人了解《周易》经传的历史沿革造成了极大的障碍。

（四）河图洛书是甲骨之别名

根据以上考察论证，我们有充分的理由肯定《周易·系辞》的河图洛书即出土的甲骨。然而对于“河出图，洛出书，圣人则之”这句话本身，学术界至今还有争议，譬如，有学者说这句话“不是《系辞传》原文，而是后人窜入的。为什么呢？因为上文‘是故天生神物，圣人则之’是承‘莫大乎蓍龟’来说的。……这里的‘天生神物’分明是指蓍龟。……还有上文已经说‘天生神物，圣人则之’，怎么又说‘河出图、洛出书，圣人则之’呢？不但语意重复，自相矛盾，而且‘河图’‘洛书’是什么东西？在《周易》中连个影子也看不到，则所谓‘圣人则之’是则什么呢？”笔者认为，这种以“语意重复，自相矛盾”为理由，而不承认河图洛书是《周易·系辞》原文的看法，是十分片面的，但是，他提醒我们，应该把上述结论放到《周易·系辞》里去看能否讲通，这倒是非常必要的。

我们看到《周易·系辞上》原文在“河出图、洛出书，圣人则之”之前还有“天生神物，圣人则之”“天地变化，圣人效之”“天垂象见吉凶，圣人象之”等话。这前后四句无疑都是讲八卦来源的。“天生神物，圣人则之”是说八卦源于揲蓍灼龟卜筮之法的。“天地变化，圣人效之”和“天垂象见吉凶，圣人象之”，则与《周易·系辞下》的“古者包牺氏之王天下也，仰则观象于天，俯则观法于地，观鸟兽之文与地之宜，近取诸身，远取诸物，于是始作八卦”恰是一个意思。合而观之，《周易·系辞》之说八卦来源者，凡三种，且三者互不相容，彼此矛盾。所以，李镜池说：“《系辞》上下，杂乱繁芜，显然是汇合诸作，不出一人……是后人编纂论《易》诸作的碎语，及增以新材料而成，并非系统之作。”正因为它原本就不是有系统的一家之作，所以，《系辞》既言“圣人效之”，又两言“圣人则之”，故不妨将其理解为《周易》八卦的三个发展阶段。最初的八卦，取法于天地变化，与蓍龟尚无关系；后来，在蓍龟卜筮之法产生了之后，其与八卦结合，于是就有了“天生神物，圣人则之”的话；再后来，由于社会变迁，农业逐渐发展，畜牧业渐渐衰减，甲骨的供应成了问题，甲骨卜筮之法到了秦汉时期已很少被使用，基本上已被废弃了，而与此同时人们却发现了前人卜用的甲骨。这时的易学家不能亲自实践灼龟刻骨的卜策，只好去研究出土的甲骨上的兆枝和刻画，对《周易》经传做些修订充实的工作，所以，就有了“河出图，洛出书，圣人则之”之说。河、洛泛指周人居住过的地区，不一定指黄河和洛水。图、书则指出土的甲骨。甲骨上的钻灼裂纹即兆枝，被称为图；刻画在甲骨上的卜问记录和数字组成的符号，被称为书。现代考古学家公认，甲骨上的数字符号既是当时揲蓍结果的记录，又是画卦之依据。总而言之，“河出图，洛出书，圣人则之”表明，由八卦相重而为八八六十四卦，并进而讲究三百六十四爻的这样一个过程，是跟甲骨刻辞的再研究有着相当密切关系的，而河图洛书则是秦汉时期易学家们替甲像起的别名。

（五）刘歆把河图洛书研究引入了歧途

我们还必须指出，西汉末年和东汉时期的儒家学者已经不懂得河图洛书即甲骨的别名，却又必须对“河出图，洛出书”做出解释，于是许多牵强附会的说法就产生了。例如，《汉书·五行志》说，西汉末年“刘歆以为虑牺氏继天而王，受河图则而画之，八卦是也；禹治洪水，赐洛书法而陈之，《洪范》是也”。本来《周易·系辞》中的河图洛书均是画卦之本，刘歆硬是把洛书送与夏禹，提出了洛书为《洪范》之本的说法，很显然这是刘歆凭空杜撰的。所以，唐代学者孔颖达《尚书正义》明确指出：“龟背洛书，经无其事。”盖《尚书·洪范》但云“天乃赐禹洪范九畴”，而所谓“九畴”即“初一曰五行，次二曰敬用五事，次三曰农用八政，次四曰协用五纪，次五曰建用皇极，次六曰乂用三德，次七曰明用稽疑，次八曰念用庶征，次九曰向用五福，威用六极”。既无“赐禹洛书”之说，九畴之中亦无洛书之名，班固撰《汉书》时便信以为真，并云“凡此六十五字，皆洛书本文，所谓天乃赐禹大法九章，常事所次者也”。对此，孔颖达也略有微词，说：“不知洛书本有几字，《五行志》悉载此一章，乃云：凡此六十五字皆洛书本文。计天言简要，必无次第之数。”

既然是上帝赐下来的天书，怎么会那样啰唆？这话说得很有力量。接着他又指出，刘焯及顾彪以为最初只有三十八个字，刘炫则以为只有二十个字。这表达了他对刘歆、班固之言的不信任。我们不但不信，而且还要明确指出，刘歆根本不懂《周易》与《洪范》之原则区别，强作解人，横生枝节，搞乱学术家派，把后学引入歧途，给《周易·系辞》和《尚书·洪范》的理解制造了障碍，增添了麻烦。如果说，刘歆在帮助其父刘向整理先秦文献工作中的功过较难论定的话，那么，其在河图洛书注释上的错误就是再明显不过的了。

五、河图洛书是象数学的基础

（一）两种象数学派

河图洛书之说，经过隋唐两代相对沉寂之后，至五代末北宋初又渐渐活跃起来。此时一种新的河图洛书出现了，即以天地生成数和九宫数组成的河图洛书。其以图书数字的形象解释《易》理，推测天地、人事等方面的一切变化（这就是所谓的象数学），先后形成了两个对立的象数学派。较早的一派以九宫数（以下简称九数）为河图、天地生成数（以下简称十数）为洛书，如北宋仁宗时刘牧的《易数钩隐图》、南宋初年朱震的《汉上易传》、程大昌的《易原》和张行成的《易通变》等均主其说。稍晚的一派则以十数为河图、九数为洛书，如北宋神宗时伪托后魏关朗撰的《易传》、南宋朱熹的《周易本义》和《易学启蒙》、吴澄的《易纂言》，及元初张理的《易象图说》等并传其学。这两个学派，从北宋争论到南宋，谁也说服不了谁，谁也没有能说清河图洛书与画卦究竟有什么样的关系。

（二）九图十书派的兴衰

以刘牧为首的一派即九图十书派，据说其学说是五代的道士陈抟传下的。如《汉上易传·进书表》说："国朝龙兴，异人间出，濮上陈抟以《先天图》传种放，放传穆修，修传李之才，之才传邵雍；放以河图洛书传李溉，溉传许坚，坚传范谔昌，谔昌传刘牧；修以《太极图》传周敦颐，敦颐传程颐、程颢。"王偁（一作王称）的《东都事略·儒学传》所载则又与此不同，其云："陈抟读《易》，以数学授穆修，以象学授种放，放授许坚，坚授范谔昌。"

以上两说均以陈抟为祖师爷，而其传授系统却很不一致。如种放与穆修在第一说为师徒关系，在第二说为师兄弟关系；种放与许坚在前说是祖师与徒孙的关系，在后说则变为师徒关系；前说有刘牧，后说则无；前说提到河图洛书，后说则只言象学或数学。朱震与王偁皆为南宋时人，上距陈抟卒年（宋太宗端拱二年）仅仅一百余年，而对陈抟学说的传授系统的说法，却有这么大的分歧，这是很难理解的。笔者认为，陈抟的《先天图》《太极图》等著作，很可能都是托名的，且刻于华山石壁上的《无极图》也未必真正出于陈抟之手，因为陈抟的隐居地有华山与武当山二说，也是真伪莫辨。陈抟自从受到宋太宗赏识推崇，被赐号"希夷先生"之后，名望日隆。刘牧声称其学源于陈抟，无非是托名以自重。然而，他的学说终究因为跟西汉末年以来儒家以九畴为洛书之旧说不相符合，而在两派斗争中相形见绌。这一点，朱熹在《易学启蒙》里说得很清楚："古今传记，自孔安国、刘向父子、班固，皆以为河图授牺，洛书赐禹。关子明（即关朗）、邵康节（即邵雍），皆以十为河图，九为洛书。盖《大传》既陈天地五十有五之数，《洪范》又明言天乃赐禹《洪范》九畴，而九宫之数，戴九履一，左三右七，二四为肩，六八为足，正龟背之象也。唯刘牧意见，以九为河图，十为洛书，托言出于希夷，既与诸儒旧说不合，又引《大传》，以为二者皆出于伏牺之世。其易置图书，并无明验。"其实，并不存在谁"易置"谁不"易置"的问题，况且，以十为河图、九为洛书，亦未尝有什么"明验"可言。指责对方"易置图书，并无明验"者，无非为了标榜自己的学说是正宗的而已。朱熹接着又说："但谓伏牺兼取图书，则《易》《范》之数诚相表里为可疑耳。其实天地之理一而已矣，虽有古今先后之不同，而其理则不容有二也。故伏牺但据河图作《易》，则不必预见洛书而已，逆与之合矣；大禹但据洛书以作《范》，则亦不必追考河图而已，暗与之符矣。此所以然者何哉？诚以此理之外，无复他理故也。"他说来说去只是强调一个"理"字，至于为什么《大传》既有河出图又有洛出书，《洪范》何故不见"洛书"字样，则避而不说。所以，他的这个"理"并不能使刘牧学派服气，而其中真正起决定性作用的还是"与诸儒旧说不合"这句话。因为，习惯是一种强大的力量。朱熹的这些话表明，他的学说的逻辑结构是建筑在"十数"的河图和"九数"的洛书之上的，是继承了两汉以来儒家旧说而发展起来的，与陈抟并没有什么关系。《辞海》在"河图洛书"条下说朱熹"以九为河图，十为洛书"，刘牧"以十为河图，九为洛书"，显然是弄颠倒了。此外，其说朱熹的河图洛书"实源出于道士陈抟"，也是有问题的。近年来，有些谈河图洛书的文章往往跟着《辞海》以讹传讹，而不探本求源。

（三）《黄帝九宫经》《大戴礼记》和《灵枢·九宫八风》

笔者认为，朱熹以九宫数为洛书也是移花接木的无稽之谈。西汉时期有《黄帝九宫经》，东汉时期郑玄曾为之作注。本来九宫是九宫，洛书是洛书，两者并无干涉。《黄帝九宫经》曰："戴九履一，左三右七，二四为肩，六八为足，五居中宫，总御得失。其数则坎一、坤二、震二、巽四、中宫五、乾六、兑七、艮八、离九。太一行九宫，从一始，以少之多，则其数也。"其根本不讲洛书。《易纬·乾凿度》对此进行解释说："故阳以七、阴以八为象，《易》一阴一阳，合而为十五之谓道。阳变七之九，阴变八之六，亦合之十五，则象变之数若一。阳动而进，变七之九，象其气之息也。阴动而退，变八之六，象其气之消也。故太一取其数以行九宫，四正皆合于十五。"其也只字不说洛书。什么叫象，什么叫变，我们不必管。其文既说"太一行九宫，从一始，以少之多"，又说"太一取其数，以行九宫"，那么，它行九宫的路线肯定是不能循环的。近几年来，不少学者受朱熹河图洛书说的影响，以《黄帝九宫经》之文释《灵枢·九宫八风》的"太一游宫"。更有人看到安徽阜阳双古堆西汉汝阴侯墓出土的"太一九宫盘"的九宫名称和各宫节气日数与《灵枢·九宫八风》篇首之图形完全一致，且盘上刻划的数字及位置与《黄帝九宫经》相合，就认为《灵枢·九宫八风》是采用洛书数的。其实，《灵枢》"太一游宫"的次序是一、八、三、四、九、二、七、六，而《黄帝九宫经》"太一行九宫"的次序为一、二、三、四、五、六、七、八、九，两者明显是不同的；《灵枢》的太一运行路线是“顺时针循环”的，与《黄帝九宫经》太一“下棋跳马式”的运行路线也是迥不相同的。至于《灵枢》《素问》的“八风”，与河图洛书更是风马牛不相及的事情，硬要把它们拉到一起，就颇有点“秦琼战关羽”的味道了。盖《黄帝九宫经》与《灵枢·九宫八风》成书之时，根本还没有什么河图数、洛书数之类的说法。

此外，西汉今文学家戴德所著《大戴礼记》中的《明堂篇》有“明堂自古有之，凡有九室”之说，以为明堂制度是采用九宫数的。其实，这也是一种牵强附会的无稽之谈。考《礼记·月令》载有天子逐月迁居之明文：孟春之月“居青阳左个”，仲春之月“居青阳太庙”，季春之月“居青阳右个”，孟夏之月“居明堂左个”，仲夏之月“居明堂太庙”，季夏之月“居明堂右个”，孟秋之月“居总章左个”，仲秋之月“居总章太庙”，季秋之月“居总章右个”，孟冬之月“居玄堂左个”，仲冬之月“居玄堂太庙”，季冬之月“居玄堂右个”。是则天子之明堂共有四堂十二室，非九室也。故孔颖达所著《礼记注疏·王藻》、邹伯奇所著《学计一得》均曾指出戴德此言之误，且论据均非常充分。明堂制度与九宫数毫无关系，早已成为定论。然而，奇怪得很，近年来似乎这宗老案又被翻了过来，有人又莫名其妙地将《大戴礼记》《黄帝九宫经》及《灵枢·九宫八风》等跟洛书数搞在一起，并且还用彼此来互证。读到如此生拉硬扯的文章，怎能不令人感到迷惑不解呢？原其致误之由，同朱熹的河图洛书说有一定的关系。笔者讲这些话无非是要指出朱熹误解河图洛书的影响是十分深远的，而非对朱熹理学的全盘否定。

（四）朱熹与十图九书派

朱熹是宋代有名的儒学大师，他注释的书后来成了官方审定的教科书，《周易本义》和《易学启蒙》也成了易学的权威著作，“十为河图，九为洛书”当然也成了毋庸置疑的定论。此外，南宋的一些科学家也给朱熹帮了大忙。如数学家秦九韶在《数书九章》的第一、二两卷中以“求一术”说明“大衍挂揲”之理；杨辉所著《续古摘奇算法》的第一个图即十数河图图，第二个图便是九数洛书图，并且它还讲明了这些图形的数学原理。这些都给朱熹的河图洛书增加了闪光的科学色彩。明清时期，有不少学者从保卫六经古义的“存真”思想出发，把象数学基础的河图洛书视作异端怪说，给予了无情抨击。如归有光说：“夫《易》之道甚明，而儒者以河图乱之；《洪范》之义甚明，而儒者以洛书乱之。……非圣人语常不语怪之旨也。”毛奇龄的《四书改错·河图洛书原舛篇》、胡渭的《易图明辨》等亦都对宋儒的河图洛书持否定的态度，不论是对十图九书说，还是对九图十书说。但是，笑骂任人笑骂，好书我自著之，仍然有人步朱熹河图洛书的后尘，提出新的河图洛书图形，仅嘉庆初年刘一明所著《周易阐真》一书，就列出《古河图》《古洛书》，乃至《河图洛书八卦合一图》等三十一种。

（五）近年研究流弊

近年来有人把象数学基础的河图洛书看作古代科学技术的顶峰、包罗万象且永远不会枯竭的自然科学宝库，认为任何现代科学上的尖端新发现，都可以从这个宝库里找到它的原型。然而，也有人认为讲解河图洛书的旧书、新书统统都是捕风捉影的；只要你有兴趣海阔天空地瞎讲一气，不论什么都可以算作河图洛书范围内的东西；河图洛书是荒诞无稽的玩意儿，不值得一提。笔者认为，这两种极端的看法都是片面的。完满无缺、万古长春的看法自然是不对的。至于海阔天空或移花接木式的思维方法，在某些学科，如史学、考古学等是不被允许的，但是在另外一些学科里，也许恰好是产生新理论、新技术的一种触酶，不见得是绝对要不得的。事实上，作为说《周易》的工具、象数学基础的河图洛书，犹如无所不容的聚宝盆，已经不再是隋唐以前的河图洛书。其在发展过程中把各种各样的知识和学说，不论是阴阳家的还是五行家的，是自然科学的还是社会科学或哲学的，是科学的还是迷信的，一齐吸收了进去，经过漫长的岁月，逐步积累演化成了一个综罗百代、包罗万象的巨大无比的体系。所以，它既是古代各种科学技术的渊薮和结晶，也是迷信术的大本营。医学家、天文历算家、儒家、道家、佛家，乃至预言家、命相家、堪舆风水家，都可以使用它。它如同现代的电子计算机一样，可以为各行各业和科学工作者服务，也可以用作算命、问卦、预测吉凶等迷信活动的工具。总之，河图洛书完全是人为的，是不断积累演变而成的。科学的知识也好，迷信的内容也罢，都不是河图洛书本身所有的，都是人们输入进去的。现代一些多学科研究、论述河图洛书的专家，也许正在继续努力做着这种输入、贮存的工作吧！

第二节　生成数与《素问》经注

生成数是古人用来描述事物变化与其物质数量相关的一个专门名词。生是发生、生长，成是成熟、成就，数就是数量。生成数学说是建立在阴阳对立统一和由变而化（即先量变而后质变）的观念上的，认为事物的性质、事物的变化都是由事物内部矛盾的数量关系决定的。毫无疑问，这是唯物主义的学说，在我国科学技术史上有着极其重大的意义。然而，由于时代的局限性，生成数学说的应用研究并没有达到令人满意的理想境界，还不免带有一定的数字神秘主义色彩。这种情况在儒家典籍中有所反映，且对《素问》也有所影响。

一、两个学派的生成数

我们在现存古籍里看到，运用生成数的有两个学派，即阴阳学派和五行学派。虽然，他们的目的都是阐明量变与质变的关系对事物变化的作用，但是，他们的看法和解释很不一致。现在学者们大多以为生成数是五行学说的内容，其实最早的生成数是阴阳学说的理论。它是人们在观察了天地日月的运动与万物生长收藏相关的现象后提出来的。生成数学说认为时间和空间跟天地万物阴阳之气的盛衰有着不可分割的关系。这种学说的产生是《周易》理论发展的结果。

（一）生成数由阴阳学派首先提出

《周易·系辞上》说：“天一地二，天三地四，天五地六，天七地八，天九地十。天数五，地数五，五位相得而各有合。天数二十有五，地数三十。凡天地之数，五十有五，所以成变化而行鬼神也。”在这段文字里，天地是阴阳的同义语。天一地二等就是把自然数划分为两类：一、三、五、七、九是奇数，也称为天数，也叫阳数；二、四、六、八、十是偶数，也称为地数，也叫阴数。天数地数，奇数偶数，阳数阴数，虽叫法不同，但实际是一回事。五个天数，五个地数，层层相加，等于五十五，所以说“凡天地之数五十有五”。自然界的千变万化、神变莫测即从天数与地数合成五十五的变化中产生的，所以“五十五”被称为“大衍数”。《周易》是一部卜筮用书，也是阴阳学派的典籍，在运用大衍数于卜筮时，经过“四营三易”，只能得出六、七、八、九四种数字，六、八为地数，七、九为天数。得六或八，就画阴爻；得七或九，就画阳爻。阴爻阳爻可组合成卦。所谓“成变化而行鬼神”，就是这个意思。易学家之所以只取六、七、八、九而不取他数者，也是因为此。他们把七称为少阳，九称为老阳，八称为少阴，六称为老阴，是取“阳主进，阴主退”由少而老之义。如《易纬·河图数》说：“龟取生数，一三五七九；筮取成数，二四六八十。一与六同宗，二与七为朋。东方南方，生长之方，故七为少阳，八为少阴；西方北方，成熟之方，故九为老阳，六为老阴。”这里的“七”“八”“九”“六”，即东南西北，即春夏秋冬。可见这是运用阴阳生成数，描述时间、方位、阴阳气盛衰以及万物生长收藏的一种方法。《周易》的思想法则是阴阳对立统一，《周易》里的数是阴阳数，阳数即生数，阴数即成数。阴阳学派的生成数学说，与起源于《尚书·洪范》的五行学派以一至五为生数、六至十为成数的方法是大不相同的。然而，后人讲到五行生成数的时候，都要追溯到《周易·系辞》。例如，东汉经学大师郑玄注《周易·系辞》，将“天地之数”与五行数苟合在一起，说：“天地之数，五十有五，天一生水在北，地二生火在南，天三生木在东，地四生金在西，天五生土在中。然而阳无偶，阴无配，未相成也，于是地六成水于北，与天一并；天七成火于南，与地二并；地八成木于东，与天三并；天九成金于西，与地四并；地十成土于中，与天五并。”这就是说，五行是由天地阴阳之数耦合而生成的，天生则地成，地生则天成，阳生则阴成，阴生则阳成。所以说，生成数最初是阴阳学派提出来的。也许有人对此还有怀疑，那么，不妨再看看后人对《尚书·洪范》的注解。

（二）两种学说的相互渗透和融合

《尚书·洪范》载：“五行，一曰水，二曰火，三曰木，四曰金，五曰土。”其数只有五个。其本来与《周易》并无干涉，后来讲《尚书》的人却偏要把他们捏合在一起，如孔颖达《尚书正义》一方面说“数之所起，起于阴阳”，另一方面又认为《周易·系辞上》的“天一地二……天九地十”，“即是五行生成之数。天一生水，地二生火，天三生木，地四生金，天五生土，此其生数也。如此则阳无匹，阴无偶，故地六成水，天七成火，地八成木，天九成金，地十成土。于是阴阳各有匹偶，而得成焉，故谓之成数也”。众所周知，《尚书·洪范》言五行，《周易》道阴阳，故有阴阳出自《周易》，五行源于《尚书·洪范》之说。讲《尚书》的人，讲《周易》的人，为什么都要自乱家法呢？除了学术上有互相交流、渗透的需要之外，还有一定的历史原因，诚如钱穆《论〈十翼〉非孔子所作》一文所说：“秦人烧书，不烧《易经》，以《易》为卜筮之书，不和《诗》《书》同等看待。自从秦人烧书之后，一辈儒生无书可讲，只好把一切思想学问牵涉到《易经》里面去讲。这是汉代初年‘易学’骤盛的一个原因。”这样就极大地丰富了《周易》的内容，使之成为无所不包、无所不有的一门学问，同时也大大加速了阴阳与五行两种学说相互渗透、融合的进程。五行学派的生成数就是在这种背景下形成的。

（三）五行生成数理论的形成

考诸先秦古籍，在五行生成数学说形成过程中曾经有个过渡时期。这个时期的作品都有认为“中央土”的位置不在四时之中，而在春夏秋冬十二个月之外的特点。这是因为，以六、七、八、九代表四时是阴阳家的法则，以木、火、土、金、水代表五时是五行家的路数。两者本不相侔，今欲将其合而为一，只好把“中央土”抽将出来，别做处置。例如，《管子·幼官》以“中央，用五数”之土置于十二个月之前，与（齐国的）三十节气不相关；《吕氏春秋·十二纪》和《礼记·月令》则并将“中央土，其数五”附于六月之后，七月之前，与一年七十二候亦毫无关系。这种既有阴阳说与五行说合一的形式，又与时令节气不相合的情况，是过渡时期作品的一个显著特点。后人有不明此理者，其注解必不可通。例如，隋人萧吉《五行大义》说：“《礼记·月令》是时候之书，所贵成就事业，故言成数。惟土言生数者，土以能生为贵，且以成四行，足简之矣，是其能生成之义也。”这种解释以“所贵成就事业”作为“故言成数”的理由，显然是讲不通的。因为春生、夏长、秋收、冬藏是万物共有的规律，其成就固然是可贵的。但是，没有生长就根本谈不上有什么成就。既然是“时候之书”，那么其主要任务即指导农牧业生产，就应强调生生有时，时不可失，怎么会倒过来只贵“成就”呢？况且，“土以能生为贵，且以成四行”之类强调土的万能作用的观念，在战国以降盛行五德终始论的时代里，只有至汉武帝太初元年确定了汉为土德之后才有可能产生。换句话说，五行生成数理论的形成，只能是秦王朝灭亡之后的事情。

综上所述，天地数即阴阳数，或称奇偶数，是生成数的基础。最初，阴阳学派遵照《周易》阴阳对立统一的观念，以天数一、三、五、七、九为生数，地数二、四、六、八、十为成数，且在具体应用时，一般只取六、七、八、九这四个数字。五行学派则以一至五为生数，六至十为成数，其根据是《尚书·洪范》一水、二火、三木、四金、五土的次序。尽管它与四时之次序不相应，但《尚书·洪范》是经典，更改不得，因而有一、六为冬为水，三、八为春为木，二、七为夏为火，四、九为秋为金，五、十为中央为土之论。总之，阴阳学说与五行学说原本是互不相关的，后来由于历史的原因和学术上的需要，才相互渗透融合，而产生了阴阳五行、五行各含阴阳的生成数学说，这就是至今习惯上所说的五行生成数。

二、生成数在《素问》中的应用

如前所说，生成数最初有阴阳说与五行说之别，阴阳与五行合而为一的五行生成数是西汉时期才形成的。《素问》各篇（不包括后补的运气七篇）主要成于秦汉时期，所以，五行生成数仅见于个别成篇较晚的篇章。隋唐以来，运用五行生成数为《素问》作解者，大多不能讲通，即说明了这点。下面姑依注家之见解，举例分析论证。

（一）七七、八八的生长发育规律

《素问·上古天真论》说："女子七岁，肾气盛，齿更发长；二七而天癸至，任脉通，太冲脉盛，月事以时下……七七任脉虚，太冲脉衰少，天癸竭……丈夫八岁，肾气实，发长齿更；二八肾气盛，天癸至，精气溢泻……八八……则齿发去……男不过尽八八，女不过尽七七，而天地之精气皆竭也。"这段文字运用的是阴阳学派的生成数，与五行生成数毫无关系。所以，王冰注云："老阳之数极于九，少阳之数次于七，女子为少阴之气，故以少阳数偶之，明阴阳气和，乃能生成其形体……老阴之数极于十，少阴之数次于八，男子为少阳之气，故以少阴数合之。"《周易·系辞》曰："天九地十，则其数也。"注文全然不用五行学说，而已解释得十分清楚。张志聪注一面承袭王冰注，一面又增"是以天一生水，地二生火，天三生木，地四生金"等句，显然是画蛇添足，大失原文本意。

（二）五脏与四时万物通应

《素问·金匮真言论》说："帝曰：五脏应四时，各有收受乎？岐伯曰：有。东方青色，入通于肝……藏精于肝……其味酸……其畜鸡，其谷麦……其数八……南方赤色，入通于心……藏精于心……其味苦……其畜羊，其谷黍……其数七……中央黄色，入通于脾……藏精于脾……其味甘……其畜牛，其谷稷……其数五……西方白色，入通于肺……藏精于肺……其味辛……其畜马，其谷稻……其数九……北方黑色，入通于肾……藏精于肾……其味咸……其畜彘，其谷豆……其数六。"人体与自然界息息相通，人体所需的物质元素须从自然界中摄取，故有"五脏应四时，各有收受"之论。论中所说"藏精于肝""藏精于心"等的"精"，即五行之精，也就是构成世界万物的元素。万物的元素随四时变迁而互有盛衰，故有"其数八""其数七"等说法。这种以"五行数"来描述标记万物元素盛衰规律的思想方法，与现代的元素周期表有点近似。虽然论中五色、五味、五畜、五谷等与五脏的五行配属关系未必跟实际相符，但是这种力图运用五行数的方法来揭示包括人体在内的世界万物的统一性和规律性的思想是难能可贵的，对中医学理论建设具有重大的意义和深远的影响。

（三）预测病理传变

关于这方面的应用，《素问》并无明文论述，唯注家时或用之。例如，《素问·评热病论》曰："有病肾风者，面胕痝然壅，害于言……虚不当刺而刺，后五日其气必至。"学者读了这段文字，必然会产生这样的疑问：为什么"五日后其气必至"，而不是四日或六日呢？于是杨上善解释说："刺之，至其水数满日，其病气当至也。除刺之日，后取五日，合有六日，水成数也。"这种解释看似十分圆满，其实是不可靠的，其是否合乎原文本意也是值得怀疑的。影响病理传变进程的因素十分复杂，不可能存在每个病人都适用的如此整齐划一的规律。再如，《素问·标本病传论》所载心、肺、肝、脾、肾、胃、膀胱等病的相互传变，也各有长短不等的日期，但没有一个注家能够用五行生成数把它解释通。王冰明确指出：“寻此病传之法，皆五行之气，考其日数，理不相应……犹当临病详视日数，方悉是非尔。”这些话表明，王冰对此是持怀疑态度的。

（四）预断病死日期

关于根据色脉病传次第（即间脏、不间脏）、五脏属性判断死期，《素问》有很多记载。这大约与秦汉时期的医家以善断生死为能事的风尚有关。在《史记·扁鹊仓公列传》所载仓公诊籍中，断死期者亦有多例，但其不以生成数为说。《素问》也一样只讲死日，不讲什么生成数，盖当时还没有死日与五行生成数相关之说。后世注家从王冰开始，多依五行生成数为解，然而竟无一能通。例如，《素问·阴阳别论》曰：“凡持真脉之脏脉者，肝至悬绝急，十八日死；心至悬绝，九日死；肺至悬绝，十二日死；肾至悬绝，七日死；脾至悬绝，四日死。”这里原本并不存在与生成数相关联的痕迹。王冰注云：“十八日者，金木成数之余也；……十二日者，金火生成数之余也；七日者，水土生数之余也；四日者，木生数之余也。”这种拼凑数字的解法实在太荒唐了，但舍此别无良策，如有人用干支相克以及“九九”“六六”之数等来解释，都没有解通。所以，聪明的注家采取既承认又怀疑生成数解法的态度。如张介宾注一方面照抄王冰注文，说“遵王氏之意”，另一方面又说“然或言生数，或以成数，若不归一，不能无疑”。其实，这类死期未必有什么大样本临床统计为依据，本来就不可靠，更何况各篇所载多有出入。例如，对于刺伤内脏的死期，《素问·刺禁论》与《素问·诊要经终论》所说就不一致。前者说“刺中肾六日死”，后者说“中肾者七日死”；前者说“刺中肺三日死”，后者说“中肺者五日死”；前者说“刺中脾十日死”，后者说“中脾者五日死”。对此歧异，历代注家并非视而不见，但是，他们都深信五行生成数在判断死期方面是一个十分准确的真理，用王子方的话说就是“人秉天地之气数而生，故应天地之气数而死”（张志聪《黄帝内经素问集注》）。因此，他们遇到原文不一致的时候，费尽心机，多方为之曲解，或者以为经文传抄之误，必欲使之“归一”而后可。笔者认为，这些都是大可不必费神的。因为《素问》非一时一人之作，其成书之时，五行生成数仅应用于五脏与四时万物通应之法，及病传日程与死亡日期等方面。所以，此死期数字与五行生成数之间并无关系，但因作者所据个案临床经验不同，各篇所载多有出入。对此，不必强求一致，更不必望文生训，强为说项。

三、五行生成数与运气七篇

如果说，五行生成数在病理传变日程及死亡日期等方面的应用不是《素问》原文所有，所以各家注都不能解通，那么，其在运气七篇中的应用是有明文记载的，各家注释是否都解通了呢？

一般认为，《素问·天元纪大论》以下专讲五运六气的七篇大论非《素问》原有，而是王冰增补的。其思想和方法的来源，可追溯到《管子》《吕氏春秋》等古籍。但编纂成七篇大论的时间当为西汉末年，或东汉时期。那时，五行生成数学说已广为人知，所以七篇大论对五行生成数的应用讲得较为具体，大致有如下几个方面。

（一）标记五运气化的正常度量

《素问·五常政大论》于太过、不及之纪均不言数，唯有平气之纪言之，其文曰：“敷和之纪，木德周行……其数八。”“升明之纪，正阳而治……其数七。”“备化之纪，气协天休……其数五。”“审平之纪，收而不争……其数九。”“静顺之纪，藏而勿害……其数六。”总之，只有“生而勿杀，长而勿罚，化而勿制，藏而勿抑”的平气之岁，才可以用五行生成数来标记。其数字与《素问·金匮真言论》所载相同，而两者的用意却有原则上的区别。《素问·金匮真言论》所言只是一岁中四时五行之气的度量，《素问·五常政大论》所言则是六十年运气周期中平气的度量，《素问·金匮真言论》不讲太过、不及和平气，《素问·五常政大论》只将其用于平气。对于这种区别有何深意，各家注释均置之勿论，即使自以为深通运气之学者也不例外。

（二）标记五运郁发、胜复的度量

《素问·六元正纪大论》曰：“五运之气，亦复岁乎？岐伯曰：郁极乃发，待时而作也。……太过不及，其发异也。……太过者暴，不及者徐，暴者为病甚，徐者为病持。……太过者其数成，不及者其数生，土常以生也。”这段话是什么意思呢？王冰注云：“岁太过其发早，岁不及其发晚。”“数，谓五常化行之数也。水数一，火数二，木数三，金数四，土数五。成数谓水数六，火数七，木数八，金数九，土数十也。故曰：土常以生也。数生者，各取其生数多少以占，故政令德化胜复之休作日及尺寸分毫，并以准之。此盖都明诸用者也。”这就是说，岁运的正常的德化及异常的郁发胜复的度量都可以用五行生成数来标记。郁发胜复的迟早、缓急及其程度轻重和持续时间的长短，都是由岁运的太过与不及来决定的。运太过者，发作早而急暴，程度重而持续时间较为短暂；运不及者，则反之。不论是太过还是不及，其具体之化数悉依岁运的五行属性而各不相同。以上皆是王冰注所谓“明诸用者也”。在这里我们看到的“太过者其数成，不及者其数生，土常以生也”这个五行生成数的应用原则，与《素问·五常政大论》凡太过不及者皆不言“其数某”，唯独无胜无复的平气之岁才用五行生成数做标记者，显然有着互不相容的矛盾。对此，古今各家注皆避而不谈，其故安在？令人百思不得其解。

（三）标记风寒热湿燥火六气之化度

关于这种用法，《素问·六元正纪大论》有极其烦琐的记载。例如，“甲子、甲午岁，上少阴火，中太宫土运，下阳明金。热化二，雨化五，燥化四，所谓正化日也”。这里的“上”“中”“下”，分别为司天、岁运、在泉的代词，也就是“上”指司天，“中”指岁运，“下”指在泉。“热化二”即司天少阴君火之化度，“雨化五”即岁运太宫土运之化度，“燥化四”即在泉阳明燥金之化度。对于这些解释，古今各家注并无异议，也说得比较清楚。但是，若进一步追问二、五、四等数字之具体意义，则各家莫能质言，因而对“正化日”的解释亦多在可解可不解之间含混滑过。下文“乙亥、乙巳岁……风化八，清化四，火化二，正化度也”句下，各家注并云：“度，亦日也。”盖古代天文家分周天为三百六十五度，日行一度即一天。所以，度与日是一个意思。据此，这些生成数的数字在这里是代表日数的，即二为二日，五为五日……如果联系下文“运太过者其至先，运不及者其至后”的规定，则知这时的“日”（或“度”）即气至或先或后于运气定期交接日之日数（一般以小满日为司天交接之日，小雪日为在泉交接之日，大寒日为岁运交接之日）。气至之或先或后皆是由岁运太过或不及来决定的，而岁运之太过不及则是由纪年干支决定的，这一连串的关系都是必然的。因此，气至之日虽有先后不同，仍属应有之常候，故曰“正化度也”“正化日也”。这样的解释似乎绝对符合经文原意。然而，经文所载之化度，与“太过者其数成，不及者其数生”的规定不相符合者甚多，这也许正是古今各家莫能质言的苦衷所在。例如，甲子、甲午岁，中运太过，照规定应当“上热化七，下燥化九”，而经文偏偏写作“上热化二，下燥化四”。又如，乙亥、乙巳岁，中运不及，经文不言“风化三”而言“风化八”。如此等等，不相吻合之处，多不胜举。于是宋代林亿等新校正乃力主《素问六气玄珠密语》中的“六气正对化”之说，并不厌其烦地将每段原文、每个化度之不合“六气正对化”法则者一一校出，以正原文之失误。然而明清各家对林亿等的校注又多表示反对。如张介宾说：“新校正注云：详对化从标成数，正化从本生数。……似乎近理……而实有未必然者，何也？如少阴司天，子午年也，固可以子午分正对矣。然少阴司天则阳明在泉，阳明用事则气属卯酉也，又安得以子午之气言在泉之正对耶？且凡司天有余则在泉必不足，司天不足则在泉必有余，气本不同。若以司天从对化之成数，而言在泉亦成数，司天从正化之生数，而言在泉亦生数，则上有余下亦有余，上不足下亦不足，是未求上下不同之义耳。”

其实，张介宾“凡司天有余，在泉必不足；司天不足，在泉必有余”之论，亦与《素问·六元正纪大论》所载化度多有矛盾。例如，甲子、甲午岁，“上热化二，下燥化四”，是司天与在泉均不足；丙寅、丙申岁，“上火化二，下风化三”，亦是司天与在泉均不足。反之，司天与在泉均太过者，如丁卯、丁酉岁，“上燥化九，下热化七”；庚子、庚午岁，“上热化七，下燥化九”；己卯、己酉岁，“上清化九，下热化七”。这样的例子尚多，不必再举，由此可见林亿“六气正对化”之说固然与《素问·六元正纪大论》所载化度不符，而张介宾用来反对林亿的理由也未尝与《素问·六元正纪大论》所载相符。虽然张介宾下文所说“然欲明各年生成之义者，但当以上中下三气合而观之，以察其盛衰之象，庶得本经之意”听起来似乎确有深意，但是他在《类经》为《素问·六元正纪大论》所做的注解，对于六十年上中下之化数，除了指出其为生数、成数之外，也仅有“此言司天也”“此言中运也”“此言在泉也”之类可有可无的注文。看来，此中“深意”是只可意会，不可言传的，这未免太令人遗憾了。笔者认为，“当以上中下三气合而观之，以察其盛衰之象”确是历代各家研究运气学说的一项主要法则，故有“天符”“天刑”“小逆”“顺化”等许多名目。然除“天符”之外，其他并非本经七篇大论所原有，若用之以解释上中下之化数，求“得本经之意”，则势必会坠入重重迷雾之中，枉费精力而于事无补。此无他，只缘这些名目与本经原文的生成数本来就不存在任何关系。

现在再来说《素问六气玄珠密语》的问题。此书旧题唐代王冰著，据钱超尘教授考证实系托名之作，其成书时间当为唐代末年。书中所言，与《素问》七篇大论相较，有许多不同和互不相容之处，当是另一学派的主张。其说牵涉“奇门遁甲”术数之处甚多，以为正化之年是“胜而不复”的，岁气相胜致病，在本年后的第三，乃至第八年方能发病。例如，《素问六气玄珠密语·观象应天纪》说：“所谓病之年，皆从本生数，而合之可见其年。”这是什么意思呢？他举例解释说：“木被金刑，即七年也，即木三、金四，共七年也。”“火被水刑，即三年，即水一、火二，共三年。”“土被木刑，即八年，木三、土五，共八年。”这些说法不但与七篇大论相去太远，且语涉荒诞，非医家之学。

通过以上讨论可知，《素问》运气七篇大论在五行生成数的应用上虽有良好的动机和目标，但前后说法多有矛盾，而终究没有成功。这是因为五运与六气最早分别是五行与阴阳两个不同学派的理论，五行生成数是以五行为主的，只能用于解释建立在五行学说基础上的岁运太过不及，而对以阴阳学说为主的六气司天在泉，就无能为力了。这是运气学说的先天缺陷。后世各家不明此理，以为七篇大论是完满无缺的真理，为其多方曲解，自然只能劳而无功了。

总之，五行生成数学说是中国古代的一种高度抽象的哲学原子论。它的数字是物质元素的序数，而不是人的耳目所能直接感知的具体事物的数目。如果把它看作具体事物的数目并加以运用，就会误入歧途。后世医家应用五行生成之数预测病传日程、病死日期，运气七篇用其标示五运六气的“六气正化日”，之所以都没有成功，即缘于此。

王玉川医学全集

王玉川手记

目　　录

年干与月干之关系

就正月建寅来说，年干与月干二者的关系是：甲己岁丙寅月，乙庚岁戊寅月，丙辛岁庚寅月，丁壬岁壬寅月，戊癸岁甲寅月。

按照这个关系，再依六十甲子排列顺序，即可推算各年的任何一个月的月干支。

例如：甲子年，据上甲己岁丙寅，故甲子年正月为丙寅，二月为丁卯，三月为戊辰，四月为己巳，五月为庚午，六月为辛未，七月为壬申，八月为癸酉，九月为甲戌，十月为乙亥，十一月为丙子，十二月为丁丑。

月支是固定的，即以寅为正月，则按顺以卯为二月、辰为三月，到十二月为丑，每年一样，永无改变，所以说夏历建寅，即是此意。

关于月干，只要记住某年正月或任何一个月的月干，就可以推算出其他月份的月干，因为它是按序依次排列的。由于十天干与十二地支数量相差的关系，每年正月天干赶前二字，例如今年正月为丙，明年正月则为戊，以此类推。

民间流传的歌诀“甲己之年丙作首，乙庚之岁戊为头，丙辛必定寻庚起，丁壬壬位顺行流，更有戊癸何方觉，甲寅之上好追求”，若改作成图则如下图 137：

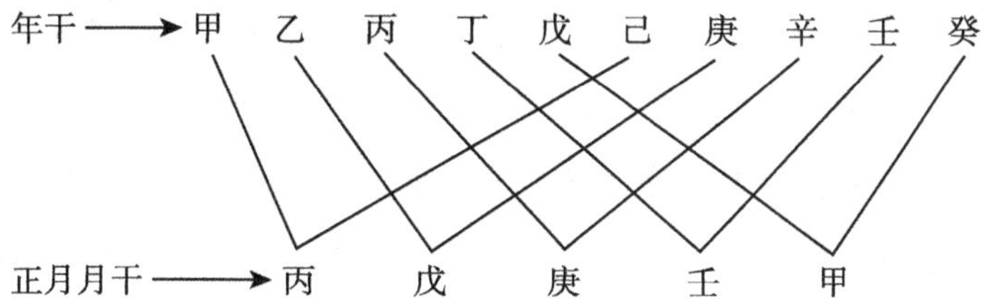

图 137　歌诀图

所以知道了年干，就可推算出当年 12 个月的全部月干。

月支在历史上并不统一

据统计，从鲁隐公元年（前 722）到鲁僖公四年（前 656）的 67 年中，有 10 年正月建子，49 年正月建丑，8 年正月建寅，而以丑月为正月的年份占 73%。从鲁僖公五年（前 655）到鲁哀公十六年（前 479）的 177 年中，有 32 年建亥，133 年建子，12 年建丑，而以子月为正月的年份占 75%。

所以春秋初期所设“春王正月”，一般是丑月，后期逐渐改用子月。

至于干支纪月，相传是从唐李虚中推人福祸生死时才开始使用的，在最初是只用十二支纪月，根本不用天干的。

干支纪日

干支纪日法已使用数千年。甲骨文卜辞以甲子纪日，可见中国最古的纪日法即是甲子纪日，唯其顺序至今有否间断或错乱，还有待考证。现已证明，从春秋以来，它没有间断过或错乱过。中国使用干支纪日法，至少从鲁隐公三年（前720）二月己巳（《春秋》所记第一次日食时间）起到清宣统三年（1911）止，已有2600余年的历史。这是世界上沿用时间最长的纪日法。

古历推算日序从甲子起，而不算甲子，故乙丑为一日，丙寅为二日，和一般以甲子为一日者不同。从甲骨刻辞可知，自商武丁至帝辛时期皆以干支纪日，还可上推至盘庚迁殷之时（约前1300）已经存在此制，或许更早。

据清张宗泰说，蜀汉记载的日期都和魏、吴有一日之差。

干支纪时

《史记·历书》已以十二支纪时，如“鸡三号，平明抚十二节，卒于丑”。这说明当时时刻从平明起（寅时算起），算到丑为止。至于用十干纪时，则遥在后世。如《汉书》中有甲夜的名称，相当于初昏；魏晋时期有甲夜、乙夜、丙夜、丁夜、戊夜之分，和后来的一更、二更、三更、四更、五更相似。每夜分为五更，每更次分为五点，这种纪法是从宋代《应天历》开始的。纪夜用十干，而推论节气和日月交食等则用十二支。想古时日分百刻，则以十干比较便利，日分十二辰，则以十二支比较便利。到了唐代，易学者才把时也配上十干，成了干支纪时。

干支纪时，除十二辰是固定的外，十干则随日的干支而定。定时干支的规律是：

日干为甲或己，则当日子时之时干为甲；

日干为乙或庚，则当日子时之时干为丙；

日干为丙或辛，则当日子时之时干为戊；

日干为丁或壬，则当日子时之时干为庚；

日干为戊或癸，则当日子时之时干为壬。

可用歌诀来记忆时干：“甲己还生甲，乙庚丙作初，丙辛从戊起，丁壬庚子居，戊癸何方发，壬子是真途。”唯平常只用十二辰纪时而不用干支纪时。

对于干支纪时，全国可以统一，但实际各地不同，故二十四节气交司时刻，各地也不相同。清代《时宪历》一书就明文指出“右节气各有诸方不同之数——各省俱依省城所定”，并列有盛京（今辽宁沈阳）、黑龙江、伯都纳（今吉林扶余）、浙江、福建、江苏、山东、安徽、江西等地的一个表，河南、湖北、广东、湖南、山西、广西、陕西、贵州、安南、四川、甘肃、云南等地的一个表（但在明代的《大统历》一书里还没有各省节气时刻），当然它们不会相差一个时辰之多。

二十四气

二十四气是我国传统历法的重要组成部分，也是我国历法的主要特征。其中首先肯定的是二分二至，即春分、秋分、夏至、冬至，因为古人使用土圭测量日影，能相当准确地规定这四气，并能精确地规定一太阳年之日数。古书中屡有“分、至、启、闭”的记载，即说明了这一点。

战国末年，《吕氏春秋》十二月纪中始有孟春、仲春、孟夏、仲夏、孟秋、仲秋、孟冬、仲冬8个节气，各安插立春、日夜分、立夏、日长至、立秋、日夜分、立冬、日短至等八节。《礼记·月令》和《淮南子·时则训》都是十二月纪的合抄本。这说明前汉初年，还没有确定二十四气的名称。

二十四气的名称最早见于《淮南子·天文训》，“日行一度，十五日为一节，以生二十四时之变”，文中列举了冬至、小寒、大寒、立春、雨水、惊蛰、春分、清明、谷雨、立夏等二十四节气名称。它和现今通行的二十四气名称及次序完全相同。

现今所用二十四气的次序是“春雨惊春清谷天，夏满芒夏暑相连，秋处露秋寒霜降，冬雪雪冬小大寒”，即立春、雨水、惊蛰、春分、清明、谷雨、立夏、小满、芒种、夏至、小暑、大暑、立秋、处暑、白露、秋分、寒露、霜降、立冬、小雪、大雪、冬至、小寒、大寒。二十四气的日期在夏历（阴历）是不固定的，但在公历（阳历）是几乎固定的，即“立春公历二月起，按月两节不改变，上半年来六廿一，下半年来八廿三”。

太初历把一回归年平分为二十四气，每气长均为$15\frac{1010}{4617}$日。它还把从冬至起奇数位的气，如大寒、雨水等，称为中气；偶数位的气，如小寒、立春等，称为节气，现今一般总称为二十四节气。古人还把中气与节气各配属于某月，例如雨水是正月中气，清明是三月节气等。现今二十四节气按黄经度推算，以它进入黄道十二宫的时刻作为家宫节气。具体如下表61。

表61　二十四气对应表

现名	古名	黄经度	中气	节气
白羊宫	降娄戌宫	0°～30°	春分　二月中	清明　三月节
金牛宫	大梁酉宫	30°～60°	谷雨　三月中	立夏　四月节
双子宫	实沈申宫	60°～90°	小满　四月中	芒种　五月节
巨蟹宫	鹑首未宫	90°～120°	夏至　五月中	小暑　六月节
狮子宫	鹑火午宫	120°～150°	大暑　六月中	立秋　七月节
宫女宫	鹑尾巳宫	150°～180°	处暑　七月中	白露　八月节

续表

现名	古名	黄经度	中气	节气
天秤宫	寿星辰宫	180°～210°	秋分　八月中	寒露　九月节
天蝎宫	大火卯宫	210°～240°	霜降　九月中	立冬　十月节
人马宫	析木寅宫	240°～270°	小雪　十月中	大雪　十一月节
摩羯宫	星纪丑宫	270°～300°	冬至　十一月中	小寒　十二月节
宝瓶宫	玄枵子宫	300°～330°	大寒　十二月中	立春　正月节
双鱼宫	娵訾亥宫	330°～360°	雨水　正月中	惊蛰　二月节

《汉书·律历志》所载二十四气的次序和《淮南子》所载的略有不同，它以惊蛰为正月中、雨水为二月节、谷雨为三月节、清明为三月中，这是以刘歆的《三统历谱》为根据的。刘歆为什么要把雨水、惊蛰二气的次序颠倒，清明、谷雨二气的次序颠倒，而其他各气的次序没有改变呢？前人对此议论颇多，实际上他是根据《礼记·月令》的记载而改的（这是他个人的偏见，而不是当时劳动人民遵行的历法）。如《礼记·月令》称"孟春之月，东风解冻，蛰虫始振"，则惊蛰应是正月中气；又云"仲春之月，始雨水，桃李始华"，则雨水应是二月节气。又据《淮南子·天文训》称，一年中有8种不同名称的风，每隔四十五日有一种风到来；在冬至后第3个四十五日到来的风叫作清明风，则清明风到来是在春分后的四十五日而不是十五日。但这么一改，未免与实际不合了。

节气的定法有两种：古历用恒气，是把岁周平分为二十四等分，每一节气平均得十五日多，又叫平气；现今用定气，以太阳所在的位置为标准。因为太阳每天在黄道上移动的速度不同，所以每一个节气的日数也不一样：冬至前后，太阳移动快，因而一气只有十四日多；夏至前后，太阳移动慢，所以一气达十六日之多。用定气的节气日数多寡虽然不一，但使春、秋二分一定在昼夜平分的那一天。隋代刘焯已知恒气法不合理，创推定气的方法，可惜他的历法没有实行。唐代李淳风和一行都沿袭他的方法，而一行用恒气注历、以定气来推交食。后世继续使用，却不知道加以变更，到了清代时宪历才用定气注历，这也可以说是中国历法史上的一个大改革。

按，中医运气学说中的干法符，以年干与交大寒节的时干、日干、月干相合者为干德符，可得平气之说。从二十四气定气法直到清代时宪历才使用的历史来看，干德符所说的大寒日的时干、日干是根本缺乏天象依据的。大寒离冬至日不远，其时太阳移动较快，一气不足十五日，而那时的历法以为十五日多，相当多一日。此亦足以说明运气推算平气之法，大多无可靠天文根据，是不足信的。

日　始

一日的开始，最早当以日出算起，即夏以平旦为日始、殷以鸡鸣为日始，到了周代，以夜半为日始。如《尚书大传》云："夏以十三月（建寅）为正，色尚黑，以平旦为朔；殷以十二月（建丑）为正，色尚白，以鸡鸣为朔；周以十一月（建子）为正，色尚赤，以夜半为朔。”

《内经》对大气环流的认识

（1）“东风生于春……南风生于夏……西风生于秋……北风生于冬……”（《素问·金匮真言论》）

（2）“东方生风……南方生热……中央生湿……西方生燥……北方生寒……”（《素问·阴阳应象大论》《素问·五运行大论》《素问·气交变大论》）

（3）“东南方，阳也，阳者其精降于下，故右热而左温。西北方，阴也，阴者其精奉于上，故左寒而右凉。”（《素问·五常政大论》）

王冰注云：“阳气生于东而盛于南，故东方温而南方热”“阴气生于西而盛于北，故西方凉北方寒”。

（4）“春气西行，夏气北行，秋气东行，冬气南行。”（《素问·六元正纪大论》）

王冰注云：“今以气候验之，乃春气西行，秋气东行，冬气南行，夏气北行。以中分校之，自开封至汧源，气候正与历候同。以东行校之，自开封至沧海，每一百里，秋气至晚一日，春气发早一日。西行校之，自汧源县西至蕃界碛石，其以南向及西北东南者，每四十里，春气发晚一日，秋气至早一日；北向及东北西南者，每一十五里，春气发晚一日，秋气至早一日。南行校之，川形有北向及东北西南者，每五百里（新校正云：按，别本作十五里），阳气行晚一日，阴气行早一日；南向及东南西北川，每一十五里，热气至早一日，寒气至晚一日；广平之地，则每五十里，阳气发早一日，寒气至晚一日。北行校之，川形有南向及东南两北者，每二十五里，阳气行晚一日，阴气行早一日；北向及东北西南川，每一十五里，寒气至早一日，热气至晚一日；广平之地，则每二十里，热气行晚一日，寒气至早一日。大率如此。……然地土固有弓形川、蛇行川、月形川，地势不同，生杀荣枯，地同而天异。凡此之类，有离向、丙向、巽向、乙向、震向、艮向处，则春气早至，秋气晚至，早晚校十五日，有丁向、坤向、庚向、兑向、辛向、乾向、坎向处，则秋气早至，春气晚至，早晚亦校二十日。是所谓带山之地也，审观向背，气候可知。”

按，王冰阐明了因春夏秋冬之气的运行方向不同，故四季在各地有来迟来早的不同。这已经涉及大气环流问题了。王冰采用向什么方向、每距离差多少、春气或秋气早发夜晚几天的办法来表示气流变化的梯度方向及大小，基本上已具有用类似矢量的概念动态地表达各地气流差异的能力了。

注文中谈到从“开封至沧海”气温梯度变化较小，这是因为所测的是纬向梯度，且两地间都是平原。

注文中特别对汧源至碛石一线附近的经度梯度变化按不同方向进行了说明。这里正是地形比较复杂的区域，又是几个气候区的交汇地带，由此向南及向东南，地势渐高而降经与愈向南经度越高的作用有互相抵消，但仍以地势（秦岭）的作用较大，因此，经度梯度变化较小，但仍比以沧海到开封的梯度为大；由此向北，因“愈北经度愈低”，故经度梯度较大；由此向西南，是指向青藏高原，高度增加很快，愈向南经度愈高的作用基本上被高度增加而降经的效应所淹没，所以经度梯度变化也较大，可见这个“方与高大寒热界”的划分基本上是符合实况的。

又按，由王冰注可以证明《素问》所说的东方生风、南方生热、西方生燥、北方生寒等，是五运学说主时五运的基础，同时也表明五运所指系不同运行方向的大气。主时六气，与此亦同，都是属于大气环流范畴的内容，而且与现代气候学理论颇为接近。这是很可贵的。《内经》对大气环流的认识为运气学说奠定了较为坚实的基础，它较之客运、客气多由推想而生的理论，具有更强的说服力。

《内经》对潮汐的认识

“人与天地相参也，与日月相应也。故月满则海水西盛，人血气积，肌肉充，皮肤致，毛发坚，腠理郄，烟垢著，当是之时，虽遇贼风，其入浅不深。至其月郭空，则海水东盛，人气血虚，其卫气去，形独居，肌肉减，皮肤纵，腠理开，毛发残，膲理薄，烟垢落，当是之时，遇贼风则其入深，其病人也，卒暴。”(《灵枢·岁露论》)

“诸脉者皆属于目，诸髓者皆属于脑，诸筋者皆属于节，诸血者皆属于心，诸气者皆属于肺，此四肢八溪之朝夕也。故人卧血归于肝，肝受血而能视，足受血而能步，掌受血而能握，指受血而能摄。卧出而风吹之，血凝于肤者为痹，凝于脉者为泣，凝于足者为厥。此三者，血行而不得反其空，故为痹厥也。”(《素问·五脏生成》)

1984年版《中国古代地理学史》载“在中国古代阴阳学说中，月和水同属阴，两者在同气相求前提下联系起来。大约成书于战国或秦汉的古代占卜书《易经》中‘习坎有孚’这段经文，可译为‘坎是象征水这一种物质的，水经常连续地、不断地穿过险阻，按时往来，永远遵守着一定的时刻，没有差错过’”，并认为“这里所描述的便是潮汐现象”。

东汉王充《论衡·书虚》曰：“夫地之有百川也，犹人之有血脉也。血脉流行，汎扬动静，自有节度，百川亦然，其朝夕往来，犹人之呼吸气出入也。”这位东汉的唯物主义哲学家以他的元气自然论来解释潮汐成因，对当时盛行的“子胥恚恨，驱水为涛”的迷信说法加以有力的批判。接着他又提出了“涛之起也，随月盛衰”的科学假说，明确地将潮汐成因与月球运动联系起来，从而把我国古代对潮汐成因的理论探索引入了正确的方向。自此，尽管多家潮论仍有所不同，但在大方向上都是从月球和潮汐关系方面进行深入探索。

晋代杨泉《物理论》记载：“月，水之精，潮有大小，月有亏盈。”葛洪《抱朴子·外佚文》记载：“月之精生水，是以月盛满，而潮涛大。”(见《四部备要》)他们仍只知“月盛满，而潮涛大”，还未超过《灵枢·岁露论》“月满则海水西盛”的认知水平，《灵枢·岁露论》载“至其月郭空，则海水东盛”，还不知道月虚之时还有一次大潮。到了唐代，窦叔蒙在《海涛志》中才明确阐明了潮汐与月亮运行的关系，指出“潮汐作涛，必符于月”“月与海相推，海与月相期”，两者关系为“若烟自火，若影附形”。因此，潮汐盛衰是有一定规律的：“日异月同，盖有常数矣。盈于朔望，消于朏魄，虚于上下弦，息于朓朒，轮回辐次，周而复始。”潮汐规律是客观存在的，自然不能凭主观愿望，既“不可强而致也”，也“不可抑而已也”。（据1781年俞思谦辑《海潮辑说》卷上引）

唐代又一名学者封演说：“月，阴精也。水，阴气也。潜相感致，体于盈缩也。”（《说潮》载《全唐文》卷四百四十）尽管这里没有提出“万有引力”这个术语，更谈不上什么公式，但在概念上两者有某种相同之处，在牛顿之前的800多年，中国潮汐学家已明确用月亮和海水的相互作用来解释潮汐成因，这是难能可贵的。

唐代窦叔蒙的《海涛志》（据《海潮辑说》卷上引）根据潮汐运动与月亮运动同步性这个原则进行精确的计算，自唐宝应二年（763）冬至，上推七万九千三百七十九年冬至日之间的潮汐，得到“积日二千八百九十九万二千六百六十四”，而“积涛五千六百二万一千九百四十四”。两者相除，则得到潮汐周期为12小时25分14.02秒。那么，两个潮汐周期比一个太阳日多50分钟28.04秒（0.8411222小时），这个数字与现代计算正规半日潮一般每日推迟50分钟或与现在规定的一个太阴日与太阳日差值0.8412024小时很接近。

窦叔蒙还指出潮汐运动有着3种周期，一日内有两次潮汐循环（“一晦一明，再潮再汐”），一朔望月内有两次大潮与两次小潮（“一朔一望，载盈载虚”），一回归年内也有两次大潮和两次小潮（“一春一秋，再涨再缩”），从而阐明了正规半日潮的一般规律。他进一步研究一回归年内阴历二月、八月出现大潮问题，指出当日月合朔于降娄（即春分点附近）或寿星（即秋分点附近）后，在3天之后月亮就位于大梁和大火，于是形成大潮。窦叔蒙在这里阐述了分点潮。这里的分点潮，不在朔或重的降娄或寿星，而是在3天后月亮所到的大梁或大火，说明当时对分点潮的理论推算已用实测得到的潮汐迟到数据修正了，体现了理论和实践的结合。

牛顿之后近代潮汐理论开始传入中国，我国清代思想家魏源（1794—1857）写下了《潮论》，用万有引力定律分析了天体运动和海潮的关系，证实月亮是引起潮汐的主要原因，指出了每天潮汐的变化时刻，阐述了地球、月球和太阳三者相对位置的变化可使引潮力增大和减少，因而形成每月两次大小潮变化。

按，对《内经》中潮汐理论的几点问题总结如下：

（1）《内经》认为，每月只有一次大潮（月满则海水西盛），而实际上是朔、重各一次，共有两次。那么其所述潮理论，是否全面、正确，值得研究。又“月郭空，海水东盛”，是否即是又一次大潮？

（2）如果认为《内经》的这种潮汐理论是不正确的，那么月朔时海水照样是西盛的，为什么人体虚而易受邪？

（3）如果认为人体虚实的确与潮汐相关，与万有引力相关，那么阴历二月初与八月中旬的两次大潮时是否发病的人数也会减少？

（4）如果说《内经》的理论只是在原则上说明人体虚实与月球运动有关，而实际具体情况未必为此，那么我们必须对《内经》理论进行重新研究、改造，不能因循守旧，而应有所突破，提出新的理论来。

八　风

（一）《内经》中有关八风

（1）"黄帝问曰：天有八风，经有五风，何谓？岐伯对曰：八风发邪，以为经风，触五脏，邪气发病。"（《素问·金匮真言论》）这果然是为了结合五行之需要，然而亦未尝不是由于八风八脏论于实际上无所应验而作出的修正。

（2）"其次有圣人者，处天地之和，从八风之理。"（《素问·上古天真论》）

（3）"上古使僦贷季理色脉而通神明，合之金木水火土，四时八风六合，不离其常。""中古之治病，至而治之，汤液十日，以去八风五痹之病。"（《素问·移精变气论》）

（4）"是故太一入徙，立于中宫，乃朝八风，以占吉凶也。风从南方来，名曰大弱风（心）……风从西南方来，名曰谋风（脾）……风从西方来，名曰刚风（肺）……风从西北方来，名曰折风（小肠）……风从北方来，名曰大刚风（肾）……风从东北方来，名曰凶风（大肠）……风从东方来，名曰婴儿风（肝）……风从东南方来，名曰弱风（胃）……"这就是八风与八脏相应的八风八脏论。

又云："太一常以冬至之日，居叶蛰之宫四十六日（北），明日居天留四十六日（东北），明日居仓门四十六日（东），明日居阴洛四十五日（东南），明日居天宫四十六日（南），明日居玄委四十六日（西南），明日居仓果四十六日（西），明日居新洛四十五日（西北），明日复居叶蛰之宫（北），曰冬至矣。"（《灵枢·九宫八风》）

（5）"八者风也，风者人之股肱八节也，八正之虚风伤人，内舍于骨解腰脊节腠之间，为深痹也。"（《灵枢·九针论》）

（6）"黄帝曰：愿闻岁之所以皆同病者，何因而然？少师曰：此八正之候也。黄帝曰：候之奈何？少师曰：候此者，常以冬至之日，太一立于叶蛰之宫，其至也，天必应之以风雨者矣。风雨从南方来者为虚风，贼伤人者也。其以夜半至者，万民皆卧而弗犯也，故其岁民少病；其以昼至者，万民懈惰而皆中于虚风，故万民多病……"（《灵枢·岁露论》）

（二）诸子书中有关八风记述

按，八风有季节性，故八风实为季风。我国位于亚洲大陆东部，与世界最大海洋太平洋相邻，由于海陆热力性质差异，再加上冬夏行星风带的南北推移，所以季风现象十分明显。对于这种季风现象，我国古代早已有所了解。

《史记·律书》记载：“不周风居西北……十月也……广莫风居北方……十一月也……十二月也……条风居东北……正月也……明庶风居东方……二月也……三月也……清明风居东南维……四月也……五月也……景风居南方……凉风居西南维……六月也……七月也……八月也……阊阖风居西方……九月也。”这是想用不同方向的风来记录12个月的。基本可以看出，冬季吹偏北风，春季吹偏东风，夏季吹偏南风，秋季吹偏西风。但是要想以八方位的风来记12个月是有困难的。因此，有一些方位的风，事实上兼受相邻的月。

《淮南子·天文训》指出，距冬至四十五天条风至，距立春四十五天明庶风至，距春分四十五天清明风至，距立夏四十五天景风至，距夏至四十五天凉风至，距立秋四十五天阊阖风至，距秋分四十五天不周风至，距立冬四十五天广莫风至。这是以方位风对应八节。这种对应八节的风，又称八节风。《易纬·通卦验》和《春秋考异邮》也谈到了这八节风。这八节风的风向基本符合我国东部地区的实际季风转换情况，可见我国古代人民生活在这块季风盛行的大地上，对于季风变化的特点已有不少认识。

针对上文，《淮南子·天文训》的原文是：“何谓八风？距日冬至四十五日，条风至；条风至四十五日，明庶风至；明庶风至四十五日，清明风至；清明风至四十五日，景风至；景风至四十五日，凉风至；凉风至四十五日，阊阖风至；阊阖风至四十五日，不周风至；不周风至四十五日，广莫风至。”

《淮南子·地形训》对八风名的记载又稍有不同：“何谓八风？东北曰炎风，东方曰条风，东南曰景风，南方曰巨风，西南曰凉风，西方曰飂风，西北曰丽风，北方曰寒风。”

《吕氏春秋·有始览》中八风名亦与此不全同，该书云：“何谓八风？东北曰炎风，东方曰滔风，东南曰熏风，南方曰巨风，西南曰凄风，西方曰飂风，西北曰厉风，北方曰寒风。”

《春秋考异邮》云：“冬至十一月，阳之气也。阳立于五，极于九，五九四十五日一变风，以阴合阳，故八卦主八风，相距各四十五日。艮为条风，震为明庶风，巽为清明风，离为景风，坤为凉风，兑为阊阖风，乾为不周风，坎为广莫风。”又云：“八风杀生，以节翱翔，距冬至四十五日条风至，条者，达生也。四十五日明庶风至，明庶者，迎众也。四十五日清明风至，清明者，精芒挫收也。四十五日景风至，景者，强也，强以成之。四十五日凉风至，凉风者，寒以闭也。四十五日阊阖风至，阊阖者，当寒天收也。四十五日不周风至，不周者，不交也，阴阳未合化也。四十五日广莫风至，广莫者，精大满也。”

《易纬·通卦验》云：“正（按，疑为‘三’）月、六月、九月、十二月皆不见风，惟有八风以当八卦八节，云十一（按，疑为‘二’）月者，则乾之风渐，九月；坤之风渐，六月；艮之风渐，十二月；巽之风渐，三月。”这也是为了以八风记12个月而做的解释，与《史记》异，亦可见其困难矣！

又云春分明庶风至，雷雨行，桃始华；立夏清明风至；夏至季风至；立秋凉风至；立冬不周风至；冬至广莫风至。

综上，我国古代书籍中关于季风的名目及其转换时间，具体见下表62。

表62　古籍中季风名目及其转换时间

书名	春		夏		秋		冬	
《吕氏春秋·有始览》	炎风	滔风	熏风	巨风	凄风	飂风	厉风	寒风
《淮南子·地形训》	炎风 （东北）	条风 （东）	景风 （东南）	巨风 （南）	凉风 （西南）	飂风 （西）	丽风 （西北）	寒风 （北）
《淮南子·天文训》	条风	明庶风	清明风	景风	凉风	阊阖风	不周风	广莫风
《史记·律书》	条风 （正月）	明庶风 （二月）	清明风 （四月）	景风 （五月）	凉风 （六月）	阊阖风 （九月）	不周风 （十月）	广莫风 （十一月）
《春秋考异邮》	条风 （艮）	明庶风 （震）	清明风 （巽）	景风 （离）	凉风 （坤）	阊阖风 （兑）	不周风 （乾）	广莫风 （坎）
《易纬·通卦验》	条风 （立春）	明庶风 （春分）	清明风 （立夏）	景风 （夏至）	凉风 （立秋）	阊阖风 （秋分）	不周风 （立冬）	广莫风 （冬至）
《灵枢·九宫八风》	凶风 （东北）	婴儿风 （东）	弱风 （东南）	大弱风 （南）	谋风 （西南）	刚风 （西）	折风 （西北）	大刚风 （北）
	天留 （立春）	仓门 （春分）	阴洛 （立夏）	天宫 （夏至）	玄委 （立秋）	仓果 （秋分）	新洛 （立冬）	叶蛰 （冬至）
《素问·金匮真言论》	东风		南风		西风		北风	
《素问·六元正气大论》	春气（西行）		夏气（北行）		秋气（东行）		冬气（南行）	
《灵枢·论勇气》	青风		阳风		凉风		寒风	

按，我国是世界著名的季风气候区，在大陆及附近海区季风特别盛行，而行星风系则表现不明显。我国古代人民对季风的认识水平较高，集中体现在航海的运用上。

所谓行星风系，系现代气象学名词，它不计海陆和地形的影响，是全球范围低层盛行风类的总称，为大气环流的重要组成部分，由太阳辐射的不均匀分布及地球自转所致。南北纬30°附近有空气下沉，称副热带高气压带。副热带高气压带的赤道一侧，在北半球盛行东北信风，在南半球盛行东南信风，分别称为东北信风带和东南信风带。中纬度地带盛行偏西风，称盛行西风带（亦称中纬西风）。高纬度地区，环绕极地，盛行偏东风，称极地东风带。极地东风带与盛行西风带之间称副极地低气压带，东北信风带和东南信风带之间称赤道低气压带（亦称赤道辐合带），这些气压带与行星风系紧密结合，并随季节而有南北推移（如北半球，夏季北移、冬季南移）。行星风系图见图138。

我国航海活动历史悠久，东周时山东到浙江一带沿海的航海业很发达，北方的齐国，南方的吴、越都是主要航海国。海洋航行，为了安全并尽快到达目的地，需要风向长时期稳定的季风作为动力。秦汉或秦汉以前，航海者已自觉利用季风作为航海的动力，使船舶远渡重洋并顺利到达彼

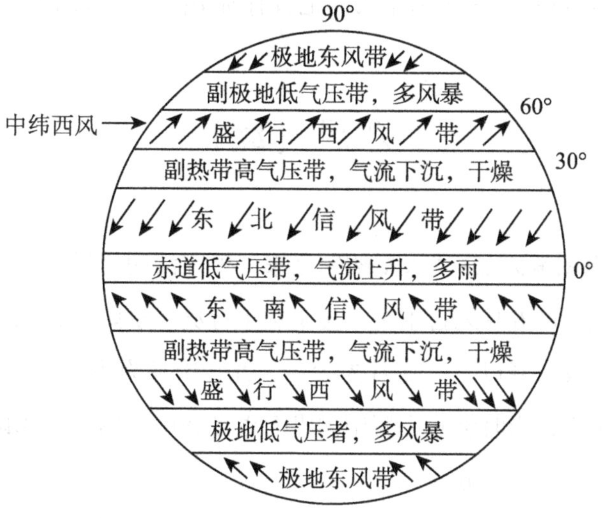

图 138　行星风系图

岸，又在相反风向盛行时远航并平安回到本土。

东中国海包括黄海、东海等，是我国国内南北航线的主要场所，也是我国与日本、朝鲜等国，以及我国大陆与台湾等岛屿间往来的必经之路。这里夏季多吹西南风，秋季过半，台风期过后，为冬季季风期，近中国海区多吹东北风，而靠日本九州海区多吹西北风。

《日中文化交流史》（木宫泰彦著，商务印书馆，1980 年译本）一书中，曾论述中日间航海的季风利用问题。唐开成四年（839）至天祐四年（997）近 70 年间，中日之间的航海往来有 37 次，这些航海船舶几乎都是唐代的商船，其中只有极少数是在日本制造的，建造者和驾驶者大都是中国人。当时中国商船都在每年四月到七月上旬乘西南季风到达日本，而日本到达中国的人以每年八月底到九月上旬为最多，这时九州近海虽是西北风，商船有漂流到东南大洋的危险，但克服了这段海域的危险后，随着接近中国海岸，便可以利用到东北风。故从那时以后，中日间航海交通更自觉地利用季风，一般是夏季开往日本，过了台风期后的八九月底返航。

历史上著名的郑和七下西洋也是利用的季风，特别是横越印度洋更是如此。利用东北季风，满载货物的巨大帆船由斯里兰卡到非洲东海岸的摩加迪沙只需要 20 天，平均每天航行约达 100 海里。郑和船队往返各地区的日期相当于认识当时当地季风规律的历史记录。郑和七次下西洋，差不多两年一次，也有这个原因——必须等待风期，只有赶上南风风期才会返航。郑和下西洋，两地距离很远，若当年赶不上南风风期，必须等待下一个南风风期才能返航。

总之，八风风向与季节相关的论述是符合我国东部实际季风转换情况的，因而也是科学的。若吹相反风向的风（与季节风向相反）则表示气候反常，因而易于引发疾病，也是于理可通的。特别是《灵枢》中提到的半夜发生的反常风不易使人病，而白天发生的易使人发病，也是有道理的，但是其病发必然出现某风某脏，则当有待证实，很可能与四时长发病有关。

此外，联系到“太乙游九宫”之说，则涉及迷信，尽管后人将太乙释作北斗斗构，却不能自圆其说，固斗构绝无回中宫之期。但只愿揭去其迷信神话的外衣，其本质内核是合乎情理的。

再有八风的名称，《灵枢》与秦汉诸子书的记载有所不同，二者的关系亦待考证。

八风（续）

（1）明胡宗宪《筹海图编》云："大抵倭舶之来，恒在清明之后。前乎此，风候不常，届期方有东北风，多日而不变也。过五月风自南来，倭不利于行矣。重阳后，风亦有东北者，过十月风自西北来，亦非倭所利矣。故防者以三、四月为大汛，九、十月为小汛。"明代称清明前后的东北季风为大汛，重阳后的为小汛，当时倭寇进犯中国沿海也是利用汛期，故我国水军在汛期特别加强防卫，而这种防卫也有大汛、小汛之分。

（2）倭寇于明嘉靖三十二年至三十五年连续4年侵犯我国上海秦安县，其中3次均在三月，1次在二月十八日。（引自《秦安县志》第十一辑）

《灵枢·九宫八风》的形式是唯心主义的，这不容讳言，但其医学思想的本质和成就却不应被否定。正如恩格斯所说："在古希腊人和我们之间存在着两千多年的本质上是唯心主义的世界观。""问题决不在于简单地抛弃这两千多年的全部思想内容，而是要批判它，要从这个暂时的形式中，剥取那在错误的、但为时代和发展过程本身所不可避免的唯心主义形式中获得的成果，而这是如何的困难。"（《马克思恩格斯选集》第三卷）

赵洪钧《〈内经〉时代》云："春天果然多东风，秋天果然多西风吗？现代气象资料不能证实这一点。难道真的古时也其风正，今世也其风不正吗？况且风不论东西又都要去配木的。这样解（指刘长林解释）只能使现代学生怀疑五行说。现行《中医学基础》教材中，连这种解释也没有。一个五行归类表，加上几句《内经》等书中的话，就算交代了五行说的渊源。这样，学生接受的五行理论必然不牢靠，它经不起有心人稍稍一推敲。"

按，《内经》所言四时八节风向是符合现代气象学的季风理论的，赵说失之武断，不过古人欲以八节与八风一一对应则是困难的。

《内经》之"风"

（1）"因于露风，乃生寒热。是以春伤于风，邪气留连，乃为洞泄；夏伤于暑，秋为痎疟；秋伤于湿，上逆而咳，发为痿厥；冬伤于寒，春必温病。四时之气，更伤五脏。"（《素问·生气通天论》）

（2）"八风发邪，以为经风，触五脏，邪气发病。……东风生于春，病在肝，俞在颈项；南风生于夏，病在心，俞在胸胁；西风生于秋，病在肺，俞在肩背；北风生于冬，病在肾，俞在腰股；中央为土，病在脾，俞在脊。故春气者病在头，夏气者病在脏，秋气者病在肩背，冬气者病在四

肢。”（《素问·金匮真言论》）

（3）“风胜则动，热胜则肿，燥胜则干，寒胜则浮，湿胜则濡泻。天有四时五行，以生长收藏，以生寒暑燥湿风。”（《素问·阴阳应象大论》）

（4）“冬伤于寒，春必温病；春伤于风，夏生飧泄；夏伤于暑，秋必痎疟；秋伤于湿，冬生咳嗽。”（《素问·阴阳应象大论》）

（5）“东风生风……南方生热……中央生湿……西方生燥……北方生寒。”（《素问·阴阳应象大论》）

（6）“天气通于肺，地气通于嗌，风气通于肝，雷气通于心，谷气通于脾，雨气通于肾……阳之气，以天地之疾风名之。暴气象雷，逆气象阳。”（《素问·阴阳应象大论》）

（7）“邪气之至，疾如风雨。”（《素问·阴阳应象大论》）

于鬯《香草续校书》云：“既言‘邪风’，又言‘疾如风雨’，必不可通。据上下文诸言气不言风，且上文云‘风气通于肝’，则风亦气之一，言风不如言气之赅矣，此‘邪风’当作‘邪气’……故云：故天之邪气，感则害人五脏，彼邪气，正承此邪气而言。”

（8）“二阳一阴发病，主惊骇背痛，善噫善欠，名曰风厥。”（《素问·阴阳别论》）

王注云：“一阴谓厥阴，心主及肝之脉也，心主之脉，起于胸中，出属心。经云：心病膺背肩胛间痛，又在气为噫，故背痛善噫，心气不足，则肾气乘之，肝主惊骇，故惊骇善欠。夫肝气为风，肾气陵逆，既风又厥，故名风厥。”

（9）“卧出而风吹之，血凝于肤者为痹，凝于脉者为泣，凝于足者为厥，此三者，血行而不得反其空，故为痹厥也。”（《素问·五脏生成》）

（10）“黄，脉之至也大而虚，有积气在腹中，有厥气，名曰厥疝，女了同法，得之疾使四肢，汗出当风。”（《素问·五脏生成》）

王注云：“风气通于肝，故汗出当风，则脾气积满于脉中。”

（11）“西方者，金玉之域，沙石之处，无地之所收引也，其民陵居而多风，水土刚强……北方者，天地所闭藏之域也，其地高陵居，风寒冰冽……”（《素问·异法方宜论》）

按，本论中东方、南方、中央皆不言风，乃就地势言之耳，居处高陵故多风。

（12）“当今之世不然，忧患缘其内，苦形伤其外，又失四时之从，逆寒暑之宜，贼风数至，虚邪朝夕，内至五脏骨髓，外伤空窍肌肤。”（《素问·移精变气论》）

（13）“上古使僦货季，理色脉而通解明，合之金木水火土四时八风六合，不离其常，变化相移，以观其妙，以知其要。”（《素问·移精变气论》）

（14）“帝曰：病成而变何谓？岐伯曰：风成为寒热，瘅成为消中，厥成为巅疾，久风为飧泄，脉风成为疠。”（《素问·脉要精微论》）

（15）“帝曰：诸痈肿筋挛骨痛此皆安生？岐伯曰：此寒气之肿，八风之变也。”（《素问·脉要精微论》）

（16）“来徐去疾，上虚下实，为恶风也，故中恶风者，阳受气也。”（《素问·脉要精微论》）

（17）“脉滑曰风，脉涩曰痹。”（《素问·平人气象论》）

（18）“面肿曰风，足胫肿曰水。”（《素问·平人气象论》）

（19）“是故风者百病之长也，今风寒客于人，使人毫毛毕直，皮肤闭而为热……肝传之脾，病名曰脾风。”（《素问·玉机真脏论》）

（20）“病风者，以日夕死；病水者，以夜半死。”（《素问·三部九候论》）

（21）“七诊虽见，九候皆从者不死。所言不死者，风气之病及经月之病，似七诊之病而非也。”（《素问·三部九候论》）

（22）“病在肝……禁当风。”（《素问·脏气法时论》）

（23）“肾病者，腹大胫肿，喘咳身重，寝汗出，憎风……”（《素问·脏气法时论》）

（24）“五脏所恶……肝恶风。”（《素问·宣明五气》）

（25）“八正者，所以候八风之虚邪以时至者也。”（《素问·八正神明论》）

（26）“虚邪者，八正之虚邪气也。正邪者，身形若用力汗出，腠理开，逢虚风，其中人也微，故莫知其情，莫见其形。”（《素问·八正神明论》）

（27）“何谓神？……若风吹云，故曰神。”（《素问·八正神明论》）

（28）“卒风暴起，则经水波涌而陇起。夫邪之入于脉也，寒则血凝泣，暑则气淖泽，虚邪因而入客，亦如经水之得风也。”《素问·离合真邪论》

（29）“乳子中风热，喘鸣肩息者，脉何如？岐伯曰：喘鸣肩息者，脉实大也，缓则生，急则死。”（《素问·通评虚实论》）

（30）“跖跛，寒风湿之病也。”（《素问·通评虚实论》）

（31）“故犯贼风虚邪者，阳受之……阳受之则入六腑……入六腑则身热不时卧，上为喘呼……故喉主天气，咽主地气，故阳受风气，阴受湿气。……故伤于风者，上先受之，伤于湿者；下先受之。”（《素问·太阴阳明论》）

（32）“帝曰：有病身热汗出烦满，烦满不为汗解，此为何病？岐伯曰：汗出而身热者风也，汗出而烦满不解者厥也，病名曰风厥。帝曰：愿卒闻之。岐伯曰：巨阳主气，故先受邪，少阴与其为表里也，得热则上从之，从之则厥也。”（《素问·评热病论》）

（33）“劳风法在肺下，其为病也，使人强上冥视，唾出若涕，恶风而振寒，此为劳风之病。”（《素问·评热病论》）

（34）“有病肾风者，面胕庞然壅，害于言……病名曰风水。”（《素问·评热病论》）

（35）“夫痎疟皆生于风。”（《素问·疟论》）

（36）“夫风之与疟也，相似同类，而风独常在，疟得有时而休者何也？岐伯曰：风气留其处，故常在；疟气随经络沉以内薄，故卫气应乃作。”（《素问·疟论》）

（37）“疟先寒而后热者何也？岐伯曰：夏伤于大暑，其汗大出，腠理开发，因遇夏气凄沧之水寒，藏于腠理皮肤之中，秋伤于风，则病成矣。夫寒者阴气也，风者阳气也，先伤于寒而后伤于风，故先寒而后热也，病以时作，名曰寒疟。”（《素问·疟论》）

（38）“此先伤于风而后伤于寒，故先热而后寒也，亦以时作，名曰温疟。”（《素问·疟论》）

（39）“疟者，风寒之气不常也。”（《素问·疟论》）

（40）“其以秋病者寒甚，以冬病者寒不甚，以春病者恶风，以夏病者多汗。”（《素问·疟论》）

（41）“温疟者，得之冬中于风寒，气藏于骨髓之中。”（《素问·疟论》）

（42）“风之伤人也，或为寒热，或为热中，或为寒中，或为疠风，或为偏枯，或为风也，其病各异，其名不同，或内至五脏六腑。”（《素问·风论》）

（43）“风者善行而数变。”（《素问·风论》）

（44）“以春甲乙伤于风者为肝风，以夏丙丁伤于风者为心风，以季夏戊己伤于邪者为脾风，以秋庚辛中于邪者为肺风，以冬壬癸中于邪者为肾风。风中五脏六腑之俞，亦为脏腑之风……”（《素问·风论》）

（45）“故风者百病之长也。”（《素问·风论》）

（46）“肺风之状，多汗恶风……心风之状，多汗恶风……肝风之状，多汗恶风……脾风之状，多汗恶风……肾风之状，多汗恶风……胃风之状，颈多汗恶风……首风之状……头面多汗恶风……”（《素问·风论》）

（47）“风寒湿三气杂至，合而为痹也。其风气胜者为行痹。”（《素问·痹论》）

（48）“有病身热解墯，汗出如浴，恶风少气……病名曰酒风。”（《素问·病能论》）

（49）“有病痝然如有水状，切其脉大紧，身无痛者，形不瘦，不能食，食少……病生在肾，名为肾风。”（《素问·奇病论》）

（50）“肾肝并沉为石水，并浮为风水。”（《素问·大奇论》）

（51）“脉大血少者，脉有风气，水浆不入。”（《素问·刺志论》）

（52）“病大风，骨节重，须眉堕，名曰大风。”（《素问·长刺节论》）

（53）“风者百病之始也……风从外入，令人振寒，汗出头痛，身重恶寒，治在风府。”（《素问·骨空论》）

（54）“勇而劳甚则肾汗出，肾汗出逢于风，内不得入于脏腑，外不得越于皮肤，客于玄府，行于皮里，传为胕肿，本之于肾，名曰风水。”（《素问·水热穴论》）

（55）“春者木始治，肝气始生，肝气急，其风疾，经脉常深，其气少，不能深入，故取络脉分肉间。”（《素问·水热穴论》）

（56）“夫邪之生也，或生于阴，或生于阳。其生于阳者，得之风雨寒暑；其生于阴者，得之饮食居处，阴阳喜怒。……风雨之伤人也，先客于皮肤，传入于孙脉……”（《素问·调经论》）

（57）“天有五行御五位，以生寒暑燥湿风。”（《素问·天元纪大论》）

（58）“寒暑燥湿风火，天之阴阳也。”（《素问·天元纪大论》）

（59）“厥阴之上，风气主之……所谓本也，是谓六元。”（《素问·天元纪大论》）

（60）“风胜则地动。”（《素问·五运行大论》）

（61）“东方生风……南方生热……中央生湿……西方生燥……北方生寒。”（《素问·五运行大论》）

（62）“厥阴之上，风气治之，中见少阳。”（《素问·六微旨大论》）

（63）“土位之下，风气承之；风位之下，金气承之。”（《素问·六微旨大论》）

（64）“故气有往复，用有迟速，四者之有，而化而变，风之来也。……迟速往复，风所由生。”（《素问·六微旨大论》）

（65）“岁木太过，风气流行，脾土受邪，民病飧泄食减，体重烦冤，肠鸣腹支满……甚则忽忽善怒，眩冒巅疾。……反胁痛而吐甚，冲阳绝者死不治。”（《素问·气交变大论》）

（66）“岁土不及，风乃大行，化气不令……民病飧泄霍乱，体重腹痛，筋骨繇复，肌肉瞤酸，善怒。”（《素问·气交变大论》）

（67）“东方生风……南方生热……中央生湿……西方生燥……北方生寒。”（《素问·阴阳应象大论》）

（68）“敷和之纪……其令风，其脏肝，肝其畏清……其病里急支满。”（《素问·五常政大论》）

（69）“委和之纪……其动緛戾拘缓，其发惊骇，其脏肝……其病摇动注恐。”（《素问·五常政大论》）

（70）“发生之纪……土疏泄、苍气达……其动掉眩巅疾……其病怒。”（《素问·五常政大论》）

（71）“厥阴司天，风气下临，脾气上从……体重肌肉痿，食减口爽……目转耳鸣。”（《素问·五常政大论》）

（72）“木郁之发……大风乃至……故民病胃脘当心而痛，上支两胁，膈咽不通，食饮不下，甚则耳鸣眩转，目不识人，善暴僵仆。”（《素问·六元正纪大论》）

（73）“春气西行，夏气北行，秋气东行，冬气南行。故春气始于下，秋气始于上，夏气始于中，冬气始于标。春气始于左，秋气始于右，冬气始于后，夏气始于前，此四时正化之常。”（《素问·六元正纪大论》）

（74）“厥阴所至为和平……厥阴所至为风府，为璺启……厥阴所至为生，为风摇……厥阴所至为风生，终为肃……厥阴所至为飘怒，大凉……厥阴所至为挠动，为迎随……厥阴所至为里急……厥阴所至为支痛……厥阴所至为緛戾……厥阴所至为胁痛呕泄……”（《素问·六元正纪大论》）

（75）“故风胜则动，热胜则肿，燥胜则干，寒胜则浮，湿胜则濡泄，甚则水闭胕肿。”（《素问·六元正纪大论》）

（76）“夫六气之用，各归不胜而为化……厥阴风化，施于太阴。”（《素问·六元正纪大论》）

（77）“厥阴司天，其化以风……所临脏位，命其病者也。”（《素问·至真要大论》）

（78）“厥阴司天为风化……间气为动化。”（《素问·至真要大论》）

（79）“岁厥阴在泉，风淫所胜……民病洒洒振寒，善伸数欠，心痛支满，两胁里急，饮食不下，膈咽不通，食则呕，腹胀善噫，得后与气则快然如衰。”（《素问·至真要大论》）

（80）“诸气在泉，风淫于内，治以辛凉，佐以苦，以甘缓之，以辛散之。”（《素问·至真要大论》）

（81）“厥阴司天，风淫所胜……民病胃脘当心而痛，上支两胁，膈咽不通，饮食不下，舌本强，食则呕，冷泄，腹胀，溏泄瘕，水闭……病本于脾。冲阳绝，死不活。”（《素问·至真要大论》）

（82）“司天之气，风淫所胜，平以辛凉，佐以苦甘，以甘缓之，以酸泻之。”（《素问·至真要大论》）

（83）“六气相胜……厥阴之胜，耳鸣头眩，愦愦欲吐，胃膈如寒……胠胁气并，化而为热，小便黄赤，胃脘当心而痛，上支两胁，肠鸣飧泄，少腹痛，注下赤白，甚则呕吐，膈咽不通。”（《素问·至真要大论》）

（84）“厥阴之胜，治以甘清，佐以苦辛，以酸泻之。”（《素问·至真要大论》）

（85）“厥阴之复，少腹坚满，里急暴痛……厥心痛，汗发呕吐，饮食不入，入而复出，筋骨掉眩清厥，甚则入脾，食痹而吐。冲阳绝，死不治。”（《素问·至真要大论》）

（86）“厥阴之复，治以酸寒，佐以甘辛，以酸泻之，以甘缓之。”（《素问·至真要大论》）

（87）“厥阴司天，客胜则耳鸣掉眩，甚则咳；主胜则胸胁痛，舌难以言。”（《素问·至真要大论》）

（88）“厥阴在泉，客胜则大关节不利，内为痉强拘瘛，外为不便；主胜则筋骨繇并，腰腹时痛。”（《素问·至真要大论》）

（89）“木位之主，其泻以酸，其补以辛……厥阴之客，以辛补之，以酸泻之，以甘缓之。”（《素问·至真要大论》）

（90）“风气大来，木之胜也，土湿受邪，脾病生焉。”（《素问·至真要大论》）

（91）“厥阴之至，其脉弦……至而和则平，至而甚则病，至而反者病，至而不至者病，未至而至者病，阴阳易者危。”（《素问·至真要大论》）

（92）“阳明厥阴，不从标本，从乎中也。”（《素问·至真要大论》）

（93）“诸风掉眩，皆属于肝。”（《素问·至真要大论》）

（94）“三阳独至者，是三阳并至，并至如风雨，上为巅疾，下为漏病。……三阳者，至阳也，积并则为惊，病起疾风，至如礔砺，九窍皆塞，阳气滂溢，干嗌喉塞，并于阴，则上下无常，薄为肠澼。”（《素问·著至教论》）

（95）“夫一水不胜五火，故目眦盲。是以冲风，泣下而不止。夫风之中目也，阳气内守于精，是火气燔目，故见风则泣下也。有以比之，夫火疾风生乃能雨（《黄帝内经太素》作‘天之疾风乃能雨’，无‘生’字），此之类也。”（《素问·解精微论》）

（96）“刺之要，气至而有效，效之信，若风之吹云，明乎若见苍天。”（《灵枢·九针十二原》）

（97）“中于阴者，常从臂胻始。夫臂与胻，其阴皮薄，其肉淖泽，故俱受于风，独伤其阴。”（《灵枢·邪气脏腑病形》）

（98）“身之中于风也，不必动脏，故邪入于阴经，则其脏气实，邪气入而不能客，故还之于腑。故中阳则溜于经，中阴则溜于腑。”（《灵枢·邪气脏腑病形》）

（99）“有所击仆，若醉入房，汗出当风，则伤脾。”（《灵枢·邪气脏腑病形》）

（100）“五脏之中风奈何？岐伯曰：阴阳俱感，邪乃得往。”（《灵枢·邪气脏腑病形》）

（101）“病在阳者命曰风，病在阴者命曰痹，阴阳俱病命曰风痹。”（《灵枢·寿夭刚柔》）

（102）“风寒伤形，忧恐忿怒伤气。……风伤筋脉。”（《灵枢·寿夭刚柔》）

（103）“肺手太阴之脉……是主肺所生病者……气盛有余，则肩背痛，风寒汗出中风，小便数而欠。”（《灵枢·经脉》）

按，十二经，唯肺经言“风寒汗出中风”。

（104）“人有热，饮食下胃，其气未定，汗则出……此外伤于风，内开腠理，毛蒸理泄，卫气走之，固不得循其道……故命曰漏泄。”（《灵枢·营卫生会》）

（105）“风痉，身反折，先取足太阳之腘中及血络出血。”（《灵枢·热病》）

（106）“风寒湿气客于外分肉之间，迫切而为沫，沫得寒则聚，聚则排分肉而分裂也，分裂则痛……”（《灵枢·周痹》）

（107）“夫百病之始生也，皆生于风雨寒暑，阴阳喜怒，饮食居处。”（《灵枢·口问》）

（108）“余闻百疾之始期也，必生于风雨寒暑，循毫毛而入腠理，或复还，或留止，或为风肿汗出，或为消瘅，或为寒热，或为留痹，或为积聚……”（《灵枢·五变》）

（109）“夫同时得病，或病此，或病彼，意者天之，为人生风乎，何其异也？少俞曰：夫天之风者，非以私百姓也，其行公平正直，犯者得之，避者得无殆，非求人而人自犯之。”（《灵枢·五变》）

（110）“肉不坚，腠理疏，则善病风。”（《灵枢·五变》）

（111）“风者百病之始也……常候阙中，薄泽为风。”（《灵枢·五色》）

（112）“春青风，夏阳风，秋凉风，冬寒风，风此四时之风者，其所病各不同形。”（《灵枢·论勇》）

（113）“黄色薄皮弱肉者，不胜春之虚风；白色薄皮弱肉者，不胜夏之虚风；青色薄皮弱肉，不胜秋之虚风；赤色薄皮弱肉，不胜冬之虚风也。”（《灵枢·论勇》）

（114）“黑色而皮厚肉坚，固不伤于四时之风。其皮薄而肉不坚、色不一者，长夏至而有虚风者病矣。其皮厚而肌肉坚者，长夏至而有虚风不病矣。其皮厚而肌肉坚者，必重感于寒，外内皆然乃病。”（《灵枢·论勇》）

（115）“黄帝曰：夫子言贼风邪气之伤人也，令人病焉，今有其不离屏蔽，不出室穴之中，卒然病者，非不离贼风邪气，其故何也？岐伯曰：此皆尝有所伤于湿气，藏于血脉之中，分肉之间，久留而不去，若有所堕坠，恶血在内而不去。卒然喜怒不节，饮食不适，寒温不时，腠理闭而不通，其开而遇风寒，则血气凝结，与故邪相袭，则为寒痹。其有热则汗出，汗出则受风，虽不遇贼风邪气，必有因加而发焉。”（《灵枢·贼风》）

（116）“夫百病之始生也，皆生于风雨寒暑，清湿喜怒。喜怒不节则伤脏，风雨则伤上，清湿则伤下，三部之气，所伤异类。”（《灵枢·百病始生》）

（117）“风雨寒热不得虚，邪不能独伤人。卒然逢疾风暴雨而不病者，盖无虚，故邪不能独伤人，此必因虚邪之风，与其身形，两虚相得，乃客其形。”（《灵枢·百病始生》）

（118）“视人之目窠上微痈，如新卧起状，其颈脉动，时咳，按其手足上窅而不起者，风水肤胀也。

尺肤滑，其淖泽者，风也。……尺肤滑而泽脂者，风也。尺肤涩者风痹也。”（《灵枢·论疾诊尺》）

（119）“冬伤于寒，春生瘅热；春伤于风，夏生飧泄肠澼；夏伤于暑，秋生痎疟；秋伤于湿，冬生咳嗽。是谓四时之序也。”（《灵枢·论疾诊尺》）

（120）“余闻气者，有真气、有正气、有邪气，何谓真气？岐伯曰：真气者，所受于天，与谷气并而充身者也。正气者，正风也，从一方来，非实风，又非虚风也。邪气者，虚风之贼伤人也，其中人也深，不能自去。正风者，其中人也浅，合而自去，其气来柔弱，不能胜真气，故自去。虚邪之中人也，洒淅动形，起毫毛而发腠理，其入深，内搏于骨，则为骨痹；搏于筋，则为筋挛；搏于脉中则为血闭，不通则为痈；搏于肉，与卫气相搏，阳胜者则为热，阴胜者则为寒，寒则真气者，去则虚，虚则寒；搏于皮肤之间……”（《灵枢·刺节真邪》）

（121）“太一移日，天必应之以风雨。”（《灵枢·九宫八风》）

（122）“风从其所居之乡来为实风，主生，长养万物；从其冲后来为虚风，伤人者也，主杀主害者。谨候虚风而避之，故圣人日避虚邪之道，如避矢石然，邪弗能害，此之谓也。”（《灵枢·九宫八风》）

（123）“是故太一入徙，立于中宫，乃朝八风，以占吉凶也。风从南方来，名曰大弱风，其伤人也，内舍于心，外在于脉，气主热。风从西南方来，名曰谋风，其伤人也，内舍于脾，外在于肌，其气主为弱。风从西方来，名曰刚风，其伤人也，内舍于肺，外在于皮肤，其气主为燥。风从西北方来，名曰折风，其伤人也，内舍于小肠，外在于手太阳脉，脉绝则溢，脉闭则结不通，善暴死。风从北方来，名曰大刚风，其伤人也，内舍于肾，外在于骨与肩背之膂筋，其气主为寒也。风从东北方来，名曰凶风，其伤人也，内舍于大肠，外在于两胁腋骨下及肢节。风从东方来，名曰婴儿风，其伤人也，内舍于肝，外在于筋纽，其气主为身湿。风从东南方来，名曰弱风，其伤人也，内舍于胃，外在肌肉，其气主体重。此八风皆从其虚之乡来，乃能病人。三虚相搏，则为暴病卒死。两实一虚，病则为淋露寒热，犯其两湿之地，则为痿。故圣人避风，如避矢石焉。其有三虚而偏中于邪风，则为仆偏枯矣。”（《灵枢·九宫八风》）

按，此八风伤人的特点总结如下表63。

表63　八风伤人汇总

风向	名称	内所伤	外所伤	主病
南	大弱风	心	脉	热
西南	谋风	脾	肌	弱
西	刚风	肺	皮肤	燥
西北	折风	小肠	手太阳脉	（暴死）
北	大刚风	肾	骨、膂筋	寒
东北	凶风	大肠	两胁腋下	—
东	婴儿风	肝	筋纽	湿
东南	弱风	胃	肌肉	体重

八风内伤除心、肝、脾、肺、肾五脏外，还有大肠、小肠、胃合为八脏腑，不伤膀胱、胆及三

焦之腑。在外体，西北风伤在经脉，而其他七风皆不言伤经脉，在“气”有寒、热、燥、湿，并以体重、暴死、弱等凑数，东北风则不言其气，可见以八风对应脏腑与证候是困难的。

（124）“四者时也，时者四时八风之客于经络之中，为痼病者也，故为之治针，必筩其身而锋其末，令可以泻热出血而痼病竭。”（《灵枢·九针论》）

（125）“八者风也，风者人之股肱八节也，八正之虚风，八风伤人，内舍于骨解腰脊节腠理之间，为深痹也，故为之治针，必长其身，锋其末，可以取深邪远痹。”（《灵枢·九针论》）

（126）“夫风之与疟也，相与同类，而风常在，而疟特以时休……风气留其处，疟气随经络，沉以内搏，故卫气应乃作也。”（《灵枢·岁露论》）

（127）“黄帝问于少师曰：余闻四时八风之中人也，故有寒暑，寒则皮肤急而腠理闭，暑则皮肤缓而腠理开，贼风邪气，因得以入乎？将必须八正虚邪乃能伤人乎？少师答曰：不然。贼风邪气之中人也，不得以时，然必因其开也，其入深，其内极病，其病人也卒暴；因其闭也，其入浅以留，其病也徐以迟。”（《灵枢·岁露论》）

（128）“黄帝曰：有寒温和适，腠理不开，然有卒病者，其故何也？少师答曰：帝弗知邪入乎？虽平居，其腠理开闭缓急，其故常有时也。……人与天地相参也，与日月相应也，故月满则海水西盛，人血气积，肌肉充，皮肤致，毛发坚，腠理郄，烟垢落。当是之时，虽遇贼风，其入浅不深。至其月郭空，则海水东盛，人气血虚，其卫气去，形独居，肌肉减，皮肤纵，腠理开，毛发残，膲理薄，烟垢落，当是之时，遇贼风则其入深，其病人也卒暴。”（《灵枢·岁露论》）

（129）“乘年之衰，逢月之空，失时之和，因为贼风所伤，是谓三虚。”（《灵枢·岁露论》）

（130）“逢年之盛，遇月之满，得时之和，虽有贼风邪气，不能危之也，命曰三实。”（《灵枢·岁露论》）

（131）“愿闻岁之所以皆同病者，何因而然？少师曰：此八正之候也……候此者，常以冬至之日，太一立于叶蛰之宫，其至也，天必应之以风雨者矣，风雨从南方来者，为虚风，贼伤人者也。其以夜半至也，万民皆卧而弗犯也，故其岁民少病；其以昼至者，万民懈惰而皆中于虚风，故万民多病。虚邪入客于骨而不发于外，至其立春，阳气大发，腠理开，因立春之日，风从西方来，万民又皆中于虚风，此两邪相搏，经气结代者矣，故诸逢其风而遇其雨者，命曰遇岁露焉。因岁之和而少贼风者，民少病而少死；岁多贼风邪气，寒温不和，则民多病而死矣。”（《灵枢·岁露论》）

（132）“正月朔日，太一居天留之宫，其日西北风，不雨，人多死矣。正月朔日平旦北风，春，民多死。正月朔日，平旦北风行，民病多者十有三也。正月朔日，日中北风，夏，民多死。正月朔日，夕时北风，秋，民多死。终日北风，大病死者十有六。正月朔日，风从南方来，命曰旱乡；从西方来，命曰白骨，将国有殃，人多死亡。正月朔日，风从东方来，发屋，扬沙石，国有大灾也。正月朔日，风从东南方行，春有死亡。正月朔日，天和温不风，籴贱，民不病；天寒而风，籴贵，民多病。此所谓候岁之风，峨伤人者也。二月丑不风，民多心腹病；三月戌不温，民多寒热；四月巳不暑，民多瘅病，十月申不寒民多暴死。诸所谓风者，皆发屋，折树木，扬沙石，起毫毛，发腠理者也。”（《灵枢·岁露论》）

按，此文与《灵枢·九宫八风》文不同。

（133）“巳亥之岁，天数有余，故厥阴不退位也，风行于上，木化布天，当刺足厥阴之所入。”（《素问遗篇·刺法论》）

（134）“木运升天，金乃抑之，升而不前，即清生风少，肃杀于春，露霜复降，草木乃萎，民病温疫早发，咽嗌乃干，四肢满，肢节皆痛，久而化郁，即大风摧拉，折陨鸣紊，民病卒中偏痹，手足不仁。”（《素问遗篇·本病论》）

（135）“君火欲升，而中水运抑之……日久成郁，即暴热乃至，赤风肿翳，化疫，温疠暖作。”（《素问遗篇·本病论》）

按，风是什么？

（1）指空气之流动，如第11、64条。

（2）指外来致病之邪气，如第1、2条。

其中广义之风与气同，如第2、19、45、53、73、112、120条；狭义之风，如1、4、63、67、75、76、77、119条。

（3）指人体内阳热之气，如第6、94条。

批判阴阳五行说之历史回顾

（一）1923年（民国十二年）5月25日，《东方杂志》第二十卷第十号，梁启超《阴阳五行说之来历》

阴阳五行说，为二千年来迷信之大本营，直至今日，在社会上犹有莫大势力。今当辞而辟之，故考其来历如次。

商周以前，所谓阴阳者，不过自然界中一种粗浅微末之现象，绝不含有何等深邃之意义。

五行说之极怪诞而有组织者，始见于《吕氏春秋》之“十二览”。其后《小戴礼记》（即《月令》篇）采之。《淮南子》又采之，其说……将一年四季分配五行，春木、夏火、秋金、冬水，所余之土无可归，则于夏秋交界时为拓一位置。于是五方之东、西、南、北、中，五色之青、赤、黄、白、黑，五声之宫、商、角、徵、羽，五味之酸、苦、咸、辛、甘，五虫之毛、介、鳞、羽、倮，五祀之井、灶、行、户、中霤，五谷之黍、稷、稻、麦、菽，五畜之马、牛、羊、犬、豕，五脏之心、肝、肺、脾、肾，五帝之太皞、炎帝、黄帝、少昊、颛顼，五神之句芒、祝融、后土、蓐收、玄冥，皆一一如法分配。（《洪范》五事抑未编入）乃至如十天干，六律、六吕等数目不与五符者，亦割裂以隶之。于是将宇宙间无量无数之物象事理，皆硬分为五类，而以纳诸所谓五行者之中。此种诡异之组织，遂二千年盘踞全国人之心里，且支配全国人之行事。嘻！吾辈死生关系之医药，皆此种观念之产物。

（二）1923年10月25日，《东方杂志》第二十卷第二十号，吕思勉《辩梁任公阴阳五行说之来历》

此篇颇伤武断。

至谓商周以前所谓阴阳者，不过自然界中粗浅微末之辞，不含深义，亦必不然。学术以愈研索而愈精，亦以愈分析而愈细。宇宙之大，究竟有无边际？有无始终？此等疑义，在今人已知为知识所不及，置诸不论不议之列，而在古昔则不然。学术之萌芽，其所致疑者，大抵皆宙果有初，宇果有际诸义，而当时之宗教哲学则皆对此疑义而有以释之者也。吾国古者宗教哲学之释此疑义也，盖全本诸人事以为推。

若谓孔子所以形容宇宙间两种力者，有刚柔、动静、消息、屈伸、往来、进退诸名，而未尝专于阴阳，则其故有二。阴阳乃虚设之名，由归纳宇宙间种种见象得之。而宇宙间见象，为人所名目者，有刚柔、动静、消息、屈伸、往来、进退诸种，此诸种见象虽可归纳之而立阴阳之名，然当陈述诸见象时，不得概代之以阴阳二字，一也。古人修辞，义取变换，“立天之道，曰阴与阳；立地之道，曰柔与刚；立人之道，曰仁与义”，义读为我，音转为邛，乃韵语也。同义而变换其辞，以便讽诵者，古书中其例多矣，二也。

古之言天言命者，盖有二义。儒、道诸家所说，以宇宙之原为一种动力。故曰“《春秋》以元之气，正天之端”“天不深正其元，则不能成其化”。又曰：“大哉乾元，万物资始，乃统天。”故曰：“谷神不死，是谓玄牝。玄牝之门，是谓天地根。緜緜若存，用之不勤。”谷者，空虚之义。神者，动力之谓。《易》曰：“知变化之道者，其知神之所为乎？”言神即变化，变化者动力之谓也。又曰：“惟神也，故不疾而速，不行而至。”言神之无乎不在，即谓宇宙之间无往而非此动力所弥纶也。曰“阴阳不测之谓神”，言此项动力尚在阴阳二力之先。因此动力，乃分阴阳，所谓“易有太极，是生两仪”，阴阳由此而分，则此项动力之无所谓阴阳也审矣。不死者，不息也。玄者，深远之意。（案，玄为黑色，深远之处必暗黑不可见，故曰天玄。《后汉书·张衡传》注云，玄，深也。）牝，犹后世言女、言母，物之所由生。宇宙之所由生，故曰玄牝。“緜緜若存，用之不勤”，言其力为人所不能见，而无时或息也。

盖古者阴阳数术之学与天文数学关系极深。此在后世，久成专门，通者绝鲜，故其学不能昌大，抑更不能改进。然执此遂谓其学尽诬则不可，何则？据数理以谈哲学，今世固亦有之，且皆认为正当之途，精深之术矣。后世治此学者亦非全无其人，如杨子云、邵康节是也。其说固亦不免迷谬，亦不得谓无精深处也。梁先生以阴阳五行为后世迷信之本，欲辞而辟之，其意甚盛。然因此并罪古代之阴阳五行，则似可不必，何者？迷信之说，必有所附。有阴阳五行，则附于阴阳五行；无阴阳五行，彼又将转附他说也。佛说之为迷信所附者亦久矣，又可因此而辟佛乎？

（三）1924年8月10日，《东方杂志》第二十一卷第十五号，栾调甫《梁任公五行说之商榷》

据任公说《尚书·甘誓》与《荀子·非十二子》篇之五行，均不知作何解。《洪范》五行为金木水火土，然无生克之说。（曩与南昌黄先生益斋论五行，先生亦有此疑。）《左传》虽近于五行家说，其书真伪则有问题。质言之，是均不足为邹衍以前或墨子时有五行生克说之证也。夫五行之说创于黄帝，久成定论。盖自任公始推翻旧说，而谓出自邹衍以后。其说新颖，已足引起讨论。余自愧不学，于五行又无甚深研究，不能详搜博讨，与任公一谈来历。即欲引证古书，对于古书本身之真伪又为极难解决之问题。如《内经》《文子》诸书不论矣。虽《管子》比较的可信为秦以前人书，然书中有记管子身后事，又有经有解，似非出于一手，而不尽为管子之作。若然，则《管子·幼官》五图，所谓君服某色、味某味、听某声、治某气者，在未能证明《幼官》为管子作之前，固不能为墨子前有五行生克说之证。反之，在未能证明《幼官》非管子作之前，亦不能便断五行生克说在墨子时无有也。则谓《管子》《左传》真伪俱有问题可也。以《幼官》证子产之言，似不可便言以当时所有学说旁证之不能置信也。故愚谓引证古书，在未能证明其书之真伪以前，力争两方均不能极成。此实为吾人今日研究古学最困难之事，而持论稍一不慎，即有自陷入狂之虞。然拙《读》（按，指《读墨经校释》一文）所疑本在《墨经》，无已，请循其本，一观《墨经》本章究应作何解。

讨论《墨经》五行章本文应作何解，似宜先知《墨经》文字之体例。《墨经》分上下两篇，上篇前半皆为界说，昔人所谓似《尔雅·释诂》文者，后半则重在分析区别。五行章在下篇，下篇皆辩说之论式。《经说》下云："彼以此其然也，说是其然也。我以此其不然也，疑是其然也。"说即立是之说，疑即争非之辩。（《经上》：辩争彼也，彼读为非，详见拙注。）此首明《经下》诸章立争论式之分也。每章前段为故，后段则以说明其所以成故者。如五行章为说体，五行毋常胜为墨子之故，说在宜乃谓五行所以毋常胜者以其宜也。考旧注此章多不明了，近人尹候青《墨子新释》虽引《孙子·虚实篇》杜佑、王晳注，然所释仍未达。盖唯张子晋《墨经注》"五行，金胜木，木胜土，土胜水，水胜火，火胜金，此其常也。然亦未可据为定论，故曰五行毋常胜"云云，能得常胜与毋常胜之义。惜张君于宜字未留意，仍循旧说谓"五行各随所宜为用"，以致毋常胜之义未能明彻。拙注以此章为墨子立量破常胜论者。尝据此，分古五行说为常胜论与非常胜论二大派。拙《读》尝说此曰：

"我以为古人的五行讲生克是原始最古的，不过这种学说中还有两个派别，应当分别言之。一是常胜派，这派自邹衍的阴阳家，一直到现在的医卜星相，几乎无一家不讲说的，这是尽人皆知，用不着细说。二是非常胜派，这派是反对常胜而产生为五行进一步的学说。我虽不敢断定这是墨子的创作，或是为墨子以前已有的，但我知道墨子是发明五行变化者。五行有变化，就是生克不常，要讲明生克不常，这须取证本章的《经》与《说》。《经》文的'宜'字当作'多'，照王引之、俞樾校书的法子，可说'宜，乃多字之讹，宜古文宐，与多字相近。又因下章有宜字，故校者改多为宐，又转而为宜。《经说》下"火铄金，火多也；金靡炭，金多也"，二多字是其证'。这'多'字就是墨子或非常胜派破常胜派学说最重要的理由。因为常胜派说五行的相生相胜是一定不变的。他们拿五行来统万物，无论如何运动不居的东西，他们总是用这个常生常胜的定理来统辖它，这种囿蔽人心、局蹐物理的学说，实在是我们这几千年知识上的妖魔。但古人如墨子及非常胜派的人却很能打破这种荒谬的学理，另创出一种新学说。他们的意思是说，五行相遇固然不免相胜，但他相胜却不是一定不移的，而且它们的相胜，因着种种机遇，且能生出变化。譬如常胜派所说的五行相胜是说火胜金的，但火能铄金必非一星之火；反过来说，金也可以胜火。(《庄子·天下》篇辩者之谈火不热，据高诱《淮南子·诠言训》注云炭不热，知古人以炭代表五行之火。)这是金与火之间有一种当值之量，金过此量，金能胜火，火过此量，火能胜金。金火二者更迭相胜，只是能过此量者为胜，不能过者不胜。过者其物必多，不过者其物必少。这是五行相胜，因于多方胜少的缘故，并不是一定不变的常胜。”

余分五行为常胜、非常胜二派，与坚白离盈二宗，闻者多疑而未信。拙《读》就正于世，伍君非百独许余谈坚白“能分析古代坚白论的派别，发前人所未发”。张君子晋亦以拙说五行为然，并识余曰：“五行毋常胜一语，直将五行相胜的旧案推翻，在五行学说中特标新帜，此亦墨学之进化也。”又曰：“此说在宜，宜字为多字之讹，举古文宜作㝖，及《经说》下‘火铄金，火多也；金靡炭，金多也’，两多字为证，可谓铁案如山。”拙说久无解人，今幸得两先生为余正，使余稍坚自信之心，再为商榷之文，求其然否，是可感也。管见五行之说在今日固无甚神圣可言，但在古代能将世间物质统列为五大类，复因其体用而定五类之关系，如《洪范》谓水润下乃言其性质，谓润下作咸乃言其作用，又如钻木取火谓木生火，泼水灭火谓水胜火，诸如此类，不得不谓夫作者之圣也。独惜后人盲于信古，不肯观察物理，详究各物生胜所以然之故，及社会文明日进，物质发现日广，又不肯破旧说而另为之分类，转牢守其生胜之律，强自然之物质而尽纳诸五类之中，甚至遇其性质与作用不合于定律者，必附会而强合之，此所谓不以足为履，而以履为纳足，势至履裂足伤而后已。故吾谓五行囿蔽中国人心至数千年者，亦后人误用五行之过也。吾读《墨子·经下》至景鉴诸章，如景不从，鉴位景之易正说在中之外内，乃二光夹一光一光者景也（见张仲如《墨学分科光学条》采录拙注），觉其精审与今物理学家所言无异，则知墨子深研物理，必有见于五行常胜说之不可通，乃立毋常胜之宗。此非余附会之言也，请以粗浅之事理喻之：夫水能灭火，人尽知之，然以杯水泼一车薪之火，则水将腾而为气，而火亦必不息也。是谓水胜火者，必有相胜之量，水不及此量水弗胜也，火过此量火亦能胜也，两俱能胜，如何可谓之常？要而论之，常胜派所谓之胜，乃绝对的胜；非常胜派所谓之胜，乃比较的胜。此余谓五行进一步的学说也。

尝以拙说质之南昌黄先生，先生谓丹书中有五行相克，乃以多克少之言。惜忘其书名，难以相证。余素主丹家炉火之术出于墨子，闻先生言，益信汉人所传《墨子五行变化记》五卷为墨子书，而其黄白一门（《淮南枕中书》、《墨子五行要记》一卷，即抄取黄白一门，非全书也）为后世炉火之祖。《墨子五行变化记》今已不传，其详不可考。据《参同契》“五行错王，相据以生，火性销金，金伐木荣”及“五行相克更为父母”之言，颇似非常胜论。唯丹书文字类多隐秘，不可尽解。丹家亦谓“饶君聪慧过颜闵，不遇真师莫强猜”。吾人既未遇真师，强猜当然同于妄说。但就字面言之，所谓“错王”，所谓“更为父母”，则与《孙子》杜佑注“五行更王”，王皙注“迭相克也”诸言相合矣。

复以《经说》本章证之。《经说》文不甚可读，唯“火铄金，火多也；金靡炭，金多也”十二字则尚可解。火铄金，为火胜金之征。金靡炭，据《淮南子·本经训》“鼓橐吹埵，以销铜铁，靡流坚锻，无厌足日”，销铜铁即铄金也，靡流坚锻为黄冶之术，其如何靡炭，殊难臆说。然火多金多为言胜义，固极明了，不待穿凿。若任公说，“此五种物质无常贵，但适宜应需为贵”，虽甚平实，但与此十二字无照应也。

复次以《孙子·虚实篇》证之，此任公所认为即引此经之文者也。《孙子》是否为孙武书，固不易论，但谓其最晚当出于孙膑而非秦汉间人所作，则不待辨也。《孙子·虚实篇》皆言用兵虚实变化制胜之道，其引五行无常胜，即以证其兵无常势之义，读《孙子》本文自见。《孙子·虚实》篇云：“故兵无常势，水无常形，能因敌变化而取胜者谓之神。故五行无常胜，四时无常位，日有短长，月有死生。”《孙子集注》曰“迭相克也”，其义最是。盖《孙子》本文只是言无定言变化，其引五行四时日月，亦只以明其为无定为变化耳。若任公说无常贵，适宜应需为贵，虽不穿凿，但与变化之义无照应矣。

此外则《淮南子·说林训》中“金胜木者，非以一刃残林也；土胜水者，非以一墣塞江也”（亦见《文子·上德》篇），疑即常胜派与非常胜派之辨。严几道生平最恶五行，设难曰：“金胜木耶？以巨木槌击一粒锡，孰胜之耶？”闻者多不能应。今以《淮南子》非一刃残林之说，应几道以木槌锡之问，可谓相当矣。然则古必有以一刃残林、一墣塞江难常胜论者，此又古有非常胜论之一旁证也。

据上说，《墨经》五行章，以五行生克说解之，似较任公之说为当。……至《尚书》诸证，管见亦与任公说不同。盖谓中国古代民族，繁杂非一族类。虽云文野不同，要之各有其历久相传之宗教与风俗，各为畛域，保守不渝者也。夷夏不论矣。三皇五帝，则八卦、五行宗教之异也。三王夏、商、周，则子、丑、寅三建授时之异也。夏主五行，箕子述《洪范》，周独演《易》而论八卦，此因周之先后稷出于姜氏，治稼穑，世农官，故述神农之教也。张子晋先生谓余曰：“鄙意五行、八卦，为中国旧物理学两大系统，在三代以前，本分道扬镳。八卦画自伏羲而文王演之，五行著于《洪范》而箕子传之。《墨经》言五行而不言八卦，墨子系统本出于禹也。”愚以先生此言，辨析精审，颇与汉人“阴阳无箕子”之言合。大抵春秋以前，阴阳、五行各有分畛，皇与帝，《三坟》《五典》之书，周与齐四官五图之制，均各不同，及孔子赞《易》，墨子谈变化，义尤显然。其并为一谈者，盖始于子思、孟轲，而大成于邹衍，一则以齐乱鲁学，一则以阴阳乱五行也。若《甘誓》之五行，当然为金、木、水、火、土，绝不容有疑义。“三正”似指天、地、人。盖谓其不奉大禹五行之教，不谨神祇与鬼之祭，不奉禹教是威侮矣，不谨祭祀是怠弃矣。《洪范》谓“鲧堙洪水，汨陈其五行”者，疑即鲧误用常胜论土胜水说，而以息壤堙水，致水失其避高就下之性，水高陆下，则五行汨乱矣。

（四）1936年6月，《清华学报》第六卷第一期（后参加修改，收入《古史辨》第五册下编，即顾颉刚《五德终始说下的政治和历史》）

五行，是中国人的思想律，是中国人对于宇宙系统的信仰，两千余年来，它有极强固的势力。

它在经典上的根据，为《尚书》的《甘誓》和《洪范》。这两篇中都有“五行”字样，而《洪范》讲“水、火、木、金、土”的性质尤为显明。《甘誓》说是夏书，《洪范》说是商书（自有《书序》之后成为周书）。夏商之书既称引它，那么，它的起源当在夏商之前了。所以《史记·历书》中就说：“黄帝考定星历，建立五行，起消息。”自有此记载，而五行遂确定为黄帝所建立，大家对于这一说毫不质疑。直至七年前，梁任公先生作《阴阳五行说之来历》，始对这个向来信守的五行起源说有所怀疑，但他仍以为这一个名词是本来就有的，不过是到了战国时期被人加上新的解释而已。所以该文的结论是：“春秋战国以前，所谓阴阳所谓五行，其语甚希见，其义极平淡。且此二事从未尝并为一谈。诸经及孔、老、墨、孟、荀、韩诸大哲皆未尝凿及。”此论既出，驳者甚多。四年之后，他的弟子刘节先生又作《洪范疏证》（《东方杂志》，二十五卷，二号），证明《洪范》一篇出于战国之末，其中所载的五行之说即是战国时邹衍一辈人的学说；比了任公先生承认《洪范》是箕子的话，但无神秘色彩的更进一步。此说出后，不闻驳论。是不是我国的学术界已经把这个结论默认了呢？

对于这个问题的见解，我个人是十分赞成刘先生的。我以为五行之说如果真是黄帝传到夏商，夏商传到秦汉，则五行思想早已有了强固的基础，孔孟老庄们著书立说，纵然不积极提倡，也必于无意中流露出一些以五行为信条的时代色彩。即使他们不仅不愿提倡，而且有意打破这个社会信条，则更当提出这个问题而加以攻击。我们看汉儒生在以阴阳五行为信条的社会里，便没有不受阴阳五行说的浸润的，阴阳五行即是他们的思想的规律。到了魏晋，玄学起来了，王弼们就对这些术数进行公然攻击了，把术数的大本营的《周易》也讲成非术数了。可见在一种时代意识之下，无论什么人对于它都脱离不了关系：普通人无思无虑，只有全盘承认；聪明的人或把它说得更精密些，或用了自己的见解改变它的面目，或则不满意它而起作反抗的运动。假使五行之说早从黄帝时传下来，则到商周时已有久远的历史，早该起了巨大的影响，为什么我们在商代的甲骨文字里找不到它的痕迹呢？为什么我们在东西周的文籍（《尚书》《周易》《诗经》等）里，除了《甘誓》和《洪范》，也找不到它的痕迹呢？为什么我们在诸子书（如《论语》《孟子》《老子》《庄子》等）里也找不到它的痕迹呢？黄帝传了下来，经历夏商周，却不曾发生影响，而一到秦汉便在社会上大活动起来，这是什么道理？

如果有人驳我，说《尚书》中《甘誓》和《洪范》说到五行，是五行之说在夏商的文籍里已有征了。《墨子》书中有“五行无常胜”及“帝以壬癸杀黑龙于北方”的话，是五行之说在诸子书中又有征了。为什么你说从黄帝至商周不发生影响呢？我说，《洪范》为伪书，刘先生文中已讲明了。《甘誓》这一篇，记与有扈战于甘的事，但关于这一件事，《墨子》以为禹，《书序》以为启，《吕氏春秋·先己》篇又以为是夏后相，可见这事在秦汉间还是一种没有凝固的传说。至文中所云“威侮五行，怠弃三正”，五行与三正对举，简直是汉人的易服色、改正朔的论调。试问夏为寅正，商才改用丑正，周才改用子正，无论伐有扈的是谁，总是夏王，那时尚没有商周二正，他的誓师文中怎么已说了“三正”呢？就算照了董仲舒们的曲解，说建寅、建丑、建子三种历法是夏以前本来有的，夏、商、周三代不过顺了三统的次序循环沿用，但是夏王用的只是寅正，有扈氏如有不奉正朔之罪也，只能讨伐他的怠弃寅正，怎么能说“怠弃三正”，而强迫他连过去及未来的丑正、子正也一齐奉守了呢？所以这种不合理的话实在使人看了好笑，前代的经师无论怎么样替它圆谎总是圆不拢的。

《甘誓》始引于《墨子》，我们只能把它与《墨子》看成同时代的东西。《墨子》这部书是什么时候著作的呢？我以为不是在战国末，便是在西汉初。第一，它里边称“子墨子曰”，足见是墨子后学者所作而非墨子自作。第二，自《尚贤》《尚同》，至《非乐》《非命》，皆分上、中、下三篇，字句小异而大旨无殊，俞樾以为是相里、相夫、邓陵三家相传之本，后人合以成书（见《墨子间诂·序》），这个假设很可信，故《墨子》一书自当在“墨分为三”之后。第三，书有篇题是很后的事，自《诗经》以至《论语》《孟子》，皆摘篇首数字为题，直至《荀子》始立了题目做文章，《墨子》亦然，足见此书不能出于《荀子》以前。第四，墨家的衰息，由于汉景帝时的诛杀游侠，今所传的《墨子》书是从《七略》著录的本子传下来的，是墨家绝了之后的一个本子。章学诚《言公篇》说古人书无私著，为某家之学者往往附衍其说于某家的书的后面，这是一个很精确的观察。今所传的《墨子》书出于汉代，其中有些汉代人所附衍的东西也无足怪。有此四个理由，故吾以为《墨子》中有几处说到“五行”，并不是在墨子生时已有此说，乃是因为《墨子》的书没有凝固，而战国之末五行说很风行，至汉更盛，那时的墨学者便把这时代思潮渗入《墨子》中去了。

综上所说，《甘誓》《洪范》《墨子》在传说中的著作时代与实际的著作时代俱不相应，它们虽都说到五行，但都不足为五行说起源甚早之证。

此外，《国语》和《左传》中也屡见“五行”字样，如“地之五行，所以生殖也”（《国语·鲁语》上，记臧文仲语），“则天之明，因地之性，生其六气，用其五行，气为五味，发为五色，章为五声”（《左传》，昭二十五年，记子太叔语），“天有三辰，地有五行”（昭三十二年，记史墨语），似乎是春秋时人也常用这一个名词。但《国语》和《左传》实出于战国时人的撰述，又加以汉人的窜乱，性质复杂，有待于我们的分析者正多，决不能径看作春秋时代的史料，我们只该存疑。然则，五行说是什么时候起来的呢？最可依据的材料还得算《荀子》的《非十二子》篇。其文云：“略法先王而不知其统，犹然而材剧志大，闻见杂博，案往旧造说，谓之五行，甚僻违而无类，幽隐而无说，闭约而无解；案饰其辞而祗敬之曰‘此真先君子之言也！’子思唱之，孟轲和之，世俗之沟犹，瞀儒讙讙然不知其所以也，遂受而传之，以为仲尼、子游为兹厚于后世，是则子思、孟轲之罪也！”这段话的是非先不必讲，至少它已告给我们几件事情：①在荀子时已有五行之说了；②从荀子眼光看来，这五行说是按了往旧之文（或传闻）杜造出来的，其说甚僻违，甚幽隐，其闭约；③这班人造了五行说之后，骗人道，这是真正的孔子和子游的话，一般的俗儒就受而传之了。

所可怪的，他说五行说是子思所倡，孟轲所和。子思书虽不传，不知其果倡是说与否，但孟子的书俱在，哪有一丝一毫的五行气息？荀子这样说，不是错怪了他吗？这个疑案，我以为可用《史记》的《孟子荀卿列传》中所记邹衍的事实来解决：“邹衍睹有国者益淫侈，不尚德，若大雅整之于身，施及黎庶矣。乃深观阴阳消息而作怪迂之变，《终始》《大圣》之篇，十余万言。其语闳大不经，必先验小物，推而大之至于无垠。先序今以上至黄帝，学者所共术，大并世盛衰。因载其机祥度制，推而远之，至天地未生，窈冥不可考而原也。……称引天地剖判以来，五德转移，治各有宜，而符应若兹。……然要其归，必止乎仁义节俭，君臣上下六亲之施，始也滥耳。王公大人初见其术，惧然顾化，其后不能行之。”这一段文字也告诉我们几件事情。①邹衍因为一班王公大人淫侈而不尚德，以致不能施及黎庶，故深观阴阳消息而作怪迂不经之说，使他们听了惧而修德。②他的历史学说有两种：其一，从黄帝推上去，推到天地未生；其二，从天地剖判以来到当世，用了五德转移之说，说明各代的符应及其为治之宜。这两种学说，如果我们代他定个名目，前者应名为“宝塔式的历史观”，后者应名为“螺旋式的历史观”，他的书有十余万言之多，实为战国时一大著作。

在这一段里，“阴阳消息”的字样出现了，“五德转移”的字样也出现了。邹衍是荀子以前人，他的学说在当时是很流行的，他的学说是以阴阳五行作为基础的，他的学说是“滥”，是“怪迂”，是“闳大不经”，有类于“僻违”“幽隐”“闭约”的，为什么《非十二子》篇里不一提他的名字呢？

我很疑邹衍亦儒家。他的学说归本于“仁义节俭，君臣上下六亲之施”，此其一。《〈史记·平原君传〉集解》引刘向《别录》有邹衍论“辩”一节，适之先生以为完全是儒家的口吻，与荀子论辩的话相同（《中国哲学史大纲》卷上，页三六〇），此其二。《史记》以他与孟子、荀卿合传，此其三。西汉儒者如董仲舒、刘向等的学说与他极相像，此其四。

如果这个推论不错，我敢做一假设：《非十二子》中所骂的子思、孟轲即是邹衍的传误，五行说当即邹衍所造。战国时，邹与鲁接壤，邹与鲁又并包于齐。邹鲁之间为儒学中心，故《庄子·天下》篇有“其在于《诗》《书》《礼》《乐》者，邹鲁之士，缙绅先生多能明之”的话。鲁学风被于齐，齐遂成为儒学大支，故西汉立学，《诗》有《鲁诗》，又有《齐诗》，《论语》有《鲁论语》，又有《齐论语》。我国研究战国文化，当把鲁、邹、齐三国看作一个集团。孟子是驺（邹）人，邹衍以驺为氏，当也是驺人（《史记》上写他为齐人，或他由驺迁齐，或他以驺人久居于齐，故有此说，均未可知）。《史记》言“邹衍后孟子”，或邹衍闻孟子之风而悦之，剌取其说以立自己的主张，观其言仁义，言六亲可知。不过那时的齐国人说话是很浪漫的（《孟子》上有“齐东野语”，《庄子》上有“齐谐”，《史记》上有“燕齐海上之方士”）。邹衍是齐彩色的儒家，他把儒家的仁义加上齐国的怪诞，遂成了这一个新学派。给人传讹，即以邹衍之说为孟子之说，因以邹衍的五行说为孟子的五行说。又因孟子授业子思之门人（《史记》说），遂又以孟子的五行说为子思的五行说，于是荀子遂有“子思倡之，孟轲和之”的话。此等事情，在现在看来固然荀子太糊涂，或者可说荀子必不至这样糊涂；但在当时，则口说之力甚强而笔札之用颇弱，孟子与邹衍因地方的接近和思想的一部分类同，因而在传说中误合为一人，也是很有可能的。

以上的话是本篇的引论，只希望把“五行说起于战国的后期”“邹衍是始创五行说的人”这两个意思略略说明。但邹衍的书既无传，五行说的材料又太少，我不敢确实断说五行说必是战国后期起的。我以为零碎的五行思想是久已有的，但或少于五数（如秦国有白、青、黄、赤四帝之祠）或多于五数（如《左传》文七年却缺引《夏书》，释之曰，“水、火、金、木、土、谷，谓之六府”），并不曾有严整的五行系统。《非十二子》篇中既说“案往旧造说”，则一方面是“按旧”，一方面是“造说”可知。邹衍凭借了往旧的五行思想（即古代人把宇宙事物分类的思想），自己造出整整齐齐的一大套五行说，用之于历史上，说明历代的符应及其为治之宜，这是很可能的事。所以五行思想的起源，我们虽不能知道，而五行学说的起源，则我们不妨做此假设。

（五）1937 年 4 月 13 日，《大公报》文学副刊第 170 期，钱穆《评顾颉刚五德终始说下的政治和历史》

五帝的传说确是发生在战国晚期，然而当时关于五帝传说似乎没有公认的一致。至于邹衍的五德终始之运，当时好像本没有把五帝按德分配，这一层顾先生已说过。《淮南子·齐俗训》也可为顾先生说作证。而同时另有一种像如淳所谓“五行相次转用事，随方面为服”的五帝说，为《吕览·十二纪》及《月令》所载，并不与五德终始相同。（邹衍书本有两种，如淳此注指《主运》，不指《终始》，原文将如淳《主运》注误解《终始》，似误。）五德终始，是“五德之次从所不胜”的，所以说“虞土、夏木、殷金、周火”（见《淮南子·齐俗训》高诱注）。而“五行相次转用事随方面为服”，是东方木、南方火、中央土、西方金、北方水，春夏秋冬相次用事的，如《月令》及《淮南子·天文训》及魏相奏议所说。照次序排列，五行始木，而火，而土，而金，而水，恰是五行相生，与《终始》的相胜说正属相反。而且一年的春夏秋冬，天子所服，应该随时不同，也和《终始》的虞土尚黄、夏木尚青、殷金尚白、周火尚赤全异。一说注重在时月的政令，而一说则注重在帝德的运移，两说本不同。顾先生原文，好似只着眼在五德终始一派，没有理会另一派的所谓“五行相次转用事”。

《宋书·符瑞志》说：“五德递王，有二家之说，邹衍以相胜立体，刘向以相生为义。”其实五行相生，是上举“五行相次转用事”的说法，他们本只说时政月令，并不是说五德递王，用五行相生来配搭上五德递王的，在董仲舒的《春秋繁露》里有过，以前有否不可考。《春秋繁露》第五十八为《五行相胜》，第五十九即为《五行相生》。《五行相生》篇里说东方木、南方火、中央土、西方金、北方水，天地之气，判为四时，列为五行，这些话是承《吕览》《淮南子》而来的，便是“五行相次转用事”的说法。而《三代改制质文》篇里则把相生、相胜两说一并采用。他说：“王者改制作科，当十二色，历各法其正色，逆数三而复。绌三之前曰五帝，帝迭首一色，顺数五而相复。逆数三而复者，如黑统之前为赤统，赤统之前为白统，白统之前仍为黑统，黑、赤、白共三统，黑属水，白属金，赤属火，水克火，火克金，是逆数相胜的。”

至于顺数五而复，则如赤帝神农之后为黄帝，赤帝属火，黄帝属土，火生土，是相生的。可证《时则训》《月令》的相生说和五德帝运的相胜说，在董仲舒的书里是混并为一的了。董仲舒的三统说在“行夏之时”的需要里造成，顾先生已明白指出，然而三统说从周后一代上推至周，更由周上推至商，还恰恰合于五行相胜的次序，而从商上推至夏，便已不合，为这上不得不使主张三统说的人别寻其他的说法，而且黄帝土德，似乎已是固定的事，难于改动。因此，主张三统说的人，不得不旁采“五行相次转用事”说里的五行相生来弥缝其阙，因此要分为三王五帝，说逆数三而复，绌三为五，五数顺而复了。这一来早已把《时则》《月令》一派的五行相生和帝德运移的相胜说羼合，全不是五德终始本来的旧观了。

据上所说，五行相生的排列法，在董仲舒的书里早已采用，不俟到刘向，更何论于刘歆、王莽。

五行始木的议论，在《春秋繁露》的《五行始末》《五行对》《五行之义》几篇里也屡次提到。五德终始说从土数起，而《吕纪》、《淮南子》的《时则训》、《月令》，则从木数起。（《洪范》五行，一水、二火、三木、四金、五土，又自不同。）董仲舒书里讲五行，无甯说是《吕览》《淮南子》一路的气味多些，五德终始说的改造，似乎不用到刘歆时才发动。

现在综括说来，汉廷五德服色之议，前后凡四变。汉初尚赤，只是仓促起事，承用民间南方赤帝、西方白帝的传说（东阳少年的异军苍头特起，便是要另组织东方苍色军，不和南方赤色军合作）到后正位称帝，因“天下初定，方纲纪大基”，未遑改制，实在也因没有相当的学者来干这麻烦的事，故袭秦正朔服色而主水德，这是一变。至汉武帝太初改历，用夏正建寅而服尚黄，主土德，因为秦为水德，土克水，汉承秦后，用五行相胜之说自应尚黄，这是再变。然而从此以后，又有一辈学者出来主张汉为火德的，直到王莽篡汉自居土德，火生土，已改用了五行相生说，是为三变。前后共成四变。

现在再综述上陈意见：①五帝传说，虽出自战国晚期，然邹衍以前，古史上的传说早有远在黄帝以前的，不能说黄帝前的古史传说尽出衍后。②邹衍五德终始与《吕览》《月令》等所说五行相次用事并不同，不能并为一谈。③黄帝以下的古帝传统，先秦古文颇有乖异，不能即据《史记》一家否认其他的传说。④秦襄公祠白帝，汉高祖称赤帝子，乃据五方色帝的传说，与始终五德说无涉。⑤秦尚水德，汉尚土德，始是根据五德终始以相胜为受的说法。⑥董仲舒《春秋繁露》里并采五行相胜、相生两说，而五帝分配五德，早取相生说，已与五德终始说不同。⑦太初改历后，学者多趋向改用五行相生说的一边，乃承董仲舒而来，并非刘歆创始。⑧五行相生说自《吕览》《淮南子》五方色帝而来，本有少皞，并非刘歆在后横添。⑨以汉为尧后，为火德，及主五行相生三说互推，知少皞加入古史系统决不俟刘歆始，刘歆只是把当时已有的传说和意见加以写定（或可说加以利用）。⑩刘歆、王莽一切说法皆有沿袭，并非无端伪造。若根据上列见解，顾先生原文所引各种史料及疑点，均可用历史演进的原则和传说的流变来加以说明，不必用今文家说把大规模的作伪及急剧的改换均归罪于刘歆一人。

（六）1937年4月20日，《大公报》文学副刊第171期，顾颉刚《跋　钱穆评〈五德终始说下的政治和历史〉》

钱宾四先生在这篇文中劝我研究古史不要引用今文家的学说，意思自然很好，但我对于清代的今文家的话并非无条件的信仰，也不是相信他们所谓的微言大义，乃是相信他们的历史考证，他们的历史考证，固然有些地方受了家派的束缚，流于牵强武断，但他们揭发西汉末年一段骗案，这是不错的。孔壁发得古文经传，为什么《史记》没有而《汉书》有？为什么起初甚少而后来逐渐增多？《春秋·左氏传》是孔子时就有的，为什么《汉书》里说刘歆“引《传》文以解《经》，转相发明，由是章句义理备焉”？汉高祖为赤帝子，旗章尚赤，为什么西汉人只争汉为水德或土德，而直到刘向父子始“以为帝出于震，故包羲氏始受木德，其后以母传子，终而复始，自神农、黄帝，下历唐虞三代而汉得火”？宇宙间的种种事物，有渐变，也有突变。古史的传说和古文籍的本子当然也不能例外。我们只要看《王莽传》中所说的“征天下通一艺……及有《逸礼》《古书》《毛诗》《周官》《尔雅》《月令》《史篇》文字，通知其意者，皆诣公车……至者前后千数，皆令记说廷中，将令正乖谬，壹异说云”，便可明白西汉末年的学术所以突变的原因。刘歆一个人，年寿有限，精力有限，要他伪造许多书自然不可能，但这个古文学运动是他于校书后开始提倡的（见本传），是他于当权后竭力推行的（见《王莽传》），这是极明显的事实。在这个利禄诱引之下，自然收得许多党徒，造成一种新风气，自然他们所目为乖谬的都得正，所目为异说的都得壹，而学术于是乎大变。所以刘歆虽不是三头六臂的神人，但他确是改变学术的领袖，这个改变的责任终究应归他担负。清代今文家在这一方面，议论虽有些流于苛刻，而大体自是不误。

只是西汉末的一幕今古文之争，我们必得弄清楚，否则不但上古史和古文籍受其纠缠而弄不清楚，即研究哲学史和文学史的也要被它连累而弄不清楚了。这种难关是逃避不了的。

宾四先生举出《春秋繁露》之文，谓“五帝顺数五而相复”及“以神农为赤帝”即是五行相生的帝系说，固甚巧合。但不幸董仲舒所说“以神农为赤帝”的乃是汤，他说，“汤受命而王，应天变夏作殷号，时正白统，亲夏，故虞”，可见他以虞、夏、殷为殷代的三王。他又说，“绌唐谓之帝尧，以神农为赤帝”，可见他以神农至帝尧为殷代的五帝。自神农至帝尧，据《五帝德》及《帝系姓》，中间三人是黄帝、颛顼、帝喾，如何容得下五行相生系统中的少皞？若依《月令》之说，在黄帝、颛顼间插入少皞，则汤受命而王时，便应“以轩辕为赤帝，推神农以为九皇”了。这对不对呢？

把方位配五行颜色之说，如在战国时早已盛行，则秦的上帝就不应缺黑帝。至秦居西方，自以为主少皞之神，祠白帝，固与方位说一致，但这话靠得住吗？照今本《封禅书》所说，秦祀青帝的为密畤，祀黄帝的为上畤，祀炎帝的为下畤，祀白帝的却有西畤、鄜畤、畦畤三处；到汉高祖入关，添了一个祀黑帝的北畤。是秦地的上帝畤，在秦时有六，在汉时有七。何以《封禅书》中又说“秦并天下……唯雍四畤上帝为尊”，秦只有四畤而没有六畤呢？何以《封禅书》中又说文帝时“有司议增雍五畤车各一乘”“黄龙见成纪……文帝始郊见雍五畤祠”，又说武帝时“郊雍，获一角兽，若麟然……于是以荐五畤”，汉只有五畤而没有七畤呢？秦当有六而减为四，汉当有七而减为五，再有两个到了哪里去了？这两个又是什么畤呢？这个问题的解决方法，《汉书·郊祀志》早已告与我们，它说成帝时匡衡奏道，“雍鄜密上下畤本秦侯各以其意所立……及北畤未定时所立”，可见那时人只数祀白帝的鄜畤、祀青帝的密畤、祀黄帝的上畤、祀炎帝的下畤，以及后来加入的祀黑帝的北畤，而不数祀白帝的西畤和畦畤。西畤是什么呢？今本《封禅书》说是秦襄公因居西陲而作的。畦畤是什么呢？今本《封禅书》说是秦献公因得金瑞而作的。居西陲，得金瑞，祠白帝，这确实是把五方配合五行和五色的把戏。这样适合汉人胃口的东西，为什么独独不为汉人所关注呢？因为秦为金德的事情这样蹊跷，它和汉为火德的事情同样蹊跷，所以我敢说“赤帝子斩白帝子”的传说是后起的。至于这说法起于何人，我在本文中尚存疑，并未断定刘歆，因为他是主张汉为火德、秦为闰水的，与这一说的一半不合。自此文发表后，我才觉得这一说应是东汉初出现的。赤帝子斩白帝子，即是光武帝灭公孙述的反映。因为公孙述居西方而自号白帝，所以以前居西方而称帝的秦也要主少皞，而得金瑞了。因为中兴而受“赤伏符”的光武帝是赤帝子，所以创业而为尧后的汉高祖也应当是赤帝子了。在东汉初年崇信谶纬神道设教的当儿，造出一个斩蛇的故事，以作宣传天命的凭借，是很可能的。《史记》内也尽有东汉的材料，如《秦始皇本纪》之录考明皇帝文，《司马相如传》之录班固赞都是。所以这一个斩蛇的故事，两汉之间的两个刘秀各应当负一半的责任。

我又很疑太皞、少皞即是太阳、少阳之义，只是方位之名而非人名，容续考。

（七）钱穆《周官著作时代考》（《燕京学报》第十一期）中，论秦祠白帝有三畤，首证古无五方帝

春秋时，鲁国曾僭行郊天之礼，然当时鲁国似乎只是郊祀上帝，并不曾祀五帝，也并非在五帝里祀了任何一帝。鲁国如此，秦国亦然。我想秦襄公当时亦只是僭行郊礼而祀上帝，和鲁国一般。所以《史记》又说：“太史公读《秦记》，以为秦杂戎、翟之俗，作西畤，用祀上帝，僭端见矣。位在藩臣，而胪于郊祀，君子惧焉。”文中明白说他是用事上帝，胪于郊祀。可见秦襄公所祀也只是当时唯一的上帝。而《史记》又说其“居西垂，自以为主少皞之神，作西畤，祠白帝”，这是以后人东方青帝、西方白帝的观念来追写前代的史迹。其实前人只知道祭的是上帝，并没有说祭的是五帝中的白帝。秦文公鄜畤所祀，也和襄公一例。所以史敦说“此上帝之征，君其祠之”，其为祀上帝明甚。且文公因梦黄蛇而作郊祀，若依后世五德符瑞之说，梦黄蛇应该祀黄帝。正缘当时尚无此等见解，故史敦只说是“上帝之征”。而《史记》粗心，也为他下了“祀白帝”一语。秦宣公渭南密畤，秦灵公吴阳上、下畤，依例类推，尽只是祀上帝，并不是祀青帝和黄帝、炎帝。

大抵“五方色帝”之说起于战国晚世，及秦帝而燕齐之方士奏其说，始皇采用之，遂祀五帝。因以前鄜畤之旧祀白帝，因以前密畤之旧祀青帝，因以前吴阳上、下畤之旧分祀类帝、黄帝。四畤皆是旧有，而所祀遂分为青、黄、赤、白四帝，与以前只祀上帝者不同。秦人何以只祀青、黄、赤、白四帝而独缺黑帝，这一层殊难解说。何焯以为是“秦自以水德当其一”，此说较有理，现在也无别说可考。然而即此可见秦人始祀五帝，本也只有四个。至于西畤、畦畤，在秦人当时本只是祀上帝，而汉人则自高祖入关，因雍四畤增北畤祀黑帝，足成五帝祀之后，一时只知有五方色帝，不复知有原先的上帝。所以误认雍四畤所祀，在先即是分祀青、黄、赤、白四帝，而于西畤、畦畤两处，却把秦人处西垂，主少皞之神的观念强说他所祀的是白帝。此如说鲁处东方，主太皞之神，其春秋时僭行郊祀，所祀乃是青帝，岂不大误？（雍四畤是鄜畤、密畤，吴阳上、下畤四处。据《史记·秦本纪》“正义”引《括地志》，西畤、畦畤不在其例。《史记·封禅书》“索隐”误入畦畤，出鄜畤，不可信。）

（八）1937年4月21日，胡适给宾四先生的信《论秦畤及周官书》

至于秦祠白帝之三畤，以民俗学眼光去看，绝无可疑。西畤在秦民族东徙之前，其牲用马，沈钦韩指为“循西戎之俗”，其为民族之神，甚明显。《封禅书》但说“居西”而不能指为何地，但必不在雍则甚明。东徙以后，西畤似废了。畦畤在栎阳，汉属左冯翊。雍四畤皆在雍，汉属右扶风。两地相去甚远，故举“雍四畤”自不包雍以外的二畤。况白帝已有鄜畤，自不必并存余二畤了。

白帝有三畤，正可证白帝本是这民族的大神。

少昊之神自无可疑。太昊是仿少昊而作的，乃是后起的。崔觯甫作茧自缚，颉刚也不免大上其当。实则崔氏已不得自圆其说，他见《淮南子》中《时则训》下无少昊等五帝，则信为真，见《天文训》下有此五帝，则说是“后人窜入”！他说：“不然，何以此篇，（《时则》）与之异?”其实这全是成见作怪。我们何不问他：“何以后人窜入《天文训》而不窜入《时则训》?”此等论断，全凭主观，毫无学者治学方法，不知颉刚何以会上他的大当?

（九）1937年8月，燕京大学《史学年报》第三期，范文澜《与颉刚论五行说的起源》

直到现在，任何中国人，把他头脑解剖一下，量的多少固没有定，“五行毒”这个东西却无疑地总可以找出来。……因为无论是谁，不管头脑洗涤怎样干净，在某种机缘中，有意或无意地很容易流露出一抹淡影，虽然刹那间便散没了。正如孙悟空尽着努力，依然跳不出如来佛的手掌一般。

凡是一种思想，到了能支配社会心理的威权地位，被支配者自然心悦诚服，绝不敢怀疑，而且要尽量加以涂泽补充的功夫，使它愈看愈可信。这种自欺的心理，实在是人类最卑弱的劣性之一。

我对这本书（指《五德终始说下的政治和历史》）的理论是根本赞成的，不过在《五行说的起源》一节里，多少意见有些出入。……把很粗陋的几层意见随笔录在下面。

（1）阴阳与五行不是一件事，阴阳发生在前。最野蛮社会里，人除了找些果实和野兽肉充饥，相等重要的就是男女之间的那个事，他们看人有男女，类而推之，有天地、日月、昼夜、人鬼等，于是“阴阳”成为解释一切事物的原则。在《易经》里可以探求不少的消息。（现在的《易经》，虽经后人增饰，但原始阴阳说却也保存着。）社会逐渐进步了，头脑比较复杂了，他们里面有智者出，另外造出一种五行说，即水、火、木、金、土五物。因为这五物为民生所行用，所以《左传》襄公二十七年说“天生五材，民并用之”。本来就是极平常的话头，并不含神秘性质。文化极度卑劣的民族，他们计数比打一只老虎还难，先只能数“一二”，不知道经过多少年，才会数“一二三四五”，这还借着天生五个指头的光呢。从原始阴阳说到原始五行说，其间经过的岁月一定也不少。从五行到九畴，又得经过若干年，所以《洪范》的九畴与五行亦有前后的程序，九畴是根据五行而扩充的学说。我此地假设阴阳说发生在夏以前的社会里，五行说发生在所谓夏代的社会里，九畴说发生在殷代的社会里。

占卜是野蛮人一切活动的指南针，现在我们看殷墟龟甲的数量真是多得可惊。不过究竟怎样卜法，很难断定。我想，大概是卜者各有口耳相传的词句——繇辞，其含义在似隐非隐、可懂不可懂之间，好似神庙里签条相像。从甲骨上的兆文，合到他们的繇辞，于是吉凶就判出来了。用阴阳的符号来占卜，是起于殷周之际，是占卜法的新旧革命。春秋时代卜卦不全用《易经》，大概旧法和新法随意用的缘故。《易经》卦辞、爻辞本极简单，经过《十翼》的大发挥，阴阳学说才进展到最高点。凡是一种学说，发展到极盛地步，不久就要衰退或蜕变，自然，某部分还是保存着的。阴阳，它的风头十足的时期在孔子以后、邹衍以前吧？

邹衍的确是一位伟大的附会家（在他以前还有孟子，说见下第3条）。他觉得单拿阴阳作工具不足以耸动听闻，于是打开古董箱，恰恰天字第二号的宝贝（天字第一号是阴阳，已经被殷周之际以及做《十翼》的老师们利用了）是五行，他拿出来大加雕饰，尽量使它神化，再与老牌的阴阳混合在一起，于是成立了他的阴阳五行说。大抵创造一个新说，必得要于古有之，才能使人相信；更要说得天花乱坠，玄而又玄，才能把这新说扩大而有势力。战国诸子没有不如此的。颉刚疑心五行说如早存在，何以到邹衍始发达起来，这果然可疑，不过有许多例证可以证明各种事物差不多都有它的来源。我们拿文学史来作例吧。王褒在汉宣帝时作一篇《圣主得贤臣颂》，到东汉末期骈体发达起来，六朝骈体发达到极点；而姚察、苏绰在南北朝各作散文，到唐后半期散体发达起来；陆机《演连珠》，徐庾以后四六发达起来；陈思王受梵呗的影响，做《太子颂》《睒颂》，到齐梁时四声八病发达起来……当然，说明一种文学的起源，并不这样容易，有甲原因，有乙原因，原因又各有其原因，不像我们在纸面上看到的那样简单明显，可是甲源于乙，乙源于丙，这个公式是可以存在的。造丙的想不到会有乙，造乙的想不到会有甲，而甲之于乙，乙之于丙，同的仅小部分，新变花样却占了重要位置。所以阴阳发达时期，五行不妨存在；等阴阳说盛极而衰，五行起来代替它的地位。在我们看来，五行在夏殷已下了种子，何以不快快长育起来？其实因为阴阳的种子比它下得更在前，按顺序说，也得让阴阳先长育，才轮到五行出头。

本节的总意是先有原始阴阳说，后有原始五行说。原始阴阳说在殷周之际发育而逐渐盛大，接着五行说经邹衍一番附会扩充，与旧有之阴阳合并而成其新的神化的阴阳五行学说。

（2）《洪范》一篇，旧说相传，没有什么可疑的地方。……我以为原始的五行说与邹衍的神化五行说无妨先后并存，似乎不必费力把《洪范》搬开去，因为它并不妨碍我们说话。《甘誓》所记的事，有说是启、有说是禹、有说是相，不管是谁，先秦所传都说是夏书。今案里面有“怠弃三正”的话，照后儒解释为三建，岂非大有疑？三正既有问题，那威侮五行当然也可疑。不过我觉得三正（三建）之说，是邹衍以后一班阴阳五行先生的谬解，而《甘誓》的三正却是另外一件事。先说三正。我探求古历学的结果，知道所谓三正也者完全是胡说。历法与农业有极密切的关系，夏代（借用夏殷等名号，为说话方便计，其实所谓夏殷，不过那时候一个大部落、一家老酋长而已）农业进步到某一个阶段，他们根据自然界种种现象，造成历法，以天气渐觉和暖的一月为岁首。这可以叫作原始历，也就是最幼稚的历。以后推步术渐进，觉得一岁的计算应该以日景短长为终始（换句话说就是渐知探求冬至点所在），自然，他们的测景术非常拙劣，又夹着闰月在那里捣乱，弄得没法，只好把岁首大概置在孟春前的一个月。这不必奇怪，我们看春秋前半期所载正月，应该是建子的了，实际却多是建丑，这就是冬至点不能确定的缘故。后来，测景术更进步，知道冬至在孟春前两个月，即以含冬至之月为正月。话虽如此，他们虽有这些进步的知识，岁首还是有时准确，有时不准确，何尝有什么建寅、建丑、建子那套把戏。战国时人依据他们的历学知识硬造出三建来，于是改正朔易服色成为换朝代的大事，岂知三代岁首不同，完全是历术进步自然的结果。

那么，《甘誓》的三正究竟是什么？我想《左传·文公七年》中郤缺引《夏书》有所谓九歌，其解释是“九功之德，皆可歌也，谓之九歌；六府、三事，谓之九功；水、火、金、木、土、谷，谓之六府；正德、利用、厚生，谓之三事”。《九歌》《九辨》见于屈原赋及《山海经》，先秦有此传说。《左传》的真伪此可不辨，不过《左传》里面一定有古史包含着，不能全部抹杀，郤缺的话可以说是有根源的。六府是五行加一谷，因为民以食为天，谷又是五行所化生的，所以总称为六府；三事是做国君的大道理。六府、三事大概是夏代的政治大纲领，好像《洪范》为殷代的政治大纲领一般。做《甘誓》那一位，去征伐有扈氏，当然要拿大帽子去压他。所谓威侮五行，等于说你不重六府，就是说你不能养活百姓；所说怠弃三正，等于说你不好好做三事，也就是说你不配做国君。本没有什么奥文精旨，自从给阴阳五行先生一说，弄得支离破碎，站不住脚。总之，关于《甘誓》是否是夏书，要是有旁的方法证明其非是，我们再来商量，如以三正为三建而疑其非夏书，则我似乎有些期期以为未可。

本节的总意是《甘誓》三正即郤缺所说的三事，与三建不可并为一谈。

（3）邹衍是孟子一派的儒者，我在民国十五年作一部《诸子略义》，已经是这样想。不过邹衍与孟子似乎不能说荀卿诬并为一个人。孔子以来，鲁成了儒家的根据地。邹本鲁邑，儒学发达，至与鲁并称，这大概是从孟子起的——《庄子·天下》篇是庄子后人所作，也就是孟子之后人所作。至于齐地的学者，在《孟子》书中记着许多被孟子藐视的话，在孟子看来，他们是“外江派”，不足道的。孟子的学生很多是齐人，齐有儒学，受孟子影响一定不小。荀子《非十二子》篇指子思、孟轲为五行造说者，颉刚疑心把邹衍当作孟轲，或是荀卿传闻之误。我想荀子无论怎样糊涂，绝不至于糊涂到如此。他也是齐稷下出身，距孟子时代不远，不应该连孟子、邹衍都闹不清楚。我们试翻《孟子》七篇，很看到些气运终始的痕迹。如，“孟子去齐，充虞路问曰：夫子若有不豫色然。……曰：彼一时也，此一时也。五百年必有王者兴，其间必有命世者。由周以来，七百有余岁矣，以其数则过矣，以其时考之则可矣。夫天未欲平治天下也；如欲平治天下，当今之世舍我其谁也！”“孟子曰，由尧舜至于汤五百有余岁……由汤至于文王五百有余岁……由文王至于孔子五百有余岁……由孔子而来至于今百有余岁。去圣人之世，若此其未远也；近圣人之居，若此其甚也。”这两条明明是推气运的意味，而且阴阳五行家在他那一套推运功夫之外，还掌握了科学的历法和迷信的占星两种本领。在《孟子》书里，有“千岁之日至，可坐而致也”的话，说明孟子是懂历法的。又说“天时不如地利”，天时是时日、支干，五行旺相、孤虚之属。孟子虽说天时不如地利，地利不如人和，不过他承认天时是战胜的一个条件，是无疑的了。孟子的舌头圆活，真可以。如，“沈同以其私问曰：燕可伐与？孟子曰：可。齐人伐燕。或问曰：劝齐伐燕有诸？曰：未也。沈同问燕可伐与，吾应之曰可，彼然而伐之也。彼如曰，孰可以伐之，则将应之曰，为天吏则可以伐之”……照这段话看来，孟子实在有点不合，假如有个暴徒偷偷来问杀人行不行，你能随便答应他说可以的吗？等到人家来质问了，不说自己不说明白，反说人家不问明白，难道孟子这样的聪明人不知道沈同的来意么？我推想邹衍的学说是与孟子同派的，他把五行组织成一个系统，更鼓之以广长舌，说得生龙活虎一般，看《史记》所载他的种种赫奕的声势，比了孟子后车数十乘，从者数百人，以传食于诸侯，利害得多多。原始的五行说，经孟子推阐之后，已是栩栩欲活，接着经邹衍大鼓吹起来，成了正式的神化五行。来源很明白，似乎不必说孟轲与邹衍误会成一人才通得过去。

荀子和孟子学派不同。荀子的弟子多传授经学，有朴实保守的风气，孟子、邹衍一派则颇能簧鼓唇舌，耸动闻听。秦朝的丞相是荀子的高足李斯，而儒生们（儒与方士分不清楚，总称为儒生）却大说其火德、水德，以十月为岁首，以黄河为德水，足见其深结主心，势力着实不小。这种本领，就是孟子、邹衍的心传。后来骊山一坑，是先哄他们去议论冬天生瓜的事。荀卿一派学者，连天都不信，哪里会去议论这样的无聊事，坑儒惨剧恐怕还有李斯一辈人的阴谋在内，他们的学派本是世仇呵！赵岐说：“逮至亡秦，焚灭经术，坑戮儒生，孟子徒党尽矣。”足见这班五行先生是孟子的徒党。究竟他们有这套闳大不经、眩人耳目的本领，虽说吃了这样大亏，并不绝根，到了汉初，经学立博士的多是荀卿徒党，而汉文帝却特别给孟子立博士，荀卿则无闻焉尔，这不是很可怪的事么？因为文帝甚信方士式的儒生，也就是孟子的徒党，所以孟子居然得立于博士了。

本节的总意是孟子是神化五行说的创造者，邹衍是发扬光大五行说的老师父。荀子《非十二子》篇所记是可信的。对于五行说起源的问题，我和颉刚的不同之点是，颉刚以为五行说是起于邹衍，他以前没有五行说，凡古书所记关于五行的话都可以怀疑。我的意见是无论什么学术思想或文学种种，一定有个来源，起始是很简单的、很平常的，到后来因有适宜的条件它才发达起来。自A变B，自B变C……每变一次，对于旧者要保留一部分，新的方面则增加一部分，跟着变下去，离本来面目愈远，甚而完全不像，然其起源却不能完全抹杀。根据这个式子，我对于五行起源说是这样理解的：A. 原始阴阳说（夏以前）；B. 神化阴阳说（分二期，殷周之际为阐发期，孔子以后为光大期）；C. 原始五行说（分二期，夏为创始期，殷为扩充期）；D. 神化五行说（分二期，孟子为阐发期，邹衍为光大期）。

（十）陈槃《写在〈五德终始说下的政治和历史〉之后》（载于《古史辨》第五册）

第一，先生说《老子》中无五行的色彩。按，《道德经》第十二章云：“五色令人目盲，五音令人耳聋，五味令人口爽。”五色、五音、五味就是五行的那一套。《左传》云：“齐侯至自田，晏子侍于遄台，子犹驰而造焉。公曰：‘唯据与我和夫！’晏子对曰：‘据亦同也，焉得为和？’公曰：‘和与同，异乎？’对曰：‘异。和如羹焉，水、火、醯、醢、盐、梅以烹鱼肉，燀之以薪。宰夫和之，齐之以味，济其不及，以泄其过。君子食之，以平其心。君臣亦然。君所谓可而有否焉，臣献其否以成其可；君所谓否而有可焉，臣献其可以去其否。是以政平而不干，民无争心。……先王之济五味、和五声也，以平其心、成其政也。声亦如味，一气、二体、三类、四物、五声、六律、七音、八风、九歌以相成也；清浊小大……出入，周疏以相济也。君子听之，以平其心。……今（梁丘）据不然，君所谓可据亦曰可，君所谓否据亦曰否。若以水济水，谁能食之？若琴瑟之专一，谁能听之？同之不可也？'"（《左传》昭二十年）

以火济水，这水可吃；以水济水，这水不可吃。因为前者是“汤”了，后者还是本来的水，没有经过物理的变化。阴阳五行的关系，正是如此：阳以阴成，阴以阳成。物极必反，无往不复。以阳济阳，以阴济阴，是变化不出什么新东西来的。同理，所谓五音，如果没有清浊、大小、长短、疾迟的错综变化，也是不足以成其音乐的。这但借五音、五味和五行阴阳之理比喻以臣事君的道理。

《国语·郑语》中有周大史伯对郑桓公问的一段话，与《左传》的辩证理论差不多。“夫，和实生物，同则不继。以他平他谓之和，故（物）能丰长，而物生之。若以同禅同，书乃弃矣。故先王以土与金、木、水、火杂，以成百物，是以，和五味以调口，刚四肢以卫体，和六律以聪耳，正七体以役心。……声一无听，物一无文，味一无果，物一不讲。”但史伯从金、木、水、火、土一气贯串说到“成百物”“和五味以调口”“和六律以聪耳”，这明明比晏子的话说得更透彻了。《左传》中的话有类于是者，如：“天有六气，降生五味，发为五色，征为五声……六气曰阴、阳、风、雨、晦、明也，分为四时，序为五节。”（《左传》昭元年）

五味、五色、五声，生于六气。六气为阴、阳、风、雨、晦、明，虽有六，要只是阴阳的道理在那里支配变化。又《左传》昭廿五年云：“夫礼，天之经也。……天地之性，而民实则之。则天之明，因地之性，生其六气，用其五行，气为五味，发为五色，章为五声。”

因为有五行，所以有配它的五声、五色、五味。《老子》中的“五”与《国语》《左传》中的“五”是一样的。所少异者，《老子》之“五音”，《国语》作“六律”，《左传》作“五声”而已。

复次，阴阳消息的话，在《老子》中也是屡见不一的。四十二章云“万物负阴而抱阳”，固既明言阴阳。所谓阴阳消息者，即《庄子》所谓“盈虚消息”，亦即《易经》的“日中则昃，月盈则食，天地盈虚，与时消息”。

《易经》谓盈则消损，虚则增益，为天道循环之理。《老子》亦云：“物或损之而益，或益之而损。”又云：“天之道，其犹张弓与？高者抑之，下者举之；有余者损之，不足者补之。天之道，损有余而补不足。”这不就是在那里演说“天道盈虚”的“消息”吗？

复次，我认为《老子》有为、无为的哲学全是用这种阴阳消息来说明的。阴阳，有时他直接呼之为“牝牡”或“雌雄”。阴阳者，道之体，而“有无”“刚柔”“歙张”“取与”“生死”“上下”等则是道之用。近人推原宗教谓由于生殖器的崇拜，我们虽不必以《道德经》比附教义，但实际上，他的哲学确是由两性的“物”中“格”出来的。

请先验小物，《老子》六十一章云：“牝常以静胜牡。”何以静能胜牡，因为一动一静，客主之形势不同，所以二十六章云：“重为轻根，静为躁君。”重不能胜轻，犹之躁不能胜静，所以主张无求无欲。五十五章云：“未知牝、牡之合而全作，精之至也。”因为无物以损其精，所以无物以损其德，这就是《老子》的根本的思想了。但人是天地间万物之一，有天地才有人，人的道理自然不能

逃于天地之间。而人与天地间的存在，则有这样的关系："人法地，地法天，天法道，道法自然。"(《老子》第二十五章)

究竟天地之性和人之性是不是一样呢?《老子》说，一点也不错。第六章云："谷神不死，是谓玄牝。玄牝之门，是谓天地根。緜緜若存，用之不勤。"人类中有女阴，而天地万物也莫不有女阴，其中山谷就是这象征之一。这怎说是"天地根"呢？第十一章云："天门开阖，能无雌乎?"天门的开阖，为阴状，所以天地是"玄牝之门"。人是一个小的宇宙，天地就是人的扩大范围。人分阴阳，天地也有阴阳。在人类中阴常以静胜阳，而天地中则代表女阴的天门也是这样的，"緜緜若存，用之不勤"，有取之无穷、用之不竭的好处。

本来，所谓阴者，因为它有空能受物，如"江海不择细流，故能成其大"。若是充盈的阳，则满招损，受不了什么益处了。老子最反对的就是这种持盈的态度。如云："持而盈之，不如其已；揣而锐之，不可长保。金玉满堂，莫之能守。富贵而骄，自遗其咎。"（第九章）"夫唯不盈，故能蔽不新成。"（第十五章）"甚爱必大费，多藏必厚亡。"（第四十四章）

一个人贪多务得，功成不退，跟着就是失败。养生处世固然是这样，治国平天下更是这样。他有一个很好的譬喻，第十一章云："三十辐共一毂，当其无，有车之用。埏埴以为器，当其有无，器之用。凿户牖以为室，当其无，有室之用。故有之以为利，无之以为用。""无"就是器物中间的空。器所以能受物，因为他有空。难道修身治国，就不知道这样效法吗?

老子哲学的核心是道。这道，看似玄虚，其实卑之无甚高论。《老子》第三十二章云："譬道之在天下，犹川谷之于江海。"老子的道是这样兼容并包的。第四章云："道，冲而用之或不盈，渊兮似万物之宗。"又第二十一章云："道之为物，惟恍惟惚，惚兮恍兮，其中有象；恍兮惚兮，其中有物。窈兮冥兮，其中有精。其精甚真，其中有信。自古及今，其名不去，以阅众甫。"

道所以能长久不去者，为其能深微奥妙，不见尽藏。这种道德，正是阴性的特征。所以能学阴性的长处，即能庶几于道。

"圣人处无为之事，行不言之教，万物作焉而不辞。生而不有，为而不恃，功成而弗居。夫惟弗居，是以不去。"（第二章）老子已推出天地事物之原理，于是更把这理应用到政教上去，所以要不尚贤，排斥战争，不贵难得之货，和"去甚、去奢、去泰"。

老子哲学本有两个概念：一者积极，二者消极，积极属阳，消极属阴。推而言之，凡一切违反本性、矫揉造作的都是阳；凡一切清净无为的都是阴。他要效法婴孩，要回到"小国寡民"的原始社会，自然是他的一贯哲学了。

阴的哲学，老子已说明白了。但譬如人单有阴是不能生育的，所以同时他提出阳的功用。第五章云："天地之间，其犹橐籥乎？虚而不屈，动而愈出。""动"，是积极的名词，故属阳。橐籥之物，中间虚空，自然属阴。相须为利，故动而愈出。第四十章云："反者道之动，弱者道之用，天下万物生于有，有生于无。"万事万物皆是从有无中间、动静中间生出来的，犹之小孩是从父母而来的。所以又说："无，名天下之始；有，名万物之母。故常无，欲以观其妙；常有，欲以观其徼。此两者同出而异名，同谓之玄。玄之又玄，众妙之门。"（第一章）从这里也可以说，老子的宇宙观是主张阴阳二元的，但阴阳之主宰为道，所以又不妨说他是道的一元论者。

因为有二元论，同时就有种种的相对论。如第二章云："天下皆知美之为美，斯恶已；皆知善之为善，斯不善已。故有无相生，难易相成，长短相较，高下相倾，音声相和，前后相随。"第二十七章云："善人者不善人之师，不善人者善人之资。不贵其师，不爱其资，虽智大迷。"第七十八章云："圣人云，受国之垢，是为社稷主；受国不祥，是为天下王。正言若反。"凡物以比较见长，犹阴阳盈虚之道，一生一灭，一灭一生。没有恶则虽有美无从表现，没有恶人则善人无所取鉴。没有一去，就没有一来。"阴阳错而致用，四时违而成岁。"这道理是很容易明白的。

老子把这些消息看得很清楚，所以他的手段最为老奸巨猾。第三十六章云："将欲歙之，必固张之；将欲弱之，必固强之；将欲废之，必固兴之；将欲夺之，必固与之。是谓微明。"语云，尺蠖以屈而伸，龙蛇以蛰而动。因为要伸，不能不屈。因为要动，不能不静。天地阴阳，兴废生灭的道理，确是如此。所以，老子的深谋远虑，也不过是替天说道而已。

由此，我们可以晓得，老子所谓"一生二，二生三，三生万物"者，一即是道，道者一有二无，无者阴也，有者阳也，阴阳具备，第三者然后借此得生，更由此生生不息，故云"三生万物"。

没有阴阳消息的关系，就没有老子的哲学，我们已经明白了。但老子的哲学和邹衍的哲学是否是完全一致呢？我说他们的目的相同，但他们的手段完全两样。

他们的目的同在什么地方呢？同在从所不胜以取天下。《史记·孟子荀卿列传》云："邹衍睹有国者益淫侈不尚德，若大雅整之于身，施及黎庶矣。乃深观阴阳消息而作怪迂之变，终始大圣之篇十余万言。其语闳大不经，必先验小物，推而大之，至于无垠。先序今以上至黄帝，学者所共术，大并世盛衰，因载其机祥度制，推而远之，至天地未生，窈冥不可考而原也。……称引天地剖判以来，五德转移，治各有宜，而符应若兹。……然要其归必止乎仁义、节俭、君臣、上下、六亲之施，始也滥耳。王公大人初见其术，惧然顾化，其后不能行之。"

邹衍的目的是教在上的人要修德于天下，一方面昭示人以五德转移，有德瑞的就可以应运而兴。老子也屡屡致意于如何托天下（第十三章）、如何得志于天下（第三十一章）和"不欲以静，天下将自定"（第三十七章）等。

但老子除教人如何取得天下外，还教人修炼长生。（邹子全书十余万言，已佚，留下的一鳞半爪自不足以代表他的思想的全部，究竟他有无这种思想，就无法推知了。）第七章云"不自生，故能长生"，第五十九章有所谓"长生久视之道"，又有所谓摄生的道果，说是"陆行不遇兕虎，入军不被甲兵，兕无所投其角，虎无所措其爪，兵无所容其刃"（第五十章）。凡此都是十足的道士神仙气味。先生说《老子》中无出家思想，我也不敢赞成。

说起来，最不同的地方是他们教人如何取得天下。邹子本是儒家，所以"曲终而奏雅"，尽管其学说是"怪迂之变"，然他的归根是要人"必止乎仁义、节俭、君臣、上下、六亲之施"的。老子在这一方面是全相反的，他教人用权术的手段欲取姑予，用消极的方法以退为进。"以天下之至柔驰骋天下之至坚"（第四十三章），说好一点就是"其言仁与义不能自用，必待道以用之"（王弼注《老子》的话)。

他们的理论体系比较起来若合符节，但在应用上竟有如此歧异，或在邹衍之说已行以后依附他的学说的人很多，改造他的学说而成为新面目的当然也不在少数。秦汉之交，齐东野人之语很流行，齐国的方士风靡一时。《史记·封禅书》云："自齐威宣之时，邹子之徒论著终始五德之运，及秦帝而齐人奏之，故始皇采用之。……邹衍以阴阳主运显于诸侯，而燕齐海上之方士传其术不能通。然则，怪迂阿谀苟合之徒自此兴，不可胜数也。"

涂附邹子学说实行诓骗时主以取荣禄的大有人在，《老子》书也是受过邹说很大影响的。但究竟他的目的比燕齐方士纯洁，这是可以断言的。

老学在秦汉时和齐学结不解缘，这一点也很可以使我们想象到老学出于邹衍的蛛丝马迹，但究竟这问题太大，不是片言可以了结的。

(十一)童书业《五行说起源的讨论》——评顾颉刚先生《五德终始说下的政治和历史》(载于《古史辨》第五册)

顾先生说："五行说起于战国后期，邹衍是始创五行说的人。"关于这个结论，我以为很有可以讨论的地方。五行说见于《甘誓》《洪范》《墨子》这3种书，顾先生都认为是战国末期以后的作品，现在先讨论《墨子》。

按，《墨子》一书，除首3篇(开头2篇是儒家曾子一派的书混入的，《所染》篇是后人依据《吕氏春秋》的文字补做的)、《非儒》1篇(后人杂凑成的)和《墨辨》6篇(战国末墨家的后学做的)、《兵法》11篇(秦汉人伪撰的)以外，其余32篇(《法仪》至《非命》下，《耕柱》至《公输》《法仪》至《三辨》4篇，与《耕柱》等5篇当本为一部，后人以章节长者置于前，章节短者置于后，而以《公输》篇为全书之序篇，其篇名盖皆后人所题)的内容是一贯的，其中的古史说和思想，在此可以证明他是战国早期的产品(《虞书》的著作时代约在孟子出世前后，《墨子》此32篇的著作时代更在《虞书》之前)，尤其是古史说方面。

《墨子》中屡称尧、舜、禹、汤、文、武，可见《墨子》书的作者是以尧、舜为古圣王，其时代是在禹以前的；《墨子》中尚无帝尧、帝舜之称，可证尧、舜在彼时尚无帝号(《墨子》中之帝皆为上帝)。《墨子·尚贤下》说："舜耕于历山，陶于河濒，渔于雷泽，贩于常阳，尧得之服泽之阳，立为天子。"(本文所引《墨子》的文字多从各家校改，为行文便利计，不赘注明。)可证《墨子》书作时，舜起微贱，和尧、舜禅让的传说已经成立(尧、舜禅让的传说盖即起于墨家，说详拙作《虞书疏证》)，但是在《墨子》中四岳荐舜和尧妻舜以二女，历试诸难等传说还没有出现。《墨子》中尧、舜的事迹还很空洞。墨家这样崇拜尧、舜，又最喜欢说古事，当时若有详尽的尧、舜故事，绝没有不加入的道理。

按，书有篇题，不必始于荀子以后，如《周书》《无逸》《立政》等篇亦可说为有篇题者……至《墨辨》6篇，则确是战国末期的作品，其中有"五行无常胜"之言，当是彼时墨家驳邹衍一派之论也。

次说《洪范》一篇。《洪范》当亦是战国初期之作品。其证有六……

（十二）1931 年 8 月，《燕京大学年报》第三期，徐文珊《儒家和五行的关系》

范文澜先生说："无论什么学术思想或文学种种，一定有个来源，起始是很简单的、很平常的，到后来因有适宜的条件，它才发达起来，自 A 变 B，自 B 变 C……每变一次，对于旧者要保留一部分，新的方面则增加一部分，跟着变下去，离本来面目愈远，甚至于完全不像，然其起源却不能一笔抹杀。"这个道理我很同意。同是一个孔子，七十子所传授的不一样（据《韩非子》说，儒分为八，墨离为三）；再传到子思，又是一个面目；再到孟子，又是一个面目；由子夏而荀子，又是一个面目；由荀子而李斯、韩非，则竟成了"无书简之文，以法为教""焚诗书，坑儒生"的法家，其去孔子又有几何远！这不是同出一源而结果完全不像了吗？所以我很赞成范先生的这个理论。五行与儒家，虽不像儒、法家相差之甚，但是也颇可以沿用这个道理。

司马迁又说是邹衍作《终始》《大圣》之篇和什么五德转移说，可是又把孟、荀、邹同列一传，可见他的意思是：①五德终始说是邹衍造的；②邹衍是个儒家。顾颉刚先生疑邹衍是儒家，有 4 个理由，此论甚是，不过邹衍是儒家的别一派就是了（儒家本来有许多派）。

邹衍站在儒家的立场，把往旧五行说发扬光大，造成所谓阴阳五行说。此后这一派思想在民间的势力比儒家大，于是有一般非儒家的投机分子遂来偷袭了儒家的五行义而造成独立的单纯五行家，专讲灾变，自成一家言。关于这点，有两个证明。

（1）秦以前写字用竹简，所以书称若干"篇"；西汉以后才发明用帛，所以此后的书称若干"卷"。这是很明显的一个证明（辨别古书的真伪，这是一个例证。同时我们看《汉书》著录的《国语》是 21 篇或 54 篇，而《左传》则称 30 卷，因此有人疑惑《左传》不是先秦原著）。看《艺文志》十家九流中阴阳家著录的书籍，皆称若干"篇"，后面数术栏里五行家著录的书皆称若干"卷"，不已经证明这些作品全是西汉的产物吗？这些作者不也全是西汉专言灾变的五行家吗？

（2）古人著书立说最喜欢托古，和历史的观念一样，说的时代越古，越显高明。我们再看上述两项书名，前者到黄帝为止，后者则展到神农犹以为不足，又展到泰一和些荒杳无稽，莫名其妙是人名还是神名的奇奇怪怪的名词，显得他的学说发源更古、更高明。

最有趣的一点是"五"的观念。

《易经·系辞上传》说："天一、地二；天三、地四；天五、地六；天七、地八；天九，地十。天数五，地数五，五位相得而各有合。天数二十有五，地数三十，凡天地之数五十有五，此所以成变化而行鬼神也。大衍之数五十，其用四十有九，分而为二以象两，挂一以象三，揲之以四以象四时。归奇于扐以象闰；五岁再闰，故再扐而后挂。"（第九章）"参伍以变，错综其数。通其变，遂成天地之文；极其数，遂定天下之象。非天下之至变，其孰能与于此！"（第十章）

"天数奇，地数偶"是由卦爻二来的。"天数五，地数五，五位相得""天数二十有五，地数三十（全是五的倍数），凡天地之数五十有五""五岁再闰""参伍以变"，何以全是"五"呢？竟自这等巧，岂不奇怪！不要忙，这还不奇，请容我把儒家典籍中习见的"五"来统计一下：五瑞、五典……可用的数目多得很，单单要用这不多不少的“五”，竟用到这样多，其中一定有个道理！

记得有一段前清的故事，大可以在此述说一遍，或者与这个问题有点关联。乾隆皇帝多才多艺，常到处施展，这是人人知道的。有一次乡试，这位乾隆皇帝变姓名、改装束，去替一个举子下了考场，考毕揭晓，取录第三名。乾隆此时又恢复到皇帝位，便召主考官来问，说我看第三名的卷子实在比第一、第二名好，何以取在后面？主考官说，此文好是很好，不过太富贵气，所以降了两名。后来此谜揭穿，就有神经过敏的人来解释道，帝王必须有辅弼，这第三名正在前五名的中间，以前后4个人作左辅右弼，不正是帝王的象征吗？

以上故事可靠不可靠，与曲为此说的无聊不无聊，先不必问，可是它已告诉了我们下列一件事：“五”的数目，原来是前两个、后两个，中间夹着一个“中”。这个“中”很尊贵，很神秘，并且是五个中的主宰。

读者或者要笑我的穿凿附会，区区一段故事，造说者不过借此拍拍皇帝的马屁，哪里有这些奥妙？

不错，这话的确很对，可是我们要把他无心的话有心听了，那他未尝不是受过儒家洗礼而被儒家浸透了的自然流露。不信请看下面的证据。

“是故先王本之情形，稽之度数，制之礼义，合生气之和，道五常五行，使之阳而不散，阴而不密，刚气不怒，柔气不慑，四畅交于中而发作于外，皆安其位而不相夺也。然后立之学等，广其节奏，省其文采，以绳德厚，律小大之称，比终始之序，以象事行，使亲疏、贵贱、长幼、男女皆形于乐，故曰乐观其深矣！”（《礼记·乐记》）

《太平御览》引《乐记》曰：“春生夏长，秋收冬藏，土所以不名时者，地、土之别名也，比于五行最尊，故不自居部职也。”（《时序部》卷十七）（按，《御览》所引此段不见于今本《小戴记》）

这不是很明显的证据吗？若论“中庸”则是儒家的中心理论，这是成问题的。《中庸》上关于这种话多得很，像“致中和，天地位焉。万物育焉”“执其两端，而用其中于民”“人皆曰予知，择乎中庸，而不能期月守也”“天下国家可均也，爵禄可辞也，白刃可蹈也，中庸不可能也”。若论他的归结，则所谓“与天地并立而为参”，这是儒家的教义，何等尊严！何等神秘！“五”字用得这样多，未尝不是根于儒家这个“中”的道理，事事有个中道，都要合乎中庸。君有左辅右弼，和“执其两端而用其中于民”不是很相像吗？

自然界的事物合于五数的固然很好，不然的话，尽可以凑一凑呀！例如四方是四，恰好缺一个，于是乎加上一个“中”，而曰东、西、南、北、中，改名曰“五方”（见《礼记·王制》），那么天然固定而不容增减的呢？也偏要强凑，如四时。天气变化一年只有四次，名曰四时，这明明白白的四时实在遮不住人的眼目，怎改添改！怎么办呢？于是神通广大的儒者想出办法来了，请看《礼记·礼运》，云：“故人者，其天地之德，阴阳之交，鬼神之会，五行之秀气也。故天秉阳垂日星，地秉阴窍于山川，播五行于四时，和而后月生也。是以三五而盈，三五而缺也。”

这可难煞人了！五行是五，四时是四，这五行与四时怎能合并呢？照数学的最小公倍法，也必须二十才能周转过来，这不可更易的四时和合合适适的五行怎能并为一谈？这播五行与四时可是怎样的播法？不是自己找病吗！

不要紧，他们有办法。上面所抄《太平御览》引《乐记》文不是说了吗，“春生夏长，秋收冬藏，土所以不名时者，地、土之别名也，比于五行最尊，故不自居部职也”。原来是五行的前四行已经把四时占满，这中间的土是超出侪辈，不屑与群僚为伍，所以不自居部职。

但是时间上不比空间的四方可以居中而御众，究竟这土是占在什么时候以御这四时呢？还是悬空着无地盘可占哪？《礼记·月令》说：“某日立春，盛德在木。……某日立夏，盛德在火。……中央土，其日戊己；其帝黄帝，其神后土，其虫倮，其音宫，律中黄钟之宫，其数五，其味甘，其臭香，其祀中霤，祭先心，天子居太庙太室，乘大路，驾黄骝，载黄旂，衣黄衣，服黄玉，食稷与牛，其器圜以掩……某日之秋，盛德在金……某日立冬，盛德在水……仲冬之月，命有司曰：‘土事毋作，慎毋发盖，毋发室屋，及起大众，以固而闭’。”

《月令》把四季中间夹了一个中央土，事事皆得中正，天子亦坐了太庙太室的正座，冠冕堂皇，猗欤盛哉！但是赞扬了半天，到底土德占的是哪几月？哪几日呢？原文里有一句“其日戊己”，戊己是天干中间两个。再看四季下所分配的，也止是顺着次序排得很整齐，春是甲乙，夏是丙丁，中央戊己，秋是庚辛，冬是壬癸。好了！正好一顶帽子一个人（其实是一个人两顶帽子）分均了。若再追问一句，一年中的戊己多得很，到底是哪个戊哪个己呢？我们还不能明白。陈澔《礼记集说》解释道：“土寄旺于四时，各十八日，共七十二日；除此则木、火、金、水亦各七十二日矣。土于四时无乎不在，故无定位，无专气，而寄旺于辰戌丑未之末。未日在火金之间，又居一岁之中，故特揭‘中央土’一令于此，以成五行之序也。”

这就明白了，原来土是没有准地方的，寄旺于四时，占的日子全是戊己日。那么戊己日每十天里有两天，一季九十天，应当有二九一十八天，一年四季，共是七十二天，其余四德也各占七十二天。因为他的德特别高尚（分明是没处放，没办法了），所以分旺于四时中的戊己日。

这样说来，则土既散在四时，何以《月令》把它整整齐齐地放在四季的正中间呢？孔颖达说得好：“《正义》曰：夫四时五行，同是天地所生，而四时是气，五行是物，气是轻灵，所以丽天；物体质碍，所以属地。四时系天，年有三百六十日，则春、夏、秋、冬各分居九十日。五行分配四时，布于三百六十日间，以木配春，以火配夏，以金配秋，以水配冬，以土则每时辄寄十八日也。虽每分寄，而位本未宜处于季夏之末，金火之间，故在此陈之也。”

这已经实实地自己招认了，说土德寄于四时本不当放在此地，不过实在没处放，所以姑且放在金火之间——它的本位上。

《太平御览》引崔灵恩《三礼义宗》云：“天子诸侯宫寝之制，若春气三日（月）之中居正寝；退息之时，常居东北之寝；三月之末，土王之日，则居中寝；夏之三月，则居东南之寝；秋之三月，则居西南之寝；冬之三月，则居西北之寝；此三时后土王之日，亦各居中寝以从时气。”

《太平御览》引《祠令》云：“季夏土王日，祀黄帝于南郊，帝轩辕，配后土从之。”

再看《淮南子》，也有下列一段记载：“甲子受制，木用事，火烟青七十二日；丙子受制，火用事，火烟赤七十二日；戊子受制，土用事，火烟黄，七十二日；庚子受制，金用事，火烟白七十二日；壬子受制，水用事，火烟黑七十二日而岁终。……甲乙寅卯，木也；丙丁巳午，火也；戊己四季，土也；庚辛申酉，金也；壬癸亥子，水也。”

复按以上各条，随处流露出“中”的观念和作用，给前面讨论“五”的一段添了很多有力的证据。

按，土占的时段有四：①六月长夏（孔颖达所谓“季夏之末”）；②四季之末各十八日；③全年所有的戊己日；④全年平均分为5个时区，土占其一（即上引《淮南子》所说）。

（十三）刘节《故史辨》第五册

“刘序”云，我觉得阴阳五行说的起源尤其重要，因为今古文之争是拿这个问题作中心的。假定把阴阳五行说的起源和发展弄清楚了，今古文学的重心算是定了。两汉学术界的大本营是扎在儒家身上，而两汉的儒家绝非春秋战国时的儒家，他们原来是阴阳五行家同儒家的结合体。这派最初开创的学者是邹衍，集大成的是董仲舒。《洪范》一篇，就是他们的重要经典。他们的力量在秦汉之间真有不可一世之概。像秦始皇、汉武帝，这样雄才大略，都要上他们的当。秦始皇让他们骗出去巡狩方岳，因此死在路上。汉武帝听从他们的话，巴巴地从陕西跑到山东去行那封禅之礼。而且他们还有一桩最大的本领，就是善变。他们看看儒家不得势了，就会同旁的一家结合起来。

刘歆窜伪诸经之证据

(1)《汉书·刘歆传》说：“及歆校秘书，见古文《春秋左氏传》，大好之。……歆治《左氏》引《传》文以解《经》，转相发明，由是章句义理备焉。……歆以为左丘明好恶与圣人同，亲见夫子……”

顾颉刚云：“仅此数语可见：①这部书是刘歆从秘书里提出表章的；②用《左传》来解释《春秋》经是他所开创的，《左传》的章句义理是由他定的；③左丘明与孔子的关系是他‘以为’出来的。崔觯甫先生说：‘《传》自解《经》，何待歆引？歆引以解，则非《传》文。’这是没法答辩的质问。”

(2)《汉书·刘歆传》说：“哀帝时，刘歆要把《左氏春秋》及《毛诗》《逸礼》《古文尚书》皆到于学官。”博士们反对，刘歆于是给他们写信说：“鲁恭王坏孔子宅，欲以为宫，而得古文于坏壁之中，《逸礼》有三十九，《书》十六篇，天汉之后，孔安国献之，遭巫蛊仓卒之难，未及施行。及《春秋左氏》立明所修，皆古文旧书，多者二十余通，藏于秘府，伏而未发。孝成皇帝闵学残文缺，稍离其真，乃陈发秘藏，校理旧文，得此三事，以考学官所传，经或脱简，传或间编。传问民间，则有鲁国桓公、赵国贯公、胶东庸生之遗学与此同。”

顾颉刚辩曰："至于说鲁共王从孔壁里挖出来的《逸书》《逸礼》，我们可以用康长素先生的方法，拿《史记》《汉书》的两篇《共王传》来比较……这真奇怪，为什么《汉书》全抄《史记》却多了'坏孔子旧宅，于壁中得古文经传'的一事呢？固然也可以说司马迁没有采访周备，他脱漏了，所以班固替他补上。然而孔壁里出来的东西，刘歆说是'《逸礼》有三十九，《书》十六篇，天汉之后，孔安国献之'，牵到了孔安国身上。《史记》就有材料了，《史记·儒林传》云：'孔氏有《古文尚书》，而安国以今文读之，因以起其家，《逸书》得十余篇。'可见司马迁是知道这件事情的，但这《古文尚书》只是孔氏的家传而不是共王所发的，也没有什么《古文逸礼》，否则司马迁为什么但说'至秦焚书，书散亡益多，于今独有《士礼》，高堂生能言之'呢？即此可见，刘歆之言是把共王的好治宫室和孔氏的家传《古文尚书》拉凑在一起，而成就了这一件新的故事。"

又曰：刘歆的这些话虽很有疑问，但足见这种书都是秘府里的东西，外边看见的人是很少的，当然没有什么师承。但他又说：

"秘府里藏的古文经，其一部分有与今文经同的，足以纠正今文经的传讹，到民间去问，则有柏公等三位传下的本子与古文经相合，他们三位并不是传古史之学，只是传得'不脱简'和'不间编'的本子而已。因为本来没有传古文之学的，只有极少数人觉得古文经传好，所以他说哀帝要'辅弱扶微'，博士们是'绝灭微学'。这是一件极清楚的事实。但到后来，不知是刘歆自己反悔呢，还是他招来的几千人要替古文之学撑场面，古文经传的授受就有了深长的历史。我们看《史记·儒林列传》记五经师承，除'商瞿受《易》孔子'以外，其余都是从汉代说起。这一班儒者还是司马迁所及见的。里边讲起的古文，只有《尚书》一种，然而他说'孔安国以今文读之，因其起其家'，则古文也写成今文了。到了《汉书·儒林传》就添上一大批的师承系统。最显著的是《左氏传》张苍、贾谊、张敞一班名人无不修《左传》了。贾谊且有关于《左传》的著作了，河间献王且立过博士了，从贾谊到刘歆、王莽的传经系统是历历可数了。倘使真的这样，刘歆在当时何以竟说出'藏于秘府，伏而未发'及'陈发秘藏，校理旧文，得此三事……传问民间'的话，反把自己的师承隐没了？……从左丘明到王莽是十九传，而刘歆是十七传的弟子，古代的名人，如曾申、吴起、铎椒、虞卿、荀况都成了传《左氏》学的先师了。这些个声势赫奕的家派，何以自谦曰'弱'曰'微'呢？刘歆既经有了正式的传授，为什么要在秘府发得，才争立于学官呢？这真是不必猜的谜了。"

读者看到此地，不免要问：刘歆一手掩不尽天下目，他既经帮了王莽窃国，当他们的敌人光武帝复国之后，怎不明揭其窜乱学术之罪，把他的遗文伪籍一举而肃清了呢？为什么古文学在东汉反而很发达呢？这个疑问是应当的，但须知道东汉的国本就建设在刘歆的学术上，即使对他深恶痛绝，但为了安定国家的基础起见，也动他不得。

钱穆《刘向歆父子年谱》不同意"歆伪诸经"之论。钱氏说：

南海康氏《新学伪经考》持其说最备，余详按之皆虚。要而述之，其不可通者二十有八端。

刘向卒在成帝绥和元年（前8），刘歆复领五经在二年，争立古文经博士在哀帝建平元年（前

6)，去向卒不逾二年，去歆领校五经才数月。谓歆遍伪诸经，在向未死之前乎？将向既卒之后乎？向未死之前，歆已遍伪诸经，向何弗知？不可通一也。

向死未二年，歆领校五经未数月，即能遍伪诸经，不可通二也。

谓歆遍伪诸经，非一时之事，建平以下，迄于为莽国师，逐有所伪，随伪随布，以欺天下，天下何易欺？不可通三也。

然则歆之遍伪诸经果何时耶？且歆遍伪诸经，将一手伪之乎？将借群手伪之乎？一手伪之，古者竹简繁重，杀青非易，不能不假手于人也。群手伪之，何忠于伪者之多，绝不一泄其诈耶？不可通四也。

莽尝征天下通逸经古记小学诸生数千人记说廷中，谓此诸人尽歆预布以待征，则此数千人者遍于国中四方，何无一人泄其诈者？自此不二十年，光武中兴，此数千人不能无一及于后，何当时未闻有言及歆之诈者？不可通五也。

与歆同校书者非一人，尹咸名父子，歆从受学，与歆父向先已同受校出之命，名位皆出歆上，何不能发歆之伪？班斿校书，亦与刘向同时，汉廷赐以秘书之副，歆为中秘，不能并班家书而伪之也。苏竟与歆同校书，至东汉尚在，其人正士，无一言及歆伪，且深推敬。不可通六也。

杨雄校书天禄阁，即歆校书处，歆于诸经史恣意妄窜，岂能尽灭故简，遍为更写？伪迹之昭，雄何不见？不可通七也。

其后东汉诸儒班固、崔骃、张衡、蔡邕之伦，并得校书东观，入睹中秘，目验伪迹，转滋深信。不可通八也。

桓谭、杜林与歆同时，皆通情洽闻之士，湛静自守，无所希于世。下逮东汉，显名朝廷，何所忌惮，于歆之遍伪诸经绝不一言，又相遵守。不可通九也。

稍前如师丹、公孙禄，稍后如范升，皆深抑古文诸经，皆与歆同世，然皆不言歆伪，特谓非先帝所立而已。何以舍其重而论其轻？不可通十也。

然则歆之遍伪诸经，当时知之者谁耶？而言之者又谁耶？且歆亦何为而遍伪诸经哉？歆之争立古文诸经，王莽方退职，绝无篡汉之象，谓歆伪诸经将以助莽篡乎？不可通十一也。

谓歆伪经媚莽，特指《周官》为说。然《周官》后出，方争立诸经时，《周官》不与。不可通十二也。

且莽据《周官》以立政，非歆据莽政造《周官》也。谓歆以《周官》误莽犹可，不得谓以《周官》媚莽也。不可通十三也。

考《周官》之见于汉廷政制，最先在平帝元始元年，其前一年哀帝崩，莽拜大司马，拜歆为右曹太中大夫，相距不数月。其前两人皆退居，不相闻。谓歆逆知哀帝之不寿，莽之且复用，而方退职不得志之时，私伪此书以误莽欤？谓歆于争立古文诸经前已先伪此书而故自秘惜不之及欤？抑歆为太中大夫后乃伪之欤？不可通十四也。

夫媚莽以助篡者，符命为首。符命，源自灾异，善言灾异者，皆今文师也。次则周公居摄称王，本诸《尚书》，亦今文说耳。歆欲媚莽助篡，不造符命，不言灾异，不说今文《尚书》，顾伪为《周官》。《周官》乃莽得志后据以改制，非可借以助篡，则歆之伪《周官》，何为者耶？其果将以误莽耶？不可通十五也。

若歆自有专政改制之心，知莽好古，因伪为《周官》以肆其意，则井田见于《孟子》，分州见于《尚书》，爵位之等详于《王制》《公羊》，其他如郊祀天地，改易钱布之类，莽朝政制，元、成、哀、平以下，多已有人言之，此皆有本，何歆之不惮其烦，必别伪一书以启天下之疑耶？不可通十六也。

谓歆之伪《周官》，将以媚莽助篡，未见其然也。且歆伪《周官》以前，已先伪《左传》《毛诗》古文、《尚书》《逸礼》诸经。《周官》所以媚莽，《左传》诸经又何为者？谓将以篡圣统，则歆既得意，为国师公，莽加尊信，而莽朝六经祭酒讲学大夫多出今文诸儒，此又何说？不可通十七也。

谓歆伪诸经以媚莽，其说既绌，乃谓将以篡圣统。因又谓古文、今文如冰炭之不相并。然莽朝立制，《王制》《周礼》兼举，歆之议礼，亦折中于今文。此不可通十八也。

师丹、公孙禄，下及东汉范升，谏立《左传》诸经，并不为今古分家，又不言古文出歆伪。自西汉之季，以逮夫东汉之初，求其所谓今古文鸿沟之限不可得也。是不可通十九也。

谓歆之伪诸经将以篡圣统，又未见其然也。

然则歆之遍伪诸经，固何为者耶？

且《左传》既出歆伪，何以有陈钦为莽《左传》师，别自名学，与歆各异，岂亦歆私自命之以掩世耳目者耶？不可通二十也。

《左传》传授远有渊源，歆既伪托，何以托之翟方进？其子翟义为莽朝反虏逆贼，方进发塚，戮及尸骨，歆何为而伪托于此？不可通二十一也。

歆以前其父向及他诸儒，奏记述造，引及《左传》者多矣，《左传》自传于世，不得尽谓歆伪。不可通二十二也。

至《周官》果出何氏，《左传》《国语》为一为二，此非一言可决，何以遽知为歆伪？不可通二十三也。

且当时媚莽助篡者众矣，不独一歆，歆又非其魁率。甄丰为莽校文书，六筦之议，蔽罪于鲁匡，此尤其彰著，何以谓伪经者之必歆耶？不可通二十四也。

盖古文诸经，多有征验。谓《左传》《周官》伪，不得不谓他经尽伪。谓诸经皆伪，不得不谓伪经者乃歆。何者？歆在中秘领校五经，非歆不得遍伪诸经也，则歆亦不幸矣哉！然当时《太史公书》，下及班氏汉史，可为古文征验者犹不一而足，因谓《史记》多歆伪窜，《汉书》亦出歆手，班氏不得二万字，汉代史实一切改观。不可通二十五也。

且歆遍伪诸经，当有实例，谓今文五帝无少皞，歆古文有之；今文五帝前无三皇，歆古文有之；今文惟九州，无十二州，歆古文有之。诚如此类，所以为圣统者仅耳，歆亦何为必篡焉？不可通二十六也。

况五帝之有少皞，与夫三皇、十二州之说，又断断不始于歆，先秦旧籍言此者多矣，因谓一切尽歆所伪，必以今文一说为真，异于今文者皆歆说，皆伪，然今文自有十四博士，已自相异。此益不可通二十八也。

如此而必谓歆伪诸经，果何说耶？

五行问题（续）

以下内容摘自顾颉刚《五德终始说下的政治和历史》之《五行相生说》。

关于五行的关系，我们在前边只讲了相胜。相胜的意义，我们一想就想得出来。例如拿了一柄斧头跑到树林里砍下一棵树，这就叫作金胜木；又如拿了一盆水浇灭一炉火，这就叫作水胜火。这是原始的相胜说。《白虎通》云："五行所以相害者，天地之性众胜寡，故水胜火也。精胜坚，故火胜金；刚胜柔，故金胜木；专胜散，故木胜土；实胜虚，故土胜水也。"这是进步的相胜说，因为已经说得很抽象了。

自从有了五行相胜说，就引起了五德终始说，把五行相胜的原理用之于朝代的递嬗上。这因下一代"革"上一代的命，正与五行中某一行"胜"某一行相像。

朝代的递嬗原有两种方式，一是革命，一是禅让。革命为商周，禅让为虞夏。五行相胜的原理可以适用于商周的革命，但不可适用于虞夏的禅让。以前的五德终始说，黄帝之后便是夏，这个抵牾还不显明。但经了西汉人的宣传，古史的系统既甚伸展，向来说为一帝的又往往说成一代，那就显出了支吾的样子。

轩辕之与神农，照《史记》说是尽臣节的，后来轩辕做天子，乃出于诸侯的公推，非由革命。颛顼、帝喾据《帝系》等说是黄帝的孙和曾孙，为同一皇族，也不必革命。帝尧是帝喾的儿子，更不必说。舜受尧的禅让，禹受舜的禅让，只有祥和，毫无克伐。

历史系统和五行系统不能合拍，在汉代人的眼光看来，是多么可以发愁的事？……改用了相生说以济相胜说之穷呢？

五行相生说始见于董仲舒书（《春秋繁露》第五十八篇《五行相胜》，第五十九篇《五行相生》）。他道："天地之气合而为一，分为阴阳，判为四时，列为五行。行者，行也，其行不同，故谓之五行。五行者，五官也，比相生而间相胜也。……东方者木……木生火。南方者火……火生土。中央者土……土生金。西方者金……金生水。北方者水……水生木。"

虽这段话意思明白，但他只言了相生而不言其所以相生，使人读了不能有很深的认识。《五行大义》引《白虎通》云："木生火者，木性温暖伏其中，钻灼而出，故生火。火生土者，火热故能焚木，木焚而成灰，灰即土也，故火生土。土生金者，金居石依山津润而生，聚土成山，山必生石，故土生金。金生水者，少阴之气温润流泽，销金亦为水，所以山云而从润，故金生水。水生木者，因水润而能生，故水生木。"这把五行所以相生之故说得很透彻了。

此外还有《易经·说卦传》中的一章，也是用了八卦的方位来说明五行相生的原理。其文如下："帝出乎震，齐乎巽，相见乎离，致役乎坤，说言乎兑，战乎乾，劳乎坎，成言乎艮。万物出乎震——震，东方也。齐乎巽——巽，东南也；齐也者，言万物之洁齐也。离也者，明也，万物皆相见，南方之卦也——圣人南面而听天下，向明而治，盖取诸此也。坤也者，地也，万物皆致养焉，故曰'致役乎坤'。兑，正秋也，万物之所说也，故曰'说言乎兑'。战乎乾——乾，西北之卦也，言阴阳相薄也。坎者，水也，正北方之卦也，劳卦也，万物之所归也，故曰'劳乎坎'。艮，东北之卦也，万物之所成终而成始也，故曰'成言乎艮'。"

读这一章，很可见出下一段是解释上一段之文的。只有上段说"帝出乎震"，下段说"万物出乎震"，其言"出"虽同，而所出之物却不同。又看它说震为东方、巽为东南方、离为南方、乾为西北方、坎为正北方、艮为东北方，可见作者是把八卦分配四方四隅的。坤和兑虽未说出其方位，但坤为西南，兑为正西，循文读去自然知道。所以这个方位是从正东起，历东南、正南、西南，正西、西北、正北，而至东北终，很清楚。

《易经·说卦传》，据一般人的见解，则《十翼》为孔子所作，而《说卦》为《十翼》之一，自当出于孔子的手笔。但《论衡·正说篇》云："孝宣皇帝之时，河内女子发老屋，得逸《易》《礼》《尚书》各一篇，奏之，宣帝下示博士，然后《易》《礼》《尚书》各益一篇。"在这一段里，虽没有说明增益的"逸《易》"是哪一篇，而《隋书·经籍志》却指其为《说卦》，文云："及秦焚书，《周易》独以卜筮得存，唯失《说卦》三篇。后河内女子得之。"《论衡》说是1篇，为什么《隋书》说为3篇？这是因为《序卦》《杂卦》文少，合之则与《说卦》为1篇，分之则与《说卦》为3篇。（韩康伯注本及《唐石经》犹以《序卦》《杂卦》附《说卦》卷内。）汉人所说的发屋得古书事凡有3次，伏生1次，鲁共王1次，河内女子1次，但俱不可信，说见康长素先生《新学伪经考》。

予按五行与八卦本是两个不相容的宇宙律。五行家看宇宙间的一切是五种物质及其能力所演成，这五种东西的名字是水、火、木、金、土。八卦家则看宇宙间的一切是八种物质及其能力所演成，这八种东西的名字是乾、坤、震、巽、坎、离、艮、兑，其具体之物即是天、地、雷、风、水、火、山、泽。这如何合得拢来？但《说卦传》却异想天开，把这两个宇宙律合拢来了！我们只要看《说卦传》中这一章的后面所说的"乾为金，坤为地（土），巽为木，离为火，坎为水，艮为山（土）"，可见金、木、水、火、土五行已具备于八卦之中。我们若把《说卦传》的系统和董仲舒的五行相生的系统合列一表，当如表64。

表64　五行与八卦

<table>
<tr><td rowspan="2">《春秋繁露》</td><td colspan="2">东</td><td>南</td><td colspan="2">中央</td><td colspan="2">西</td><td>北</td></tr>
<tr><td colspan="2">木</td><td>火</td><td colspan="2">土</td><td colspan="2">金</td><td>水</td></tr>
<tr><td rowspan="2">《说卦传》</td><td>东</td><td>东南</td><td>南</td><td>西南</td><td>东北</td><td>西</td><td>西北</td><td>北</td></tr>
<tr><td>震</td><td>巽(为木)</td><td>离（为火)</td><td>坤(为地)</td><td>艮(为山)</td><td>兑</td><td>乾(为金)</td><td>坎(为水)</td></tr>
</table>

这虽有两卦（震、兑）未言其属性，但东为木、南为火、西为金、北为水，在这一点上，五行

与八卦已相一致。唐李鼎祚《周易集解》引干宝《易注》云：“‘震，六二，震来厉’。干宝曰：六二木爻，震之身也。”则震之为木可知。《火珠林》载《八卦六位图》云：“乾，属金。坤，属土。震，属木。巽，属木。坎，属水。离，属火。艮，属土。兑，属金。”至是而八卦即是五行了。八卦虽有八个，但以乾、兑合为金，坤、艮合为土，震、巽合为木，也只算是五个了。现在根据以上诸说，总绘一图（图139），以见他们合为一家的情状及其终始的次序：

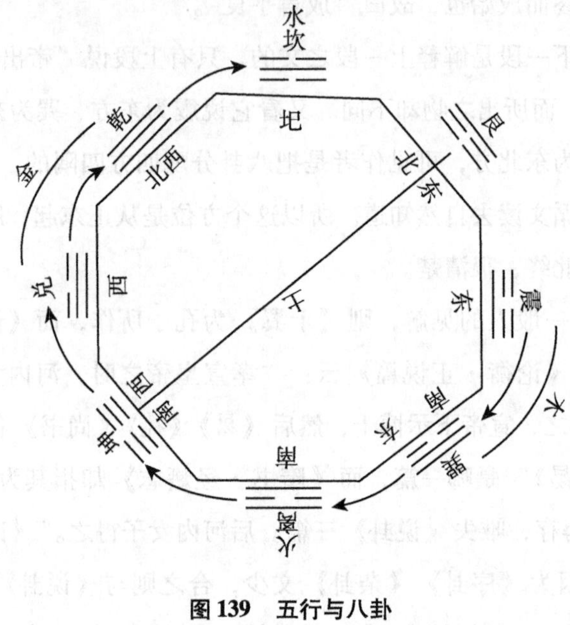

图139　五行与八卦

看了这个图，我们可以知道，《说卦传》上的八卦方位和五行相生说竟是一模一样的，他们都是：①在五行上，以木、火、土、金、水为次；②在方位上，以东、南、中、西、北为次。这种《易》学把八卦迁就五行到如此地步，一定要在五行学说极昌盛的时候才能发生。《说卦》既出于汉宣帝时，恐怕就是汉宣帝时人所作的吧？

自从八卦与五行合为一物，而《说卦传》上又说“帝出乎震”（这“帝”字，我以为原是“万物”二字，因为要创造一个新的历史系统，故改为此字以张大之，今姑仍之），于是要把五行相胜说的历史系统改到五行相生说的下面去的就可利用这一点了。《汉书·郊祀志》赞云：“刘向父子以为‘帝出乎震’，故包羲氏始受木德。其后以母传子，终而复始。自神农、黄帝，下历唐虞三代而汉得火焉。故高祖始起，神母夜号，著赤帝之符。旗章遂赤，自得天统矣。”又荀悦《汉纪》中《高祖纪》云：“及至刘向父子，乃推五行之运，以子承母，始自伏羲，以迄于汉，宜为火德。其序之也，以为《易》称‘帝出乎震’，故太皞始出乎震，为木德，号曰伏羲氏。”他们都明确指出，创造这个新的历史系统的人是刘向父子，刘向父子所持的理由是《易传》上的“帝出乎震”，这比我们以前知道的五德终始说差异了多少？

《汉书·律历志》云：“至孝成世，刘向总六历，列是非，作《五纪论》。向子歆究其微眇，作《三统历》及《谱》。”可惜《五纪论》现在不传，不知道刘向对于这个问题的见解究竟怎样。《三统历》则因班固收入《律历志》之故，我们还能够看见里边所引的《世经》，证实了班固和荀悦的两段记载。

我们在这一章里可以知道，到了汉代，因古史系统的伸展和所伸展的古史不适于使用五行相胜的方式，故邹衍的五德终始说必须有一度彻底的改造。这彻底创造的口号是《说卦传》上的“帝出乎震”，而《说卦传》是一篇五行相生化的八卦说。

《十三经注疏》摘录

（一）清代阮元校刻宋版《十三经注疏》总目录

［阮元］太子少保光禄大夫江西巡抚兼提督扬州阮元谨记

《周易正义》十卷，（魏）王弼、韩康伯注，（唐）孔颖达等正义；

《尚书正义》二十卷，（汉）孔安国传，（唐）孔颖达等正义；

《毛诗正义》七十卷，（汉）毛公传，郑元笺，（唐）孔颖达等正义；

《周礼注疏》四十二卷，（汉）郑玄撰，（唐）贾公彦疏；

《仪礼注疏》五十卷，（汉）郑玄注，（唐）贾公彦疏；

《礼记正义》六十三卷，（汉）郑玄撰，（唐）孔颖达等正义；

《春秋左传正义》六十卷，（晋）杜预注，（唐）孔颖达等正义；

《春秋公羊传注疏》二十八卷，（汉）何休注，（唐）徐彦疏；

《春秋谷梁传注疏》二十卷，（晋）范宁注，（唐）杨士勋疏；

《论语注疏》二十卷，（魏）何晏等注，（宋）邢昺疏；

《孝经注疏》九卷，唐玄宗明皇帝御注，（宋）邢昺疏；

《尔雅注疏》十卷，（晋）郭璞注，（宋）邢昺疏；

《孟子注疏》十四卷，（汉）赵岐注，（宋）孙奭疏。

右《十三经注疏》共四百十六卷。

（二）《礼记·月令》摘录

1. 其日甲乙

郑玄注云（以下简称“郑注”）：“乙之言轧也。日之行春，东从青道，发生万物，月为之佐，时万物皆解孚甲，自抽轧而出，因以为日名焉，乙不为月名者，君统臣功也。”

2. 其数八

郑注：“数者，五行佐天地生物成物之次也。易曰天一、地二、天三、地四、天五、地六、天七、地八、天九、地十，而五行自水始，火次之、木次之、金次之、土为后。木生数三，成数八，但言八者，举其成数。”

3. 祭先脾

郑注："祀之先祭脾者，春为阳中，于藏值脾，脾为尊。凡祭五祀于庙，用特牲，有主有尸，皆先设席于奥。祀户之礼，南面设主于户内之西，乃制脾及肾为俎，奠于主北，又设盛于俎西，祭黍稷、祭肉、祭醴，皆三。祭肉，脾一，肾再。既祭，彻之，更陈鼎俎，设馔于筵前，迎尸，略如祭宗庙之仪。"

孔颖达疏云（以下简称"孔疏"）："'春为阳中，于藏值脾，脾为尊者'，以祭户之时，脾肾俱有，先用脾以祭之者，以春为阳中，于藏直脾。脾既春时最尊，故先祭之，脾为尊也。所以春位当脾者，牲立南首，肺祭在前而当夏也，肾最在后而当冬也。从冬稍前而当春，从肾稍前而当脾，故春位当脾。从肺稍却而当心，故中央主心。从心稍却而当肝，故秋位主肝。此等直据牲之五脏所在而当春夏秋冬之位耳。若其五行所生，主五脏则不然矣。故《异义》云：《今文尚书》欧阳说，肝，木也；心，火也；脾，土也；肺，金也；肾，水也。《古尚书》说，脾，木也；肺，火也；心，土也；肝，金也；肾，水也。许慎按：《月令》春祭脾，夏祭肺，季夏祭心，秋祭肝，冬祭肾，与《古尚书》同。郑玄驳之云：'《月令》祭四之位及其五脏之上下次之耳。冬位在后而肾在下，夏位在前而肺在上，春位小前故祭先脾，秋位小却故祭先肝。肾也，脾也，俱在膈下；肺也，心也，肝也，俱在膈上。祭者必三，故有先后焉，不得同五行之气。今医疾之法，以肝为木，心为火，脾为土，肺为金，肾为水，则有瘳也。若反其术，不死为剧。'如郑此言，五行所主，则从《今文尚书》之说，不同许慎之义……"

惠栋（1697—1758，清经学家）云："欧阳之说，本诸《内经》。"（校勘记）

4. 祭先肺

郑注："夏阳气盛，热于外，祀之于灶，从热类也。祀之先祭肺者，阳位在上，肺亦在上，肺为尊也。灶在庙门外之东，祀灶之礼，先席于门之奥，东面，设主于灶陉，乃制肺及心肝为俎，奠于主西，又设盛于俎南，亦祭黍三，祭肺、心、肝各一，祭醴亦三。亦既祭彻之，更陈鼎俎，设馔于筵前，迎尸如祀户之礼。"

孔疏："祭必三者，以礼成于三故也。"

5. 中央土、其日戊己……其祀中溜，祭先心

《礼记·月令》在"季夏二月"之后，"孟秋二月"之前说的。

郑注："火休而盛德在土也。……中溜，犹中室也。土主中央而神在室，古者复穴，是以名室为溜云。祀之先祭心者，五脏之次，心次肺，至此心为尊也。祀中溜之礼，设主于牖下，乃制心及肝肺为俎。其祭肉，心、肺、肝各一，他皆为祀户之礼。"

孔疏："夫四时五行，同是天地所生，而四时是气，五行是物。气是轻虚，所以丽天，物体质碍，所以属地。四时系天，年有三百六十日，则春、夏、秋、冬各分居九十日。五行分配四时，布于三百六十日间，以木配春，以火配夏，以金配秋，以水配冬，以土则每时辄寄王十八日也。虽每分寄，而位本未，宜处于季夏之末，金火之间，故在此陈之也。"

6. 祭先肝

郑注："秋为阴中，于藏值肝，肝为尊也……乃制肝及肺心为俎……"

孔疏："以阴气始于五月，终于十月，其七月、八月为阴之中，故云'秋为阴中'。其阳气始于十一月，终于四月，正月、二月为阳中，故正月云'春为阳中'。然阴中之时兼有阳，阳中之时兼有阴，亦是阴阳之中也。今五脏肺最在前，心次之，肝次之，脾次之，肾为后。肝在心肺之下，脾肾之上，故云'于藏直肝'。然脾在肺心肝之下，肾之上，则是上有肺心肝，下唯有肾，不当其中，而云'春为阳中，于藏直脾'者，但五行相次，水则次木，故春继于冬，肾后则次脾，其火后则次土，土后乃次金，故秋不得继夏，由隔于土，由此脾不得继肺，隔于心也。为此肝之上有肺有心，脾之下唯有肾，俱得为藏之中也。"

7. 祭先肾

郑注："冬阴盛，寒于水，祀之于行，从辟除之类也。祀之先祭肾者，阴位在下，肾亦在下，肾为尊也。……乃制肾及脾为俎……祭肉，肾一，脾再，其他如祀门之礼。"

（三）《尚书》相关摘录

1. 唐孔颖达《尚书正义序》摘录

"汉氏……得今书于齐鲁，其文则欧阳、夏侯二家之所说，蔡邕碑石刻之，古文则两汉亦所不行。安国注之，实遭巫蛊，遂寝而不用。历及魏晋，方始稍兴，故马、郑诸儒莫睹其学，所注经传，时或异同。晋世皇甫谧独得其书，载于《帝纪》，其后传授，乃可详焉。但古文经虽早出，晚始得行，其辞富而备，其义弘而雅，故复而不厌，久而愈亮。江左学者，咸悉祖焉。"

2. 《四库全书总目提要》

《尚书正义》二十卷，旧本题"汉孔安国传"。其书至晋豫章内史梅赜始奏于朝。唐贞观十六年，孔颖达等为之疏，永徽四年长孙无忌等又加刊定。孔《传》之依托，自朱子以来，递有论辩。至国朝阎若璩作《尚书古文疏证》，其事愈明。其灼然可据者，梅鷟《尚书考异》攻其注《禹贡》"瀍水出河南北山"一条，"积石山在金城西南羌中"一条，地名皆在安国后。朱彝尊《经义考》攻其注《书序》"东海驹骊、扶余馯貊之属"一条，谓驹骊王朱蒙，至汉元帝建昭二年始建国，安国，武帝时人，亦不及见。若璩则攻其注《泰誓》"虽有周亲不如仁人"，与所注《论语》相反。又安国传有《汤誓》而注《论语》"予小子履"一节，乃以为《墨子》所引《汤誓》之文（按，安国《论语》注，今佚此条乃何晏《集解》所引），皆证佐分明，更无疑义。至若璩谓"定从孔传，以孔颖达之故，则不尽然"。考《汉书·艺文志》叙古文《尚书》，但称安国献之，遭巫蛊事，未立于学官，不云作传，而《经典释文·叙录》乃称《艺文志》云安国献《尚书传》，遭巫蛊事，未立于学官，始增入一"传"字，以证实其事。又称今以孔氏为正，则定从孔传者乃陆德明，非自颖达。唯德明于《舜典》下注云孔氏传亡《舜典》一篇，时以王肃注颇类孔氏，故取王注从，慎徽五典以下为舜典，以续孔传。

3.《尚书注疏校勘记序》(清阮元主持校刻本)

自梅赜献孔传而汉之真古文与合文皆亡，乃梅本又有今文古、文之别。

4.《尚书·尧典》孔疏

“舜典”，疏云：“又《晋书·皇甫谧传》云：‘姑子外弟梁柳边得古文《尚书》，故作《帝王世纪》，往往载孔传五十九篇之书。’《晋书》又云：‘晋太保公郑冲，以古文授扶风苏愉，愉字休预，预授天水梁柳，字洪季，即谧之外弟也。季授城阳臧曹，字彦始，始授郡守子汝南梅赜，字仲真，又为豫章内史，遂于前晋奏上其书而施行焉。’时已亡失《舜典》一篇，晋末范甯为解时已不得焉。至齐萧鸾建武四年，姚方兴于大航头得而献之，议者以为孔安国之所注也，值方兴有罪，事亦随寝。至隋开皇二年，购募遗典，乃得其篇焉。然孔注之后，历及后汉之末，无人传说，至晋之初犹得存者，虽不列学官，散在民间，事虽久远，故得犹存。”

5.《尚书·泰誓》

孔疏云：“皇甫谧作《帝王世纪》，亦云然。谧义云：纣剖比干妻，以视其胎。即引此为刳剔孕妇也。”（“焚炙忠良，刳剔孕妇”句下。）

6.《尚书·尧典》

“曰若稽古帝尧……乃命羲和，钦若昊天，历象日月星辰，敬授民时。分命羲仲，宅嵎夷，曰旸谷。寅宾出日，平秩东作。日中星鸟，以殷仲春。厥民析，鸟兽孳尾。申命羲叔，宅南交。平秩南讹，敬致。日永星火，以正仲夏；厥民因，鸟兽希革。分命和仲，宅西，曰昧谷。寅饯纳日，平秩西成。宵中星虚，以殷仲秋。厥民夷，鸟兽毛毨。申命和叔，宅朔方，曰幽都，平在朔易。日短星昴，以正仲冬。厥民隩，鸟兽氄毛。帝曰：咨，汝羲暨和。期三百有六旬有六日，以闰月定四时成岁。允厘百工，庶绩咸熙。”

7.《尚书·大禹谟》

“德惟善政，政在养民。水、火、金、木、土、穀，惟修，正德、利用、厚生惟和。九功惟叙，九叙惟歌。”“六府、三事允治，万世永赖，时乃功。”

8.《尚书·甘誓》

“有扈氏威侮五行，怠弃三正，天用剿绝其命。”

9.《尚书·洪范》

箕子乃言曰：“我闻在昔，鲧堙洪水，汩陈其五行，帝乃震怒，不畀洪范九畴。”

初一曰五行，次二曰敬用五事，次三曰农用八政，次四曰协用五纪，次五曰建用皇极，次六曰乂用三德，次七曰明用稽疑，次八曰念用庶征，次九曰向用五福，威用之极。

五行，一曰水，二曰火，三曰木，四曰金，五曰土。水曰润下，火曰炎上，木曰曲直，金曰从革，土爰稼穑。润下作咸，炎上作苦，曲直作酸，从革作辛，稼穑作甘。

10.《尚书序》

《汉书》云惠帝除挟书之律，立学兴教，招聘名士，文、景以后儒生更众，至武帝尤甚……

《儒林传》云：孝文帝时，求能治《尚书》者，天下无有，闻伏生治之，欲召。时伏生年已九十有余，老不能行，于是诏太常，使掌故晁错往受之，得二十九篇，即以教于齐鲁之间。

（四）《礼记·月令》中五脏五行

《礼记·月令》中五脏五行见表65。

表65 《礼记·月令》中五脏五行

类别	虫	音	律	数	味	臭	祀	祭	色	方位	日	谷	畜
孟春之月	鳞	角	大蔟	八	酸	膻	户	脾	青	东	甲乙	麦	羊
孟夏之月	羽	徵	中吕	七	苦	焦	灶	肺	赤	南	丙丁	菽	鸡
中央土	倮	宫	黄钟	五	甘	香	中溜	心	黄	中央	戊己	稷	牛
孟秋之月	毛	商	夷则	九	辛	腥	门	肝	白	西	庚辛	麻	犬
孟冬之月	介	羽	应钟	六	咸	朽	行	肾	黑	北	壬癸	黍	彘
仲冬之月	介	羽	黄钟	六	咸	朽	行	肾	黑	北	壬癸	黍	彘
季冬之月	介	羽	大吕	六	咸	朽	行	肾	黑	北	壬癸	黍	彘

按，仲春、季春，仲夏、季夏，仲秋、季秋，不同的也只有“律”，其余均同孟月。

人迎气口脉、格阳、关阴与休克机制

休克是现代医学名词，只有200多年的历史，它的机制至今尚未完全阐明。最初休克是指创伤时发生的一种急性发展的全身性生理功能严重障碍的综合病理状态。处于此状态的病人往往由于急性循环障碍，全身状态急剧恶化而导致死亡。19世纪末至20世纪中期，人们才逐渐发现休克不仅发生于创伤后，还可在大量失血、严重感染、烧伤、心肌梗死等情况下发生。20世纪60年代，医学上出现了休克机制的微循环学说，20世纪70年代以来又有一新的观点。

《内经》中虽无休克之名词，但有关于休克早期机制的记载，这就是人迎气口诊法中讲到的格阳与关阴，合称关格。关格是世界上最早的关于休克的理论。

按照《内经》的记载，诊察人迎、气口脉可以进行休克的早期诊断。例如《素问·六节脏象论》说：“故人迎一盛病在少阳，二盛病在太阳，三盛病在阳明，四盛以上为格阳。寸口一盛病在厥阴，二盛病在少阴，三盛病在太阴，四盛以上为关阴。人迎与寸口俱盛四倍以上为关格，关格之脉羸，不能极于天地之精气，则死矣。”

关于这里的一盛、二盛、三盛、四盛病在何经何脏之说，我们不可拘泥，但人迎候阴、气口候阳，古今诸家已无异议。平常人人迎之脉一般较气口为大，此不为病态。若外感发热之病属于阳证者，人迎之脉往往更大于气口，且热愈高，大愈甚。此外高血压和脑出血病人亦皆见人迎大于气口之脉象，反之，若失血昏迷，人迎之脉则无力，而内脏疼痛之阴性发热病人，则气口与人迎之脉常无差异，疼痛剧烈者则亦有气口之脉大于人迎者，故称人迎与气口之脉较其大小可作为病之在阳在阴、属外感属内伤之参考。

至于《六节脏象论》“关格之脉羸”的“羸”字，是指关格证形成之因，原先四盛之脉立即转变为细弱无力，故王冰注云：“俱盛，谓俱大于平常四倍也，物不可以久盛，极则衰败，极不能极于天地之精气则死矣。”张景岳亦注云：“物不可过盛，盛极则败，凡脉盛至于关格者，以阴阳离决，不能相荣，故至羸败。极，尽也。精气，天禀也，言不能尽其天年而夭折也。”

林亿等新校正以为“羸”字当作“赢”，云：“脉盛四倍已上，非羸也，乃盛极也，故赢与盈通用。”其实这是不明关格证的病理机制，仅着眼于“四盛”一词，故有此谬说，不可从也。

《灵枢》讲到关格证的篇章更多，说明古代医家对此极为重视。例如，“人迎四倍以上，且大且数，名曰溢阳。溢阳为外关，死不治”“寸口四倍者，名曰内关。内关者，且大且数，死不治”。(《灵枢·禁服》)

“故邪在腑则阳脉不和，阳脉不和则气留之，气留之则阳气盛矣。阳气太盛则阴脉不利，阴脉不利则血留之，血留之则阴气盛矣。阴气太盛，则阳气不能荣也，故曰关。阳气太盛，则阴气弗能荣也，故曰格。阴阳俱盛，不得相荣，故曰关格。关格者，不得尽期而死也。”(《灵枢·脉度》)

“人迎四盛，且大且数，名曰溢阳，溢阳为外关。……(手太阴)脉口四盛，且大且数，名曰溢阴，溢阴为内关，内关不通，死不治。”(《灵枢·终始》)

杨上善注云：“人迎……四倍，其阳独盛，外拒于阴，阴气不行，故曰格阳，格拒也。阳气独盛，故大而且数，以无阴气，独盛必衰，故死不疗。”“阴气……至于四倍，阴气独盛，内皆闭塞，阳不传入，极为内关。关，闭也。寸口大而且数，即阴气将绝，故死不疗也。”这些论述与现代休克理论之微循环学说颇为近似。在休克早期，由于各种有害因子的刺激，交感－肾上腺素系统活动加强，血中儿茶酚胺水平显著增高，引起除脑、心以外的其他脏器的小动脉、细动脉以及毛细血管前括约肌收缩，血液经微循环中的动静脉吻合支直接流入小静脉回心，致使毛细血管灌流不足，称为微循环缺血期。此时期，病人可见面色苍白、四肢发凉、出冷汗，但心跳反觉快而有力，脉见大而数，这就是《内经》所谓的“溢阳为外格”，或名“格阳”。

当休克进一步发展，组织缺血缺氧，导致组织胺增加和局部中毒，使毛细血管前括约肌松弛，而此时小静脉仍处于痉挛状态，使毛细血管阻力增加，血液回流受阻，同时毛细血管通透性升高，血浆向组织间隙渗漏，使血液浓缩，血液黏滞性增加，导致毛细血管阻塞，血流速度更加缓慢，出现严重的循环障碍，这就是所谓的微循环淤血期。此时期，由于血管容积显著增加与血浆渗漏，回心血量愈来愈少。此即《内经》所说“溢阴为内关”。此时期见病人表情淡漠、面色苍白、肢体末端可出现发绀、四肢发冷、尿少、心跳快而弱，脉见细数无力等。

随着休克的发展，血液外溢，毛细血管内血液浓缩，血流淤滞，红细胞和血小板凝聚，使血液呈高凝状态，极易发生凝固，引起弥散性血管内凝血。此时病人神志不清，甚至昏迷，脉见沉伏，重者可见器官（如肾、心、脑等）出现功能减弱或出血等。这就是《内经》所谓“内关不通”“如是者不开，则血脉闭塞，气无所行，流淫于中，五脏内伤”。

人迎脉反映脑的供血状况
寸口脉反映末梢微循环的状况 ＞ 早期—缺血期 ＜ 人迎大—溢阳 / 寸口小—外格 ＞ 似乎可通

中期—凝血期 ＜ 寸口细小—溢阴 / 人迎小—内关 ＞ 不可讲通

因此，人迎寸口诊法与关格联系起来尚缺乏临床根据，似乎出于故之牵强附会，而一盛、二盛、三盛、四盛之说更出于此。

《灵枢》之篇卷数

(1) 史崧《叙》云："家藏旧本《灵枢》九卷，共八十一篇……勒为二十四卷。"

(2) 人民卫生出版社1963年版《灵枢》之"目录"分为十二卷，注云："原二十四卷，今并为十二卷，计八十一篇。"

(3)《素问·离合真邪论》云："余闻《九针》九篇，夫子乃因而九之，九九八十一篇。"文中所谓"九篇"是指哪九篇，并无文献可考，但从今《灵枢》一至九篇所叙经脉十一条的运行方向与余篇明显不同来看，这前九篇可能即是古之"九篇"。篇名后的"法天""法地""法人""法时""法音""法律""法星""法风""法野"诸词，也可能是古九篇《针经》所原有。

(4)《灵枢·九针十二原》云："……先立针经……始于一，终于九焉。"

(5)《灵枢·外揣》云："《九针》九篇，余亲受其调，颇得其意。夫九针者，始于一而终于九。"

(6)《灵枢·禁服》云："细子得受业，通于《九针》六十篇，且暮勤服之，近者编绝，久者简垢，然尚讽诵弗置，未尽解于意矣。《外揣》言浑束为一，未知所谓也。"

(7)《灵枢·九针论》云："九针者，天地之大数也，始于一而终于九。故曰：一以法天，二以法地，三以法人，四以法时，五以法音，六以法律，七以法星，八以法风，九以法野。黄帝曰：以针应九之数奈何？岐伯曰：夫圣人之起天地之数也，一而九之，故以立九野，九而九之，九九八十一，以起黄钟数焉，以针应数也。"

按，以上《灵枢》篇数凡四说：①八十一篇；②九篇扩充至八十篇；③九篇；④六十篇。以下大致可表明其变动过程：九篇——六十篇——八十一篇。其变动之原因有二：①实践有新发现，理论随之丰富；②受两汉时期附会之风的影响，故有"黄钟数"——九九八十一篇为限之数。

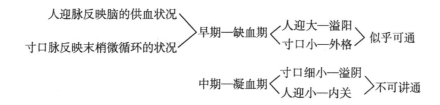

关于《灵枢》之卷数：①最初只有篇不言卷，如九篇、六十篇、八十篇，写于竹简上；②后来写于帛上，且既有篇又分卷——八十一篇、二十四卷，八十一篇、十二卷。抄写于帛而不云卷者，或因内容较少，或未经分卷。（编辑考）

篇名有“论”字、无“论”字之义

对于《素问·五脏生成篇第十》，林亿新校正云：“按此篇云‘五脏生成篇’而不云‘论’者，盖此篇只记五脏生成之事，而无问答论议之辞，故不云‘论’。后不言论者，义皆仿此。”后世注家皆仍林校之说，其实林校此言殊非确论。《素问》中《阳明脉解篇第三十》《针解篇第五十四》均无“论”字，而两篇中均有问答论议之辞，而《四气调神大论篇第二》《大奇论篇第四十八》《长刺节论篇第五十五》《气府论篇第五十九》四篇之名有“论”字，而其内容中却并无问答论议之辞。

又如《灵枢》八十一篇中，名“论”者仅有《海论第三十三》《胀论第三十五》《血络论第三十九》《论勇第五十》《论痛第五十三》《五味论第六十三》《论疾诊尺第七十四》《九针论第七十八》《岁露论第七十九》《大惑论第八十》，凡十篇，且皆有问答之词。其余七十一篇，既不云“论”，亦不云“篇”，而其中《小针解第三》《官针第七》《终始第九》《经筋第十三》《五邪第二十》《寒热病第二十一》《癫狂第二十二》《热病第二十三》《厥病第二十四》《病本第二十五》《杂病第二十六》《九宫八风第七十七》，凡十二篇（占12/71），虽不云“论”而有问答论议之词。由此可见，新校正“无问答论议之辞，故不云‘论’”云云，是不完全确切的。

又古书在最初篇名下均无“篇”字，凡篇名下有“篇”字者，皆可视作后人抄写时所加，今《灵枢》八十一篇之名下均无“篇”字，似可作为《灵枢》较古老之证据之一，或者由于《灵枢》久不传于世，至南宋绍兴年间方有史崧出家藏旧本，中间未经增删犹存原貌。

读《六节脏象论》后记

（1）“天以六六为节”，即“日六竟而周甲，甲六复而终岁，三百六十日法也”，可见其非指三阴三阳六气分主一岁之说。

（2）“五日谓之候，三候谓之气，六气谓之时，四时谓之岁，而各从其主治焉，五运相袭而皆治之，终期之日，周而复始，时立气布，如环无端，候亦同法。”表明本篇只讲五运，不讲三阴三阳六气，虽有“六气”一词，却指四时各有六气，凡二十四节气，一节气为三候，一候为五日，每日各主一运，一候五日周五运。

（3）“春胜长夏，长夏胜冬，冬胜夏，夏胜秋，秋胜春，所谓得五行时之胜”，表明本篇所讲五运时段，在一岁之中并不是各运均匀的，它不像五运发展后每运各主七十二日那样匀平，其中少的只有一个运，即长夏，其余四运的时间则基本相同。“五行时之胜”，则表明本篇的五运，在一年之中相互制胜。

钱玄同《重论经今古文学问题》中对廖季平的《今古学考》等书的评价，云：“廖氏之书，东拉西扯，凭臆妄断，拉杂失伦，有如梦呓，正是十足的昏乱思想的代表，和‘考证’‘辨伪’这两个词儿断断连接不上。”

王玉川论文集萃

王玉川医学全集

目　录

中医基础理论研究述评

王玉川　宋天彬

从古代的《黄帝内经》（以下简称《内经》），到现代的《内经讲义》和《中医学基础》，中医基础理论体系的轮廓越来越清晰，内容也更加通俗易懂。用现代自然科学的观点来看，这一独特的理论体系有很大的优越性，但是也有许多不足的地方。例如，一些概念虽然基本反映了客观事实，但是还不够明确，没有严格的定义；一些判断和推理，虽有古人的临床经验和论著作为依据，但缺乏医学统计学的大量事实和数据，更谈不上实验研究的证据了；在诊断治疗方面，虽有辨证论治的优势，但尚缺乏明确统一的客观标准和精确的定量分析。如此等等，都是中医基础理论向现代化发展道路上亟待解决的问题。

中华人民共和国成立后，国家一方面对古典医籍进行发掘和整理，另一方面在中西医团结合作基础上进行了大量的临床观察和实验研究，并发现了不少可喜的苗头，阐明和证实了许多过去认为是不可思议的中医理论。所以，近年来加强中医基础理论研究的呼声越来越高，临床研究也开始更加注重对中医基础理论的探讨，针灸针麻的实验研究和中药方剂的药理药化研究也为中医基础理论研究提供了丰富的资料。今后对古典医籍的继续筛选、整理和对现代科研资料的分析、综合，将会是大量的繁重劳动，故需要用现代科技手段改进科研情报工作的方式，以便为进行新的理论概括工作创造有利条件。

现仅就我们所看到的有限资料，对国内外有关中医基础理论现代研究的概况做一简略的述评，以供从事中医理论研究和教学工作的同志们参考，不当之处，请批评指正。

一、关于阴阳五行

（一）从哲学角度进行探讨

关于阴阳学说，大家一致认为它具有朴素的唯物辩证法思想，阐述了对立统一规律的许多重要原则。有人指出，阴阳是一对哲学范畴，但它与唯物辩证法的矛盾范畴有着本质的区别。在矛盾范畴中，对于对立双方的性质，除了指出它们是对立、统一，不再加任何其他限定，而阴阳学说却对矛盾双方的性质做了某种限定和概括。阴阳学说没有超出直观观察的广度和深度，没有严格的科学实验作依据，在表现形式上缺乏概念的确定性和逻辑的严密性，对某些哲学命题，如统一性的相对性、事物由低级向高级的发展等，还缺乏明确的认识。

大家曾对五行学说的存废展开过激烈的争论。绝大部分人持否定态度，认为五行学说是机械唯物主义，但也有人认为它的基本观点符合朴素的唯物辩证法思想，如事物互相联系、互相制约的观点等。

（二）用控制论原理进行研究

近年来关于用控制论原理研究中医理论的文章越来越多，它们一致认为中医理论与控制论原理有许多相似之处，从而说明中医理论的科学性。

阴阳五行学说反映了人体的自动调节原理，含有“反馈论”和“信息论”的概念。阴阳的对立、依存、消长、转化以及五行的生克乘侮，正是对自然界和人体内许多复杂的反馈机制的高度概括。阴阳五行就好像自然界和人体最简化的模型，它所反映的因果转化规律就含有控制论的程序概念。进行五行分类的取类比象方法，与控制论的同构系统概念相似；把动态信息加以分类，矛盾的输入（生我、克我）和输出（我生、我克）信息，必然有4条通道，联系5个方面（即使是阴阳双方，在具体分析其相互作用机制时，也可以一方为中，把对方分为4个方面）。这样，5个子系统形成了多路多级的反馈调节的闭合系统，维持着自控系统的稳定，这如同控制论中的自同态机器模型。可见阴阳消长和五行胜复也是对维持稳态机制的高度概括。

中医运用阴阳这种不断地一分为二的分析方法，在分辨人体功能状态时，大大简化了认识，实际上是一种优选过程，这与电子计算机利用二进位制编码、译码来分辨机械运动状态有很多类似之处。

（三）临床与实验研究

许多研究者运用现代科学知识和方法来探讨阴阳的实质问题，发现阴阳具有广泛而坚实的物质基础。在自然界诸系统中，阴属于保存和内部稳定，阳属于表现和外部使用。就物质、属性、形态结构和功能活动而言，物质及其形态结构为阴，属性和功能活动为阳。在人体生命活动中，新陈代谢的同化作用和异化作用是最基本的矛盾。同化作用产生新的有机物质，当属于阴；异化作用分解有机物并释放能量，为人体提供动力，当属于阳。在功能活动方面，无论是整个有机体还是人体各系统、器官、组织、细胞等，都具有兴奋和抑制、亢进和衰退这样对立统一的过程，其中兴奋、亢进属于阳，抑制、衰退属阴。在机体结构方面，人体存在细胞和组织的修复、增生及变性、萎缩等，其中修复、增生属阳，则变性、萎缩属阴。

在人体生命的控制和调节活动中，神经－体液调节系统起主导作用。其中神经调节系统具有反应迅速、准确、短暂的特点，应该属阳；体液调节系统则反应缓慢、广泛而持久，应该属阴。据临床观察证明，各种外界刺激引起神经系统的过度兴奋，往往扰乱体液系统的平衡，出现一系列阳亢伤阴的表现。

属于中枢神经系统的大脑，分左右两半球，在右利手的人身上，右半球的特征为概念性——保持整体概念的痕迹、思维的基本实体等“内部”功能；而左半球则通过说和写，用语言和符号表达整体概念的部分线性表现，属于“外部”使用的功能。可见中医划分左为阳、右为阴是有一定的生理解剖基础支撑的。

在自主神经系统中，交感神经功能偏亢常表现为阴虚，副交感神经偏亢则表现为阳虚，似乎交感神经和周围血管的 α 受体、心脏的 β 受体等兴奋属阳，副交感神经和胆碱能神经兴奋则属阴。美国一位学者认为，肾阴虚相当于副交感神经抑制，肾阳虚相当于交感神经功能减弱。人在应激状态时，交感神经可以很快被激活，消耗能量，相当于阳亢状态，而反应缓慢的阴倾向于最晚被耗竭，副交感神经或阴的功能是在安全时被激活的，它保存着能量。

在体液调节系统中，激素内分泌的周期性节律与一日和一年的阴阳消长变化很相似。临床和动物实验研究证明，肾上腺皮质激素、甲状腺素、肾上腺素等与中医所说的阳气相似，它们的分泌量大致为白天高、夜间低，人体活动时高、安静时低。阳虚者，垂体－肾上腺皮质系统功能减退，尿17－羟皮质类固醇偏低。甲亢患者大都表现为阴虚或阳亢，喂饲动物大量甲状腺素，可造成阴虚模型。儿茶酚胺的分泌与交感神经兴奋有关，其在体内的浓度是白天高、晚上低。正常人血液中17－羟皮质类固醇的浓度是凌晨0～2时最低，早晨6～8时最高，呈冲动性分泌，一整天大致可分为四期，这与《内经》按阴阳消长将昼夜活动分为四期很相似。在一年中，人体内每日的氢化可的松平均浓度和分泌量为秋冬季比春夏季要高一些。甲状腺素的分泌也与气温有关，夏天热则减少，冬天冷则增加。如果说二者都属于阳，那么其盛衰变化正好与阴阳消长相符，即自然界阳气盛时，人体内的阳气出于适应性调节反而不盛，这就更容易理解《内经》中所谓“春夏养阳，秋冬养阴”的道理了。

甲状腺素能抑制肾上腺素灭活，在应激状态下二者有协同作用，可使血糖升高。血糖浓度增高或迷走神经兴奋又能促进胰岛素分泌，从而使人体血糖浓度下降。在这一调节过程中，胰岛素似乎属阴。据临床观察表明，凡是由胰岛素分泌绝对或相对不足造成的糖尿病病人，多表现为阴虚燥热症状，以中药补水泻火，往往可以痊愈。相反地，胰高血糖素不仅可以升高血糖，而且能增强心肌收缩力，加快心率，使心排出量增加，所以应该属阳。

阴阳的概念具有相对性，阴、阳不是固定地属于某一种或几种事物。阴阳的转化恰好说明了这一点。给动物喂饲大量的皮质醇类外源激素，可使其内分泌功能耗竭，造成阳虚的动物模型，这也就是中医所谓的重阳必阴。因为促肾上腺皮质激素和肾上腺皮质激素虽然有阴阳消长的反馈调节关系，但它们的共同作用又都相当于阳气的作用。皮质类固醇如糖皮质激素、盐皮质激素和其他类固醇激素及其代谢产物（黄体酮），对动物和人的中枢神经系统先有兴奋作用，而后有抑制作用，甚至麻醉作用，这也好像是由阳转化为阴了。

难于划分阴阳的促性腺激素和性腺激素的分泌也有周日节律，但又与人的生、长、壮、老、已的生命周期有关，在妇女则又与月经周期有关，所以比较复杂。有人将现代生殖生理学与中医关于天癸的论述进行比较，认为促性腺激素和性激素及丘脑下部的神经激素与天癸相似。天癸的概念包含阴阳两个方面，从理论上讲，雄性激素应该属阳，雌性激素应该属阴，但是据临床观察发现，女性雌性激素水平偏高者多属肾阴虚，偏低者多属肾阳虚。在女性体内也有雄性激素，而男性体内又有雌性激素，这就是“阴中有阳，阳中有阴”的一个证明。再如，肾上腺皮质激素又可分为盐皮质激素和糖皮质激素，或促炎皮素和抑炎皮素。一般来说，促炎皮素或盐皮质激素属阳，抑炎皮素或糖皮质激素属阴。生长激素也有促炎作用，应该属阳，但是从促进人体生长发育过程来看，似乎又属阴。正常人血液中生长激素的浓度在一天中大部分时间内是测不出或极低的，人体内生长激素只是在入睡后2小时开始大量分泌（第三、四期睡眠时相），1～2小时后达到高峰，此后迅速下降至0；白天打盹时，也可引起其分泌。这说明它应该属阴。婴儿在一天内的生长激素浓度都高，睡时与醒时无差异；青春期前，只在睡时分泌；青春期时，睡时和醒时都有几次分泌；成年后虽然也如此，但量有减少；老年人则分泌大大减少。《颅囟经》中有小儿纯阳（阳气细弱）之说。《素问·阴阳应象大论》曰"年四十而阴气自半也"，这里"阴气"莫非包括生长激素？生长激素与甲状腺素配合，共同维持人体正常的生长发育，如果说二者一阴一阳，这也许就是"阳生阴长"的道理吧。

（四）从时间生物医学角度的探讨

时间生物医学是在时间生物学和现代医学的基础上产生的。现代医学发现，人体的脉搏、血压、呼吸、体温，血液和尿液的生化成分，各组织器官的功能和物质代谢以及对致病因素的敏感性、对药物等的反应性，都有明显的昼夜节律或月、年、超年的周期性变动。古人早在《内经》中就论述了人体气血阴阳的变化是与自然界的阴阳盛衰消长相应的。阴阳五行学说正是整体概括了人体的许多周期性节律，包括昼夜、朔望月、四季、年及超年周期等。在内容上，除生理性节律外，还有病理性节律逆转、紊乱或消失，它作为阴阳五行学说的一部分，贯穿于生理、病理、诊断和治疗等全部中医理论中。例如，阴阳消长与"人气"的生长收藏规律，营卫气血的循环流注和盛衰周期，五脏主时，脉、色的四时变动以及疾病的发生发展和预后与时令的关系等。

如前所述，"人气"节律可能与多种内分泌机制的节律有关。人体免疫系统也有昼夜节律，这是受制于自主神经——内分泌调节的缘故。白天交感神经兴奋，免疫系统相对抑制；晚上副交感神经兴奋，免疫系统也兴奋；血液中B淋巴细胞、T淋巴细胞和嗜酸性粒细胞数的峰值是在凌晨0～4时，在下午12～16时最低。《内经》说："虚风，贼伤人者也。其以夜半至者，万民皆卧而弗犯也，故其岁民少病；其以昼至者，万民懈惰而皆中虚风，故万民多病。"在这里可以说明人体对致病因素的敏感性有昼夜差异。临床上也注意到人在白天时易感染某些疾病。动物实验证实，在强噪声环境中，小鼠在白天休息时不受影响，若在夜晚活动期，则狂暴不已，发生痉挛，甚至死亡。对大鼠进行X线照射、接种病毒和细菌或注射药物等发现，其死亡率不仅与剂量有关，而且在很大程度上取决于在一天的什么时刻使用。时间治疗学表明，人对药物的敏感性也有昼夜差异，如心脏病病人对强心苷的敏感性以晨起4时最高，为平时的40倍；将外源性激素在早晨一次顿服，生理性激素峰值升得更高，也可减轻或避免对内源性激素分泌的抑制作用。可见《素问》"以日之寒温、月之虚盛、四时气之浮沉，参伍相合而调之"之说是十分正确的。

至于五脏主时，也与阴阳消长有关，这在将来是可以研究清楚的。例如，动物肝细胞糖原的储备量，1月份为7月份的2倍；其昼夜节律的最低值，1月份是在半夜，7月份在晚上20时；调节糖代谢速率的丙酮酸激酶活性是夏季最低，在秋冬季渐渐增高；胰腺的外分泌功能也是夏季最低。肝脏组织的DNA和RNA含量及组织结构都有四时节律，此外骨骼肌、脾、脑等组织器官也是有节律性变化的。当然，要证明五脏应四时的正确性还需要进行大量的工作，这对阐明脏象学说也会有帮助。

（五）从分子生物学和免疫学角度的探讨

近年来随着分子生物学的进展，人们发现激素调节作用的第二信使即两种环核苷酸的双向控制作用与中医的阴阳学说相似。环-磷酸腺苷（cAMP）和环-磷酸鸟苷（cGMP）的生物效应恰恰相反相成。cAMP促进脂肪分解、糖原分解、心肌收缩，cGMP的作用则相反；影响二者的神经介质和激素也正相反，β-肾上腺素能兴奋剂和促肾上腺皮质激素（ACTH）及促甲状腺素（TSH）等可使细胞内cAMP增加，而α-肾上腺素能兴奋剂、乙酰胆碱和降钙素则使细胞内cGMP增加。据临床观察发现，阳虚者虽有cAMP降低和升高两类，但cAMP/cGMP的比值均降低；而多数阴虚者cAMP含量明显升高，而比值无明显升高。总之，阳虚者cGMP占优势，阴虚者cAMP占优势，可见cAMP属阳，cGMP属阴，这是A型调节方式。在特殊情况下，则以cGMP升高为阳，cAMP升高为阴，这是B型调节方式。人体通过这种双向控制系统的调节使细胞功能处于稳定状态，从而使整个机体维持动态的平衡。这与阴阳五行学说的基本观点是一致的。

实验研究发现，肾阳虚动物的肝脏核酸代谢率降低，可通过补肾阳使其恢复至正常水平。这说明了核酸代谢的阴阳调节问题。现代分子生物学发现，蛋白质⇄氨基酸、核酸⇄核苷酸、脱氧核糖核酸⇄核糖核酸、三磷酸腺苷⇄二磷酸腺苷、胱氨酸⇄半胱氨酸等都是对立的统一体，相当于阴阳的对立统一关系。

现代免疫学发现，人体免疫系统可分为细胞免疫与体液免疫。细胞免疫有白细胞和淋巴细胞之分，淋巴细胞又分T淋巴细胞和B淋巴细胞，还有辅助性T细胞和调节性T细胞；体液免疫又有抗体和抗抗体之分，其反应有太过和不足两种倾向等。以上都可以用阴阳的观点加以概括。

综上所述，从宏观到微观，对立统一规律是普遍存在的。《内经》云："阴阳者，数之可十，推之可百，数之可千，推之可万，万之大不可胜数，然其要一也。"这是何等英明！

二、关于脏象经络

（一）用控制论理论进行探讨

脏象经络学说与阴阳五行学说是不可分割的。中医是在不切断各种复杂联系的条件下研究人体生命动态的，面对体内许多复杂的反馈调节，除了依靠古代粗浅的解剖知识外，还必须求助于"一分为二"的思想方法。尽管古人对人体内具体的结构与功能的联系并不完全清楚，但却通过观察生活条件、致病因素及药物等各种治疗手段输入人体后所出现的反应，运用类似"黑箱理论"的方法，建立了独特的关于人体结构和功能的模型和理论——脏象经络学说。它可能有某些臆测的地方，不过却大体上反映了人体生命过程中各组织、器官、系统联合活动的整体特点。例如，"心"这一概念就概括了与各信息通道相联系的控制中心的作用，抽象地反映了神经-体液调节系统的整合功能。我们可以认为中医是从信息分类的角度对内脏功能进行分类的，因此，脏象总是包括生理和病理两方面的动态表现，反映疾病某一阶段所输出的信息。这种靠“黑箱”推测法建立的人体模型虽然简单，但是在临床上对指导人体的调控却非常适用。如果以西医对人体结构的深入了解做“白箱”，与中医的“黑箱”模型相对照，再通过大量文献分析、临床观察和动物实验，终有一天会使脏象经络模型与实质结构完全吻合，那就完成了医学理论上的一大飞跃。

（二）关于“肾”的实质

从1959年起，上海的专家对肾的实质进行了研究，这是一个良好的开端。他们按照异病同治的理论进行了多病种的中西医结合的临床观察，同时配合动物实验做进一步的理论探讨。许多单位的研究结果都表明，肾阳虚者具有下丘脑-垂体-肾上腺皮质系统不同部位、不同程度功能紊乱的情况，其中以肾上腺皮质功能减退为主；而对肾阴虚者的情况尚无明确结论；但最近发现阴虚肝火旺者的尿17-羟皮质类固醇升高，可见中医认为肝肾同源是有道理的。临床观察表明，雌激素水平偏高多属肾阴虚，偏低多属肾阳虚。在骨折治疗中，补肾药促进了睾丸素的分泌，加速了骨的愈合。根据肾主骨的理论，以滋肾壮阳药组成的骨质增生丸，临床证明能抑制骨质增生，使骨刺消失，具有抗炎和镇痛作用，其机制是刺激垂体-肾上腺皮质系统释放糖皮质激素。对尿17-酮类固醇测定提示，肾阳虚组垂体-性腺及垂体-肾上腺功能趋向低下；对血清蛋白结合碘测定表明，其甲状腺功能也减退；血清多巴胺-β-羟化酶测定显示，其交感-肾上腺髓质功能也有低下者。尸体解剖证实，10例肾阳虚者的尸检中见到肾上腺、甲状腺、睾丸或卵巢都有功能减退的形态学改变，而7例无肾阳虚证者的尸检则没有这种改变。可见中医肾的概念首先包括了内分泌系统的许多功能，如垂体、肾上腺、甲状腺、性腺轴等的功能。

肾虚也与自主神经功能紊乱有一定的关系。通过冷压试验观察血管反射有助于肾阳虚和肾阴虚的鉴别。据临床症状调查、痰量、红细胞真性胆碱酯酶测定、血清多巴胺-β-羟化酶测定等多项指标进行综合判定，在51例肾阳虚患者中，副交感神经功能亢进者达97.9%，其中交感、副交感神经功能均亢进者占31.3%。

肾还与能量代谢有关。肾虚组红细胞ATP含量明显下降。据血浆乳酸、柠檬酸测定显示，阴虚组二者均下降，阳虚组仅柠檬酸明显降低。肾阴虚组红细胞糖酵解与氧化强度比正常值高，而肾阳虚组则为降低。补肾药有调整能量代谢的作用。

肾还与免疫系统有关。肾虚者细胞免疫功能低下，血T细胞比值降低，经补肾后则有显著提高。慢支患者肾阳虚组的玫瑰花试验和淋巴母细胞转化率均较其他各组为低，且补肾药可使之上升。动物实验证明，补肾阳可使抗体形成提前，而养肾阴使抗体存在时间延长。34例慢支患者，用补肾阳药后，血清IgA、IgG均在正常范围内明显升高。

肾与水盐代谢也有密切关系。通过测定慢支患者痰中K^+、Na^+、Cl^-等离子浓度发现，肾虚型患者的浓度均值较其他各型为高，这给“咸入肾”的理论提供了依据。

此外肾也与呼吸系统、泌尿系统、循环系统、消化系统等有关。慢支患者发展到肾虚阶段，呼吸系统器官和功能均见严重损害；逐步发展为肺心病，可见有严重的微循环灌流不足；调节排尿节律失常，膀胱括约肌紧张性减低；胃张力低、蠕动弱，大肠功能亢进，小肠吸收功能低等。肾又与造血功能有关，临床证明再障患者的主要矛盾是肾虚，特别是肾阳虚。

以上说明了“肾”的概念包括多器官多系统的一些功能，只有根据中医关于肾的概念的全部内容来设计更全面的观察指标，才能最终搞清肾的实质。研究的病种可更多一些，范围也不只限于虚证，对肾虚水泛、水气凌心、寒水射肺等虚实夹杂证也要做研究。阴虚、阳虚是带共性的机体典型反应状态，肾的特殊性又表现在哪？为什么古人把有关生长、发育、生殖、能量代谢、水盐代谢等的功能归于肾？它们的内在联系是否为内分泌系统对新陈代谢过程的调节？这些问题，可从控制论的角度做进一步的探讨。

（三）关于“脾”的实质

从古代文献分析来看，脾的解剖学单位指的是西医的脾和胰，从中医辨证依据的症状和体征来看，似包括了消化系统的全部功能和结构，也包括了自主神经功能。脾的疾病症候与胆碱能或抗胆碱酯酶药物引起的胆碱能危象症候群相似，属毒蕈碱样作用的有纳呆、恶心、呕吐、发汗、多涎、嗳气、上腹痛、肠蠕动亢进、下痢、肺活量下降、呼吸困难，属烟碱样作用的有疲倦、乏力、平滑肌痉挛、肌束纤颤等。

用大黄攻下，造成动物慢性腹泻等消化道功能紊乱，可建立与脾虚表象相同的动物模型。临床检查证明，脾虚患者大多能从粪便中检出未消化的肌纤维和脂肪颗粒，又其唾液淀粉酶活性在酸刺激后会下降（正常人升高），胃蛋白酶、胰淀粉酶活性下降，胃液分泌异常，小肠吸收功能减退，人血白蛋白降低。临床上还发现，原发灶不在消化道的脾虚者却出现消化道功能障碍，而原发灶在消化道的脾虚者更常见，大多空腹胃液潴留量增加，黏膜皱襞增粗、张力偏低或伴轻度胃下垂，结肠功能则亢进。

从中药归经和主治方面对398种中药进行统计分析，归脾经的有108种，其中作用于胃肠的有82种，占75.9%；而非脾经药有290种，其中作用于胃肠的仅有61种，占21%，两者差别显著。药理实验表明，理脾方药能使肠管紧张度升高，利于乳糜吸收，有调整胃肠功能和保肝作用。

指端的血管容积波图和肢端复温时间测定证明，脾阳虚者内脏副交感神经偏亢，而体表血管交感神经偏亢。以真性胆碱酯酶测定、冷压实验、卧立实验及自主神经症状调查综合判断，脾虚者副交感神经偏亢，血压偏低、脉搏偏慢。脾阳虚者，尿VMA（肾上腺素代谢产物）也降低。可见脾阳虚与自主神经功能紊乱有密切关系。

脾还与物质和能量代谢有关。脾虚者PBI明显降低，41例脾虚型慢性痢疾患者，基础代谢呈负值者占71%，正值者占29%；重症肌无力和子宫脱垂多属脾虚，而肌张力与神经营养、神经介质和肌糖原代谢有关。实验证明，黄芪、大枣等补脾药能提高家兔实验性肝硬化后血清蛋白的含量，说明脾与蛋白代谢也有关。

测定24小时总尿量，脾虚者较对照组明显减少，可能是由于甲状腺功能降低，血压低、心率慢，影响了水液代谢。

脾虚痰湿型慢性气管炎患者的血浆皮质醇含量显著低于正常人。健脾方药异功散可使小白鼠胸腺萎缩。大白鼠肾上腺维生素C含量下降，有增强肾上腺皮质功能的作用。这说明脾也包括内分泌系统的部分功能。

脾还包括了消化道系统和呼吸道系统的腺体分泌功能。脾虚者不仅消化液分泌的质、量有改变，而且痰液分泌也增加，实验表明这与迷走神经兴奋有关，这也证实了“脾为生痰之源”的说法。

脾与免疫系统关系密切。脾虚者细胞免疫功能较正常人低下，经补脾治疗可改善其免疫指标。药理实验证明，补脾方药能提高机体的免疫功能。肌无力多属脾虚，国外认为是自身免疫疾病。实际上消化系统本身也是一个重要的免疫器官。

指端血管容积波显示，脾虚者有微循环灌流不足的现象。对脾虚型慢支患者做唇黏膜微循环观察显示有静脉高压的可能。可见脾与循环系统也有一定联系。

总之，从这些有限的指标来看，脾虚患者有共同的病理生理、解剖、生化基础，包括了西医的消化、水液代谢、腺体分泌、自主神经调节以及免疫、循环等系统的功能状态。从脏象理论分析，脾为后天之本，是为一切机构提供物质和能源的，主要包括物质和能量转化及水盐代谢的功能和结构。肾为先天之本，是保存遗传信息和进行转录、复制的功能和结构。脾、肾都与内分泌和自主神经系统等有关，二者究竟有何区别和联系，值得进一步探讨。就自主神经失调来说，脾主要在腹腔的神经丛，肾主要在腰骶段，而心主要在胸段。看来必须将五脏的实质联系起来进行研究，虚证、实证都要观察，才能在现代科学水平上找到它们的本质区别。

（四）关于“肺”的实质

从古代文献分析来看，肺主要包括呼吸系统的功能；但通过对慢性气管炎的临床观察发现，呼吸系统病变中，在炎症反应程度、肺纤维化程度、肺气肿程度、支气管腺分泌亢进程度、肺功能损害程度等方面，肺气虚者远较脾阳虚者为轻，呈肺气虚 < 脾阳虚 < 肾阳虚的规律，符合中医关于咳喘痰饮与肺、脾、肾三脏关系的论述。这也说明了脏象学说不是以解剖学单位为基础的，而是概括了疾病演变过程中不同阶段的整体反应状态。所以西医的一个生理系统可以包括中医几个脏腑的功能。从慢性气管炎的寒、热、湿、燥痰分型观察来看，也说明了这一点。

国外在分子生物学和生物化学研究中发现，肺不但是血液气体交换的器官，而且对复杂的蛋白代谢酶系统等有相当作用——分泌或灭活某些激素，对某些激素产生生物效应。肺通过激肽系统、肾素－血管紧张素－醛固酮系统和前列腺素系统等体液因子，与全身各组织、器官发生广泛联系，例如调节血压、水盐代谢和酸碱平衡等。这也使“肺主气、司呼吸”“肺主治节”“气血相依”“通调水道”等理论得到初步说明。

在气功研究中发现，肺是唯一受自主和随意双重控制的器官，可调整呼吸频率，通过长期锻炼，对神经系统（特别是自主神经系统）及消化、循环、代谢、生殖等方面能产生广泛的良好影响。这也证明了肺“主治节”，为“相傅之官”的理论。

有人通过皮肤局部发汗实验发现，肺虚病人的发汗敏感度远较正常人明显，发汗面积也大，说明“肺主皮毛”“肺虚则易汗”有一定的事实根据，可能是受制于自主神经系统的缘故。事实上许多上呼吸道感染患者往往伴有寒热、有汗或无汗等表证，从症状和体征的相关表现可得出，肺宣发卫气而主皮毛的结论是恰当的。对肺的研究还不够重视，应结合气血、气功等理论研究，配合对呼吸系统等疾病的临床观察，进一步探讨“肺”的实质。

（五）关于“心”“肝”的实质

对于心、肝实质方面的探讨就更少了，有些临床报道还缺乏中西医结合的观察指标。根据文献对照以及临床观察得出，肝的主要生理功能和病理表现包括了中枢神经、自主神经及运动神经系统的功能和病变，也包括了肝脏等消化系统以及甲状腺等内分泌系统的功能和病变。经虚证研究发现，阴虚心火旺与交感-肾上腺髓质活动增强有关，而肝火旺则与垂体-肾上腺皮质活动增强有关。临床上甲亢患者多有肝火或肝阳肝风的表现，可能肝与甲状腺有关。从300例神经衰弱的辨证论治来看，中医“心”“肝”的概念肯定包括了神经系统的功能。从冠心病的分型研究中发现，它涉及了心、肝、脾、肾、四肢，心的自主神经失调主要在胸段。肝阳上亢者常合并高血压，有头痛眩晕症状，脑电阻图显著变化，反映了脑循环功能的障碍，这似可说明“诸风掉眩，皆属于肝”的病理生理变化。

（六）关于“三焦”和“命门”的实质

关于三焦和命门的实质，虽多有争论，但都缺乏临床和实验依据。有人认为三焦是细胞和组织的间隙，包括浆膜腔等结缔组织，因为三焦的功能概括了与新陈代谢有关的所有脏器的功能，而组织间隙正是细胞进行新陈代谢的场所，是“水谷之道路，气之所终始”。因为它无所不包，所以有“有名无形”的说法。有人认为命门是对生命根本动力的认识，也就是肾气，似应包括内分泌、生殖、泌尿等系统的功能，从广义上理解，应包括肾阴、肾阳。为避免概念混乱，应在现代研究基础上搞清肾和命门的关系。

（七）对气血等的研究

现今对精、神、津、液的研究基本上还是空白，对气血的研究才刚刚开始。通过对冠心病的临床观察发现，益气药可改善左心室功能，改善血流动力学效应，改善外周微循环，而活血药对左室功能无明显影响；对于心绞痛，无论是改善症状还是改善心电图，益气药都不如活血药或益气活血药效果好。似乎气属功能，血属血管功能状态。生化实验表明，单纯益气药对纤溶酶活性的作用与活血化瘀药相反，有抑制趋势，说明益气能够摄血。益气药还使血清中IgG和IgA含量增加，而益气活血药则使之降低。可见益气药能提高免疫功能，活血药则抑制特异性免疫，同时又增进了非特异性免疫。

血虚动物模型的建立已有初步苗头，脾虚的动物模型也可作为气虚模型，今后可按中医的病因学说探讨建立动物模型的方法，这样可一举两得。

（八）关于经络的研究

现今学者对经络的研究颇多。结合针灸和针麻研究，观察经络现象，并肯定了它的客观存在，无论是经络感传、循经感觉变化、循经皮肤病等各种反应都与古典医籍描述的经络路线基本一致。对循经感传的研究，证明了“气至病所”“气至而有效”及“通关交经”“通关接气”等说法，并证明了经穴的存在。在感传经过或到达之处，可记录到血流图、高电导点、肌电、肠鸣音、心率、尿量及 cAMP 等客观指标的变化，并可被经络阻滞现象所中断。基于针刺引出缺肢患者的“幻肢”和“幻经络”以及气功入静可诱发感传的事实，可以认为循经感传是经穴－脏腑间动态联系过程投射到大脑皮层的结果。从解剖、电生理、生化、分子生物学等方面进行经络实质的探讨发现，经络与神经、血管、淋巴、内分泌及体液等系统都有关系，但其解剖学实质，至今仍无定论。

经解剖发现，血管、神经干支、游离神经末梢以及穴位所在部的其他感受器，如肌梭、腱梭、环层小体、克氏终球等，共同组成了针感的形态学基础。穴区多有明显的神经分布、毛细血管扩张、小动脉和小淋巴管的会聚，存在交通静脉。有人认为经络可能是通过神经－体液的综合功能调节人体。也有人认为经络是人体生物电现象，与皮肤电阻、电位变化，自主神经活动有一定的关系。

临床和实验研究证明，针刺能激活人体调节功能的结构，如神经、内分泌、心血管、免疫等系统，提高人体抗痛、抗炎、抗休克能力，使功能紊乱趋于稳定。其作用机制可能是从神经和体液两方面传入信息：一方面是脉管壁、皮肤等组织分布的肾上腺能和胆碱能神经终末，经躯体和自主神经传入中枢，引起各级水平一系列活动，如释放介质、cAMP 和 cGMP、前列腺素 E 和 F 等，同时管壁平滑肌的肌原性传导也起作用，这可能与经络感传现象有关；另一方面，经血液和淋巴液将生物活性物质传输到各部分，发挥广泛的作用。

关于针刺镇痛原理，与以下各方面有关。①针刺信号在中枢各级水平上干扰了痛觉信号；②激发了脑内某些调制痛觉的机构，抑制了痛觉信号的传递；③产生了内啡肽及其他神经介质等体液因素；④心理因素，特别是情绪能起多方面的能动作用。这些都与经络的调整作用有关。

用控制论原理研究针灸与经络，则认为经络系统概括了人体一切具有传递信息和输送能量作用的网络结构和功能。无论神经、血管和淋巴系统等任何网络结构，都是配合体液因素传递、加工信息和传输能量的通道，古人从功能上把它们概括为一体，也是简化认识的聪明办法。我们的任务是用现代科学手段来检验人体的信息通道是否有十二经和奇经八脉，它们是怎样与中医所说的脏腑联系的。近来有人根据控制论原理提出信息带理论，以人体信息带概念来概括经络，认为经络即是由数目巨大、交错相连的各种反馈回路构成的通道，穴位只不过是人体控制系统的信息输出和输入端。针麻原理是由于针刺信号预先输入，在反馈回路中不断放大，至诱导末期达到极大值，从而占据了部分通道容量（通道容量是有定值的），使手术时痛信号传入大受限制，很容易被输入中枢的针刺信号在各级水平上进行整合，结果使痛信号抑制在痛阈以下。信息带理论综合了现代生理学和古代经络学说，提出人体躯体、内脏、中枢三大信息带模型，这是一个大胆的设想，今后将接受医疗和科研实践的考验。

【参考文献①】

［1］刘长林，胡焕薌. 略谈《黄帝内经》的阴阳学说与对立统一规律［J］. 社会科学战线，1978（3）：33－41.

［2］廖士祥，徐复霖. 哲学与祖国医学［C］//福建省晋江地区医药研究所，中华全国中医学会福建晋江地区分会. 首届全国中医学术会议资料选编：上册. 1979.

［3］李今庸. 祖国医学理论体系形成的探讨［J］. 湖北中医杂志，1979（1）：1－5.

［4］严菱舟. 关于中医五行学说的讨论［J］. 中医杂志，1957（4）：201－204.

［5］北京中医学院内经教学研究班. 五行存废辩论集［M］. 北京：北京中医学院，1966.

［6］湖北中医学院基础教研室. 祖国医学中朴素的辩证法思想［J］. 新医药通讯，1973（1）：36.

［7］严玉林，刘冠军. 五行学说的科学内涵——谈中医五行学说的存废［J］. 吉林医科大学学报，1978（3）：148－154.

［8］华国凡，金观涛. 中医：科学史上的一个奇迹［J］. 自然辩证法通讯杂志，1979（2）：20－32，15.

［9］施诚. 试述中医理论的部分科学依据［J］. 医药资料，1977（3）：14－18.

［10］孙溥泉，廖宇衡. 从控制论的反馈论看人体的生理病理问题［J］. 陕西中医学院学报，1978（4）：44.

［11］任恕. 祖国医学的基本理论与控制论［J］. 中医杂志，1960（2）：64.

［12］宋天彬. 从控制论原理看中医基础理论发展前景［J］. 山东中医学院学报，1979（3）：31.

［13］王兴举. 人体控制系统与针刺麻醉［J］. 江苏医药，1977（11）：49－50.

［14］诺尔曼·狄·库克，曹泽风. 自然界诸系统中之阴阳［J］. 成都中医学院学报，1978（1）：80－85.

［15］北京中医学院. 内经讲义［M］. 上海：上海科学技术出版社，1964：7.

［16］北京中医学院. 正常人体学（内部讲义）［M］. 北京：北京中医学院，1975.

［17］方宗熙，江乃萼. 生命发展的辩证法［M］. 北京：人民出版社，1976：24.

［18］张家庆. 激素分泌的周日节律和阴阳学说［J］. 新医学，1978，9（10－11）：553－557.

［19］福建省人民医院，等. 冠心病中医辨证分型的病理生理学基础［C］//中华中医学会福建分会. 福建省参加全国中医学术会议资料选编（一）. 1979：35.

［20］广州中医学院脾胃研究组. 脾胃学说的探讨［C］//中华医学会广东分会，广州中医学

① 参考文献为王玉川教授记录，其中部分文献缺失出版者、出版单位等，编辑出版中虽经多方查询仍无法补全，特此说明。

会．广东省参加第一届全国中医学术会议论文汇编．1979：1.

[21] 高墀岩．脾虚实质的初步探讨［C］//中华中医学会福建分会．福建省参加全国中医学术会议资料选编（一）．1979：11.

[22] 庄子长．慢性气管炎肾虚的探讨［C］//中华中医学会福建分会．福建省参加全国中医学术会议资料选编（一）．1979.

[23] 上海中医学院．虚证理论的初步研究［C］//上海市中医学会参加第一届全国中医学术会议论文汇编．1979：1.

[24] Lee. TN．中医“肾虚”概念的现代解释［J］．国外医学（中医中药分册），1979（1）：8.

[25] 沈自尹．对祖国医学“肾”本质的探讨［J］．中华内科杂志，1976（2）：80－85.

[26] 陈仁惇．中西医结合基础理论研究的进展（综述）［J］．浙江中医学院学报，1978（2）：18－23.

[27] 邝安堃．用现代科学方法研究祖国医学基本理论的初步体会［C］//上海市中医学会参加第一届全国中医学术会议论文汇编．1979.

[28] 上海中医学院．内科学［M］．上海：上海人民出版社，1975.

[29] 王乐善，刘海起．甲状腺机能亢进的针药并治［C］//辽宁省中医学会．全国首届中医学术会议论文汇编．1979.

[30] 刘士豪．塞里应激学说概要［M］．上海：上海科学技术出版社，1963：5.

[31] 杜怀棠．简述糖尿病的证治［J］．江苏中医药，1965（4）：6.

[32] 查玉明．治疗糖尿病的临床体会［C］//辽宁省中医学会．全国首届中医学术会议论文汇编．1979.

[33] 郭伟鹏．关于“天癸”物质的探讨［C］//中华医学会广西分会中医科学会．参加第一届全国中医学术会议资料．1979.

[34] 一五七医院妇产科．中西医结合治疗功能性子宫出血 78 例分析［C］//中华医学会广东分会，广州中医学会．广东省参加第一届全国中医学术会议论文汇编．1979：17－24.

[35] 吴今义，曾道冰．《内经》和时间生物医学［J］．成都中医学院学报，1979（4）：1－11.

[36] 陈可冀．环核苷酸双向调节和中医阴阳学说［J］．国外医学（中医中药分册），1978.

[37] 林海．从临床和科研实践看祖国医学的辨证观［J］．上海中医药杂志，1979（3）：2－5.

[38] 章文亮．探讨祖国医学与免疫学中的若干问题［J］．新医药学杂志，1979（2）：23－27.

[39] 张友会．用对立统一的法则来看机体的免疫功能［J］．新医药学杂志，1978（12）：4－6.

[40] 上海中医研究所．试从机体免疫状态初步探索阳虚和阴虚的物质基础（内部资

料). 1975.

［41］曲克服，等. 肾主骨在骨折治疗中作用的探讨［C］//上海市中医学会参加第一届全国中医学术会议论文汇编. 1979.

［42］骨质增生丸抗炎和镇痛作用的研究［J］. 新医药学杂志，1978（10）：45.

［43］一五七医院病理科. 肾阳虚患者内分泌腺的病理形态改变及其意义的初探［J］. 军内中西医结合资料选编. 1976（2）：102.

［44］姜春华，钟学礼，顾天爵，等. 肾的研究［M］. 上海：上海科学技术出版社，1964.

［45］何开玲，黄华楼，沈自尹，等. 肾虚疾病中能量代谢的研究［J］. 中华内科杂志，1964，12（4）：310－313.

［46］肾虚型慢性支气管炎与免疫［J］. 新医药学杂志，1974（12）：12－14，34.

［47］补肾疗法防治慢性支气管炎［J］. 新医药学杂志，1976（4）：20－24.

［48］军医学院慢性气管炎防治研究组. 慢性气管炎中西医结合诊断分型研究［C］//全军中西医结合工作会议资料选编. 北京：总后勤部卫生部人民军医出版社，1974.

［49］一五七医院再障治疗组. 中西医结合治疗再生障碍性贫血51例分析［C］//中华医学会广东分会，广州中医学会. 广东省参加第一届全国中医学术会议论文汇编. 1979.

［50］王明辉. 祖国医学基本理论研究评述［C］//湖南省中医学会. 中医论文选. 1979.

［51］孙绍周. 中医理论研究的概况［C］//福建省晋江地区医药研究所，中华全国中医学会福建晋江地区分会. 首届全国中医学术会议资料选编：上册. 1979.

［52］沈自尹. 中医基础理论研究概况［J］. 中医杂志，1979（10）：12－18.

［53］侯灿. 对中医“脾”本质的初探［J］. 新医药学杂志，1977（10）：5.

［54］侯灿. 从中医文献探讨“脾”的解剖学基础［J］. 上海中医药杂志，1979（1）：42－43.

［55］北京师范大学生物系消化生理科研组. 脾虚证动物模型的建立及其实质的探讨［C］//北京中医学会. 北京市中医论文选辑. 1979：10－34.

［56］金敬善. 脾虚患者小肠吸收功能的研究［C］//北京中医学会. 北京市中医论文选辑. 1979：172－174.

［57］中医研究院广安门医院基础实验室. 中医“扶正固本”治则实验研究的初步报告［J］. 中华内科杂志，1976（3）：153.

［58］天津市急腹症研究所. 健脾和胃法的实验研究（内部资料）. 1976.

［59］福建省人民医院内科，等. 脾虚泄泻患者免疫学检测及乙状结肠黏膜病理变化［C］//中华中医学会福建分会. 福建省参加全国中医学术会议资料选编（一）：中医基础理论. 1979.

［60］在慢性气管炎防治中对中医脾功能的初探［J］. 防治四病文摘：气管炎专辑，1976，5.

［61］福建省“慢支”协作组厦门防治点. 慢性气管炎寒热湿燥实质及一些机制的探讨［C］//中华中医学会福建分会. 福建省参加全国中医学术会议资料选编（一）. 1979.

［62］尹炳生，张瞀. “肺主治节”的商讨［J］. 新中医，1979（4）：16－19.

[63] 秦重三，等. 实用气功疗法讲义 [M]. 北京市总工会体育部，北京市中医院气功训练班，1963.

[64] 中医研究院学术论文选辑 [M]. 1957：67.

[65] 汪慎之，徐锡年，余克昌. 中医辨证论治治疗300例神经衰弱临床初步观察 [J]. 江苏中医，1964 (11)：3-6.

[66] 危北海. 对肝脏脏象研究的一些看法 [J]. 湖北中医杂志，1980 (1)：10-14.

[67] 戴岐. 三焦实质的探讨 [J]. 山东医药，1979 (4)：1-2.

[68] 邹高祈. 论肾命学派 [C] //湖南省中医学会. 中医论文选. 1979.

[69] 北京中医学院生化教研室，东直门医院. 中医基础理论气血研究 [C] //全国中医学术会议文献. 1979.

[70] 林中昌. 活血化瘀治则研究的一些近况 [C] //中华医学会广西分会中医科学会. 参加第一届全国中医学术会议资料. 1979：36.

[71] 北京中医学院组胚教研室. 血虚动物模型的初步探讨 [C] //全国中医学术会议文献. 1979.

[72] 中医研究院经络所感传组. 经络感传现象研究概况 [J]. 中医药研究参考，1975 (3)：23.

[73] 中国人民解放军309医院，中国科学院生物物理研究所，北京大学生物学系，等. 循经感传现象调查1000例统计分析 [C] //会议学术处. 全国针灸针麻学术讨论会论文摘要 (一). 1979.

[74] 刘澄中. 循经性疼痛与循经性异感 [C] //会议学术处. 全国针灸针麻学术讨论会论文摘要 (一). 1979.

[75] 安徽等四省协作组. 十四经感传路线的研究 [C] //会议学术处. 全国针灸针麻学术讨论会论文摘要 (一). 1979.

[76] 李伯宁. 对203名莫桑比克人循经感传现象的调查 [C] //会议学术处. 全国针灸针麻学术讨论会论文摘要 (一). 1979.

[77] 于书庄，祝总骧，何庆年，等. 隐性循经感传现象的研究，十二经隐性循环感传线的调查 [C] //会议学术处. 全国针灸针麻学术讨论会论文摘要 (一). 1979.

[78] 祝总骧. 循经感传线上皮肤痛阈和触觉的变化 [C] //会议学术处. 全国针灸针麻学术讨论会论文摘要 (一). 1979.

[79] 肖永俭. 针刺出现循经痛觉减退带六例报导 [C] //会议学术处. 全国针灸针麻学术讨论会论文摘要 (一). 1979.

[80] 李定忠. 从93例循经皮肤病探讨经络的存在 [C] //会议学术处. 全国针灸针麻学术讨论会论文摘要 (一). 1979.

[81] 陈克勤. 循经性感觉病95例临床分析 [C] //会议学术处. 全国针灸针麻学术讨论会论

文摘要（一）. 1979.

［82］循经感传现象调查协作组. 循经感传现象在人群中的分布及基本特征的调查［C］//会议学术处. 全国针灸针麻学术讨论会论文摘要（一）. 1979.

［83］赵淑敏，张缙，宁静，等. 循经感传中“腧穴现象”的初步观察［C］//会议学术处. 全国针灸针麻学术讨论会论文摘要（一）. 1979.

［84］中医研究院，中国人民解放军262医院，山西稷山人民医院. 循经感传现象的观察［C］//会议学术处. 全国针灸针麻学术讨论会论文摘要（一）. 1979.

［85］吴嗣洪等. 循经感传现象客观指标的探讨［C］//会议学术处. 全国针灸针麻学术讨论会论文摘要（一）. 1979.

［86］福建医药研究所针麻组. 经络阻滞现象的研究［C］//会议学术处. 全国针灸针麻学术讨论会论文摘要（一）. 1979.

［87］薛崇成. 循经感传现象与大脑皮层［C］//会议学术处. 全国针灸针麻学术讨论会论文摘要（一）. 1979.

［88］王卜雄，崔丽华，储维忠. 循经感传现象的入静诱发［C］//会议学术处. 全国针灸针麻学术讨论会论文摘要（一）. 1979.

［89］张缙等. 循经感传的“激发”初步研究［C］//会议学术处. 全国针灸针麻学术讨论会论文摘要（一）. 1979.

［90］潘朝宠. 人体穴位针感的形态学研究［C］//会议学术处. 全国针灸针麻学术讨论会论文摘要（一）. 1979.

［91］南京针刺治疗菌痢协作组. 针刺治疗急性细菌性痢疾的研究［C］//会议学术处. 全国针灸针麻学术讨论会论文摘要（一）. 1979.

［92］汪桐. 针刺对脑血流图影响的观察［C］//会议学术处. 全国针灸针麻学术讨论会论文摘要（一）. 1979.

［93］中医研究院针灸所形态室. 经络实质和针感传入外周途径的形态学基础初步探讨［C］//会议学术处. 全国针灸针麻学术讨论会论文摘要（一）. 1979.

［94］医学科学院针麻会战组. 针刺的调整功能在针麻胃大部切除术中的重要作用［C］//会议学术处. 全国针灸针麻学术讨论会论文摘要（一）. 1979.

［95］北京市冠心病协作组. 针刺治疗冠心病临床观察［C］//会议学术处. 全国针灸针麻学术讨论会论文摘要（一）. 1979.

［96］张经济. 植物神经与针麻效果的关系［C］//会议学术处. 全国针灸针麻学术讨论会论文摘要（一）. 1979.

［97］曹小定，等. 针刺后交感神经改变和针麻效果之间的关系［C］//会议学术处. 全国针灸针麻学术讨论会论文摘要（一）. 1979.

［98］文允镒. 针麻手术病人血浆中环－磷酸腺苷含量的变化［C］//会议学术处. 全国针灸

针麻学术讨论会论文摘要（一）. 1979.

［99］龚启华. 经脉与淋巴管的关系［J］. 上海中医药，1979（4）：35.

［100］中医研究院情报室. 针灸针麻临床及原理研究进展（三）［C］//中医药研究资料 26（总 110）. 1979：8.

［101］中医研究院情报室. 针麻原理研究概况［J］. 中医药研究参考，1975（3）：14.

［102］张香桐. 来自穴位与来自痛区的传入冲动在丘脑内的相互作用［C］//会议学术处. 全国针灸针麻学术讨论会论文摘要（一）. 1979.

［103］沈鳄. 下行抑制在针刺镇痛中的作用［C］//会议学术处. 全国针灸针麻学术讨论会论文摘要（一）. 1979.

［104］韩济生. 某些中枢神经介质在针刺镇痛中的作用［C］//会议学术处. 全国针灸针麻学术讨论会论文摘要（一）. 1979.

［105］张安中. 内啡肽与针刺镇痛［C］//会议学术处. 全国针灸针麻学术讨论会论文摘要（一）. 1979.

［106］王极盛，幸代高，张长华，等. 心理因素在针麻中的作用［C］//会议学术处. 全国针灸针麻学术讨论会论文摘要（一）. 1979.

［107］许淑莲，宋维真，汤慈美，等. 入手术室情绪状态对针麻效果的影响及其与某些心理生理机能的联系［C］//会议学术处. 全国针灸针麻学术讨论会论文摘要（一）. 1979.

［108］许淑莲，孙长华. 暗示对针麻效果影响的观察［C］//会议学术处. 全国针灸针麻学术讨论会论文摘要（一）. 1979.

［109］李伯聪. 试论《黄帝内经》的原始控制论思想［J］. 河南中医学院学报，1978（3）：31－36.

［110］金观源，包文俊. 针灸与控制论［M］. 杭州：杭州市西湖区科学技术委员会，杭州市西湖区卫生局科研组，1978.

（原稿见《北京中医学院学报》1980 年第 3 期）

谈谈我对中医学术“独立发展”的看法

王玉川

自1980年全国中医和中西医结合工作会议提出“中医、西医、中西医结合三支力量都要发展、长期并存”的方针以来，中医界就流传着中医必须独立发展的说法。这是对上述方针的严重歪曲，是违背科学发展规律的形而上学的观点，所以必须对这个问题加以澄清，否则将对中医事业产生危害。笔者有感于此，拟就此问题谈一些个人的看法，谬误不当之处，尚祈读者指正。

一、从历史看“独立发展”

科学发展史表明，任何一个学科、任何一项技术都不是单靠它本学科的力量就能发展起来的，任何一个专家也不是光凭他自已的聪明的头脑和勤劳的双手就能成长起来的。举世闻名的大科学家牛顿说出了他成功的秘密，他说：“我之所以在科学上有发明创造，只是因为我站在别人的肩上，所以你看我这人个子很高大，其实我底下有人。”意思就是说，如果没有其他学科知识，没有其他人，包括前人的甚至是晚辈的帮助，牛顿自己就不可能成为专家，更不用说有什么创造和发明了。即使是一个禀赋过人的神童，如果不学习上进，也必然有江郎才尽之日。所以，没有联系就没有科学，没有联系就没有发展，没有联系就没有人类，没有联系也就没有整个世界。我只是一个普通的中医大夫，不是什么哲学家，不会讲更多的哲学原理，只是从各种书籍中看到一些历史事实，使我更加相信世界上根本不存在什么孤立的、互不联系的、僵死的、永恒不变的东西。因此，“独立发展”的本身，是形而上学思想的反映。为了弄清这个问题，我们不妨再看看我国科学技术的发展历史。

大家都知道，在两汉、魏晋、唐以前，即约公元9世纪以前，我国的科学技术水平是居于世界前列的，除对全人类的文明进步和世界科技发展具有深远影响的四大发明即指南针、火药、造纸术和印刷术以外，在自然科学的各个主要领域，诸如冶金、化学、天文、地理、历法、数学、医学等方面，有很多成就曾经是世界第一的。对我们这些炎黄子孙来说，这些都是足以引为自豪的。比如，测量地震的仪器地动仪，生铁冶炼技术，金属置换反应和合金的发现与应用，详细的天象记载、太阳黑子的发现，岁差测定的精确度，子午线长度的实测，组合数学的发现，任意高次幂的增乘开方法，圆周率的精确度，设两立体等高处截面积相等则两者体积相等的祖氏定律，地图绘制技术及其理论原则“制图六体”，以及解剖学、口服麻醉剂和全身麻醉外科手术的发明和应用等，都是世界上最早的，有的较西方早数百年，甚至有的早一千多年。之后到宋金元时期以前，即公元13世纪以前，我国还有不少杰出的发明创造，这里就不再举例了（若读者有兴趣，不妨参阅《自然科学大事年表》）。所有这一切，都足以证明我国人民是勤劳勇敢、善于思维和富有创造精神的，在历史上为全人类的文明进步做出了重大贡献。但是，后来的情况就不太妙了。封建统治者害怕社会的进步和科学技术的发展会动摇他们的统治地位，于是便挖空心思、想尽一切办法来消磨知识分子的志气，在实行“崇本抑末”政策的同时，又大搞“学术禁锢”。例如，明代不仅继承了唐宋以来的科举取士制度，增加了八股文，而且还将宋代的程朱理学奉为学术界的正统思想，用客观唯心主义来进一步禁锢人们的思想意识，使许多学者在虚无缥缈、不尚实际、专事清谈的状态中消磨岁月，即使“天崩地陷”，一切也与我无关。学术风气败坏到如此地步，难怪当年李时珍重修本草的建议不但未得到当时学术界的支持，而且还招来阵阵冷嘲热讽。他经过数十年努力编成的名著《本草纲目》，也不能及时出版。

至于有清一代，更是变本加厉，除了沿用明代的那套办法，还采取“闭关锁国”政策，企图禁止一切国际交往；又常常无端怀疑知识分子，给他们加以莫须有的造反罪名，大兴文字狱。这时候，知识分子人人自危，怎么还敢越出“正统思想”的界线去搞什么发明创造，不是述而不作，便是钻进故纸堆里去搞考据训诂之类的学问，聊以消磨岁月。所以，有清一代，除了中医的温病学说有所进展，在科技方面很少有创造发明。

生气勃勃、卓有创造发明的我国科技界就是在学术禁锢的压抑下，变得愈来愈因循守旧、故步自封。原先的那种开拓精神就一代不如一代地逐渐消沉了下去，科技上的领先地位完全让给了西方。然而，在世界上还存在帝国主义的情况下，一个科技落后的国家是免不了要挨打的，所以在清政府统治下的中国终于沦落为半封建半殖民地的社会。虽然，这一段历史早已一去不复返了，但回顾一下过去的历史往往可以从中得到某种启示，人们从那里看清了学术禁锢对自然科学的危害是多么大。如果我们对祖国医学也规定一个“正统思想”，并强迫人们服从它的观点，不允许发表不同见解，不准与其他学科之间相互渗透，搞学术上的“闭关锁国”或者叫作“关门主义”，其结果又将是个什么样子呢？我看除了助长故步自封、述而不作的坏学风，什么也不会得到的。所以，认为中医必须“独立发展”的观点，从历史上来看，恰恰是自取灭亡之道，这是不容置疑的。

二、从《内经》看“独立发展”

上面我们讲到明清两代我国科学技术的没落，也就自然会联想到更为遥远的春秋战国时期。那个时期的社会正处在急剧变革之中，各国诸侯钩心斗角，争夺霸主地位，相互吞并，终年争战不断，人民生活很不安宁。那时有些有头脑的统治者，不但不搞什么学术禁锢，而且已经认识到科学技术对他们争夺霸权有利，因而十分重视知识分子，礼贤下士成了一代风尚。在当时社会如此动荡不安的情况下，学术空气却能空前高涨，此时期出现了我国历史上有名的第一次百家争鸣的局面，诸子百家竞相著书立说，给后人留下了许多珍贵的文化遗产，对后世各项科技的发展产生了极为深远的影响。就以中医古籍《内经》来说，它的成书年代可能是西汉，但其大量的原始资料和学术思想主要是春秋战国时期的。它既是中医理论体系的奠基之作，又是中医学的思想宝库，对后世医学的发展起着重大的作用。尽管该书在内容上不免带有古代科学所共有的某些缺陷和牵强附会以及主观臆测的成分，但它不仅被历代医家奉为经典，而且至今仍然是学习研究中医者的必读之书。

为什么《内经》经历了2000多年，仍然能够保有如此高的学术地位？后世许多名医的著作，在中医某个方面或某一点上做出了重大发展，有的还形成了一个学派或更为专门的一个学科，却在医学理论思维和理论原则方面始终没有能够超越《内经》的水平，这又是什么原因呢？其主要原因不外乎两个。一是我国人民处于封建统治下的时间太长，各门自然科学技术都没有得到发展的条件，后来又处在形而上学思想禁锢之下，在这样的情况下中医学家们无论怎样努力、做出什么样的发展，都不可能在总体上有什么重大的突破。另一个更为有意义的原因是，《内经》是汲取了它成书以前的诸如天文、气象、历法、数学、地理、物理、解剖、心理学及哲学（还没有被形而上学所困扰，以天然的纯朴的形式出现的哲学）等各门学科的最新成果，其中凡是对医药有用的东西，它都毫不客气地一起拿来，为我所用。这种“拿来主义”，是《内经》作者们在2000多年前的一个创造。他们运用这些新成果来整理、充实、提高医学经验，使之上升为能指导临床实践的理论而自成体系，才有可能做出这么一部高水平的医学巨著。以上两个原因缺少任何一个，《内经》都不可能经历那么长时期而不朽。

凡是认真地研究过《内经》的同志都会清楚地看到，虽然它尽可能地利用了当时其他学科的最新成果，但它绝不是七拼八凑而成书的（了解了这一点，无疑对我们今天搞中西医结合或用其他学科知识整理研究中医都有重要的参考意义）。恰恰相反，它是把其他学科的好东西拿来，与医学有机地联系起来，再经过综合分析、加工提炼，使之化合为一体，变为医学上的东西，即具有中医特色的、更有生命力的东西。例如，阴阳五行学说在《内经》里就是这样，它是经过提炼加工后与医学合为一体，并有所发展，成了既是阴阳五行自身、又不是它自身的新东西，即医学上的东西（可见用古代哲学甚至宋代理学中的阴阳五行学说来解释《内经》，不能不说是一种历史的倒退）。在那个时期，运用阴阳五行学说的著作甚多，岂止《内经》一家，然而其他著作中的阴阳五行学说都早已成了古董，只能供研究中国古代哲学史的同志们去欣赏，而唯有《内经》里的阴阳五行学说至今还保有它的重要理论意义和临床实用价值。毫无疑问，如果《内经》的作者们在编纂《内经》的时候搞“关门主义”独立发展的话，那么肯定它也只能是短命的，即使能保存到今天，它的学术价值和地位也不会这么高，且早已被历代名家医著取而代之了，最好的境遇至多也只能在研究医学史的同志的书架上得到一席安身之地（中医学进一步发展之后，《内经》终有一天会是这样的）。又如果，《内经》的作者们虽汲取了各门学科的最新成果，但是不经过自己的消化吸收、分解化合的转化过程，而是来一个“一勺烩”，那么其结果也只能像上面所说的那样，甚至还要更坏。

有时我不免要“想入非非”，想一些聪明、智慧过人的大学问家不屑一顾也不愿意去想的问题，这可能是我没有经过现代高等教育的正规训练的缘故。比如，我曾经不止一次地这样想过：如果《内经》的作者活到今天，面对这么一个知识爆炸的新时代，他们将会采取什么样的态度，是为了保持中医的传统理论不变，而将外来的其他学科的好东西一概拒之门外，还是仍然按照当年编写《内经》的老方针、老传统去对待各学科的新成果呢？是先把继承工作搞完了再搞发扬，还是把继承和发扬有机地结合起来进行呢？他们在中医教育上是先主观划定一个中西医课程比例的框框，还是按照客观形势发展对人才知识结构的实际需要来确定呢？他们面对中西医结合这个新课题，是与西学中的同志拒不合作，各搞各的一套，或是合作一阵子，又以散伙了事呢？还是真诚相待，互相琢磨，合作到底，不达目的，永不罢休呢？这些想法，岂非十分荒唐、万般可笑吗！谁见过2000多年不死的人？然而，我也不是白痴，多少还有一点知识。我之所以这样想，并不是指他们的肉体不死，而是指他们的治学方法和治学精神。在我看来，凡是做出过伟大贡献的专家学者们的治学方法和治学精神的寿命可以长达几百年、几千年，甚至还要更长。我在前面讲过，我是深信这样一条真理的：没有本学科自身各部分的联系，就不能称其为科学，没有与其他学科的联系，任何科学也不可能有所发展。实际上这个认识与我的专业癖好——酷爱《内经》是分不开的。换句话说，我对于上述真理的认识是在研究《内经》的过程中不断强化起来并至深信不疑的。正因为如此，我敢断言，“关门主义”的“独立发展”论绝不是中医的传统，更不是中医的特色。今天，如果我们硬是要提倡“独立发展”那一套貌似保持中医传统和突出中医特色的办法，那无疑恰好正是否定或抛弃了中医的传统，因而“突出中医特色”这个应该坚持的正确方向也就成了“关门主义”的代名词，也就成了要人们抛弃和背离中医老传统的说教了。这难道不是十分清楚的事情吗？

三、三支力量的归宿是中西医结合

我是非常同意这样一个观点的：中医工作要搞上去，在当前我们的确需要有一部分古汉语基础较好的中医专家，把中医古籍的整理研究工作搞好，但同时还必须组织更多的中医去研究考虑如何把当代这些现代化知识同中医的现状联系起来并加以应用。那种对现代科学技术知识缺少兴趣，又以内行、权威自居的态度，对中医的继承发扬是极为不利的。有些同志认为，中医与别的学科不同，有它的特殊性，中医搞现代化只能用西医以外的学科技术。我觉得，这种特殊论的观点根本站不住脚，只能是自欺欺人。我们说中医有它一定的特殊性，看不到这一点是错误的，所以搞中医现代化必须要同中医的现状结合起来考虑，不能照搬西医现代化的经验和办法，这和我国的四个现代化建设必须与我国的国情相适应是一样的道理。但是，若认为不能用西医的方法只能用其他学科的技术，这样一来这个特殊论就变成绝对的错误了。众所周知，西医科学与其他科学技术之间并不存在不可逾越的鸿沟，恰恰是紧密联系在一起的，你是无法把它们截然分开的。西医学的许多基础理论，例如生物学的各个分支学科如解剖学、组织学、胚胎学、生理学、生物化学、微生物和寄生虫学等，哪一个也不是西医所固有的，且相互之间又密切相连、不可分割。又以西医应用的一些仪器来说，有几件是医学家首先搞起来的，绝大多数也是利用了其他学科的成果，也是搞“拿来主义”发展起来的嘛！现在有许多名老中医也积极主张并已经开始行动起来要改变中药的给药途径，特别是要搞注射剂和静脉滴注，这无疑是十分必要的，因为它有利于开展中医治疗急症的研究工作。然而，你不运用西医学的药化手段，就不可能把中药改成注射剂，尤其是静脉注射剂；不用西医常用的动物实验方法，就不可能保证你的新型中药在使用中不出现危险；要是不掌握生物化学上讲的酸碱平衡、高渗、低渗等知识，就无法使用静脉点滴给药。这一切，难道可以用其他的方法解决吗？

所谓中医的特殊性是与西医相对而言的，也是中医与西医的主要区别。我认为，两者的主要区别是：中医从整体的宏观的方面研究得多些，西医从局部的微观的方面研究得多些；中医的理论抽象思维多于实验，西医的理论实验多于抽象思维；中医的诊疗手段还是古老的那一套，西医的诊疗手段则采用了现代各学科的新成果、新手段。所以有的疾病用中医的办法疗效好些，有的疾病则用西医疗效好些。总之，两者虽各有所长、各有所短，但两者研究的对象、服务的对象是相同的。随着时代的发展、科学的进步，中医和西医都已经认识到整体与局部、宏观与微观是辩证的统一，是不可分割的。客观实际也愈来愈证明中医与西医之间的认识差别正在逐渐减少，共同的认识正在逐渐增多，严格的不可逾越的分界线正在日渐消失。尽管它的速度是那样的缓慢，但它是无可挽回地、永不停步地在向前发展着。

例如，中医的瘀血与活血化瘀理论，在20世纪30年代是西医嘲笑挖苦中医的重要话题，因为那个时候的西医学里除了血栓，是不承认在活人的脉管里会发生瘀血病变的，所以他们把中医的瘀血、活血化瘀的理论看作荒唐透顶的胡说。然而今天，西医也发现了血流动力学、凝血因子等的改变会导致脉管内血液凝滞，因而就有了弥漫性血管内凝血（DIC）等理论的出现。

在这里，我们用不着举更多的例子，仅此一例就足以说明这样一条真理：在活的机体中，整体与局部、宏观与微观都是对立的统一；从整体的宏观的方面反映出来的现象，与局部的微观的变化，两者是紧密相关联的。用中医传统的语言来讲，叫作“有诸内，必形诸外”。因此，可以断言中医与西医是各自从不同的角度出发、运用不同的方法或手段所得到的不同认识，它们终归是要统一起来的。目前西医学还无法解释的某些中医理论，必将随着医学科学技术的不断发展而获得实验科学的说明，而那种认为中西医不可能结合的观点也必将被证明是完全错误的。此外，我从《内经》及其他中医古籍中发现，古代的医学家们并不满足于宏观的成就，也曾经有过力图向微观世界进行探索的思想，并做了某种程度的尝试。例如，五行学说里的五行互藏理论认为人体五脏虽各因其禀性不同而有不同的五行属性，如肝属木、心属火、脾属土、肺属金、肾属水等，但又认为肝并非全属木，木中还包含火、土、金、水（其余可类推）。这样一来，五行互藏一变而为五脏互藏，岂不是成了脏器的微观论观点。可惜他们那个时代没有条件来进行这方面的研究。

又如，有些治疗手段和技术，中医与西医也不是截然不同的。《灵枢》的“四时气”篇里记载了治疗“瘃”病的放腹水疗法，不但规定了针具、穿刺部位和操作过程，而且指出了两条注意事项，一是在施术时要及时“坚束”患者的腹部，“束缓则烦悗，束急则安静”，二是术后要及时饮“闭药”（可能是一种收敛剂）。后来，明代的《针灸大成》（卷三）里也有类似的“水分，先用小针，次用大针，以鸡翎管透之”的治疗技术，并指出视其腹水之清浊，可预测其转归，“水出浊者死，清者生”，同时还认为术后服药是十分重要的，“急服紧皮丸敛之，如乡村无药，粗人体实者针之，若高人禁针”。在隋代成书的《诸病源候论》里已有肠吻合、人工流产、拔牙等手术的记载。这种例子还有很多，可见中医与西医在治疗技术上亦有许多共同之处，而且有的治疗技术的应用，中医较之西医还要早些。同样是由于历史条件的限制，才使它没能够得到进一步发展，甚至湮没无闻。以上类似的例子，只要重温一下中国医学史就不难发现，而每一个例子都可以证明在治疗技术上并不存在中医与西医之间不可逾越的分界线。

因此，我认为那种以为中医现代化不能应用西医的方法和技术、强调中医特殊性等说法，只是为“关门主义”的“独立发展”论服务的，是自欺欺人的，除非中医不要现代化，让自己始终停留在原有的水平上，听天由命、自生自灭。不然的话，为什么“百花齐放，百家争鸣”“古为今用，洋为今用”的方针对中医不适用呢？为什么在此举国上下各行各业都在努力实现现代化的大好时机面前，还要提出根本站不住脚的特殊论呢？

综上所述，我们可以得出这样的结论：只要我们的中医和西医各自摒弃门户之见，从国家和民族的利益出发，加强团结，互相学习，共同琢磨，取长补短，携手并进，那么中医学完成现代化之时就是西医学得到高速发展之日。中医、西医之间的差别必将日渐消失，中西医结合之任务必将胜利完成，我国医学科学技术赶超世界先进水平的目标是一定能够实现的。

（原稿见《中西医结合杂志》1984 年第 4 卷第 7 期）

弘扬仲景学术，开拓伤寒学新思路

——评《聂氏伤寒学》

王玉川

《伤寒论》是1800年前汉代医学家张仲景所撰写，它开辟了中医临床治疗学的先河，为中华民族千百年来的医疗保健事业建立了丰功伟业，是中医四大经典之一、中医临床之基础。但在漫长的历史长河中，人类生活环境有了很大的改变，世界文明有了很大进步，人类疾病谱也有了很大变化，过去没有的疾病现在出现了，过去已有的疾病则与现在不同了。因此，应用《伤寒论》理论辨识外感、杂病时，亦应结合现代疾病谱的变化，深入研究《伤寒论》的精神实质。对理、法、方、药的运用规律更要拓宽，对经方治疗经验应更加深入认识、总结和提高，并荟萃中外治疗外感杂病的精华，使《伤寒论》带有时代气息，富有新的青春活力。为此，全国著名医药专家聂惠民教授经过潜心研究，临床实践，认真总结，反复验证，在忠于《伤寒论》精神实质前提下，结合个人丰富实践经验，并加以创新、发展，著书《聂氏伤寒学》，为《伤寒论》的学术研究开拓了新的思路，对医治当今疾病提出了新的设想。

该书共有80余万言，内容翔实，阐述精当，博采众家之长，发挥个人见解，展现《伤寒论》经典之精髓，以解除人民之疾苦为最终愿望。

该书以赵开美复刻本《伤寒论》为蓝本，其条文字句与序号均依赵本不变。自“太阳病脉证并治”至“辨阴阳易差后劳复病脉证并治”共8章，每章以概论冠首，总结殿后，原文诠释居中。本书按“以证分类”的归纳方式编写，既调整原文位置，又保持条文原貌，依次阐述，古今结合，层次清楚，使全论内容更趋于规范化、系统化、实用化、科学化。每条原文的论述，分词解、提要、阐论，其中以阐论原文内容为重点，着重阐发六经病的发病机制、辨证特点、方药运用、临床经验，将独到的见解与创新之义分述在古代应用、现代应用和个人临床应用之中。

该书之末，附有4篇综述性论述，即《经方药对的配伍规律》《仲景脉法的运用》《〈伤寒论〉针灸疗法的临床意义》《〈长沙方歌括〉方歌辑录》，用于阐发对伤寒学术的应用。

兹就该书内容，略加介绍。

一、扩展实用，提高评价

《伤寒论》是外感专著，医者皆知，但现对其用于内伤杂病及疑难病的辨证论治的系统研究较少，尤其在外、妇、儿、男科诸病上的应用更显不足。聂教授经过40多年的临床研究和实践，不但在上述疾病应用上取得广泛的治疗经验，而且对现代疾病谱如急症学、传染病学、预防医学、免疫学、护理学等都有一定研究，并积累了大量临床实践经验，尤其以《伤寒论》经方加减治疗各种杂病疗效显著。这为应用经方治疗现代疾病及疑难病症开启了新的篇章，展示了《伤寒论》的理论精髓和实用价值。故聂教授突出明示《伤寒论》是一部辨治疑难杂病的专著，并非单论外感，且论中涵盖了多种疑难杂病，从而提高了《伤寒论》的学术价值。

二、诠释经文，阐述精髓

全书按原文诠释，重点阐发原著之精微，理论与临床相结合，以方药为基础，以辨证论治为纲，以证归类为目的，将原文纳入其中，纵深展开，抒发个人之见解，阐述前人之未发，揭发新义，着眼于目前。如以桂枝茯苓丸治疗子宫肌瘤的经方探讨，突出辨证特点，说理形象，描述具体，深入浅出，易于掌握，利于实用，使学用结合，古今一体，既有继承又有发挥。

在诠释原文时，该书注重横向综述，在各证、节之后均有小结，按病证、汤证、治法等进行归纳总结，论述内容由博返约，对比鉴别，便于掌握应用。同时对一些常见病证进行类证归纳，如喘证的辨治、水气病常见症状的鉴别分析、下利诸病证的类证辨治等，展现了《伤寒论》的学术精神，应用于临床的广泛外延，既起到鉴别类证的作用，又贯穿了《伤寒论》的精神实质，阐发了辨证论治的奥妙。

三、名著荟萃，博采众长

该书在编辑注释方面荟萃历代名著及验方，上至王叔和、下至当今诸家名著，囊括研究伤寒诸子百家之精华，荟萃经方、验方于一堂。该书设有“经方古今应用”一栏，以展现古今名医的经方加减应用，附录于113方之下，并以“古代应用”“现代应用”“笔者应用”3项分别编录，以便于检索。“古代应用”来源于历代名著之验方，有些出自孤本、善本医籍，其资料实为可贵；“现代应用”项摘录现代科研成果，以经方治疗常见病、多发病及疑难杂症；“笔者应用”项是聂教授40多年临床应用经方经验的汇集，并有辨证特点、方剂化裁方法、疗效卓著的方剂及应用经方治疗现代疾病的案例，是经方治今病的学术探讨，对发展《伤寒论》理论及临床有深远意义。

四、融会贯通，意在创新

仲景为医中之圣，《伤寒论》为医家之宗，该书理论渊博、辨证规范、理法严明，其经方之应用，屡用屡验，长盛不衰。聂教授经过40余年潜心学习、执着研究，融会贯通，创意标新，将伤寒六经辨证不仅应用于外感，而且广泛应用于疑难杂症，其理法规律不仅用于内科，还应用于外、妇、儿各科临床，此其创新之一。另外，根据目前疾病谱的发展，运用经方治疗《伤寒论》中未记载的新病种，如应用经方改善儿童体质、小柴胡汤治疗高血脂、半夏泻心汤治疗肿瘤、五苓散治疗心力衰竭、白虎汤应用于糖尿病等，皆取自经方，化裁施用，此其二也。该书详载多种目前多发病和常见病，为《伤寒论》理论的扩展应用起到承前启后的作用。

五、综合分析，衍化新义

聂教授对《伤寒论》原文深入理解，条文之间对比分析，取其精神实质加以客观实际的分析认识，升华其宗旨真谛。如对“八法”的运用，灵活自如，衍化新义。以“和法”为例，聂教授将其拓展出两大应用途径：一是以和解为主，取小柴胡汤变通，形成和而兼汗、和而兼下、和而兼温诸法；二是仿29条调胃承气汤治胃气不和，用“少少温服之”的方法，扩展出峻药缓攻之和法，即用峻剂小量缓缓祛邪，对体弱病重、正虚邪实、久病缓治者皆有良效。该书根据仲景原方及辨证特点，灵活加减，创立新法，演变新方，应用于多种杂病，增附病例数百例。

六、化裁应用，直指症结

治病要抓住主证，配方用药重在主攻。聂教授经多年研究，善抓主证、善用主攻，对经方应用化裁多变。①合方论治，善于用方，集中药力，攻击主证。在仲景方中有著名的3首小汗法之麻、桂合剂，突出了合方的优势，又展现了灵活辨证，用于施治不同病证。聂教授遵仲景合方之法，创新合方之意，治疗多种杂病，如将临床上的两首或多首固有方剂、经方或时方组成新的合方，疗效卓著，于方剂学上具有创新意义。尤其在疑难杂病中有新增的病，而无现成的方，因此，聂教授在该书中增列不少新的合方，疗效确切。②类方衍化，施用于类证形成系统化方剂。如半夏泻心汤衍化出解郁泻心汤、宣肺泻心汤、健脾泻心汤等，用于临床治疗多种疾病，得心应手。③方剂加减网络。聂教授收集了大量古今资料，融入个人临床经验，以一个常用的名方为基础总结归纳，形成以这个名方为骨干的一组相应方剂网络，如承气辈、小柴胡辈、苓桂术甘辈，便于临床查找和应用。

七、继承发扬，贵在应用

聂教授认为，钻研《伤寒论》必须坚持两大原则：①必须坚持继承与发扬并重，但要继承为先，打牢基础，发扬为续，方有创造；②必须坚持理论与实践相结合，以理论为导，实践为用，深思熟虑，方知精髓。在研究《伤寒论》理论时，要“上溯其源，下探其流”，要“取仲景意，严遵经旨，用仲景方，证方对应”，紧密结合临床症状，辨证探源。另外，要结合现代疾病谱辨证论治，虽然现代病名不同，但其发病机制尚可用中医理论阐述，用经方论治。聂教授结合现代医学观点，古病新解，古方新治，不断加深理解《伤寒论》方药的深层次意义，拓宽研究伤寒学的范围，开辟应用伤寒学的新途径。如奔豚病究竟为何病？当如何辨证论治？聂教授积40余年的临床所见，经典型病例的分析，依其病情病症表现，可诊断为慢性胃炎、神经症或胃肠神经症、间脑综合征，依其辨证可用奔豚汤加减治疗而取得明显疗效，说明这种认识是符合客观实际的。诸如此类病的现代研究，该书做了科学判断，提示了现代研究方向。

总之，《聂氏伤寒学》是聂惠民教授40多年钻研《伤寒论》的心血结晶，是多年研究《伤寒论》科研成果的展示，是实践《伤寒论》理论的写照。鄙人观后，深有感触，特介绍于此。

（原稿见《中国医药学报》2004年第19卷第9期）

学习《素问·生气通天论》辅导材料

王玉川

一、篇名解释

关于“生气通天论”之名，“生气”，即是有生命（这里主要指人）的气，又称元气、真气。“天”，即是自然界。“通”，即相互贯通。气是微细难见的物质，它既是世界的本原，也是生命的本原。构成生命体的气来源于自然界，且同自然界的气相互关联、相互贯通。这就是“生气通天”的全部含义。所以，王冰注云：“通天者，谓元气，即天真也。”（见《素问·六节脏象论》注）

本篇一开始就明确指出，生命体的本原禀受于天，即自然界，无论哪个地区（九州）的万物，也无论人身体哪个部位（九窍、五脏、十二节）的气，同自然界（天）的气都是相互贯通的。接着又论证了按照这个“生气通天”的理论进行养生，可以预防疾病，保持健康；反之，就会发生这样那样的疾病，甚至死亡。因此，该篇名叫作“生气通天论”。

恩格斯在《反杜林论》一书中指出：“世界的真正的统一性，是在于它的物质性。而这种物质性，不是魔术师的三二句话所能证明的，而是由哲学和自然科学的长期的和持续的发展来证明的。”（《马克思恩格斯选集》第三卷）

很显然，从“生气通天”这个命题的本身来看，这个命题无疑是合乎“世界的真正的统一性，是在于它的物质性”这一伟大真理的。由于它是2000多年前的作品，受着历史的科学发展水平的局限，所以运用“生气通天”这个观点对医学上一系列问题所进行的论证，用今天的眼光来看，似乎不免失之过于简朴，但是在其字里行间仍然可以看到唯物主义的思想光辉。

有的同志问，“生气通天”是否可以理解为人与自然的关系？我们认为“生气通天”所讲的内容的确是人与自然界的关系，但是“生气通天”较之“人与自然”更加明确、更加具体、更能表明它的科学性。

二、内容提要

《素问·生气通天论》全篇可分为前后两部分，自篇首至“反此三时，形乃困薄”为前半篇，从“岐伯曰：阴者，藏精而起亟也”至篇末为后半篇。前半篇所论重在阳气，后半篇则专论阴精。从文章体例来看，它的形式与《素问》中其他各篇论文的一问一答的方式大不相同。因此，周学海说：“岐伯以下，并非答词，前后颇似两截，即作两篇读之，亦无不可。”该篇的段落划分及其内容简介如下。

（1）从篇首至“此谓自伤，气之削也”，是全篇的总帽，概述“生气通天”的大意。

（2）从“阳气者，若天与日”至“反此三时，形乃困薄”，亟言阳气在人身的重要作用，并列举阳气失常、卫外无能导致的种种病变，用以说明“生气通天”这个论点的正确性。

(3) 从“岐伯曰”至“四时之气，更伤五脏”，说明阳气失常固然可以导致疾病发生，而阴精不足也是疾病发生发展的重要内因之一，并明确指出机体阴阳之气的动态平衡是确保人体健康的关键。由此可见，在《素问》作者看来，任何一种疾病的发生都有外因和内因两个方面，而内因（阴阳失调）是发病的根据、外因是发病的条件，二者在发病学上既是不可分割的，也是不可倒置的。

(4) 从“阴之所生，本在五味”至篇末，就另一个侧面，即饮食五味方面，进一步阐明“生气通天”的论点是建立在大量客观事实上的真理，是经过无数次临床实践检验得出的结论。

三、词句解释

〔生之本，本于阴阳〕

生命的本原是什么？这是人体学也是医学理论中最先碰到的一个命题。它是医学领域里唯物论同唯心论斗争的一个焦点。“什么是本原的，是精神，还是自然界？”“哲学家依照他们如何回答这个问题而分成两大阵容。凡是断定精神对自然界来说是本原的，从而归根到底，以某种方式承认创世说的人（在哲学家那里，例如在黑格尔那里，创世说往往采取了比在基督教那里还要混乱而荒唐的形式）组成唯心主义阵营。凡是认为自然界为本原的，则属于唯物主义的各种学派。”（恩格斯《路德维希·费尔巴哈与德国古典哲学的终结》）

《素问·生气通天论》对这个问题的回答是属于后者而不是前者。因此，“生之本，本于阴阳”这句话十分重要。这句话之所以重要，不仅在于它是《素问·生气通天论》全篇的总纲，还在于它以鲜明的唯物主义立场回答了生命的本原是精神还是自然界这个哲学上的重大问题。因而，它在历史上对祖国医学理论的发展是起着很大作用的。

〔其气九州、九窍、五脏、十二节，皆通乎天气〕

“九州”，是指冀、兖、青、徐、扬、荆、梁、雍和豫九个区域的总称。“九窍”，指头部七窍及下部前后二阴。“十二节”，即四肢各有三大节，合为十二节。这段话的意思是，在整个宇宙里，无论是哪个地区的事物，还是人体的九窍、内脏、肢体等，它们的气是同天气相通的。历代《素问》家在解释这一段经文时，有的直接引用，有的则认为应当参考《灵枢·邪客》篇。今查《灵枢·邪客》，其文云：“天圆地方，人头圆足方以应之。天有日月，人有两目；地有九州，人有九窍；天有风雨，人有喜怒；天有雷电，人有音声；天有四时，人有四肢；天有五音，人有五脏……”总之，天地有什么，人身亦有什么。这种以人身与天地任意相互比附的说法，多少带有神秘主义色彩，同董仲舒的“天人合一”“天人感应”之类的唯心主义论点颇为近似；而与《素问·生气通天论》认为世界万物（包括天、地、人在内）的本原都是气，人气与天地之气相互贯通的唯物主义论点在宇宙观上有着根本区别。这是历史上唯物论与唯心论的斗争在《内经》里的具体反映。

〔其生五，其气三〕

“生”，指生成、化生。“五”，指五行，即木、火、土、金、水五种物质元素，以其运动不息而化生万物，故称为五行。“行”，即运动不息的意思。张介宾《类经》注云：“自阴阳以化生五行，而万物之生，莫不由之，故曰其生五。”“三”，指三阴三阳之气。《类经》注云：“阴阳之气，各有其三，是谓三阴三阳，故曰其气三……天、地、人之气，皆有三阴三阳。”可见，“其生五，其气三”，是阴阳五行学说对自然界万物组成的一种认识。虽然这种认识是粗糙的、原始的，但是它却把有机界同无机界也统一了起来，这对当时盛行的万物为神创造的神权迷信思想无疑是一个十分沉重的打击。

〔通神明〕

“神明”，在这里是阴阳的代名词。《素问·阴阳应象大论》说阴阳是自然界一切事物变化的总规律，所以称阴阳为“神明之府”。“通神明”，是说只有人的阴阳与天的阴阳相互贯通，才能保持人体内外环境的统一平衡。吴崑注云“通神明，则与天为一矣”，也就是这个意思。

〔欲如运枢〕

新校正云：“按，全元起本作‘连枢’。元起云：‘阳气定如连枢者，动系也。’”张文虎《舒艺室续笔》云：“王本误‘连’为‘运’，而强为之说，非经意也。‘欲’字疑误，详全注当是‘定’字。”据此，“欲如运枢”当作“欲如连枢”，意谓阳气被寒邪束缚，不能正常运动，有如户枢被拴住，开关不得。所以全元起注云“动系也”。“动”，指阳气之运动。“系”，即拴住。全注颇合寒邪为病之机制，很有参考价值。

〔起居如惊〕

起居者，坐卧动静也。“起居如惊”，形容人体感受寒邪之后出现全身不适、恶寒发冷，因而坐卧不宁之状，即似现代医学所谓的应激状态。

〔神气乃浮〕

“神气”，指血气。《灵枢·营卫生会》云：“血者神气也，故血之与气，异名同类焉。”“神气乃浮”，即血气于是浮出肌表，这里说的是发热的病机。

〔因于暑，汗〕

“汗”，可以理解为无汗，也可理解为汗出不止。于鬯《香草续校书》以下文有“汗出而散”句作为根据，认为此“汗”字乃衍文。周学海《内经评文》则以为“汗”字下当有“不出”2字。二人虽说法不同，而实际上是都认为“汗”正是“汗不出”。但证之临床，伤于暑者，既可因腠理不开而无汗，亦可因腠理不阖而汗出不止。腠理之或开或阖，皆由卫气所主司。暑病初起，伤人气分，卫气因而失其开阖之职，故或为无汗或为汗出不止，二者并不矛盾，犹伤寒太阳病之有表虚、表实二证。

〔体若燔炭，汗出而散〕

吴崑、薛雪均从朱丹溪《格致余论》的说法，移此二句置于“因于寒”之下，认为无汗壮热者，唯有伤寒才可发汗，而伤暑无汗是不宜发汗的。这个看法自然是对的，但恐非《素问》之原意。伤暑不宜发汗，那是后世医学的发展，在《素问》成书之时似乎还没有这种认识。如《素问·热论》中“凡病伤寒而成温者，先夏至日为病温，后夏至日为病暑，暑当与汗皆出，勿止”，并没有指出病暑无汗者不可发汗。可见《素问》原文本来如此，为保存《素问》的本来面目，不必移易章句，将后世的新发现强加于古人，但当指出其不足，就可以了。

〔烦劳则张，精绝〕

王冰注云："烦扰阳和，劳疲筋骨，动伤神气，耗竭天真，则筋脉膜胀，精气竭绝。"据此，"张"字之上当有"筋"字。所以，俞曲园《读书余录》云："'张'字之上夺'筋'字。筋张、精绝，两文相对，今夺'筋'字则义不明。"唯目前学者多以为"张"乃亢奋之意，烦劳则张，即阳气因烦劳而亢奋，阳气亢奋则销铄阴精，故下文承之曰"精绝"。

〔煎厥〕

"厥"，即昏厥。诸家注释多谓"气逆为厥"，唯姚止庵《素问经注节解》认为"以厥为气逆"是片面的看法。他说："厥，竭也。水亏畏火，其人以煎熬而厥竭矣。"姚氏的这个说法，在这里是很有道理的。因为这里所说的厥是发生在夏季，为暑热气煎迫而发生的煎厥。从下文描述的具体症状来看，与现代医学里所说的热虚脱（中暑的一个类型）颇为一致。虚脱与气逆是两回事，所以用"气逆"来解释"煎厥"是不太合适的。

〔溃溃乎若坏都，汩汩乎不可止〕

"都"，或作"渚"，古字通，并为水中可居之地。《尔雅·释水》云："水中可居曰洲，小洲曰都。""溃"，坏也。"溃溃"，形容都坏之状。汗出之时，一小块一小块干燥的皮肤逐渐被汗液所淹没，故云"溃溃乎若坏都"。"汩汩"，水波涌出之貌，是对大汗淋漓不止的描写。历代各家注释都以为这二句原文只是病势危急的形容词。但是稍加分析就会发现这个解释是不够妥当的。首先，病势危急而用都坏水溢来形容，已觉不甚确切；其次，更为重要的是临床所见中暑病人之热虚脱者，在出现目视不见、耳听不闻、神志昏厥的同时，多有大汗淋漓不止的症状。因此，笔者认为"溃溃乎若坏都，汩汩乎不可止"二句，正是对大汗淋漓不止的具体而形象的描写。因其腠理开泄，不能闭阖，全身皮肤无处不被汗液淹没，故以坏都来形容之大汗不止，所以说"汩汩乎不可止"。如此解释，不仅文通理顺，且与临床实际相符，从《内经》理论来说亦无不合。《灵枢·决气》有云"精脱者耳聋，气脱者目不明，津脱者腠理开，汗大泄"，与本节经文煎厥之状对照，岂不是丝丝入扣，天衣无缝吗？煎厥即是中暑病之热虚脱，亦可确信无疑了。

〔精则养神，柔则养筋〕

"精"，是精神饱满、神志清楚的意思。此"精"字与《灵枢·营卫生会》中"昼精而夜瞑""昼不精，夜不瞑"及《灵枢·本神》中"狂妄不精"的"精"字，义相同。所谓"精则养神，柔则养筋"，即是说精神饱满是阳气养神的结果，筋脉柔和是阳气养筋的结果，这是一种倒装句法。王冰注以"精微"释"精"字，非是。

〔陷脉为瘘，留连肉腠〕

邪气内陷于经脉之中，位于肌肉皮腠之间，人体就发生瘰疬。"瘘"，即鼠瘘（现代医学名为淋巴结结核），以其多个肿物累累相连，所以又名瘰疬。《备急千金要方》名之为瘰疬，并载有治疗药方，名陷肿散。

〔魄汗〕

“魄”与“白”“迫”，古字通用。“魄汗”，即《素问·经脉别论》所谓的“白汗”。丹波元简《素问识》引《战国策》鲍彪注云“白汗，不缘暑而汗也”，意谓并非由于天气暑热而汗出，就称谓白汗。白汗又见《金匮要略》之《腹满寒疝宿食病脉证治》，并为另有所迫而使汗出的意思。

〔阳气当隔，隔者当泻〕

“隔”，即格拒。阳气格拒是实证，故当以泻法治之。王冰、马莳、吴崑诸家并以为“隔”即噎膈，丹波元简已疑其非。今考《灵枢·卫气失常》有卫气蓄积于胸腹，“使人支胁胃中满，喘呼逆息”之证，又有用针刺急泻的治疗方法和预后的指征，可做参考。

〔反此三时，形乃困薄〕

上文说：“故阳气者，一日而主外。平旦人气生，日中而阳气隆，日西而阳气已虚，气门乃闭。”这里所说的“三时”，即指平旦、日中、日西。此处说明人身阳气的活动具有时间节律，违反这个时间节律就会使形体困惫，正气衰薄，甚至诱发疾病。这种产生在2000多年以前的古老理论，却与现代新兴的生物钟学说颇为一致。仅此一点，也可说明祖国医学确实是个伟大的宝库。

〔因而饱食……因而大饮……因而强力〕

“因而”，承顺连词。上文云“风客淫气，精乃亡，邪伤肝也”，此用“因而”一词的意思，即是对上文精虚肝伤而言。“因而饱食”，即是精虚肝伤之后，又加饱食。“因而大饮”“因而强力”之义，以此类推。所以《类经》注云：“此下三节，皆承上文‘风客淫气’而言也。”

〔阴平阳秘，精神乃治；阴阳离决，精气乃绝〕

这四句话说明阴阳的平衡状态是生命活动的必要条件。这是完全符合科学原理的结论，是中医基础理论里的一个重要观点，也是中医在临床诊断治疗上的根本准则。恩格斯在《自然辩证法》一书中早就指出过：“物质”相对静止的可能性，暂时平衡状态的可能性，是物质分化的根本条件，因而，也是生命的根本条件。这说明阴阳平衡是符合自然辩证法原理的。

〔胃气乃厚〕

张介宾《类经》注：“脾气不濡，则胃气留滞，故曰乃厚。厚者胀满之谓。”高世栻《素问直解》注：“脾为湿土，胃为燥土，两土相济。今脾气不濡，则胃气过燥，故乃胃气厚。厚，燥实也。”两说不同，而高注义胜。所谓“脾气不濡，胃气乃厚”，与《伤寒论》麻子仁丸所治之胃气强、小便数、大便则硬的脾约证相似。“不濡”与“约”，“厚”与“强”，词虽异而义则同。又本草谓黄连味苦而厚肠胃，与本论“味过于苦，脾气不濡，胃气乃厚”，其理亦属一贯。

（原稿见《陕西中医》1981年第2卷第3期）

“新校正”非“林校”说

王玉川

现在我们在《素问》中看到的宋臣校语，除了《三部九候论》和《刺腰痛》各有两条称“臣亿等”者，其他无不冠有“新校正”一词，称“新校正”的注文占了绝大多数。所以明代学者顾从德以为“臣亿等”当作“新校正”为是。至于何以会有这两种不同的称谓，顾氏未有说明。清代学者于鬯对顾氏之言提出异议，他说：“林亿、孙奇、高保衡……既奉敕校正，自合标‘臣亿等’为是。”并进一步指出：“今诸标‘新校正’者，当悉系重刻本改易，《三部论》中则改易未尽者耳。”（见《香草续校书》第十三“内经素问·上古天真论·醉以入房”条下）。按照于氏此言，“新校正”在最初的宋本《素问》里是不存在的。其言甚为有理，远较顾说为胜。但是问题并没有得到全部解决，比如“重刻本”为什么要把“臣亿等”改易为“新校正”？“重刻”是哪个年代的事？这“改易”的人是谁？所有这些，依然是中国医学史上的不解之谜。笔者对此曾做过一些探索，并略有所获。兹申鄙见，以供研究者参考，并求正于高明。

一、“新校正”不等于“林校”

上文已基本肯定了于鬯所说，即“新校正”是由“臣亿等”改易而来的见解。笔者在这里尚须指出，凡标有“新校正”的注文已非林亿、孙奇、高保衡校正《素问》本的原貌。换句话说，“重刻本”在改易“臣亿等”3字的同时，对校注的文句也做了一定的增删和修正，甚至还删掉了不少不必要的注文。这可从今本《素问》中冠有“新校正”注文的实有条数（包括未经改易的“臣亿等”4条），与林亿等在《补注黄帝内经素问序》中所说“增注义者二千余条”之数的相互比较中得到证明。

今本《素问》中的校注条数：见于“王冰序”者5条，“释《素问》名义”者1条，“上古天真论”者12条，“四气调神大论”者10条，“生气通天论”者12条，“金匮真言论”者14条，“阴阳应象大论”者33条，“阴阳离合论”者6条，“阴阳别论”者7条，“灵兰秘典论”者4条，“六节脏象论”者19条，“五脏生成”者9条，“五脏别论”者4条，“异法方宜论”者6条，“移精变气论”者6条，“汤液醪醴论”者7条，“玉版论要”者6条，“诊要经终论”者30条，“脉要精微论”者29条，“平人气象论”者26条，“玉机真脏论”者26条，“三部九候论”者13条，“经脉别论”者6条，“脏气法时论”者18条，“宣明五气”者10条，“血气形志”者4条，“宝命全形论”者13条，“八正神明论”者7条，“离合真邪论”者15条，“通评虚实论”者13条，“太阴阳明论”者4条，“阳明脉解”者4条，“热论”者8条，“刺热”者21条，“评热病论”者5条，“逆调论”者5条，“疟论”者15条，“刺疟”者20条，“气厥论”者5条，“咳论”者5条，“举痛论”者9条，“腹中论”者9条，“刺腰痛”者23条，“风论”者11条，“痹论”者14条，

“痿论”者4条，“厥论”者9条，“病能论”者9条，“奇病论”者8条，“大奇论”者9条，“脉解”者7条，“刺要论”者1条，“刺齐论”者3条，“刺禁论”者15条，“刺志论”者3条，“针解”者15条，“长刺节论”者8条，“皮部论”者4条，“经络论”者1条，“气穴论”者40条，“气府论”者54条，“骨空论”者19条，“水热穴论”者19条，“调经论”者27条，“缪刺论”者25条，“四时刺逆从论”者14条，“标本病传论”者10条，“天元纪大论”者19条，“五运行大论”者45条，“六微旨大论”者22条，“气交变大论”者50条，“五常政大论”者84条，“刺法论”和“本病论”者1条，“六元正纪大论”者180条，“至真要大论”者65条，“著至教论”者8条，“示从容论”者3条，“疏五过论”者8条，“征四失论”者3条，“阴阳类论”者13条，“方盛衰论”者5条，“解精微论”者8条，总计1347条。

由上述统计可见，冠有“新校正”和“臣亿等”的注文仅有1347条，与林亿等在序文中所说的“二千余条”相差甚远。把1000余条夸大为2000余条，这是虚报劳绩，是难逃欺君之罪的，后果不言而喻。谁会相信林亿等敢于胆大妄为到如此地步？因此，笔者断言，林亿等校正的《内经素问》中的校语不会少于2000条之数，但这些校注存在很多缺点和错误，因而在重刻之前对冠有“臣亿等”的注文做了大量的删减与修正，同时把“臣亿等”改易为“新校正”，使之与旧注相区别。所以，“新校正”不等于“臣亿等”，把“新校正”称为“林亿新校正”或把“新校正”与“臣亿等”的注文统称为“林校”的，都是不对的。

二、“新校正”的年代

北宋朝廷重视医学、科学的普及与提高，是以往任何朝代不曾有过的，对古医籍的搜集和整理尤为突出。北宋初期，在“仁宗嘉祐二年（1057）八月，置校正医书局”，林亿等奉旨校正医书之前，仅《素问》一书就有过两次校正：一是“天圣四年（1026）十一月十二日乙酉，命集贤院校理晁宗懿、王举正校定《内经素问》”，二是“景祐二年（1035）七月庚子，命丁度等校正《素问》”（以上均见王应麟《玉海》卷六十三）。林亿等校正已是第3次，就是说《素问》平均每10年就校正1次。这一方面说明朝廷对《素问》特别关注，另一方面更是说明《素问》言简义奥，理解不易。自王冰次注之后，历经晚唐、五代十国，至天圣四年已有260余年的历史，辗转传抄，错简、缺文、讹误等所在多有，学者更难卒读。虽几经校理补注，依然难以令人满意。林亿等“正谬误”“增注义”的结果，也不例外。因而，又有了“新校正”之举。所谓“新校正”，即是重新校正的意思。

从林亿等《补注黄帝内经素问序》中“臣等承乏典校，伏念旬岁”之句来看，其校注完成之时当在神宗熙宁元年（1068）之后，因进呈御览至“奉圣旨镂版”也需要相当时日，加上雕版印刷费工费时，出版之后再发现问题，其面世当更在其后。由此推断，“新校正”的年代很可能是在元丰年间（1078—1085），即宋神宗死亡以前，上距林亿等校完《素问》亦恰是10年多时间。

三、“新校正”的作者

如上所说，“新校正”的含义是重新校正，是对林亿等《素问》校定本的又一次校正。对这位重新校正《素问》的学者的姓氏，史书无考。李经纬等主编的1995年人民卫生出版社出版的《中医大辞典》说，孙兆“对林亿、高保衡等校正补注的《黄帝内经·素问》加以重新修订，名为《重广补注黄帝内经素问》”。笔者同意该辞典的上述说法。下面再补充若干必要的论证，以阐明其说的可靠程度。

（1）孙兆的生卒年月未详。在旧题“苏轼撰”的《仇池笔记》里虽有“兆已死矣”之句，但未明言其死亡之年。南宋藏书家陈振孙在其名著《直斋书录解题》卷十三“孙氏家传秘要方”条说：“尚药奉御太医令孙用和集；其子殿中丞兆，父子皆以医名，自昭陵时，迄于熙丰间，无能出其右者。”“熙”即熙宁，“丰”指元丰，均为宋神宗年号。可见孙兆在元丰年间时依然健在，由他担任重新修订《素问》的工作，从时间方面而言，是完全可能的。

（2）在宋神宗时期的众多校正医书官里，孙兆的水平和能力是首屈一指的。例如，《外台秘要方》一书，内容极为广泛，涉及东汉张仲景以下至唐初的大量古代医方书，而且王焘编撰之时“或得缺落之本，因其缺文，义理不完者多矣。又自唐历五代，传写其本，讹舛尤甚，虽鸿都秘府，亦无善本”（见《校正唐王焘先生外台秘要方序》），可见该校正工作之难，较《素问》为尤甚，而孙兆一人即能校正完成。林亿等在宋英宗“治平四年（1067）三月”将该书“进呈”之前，仅补充了三五条冠以“臣亿等”“谨案”字样的注文，并没有更多的修正，连该书的序文也是全文照录孙兆所作的；至“熙宁二年（1069）五月二日，准中书子奉圣旨镂版施行”时，在书末置名者，除高保衡、孙奇、林亿外，还有最受宋神宗信赖的著名文学家、思想家、政治家王安石，以及三品以上朝廷重臣曾公亮、富弼等。这一切足以表明，孙兆是一位深受达官贵人们器重的学识渊博、造诣极深、精通医学的学者，完全有能力担负起重新校正《内经素问》的工作。

（3）孙兆于嘉祐八年（1063）因宋仁宗赵祯生病“奉诏入侍，有间，赏赉不赀，已而大渐”，曾蒙冤“坐废数年”（见苏轼《东坡志林》卷三）。宋英宗赵曙登基改年号为治平，翌年（1065）孙兆在《校正唐王焘先生外台秘要方序》后的署名，自称“前将仕郎、守殿中丞、同校正医书臣孙兆谨上”。官衔之上加“前”字，表明孙兆作此序文之时尚未官复原职。到了《重广补注黄帝内经素问》里，则改称“将仕郎、守殿中丞孙兆重改误”（见民国年间上海千顷堂书局石印本，人民卫生出版社1956年影印明顾从德本和1963年版横排铅印本，以及1985年上海古籍出版社据清光绪初年由浙江书局辑刊的《二十二子》影印本等），在官衔上去掉了“前”字，“同校正医书”的职称也不见了，这说明他做《素问》“重改误”的工作是在官复原职之后，而嘉祐二年开始设置的“校正医书局”则早已不复存在。所以，孙兆“重改误”是在林亿等校正医书的工作全部完成，初刻本印行之后，其时间恰在元丰年间（1078—1085），与上文所说的年代正好相合。

总而言之，《素问》书中的“新校正”是孙兆“重改误”时所使用的称谓，是用来与“臣亿等”的校注相区别的标志。冠有“新校正”的注文中，即使保留有林亿等校注的部分内容，亦已非“臣亿等”注文的原貌，况且冠有“臣亿等”的注文仅存4条。明清以来，学者们把“新校正”与“臣亿等”画等号，以为“新校正”是林亿等所作的，这是历史的误会，这无意之中剥夺了孙兆的“著作权”，埋没了孙兆校正《素问》的功绩。

孙兆生前仕途维艰，那个八品职事官阶的“殿中丞”始终未得迁升，且曾一度蒙冤罢官，而甘为整理古医籍献身之志坚定不移，功绩卓著。其治学态度与价值观念都是值得敬佩的。今天，应该给予他全面、公正的评价，恢复他应有的历史地位。

（原稿见《北京中医药大学学报》1998 年第 21 卷第 2 期）

“新校正”误校五则

王玉川

“新校正”，是北宋元丰年间（1078—1085）殿中丞孙兆在“重改误”《素问》时使用的名词，在林亿等校正的嘉祐本《素问》里是没有的。传习至今的宋本《素问》已非嘉祐本之原貌。孙兆“重改误”《素问》乃无可置疑的历史事实。所有这些，在拙作《“新校正”非“林校”说》一文中做过论证，此不赘述。

诚如《庄子·秋水》所说：“计人之所知，不若其所不知。”一个人的知识终是有限的，任何人的著作都不可能十全十美。孙兆的“新校正”，据全元起注本出校者达200条以上，保存了全氏注本的部分内容和篇目次第，具有重要意义。其他1000余条校语中，也有不少超越前人的不刊之论。故后世学者对“新校正”的评价甚高，但其失校、误校，模棱两可、不作结论之处尚多。因此，宋徽宗政和八年（1118）又有诏令再一次校正《内经》之举。《宋会要辑稿》第五十五“崇儒四”对此事之起因有如下的记载：

政和八年四月二十四日，“宣和殿大学士宝篆宫使（篆，道教的秘篆。宋徽宗崇道，政和年间有《万寿道藏》。宝篆宫使，指主管皇家所藏道经的官员）蔡攸言：‘窃考《内经》所载，皆道德性命之理，五行造化之妙。唐有王冰者，尝以意辄有增损，故所传失真。本朝命儒臣校正，然与异同之说，俱无所去取，错乱失次。学者疑惑，莫知折中。今建学俾专肄业亲洒宸翰（皇帝亲笔诏书），作为一经（列为道经之一。《道藏》里有《素问》一书，即始于此）。伏望特命儒臣，精加刊正。’……诏依奏，送礼制局。五月十三日，太师鲁国公蔡京言：‘奉诏，礼制局选建官吏，校正《内经》。’”

由此可见，政和年间的馆阁重臣与医学生们对孙兆“重改误”的《素问》本是很不满意的，同时也说明了宋朝廷对《素问》的重视。唯政和八年五月，至“靖康之难”（1126）徽宗、钦宗二帝被俘仅有8年多时间，或校正未完，或其稿毁于兵火，故政和本《素问》不传。它对“新校正”做过哪些修正，不得而知。今笔者所见，“新校正”注文之可议者，确实不少。其中明清以来学者已经驳正的，以及对理解《素问》原文本意关系不大的，本文不予论议，仅对后学有误导影响者，略举数条如下。

一、关于篇题中有无“论”字的解说

《素问》中文章的篇题，有称“某篇”的，又有称“某论篇”的。仅有“论”而无“篇”字的，是绝对找不出来的。“新校正”对此视而不见，于《五脏生成篇》篇题之下，硬是要对“论”与“篇”加以区别，说“按此篇云‘五脏生成篇’，而不云‘论’者，盖此直记五脏生成之事，而无问答之辞，故不云‘论’。后不云‘论’者，义皆仿此”。后世攻《素问》之学者，大多受其影响，有附和其说者，有不置一词而默认者。其实，在《素问》各篇中无问答之辞而篇题有“论”

字的，并不少见，如《四气调神大论篇》《大奇论篇》《长刺节论篇》《气府论篇》皆是。反之，有问答之辞而不云“论”的亦不乏其例，如《阳明脉解篇》《针解篇》等。况且，虽有“黄帝曰”“岐伯曰”字样，而其内容实为各说各的，不成问答，而篇名有“论”字的，如《生气通天论篇》是也。至于《灵枢》，有问答之辞而不云“论”、称“论”而无问答之辞的较《素问》更为多见，还有既不云“论”又不云“篇”的，也不在少数。故“新校正”的这条注文难免有无中生有、信口开河之嫌。

我们知道，《素问》与《灵枢》的编辑成书虽在汉代，但其原始资料则远在春秋战国时期，为众多医家的论述经汉人集合成书之后才有篇题之名。诚如张舜徽先生《郑学丛著》所说：“凡是考论远古事物，首先要注意到当时的物质条件。特别是谈到远古书籍，绝不能拿后世的写作情况去要求古人。古人用竹简写书，一块竹简只能写一二十个字，或者几十个字，势必要有一大堆竹简才能凑成一部书，用绳索捆起来，何尝有篇目次第？甚至连书名都没有。这是古籍中常见的事。”古书载孔子读《周易》有韦编三绝之说，《灵枢·禁服》亦有“旦暮勤服之，近者编绝，久者简垢”之句。1973年年底，从马王堆汉墓出土的帛书中原本并无《五十二病方》这个书名，其中所有《足臂十一脉灸经》《阴阳十一脉灸经》《脉法》《阴阳脉死候》之类的篇题都是帛书整理小组的研究人员加上去的。由此，足证张舜徽先生之说确是历史事实。远在800多年前的“新校正”不明此理，是大可不必苛责的，但其在王冰次注本里找不出根据就做出“云论”“云篇”的判断，实在是难以谅解的一个错误。

至于“论”字的含义，还是张舜徽先生说的对。他说：“‘论’是‘侖’的借字。‘侖’从亼，便是集合竹简，比次群言的意思。”很显然，这个解释要比“新校正”以无问答之辞故不云“论”的说法，确切得多。

二、关于《六节脏象论》“羸”“赢”之辨

“新校正”在“人迎与寸口俱盛四倍已上为关格。关格之脉羸，不能极于天地之精气，则死矣”这段原文之下出校，云：“详羸当作赢。脉盛四倍以上，非‘羸’也，乃极盛也。古文‘赢’与‘盈’通用。”这就是说‘羸’字误，当改作‘赢’才是。粗粗读来，其说甚为有理有据，而其实不然，问题首先出在对“之脉羸”的“之”字的理解上。

一词多义是古汉语里一种常见的现象（乃至现代汉语里依然是）。以“之”来说，就有多种用法，其义各异，据《康熙字典》与《辞海》所载，至少10种以上：①前往、去到；②至、直到；③此；④是；⑤其；⑥他、它；⑦的；⑧于；⑨焉、于此；⑩与、和；⑪变、变为。此外还有作语助使用而无义可言者。《六节脏象论》“关格之脉羸”句中的“之”字，乃第2种或第11种用法，即“至、直到”或“变、变为”之义。此与《上古天真论》“上古之人”“今时之人”“中古之时”等句中的“之”字，在用法和含义上是迥不相同的。

“之”在古汉语里是一个比较多见的字，仅以《素问》为例，就出现过2586次（见钱超尘《内经语言研究》），故要搞清楚它的含义与用法并非易事。即使在古汉语专家那里，也是见仁见智，

常有不同的见解。但有一条即必须联系上下文的情势，否则其说不免出错，是大家公认的。今译《六节脏象论》在“关格之脉羸”之上有“人迎与寸口俱盛四倍已上为关格”句，已明白指出了其脉的极盛，绝无更言其脉是羸、是赢的必要。须知关格为病名（在《素问·脉要精微论》中已有明文，“新校正”对它并无异议），当关格病脉见盛大之时，施治得法，病人尚有可活之机；唯有到了盛大之脉变为微弱衰竭之时，则其人已去死不远。故原文接着说：“关格之脉羸，不能极于天地之精气，则死矣。”“羸”者，衰弱瘦小之义，是故王冰注云：“物不可以久盛，极则衰败……”其说丝毫没有“羸”当作“赢”之意，而与原文本意甚为贴切。况上文更有“天食人以五气，地食人以五味。五气入鼻，藏于心肺，上使五色修明，音声能彰；五味入口，藏于肠胃，味有所藏，以养五气，气和而生，津液相成，神乃自生”等一大段文字。彼言“生”之因，此言“死”之故，故云“不能极于天地之精气，则死矣”。所谓“不能极于天地之精气”者，即是心肺、肠胃等内脏的正常受气功能衰竭，人体不能获得五气、五味的供养，以致气不能和，津液不能生成，神亦无以自生。“极”者，至也，及也；“不能极于”者，犹绠短汲深，两不相及也。盖人与天地相通才能生存，故《素问》有“生气通天”之论。今人体与天地之气相互格拒，两不相及，故其病名为关格。由是观之，若依“新校正”之言，改“羸”作“赢”，则不但文辞重复无义，而且与上文不相贯通矣。

再者，“之”字作为“至、直到”同义词的用法见于古书者，如《墨子·贵义》中“墨子北之齐，迂日者”，《庄子·天运》中“孔子行年五十，有一而不闻道，乃南之沛，见老聃”，《晏子春秋》卷四中“天子之诸侯为巡狩，诸侯之天子为述职”，《吕氏春秋·至忠》中“齐王疾痏，使人之宋，迎文挚”。这些“之”字，皆为至、到之义。这种用法，在《素问》书中亦非只有《六节脏象论》一篇，其他如《阴阳别论》中“肝之心”“心之肺”“肾之脾”，《标本病传论》中“一日而之肺，三日而之肝，五日而之脾”等，皆是其例。“新校正”认定“羸”当作“赢”者，其致误之由就在于他误把这里的“之”字理解为“的”字的同义词，且无视或者忘记了《脉要精微论》明言关格是病名之说。盖亦智者千虑之一失也。明代医家如马莳、张介宾等人之所以有“关格为脉体，而非病名”之说，也许与“新校正”的这条注文是分不开的。

三、关于《大奇论》“脚”“胠”之辨

“新校正”在该篇“肾雍，脚下至少腹满，胫有大小，髀䯒大跛，易偏枯”句下出校云：“按《甲乙经》‘脚下’作‘胠下’，‘脚’当作‘胠’，不得言脚下至少腹也。”详“新校正”之言，改“脚”为“胠”的理由有二：一是《针灸甲乙经》作“胠”不作“脚”；二是“不得言脚下至少腹”。其实这二条都是不可靠的。

先说“脚”字，在古书中多有写作“胠”者，《针灸甲乙经》之“胠”与《素问》之“脚”本无二致。“胠”乃“脚”之省文。关于这个问题，湖北中医学院（现湖北中医药大学）李今庸教授在《马王堆汉墓出土帛画〈导引图〉中“胠积”一病考》里有详尽的考证，因文繁，此不备引。

再说“不得言脚下至少腹”。临床所见症状从脚下上及少腹的疾病并不罕见，如脚气病、心源性水肿及丝虫病之象皮腿等。《大奇论》所说“肾雍”的“肾”乃指外肾，即阴囊和睾丸而言，联系下文“脚下至少腹满，胫有大小，髀胻大跛，易偏枯”，其病乃丝虫病后期出现阴囊积液，合并下肢淋巴水肿、象皮腿。因其有阴囊积液，故称之为“肾雍”，又有一侧下肢肿大，渐渐上及少腹，故云“脚下至少腹满，胫有大小，髀胻……”宋代名医许叔微《普济本事方》卷四称其病为肾脏风，并载有“宿患肾脏风，今一足发肿如瓠”云云的治验。《大奇论》名之曰肾雍，《普济本事方》称之为肾脏风，其实一也。又按《阴阳别论》说“三阳为病发寒热，下为痈肿，及为痿厥腨痛，其传为索泽，其传为㿗疝”之症，与《大奇论》的肾雍原系一种疾病：唯彼言其病从急性期至慢性期的全过程，此则言其病慢性期的症候；彼云“发寒热，下为痈肿，及为痿厥腨痛”，此云“胫有大小，髀胻大跛”；彼云“索泽”，此云“易偏枯”；彼云“㿗疝”，此云“肾雍”。只缘出于不同学派之传授，故用词各异，而其病则同。笔者在《我国唐代以前古籍有关丝虫病的记载》里对此做过系统的考证，在此不再赘述。总而言之，“新校正”的这条注文是完全弄错了。

四、关于《玉机真脏论》“息”“呼”之辨

“新校正”在“其脉绝不来，若人一息五六至，其形肉不脱，真脏虽不见，犹死也”这条原文下云：“按，人一息脉五六至，何得为死。必‘息’字误，‘息’当作‘呼’乃是。”笔者早年读习《素问》时颇信此说，因为《平人气象论》有云“人一呼脉四动以上曰死”，《大奇论》又有“脉至浮合，浮合如数，一息十至以上，是经气予不足也，微见九十日死”之文。后来反复细读原文发现，此所谓“若人”乃“如平人”之意，“其脉绝不来，若人一息五六至”是不可分割的一个完整的句子。“若人一息五六至”说的是“脉绝不来”的时间，即如同平人一息脉来五六至之久。盖古时未有钟表，不若今人可以分秒计时，故《平人气象论》说：“平人者，不病也。常以不病调病人，医不病，故为病人平息以调之为法。”如果“新校正”之说为是，那么“若人”的“人”字实属多余，何不删之？再详上文，已有“脉道不通，气不往来，譬于堕溺，不可为期”之句，如依“新校正”之说，那么“其脉绝不来”一句，岂非与文完全重复，亦在可删之例？古人写书，文尚简洁，绝无反复噜苏之语。清末学者肖延平对“新校正”此言早已持有异议，他在《黄帝内经太素》中按曰：“一息五六至，乃连上文脉绝不来而言。以脉绝不来，或来而一息五六至，复绝不来。此即经所谓不满十动而一代者，五脏无气，予之短期。故真脏虽不见犹死。”按，肖氏“一息五六至，乃连上文脉绝不来而言”的见解是对的，但是接下去说“或来而一息五六至，复绝不来”云云，则笔者不敢苟同。显然，他与“新校正”一样把“若”字释为了“或者”。此亦非原文本意。盖《玉机真脏论》此文的“若”字，与《尚书·盘庚》“若网在纲”的“若”字同义，是不能作“或者”来解释的。所以，我们认为“其脉绝不来，若人一息五六至”这种脉象，与后世脉学里所说怪脉中的屋漏脉十分近似，它绝非《灵枢·根结》中“不满十动一代”的代脉，“新校正”之说固非，肖氏之言亦未为得也。

五、关于“平旦”与“日出”之辨

“新校正”在《脏气法时论》中“脾病者，日昳慧，日出甚”文后注云：“按《甲乙经》日出作平旦。虽日出与平旦时等，按前文言木王之时，皆云平旦而不云日出。盖日出于冬夏之期有早晚，不若平旦之为得也。”

按，平旦与日出义本相同。《说文解字》释“旦”字之义云：“从日见一上。一，地也。”平旦，即日出于地平线之上。故“新校正”说“日出与平旦时等”其言不误，然而又说“不若平旦之为得”，理由是“日出于冬夏之期有早晚”，其言外之意是平旦于冬夏之期无早晚，既承认“日出与平旦时等”在前，又否认日出与平旦之时相等在后。如此前言不对后语、自相矛盾、不知所云的文字，虽出自宋代校书巨子之手，亦难免令读者生疑。

以上5条，只是“新校正”注文中有明显错误者，至于蔡攸在其奏章中所说“与异同之说，俱无所去取……学者疑惑，莫知折中”的注文，如“按《甲乙经》‘耗’作‘好’”“按别本‘时’作‘解’”“按别本‘美一’作‘甘’”“按别本‘曰’作‘日’”“按全元起注本及《太素》《甲乙经》‘太冲’作‘伏冲’”之类，则到处可见，不胜枚举。但这是不必也不应该苛求的，因为校勘古书不同于编写教科书，是不必字字处处做出明白结论的。

最后尚须说明，本文所言乃个人学习《素问》的浅薄体会，谬误之处，希明家指正。

【参考文献】

［1］王玉川．“新校正”非“林校”说［J］．北京中医药大学学报，1998（2）：1－3，71.

［2］张舜徽．郑学丛著［M］．济南：齐鲁书社，1994：16－25.

［3］李今庸．读古医书随笔［M］．北京：人民卫生出版社，1984：129.

［4］王玉川．我国唐代以前古籍有关丝虫病的记载［J］．中医刊授自学之友，1987（1）：4.

（原稿见《北京中医药大学学报》1998年第21卷第3期）

《素问遗篇》成书年代考辨

王玉川　梁　峻

《素问遗篇》，又名《素问佚篇》《素问亡篇》。它包括《刺法论》和《本病论》两篇，内容以论述五运六气学说为主，并侧重于发病学与防治方法，其中不乏独到的见解，而与《素问》运气七篇大论多有不合。唐代王冰注《素问》时，这两篇已经遗失，仅在目录中及《六元正纪大论》文后存有篇名，并注有"亡"字。北宋嘉祐年间，林亿等奉命校正医书时已发现附有《素问遗篇》的《素问》本子，但林亿等"新校正"对这两篇经注持彻底否定的态度，说它"辞理鄙陋，无足取者"。此后医家深受"新校正"之影响者，亦相率以文辞之雅俗作为评判学术价值的唯一标准，对《素问遗篇》多所蔑视，或置之不理，或做出种种不符合实际的评论。我们认为，对《素问遗篇》应该像对待其他的古代文献一样，把它放回特定的历史环境中去研究，才能做出恰如其分的评价，给予它应有的历史地位。以貌（文辞）定价的方法是不可取的（因说来话长，将另文评说）。本文仅就《素问遗篇》的作者及其成书年代谈点粗浅的看法，以就正于有道。

一、从《素问遗篇》的道教色彩说起

关于《素问遗篇》的成书年代，钱超尘教授曾经从语言角度做过考证，结论是"绝对不可能早于六世纪""是唐宋之际的人所伪造"（见《内经语言研究》，1990 年人民卫生出版社出版）。我们基本同意这个看法。如今，为要考实其究竟成书在唐还是在宋，就得另辟蹊径。

"文辞鄙陋"，这是多数医家对《素问遗篇》的看法。其实这不是《素问遗篇》的本质特征，唯有浓厚的道教色彩才是它的一大特色，它的许多论述与道教经籍之言非常一致。例如，《刺法论》讲到预防疫邪侵染的时候说："肾有久病者，可以寅时面向南，净神不乱思，闭气不息七遍，以引颈咽气顺之，如咽甚硬物。如此七遍后，饵舌下津令无数。"这种吞津养生防病的方法与道教《上清黄庭内景经·口为章》的"口为玉池太和宫，漱咽灵液灾不干"等句如出一辙。又如，《刺法论》中"先想青气自肝而出……次想白气自肺而出……次想赤气自心而出……次想黑气自肾而出……次想黄气自脾而出……五气护身之毕，以想头上如北斗之煌煌，然后可入于疫室"的存想避疫法，与《云笈七签·杂修摄部·杂戒忌禳灾祈善》一章所载"欲却众邪百鬼，常存念为炎火如斗，煌煌光明，则百邪不敢干，可入瘟疫之中"的说法，亦何其相似乃尔！再如《刺法论》用于防疫的小金丹（为《内经》十三方之一），其方药组成和炼制方法与《云笈七签·太清金丹诀·造金丹法》所载基本一致，唯前者用辰砂，后者用水银，虽稍有变化而均为含汞之剂。如此类似的例子尚多，为节约篇幅计，恕不一一列举。但须指出，这么多与道教经籍相似相同的内容在《素问遗篇》中出现，绝非偶然巧合。

至于《素问遗篇》注文中的咒语，亦为道教徒习用之法。鬼神能使人生病，鬼神和人一样害怕咒语的观念，由来已久。马王堆汉墓帛书《五十二病方》就载有很多禁咒方，约占全书283方的9%。《素问·移精变气论》也有“上古之治病，惟其移精变气，可祝由而已”的传说。唐代太医署开始设有咒禁科，北宋太医局称之为书禁科，并将其列为医学十三科之一。通过行政手段把禁咒方术渗透到医学之中，与唐宋统治阶级崇奉道教的思想是分不开的。这是不容置疑的史实，也是否认不了的。被士大夫们斥为“文理鄙陋”的禁咒方在孙思邈的《备急千金要方》和王焘的《外台秘要》里并不少见，说神道鬼的话头也举不胜举。《素问遗篇》注文不过承其余绪耳。我们对《备急千金要方》《外台秘要》，对《素问遗篇》，都不应该超越历史苛责古人。但是，宋臣对《备急千金要方》《外台秘要》之“鄙陋”处不置一词，而唯对《素问遗篇》是责，岂非不公！明代张介宾《类经》注的评说比较合乎情理，他说：“此下用针咒语，非王氏之笔可知，但临时诵之，或亦令人神定心专耳，故并录之，以备择用。”只有在临床第一线工作的人才能出此言。因为生活在阶级社会中的人们，不论是医生还是病人，头脑中难免存有鬼神的观念，所以临时诵念咒语有可能使医患双方神定心专更好地配合，对诊疗起到一定的作用。

总而言之，《素问遗篇》的咽津、存想、金丹防疫以及施针诵咒等，都与道教有关。其文非熟悉道教经籍者不能为，非道教风靡朝野的鼎盛时期亦不能有此类篇章出现。

二、《素问遗篇》成书的社会背景

鲁迅先生说过“中国根柢全在道教……以此读史，有多种问题可迎刃而解”（摘自《致许寿裳》，见《鲁迅全集》第九卷）。这话是颇有道理的，对于解决富有道教色彩的《素问遗篇》的问题，自然尤为适用。这还因为道教是中国土生土长的宗教，不仅源远流长，而且与中医学早已结下了不解之缘。

在这里，首先我们必须改变那种把宗教同迷信画等号的错误观点，才能以历史的眼光认识到中国文化与道教的关系。我们从出土的甲骨文字中看到，早在3000多年前的殷代人，已把日月星辰、风雨雷电及土地山川等一一神化了，将它们视为上帝的使臣而加以崇拜和祭祀，并认为人间的帝王“死后都能升天配帝”（参见胡厚宣《殷卜辞中的上帝和王帝》，载于《历史研究》1959年第9、10期）。尽管那时还没有道教之名，但已经有了祭祀的仪式、对象和目的，这为后来逐渐发展为成熟的道教奠定了必要的基础。

道教与秦汉时期的神仙方术是一脉相承的。自从东汉末年道教成为宗教，老子被当作教主，出现了最早的道教经籍《太平清领书》（又名《太平经》）之后，历经魏晋南北朝，由于一些具有非凡想象力的道教思想家兼医学家的人物如葛洪、陶弘景之流的研究、发挥和不遗余力地大事宣扬，到了唐代，道教的经籍愈来愈多，道教的信徒亦与日俱增，道教在社会上已经成为具有极大势力的一种宗教。上自宫廷贵族，下至平民百姓，无不受其影响。唐高宗李治认老子李耳为祖先，并追封他为“太上玄元皇帝”。杨上善在《黄帝内经太素》的注文里也称老子为“太上玄元皇帝”。自号启玄子的王冰在其《素问》注里也多次引用《道经义》《真诰》等道教经籍。尤其引人注目的是北宋帝王，他们对道教顶礼膜拜达到空前狂热的程度。例如，宋太宗赵匡义（北宋第2个皇帝，

976—997 年在位）一登皇位，立即为道教大兴土木，修造了一座金碧辉煌、气势雄伟，拥有“通明殿、玉皇三十二天帝、大游、小游、五福、四太乙、紫微帝君并二十八宿，七元殿、黑煞殿并灵宫、童子、六丁神，岁星、辰星，又有天蓬九曜、东斗三官、玄武十二玄辰，西斗天曹殿、南斗阁、灵官堂……”等，合计 300 个殿堂的上清太平宫，并改年号为太平兴国（详见《宋朝事实类苑》卷七）。又如，宋真宗赵恒（北宋第 3 个皇帝，998—1022 年在位），曾亲自为道教经典写过多篇序文，仅见于《云笈七签》者即有《真宗皇帝御制先天叙》《宋真宗御制翊圣保德真君传序》《真宗皇帝御制天童护命妙经序》《真宗皇帝御制灵验记序》等多篇。此外，道教中的一批著名人物，如陈抟、张伯瑞，以及奉命辑成四千五百六十五卷《大宋天宫宝藏》、一百二十二卷《云笈七签》等大型道教经典类编的张君房等，就生活在这个时期，并皆得到统治者的恩宠。这是道教在北宋初期得以风靡朝野的根本原因。

上有好者，下必有甚焉。流风所至，医学界亦不能不受影响，而《素问遗篇》正是道教气味极浓的两篇医学论文。如果再联系到王怀隐的生平，他原本出身于道士，太平兴国初年奉诏还俗，为尚药奉御，继即升任翰林医官使，奉命编纂《太平圣惠方》，即可见宋代道教中不乏精通医学的人才。在道藏中亦有许多与《内经》相同的医学理论。由是我们完全有理由做出这样的推断：《素问遗篇》的成书年代最大可能在北宋初期，其作者姓名虽无从查考，但必为兼通医学的道教中人物。

三、《素问遗篇》见诸《素问》之由来

《刺法论》和《本病论》亡在王冰注之前，到宋代才成为《素问》的一个组成部分，但非《素问》的真正亡篇而复得者，而是后人伪造的。这是后世学者的共识，似乎毋庸再议。但是它必须先进入宫廷馆阁之中，而后才能被附于《素问》之末，才能被林亿等校书时发现。因此，《素问遗篇》进入馆阁成为《素问》附篇的经过无疑是不容忽略的重要环节，应该加以认真探索。

我们认为，《素问遗篇》能够出现于宫廷馆阁之中，与北宋初期奖励献遗书的政策是密切相关的。北宋王朝是在经历了 50 多年地方割据势力（五代十国）的长期混战之后建立起来的。据有关史书记载，五代十国之后，“简编残缺，散落殆尽。建隆（北宋开国皇帝宋太祖赵匡胤年号）之初，三馆聚书，才仅万卷”（见《宋大诏令集》第一百五十八卷）。在宫廷藏书如此匮乏的情况下，太平兴国元年（976），太宗皇帝发布征求缺书的诏令，要求将宫廷所藏书籍和唐代的“开元四部书目”比较，“据见缺者，特搜访……若臣僚之家有三馆缺书，许诣官进纳，及三百卷以上者，与子出身；不及三百卷者，据卷秩优给金帛。如不愿纳官者，借本缮写”。所谓“出身”，即是做官的起码资格，“与子出身”就是赐给献书官僚的子孙以做官的资格，这个奖励不算太薄。但只在“臣僚之家”范围内求书，所得医书还是有限，于是太平兴国六年（981），太宗皇帝又一次下诏，明令扩大范围征求医书，诏曰：“士庶之家，有前代医书，并许诣阙进纳，及三百卷以上者，无出身与出身，已任职官者亦与迁转。不及二百卷者，优给缗钱赏之。”事隔 20 年后，宋真宗咸平四年（1001），再一次下诏求书，曰：“中外官及士庶家，有馆阁所少书籍，并令进纳，每卷给千钱，及

三百卷以上，当量材录用。”进献遗书三百卷，布衣可以当官，即使只献一卷亦可获得千钱重赏。千钱是个什么概念呢？《宋朝事实类苑》卷六十三有诗云：“三班奉职实堪悲，卑贱孤寒即可知，七百料钱何日富，半斤羊肉几时肥？”一个低级官员每月的俸禄只有七百文钱和半斤羊肉，这还抵不上献书一卷。如此昂贵的书价，足见朝廷求书心切。毫无疑问，这对于伪造古书者来说是个千载难逢的机会。当然，要伪造三百卷是不大可能的，但伪造一二卷，却并非难事。因此，我们认为《素问遗篇》成书并进入宫廷馆阁就在宋真宗咸平四年前后。

此外，我们从南宋学者王应麟《玉海》卷六十二中看到，北宋时期，在林亿等校正医书之前，至少有过两次校正《素问》之举：一是太平兴国六年，宋太宗在颁布征求医学遗书诏的同时，诏令“校正历代医书”；二是景祐二年（1035）七月，宋仁宗赵祯命“翰林学士丁度，对《素问》做第二次校正”。由此可以想见，从太平兴国六年到景祐二年，进献的医书不断增多，《素问》已有若干不同版本，而《刺法论》和《本病论》两篇经注也已经出现。所以时隔20年，宋代又有了第2次校《素问》之举。校正医书的人必须具备文字学、版本目录学和医学等多方面的功底。丁度对于文字训诂之学造诣颇深，曾著有《礼部韵会》《集韵》等，但对于医学并非行家，未必有识别《素问遗篇》真伪的能力，而且它是皇帝花重金征求来的，校正者怎敢任意评说，因而，把它置于《素问》第八十一篇之后，总题曰“素问亡篇”，以存历史真貌。此外，从现存《素问》书中还可看到丁度当年校书时的另一处理方法，那就是在王冰注《素问》原本每一卷卷首添了全卷各篇篇名，例如，“卷一”下首列“上古天真论、四气调神大论、生气通天论、金匮真言论”，而后才另起一行云“上古天真论篇第一”。全书二十四卷都用此格式，“卷二十一”卷首自然照例首书“六元正纪大论篇第七十一，刺法论篇第七十二亡、本病论篇第七十三亡”，而后另起一行为“六元正纪大论篇第七十一”。到了林亿等校书时，官拜端明殿翰林学士（相当三、四品官阶）的丁度去世不久。林亿等对丁度校正本的那种叠床架屋式的做法尽管不甚满意，但毕竟官卑职微（林亿为朝散大夫，从六品官），既不敢对皇帝近臣、德高望重的前辈所做的工作直斥其非，亦未便加以改动，出于无奈，只好采取较为含蓄和婉转的口气，在“卷二十一……本病论篇第七十三亡”之下写了这么一段话：“新校正云，详此二篇亡在王注之前，按《病能论》篇末，王冰注云‘世本既缺第七十二篇’，谓此二篇也。而今世有《素问亡篇》及《昭明隐旨论》，以谓此三篇仍托名王冰为注，辞理鄙陋，无足取者。旧本此篇，在《六元正纪》篇后列之，为后人移于此。若以《尚书》亡篇之名，皆在前篇之末，则旧本为得。”林亿等在这里所谓的“旧本”，指王冰注《素问》原本；所谓“后人”，显然是指上次校书者，也就是指丁度。所以，林校的这段话实际上是对丁度不点名的批评。

通过以上考证，我们可以得出如下初步结论：《素问遗篇》成书，在宋真宗咸平四年至宋仁宗景祐二年，即1001—1035年间，其作者为兼通医学的道教中人物。

（原稿见《北京中医学院学报》1993年第16卷第2期）

《素问遗篇》学术价值之我见

王玉川

《素问遗篇》自从被宋代林亿等以“辞理鄙陋，无足取者”8个大字做了彻底否定的判决之后，900多年来，难有出头之日。其间有个别专家虽确曾看到了《素问遗篇》里的某些有价值的材料，但最终还是做了一笔抹杀的结论。例如，清末著名学者周学海在《内经评文》中说，《素问遗篇》“义浅笔稚，世皆斥其伪矣”，然“时有古义杂出其间，如入疫室者先存想五脏之神，见于《巢氏病源候论》；即其分辨五疫五疠成于三年，俱卓有精义，必有受之矣”。这些话似乎要为《素问遗篇》翻案，做出公正评判，但是他接着又说：“第篇中仅排次位，无所发明其理，注中更引用咒语，尤为鄙陋。故二篇者，纪数之文也，不当以义理绳之。”归根结底，他认为《素问遗篇》文辞鄙陋，并无义理可言。笔者认为，文以载道，文是重要的，但是以文辞雅俗作为评判学术价值的唯一标准则是绅士派学者的偏见；鬼神观念是要不得的，但是因注中引用咒语，就把整篇文章给予否定，这是欠斟酌的。我们应该懂得，世界上有彻底的唯物主义，却从来没有彻底的唯心主义。如果一个人在每一个问题上都是彻底的唯心主义者，他就什么也做不成，甚至不可能生存下去。作为一个学者，所以能著书立说成一家之言，其思想就不能没有一点可取之处，有价值的材料并不妨碍他做出荒唐的结论；反之，一篇文章做出了荒唐的结论，也不等于其中没有一点有价值的材料。对于古代的文化遗产，应该采取审慎的态度，既要批判其唯心主义的虚构，又要吸取其合理的内核。一笔抹杀的做法是不足取的。

众所周知，“正气存内，邪不可干”的著名论断出自《素问遗篇·刺法论》。然而，这相对于《素问遗篇》的主要成就和贡献来说，却是微不足道的。因为邪正斗争的发病学说早在《素问》《灵枢》中已有很多论述，《素问遗篇》这两句话不过是对已有的理论做了高度概括，在实质上并没有前进一步。笔者认为，《素问遗篇》的最大成就在于突破了《素问》运气七篇大论的旧框框的束缚，提出了许多独到的新见解，在运气学说发展史上写下了光辉的一页。当然，其中也难免掺杂一些虚构的东西。

一、创立了新的运气演示格局

运气的演示格局在七篇大论是依纪年干支来确定的。以值年天干定岁运，以值年地支定司天与在泉，构成司天、中运、在泉三位一体的六十年气候演变模式。如甲子、甲午二年，甲为土运太过，子、午均为少阴君火司天，阳明燥金在泉。这个演示格局用《六元正纪大论》的话来说就是“甲子、甲午岁，上少阴火，中太宫土运，下阳明金”。其余年，可以此类推。由此模式演算出该年气候变化及其对万物和人类的影响。

七篇大论的30种演示格局是固定不变的。《素问遗篇》的作者大概在实践中发现七篇大论的这种演示格局，与气候的实际变迁往往不相符合，认为气候的变化规律并不能完全依靠纪年干支来做机械的推算。于是，他在司天、中运、在泉三者构成的演示格局的基础上，创立了由天甲子、司天、岁运、在泉、地甲子五者构成的新演示格局。这里所谓的“天甲子”，是指与司天六气相配的天干地支，司天居上，所以天甲子又称“上位甲子”，或简称“上位”；而“地甲子”，是指与在泉之六气相配的天干地支，在泉居下，所以地甲子又称“下位甲子”，或简称“下位”。他所以要把天干地支与六气的配属分离开，使它们之间的关系由固定变为灵活，就是为了便于说明气候变化与纪年干支之间并没有固定不变的僵死关系。所以，《素问遗篇》的观点与方法实际上是对完全依干支纪年来推算和预测气候的运气学说的否定。

以甲午年为例，《素问遗篇》的演示格局是：上位甲午，司天少阴君火，中土运太过，在泉阳明燥金，下位己酉。这个格局在具体运用时，结合现实的气候，可以因旧司天不退位、新司天不迁正而变为上位癸巳，司天厥阴风木，中土运不及，在泉阳明燥金，下位己酉。毫无疑问，这种可变的演示格局和方法在那些墨守成规的上层文化人那里，难免要被视为“鄙陋”“无足取者”的，甚至有人讥笑它是狗尾续貂，是屎壳郎以土和粪滚出来的一团蜣丸（见明代吴崑注《素问》）。因为《素问遗篇》创立的演示新格局对原先运气七篇大论的体系不是一般的修正，而是一种严重的破坏。

二、理论上的突破和创新

如前所说，《素问》运气七篇大论认为六十年气候变化周期完全由各年的纪年干支演成的司天、中运、在泉的格局来决定，纪年干支逐年不同则气候即随之逐年变迁。与此同时，运气七篇大论还认为，在六十年周期中，三十个中运太过的阳年“气化运行先天”，三十个中运不及的阴年“气化运行后天”，用《素问·六元正纪大论》的话说叫作“运太过则其至先，运不及则其至后，此候之常也”。《素问遗篇》则认为，纪年干支的阴阳属性并不能作为决定气候早至或晚至的根据，譬如阳年不但不一定“至先”，也可能“至后”，因而提出了“旧司天不退位”“新司天不迁正”及上下甲子“刚柔失守”等一系列的新概念。司天之时位已至，而司天之气不至，则为上位刚干失守；在泉之时位已至，而在泉之气不至，则为下位柔干失守。上位失守则下位孤立，下位失守则上位孤立。在六十甲子中的三十个阳年皆可能由于旧的司天在泉不退位，新的司天在泉不迁正，而出现上下甲子刚柔失守的情况。不论是刚干失守还是柔干失守，均可以使天干化运变性，即太过者变为虚弱。换句话说，干支甲子、司天在泉等不过是一种说理工具，这种工具本身对万物与人体原本并无干涉。时令失序、气候反常才是导致万物生化异常和人体患病的重要原因。《素问遗篇》的这套理论，不但把原先的十干化运说的死板规定凿开了一个不小的缺口，而且认为时令失序、气候反常、上下刚柔失守之时未必立即发病，而往往在其后三年或三年之后发生疫疠流行。例如，《刺法论》说：“假令甲子刚柔失守，刚未正，柔孤而有亏，时序不令……如此三年，变大疫也……又有下位己卯不至，而甲子孤立者，次三年作土疠……假令丙寅刚柔失守，上刚干失守，下柔不可独主之，中水运非太过，不可执法而定之。布天有余而失守上正，天地不合……如此即天运失序，后三年变疫……徐至即后三年，至甚即首三年……又有下位地甲子，辛巳，柔不附刚，亦名失守，即地运皆虚，后三年变水疠。”

上文清楚地说明了疫疠的发生不但与发生之年的纪年干支无任何关系，而且与发生前的干支纪年也不存在什么必然的关系。所以，它每举一例都要使用“假令”一词。由此看来，那种以为《素问遗篇》只是“纪数之文也，不当以义理绳之”的观点是多么的片面！

如果说金代名医张元素倡导“运气不齐，古今异轨，古方新病，不相能也”的见解，提出根据当时气候变化结合病人体质等情况灵活用药的主张，未必与《素问遗篇》的学术思想有什么关联的话；那么清代嘉庆年间，唐大烈主编的《吴医汇讲》在第九卷里引薛生白的一段话，无疑是对《素问遗篇》学术思想的阐发。他说：“凡大疫之年，多有难识之症，医者绝无把握，方药杂投，夭枉不少。要得其总诀，当就三年之中司天在泉，推气候之相乖者在何处，再合本年之司天在泉求之，以此用药，虽不中不远矣。”这段话明白无误地指出了运气理论的实用价值。

总而言之，不是《素问遗篇》没理论，而是其理论与七篇大论不同。虽然不同，却可以弥补七篇大论的不足，为原先的运气学说跟实际气候和发病状况不尽相符的问题增加了一套解释方法。《素问遗篇》的学术价值是不容抹杀的，其在运气学说发展史上的地位也应该得到肯定。

三、运用音律的方法和目的

气候寒热燥湿的变化对乐器会产生一定的影响。运气学说是离不开气候变化的，所以运气学说要讲到乐律，《素问遗篇》中亦多次提到，这是不难理解的。

乐律是一门古老的学问，是孔夫子的教学内容——六艺之一。据《国语·周语》记载，早在周文王时代，已有十二律和七声音阶。在七声音阶出现之后，五声音阶仍然长期占着优势的地位，成为旋律的中心。五声亦称五音，即宫、商、角、徵、羽，相当于今简谱的1、2、3、5、6。十二律亦称六律六吕。六律即黄钟、太簇、姑洗、蕤宾、夷则、无射。六吕即大吕、夹钟、仲吕、林钟、南吕、应钟。六律属阳，六吕属阴，习惯上又常常把它们合称为六律。

音律原本与医学有一定的关系。太史公《史记·乐书》说：“故音乐者，所以动荡血脉，通流精神而和正心也。故宫动脾……商动肺……角动肝……徵动心……羽动肾。”

现代时兴的音乐疗法，盖导源于此。《内经》里也有不少讲到音律的篇章，如《素问·针解》说：“夫一天、二地、三人、四时、五音、六律……人声应音，人阴阳合气应律。”

七篇大论中有五音而没有运用十二律的文字，其宫、商、角、徵、羽也不过是土、金、木、火、水的异名。例如，用于五运，称土运太过为太宫，土运不及为少宫；用于六气司天，称少阴君火或少阳相火司天为上徵，称厥阴风木司天为上角，总之只起到简化名词的作用。

《素问遗篇》既用五音又用十二律。它一方面继承了七篇大论用五音于岁运的方法，并做了相应的改造，如表66所示；又将十二律与十二地支和三阴三阳相配，作为“刚柔失守”的客观指标，如表67所示。

表 66　岁运十干合五音太少表

岁运	音	太宫	少商	太羽	少角	太徵	少宫	太商	少羽	太角	少徵
上位	干	甲	乙	丙	丁	戊	己	庚	辛	壬	癸
岁运	干	己	庚	辛	壬	癸	甲	乙	丙	丁	戊
下位	音	少宫	太商	少羽	太角	少徵	太宫	少商	太羽	少角	太徵

表 67　司天在泉十二辰与十二律相配表

司天	律	黄钟	大吕	太簇	夹钟	姑洗	仲吕	蕤宾	林钟	夷则	南吕	无射	应钟
	气	少阴	太阴	少阳	阳明	太阳	厥阴	少阴	太阴	少阳	阳明	太阳	厥阴
	辰	子	丑	寅	卯	辰	巳	午	未	申	酉	戌	亥
在泉		卯	辰	巳	午	未	申	酉	戌	亥	子	丑	寅
	气	阳明	太阳	厥阴	少阴	太阳	少阳	阳明	太阳	厥阴	少阴	太阴	少阳
	律	夹钟	姑洗	仲吕	蕤宾	林钟	夷则	南吕	无射	应钟	黄钟	大吕	太簇

由此表明，《素问遗篇》的作者对古代乐律是相当熟悉的。尽管在今天看来这种指标实际上是不好使用的，对运气学说有何意义也值得怀疑，但这并不是《素问遗篇》作者的杜撰。换句话说，十二律与十二地支相配，作为验证气候是否正常、是否如期而至的指标，在《素问遗篇》之前早有其说。例如，《吕氏春秋·音律》说："大圣至理之世，天地之气合而生风……以生十二律。仲冬日短至则生黄钟，季冬生大吕，孟春生太簇，仲春生夹钟，季春生姑洗，孟夏生仲吕，仲夏生蕤宾，季夏生林钟，孟秋生夷则，仲秋生南吕，季秋生无射，孟冬生应钟。天地之风气正，则十二律定焉。"

这就是说十二律与气候是密切相关的。《淮南子·天文训》亦有"律之数十二……律以当辰，音以当日"之说，并有子、丑、寅、卯等十二辰与十二律一一相对应的具体论述，因文繁不引。《吕氏春秋》和《淮南子》以十二地支与十二律相配，用以说明十二律与一年十二个月气候相关。而《素问遗篇》则扩充其义，用来标示十二年为周期的气候变化。

在这里我们看到，表 66 把岁运、十干分上位、下位与五音相配，是《素问遗篇》的一个创造；表 67 把十二律、十二辰与司天在泉相配，是《素问遗篇》的又一个创造。这些创造与《吕氏春秋》和《淮南子》并无矛盾，对运气七篇大论来说，既有继承的一面，又有突破的一面。那么，它是怎样应用的呢？可举例说明。《刺法论》说："假令壬午，刚柔失守，上壬未迁正，下丁独然，即虽阳年，亏及不同，上下失守……律吕二角，失而不和，同音有日……"

这是什么意思？查表 66，壬居岁运上位为太角，则丁居岁运下位为少角，这就是所谓"二角"。再查表 67，司天少阴火，在十二支为午，在六律为蕤宾；在泉阳明金，在十二支为酉，在六吕为南吕。如今"上下失守"，则蕤宾与南吕二个律管所发的角音不相和谐，故曰"律吕二角，失而不和"。这种不协调的情况会随着司天迁正而消失，故曰"同音有日"。其余年，可以此类推。总之，时令失序，气候反常，则律吕音异；时令、气候正常，则律吕同音。由此可见，《素问遗篇》是把音律作为判断时令气候是否正常的指标来使用的。

我们在前面说过，以音律作为检验运气的指标实际上不好使用。因为乐器受气候影响所产生的差异是很微小的，非有师旷之聪不能辨之。这里还需进一步指出，尽管气候变化对乐器会产生一定的影响，然而这种影响对十二个律管来说无疑是普遍的，绝不会只对其中的一个律管产生影响，而与其他十一个无关。因此，《素问遗篇》创造的音律与运气相关说如果不是无意间承袭了秦汉以来术家的谬说，那么只能把它视为故弄玄虚以神其说的一种手段，其荒唐无稽较之咒语为尤甚。宋代林亿等及后来的注家只憎咒语之鄙陋，而不辨音律与运气相关说之虚妄者，不思甚矣。

说到这里，也许有人会问，音律与运气相关说既然如此荒唐，又何必单立一节做如此系统的解说？我们说，正因为它荒唐，所以不能不辨。再有后世注家在此问题上的解释与《素问遗篇》原意多有出入。例如，张介宾在“蕤宾之管，太角不应”句下注云“蕤宾之管，太角之律也。阳木不正，故蕤宾失音”。这不但把律与音混为一谈，而且把原本与少阴君火相配之蕤宾误认为“太角之律”，把太角与少角不应解作蕤宾失音，显然与《素问遗篇》原来的方法相去甚远。故如果对音律与气候相关说缺乏全面了解，即无法对它做出确切的评价。本节不惜辞费，必欲详为解说者，其理即在于斯。

（原稿见《北京中医学院学报》1993 年第 16 卷第 1 期）

《灵枢·卫气行》释疑

王玉川

卫气，属于正气的范畴，在人体生理、病理、诊断、治疗以及养生防病等方面起着重要的作用，所以《灵枢·禁服》有“审察卫气，为百病母”之说。《内经》全书中明文讲到卫气的有40余篇，其中还有《卫气》《卫气行》《卫气失常》等探讨卫气的专论。故卫气理论在《内经》时代已经具有相当完整的系统，照理关于卫气理论不至于存在太多的分歧和根本对立的说法，然而出人意料，后世学者对《灵枢·卫气行》（以下简称《卫气行》）不断提出非议、指出矛盾，甚至把它描绘成一篇漏洞百出、不可究诘、无法卒读的奇文。笔者对此持有异议。为了便于说明问题，需从以往学者们的有关意见说起。

一、最早发现的矛盾

从晋人皇甫谧著《针灸甲乙经》、隋人杨上善注《黄帝内经太素》、唐人王冰次注《素问》，到宋代医家的诸多论著，都没有对《卫气行》的内容提出过疑问。最先发现和提出问题的是元末明初的医学家楼全善。他在《医学纲目》里说，《卫气行》论卫气之行，上下两节文字的立论不同：上节言昼行阳则目张而寤，夜行阴则目瞑而寐，平旦阳气出目，而下行手足三阳，皆一时并注，并无先后次第；下节言水下一刻人气在太阳，水下二刻人气在少阳，水下三刻人气在阳明，水下四刻人气在阴分者，则是先下太阳，候太阳究竟然后下少阳，候少阳究竟然后下阳明，候阳明究竟方上行阴分，大与上节矛盾，益衍文也。此后，明末医家张介宾在《类经》中指出了《卫气行》的另一个矛盾：“水下二十五刻，计前数凡六周于身而又兼足手太阳二经，此日行七舍则半日（即白天的二分之一。引者，下同）之度也。按，前数二十五刻，得周日（即一昼夜）四分之一，而卫气之行止六周有奇，然则总计周日之数，惟二十五周于身，乃与五十周之义未合。意者水下一刻，人气在太阳者二周，或以一刻作半刻，则正合全数。此中或有别解，惟后之君子再正。”

以上楼、张二氏从不同的侧面先后揭示出《卫气行》篇的两个矛盾。前者，在于卫气运行于三阳经有无先后次第；后者，在于一定时间内卫气运行的频率周数不同。对于如何解决这些矛盾，他们的主张也不相同。前者认为下半篇关于气行三阳有先后次第的一段是衍文，不言而喻，唯有删掉它矛盾才能解决。后者则说的很不干脆，一方面主张修改原文，以“一周”改作“二周”，或将“一刻”改作“半刻”，另一方面又说“此中或有别解”，既提不出明确可行的妥善解决矛盾的方法，又不主张删掉有矛盾的原文。这样，《卫气行》的两个矛盾问题就成了悬而未决的疑案。可是奇怪得很，从明代末年至清王朝覆亡的280余年间，绝少有人提起这宗疑案，仿佛矛盾已经不再存在。这是耐人寻味的现象，值得注意。这里暂且勿论，留待下文再说。

二、一个试图解决矛盾的方案

民国初年，有位名叫廖平的学者著有《六译馆丛书》，其中有一部叫《营卫运行补证》，又称《营卫运行考》，该书对《卫气行》做了全面系统的考释。沉寂了二三百年的老案，终于又被翻了出来。廖平以为“卫气之行，一日一夜五十周于身，此日夜分数，合则百周”“故卫气昼行于阳分五十周，夜则行于阴分五十周”；以漏刻计算，则“水下一刻，人气行身一周”；以日行之度计算，则“日行一舍，人气行三周于身与七分之四”。廖平主张以此为准，将日行之度、水下刻数同气行的关系，逐句做出相应的修正。经他这么一改，上下两半篇所说的频率周数是完全一致了，原文的这一矛盾自然是消失了，但是，原文被弄得面目全非，而且他的观点缺少足够的根据，说服力极弱，况且卫气行于三阳有无先后次第的矛盾依然存在。因此，《营卫运行考》的这个解决矛盾的方案，在学术界始终没有获得赞同。

三、新的矛盾不断产生

如前所述，《卫气行》存在着气行三阳有无先后次第和频率周数说法不同两个矛盾，经过历代学者们的多方研究，矛盾依然存在。时至今日，整理研究古医籍的工作越来越深入细致，《卫气行》里的矛盾不但没有解决，反而越来越多了，归纳起来，大约有如下5条。

（1）前半篇岐伯言卫气行于阳时，太阳、少阳、阳明诸经同时分注，与后半篇伯高言先太阳、次少阳、再次阳明，各占一刻时间，依次递相传注的说法明显不同。这原是楼全善提出的老矛盾，又被重新提了出来。

（2）原文讲到卫气行阳、行阴，依昼夜而别，各为二十五周，互不干扰，但在叙述卫气行于阳的过程时又提到“其至于足也，入足心，出内踝下，行阴分，复合于目，故为一周”，卫气在行于阳的整个一周中，包括了行阴分的阶段，显然与前面的说法不一致。这是从前半篇中发现的新矛盾。

（3）前半篇，岐伯言卫气行于阴二十五周，且周遍五脏，亦为日行一舍，行身一又十分之八，与行于阳的周数和时间相等；后半篇，伯高言卫气行于阴的时间，每周仅占一刻，另三刻皆行于阳，两者相合为整一周。一周之中，卫气既不是独立地行于阳，也不是独立地行于阴，以时间计，则行阳总数占四分之三，行阴总数占四分之一。这是从前后两半篇对勘中发现的又一个矛盾。

（4）前半篇，言日行一舍，卫气行身一又十分之八周，即$1\frac{11}{14}$周的近似值；后半篇，伯高言水下四刻的时间行身一周，即每昼夜运行一百刻除以四，等于二十五周，与前述周数（相较）实差二十五周之多；篇末又提到，日行一舍，卫气行身一周。这样每昼夜仅得二十八周，与前述五十周之数又差二十二周。这是张介宾提出的老矛盾的进一步发现。

（5）岐伯谓，日行一舍无论行阴行阳都是一又十分之八周，因而每昼或每夜都行二十五周又十分之二周。这十分之二周的差数，本系计算中的误差所造成的（以25被14除，正确值以分数表示

为 $1\frac{11}{14}$，以小数表示为 1.7857……，所以概计为 1.8 周，至十四舍时则必然多于 25 周之数），但却把人的“卧起之时有早晏”归之于这个误差，实属牵强附会。这是近人发现的又一个新问题。

在这里，我们看到关于《卫气行》的矛盾和问题越来越多，这与研究工作的深入形成显著的反差。这种不寻常的现状，实在令人失望与困惑。

四、对《卫气行》的看法

文献研究工作的经验告诉我们，整理古代医籍，既要具备认真细致不怕麻烦的工作态度，又要树立正确的观点、掌握正确的方法。笔者详细阅读了论述《卫气行》矛盾的文章之后，觉得他们在观点和方法上出了偏差，就是只求卫气运行周次与时间对应关系方面的精确，以及文章前后论述的一致性，而无视了卫气的系统理论。这样就不能不陷入越研究矛盾越多的困境。如果改弦易辙，着眼于卫气的生理功能及其与自然界相关的系统理论和临床应用等方面进行研究，就不难发现，历代学者提出的所谓矛盾，绝大多数在《卫气行》本身实际上是不存在的。兹申述管见如下，以求正于同道。

第一，卫气和营气是五脏六腑、四肢百骸不可或缺的营养物质，因此，在正常生理状态下，卫气和营气的运行循环是无时或休、无处不至的。与此同时，由于“人与天地相应”“生气通天”的关系，人体的营气和卫气必然随着自然界的种种变化而呈现出多种有序的生理性盛衰节律。这是《内经》理论中的一个根本观点，也是我们正确理解《内经》有关营气、卫气的论述不可忽略的。比如，《灵枢·脉度》说：“气之不得无行也，如水之流，如日月之行不休，故阴脉荣其脏，阳脉荣其腑，如环之无端，莫知其纪，终而复始。”单从这段原文看，难免会有这样的疑问，既然“如环之无端，莫知其纪”，即无所谓终亦无所谓始，而接着又说“终而复始”，岂非自相矛盾？其实不然，因为营卫的循环运行，同营卫与天地日月相应的生理性盛衰节律，是既有密切联系、又有区别的两回事。关于气的运行，从循环运行的角度来说，是如环无端、无始无终的，故曰“莫知其纪”；从其生理性盛衰节律而言，则是有盛有衰、有始有终、终而复始的；从如环无端、无始无终的循环而言，并无昼夜阴阳之分；从其有始有终的盛衰节律而言，则有昼旺于阳、夜盛于阴之别。总之，联系到《内经》的根本观点和系统理论，那么“如环之无端”与“终而复始”貌似矛盾的两句话，其实是并存而不悖且不可分割的。这样的例子很多，这里不拟多举，只是必须重复指出，对《卫气行》的理解，不能只讲卫气的循环运行，而无视它的盛衰节律。

第二，我们在前面讲过，《卫气行》里的矛盾问题在清代数百年间无人再提起。那么，《卫气行》的矛盾在清代学者那里是否已经不复存在了呢？我们的回答是肯定的。请看清代初期名闻遐迩的医学家喻嘉言在《医门法律》里的一段对话：“问：卫气昼行阳二十五度，岂至夜而伏耶？营气夜行阴二十五度，岂至昼而伏耶？曰：人身昼夜循环不息只一气耳。从阴阳而分言二气，昼为阳则卫气主之，夜为阴则营气主之。卫气夜行于阴，营气昼行于阳，不当其王，则不得而主之耳。譬如日月之行，原无分于昼夜，而其经天之度，则各有分矣。”在这里，所谓的“伏”即是“不当其王”，而不是伏而不行，也不是循环的终止。“王”即旺盛，“不当其王”即是衰减之时。很显然，喻氏已认识到营卫的循环运行与盛衰起伏是既有区别又密不可分的两回事。按照这个观点去读《卫气行》，就无往而不利。比如，上半篇“故卫气之行，一日一夜五十周于身”至“亦如阳行之二十五周，而复合于目”，说的是卫气的循环运行路线，以及其昼旺于阳、夜旺于阴，昼夜阴阳各有二十五次高潮的生理性盛衰节律。下半篇“水下一刻，人气在太阳；水下二刻，人气在少阳”至“水下二十五刻，人气在太阳，此半日之度也”，说的是卫气每逢白天依次旺于太阳、少阳、阳明与阴分，各有十二次左右的高峰期。最后“从房至毕一十四合，水下五十刻”以下至篇终，讲的是卫气的又一种盛衰节律，即昼夜各十四次，合计共有二十八次高峰期，这是一种不分昼夜“与天地同纪”，而与人之卧起无关的节律，它与前面讲的两种各有昼夜之分的节律有着显著差异。总之，只要承认卫气的循环运行是一回事，卫气的盛衰节律又是一回事，而两者又是紧密相连不可分割的这样一种观点，那么就很难同意楼全善等人以为《卫气行》里存在自相矛盾的说法了。

第三，卫气的时间性盛衰并非只有一种节律。仅《内经》所载，除了《卫气行》所说的三种日节律，《灵枢·岁露论》和《素问·八正神明论》中还有卫气随着月亮盈亏而出现盛衰的月节律。人与自然界息息相关，日月星辰等天体的运动会影响人体气血的运行。日月星辰的运动周期是各不相同的，人体卫气的生理性节律也不可能是单一的。卫气如此，营气也不例外，它既有“五十营”即昼夜共有五十次高潮的盛衰节律，又有脏腑经脉依次盛衰、昼夜运行一周的所谓“子午流注”节律等。正是由于营卫各有不同的时间节律，而这些节律必然会有多次重合在一起的机会，所以《内经》论营卫之行时有所谓“一日一夜，大会于风府”“大会于手太阴”及“夜半而大会”等论述。又如，针灸疗法里的纳甲法、纳子法、灵龟八法、飞腾八法等取穴方法，若离开了多种多样的生理性时间节律，就会变的不可思议。因此，我们没有任何理由只相信和承认《卫气行》所说的某一种节律，而怀疑和否认其他两种节律存在的可能性，硬是企图将卫气的节律弄得整齐划一。怀疑、否认、整齐划一了，又有什么好处呢？要知道，太史公“厥协六经异传，整齐百家杂语”的那种治学方法，在这里是一点用处也没有的。

第四，卫气的运行速度和频率不是固定不变的。恰恰相反，它是随着体内外的条件而不断变化的。《内经》对此有大量的论述，诸如天气冷暖、阴雨晦明、体质肥瘦、卧起劳逸、饮食寒温及喜怒哀乐等都会影响卫气的运行。由此可知，《卫气行》所说的卫气之行与水下刻数、日行舍次相关的说法，不过言其大约，是拘泥不得的。

由于历史的原因，古书中有脱简、衍文等是屡见不鲜的，所以我们对古书内容尽可怀疑，但是，对于古代能够著书立说的学者的知识水平却不宜估计太低。1.8 不等于 $1\frac{11}{14}$，这样一个简单的问题也弄不清楚，是难以想象的。再说，昼夜平分各占五十刻的计算方法也不过是一种假定。早在秦汉时期，人们已经发现，由于晨昏蒙影的缘故，昼夜平分的日期实际上是不存在的。在日出前的一段时间天就亮了，而日落后的一段时间天还没有黑，所以古人对昼夜昏明的划分有个规定，即日出前二刻半为昼，日落后二刻半为夜。于是，春分、秋分昼为五十五刻，夜为四十五刻；夏至昼长为六十五刻，夜短为三十五刻；冬至昼短为三十五刻，夜长为六十五刻。这是秦汉时期多数学者的计算方法。此外，还有主张日出前三刻为明、日落后三刻为昏的。如蔡邕《月令章句》说：“星见为夜，日入后三刻，日出前三刻皆属夜。”不论采取哪一种计算方法，昼夜的时间长度既不是相等的，更不是固定不变的。号称上知天文、下知地理、中晓人事的古代医家，岂有不知昼夜时刻并非固定不变的道理？正由于卫气运行的频率和速度、昼夜的时间长度都不是固定不变的，所以企图制定一个常年适用、任何人都适用的卫气运行时间定位周期表是非常困难的。尽管《卫气行》对卫气运行的频率周次及何时气至何处等都做了具体的规定，然而在讲到实际临床应用时，该篇就不再拘泥于这些规定，而是反复强调“候气而刺之”的重要性。该篇明确指出：“卫气之在于身也，上下往来不以期。”又说：“分有多少，日有长短，春秋冬夏，各有分理。……随日之长短，各以为纪而刺之。谨候其时，病可与期；失时反候者，百病不治。”就是说针刺时既要按时又要候气。由此可见，单纯着眼于时间定位的观点，无异于刻舟求剑，那是直接背离《卫气行》原文本意的。

第五，“阴阳者，有名而无形”，它在《内经》里是个高度抽象而又应用广泛的代名词，在不同的场合有不同的含义，如果不加细辨，极易引起误会。比如，卫气“入足心，出内踝，下行阴分”的“阴”字，与“卫气夜行于阴”的“阴”字所指不同。前者指跷脉，后者指内脏而言。明白了这一点，那么，对上面讲的（2）（3）两个矛盾的存在，就会做出否定的结论。

第六，《卫气行》原文，虽没有自相矛盾之处，但也确实存在错简和窜乱的问题，需加以整理。比如，上半篇的最后一段中“阴阳一日一夜，合有奇分十分身之四，与十分脏之二。是故人之所以卧起之时有早晏者，奇分不尽故也”，这41个字，不仅与上文只讲白天气行“二十五周于身有奇分与十分身之二”，而不言夜行“二十五周”之外“有奇分”者，明显不同，而且与秦汉时期通行的昼长于夜的计算方法也不相符。况且将“卧起之时有早晏”同“奇分”联系在一起，则显得极端无理。若依其说，则“卧起之时”必然逐日推迟，若干天之后就会出现晨昏颠倒，人人白天睡觉做梦的荒唐景象。《卫气行》的作者，当不至于糊涂到如此程度。其为浅人妄添之语无疑，删之为是。

又如，下半篇中“是故一日一夜，水下百刻；二十五刻者，此半日之度也”，与下文“常如是毋已，日入而止”等句，不相承袭，则其间必有脱文，宜将下文“水下一刻，人气在太阳……水下二十五刻，人气在太阳，此半日之度也”一段文字移置其间。如此，上下文承接自然，而“日入而止”之义，亦可不烦注释而自明矣。

五、尾语

古书多单篇别行，且多不标篇名、不著撰人姓名（参见余嘉锡《古书通例》）。医学古籍在集合编缀成书以前也不例外（如《五十二病方》）。《卫气行》在最初是3篇长短不等的文章，讲的是卫气的3种不同的盛衰节律。后来，编纂《灵枢》的人以其皆论卫气之行，将其集合在一起，并加上“卫气行”篇名。至于错简和后人妄添之笔，既可发生在《灵枢》编纂成书之前，亦可在其后，确切的年代已无从考证。

（原稿见《北京中医学院学报》1992年第15卷第6期）

《素问》“伸官”考辨

王玉川

“伸官”一词，仅见于《素问·移精变气论》，其文曰：“往古人居禽兽之间，……内无眷慕之思，外无伸官之形。此恬淡之世，邪不能深入也。……故可祝由而已。”很显然，“伸官”在这里是作为发病的一个重要因素来说的。然而，“伸官”2字义不可解，且各家注本原文又有作“伸宦”“申宦”“臾官”之异，注家各逞臆说，聚讼纷纭，迄无定论。这样就影响了后学对《内经》发病学说的正确理解和全面掌握。因此，笔者认为有必要对“伸官”的问题进行深入细致的考证。

一、古今注释述评

经验告诉我们，在研究古代文献中的疑难问题时，首先要了解前人的校语和注解，即使它异说纷陈，南辕北辙，各不相能，也是我们必须要认真借鉴的。这是因为只有掌握了该问题的历史和现状，才能把研究工作引向深入，找到正确的答案。为了便于读者分析探讨，且免翻书检索之劳，不妨先将各家校注择要分类抄录如下，并略加评说。

1. 伸官说

唐代王冰注不解“伸官”之义，但云“夫志捐思想，则内无眷慕之累；心亡愿欲，故外无伸官之形。静保天真，自无邪胜”。这是一种随文敷衍的注释，了无新意。明代吴崑《黄帝内经素问吴注》说：“伸官，求进于官也。”以“求进”释“伸”字，义较王注明确，故日本丹波元简《素问识》以为“吴注近是”。但是，以“求进于官”作为发病因素还是很难讲通的。清代张志聪《黄帝内经素问集注》则说“无眷慕之累，精得其养矣；无伸官之形，则不劳其神矣”。何谓“伸官”？此处避而不谈，而以为“伸官”足以劳神，则无以与“眷慕之累”相区别。其及门弟子高世栻著《素问直解》，释“伸官”云“引伸五官，以为敬慕也”。此处虽别创新意，却是望文生训，不免失之穿凿。总而言之，前人释“伸官”之义者，竟无一可通。

2. 申宦说

此说仅见于隋唐杨上善《黄帝内经太素》。上善注云：“恬然自得，内无眷慕之情。惔然至乐，外无申宦之役。申宦不役于躯，故外物不形。眷慕不劳于志，故内欲不累。内外恬惔，自然泰和，外邪轻入，何所深哉？”（《黄帝内经太素》卷十九《知祝由》）杨氏以为“申宦”有劳役之义，其说与《素问·移精变气论》原意较为接近。但是，因杨注没有提出训诂学依据，故其说难以被后人认可。

3. 伸宦说

此说首见于明代张介宾《类经》。清代钱熙祚守山阁刊本《重广补注黄帝内经素问》亦以为当作“伸宦”。人民卫生出版社1963年版《黄帝内经素问》横排本，即依钱氏本校改。何谓“伸宧”？张介宾云：“伸，屈伸之情。宧，利名之累。内无眷慕，外无趋求，故曰恬惔之世。”（《类经》卷十二）现代注《素问》者亦多宗其说，如山东中医学院（现山东中医药大学）与河北中医学院合编的《黄帝内经素问校释》释“外无伸宧之形”为“在外不追逐名利以劳碌其形体”。任应秋先生亦云：“按‘伸宧’，即企攀达官权贵之意。张仲景自序‘竞逐荣势，企踵权豪’，可移作注脚。”（《十大经典类编·附编·素问校勘》，未刊稿）此说貌似有据，而实则难通。盖仲景自序仅对“当今居世之士”“惟名利是务”，而“曾不留神医药”的思想行为提出批评，却并没有把趋求名利作为致病因素的意思。

4. 臾官说

宋臣林亿等“新校正”云：“按全元起本，‘伸’作‘臾’。”全元起是隋人，全注本较杨注《黄帝内经太素》还要早些。应该说，全注本尤为近古，其可信度亦较高，可惜全本亡佚已久，林亿等校出之后亦未曾引起后人重视，“臾官”之意亦不得其解。

5. 误文说

由于历代各家所据本原文多歧，而解释亦都不能令人满意，于是有了误文之说。如清代学者张文虎说：“‘伸宧’字不可解，或以为‘仕宧’之伪。案林亿引全本作‘臾’，疑‘臾’乃‘贵’之烂文。”（《舒艺室随笔》）贵，即富贵、权贵之贵。其说似甚有力，盖古代之竹木简或帛书出现烂文现象，并非罕见。不过，以贵宧作为发病因素仍不可通。现代学者亦多有主张误文说者，如郭霭春教授《素问》校注本说：“‘伸宧’难解，疑‘伸宧’应作‘忧患’。‘忧患’与上‘眷慕’对文。‘忧患’古作‘憂悹’。《说文·心部》：‘憂，愁也’，‘悹，憂也’。‘伸’，林校引全本作‘臾’，与‘憂’上半形近。疑‘憂悹’初误为‘㥑悹’，后又脱去下半，遂成‘臾官’。‘申’通‘伸’，篆文作‘甲’。王冰即误‘臾’为‘伸’，杨上善又误‘官’为‘宧’，遂不可解。《庄子·刻意》‘平易恬惔，则忧患不能入’，与本篇‘外无忧患之形，恬惔之世，邪不能深入’之义合。似有此古说。”［1989 年 8 月，天津中医学院（现天津中医药大学）油印稿］古书文字一误再误、辗转讹传者，乃常有之事。然而改“伸官”字为“忧患”，联系上下原文观之，仍不能言之成理。最近湖南中医学院（现湖南中医药大学）胡天雄教授著《素问补识》，亦力主误文之说：“不论是伸宧、伸官或贵宧，都不可解。吴注‘伸官，求进于官也’，简《识》以为‘吴注近是’。其实求进于官，醉心名利，仍然是一种眷慕之思，与‘外’字无关。考后文有‘忧患缘其内，苦形伤其外’，与前文内外对举相应。则内指情志之类，和‘内无思想之患’（《上古天真论》）同；外指劳累之类，和‘外不劳形于事’（同上）同。‘伸宧’文字疑为误文。”按照胡氏所论，误文说之理由相当充分。“伸官”“伸宧”“申宧”“贵宧”诸字悉属误文，当可确定无疑。但其未误前本字作何形状，则尚有待于进一步考证。笔者同意胡氏的这一主张。

二、辨析、考证和结论

要探索误文的原初本字，首先，必须从分析原文大意入手。在《素问·移精变气论》原文中，显然有两个要点应该抓住。第一，所谓“伸官之形”，实际上是“苦形”或“劳役”的同义语，它是内伤七情和外感六淫以外的致病因素；第二，原文把“伸官之形”的有无看作区分“恬淡之世”与“暮世”的关键。这两个要点表明，“伸官”是致病因素中的社会因素。《内经》是战国至秦汉之际医家的学术论文集，此时期正逢乱世，医家对于社会因素给予健康长寿的不良影响必然会有深切的感受，故而把传说中的远古社会想象和描绘成“内无眷慕之思，外无伸官之形”的极乐世界，即所谓“恬淡之世”；认为当时的现实社会是“忧患缘其内，苦形伤其外”，疾病到处流行的“暮世”。这些论述，从表面看来，颇有“厚古薄今”“崇古非今”的历史倒退论味道，而实际上它反映了当时人们在否定鬼神致病论和祝由能治百病说的同时，对于发病因素的认识不断深化和完善的过程。他们从亲身感受中认识到，人体生命活动不仅受自然环境的制约，也受社会环境的影响，而这种不良的社会环境同“暮世”帝王缺德的统治是分不开的。正如杨上善《黄帝内经太素》卷十九《知古今》篇注文所说：“黄帝不能致德，邪气深入，百姓疾甚。”他们借黄帝之口，抨击黄帝缺德，自然是个不合逻辑的大漏洞，但把疾病流行的责任归之于统治者，无疑是了不起的进步。由此可见，“伸官”必然是一种同社会环境有着直接关联的发病因素。

其次，笔者认为这种发病因素在古代文献中有所记载。例如，《汉书·宣帝纪》曰：“死者不可生，刑者不可息。此先帝之所重，而吏未称。今系者，或以掠笞若饥寒，瘐死狱中，何用心逆人道也。”苏林注云：“瘐，病也。囚徒病，律名为瘐。”颜师古注亦云：“瘐，病是也。此言囚或以掠笞及饥寒及疾病而死。瘐，音臾，字或作‘瘉’，其音亦同。”再如，《诗经·小雅》有“四牡痯痯，征夫不远”之句。传云：“痯痯，罢貌。”痯痯，是疲惫的样子。征夫，指出征的士兵，如《晋书》中“征夫苦役，日寻干戈”。这些资料表明，瘐乃牢狱之灾，痯乃徭役之苦。痯有负重远行极度疲劳之义，瘐则饥寒、受刑皆所难免。二者均足以致病，故《尔雅·释诂》亦有“瘐瘐病也”“痯痯病也”之说。瘐、痯之义，恰与《素问·移精变气论》的“苦形伤其外”及杨上善注“外无申宦之役。申宦不役于躯”之说完全相符。考《古今韵会举要》，臾与瘐，“并勇主切，音瘐”；官与痯，读音亦相近，“官，沽欢切，音观”，“痯，古缓切，音管；又古玩切，音贯”，观、管、贯乃一音之转。按照训诂学，古字同音声近例可通假之说，“臾”与“瘐”，“官”与“痯”，并在通假之例。

根据以上的分析和考证，我们可以做出如下两点结论。①“伸官”“伸宦”“申宦”并系传抄致误，当依全元起本作“臾官”为是。臾即“瘐”字，官即“痯”字。臾官是指古代社会违反人道的刑罚和徭役。②《素问·移精变气论》是中医社会医学的最早文献之一，在中国医学史上有着重要的价值。

（原稿见《北京中医学院学报》1992年第15卷第3期）

《扁鹊传》“尸厥”新解

王玉川

翻开《史记·扁鹊仓公列传》，我们便会看到，秦越人扁鹊的生平事迹在太史公笔下写得既有医理、又富文采。太史公把赵简子、虢君、中庶子、齐桓侯等人物一个个描绘得活灵活现，读之，如见其人，如闻其声。现代各种版本《医古文讲义》无不把它选作材料，这是非常恰当的。通过它，我们不仅可以了解西汉名著《史记》的文学风采，还能具体深入地了解春秋时期伟大医学家扁鹊精湛的医学理论和高超的临床医疗技术。但是，扁鹊在虢君面前讲述尸厥病理机制的那一大段话，在笔者所见的《医古文讲义》里都被删节去了。现在看来，这是令人感到遗憾的。

因为尸厥的病理机制是扁鹊判断“太子未死也”的理论依据，也是《史记·扁鹊仓公列传》里的一个重点，应该是医学生渴望了解的。你把它删节了，并没有解决问题，《史记》原书尚存，学生还能看到它，当看不懂时还是会提出来向你请教的。况且，《诸病源候论》《备急千金要方》《外台秘要》等医学名著在论述尸厥时讲到了它，尽管没有援引其全文。例如，《备急千金要方·风懿第六》说：“凡尸厥而死，脉动如故，此阳脉下坠，阴脉上争，气闭故也。”很显然，《备急千金要方》中尸厥的发病机制与《史记·扁鹊仓公列传》是一脉相承的，在文字语气上也没有多少改变。那么，为什么要把它删节呢？这不能怪《医古文讲义》的编者们，因为这段原文实在古奥，一字一句讲起来非常困难。古今文史学家对它所作的注解都似通非通，没有真正解通的，比如《史记》三家注就是这样；后世医家虽引其文，但也只是囫囵吞枣，照录而已，未有能做出明晰解释者。因此，现在编讲义时不得不采用删节之法。不过，笔者认为，只要认识到这段文字的重要性，就不应该将其删节，即使一时解释得不够圆满，那也不要紧，可以加说明以引起讨论，逐步修正。倘使采取消极回避的态度，那只能使它成为永久之谜。基于这个想法，特撰此文，试申鄙见。

为了使读者对此问题有个大概的了解，也便于笔者解说，不妨先录其被删节的原文如下：

扁鹊曰：若太子病，所谓尸厥者也。夫以阳入阴中，动胃繵缘，中经维络，别下于三焦、膀胱。是以阳脉下遂，阴脉上争，会气闭而不通。阴上而阳内行，下内鼓而不起，上外绝而不为使。上有绝阳之络，下有破阴之纽。破阴绝阳，色废脉乱，故形静如死状。太子未死也。夫以阳入阴、支兰藏者生，以阴入阳、支兰藏者死。凡此数事，皆五脏蹙中之时暴作也。良工取之，拙者疑殆。

在这段文字里，开头3句和最末2句，文义浅显，无烦注释。此外，其他文字大都不易理解，尤以“阳脉下遂，阴脉上争，会气闭而不通”最为难解。

按照现代通行的经络学说，即《灵枢·逆顺肥瘦》所说“手之三阴从脏走手，手之三阳从手走头，足之三阳从头走足，足之三阴从足走腹”的经脉气血运行规律来看，阳脉有上行的也有下行的，阴脉有下行的也有上行的，并为生理之常，用《素问·太阴阳明论》的话就是“故阴气从足上行至头，而下行循臂至指端；阳气从手上行至头，而下行至足”。既然阳脉有下行的，阴脉有上行的，且均为正常生理不为病理，那么，“阳脉下遂，阴脉上争”，何以能导致“会气闭而不通”？这就很难做出合理的解释。笔者初读《史记·扁鹊仓公列传》时，即为此百思不得其解。后来，在研究《内经》过程中发现，欲解此难题，必须先了解这样一个问题：先秦时期的经脉气血循环理论并非只有1种，且大多与秦汉以后医家的说法很不相同。扁鹊在尸厥病机里使用的经脉气血循环理论，不是《灵枢·逆顺肥瘦》和《素问·太阴阳明论》中的理论，而恰与《灵枢·终始》所说“阴者主脏，阳者主腑，阳受气于四末，阴受气于五脏”的理论相互吻合。（可见《内经》里有成书于春秋时期的篇章）这种理论认为，手足六阳脉中的气血来源于四肢末端（所谓四肢者，诸阳之本），从四肢上行走向六腑，通过“中经维络”（即六腑与五脏相互维系的络脉）进入五脏；手足六阴脉中的气血则来源于五脏，由五脏出发走向四肢，下行至四肢末端与六阳脉相交接，从而形成阴脉主出、主下行，而阳脉主入、主上行的气血循环路线。换句话说，在这种气血循环理论中，六条阳脉与六条阴脉在四肢末端和胸腹腔内各有交接处；六条阳脉与六条阴脉中的气血都是同时并行、同时交接的，只是运行方向不同，无阴阳先后之别。因此，它与现代通行的经络学说即一阴一阳依次相互首尾衔接的十二（四）经脉循环的理论迥不相同。二者的差异，如图140与图141所示，极为显著。

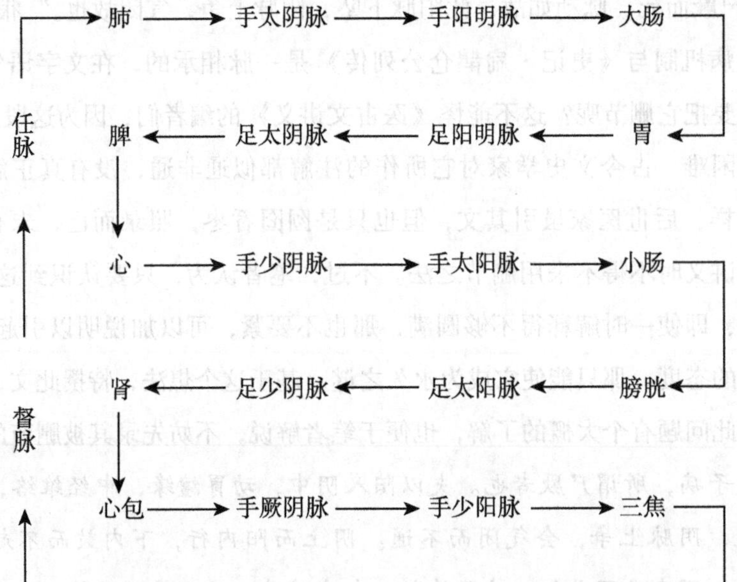

图140　十二（四）经脉循环

从图141可见，这种经脉气血循环的路线是阴脉由五脏出发而下行至四肢末端，阳脉由四肢末端上行而入于六腑。所以，我们替它起个名字叫作阳入阴出循环论。它是《内经》所载的4种经脉气血循环论里较早的一种。（详见拙作《试论经脉气血循环理论的发展演变》，载于《北京中医学院学报》1991年第2、3期。）根据这种阳入阴出循环论读《史记·扁鹊仓公列传》，那么尸厥病机中的难题即可迎刃而解。兹逐句试释如下。

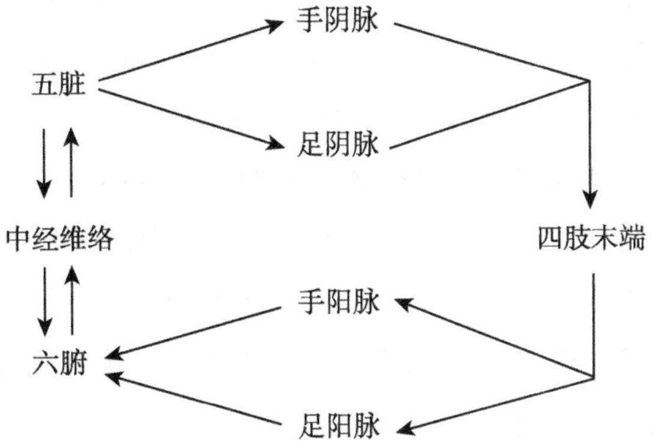

图 141　阳入阴出气血循环

（1）“夫以阳入阴中，动胃繵缘，中经维络，别下于三焦、膀胱”。这几句讲的是人体的生理。其大意是，在正常生理状态下，阳脉中的气血由四肢向“阴中”即胸腹腔运行，通过缠绕于胃肠与五脏相互间维系的络脉，供给脏腑营养，推动并维持脏腑的生理活动，使水谷之精气输布全身，而糟粕别下于三焦、膀胱并排出体外。

（2）“是以阳脉下遂，阴脉上争，会气闭而不通”。这句讲的是病理状态下气血逆行及其造成的直接后果。阳脉中的气血本当从四肢末端上行，而今反下遂。遂，与堕、坠通。阴脉中的气血本应由五脏外出下行至四肢，而今反上争。上争，即倒流入脏。其之所以倒流入脏，是因为阳脉下堕，脏腑气血匮乏。如此，出入相反，上下倒流，气血逆乱，则导致经脉交会之处突然闭塞，气血即不得正常循环流通。会，阴阳经脉交会之处。“会气闭而不通”，故治法“以取外三阳五会”，使闭塞者开通，尸厥者方可复苏。

（3）“阴上而阳内行”。据文义，内行，当作“下行”，系传抄时涉下文“内鼓”字致误。下行，即上文所谓“下遂”。这句话实际上是上文“阳脉下遂，阴脉上争”的同义语。

（4）“下内鼓而不起，上外绝而不为使”。在这里，上、下是互辞，乃泛指四肢。内鼓、外绝也是互辞；不起、不为使是一个意思。内鼓、外绝者，意谓气血鼓动于内而不达于四肢末端。唯其内鼓，故上文有“耳鸣而鼻张，循其两股以至于阴，当尚温也”之说；唯其外绝，故气血不达于四肢，四肢无气以动，则不起、不为使。不起、不为使，即下文所谓“形静如死状”。

（5）“上有绝阳之络，下有破阴之纽”。纽，赤色之血结小络。上、下仍为互辞。此句意谓四肢阳络中的气血来源中断，阴络中的气血停滞，故四肢阴脉之浮络可见赤色的结血。

（6）“破阴绝阳，色废脉乱，故形静如死状”。这里重复上文“破阴”与“绝阳”，是对尸厥病机的概括；“色废脉乱”以下，是对尸厥症候的概括。色废，即面色惨白无华；脉乱，即气血运行逆乱之表现。形静如死状，即上文所谓“不起”“不为使”。

（7）“太子未死也”。这是扁鹊根据虢太子的病情所做的判断。

（8）“夫以阳入阴、支兰藏者生，以阴入阳、支兰藏者死”。这句是上文“太子未死也”的理论根据。先下判断，后述其理，是倒叙笔法。许多注家于此皆无注，唯唐人张守节《史记正义》注云：“《素问》云：支者顺节，兰者横节，阴支兰胆脏也。”据此，则“阳支兰”当为肝。阳入者，入侵之阳邪；阴入者，入侵之阴邪。阳邪入侵，使胆经气血入脏之支脉阻塞，其病在腑，腑病易治，故曰“阳入阴支兰藏者生”。阴邪入侵，使肝经气血外出之支脉阻塞，其病在脏，脏病难医，故曰“阴入阳支兰藏者死”。如此解释，似乎颇能言之成理。然而，考诸《素问》，并无“支者顺节，兰者横节”之文，更无胆为阴支兰之说，究不知其何所据而云然，大有杜撰书证，强为说解之嫌，难以令人无疑。因此，这句原文是《史记·扁鹊仓公列传》里的又一难点，是一个待解之谜。笔者认为，“阳入阴”是一层意思，“支兰藏”为又一层意思。支，拄也、撑也。兰，即栏字，格断之义。支兰，即是阻隔闭塞而不通。藏，脏腑之统称，不必定指胆，也不必定指肝。“阳入阴、支兰藏者”，谓阳脉入六腑之通路被阻塞，在外之气血不得进入脏腑，而在内脏腑间之气血尚能流通，脏腑即不至于损坏，此时阴脉出藏之气血通路未尝阻塞，故可“脉动如故”。唯其脏腑未尝损坏，故预后较佳，有复苏之可能，故曰“生”。“阴入阳、支兰藏”者，谓五脏出阳之通路被阻塞，气血无由外达而瘀积于脏腑，导致五脏败坏，危亡在即，故曰“死”。总而言之，“阳入阴、支兰藏者”，气血闭塞不通之处在于阴阳经脉交会处，而“阴入阳、支兰藏者”，气血闭塞之处在脏腑。《素问·缪刺论》所谓“邪客于手足少阴、太阴，足阳明之络，此五络皆会于耳中，上络左角，五络俱竭，令人身脉皆动而形无知也，其状若尸，或曰尸厥”，说的就是本传“阳入阴、支兰藏”一类的病证。晚于扁鹊700余年的张仲景在《金匮要略·脏腑经络先后病脉证》中所说的“血气入脏即死，入腑即愈，此为卒厥……唇口青，身冷，为入脏即死；如身和，汗自出，为入腑即愈”，言虽稍异，而其义则略通。

（9）“凡此数事，皆五脏蹙中之时暴作也”。这句为总结上文，并补叙病因，大意谓上面所说的“阳脉下遂、阴脉上争”，乃至“阳入阴、支兰藏”与“阴入阳、支兰藏”等，一系列病理变化，不是渐进的，而是在五脏为邪气卒中之时突然暴发的一个急剧过程。蹙，迫促，义与卒、猝通。蹙中，即卒中也。

以上解释，只是笔者之私见，也许未必与《史记·扁鹊仓公列传》原意完全相符。为此，抛砖引玉，衷心希望方家匡正。

本文承钱超尘教授审阅，特此致谢。

（原稿见《北京中医学院学报》1993年第16卷第3期）

《五十二病方》"臂少阴脉"名实考

——兼论手厥阴脉名之演变

王玉川

《五十二病方》，是1973年底长沙马王堆三号汉墓出土的，后经马王堆汉墓帛书整理小组释注，于1979年出版的一部古医书。它的写作年代，"其上限在公元前369年至公元前345年之间"，即战国时期（见陈遵妫《中国天文学史》第三册），较《黄帝内经》尤为古老。毫无疑问，该书必将对我国医药学发展史的研究工作产生巨大的影响，其中《足臂十一脉灸经》和《阴阳十一脉灸经》两篇为探索和解决经络学说中的某些疑难问题提供了宝贵的资料和线索。笔者在研究过程中，试将《足臂十一脉灸经》《阴阳十一脉灸经》同《黄帝内经》的有关内容相对照，结果发现，《足臂十一脉灸经》和《阴阳十一脉灸经》的"臂少阴脉"与《灵枢・经脉》所说的"心手少阴之脉"存在着极大差异。这一发现可以解决《灵枢・本输》中的一系列疑问。为什么把属于手厥阴脉的中冲、劳宫、大陵、间使、曲泽5个腧穴说成是心手少阴脉的五输？《灵枢・邪客》为什么要提出"手少阴无输"和"心不受邪"之论？为什么《素问・气穴论》说"手少阴各一"，只有两个穴位？为什么《灵枢・经脉》关于"心主手少阴心包络之脉"的命名，在形式上同"肺手太阴之脉""大肠手阳明之脉"等其他11条经脉不相一致？现将笔者所见，申述如下。

一、名为"臂少阴"，实为"手厥阴"

最初，我们发现《足臂十一脉灸经》和《阴阳十一脉灸经》中"臂少阴脉"的命名，与三阴三阳脉循行路线的相对位置关系的规律不相符合。所以，我们肯定这个命名犯了名不副实的错误。

《足臂十一脉灸经》云："臂太阴脉，循筋上廉，以凑臑内，出腋内廉，之心""臂少阴脉，循筋下廉，出臑内下廉，出腋，凑胁"。（原文中的古文与缺字，均依《五十二病方》原注改补，下同。）这些记载说明，臂少阴脉与臂太阴脉均循行于前臂内侧，内侧为阴，故为臂之阴脉；两脉之间，只有一筋之隔，筋之上缘是臂太阴脉的位置、下缘是臂少阴脉的位置。臂少阴与臂太阴两条经脉是隔筋相望的"邻居"。《阴阳十一脉灸经》云："臂钜阴脉，在于手掌中，出内阴两骨之间上骨下廉，筋之上，出臂内阴，入心中""臂少阴脉，起于两骨之间之下骨上廉、筋之下，出臑内阴"。钜阴即太阴。这里"两骨之间"的"两骨"，指的是桡骨与尺骨；"上骨下廉"，即桡骨之下缘；"下骨上廉"，即尺骨之上缘。这里的"筋之下"，即《足臂十一脉灸经》所谓的"筋下廉"；这里的"筋之上"，即《足臂十一脉灸经》所谓的"筋上廉"。由此可见，《阴阳十一脉灸经》和《足臂十一脉灸经》均认为循行于前臂内侧的经脉有两条，行于前臂内侧上缘一线的叫作"臂太阴脉"，行于前臂内侧中央一线的叫作"臂少阴脉"，这两条经脉只有一筋之隔。按照三阴三阳的相对位置关系来说，太阴脉固然应该在前缘一线，而少阴脉则应在后缘一线，两者之间应有较宽的距离，绝不是只有一筋之隔。如果说，《足臂十一脉灸经》与《阴阳十一脉灸经》所载经脉循行位置没有错误，那么，“臂少阴脉”这个命名就值得怀疑了。

于是，笔者将《足臂十一脉灸经》《阴阳十一脉灸经》同《灵枢·经脉》相对比，终于证实“臂少阴脉”的命名是错误的。《灵枢·经脉》记载：“肺手太阴之脉……从肺系横出腋下，下循臑内，行少阴、心主之前，下肘中，循臂内上骨下廉，入寸口……”“心手少阴之脉……出腋下，下循臑内后廉，行太阴、心主之后，下肘内，循臂内后廉，抵掌后锐骨之端……”“心主手厥阴心包络之脉……入肘中，下臂，行两筋之间……”

在这里，循行于前臂内侧的经脉有3条：行于前缘一线的是肺手太阴之脉，行于中央一线的是心主手厥阴心包络之脉，行于后缘一线的才是心手少阴之脉。其中，心主手厥阴心包络之脉的循行路线，与《足臂十一脉灸经》《阴阳十一脉灸经》的臂少阴脉的循行路线，除方向相反之外，位置是完全相同的，这是同实异名；而心手少阴之脉的循行路线与臂少阴脉则明显不同，这是同名异实。换句话说，《足臂十一脉灸经》和《阴阳十一脉灸经》所说的臂少阴脉，实际上就是《灵枢·经脉》的心主手厥阴心包络之脉。至此，我们有了充分的依据做出这样的结论：“臂少阴脉”的命名，是古代医家在无意中犯下的一个影响极为深远的错误。如果说《足臂十一脉灸经》成书在前，《阴阳十一脉灸经》成书在后，那么它们是经络学说发展过程中的两个早期阶段，是《灵枢·经脉》的基础。这个错误的命名在相当长时间内并没有得到改正，以至在大约成书于西汉的《灵枢》里也留下了痕迹。之所以得不到及时改正，大概是由于在那段时间内循行于前臂后缘的另一条经脉，即真正的手少阴脉，还没有被发现。

二、手厥阴脉脉名之演变

在《灵枢》里，手厥阴脉的名称，除了上文讲过的“心主手厥阴心包络之脉”，还有许多其他称谓，如《灵枢·本输》称之为“手少阴”，《灵枢·邪客》称之为“手少阴心主之脉”或“心主之脉”，《灵枢·营气》叫作“心主脉”，《灵枢·经水》《灵枢·卫气》等则名之曰“手心主”，还有干脆叫它“心主”的。

为什么手厥阴脉会有这么多不同的名称呢？这与最初把手厥阴命名为臂少阴的错误是分不开的。这么多名称也恰好反映了这个错误命名的影响有多深远。这个错误的命名，在理论和实践中被长期广泛地使用，早已成了习惯。后来，有人发现了真正的手少阴脉，才显露出原先臂少阴脉命名的错误。人们认识到这个错误关系重大，必须加以改正。然而，习惯的力量是巨大的，而采取激进的办法来改变习惯是很难被人们接受的，尤其在数千年以前的古代，没有召开全国性学术会议来统一认识的条件，只能采取渐进的过渡的办法，使大家在不知不觉中渐移默化，逐步接受新名称。如果以上的推想合乎当年的实际，那么手厥阴经脉的这么多不同的名称就是当年的学术带头人采取过渡措施留下的痕迹。比如“手少阴心主之脉”这个名称，一方面沿用了“臂少阴”的旧称，另一方面又加上“心主”2字，用以表示它与旧称有所区别。也就是说，新的命名，既不完全否定原先的命名，又要与真正的手少阴脉有所区别。这里的“心主”，是说这条经脉受心的主宰。后来，人们发现这个命名仍不免要与手少阴脉相混淆，于是就干脆把“手少阴”3字去掉，改称为“心主之脉”或“手心主"。最后到了《灵枢·经脉》成书时，为了使上下肢经脉的命名一致，符合三阴三阳的规律，又要标明经脉与内脏的络属关系，于是又一次改名，称之为“心主手厥阴心包络之脉”。这是一个与众不同的名称，如果按照其他11条经脉命名的格式，即脏腑、手足、阴阳三个组成部分的先后排列程序，那么手厥阴脉应该被称为“心包络手厥阴之脉”的。很显然，《灵枢·经脉》赋予手厥阴经脉的命名，仍然保留着过渡的性质。

综上所述，从《足臂十一脉灸经》《阴阳十一脉灸经》到《灵枢·经脉》为止，手厥阴经脉命名的演变过程大抵经历了四个阶段：①臂少阴脉；②手少阴心主之脉；③心主之脉或手心主；④心主手厥阴心包络之脉。

说到这里，也许有人会问：研究手厥阴经脉脉名的演变有无意义？回答是肯定的。研究和了解这个演变过程，不仅能对手厥阴经脉在《内经》等古医籍里出现多个不同名称，能够做出合乎情理的解释，而且对古医籍具体篇章成书时间的早晚，以及对后世注解得失的判断，都会有帮助。这方面的例子是不少的，我们在下文也许会提到一些，这里为了节约篇幅，只好从略。

三、“心不受邪说”的背景

最早提出“心不受邪说”的是《灵枢·邪客》。其文云：“黄帝曰：手少阴之脉无腧，何也？岐伯曰：少阴，心脉也。心者，五脏六腑之大主也，精神之所舍也，其脏坚固，邪弗能容也，容之则心伤，心伤则神去，神去则死矣。故诸邪之在于心者，皆在于心之包络，包络者，心主之脉也。故独无腧焉。黄帝曰：少阴独无腧者，不病乎？岐伯曰：其外经病而脏不病，故独取其经于掌后锐骨之端。”

众所周知，《内经》里有很多关于心病的证候及其治疗刺取手少阴心经穴位的记载，这显然与《灵枢·邪客》的这段论述是直接矛盾的。然而，后世注家在尊经崇古思想的禁锢下，类皆无视此种矛盾而附和其说，唯有隋末唐初的杨上善在《黄帝内经太素》注文里多次提出反对心不受邪说的主张。比如，卷第十二“营卫气行”篇注云：“气在于心，取手少阴经者。上经云：心不受邪。今气在心，若为不受邪也？若言邪在心之包络，即应唯疗手心主之经，何为心病二经俱疗？故知心者亦受邪也。”此处用《内经》的原文来驳斥《灵枢·邪客》中心不受邪说，无疑是十分有力的，他给了“诸邪之在于心者，皆在于心之包络”的论点致命的一击。又如，在卷第九“脉行同异”篇注文中，根据《灵枢·本脏》的记载，杨氏指出：“如五脏中，心有坚脆，心脆者善病消瘅。以不坚，故善病消瘅，即是受邪。”又说：“《明堂》手少阴亦有五输主病，不得无腧，即其信也。”此文不仅对《灵枢》中“其脏坚固，邪勿能容”的心不受邪说做了彻底的否定，而且指出了“手少阴独无腧”的说法也是错误的。杨上善的论据是确实可靠的，推理判断也是相当合理的。那么，《灵枢·邪客》的作者是不是糊涂了呢？非也，心不受邪说并非凭空捏造。

从《黄帝内经太素》的全部注文中可以看出，杨上善并不了解手少阴脉与手心主脉的历史关系，所以，尽管他对心不受邪说提出了反对意见，并做了无可辩驳的论证，却并没有能够指出心不受邪说的错误根源。

《灵枢·邪客》原文表明，它的成书时间稍晚于《灵枢·本输》，恰当手少阴心经被发现后不久。那时，真正的手少阴经脉已被发现，《灵枢·本输》将中冲、劳宫、大陵、间使、曲泽5个腧穴作为手少阴“五腧”的错误也已得到纠正，而真正的手少阴经脉上的穴位却只发现了两个。所以，当时既有“手少阴之脉无腧”之说，又有“其外经病而脏不病，故独取其经于掌后锐骨之端”之言。掌后锐骨之端，左右各有一个穴位，与《素问·气府论》所说“手少阴各一”的穴位之数正相符合（这表明《素问·气府论》与《灵枢·邪客》的写作年代大致相同）。王冰注以为“手少阴各一”是指手少阴经的阴郄穴，“在腕后同身寸之半寸”，与《灵枢·邪客》中“掌后锐骨之端”的位置亦相一致（可见高士栻《素问直解》以为手小指端的少冲的注解，是错误的）。由此不难想象，“心不受邪说”是在治疗心脏病证时依然沿用中冲、大陵等5个腧穴，而新发现的阴郄穴只用于手少阴经病的治疗的背景下提出来的，其目的是要给原先错误的脉名已得到纠正，而治疗方法却依然沿用老一套的不寻常状况，从理论上做出合乎逻辑的说明。须知《内经》的许多理论是临床实践的总结，《灵枢·邪客》的“心不受邪说”和“手少阴之脉无腧”自然也不能例外。如果要求《灵枢·邪客》在那样的背景下做出“心亦受邪”之论，岂非脱离实际！

（原稿见《北京中医学院学报》1990年第13卷第5期）

“闻木声而惊”辨疑

王玉川

“闻木声而惊”一语，是阳明经病的证候之一，在《内经》凡三见，一见于《灵枢·经脉》，二见于《素问·脉解》，三见于《素问·阳明脉解》。三者记载内容基本相同，唯《素问·脉解》中“声”作“音”，《素问·阳明脉解》亦作“音”，且“惊”下有“钟鼓不为动”5字。后世注家均认为，阳明属土，土病则畏木克，故闻木声则惊。例如，王冰注云：“《阴阳书》曰：木克土，故土恶木也。”杨上善亦注云：“阳明，土也，土恶木，故病甚恶木音也。”从表面看来，这似乎合情合理。然而，古代临床名著，如东汉张仲景的《伤寒论》和《金匮要略》、唐代孙思邈的《备急千金要方》和《千金翼方》以及王焘的《外台秘要》等，并无记载阳明经病“闻木声而惊”之病证。转而细审《灵枢·经脉》《素问·脉解》原文，笔者发现原文有误，诸家注释自然尽属误解。兹愿述一得之见，以供读者诸君参考。唯讹误既久，千百年来习焉不察，莫知其误，这如同“谎言重复一千遍，便会变成真理”，欲正其误，难免辞费！

一、阳明经病的性质不属土

何以见得阳明经病的性质不属土？请看《灵枢·经脉》原文：“胃足阳明之脉……病至则恶人与火，闻木声则惕然而惊，心欲动，独闭户塞牖而处，甚则欲上高而歌，弃衣而走。”

在这里，阳明经脉病的一系列临床表现，如恶人与火、上高而歌、弃衣而走等，与《伤寒论》阳明病之发热不恶寒、独语如见鬼状，若剧者发则不识人、循衣摸床、惕而不安等，正相符合，与《素问·气交变大论》的“岁火太过……病反谵妄狂越”，《素问·至真要大论》的“诸躁狂越，皆属于火”之论，亦相一致。可见该病之性质不属土而属火。若真如历代诸家注释所说该病属土，则其见证当如《素问·气交变大论》所说，当有腹满、溏泄、肠鸣或腹痛、体重烦冤等所谓“岁土太过”之证。

《素问·至真要大论》说：“夫百病之生也，皆生于风寒暑湿燥火，以之化之变也。”疾病的性质是经常变动的，而不是一成不变的。当然，这仅是从病因与病性的关系来说的，若以病位与病性之关系而论，也不能认为两者始终一致而不会改变。比如，阳明属土，是指胃腑及其经脉的属性而言，而阳明经是多气多血之经，得病之后极易生热化火。换句话说，阳明经脉本身虽在五行属土，但得病之后已变化生热，故以病性而言理当属火，不该属土。且“恶人与火”“上高而歌”“弃衣而走”，绝非土性之所应有。盖病位与病性，既有联系又有区别，若混而为一，则临床诊治之际鲜有不误事者。阳明经病病性既非属土，怎会“闻木音而惊”？病既属火，火木本性相亲，又何惊之有？可见原文必有讹误，而所谓“土恶木，故闻木音惕然而惊”之解，亦属可疑。

二、“木声”乃“水声”之误

请先看《素问·脉解》原文：“阳明者，午也，五月盛阳之明也。……恶人与火，闻木音则惕然而惊者，阳气与阴气相薄，水火相恶，故惕然而惊也。所谓欲独闭户牖而处者，阴阳相薄也，阳尽而阴盛，故欲独闭户牖而居。所谓病至则欲乘高而歌，弃衣而走者，阴阳复争，而外并于阳，故使之弃衣而走也。”这就是说，阳明经脉病证的性质，犹如月建在午的五月天气。五月夏至，乃阳盛之时，而又为一阴始生之候。阳明经病见“恶人与火，闻木音则惕然而惊”的证候，是由于阳气与阴气相争斗，阴气犹水，阳气犹火，阳盛火炽，阴水激之，故有惕然而惊之证。至于“欲独闭户牖而处”及“乘高而歌，弃衣而走”等症，亦皆是阴阳二气相争，互有盛衰之故。阴盛则喜静，故闭户牖而处；阳盛则躁动，故乘高而歌、弃衣而走。

鉴于《素问·脉解》对三阴三阳经脉病候的解释，除“水火相恶”句有似五行之说外，自始至终只以阴阳学说为据，而绝不讲五行生克之理，因此，可以断定“木”字有误。且不云“木土相恶”，而云“水火相恶”，这恰好同《备急千金要方》卷一《治病略例》所说“中医听声，声合五音，火闻水声，烦闷干惊，木闻金声，恐畏相刑”的“火闻水声，烦闷干惊”之理相一致，由此看来，《灵枢·经脉》中“闻木声而惊”的“木”字，在最初必是“水”字无疑。今本《灵枢·经脉》与《素问·脉解》作“木声”或“木音”者，若非出于浅人妄改，则必因木、水二字形近，辗转传抄，难免有所讹误。

此外，顺便指出，《灵枢·经脉》《素问·脉解》中的阳明经病的一系列证候，皆指实热证而言。若阳明之虚寒证，则其证候表现正相反。如《素问·刺疟》说“足阳明之疟……喜见日月光火气乃快然”，又说“足少阳之疟……恶见人，见人心惕惕然”是其例。因此，我们不能认为“恶人与火”是阳明经病的特异证候。注家有以《灵枢·经脉》《素问·脉解》之文为据，而疑《素问·刺疟》中足阳明之疟不该有“喜见日月光火气乃快然”之症，并断为错简者，皆缘不明病性不同则证候自当有别之理。

三、“钟鼓不为动”实是荒唐言

如果说阳明经病的病性不属土，“闻木音而惊”之说与阳明生热化火之病理性质不合，因传写讹“水”为“木”，遂失其义，这个分析判断可以成立。那么《素问·阳明脉解》在“闻木音而惊”之后更有“钟鼓不为动”句，其为不谙音律之浅人所添，当可无疑。

为了阐明此问题，必须从五音的一般常识说起。古代医家是很讲究五音的，如《素问·五脏生成》中有“五脏相音，可以意识”之语。相者，交相也。《易传》中“二气感应以相与”，即其义也。《礼记·曲礼》中有“邻有丧，春不相”，注云“相者，声以相助，歌以助舂，犹引重者，呼邪许也”。歌声虽可助舂，然邻居家里有丧，若你还要高声歌唱，那就不合时宜了，故曰“邻有丧，舂不相”。反之，若遇喜庆场合，而你偏唱哭丧调，亦非所宜。《说苑》云“今有满堂饮酒者，有一人独索然向隅而泣，则一堂之人皆不乐矣”，说的就是这个道理。外界声响，既能影响情绪，也能影响病情，可使患者做出反应。这音声相感之理，即“五脏相音”说的基础。《素问·脉要精微论》云：“得一之情，以知死生，是故声合五音，色合五行，脉合阴阳。”该处把“相音”与望色、切脉看作同等重要之事。“声合五音”，是说审察病者所发之声是否符合五行音声相应之常理。音与声，对言之则有区别。《说文解字》云：“声也，生于心；有节于外，谓之音。宫、商、角、徵、羽，声；丝、竹、金、石、匏、土、革、木，音也。”《乐记》注云：“杂比曰音，单出曰声……对文则有别，散则可以通。”正由于声与音有别，故《素问·阴阳应象大论》中有“在音为角，在声为呼；在音为徵，在声为笑；在音为宫，在声为歌；在音为商，在声为哭；在音为羽，在声为呻”之论。根据五声与五音是否相符，再结合其他临床表现，不但可以判断病所在脏，而且可以识别病之真伪。由于声与音“散则可以通”，故《灵枢·经脉》言“声”，《素问·脉解》与《素问·阳明脉解》则作“音”，“音”与“声”可以相互通假。所谓“闻某音则惊”或“闻某音则畏恐”，即“五脏相音”的具体例证。有人不明此理，欲改“相音”为“相音（背）”，显然是不确当的。

五音能动人脏腑之说，其源甚古。班固《汉书·礼乐志》云：“《诗》曰：钟鼓锽锽，磬管锵锵，降福穰穰。《书》云：击石拊石，百兽率舞。鸟兽且犹感应，而况于人乎。”司马迁《史记·乐书》说得更为具体：“金、石、丝、竹，乐之器也……故音乐者，所以动荡血脉，通流精神，而和正心也。故宫动脾……商动肺……角动肝……徵动心……羽动肾。故闻宫音，使人温舒而广大；闻商音，使人方正而好义；闻角音，使人恻隐而爱人；闻徵音，使人乐善而好施；闻羽音，使人整齐而好礼。”又说：“人之心动，物使之然也，感于物而动，故形于声，声相应，故生变。……是故其哀心感者，其声噍以杀；其乐心感者，其声啴以缓；其喜心感者，其声发以散；其怒心感者，其声粗以厉；其敬心感者，其声直以廉；其爱心感者，其声和以柔。六者非性也，感于物而后动。”根据“感于物而后动”的一套理论，可以识别常人之嬉笑怒骂以及言语等的真假，也可判断病者的心理状态是否正常。

《内经》的五音五声五脏理论，与《汉书》《史记》的记载是相通的。故《素问·金匮真言论》《素问·阴阳应象大论》均以五脏、五音、五声与五行相配。五音纳入五行系统之后，角音即木音，徵音即火音，宫音即土音，商音即金音，羽音即水音。如果以为木音是敲击木材发出的声音，金音是敲打金属发出的声音，水音是流水的声音等，则皆为浅人之见。盖敲击木材或金属，固然皆可发声，故《史记·乐记》有“金、石、丝、竹，乐之器也”之说。然而，依音律之理，物体所发之音，可因其器之长短、大小、厚薄等而有不同的音阶。换句话说，同一材料制成的器具，由于形制不同，其音亦异。例如，我国古代有一种大型乐器叫作编钟，是用铜制的一系列大小、厚薄形制不同的钟，挂在木架上组成的。用小木槌击奏，可演出非常优美动听的乐曲。还有编磬，与编钟大体相仿，唯其原材料不是铜而是玉石。再说鼓，也有多种不同的形制，如流行于陕西西安一带的一种大乐叫作西安鼓乐，其所用的鼓就有座鼓、战鼓、独鼓等好几种，其所发的音响，不但取决于鼓之形制，还取决于击鼓时的手法。总而言之，多种物体所发之音，可以是五音中的同一个音，而任何一种物体又可以发出五音中的任何一音。所以，阳明经病是“闻木音而惊”还是“闻水音而惊”，这里可以姑置勿论。但是，它所说的“木音”，绝对不是指叩击木材的声音，“水音”也绝非流水之声。无论是从《内经》“五脏相音”来说，还是从音律来说，这是无容争辩的结论。

由此可见，《素问·阳明脉解》的“钟鼓不为动”，无论怎么解释，都是无法讲通的，故其为浅人妄添之笔。王冰、杨上善注只解“闻木音而惊”，而闭口不言“钟鼓不为动”之理，其故也许即在于斯。盖以王、杨二人之学识，决不会信此荒唐无稽之言，但又不敢指责其非。这在那个时代是不得不如此的。我们细审“钟鼓不为动”之原意，多为企图强化“闻木音而惊”的特异性，初不知“木音”乃“水音”之误，更不了解五脏相音之理，结果是越强化，离真理越远。失之毫厘，差之千里，斯之谓欤！

（原稿见《北京中医学院学报》1990 年第 13 卷第 4 期）

“九九制会”与“黄钟”及其他

王玉川

“九九制会”，在我国古医书中，仅见于《素问·六节脏象论》。它是古代医学家们用来说明生物的生理活动节律与时令节气相关的一个专门术语。在古代的历法里，有一个法则：运用八十一这个数据来推算日月星辰的行程，以确定并保持月份与时令节气的正常关系，即所谓“正天之度、气之数”。因为“八十一”是“九”自乘的积数，所以，那个时代的医学家就把这种法则称为“九九制会”。自然界中，不仅人体的生理活动节律与时令节气密切相关，而且地上各种生物也无不随着天时节令而有生长化收藏的规律性变化，所以《素问·六节脏象论》中既有“人以九九制会”之说，又有“地以九九制会”之论。

从本来的意义上说，“九九制会”是对造历法则的高度概括，并没有任何神秘的色彩。可是历代注释《素问》的医家，如王冰、张介宾、吴崑等人，不从历法本身去解释“八十一”这个数据的来源，而是引用“黄钟之律，管长九寸”“九九即黄钟自乘”“黄钟为万事之本”一类的话，作为“黄钟”是历数之源的证明。这样一来，“九九制会”就成了莫测高深、不可究诘的东西。本文拟就此问题，谈一些粗浅的认识。

一、“九九制会”与“黄钟”

历法必须上合天象，才能保持月份与节气的正常关系，若离开了对天象的实测，就不可能获得造历的任何数据，这是不言而喻的。黄钟是一套古代关于音声律吕方面的学问，所以《汉书·律历志》中有“五声之本，生于黄钟之律，九寸为宫，或损或益，以定商、角、徵、羽”的话。音律与天象，黄钟与历法，相互之间本来不存在什么必然的联系。诚如司马彪所说：“声有清浊，协以律吕。三光（日月星）运行，纪以历数。”（《后汉书·律历志》）然则黄钟有黄钟的应用范围，历法有历法的研究对象，以黄钟为历数之源，犹如以琵琶当浑天仪、以笛子当望远镜一样不可思议，这样使后人读之，莫名所以。

历数源于黄钟之说，并不是王冰等人的创造发明，也不是偶然发生的事情，更非历法发展的必然结果。考诸历史，以“八十一”作为历法的根本数据，是从汉武帝时期开始的；以黄钟为历数之源，则是西汉晚期的事情。在西汉晚期的学术界，为了适应统治者巩固绝对权威的需要和要求，在钦定的正统思想，即由董仲舒的封建神学目的论基础上发展起来的谶纬学说的影响下，生拉硬扯、假托附会之风盛极一时。“上有好者，下必有甚焉。”处在这样一个背景下的天文历法家，即使明知历数与黄钟无关，也只能把早已被某些御用文人奉作统治权力象征的黄钟（“黄者，中之色，君之服也；钟者，种也”）强加于历法之上，以便借“永恒不变”的天象证明黄钟的合理性。所以，以黄钟为历数之源，这种牵强附会的做法，对于当时的天文历法家们来说，不仅与科学水平的局限有关，而且更为主要的是迫于统治者的要求和学术界的风尚使然，是不足为怪的。之后，在封建社会漫长的岁月里，自然也不大可能获得改正的条件，故以讹传讹，习以为常，也是不难理解的。但是，今天我们完全有必要和可能澄清这个问题，以恢复它的本来面目。为了阐明九九制会与黄钟无关的论点，我们还可以从王冰的有关注解和汉代的历法两个方面予以分析和论证。

二、王冰注很难自圆其说

首先，笔者认为，王冰对于九九制会的解释，在历法上是缺少根据的。他说："九九制会谓九周于九野之数，以制人形之会通也。言人之三百六十五节，以应天之六六之节久矣，若复以九九为纪法，则两岁太半，乃曰一周。"

由此可见，在王冰看来，所谓"九九"指的是9个90日，即810日为一周的日数。一岁按"六六"即360计算，则$810\div360=2\frac{90}{360}$岁，为一周所有的岁数。$\frac{90}{360}$即$\frac{1}{4}$，故"新校正"特别指出：详王注云，两岁太半，乃曰一周。按九九制会，当云两岁四分岁之一，乃曰一周也。在这里，"新校正"的"四分之一"和王冰的"太半"，不管在计算上是否精确，都不影响它们把"九九"作为810日而不是81日或81分的理解，所以两者孰是孰非可以姑置勿论。但是，必须指出，按照王注"九周于九野"之说，则$810\times9=7290$日，为九周所有的日数；或$2\frac{1}{4}\times9=20\frac{1}{4}$岁，为九周所有的岁数。然而7290日并非60的倍数，$2\frac{1}{4}$是个有奇零数的数字，恐未必符合九九制会的原意。因为历法上所谓的"会"是不应有奇零数的，唯有四倍之，则为81岁，才是整数。但81岁即29160（编者注：此数字存疑）日，仍然既不合日月相会的周期又不合乎朔望月的日数，更非60的倍数。所以，王冰的这个解释是缺少历法根据的。

其次，王冰对于"九九"这个数据的来源问题的论述也是自相矛盾，无法自圆其说的。他说："六六之节，天之度也。九九制会，气之数也。所谓气数者，生成之气也。……天地之生育，本址于阴阳，人神之运为，始终于九气。然九之为用，岂不大哉！《律书》曰：黄钟之律，管长九寸，冬至之日，气应灰飞。由此，则万物之生，咸因于九气矣。古之九寸，即今之七寸三分。"

"万物之生，咸因于九气"，是说人世间的一切事物都是由黄钟的"九"产生的，当然历法也不例外，所以"九九"810日这个数据，只能来源于黄钟之律。这是王冰注的见解。然而，参看《素问·六节脏象论》的原文，除时间与人体生理、病理、治疗等密切相关的意思外，既找不出"黄钟"2字，更没有历数来源于黄钟的意思。所以，笔者认为，在《素问·六节脏象论》成篇的时候，还没有历数源于黄钟的说法。因而，用黄钟来解释九九制会，无疑是牵强附会。在这里，也许有人会说，《灵枢·九针论》中不是有"夫圣人之起天地之数也，一而九之，故以立九野，九而九之，九九八十一，以起黄钟数焉，以针应数"等记载吗？可见王冰用黄钟释九九制会是符合《内经》原意的，怎么可以说是牵强附会呢？对于这个问题，笔者认为，如果说王注是以《灵枢·九针论》为依据的，那么这只能说明王冰对《灵枢·九针论》的理解也是不确切的。我们都知道，单位数起于一而终于一，九加一成为十，十是两位数的起点，九十九是两位数的终点，九十九加一则为一百，一百是三位数的起点……所以，始于一终于九，称为天地之数，即现代所说的自然数。“九九八十一，以起黄钟数焉”，是黄钟的一套数据，就是人们运用这些自然数推算出来的。“以针应数”，是说九针的形制各有大小长短，是按照病邪所在部位的深浅来确定的，犹如黄钟的十二律管的长短各不相同，一样需要“数”的概念，做出“数”的规定。九针与黄钟，除了都离不开“数”，两者之间并不存在谁生谁的关系，所以《灵枢·九针论》不说“九针生于黄钟”，而说“以针应数”。所谓“应”，即相应，是取类比象的意思，用现代语来说叫作类比模拟。因此，认为《灵枢·九针论》可以证明王冰关于九九制会的解释符合《内经》原意的说法，是根本站不住脚的。

至于王注把黄钟之数“九”说得神乎其神，更是毫无道理的。因为黄钟是没有一定数的。按照“九寸为宫，或损或益，以定商、角、徵、羽”之论，黄钟的关键在于“三分损益”，即十二律管相互间的比例，而不在于这个“九”。正因为黄钟无定数，所以古人算律就很不统一：“其一，以黄钟为九寸，每寸九分，共计八十一分（见《淮南子》及《晋书》《宋书》）；其二，以黄钟为十寸，每寸十分，共计百分（见《史记·律书》）；其三，以黄钟为九寸，每寸十分，共计九十分（见《后汉书·律历志》）。”（以上引自《类经附翼·律原》）不仅如此，还需要看采用的是什么标准，同一长度的东西，若标准不同就有不同的数字。春秋战国时期，各诸侯国采用的长度标准并不统一，如果说黄钟九寸是一定不变的，那么就很难设想各国黄钟的长度是相同的。虽然秦灭六国之后出现了统一的长度标准，但是统一的标准在历史上也是不断变化着的。唐代的标准就大大不同于秦汉时期。所以，尽管王冰发出了“九之为用，岂不大哉”的赞叹，并引用“冬至之日，气应灰飞”这个毫无实据的传说（张介宾对此已斥为妄，见《类经附翼·候气辨疑》），企图借以证明黄钟“管长九寸，乃天造地设、万古不可变易的真理”，但是，另一方面，他又不得不面对现实，做出了“古之九寸，即今之七寸三分”（“新校正”谓别本“三分”作“二分”）的必要说明。这就充分暴露了王注本身无法调和的矛盾。事实上，“九寸”已被改为“七寸三分”，所以“九之为用”已非大哉了。如果说，不论长度标准怎么改变，黄钟九寸是永恒不变的，那么唐代黄钟的实际长度岂非要大大超过汉代的九寸？由此可见，黄钟是抽象的没有定数的东西，故“黄钟为万事之本”以及“万物之生，咸因于九气”之类的话，不过是古人故弄玄虚的神话，当不得真的。

总而言之，黄钟有黄钟的分法和用处，天度有天度的分法和用处。历法必须上合天象，怎么能够设想拿黄钟来推算天度？九九制会既然是历法里的法则，那么它的根据只能是天象，而绝不可能是黄钟。黄钟在历法上的特殊地位，是造历者在特定的历史条件下强加在历法身上的一件神秘的外衣。它无助于历法的进步，却足以使历法变得玄妙诡秘。因此，只有抛弃这迷人的外衣，从历法本身去探索，才能真正搞清楚九九制会的含义及其数据来源。

三、从历法看“九九制会”的含义

在我国古代的历法里，使用“八十一”作为基本数据的只有西汉的历法。它是汉武帝授命司马迁、落下闳、邓平等人修造的汉代第一部历法，因为这个历法是在太初元年（前104）颁布施行的，所以人们习惯上把它叫作“太初历”。之后，刘歆等人结合谶纬学说，加了许多附会之辞，将之改名为“三统历”。《后汉书·律历志》云：“自太初元年，始用三统历。”钱大昕注云，“三统与太初，异名而同实”，说的就是这个道理。司马迁的《史记·历书》里称之为“甲子历术篇”，不仅没有“太初历”的名称，而且相关内容也十分简略。到了班固的《汉书》，根据刘歆等人于汉平帝元始年间（1—5）给王莽所上的“条奏”而编修的“律历志”里才有了详细的记载。下面就以《后汉书·律历志》为主要依据，看“81”这个数据在三统历法里的重要地位，并探讨其数据来源。

三统历法第一章叫“统母”。“统母”的第一条就开宗明义说“日法八十一”。孟康注云：“分一日为八十一分，为三统历法之本母也。”意思是说，所谓日法八十一，即将一日分作81分，81分是三统历法的母法和立数之根本，其他的各种数据无不由此产生。至于这个根本数据的来源，按照刘歆等人的说法，是“元始黄钟，初九自乘，一龠之数，得日法”。这显然是附会之辞，不可轻信。将附会之辞撇在一旁，从历法的本身探索其规律，就不难发现黄钟背后的奥秘。

原来，三统历是承袭了秦汉以来颛顼历的若干制历方法，如$365\frac{1}{4}$日为一年，19年插入7个闰月，4个19年即76年为一纪等，并结合当时长期积累的天象观测资料，补充修正而成的。19年共有235个朔望月（自朔至下月朔，为1个朔望月），76年共有940个朔望月或27759日。1个朔望月所有的日数，即$\frac{27759}{940}=29\frac{499}{940}$日。这些都是颛顼历原来就有的，所以《淮南子·天文训》说“一月，二十九日九百四十分之四百九十九”。《尚书纬·考灵曜》也有“九百四十分为一日，二十九日与四百九十九分为月”的记载。三统历法，为了求得由朔至朔或由望至望而无余分的日期，将一个朔望月所有日数的整数弃去不用，而将所余的$\frac{499}{940}$作为基本数据，但是$\frac{499}{940}$这个数据又太复杂，运算起来不甚方便，于是落下闳、邓平等结合当时实测所得的日食周期135个月（即“统母”第十三条所说“朔望之会，百三十五”）将$\frac{499}{940}$简化为$\frac{43}{81}$。故《汉书·律历志》说：“于是皆观新星度、日月行，更以推算，如闳、平法。法，一月之日二十九日八十一分日之四十三。”$\frac{43}{81}$，虽不完全等于$\frac{499}{940}$，但在运算上却能既合于日食周期又合乎一个朔望月。于是，这个分母81被确定为一日时间长度的标准，简称“日法”。一日可以分为940分，也可以分为81分，所以《后汉书·律历志》说：“日月始离，初行生分，积分成度，日行一度，一岁而周。故为术者，各生度法，或以九百四十，或以八十一。法有细粗，以生两科，其归一也。”从这里，我们看到古代历法家以81分定为一日的标准，如同现代以通过巴黎的子午线，由北极至赤道间距离的千万分之一定为一公尺，都是以实测为依据的。

那么，又如何确定81是三统历法最根本的数据呢？这是因为三统历许多数据的运算都离不开81。不妨再举例予以说明。如求一个朔望月的分数，即$81\times29+43=2392$分，故“统母”第七条说“月法二千三百九十二”。又如求19年所有的分数，即235×（81×29+43）=562120分，故“统母”第十条说“周天五十六万二千一百二十。”一年所有的日数，即562120÷（81×19）=365 $\frac{385}{1539}$ 日。这 $\frac{385}{1539}$ 的分母，即81×19的积数，81为日法，19为闰法，所以“统母”第三条说“统法千五百三十九。以闰法乘日法，得统法”。因为这分母为1539，而1539年所有的日数为562120日，没有奇零之数，设冬至十一月朔旦夜半为起点，经过1539年之后，冬至又在十一月朔旦夜半。所以，三统历就以“一千五百三十九”年定为“一统”。又因为历法是以甲子纪日的，而562120并非60的倍数，因此，经过1539年，到562121日那天，还不是甲子日，必须三倍之，即562120×3=1686360日，或1539×3=4617年，即3个一统之后的十一月朔旦夜半冬至才是甲子日。故三统历以4617年为“一元”。“统母”第四条所说的“元法四千六百一十七，参统法，得元法”，就是这个意思，而三统历也就因此而得名。

由此可见，所谓“九九制会”，从历法的角度来说，即以81作为根本数据的推历法则的概括，而81这个数据是从朔余那里来的，是来源于天象，并非来源于黄钟。

此外，据《后汉书·律历志》记载，三统历自太初元年颁布施行，经“百有余年”，被发现“历后于天，朔先于历，朔或在晦，月或朔见”等，历法不符天象的情况。这就表明以九九制会法则推算的三统历法，还不是很精密。因而不得不再次行改历之举，经过多年的观测考校和历法家们的多次争吵，至东汉章帝元和二年（85），议除三统历，改颁新的历法即“四分历”。从此，“九九”八十一这个数据也就失去了它原先的“历法之母，立数之根”的地位。《后汉书·律历志》说：“三光之行，迟速进退，不必若一，术家以算，追而求之，取合于当时而已，故有古今之术。”这个以当时科学所能达到的认识水平为依据的论述，却以铁的事实揭露了“黄钟为历数之源”“黄钟为万事之本”以及“万物之生，咸因于九气”之类的说教，不过是骗人的神话而已。

最后，还需指出，有的学者以为九九制会是指“天有九野，地有九州”而言。笔者认为，所谓九野、九州，如《灵枢·九宫八风》所说，同样也离不开冬至、立春、春分、立夏、夏至、立秋、秋分、立冬等时令节气，同样是属于历法的范畴，与黄钟无关。因文繁不备引，学者参阅原书是不难明白的。

四、结语

通过以上初步的讨论，可以归纳如下三条结论。

第一，“九九”八十一是三统历法最根本的数据。它是从实测天象得来的，是历源于天象，而非源于黄钟。黄钟与历法都离不开“数”，但两者并无必然联系，诚如《后汉书·律历志》所说：“一十百千万，所同用也；律度量衡历，其别用也。”按照“九九”八十一制定的历法也并不是那么精密，不久就被四分历所代替。因此，后来的天文历法家对于刘歆炮制的“历数源于黄钟”之说，并不是那么信服。遗憾的是，注释《内经》的医家们对此却深信不疑，以致因循沿误了数百年。今天，在全面整理中医古籍的大好形势下，是到了必须实事求是地予以澄清的时候了。

第二，历法的所有数据，都是用来推算日月星辰的行程和确定二十四节气的依据。《素问·六节脏象论》所说的“夫六六之节，九九制会者，所以正天之度，气之数也”，恰好与三统历以六十甲子纪日、以“九九”八十一为基本数据的推历法则相符。研究二者的关系，对于考证《内经》成书年代以及五运六气学说的历史，亦有一定的帮助。

第三，《灵枢·九针论》引用古传“九九八十一，以起黄钟数”之说，为的是说明治病用的针具的形制必须与病邪所在部位的浅深相适应，因而它的大小长短各有所宜，犹如黄钟的十二律管的长短必须各不相同。这是一种类比模拟的说法，与历数来源于黄钟的说法有着原则上的区别，不可混为一谈。

（原稿见《陕西中医学院学报》1985 年第 8 卷第 3 期）

“奇恒势六十首”存佚考

王玉川

一、问题的提出

“奇恒之势乃六十首”原是《素问·方盛衰论》里的一句话。其上文云“是以圣人持诊之道，先后阴阳而持之”，下文则有“诊合微之事，追阴阳之变，章五中之情”等语。结合上下文可知，“奇恒之势”是指诊法而言，“六十首”当是诊法理论的具体内容，这应该是毫无疑问的。但是，由于“六十首”一词，仅此一见，他无可考，所以唐太仆令王冰做出了“奇恒势六十首，今世不传”的结论。然而，问题并没有到此结束，宋元以后的医家并不满足于王冰的结论，偏要弄明白“六十首”的具体内容，于是各抒已见，众说不一，展开了无休止的争论。例如，张介宾《类经》注云：“六十首，即《禁服篇》所谓‘通于九针六十篇’之义，今失其传矣。”张氏既承认“六十首”已经失传，又指出了其大致内容。吴崑《内经素问吴注》则不说其失传与否，只是对“六十首”做出解释，云：“六十首者，六十年之岁首也。言论阴阳之变与常，乃尽于六十年间也。”高世栻《素问直解》中注文与吴注略同，唯时间长度不同，云：“奇脉、恒脉，脉势不同，六十日而更一气，乃以六十为首也。”张志聪《黄帝内经素问集注》既不承认其失传之说，又认为其具体内容“即《诊要经终》《脉解》诸篇所论是也”。《素问·诊要经终论》将一年分为六个时段，与六个内脏相配，《素问·脉解》则以一年12个月的气候变化之理解释三阳三阴经脉病理。可见在张志聪看来，“六十首”即是六十日之首。日本学者丹波元简《素问识》于列举各家注文之后，提出“六十首”一词在《难经·十六难》里也出现过，并引用了吕广“首，头首也。盖三部从头者，脉辄有六十首”的注文，以示古人注解之多歧。最后，丹波氏做出结论说：“盖诸注并属附会，今仍王义。”经历了明清两代学者长达数百年的争论，问题又重新回到了王冰那里，“六十首”的真正含义及具体内容是什么？仍然不得而知，并成了《内经》里的一个悬案。时至今日，仍未能得到解决。

笔者对此，曾经做过一番研究，并有所获，兹介绍如下。

二、研究思路与方法

从前人注释中发现，“首”字的含义是争论的一个关键。因此，首先，我们要联系《内经》上下文，即与“六十首”相连的整段原文，找出它的确切含义。如以一般字义而论，除张介宾以“篇”释“首”显然不合以外，对于吴崑等人以“始”或“初”释“首”字之义，不仅不能说他绝对错误，反而还可以找出支持他的有力根据。《内经》里就有不少类似的句法，譬如，《素问·阴阳类论》有“决死生之期，遂合岁首”之句，《素问·六节脏象论》有“求其至也，皆归始春”之论，皆足证吴注非误。《公羊传·隐公六年》中“《春秋》虽无事，首时过则书”，则可作为支持张、高二家的根据。因为“首时”既可作为春、夏、秋、冬四时之首，又可作为六时段之始。然而，“首”字无论解为岁首还是时首，都很难与上下文一气贯通，所以丹波元简有“诸注并属附会”之论。

其次，我们在研究诸家注释得失的同时，发现原文“诊合微之事，追阴阳之变，章五中之情”的大意，与《素问·阴阳应象大论》中“善诊者，察色按脉，先别阴阳；审清浊，而知部分；视喘息，听音声，而知所苦；观权衡规矩，而知病所主；按尺寸，观浮沉滑涩，而知病所生。以治则无过，以诊则不失矣”之论十分相似，同《素问·五脏生成》中“夫脉之小大、滑涩、浮沉，可以指别；五脏之象，可以类推；五脏相音，可以意识；五色微诊，可以目察；能合色脉，可以万全”之说也非常类同。因此，我们可以断定“六十首”的内容是相当丰富的，绝不会像“决死生之期”那样单调，但又不至于十分烦琐，必然是条理分明、井然有序的，所以才有“六十首”之名。于是，我们就想到“首”字的另一个含义，即要领。如《尚书·秦誓》中“予誓告汝，群言之首”，《传》云“众言之本要”，即是以要领释“首”字之例。“六十首”，即是六十条要领。如此解释，与《素问·方盛衰论》整段文字之意一气贯通，明白易懂，绝无玄妙艰涩之味。

在确定“六十首”的一般含义之后，下一步需要解决的问题是“六十首”的具体内容。笔者认为，《内经》是春秋战国至东汉末年这一历史时期内众多医家的学术论文集。由于种种历史原因，该书存在某些问题是不足为怪的。例如，同一事物可以有不同的称谓，不同的事物可以有相同的命名；或详言其内容而无命名，但称其名而不详述其内容；或名词见于《素问》，而内容详于《灵枢》；或《灵枢》有其名，而《素问》载其实。如此等等，当很难避免。所以，“六十首”的具体内容是否已经失传，若非详考《内经》全书，即很难做定论。“奇恒势六十首，今世不传”之论，固未可轻信；而“六十首，即《九针》六十篇”“即《诊要经终论》或《脉解》诸篇所论”等说法，亦有待证实。于是，笔者决定详细考察《内经》162篇，以冀找到“六十首”的具体内容，或做出“六十首”今世确已失传的最后结论。

三、研究结果

根据上述思路和方法，我们考察了《内经》全书，最终发现并肯定了《灵枢·邪气脏腑病形》的部分内容即是《素问·方盛衰论》所说“奇恒之势乃六十首”的内容。例如，该篇自“黄帝问于岐伯曰：余闻之，见其色知其病，命曰明；按其脉，知其病，命曰神。问其病，知其处，命曰工”以下，至“行一者为下工，下工十全六”，主要讲望、问、切三诊合参之微义和判断预后吉凶，亦即《素问·方盛衰论》所说“诊合微之事”和“奇恒之势”。

又如，自“黄帝曰：请问脉之缓、急、小、大、滑、涩之病形何如？”以下，至“肾脉……涩甚为大痈，微涩为不月、沉痔”，主要讲四时五脏脉脉象主病的60条要领，盖五脏脉既有钩、毛、弦、代、石5种主脉，又各有缓、急、大、小、滑、涩之六变，六变又各有微、甚之分，如此恰合六十首之数。且与《素问·方盛衰论》所谓“追阴阳之变，章五中之情”之义，亦正两相符合。也许有人会问，历代注《灵枢》者多为有名学者，以彼之学识何以见不及此？笔者认为，问题的关键在于这些注家对于《灵枢·邪气脏腑病形》的原文缺乏全局观点，只着眼于缓、急、大、小、滑、涩之六变，以为此六者乃脉之提纲，而置五脏之主脉于不顾，犯了弃本逐末的错误。各家注释，唯杨上善注能独得原文本意。例如，其注心脉云："心脉钩，脉缓、大、滑等三变为热，阳也；急、小、涩等三变为寒，阴也。夏时诊得心脉如新张弦急甚者，寒也。"余仿此，不多引。可惜今本《黄帝内经太素》残缺不全，保存章节中没有《素问·方盛衰论》的内容，杨上善很有可能援引《灵枢·邪气脏腑病形》之文为"奇恒之势乃六十首"作注。

综上所述，《灵枢·邪气脏腑病形》的这两段原文即是《素问·方盛衰论》所谓"奇恒之势乃六十首"的具体内容。这就是本文的结论。为了方便读者参考，特根据《灵枢·邪气脏腑病形》原文制表68如下。

表68　奇恒之势六十首简明表

五脏			心	肝	肺	脾	肾	性
主脉			钩	弦	毛	代	石	
兼脉之象及其主病	急	甚	瘛疭	恶言	癫疾	瘛疭	骨癫疾	多寒
	急	微	心痛引背，食不下	肥气，在胁下，若覆杯	肺寒热，怠惰，咳唾血，引腰背胸，若鼻息肉不通	膈中，食饮入而还出，后沃沫	沉厥奔豚，足不收，不得前后	
	缓	甚	狂笑	善呕	多汗	痿厥	折脊	多热
	缓	微	伏梁，在心下，上下行，时唾血	水瘕痹	痿瘘，偏风，头以下汗出不可止	风痿，四肢不用，心慧然若无病	洞，食不化，下嗌还出	
	大	甚	喉吤	内痈，善呕衄	胫肿	击仆	阴痿	多气少血
	大	微	心痹引背，善泪出	肝痹，阴缩，咳引小腹	肺痹，引胸背，起恶日光	疝气，腹裹大脓血，在肠胃之外	石水，起脐已下至小腹腄腄然，上至胃脘，死不治	
	小	甚	善哕	多饮	泄	寒热	洞泄	血气皆少
	小	微	消瘅	消瘅	消瘅	消瘅	消瘅	
	滑	甚	善渴	㿉疝	息贲上气	㿉癃	癃㿉	阳气盛，微有热
	滑	微	心疝引脐，小腹鸣	遗溺	上下出血	虫毒蛕蝎腹热	骨痿，坐不能起，起则目无所见	
	涩	甚	瘖	溢饮	呕血	肠㿉	大痈	多血少气，微有寒
	涩	微	血溢维厥，耳鸣，癫疾	瘈挛筋痹	鼠瘘，在颈支腋之间，下不胜其上，其应善酸矣	内溃，多下脓血	不月，沉痔	
应	色脉相应		色赤脉钩	色青脉弦	色白脉毛	色黄脉代	色黑脉石	
反	色脉相反		色赤脉石死，脉弦生	色青脉毛死，脉石生	色白脉钩死，脉代生	色黄脉弦死，脉钩生	色黑脉代死，脉毛生	

（原稿见《北京中医学院学报》1991年第14卷第4期）

本草史异议两则

王玉川

一、本草待诏并非官衔

在一些中医药著作或教材里，有些学者认为早在秦汉时期我国的本草学已经初具规模，并当时有许多通晓本草的学者。《汉书》中有足够的材料可以证明这一观点。但是，又有人认为，西汉时期的本草待诏是朝廷设置的一种官衔或职称，这就未必符合史实，而在《汉书》中只能找到许多相反的材料。

两汉时期，朝廷录用官吏实行自下而上逐级推举、选拔的制度。从汉高祖十一年（前196）二月开始，政府诏令郡守“其有意称明德者，必身劝，为之驾，遣诣相国府，署行、义、年。有而弗言，觉，免”（引自《汉书·高帝纪》）。发现人才、推举人才成为郡守的一项重要任务。如果埋没人才，一经被发现，就会得到罢官免职的处分。这些以艺技被推举出来的人员，遣至京师之后，在未得帝王召见之前，被统称曰待诏，其中当然也包括通晓本草的学者。此外，郡国所献美女在未被召见之前亦被称为待诏，如王昭君，在出嫁单于之前即是“待命于掖庭”的待诏。（事见《汉书·元帝纪》）还有一些具有真才实学的官吏，若因坐事被免为庶人之后，只要有人推举，仍然可以待诏都中，等待再次被录用。例如，朱买臣、东方朔、梁丘贺等人都曾经有此经历。由待诏上书而得官者，固然不少；待诏日久而始终不获召见者，亦不乏其人。所以，那些家境富有的待诏人员，常有向皇家捐钱以求获得一官半职者。如《汉书·循吏传·黄霸》云：“武帝末，以待诏入钱赏官，补侍郎谒者。”颜师古注云：“因入钱而见赏以官。”

据《汉书》所载，待诏人员有待诏黄门、待诏金马门、待诏宦者署、待诏公车等区别。其中以待诏公车者，生活最为清苦。例如，朱买臣在出任会稽太守之前、待诏公车期间，常“粮用乏”，食不果腹，不得不“从会稽守邸者寄饭食”，而被人轻视。又如，东方朔在未得常侍郎官衔之前，亦曾是待诏公车，他不耐清苦之生活，遂想出一条计谋，谎称皇上要杀尽马厩中一批身材矮小的马前走卒，并唆使他们向汉武帝哀求免死。事后果得武帝召见，问曰：“何恐朱儒为？”朔对曰：“臣朔生亦言，死亦言。朱儒长三尺余，奉一囊粟，钱二百四十。臣朔长九尺余，亦奉一囊粟，钱二百四十。朱儒饱欲死，臣朔饥欲死。臣言可用，幸异其礼；不可用，罢之，无令但索长安米。”武帝闻之大笑，“因使待诏金马门，稍得亲近”。这说明当时待诏公车的待遇非常低，仅仅相当于一个为宫廷侍弄马匹的侏儒，还远不如战国时孟尝君门下“食无鱼，出无车”的食客。

此外，《汉书》“百官公卿表”里有品位最低下、仅比士卒稍大一点的官衔——公士，却没有待诏这个官名。据史学家考证，以待诏作为官名，大约是从“北齐后主，置文林馆，引文学之士充之，称为待诏”开始的。

综上所述，汉代的所谓待诏，既非职称，也不是什么官衔，而是等待召见的意思，换句话说，只是留住都中、听候录用的人员。在待诏过程中，待诏人员常无所事事，虽也能按月索得一点钱来，但仅能勉强充饥不致饿死而已。本草待诏的生活状况，在《汉书》中未见有所论及，以理推之，当亦不能例外。

二、薏苡实绝不是外来药

薏苡实，又称薏苡子，其作为药用最早见于张仲景的《金匮要略》，如治疗胸痹的薏苡附子败酱散，即以此为要药。近代诸多学者认为薏苡实是东汉马援从越南引进的，非中国固有之物，甚至有人以此作为张仲景善于吸收外来文化的例证。笔者对此亦持有不同意见，兹简述理由如下。

首先，薏苡实早在《内经》里已有记载。如《素问·玉机真脏论》云："真心脉至，坚而搏，如循薏苡子，累累然。"说明当时的医生对薏苡子的形状已知道得相当具体，薏苡子在当时并非罕见的东西。如果薏苡子并非国产，而是由生活在东汉光武年间（25—57）的马援从外国引进的话，那么《素问·玉机真脏论》的写作年代就得推迟到公元1世纪末甚至2世纪初。因为从引进到推广，到医家普遍认识它，需要有个相当长的过程。因此，如果认为《素问·玉机真脏论》是西汉的作品，那么薏苡子绝对不可能是外来之药。

其次，学者们把薏苡子说成是外来之药的唯一根据是《后汉书·马援列传》。可是马援传并不支持这种外来说。因为传文中有关薏苡子的话是这样的："援在交趾，尝饵薏苡实，云能轻身省欲，以胜瘴气。南方薏苡实大，援欲以为种，军还，载之一车。……及卒，有上书谮之者，以为前所载还，皆明珠文犀。"（故后人称忠良蒙冤被谤为"薏苡明珠"。）在这段文字里，我们丝毫未见中国原来没有薏苡子的意思，而只是说交趾的薏苡子比中国产的颗粒大，所以马援把它看作优良品种。众所周知，大与小的概念，只有通过比较才能获得。若是中国本无此物，马援怎么能够知道越南产的"薏苡实大"而"欲以为种"呢？

由此可见，薏苡实是外来之药的说法，源于对《汉书·马援列传》的误解，是不足为凭的。此说以讹传讹，已经很久了，今天为了澄清史实，有必要予以改正。

（原稿见《北京中医学院学报》1987年第10卷第5期）

我看“河图洛书”

王玉川

20世纪30年代初至70年代末，河图洛书只是一种并不那么美妙的神话，很少有人谈起它有什么学术价值。最近10余年来，由于易学热潮的兴起，久已销声匿迹的河图洛书也时来运转，骤然热了起来，重新出现在许多出版物中，甚至有人声称揭开了河图洛书的千古奥秘。中医界也不甘落后，在综合历代有关文献、援引现代科学技术进行比较论证方面做了不少工作，认为河图洛书是中医学理论的根蒂，凡阴阳变化、五行生克的规律，人与自然的关系，脏腑经络、营卫气血的生理病理，乃至养生防病等，都是通过河图洛书原则的运用来体现的，《内经》的许多理论就是这样形成的。这种熔古说新知于一炉的论述，跟明代张景岳《类经附翼·医易》相较，自然要好懂得多，由此足见作者的一片苦心，然而大多数读者的反应并不甚佳。这是因为有些关键问题还没有搞清楚，如河图洛书究竟是什么东西？它是怎样产生的？为什么它具有无所不能的本领？为什么历代各家有关论述多有互相矛盾、互不相容之处？在这种情况下，不管你如何为河图洛书乔装打扮，抹上什么样的科学色彩，其结果只能是“说者娓娓，听者谔谔”。

笔者认为，由于时代背景、学术派别等方面的差异，古书里的河图洛书尽管名称相同而实则非一。若不加分别，误将名同实异的多种河图洛书混为一谈，势必矛盾百出，使不是神话的部分也染上了神话色彩，此时任你使出浑身解数也无法驱散团团迷雾，那才真是于事无补了。兹就管见所及，将古代文献中所说的河图洛书分为五种，并略事论证，以分别异同，挂一漏万在所不计。错误之处，尚祈明达教正。

一、河图是江河山川地理图

考之先秦古籍，最初只有河图，并无洛书之说。如《尚书·顾命》记载叙康王（西周第三代帝王）登基典礼上的陈设有“越玉五重，陈宝，赤刀、大训、弘璧、琬琰，在西序；大玉、夷玉、天球、河图，在东序”。这里提到了河图，但未提及洛书。帝王宫殿之西厢称为西序，东厢称为东序。陈列在东西两厢的弘璧、琬琰、大玉、夷玉、天球是五种玉器，即所谓“越玉五重”；赤刀、大训、河图乃世代相传的三件国宝，即所谓“陈宝”。这些玉器和宝物都是帝王权力的象征。河图是三种宝物之一，至于它是什么形状的东西，《尚书·顾命》没有说明。孔安国（据陈梦家考证，这位孔安国不是西汉司马迁《史记》里的孔安国，而是东晋孔愉的第三个儿子。详见《尚书通论》）根据他所在时代的传说，认为河图即八卦之本，说“伏羲王天下，龙马出河，遂则其文，以画八卦，谓之河图”。这显然是一种附会。其说不见于春秋战国诸子之书，而东晋的孔安国独能言之凿凿，如亲眼所见，岂非咄咄怪事！是故北宋文忠公欧阳修斥其说“怪妄之尤”是颇有理由的。明清之际的思想家、史学家黄宗羲在他的《易学象数论》中指出：“《顾命》西序之大训犹今之祖训，东序之河图犹今之黄册，故与宝玉杂陈。不然，其所陈者为龙马之蜕欤？抑伏羲画卦之稿本欤？无是理也”。这里所谓的“黄册”是指明清时期为了向各州县征派赋税徭役而编造的户口、田产簿册。黄宗羲以为《尚书·顾命》的河图犹如黄册，笔者认为其说不误，但与其说它是黄册，不如说它是地图，更符合周代的实际。

据《周礼》所载，地图是帝王巡狩诸侯各国时必带之物，是索取贡物的依据。《周礼·地官·司徒》曰：“土训掌道地图，以诏地事，道地慝，以辨地物，而原其生，以诏地求。王巡狩则夹王车。”注云：“道，说也。说地图九州形势山川所宜，告王以施其事也。若云荆扬地宜稻谷，幽并地宜麻。……辨其物者，别其所有所无，原其生生有时也。以此二者，告王之求也。地所无及物未生，则不求也。”疏云：“其九州地图乃是诸国所献，以入职方。今土训乃于职方取九州地图，依而说向王，使依而责其贡献之物。”土训、职方，皆是官名。职方负责出纳保管地图，土训负责解说地图。由此足见当时对地图之重视。盖古代帝王所需之一切，无不依赖于属国之贡献。帝王之视地图，犹地主之视地契，故《尚书·顾命》把它看作珍宝。据《尚书》及《竹书纪年》所载，武王、成王、康王皆有征伐敌国和巡狩方岳侯甸之事。因为政治、经济、军事上的需要，地图对于统治者来说自然是不可或缺的珍宝。

《尚书·顾命》中的河图是江河山川地理图，其主要根据已如上述。此外还可以从战国至秦汉时期的文献中找到旁证。例如，《穆天子传》曰：“天子西征，骛行至阳纡之山，河伯冯夷之所都居，是惟河宗氏……天子乃沉璧礼焉。河伯乃与天子披图视典，以观天子之宝器。玉果、璇珠、烛银、金膏等物，皆河图所载，河伯以礼。穆王视图，方乃导以西迈矣。”（转引自郦道元《水经注》卷一“河水”条）《穆天子传》乃晋代人从战国时魏襄王（或言安厘王）墓中发现的先秦古书（即《汲冢书》）之一。其中所记，主要是周穆王（西周第五代帝王）驾八骏西游的故事，颇有小说意味，情节不免夸张，却有一定背景材料。该书非正史，其著作年代大致与《尚书·顾命》相去不会太远，或是同时代的作品。观“玉果……金膏等物，皆河图所载”之句，则知其所谓之“河图”亦即《周礼·地官·司徒》之地图也。

又如，《命历序》曰：“河图，帝王之阶。图载江河山川州界之分野。”（引自《水经注》卷一“河水”）《春秋·运斗枢》曰：“舜以太尉受号即位为天子，五年二月东巡狩……有黄龙五采，负图出置舜前……图玄色而绨状，可卷舒，长三十二尺，广九寸。中有七十二帝地形之制，天文位度之差。”（《太平御览》卷八十一引）《命历序》和《春秋·运斗枢》皆系汉代人所作之纬书，都有浓厚的神秘色彩，尤其《春秋·运斗枢》以为舜帝时已有七十二帝，显得更加荒诞不经。然其云“地形之制”“江河山川州界之分野”并为河图所载，则河图之古义犹存，若剥去它的神秘外衣，其仍不失为河图即是地图的一个证据。

综上所述，《尚书·顾命》之河图即地图，是江河山川地理图的简称。这是不容置疑的历史事实。后人有循其名而不求其实者，以为《尚书·顾命》之河图即宋明理学中的河图洛书，这是地道的无稽之谈。原其初衷，盖欲借《尚书·顾命》经书之地位以抬高河图洛书的身价，殊不知这样做的结果只能是适得其反。

二、河图洛书是祥瑞物

祥瑞者，吉祥之征兆也。古人迷信，谓帝王修德、时代清平、万民和喜，即有祥瑞的感应。“恒物有种，瑞物无种”，所以祥瑞物都为罕见之物，且种类甚多。以为河图洛书是上天神灵降至人间的祥瑞物的说法，大约早在春秋时期就广为流传了。例如，《管子·小匡》记载了齐桓公与管仲的一段对话，很能说明问题。《管子·小匡》云：“桓公曰：余乘车之会三，兵车之会六，九合诸侯，一匡天下……莫违寡人之命……昔三代之受命者，其异于此乎？管子对曰：夫凤凰鸾鸟不降……昔人之受命者，龙龟假，河出图，洛出书，地出乘黄。今三祥未见有者，虽曰受命，无乃失诸乎？”三祥，指龙龟、河图洛书、乘黄。龙龟，即神龟；假，至也。乘黄，即神马。受命者，即帝王。齐桓公问话的意思是想当帝王。管子的回答是说，齐桓公虽有“九合诸侯”的威望、“一匡天下”的功绩，但是未见天降祥瑞，时机尚未成熟，所以不可急于称帝。在这里，河图洛书、龙龟、神马三者并为祥瑞物，说得很清楚。后来演变为龙龟负书、神马负图，三祥合为一祥。又如，《论语·子罕》记孔子的话说：“凤鸟不至，河不出图，吾已矣夫！”孔子的措辞与管子不同，表达的心情也大不一样，但两者都带有相当的迷信色彩，都以为河图洛书是上天降于人间的祥瑞物。这是因为那时的人都是信“天命”的，而孔子、管子也不例外。

作为祥瑞物之一的河图洛书到底是何等形状的东西？文献无考，看来连孔子、管子也未曾见过，那么我们也不必枉费精力予以穷究，因为现代人是不信“天命”的，我们也不应该宣扬“天命”。但是，我们必须明白，这种谁也没见过的河图洛书既不能与《尚书·顾命》中陈设在东序的河图相提并论，更不能同刘歆、孔安国等人所说“画卦之本、叙畴之原”的河图洛书混为一谈。不然的话，我们将无法回答黄宗羲早在300年前提出的这样一个问题：“若图书为画卦叙畴之原，则卦画畴叙之后，河复出图，将焉用之？而孔子叹之者，岂再欲为画卦之事耶？”

这种河图洛书与“天命”思想密切关联，只有老天爷才能决定它是否出现，同时谁也无法查考它的形状和内容，这就为后来那些假借“天命”伪造天书、符命的封建政客留下了方便之门。此外，汉代人作的大量纬书中也有相当一部分是以河图或洛书作为篇名的，据说东汉时期的经学大师郑玄见过的“河图有九篇，洛书有六篇”。因此，我们必须考察其内容性质，给予必要的区别。不然的话，只能如苏东坡所说“河图洛书，其详不可得而闻矣，然著于《易》，见于《论语》，不可诬也”，不但不足以释疑，反增学者之惑。

三、河图洛书是帝王受命之符

这是一种名声最坏的河图洛书。它是由祥瑞说转变而来的神话。其发生年代可追溯到先秦，而其盛行于汉代。例如，《墨子·非攻下》曰：“赤鸟衔珪（一作书），降周之岐社，曰：天命周文王，伐殷有国。泰颠来宾，河出绿图，地出乘黄。……若以此三圣王者观之，则非所谓攻也，所谓诛也。”《管子》《论语》书中的河图洛书不过是兆示天下一统、万民和喜的祥瑞物，到了《墨子》那里，它就变成上帝命有道者征伐无道者的天书了。又如，《吕氏春秋·观表》云：“人亦有征，事与国皆有征。圣人上知千岁，下知千岁，非意之也，盖有自云也。绿图幡薄，从此生矣。”幡，通播，古代以幡为传信之物。薄与簿通，簿即文书。幡簿，即写有文字的幡，犹符节之类。“上知千岁，下知千岁”，是十足的预言家口吻。《史记·秦始皇本纪》曰：“燕人卢生使入海（求仙人）还，……因奏录图书，曰：亡秦者胡也。始皇乃使将军蒙恬发兵三十万人北击胡。”郑玄注云：“胡，胡亥，秦二世名也。秦见图书，不知此为人名，反备北胡。”这个卢生是一位预言家。可见这种“绿图”或“录图书”跟后世托名刘伯温的“推背图”“烧饼歌”是一路货色。汉代人的纬书中，这类东西尤为多见。虽纬书的原本已久佚，但其内容在南北朝及以后的许多文献中却有大量转载。现在姑举一例，以见一斑。《尚书·中候》曰：“黄帝东巡河过洛，修坛沉璧，受龙图于河，龟书于洛，赤文绿地，广袤九尺，负理平上，有列星之分，七政之度，帝王录记兴亡之数，以授尧。帝（尧）又修坛河洛，昧爽礼备，荣光出河，休气四塞，白云起，回风摇；又东沉璧于洛，日昃，赤光起，玄龟负书，背甲赤文成字，遂禅于舜。舜又习尧礼，沉璧，于日昃，赤光起，玄龟负书至于稷下，荣光休至，黄龙卷甲，舒图坛畔，赤文绿错，以授舜，舜以禅禹。……天乙在亳，夏桀迷惑，诸邻国强负归德，东观于洛，降三分沉璧，退立，荣光不起，黄鱼双跃出，跻于坛……赤勒曰：玄精天乙受神符，伐桀克……”（见《太平御览》卷八十三）这是一篇神话历史故事。在这些故事里，河图洛书既是上帝的命令，又是改朝换代的预言书。其编造的痕迹十分明显，它用的是移花接木的手法，把《周易·系辞传》的“河出图，洛出书”跟史前传说中的黄帝、尧、舜、禹等帝王的禅让故事拼凑在一起而成的。

西汉初年，编造这种“河图洛书”的人大都是些无聊的政客，他们的目的无非是游说人主，以冀得到一官半职。然而未见有得逞者，故这种“河图洛书”仅见于纬书，而史书多不载。到了西汉末年，这些东西得到了王莽的赏识，他依样画葫芦，弄虚作假，制造天命，以实现其篡夺帝位的野心。《汉书·翟方进传》说，王莽篡位之后，依《周书》作《大诰》，得意忘形地声称：“河图洛书，远自昆仑，出于重野。古谶著言，肆今享实。”意思是说，以前的河图洛书只是一种传说，并无实据，到了王莽手里它才变成了活生生的现实。真是不打自招！不过王莽未免高兴得太早了，不久，就有人“以其人之道，还治其人之身”，也玩起假造图书符命的把戏。据《东汉会要》所载，当时就有很多矛头指向王莽的河图洛书。该书云：“《河图赤伏符》曰：刘秀发兵捕不道，四夷云集龙斗野，四七之际火为主。……《河图合古篇》曰：帝刘之秀，九名之世，帝行德，封刻政……刘秀发兵捕不道，卯金修德为天子。”《续汉书·光武帝本纪》也有“光武避吏新野，宛人李通等以图谶说光武云：刘氏复起，李氏为辅”的记载。王莽下台，光武复兴之后，又有大量的祥瑞出现，如《东汉会要》说：“章帝在位十三年，郡国所上符瑞合于图书者，数百千数。”此外，还有通过伪造河图洛书而得官位者，《续汉书·方术传》中“王梁、孙咸，名应图箓，越登槐鼎之任”，即是其例。

总而言之，西汉末年以后，制造河图洛书成了窃取帝位和官位的一种手段，这是《周易·系辞》的作者始料未及的。这种河图洛书的泛滥对社会的稳定有极大的危害，而其根源则是纬书。所以，“隋人恶其诞妄，遂欲一扫而空之，由是浸传浸微，几于灭绝”（钱熙祚《古微书跋》）。其实，被隋人扫掉的纬书并非全是迷信的，其中也有不少含有自然科学内容的。例如，《孝经援神契》有“七间六衡”与二十四节气相关的论述，《河图帝览嬉》《洛书甄曜度》和《龙鱼河图》有“月行九道”及“百四十四岁一超次”等天文历算知识。又如，《河图始开图》的内容同《淮南子·坠形训》的内容颇为近似，《洛书灵准听》中则有与《山海经》类似的记载，即关于土质、水质、物产及其与人体相关的一些知识。此外，《尚书考灵曜》指出：“地恒动不止，而人不知，譬如人在大舟中，闭牖而坐，舟行而人不觉也。”毫无疑问，这是世界上地动说的最早记载，尤为珍贵。这些自然科学知识受了与它混在一起的天书、符命的连累，被列入该扫之列，遭到同样的对待，岂不惜哉！

四、河图洛书是出土甲骨

也许有人看到这个标题时会觉得惊讶。其实，这并非笔者的创造发明，更不是有意标新立异。早在1928年，余永梁卦爻辞的时代及其作者》一文中指出，“河出图、洛出书，圣人则之”这个传说“适足以知八卦与龟甲刻辞有相当关系，是传说者无意留下来的徽识。”这种认识很有见地。古代一班易学家无不以为《周易·系辞》“河出图、洛出书，圣人则之”即是八卦取法于河图洛书的证据。什么是河图洛书呢？他们的解释虽有分歧，但都以为河图与龙马有关，洛书与神龟有关，都带有浓厚的神秘色彩。笔者认为，所谓的龙马、神龟实际上就是卜骨和卜甲。《周易·系辞》的这段话也只能以这个观点来解释，否则无论如何都是讲不通的。宋代以来儒家研究《周易》而有心得者很多，却无人能说清八卦与河图洛书之间究竟是什么关系，就充分说明了这个问题。不过，欲使“河图洛书即甲骨”这个观点为学术界接受，还需费些周折。

首先，需要考察论定《周易·系辞》的写作年代。余永梁说：“易、河图、洛书，都是汉人的一派说话。”郭沫若《周易之制作年代》、李镜池《周易探源》并谓《周易·系辞》作于秦汉之际。钱穆《论〈十翼〉非孔子作》亦力主《周易·系辞》作于秦汉时期。张立文《周易思想研究》则以为其“不会迟于战国中期”。考《晋书·束皙传》说，汲冢竹简有“《易经》二篇，与《周易》上下经同；《易繇阴阳卦》二篇，与《周易》略同，繇辞则异”。杜预《左传集解·后序》也说：“汲郡汲县有发旧冢者，大得古书。《周易》上下篇与今正同，别有《阴阳说》而无《彖》《象》《文言》《系辞》。疑是时仲尼造之于鲁，而未播之于远国也。”《周易·系辞》既然不见于汲冢古书，则非战国时人所作，已无疑义，因为汲冢墓主人入葬之时已在战国末年。至于“仲尼造之于鲁而未播之于远国”之说，仅仅是“疑”出来的，是主观想象的，未有实据。所以，笔者认为《周易·系辞》作于秦汉之际的说法论据较为充足。当然，写作成书往往晚于事实发生之年也是常事，但是一般说来，终不至于相距太远。

其次，秦汉之际有无甲骨出土之事，是必须探讨的第二个问题。1939年前后，卫聚贤《秦汉时发现甲骨文说》、何于行《甲骨文已发现于古代说》相继指出，远在秦汉时期就有甲骨文发现。虽然，卫聚贤、何于行主要是根据安阳侯家庄殷代王陵有被汉代人盗掘的痕迹来推测的，没有提出记载甲骨出土的文献，但是，笔者认为，尽管秦汉时期的人们还没有为了文物考古而挖掘甲骨的思想和行动，但不能排除甲骨自然出土的可能性。以近代最早发现的甲骨文来说，它也不是有意识挖掘得来的。正如王国维《戬寿堂所藏殷墟文字序》所载："光绪戊戌、己亥间，洹曲崖岸为水所啮，土人得龟甲牛骨，上有古文字。"说明最早出土的甲骨是靠流水的侵蚀作用而被发现的。"崖岸为水所啮"是古往今来常有之事，《吕氏春秋·开春论》曰："昔王季历葬于涡山之尾，栾水啮其墓，见棺之前和（即棺头）。文王曰：嘻！先君必欲一见群臣百姓也夫，故使栾水见之。于是，出而为之张朝，百姓皆见之，三日而后更葬。"按，《战国策》《初学记》《论衡》等皆有类似记载，这说明此事并非虚构。它虽然只讲流水啮墓，没讲甲骨出土，却可以作为古代有甲骨出土可能的一条旁证。车频《秦书》载有这样一个故事："高陆县（属陕西西安府，今西安东渭河以北）民穿井，得龟，大二尺六寸，背负八卦古字。"（转引自《水经注》卷十九"渭水"）这条记载表明，甲骨出土的时代实际上比现代甲骨学家公认的要早得多。秦始皇造阿房宫、建地下宫殿的规模之宏大，岂是穿井可比，在这些宏大的工程中掘出周人弃置的甲骨也是极为可能的。

还有更为令人注目的事，即出土甲骨与中药龙骨相关的史实，这显然与龙马负图之类的传说有着一定的关系。罗振常《洹洛访古游记》云："某年某姓犁田，忽有数骨片随土翻起，视之上有刻画，且有作殷色者……其极大胛骨，近代无此兽类，土人因目之为龙骨，携以视药铺……"加拿大人明义士《甲骨研究》也说："在1899年以前，小屯人用甲骨当药材，名为龙骨。……北地久出龙骨，小屯居民不以为奇。乃以骨片、甲版、鹿角等物，或有字或无字，都为龙骨。当时小屯人认为，字不是刻上去的，是天然长成的，并说有字的不好卖，刮去字药店才要。"这些资料明确地告诉我们，把甲骨称为龙骨当药材使用由来已久。这是从什么时代开始的呢？笔者认为，不会晚于西汉初年。因为古代本草关于龙骨的记载，与现代甲骨学文献相互间存在着惊人的一致性。例如，《名医别录》曰："龙骨生晋地，川谷及太山岩水岸，土穴中，死龙处。"《吴普本草》曰："龙骨生晋地，山谷阴，大水所过处，是死龙骨。"此言龙骨产于晋地，恰与1954年考古工作者在山西省洪赵县周代遗址发现刻辞甲骨（《文物参考资料》1955年第4期）相吻合；龙骨出于"大水所过处"与王国维所说土人因"崖岸为水所啮"而得甲骨之事，亦相吻合。由此可见，早在汉代，甲骨出土已非罕见。可惜那时的医药学家缺乏历史文物的观念，不知道这种龙骨即甲骨，而研究《周易》的学者虽认得甲骨并据甲骨上的灼兆和刻辞做过修订补充《周易》经传的工作，却偏要故弄玄虚，把甲骨称为河图洛书，说什么"河出图、洛出书，圣人则之"。这样就给后人了解《周易》经传的历史沿革造成了极大的障碍。

根据以上考察论证，我们有充分的理由肯定《周易·系辞》的河图洛书即是出土的甲骨。然而对于"河出图、洛出书，圣人则之"这句话本身，学术界至今还有争议，譬如，有学者说这句话："不是《系辞传》原文，而是后人窜入的。为什么呢？因为上文'是故天生神物，圣人则之'是承'莫大乎蓍龟'来说的。……这里的'天生神物'分明是指蓍龟。……还有上文已经说'天生神物，圣人则之'，怎么又说'河出图、洛出书，圣人则之'呢？不但语意重复，自相矛盾，而且'河图''洛书'是什么东西？在《周易》中连个影子也看不到，则所谓'圣人则之'是则什么呢？"笔者认为，这种以"语意重复，自相矛盾"为理由，而不承认河图洛书是《周易·系辞》原文的看法，是十分片面的，但是，他提醒我们，应该把上述结论放到《周易·系辞》里去看能否讲通，这倒是非常必要的。

我们看到《周易·系辞上》原文在“河出图、洛出书，圣人则之”之前还有“天生神物，圣人则之”“天地变化，圣人效之”“天垂象见吉凶，圣人象之”等话。这前后四句无疑都是讲八卦来源的。“天生神物，圣人则之”是说八卦源于揲蓍灼龟卜筮之法的。“天地变化，圣人效之”和“天垂象见吉凶，圣人象之”，则与《周易·系辞下》的“古者包牺氏之王天下也，仰则观象于天，俯则观法于地，观鸟兽之文与地之宜，近取诸身，远取诸物，于是始作八卦”恰是一个意思。合而观之，《周易·系辞》之说八卦来源者，凡三种，且三者互不相容，彼此矛盾。所以，李镜池说：“《系辞》上下，杂乱繁芜，显然是汇合诸作，不出一人……是后人编纂论《易》诸作的碎语，及增以新材料而成，并非系统之作。”正因为它原本就不是有系统的一家之作，所以，《系辞》既言“圣人效之”，又两言“圣人则之”，故不妨将其理解为《周易》八卦的三个发展阶段。最初的八卦，取法于天地变化，与蓍龟尚无关系；后来，在蓍龟卜筮之法产生之后，其与八卦结合，于是就有了“天生神物，圣人则之”的话；再后来，由于社会变迁，农业逐渐发展，畜牧业渐渐衰减，甲骨的供应成了问题，甲骨卜筮之法到了秦汉之际已很少被使用，基本上已被废弃了，而与此同时人们却发现了前人卜用的甲骨。这时的易学家不能亲自实践灼龟刻骨的卜策，只好去研究出土的甲骨上的兆枝和刻画，对《周易》经传做些修订充实的工作，所以，就有了“河出图、洛出书，圣人则之”之说。河洛泛指周人居住过的地区，不一定指黄河和洛水。图书则指出土的甲骨，甲骨上的钻灼裂纹即兆枝，被称为图；刻画在甲骨上的卜问记录和数字组成的符号，就称为书。现代考古学家公认，甲骨上的数字符号既是当时揲蓍结果的记录，又是画卦之依据。总而言之，“河出图、洛出书，圣人则之”这句话表明：由八卦相重而为八八六十四卦，并进而讲究三百六十四爻的这样一个过程，是跟甲骨刻辞的再研究有着相当密切关系的，而河图洛书则是秦汉之际易学家们替甲骨起的别名。

最后，我们还必须指出，西汉末年和东汉时期的儒家学者，已经不懂得河图洛书即是甲骨的别名，却又必须对“河出图，洛出书”做出解释，于是许多牵强附会的说法就产生了。例如，《汉书·五行志》说，西汉末年“刘歆以为虙牺氏继天而王，受河图则而画之，八卦是也；禹治洪水，赐洛书法而陈之，《洪范》是也”。本来《周易·系辞》中的河图洛书均是画卦之本，而刘歆硬是把洛书送与夏禹，提出了洛书为《洪范》之本的说法，很显然这是刘歆凭空杜撰的。所以，唐代学者孔颖达《尚书正义》明确指出：“龟背洛书，经无其事。”盖《尚书·洪范》但云“天乃锡禹洪范九畴”，而所谓“九畴”即是“初一曰五行，次二曰敬用五事，次三曰农用八政，次四曰协用五纪，次五曰建用皇极，次六曰又用三德，次七曰明用稽疑，次八曰念用庶征，次九曰向用五福，威用六极”。既无“赐禹洛书”之说，九畴之中亦无“洛书”之名，可见洛书是洛书，九畴是九畴，两者原非一物。自从刘歆提出《洪范》原于洛书之后，班固撰《汉书》时便信以为真，并云：“凡此六十五字，皆洛书本文，所谓天乃锡禹大法九章，常事所次者也。”对此，孔颖达也略有微词，说：“不知洛书本有几字，《五行志》悉载此一章，乃云：凡此六十五字皆洛书本文。计天言简要，必无次第之数。”既然是上帝赐下来的天书，怎么会那样啰唆？这话说得很有力量。接着他又指出，刘焯及顾彪以为最初只有38个字，刘炫则以为只有20个字。这表达了他对刘歆、班固之言的不信任。我们不但不信，而且还要明确指出，刘歆根本不懂河图洛书与《周易》的关系，也不懂《周易》与《洪范》之原则区别，强作解人，横生枝节，搞乱学术家派，把后学引入歧途，给《周易·系辞》和《尚书·洪范》的理解制造了障碍，增添了麻烦。如果说刘歆在帮助其父刘向整理先秦文献工作中的功过较难论定的话，那么其在河图洛书注释上的错误就是再明显不过的了。

五、河图洛书是象数学的基础

河图洛书之说，经过隋唐两代相对沉寂之后，至五代末北宋初又渐渐活跃起来。此时一种新的河图洛书出现了，即以天地生成数和九宫数组成的河图洛书。其以图书数字的形象解释《易》理，推测天地、人事等方面的一切变化（这就是所谓的象数学），先后形成了两个对立的象数学派。较早的一派以九宫数（以下简称九数）为河图，天地生成数（以下简称十数）为洛书，如北宋仁宗时刘牧的《易数钩隐图》、南宋初年朱震的《汉上易传》、程大昌的《易原》和张行成的《易通变》等均主其说。稍晚的一派则以十数为河图、九数为洛书，如北宋神宗时伪托后魏关朗撰的《易传》、南宋朱熹的《周易本义》和《易学启蒙》、吴澄的《易纂言》，以及元初张理的《易象图说》等并传其学。这两个学派，从北宋争论到南宋，谁也说不服谁，谁也没有能说清河图洛书与画卦究竟有什么样的关系。刘牧为首的一派即九图十书派，据说其学说是五代的道士陈抟传下的。如《汉上易传·进书表》里说：“国朝龙兴，异人间出，濮上陈抟以《先天图》传种放，放传穆修，修传李之才，之才传邵雍；放以河图洛书传李溉，溉传许坚，坚传范谔昌，谔昌传刘牧；修以《太极图》传周敦颐，敦颐传程颐、程颢。”王偁（一作王称）的《东都事略·儒学传》所载则又与此不同，其云：“陈抟读《易》，以数学授穆修，以象学授种放，放授许坚，坚授范谔昌。”

以上两说均以陈抟为祖师爷，而其传授系统却很不一致。如种放与穆修，在第一说为师徒关系，在第二说为师兄师弟；种放与许坚，在前说是祖师与徒孙的关系，在后说则变为师徒关系；前说有刘牧，后说则无；前说提到河图洛书，后说则只言象学或数学。朱震与王偁皆为南宋时人，上距陈抟卒年（宋太宗端拱二年）仅仅100余年，而对于陈抟学说的传授系统的说法，却有这么大的分歧，这是很难理解的。笔者认为，陈抟的《先天图》《太极图》等著作，很可能都是托名的，且刻于华山石壁上的《无极图》也未必真正出于陈抟之手，因为陈抟的隐居地就有华山与武当山二说，也是真伪莫辨。陈抟自从受到宋太宗赏识推崇，被赐号“希夷先生”之后，名望日隆。刘牧声称其学源于陈抟，无非是托名以自重。然而，他的学说终究因为跟西汉末年以来儒家以九畴为洛书之旧说不相符合，而在两派斗争中相形见绌。这一点，朱熹在《易学启蒙》里说得很清楚：“古今作记，自孔安国、刘向父子、班固，皆以为河图授牺，洛书赐禹。关子明（即关朗）、邵康节（即邵雍），皆以十为河图，九为洛书。盖《大传》即陈天地五十有五之数，《洪范》又明言天乃锡禹《洪范》九畴’，而九宫之数，戴九履一，左三右七，二四为肩，六八为足，正龟背之象也。唯刘牧意见，以九为河图，十为洛书，托言出于希夷，既与诸儒旧说不合，又引《大传》，以为二者皆出于伏牺之世。其易置图书，并无明验。”其实，并不存在谁“易置”谁不“易置”的问题，况且，以十为河图、九为洛书，亦未尝有什么“明验”可言。指责对方“易置图书，并无明验”者，无非为了标榜自己的学说是正宗的而已。朱襄接着又说：“但谓伏牺兼取图书，则《易》《范》之数诚相表里为可疑耳。其实天地之理一而已矣，虽有古今先后之不同，而其理则不容有二也。故伏牺但据河图作《易》，则不必预见洛书而已，逆与之合矣；大禹但据洛书以作《范》，则亦不必追考河图而已，暗与之符矣。此所以然者何哉？诚以此理之外，无复他理故也。”他说来说去只是强调一个“理”字，至于为什么《大传》既有河出图又有洛出书，《洪范》何故不见“洛书”字样，则避而不说。所以，他的这个“理”并不能使刘牧学派服气，而其中真正起决定性作用的还是“与诸儒旧说不合”这句话。因为，习惯是一种强大的力量。朱熹的这些话表明，他的学说的逻辑结构是建筑在“十数”的河图和“九数”的洛书之上的，是继承了两汉以来儒家旧说而发展起来的，与陈抟并没有什么关系。《辞海》在“河图洛书”条下说朱熹“以九为河图，十为洛书”，刘牧“以十为河图，九为洛书”，显然是弄颠倒了。此外，其说朱熹的河图洛书“实源出于道士陈抟”，也是有问题的。近年来，有些谈河图洛书的文章往往跟着《辞海》以讹传讹，而不探本求源。

笔者认为，朱熹以九宫数为洛书也是移花接木的无稽之谈。西汉时有《黄帝九宫经》，东汉郑玄曾为之作注。本来九宫是九宫，洛书是洛书，两相并无干涉。《皇帝九宫经》曰：“戴九履一，左三右七，二四为肩，六八为足，五居中央，总御得失。其数则坎一、坤二、震三、巽四、中宫五、乾六、兑七、艮八、离九。太一行九宫，从一始，以少之多，则其数也。”其根本不讲洛书。《易纬·乾凿度》对此解释说：“故阳以七、阴以八为象，《易》一阴一阳，合而为十五之谓道。阳变七之九，阴变八之六，亦合之十五，则象变之数若一。阳动而进，变七之九，象其气之息也。阴动而退，变八之六，象其气之消也。故太一取其数以行九宫，四正皆合于十五。”其也只字不说洛书。什么叫象，什么叫变，我们不必管，其文既说“太一行九宫，从一始，以少至多”，又说“太一取其数，以行九宫”，那么，它行九宫的路线肯定不能是循环的。近几年来，不少学者受朱熹河图洛书说的影响，以《黄帝九宫经》之文释《灵枢·九宫八风》的“太一游宫”。更有人看到安徽阜阳双古堆西汉汝阴侯墓出土的“太一九宫盘”的九宫名称和各宫节气日数，与《灵枢·九宫八风》篇首之图形完全一致，且盘上刻画的数字及位置与《九宫经》相合，就认为《灵枢·九宫八风》是采用洛书数的。其实，《灵枢》“太一游宫”的次序是一、八、三、四、九、二、七、六，而《九宫经》“太一行九宫”的次序为一、二、三、四、五、六、七、八、九，两者是明显不同的；《灵枢》的太一运行路线是“顺时针循环”的，与《九宫经》太一“下棋跳马式”的运行路线也是迥不相同的。至于《灵枢》《素问》的“八风”，与河图洛书更是风马牛不相及的两件事情，硬要把它们拉到一起，就颇有点“秦琼战关羽”的味道了。盖《皇帝九宫经》与《九宫八风》成书之时，根本还没有什么河图数、洛书数之类的说法。

此外，西汉今文学家戴德所著《大戴礼记》中的《明堂篇》有“明堂自古有之，凡有九室”之说，以为明堂制度是采用九宫数的。其实，这也是一种牵强附会的无稽之谈。考《礼记·月令》载有天子逐月迁居之明文：孟春之月“居青阳左个”，仲春之月“居青阳太庙”，季春之月“居青阳右个”，孟夏之月“居明堂左个”，仲夏之月“居明堂太庙”，季夏之月“居明堂右个”，孟秋之月“居总章左个”，仲秋之月“居总章太庙”，季秋之月“居总章右个”，孟冬之月“居玄堂左个”，仲冬之月“居玄堂太庙”，季冬之月“居玄堂右个”。是则天子之明堂共有四堂十二室，非九室也。故孔颖达《礼记注疏·王藻》、邹伯奇《学计一得》均曾指出戴德此言之误，且论据均非常充分。明堂制度与九宫数毫无关系，早已成为定论。然而，奇怪得很，近年来似乎这宗老案又被翻了过来，有人又莫名其妙地将《大戴礼》《皇帝九宫经》及《灵枢·九宫八风》等跟洛书数搞在一起，并且还用彼此来互证。读到如此生拉硬扯的文章，怎能不令人感到迷惑不解呢？原其致误之由，同朱熹的河图洛书说有一定的关系。笔者讲这些话无非是要指出朱熹误解河图洛书的影响是十分深远的，而非对朱熹理学的全盘否定。

朱熹是宋代有名的儒学大师，他注释的书后来成了官方审定的教科书，《周易本义》和《易学启蒙》也成了易学的权威著作，“十为河图，九为洛书”当然也成了毋庸置疑的定论。此外，南宋的一些科学家也给朱熹帮了大忙。如数学家秦九韶在《数书九章》的第一、二两卷中以“求一术”说明“大衍挂揲”之理；杨辉《续古摘奇算法》的第一个图即十数河图图，第二个图便是九数洛书图，并且它还讲明了这些图形的数学原理。这些都给朱熹的河图洛书增加了闪光的科学色彩。明清时期，虽有不少学者从保卫六经古义的“存真”思想出发，把象数学基础的河图洛书视作异端怪说，给予了无情的抨击。如归有光说：“夫《易》之道甚明，而儒者以河图乱之；《洪范》之义甚明，而儒者以洛书乱之。……非圣人语常不语怪之旨也。”毛奇龄的《四书改错·河图洛书原舛篇》、胡渭的《易图明辨》等亦都对宋儒的河图洛书持否定的态度，不论是对十图九书说，还是对九图十书说。但是，笑骂任人笑骂，好书我自著之，仍然有人步朱熹河图洛书的后尘，提出新的河图洛书图形，仅嘉庆初年刘一明《周易阐真》一书，就列出《古河图》《古洛书》，乃至《河图洛书八卦合一图》等31种。

近年来有人把象数学基础的河图洛书看作古代科学技术的顶峰、包罗万象永远不会枯竭的自然科学宝库，认为任何现代科学上的尖端新发现，都可以从这个宝库里找到它的原型。然而，也有人以为讲解河图洛书的旧书、新书统统都是捕风捉影；只要你有兴趣海阔天空地瞎讲一气，不论什么都可以算作河图洛书范围内的东西；河图洛书是荒诞无稽的玩意儿，不值得一提。笔者认为，这两种各走极端的看法都是片面的。完满无缺、万古长新的看法自然是不对的。至于海阔天空或移花接木式的思维方法，在某些学科，如史学、考古学等是不被允许的，但是在另外一些学科里，也许恰好是产生新理论、新技术的一种触酶，不见得是绝对要不得的。事实上，作为说《周易》的工具、象数学基础的河图洛书，犹如无所不容的聚宝盆，已经不再是隋唐以前的河图洛书。其在发展过程中把各种各样的知识和学说，不论阴阳家的还是五行家的，是自然科学的还是社会科学或哲学的，是科学的还是迷信的，一齐吸收了进去，经过漫长的岁月，逐步积累演化成了一个综罗百代、包罗万象的巨大无比的体系。所以，它既是古代各种科学技术的渊薮和结晶，也是迷信术的大本营。医学家、天文历算家、儒家、道家、佛家，乃至预言家、命相家、堪舆风水家，都可以使用它。这如同现代的电子计算机一样，可以为各行各业和科学作者服务，也可以用作算命、问卦、预测吉凶等迷信活动的工具。总之，河图洛书完全是人为的，是不断积累演变而成的。科学的知识也好，迷信的内容也罢，都不是河图洛书本身所有的，统统是人们输入进去的。现代一些多学科研究、论述河图洛书的专家，也许正在继续努力做着这种输入、贮存的工作吧！

（原稿见《北京中医学院学报》1992 年第 15 卷第 2 期）

关于“辨证论治”之我见

王玉川

辨证论治是当代中医学术界里一个热门话题，综观近20年来的中医学文献，大都把它看作最能体现中医特色的不可改变的东西。笔者认为，这个观点有一定的道理，但并不确切，而且不利于中医学术的发展，为此略申鄙见，以求正于方家。

一、辨证论治的定义

关于辨证论治，目前公认的定义是理、法、方、药运用于临床的过程，即通过四诊、八纲、脏腑、病因、病机等中医基本理论对患者表现的症状、体征进行综合分析，辨别为何种证候，称为辨证；在辨证基础上，拟定出治疗措施，称为论治（人民卫生出版社1995年版《中医大辞典》第1715～1716页）。按照这个定义辨证论治是由辨证与论治两个步骤组成的。但笔者认为这还不足以阐明辨证论治的全部含义，其原因在于：首先，望、闻、问、切四诊是中医的诊断手段和技能，不宜把它包括在中医基本理论中；其次，辨证论治中的“辨”“论”二字的实质是临床思维能力的运用，离开了这种能力，就没有辨证论治的存在了。每个临床医生的辨证论治水平是由其掌握的四诊技能、基本理论和临床思维能力三个因素决定的，其中四诊技能与临床思维能力尤为重要。四诊技能与临床思维能力是从后天学习中获得的，是一种与天赋关系不大的能力，这两种能力都必须在实践中锻炼和发展。因此，学习中医必须早临床、多临床，在临床实践中不断提高和发展这些能力。除此之外，直到现在还没有发现有别的合适的手段。如果这些能力得不到发展和提高，那么即使把辨证与论治的理论背得滚瓜烂熟也是无济于事的。再有，论治是治则的运用。治则本来就是中医基本理论中的一个内容，不宜被置于基本理论之外。治则的运用也离不开临床思维能力。因此，把辨证论治的定义简单地分作前后两个步骤来解说的观点是值得商榷的。

笔者认为辨证论治的定义应该包括四诊、基本理论、临床思维三个要素和辨证与论治两个步骤，这种纵横结合才是一个完整的定义。

二、辨证论治理论的体系

我们从现存的中医文献可以看到，反映先秦时期医学成就的《内经》中已经有了关于脏腑、经络、气血、津液、形神等在生理与病理状态下产生的阴阳、寒热、表里、虚实等不同现象的论述。此后，历代医家在《内经》基础上续有发挥，在医疗实践中对疾病的认识不断深化，从不同的角度总结出多种形式的辨证方法。但是，明确提出“八纲辨证”“脏腑辨证”“六经辨证”“卫气营血辨证”“三焦辨证”“气血津液辨证”等名词，则是清代以后的事情。因此，于1921年问世的由著名中医学家谢利恒先生主编的《中国医学大词典》中，还不曾有这些辨证方法以及“辨证论治”的条目。今天被学者们看作一切辨证论治方法总纲的“八纲”二字，在清代雍正十年（1732）问世的《医学心悟》中不称“八纲”，而叫作“八字”。“八纲辨证”则是由擅用附子而名噪上海滩的祝味菊先生在1950年问世的《伤寒质难》中首次提出来的。这些情况也许会令现在初学中医的年青学者感到惊奇，甚至不敢相信，然而历史事实的确如此。至于把各种不同形式、不同内容的辨证论治方法综合起来组成一个体系，并把它写进中医教科书里则是在新中国成立之后，由一大批从事中医教育和研究工作的学者们（其中有印会河、王绵之、汪幼人等，以及中国中医研究院的一些专家，笔者也是其中的一员），在党的中医政策鼓舞下作出的一项贡献。

三、辨证论治体系的局限性

如上所说，辨证论治学说体系是千百年来无数中医学家临床经验的结晶。现代某些中医专家认为，中医学拥有这样一个体系错综复杂而又相当完备的辨证论治学说是一件值得自豪的事情，并坚信这就是中医学的特色，从而在教学、科研和临床中强调坚持突出这个特色。似乎中医学里的这个体系已经达到了完美无缺、登峰造极的境界，在临床上遇到的一切问题，只要遵照这个体系去做就都会迎刃而解；如果解决不了，那就只能怨自己没有掌握好。笔者曾经也是这样认为的，但后来才逐步认识到这种思想是一种现代迷信。所谓的“坚持突出中医特色”，实际上是一个只求稳定不求上进的口号，是一个套在中医工作者头上的紧箍咒，对中医学术的发展有百害而无一利，必须予以废除。不然的话，中医学就只能永远保持现状，永远在老框框里打转儿。这样一来，还研究它干什么？中医教育还用得着改革吗？

诚然，我们不能否认辨证论治的作用，且至今还没有可以替代它的手段，更不能否认辨证论治学说体系的建立是中医学发展史上的一个里程碑。然而，正如恩格斯所说：“体系是暂时性的东西，因为体系产生于人的精神的永恒的需要，即克服一切矛盾的需要。但是，假定一切矛盾一下子永远消除了，那么我们就会达到所谓的绝对真理，世界历史就会终结。”（人民出版社1972年版《马克思恩格斯选集》第四卷第216页）因此，“凡是特别重视体系的人，都可以成为相当保守的人”，除了拜倒在这个体系的脚下，日复一日，年复一年，无休止地重复验证这个体系的科学性，已经没有什么事情可做了。一切科学研究包括高科技的应用都成了多余的“无事忙”。

由上述可知，以“坚持突出中医特色”的主张而摒弃现代科学理论与技术的应用，不求发展创新，是一种极端保守的思想，是背离唯物辩证法的形而上学思想。我们只有突破这种保守思想的束缚，按照辩证唯物主义的立场、观点和方法去研究中医，中医学才能有所发展，才有可能摆脱陷于消亡的困境。此外，我们不应该忘记历代中医方书中记载着的一个方剂乃至一味中药治疗多种病证的大量的宝贵经验，这是现有的辨证论治学说解释不了的东西，是一块待开发的处女地。如果中医和中西医结合的研究把它作为一项重点攻关课题，那么我们就有望找到中医创新发展的突破口，扭转中医发展数十年徘徊不前的现状，使之走上大踏步前进的康庄大道，从而为实现中医现代化做出更大的贡献。

四、辨证论治不是中医的专利

上面已经说了很多，似乎没有该说的话了，但是笔者觉得尚有一个重要的问题——中医界里存在着的某些夜郎自大式的糊涂观念必须澄清。历史告诉我们，由于人们所处的时代、地域不同，文化背景不同，其思维方式就有可能有差异，对同一事物和现象可以产生不同的认识、作出不同的解释，因而对于解决事物相互间的矛盾也会采用不同的手段，但是也不可避免地有其共通之处，因为人类的知识来源于实践，都是思维的产物，就医学而言也不例外。传统中医学与现代西医学的理论和技术之间有着很大的差别，这是公认的事实，但是二者之间也有不少相似或相同的东西，比如西医在急救时常用的心肺复苏术中的口对口人工呼吸和心脏体外按压，与东汉张仲景《金匮要略》中记载的缢死急救术有着惊人的一致。这样的例子很多，不再一一列举。但必须指出，如果我们把这些中西共通且中医早于西医的东西一概送给西医，认为是西医特有的，那么就免不了遭受“数典忘祖”之讥。因此，我国中医界的领导干部也好，一般工作人员也罢，我看还是多了解一些中外医学史为妙，免得弄出笑话。至于“辨证论治”这个词，在现代西医学里如同清代以前的中医学一样是没有的，但不等于没有这方面的内容。比如，古希腊希波克拉底的学说在辨证方面强调“要研究总的和各地区的气候特点，研究病人的生活方式和习惯、职业、年龄、言谈举止、沉默、思想、睡眠、做梦特点和时间、胆量、骚痕、涂画、哭泣……大便、小便、吐痰、呕吐 ……出汗、寒战、畏寒、咳嗽、喷嚏、打呃、呼吸、腹胀、安静或喧闹、出血及痔疮。通过这些方面想到会出现什么结果”（安徽科学出版社 1990 年版《希波克拉底文集》中译本）。在论治方面，则强调应该采取“寒则热之，热则寒之，以偏救偏的反治法”等。如果单从这些话来看，就有可能被误认为是某位中医专家的言论。历史是不可以、也不会被割断的，人类的科学知识（包括语言等）从来就是继承的。希波克拉底的这些观点与主张在现代西医学里是可以找到它的踪影的。再说，现代西医学中的鉴别诊断，对同一个病人必须视情况而选用不同的治疗措施，在给药方面要考虑服药的时期（时效关系）、剂量的大小（量效关系），如此等等，难道不是辨证论治吗？

总而言之，现代西医学中尽管没有“辨证论治”这个名词，但实际上已具有辨证论治的观念，不过是在思维方式、诊疗手段与方法上与中医有所不同而已。因此，把辨证论治当作中医学独有的特色来大力鼓吹是难以令人信服的，除了暴露自己的无知，岂有他哉！

（原稿见《中医教育》1999 年第 18 卷第 3 期）

七传与七诊名异实同论

王玉川

中医典籍里有不少众说纷纭、迄无定解的难词。“七传”与“七诊”是其中尤为突出的两个例子，说它们是一对千古之谜，绝非言过其实。本文通过对原著的详细考察和分析研究发现了它们的确切定义，并得出了两者名异实同的结论。这虽非创造发明，亦非重大研究成果，但对学习和研究中医古籍的同道来说也许多少有些参考价值，故特介绍管见如下。

一、关于“七传”

“七传”一词，原出《难经·五十三难》，其文曰：“经言七传者死，间脏者生，何谓也？然：七传者，传其所胜也；间脏者，传其子也。何以言之？假令心病传肺、肺传肝、肝传脾、脾传肾、肾传心，一脏不再伤，故言七传者死也。间脏者，传其所生也，假令心病传脾、脾传肺、肺传肾、肾传肝、肝传心，是子母相传，竟而复始，如环无端，故曰生也。”

在这里，《难经》对七传与非七传只是用五行生克之法予以区别，即相克传变者为七传、相生传变者为非七传，始终没有说明七传的含义及其命名缘由。因此，有人认为七传之义不可解，并断定“七”字乃“次”字之误。如吕广注云：“此下有‘间’字，则知上当为‘次’。”其余各家注解，除了随文敷衍、无所阐发者外，类皆臆测之言，经不起反复推敲。例如，有这样一种解释：七传是根据十天干所属的五行“隔七相传”来定名的，即甲、乙、丙、丁、戊、己、庚、辛、壬、癸十个天干，每一个天干顺次数到第七个天干，二者所属的五行必是相克的。甲是天干的第一数，从甲到庚，庚是第七数，则谓甲木为庚金所克，仿此推算，则乙木为辛金所克，丙火为壬水所克，丁火为癸水所克，戊土为甲木所克，己土为乙木所克等，这就叫作七传。

这种十天干隔七相传谓之七传之说，是较为系统、有影响力的一种见解，让人听起来头头是道，似乎确能自圆其说。然而，当你把它同“甲胆乙肝丙小肠，丁心戊胃己脾乡，庚是大肠辛属肺，壬配膀胱癸肾藏”，即天干与脏腑的配属关系联系起来分析时，便立见其说之荒唐，以从甲到庚为例，则甲木为庚金所克，即胆病传于大肠。仿此推算，乙木为辛金所克，即肝病传于肺；丙火为壬水所克，即小肠病传于膀胱；丁火为癸水所克，即心病传于肾；戊土为甲木所克，即胃病传于胆；己土为乙木所克，即脾病传于肝。当然，这样的传变现象，不能说它在临床上绝对不会发生。但是，《难经》原文对七传的解释，既无胆传大肠、小肠传膀胱、胃传胆等六腑之间相互传变之论，更无肝传肺、心传肾、脾传肝之类的反相克程序脏病传变之说。盖《难经》所说的“传其所胜”，乃顺五行相克之次的传变规律，也就是张仲景《金匮要略》“见肝之病，知其传脾，当先实脾”之论的根据。十天干隔七相传恰恰与之相反，乃逆五行相克之次的传变法则（五行学说虽有反侮之法，但从无一系列反侮到底的传变之说）。一顺一逆，南辕北辙，绝无丝毫共通之处，即此已足证其说之非。况且，十天干不论从哪一干开始数起，也不论是顺数还是逆数，比如从甲到庚或从庚到甲，其间相隔的天干只有5个，而不是7个，所以，“隔七相传，谓之七传”的解释，在这个意义上来说也是不能成立的。

其实，《难经》“七传者死”与《内经》（指《灵枢·病传》和《素问·标本病传论》，下同）的“诸病以次相传，如是者，皆有死期”是同一个意思，《难经》“间脏者生”与《内经》“间一脏及二、三、四脏者，乃可刺也”的含义亦多相近。故马莳《素问注证发微》云《难经·五十三难》“七传者死”“间脏者生”与此篇大意同。因此，本文认为《难经》所谓的七传，即对《灵枢·病传》“病传论”所说“大气入脏”所致的心病、肺病、肝病、脾病、胃病、肾病、膀胱病等7种脏腑病传变的特定证型的简称，以其病传的证型有七，故命之为“七传”。现附表69“七脏腑病传特定证型”如下，以资参考。

表69　七脏腑病传特定证型

大气入脏	病证型种类	先病为本	后病（继发病或伴发病）为标			预后	病程	备注
		先发病及临床表现	始传之脏及临床表现	二传之脏及临床表现	末传之脏及临床表现			
心	1	病先发于心；心痛	一日而之肺；咳	三日而之肝；胁支痛	五日而之脾；闭塞不通、身痛、体重	三日不已死	12天	《灵枢·病传》只言脏腑，《素问·标本病传论》只言临床表现，下皆同
肺	2	病先发于肺；喘咳	三日而之肝；胁支满痛	一日而之脾；身重、体痛	五日而之胃；胀	十日不已死	19天	
肝	3	病先发于肝；头目眩、胁支满	三日而之脾；体重、身痛	五日而之胃；胀	三日而之肾；少腹胀、腰脊痛、胫酸	三日不已死	14天	
脾	4	病先发于脾；身重、体痛	一日而之胃；胀	二日而之肾；少腹胀、腰脊痛、胫酸	三日而之膂膀胱；背胆筋痛、小便闭	十日不已死	16天	
胃	5	病先发于胃；胀满	五日而之肾；少腹腰脊痛、骱酸	三日而之膂膀胱；背胆筋痛、小便闭	五日而上之心；身体重	二日不已死	15天	《素问·标本病传论》作“六日不已死”，则病程当为19天
肾	6	病先发于肾；少腹腰脊痛、骱酸	三日而之膂膀胱；背胆筋痛、小便闭	三日而上之心；腹胀	三日而之小肠；两胁支痛	三日不已死	12天	《素问·标本病传论》中肾为第5型，胃为第6型
膀胱	7	病先发于膀胱；小便闭	五日而之肾；少腹胀、腰脊痛、骱酸	一日而之小肠；腹胀	一日而之心；身体重	二日不已死	9天	

从表69可见：7种脏腑病传变证型，有五脏之间依相克次序而传变者；有脏病传腑，腑又复传于他脏者；有腑病传脏，脏又复传之于他腑者。其病程在9～19天，不愈即死。故《内经》中有“诸病以次相传，如是者，皆有死期，不可刺”的告诫。作为医生，以救死扶伤为天职，岂有坐待其毙而不施救治之理，而且七传之病虽属险证，当亦有轻重之分和虚实之别，即使病至内脏损坏，出现腹胀、烦满、二便不通等一系列危急证候，也未必皆是不治之症。所以，《素问·标本病传论》先提出“先病而后生中满者治其标，先中满而后烦心者治其本……小大不利治其标，小大利治其本。病发而有余，本而标之，先治其本，后治其标；病发而不足，标而本之，先治其标，后治其本。谨察间甚，以意调之，间者并行，甚者独行。先小大不利而后生病者，治其本”等，标本先后和标本兼顾的论治原则，而后才讲到7种病传证型，这也许恰好表明《灵枢·病传》较《素问·标本病传论》更为古老，而后者是通过临床实践经验的积累和总结，在前者的基础上又有所发现、有所突破而成的，原先认为的不治之症，现在有了治疗的方法。盖“为学如积薪，后来者居上”，乃科学发展之必然。以上所说，绝非节外生枝，若将两者的具体内容加以对照分析，即知余言之非谬。

二、关于“七诊”

《素问·三部九候论》曰：“七诊虽见，九候皆从者不死。所言不死者，风气之病及经月（‘月’，《黄帝内经太素》作‘间’）之病，似七诊之病而非也，故言不死。若有七诊之病，其脉候亦败者死矣，必发哕噫。”“七诊”一词，仅见于此。何谓七诊？《素问·三部九候论》没有明文可征。但是，经过对原文进行周密的分析，即使得不出明确、具体的结论，也有可能得到某些原则性的启示。基于这个思路，笔者尝试进行了如下探索。

首先，七诊是指7种脉象，还是指7种病证？因为我们习惯上所说的“诊”，常常指脉诊而言；而“诊”与“疹”字同音，在古书中例可通假，《释名》云“疹，诊也”，即是其例，而“疹”又可释作疾或病，所以这个问题是必须首先解决的。试观《素问·三部九候论》原文，一则曰“七诊虽见，九候皆从者不死”，再则曰“所言不死者……似七诊之病而非也……若有七诊之病，其脉候亦败者死矣”。前者以七诊与九候对举，表明七诊不是脉象；后者不但两次明言“七诊之病”，而不说“七诊之脉”，且又一次以七诊与脉候对举。因此，可以肯定七诊指病证而言，其命名之义与脉象并无关联。这是一条无可置疑的重要结论。

其次，风气之病何以“似七诊之病而非”？《素问·风论》曰：“风者善行而数变。”又曰：“故风者百病之长也，至其变化，乃为他病也，无常方，然致有风气也。”据此可知，所谓风气之病，即外感风邪之病；其病气传变快且病情多变，是风气之病的特点。既然风气之病似七诊之病，那么七诊之病也必然具有传变快而病情多变的特点，唯外感风气之病大多病在肌表经络，病势轻浅，一般无危险可言，因此，《素问·三部九候论》有“所言不死者，风气之病……似七诊之病而非也”之言。同时，反过来恰好证明了七诊之病的病气不在肌表经络而在内脏，故其病远较风气之病凶险，诚如《素问·阴阳应象大论》所说“治五脏者，半死半生也”。

再次，经月之病何以“似七诊之病而非”？从《黄帝内经太素》，“经月”当改作“经间”。所谓经间之病，即病邪未入脏腑但在经脉之间的病证，故杨上善注云“经脉间有轻之病”。邪入经脉之间，则随气血流行，故其病亦多传变，即与七诊之病相似，唯其邪在经脉之间而未入脏腑，故传变虽多，却非若七诊之病那样凶险。至于经间之病与风气之病并提，可借以表明此风气之病与风邪直中内脏者不同，从而避免读者误解。

综上所述，可以得出这样的结论：第一，七诊是病证，不是脉象；第二，七诊之病是多所传变的病证；第三，七诊之病的病邪在脏腑，不在肌表经络，故预后多凶险。这三条结论既是解开七诊之谜的三把钥匙，又可作为判断前人注解是非得失的标准。比如，王冰注，将九候之脉的独小、独大、独疾、独迟、独寒、独热、独陷下等7种相失之候称为七诊，虽然这个解释得到了张介宾、吴崑等人的支持，但是与上述3条标准相对照，则全然不相符合，因此，我们有足够的依据推断王冰的这个注解是错误的。至于有人以《素问·平人气象论》中平直诊法的7句话作为七诊的注解，其误较王冰注尤甚。又如，杨上善注以“九候之脉，皆沉细悬绝者”为一诊，“盛躁喘数者”为二诊，“寒热病者”为三诊，“热中及热病者”为四诊，“病风者”为五诊，“病水者”为六诊，“形肉已脱”为七诊。其七者之中，有指脉象者，有指病证或证候表现者，如此杂乱无章，为《内经》命名之通则所不容，而以第一条标准衡量，其符合率也只有5/7，所以可以肯定杨注亦非《素问·三部九候论》的原意。张志聪注，七诊之中有“土绝四季”，而无“形肉已脱”，其余全同杨注，其误亦同。

前人注释皆非，既如上述，那么七诊究系何等之病，就成了亟待揭开的难解之谜。为此，笔者详细考察分析了《内经》162篇的全部内容，发现《灵枢·病传》和《素问·标本病传论》所载“大气入脏”所致的心、肺、肝、脾、胃、肾、膀胱7脏腑病传的7种证型（表4），即《难经》所说的七传，与《素问·三部九候论》关于七诊的3项原则性论述相对照，可谓一一对应。

例如，首先，七传言病不言脉，七诊是病证不是脉象，二者相互一致。其次，这7种脏腑病从发病到开始传变，最快的只需1天，最慢的不过5天；到第3次传变，最快的只需6天时间，最慢的不过13天，其病传迅速而多变，与七诊亦相一致。再次，这7种脏腑病证，或先或后都有腹胁满胀、大小便闭塞不通等症，即所谓“中满及小大不利”之证候出现，这是“大气入脏”致内脏损坏的结果；而“七诊之病，其脉候亦败者死矣，必发哕噫”，同样也是内脏损坏所致。故杨上善注云“五脏先坏，其人必发哕而死也”，《素问·宝命全形论》亦有“病深者，其声哕……是谓坏府”之说。然则七诊之病病在内脏，而“七传者死”亦因“大气入脏”，故二者的病机和预后亦复相同。

至于《素问·三部九候论》中“七诊虽见，九候皆从者不死”和“风气之病及经月之病，似七诊之病而非也”，以及“七诊之病，其脉候亦败者死矣，必发哕噫”等论述，对《灵枢·病传》来说，无疑为7种病传证型的诊断和预后增补了3项重要指标。

总而言之，“病传”的7种证型即为七传，七传即为七诊。故七诊与七传，其名虽异，其实则同。

（原稿见《北京中医学院学报》1990年第13卷第2期）

“异中求同”话化瘀

王玉川

一、活血化瘀方药的双向效应

说到活血化瘀，就会使人想起王清任的《医林改错》在相关理论与实践上所取得的空前进展。在该书“血府逐瘀汤所治症目”19种中，“胸不任物”与“胸任重物”两则尤其引人注目。前者于卧床休息时必须袒露胸部，若盖一层薄布即不能入睡；后者则必须令人坐其胸上，否则彻夜无眠。二者证候截然相反，王清任却皆用血府逐瘀汤治愈，并发出“设一齐问病源，何以答之”之问，意思就是说，如果不承认血瘀是上列不同证候共有的病源，那么就无法解释这个现象。

当代中医从业者几乎皆知，血瘀是多种疾病发展过程中的重要中间环节。瘀血所在的部位不同，则人体会表现出不同的证候，而不同患者即使瘀血所在部位相同，也可能出现不同甚至相反的证候，胸不任物和胸任重物只是其中的一端而已。能够治疗这些证候的方剂，也绝非只有血府逐瘀汤一方。以“胸任重物”而论，其症即是张仲景在《金匮要略·五脏风寒积聚病脉证并治第十一》中所说“其人常欲蹈其胸上”的肝著，王清任用血府逐瘀汤，而张仲景用旋覆花汤，两方的药物组成无一相同，而活血化瘀作用则并无二致。不过，仲景书中没有用旋覆花汤治疗同肝著证候相反者的经验，所以张氏尚未意识到活血化瘀方剂的双向效应。

方剂由药物组成，方剂的效应必然要以药物的效应为基础，这是不言而喻的事情。值得注意的是，有双向效应的中药绝大多数不是目前公认的活血化瘀类药物。比如，黄芪、白芷、芍药、附子、硫黄、火麻仁、橘皮、厚朴、防己、蠡实等，都具有既能通便，又能止泻的双向效应；漏芦、瓜蒌根、王瓜、萆薢、续断、牛膝、榆白皮、桑白皮、鸡矢白、茯苓、桑螵蛸、牡蛎等，均既能利小便，又能缩尿。这些药物的双向效应，仅仅是一种现象，而它们的药效机制是什么？前人罕有论及。笔者以“异中求同”的方法对它们的全部功能主治加以归纳分析，发现其共同的药效机制是与活血化瘀作用分不开的。换句话说，活血化瘀作用是这些药物既能通，又能涩的关键所在。这些中药的活血化瘀作用大多远不如活血化瘀类中药那样显而易见，除牛膝之外，都没有被列入活血化瘀药范围之内。但是按照古代本草的记载，它们的活血化瘀作用是切实存在着的。具体内容见表70。

表70　活血化瘀作用对大小便的通涩双向效应

药名	通利效应	止涩效应	活血化瘀作用	归经
黄芪	《和剂局方》①：老人秘塞	《别录》②：腹痛泄痢	《别录》：逐五脏间恶血。张元素：活血生血	脾、肺经

续表

药名	通利效应	止涩效应	活血化瘀作用	归经
白芷	李时珍：大肠风秘	《别录》：主久泻	《本经》[③]：主血闭。《大明》[④]：破宿血	肺、胃经
芍药	《别录》：利大小肠	张元素：止泻痢	《本经》：主血痹。《别录》：散恶血、逐贼血	肝、脾经
附子	《圣济总录》：大肠冷秘	李时珍：久痢脾泄	《本经》：破癥坚积聚、血瘕。李杲：治经闭	心、肾、脾经
硫黄	《海药本草》：老人风秘	李时珍：虚寒久痢	《本经》：主恶血。《吴普本草》：治妇人血结	脾、肾经
火麻仁	《肘后》[⑤]：大便不通	《子母秘录》：小止痢下	《别录》：破积血。《千金》[⑥]：产后恶血不尽	脾、胃、大肠经
橘皮	《济生方》：大肠秘塞	《别录》：止泄	《摘玄方》：治湿痰死血、手指麻木	脾、肺经
厚朴	《十便良方》：大肠干结	《斗门方》：止泻	《本经》：血痹死肌。《药性论》：破宿血	脾、胃、肺、大肠经
防己	《本经》：利大小便	《别录》：止泻	李晏：下焦血分药，能泻血中湿热，通其壅塞	肺、脾、膀胱经
蠡实	《别录》：利大小便	李时珍：治水痢诸病	《大明》：妇人血气烦闷、产后血运	（缺）
漏芦	《大明》：通小肠	《别录》：止遗溺	《大明》：主扑损、续筋骨、通血脉	胃经
瓜蒌根	《大明》：通小肠	《别录》：止小便利	《大明》：消扑损瘀血	肺、胃经
王瓜	李时珍：利大小便	《别录》：止小便数不禁	《本经》：止瘀血、月闭。《别录》：散恶血	（缺）
萆薢	《药性论》：肾间有膀胱宿水	《别录》：主治失溺	《别录》：去关节老血	肝、胃经
续断	《古今录验》：小便淋沥	《大明》：缩小便	《别录》：恶血腰痛。《大明》：破癥结瘀血	肝、肾经
牛膝	李时珍：治五淋	《别录》：老人失溺	《别录》：月水不通、血结。《药性论》：逐恶血	肝、肾经
榆白皮	《本经》：大小便不通，利水道	《外台》[⑦]：治渴而尿多	《大明》：通经脉	膀胱、大肠、小肠经
桑白皮	《别录》：利水道	《肘后》：消渴尿多	李时珍：降气散血	肺、大肠、小肠经
鸡矢白	《别录》：利小便	《别录》：止遗溺	《本草拾遗》：破血	（缺）

续表

药名	通利效应	止涩效应	活血化瘀作用	归经
茯苓	《本经》：利小便。王好古：小便涩能利之	王好古：小便多能止之	《别录》：利腰脐间血	心、肺、脾、胃、肾经
桑螵蛸	《本经》：利小便、通五淋	《别录》：主遗溺	《本经》：女子血闭	肝、肾经
牡蛎	《医学集成》：治小便淋闭	《别录》：涩大小肠、止大小便	《别录》：除老血	肝、肾经

注：①《和剂局方》，指《太平惠民和剂局方》。

②《别录》，指《名医别录》。

③《本经》，指《神农本草经》。

④《大明》，指《日华子本草》。

⑤《肘后》，指《肘后备急方》。

⑥《千金》，指《备急千金要方》。

⑦《外台》，指《外台秘要》。

从表70可以清楚地看到，这些药物的活血化瘀作用是确实存在的，而这些药物之所以能通能涩，正是因为它们具有活血化瘀的作用。由于药物归经与发生瘀血病变的具体脏腑经络有别，所以有的药物对小便具有通涩的双向效应，而有的药物对大便具有通涩的双向效应。记得数年前，魏龙骧老前辈在介绍他的临床用药经验时说，“白术用大剂量，对于顽固性便秘有良效。虽本草无此记载，而临床用之多验”。当时，笔者以为老药发现新用途是常事，未尝深入研究。后来，遇一小学教师张某，约40岁，患习惯性便秘已5年多，脾约麻仁丸、果导之类已成为其日用必需品，严重影响了正常的生活，故欲求根治方。笔者乃依魏老之经验，嘱其每日用白术30g煎汤代水冲服麻仁丸。服药半月，竟获痊愈。笔者对此产生了极大的兴趣，必欲探究其取效之由，翻阅了大量古今方书，却一无所获，唯在《本草纲目》白术的“主治”项下发现有“利腰脐间血”的记载，与茯苓相同，始觉茅塞顿开。盖所谓“利腰脐间血”，实际上就是改善腹腔内脏器孙络循环的同义语。茯苓主要作用在肾，故既能利小便，又能治尿多；白术主要作用在肠，故既能止泻，又能通便。换句话说，泄泻与便秘、多尿与少尿，都是腹腔内有关脏器孙络循环障碍的结果，通过药物的活血化瘀作用使其孙络循环得到改善，功能得以恢复，从而涩者通而利者止。由此推论，上述20多种中药之所以具有双向效应，其机制亦当与白术、茯苓相同。当然，这只是以文献为依据做出的推断，是否符合实际，尚有待临床和实验研究的进一步证实。

二、各类中药与活血化瘀的关系

不同类别的中药对大小便具有通涩双向效应的关键在于它们共同具有的活血化瘀作用。联系万病不离气血的传统理论和临床上变化多端的证候，我们猜想：数以千计的中药中，必有相当数量的中药具有活血化瘀作用。为了使这个猜想得到文献的证实，我们首先对《本草纲目》收载的1892

种中药进行分析研究。

具体研究方法如下：凡在功能主治的记载中出现血滞、血聚、血结、血块、血瘕、血积、血痹、血闭、血胀、血母、血咬、血痛、血渴、血噤、血气、血不行、滞血、积血、蓄血、宿血、留血、凝血、客血、死血、恶血、老血、陈血、败血、干血、贼血、聚血、结血、污浊之血、活血、散血、利血、化血、行血、破血、消瘀、去瘀、利血脉、利血气、利腰脐间血、通月闭、通关脉等词语之一者，即算作具有活血化瘀作用的中药，统计其总数，计算其在1892种中药中所占的比例。

统计结果显示：具有活血化瘀作用的中药有420余种，占《本草纲目》药物总数的20%以上。尽管这些药物的药性有寒、热、温、平之异，作用的部位或脏腑经络多有不同，但它们却都有不同程度的活血化瘀作用。如果再加上后来陆续发现的具有活血化瘀作用的品种，如茶叶、苦参等，那么这个比例还会有所提高。

众所周知，这1892种中药中有相当一部分是目前临床少用或不用的。为了弄清活血化瘀作用在常用药中的情况，我们以同样的方法对上海科学技术出版社于1978年出版的《中药学》中的药物做了统计，结果显示：在460种（“附药”未计入）常用中药中，具有不同程度活血化瘀作用的药物有219种，占常用药总数的47.6%以上，且在解表、清热、抗疟、化痰止咳平喘、芳香化浊、消食、行气、泻下、驱虫、开窍、温里、平肝、安神、利水渗湿、祛风湿、止血、活血化瘀、抗肿瘤、麻醉止痛、补气、补阳、补血、补阴，以及收涩、外用等章节均有分布。如果不计入“活血化瘀”一章的23种药物，则兼有活血化瘀作用的中药在常用药中的比例为42.61%。详见表71。

表71　活血化瘀作用在460种常用药中所占比例及分类分布情况

类别	比例	具有活血化瘀作用的药物
解表药	21/28	麻黄、桂枝、紫苏、荆芥、防风、羌活、白芷、细辛、藁本、辛夷、苍耳、生姜、葱白、薄荷、桑叶、菊花、葛根、柴胡、升麻、豆豉、浮萍
清热药	29/68	栀子、天花粉、莲子心、黄芩、黄连、犀角、生地黄、玄参、牡丹皮、赤芍、紫草、连翘、板蓝根、贯众、野菊、漏芦、金荞麦、四季青、红藤、败酱草、白鲜皮、马齿苋、白头翁、山豆根、射干、马勃、朱砂根、决明子、木贼草
抗疟药	4/7	马鞭草、盐肤木、天名精、青蒿
化痰止咳平喘药	11/36	半夏、天南星、白附子、旋覆花、桔梗、海蛤壳、瓦楞子、白毛夏枯草、紫金牛、桑白皮、葶苈子
芳香化湿药	2/8	石菖蒲、苍术
消食药	1/8	山楂
行气药	10/14	枳实、橘皮、青皮、厚朴、木香、香附、乌药、檀香、薤白、荔枝核
泻下药	9/15	大黄、芒硝、火麻仁、郁李仁、蜂蜜、大戟、芫花、续随子、巴豆
驱虫药	1/9	槟榔
开窍药	2/6	麝香、安息香

续表

类别	比例	具有活血化瘀作用的药物
温里药	6/11	附子、干姜、肉桂、花椒、荜茇、吴茱萸
平肝药	11/17	羚羊角、牛黄、地龙、天麻、僵蚕、全蝎、蜈蚣、代赭石、白芍、牡蛎、刺蒺藜
安神药	4/8	朱砂、琥珀、远志、合欢
利水渗湿药	9/29	茯苓、赤小豆、陆英、木通、滑石、瞿麦、萆薢、地耳草、虎杖
祛风湿药	16/29	独活、威灵仙、蚕沙、防己、海桐皮、伸筋草、海风藤、丝瓜络、老鹳草、臭梧桐、路路通、穿山龙、五加皮、骨碎补、续断、常春藤
止血药	18/28	紫珠、血余、棕榈、藕节、小蓟、大蓟、茅根、苎麻根、三七、菊叶三七、景天三七、蒲黄、茜根、茅莓、花蕊石、降香、炮姜、灶心土
活血化瘀药	23/23	川芎、丹参、月季花、泽兰、王不留行、毛冬青、益母草、牛膝、红花、桃仁、血竭、苏木、自然铜、姜黄、郁金、穿山甲、乳香、没药、五灵脂、三棱、水蛭、虻虫、䗪虫
抗肿瘤药	5/18	莪术、斑蝥、硇砂、龙葵、半枝莲
麻醉止痛药	7/12	雪上一枝蒿、祖师麻、羊踯躅、延胡索、夏天无、八角枫、两面针
补益药	22/53	人参、黄芪、白术、甘草、饴糖、鹿茸、补骨脂、蛇床子、海马、菟丝子、蛤蚧、胡桃仁、紫河车、当归、鸡血藤、熟地黄、阿胶、桑椹、北沙参、龟板、鳖甲、百合
收涩药	3/21	禹余粮、桑螵蛸、海螵蛸
外用药	5/12	硫黄、雄黄、砒石、陈石灰、槿皮
总计	219/460	

结合近年来有关中药抗凝血酶和抗血栓形成的实验报道，以及固有的“治风先治血，血行风自灭”“瘀血不去，则出血不止、新血不生”等传统理论来看，单味药本身兼有的活血化瘀作用，与其发表、清热、化痰止咳平喘、芳香化浊、利水渗湿及补益等各种临床疗效之间存在着某些不容忽视而有待证实的关系。以解表类药物为例，麻黄、桂枝、荆芥、细辛、藁本、桑叶、升麻等具有很强的抗凝血作用，其中麻黄、桑叶的体外抗血栓作用极为显著；而生姜、葱白、菊花、柴胡、白芷、薄荷的抗凝血作用不甚明显。据此，我们似乎可以做出如下假设。①许多中药兼有的活血化瘀作用，是其解表、清热等主要作用得以充分发挥的条件之一；如果除去其活血化瘀的有效成分，那么它的解表、清热等作用也将大大减弱。②有些中药的活血化瘀作用很微弱，在一般剂量时只表现出其他作用，须用大剂量才能显示出活血化瘀作用。③有些中药在本草中虽有活血化瘀作用的记载，但实际上它本身并无此项作用，而是凭借行气、温里、清热、利湿等作用，才显示出间接的活血化瘀作用。欲使这些猜想和假设得到验证，须利用最新的科学研究方法进行大量的实验

研究。

三、从活血化瘀看中医药的优势

如前所述，中医认为血液瘀滞是多种疾病发展过程中的重要环节，它对于疾病的演变和预后有着举足轻重的意义。所以，从《内经》开始，医家就十分重视血瘀的问题。例如，《素问·调经论》说："视其血络，刺出其血，无令恶血得入于经，以成其疾。"《素问·血气形志》说："凡治病，必先去其血，乃去其所苦，伺之所欲，然后泻有余，补不足。"针刺疗法必须先除去其瘀血，那么药物疗法的情况又如何？不妨让我们考察一下有关文献。

先说血瘀在外感发热性疾病中的地位。温病学派与伤寒学派对此各有看法和主张，温病学说把热病分为卫、气、营、血4个阶段，有所谓大凡看法，卫之后方言气，营之后方言血，在卫汗之可也，到气才可清气，入营犹可透热转气，入血就恐耗血动血，直须凉血散血，否则前后不循缓急之法，虑其动手便错之论。这就是说，血瘀是在温热病的最后阶段产生的，而《伤寒论》却记载在三阳三阴6个阶段之初就有太阳蓄血证。因此，瘀血作为病理产物，究竟是只在急性发热性疾病的某一特定阶段才产生，还是在其任一阶段都有可能产生呢？或者说，血瘀的产生在外感热病过程中是否带有普遍倾向？这是一个值得研究的问题。我们对《伤寒论》和《温病条辨》的方药进行了统计分析，从侧面说明了这个问题。

《伤寒论》中共有药物87种，其中具有不同程度活血化瘀作用的药物有50多种，占全书药物总数的57%以上。在113方里，除了治少阴病下利咽痛、胸满心烦的猪肤汤，从"太阳篇"的麻黄汤、桂枝汤等解肌发汗方，到"瘥后劳复篇"的牡蛎泽泻散、竹叶石膏汤等善后调理方，每一个方剂都或多或少要用到具有活血化瘀作用的药物。

《温病条辨》中共有药物240余种，其中具有不同程度活血化瘀作用的药物有120多种，占全书药物总数的50%以上。该书共有方剂200余首，其中没有用到活血化瘀或兼有活血化瘀作用的中药的，只有一物瓜蒂散、牛乳饮和猪肤汤3方，约占全书方剂总数的1.5%。

如果说以药测证是可靠的方法，那么这些统计结果表明：在急性热病发展过程的各个阶段，血液瘀滞是带有普遍倾向的一种病理变化，而张仲景所说的"热之所过，血为之凝滞"的确是至理名言。

至于内科杂病和妇科诸疾，我们统计了《金匮要略讲义》（20世纪60年代全国统编教材）的方药。全书有199方，除去有方名而未见药物组成的黄连粉和藜芦甘草汤，则为197方。以《本草纲目》的功能主治为准，其中只有一物瓜蒂汤、獭肝散、矾石汤、皂荚丸和狼牙汤5首方剂的药物，是没有活血化瘀作用的，其余的方剂或多或少都用到了具有活血化瘀作用的中药。在其所用的150多种药物中，具有活血化瘀作用的有105种，占药物总数的68%以上。

综上所述，尽管中医使用的方剂作用千差万别，但组成方剂的中药多有程度不等的活血化瘀作用。方药的这个特点，与血瘀是多种疾病发展过程中的重要中间环节的病理学说是相吻合的。所以应用中医药治疗疾病，只要方法恰当，则有可能减少病理过程中因孙络循环障碍导致的继发症和后遗症的发生。毫无疑问，这正是中医药的优势和特色之一。如果说，至今在群众中流传着的“西药治标、中药治本”“欲求速效找西药，要想除病根服中药”的说法与此有关，那么中药的研究工作应该把复方放在首要地位，而且要重视活血化瘀作用在不同复方中的意义。

（原稿见《中西医结合杂志》1990 年第 10 卷第 9 期）

“同方异治”之我见

王玉川

同方异治，在中医学里中与同病异方应该具有同等重要的理论意义和学术价值，因为二者都是历代医家千百年来临床实践经验的结晶，是中医宝库中两颗交相辉映的明珠。关于这个问题，笔者在《关于“有是证用是方”的反思》（见《北京中医药大学学报》1998 年第 6 期）一文中曾经有所涉及，因篇幅所限，未得展开，颇有意犹未尽之慨。今续撰此文，以补上文之不逮。仓促成文，谬误之处在所难免，尚祈读者诸君多加指正。

一、从同方异治的基本概念说起

所谓同方异治，即用同一个方剂治疗多种病证。因而，其与同一种病证可以用不同的方剂治疗的同病异方说是对立的。二者在思维方式上是截然不同的。前者对于传统的辨证论治观念来说是一种逆向思维，后者则是不背离传统辨证论治观念准则的思维方式。二者在中医学防病治病方面都做出过重大的贡献，对中医学的发展发挥过应有的作用。从辩证法的观点来说，二者之间的关系是不可分割的。因为世界上不存在没有对立面的事物，一切事物只有在相互对立的统一中才能成长和发展，因而共处于一个统一体中相互对立的双方是不能孤立地存在的，“假如没有和它作对的矛盾的一方，它自己这一方就失去了存在的条件”。中医学所谓的“独阳不生、独阴不长”“阴阳离决，精气乃绝”说的也是这个道理。因此，同方异治与同病异方之间必然有着相互依存的关系，遗憾的是，这种关系直到现在还没有人能够说清楚。

二、同方异治说的渊源

凡是读过《内经》的都知道，《素问》里只有同病异治说（见于《病能论》和《五常政大论》），本文在前面所说的同病异方实际上是《素问》中同病异治的翻版。近年来出现的同病同证异治和异病同证同治的说法，则是随着辨病和辨证相结合的研究，在同病异治的基础上衍生出来的（因为“病”与“证”在古代方书里往往是混用的）。有人以为，这个结果是中医发展的标志之一。然而，它仍然以证为立足点，仍然囿于辨证论治、依证立方的传统理论，并没有多少进展可言。

至于同方异治，实际上是异病同治的同义语。异病同治这个命题在《内经》里不曾出现过，所以它的提出较同病异治要晚得多，远不及同病异治那样有着悠久的历史渊源，但至少已有 300 余年的历史了。明末崇祯庚辰年（1640），程衍道在其《重刻外台秘要方·自序》里的一段话可作证明，其文曰：“余亟欲以《外台秘要》公诸海内……向购写本，讹误颇多，因复殚力校雠……十载始竣厥功。客阅而谓余曰……同病而异方也，同方而异治也，毫厘不几千里乎？余曰：三部微妙，别之在指；五脏精华，察之在目。合色脉而后定方，求其曲当可也。”这是我们现在所见到的有关同方异治说的最早资料。

程氏在《自序》中所谓的“客”，很可能是他假设的一个人物，为的是便于用问答的形式表达自己的学术思想和主张。问答形式，乃上自《内经》、下迄明清各家论著中常见的一种写作形式。由《重刻外台秘要方·自序》可知，程氏在校勘《外台秘要方》长达10年的过程中发现，同方异治即用同一个方剂治疗多种病证的例子，在唐代及其以前的方书里早已不是什么罕见的、偶然的现象了。我们认为这个新的发现按理应该可以使长期禁锢在以同病异治为基础的辨证论治观念中的中医学获得解放，以新的面貌大踏步地向前发展。但是他的这个新发现最终还是被他用合色脉而后定方的结论埋葬掉了。后之学者对此亦未深究，因而迄今为止的中医学依然是辨证论治独领风骚的一统天下。当然，话说回来，程氏的这个新发现，即使在今天也只能作为中医和中西医结合研究工作的突破口（一项重点课题），要想从这个突破口冲将出去，也不是一件轻而易举的事情。

三、同方治异病在中医学的位置

前面已经说过，在唐代及其以前的方书里，同方治异病的例子相当普遍，不是什么罕见的、偶然的现象。为了证明这句话的真实性，除了《关于“有是证用是方”的反思》中提到的五苓散与《金匮》肾气丸，不妨再举数例。

1. 同方治二病之例

《备急千金要方》中治伤寒太阳病发热无汗而喘的麻黄汤与同书卷二十五的还魂汤，都是由麻黄、桂心、杏仁、甘草四味药物组成，二者方名虽异而用药则同，实际上是同一个方剂。然而，还魂汤的主治证“卒感忤、鬼击、飞尸、诸奄忽气色、无复觉或已死绞、口噤不开”，与伤寒无汗的表实证毫无共同之处，二者病因病机亦截然不同，何以能用药物组成完全相同的方剂来治疗？

《肘后备急方》的“疗少年气盛，面生皯疱方”，与《太平惠民和剂局方》中主治“感冒风邪，鼻塞声重，语音不出，或伤风伤冷，头痛目眩，四肢拘倦，咳嗽多痰，胸满气短”的三拗汤，都是用麻黄、杏仁、甘草三味药物组成，何以主治证如此迥别？

脾约麻仁丸，现代方剂学均依《伤寒论》之说把它视作润下剂，言其功效为润肠通便，临床习用于虚人及老人肠燥便秘、习惯性便秘。然而，宋代以治学严谨著称的严用和则把它列在水肿门中，并说：“脾约麻仁丸，虽不言治肿，然水肿人，肾囊水光，不可行走者，三服神验。”又说：“此是古法今治，肾囊水光，只一二服，以退为度，不必利也。”（见《济生方》卷四）笔者于1970年在河南省镇平县高丘公社巡回医疗队工作期间，遇到一个7岁左右的儿童患阴囊积液，除见妨于行走而别无他苦，一时不知所措，偶忆严氏《济生方》之说，以脾约麻仁丸治之，获得良效。此足证严氏之言非虚，然其取效之机制迄今未明了。

2. 同方治多证之例

在中医古籍里看到，一方治多证曾经是古代医家们着意追求的理想目标。《备急千金要方》有

“万病丸散”一门，载方13首，每首方剂的主治证无不多种多样。比如，耆婆丸方后所列主治病证有20余条，并说“服药不过三剂，万病悉除，说无穷尽”；芫花散的主治病证更是多达30余种。

以上两方用药均极庞杂，耆婆丸由31味药物组成（具体药名从略），其中有发散风寒、清热燥湿、清热解毒、清热凉血、攻下、峻下逐水、利水渗湿、温里、活血化瘀、化痰、止咳平喘、安神、平肝息风、开窍、补气、补血、收涩药等。芫花散所用药物更多，凡56味，分别属于峻下逐水、化痰、止咳平喘、发散风寒、发散风热、清热燥湿、清热凉血、补血、补气、补阴、补阳、祛风湿、芳香化湿、利水渗湿、温里、理气、活血化瘀、开窍、安神药等。如此复杂的组方，即使造诣极深、学识广博、对方剂学研究有素的名家也无法为它做出合乎传统理论的解释，孙思邈也不例外。孙氏在芫花散方后注云，此方“始吾得之于静智道人，将三纪（12年为一纪——引者）于兹矣。时俗名医未之许也……其用药殊不伦次”。接着又对该方赞赏有加，说：“然比行之，极有神验……至于救急，其验特异。方知神物效灵，不拘常制，至理关感，智不能知……此其不知所然而然，虽圣人莫之辨也。故述之篇末，以贻后嗣好学君子详之”。孙氏按照传统理论研究了36年，仍无法解释其方药组成原理的芫花散，在临床上多次取得神奇的效验，因而感慨不已，并有了将解开该方取效之谜的任务寄于后人的深切心情。

医家寻找一个方剂治疗多种病证的热情一直持续不断，所以此类方剂在宋代医家的著作里亦可见到。例如，许叔微《普济本事方》中就有一首名为万病散又称 无忧散的方剂。该方由黄芪、木通、桑白皮、橘皮、白术、木香、胡椒、牵牛子8味药物组成。从方剂学角度来说，该方不至于像芫花散那样难于分析，其主治证似乎也不会太多，然而，许氏在方后注中说：“此药万病皆治……功效不可具载。”

如果说上述3个方今已无人使用，不必予以深究，那么不妨再举一首至今还在使用的方剂，王璆《是斋百一选方》所载的紫金锭，据原书所说，该方对内、外、妇、儿、五官等科16类病证都有效验。经现代医家临床研究证实，该方可用于感冒、腮腺炎、流行性脑脊髓膜炎、蛔虫病、食道梗阻、贲门痉挛、幽门梗阻、急性胃肠炎、萎缩性胃炎、中毒性痢疾、急性化脓性感染、慢性咽炎、药物中毒、药源性静脉炎、嗜酸性粒细胞增多症、癫痫、带状疱疹、接触性皮炎、顽癣、鹅掌风、晕车、晕船、水土不服以及儿科急症、小儿惊风、小儿脏积20余种病证。该方由2味峻下逐水药（续随子、红芽大戟）、1味收涩药（五倍子）、1味清热解毒药（山慈菇）和1味开窍药（麝香）组成，何以能治愈这么多的病证？迄今为止这还是难解之题。难怪清代名医王旭高《医方歌括》说：“此秘药中之第一方也。所治之证，与本草不甚相合，确有良验，真不可思议！”正因如此，该方在现代方剂学教科书里难觅其踪影。

3. 单味方治多证之例

单味方治多证，这一类例子在古方书里更为多见，这里仅就李时珍《本草纲目·附方》收载者略举数例，以见一斑。

以1味白术为方的主治证有久泄痢、胸膈烦闷、湿气作痛、自汗不止以及牙齿日长的髓溢病等5种不同的病证。以黄连1味为方的主治证有心经实热、卒热心痛、伏暑发热作渴呕恶、赤白痢、消渴、肠风酒毒、泄泻、消渴尿多、热毒血痢、酒痔下血、鸡冠痔疾、痢痔脱肛、小儿赤眼、目卒痒痛、泪出不止、牙痛恶热、小儿鼻䘌、小儿月蚀生于耳后、预解胎毒、腹中儿哭、因惊胎动出血、妊娠子烦口干不得卧等20多种病证。以1味甘草为方的主治证有伤寒心悸脉结代、伤寒少阴咽痛、小儿初生解毒、小儿撮口发噤、小儿羸瘦、小儿遗尿、小儿尿血、大人羸瘦、舌肿塞口、一切痈疽、乳痈初起、阴下悬痈、汤火灼疮、小儿中蛊、解牛马肉毒、解水莨菪毒等不同病证。此外，多年前，笔者曾目睹一名3岁小儿患阴茎卒然红肿、妨于小便之病，经多位儿科医生诊治，或用清热解毒方，或用清热利湿方，皆未建寸功。最后，一名姓范的喉科医生只看了一下日益红肿的患处，既不诊脉也不视舌苔，即以甘草一两为方，浓煎为汤，外洗一日3次，便收全功。用一味药物治愈多种病证的例子还有很多，不再赘述。

最后必须指出，那些沉湎于辨证论治的医家，对古代方书中许多同方治异病的例子往往视而不见、不屑一顾，更是将单味方治多种病证视作江湖医生的伎俩、骗人的把戏而一笑置之。然而，单味方的疗效往往出人意料，故民间有"单方一味，气死名医"之说。笔者以为，与其投入大量人力物力研究辨证论治规律，最后搞出许多令人眼花缭乱、莫衷一是的辨证分型，倒不如研究同方治异证的机制，对实现中医现代化更有意义，更能研究出真正称得上创造性的成果。这是因为辨证论治并不是中医学的全部，而且经过千百年众多医家的分析研究之后，辨证论治的发展余地已十分有限，而同方治异证则是一块有待开垦的处女地。

四、结束语

发源于同病异治的辨证论治学说日臻完善，取得了辉煌的成就，近20年来被众多学者视为中医特色的重要标志，但是，辉煌的背后往往伴随着阴影，同病异治的辨证论治学说也不例外。首先，它的成就是在牺牲了同方异治的宝贵经验、扼杀了寻找广谱有效方药的热情之后才取得的。其次，它的辉煌成就使人们的思维陷入永恒不变的公式之中，在"坚持突出中医特色"口号下的中医理论教育和临床实验以及科研工作，也只能在辨证论治的圈子里打转，与创新的客观要求越来越远。这就难怪1992年毕业的一位中医专业大学生在说到中医问题时讲了这样一句话——"苍蝇撞玻璃，有光明没前途"。

众所周知，创新是硬道理，是科学技术的生命线。如果把中医固有的理论看作永恒不变的东西，那么还用得着投入大量的人力、物力和财力去研究吗？历史是无情的，任何一门科学若满足不了社会发展的需要，只能走上日趋消亡之路。诚如王永炎院士所说："囿于原有的医学模式，恪守固有的理论体系和具体的治疗措施，顺其自然地进行，这已不能适应时代的发展和人类卫生保健的需要。必须站在原有体系之上，洞察医学发展的趋势……把继承、发展、创新统一起来，只有这样，才能使中医学永远立于不败之地。"笔者写到这里，忽然想起《庄子·在宥》里的一句名言："世俗之人，皆喜人之同乎己，而恶之人异于己。"但愿当今之世的学术界，少一些"世俗人"的偏见，多一些实事求是的科学精神。

【参考文献】

［1］毛泽东．毛泽东选集（第1卷）［M］．北京：人民出版社，1991：328.

［2］王永炎．中医急诊医学［M］．福州：福建科学技术出版社，1995：21.

（原稿见《中医教育》1999年第18卷第5期）

发掘经方，古为今用

——评《经方方论荟要》

王玉川

北京中医药大学聂惠民教授主编的《经方方论荟要》一书，已由湖南科学技术出版社出版。该书着力弘扬经方之奥旨，博采百家方论之精髓，是作者结合近40年伏膺仲景学术之心得，博览广搜，历经20余年的潜心整理编写而成，并由当代著名中医学家刘渡舟教授、焦树德教授撰写序文，且给予极高的评价。它是一部有关经方方论的历代名医名著、名论、名验总汇，可谓“名家验萃，集于一书”的力作。全书91万余言，内容丰富翔实，全面、系统、实用，理论结合实践，是一部难得的大型中医参考工具书，可供中医专业本科生、研究生，及临床中医执业医师学习与研究之用。现将该书的学术特色简介如下。

一、“两论”经方，汇于一体

《伤寒论》与《金匮要略》两论所载的方剂，是为经方。其组方严谨、配伍巧妙、药味精简、功专效宏，经数十代屡复检验，卓效不衰，是故继承学习者、研究发扬者，名家众多。然而，将《伤寒论》《金匮要略》之方剂融于一书做系统阐发者，较为鲜见。作者为了继承发扬并更好地总结经方理论与效验，将两论所载之方集于一书，阐发经方奥义，更触窥其全貌，使查阅方便；联系对比，使易于分析，发挥其精微大义，为学习研究者提供了条件和基础。

该书分上、下两篇，并以“前绪”冠于书首，突出了《伤寒杂病论》的历史地位，以及其对临床医学内、外、妇、儿各科和传染病、预防医学、免疫学、护理学等的指导意义与贡献；阐发了仲景理、法、方、药的特点和实用价值，进一步升华了仲景学说，提高了经方的学术地位。上篇将《伤寒论》113方按方归类，即同类方剂归为一体，如桂枝汤类、麻黄汤类、葛根汤类等凡16类，依次阐发，共16章。下篇为《金匮要略》方，依仲景原书的方剂顺序，共汇集成21章。上、下两篇，按方剂特点，每方以药物组成、煎服事宜、主治证候、方剂加减、使用禁忌、名医方论、编者按语、临证精选等体例论述，层次清晰，内容翔实，融伤寒、金匮方为一体，甚为实用。

二、名家验萃，阐经方奥义

该书广泛搜集上自晋代下迄民国，一千五六百年间数以百计的著名医家的方论注释、精义发挥和应用经验，资料极为丰富翔实；引用参考书籍达200余种，其中不乏真本、善本、孤本，为一般所难觅者，如徐彬著《伤寒原方发明》、文梦香著《百一三方解》、吴绥著《伤寒蕴要》、莫文泉著

《经方例释》、姜国伊著《伤寒方经解》等。作者将诸医家阐述经方的精华，荟萃发微，使读者一书在手即能通晓自古以来关于经方论述、组方原则、配伍关系、功效机制、治疗作用，以及经方自身的特点和优势、诸大医家的精释卓见，从源到流窥见经方证治变化之全貌、体会经方随证运用之规律及其丰富的治疗验例，实为取之不尽、用之不竭的宝贵财富。阅读该书，对提高中医理论水平和临床疗效裨益良多。

三、百家之言，择善从之

该书博采众家方论，广论涤研，系统继承与论述历代中医名家对经方的研究成果和精论，结合作者临床经验，理论密切联系实践，做出了深入浅出的合情合理的发挥。对于众说纷纭的久争不息的疑难问题，作者本着百家争鸣的学术观点，从不同角度进行讨论，使疑点、难点越辩越明。例如，桂枝去桂加茯苓白术汤是桂枝汤加减方之一，对此诸家均无异议，然而对其具体加减的药味则争论甚多，看法极不一致。如成无己等人以为桂枝汤原方加茯苓、白术，不去桂枝才能使表里双解；柯氏、陈氏等则以为桂枝汤去桂，加苓、术，可使小便利，水去症除；吴谦等则认为去桂当是去芍药之误，理由是去芍之酸收，避无汗心下之满，加苓、术之淡渗使表里两解。此外，钱氏提出本方因年代久远，“未详其义，恐是后人传写之误”。该书作者为了使读者在面对上述诸多不同见解时能做出正确的分析，提出“运用方药的标准，主要依据是证候，故应辨证而论方”的原则，并进一步指出“若从原文及方后注分析，当以柯氏、陈氏之说为是”，因为，此条原文乃论水气内停致太阳经表不利的证治，本方之功在于健脾行水、利水通经，故服药后“小便利则愈”。总之，该书将仲景学术思想及其方剂应用形成了完整的体系，堪称汇集与研究经方之典范。

四、承古不泥古，立足创新

该书据仲景原著之首，承古代名医医论之精华，总结作者数十年的临床经验，并结合现代科技与临床实际，做了全新的阐述。如作者尊仲景原书中二方合用的几条原文的精神，通过数十年以合方在临床应用上的经验与实验研究，对创立合方论治法则、进行三种合方论治系列的研究、阐明合方的优势及特点，具有独特见解。诚如刘渡舟教授序文所说：“本书特点，立足创新，一马当先地闯出‘思辨’方面的老一套，紧紧抓住方证相对这一环节，而又牢牢与临床实践相结合，以暨有机地吸收了中西结合的新鲜空气，读之沁人心脾，神清气爽。”

五、临证经验，甚切实用

该书极重视临床实践，认为理论之所以可贵即在于能指导实践；脱离实践的理论是于事无补的空头理论，应当予以摒弃。《伤寒杂病论》的理论，来源于实践、应用于实践，故使其能成为千百年不衰的典籍。该书有鉴于斯，特设“临证精髓”一项，以搜集历代各家应用经方的实验，并择其善者录之，一则以示后学，再则更可见经方应用发展、“古为今用”的特色，步步深入。随着历史的发展、科技的进步、时代环境的变迁，现代人类的疾病谱亦在不断地发生变化，这给经方防治疑难杂症赋予了更新更艰巨的任务。该书所载作者40年来应用经方防治疑难病的收获和经验，为古方治今病提供了新的思路，可供读者借鉴与参考。

此外，该书在正文之后附有按方剂与病证分类编排的两篇索引，为读者检索、应用提供了极大方便，进一步增强了该书的实用性。

（原稿见《北京中医药大学学报》2001年第24卷第2期）

关于“有是证用是方”的反思

王玉川

最早由《素问》提出的建立在因人、因地、因时基础上的同病异治的思想，乃辨证论治学说的先河，这是大家一致公认的。然而，很少有人注意到，在辨证论治学说发展过程中，这种原始的朴素的辩证法思想，逐渐被“是就是，不是就不是”的形而上学的思维方式所替代。因而明清以来的名医方论无不以方证相对作为阐述方义、解释成方疗效机制的唯一准则。殊不知古代方书里的记载与现代研究的结果都表明，除了方证相对，还存在着同证异方、同方异证的现象，它们相反相成，都应该是构成辨证论治学说体系不可偏废的组成部分。我们没有任何理由抬高一方、贬低另一方。已往的经验已经证明，片面强调方证相对的重要性，其结果只能使它走向反面，成为发展中国医药学的桎梏。

为改变中医基础理论长期徘徊不前的状况，我们必须运用唯物辩证法的观点，结合现代科研成果，重新审视方证相对的得失利弊。

一、方证相对的利弊

何谓方证相对？用柯韵伯《伤寒来苏集》的话说就是“合是证便用是方”。换句话说，即某证只能用某方，某方只能治某证，处方用药必须与病证对应才能取得最佳的临床效果。这个观点在现存古方书里有明文可证的大概以唐代孙思邈的《备急千金要方》为最早，其文曰：“雷公云，药有三品，病有三阶。药有甘苦，轻重不同；病有新久，寒温亦异。重热腻滑咸酢，药石饮食等，于风病为治，余病非对。轻冷粗涩甘苦，药草饮食等，于热病为治，余病非对。轻热辛苦淡，药草饮食等，于冷病为治，余病非对。”关于“病”“证”二字，古人往往混用，所以孙氏所言当是原始的方证相对说。后来研究《伤寒论》的学者们将其继承下来，并概括为有是证用是方。大家认为这是揭示仲景临证制方奥秘的唯一法宝。然而，究其实质，不过是当今学者通常所说的对证治疗而已。

从中医理论的发展史来看，有是证用是方的方证相对说对于《伤寒论》的阐释和方剂组成的理论剖析及其临床应用的确起过积极的作用，做出过一定的贡献，这是谁也否定不了的历史事实。但是，它决不是《伤寒论》的真正精髓，况且从唯物辩证法的观点来看，任何一门科学的任何一种理论都是相对的真理，从来不曾有过什么永恒不变的终极真理。我们在前面已经说过，古代方书里的记载和现代研究都表明，除了方证相对或有是证用是方，还存在着同证异方、同方异证的现象。因此，方证相对的理论在中医学里也决不是什么终极真理。实践是检验真理的唯一标准，千百年来的临床实践证明，方证相对说只占辨证论治学说体系的一半，若把它夸大为普遍适用的真理，并将其看作辨证论治的唯一规律，那是历史的误会。

恩格斯在《自然辩证法》里说过：“凡是可以纳入规律，因而是我们知道的东西，都是值得注意的；凡是不能纳入规律，因而是我们不知道的东西，都是无足轻重的，都是可以不加理睬的，这样一来，一切科学都完结了，因为科学正是要研究我们所不知道的东西。”不过中医药学的情况似乎比恩格斯所说的还要复杂些：那就是对于凡是不能纳入规律的、不知道的东西，不是不加理睬，而是人为地把它改造成“已知”的东西，强迫将它纳入规律中，至于是否符合客观实际，那反正是不可证伪的，因而可以不必考虑，只要能自圆其说，就算万事大吉。方证相对说在辨证论治学说体系里一统天下的局面就是这样形成的。然而，这种一统天下的局面是不完全真实的，必须被打破。不然的话，中医药学包括中西医结合的研究工作就只能在主观上认为“已知”的范围内打转，除了反复印证那种“已知”的东西，已经无事可做。发展也好，提高也罢，充其量只是古今中西语言表述上的差别，而其实并无本质上的突破。

二、方证相对理应让位于方证相关

如前所说，按照有是证用是方的方证相对的观点，一种病证只能用一个方剂来治疗，一个方剂只能用于一种病证。可见，方证相对之说，是在绝对不相容的对立中的形而上学思维方式的产物。初看起来，这种思维方式对我们来说似乎极为可取，因为它是合乎所谓常识的。然而，常识在它自己的日常活动范围内是极可尊敬的东西，但它一旦跨入广阔的研究领域，就会遇到最惊人的变故。换句话说，“形而上学的思维方式，虽然在相当广泛的、各依对象的性质而大小不同的领域中是正当的，甚至是必要的，可是它每一次都迟早要达到一个界限，一超过这个界限，它就要变成片面的、狭隘的、抽象的，并且陷入不可解决的矛盾”（引自《马克思恩格斯选集》）。所以，形而上学的方证相对说是不可彻底否定的，但是，如果我们偏执方证相对的思维方式，无条件地夸大这种思维方式的作用，那么就会背离辩证法的原则，陷入不可解决的矛盾之中。近年来，有的学者似乎已经看到了这一点，把原先的“方证相对”改称为“方证相关”，我对此表示赞同。但必须指出，方证相关并不等同于有是证用是方的方证相对，因为方证相关的内涵虽然包含了有是证用是方，但同时也包含着同证异方、同方异证。这两种提法，虽只有一字之差，但含义迥别。

再说方证相关要求探索的目标，不是方剂单方面的作用，而是方证之间的相互关系，也就是方证双方在治疗中的相互作用。诚如恩格斯在《自然辩证法》中所说：“相互作用是事物真正的终极原因。我们不能追溯到比这个相互作用的认识更远的地方，因为正是在它背后没有什么要认识的了。”现代方剂学的研究也表明，方剂功能的多样性，只有在对人体作用的动态变化中才能观察到，方剂的配伍规律也只有在同机体作用时才能表现出来。因此，方证相关这个命题本身较之方证相对要正确得多、科学得多。我们相信，随着方证相关研究的深入，必然会给中医药学开创出更加美好的前景。

三、关于同证异方、同方异证

那么，什么是同证异方、同方异证呢？所谓同证异方，就是同一种病证可以用不同的方剂治疗。所谓同方异证，就是同一个方剂可以治疗不同的病证。因此，同证异方、同方异证与有是证用是方的方证相对说的含义是截然不同的，二者相反相成，成为辨证论治学说中不可分割的一对重要范畴。东汉时期的张仲景是辨证论治学说体系的创始人，这是大家公认的。我们从仲景书里也发现了一些用后世学者提出的有是证用是方的方证相对说无法解释的条文。举例如下。

1. 五苓散

五苓散由茯苓、猪苓、白术、桂枝、泽泻五味药物组成。根据吴谦《医宗金鉴》之说，

其主治证有二："一治水逆，水入则吐；一治消渴，水入则消。"很显然，这是以张仲景《伤寒论》之说为依据的。至于汪昂的《医方集解》则说五苓散："通治诸湿腹满，水饮水肿，呕吐泄泻，水寒射肺，或喘或咳，中暑烦渴，身热头痛，膀胱积热，便秘而渴，霍乱吐泻，痰饮湿疟，身痛身重。"这是从历代医家临床经验中总结出来的。吴、汪二氏所说的主治证尽管详略不同，但论其方取效之机制，莫不以为是利水渗湿之功。所以，现代方剂学大多把五苓散列入利水渗湿剂中。然而，仲景书在五苓散方后说"多饮暖水，汗出愈"，从来没有"小便利则愈"的说法。可见，把五苓散列为利水渗湿剂，是议方药而不议机体反应状态即病证机制的片面观点。此外，我们在《备急千金要方》中还可以看到如下的记载："五苓散，主时行热病，但狂言烦躁不安，精采（目光）语言不与人主相当者……水服方寸匕，日三。多饮水，汗出即愈。"观其所叙证候，近似"如狂"，与水逆、消渴、水饮、水肿、水寒射肺等迥然有别；其取效之由，亦非利水渗湿，而是"发汗"。再看仲景书，北宋开宝年间高继冲进献的《伤寒论》中"伤寒叙论"说："若得伤寒病无热，但狂言烦躁不安，精气言语与人不相主，当勿以火迫，但以五苓散三二钱服之，可与新汲水一升或一升半可至二升，强饮之，指刺喉中吐之，随手便愈。"然则，同一个五苓散，既可用来利水渗湿，又可用来发汗，还可用作涌吐剂，这哪里是有是证用是方的方证相对说可以讲清楚的？所以，清代不著撰人的《伤寒方论》称"五苓散为两解表里之首剂"，不是没有一点理由的。

至于《外台秘要方》卷三十二"头发秃落方一十九首"里收载的"深师茯苓术散"，该方所用药物与五苓散全同，其主治证为"发白及秃落"，与仲景《伤寒论》五苓散的主治证全不相干。现代研究发现，五苓散对健康人及正常小鼠和家兔均无利尿作用，只有在水液代谢障碍时，才呈现出其利水渗湿作用。这也表明，方证相互作用是方剂学也是辨证论治学说的灵魂。

2. 肾气丸

《金匮要略》中有以之利小便的，如云："虚劳腰痛，少腹拘急，小便不利者，八味肾气丸主之。""妇人病……转胞不得溺……但利小便则愈，宜肾气丸主之。"又云："男子消渴，小便反多，以饮一斗，小便一斗，肾气丸主之。"这里的"虚劳腰痛""转胞"与"男子消渴"病种不同，证候表现"小便不利""不得溺"与"小便反多"亦恰好相反。现代研究报告，肾气丸可以治疗高血压、前列腺肥大、慢性肾炎、白内障、脑出血后遗症及糖尿病等。有动物实验证明其可以降血糖，也有说其可升高血糖。所有这些，亦正好说明任何一个方剂在机体的不同状态下可以呈现出所谓的双向作用 或多样性功能。

以上仅以五苓散与肾气丸为例，说明同方异证在古方书中并非罕见。

至于同证异方之例，见于仲景书者也很多。例如《伤寒论》第 141 条说："寒实结胸，无热证

者，与三物小陷胸汤，白散亦可服。”又如《金匮要略·胸痹心痛短气病脉证治》说：“胸痹，心中痞气，气结在胸，胸满，胁下逆抢心，枳实薤白桂枝汤主之，人参汤亦主之。”“胸痹，胸中气塞，短气，茯苓杏仁甘草汤主之，橘枳姜汤亦主之。”又《金匮要略·水气病脉证并治》说：“里水，越婢加术汤主之，甘草麻黄汤亦主之。”又《金匮要略·痰饮咳嗽病脉证并治》说：“夫短气有微饮，当从小便去之，苓桂术甘汤主之，肾气丸亦主之。”更有一证用三方者，如《金匮要略·消渴小便不利淋病脉证并治》说：“小便不利者，蒲灰散主之，滑石白鱼散、茯苓戎盐汤并主之。”对于这些同证异方的条文，在坚持有是证用是方观点的学者那里，无一不是运用以方测证的方法进行解释，即根据方药性味功能进行推测。在方药功能固定的前提下，推测的结果必然百分之百符合方证相对的原则，所以初看起来这种解释似乎天衣无缝、无懈可击，然而，现代研究告诉我们，任何一味中药都含有多种有效成分，它们的药理作用也往往是多方面的，在机体不同状态下会呈现不同的功能，二味药物以上组成的复方，则其功效尤为复杂。所以以方测证本身就不是唯一正确可靠的科学方法。成书于先秦时期的《吕氏春秋·本味》中就说过这样的话：“调和之事，必以甘酸苦辛咸，先后多少，其齐甚微，皆有自起，鼎中之变，精妙微纤，口弗能言，志不能喻。”20 世纪初以广义相对论成名的物理学家爱因斯坦也说：“当一个复杂现象中起作用的因子数目太大时，科学方法在多数情况下就无能为了。”所有这些，都说明中药复方的研究是一个十分困难的课题。但是，如果我们停留在方证相对和以方测证的水平上，那么就永远也不会有所发现、有所前进，方证之间相互关系的谜团也就永无解开之日，中医药学的现代化也将遥遥无期。

（原稿见《北京中医药大学学报》1998 年第 21 卷第 6 期）

关于“江南诸师秘仲景要方不传”之我见

王玉川

“江南诸师秘仲景要方不传”，此话始见于孙思邈《备急千金要方》卷九《伤寒方上》。近现代学者——主要是中国医学史专家，往往以此为根据，断定孙思邈著《备急千金要方》时还没有见过张仲景《伤寒论》。笔者以为，这是对孙氏此语的一种误解，是完全站不住脚的。

第一，孙氏《备急千金要方》卷一《大医习业第一》有云：“凡欲为大医，必谙……张仲景、王叔和、阮河南、范东阳、张苗、靳邵等诸部经方……”如果孙氏本人都没有见到过张仲景的著作，那怎么可以要求“欲为大医”的他人“必谙”呢？

第二，《备急千金要方》卷九《发汗汤第五》所载“例一首、桂枝证十三首”，全部见于仲景《伤寒论》，“方十九首”中的桂枝汤、麻黄汤、大青龙汤亦为仲景要方。又《宜吐第七》的“例一首、证五条”，亦并出于仲景要方。又“宜下第八”的“例一首、诸证十二条”，亦全出自《伤寒论》；“方八首”中的大承气汤、抵当丸、抵当汤、承气汤，亦出自仲景书。又“发汗吐下后第九”的“脉证七条、方十七首”，也同样为仲景书中所有。如果孙氏在编著《备急千金要方》时没有见过张仲景的《伤寒论》，那么对于孙氏书中出现上述较有系统的汗、吐、下及善后的诸多方论，就很难做出令人信服的解释。

第三，“江南诸师秘仲景要方不传”，指的对象是“江南诸师”，并不包括江北诸师，更不包括孙氏自己。因为孙思邈是京兆华原（今陕西耀州）人氏。这一点是再明白不过的了，不用深辩。

第四，众所周知，北宋以前，张仲景在医学界的形象和地位并不像后来那样高大，“医圣”这顶桂冠还没有戴上。成书于“唐天宝十一载”（752）的《外台秘要》，在卷一《诸论伤寒八家》一章里提到了阴阳大论、王叔和、华佗、陈廪丘、范汪论、《九卷》、《小品》、《千金》、《经心录》，就是不提张仲景。如果说“王叔和”指的是由王叔和整理的张仲景《伤寒论》，那么张仲景也只是“八家”之一。这八家是平等的，只有年代先后之别，并无医术高下之分。况且唐代及其以前的著名医家对《伤寒论》尚多保留意见。这从《备急千金要方》和《外台秘要》里均可找到证据。当时的名医都认为，外感热病除伤寒之外，尚有天行、瘟疫等，均非仲景方所能治，其中说得最明确的是南北朝时期的名医阮河南（曾撰有《阮河南药方》十六卷，其书已佚），他说：“凡除热解毒，无过于苦酢之物，故多用苦参、青葙、艾、栀子、葶苈、苦酒、乌梅之属，是其要也。夫热盛，非苦酢之物不解也。热在身中，既不时治，治之又不用苦酢之药，此如救火不以水也，必不可得脱免也。”又说：“今诸疗多用辛甘姜、桂、人参之属，此皆贵价，难得常有，比行求之，转以失时，而苦参、青葙、葶苈、艾之属，所在尽有，除热解毒最良，胜于向贵价药也。”又说：“得病内热者，不必按常药次也（其意谓不必拘泥于先表后里之次序），便以青葙、苦参、艾、苦酒疗之，但稍促其间，无不解也。”很显然，孙、王两家在他们的著作里引录阮河南的这些话，绝不是没有原因的，不用细说，大家即可测知八九。

第五，有的学者认为《备急千金要方》收载的仲景方论远不及《千金翼方》所载的系统全面，并以此为依据，作出孙氏著《备急千金要方》之时尚未看到《伤寒论》全书的结论。笔者认为这同样缺乏说服力，孙思邈在《备急千金要方序》里说得很清楚：“吾见诸方，部帙浩博，忽遇仓卒，求检至难，比得方讫，疾已不救矣。呜呼，痛夭枉之幽厄，惜堕学之昏愚，乃博采群经，删裁繁重，务在简易，以为《备急千金要方》一部，凡三十卷。”在这里孙氏所说“部帙浩博”的“诸方”，以及“博采”的“群经”，我们有什么根据说它不包括张仲景的《伤寒论》？孙氏既然确定了“删裁繁重，务在简要”的编写方针，我们又有什么理由要求《备急千金要方》全文收录《伤寒论》呢？至于《千金翼方》之所以载有《伤寒论》全文，至多只能说孙氏晚年对《伤寒论》的重要意义有了进一步的认识，故将其全文收录在《千金翼方》之中。如此而已，岂有他哉！

（原稿见《北京中医药大学学报》1998 年第 21 卷第 4 期）

温胆汤的命名与主治证及其他

王玉川

一、前人的论述

温胆汤是临床上常用的一首古代名方，由生姜、半夏、橘皮、竹茹、枳实、炙甘草6味药物组成。前人立方之初，用于胆寒不眠证，故名温胆汤。例如，《备急千金要方》《外台秘要方》并谓"大病后，虚烦不得眠，此胆寒故也，宜服此温胆汤"。《外台秘要方》标明该方源于《集验方》。成书于南宋淳熙元年（1174）陈无择的《三因极一病证方论》（以下简称《三因方》）在"虚烦证治"和"惊悸证治"条下所载之温胆汤，是由陈皮、半夏、茯苓、炙甘草、竹茹、枳实、生姜、大枣，共8味药物组成，与《集验方》相比较则多茯苓、大枣，与二陈汤相比较则多竹茹、枳实、生姜、大枣。温胆汤为宋代医学发展的产物，这一点是毋庸置疑的，《三因方》对温胆汤主治证及其病理的论述也表明了这一点。《集验方》仅仅把它看作是大病后胆寒而见虚烦不眠证的康复用方。《三因方》则说："治心胆虚怯，触事易惊，梦寐不祥（按，即做噩梦），或异象惑，遂致心惊胆慑，气郁生涎，涎与气抟，变生诸证，或短气悸乏，或复自汗，四肢浮肿，饮食无味，心虚烦闷，坐卧不安。"该书以为凡是心胆虚怯之证，皆可服用温胆汤，不必限于大病之后，并指出"气郁生涎，涎与气抟"是其适应证的基本病理。气血运行不利，自在不言之中，而胆寒之说则不再提及。后来，明清医家大多沿用此方，并在临床应用上提出不少加减化裁之法，如心虚神怯者加人参，烦热者加黄连，失眠者加枣仁，痰滞者加胆星等。随着对温胆汤的方药组成、主治证及病理机制的认识等的改变，后世医家对于其方名和药理作用的解释，也必然会作出相应的改变。例如，《医宗金鉴·删补名医方论》说："方以二陈治一切痰饮，加竹茹以清热，加生姜以止呕，加枳实以破逆，相济相须，虽不治胆而胆自和，盖所谓胆之痰热去故也。命名温者，乃温和之温，非温凉之温也。若谓胆家真畏寒而怯而温之，不但方中无温胆之品，且更有凉胃之药也。"该书认为温胆汤是清热祛痰之剂。显然，这是针对《三因方》的温胆汤证来说的，若以此释《集验方》温胆汤证则并不确当。因为任何一味中药的功能都是多方面的，《集验方》用竹茹未必是为了清热，用生姜并非只是为了止呕，用枳实也决不是为了破逆。

综上所说，南北朝时期姚僧垣认为温胆汤证的病所在胆，病性属虚寒，而后世医家则认为其是病所在心，病性不属虚寒而属痰热。胆病与心病相去甚远，寒证与热证则正好相反，这在理论上是一个多么巨大的演变！

二、现代研究进展

近十年来，有关温胆汤加减应用的临床报道甚多，据不完全统计，见于全国各级中医期刊的就有60余篇（因限于篇幅，恕不一一介绍）。其所治病证，除虚烦不眠之外，尚有嗜睡多眠、夜游症、眨眼症、斜视（展神经麻痹）、神经衰弱、梅核气、眩晕、耳鸣、高血压、偏正头痛（神经性头痛、血管性头痛等）、中风（包括脑卒中、脑栓塞）、癫狂（精神分裂症）、癫病、风心病、冠心病、心绞痛、心律失常、心肌炎、惊悸、神经性呕吐、慢性胃炎、胃及十二指肠溃疡、慢性肝炎、早期肝硬化、尿毒症、慢性淋巴结炎、慢性咽炎、哮喘、肺炎、更年期综合征、脏躁、带下、闭经、妊娠恶阻、小儿受惊抽风、小儿厌食等。此外，还有将此方用于治头部损伤、腹部损伤、肋骨骨折、四肢骨折的。上述内、外、妇、儿各科中西医病证名合计有40余种，涉及多个脏腑组织系统，又以中医的心脑血管系统的病证占有比例较大。有学者指出，这是辨证论治、异病同治原则的实用价值在温胆汤临床研究中的具体体现。

与此同时，学者们对温胆汤方名与性能问题的探讨也做了不少工作。其主要观点或主张不外如下数说：①温胆汤之“温”，是温和之意，非寒温之“温”；②名为温胆，实际是清胆和胃；③胆气虚寒，疏泄不利，胃气因之不和，致生痰涎，温胆汤和胃祛痰涎，痰涎消，胃气和，则胆气自温；④温胆汤的功能在于降胃气，胃气降则胆逆自除，此即所谓胆随胃降；⑤胆少阳之气，治宜和解，故温胆汤实为和解剂。如此见仁见智，各执一端，迄无定论。我们认为这些见解多能自圆其说，而实际上都是《删补名医方论》的翻版或发挥，与《集验方》温胆汤以温性药物为主的情况并不相符，与当初命名之意相去甚远，且论不及心，与《三因方》相较亦颇有倒退之嫌。

三、我们的考证和发现

南北朝时期姚僧垣的《集验方》是最早记载温胆汤的方书，该方之所以称为“温胆”，是针对胆寒而来的，其方药组成亦以温性药物为主。因此，它符合“寒者温之”的论治原则。那么，南北朝时期中医学在脏腑辨证方面具有怎样的特色呢？《删繁方》的作者谢士泰与《集验方》的作者姚僧垣都是南北朝时期的名医。《删繁方》独具特色的脏腑辨证模式，即凡皮、肉、脉、骨、髓等脏腑外组织器官的疾病，表现为“实则热，虚则寒，热则应脏，寒则应腑”。

一是，“《删繁》论曰：夫五脏六腑者，内应骨髓，外合皮毛肤肉。若病从外生，则皮毛肤肉关格强急；若病从内发，则骨髓疼痛。然阴阳表里，外皮内髓，其病源不可不详也。皮虚者寒，皮实者热。凡皮虚实之应，主于肺、大肠。其病发于皮毛，热则应脏，寒则应腑”。

二是，“论曰：夫肉虚者，坐不安席，身危变动。肉实者，坐安不动，喘气。肉虚实之应，主于脾、胃。若其脏腑有病从肉生，热则应脏，寒则应腑”。

三是，“论曰：凡脉虚者，好惊跳不定。脉实者，洪满。凡脉虚实之应，主于心、小肠。若其脏腑有病从脉生，热则应脏，寒则应腑”。

四是，“论曰：骨虚者，酸疼不安，好倦。骨实者，苦烦热。凡骨虚实之应，主于肾、膀胱。若其脏腑有病从骨生，热则应脏，寒则应腑”。

五是，“《删繁》论曰：髓虚者，脑痛不安。髓实者，勇悍。凡髓虚实之应，主于肝、胆。若其脏腑有病从髓生，热则应脏，寒则应腑”。

以上第5条引文认为髓与肝胆之间有着特定的相应关系。髓病表现为实证、热证者，应当从肝论治；表现为虚证、寒证者，应当从胆论治。这是指髓病而言，却并不意味着肝病只有实证、热证而不会有虚证、寒证，胆病只有虚证、寒证而不会有实证、热证。《删繁方》的这种“热则应脏，寒则应腑”的理论，无疑是南北朝时期中医学的特色，也是《集验方》温胆汤命名及其主治证属性的依据。换句话说，大病后虚烦不得眠，在南北朝时期通行的辨证论治模式里被认定为“髓虚、胆寒证”，因服用由生姜、半夏、橘皮、竹茹、枳实、炙甘草组成的方子能治愈此证，故称此方为“温胆汤”。

四、《删繁方》的启示

读了《删繁方》的上述条文，不仅使笔者弄清了《集验方》温胆汤命名之真谛，而且对《三因方》温胆汤的主治证，也有了进一步的认识和理解。

《删繁方》所谓“凡髓虚实之应，主于肝、胆”“热则应脏，寒则应腑”，只是脏腑辨证模式里的归类方法，而“有病从髓生”一句，即病生于髓，才说到了病证的关键所在。故名曰肝热而其实是髓实，名曰胆寒而实际是髓虚。其“髓虚者，脑痛不安；髓实者，勇悍”之说，显然与《灵枢·海论》中“脑为髓之海……髓海有余，则轻劲多力，自过其度；髓海不足，则脑转耳鸣，胫酸眩冒，目无所见，懈怠安卧”之论是一脉相承的。“髓虚者”是髓海不足，即脑虚；“髓实者”，是髓海有余，即脑实。实者邪气盛，虚者正气衰，故温胆汤名为治胆寒，实则治脑之正气不足。至于脑病之实热者，自当采用清肝泄热之方。

脑的功能，在中医古籍里往往归属于心，即如《素问·灵兰秘典论》所谓“心者，君主之官，神明出焉……故主明则下安，主不明则十二官危”，而《素问·痿论》说“心主身之血脉”，《素问·五脏生成》亦有“诸血者皆属于心……心之合脉也”之说，由此可以看出脑、心、血脉三者之间的关系。

从现代临床报道的应用温胆汤加减而有效的病例来看，如风心病、冠心病、心绞痛、心律失常、高血压等在现代医学中就是心血管疾病，即便是脑栓塞、脑卒中之类的脑病，按照现代国际公认的说法也是属于心脑血管疾病的范畴。《三因方》论温胆汤方证，不说髓虚，不说此胆寒故也，而说“心胆虚怯，触事易惊……心虚气闷”，把证治重点归属于心，并提出“气郁生涎，涎与气抟，变生诸证”的病理学说，无疑是一个了不起的进步。

（原稿见《新疆中医药》1993年第1期）

帝王改制与五脏祭是医史研究的误区

王玉川

中医学关于五脏的五行属性，从《黄帝内经》到明清医家论著，本来并无异议。“五四”运动以后，一些研究医史的学者开始把儒家今文经学和古文经学的学派之争引进医史领域中，以为五脏配五行之法在经学的五脏祭里既有两种截然不同的说法，那么，在医学里也必然曾经有过与之相应的两种配法。显然，这是医术必须服从儒术的观点。近年来，研究者又进一步将之纠缠到儒家托古改制的问题中，认为医学的五脏配五行说一定要随着王朝改制而改变。如某代帝王为土德，医学上就必有心属土说；若帝王改为火德，则必有心属火的医病之术。总而言之，他们认为古代医家受帝王严密控制，跟在儒家后头亦步亦趋。这是一个多么荒唐的结论，然而，只要从医术必须服从儒术的观点出发，那么，不论你主观上是否愿意，最终的结论只能是这样。因此，五脏祭和帝王改制已经成为医学史研究工作中的两个误区。

大家都知道，《汉书·艺文志》著录的一百七十五卷医经大多早已亡佚，今本《内经》只是其中幸存的一小部分，而且是经前人多次整理重编过的。因此，我们有充足的理由认为，在今本《内经》之前，肯定还有更为古老的原本，五脏配五行、脏腑的名目、经脉的走向、气血的循环运行等一系列内容，未必就是现在这个样子。对其进行广泛、深入、严谨周密的考证和探索，弄清它的发展演变过程，是非常必要的。本文仅就医史研究工作的观点、方法提些意见，并非为今本《内经》五脏配五行的成说做辩护，希望读者诸君莫要误会。文中不当之处，尚祈不吝指正。

一、从帝王改制的内容说起

相传古代王朝易姓，即有改制之举。改是改革；制是国家规定的种种制度。《礼记·大传》云：“圣人南面而治天下……立权度量，考文章，改正朔，易服色，殊徽号，异器械，别衣服，此其所得与民变革者也。”郑玄注：“权，秤也。度，丈尺也。量，斗斛也。文章，礼法也。服色，车马也。徽号，旌旗之名也。器械，礼乐之品及兵甲也。衣服，吉凶之制也。”孔颖达疏：“考，校也；文章，国之礼法也。改正朔者，正为年始，朔为月初……周子、殷丑、夏寅，是改正也。周夜半、殷鸡鸣、夏平旦，是易朔也。易服色者，服色车马也，易之谓各随所尚赤白黑也……谓夏尚黑、殷尚白、周尚赤，车之与马各用从所尚之正色也。”孙希旦集解：“服，如服牛乘马之服，谓戎事所乘，若夏乘骊（黑色之马），殷乘翰（白色之马），周乘骍（赤身黑鬃白腹之马）是也。色，谓祭牲所用之牲色，若夏玄牡（黑色之公牛），殷白牡（白色之公牛），周骍钢（赤色之公牛）是也。”总而言之，举凡度量衡、礼法制度、行政年度的终始、帝王乘坐的车马、祭祀用的牲畜、旗帜的名号、礼乐器具、兵甲器械，以及婚嫁、丧葬等，都在改制范围之内。改旧制，立新制，是新兴王朝的一件大事。

从《礼记·大传》及其各家注疏里，我们看到，改革制度的全部项目都是属于社会政治方面的，与医学五脏配五行的理论并没有什么关系。也许有人会说，中医学是重视时令节气的，《素问·脏气法时论》讲的是五脏与四时的关系，改正朔关系到历法，帝王改制怎么会与医学无关呢？我们说，改正朔只改变行政年度的终始，却并不改变四时节气，虽然行政年度的终始月份与历法天文年度的不同，但这对四季的划分决不产生任何影响。因此，以为帝王改制会改变医学理论，只能是一种误会。

二、从对托古改制的理论来看

最初，帝王改制只是一代王朝新兴的标志，改制的内容也未必像《礼记·大传》所说的那样面面俱到。后来一些好事的儒者把历代帝王改制的传说集中起来，渐渐形成了两套有系统的改制理论，那就是邹衍首创的五德终始论和董仲舒鼓吹的三统循环论。为了游说人主，他们说自古以来的五帝三王就是按照这种理论进行改制的。其实他们对古代帝王之事，何尝有什么真正地了解，所以史学上称之为托古改制。

邹衍是战国时代与孟子齐名的大儒。邹衍的书早已亡佚，在《吕氏春秋》和《史记》里，尚可窥其大略。《吕氏春秋·应同》说："凡帝王之将兴也，天必先见祥乎下民。黄帝之时，天先见大螾大蝼，黄帝曰土气胜，土气胜故其色尚黄，其事则土。及禹之时，天先见草木秋冬不杀，禹曰木气胜，木气胜故其色尚青，其事则木。及汤之时，天先见金刃生于水，汤曰金气胜，金气胜故其色尚白，其事则金。及文王之时，天先见火赤鸟衔丹书集于周社，文王曰火气胜，火气胜故其色尚赤，其事则火。代火者必将水，天且先见水气胜，水气胜故其色尚黑，其事则水。水气至而不知，数备，将徙于土。"吕氏书把这套理论又称为"召类"。它是一种君权神授、天人感应的历史循环论，是用"类因相召，气同则合，声比则应""平地注水，水流湿；均薪施火，火就燥"等人所共知的物理现象装饰起来的，具有较大的蛊惑性。《史记·封禅书》所载，与此略同。唯《吕氏春秋》不言其说出自何书，《史记》则明确指出此为邹衍所创。

那么，邹衍创立（确切地说是编造）这套理论的目的何在呢？《史记·孟子荀卿列传》说："邹衍睹有国者益淫侈，不能尚德，若《大雅》整之于身，施及黎庶矣。乃深观阴阳消息而作怪迂之变，《终始》《大圣》之篇十余万言。……称引天地剖判以来，五德转移，治各有宜，而符应若兹。……然要其归，必止乎仁义节俭，君臣上下六亲之施，始也滥耳。"这就是说，邹衍看到当时的国君越来越淫侈，越来越无德，所以就编造出怪迂的话来警告他们，使他们能够改行仁义、注意节俭，让人民安居乐业，过太平幸福的生活。可见邹衍著书的出发点原是无可厚非的，并不像某些哲学家所说的那么坏。太史公所谓"君臣上下六亲之施，始也滥耳"的意思，即邹衍的这些话，可以作为后代帝王行事之宗本，犹如江河之源头，故云"滥耳"。滥即滥觞，是江源之初始也。这个评价也是很高的。然而邹衍生于战国时代，各国诸侯相互争斗不暇，哪有心思管人民的死活，所以太史公接着又说："王公大人，初见其术，惧然顾化，其后不能行之。"危言耸听，到底无济于事。

历史上把邹衍的学说付诸实践的，当首推秦始皇。《史记·封禅书》说："自齐威、宣之时，邹子之徒论著终始五德之运，及秦帝而齐人奏之，故始皇采用之。”不过秦始皇乃一代暴君，只对“五德转移”的模式感兴趣，把它作为改制称帝的根据，至于什么“仁义节俭”“施及黎庶”等，则一概视而不见，听而不闻。太史公为此在《史记·始皇本纪》评说道：“始皇推终五德之传，以为周得火德，秦代周德，从所不胜，方今水德之始，改年始，朝贺皆自十月朔，衣服旄旌节旗皆上黑。数以六为纪，符、法冠皆六寸，而舆六尺，六尺为步，乘六马，更名河曰德水，以为水德之始。刚毅戾深，事皆决于法，刻削毋仁恩和义，然后合五德之数。”秦始皇专横残暴，不仁不义，其改制之举虽形迹近似，而实质上完全背离了邹衍当年著书立说的根本宗旨。从此以后，五德终始论在人们心目中仅仅是帝王改制的根据，愚弄人民、窃取政权的手段。由于世界观和思想方法的失误，五德始终论因良好的动机和目的出发，却产生了极坏的结果，这是邹衍的悲哀！

我们遍检秦汉有关五德终始论的资料，从中丝毫看不到帝王改制对当时医学理论核心的五脏五行学说产生过什么影响。医儒不同科原属情理之常。医家研究的是人体生老病死的规律，儒家研究的是国家兴衰及与之相关的社会政治制度。正如《庄子·让王》所说：“帝王之功，圣人之余事也，非所以完身养生也。”因此，帝王改制也好，五德转移也罢，只能被看作与国家兴衰有关的大事，而其与人体生老病死的规律是风马牛不相及的事情。医家与儒家在世界观上也是不相容的，医家说“天覆地载，万物悉备，莫贵于人”（《素问·宝命全形论》）、“人者，天地之镇也”（《灵枢·玉版》），而儒家从孔夫子起就敬畏天命，说“获罪于天，无所祷也”（《论语·八佾》）、“天之为言镇也，居高理下为人镇也”（《白虎通》）。二者针锋相对，泾渭分明。《管子·轻重》说：“故智者役使鬼神，而愚者信之。”儒家君权神授的托古改制说，正是役使鬼神的一种把戏，它足以愚弄那些一时鬼迷心窍的帝王，而反复强调“拘于鬼神者，不可与言至德”（《素问·五脏别论》）、“道无鬼神，独来独往”（《素问·宝命全形论》），主张“谨熟阴阳，毋与众谋”（《素问·阴阳别论》）的医学家，则决不是可以任意愚弄的。

当然，话说回来，作为社会思潮的五德终始论，对于古代医学也确实产生过一定的影响。不过这种影响决不是儒家邹衍之徒愿意看到的。例如，《素问·汤液醪醴论》说：“夫上古作汤液，故为而弗服。中古之世，德稍衰也，邪气时至，服之万全。……今之世，不必已……”杨上善注云：“伏牺以上，名曰上古。伏牺以下，名曰中古。黄帝之时，称曰当今。……上古行于道德。建德既衰，下至伏牺，故曰稍衰也。帝王德衰，不能以神化物，使疵疠不起，嗜欲情生，腠理开发，邪气因入，以其病微，故服汤液醪醴。稍衰而犹纯，故因汤液而万病万全。……黄帝不能致德，邪气入深，百姓疾甚……所以虽疗不愈也。”这就是说，从上古到中古，道德日衰，从中古到黄帝，道德已衰败得不像样子了，历代帝王是一代不如一代，其甚至借黄帝、岐伯之口，骂黄帝缺德，从字面看来，这未免滑稽可笑。其实医家何尝知道上古帝王之事，又何尝定要戏侮黄帝，只因他们看到，战国时期儒家之徒鼓吹托古改制，结果闹得民不聊生，疫疠流行，他们对此感到无限愤慨，于是从医学的角度提出有力的证据，给予它致命的攻击：你们说自古帝王都是有德的，我说帝王的道德一代不如一代；你们说“黄帝曰土德王”，我说黄帝不能致德。疫疠流行而治疗越来越难，就是证据。

你们的那套说教，根据又在何方？医家们把儒家的托古改制说说得一钱不值。这种帝王一代不如一代的观点，在《素问·上古天真论》《素问·移精变气论》及《素问·宝命全形论》等篇中都有不同程度的反映，在《淮南子·本经训》里表述得尤为淋漓尽致，它指出："五帝三王，殊事而同指，异路而同归。晚世学者，不知道之所一体，德之所总要；取成之迹，相与危坐而说之，鼓歌而舞之，故博学多闻，而不免于惑。"这些人不但自己不懂什么是道、什么是德，还要拿它来惑人。这些话对于那些拘泥于形迹、鼓吹改制、侈谈五德终始之徒，可谓一针见血，直中要害。总而言之，《内经》时代的医家和头脑较为清醒的学者不但不信五德转移的托古改制，而且提出有力的证据与之针锋相对。这些文献表明，医家五脏五行的理论会随着帝王改制而变化的可能是绝对不存在的。

三统论是将历史纳入按照黑统、白统、赤统依次循环的一种理论，其说不知何时何人所创。西汉今文经学大师董仲舒曾经极力为之鼓吹。他在《春秋繁露·三代改制质文》里说："王者必受命而后王，王者必改正朔，易服色，制礼乐，一统于天下。"可见三统论的观点方法，同五德终始论大体相仿，都是儒家托古改制的法宝。董仲舒说，夏代为黑统，色尚黑，"祭牲黑牡，荐尚肝"；商代为白统，"祭牲白牡，荐尚肺"；周代为赤统，色尚赤，"祭牲赤牡，荐尚心"。这就是所谓"三代改制"。春秋又为黑统，秦又当为白统等，如此三统循环，终而复始，以至无穷。在三统论里，没有尚黄、尚青的位置，其说与五德终始论多有矛盾；肝黑、肺白、心赤，不但五脏不全，而且与古文经学肝白、肺赤、心黄之说亦都不合，但在秦汉时期，它也是颇有影响的一种社会思潮。例如，《史记·封禅书》说："汉兴，高祖之微时，尝杀大蛇，有物曰：蛇，白帝子也，而杀者赤帝子。高祖……以十月至灞上，与诸侯平咸阳，立为汉王。因以十月为年首，而色上赤。"很显然，其说是以三统论为根据。盖春秋为黑统，秦为白统，代秦而兴者必为赤统，故汉兴而有赤帝子杀白帝子之谣也。若依邹衍的五德终始论来说，秦为水德尚黑，汉为土德，当尚黄而不得尚赤。若依汉丞相张苍的五德终始观来说，不仅春秋无义战，无德可言，秦王朝亦刻削无恩，多行不义，不得居于正统，只能算作介乎火水之间的闰位，唯有汉王朝才是"水德之始"。至于刘歆《世经》以五行相生为序的五德终始论，更有一番别开生面的说道，但亦不能与赤帝子杀白帝子之遥相呼应。

综上所述，儒家托古改制之说，纷乱多歧，矛盾迭出，适足以表明它的荒唐无稽。盖五帝三王之事，在秦汉时也不过是传说，谁也没有见过，尽可让人，捕风捉影，任意胡扯，只要博得帝王欢心，就可获得一官半职，而不必管历史上是否真有其事。然而医家就不能如此轻率，人命关天，岂可儿戏？因此，不管怎么说，以为儒家托古改制的把戏会对医学理论产生决定性作用的观点，都是站不住脚的。

三、从汉代改制的历史来看

由于儒家君权神授的托古改制之论有五德终始论与三统论两种互不相容的说法，而且二者在具体应用上又颇有分歧，汉初一些御用文人也对此进行了多次论争，直至"尤敬鬼神之祀"的武帝登基时，依然相持不下。后来，几经周折，于太初元年，汉才被正式钦定为土德。对于这个历时长达百年的论争过程，太史公《史记·封禅书》里有详细记载，我们可以不去管它。但是，必须指出，汉初百年间，正是道家学说独霸的时代，儒家托古改制之说，无论是三统论，还是五德终始论，被儒家之徒使劲鼓吹而帝王时为所动，但事实上均不曾占有优势。《史记·封禅书》讲得清楚，在汉武帝改历易服色时，窦太后“治黄老言，不好儒术”，借故迫使奉命“草巡狩、封禅、改历服色”的赵绾、王臧等公卿大夫自杀，于是“推终五德之事”不得不半途而废。儒道之间斗争之激烈，于此可见一斑。众所周知，道家无为而治的主张是对战国人信任智力和技巧的一种反动，与儒家托古改制的主张亦正好相反，而与医家养生之道则颇为接近，故《内经》里多有类似《老子》《庄子》的论述。在你死我活的儒道斗争中，有谁相信医家会跟在儒家后面亦步亦趋，自找苦吃？

有人也许会说，正由于封建帝王的意志是不可违的，所以西汉末年刘向父子奉命校书，为了迎合王朝心理，不得不将原本古文五行说的《内经》改成了今文说，否则是绝对过不了关的。我们认为，这是毫无根据的臆测，而且与史实相背。尽管封建社会王权至上，秦始皇专横残暴尚且不烧医书，汉王朝又有什么必要冒天下之大不韪，定要强迫医家改书呢？汉武帝钦定土德王，为什么把主张心属火的今文派立为博士，而不重视古文学派呢？要知道，古文派的心属土说不是更符合土德吗？至于刘歆，在西汉末年是古文经学的“伯乐”，他在校书过程中发现古文经传中的《左传》到《春秋》的解释，比今文经传更为合理，因而在哀帝即位后上书朝廷，建议把古文《尚书》、《逸礼》《毛诗》《左氏春秋》等皆列于学官，这遭到当时的五经博士和朝廷大吏的强烈反对。不但刘歆的建议没被采纳，而他自己也不得不离开长安，到外地做郡守去了（事见《汉书·楚元王传》）。平帝时，王莽执政，并任用刘歆，大力提倡古文经学，于是古文《左传》、古文《尚书》、《逸礼》、《毛诗》都立于学官，并设博士教授于太学。刘歆的愿望得以实现（见《汉书·王莽传》）。由此可见，刘向父子改《内经》之说，完全与史实相悖，是不能成立的。东汉虽定国运为火德，却并不排斥心属土说的古文《尚书》。汉章帝建初八年及安帝延光二年，先后两次下诏，征召能通古文《尚书》的儒者，“以扶微学，广异义焉”（详见《后汉书》的《章帝纪》《安帝纪》）。古文《尚书》的五脏五行说也不曾被迫修改过，不然的话，《五经异议》和《驳五经异议》就不可能出现在东汉了。再如，《礼记》《吕氏春秋》《淮南子》等书里不是依旧有脾木、肺火、心土、肝金之类的古文说吗？为什么它们不经修改就过了关，唯独“古本《内经》”的古文五行说不改就过不了关呢？

四、五脏祭余论

所谓“五脏祭”，即春三月祭先脾，夏三月祭先肺，中央祭先心，秋三月祭先肝，冬三月祭先肾。其说原出《礼记·月令》和《吕氏春秋·十二纪》，是儒家祭祀礼仪中的一项规定，与医学理论本来并不相关，前已述及，这里再补充两点。

（1）祭祀用牲畜的内脏，先脾、先肺、先心、先肝、先肾都是依祭祀的季节和所祭的天帝天神决定的。例如，春三月祭太皞、伏羲、句芒，则先脾；夏三月祭炎帝、神农、祝融，则先肺等，此与地上人间的王朝改制并无干涉。故五脏祭的规定，从《礼记》《吕氏春秋》直至《淮南子》及其后世各家注疏本，都不曾因帝王改制而有过任何改变。至于祭祀所尚之色，春青、夏赤、秋白、冬黑，依时而定，亦与人间帝王改制没有任何纠葛。例如，秦始皇以为水德王、色尚黑，祭陈宝祠却“衣上白”；汉文帝十五年，“草改历服色事”拟为土德、色上黄，却于“是夏四月，郊见雍五畤祠，衣皆上赤”（见《史记·封禅书》）。又如，东汉皇家四时祭青、赤、黄、白、黑五帝的礼仪，也不曾因改国运为火德而有什么原则改变（见《续汉书·祭祀志》）。此皆足证祭祀与帝王改制互不相干。杨宽于1927年在《上古史导论》里指出：“《月令》一系之五帝说，本不与邹衍五德终始之说相关。邹衍为齐威、宣王时人，而秦襄公、文公，在春秋前已祠白帝、黄帝；宣公与鲁庄公同时，已祠青帝；灵公在姜齐未亡、田齐未兴之时，已祠黄帝、炎帝。邹衍（之徒）以秦为水德、色上黑，而终秦之世，遍祠青、赤、黄、白四帝，独遗黑帝不祭。《月令》一系之五帝说，初实不与邹衍相涉。”论据确凿，理由充足，可作定论，史学界对此并无异议。然而，近年来有些论说五脏配五行的文章硬是把五脏祭与五德终始混作一谈。有人说，太初元年始定土德，因此，西汉末年以前“心属土”很流行，而无“心属火”说的医病之术。又有人说，汉高祖时有赤帝子杀白帝子之谣，足证汉为火德，故“心属火”说在西汉初即已盛行。这两种相互矛盾的论述，看似皆能言之成理，持之有故，其实尽属牵强附会。正如俗话所说，事出有因，查无实据。因为他们都把不该搞混的互不相干的问题扯在了一起。众所周知，音律“以黄钟为本，黄者中之色，君之服也”的说法，始终不曾因秦汉帝王改制易服色而起过什么变化。这同五脏配五行不论在儒家经学里的古文说与今文说，还是在医家典籍里的脏腑理论中，决不会因帝王改制而起变化的道理是一样的。

史学的结论，不能以主观推断来决定，重要的是有真实可信的历史证据。如果随便抓住一点，便认定五脏属性必随帝王改制而改变，那么，秦始皇时代必有心属水说，汉高祖时代当有心属火说，汉武帝时当有心属土说，而东汉又得改为心属火。临床是否适用可以不管，只要不违王朝改制就行。王朝不断改制，医家就得不断修改理论。值得庆幸的是，儒家托古改制的鬼把戏，在东汉以后的帝王那里不再受重视了，五德转移的鬼话也没人愿意相信了。不然的话，天知道《内经》的理论还要进行多少次轮番修改，而三国、东晋十六国、北朝、五代十国以及宋、辽、夏、金等群雄割据各自称王称帝时代的医学理论是个什么模样，恐怕就更难以想象，谁也说不清楚了。

（2）儒家五行说，从来就不同于医家五行说。医家用以说明人与自然环境，以及人体局部与整体关系，儒家则主要用之来说教君臣父子之名位。故医家言五行，有互藏之理，有盛衰之变，而无固定不变的贵贱之分；儒家言五行，则不允许你中有我、我中有你，贵贱上下等级森严而固定不变。例如，汉初儒学大师董仲舒在《春秋繁露》里说：“土者火之子也，五行者莫贵于土。……忠臣之义，孝子之行，取之土。土者五行最贵者也，其义不可加矣”；“土之事天竭其忠，故五行者，乃孝子忠臣之行也”。按，土为火之子，火为土之父，依君君臣臣、父父子子之儒道言之，则最贵者火，不得为土。可见其说自相矛盾，远不如医家之说较合逻辑。董仲舒还用五行来说为官之道：“东方者木，农之本，司农尚仁”；“南方者火也，本朝司马尚智”；“中央者土，君之官也，司营尚信”；“西方者金，大理司徒也，司徒尚义”；“北方者水，执法司寇也，司寇尚礼”。说来说去，无非是讲忠孝仁义、三纲五常那一套，这显然与《内经》的五行说毫无共同之处。从先秦到两汉，五行已成为一种时髦的工具，为各种学派所利用。其道不同，其说必异。今天，我们对这方面的历史资料，应该按照学术性质加以区别，不然就会“违背本经，多引外义，犹之楚而北行，马虽疾而去愈远”。“治丝而棼之，手虽繁而丝益乱”，欲求其真，岂可得乎！

（原稿见《北京中医学院学报》1992年第15卷第5期）

中医阴阳学说发展史浅说

王玉川

作为中医理论体系重要组成部分的阴阳学说，如同脏腑、经络、气血等理论一样，有它自己的发生发展演变的历史。阴阳学说里的各种名词概念，就是在这个漫长而又复杂的历史过程中发展演变而成的。因此，搞清楚这个过程，对于中医学的研究、整理，以及学术水平的提高，无疑是很有必要的。

要探索阴阳学说的演变过程，必须明确两点。第一，中医阴阳学说，最初是从古代哲学中的阴阳学说那里移植过来的。这个移植的过程，就是中医阴阳学说的历史。医学毕竟不同于哲学，移植并非易事，需要有个过程，所以，中医阴阳学说的历史，并不等于哲学阴阳学说的历史，中医阴阳学说更不可能与哲学阴阳学说同步发展。第二，人们对于客观事物的认识，是一个由少到多、由简单到复杂的过程。学术上的移植和渗透，一般说来也不例外，况且医学从来就不是带头的学科。所以，即使在哲学阴阳学说发展到了较为复杂、完备的时候，医学家们要借用它，也得先从较为简单的部分入手，才能逐渐使它变为自己的东西。因此，中医阴阳学说不仅有它自己的历史，而且应该是有阶段可分的，尽管由于文献不足而无法说明它们的具体年代。根据东汉以前的中医古籍，中医阴阳学说的演变发展过程大概可以分为早期阴阳说、太少阴阳说、三阳三阴说和三阴三阳六气说四个阶段。本文所做的初步探讨，就是按照上述观点进行的。

由于对自然界千变万化现象的起源的解释不同，我国先秦时期的学者大致可分为阴阳家和五行家。最初，两个学派各有各的主张，互不相干；后来它们的观念渐渐融合起来，到西汉武帝时，已归并到了一个体系里，成为阴阳五行之说。在这个过程中，两大学派随着统治阶级的政治需要，还有过一段互为盛衰的历史。汉高祖刘邦在称帝之初，利用五行理论宣传布衣做皇帝是天意，于是五行学派较为得势；到了汉武帝时期，出于进一步统一全国、加强中央集权的需要，阴阳学派又占了上风。在迷信活动方面他们崇拜的偶像也出现了阴阳统率五行的局面，就是说在汉初被尊为上帝的先帝，到武帝时期它们的地位降为太一（善理阴阳之神）之位。（见《史记·封禅书》和《汉书·郊祀志》前半部分）在学术界也出现了五行学说被融汇于阴阳学说之中的现象。所以，后来一般所说的阴阳家实际上是包括五行的。当年董仲舒之所以能够提出或创立一种新的理论（即万物统一于五行，五行统一于阴阳，阴阳统一于天的阴阳五行学说），同上述背景是分不开的。阴阳为贵，五行为贱，阴阳统率五行的观念在《素问·阴阳类论》里就有所反映，特别是在《天元纪大论》以下七篇专讲五运六气的大论中，反映得尤为明显。因此，本文在阴阳学说发展的最后阶段里，对于五运六气学说的历史，也不得不做出必要的分析和介绍。

笔者对于医学史和哲学史都是外行，要谈论阴阳学说的发展史，深感学力浅薄，绠短汲深，困难很大，又找不到一本理想的参考书，许多细节无法说明。笔者根据个人的学习体会谈些粗浅的认识，苦于证据不足，难免会有很多错误。姑作引玉之砖，热望得到明家指教。

一、早期阴阳学与太少阴阳说

早期阴阳说，是采用取类比象的一分为二的方法来分析和解释运动变化着的一切事物的理论。天为阳、地为阴，日为阳、月为阴，昼为阳、夜为阴，男为阳、女为阴，以及上为阳、下为阴，左为阳、右为阴，动为阳、静为阴，热为阳、寒为阴等，就是在这个阶段里确定下来的。这种一分为二的方法，在《周易》里叫作“太极生两仪”。

早期阴阳说具有广泛的普遍性，几乎适用于宇宙间的一切事物。但是其比较简单，对于说明复杂的事物是很不够的。（在《黄帝内经》里，直接运用这种方法来解释生理、病理的章节，也并不太多。）所以，古代医家们在引进并逐步完善一分为二的阴阳说的同时，把《周易》“两仪生四象”的方法（表 72）也引进到医学领域中来，于是就产生了阴阳之中又有阴阳的太少阴阳说。运用太少阴阳说的方法，可以较为具体地分析时间和空间，因而也就能够较为清楚地说明事物对立面之间的相互转化过程，体现量变到质变的道理（图 142），体现对立面相互包涵、相互渗透、相互依存的辩证关系。

表 72　两仪生四象示意表

<table>
<tr><td>老阳</td><td>少阴</td><td>少阳</td><td>老阴</td></tr>
<tr><td colspan="2">阳</td><td colspan="2">阴</td></tr>
<tr><td colspan="4">太极</td></tr>
</table>

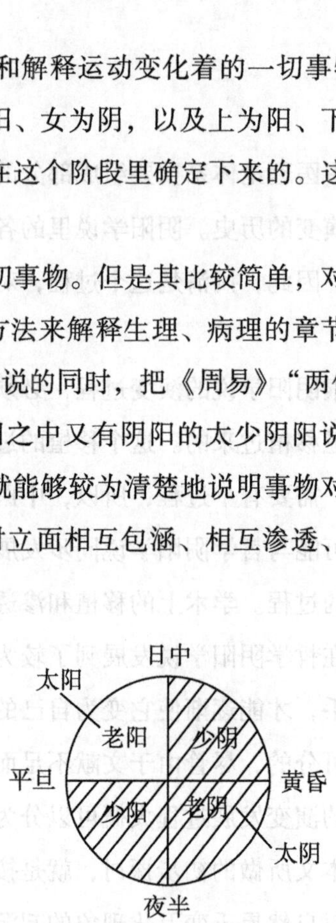

图 142　两仪生四象方法图

《周易》的老阳、老阴，相当于医学上的太阳和太阴，这是显而易见的。那么，这种方法最初在医学里是怎样被应用的呢？现存医学文献对此并无明文记载，仅在《素问·金匮真言论》里多少还可以看到它的影子，如说：

> 故曰：阴中有阴，阳中有阳。平旦至日中，天之阳，阳中之阳也。日中至黄昏，天之阳，阳中之阴也。合夜至鸡鸣，天之阴，阴中之阴也。鸡鸣至平旦，天之阴，阴中之阳也。

这里一开始用了“故曰”二字，即表明以下所言是引用固有的理论。从这段原文的内容可以十分清楚地看出其使用的正是图 142 的方法。所谓“阳中之阳”，即是太阳；“阳中之阴”，即是少阴；“阴中之阴”，即是太阴；“阴中之阳”，即是少阳。《素问·金匮真言论》接着又说：

> 故人亦应之。夫言人之阴阳，则外为阳，内为阴。言人身之阴阳，则背为阳，腹为阴。……故背为阳，阳中之阳，心也。背为阳，阳中之阴，肺也。腹为阴，阴中之阴，肾也。腹为阴，阴中之阳，肝也。腹为阴，阴中之至阴，脾也。

在这个“背为阳，腹为阴”的模式里，我们看到它运用的也是图 142 的方法。尽管它出于某种考虑而始终不提太少阴阳，但是，实际上它把心称为阳中之太阳，肺称为阳中之少阴，肾称为阴中之太阴，肝称为阴中之少阳，已经表达得很明显了。文中提出脾为阴中之至阴，说明它在早先的那种太少阴阳说的基础上，又有了一定程度的演变。

一般说来，心、肺系于背，肝、肾位于腹，是没有问题的。从人体胚胎期间背在外而腹在内，呈“负阳抱阴”的形态来说，“背为阳，腹为阴”的说法也是没有问题的。但是，以“背为阳，腹为阴”为依据，来区分内脏与时间相应的太少阴阳属性，在理论上就很难说通了。因为内脏与时间的关系，并不是由腹背位置的阴阳来决定的。况且，出生以后，背在上、腹在下的是匍匐行走的动物，背在后、腹在前的是直立行走的人类。如果硬要把背为阳、腹为阴同内脏和时间联系在一起来划分太少阴阳属性的话，就会使内脏与时间的相应关系发生90°的错位，如图143与图144所示。

内脏与时间的相应关系在古代医家的心目中十分重要，而医学的特殊性使得其在理论和实践上都不允许发生误差，正如《素问・刺禁论》所说“脏有要害，不可不察。肝生于左，肺藏于右，心部于表，肾治于里”。所以，对以“背为阳，腹为阴”为依据来区分太少阴阳的那种理论，必须加以改革，就成了不言而喻的事情。

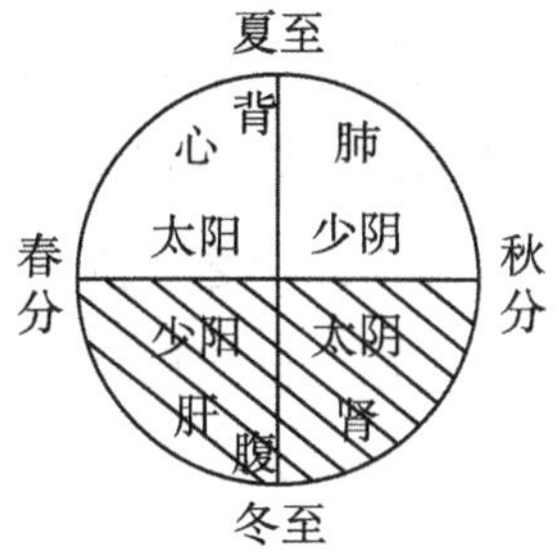

图143　内脏太少阴阳与时间错位示意图之一

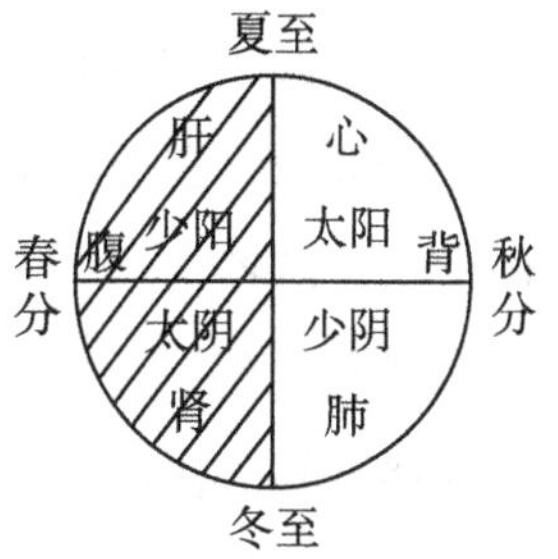

图144　内脏太少阴阳与时间错位示意图之二

在这个改革过程中，医家们大概提出过两个较为可行的方案和模式。一个是仅仅废除以“背为阳，腹为阴”为依据的法则，仍然保留原定的内脏太少阴阳属性，如图145。另一个是既废除原有不合理的依据，又修改了原来的内脏太少阴阳属性，如图146。

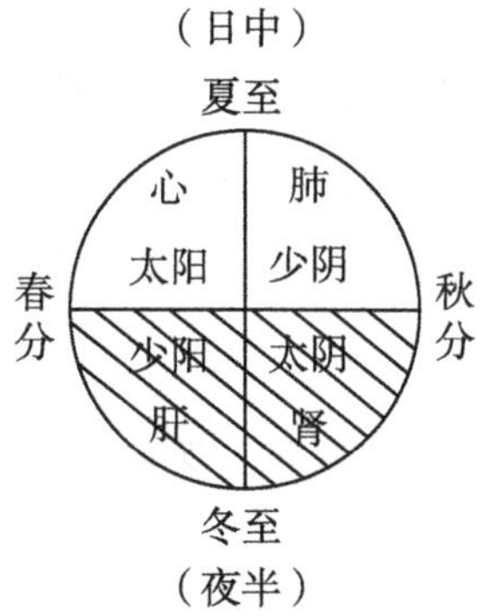

图145　内脏太少阴阳修改模式之一

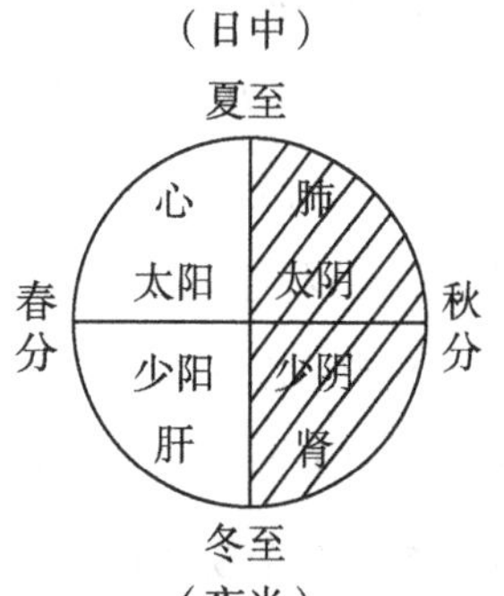

图146　内脏太少阴阳修改模式之二

这两个模式的根本区别是，前者以春分至秋分为阳，秋分至春分为阴，所以，它只要不提“背为阳、腹为阴”，就可以解决问题；后者以冬至到夏至为阳，夏至到冬至为阴，所以，它必须同时修正内脏的太少阴阳属性，才能使内脏与时间的相应关系保持正常的统一性。在《素问》里有些篇章应用的就是图 146 的模式，如《素问·四气调神大论》说：

逆春气则少阳不生，肝气内变；逆夏气则太阳不长，心气内洞；逆秋气则太阴不收，肺气焦满；逆冬气则少阴不藏，肾气独沉。

在这里，肾称少阴不称太阴，肺称太阴不称少阴，显然运用的是图 146 的理论模式。除了《灵枢·九针十二原》以及《针灸甲乙经》和《黄帝内经太素》，在《素问》里，我们还没有发现明确应用图 145 模式的文章（即心为太阳、肝为少阳、肺为少阴、肾为太阴）。这可能是由于图 146 的模式，在理论上和实践上都比较合理。比如，以一年之中阴阳之气的盛衰来说，冬至阳生，夏至阴生，故冬至之后则白昼渐长而黑夜渐短，夏至之后白昼渐短而黑夜渐长。又如，以一日而论，夜半以前为今日，夜半以后为明日；日中之前为上半日，日中以后为下半日。如果用图 145 的方法，就很难对上述情况做出合理的解释。所以，我们认为图 146 是最后定型的太少阴阳说的理论模式。在这个模式里，我们看到，同原先从《周易》那里直接套用过来的太少阴阳说相较，肝、肾、肺三脏的属性，已经完全改变了。在这样一次变动很大的改革面前，如果没有不同意见，那是不可想象的。今天，我们从《素问·六节脏象论》里看到的内脏太少阴阳属性，同《针灸甲乙经》和《黄帝内经太素》的记载相较，在肝、肺、肾三脏的阴阳属性上的重大分歧，也许只是这次改革过程中两种不同意见的反映。前者（即《素问》）说，肝为阳中之少阳，肺为阳中之太阴，肾为阴中之少阴。后者（即《针灸甲乙经》《黄帝内经太素》）说，肝为阴中之少阳，肺为阳中之少阴，肾为阴中之太阴。对于这些差异，林亿等以为应当据《黄帝内经太素》《针灸甲乙经》之文校正。明清两代的一些学者，也以为《针灸甲乙经》《黄帝内经太素》为是，《素问》为非。但笔者认为，从历史的观点来看，《素问·六节脏象论》中除了“肺者……阳中之太阴”应改作“肺者……阴中之太阴”，实在没有校改的必要。因为《针灸甲乙经》《黄帝内经太素》使用的是比较保守的图 145 的理论模式，而《素问》使用的则是全面革新了的图 146 的理论模式。况且，在这段原文里，还有“脾、胃、大肠、小肠、三焦、膀胱者……此至阴之类，通于土气”之句，表明这里的太少阴阳属性很可能是按照五行学派的观点修改过的。《汉书·律历志》亦同《针灸甲乙经》《黄帝内经太素》之说，云：“太阴者，北方，……阳气伏于下，于时为冬”；“太阳者，南方，……阳气任养物，于时为夏”；“少阴者，西方，……阴气迁落物，于时为秋”；“少阳者，东方，……阳气动物，于时为春”；“中央者，阴阳之内，……于时为四季”。此处不但讲四时阴阳盛衰，又符合五行生克规律，可能更为晚出。不能单以阴阳学说的观点来判断是非。再者，这两个太少阴阳理论模式在今天来说，都已经成为历史上的东西，基本上都已经被后来的三阳三阴说所代替，所以，从保存历史资料出发，这两种传本、两个模式也不妨并存。

（原稿见《中医教育》1986 年第 1 期）

中医阴阳学说发展史浅说（续一）

王玉川

二、三阳三阴说

人们对于客观世界的认识，总是随着社会的进步、科学知识的积累而不断提高的。各种各样的新问题在实践中不断出现，太少阴阳说的理论就越来越满足不了实践的需要。在这样的背景之下，三阳三阴说就应运而生。三阳三阴说使用的是一分为二、二分为六的方法，在《周易》里就是“文王八卦”的三男三女说。如表 73 所示（据《类经附翼》）。

表 73　文王八卦的三男三女表

太极	乾☰西北	震☳东	长男	得乾初爻
		坎☵北	中男	得乾中爻
		艮☶东北	少男	得乾上爻
	坤☷西南	巽☴东南	长女	得坤初爻
		离☲南	中女	得坤中爻
		兑☱西	少女	得坤上爻

在这里，长男相当于太阳，中男相当于阳明，少男相当于少阳，长女相当于太阴，中女相当于厥阴，少女相当于少阴。医家的三阳三阴说，大概就是从“文王八卦”那里得到启发而建立起来的。不过“文王八卦”的方位，依东南西北顺序排列，而三阳三阴的次序就是太阳、太阴、厥阴、少阴、阳明、少阳，显然，直接用这个排列次序来说明四时昼夜的阴阳盛衰是不太可能的。所以，医家的三阳三阴说，只是原则上采用“文王八卦”的一分为二、二分为六的方法，而并不用后人为它确定的方位次序。

医家三阳三阴说，在现存文献里又分为两类，一类以时间为主要对象，另一类以经络为主要对象。

（一）以时间为主要对象的三阳三阴说

以时间为主要对象的三阳三阴说又有两种不同的说法，它们表述的都是自然界和人体阴阳之气的节律性盛衰规律。

1.《扁鹊阴阳脉法》的三阳三阴王时说

《扁鹊阴阳脉法》的三阳三阴王时说（据新校正《素问·平人气象论》引文），如表 74 所示。“少阳，王十一月甲子夜半”和“正月、二月甲子少阳王”的意思是说，少阳之气最旺盛的时间是正月和二月，但早在年前的十一月甲子日夜半之时其就开始旺盛了。“少阴，王五月甲子日中”和“七月、八月甲子少阴王”，即少阴之气最旺盛的时间在七月和八月，但早在五月甲子日中午之时，其就开始旺盛了。

表74　《扁鹊阴阳脉法》三阳三阴王时表

三阳三阴	始王之月日	当王之时段
少阳	王十一月甲子夜半	正月、二月甲子少阳王
太阳		三月、四月甲子太阳王
阳明		五月、六月甲子阳明王
少阴	王五月甲子日中	七月、八月甲子少阴王
太阴		九月、十月甲子太阴王
厥阴		十一月、十二月甲子厥阴王

由此可见，在《扁鹊阴阳脉法》中，三阳三阴之气的盛衰都是一个由量变到质变的过程，都存在着一条由渐升至峰极，从峰极而渐降的曲线。《素问·脉要精微论》“冬至四十五日，阳气微上，阴气微下；夏至四十五日，阴气微上，阳气微下”说的也是这个道理，但是，远不如《扁鹊阴阳脉法》说得那样明白、那样具体。

2.《难经》的三阳三阴王时说

《难经·七难》云：

冬至之后，得甲子少阳王，复得甲子阳明王，复得甲子太阳王，复得甲子太阴王，复得甲子少阴王，复得甲子厥阴王。王各六十日，六六三百六十日，以成一岁，此三阳三阴王时日大要也。

这种三阳三阴王时说与《扁鹊阴阳脉法》的三阳三阴王时说有着显著的差异。这与张仲景《金匮要略·脏腑经络先后病脉证》所说的“以未得甲子，天因温和，此为未至而至也；以得甲子，而天未温和，为至而不至也；以得甲子，而天大寒不解，此为至而不去也；以得甲子，而天温如盛夏五六月时，此为至而太过也”也不是一个观点。

《难经·七难》的这段文字，没有《扁鹊阴阳脉法》那样古朴，似乎比较通俗易懂。然而，未必人人都能真正读懂它。我们知道，在干支纪年纪月纪日的古代历法里，节气与甲子的关系不是固定的。比如冬至节，在甲年为丙子日，乙年为壬午日，丙年为戊子日，丁年为甲午日，戊年为庚子日，己年为丙午日，庚年为壬子日，辛年为戊午日，壬年为甲子日，癸年为庚午日。假设甲子日冬至为起点，依干支纪日法推算，三百六十日之后的甲子日还不是冬至，必须逐年后移六日，才是交冬至节的日子；经过十年之后，冬至节才能回复到甲子日这个起点上来。换句话说，如果第一年的冬至是甲子日，那么这一年冬至以后的第一个甲子日，即冬至以后的第六十日，第二年冬至后的第一个甲子日，即冬至后的第六天；第三年冬至后的第一个甲子日，即是冬至后的第十二日。余可以此类推。

因此，按照《难经·七难》的法则，少阳当王的时段，在六壬（壬申、壬午、壬辰、壬寅、壬子、壬戌）年要迟至正月中下旬才开始，而在六癸（癸酉、癸未、癸巳、癸卯、癸丑、癸亥）年则可以早在前年十一月冬至后的第六日就开始了。也就是说，凡逢壬年到了雨水节的时候天气才开始转温，而癸年则在前年冬至节一过就开始出现温暖的天气。如果把《难经·七难》所说少阳王时的规律，换算成阳历，则如表75所示。

表75　《难经·七难》三阳三阴王时表

六十甲子纪年	冬至日干支	少阳气至日期
壬年（壬申、壬午、壬辰、壬寅、壬子、壬戌）	甲子	冬至后六十日，阳历2月20、21日
癸年（癸酉、癸未、癸巳、癸卯、癸丑、癸亥）	庚午	冬至后六日，阳历12月28、29日
甲年（甲子、甲戌、甲申、甲午、甲辰、甲寅）	丙子	冬至后十二日，阳历1月3、4日
乙年（乙丑、乙亥、乙酉、乙未、乙巳、乙卯）	壬午	冬至后十八日，阳历1月9、10日
丙年（丙寅、丙子、丙戌、丙申、丙午、丙辰）	戊子	冬至后二十四日，阳历1月15、16日
丁年（丁卯、丁丑、丁亥、丁酉、丁未、丁巳）	甲午	冬至后三十日，阳历1月21、22日
戊年（戊辰、戊寅、戊子、戊戌、戊申、戊午）	庚子	冬至后三十六日，阳历1月27、28日
己年（己巳、己卯、己丑、己亥、己酉、己未）	丙午	冬至后四十二日，阳历2月2、3日
庚年（庚午、庚辰、庚寅、庚子、庚戌、庚申）	壬子	冬至后四十八日，阳历2月8、9日
辛年（辛未、辛巳、辛卯、辛丑、辛亥、辛酉）	戊午	冬至后五十四日，阳历2月14、15日

从这里我们清楚地看到，《难经·七难》三阳三阴王时说模式的本身，就已经概括了或者说包含了以十年为期的气候周期性变化；少阳气至的早晚，随着纪年干支的不同，而在六十日范围以内呈现出节律性的波动。所以，它与东汉时期张仲景的说法是很不相同的。后者实际上是对前者的否定。一些不求甚解的学者往往看不到这一点，硬是把两者混而为一，彼此互释。这样无异于给《难经·七难》的气温回暖的节律性周期说安上了一条尾巴，画蛇添足，令人不知其所云。

正因为《难经·七难》三阳三阴的模式概括了十年为期的气候变化规律，所以，在与《扁鹊阴阳脉法》的模式相比时就显出了它的独到之处。它为以后演变为三阴三阳六气说准备了条件。但是，量变到质变的观点，在《难经·七难》中叙述得不够鲜明。

与以往的太少阴阳说联系起来看，《难经·七难》的三阳三阴王时说也许是在最后定型的太少阴阳说的基础上发展起来的，所以其三阴之次序为先太阴而后少阴。《扁鹊阴阳脉法》的三阳三阴王时说则认为少阴在前，太阴在后，厥阴为三阴之终，阳明为三阳之末，同“背为阳，腹为阴”的太少阴阳说一脉相承的关系极为明显。因此，如果说这两种三阳三阴王时说的创始年代不存在谁先谁后问题的话，那么毫无疑问，《扁鹊阴阳脉法》的三阳三阴王时说代表了较为保守的那一派的观点。保守就意味着消亡。《素问》里唯有《难经·七难》三阳三阴的序次还可以看到（《难经》的成书年代可能较晚于《素问》，但它的某些内容，却比《素问》还要古老些），说明在那个时代的学术界里，《难经·七难》的三阳三阴王时说较《扁鹊阴阳脉法》的三阳三阴王时说的地位要高得多。例如，《素问·阴阳别论》和《素问·阴阳类论》都把少阳称为一阳，阳明称为二阳，太阳称为三阳，太阴称为三阴，少阴称为二阴，厥阴称为一阴。这种阳主进、由一而三，阴主退、由三而一的，以数字表示三阳三阴序次的根据，即是《难经·七难》的三阳三阴王时说。这种数字化的三阳三阴名称，既反映了阴阳量的多少，又包含着阴阳盛衰的次序，便于记忆，也切合实用，所以，在当时风靡医界，是不难想见的。即使到了三阳三阴的排列次序及其与时间相应的配属关系随着学术的发展而出现了巨大变化的时候，这种数字化的三阳三阴名词，由于习惯的原因，依然原封不动地一直在被使用着。这个情况也足以说明，《难经·七难》的三阳三阴王时说在中医学术史上有着多么巨大而又深远的影响。

（二）以经络为主要对象的三阳三阴说

以经络为主要对象的三阳三阴说，亦有两种。一种是讲经络的生理功能的，叫作“三阳三阴开阖枢说”；另一种是讲经络感受外邪之后的病理传变的，叫作“三阳三阴外感热病说”。

1. 三阳三阴开阖枢说

三阳三阴开阖枢说，如《素问·阴阳离合论》所说：

> 天覆地载，万物方生，未出地者，命曰阴处，名曰阴中之阴；则出地者，命曰阴中之阳。……圣人南面而立，前曰广明，后曰太冲。太冲之地，名曰少阴。少阴之上，名曰太阳。太阳根起于至阴，结于命门，名曰阴中之阳。……广明之下，名曰太阴。太阴之前，名曰阳明。阳明根起于厉兑，名曰阴之绝阳。厥阴之表，名曰少阳，少阳根起于窍阴，名曰阴中之少阳。是故三阳之离合也，太阳为开，阳明为阖，少阳为枢。……太阴根起于隐白，名曰阴中之阴。太阴之后，名曰少阴，少阴根起于涌泉，名曰阴中之少阴。少阴之前，名曰厥阴。厥阴根起于大敦，名曰阴之绝阴。是故三阴之离合也，太阴为开，厥阴为阖，少阴为枢。

此外，《灵枢·根结》也有类似上述内容的记载，而且还讲述了三阳三阴开阖枢的生理功能，及其功能障碍所致的主要证候。

从表面看来，三阳三阴开阖枢的序次皆为由太而少，阳明和厥阴又皆介于太、少之间，似乎是直接套用了“文王八卦”三男三女的模式，其实不然。

首先，《素问·阴阳离合论》划分阴阳的总原则是从“万物方生”之时，“未出地”与“则出地”的情状比类得出的；以腰作为分界，腰以下象地而为阴，腰以上象天而为阳。三阳三阴六经皆起于足，故只有阴中之阴和阴中之阳，而无阳中之阳和阳中之阴之名，这就大大不同于“文王八卦”的三男皆为阳中之阳，三女皆为阴中之阴的方法。

其次，《素问·阴阳离合论》在叙述开阖枢的功能时，虽然用了太阳、阳明、少阳、太阴、厥阴、少阴的序次，但在叙述三阳三阴六经的具体方位时，却又明确告诉读者，它所用的方法是以“圣人南面而立，前曰广明，后曰太冲”作为基准点的。接着，它又指出了三阳三阴与广明、太冲这两个基准点的位置关系，如图 147 所示。三阳之枢实际上是在开阖之间，而不是位于开阖之后。可见它与《周易》的三男三女说的模式是根本不同的。

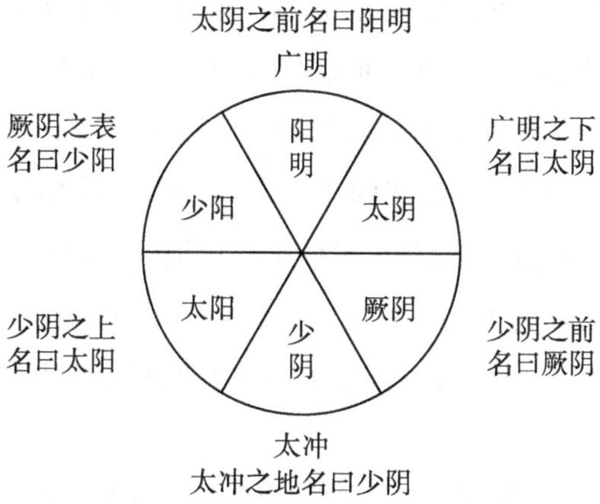

图 147　三阳三阴位置关系示意图

三阳三阴开阖枢的模式概括了六经的具体位置，以及三阳经与三阴经的表里关系和三阳经之间、三阴经之间的相互关系。它在经络学说里是十分重要的理论，可以说是经络学说的灵魂，离开了它，经络就不能成为一个活的体系。在病理变化方面，不论是外感还是内伤，凡是病及经络者，亦皆离不开这个理论模式。

2. 三阳三阴外感热病说

三阳三阴外感热病说，始见于《素问·热论》，如其说：

> 伤寒一日，巨阳受之……二日阳明受之……三日少阳受之……四日太阴受之……五日少阴受之……六日厥阴受之……

巨阳，即太阳。一日太阳，二日阳明，三日少阳，四日太阴，五日少阴，六日厥阴，是指伤寒热病病邪侵入经络以后的传变次第。

经络在人身，外络皮膝、肌肉、筋骨，内联五脏六腑，无处不到。它既是气、血、津、液等营养供给之网络，又是病邪传变的通道。所以，历代医学家讲病理，莫能离乎经络。例如，张仲景《金匮要略·脏腑经络先后病脉证》说：

> 若五脏元真通畅，人即安和。客气邪风，中人多死。千般疢难，不越三条。一者，经络受邪，入脏腑，为内所因也；二者，四肢九窍，血脉相传，壅塞不通，为外皮肤所中也；三者，房室、金刃、虫兽所伤。以此详之，病由都尽。

由此经文可知，不论是内传脏腑，还是伤及外在血脉四肢九窍，无不与经络相关。历代医家都承认《伤寒论》与《金匮要略》原本是一部书——《伤寒杂病论》，所以这段关于病因的论述不是仅对《金匮要略》来说的。因此，张仲景在《伤寒论》篇章编排和三阳三阴病证传变方面，采用《素问·热论》的次序，是不难理解的。虽然他在辨证论治方面做出了划时代的贡献，但这并不等于他能够离开或抛弃经络病理的传统理论。不过，清代以来的某些学者对《伤寒论》三阳三阴六经病证颇多异议。如方有执的《伤寒论条辨》和柯韵伯的《伤寒来苏集》，方有执和柯韵伯一方面离开了张仲景所处的时代，用他们自己对伤寒热病的认识，来代替《伤寒论》的原意；另一方面，又误将三阳三阴六经看作是六条光秃秃的线条状的东西，而不是既有大经，又有支脉，又有大大小小无数络脉交织而成的立体网状结构。因此，他们便提出了六经非经之说。从此聚讼纷纭，迄无定论。笔者认为，伤寒热病的证候是客观存在着的东西，对这些证候的解释是人们的认识。认识是可以不断深入、变化的，而《伤寒论》所叙述的证候是不会随着人们认识的改变而改变的。所以，后人的解释是后人的认识，《伤寒论》的原意是张仲景的认识。我们不应该将现代的新发现、新理论强加在张仲景的头上，把后人研究《伤寒论》的体会和成果，说成是张仲景的原意，把现代人才能说出来的道理也说成是张仲景早已认识到了的，把什么东西都说成古已有之，那样，历史也就不再存在了。

以上我们讲了两类四种三阳三阴说，它们的排列次序，虽然各不相同，却又无不具有先三阳后三阴这样一个共同的特点。这个特点可以作为正统阴阳学派（还没有五行化的阴阳学派）的理论标志，也可以作为一个发展阶段的时代特征。比如，马王堆出土帛书中的《足臂十一脉灸经》和《阴阳十一脉灸经》，两者的经脉排列次序并不相同，但都有先三阳后三阴的特点，因此，可以认为这两部书都是三阳三阴说阶段的产物。

（原稿见《中医教育》1986年第2期）

中医阴阳学说发展史浅说（续二）

王玉川

三、三阴三阳六气说

三阴三阳六气说，是阴阳学说发展演变到最后阶段的产物，是在三阳三阴王时说的基础上，吸取了五行学说的某些先进理论，加工改制而成的。所以，它是五行化了的阴阳理论。三阴与三阳的排列次序和其名称也充分显示了这一点。

三阴三阳六气说的诞生同其他任何一种学说的诞生一样，都不是偶然的，他们都是在某种需要的推动下产生的。当人们在医疗实践中发现，气候一般都影响着疾病的愈、甚、持、起，且其周期性变化与许多周期性流行的疾病之间也有着特定的联系，因而迫切需要一种相应的理论的时候，五行学派以其得天独厚的条件，在原始五运说的基础上，很快就建立了以五时与五气间的特定关系为核心的，以亢害承制为主要法则的五运学说体系。然而阴阳学派的理论还一直停留在冬至阳生、夏至阴生的水平上。这就使得原来以时令气候为特长的阴阳学派在五运学说面前显得相形见绌了。后来，阴阳学派吸取了五行学派的先进经验，经过一番精心究索，终于建立了三阴三阳六气说。从此，阴阳与五行两种学说在医学领域内，才真正具备了走向全面合流的条件。为了进一步说明这个问题，我们不得不从运气学说的历史说起。

（一）运气学说

一般说来，运气学说的历史，可以分为原始五运说、医用五运说、五运六气说三个阶段。

1. 原始五运说

原始五运说是运气学说创始阶段的理论。读过《吕氏春秋·十二纪》的人都会看到它把“孟春行夏令”“行秋令”“行冬令”，以至“季冬行春令”“行夏令”“行春令”等，作为导致气候反常，给人类和万物带来巨大影响的原因，这是关于运气学说的最早资料。如果说《吕氏春秋》在这里把气候反常和政局的动乱同统治者实施的政策法令联系在一起，认为气候反常损害万物，是上帝对失政者的警告和惩罚（这种迷信鬼神的说法，在科学不发达的古代是难免的），且在它的全部叙述中，还看不到气候反常具有节律性周期的意思，因而还不能算作运气学说的话，那么，西汉初期成书的《淮南子·天文训》里的“五行相干”就是地地道道的有关运气学说的较早资料了。为了便于青年读者理解，现在分段摘录其原文，并简释如下。

> 壬午冬至，甲子受制，木用事，火烟青；七十二日，丙子受制，火用事，火烟赤；七十二日，戊子受制，土用事，火烟黄；七十二日，庚子受制，金用事，火烟白；七十二日，壬子受制，水用事，火烟黑；七十二日而岁终，庚午受制（原本“午”误为“子”，今改）。岁迁六

日，以数推之，六十岁（“六”，原本误为“七”，今改）而复至甲子。

这里所谓的“受制”，就是指接受上天制定的命令。在那个时代是不可能彻底摆脱神权迷信的，对此，我们不必深究。值得注意的是，“七十二日”和“岁迁六日”是读懂这段原文的关键，也是原始五运说的基本方法。

按照“七十二日”为一个时段的原则，依六十甲子表推算，可得下述结果：从冬至甲子日开始，经过七十二日之后，即丙子日，故曰“甲子受制……七十二日，丙子受制”；从丙子日开始，经过七十二日之后，即戊子日，故曰“丙子受制……七十二日，戊子受制”。余可类推。“火烟青”“火烟赤”“火烟白”等，似乎是把草木燃烧时所见之情状，作为五行用事（当王）的客观指标，而“七十二日”这个数据，就是从观察这些指标所得的结果中计算出来的。《素问·阴阳类论》的“春，甲乙，青，中主肝，治七十二日”，与此颇为一致，同后来的运气学说以七十三日零五刻为一个时段则有相当的距离，但它们之间的渊源还是显而易见的。

以壬午年冬至甲子日为起点，以“岁迁六日”为法，依甲子表推算，结果是：第二年癸未的冬至是庚午日，第三年甲申的冬至是丙子日……总之，凡逢甲年冬至皆为丙子，乙年皆为壬午，丙年皆为戊子，丁年皆为甲午，戊年皆为庚子，己年皆为丙午，庚年皆为壬子，辛年皆为戊午，壬年皆为甲子，癸年皆为庚午。十年一个周期。需要经过六个周期，即六十年之后，才会重新回复到壬午年冬至甲子日这个起点上来。所以说：“壬午冬至，甲子受制……岁终，庚午受制。岁迁六日，以数推之，六十岁而复至甲子。”至此，对这一段原文，就基本搞清楚了。

此外，《淮南子·天文训》认为不但一年之中有五个时段，在以十年为期的周期里也包含着以二年为一段的五个时段。比如，以甲子日为起点的壬午年与以庚午日为起点的癸未年，两年合为一个时段，即“甲子受制，木用事”的时段；以丙子日为起点的甲申年和以壬午日为起点的乙酉年合为一个时段，即“丙子受制，火用事”的时段。余可类推。此类以二年为一个时段的气和以七十二日为一个时段的气各有不同的特性。故《淮南子·天文训》又说：

甲子气燥浊，丙子气燥阳，戊子气湿浊，庚子气燥寒，壬子气清寒。

以二年为一个时段的客气，加临于以七十二日为一个时段的主气之上，气候就会出现反常变化，并影响生物的生长化收藏。故《淮南子·天文训》接着又说：

丙子干甲子，蛰虫早出，故雷早行；戊子干甲子，胎夭卵毈，鸟虫多伤；庚子干甲子，有兵；壬子干甲子，春有霜。

戊子干丙子，霆；庚子干丙子，夷；壬子干丙子，雹；甲子干丙子，地动。

庚子干戊子，五谷有殃；壬子干戊子，夏寒雨霜；甲子干戊子，介虫不为；丙子干戊子，大旱，苽封熯。

壬子干庚子，大刚，鱼不为；甲子干庚子，草木再死再生；丙子干庚子，草木复荣，戊子干庚子，岁或存或亡。

甲子干壬子，冬乃不藏；丙子干壬子，星坠；戊子干壬子，蛰虫冬出其乡；庚子干壬子，冬雷其乡。

《淮南子·天文训》在这里使用了“××干××”的表达方式。甲子、丙子、戊子、庚子、壬子，在这里是木、火、土、金、水的别名。丙子干甲子，即火气干扰木气，相当于春行夏令。“××干××”与后来运气学说里的客运加于主运的意思是一样的。这里所说五行之气相干造成的后果，除“有兵”与气候无关，似涉迷信，在《素问》里已不复见其影响之外，其他均可见于《素问》。如“蛰虫早出”“夏寒雨霜”“草木复荣”之类，在《素问》运气诸篇，尤其是在《素问·六元正纪大论》六气客主加临的叙述中，无不可以看到它们的影子；“胎夭卵毈，鸟虫多伤”“介虫不为”等，与《素问·五常政大论》所谓“五类盛衰，各随其气之所宜也，故有胎孕不育”等论述的渊源尤为明显。

总之，《淮南子·天文训》的五行相干说是五运学说的原始雏形。这是确定无疑的历史事实。

2. 医用五运说

前面讲过，五行学派先吸取了原始五运说的一些法则，并使之与医学理论相结合，而后逐渐建立医用五运学说。在这个阶段中，五运学说的体系日趋完备，其发展过程在《素问·六节脏象论》里可以见到一些蛛丝马迹。如其说：

> 五运相袭，而皆治之，终期之日，周而复始，时立气布，如环无端，候亦同法。故曰：不知年之所加，气之盛衰，虚实之所起，不可以为工矣。……求其至也，皆归始春，未至而至，此谓太过，则薄所不胜，而乘所胜也，命曰气淫。至而不至，此谓不及，则所胜妄行，而所生受病，所不胜薄之也，命曰气迫。

在这套五运学说的方法里，承上启下的迹象显然可见。比如，“年之所加”，即从五行相干说演变而来；“未至而至”“至而不至”，即从“岁迁六日”而来；“气淫”“气迫”的理论，到了《素问·六微旨大论》里就成为“亢则害，承乃制”的高度概括了。

与此同时，《素问·六节脏象论》还吸取了阴阳学说的肝为阳中之少阳、通于春气，心为阳中之太阳、通于夏气，肺为阴中之太阴、通于秋气，肾为阴中之少阴、通于冬气的太少阴阳说，并以此为基础，增补了“脾、胃、大肠、小肠、三焦、膀胱者……此皆至阴之类，通于土气”等内容，使之成为五运学说的组成部分，从而建立了一个时间、气候、人体脏腑相关的较为完备的体系。

这个五运学说的体系吸取的是太少阴阳说的理论，在其中丝毫看不到三阳三阴王时说的影响。这就表明，在五行学派开始奠定医用五运学说体系的时候，阴阳学派的气候学理论还停留在太少阴阳说的水平上。虽然《素问·六节脏象论》也讲到六气，如“五日谓之候，三候谓气，六气谓之时，四时谓之岁”，但很显然，此处所谓六气，是指春夏秋冬四时各有六个节气，与六气学说的三阴三阳六气不是一个概念。

《素问·六节脏象论》还提到“六六之节”，那也不过是说，六个六十甲子为一岁，即所谓“天有十日，日六竟而周甲，甲六复而终岁，三百六十日法也”。所以这里的“六六之节”同《淮南子·天文训》原始五运说以十天干为主的说法较为接近，而丝毫没有六气学说的影子。(《素问·六节脏象论》是五运学说早期的作品，与六气学说无关。）即使退一步讲，像后世有的注解那样，把“六六之节”看作六气的六个时段，从《素问·六节脏象论》全文来看，其也没有超过“三阳三阴王各六十日”的水平。

（原稿见《中医教育》1986 年第 4 期）

中医阴阳学说发展史浅说（续三）

王玉川

3. 五运六气说

五运与六气相结合的阶段。这个阶段的代表作是《素问·天元纪大论》以下的七篇大论。其中有许多论述清楚地表明，五运学说成熟较早，是六气学说的摇篮。六气学说是在五运学说的基础上建立起来的，没有五运学说就没有六气学说，但五运学说与六气学说在早期仍然是两个不同学派的理论。其中讲得最为清楚的就是《素问·天元纪大论》和《素问·五运行大论》。文中一再用“君火以明，相火以位”“在天为气，在地成形，形气相感，万物化生”等，对五运学说与六气学说为什么要结合、怎样结合，以及为什么六气学说在木、火、土、金、水之外又有一火等问题进行解释。尤其引人注目的是，专讲五运学说的《素问·五运行大论》和《素问·五常政大论》竟然不讲客运，而且在《素问·六元正纪大论》中，五运客主相干的理论，也被六气客主加临说的长篇叙述所淹没，仅在“角”下注有“初”或“正”字，“羽”下注有“终”字，还依稀可见客运与主运的不同排列次序。此外，文中也没有关于五运主客之间的关系，及其对气候和万物的影响的说明，即使是像《淮南子·天文训》那样最简单的说明也没有。这就从另一个侧面告诉我们，阴阳学派早在建立六气学说体系的过程中，就已经把五运客主相加、生克乘侮、亢害承制等理论一齐吸入其中了。六气学说本身已经是阴阳学说与五行学说结合的理论。也许在后来五运与六气相结合，建立统一的运气学说体系的时候，古代学者们就已发现五运客主相加和六气客主加临两套方法推算的结果，绝大多数是相互矛盾的。因此，不论是从理论体系的统一性考虑，还是从实际应用着想，五运的客主相加说都已经没有保留的必要，但是，又没有更多的理由使信奉五运学说的人们心悦诚服，于是，他们一方面把五运客主相加的方法尽可能放在极不显眼的位置，另一方面对六气司天、在泉、客主加临进行尽可能细致的描绘和详尽的论述，企图把客运淹没掉。又如，《素问》运气七篇大论对主时六气的六步气位的起迄时刻，按照不同纪年所做的叙述，详细到了“岁气会同”的程度，即寅、午、戌三年六步气位的起迄时刻是相同的，卯、未、亥三年六步气位的起迄时刻是相同的，辰、申、子三年六步气位的起迄时刻是相同的，巳、酉、丑三年六步气位的起迄时刻也都是相同的（见《素问·六微旨大论》）。这让我们读起来不免会感到厌烦。然而对于五运主运的五步起迄时刻，其连一句话也没有讲。既然已经不再需要五运的客主相加，那么其主运的起迄时刻就自然也成了不必要的东西。

因此，在《素问》运气学说的体系里，五运学说的内容，除了主岁的大运之外，其余的都消失了，而主运基本上也名存实亡，不起作用了。后世有很多学者，如宋代刘温舒、明代张介宾等，都没有理解这一点，硬是把客运重新抬举了出来。这不仅有负当年《素问》运气七篇作者的一片苦心，而且使运气学说原先基本统一的体系，变成了头绪繁多、混乱不堪、莫可究诘的东西。后世的运气学说反而不如《素问》好懂了。

总而言之，五运六气学说的历史证明，三阴三阳六气说实际上就是五行化了的三阳三阴说，是吸取了五运学说的一些重要成就而发展起来的。它后来居上，在运气学说里占据着统率五运的地位。

（二）三阴三阳六气说

最早的三阴三阳六气说是什么样子，已无可查考。现在我们从《素问》里看到的有两种模式，一种以五行为主，一种以阴阳为主。前者叫作三阴三阳主气说，后者叫作三阴三阳客气说。主气属地，客气属天。主气反映的是地球绕太阳公转形成的气候周期，客气反映的是日月星辰等天体运动变化形成的气候周期。主气年年相同，客气岁岁各异。这两种三阴三阳六气说，在《素问》运气七篇大论里有详尽的论述，因文繁，不引。

1. 三阴三阳主气说

三阴三阳主气说，略如表76所示。

表76　三阴三阳主气模式表

	六气名称	次序	当王时段内的节气	当王起止月日按阳历计算
上半年	厥阴风木	初之气	大寒、立春、雨水、惊蛰	1月20、21日至3月20、21日
	少阴君火	二之气	春分、清明、谷雨、立夏	3月20、21日至5月21、22日
	少阳相火	三之气	小满、芒种、夏至、小暑	5月21、22日至7月23、24日
下半年	太阴湿土	四之气	大暑、立秋、处暑、白露	7月23、24日至9月22、23日
	阳明燥金	五之气	秋分、寒露、霜降、立冬	9月22、23日至11月22、23日
	太阳寒水	终之气	小雪、大雪、冬至、小寒	11月22、23日至1月20、21日

这个模式把阴阳学说与五行学说结合了起来，创立了厥阴风木、少阴君火等六个由阴阳、气候、五行三者组合而成的新名词，并在六气相互间的关系上，把五行相生次序同三阳三阴王时说的量变到质变的观点也结合了起来。这样的结合，似乎把阴阳学说弄得支离破碎、面目全非了。然而实际上阴阳学派的那套理论体系并没有被动摇，依然保留着它自身的相对独立性，而且其在医学、气候学方面的影响后来居上，大大超过了五行学派在医学、气候学方面的影响。三阴三阳主气说在中医基础理论的发展史上留下了光彩夺目的一页，对中医学的发展有着深远的影响。

2. 三阴三阳客气说

在前面我们讲过，客气是专门用来反映日月星辰等天体运动变化而形成的气候周期的，所以客气又有“天元六气”“太虚真气”之称。客气的模式，按照《素问》的记载，简化列表（表77）如下。

表 77　三阴三阳客气模式表

		客气名称及次序	何年为初气	何年为司天	何年为在泉
天元	三阴	厥阴风木	丑、未年	巳、亥年	寅、申年
		少阴君火	寅、申年	子、午年	卯、酉年
		太阴湿土	卯、酉年	丑、未年	辰、戌年
	三阳	少阳相火	辰、戌年	寅、申年	巳、亥年
		阳明燥金	巳、亥年	卯、酉年	子、午年
		太阳寒水	子、午年	辰、戌年	丑、未年

从表 77 可见，客气是按照一阴、二阴、三阴、一阳、二阳、三阳的顺序排列的，而五行的顺序是紊乱的，表明虽然客气的名称与主气一样，是由三阴三阳、五行、六气三者组合而成的，但客气的主体是阴阳学说。客气是岁岁各异的，所以，虽然三阴三阳的排列秩序井然，但它们与时间的关系却是变动的、是不固定的。假设今年的初气是厥阴风木，司天是太阴湿土，在泉是太阳寒水；则明年的初气为少阴君火，司天为少阳相火，在泉为厥阴风木；后年则太阴湿土为初气，阳明燥金为司天，少阴君火为在泉。余可以此类推。六年为一个周期，第七年的初气、司天、在泉，又分别轮到厥阴风木、太阴湿土、太阳寒水。如此循环往复，气候逐年变迁。司天相当于主气三之气，在泉即主气终之气的位置。六步客气分别加于主气六步气位之上，以演算年内气候的非常变化，就叫作六气客主加临。在六步客气之中，司天、在泉的作用尤为重要，故有司天主上半年，在泉主下半年之说。三阴三阳客气说，大体说来就是如此。

此外，必须要指出的是，《素问·六元正纪大论》前半篇对三阴三阳客气“司天之政”的论述，是以太阳、阳明、少阳、太阴、少阴、厥阴为次序的，这恰好与《素问·天元纪大论》的“天元六气”的次序头尾互倒，而与《素问·热论》三阳三阴的序次完全一致。我们不能不认为这是《素问·六元正纪大论》作者的有意识的安排。说得具体一些，就是在《素问·六元正纪大论》的作者看来，自然界的客气干扰正常气候的规律，同外邪侵入人体后的传变规律是一致的。运气学说的三阴三阳，同《素问·热论》三阴三阳之间，存在着某种关系。

四、结束语

以上所讲的两种太少阴阳说、四种三阳三阴说、两种三阴三阳六气说并不能概括中医古籍里所有阴阳学说的内容，但是，却能够勾画出阴阳学说的发展史的大体情况，这对研究《伤寒论》和其他后世各家医著是具有参考价值的。

如果把上述八种阴阳学说集中起来，制成图表，我们就会发现其中有的缺乏可比性，因为它们表述的对象不同。有的则具有很强的可比性，比如，两种三阳三阴王时说与三阴三阳主气说，三者的表述对象都是一年之中阴阳气盛衰的过程。通过对比，就有足够的证据，得出如下结论：由于历史条件或学术流派等的不同，同一时段内的当王之气使用的名称各不相同，但是，这不同的名称却具有相同的内涵。这种一名多义、一义多名的现象，在中医学里屡见不鲜。这对于学习、研究中医学和中医学与现代技术结合等都是很不利的。因此，搞清楚中医学的各种名词术语在历史上的演变过程，是十分必要的。本文只对阴阳学说的名词概念的演变过程做了一次初步的试探性研究，挂一漏万，在所难免，错误缺点，也一定不少，希望得到批评、指正。

（原稿见《中医教育》1986 年第 5 期）

关于“三阴三阳”问题

王玉川

三阴和三阳是对于阴阳双方在数量和层次上的再分析，是阴阳学说不可缺少的组成部分，在中医理论体系中占有十分重要的地位。这对于中医工作者来说，似乎没有重新提出来讨论的必要。然而，由于种种原因，新中国成立后30年中，中医学的研究工作，虽然取得了不少成绩，但严格来说还只是刚刚开始。还未将三阴三阳解释清楚，即使是对于许多基本概念也未构建其应有的确定性（或似是而非，或相互矛盾，或怎么讲怎么有理），更未揭示三阴三阳的真谛。今仅就管见所及，谈谈三阴三阳的有关问题，抛砖引玉，以求在广泛的讨论中把中医学的整理研究工作进行推进。文中谬误失当之处，尚请读者指正。

一、有关三阴三阳的基本理论

（一） 阴阳的基本概念及运用方法

阴阳源于《周易》，本是我国古代朴素辩证法的基本概念，属于哲学的范畴，在演变过程中，逐渐被援引到各种学科中，成为古人认识世界、分析事物的最基本的理论工具。其中对医学科学有用的部分，也被古代医学家所汲取。古代医学家按照医学科学的需要，对其做了相应的补充和改造，从而使之成为中医学理论的组成部分。

中医的阴阳学说与《周易》朴素的哲学阴阳说，虽然从本质上讲有所区别，但在方法论和认识论上还有许多相通之处；而与宋代兴起的、被明王朝奉为正统思想的程朱理学里的阴阳理论，则有着唯物与唯心的根本区别。所以，严格而认真地区分上述三种阴阳学说，无论是对于三阴三阳的研究，还是对于涤除笼罩在整个阴阳学说上的历史的神秘积尘，都是十分重要的。

按照《内经》的记载，中医阴阳学说的基本概念，主要有如下四条。

第一，阴阳是自然界的客观规律，也是人们借以认识客观事物的法则。前者指阴阳为“天地之道”，后者指阴阳为“神明之府”。

第二，自然界的一切事物，都有自己不可缺少的特定性质，没有它，事物就不能存在，就不可想象。阴阳就是事物的重要属性，如自然界的天与地、日与月、昼与夜、水与火、寒与热和人体的脏与腑、气与血、表与里、男与女等，千差万别的一切事物，皆可按其属性，归于阴阳系统中。这就是所谓的阴阳为“万物之纲纪”。

第三，物质世界无时无刻不在运动变化，这是物质最基本的特性。事物的运动变化，在中医学里就是用阴阳来表述的，如“阳化气，阴成形”“阳胜则热，阴胜则寒”“重阴则阳，重阳则阴”等。所以，阴阳有“变化之父母”之称。

第四，有运动变化，就会有盛衰生灭。事物在“生”和“盛”的同时，包含着“衰”和“灭”的因素。所谓“成败倚伏生乎动”，就是这个意思。以生命来说，它总是和它的必然结果，即始终作为种子存在于生命中的死亡联系在一起的。所以，阴阳在中医学里，还常常被用来表述事物的盛与衰、成与败的相互倚伏及其运动变化的过程。譬如昼夜变化、时令变迁，以及人体生理、病理的各种各样的活动节律等，无一不是被当作阳生阴长、阳杀阴藏的过程来表述的。所以，“生杀之本始”也是阴阳学说的基本概念之一。

上述四条基本概念，既有区别，又密切相关、不可分割。用《内经》里的话概括起来说，就是“阴阳者，天地之道也，万物之纲纪，变化之父母，生杀之本始，神明之府也”（《素问·阴阳应象大论》）。这里必须指出，三阴三阳问题与“生杀之本始”的关系尤为密切。换句话说，三阴三阳主要用来表述事物生长衰亡运动节律的理论。

我们这里所说的运用阴阳的方法，并不是一般教科书里所叙述的，阴阳在生理、病理、诊断、治疗等方面的具体应用，而是指运用阴阳基本概念来认识客观事物的一般方法。古代医家运用阴阳认识客观事物的方法，根据《内经》的记载，大致可以分为两种。我们称之为“数”法和“象”法。

“数”法即“以数推之”的方法。《素问·阴阳离合论》说：“阴阳者，数之可十，推之可百，数之可千，推之可万，万之大，不可胜数，然其要一也。”所谓“以数推之”，实际上就是不断地一分为二和合二为一。所以，杨上善解释说：“言阴阳之理，大而无外，细入无间，毫末之形，并阴阳雕刻。故其数者，不可胜数也。故阴中有阴，阳中有阳；阳中有阴，阴中有阳，然则混成一气，则其要也。”对于事物的认识，既要看到它是无限可分的，又要看到它是一个整体。这种方法，就叫作“以数推之”。它在医学上主要被用于分析人体脏腑经络等组织结构的阴阳属性及其相互关系。所以《阴阳离合论》又说：“阴阳之变，其在人者，亦数之可数。”

“象”法即“以象之”的方法。《素问·五运行大论》说：“夫数之可数者，人中之阴阳也。……天地阴阳者，不以数推，以象之谓也。”什么是“以象之”的方法呢？张介宾在他的《类经》里解释说：“人中之阴阳，言其浅近可数。然阴阳之道，或本阳而标阴，或内阳而外阴，或此阳而彼阴，或先阳而后阴。故小之而十百，大之而千万，无非阴阳之变化。此天地之阴阳无穷也，诚不可以限数推言者，故当因象而求之，则无不有理存焉。”由此可以看出，所谓“以象之”，是一种从现象到本质的分析方法，换句话说，其主要是用来分析和揭示事物现象背后的内在因素及其运动变化规律的。《素问·厥论》所说的“春夏则阳气多而阴气少，秋冬则阴气盛而阳气衰”似乎就是“以象之”而非“以数推”的例子。其意义是：春夏之温热是一种现象，阳气多而阴气少是其现象背后的本质；秋冬之凉寒亦是一种现象，阴气盛而阳气衰才是它的本质。

“数”法与“象”法颇不相同，前者的使用对象是人体，后者的使用对象是自然界；前者重在形象，后者重在气象；前者有形可据，后者较为抽象。如果不加区别，就很难理解阴阳的实质。然而人与自然是一个有机的整体，人之阴阳与天地阴阳之间有着通应、相参的关系，而且人体脏腑经络的生理、病理变化在体表的反映，也同样需要抽象的分析方法。因此，这两种方法又常常被结合起来使用。这是辩证法的人体观所决定的，不了解这一点，也同样无法正确理解阴阳的实质。

此外，还需要指出，关于中医古籍里的阴阳学说，由于它在应用方面存在着对象和方法上的差异，且古代医家存在学术流派的不同，故其在具体表述上就呈现出十分复杂的情况，尤其是在阴阳学说与五行学说相互结合之后，这种情况更为明显。比如，五脏的阴阳属性，在《内经》各个篇章中的说法就不尽相同（下面将会具体谈到）。三阴三阳的问题，自然也毫不例外。所以，那种以为三阴三阳的性质和次序是“死板的规定”的说法，是不符合实际的。

（二）三阴三阳的一般意义

阴阳分老少，是《周易》阴阳学说的重要观点，中医的阴阳学说是从《周易》那里“移植”过来的，研究学术必须追溯其源流，所以学习和研究中医理论，也需要了解《周易》的内容。唐代著名医学家孙思邈就有“不知《易》，不足以言太医”之论。《内经》里的许多理论是与《周易》中的互通的。《灵枢·根结》说的“阴道偶，阳道奇”与《周易》中的以“--”为阴爻、以“—”为阳爻完全一致。《素问·四气调神大论》等篇章，以一年分为两半，上半年春夏为阳，下半年秋冬为阴，而又以春为少阳，夏为太阳，秋为太阴，冬为少阴。显然，这种理论与《周易》一分为二、二分为四的逻辑程式，和阳主进由少而老、阴主退由老而少的理论是一脉相承的，而且与先天八卦的方位“其阳在南，其阴在北”之说也是相同的。诸如此类的例子，说明《周易》阴阳有老少之分的方法，不但能一般地反映自然界的辩证关系，而且也完全可以被用来说明医学上的许多问题，故其被古代医家普遍采用。

从《内经》的许多篇章，除了发现当时对《周易》老少阴阳的普遍应用外，还可发现另外一些问题，那就是随着中医学的日益发展，《周易》的那套办法变得越来越不够用了。尤其是到了古代医家在人身上发现了许多颇不寻常的生理现象和病理变化规律的时候，在发现了脏腑、经脉同自然界的种种变化有着更为复杂的联系的时候，那种阴阳各分老少的方法，就满足不了理论上的需要了。勇于创新的医家突破了原有理论的束缚，提出了“厥阴”和“阳明”两个新名词，原来的二阴二阳就变成了三阴三阳，即太阴、少阴之外又有厥阴，太阳、少阳之外又有阳明。这很可能是古代医家在后天八卦阴阳各分为长、次、少（即乾卦生长男震卦、次男坎卦、少女兑卦）的启发下想出来的。然而包括厥阴和阳明在内的三阴三阳，毕竟是古代医家的创新，而非《周易》之旧。这是不容置疑的事实。因此，那种以为研究和发扬中医必须倒退到《周易》那里去的认识，是站不住脚的。

（三）三阴三阳的命名原则

三阴三阳的命名，是以阴阳之气的盛衰多少为依据的。所以，《素问》的《阴阳别论》《经脉别论》等篇章都以厥阴为一阴，少阴为二阴，太阴为三阴；少阳为一阳，阳明为二阳，太阳为三阳。显然，“一、二、三”较之“老少”更能精确地表述数量和层次上的关系。因此，从本来的意义上说，三阴三阳如同“甲、乙、丙、丁”“子、丑、寅、卯”，以及“丈、尺、寸”“石、斗、升”“斤、两、钱”等一样，只是一种计量标准。标准本身并不是具体的事物，却可以应用于各种事物，以表明该事物的数量和层次。例如，《素问·天元纪大论》以三阴三阳来论证分析自然界的气候变化因素而有“阴阳之气，各有多少，故曰三阴三阳”的解释。《素问·至真要大论》则更进一步指出：“阴阳之三也，何谓？曰：气有多少，异用也。”气有多少不同，其作用也不一样。物质的能量不同、作用不同，必然会导致现象上的差别。人们根据现象上的差别，就有可能测知阴阳之气的多少盛衰，并分析其现象背后发生了什么样的变化。古代医家对这种方法的应用已经很普遍了。如《难经·四难》中若见沉、短、涩三种脉象，都称之为“一阴”；脉来沉涩就称之为“二阴”；脉来沉涩而短，就称之为“三阴”；见滑、浮、长三种脉象，都称之为“一阳”；脉滑而长，就称之为“二阳”；脉浮滑而长，则称之为“三阳”。若脉来浮而涩，则称之为“一阳一阴”；脉来长而沉涩，则称之为“一阳二阴”；若脉来沉涩而短，有时又见到浮象，就称之为“一阳三阴”；如此等等。

因此，我们认为阴阳各分为三，是古代医家为了满足医学发展的需要，对于那种在理论上和实践上都显粗疏的专业标准的一种改进。换句话说，三阴三阳这个标准的确定，无非是为了更精确地区分阴阳能量的多少盛衰，以利于分析自然界的种种气象变化、人体的许多生理和病理变化，以及人与自然界之间的关系。它在中医学发展史上，毫无疑问是一次重大的改革，对中医理论的建设和医疗技术的进步，都产生了巨大的促进作用和深远的影响。

（原稿见《北京中医学院学报》1985 年第 8 卷第 1 期）

关于“三阴三阳”问题（续一）

王玉川

（四）三阴三阳序次的多样性

由于方法、对象以及学术流派等因素的不同，三阴三阳在中医古籍里，在具体表述上存在着十分复杂的情况，主要表现为次序排列的多样性。仅以《素问》《灵枢》《难经》和《伤寒论》等几部典籍所载的有关内容来看，以三阴与三阳分别言之，三阴三阳的排列次序，就各有六种之多。合而言之，就更有阳先阴后、阴先阳后，以及阴阳交错为序等情况，总共有二十多种。

为什么三阴三阳有这么多各不相同的排列次序？按照《内经》的解释，是对象、方法等不同的缘故。这个十分简单的解答，并不难理解，而且基本上符合客观实际。这可以从两个方面得到证明。第一，如果用数学的方法推演，那么三阴三阳的组合排列就要大大超过这个数字。这就足以证明中医三阴三阳的排列序次，并不是依靠数学方法推演出来的，而是以医学上的客观实际为依据的。第二，从这二十多种不同序次的内容里，可以看到它的具体对象的确是多种多样的客观存在，如其中既有人身的三阴三阳，又有自然现象的三阴三阳；既有生理的三阴三阳，又有病理的三阴三阳；既有经脉位置层次的三阴三阳，又有经脉气血多少的三阴三阳；既有以一昼夜为周期的三阴三阳，又有以十日、一年、六年以至十二年为周期的三阴三阳。这就表明，三阴三阳排列次序的多样性，正是包括人体组织结构及其生理病理活动在内的物质世界运动变化的多样性和复杂性的真实反映。

此外，我们还应重视历史条件的限制。譬如，古代信息的交流传递是十分困难和迟缓的，许多理论和技术难免带有地区和学派的局限性，因而，对于事物的表述缺乏统一的规范，这也是造成三阴三阳序次多样性的一个值得考虑的因素。例如，对同一事物，从不同的角度出发，运用不同的表述方法，可以产生两个或两个以上不同的名称；不同的事物，又可出现相同的称谓。以五脏的阴阳属性为例，肝在十二经为厥阴，在《灵枢·阴阳系日月》中为“阴中之少阳”，在《素问·六节脏象论》里又被称为“阳中之少阳”。肺在经脉名太阴，在《素问·六节脏象论》中被称为“阳中之太阴”，而在《灵枢·阴阳系日月》中又被称为“阴中之少阴”。肾在经脉名少阴，在《素问·六节脏象论》中名“阴中之少阴”，而在《灵枢·阴阳系日月》中又名“阴中之太阴”。心在经脉名少阴，而在《素问·六节脏象论》和《灵枢·阴阳系日月》中皆被称为“阳中之太阳”，后世医家亦有“仲景以心为太阳”之说（详见柯韵伯《伤寒来苏集》）。又如，“至阴”在《素问·金匮真言论》《素问·六节脏象论》和《灵枢·阴阳系日月》里指的都是脾脏，而《素问·水热穴论》则说“肾者至阴也”。综上所述，肾可以有少阴、太阴、至阴三种名称；肺可以有太阴、少阴两种名称；心可被称为少阴，又可被称为太阳；肝可以名厥阴，也可以名少阳。少阴既可指肺，又可指肾，也可能指心；太阴可能指肺，也可能指肾，更可能指脾。如果再与六腑的名称联系起来，则少阳既可指肝，也可指胆；厥阴既可指肝，也可指心包络；阳明既可指胃，也可指大肠；太阳既可指心，也可指膀胱，或者指小肠。当然，也可能是以一个名词，同时指代两个有关的脏腑。总而言之，三阴三阳只是一种表述事物质量和层次的方法，它们所指代的对象和实质可能很不相同。这也许就是三阴三阳序次多样性的一个最根本的原因。

二、关于二十九种三阴三阳

综合前文所做的讨论，可以得出这样的认识：在很早以前，医学实践上的新发现，对医学理论提出了新的要求。古代的医家就在阴阳对立、互根、互为消长、相互转化以及阴阳各分太少等早期阴阳学说的基础上，对阴阳双方在数量和层次上进行了再分析，改进了用以表述医学内容的专业标准，并给予了厥阴、少阴、太阴、少阳、阳明、太阳等具有相当能量标志的不同名称，于是就逐渐形成了三阴三阳的理论。这种理论的对象是客观的空间形式和数量关系，既可用于自然界的研究，也可用于人体的研究，所以它是非常现实的理论。

在古代医学家运用三阴三阳分析事物的时候，由于具体的对象、观察的角度以及表述方法上的差异，三阴三阳出现了多种多样的排列次序，而不同的排列次序有着不同的含义。一般说来，这样的认识也许是够完满的了，但对于具体的医学理论来说，问题并没有解决，因为这个认识毕竟还十分笼统和抽象，还不能用来解决理论和实践上的具体问题。如果我们满足于这个抽象的认识，并由此出发也就有可能得出：虽然在三阴三阳的理论中包含着一些合理的成分，但今天对于我们来说，它只不过是具有启发意义的一种似是而非的抽象结论而已。因此，把这些各不相同的三阴三阳的具体含义和实用价值搞清楚，并进一步应用现代新技术、新方法阐明它们的实质，无疑是十分必要的。

据初步研究，中医古籍里有二十九种序次不同的三阴三阳，大抵可以将之归纳为经脉生理特性及其层次类、经脉长短浅深和血气盛衰类、病理反应类、脉诊部位类、日周期类、旬周期类、年周期类、六年至十二年周期类和其他类九个大类。

（一）经脉生理特性及其层次类

开合枢，这一类三阴三阳属于经脉生理特性及其层次类，凡一种。见表78。

表78　三阴三阳开合枢表

排列次序	太阳	阳明	少阳	太阴	厥阴	少阴
生理特性及其层次	开	合	枢	开	合	枢
原书出处	《素问·阴阳离合论》《灵枢·根结》					

根据原书所载，三阴三阳在这里指的是经脉，这是无可争议的。但是，原文既未标明是手经还是足经，亦不涉及脏腑。但由六经皆根起于下而结于上可知，其实际上讲的是足之六经。何以不讲

手经，不涉及脏腑，这是值得研究的一个问题。是在开合枢理论形成初期，发现的经脉只有这六条足经且其理论已完备，而手经尚未发现，或虽有发现而尚未具备三阴三阳之数的缘故？还是学术流派不同，如后世一些学者说的那样，是足经包括手经的缘故？目前，从《灵枢》和马王堆汉墓出土的帛书里的两部灸经（即《足臂十一脉灸经》和《阴阳十一脉灸经》）里，虽然不难找到支持经脉尚未完全发现的根据，但要对上述问题做出肯定的结论，还很不容易，尚需进一步考证和探索。

开合枢，是指经脉生理特性，及其相互关系的层次。开主表，合主里，枢主转运。太阳为三阳经之表，阳明为三阳经之里；太阴为三阴经之表，厥阴为三阴经之里。故太阳与太阴均名为开，阳明与厥阴均名为合。少阳为由阳入阴之门户，少阴为由阴出阳之径路。一说，少阳为太阳与阳明之间的枢纽，少阴为太阴与厥阴之间的枢纽。枢者，枢纽、枢机之意。这是后世多数注家的一般解释。唯《黄帝内经太素》“开”作“关”，似乎于义较胜。杨上善的注解有“三阳为外门，三阴为内门”之喻，颇为形象地说明了三阴三阳经脉在人体生理活动中，好比两扇大门，起着卫外的屏障作用。三阳为第一道屏障，三阴为第二道屏障。三阴经脉之间、三阳经之间，都必须保持正常的开合枢关系，三者互相依赖、相互为用，才能真正起到卫外的作用。所以，杨上善在《黄帝内经太素·经脉·根结》里又有这样一段注解：“三阴三阳之□□身为门，营卫身也。”萧延平说杨上善注“‘身’上所缺二字”应为“脉于”。这就是说，三阴三阳经脉在人身是真气出入的门户，起着保卫身体的屏障作用，可使身体免受外来邪气的侵犯。毫无疑问，杨上善的上述注解，较之后世各家注释，高明得多，确切得多，也形象得多。至于开合枢的实际科学含义，尚需随着整个经络实质研究的进展和突破，去慢慢搞清楚。

（原稿见《北京中医学院学报》1985 年第 8 卷第 2 期）

关于“三阴三阳”问题（续二）

王玉川

（二）病理反应类

这一类三阴三阳序次，属于病理反应类，凡两种。

第一种为伤寒热病传变的次序。见表79。

表79 伤寒热病三阴三阳传变表

表述对象	三阴三阳序次						原书出处
伤寒热病之传变	太阳	阳明	少阳	太阴	少阴	厥阴	《素问·热论》《伤寒论》
阴阳多少之顺序	三阳	二阳	一阳	三阴	二阴	一阴	

在这里，我们看到伤寒热病由三阳而二阳而一阳的传变次序，与自然界阳气消长的规律正好相反。这是由于伤寒的传变包括发病在内，都是由于正气虚弱抗邪无力所致。此外，我们还可以看到这个次序，与经脉生理特性及其层次类三阴三阳开合枢的次序大同而小异，此以少阴居于厥阴之前，彼则恰好与此相反；此为伤寒热病的传变，彼为经脉生理功能间之层次；此言病理之变，彼言生理之常。这些是我们把两者分别归属于不同类别的根据。然而这并不意味着两者之间绝不相关。恰恰相反，辩证地看，人体的生理与病理虽有区别，但并不存在不可逾越的鸿沟。病理中含有生理，生理中含有病理。若使生理中无病理，人类便会长生不老（衰老也是病理）。反之，若使病理中无生理，其病即无可愈之机，更无传变可言，而医药也将成为无用的东西。疾病的本质，就是邪正双方的斗争。病理以邪气为依据，生理以正气为凭借，生理胜病理，其病不传，且将痊愈；病理胜生理，其病乃有传变。这就是后世医家常常用开合枢这个属于生理范畴的理论，来论证伤寒热病传变的道理所在，也是伤寒传变次序与自然界正常的阳气消长规律相反的道理所在。

然而这里仍然存在着难题。按照病理与生理的辩证关系，伤寒热病的传变次序与开合枢的次序，理应是完全一致的，而在原书的记载中除三阳完全一致外，三阴的次序则同中有异。这又将如何解释？历代医家对此鲜有论述。虽然宋代名医许叔微曾经根据《素问·阴阳离合论》原文叙述的次序是少阴在厥阴之前，而认为三阴的次序正好与伤寒传变之次序完全相符，但是我们知道原文的次序只是叙述上的次序，并不等于真正的次序，真正的次序在《素问·阴阳离合论》是开合枢的规律。所以，我们认为许叔微《普济本事方》提出的这个看法是不大确切的。20世纪60年代初编写的全国中医院校统编第二版《伤寒论讲义》，曾经试图将两者统一起来，即依照开合枢的次序来修改《伤寒论》的三阴三阳传变次序，但提出的论据缺乏说服力。这个难题至今尚未解决，值得进一步研究。

第二种是脉象与三阴三阳病变部位间的特定关系的序次。略如表80所示。

诊察人迎与寸口脉象来判断疾病的方法，叫作人迎寸口对比诊脉法。除《脏象》有此记载之外，其又见于《灵枢》的《终始》和《禁服》等篇。历代注释，大多以为以人迎和寸口两处的脉象同正常人比较，即可确定病变发生在何处。如人迎脉比正常人大一倍（即原书所说的一盛，余仿此），表示病在少阳；寸口脉比正常人大一倍，表示病在厥阴。余可类推。现在掌握运用这种诊断方法的医生，已极为罕见。它的准确性如何，也鲜有报道。在《内经》里反复多次出现，说明它在那时是颇受重视、极为盛行的一种诊断技术。

表80　脉象与三阴三阳病变部位关系表

诊脉部位	人迎			寸口		
脉象	一盛	二盛	三盛	一盛	二盛	三盛
病变定位	少阳	太阳	阳明	厥阴	少阴	太阴
原书出处	《素问·六节脏象论》					

然而在这里有些问题是难以解释的。譬如，在三阴经病变的定位中，寸口脉大的倍数与该经阴气之多少成正比例关系；而在三阳经病变的定位中，则除少阳经外，太阳与阳明经阳气之多少与人迎脉大的倍数，正好相反，不知何故。如果说，人迎是阳明经的动脉，而阳明为多气多血之经，病则热盛势壮，较太阳为尤甚，故人迎二盛病在太阳，三盛则病在阳明，似乎亦颇有道理。但是，阳明经的病变，亦是有轻有重的，若以为阳明经不病则已，一病则必然脉大三倍，似乎很难令人无疑。再如，人迎既然是阳明经的动脉，那么，它对来自阳明经的种种影响，理应较来自少阳和太阳的影响敏感，所以，大一倍为病在少阳，二倍为病在太阳，三倍必为病在阳明无疑。这种解释似乎较为合理，但仍然不能解释阳明病之较轻者为什么不可以使人迎脉大一倍或二倍，而必使其大三倍的问题；同样也不能解释太阳病之较轻者为什么不能使人迎只大一倍，而必使其大二倍的问题。在三阴病变与寸口脉之间，也同样有此类问题。笔者认为，人迎与寸口脉对比诊法，在临床上对区别病邪之在表在里、在阳在阴也许有一定的参考价值，从理论上也能说得通。但是，脉象之一盛、二盛、三盛与经脉间的特定关系的确定是颇难理解的。也许正是由于这些问题的存在而又无法解释，这种诊脉法在实践中就逐步被淘汰了。此外，这里三阴的序次与伤寒病六经欲解时的序次正好相反，而三阳的序次又与之一致，其理安在，也值得探索。

（三）脉诊部位类

脉诊部位的三阴三阳次序，凡两种。

第一种，是古代的全身诊脉法，又称天地人三部九候诊法。其脉诊部位与经脉脏腑的三阴三阳关系，略如表81。

表 81　三部九候与经脉脏腑的三阴三阳关系表

三部九候	天	人	地
上部	足少阳胆	手少阳三焦	足阳明胃
中部	手太阴肺	手少阴心	手阳明大肠
下部	足厥阴肝	足太阴脾	足少阴肾
原书出处	《素问·三部九候论》		

这里所谓的天地人是动脉所在位置的代号，位置高者称为天，低下者称为地，介乎两者之间的称为人。所以，表 81 改作天、人、地以便了解其排列次序。又上部的天、人、地，按照原文的记载分别是“两额之动脉”“耳前之动脉”“两颊之动脉”，为了便于了解这种诊法的三阴三阳整个排列次序，表 81 根据王冰的注解将其依次改为足少阳胆、手少阳三焦和足阳明胃。在十二经脉循行路线上，有的经脉没有显著的动脉可察，古人就付之阙如，所以缺少手太阳、足太阳和手厥阴经。这个问题，可以这样认识，一方面说明上、中、下三部各有天地人三候，三部合计便为九候的排列次序不是任意的，而是以客观存在的、具体的动脉与经络的关系为依据的；另一方面说明这种全身诊脉法，实际上也不是全面的。

第二种，是《难经·十八难》所谓“脉有三部，部有四经”的排列次序，也就是寸关尺三部诊法，略如表 82 所示。很显然，这个次序是按照从左至右、自下而上，并结合表里同部、五行相生的法则排列的。后世医家，虽然对这个排列次序有过不少异议，做过多次改动，但只限于对大小肠、三焦、肾和命门的部位配属关系进行改动，而各家配属方案的基本精神与此并无很大出入。此不多叙。

表 82　寸关尺与经脉脏腑三阴三阳关系表

左手	三部	右手
手少阴心 （火） 手太阳小肠	寸	手太阴肺 （金） 手阳明大肠
足厥阴肝 （木） 足少阳胆	关	足太阴脾 （土） 足阳明胃
足少阴肾 （水） 足太阳膀胱	尺	手厥阴心包 （火） 手少阳三焦

《难经》的这个排列次序，较之三部九候全身诊脉法有很大的不同，是对“独取寸口”诊法的具体化，将三阴三阳十二经脉、六脏六腑的内容全部包括在内，可以说是非常全面的一种诊法。但是，其在理论上较三部九候全身诊脉法抽象得多，且不易被人理解。千百年来，这种寸关尺三部诊法，已经成为中医脉诊中的主要方法，而学习和掌握它是很不容易的，需要依靠医生指端敏锐的感觉分辨能力，和相当长时间的摸索和体验，并且诊断结果很容易发生误差。所以，只有在实现脉诊

客观化，使之免受指端感觉差异的影响之后，才有可能逐步搞清这个排列次序的科学意义，才有可能对各家配属方案的是非优劣做出正确的分析。

最后还要指出，这个脉诊部位与脏腑配属关系的次序，与《素问·脏气法时论》关于脏气盛衰与时间相关的次序，十分一致，而它们所表述的内容却完全不同。这一点十分重要。

（四）经脉长短浅深和血气盛衰类

这一类三阴三阳的序次，主要叙述经脉的长短浅深和血气盛衰的关系，凡一种，见于《灵枢·经水》。它本来可以归属于经脉生理特性及其层次类或病理反应类，但从原书的记载来看，它与针灸的关系尤为密切，所以，我们把它另立一类，使之更能符合原书的本意。现据《灵枢·经水》所载，列表83。

表83　阴阳十二经脉与针灸关系表

	足						手					
经脉属性	阳明	太阳	少阳	太阴	少阴	厥阴	太阳	少阳	阳明	太阴	少阴	心主
脏腑	胃	膀胱	胆	脾	肾	肝	小肠	三焦	大肠	肺	心	心包
针刺深度	六分	五分	四分	三分	二分	一分	皆毋过二分					
留针时间	十呼	七呼	五呼	四呼	三呼	一呼	皆毋过一呼					

十二经水，是古代的十二条河流。《灵枢·经水》的命名就是由于该篇文章是以大小、浅深、广狭、远近各不同的十二经水，来说明各条经脉在人体的相对位置，及其长短、浅深、广狭和所含气血量的多少的。所以，它是一种形象化的比喻，别无深意，更非附会之词。因此，我们可以不必深究十二经水的名称，以及它们相当于现在的哪些河流。下面一些问题才是值得注意的："针刺深度"，大体指经脉在皮下的深浅度；"留针时间"，与经脉的长度、阔度和所含气血量的多少大体上成正比例关系。例如，足阳明是"五脏六腑之海，其脉大、血多、气盛、热壮，刺此者，不深不散，不留不泻"，故须深刺六分，留针十呼，才能起到散其热、泻其邪的作用。手三阴和手三阳经，"其受气之道近，其气之来疾"，故其刺深不过二分，其留不过一呼。由此可见，这个排列次序，既反映了手足阴阳经脉的长短、浅深和气血含量的多少，又便于记忆和临床使用。所以，《灵枢·经水》是一篇很有价值的参考文献。

（原稿见《北京中医学院学报》1985年第8卷第3期）

关于“三阴三阳”问题（续三）

王玉川

（五）日周期类

这类三阴三阳的序次与时间相关，而以一昼夜为一个周期，故我们又称之为日周期类。属于这一类的三阴三阳，凡两种，如表84所示。

表84　日周期类三阴三阳表

时间	寅	卯	辰	巳	午	未	申	酉	戌	亥	子	丑	寅	卯
六经病欲解时	少阳病			太阳病			阳明病			少阴病				
										太阴病		厥阴病		
营气子午流注	手太阴肺	手阳明大肠	足阳明胃	足太阴脾	手少阴心	手太阳小肠	足太阳膀胱	足少阴肾	手厥阴心包	手少阳三焦	足少阳胆	足厥阴肝	手太阴肺	手阳明大肠

这两种三阴三阳，从它们的表述对象来说，似乎应该属于经脉生理特性及其层次类或病理反应类，但由于它们都具有昼夜盛衰的节律性，所以，我们把它们归属于日周期类，这样更能突出它们的主要特点。以下凡是以“周期”名类的，大多出于这样的考虑。

第一种是六经病欲解时。这是习惯的叫法，严格说来，应该称为三阴三阳病欲解时。因为伤寒病并非只涉经脉而不涉脏腑。

从表84可见，它是按照昼为阳、夜为阴，阳主进、由少而太，阴主退、由太而少的原则排列的。三阳病欲解时都在白天，三阴病欲解时都在黑夜，这说明人体阴阳之气与自然界昼夜变化有着密切的相应关系。至于每一经欲解时的具体意义，历来各家注释大多缺乏全面的观点，只求个别注释能说得通，而置前后矛盾于不顾。例如，清代名医尤在泾在《伤寒贯珠集》里释太阳病欲解时云：“太阳病解，必从巳至未，所谓阳受病者，必阳气充乃解也。”孤立地来看，这个解释是很有道理的；但是联系少阳与阳明，就不难发现它实际上是讲不通的。阳明病、少阳病难道不是“阳受病”，为什么它们都不在“巳午未”阳气充盛之时病解？总之，首尾不能一贯，似是而非，前后矛盾，是历来各家注释的通病。因而六经病欲解时的具体意义，至今还有待说明。在我看来，这个问题的解决，实际上并不十分困难。

第一，首先要明确六经病欲解时是我国古代的时间病理生理学的一个重要内容。对每一经的欲解时的解释，必须符合病理与生理的辩证关系。

第二，必须明确三阴三阳是对阴阳的再分析，人身阴阳之气既然分为六种，而不是一种或两种，说明六经（包括脏腑在内）之气各有其特性。它们的能量不同，所以名称各异；它们的盛衰周期各不相同，所以其病后欲解时的具体时间亦不相同。

第三，必须明确人身阴阳之气的昼夜盛衰。如平旦人气生，日中而阳气隆，日西则阳气虚而阴气始生，夜半而阴隆，夜半后为阴尽，是一个总的周期。它与六经的个别盛衰周期，既有区别，又密切相关。既要看到六经的个别盛衰周期是这个昼夜盛衰总周期的组成部分和基础，又不能将两者混为一谈。譬如，寅、卯、辰是平旦日出之时，在总周期是阳气初生之时，而在少阳经来说，恰好是它最旺盛的时间；巳、午、未是日中之时，在总周期和太阳经一经来说，都是阳气隆盛之时，但对少阳来说却是经气衰退之时；申、巳、酉、戌是日入之时，对阳明经一经来说是经气最旺盛之时，对太阳经来说是经气衰退之时，在总周期来说也是阳气已虚之时。总之，昼夜阴阳气盛衰周期，是由六经的波浪式的盛衰小周期所组成的大周期。三阴三阳昼夜盛衰周期见图 148。

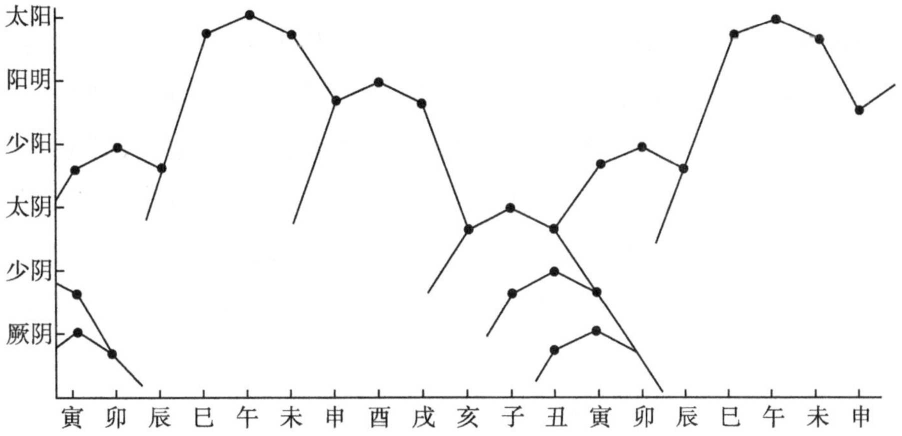

图 148　三阴三阳昼夜盛衰周期示意图

最后，还需明确，各经的经气在生理状态下，是脏腑经脉等组织器官生理活动的动力；在病理状态下，是同邪气抗争的正气。所以，六经病欲解时正是六经经气各不相同的盛衰周期在病理状态下所起的生理性作用的反映。

明确了以上四条，也就理解了六经病欲解时的具体意义。当然，这不过是理论上的整理，同真正搞清楚它的科学实质，还有很大的距离。

第二种是十二经营气的昼夜盛衰周期。它是子午流注学说的主要基础之一，许多针灸著作里都有记载。虽然它的序次与《灵枢・营气》所说的营气于一日夜之间在十二经脉中循环运行五十周次的序次相一致，但两者的意义大不相同。明代名医张介宾似乎已经认识到了这一点，他的《类经图翼》里，既有关于营气昼夜循环运行五十周次的“经络周流解”和“十二经营行次序逆顺歌”，又收载了“肺寅大卯胃辰宫，脾巳心午小未中，申膀酉肾心包戌，亥焦子胆丑肝通”这首营气昼夜盛衰的歌诀。但是，他在崇古思想束缚下，不相信后世学者的新发现，认为这首歌诀与《灵枢・营气》昼夜循环五十周的记载不符，最后仍然把它置于阙疑之列。显然，这主要还是由于他把循环周次和盛衰周期两个概念混同不别。其实前者以营气运行之速度而言，后者以营气的昼夜消长盛衰节律而言，二者既有联系，又有区别。我们不仅要区别二者的不同概念，更重要的是要运用各种现代科学技术和方法，尽可能搞清楚这两种不同概念的营气之实质。

十二地支在这里被称为十二时辰。用十二地支作为一昼夜的计时单位，大约是从西汉中期，汉武帝太初元年颁布太初历（前104）前后才开始的。在春秋时代，虽然用十二地支纪月已盛行，但并不用其来纪时，纪时还是只用十天干。所以，那个时候的一昼夜只分十时，如《左传·昭公五年》有云："日之数十，故有十时。"西汉贵族淮南王刘安在《淮南子》里则将一昼夜分为十五时，即晨明、朏明、旦明、蚤食、晏食、隅中、正中、小还、餔时、大还、高舂、下舂、县车、黄昏、定昏，其中也没有十二时的说法。只有到了公元前1世纪成书的《史记》和《周髀算经》里，才开始有十二地支配十二时的记载。从此以后，十二地支不仅被用来纪月，而且也被用来纪时、纪年了。所以，可以断定，凡是用十二地支纪时来表述问题的，它的写作年代不会早于西汉中叶。在这里，值得提出的是，《周髀算经》用测天的方法，计算出的关于昼夜时间长度极限的结论"冬至日加（日加，指漏壶上纪时的刻度所指的时刻）酉之时，西游所极，日加卯之时，东游所极……冬至，日出辰而入申……夏至，日出寅而入戌"，恰好与《伤寒论》的"少阳病欲解时，从寅至辰上""阳明病欲解时，从申至戌上"完全一致。所谓"从寅至辰上"，即日出之时；"从申至戌上"，即日入之时。其所以言必三辰者，缘冬夏四时日出没之时间有早晚故也。根据这些记载，我们就很自然地会得出《周髀算经》的成书年代较早于《伤寒论》的结论，而且会更加清楚地认识到"六经病欲解时"是同地球与太阳的相对位移密切相关的，而对"欲解时"的三个时辰的理解也会更加确切，绝不会再相信诸如柯韵伯的太阳病欲解时"至未上者，阳过其度也"之类的解释了。

（六）旬周期类

十天为一旬，三阴三阳的旬周期以十个天干作为计时标准。这一类三阴三阳的排列序次，共有三种，如表85所示。

表85　三阴三阳的旬周期表

时间	十天干纪日										原书出处
	甲	乙	丙	丁	戊	己	庚	辛	壬	癸	
手经经气盛衰周期	左手少阳	左手太阳	左手阳明	右手阳明	右手太阳	右手少阳	右手少阴	右手太阴	左手太阴	左手少阴	《灵枢·阴阳系日月》
手足十二经脉脏腑之气盛衰周期	足少阳胆	足厥阴肝	手太阳小肠 手少阳三焦	手少阴心 手厥阴心包	足阳明胃	足太阴脾	手阳明大肠	手太阴肺	足太阳膀胱	足少阴肾	《素问·脏气法时论》

续表

<table>
<tr><td rowspan="2">时间</td><td colspan="10">十天干纪日</td><td rowspan="2">原书出处</td></tr>
<tr><td>甲</td><td>乙</td><td>丙</td><td>丁</td><td>戊</td><td>己</td><td>庚</td><td>辛</td><td>壬</td><td>癸</td></tr>
<tr><td>经气终绝死期</td><td colspan="2">足太阴脾</td><td colspan="2">手太阴肺</td><td colspan="2">足少阴肾</td><td colspan="2">足厥阴肝</td><td colspan="2">手少阴心</td><td>《难经·二十四难》
《灵枢·经脉》</td></tr>
</table>

这三种旬周期的共同特点是，以十天干表述时间，以三阴三阳表述经脉，从而说明经脉与时间具有相关性。在其他方面，三者的差异又十分显著。

第一种是《灵枢·阴阳系日月》的排列方法。《灵枢·阴阳系日月》以壬、癸、甲、乙、丙五日属之左手，丁、戊、己、庚、辛五日属之右手，而且在三阴之中没有厥阴，也不谈经脉与脏腑的关系。这就表明《灵枢·阴阳系日月》成篇的时候，经络学说还处在很不完备的阶段。从缺少手厥阴经来看，它与《足臂十一脉灸经》和《阴阳十一脉灸经》（以下简称《灸经》）是完全一致的；但从经脉与时间相关这一点来看，它的内容是两篇《灸经》所缺少的。同时，我们还发现手三阳经的排列位置，在两篇《灸经》里，同经脉在上肢的实际相对位置是一致的，即少阳居于太阳与阳明之间；而在《灵枢·阴阳系日月》里，则太阳居于少阳与阳明之间。很显然，这是《灵枢·阴阳系日月》的作者出于对经脉与时间相关性的考虑，而做出的改动。因此，如果说两篇《灸经》是《灵枢·经脉》的原型，那么，我们有理由认为《灵枢·阴阳系日月》是介乎这个原型与《灵枢·经脉》之间的过渡型之一。

从《灵枢·阴阳系日月》的记载，我们还看到它是根据“天为阳，地为阴，日为阳，月为阴，腰以上为天，腰以下为地”的观念来安排的。手经在上，故以十天干相配。甲位于东，像阳气之初升，故属少阳；乙位于东南，像阳气已盛，故属太阳；丙丁位于南，像阳气之极盛，“此两火并合，故为阳明”；戊位于西南，阳气始降而其势尚盛，故为太阳；己位于西，为阳气衰少而阴气将生之方，故亦得属于少阳。因此，将甲、乙、丙、丁、戊、己六个天干配于左右手之三阳，使之与阳气左升右降，升则由少而太，降则由太而少的规律相符。辛、壬位于北方，为阴盛之极，故称为太阴；庚位于西北，为阴气之初盛，故称为少阴；癸位于东北，为阴气已衰少而阳气将生之方，故亦得名少阴。因此，以庚、辛、壬、癸四干配于左右手之太少四经，使之与阴气之由生而长、由长而消的规律相符。如此说来，似乎颇为有理，然而人体是个整体，自然界的阴阳盛衰不可能只同手经相关，而对足经不产生影响，所以，这种假说在后来的实践中经不起检验而逐步被淘汰，后世医书中大多已不再采录之，这是不难理解的。它的一些命名法则是很不严密的，如阴气始生与阴气衰少均可称为少阴、阳气初生与阳气衰少皆可名为少阳等，如同把朝阳与夕阳混为一谈，非常不合理。尽管它这么不合理，却还是被保留继承下来，这也许是导致三阴三阳在概念上发生紊乱的重要历史原因之一。

（原稿见《北京中医学院学报》1985年第8卷第4期）

关于“三阴三阳”问题（续四）

王玉川

第二种旬周期的序次，从内容上看，十二经脉已经全备，经脉与脏腑的关系也已确定，对时间与经脉之间的相互关系也做了很大改进；从方法上看，是阴阳学说与五行学说的结合，故理论上显得较为严密，迄今仍被应用。子午流注把它作为重要理论基础之一，称之为“十二经纳天干法”或“十二经纳甲法”。虽然如此，它至今还像个迷宫。笔者认为，根据唐代王冰对《素问·脏气法时论》的注解，我们只要把这个旬周期与五行休王的理论结合起来考虑，就可以初步了解到，它的本来意义不过是对于人体生理活动节律具有的旬周期现象，所做出的古朴的表述和高度概括，并没有丝毫神秘之处。例如，以甲与足少阳胆经相配，表示足少阳胆经之气在甲的日子最为旺盛；以乙配足厥阴肝经，表示每逢乙的日子，足厥阴肝经的经气达到最高最盛的水平。余可以此类推。有盛必有衰，所以与五行休王理论结合起来，就可以清楚地看到这个三阴三阳旬周期的序次，实际上就是十二经经气盛衰在旬日之间交替升降运动的总结。这种交替升降运动，以足少阳胆经和足厥阴肝经为例，则如图149所示。余可按此图类推。

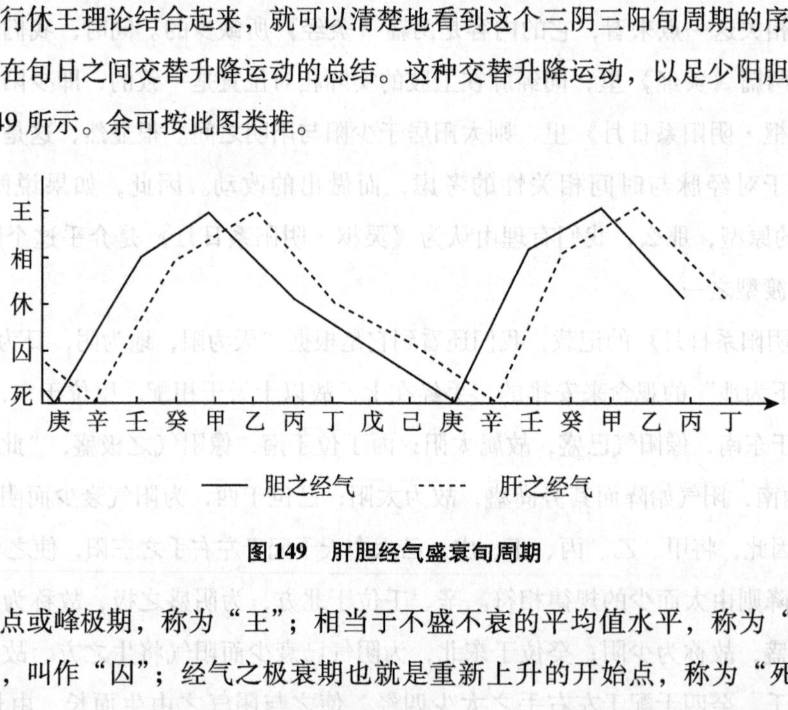

图149 肝胆经气盛衰旬周期

经气之极盛点或峰极期，称为“王”；相当于不盛不衰的平均值水平，称为“休”；平均值水平以下的次衰点，叫作“囚”；经气之极衰期也就是重新上升的开始点，称为“死”；经气上升之次高点，叫作“相”；由此继续上升则又一次到达盛极点。十二经脉之气逐日交替盛衰呈现为波浪式的活动节律，是在五行生克承制关系制约下进行的，对维持内环境的动态平衡和内外环境的协调统一有重要的作用。

第三种序次所表述的对象是手足三阴经经气终绝的死期。它与第二种的道理是一贯的，所不同的是彼言生理之常，此言病极而危之变。故彼有升有降，此则有降无升。

（七）年周期类

一年十二个月，在阳历是按照地球绕日运动一周的时间长度来划分的；在农历则还要参照月地关系，因而有的年份有十三个月，其中一个月称为闰月。农历以十二地支与十二月相配，称为月建，闰月无月建。所以，十二地支在这里也是作为计时标准来使用的，不过它在这里代表的是十二个月，而在昼夜周期里代表的是十二时。二者所用标准名称相同，而时间长度却大不相同。以十二地支表示十二个月的三阴三阳次序，凡六种，如表86所示。

表86　三阴三阳的年周期表

十二支	子	丑	寅	卯	辰	巳	午	未	申	酉	戌	亥	子	丑
十二月	十一月	十二月	正月	二月	三月	四月	五月	六月	七月	八月	九月	十月	十一月	十二月
二十四节气	大雪 冬至	小寒 大寒	立春 雨水	惊蛰 春分	清明 谷雨	立夏 小满	芒种 夏至	小暑 大暑	立秋 处暑	白露 秋分	寒露 霜降	立冬 小雪	大雪 冬至	小寒 大寒
第一种序次			左足少阳	左足太阳	左足阳明	右足阳明	右足太阳	右足少阳	右足少阴	右足太阴	右足厥阴	左足厥阴	左足太阴	左足少阴
第二种序次			左足少阳	左足太阳	左足阳明	右手阳明	右手太阳	右手少阳	右足少阴	右足太阴	右足厥阴	左手厥阴	左手太阴	左手少阴
第三种序次			手太阴	手阳明	足阳明	足太阴	手少阴	手太阳	足太阳	足少阴	手厥阴	手少阳	足少阳	足厥阴
第四种序次	太阴		太阳		厥阴		阳明		少阴		少阳		太阴	
第五种序次	厥　阴		少　阳		阳　明		太　阳		太　阴		少　阴		厥　阴	
第六种序次	终之气		初之气		二之气		三之气		四之气		五之气		终之气	
	太阳寒水		厥阴风木		少阴君火		少阳相火		太阴湿土		阳明燥金		太阳寒水	
附：十二月与《周易》卦爻之关系　六爻	䷗	䷒	䷊	䷡	䷪	䷀	䷫	䷠	䷋	䷓	䷖	䷁	䷗	䷒
卦名	一阳复卦	二阳临卦	三阳泰卦	四阳大壮卦	五阳夬卦	六阳乾卦	一阴姤卦	二阴遁卦	三阴否卦	四阴观卦	五阴剥卦	六阴坤卦	一阳复卦	二阳临卦

第一种序次是《灵枢·阴阳系日月》所论述的十二个月阴阳盛衰变化与左右十二条足经具有相关性的序次。其说不及手经，与旬周期类第一种只言手经而不及足经者一样，不合理。所以，它也是经络学说的早期理论，是早已被历史淘汰了的东西。但是，《灵枢·阴阳系日月》原文中的某些内容，对于今天的整理研究工作来说，仍有一定意义。譬如，“寅者，正月之生阳也”，此句说明《灵枢·阴阳系日月》的成篇年代不会早于西汉，因在西汉之前，秦代以亥作为正月，周以子为正月，殷商则以丑为正月。又如，从“此两阳合明，故曰阳明”“此两阴交尽，故曰厥阴”两句原文可知，阳明和厥阴之名就是根据这个三阴三阳与左右足十二脉的配合排列来确定的。虽然这个排列

次序连同它的经脉与时间的对应关系早已废弃不用，但后世医家仍常常用“两阳合明”来解释阳明的含义，用“两阴交尽”来解释厥阴的含义。若不了解这个排列序次，就难免茫然不知其所云。

第二种序次是张介宾对《灵枢·阴阳系日月》的改良，载于《类经图翼》，名曰“手足阴阳应十二月图”。可惜仅有其图，而无文字说明，无法得知张介宾的改良意图及根据。他为《灵枢·阴阳系日月》原文所做的注释也没有提到过有关此图的任何说明。不过这也不甚要紧，我们只要把此图与《灵枢·阴阳系日月》原文的排列次序加以对比就不难看出，他的意图是弥补《灵枢·阴阳系日月》局限于足经的缺陷。但在其改良之后，又产生了另外一个缺陷，那就是有左手、右足之三阴，而缺少右手、左足之三阴；有右手、左足之三阳，而缺左手、右足之三阳。拆东墙以补西墙，到头来这个序次还是漏洞百出，不能自圆其说。

第三种序次见于《黄帝内经素问集注》，是张志聪对《素问·阴阳别论》“十二月应十二脉”的解释。它的序次与日周期类营气流注的序次竟然完全一致。很显然，这是张志聪“创造”的规律，是不可想象的东西。

第四种序次是《素问·脉解》用来解释经脉病理的，在三阴三阳年周期序次中，是一种尤为独特的理论。后世各家注释，从王冰开始，都能指出它的“殊异”之处，甚至还能指出诸如“少阳胆木，理应主春，今云九月，不知何故”（见《素问经注节解》）之类的疑问。但是绝大多数注家，不究学术渊源，不问其是否真有道理，但知随文敷衍，牵强附会，以求“圆满”的解释，结果事与愿违，自相矛盾。我们认为，根据它不及手经，只讲足经，虽名“脉解”而所解与《灵枢·经脉》所载病证又很不相同，可知其成篇年代早于《灵枢·经脉》。既然如此，就不宜盲目地用后来发展了的理论去解释它，而应首先探索其理论渊源。我们在研究中发现，它的阴阳相间的排列形式，是按六经互为表里的关系安排的；而在经脉与时间相关方面，它又是以《周易》的卦爻为依据的。譬如，以正月为太阳，即“三阳开泰”之意；以七月为少阴，正是“否卦”三阴之象；七月“否卦”之三阴与正月“泰卦”之三阳相对，而少阴与太阳正是互为表里之两经。

众所周知，从认识论、方法论的角度上说，哲学对医学是起着指导作用的。然而在具体问题上是不能以哲学代替医学的。《素问·脉解》的做法是把《周易》的哲理硬套在经脉的病理上，恰好犯了以哲学代替医学的错误，而且把经脉的表里关系和经脉与时间的配属关系这两种毫不相干的概念，在《周易》体系的支配下混在一起，在逻辑上也是讲不通的。这样形成的理论，同客观实际怎能没有距离？历代注家虽看到了《素问·脉解》许多可疑之处，发现它在经脉与时间相配上不符合客观实际，却又尊经崇古，千方百计为之注释，力图把它讲通，实在讲不通的，就说这些正月、三月云云并非实指，不过是比喻之词。因此，他们始终未能走出早已被废弃了的迷宫。

第五种序次是《难经·七难》关于主时六气旺脉的序次。它是按阳主进、阴主退的观念排列的，故上半年的序次是一阳、二阳、三阳，下半年的序次为三阴、二阴、一阴。其表述对象是人体阴阳之气在一年中的盛衰变化周期。从内容上看，它纯属于阴阳学说的体系，没有丝毫五行学说的味道。因此，它不仅同三阴三阳开合枢有很大的区别，且与后来的运气学说里的主时六气也有根本上的差别。

第六种序次是《素问》的三阴三阳六气主时的序次，见于《素问·六微旨大论》等几篇大论。主时六气年年相同、岁岁不变，与逐年变迁的司天客气相对，所以又简称主气。它是五运六气学说的核心内容之一，是将阴阳与五行结合的理论。

主气的三阴三阳，是由地球与太阳的相对位移来决定的，是由地之五行所化生的。所以，它的排列次序与五行相生之次是完全一致的。厥阴风木，为春初东方号令之始，故为初之气；木生火，故少阴君火、少阳相火次之，以应夏时南方炎热之候；火生土，故太阴湿土次之，以应长夏湿热交蒸之候；土生金，故阳明燥金次之，以应秋时西方肃杀之候；金生水，故太阳寒水又次之，以应冬时北方严寒凛冽之候，而为一年六气之终。

它是将阴阳与五行结合的理论，而以五行相生之次为其次序，所以，与《难经·七难》单纯以阴阳能量盛衰进退为对象，而以少阳为初气、厥阴为终气的序次，有着显著的差异。此外，在运气学说看来，虽然主时六气的六步气位的序次年年相同，但其每一步气的质量并非永远不变。它们是随五行盛衰，而以“有余而往，不足随之；不足而往，有余从之”的形式波动着的。所有这些在观点上和方法上的不同，都是由学术流派不同导致的，不应当随便混为一谈。然而，后世的一些医学家，常常无视这些差异的本质，而好做调和之论。例如，宋金时期的名医张子和说：

> 初之气，自大寒至立春、春分，厥阴风木之位，阳用事而气微，故曰少阳。……二之气，春分至小满，少阴君火之位，阳气清明之间，又阳明之位。三之气，小满至大暑，少阳相火之位，阳气发，万物俱成，故亦云太阳旺。……四之气，大暑至秋分，太阴湿土之位，夏后阴用事，故曰太阴王。……五之气，秋分至小雪，阳明燥金之位，气衰阴盛，故云金气旺（按，依上例当云“故云少阴王”）。……终之气，小雪至大寒，太阳寒水之位，阴极而尽，天气所收，故曰厥阴王。厥者，尽也。（《儒门事亲》）

很显然，张子和说的这些话，是企图把《难经》阴阳六气说与《素问》运气主时六气说合而为一，把两个不同学派在不同观点、不同方法支配下所做出的、貌似相同而实际并不一致的六气的命名，如“厥阴风木”之与“少阳”、“少阴君火”之与“阳明”、“少阳相火”之与“太阳”、“太阳寒水”之与“厥阴”、“阳明燥金”之与“少阴”等，按它们的时间座位，一一等同起来，且还提出了一套对号入座的理由。粗看起来，这种说法似乎达到融会贯通、统一理论的理想境界。可是，稍稍深入研究一下，就会立刻发现，这套理由是不合逻辑的，它不是什么理论上的统一，而是把原来还比较清楚的概念搞得面目全非、混乱不堪，使人读之如坠五里雾中，辨不出东西南北。中医的许多理论都有这样的怪现象，即灵活性越来越大，原则性越来越小，对同一个问题既可以这样解释，又可以那样解释，不管这两种解释是多么的矛盾，都能言之成理。这种理论在学习时不易被理解，在临床上又不易被掌握使用，这就大大降低了理论对实践的指导作用。“读书十年，天下无不治之症；治病十年，天下无可读之书”的慨叹，虽不免失之过激，却也正好是对理论上的紊乱状况的真实反映。因此，在笔者看来，中医学的整理工作，应该从澄清这些被搞乱了的理论入手，如果仅仅以校勘、训诂、注释等传统的老方法来整理，是远远不够的，应该把两者很好地结合起来。同时，我们应认真汲取这个历史教训，不论是在整理中医各种不同学说的时候，还是在中西医结合工作中，都不能采用“对号入座”的办法，而必须要在弄清实质的基础上进行研究，否则非徒无益，而且有害。

古今中外科学发展的历史表明，不同学派的理论，往往是事物不同方面的不同客观规律的反映，不能被人为地强行调和。况且，现代科学实验证明，不但太阳物理、地球物理的物质运动是多种多样的，而且生物体内的生理活动节律，也是五花八门、错综复杂的，它们的盛衰周期也多不尽相同。因此，对于上述两种不同的三阴三阳六气学说，既然找不到足够的支持合而为一或否定其中之一的客观依据，那么为什么就不能设想两者本来就是名同实异、同时并存的两种生理活动节律呢？

总之，不问学术流派，不管他们所表述的对象是否一致，就一概任意互相牵合，实在是造成中医理论紊乱的一个重要原因。今天，在中医工作者的共同努力下，中医理论体系的图像越来越清晰了，但我们又要清晰地认识到其中某些理论仍然是混乱的，亟待拨乱反正。

（原稿见《北京中医学院学报》1985 年第 8 卷第 5 期）

关于“三阴三阳”问题（续五）

王玉川

（八）六年、十二年周期类

按照中医古籍的记载，这一类的三阴三阳的序次，主要有四种，略如表87所示。它们表述的对象，都是运气学说里的司天六气，又称客气。客气是由天之阴阳所化生的，是阴阳五行之气的本元之气，所以《素问·天元纪大论》称之为“六元”。它的排列方法，就是按照阴阳能量多少的法则，以一阴、二阴、三阴、一阳、二阳、三阳的顺序为序次，而不可能有其他别的序次。所以，这四种在三阴三阳的先后排列上，及其与十二地支纪年的相互配属上并无分歧，只是在十二地支、三阴三阳六气同经脉脏腑的对应关系上，有许多不同之处。

表87　运气三阴三阳与十二地支纪年的配属

原书出处	十二地支纪年											
	子	丑	寅	卯	辰	巳	午	未	申	酉	戌	亥
《素问·天元纪大论》等七篇大论	少阴热气	太阴湿气	少阳相火	阳明燥气	太阳寒气	厥阴风气	少阴热气	太阴湿气	少阳相火	阳明燥气	太阳寒气	厥阴风气
《素问入式运气论奥·论客气》	足少阴肾	足太阴脾	足少阳胆	足阳明胃	足太阳膀胱	足厥阴肝	手少阴心	手太阴肺	手少阳三焦	手阳明大肠	手太阳小肠	手厥阴心包
《三因极一病证方论·脏腑配天地论》	足少阴肾	手太阴肺	足少阳胆	手阳明大肠	足太阳膀胱	足厥阴肝	手少阴心	足太阴脾	手少阳三焦	足阳明胃	手太阳小肠	手厥阴右肾
《儒门事亲·撮要图》	足少阴肾	足太阴脾	手少阳三焦	手阳明大肠	手太阳小肠	手厥阴心包	手少阴心	手太阴肺	足少阳胆	足阳明胃	足太阳膀胱	足厥阴肝
附：《素问六气玄珠密语》“六气正对化”之说	对化	对化	正化	对化	对化	对化	正化	正化	对化	正化	正化	正化

从表87可见，《素问》仅言十二地支与三阴三阳六元气之关系；《素问入式运气论奥》（撰于宋哲宗元符二年，即1099年）及其下两种，则又增加了与经脉脏腑的配属关系。从理论上讲，这

是后世运气学说在临床应用方面的一个发展。然而，三者的配属方法，除了子、午两支分别与足少阴肾、手少阴心相配完全一致之外，其他十支的配属关系则颇多分歧。对于这些分歧是怎样产生的，迄今未见有人考证；孰是孰非，亦鲜有论述。日本学者冈本为竹于1704年（日本宝永元年，清康熙四十三年）对《素问入式运气论奥》做了系统的全面研究之后，也只是指出了刘温舒的手足经与十二地支的配属关系"似多难通之处"。笔者认为，这些分歧的产生，就在于刘温舒的这个配属关系的理论缺乏应有的逻辑性，而后来的医家学者就不得不提出改进的意见和主张。这样就产生了不同的配属方案。我们从表87可以看到，刘温舒《素问入式运气论奥》的方法是，以子至巳六地支与足六经相配，以其余六地支与手六经相配，即前六年为足经，后六年为手经。《三因极一病证方论》（陈言撰于1174年）很可能认为十二地支的阴阳属性是阴阳相间的，所以它与手足经的相配关系也应当是一足一手相间的。张子和（1156—1228）的《儒门事亲》则可能认为寅是日出阳升之方，故理应从寅开始，即自寅至未六地支，与手六经相配，其余六地支就理当与足六经相配。这大概就是三家之说分歧的关键所在。至于三者孰是孰非，需要具体地进行分析研究。笔者认为，尽管《日月》以手足分阴阳而与时间相配的旧观念早已不被医学家认为是科学的了（参见本节"年周期类"的讨论），但是对于刘温舒、陈言和张子和来说，他们的思想还没有从这个旧观念里解放出来。因此，他们只是在手经和足经究竟应该何者在先、何者在后的问题上有分歧，而没有认识到客气与主气有着很大差别，没有认识到客气尤其注重的是"气化"。只在手足阴阳属性上做文章，实在是"隔靴搔痒"，怎能抓到要害？为了说明这个问题，我们不妨参考一下历代各家注释无不引用的、阐述《内经》运气学说的最早文献——《素问六气玄珠密语》（旧题王冰撰，实为北宋初期的一部伪书，钱超尘教授《内经语言研究》第81页有较详考证，可参），关于六气正对化的规定：

> 厥阴正司于亥，对化于巳；少阴正司于午，对化于子；太阴正司于未，对化于丑；少阳正司于寅，对化于申；阳明正化于酉，对化于卯；太阳正化于戌，对化于辰。正司化令之实，对司化令之虚。对化胜而有复，正化胜而无复。

至于六气正对化的具体解释，各家亦都据《素问六气玄珠密语》，并无分歧，大意是说，厥阴为风木，木生于亥，故正化于亥；少阴为君火，火当南方离位，故正化于午；太阴为湿土，土位于中央而寄王于西南，故正化于未；少阳为相火，火生于寅，故正化于寅；阳明为燥金，金位于西，故正化于酉；太阳为寒水，西北为水渐王之乡，故正化于戌。那么处于亥、午、未、寅、酉、戌相对方位的巳、子、丑、申、卯、辰，就自然依次成为厥阴、少阴、太阴、少阳、阳明、太阳的对化。

依上所述我们可以说，正化与对化确定的关键在于正化，而确定正化的关键则是五行的方位。根据这个原则加以推论，则十二地支与经脉脏腑的配属关系的确定的关键不在手足，而在于脏腑的五行属性。

譬如，心包与肝之经脉均名厥阴，厥阴之本为风木，而心包为火脏，肝为木脏，故亥理当与足厥阴肝相配；心与肾之经脉均名少阴，少阴之本为君火，而肾为水脏，心为火脏，故午理当与手少阴心相配；肺与脾之经脉均名太阴，太阴之本为湿土，而肺为金脏，脾为土脏，故未理当与足太阴脾相配；胆与三焦之经脉均名少阳，少阳之本为相火，而胆为木腑，三焦为火腑，故寅当与手少阳三焦相配；胃与大肠之经脉均称阳明，阳明之本为燥金，而胃为土腑，大肠为金腑，故酉当与手阳明大肠相配；小肠与膀胱之经脉均称太阳，太阳之本为寒水，而小肠为火腑，膀胱为水腑，故理当以戌与足太阳膀胱相配。此皆为正化。总之，人身脏腑之五行属性，与在天六元之气的五行属性相同者为正化，不同者为对化。正化也就是经脉脏腑之气与司天之气同化。反之则为对化，对化也是异化。同化为实，异化为虚，故曰“正司化令之实，对司化令之虚”。正化是天人同气，其气为实，故虽胜而无复；对化是天人异气，其气为虚，故有胜必有复。

从上面论述中可以看出，所谓正对化，实际上就是运气学说关于十二地支纪年、司天六气与经脉脏腑相互配属关系的总结。如表88所示。

表88　三阴三阳与正化、对化

十二支纪年	子	丑	寅	卯	辰	巳	午	未	申	酉	戌	亥
三阴三阳司天六气	少阴热气	太阴湿气	少阳相火	阳明燥气	太阳寒气	厥阴风气	少阴热气	太阴湿气	少阳相火	阳明燥气	太阳寒气	厥阴风气
手足经脉与脏腑	足少阴肾	手太阴肺	手少阳三焦	足阳明胃	手太阳小肠	手厥阴心包	手少阴心	足太阴脾	足少阳胆	手阳明大肠	足太阳膀胱	足厥阴肝
脏腑之五行属性	水	金	火	土	火	火	火	土	木	金	水	木
司天六气之五行属性	火	土	火	金	水	木	火	土	火	金	水	木
正化与对化	对化	对化	正化	对化	对化	对化	正化	正化	对化	正化	正化	正化

十二地支纪年同司天六气及脏腑经脉相关性的具体配属，只能如表88那样，不可能有别的方案，否则不但在逻辑上讲不通，而且正对化之说也将成为神秘莫测的东西。我们以《素问六气玄珠密语》正对化理论为准则，将上述刘温舒、陈言、张子和三家的配属方案与之相对照，发现《三因极一病证方论》只有四个正确的，其余八个都是错误的；《儒门事亲》有八个正确的，四个错误的，是三家中正确率最高的；至于宋代运气专家刘温舒《素问入式运气论奥》的方案，竟然同《三因极一病证方论》一样，在十二个配属关系里错了八个，只有手足少阴和手足阳明四个是正确的，正确率只有33%。这就是刘温舒《素问入式运气论奥》里的许多理论常常自相矛盾，越论越奥的原因之一；也是宋代以后许多研究运气学说的医家，没能揭开《素问六气玄珠密语》正对化这个迷宫的原因之一。

我们从表88可以看到，自子至巳六年中，只有寅年是正化；从午至亥六年中，只有申年是对化。前六年对化多而正化少，后六年则正化多而对化少。所以，从司天六气来说，六年为一个周期；但是从六气的正对化来说，必须历十二年才够一个周期。

还须说明的是，客气是逐年变迁的，所以，每年“初之气”到“终之气”的六步客气，即所谓司天、在泉和左右四间气的三阴三阳的排列序次，也是逐年变换的，六年就有六种不同，再加上正对化，十二年一个周期，就有十二种不同。因此，这一类序次在中医古籍里虽然只有四种，而实际上应该是有二十四或四十八种。当然这还不算笔者提出的新的排列序次。此外，在运气学说里，还有随着司天客气之变迁而变迁的“中见”之气的三阴三阳，和按照甲子纪年的三十年、六十年，乃至更长的周期。所以，在运气学说里三阴三阳的排列序次是尤为错综复杂的，而绝不是什么“死板的规定”。

（九）其他类

凡是在三阴三阳相互之间没有明显的时间、空间等先后层次关系的内容，姑且称为其他类。这一类，我们在表89共列出了八种。此类三阴三阳可能都是原书作者的随便叙述，实际上未必存在着先后层次的意义。

例如，六经气血多少的问题，如果说它有先后层次的意义，也只能按照《灵枢·经水》中三阴三阳的序次排列（见本节“经脉长短浅深和血气盛衰类”之表83），而这里却另有三种与《灵枢·经水》中三阴三阳序次并不相同的序次。又如，六经经气终绝，其中任何一经气绝，即足以致命，似乎不大可能出现六经逐次气绝的情况；若非与五行休王的理论相联系，就说不上有什么先后层次的意义（参见本节“旬周期类”中的第三种）。但是，这些内容对于研究三阴三阳序次的实质问题，也许会有某种帮助，故笔者按照原书叙述的自然序次，列表于下，以供参考。

表89　无序次的三阴三阳

<table>
<tr><th>原书出处</th><th colspan="12">三阴三阳序次</th><th>表述内容</th></tr>
<tr><td>《灵枢·九针论》</td><td colspan="2">阳明</td><td colspan="2">太阳</td><td colspan="2">少阳</td><td colspan="2">太阴</td><td colspan="2">厥阴</td><td colspan="2">少阴</td><td>六经气血多少</td></tr>
<tr><td>《灵枢·五音五味》</td><td colspan="2">太阳</td><td colspan="2">少阳</td><td colspan="2">阳明</td><td colspan="2">厥阴</td><td colspan="2">少阴</td><td colspan="2">太阴</td><td>六经气血多少</td></tr>
<tr><td>《素问·血气形志》</td><td colspan="2">太阳</td><td colspan="2">少阳</td><td colspan="2">阳明</td><td colspan="2">少阴</td><td colspan="2">厥阴</td><td colspan="2">太阴</td><td>六经气血多少</td></tr>
<tr><td>《灵枢·终始》</td><td colspan="2">太阳</td><td colspan="2">少阳</td><td colspan="2">阳明</td><td colspan="2">少阴</td><td colspan="2">厥阴</td><td colspan="2">太阴</td><td>六经气绝危象</td></tr>
<tr><td>《素问·诊要经终论》</td><td colspan="2">太阳</td><td colspan="2">少阳</td><td colspan="2">阳明</td><td colspan="2">少阴</td><td colspan="2">太阴</td><td colspan="2">厥阴</td><td>六经气绝危象</td></tr>
<tr><td>《素问·厥论》</td><td colspan="2">太阴</td><td colspan="2">少阴</td><td colspan="2">厥阴</td><td colspan="2">太阳</td><td colspan="2">少阳</td><td colspan="2">阳明</td><td>六经厥逆证</td></tr>
<tr><td>《灵枢·阴阳二十五人》</td><td colspan="2">足阳明</td><td colspan="2">足少阳</td><td colspan="2">足太阳</td><td colspan="2">手阳明</td><td colspan="2">手少阳</td><td colspan="2">手太阳</td><td>六经气血盛衰与须髯毫毛之关系</td></tr>
<tr><td>《灵枢·卫气》</td><td>足太阳</td><td>足少阳</td><td>足少阴</td><td>足厥阴</td><td>足阳明</td><td>足太阴</td><td>手太阳</td><td>手少阴</td><td>手阳明</td><td>手太阴</td><td>手少阴</td><td>手心主</td><td>十二经阴阳标本所在</td></tr>
</table>

三、结语

本文对三阴三阳的有关问题，从基本理论到二十九种不同排列次序、不同性质的三阴三阳做了一般的简要介绍，并提出了笔者个人的一些粗浅体会。

（一）三阴三阳是阴阳学说的重要组成部分，它既是表述阴阳的能量和层次的标准，又是说明事物生长衰亡运动节律的理论，三阴三阳的序次不同，则其含义亦异。三阴三阳序次的多样性，反映了人体和自然界的物质运动存在着有待探索研究的多种多样的节律周期。

（二）笔者根据《周易》的理论，对《素问·脉解》的内容进行了研究，发现它关于三阴三阳经脉与月份相关的配属方法是生搬硬套《周易》的理论，导致了与客观实际不符的结论，所以《素问·脉解》的这个方法及其配属关系是应该被淘汰而实际上也早已被淘汰了的理论。当然其中还有一些有价值的材料，尤其是哲学与医学关系上的经验教训，是值得后人认真汲取的。

（三）笔者对《灵枢·阴阳系日月》进行研究，认为它是介乎《足臂十一脉灸经》《阴阳十一脉灸经》与《灵枢·经脉》之间的过渡型之一，它关于经脉与时间相应的配属关系是早已废弃了的理论，张介宾对此所做的改良是徒劳的，并又一次证明了科学的规律既不能创造，也不能改良，而只能在客观实践中去发现，并从客观实践中加以印证这样一个真理。

（四）本文根据三阴三阳六气“正对化”的理论，对经脉脏腑与十二支纪年的配属关系进行了研究，结果表明，刘温舒、陈言、张子和等人在这个问题上的认识都是不正确的。本文在找出了失传已久的脏腑经脉与十二支纪年配属关系的同时，提出了“六气正对化的理论，就是经脉脏腑同以十二支作为代号的三阴三阳六气之间配属关系的总结”的新见解。

（五）本文还指出了，由于历史的局限和形而上学思想的影响，在中医理论中存在着因不究学术源流、任意解释，强求形式上的统一等所造成的某些紊乱现象，对此，必须进行整理，才能加速振兴中医和实现中医现代化的步伐。

（原稿见《北京中医学院学报》1985 年第 8 卷第 6 期）

干支纪年与五运六气

王玉川

五运六气学说起源甚早，在《淮南子》里就可以找到它的雏形，至于形成系统的理论的时间，大约不会早于东汉初期。它是中医理论体系的一个重要组成部分。以往有的中医专家如清代名医张璐之次子张飞畴，认为运气学说“无关医道”。显然，这是不值一驳的。但是，关于运气学说的具体应用及其科学价值，迄今为止，见仁见智，依然颇多分歧。本节拟从干支纪年与五运六气学说的关系这样一个角度进行分析。

一、干支纪年的历史

天干始于甲，终于癸；地支始于子，终于亥。十天干与十二地支顺次相配，演成六十种不同组合，称为六十甲子。它在我国历法里是纪年、月、日次序的符号。《素问·六微旨大论》所谓“天气始于甲，地气始于子，子甲相合，命曰岁立”，说的就是干支纪年法。干支纪年是从干支纪日发展而来的。干支纪日方法的起源更为古老。《山海经》里有“羲和者，帝俊之妻，生十日”的记载；商代的帝王亦都以生日（一说死日）之干名为名，如汤名帝乙，纣名帝辛。殷墟甲骨文，不但有“乙卯卜，昱丙雨”“辛亥卜，昱壬雨”等卜辞，而且还有完备的六十甲子表。但迄今为止，还没有发现殷人用干支纪月的证据。

从《山海经》的另一条记载“帝俊妻常羲，生月十有二”来看，似乎地支纪月法与天干纪日法一样古老。现在多数学者认为，干支纪月始于西汉太初元年（前104）颁布的太初历，干支纪年则是自东汉章帝元和二年（85）颁布四分历开始的。也有人认为是从东汉顺帝永建元年（即126）才正式开始使用干支纪年法。但是，这并不等于说东汉以前不曾有过干支纪年，恰恰相反，有可靠的证据表明，早在西汉初年，干支纪年法就已经被发明了。例如，在淮南王刘安主持下，由众多学者集体编写的《淮南子》里就有如下记载：“天维纪元，常以寅始，起右徙，一岁而移，十二岁而大周天，终而复始。淮南元年冬，太乙在丙子，冬至甲午，立春丙子。”这就是说，淮南元年是丙子年，但关于淮南元年有两种说法，一说是《淮南子》开始编写的那一年，一说是刘安进封为淮南王的那一年。后来注释《淮南子》的学者多以后说为是。因为刘长之子刘安由阜陵侯进封为淮南王是汉文帝十六年（前164）五月间的事情，是年下距太初元年恰好60年，《汉书·律历志》谓“太初元年，岁在丙子”，故“淮南元年”为淮南王刘安即位之年的说法是可信的。这条资料说明，干支纪年法虽然至东汉才被官方所采用，但早在四分历颁布之前250年的西汉初期，在民间特别是在淮南王所管辖的地区，就已经颇为流行了。否则就不可能有“淮南元年冬，太乙在丙子”的记载了。至于是谁、在什么时间最早把干支用于纪年，由于文献无所记载，不敢妄加猜测。

二、干支纪年的天文依据

运气学说认为，气候变化的原因有天文与地理两个方面，但天文因素即日月五星对地面的影响，是控制气候变化的最主要的因素。故《素问·天元纪大论》有“九星悬朗，七曜周旋，曰阴曰阳，曰柔曰刚，幽显既位，寒暑弛张”之说，并把寒、暑、燥、湿、风、火六气称为“天元”。与此同时，运气学说又赋予干支甲子以某种特殊的含义，即天干配五运，地支配六气，以作为演绎气候变化周期的依据。因此，干支纪年的天文依据在运气学说创立过程中必然要成为非解决不可的重要问题。

根据《淮南子·天文训》《汉书·律历志》等古书的记载，干支纪年的天文依据最主要的是木星的运行周期。最初，天文历法家发现木星在天空中 12 年运行一周，于是把周天分为十二次，即十二分之一周为一次，以木星所在之次，作为纪年的标准。所以，木星又名岁星。《说文解字》“岁，木星也，越历二十八宿，宣遍阴阳，十二月一次。从步、戌声，律历书名五星为五步”，说的就是这个道理。

从历法来说，有了十二次作为纪年的标准，还得在十二次中找一个纪年的起点。《后汉书·律历志》云：“元法四千五百六十。”刘昭注引《乐叶图征》云：“天元以甲子朔旦冬至，日月起于牵牛之初，右行二十八宿……以四千五百六十纪，甲寅穷。”这就是说，历法之所以把 4560 年定为一元，是因为甲寅年甲子月甲子日寅时冬至日月皆起于牵牛（二十八宿之一）之初，且 4560 年之后的甲子月甲子日寅时冬至日月复在牵牛之初。换句话说，干支纪年法是以日月位于同一辰次，同时又是冬至的日子，为甲寅年的开始，循着六十干支（甲寅，乙卯，丙寅……壬子，癸丑）的顺序来纪年的。所以，此甲寅年在那个时代的历法里叫作“历元”，或“天元”。为了便于推算节气、朔望、日月五星行度，那时的历法家不仅要确定“历元”，甚至还要遥推上古，企图找出甲子月甲子日冬至恰是“五星联珠，日月合璧”（即所谓“七曜同元”）的日子，作为干支纪年的起点，此起点叫作“太极上元”或简称“上元”。虽然“七曜同元”的冬至日实际上并不存在，但是古代历法家仍不厌其烦地运用复杂的算式推求到十几万年以前，如《汉书·律历志·世经》云：“汉历太初元年，距上元十四万三千一百二十七岁。”这就充分说明古代历法家使用干支纪年法，最初是非常重视天文依据的，而绝不是随便安排的。

三、干支纪年与超辰法

干支纪年的天文依据是日月五星在天空中的位置，其中岁星（即木星）的位置尤为重要。但是，还必须指出，这种天文依据是不够精密的，因为，木星的公转周期是 11. 86 年，而不是 12 年。所以，到了西汉晚期，就发现岁星在天空的运行并不是 1 年走一次，而是一年走一次多一点，即十二分之一周多一点（如《汉书·天文志》以为十一又百分之九十二年为木星周期，《后汉书》则以十一又百分之八十七年为木星周期）。假使时间不长，这种误差不甚显著，很难发现。若经过七八十年或一二百年，则以干支推算的岁星所在的位置就会同岁星在天空中的实际位置发生很大的差距。当时的历法家们为了使干支纪年与实际天象间的差距不至于越来越大而创立了一个补救的方法，叫作“太岁超辰法”。

此法要求若干年之后，纪年的干支要跳跃一个辰次。譬如，甲子年之后，本来应是乙丑年，乙丑年之后才是丙寅年，但在需要超辰的情况下，甲子年的下一年可以不是乙丑年，而是丙寅年。所以，《后汉书·律历志》在讲述《三统历谱》的时候说：“百四十四岁一超次。”惠栋注：“超次，即服虔注《左传》‘龙度天门’之说也。龙，岁星也，右行于天，一岁移一辰，又分前辰为一百四十四分，而浸一分，则一百四十四年跳一辰。”这就是说，岁星在天空中运行 144 年，走了一百四十五次。因此，以六十干支顺序纪年，经过 144 年，就必须超越一个辰次（据现代计算，只要 80 年左右，就要超一辰），只有这样才能使干支纪年的岁名同岁星所在的实际位置重新保持相对一致。

太岁超辰法，依干支纪年的顺序，忽然跳过一年（历家称为“岁有空行”），这是不太合理的，而且使用起来也相当麻烦。所以，东汉颁行的四分历就干脆不再理会岁星的实际位置，径以六十干支顺序纪年，这叫作“青龙一周法”。此法从此沿袭下来，一直到现在，并且可上推至西周共和元年（前 841）。《中国历史年表》的干支纪年就是据此法推算出来的。我们现在从《史记·诸侯年表》里见到的干支纪年则是刘宋时期（420—479）的徐广按照“青龙一周法”增补上去的，而非出于司马迁之手。所以，东汉以来，干支纪年已经失去了它原有的天文依据。

四、同一年份的纪年干支诸说不同

凡是比较细心的读者，都会发现同一年份的纪年干支，在不同的古书里往往很不相同。以汉武帝太初元年为例，就至少有 3 种不同的纪年干支。司马彪《后汉书·律历志》谓“太初元年，岁在丁丑”；班固《汉书·律历志》则以为太初元年“岁在丙子”；司马迁《史记·历书》说“太初元年，岁名焉逢摄提格”，《史记索隐》注云“如《汉志》，太初元年，岁在丙子。据此则甲寅岁也。……岁阳在甲云焉逢，谓岁干也；岁阴在寅云摄提格，谓岁支也”。查六十甲子表，丙子与丁丑只是一年之差，而丙子与甲寅的差距则甚为巨大。丙子下距甲寅有 38 年之遥，上距甲寅亦达 22 年之久。

同一年份的纪年干支，何以会产生如此巨大的误差呢？《后汉书·律历志·汉安论历》中有如下一段论述可供参考：“太初元年，岁在丁丑，上极其元，当在庚戌，而曰丙子，言百四十四岁超一辰，凡九百九十三超，岁有空行八十二周有奇，乃得丙子。”这段话是什么意思呢？钱大昕注释说：“案《三统术》，上元至太初元年十四万三千一百二十七算，以百四十四除之，得九百九十三（余百三十五），此为上元以来太岁超辰之数，以此数并入积算，起丙子算，至太初元年，复得丙子矣。东汉以后，术家不知太岁当超辰，但依六十之数，上溯太初，以为岁在丁丑，又以为上元当在庚戌，非太初本法也。”若按照《史记》的说法，太初元年岁在甲寅，则上元亦当在甲寅。由此观之，同一年份的干支纪年不一致的主要原因有两个，一是历法的立元不同，一是使用或不使用超辰法。

诚如《素问·六节脏象论》所说，只要掌握好“立端于始，表正于中，推余于终”的方法，使月建与置闰不失天度，达到“以闰月定四时成岁”的要求，就能保持月份与时令节气间的正常关系。所以，用不用超辰法，确立什么样的历元，对于主要用来指导农业生产的历法来说，都是可有可无的事。然而，如果按照纪年干支来推算和预测气象，那关系就非同小可了。就以太初元年的3种不同纪年干支来说，甲寅年气象变化的要素为土运太过，少阳相火司天，厥阴风木在泉；丙子年则为水运太过，少阴君火司天，阳明燥金在泉；丁丑年则为木运不及，太阴湿土司天，太阳寒水在泉。同一个太初元年，可以推算出3种截然不同的气象变化。这就表明，以干支纪年推算和预报气象，即使不考虑各地区气候、天气不可能同步的实际情况，在理论上也是难以自圆其说的。因此，以往的气象记录可以为我们研究气候变化的周期提供资料，但是，若企图从中寻找干支纪年与气象变化之间的特定关系，并以之作为评价运气学说科学性的依据，则不论其结论是肯定还是否定，都难以令人信服。因为，干支纪年法演变的历史证明这种研究方法本身就是极为可疑的。

五、运气周期与干支纪年

众所周知，凡研究大自然里有周期性的事物，最关键的是，要有长期的观测记录，只有这样才能从中找出规律，找出周期，舍此别无良法。运气学说关于气候变化的认识，自然也不能例外。我国自古以来以农立国，农业收成的好坏，与气候状况关系极大。所以，历代帝王都十分重视历法的制定和天气、气象的观测。夏代就有了历法；殷墟出土的大批甲骨文中就有3000多年前的气候记录，其中还有不少是连续10天的天气实况记录；春秋时代就已经发现季节变化同天体运行是密切相关的，并开始利用天体的位移测定四季的风霜雨雪，《春秋》里有长达241年的气象变化的记载；云梦睡虎地秦墓出土的大批竹简中发现的《秦律十八种·田律》证明，早在秦代就已经建立了地方政府必须及时向中央报告气象的制度，《后汉书》里也有类似的记载，且这个制度一直施行至清代末年，至今故宫里还存有大量的《晴雨录》。因此，我们有足够的理由肯定运气学说关于气候周期的论述是以长期的天文气象记录为依据的，而决不是向壁虚构搞出来的。但是，这并不等于说运气学说里关于气候变化周期的论述已经达到了与客观实际完全一致的水平，我们更不能由此得出纪年干支与气象变化之间具有特定的对应关系的结论。

纪年干支与天象之间从来就不存在什么确定的对应关系，东汉废除超辰法之后，尤其如此。对于这一点，东汉早期研究五运六气学说并使之形成系统理论的医家们应该是十分清楚的。所以，虽然《素问》依然使用干支甲子作为演绎气候周期的工具，但是其中的甲子岁、乙丑岁、丙寅岁等，随着历法的改革在实际上已经变为含有气候要素和变化机制的气候类型的代号，同原来历法中纪年的干支甲子已经不是同一个东西了。《素问·五运行大论》说：“天地阴阳者，不以数推，以象之谓也。”又说：“仰观其象，虽远可知也。”《素问·至真要大论》也说：“时有常位，而气无必也。”这就是说，天气、气候的预报，只有首先观察天象，而后结合气候变化的机制，才能得出，而绝不是根据经年的干支能够推算出来的。显然，这些话是《素问》作者为了防止后人误解而特意强调指出的。

沈括在《梦溪笔谈》里批评那些以干支纪年作为推算气候依据的人“胶于定法”，而“不知所用”。缪希雍在《本草经疏》里把五运六气学说的干支甲子称为“虚立”，说“岁有是气至则算，无是气则不算，既无其气，焉得有其药乎”。虽然，他们都没有能够从岁星纪年法、超辰法和青龙一周法的历法演变过程来分析论证干支纪年同运气学说的关系，没有能够把纪年的干支甲子同运气学说中作为气候类型代号的干支甲子在本质上加以区别，但是，他们的上述见解对今天我们研究运气学说还是很有参考价值的。

（原稿见《北京中医学院学报》1991年第14卷第1期）

“生成数”与《素问》经注

王玉川

生成数是古人用来描述事物变化与其物质数量相关的一个专门名词。生是发生、生长，成是成熟、成就，数就是数量。生成数学说是建立在阴阳对立统一和由变而化（即先量变而后质变）的观念上的，认为事物的性质、事物的变化都是由事物内部矛盾的数量关系决定的。毫无疑问，这是唯物主义的学说，在我国科学技术史上有着极其重大的意义。然而，由于时代的局限性，生成数学说的应用研究并没有达到令人满意的理想境界，还不免带有一定的数字神秘主义色彩。这种情况在儒家典籍中有所反映，且对《素问》也有所影响。

一、两个学派的生成数

我们在现存古籍里看到，运用生成数的有两个学派，即阴阳学派和五行学派。虽然，他们的目的都是阐明量变与质变的关系对事物变化的作用，但是，他们的看法和解释很不一致。现在学者们大多以为生成数是五行学说的内容，其实最早的生成数是阴阳学说的理论。它是人们在观察了天地日月的运动与万物生长收藏相关的现象后提出来的。生成数学说认为时间和空间跟天地万物阴阳之气的盛衰有着不可分割的关系。这种学说的产生是《周易》理论发展的结果。

《周易·系辞上》说：“天一地二，天三地四，天五地六，天七地八，天九地十。天数五，地数五，五位相得而各有合。天数二十有五，地数三十。凡天地之数，五十有五，所以成变化而行鬼神也。”在这段文字里，天地是阴阳的同义语。天一地二等就是把自然数划分为两类：一、三、五、七、九是奇数，也称为天数，也叫阳数；二、四、六、八、十是偶数，也称为地数，也叫阴数。天数地数，奇数偶数，阳数阴数，虽叫法不同，但实际是一回事。五个天数，五个地数，层层相加，等于五十五，所以说“凡天地之数五十有五”。自然界的千变万化、神变莫测即从天数与地数合成五十五的变化中产生的，所以“五十五”被称为“大衍数”。《周易》是一部卜筮用书，也是阴阳学派的典籍，在运用大衍数于卜筮时，经过“四营三易”，只能得出四种数字即六、七、八、九，六、八为地数，七、九为天数。得六或八，就画阴爻；得七或九，就画阳爻。阴爻阳爻可组合成卦。所谓“成变化而行鬼神”，就是这个意思。易学家之所以只取六、七、八、九而不取他数者，也是因为此。他们把七称为少阳，九称为老阳，八称为少阴，六称为老阴，是取“阳主进，阴主退”由少而老之义。如《易纬·河图数》说：“龟取生数，一三五七九；筮取成数，二四六八十。一与六同宗，二与七为朋。东方南方，生长之方，故七为少阳，八为少阴；西方北方，成熟之方，故九为老阳，六为老阴。”这里的“七”“八”“九”“六”，即东南西北，即春夏秋冬。可见这是运用阴阳生成数，描述时间、方位、阴阳气盛衰以及万物生长收藏的一种方法。《周易》的思想法则是阴阳对立统一，《周易》里的数是阴阳数，阳数即生数，阴数即成数。阳阳学派的生成数学说，与起源于《尚书·洪范》的五行学派以一至五为生数、六至十为成数的方法是大不相同的。然而，后人讲到五行生成数的时候，都要追溯到《周易·系辞》。例如，东汉经学大师郑玄注《周易·系辞》，将“天地之数”与五行数苟合在一起，说：“天地之数，五十有五，天一生水在北，地二生火在南，天三生木在东，地四生金在西，天五生土在中。然而阳无偶，阴无配，未相成也，于是地六成水于北，与天一并；天七成火于南，与地二并；地八成木于东，与天三并；天九成金于西，与地四并；地十成土于中，与天五并。”这就是说，五行是由天地阴阳之数耦合而生成的，天生则地成，地生则天成，阳生则阴成，阴生则阳成。所以说，生成数最初是阴阳学派提出来的。也许有人对此还有怀疑，那么，不妨再看看后人对《尚书·洪范》的注解。

《尚书·洪范》载：“五行，一曰水，二曰火，三曰木，四曰金，五曰土。”其数只有五个。其本来与《周易》并无干涉，后来讲《尚书》的人却偏要把他们捏合在一起，如孔颖达《尚书正义》一方面说“数之所起，起于阴阳”，另一方面又认为《周易·系辞上》的“天一地二，……天九地十”，“即是五行生成之数。天一生水，地二生火，天三生木，地四生金，天五生土，此其生数也。如此则阳无匹，阴无偶，故地六成水，天七成火，地八成木，天九成金，地十成土。于是阴阳各有匹偶，而得成焉，故谓之成数也”。众所周知，《尚书·洪范》言五行，《周易》道阴阳，故有阴阳出自《周易》，五行源于《尚书·洪范》之说。讲《尚书》的人，讲《周易》的人，为什么都要自乱家法呢？除了学术上有互相交流、渗透的需要之外，还有一定的历史原因，诚如钱穆《论〈十翼〉非孔子所作》一文所说：“秦人烧书，不烧《易经》，以《易》为卜筮之书，不和《诗》《书》同等看待。自从秦人烧书之后，一辈儒生无书可讲，只好把一切思想学问牵涉到《易经》里面去讲。这是汉代初年‘易学’骤盛的一个原因。”这样就极大地丰富了《周易》的内容，使之成为无所不包、无所不有的一门学问，同时也大大加速了阴阳与五行两种学说相互渗透、融合的进程。五行学派的生成数就是在这种背景下形成的。

考诸先秦古籍，在五行生成数学说形成过程中曾经有个过渡时期。这个时期的作品都认为“中央土”的位置不在四时之中，而在春夏秋冬十二个月之外的特点。这是因为，以六、七、八、九代表四时是阴阳家的法则，以木、火、土、金、水代表五时是五行家的路数。两者本不相侔，今欲将其合而为一，只好把“中央土”抽将出来，别做处置。例如，《管子·幼官》以“中央，用五数”之土置于十二个月之前，与（齐国的）三十节气不相关；《吕氏春秋·十二纪》和《礼记·月令》则并将“中央土，其数五”附于六月之后，七月之前，与一年七十二候亦毫无关系。这种既有阴阳说与五行说合一的形式，又与时令节气不相合的情况，是过渡时期作品的一个显著特点。后人有不明此理者，其注解必不可通。例如，隋人萧吉《五行大义》说：“《礼记·月令》是时候之书，所贵成就事业，故言成数。惟土言生数者，土以能生为贵，且以成四行，足简之矣，是其能生成之义也。”这种解释以“所贵成就事业”作为“故言成数”的理由，显然是讲不通的。因为春生、夏长、秋收、冬藏是万物共有的规律，其成就固然是可贵的。但是，没有生长就根本谈不上有什么成就。既然是“时候之书”，那么其主要任务即指导农牧业生产，就应强调生生有时，时不可失，怎么会倒过来只贵“成就”呢？况且，“土以能生为贵，且以成四行”之类强调土的万能作用的观念，在战国以降盛行五德终始论的时代里，只有至汉武帝太初元年确定了汉为土德之后才有可能产生。换句话说，五行生成数理论的形成，只能是秦王朝灭亡之后的事情。

综上所述，天地数即阴阳数，或称奇偶数，是生成数的基础。最初，阴阳学派遵照《周易》阴阳对立统一的观念，以天数一、三、五、七、九为生数，地数二、四、六、八、十为成数，且在具体应用时，一般只取六、七、八、九这四个数字。五行学派则以一至五为生数，六至十为成数，其根据是《尚书·洪范》一水、二火、三木、四金、五土的次序。尽管它与四时之次序不相应，但《尚书·洪范》是经典，更改不得，因而有一、六为冬为水，三、八为春为木，二、七为夏为火，四、九为秋为金，五、十为中央为土之论。总之，阴阳学说与五行学说原本是互不相关的，后来由于历史的原因和学术上的需要，才相互渗透融合，而产生了阴阳五行、五行各含阴阳的生成数学说，这就是至今习惯上所说的五行生成数。

二、生成数在《素问》中的应用

如前所说，生成数最初有阴阳说与五行说之别，阴阳与五行合而为一的五行生成数是西汉时期才形成的。《素问》各篇（不包括后补的运气七篇）主要成于秦汉之际，所以，五行生成数仅见于个别成篇较晚的篇章。隋唐以来，运用五行生成数为《素问》作解者，大多不能讲通，即说明了这点。下面姑依注家之见解，举例分析论证。

（1）用于解释人体生长发育的节律。《素问·上古天真论》说："女子七岁，肾气盛，齿更发长；二七而天癸至，任脉通，太冲脉盛，月事以时下……七七任脉虚，太冲脉衰少，天癸竭……丈夫八岁，肾气实，发长齿更；二八肾气盛，天癸至，精气溢泻……八八……则齿发去……男不过尽八八，女不过尽七七，而天地之精气皆竭也。"这段文字运用的是阴阳学派的生成数，与五行生成数毫无关系。所以，王冰注云："老阳之数极于九，少阳之数次于七，女子为少阴之气，故以少阳数偶之，明阴阳气和，乃能生成其形体……老阴之数极于十，少阴之数次于八，男子为少阳之气，故以少阴数合之。"《周易·系辞》曰："天九地十，则其数也。"注文全然不用五行学说，而已解释得十分清楚。张志聪注一面承袭王冰注，一面又增"是以天一生水，地二生火，天三生木，地四生金"等句，显然是画蛇添足，大失原文本意。

（2）用于五脏与四时万物的通应关系。《素问·金匮真言论》说："帝曰：五脏应四时，各有收受乎？岐伯曰：有。东方青色，入通于肝……藏精于肝……其味酸……其畜鸡，其谷麦……其数八……南方赤色，入通于心……藏精于心……其味苦……其畜羊，其谷黍……其数七……中央黄色，入通于脾……藏精于脾……其味甘……其畜牛，其谷稷……其数五……西方白色，入通于肺……藏精于肺……其味辛……其畜马，其谷稻……其数九……北方黑色，入通于肾……藏精于肾……其味咸……其畜彘，其谷豆……其数六。"人体与自然界息息相通，人体所需的物质元素须从自然界中摄取，故有"五脏应四时，各有收受"之论。论中所说"藏精于肝""藏精于心"等的"精"，即五行之精，也就是构成世界万物的元素。万物的元素随四时变迁而互有盛衰，故有"其数八""其数七"等说法。这种以"五行数"来描述标记万物元素盛衰规律的思想方法，与现代的元素周期表有点近似。虽然论中五色、五味、五畜、五谷等与五脏的五行配属关系未必跟实际相符，但是这种力图运用五行数的方法来揭示包括人体在内的世界万物的统一性和规律性的思想是难能可贵的，对中医学理论建设具有重大的意义和深远的影响。

(3) 预测病理传变。关于这方面的应用，《素问》并无明文论述，唯注家时或用之。例如，《素问·评热病论》曰："有病肾风者，面胕痝然壅，害于言……虚不当刺而刺，后五日其气必至。"学者读了这段文字，必然会产生这样的疑问：为什么"五日后其气必至"，而不是四日或六日呢？于是杨上善解释说："刺之，至其水数满日，其病气当至也。除刺之日，后取五日，合有六日，水成数也。"这种解释看似十分圆满，其实是不可靠的，其是否合乎原文本意也是值得怀疑的。影响病理传变进程的因素十分复杂，不可能存在每个病人都适用的如此整齐划一的规律。再如，《素问·标本病传论》所载心、肺、肝、脾、肾、胃、膀胱等病的相互传变，也各有长短不等的日期，但没有一个注家能够用五行生成数把它解释通。王冰明确指出："寻此病传之法，皆五行之气，考其日数，理不相应……犹当临病详视日数，方悉是非尔。"这些话表明，王冰对此是持怀疑态度的。

(4) 预断病死日期。关于根据色脉病传次第（即间脏、不间脏）、五脏属性判断死期，《素问》有很多记载。这大约与秦汉之际的医家以善断生死为能事的风尚有关。在《史记·扁鹊仓公列传》所载仓公诊籍中，断死期者亦有多例，但其不以生成数为说。《素问》也一样只讲死日，不讲什么生成数，盖当时还没有死日与五行生成数相关之说。后世注家从王冰开始，多依五行生成数为解，然而竟无一能通。例如，《素问·阴阳别论》曰："凡持真脉之脏脉者，肝至悬绝急，十八日死；心至悬绝，九日死；肺至悬绝，十二日死；肾至悬绝，七日死；脾至悬绝，四日死。"这里原本并不存在与生成数相关联的痕迹。王冰注云："十八日者，金木成数之余也；……十二日者，金火生数之余也；七日者，水土生数之余也；四日者，木生数之余也。"这种拼凑数字的解法实在太荒唐了，但舍此别无良策，如有人用干支相克以及"九九""六六"之数等来解释，都没有解通。所以，聪明的注家采取既承认又怀疑生成数解法的态度。如张介宾注一方面照抄王冰注文，说"遵王氏之意"，另一方面又说"然或言生数，或以成数，若不归一，不能无疑"。其实，这类死期未必有什么大样本临床统计为依据，本来就不可靠，更何况各篇所载多有出入。例如，对于刺伤内脏的死期，《素问·刺禁论》与《素问·诊要经终论》所说就不一致。前者说"刺中肾六日死"，后者说"中肾者七日死"；前者说"刺中肺三日死"，后者说"中肺者五日死"；前者说"刺中脾十日死"，后者说"中脾者五日死"。对此歧异，历代注家并非视而不见，但是，他们都深信五行生成数在判断死期方面是一个十分准确的真理，用王子方的话说就是"人秉天地之气数而生，故应天地之气数而死"（见张志聪《黄帝内经素问集注》）。因此，他们遇到原文不一致的时候，费尽心机，多方为之曲解，或者以为经文传抄之误，必欲使之"归一"而后可。笔者认为，这些都是大可不必费神的。因为《素问》非一时一人之作，其成书之时，五行生成数仅应用于五脏与四时万物通应之法，及病传日程与死亡日期等方面。所以，此死期数字与五行生成数之间并无关系，但因作者所据个案临床经验不同，各篇所载多有出入。对此，不必强求一致，更不必望文生训，强为说项。

三、五行生成数与运气七篇

如果说，五行生成数在病理传变日程及死亡日期等方面的应用不是《素问》原文所有，所以各家注都不能解通，那么，其在运气七篇中的应用是有明文记载的，各家注释是否都解通了呢？

一般认为，《素问·天元纪大论》以下专讲五运六气的七篇大论非《素问》原有，而是王冰增补的。其思想和方法的来源，可追溯到《管子》《吕氏春秋》等古籍。但编纂成七篇大论的时间当为西汉末年，或东汉时期。那时，五行生成数学说已广为人知，所以七篇大论对五行生成数的应用讲得较为具体，大致有如下几个方面。

（1）标记五运气化的正常度量。《素问·五常政大论》于太过、不及之纪均不言数，唯有平气之纪言之，其文曰："敷和之纪，木德周行……其数八。""升明之纪，正阳而治……其数七。""备化之纪，气协天休……其数五。""审平之纪，收而不争……其数九。""静顺之纪，藏而勿害……其数六。"总之，只有"生而勿杀，长而勿罚，化而勿制，藏而勿抑"的平气之岁，才可以用五行生成数来标记。其数字与《素问·金匮真言论》所载相同，而两者的用意却有原则上的区别。《素问·金匮真言论》所言只是一岁中四时五行之气的度量，《素问·五常政大论》所言则是六十年运气周期中平气的度量，《素问·金匮真言论》不讲太过、不及和平气，《素问·五常政大论》只将其用于平气。对于这种区别有何深意，各家注释均置之勿论，即使自以为深通运气之学者也不例外。

（2）标记五运郁发、胜复的度量。《素问·六元正纪大论》曰："五运之气，亦复岁乎？岐伯曰：郁极乃发，待时而作也。……太过不及，其发异也。……太过者暴，不及者徐，暴者为病甚，徐者为病持。……太过者其数成，不及者其数生，土常以生也。"这段话是什么意思呢？王冰注云："岁太过其发早，岁不及其发晚。""数，谓五常化行之数也。水数一，火数二，木数三，金数四，土数五。成数谓水数六，火数七，木数八，金数九，土数十也。故曰：土常以生也。数生者，各取其生数多少以占，故政令德化胜复之休作日及尺寸分毫，并以准之。此盖都明诸用者也。"这就是说，岁运的正常的德化及异常的郁发胜复的度量都可以用五行生成数来标记。郁发胜复的迟早、缓急及其程度轻重和持续时间的长短，都是由岁运的太过与不及来决定的。运太过者，发作早而急暴，程度重而持续时间较为短暂；运不及者，则反之。不论是太过还是不及，其具体之化数悉依岁运的五行属性而各不相同。以上皆是王冰注所谓"明诸用者也"。在这里我们看到的"太过者其数成，不及者其数生，土常以生也"这个五行生成数的应用原则，与《素问·五常政大论》凡太过不及者皆不言"其数某"，唯独无胜无复的平气之岁才用五行生成数做标记者，显然有着互不相容的矛盾。对此，古今各家注皆避而不谈，其故安在？令人百思不得其解。

（3）标记风寒热湿燥火六气之化度。关于这种用法，《素问·六元正纪大论》有极其烦琐的记载。例如，"甲子、甲午岁，上少阴火，中太宫土运，下阳明金。热化二，雨化五，燥化四，所谓正化日也"。这里的"上""中""下"，分别为司天、岁运、在泉的代词，也就是"上"指司天，"中"指岁运，"下"指在泉。"热化二"即司天少阴君火之化度，"雨化五"即岁运太宫土运之化度，“燥化四”即在泉阳明燥金之化度。对于这些解释，古今各家注并无异议，也说得比较清楚。但是，若进一步追问二、五、四等数字之具体意义，则各家莫能质言，因而对“正化日”的解释亦多在可解可不解之间含混滑过。下文“乙亥、乙巳岁……风化八，清化四，火化二，正化度也”句下，各家注并云：“度，亦日也。”盖古代天文家分周天为三百六十五度，日行一度即一天。所以，度与日是一个意思。据此，这些生成数的数字在这里是代表日数的，即二为二日，五为五日……如果联系下文“运太过者其至先，运不及者其至后”的规定，则知这时的“日”（或“度”）即气至或先或后于运气定期交接日之日数（一般以小满日为司天交接之日，小雪日为在泉交接之日，大寒日为岁运交接之日）。气至之或先或后皆是由岁运太过或不及来决定的，而岁运之太过不及则是由纪年干支决定的，这一连串的关系都是必然的。因此，气至之日虽有先后不同，仍属应有之常候，故曰“正化度也”“正化日也”。这样的解释似乎绝对符合经文原意。然而，经文所载之化度，与“太过者其数成，不及者其数生”的规定不相符合者甚多，这也许正是古今各家莫能质言的苦衷所在。例如，甲子、甲午岁，中运太过，照规定应当“上热化七，下燥化九”，而经文偏偏写作“上热化二，下燥化四”。又如，乙亥、乙巳岁，中运不及，经文不言“风化三”而言“风化八”。如此等等，不相吻合之处，多不胜举。于是宋代林亿等新校正乃力主《素问六气玄珠密语》中的“六气正对化”之说，并不厌其烦地将每段原文、每个化度之不合“六气正对化”法则者一一校出，以正原文之失误。然而明清各家对林亿等的校注又多表示反对。如张介宾说：“新校正注云：详对化从标成数，正化从本生数。……似乎近理……而实有未必然者，何也？如少阴司天，子午年也，固可以子午分正对矣。然少阴司天则阳明在泉，阳明用事则气属卯酉也，又安得以子午之气言在泉之正对耶？且凡司天有余则在泉必不足，司天不足则在泉必有余，气本不同。若以司天从对化之成数，而言在泉亦成数，司天从正化之生数，而言在泉亦生数，则上有余下亦有余，上不足下亦不足，是未求上下不同之义耳。”

其实，张介宾“凡司天有余，在泉必不足；司天不足，在泉必有余”之论，亦与《素问·六元正纪大论》所载化度多有矛盾。例如，甲子、甲午岁，“上热化二，下燥化四”，是司天与在泉均不足；丙寅、丙申岁，“上火化二，下风化三”，亦是司天与在泉均不足。反之，司天与在泉均太过者，如丁卯、丁酉岁，“上燥化九，下热化七”；庚子、庚午岁，“上热化七，下燥化九”；己卯、己酉岁，“上清化九，下热化七”。这样的例子尚多，不必再举，由此可见林亿“六气正对化”之说固然与《素问·六元正纪大论》所载化度不符，而张介宾用来反对林亿的理由也未尝与《素问·六元正纪大论》所载相符。虽然张介宾下文所说“然欲明各年生成之义者，但当以上中下三气合而观之，以察其盛衰之象，庶得本经之意”听起来似乎确有深意，但是他在《类经》为《素问·六元正纪大论》所做的注解，对于六十年上中下之化数，除了指出其为生数、成数之外，也仅有“此言司天也”“此言中运也”“此言在泉也”之类可有可无的注文。看来，此中“深意”是只可意会，不可言传的，这未免太令人遗憾了。笔者认为，“当以上中下三气合而观之，以察其盛衰之象”确是历代各家研究运气学说的一项主要法则，故有“天符”“天刑”“小逆”“顺化”等许多名目。然除“天符”之外，其他并非本经七篇大论所原有，若用之以解释上中下之化数，求“得本经之意”，则势必会坠入重重迷雾之中，枉费精力而于事无补。此无他，只缘这些名目与本经原文的生成数，本来就不存在任何关系。

现在再来说《素问六气玄珠密语》的问题。此书旧题唐代王冰著，据钱超尘教授考证实系托名之作，其成书时间当为唐代末年。书中所言，与《素问》七篇大论相较，有许多不同和互不相容之处，当是另一学派的主张。其说牵涉“奇门遁甲”术数之处甚多，以为正化之年是“胜而不复”的，岁气相胜致病，在本年后的第三，乃至第八年方能发病。例如，《素问六气玄珠密语·观象应天纪》说：“所谓病之年，皆从本生数，而合之可见其年。”这是什么意思呢？他举例解释说：“木被金刑，即七年也，即木三、金四，共七年也。”“火被水刑，即三年，即水一、火二，共三年。”“土被木刑，即八年，木三、土五，共八年。”这些说法不但与七篇大论相去太远，且语涉荒诞，非医家之学。

通过以上讨论可知，《素问》运气七篇大论在五行生成数的应用上虽有良好的动机和目标，但前后说法多有矛盾，而终究没有成功。这是因为五运与六气最早分别是五行与阴阳两个不同学派的理论，五行生成数是以五行为主的，只能用于解释建立在五行学说基础上的岁运太过不及，而对以阴阳学说为主的六气司天在泉，就无能为力了。这是运气学说的先天缺陷。后世各家不明此理，以为七篇大论是完满无缺的真理，为其多方曲解，自然只能劳而无功了。

总之，五行生成数学说是中国古代的一种高度抽象的哲学原子论。它的数字是物质元素的序数，而不是人的耳目所能直接感知的具体事物的数目。如果把它看作具体事物的数目并加以运用，就会误入歧途。后世医家应用五行生成之数预测病传日程、病死日期，运气七篇用其标示五运六气的“六气正化日”，之所以都没有成功，即缘于此。

（原稿见《北京中医学院学报》1992 年第 15 卷第 4 期）

关于“五行互藏”问题

王玉川

五行学说的科学价值及存废问题在学术界长期争论不休。近年来，随着控制论、系统论、信息论以及耗散结构理论等新兴学科知识的普及和其应用于中医学术研究工作的不断深入，五行生克、乘侮、制化和五行归类等理论得到了较高的评价，古老的五行学说也恢复了名誉，而且还获得了一个颇有时代气息的美名——具有东方色彩的普通系统论。这必将对中医学的继承发扬产生深远的影响，使那些原先主张要废除五行学说的同志也免不了要发出“化腐朽为神奇”的慨叹。但是，我们还必须看到五行归类、生克、乘侮、制化以外的某些内容，譬如“五行互藏”，仿佛已被遗忘，迄今无人问津，且在中医院校的教材里也没有得到应有的反映。五行学说的完整体系被弄成残缺不全，必须对其加以修正。否则不论运用什么样的方法，对五行学说进行什么样的研究，包括与之密切相关的脏腑实质的研究，都不可能得出全面的正确的结论。笔者有鉴于此，谨就“五行互藏”谈一些不成熟的看法，以冀能引起广泛的讨论和研究，共同来弥补五行学说中的这个空白，恢复五行学说的完整体系。笔者水平有限，错误之处所难免，尚祈读者指正。

一、五行互藏的一般概念

“五行者，水火木金土也……第人皆知五之为五，而不知五者之中，五五二十五，而复有互藏之妙焉。”这是明代著名医家张介宾在他的《类经图翼》一书中对“五行互藏”做出的简明定义。它的意思是说，五行互藏是五行学说固有的重要组成部分，不过它的理义比较深奥微妙，所以了解它的人并不多；所谓五行互藏，即五行的任何一行中又有五行可分。它是为说明物质世界纵横交错的复杂关系而建立起来的理论，在揭示事物无限多的层次和无穷可分的特征方面，与阴阳学说是互通的。

五行互藏与五行归类，既有区别，又有联系。五行归类是人们为着要认识变化万千、错综复杂的事物及其相互关系而创立的类分方法；五行互藏则是在此基础上还要分析入微，进一步揭示事物内部更深层次的类分方法。如果说五行归类着眼于整体的宏观宇宙结构模型的话，那么，五行互藏可以说是着眼于局部的微观宇宙结构模型。微观与宏观，局部与整体，都是对立统一的，两方面的研究都是人类认识自身并和疾病做斗争所必需的，所以，五行互藏是五行学说里不可缺少的重要组成部分，必须给予应有的重视。

二、体质类型与五行互藏

体质是机体所有的特点，包括肤色体形、脏腑气血生理功能和精神、性格等。

人们的体质虽禀受于先天，但在外界环境、劳动、生活和饮食营养等后天因素的影响下，是可以改变的。人们的先天禀赋和后天条件就决定了体质的多样性和可变性。不同体质的人的功能反应和对疾病的感受性都可能不同，病理变化、临床表现以及治疗效果等也可能有差异。所以，中医学在临床诊断治疗和预后等方面特别强调必须注意个体化的原则。要做到这一点，就必须要有一个既能反映体质多样性，又能切合临床实际、简便易行的体质类型学说。为此，古代的医家在两千多年前就采用了五行互藏的理论和方法对体质进行研究，并提出了具有中国特色的体质类型学说——阴阳二十五人。

首先，它根据人们的肤色、体形、性格等一般特点所表现的错综复杂的体质现象，将人分析归纳为木形之人、火形之人、土形之人、金形之人、水形之人五大类型。

其次，根据经脉气血盛衰、手足之温凉、皮肤之厚薄、肌肉之肥瘦，以及眉髯须髭毫毛之多少有无等，在五大类型中又各区分出五个小类型。例如，木形之人，又可分为上角、太角、少角、右角、判角五型。余可类推。如此分析入微，五五相乘，共有二十五种体质类型。如果说五形之人是体质学说的“纲”，则二十五人是体质学说的“目”，有纲有目，条理清楚，提纲挈领，便于掌握和运用。

再次，为了进一步说明体质类型的临床意义，以及体质的可变性和多样性，阴阳二十五人体质类型学说一方面指出临床上还会遇到各式各样的身兼两型体质特征的人，如左角与太角、判角与太角、太角与太宫（太宫是土形之人的一个类型）、太宫与上角相兼等；另一方面，又将五时、五味、五谷、五畜、五果以及针灸部位等与各种体质类型联系起来，作为养生保健和诊断治疗个体化的准则。

虽然，由于历史的局限，阴阳二十五人体质类型学说的某些具体内容还有不够确当、不够完备的地方需要进一步改进，但是，迄今为止，中外医学史上的一切体质类型学说，从古希腊的希波克拉底的气质学说，到生理学家巴甫洛夫的神经类型学说，都没有能够达到像阴阳二十五人体质学说那样细致、全面的水平。在这里我们不难看到五行互藏的理论在医学科学上的重大意义。

三、人体结构与五行互藏

中医学里的五行学说是一种方法论。水、火、木、金、土虽是抽象的概念，而实际各有所指。“天布五行，以运万类；人禀五常，以有五脏”（张仲景《伤寒论・自序》），所以，五行在人体是指五类不同功能属性的脏腑组织器官及其相互间的关系，而五脏五行系统中的任何一个脏腑组织器官之内又皆具有五类不同属性的形质和功能。这就是五行互藏的人体结构理论。

人体结构五行互藏的思想在《内经》里已有不少记载。例如，《素问・阴阳别论》有“凡阳有五，五五二十五阳”之句，张介宾解释说：“所谓凡阳有五者，即五脏之阳也。凡五脏之气，必互相灌濡，故五脏之中，必各兼五气，此所谓二十五阳也。”（《景岳全书》卷四）许多学者说过，中医的脏象学说不是以解剖单位作为主要基础的，而是概括了机体的整体反应状态。所以，西医的一个生理系统的功能可以分属于中医的几个脏，而中医的一个脏又包括了西医几个生理系统的功能。这种现象很可能与人体结构的五行互藏（“五脏之中，必各兼五气”）的理论有关，值得从事脏腑实质研究的同志们注意。如果这个假设能够得到实验研究的证实，那就可能大大加速中西医学结合的步伐。

又如，《内经》以目为肝之窍，所以眼睛在五脏五行系统中是属于肝木的，但《灵枢·大惑论》又有“五脏六腑之精气，皆上注于目而为之精，精之窠为眼，骨之精为瞳子，筋之精为黑眼，血之精为络，其窠气之精为白眼，肌肉之精为约束”之论。后世眼科学因之而有五轮分属五脏之说，以为“金之精腾结而为气轮（巩膜），木之精腾结而为风轮（角膜），火之精腾结而为血轮（内外眦），土之精腾结而为肉轮（眼睑），水之精腾结而为水轮（瞳孔）”（王肯堂《证治准绳》）。说明眼睛既是五脏五行系统的组成部分，又有它自身的五行结构系统。

又如，舌在五脏五行系统中是属于心火的，故有“舌为心之苗”的说法，而在诊断学里又有“舌两边属肺，舌中属脾胃，舌根属肾，舌尖属心肝胆”的论述，这说明舌亦有它自身的五行结构。五脏的病变能反映于舌和目的相应部分，则又说明舌和目等器官自身的五行结构与五脏五行系统有着密切的联系。

此外，关于人体结构的五行互藏的例子还有许多，如采用面针、鼻针、耳针、手针、足针能够治疗某些内脏的疾病，说明面、鼻、耳、手、足等都有它们自身的而又与五脏五行系统相联系的五行结构。

现代研究已经证实，目、舌、面、鼻、耳、手、足等都是一个全息元，是全身结构和功能的一个缩影。

由此可见，人体结构的五行互藏在科学研究和临床实践上都有着十分重要的意义。清代名医何梦瑶指出：“知五脏各具五行，则其互相关涉之故，愈推愈觉无穷，而生克之妙，不愈可见哉!”（《医碥·五脏生克说》）

四、病理生理学与五行互藏

五行互藏的脏器微观结构的观点对中医病理生理学的发展也曾起过积极的作用，其中最突出的是脾胃学说的发展。脾胃在人体生理病理等方面的重要意义，《内经》里已有很多论述。金元时期的李杲承《内经》万物非土不生之论，提出“内伤脾胃，百病由生”之说，著有《脾胃论》《内外伤辨惑论》等书，在中医学术界独树一帜，成为补土学派的创始人。但李杲的脾胃理论强调的是脾胃在五脏五行大系统中的重要地位及其在发病学上的重要意义，还没有涉及五行互藏的问题。虽然他在《脾胃论》里提出过“肺之脾胃虚”的问题，但实际上其指的是脾胃气虚而兼见“洒淅恶寒、惨惨不乐”等肺虚证候的一类病证，所以有的专家干脆把它称为肺脾两虚证。明代周慎斋继承了李杲脾胃内伤致病的学术思想，并在实践中又有所发挥和提高。他认为人体从胚胎发生到形成五脏之时，五脏中任何一脏都已具有了类似肾和脾胃的形质和功能，且每一脏内含的“脾胃”和“肾”的功能必须健旺，否则就会发生疾病。所以，他引用自古相传的五行生成数说来阐明自己的观点：“盖肾为先天五脏之始，天一生水也；脾胃为后天五脏之成，成数五，五，土数也，乃天生地成之义也。凡五脏中有一脏不能秉生成之气则病矣。”（《慎斋遗书》）虽然五脏因禀性不同而各有特定的生理功能，但这些特定功能的维持又必须依赖各脏自身所具有的那种类似脾、肾的功能，故周慎斋又进一步举例说："如心之脾胃虚，则胃气（此胃气指水谷精气）不到于心，心则无成，亦不奉生，而气不归肾。气不归肾，则如树之不能有雨露，而根叶不能有生气而枯也，举一而五脏可类推矣"；"总之，百病皆由胃气不到而不能纳肾，以致先后天生成之气，不能相和所致。医者知纳气，则思过半矣。"（《慎斋遗书》）周慎斋在这里讲的"气不归肾"即气不归精，而非后世其他医家所说的"肾不纳气"；他所讲的"纳肾""纳气"也不是指治疗虚性气喘所用的温肾纳气法，而是《灵枢》的《营卫生会》《根结》等篇所谓"受气"的同义语。

周慎斋的学术思想是源于补土派的，他认为脾胃的功能，较之肾的更为重要，在五脏之中如此，在一脏之中也是如此。所以，他明确提出了五脏之中每一脏皆有脾胃（"心之脾胃""肝之脾胃""肺之脾胃""肾之脾胃""脾胃之脾胃"）的论点。由此可见，在周慎斋看来，脾胃虚证可以分为两类，即五脏之中的宏观的脾胃虚和一脏之中的微观的脾胃虚。这一点可以从记述周慎斋学术思想的《医家秘奥》中得到证明。如《医家秘奥》卷一说："凡内伤病症多端，难以尽述者，五脏皆病也。五脏皆病，脾虚致然也。盖五脏皆禀气于脾，脾虚不能灌溉四旁，故各脏之病俱见。如民以食为天，五谷一荒，万民俱病。故救荒之策，发粟为先，而五脏俱病者，救脾为要。"这里讲的是宏观的脾胃，故其病遍及五脏。又说："胃之阳气，贯于四脏之内。假如阳气不到于肺，是肺之脾胃虚也，余可类推。"很显然，这里讲的是一脏的微观脾胃虚，而整体的宏观脾胃并不虚，故其病只在于一脏。从周慎斋临床治验记录中也可找到证明，如《医家秘奥》卷三："一男子年五十，色欲过度，咳嗽吐血，脉虚无力，喘满不能行动，但饮食不减，至春咳嗽又甚，知其肾之脾胃虚也。"脾胃健运则能食，脾胃气虚则不能食。今患者"饮食不减"而周慎斋却直指为"肾之脾胃虚"，则此所谓的"脾胃"乃微观的脾胃无疑。此外，还可以从周慎斋对不同内脏的脾胃虚证所用方药得到证明，如《医家秘奥》卷二说："肝之脾胃虚，气不归肾，八味地黄丸去附子"；"肺之脾胃虚，气不归肾，用生地一两，生姜七钱，同捣烂服之"。显然，其所用方药与治疗宏观的"肺脾两虚""肝脾两虚"的药方是不完全相同的。如果有人以为"肝之脾胃虚"即"肝脾两虚"，"肺之脾胃虚"即"肺脾两虚"，"心之脾胃虚"即"心脾两虚"，"肾之脾胃虚"即"脾肾两虚"的话，那么"脾胃之脾胃虚"，终不能说是"脾脾两虚"吧。所以说，脾胃虚证在周慎斋那里是有宏观和微观的区别的。

虽然周慎斋未能对五行互藏做出全面论述，还没有形成一个比较完整的"五行互藏"的病理生理学体系，而着重研究的只是各脏中之微观脾胃功能。但是，仅此一端也足以说明，五行互藏在中医病理生理学发展过程中曾经起过积极的作用。了解和运用五行互藏的理论，对于开阔临床思维也具有一定的意义。

五、结语

综上所述，可归结为如下几点。

（1）五行互藏，是中医五行学说的重要组成部分。它讲的是，着眼于局部的微观宇宙结构，与着眼于整体的宏观宇宙结构模型的辩证统一。

（2）按照五行互藏的理论，五行学说所描绘的宇宙结构图应是具有多维多层次的立体图，而不应把它理解为蜘蛛网式的平面图。

（3）现代研究表明，中医一个脏的功能，包括有西医几个生理系统的功能；而西医的一个生理系统的功能，又可见于中医的几个脏。这种现象，是否与人体结构的五行互藏“五脏之中必各兼五气”的理论有关，值得进一步研究。

（4）五行互藏的理论，曾经被广泛应用于中医学的各个方面，对中医理论的建立和发展，都起过积极的作用，应予以足够的重视，以便继续发挥它的作用。

（原稿见《北京中医学院学报》1984 年第 5 期）

关于五行休王问题

王玉川

五行休王学说是中医五行学说的一个重要组成部分，在《内经》里被广泛运用于生理、病理、脉学以及病势转归、预后判断等方面。王冰的《素问》注文明确提到五行“休王”“衰王”“囚王”约13次，提到“王”或“气王”之类的次数就更多了。五行休王是古代的一种时间节律学说，了解了五行休王，才能真正读懂《内经》。

一、五行休王的概念

五行休王，或称五行囚王，是我国古代医家关于自然万物和人体的五行精气活动节律及其相互关系的一种学说，是中医五行学说里不可或缺的重要组成部分。

古代医家在长期的生活实践和医疗实践中认识到，时间是随着天体的运行而永无休止地更递变迁的；万物和人体的生理活动则受时间的制约，而呈现出生长化收藏的节律性变化。五行休王就是说明时间与生长化收藏之间的内在相关机制的一种学说。

五行休王学说认为，生长化收藏这个具有节律性的变化周期是由一切生物体内五行精气的盛衰消长来决定的，而五行精气的盛衰消长是由时间来制约的。古人为了便于说明这个问题，就采用“休”“王”“相”“死”“囚”五个字作为五行精气不同量的代号。五行精气中与时令相当的称为“王”，生王者称为“休”，王之所生者称为“相”，相之所克者称为“囚”，王之所克者称为“死”。死，是精气活动量的最低值（零点）；相，指精气活动量开始逐渐上升；王，是活动量的最高峰；休、囚，指精气活动量依次下降。以木之精气为例，其王于春，休于夏，囚于长夏，死于秋，相于冬。换句话说，木气的活动量在冬季开始逐步增加，到春季达到最高峰，在夏季开始逐渐下降，在长夏时更低下，至秋季降至最低值，到冬季又开始逐渐上长。所以，休王是休、王、相、死、囚的简称，是标志精气活动量多少、盛衰、消长的符号。

五行休王的节律主要有一日或一昼夜、一旬、一年三类节律周期。如表90所示，五行休王的年周期节律是：春时水休、木王、火相、土死、金囚，夏时木休、火王、土相、金死、水囚，长夏火休、土王、金相、水死、木囚，秋时土休、金王、水相、木死、火囚，冬时金休、水王、木相、火死、土囚。旬周期和日周期的休王节律，可以此类推。如以五行休王说明五脏精气与四时五行的关系，则肝王于春，休于夏，囚于长夏，死于秋，相于冬。余脏之休王，可仿此类推。三类合计，共有十五种。

表 90　五行休王与五脏休王的时间节律

时间节律				五行休王					五脏休王				
年	旬*	日*	昼夜	休	王	相	死	囚	肝木	心火	脾土	肺金	肾水
春	甲乙	寅卯	平旦	水	木	火	土	金	王	相	死	囚	休
夏	丙丁	巳午	日中	木	火	土	金	水	休	王	相	死	囚
长夏	戊己	辰丑戌未	日仄	火	土	金	水	木	囚	休	王	相	死
秋	庚辛	申酉	下晡	土	金	水	木	火	死	囚	休	王	相
冬	壬癸	亥子	夜半	金	水	木	火	土	相	死	囚	休	王

*地支纪时，十二时辰为一日；天干纪日，十日为一旬。

二、五行休王理论的形成

五行休王的理论是在古代医家研究人体脏气活动节律与外界自然环境关系的过程中逐步形成的，所以《内经》有“人以天地之气生，四时之法成”（《素问·宝命全形论》）、“五脏十二节，皆通乎天气”（《素问·生气通天论》）的论述。《素问·金匮真言论》说：“东方青色，入通于肝……藏精于肝”；“南方赤色，入通于心……藏精于心”；“中央黄色，入通于脾……藏精于脾”；“西方白色，入通于肺……藏精于肺”；“北方黑色，入通于肾……藏精于肾”。这里所指的五方位兼有时间概念，如东指春天或平旦，南指夏天或日中，中央指长夏或日仄，西指秋天或日晡，北指冬天或夜半。《内经》除强调五脏精气活动盛衰与时间变更具有周期节律外，还认为食（药）物的不同性味对相应的脏气活动亦有一定作用。如《素问·至真要大论》说：“夫五味入胃，各归所喜。故酸先入肝，苦先入心，甘先入脾，辛先入肺，咸先入肾。久而增气，物化之常也。”总之，自然界之精气，诸如五气、五谷、五味、五色等，被人体吸收后均归属于相应的脏器并影响其精气活动。《素问·金匮真言论》所说的“五脏应四时，各有收受”，就是五行休王的理论依据。

三、人体五行休王的主宰

人体生理活动的五行休王是以脏气活动节律与相应的四时五行节令同步为前提的。也就是说，只有人体生理活动的五行休王与四时五行节令的步调一致，才能维持健康。人体要想保持休王节律的同步关系，就必须有个主宰和调节的器官。对于这个问题，《内经》的回答是较为明确的。它认为人体的一切功能活动，包括精神的和形体的活动，都是在“神机”的主宰和调节下进行的。《素问·五常政大论》说：“根于中者，命曰神机，神去则机息；根于外者，命曰气立，气止则化绝。”什么是“神机”？《素问·八正神明论》说：“血气者，人之神。”《素问·灵兰秘典论》说：“心者，君主之官，神明出焉；肺者，相傅之官，治节出焉。”这说明血气靠神来支配，神又靠血气来滋养，神明出于心，血亦属于心，气属于肺，肺协助心神调节控制全身功能活动。所以“神机”即心肺，心肺协同主宰并调节全身的一切功能活动。从人体内部司调节功能的一面讲，“神机”是“根于中”的。“气立”即“收受”外界精气而得以生存。《素问·生气通天论》指出，聪明的人能使内外调和，达到“气立如故”的目的。从摄取外界精气的一面讲，“神机”是“根于外”的。总之，“神机”与“气立”是一切生命体都不可缺少的，两者具有相互依存的关系。这种相互依存的关系正是古代医家对于机体内外环境的平衡统一理论的高度概括。

四、五行休王与发病

如前所述，脏气五行休王与时令同步的节律是机体内外环境平衡统一的关键，是健康的保证。所以《内经》在论述五脏疾病发生机制的时候，常常使用五行休王的节律。例如，《素问·咳论》说：“五脏各以其时受病，非其时各传以与之。”意思是说，五脏各以其气当王之时受邪而发病，若非其气当王之时而发病，那么该脏的病邪就是由他脏传变而来的。如春时病在肝，夏时病在心等，是五脏各以其时受病；春时不病肝而病心，则为非其时而有其病，即由他脏之邪传入于心所致。余脏仿此。又如《素问·风论》说：“以春甲乙伤于风者为肝风，以夏丙丁伤于风者为心风，以季夏戊己伤于邪者为脾风，以秋庚辛中于风者为肺风，以冬壬癸中于邪者为肾风。”这也是五脏各以其当王之时受病之例。

疾病发生的原因和机制虽多种多样，但总不外乎正气与邪气两方面势力的对比。正气是内因，邪气是外因。疾病的发生与否都由正邪势力强弱来决定。所以《灵枢·百病始生》说：“此必因虚邪之风，与其身形，两虚相得，乃客其形。”所谓虚邪之风，就是非时之风邪，就是具有较强致病力的邪气。有强大的外因，又遇人体正气虚衰之时，人就会发病。若正气强盛，胜于邪气，则不发病。所以《素问·评热病论》说：“邪之所凑，其气必虚。”

“邪之所凑，其气必虚”与五行休王学说的“五脏各以其王时受病”既有联系，又有区别。首先，应该看到“邪之所凑，其气必虚”是从正气与邪气的相互关系上来讲的，而五行休王的王者受邪是从五脏内部相互关系上讲的，两者都说明人是在正弱邪强情况下发病的。其次，与时令同步相应之脏气起着举足轻重的主导作用，如果王气战胜邪气则不病，邪气胜过王气则疾病就此发生。最后，脏气活动的五行休王，只有在某种限度之内，才是正常的。王气不足，当王不王，抗邪无力，固然易于发病；然而王气太过，超过了生理许可的阈值，亦会导致机体内环境失衡。是以《素问·五常政大论》有“不恒其德，则所胜来复；政恒其理，则所胜同化”之论，意即内环境一旦失衡，就会削弱王者的抗邪力量，而使人易被外邪所侵害。

还必须指出，五脏之病并非全由外感而发，外感病的发生也并不完全跟五脏与四时同步的五行休王节律直接有关。《素问·咳论》所谓“非其时各传以与之”就是明证。《素问·风论》除了有五脏风病、“各以其时受病”之论外，还有“风中五脏六腑之俞，亦为脏腑之风”之论，也正好说明了这一点。

五、五行休王与病势进退

《灵枢·顺气一日分为四时》说：“夫百病者，多以旦慧、昼安、夕加、夜甚……其时有反者……是不应四时之气，脏独主其病者，是必以脏气之所不胜时者甚，以其所胜时者起也。”这里的意思是，一般疾病的病势进退，大多是受阳气与时间同步消长节律制约的。阳气生则病气衰，阳气长则病势退，阳气衰则邪气长，阳气收藏则邪气独盛于身，故呈现为旦慧、昼安、夕加、夜甚的变化；只有在病邪深入五脏，成为“脏独主其病”，其病势之进退受脏气与时间五行休王同步消长节律所制约时，才可出现典型的五行休王节律。

人体脏气与时间同步的五行休王节律，不但与五脏病证的发病有一定的关系，而且对于五脏病证的诊断、病情进退，以及转归预后等都有较明显的影响。古代医家对此极为重视。例如，《素问·脏气法时论》说：“病在肝，愈于夏；夏不愈，甚于秋；秋不死，持于冬，起于春。”“肝病者，平旦慧，下晡甚，夜半静。”为什么肝病患者会出现这些症状呢？按照五行休王的理论，这是因为木死于秋，相于冬，王于春。肝在五行属木，所以，肝病在秋天加重，在冬天较平稳，在春天好转。又因为木王于平旦，囚于下晡，相于夜半，所以，肝病患者在早晨较为轻松，在日落时病情加重，在夜半时病势趋于平稳。余脏之病，可以此类推，兹不赘述。

六、五行休王与疾病的预后

《内经》认为自然界的四时五行是一个有序的不可逆的过程。所以，它经常提到“因时之序”（《素问·生气通天论》），认为苍天之气不得无常，“失常则天地四塞”（《素问·阴阳离合论》）。人与天地相应，故人体脏气五行休王的运动节律也是有序而不可逆转的。诚如《素问·玉版论要》所说：“神转不回，回则不转，乃失其机。”意思是说，人体脏气五行休王节律之所以能与四时五行同步而不至逆转，是因为主宰人体内部的“神机”调节有方；若出现逆回倒转现象，表明“神机”的功能已经失灵，则意味着生命的终结。所以王冰注释说：“夫血气应顺四时，递迁囚王，循环五气，无相夺伦，是则神转不回也。回，谓却行也。然血气随王，不合却行。却行则反常，反常则回而不转也。回而不转，乃失生气之机矣。”他还进一步举例说明：“夫木衰则火王，火衰则土王，土衰则金王，金衰则水王，水衰则木王，终而复始循环，此之谓神转不回也。若木衰水王，水衰金王，金衰土王，土衰火王，火衰木王，此之谓回而不转也。然反天常轨，生之何有耶？”

从上述“神转不回，回则不转，乃失其机”出发，可以这样说：病邪深入五脏，虽属危重病证，若其病势进退尚能与五行休王节律相符，则“神机”未失，犹可救；若脏病患者一旦出现病势进退节律与五行休王节律相反的现象，则病势危殆，预后不良。

在中医脉学上，人体脏气活动的盛衰消长与自然界四时变化同步的五行休王理论，也具有十分重要的意义，为历代医家所重视。譬如，在《内经》里讨论脉学的篇章甚多，其中论及四时五脏脉的占绝大部分。例如，《素问·平人气象论》说：“肝见庚辛死，心见壬癸死，脾见甲乙死，肺见丙丁死，肾见戊已死，是谓真脏见皆死。”对此，明代李中梓认为：“真肝脉见也，庚日笃，辛日死，死于申酉时；……真心脉见也，壬日笃，癸日死，死于亥子时；……真脾脉见也，甲日笃，乙日死，死于寅卯时；……真肺脉见也，丙日笃，丁日死，死于午未时；……真肾脉见也，戊日笃，已日死，死于辰戌丑未时。”（《医宗必读》）又如，《素问·玉机真脏论》说：“脉从四时，谓之可治”；“脉逆四时，为不可治”；“所谓逆四时者，春得肺脉，夏得肾脉，秋得心脉，冬得脾脉”。这里的“春得肺脉”，即王冰注所谓“水衰金王”，“夏得肾脉”即“木衰水王”，“秋得心脉”即“土衰火王”，“冬得脾脉”即“金衰土王”，此皆为神回不转之象，是“神机”已失的表现，所以被诊断为“不可治”之例。实际上，脉逆四时五行者，不止上述数端，凡是与五行休王节律相背离的，皆为逆象，其预后概属不良。例如，李中梓曾强调：“一岁之中，脉象不可再见。”其原理与“神转不回，回则不转”完全相同。李中梓为了阐明其理，还举例说：“如春宜弦而得洪脉者，至夏必死；得涩脉者，至秋必死；得石脉者，至冬必死。为真脏之气先泄也，其象见于非时，当其时不能再见矣。”（《医宗必读》）李中梓在这里所说的“其象见于非时，当其时不能再见矣”的现象，在植物界里亦不少见。例如，桃李开花当在春天，若隆冬季节，桃李反花，则其反花之株，往往在来春不能再度开花，且多枯萎而死。由此可知，五行休王节律不得逆回倒转是生物界的一种普遍规律。诚如古代养生学家所说：“唯圣人从之，故身无奇病，万物不失，生气不竭。”（《素问·四气调神大论》）

总之，人体的生理节律是客观存在的，而五行休王是人体生理活动节律的一部分，且对诊断疾病、判断病势的进退及疾病的转归和预后都有一定的指导意义，是一个值得研究的问题。

（原稿见《中医杂志》1984年第10期）

五脏配五行、五味及其他（一）

王玉川

五脏与五行的配属关系是中医五行学说的核心、脏腑辨证的基础，在内科杂病的诊断治疗方面尤为重要，早在《黄帝内经》里就有许多论述。但人们对它的发生发展演变过程不甚了了，它在学术渊源上同汉代今、古文经学的纠葛，至今尚未澄清；历代医家对五味与五脏的关系、五谷五畜的五行属性等的解释，也存在着不少似是而非、牵强附会的现象。因此，五脏与五行五味的配属关系，对于中医基础理论课程的教学、中医古籍的整理，以及中医学术史的研究来说，都是一个值得讨论的重要课题。

一、从五脏五行配属之争论说起

据古籍记载，五行始见于《尚书·洪范》，而治《尚书》之学者在汉代有今文家与古文家两个学派，二者各张其说。因此，五脏配五行也有两种截然不同的说法。东汉初期，许慎《五经异义》和郑玄《驳五经异义》都有具体论述，唯其书久佚。唐代孔颖达《礼记正义疏》所引，虽非全貌，犹可见其一斑。今分别转录如下：

"《异义》云：今文《尚书》欧阳说，肝木也，心火也，脾土也，肺金也，肾水也。古《尚书》说，脾木也，肺火也，心土也，肝金也，肾水也。许慎按，《月令》春祭脾，夏祭肺，季夏祭心，秋祭肝，冬祭肾，与古《尚书》同。"（《十三经注疏》中华书局1979年影印本，第1354—1355页）许慎介绍了古、今《尚书》关于五脏配五行的两种不同说法，并引《月令》的五脏祭以证古《尚书》之说。郑玄则不同意许慎的意见，因驳之云："《月令》祭四时之位，及其五脏之上下次之耳。冬位在后而肾在下，夏位在前而肺在上。春位小前，故祭先脾；秋位小却，故祭先肝。肾也、脾也俱在鬲下，肺也、心也、肝也，俱在鬲上。祭者必三，故有先后焉，不得同五行之气。今医疾之法，以肝为木，心为火，脾为土，肺为金，肾为水，则有瘳也。若反其术，不死为剧。"（同上）

郑玄此论，主要有两层意思：第一，《月令》讲的五脏配五时是"祭四时之位"的礼仪，其根据是五脏的"上下"之次；第二，医家的五脏配五行乃"医疾之法"，依据的是"五行之气"。从表面上看，他既肯定了古文说，又不否定今文说，而且还援引"医疾之法"为今文说张目，似乎是倾向今文经学的。需要注意的是，郑玄把经学与医学严格区分开了，也就是说，在五脏配五行问题上，今、古文两家争论的对象是儒家的祭祀之礼，而非医家的治病之法。所以，与治病之法一致，不仅不足以证明今文说的正确，恰恰相反，只能表明它背离了"祭四时之位"必须遵循"五脏下之次"的礼仪原则。山此可见，这位著名的经学大师在貌似不偏不倚、折中调和的言论中表达的是以古文经学为主的主张。

郑玄"祭四时之位，及其五脏之上下次之……不得同五行之气"之论，与《灵枢·阴阳系日月》所说“此天地之阴阳也，非四时五行之以次行也”，颇相近似。不过，《日月》那里是用来调和阴阳与五行两说之间的矛盾的，而郑玄那里则是为古文经学的门户之见服务的。两者都不免有些牵强附会，而以后者为尤甚。这是因为，郑玄不但硬把膈下的肝脏搬到膈上，而且提出了同《月令》是直接抵触的说法，“不得同五行之气”。请看《礼记·月令》的一段原文：

> 孟春之月，日在营室，昏参中，旦尾中。其日甲乙，其帝太皞，其神句芒。其虫鳞，其音角，律中太簇，其数八，其味酸，其臭膻。其祀户，祭先脾。东风解冻，蛰虫始振，鱼上冰，獭祭鱼，鸿雁来。天子居青阳左个，乘鸾路，驾苍龙，载青旗，衣青衣，服苍玉，食麦与羊，其器疏以达。是月也，以立春。先立春三日，太史谒之天子曰：某日立春，盛德在木。天子乃斋。立春之日，天子亲率三公、九卿、诸侯、大夫，以迎春于东郊……

仅从“孟春之月”一系列记事的前半段，就可看到：除了作为授时依据的日在、中星等天象，以及供农牧业生产参考的物候之外，诸如主宰时令日干的天帝、天神，与时相应的虫、音、律、数、味、臭等，无一不与“五行之气”有关；天子的车马、旗帜、衣服、玉器，在“盛德在木”时令之下，也必须使用青色的；主副食品也要用属木的，器皿的形制也必须体现春木疏泄条达之象。据说这一切都是上天的旨意，不得有所违背。既然“五行之气”统治着一切，连人世间至高无上的天子也不敢违反，那么怎能设想祭四时用的牲畜内脏倒是例外的呢？所以，我们认为郑玄的这些话是有意曲解《礼记·月令》原文，以为他的学术偏见服务的。

关于《礼记·月令》的来源系统，即它与《明堂月令》《吕氏春秋·十二纪》及《淮南子·天文训》之间的关系，古史专家们至今还无定论，但是它是在《尚书·尧典》和《大戴礼记·夏小正》的基础上经过补充修正而发展起来的这一点并无异议。《尚书·尧典》中只有春“东作”“厥民析”，夏“南讹”“厥民因”，秋“西成”“厥民夷”，冬“朔易”“厥民隩”，以及四时中星等记事。《大戴礼记·夏小正》也只讲春夏秋冬四时，不讲五时；只讲日在、中星、物候，不讲日干、色、味之类的东西，更不讲什么五脏祭。很显然，《礼记·月令》最初是由阴阳学派提出来的，而有关五行的内容，也是后来逐渐增补上去的。譬如，“中央土，其日戊己……祭先心……食稷与牛，其器圜以闳”这段被古文家作为心脏属土的根据的话，在《礼记·月令》是放在“季夏之月”以后、“孟秋之月”以前单独讲的。也就是说，在一年十二个月之内，没有中央土的位置，因而也没有日在、中星、物候等记事。主月、不主时，增补之迹十分明显，却又保持着原先只讲四时、不讲五时的基础。所以，在《礼记·月令》里，既有阴阳说，又有五行说，既有原先的东西，又有增补的内容。如果从这个观点出发，在《礼记·月令》发展史里找论据，那么“祭四时之位……不得同五行之气”的论点，也许还是较有说服力。但郑玄只是从古文经学的立场出发，就事论事，舍本逐末，强调五脏的上下之次，就不可能得出合乎历史逻辑的结论，这是不言而喻的事情。

当然，郑玄肯定了中医的五脏五行说，做出了“若反其术，不死为剧”的论断，却是完全符合东汉和东汉以前医学的实际情况的。他把医学与经学的五脏五行说严格区分开，无疑也是正确的。尽管他的主观目的是企图使今文经学失去医学的支持，以利于更有效地击败今文学派，但是，在客观上，他有可能使医家的五行学说从今、古文经学争论不休的纠缠中解脱出来，这对中医学说的顺利发展，也许不是毫无裨益的。

二、古文五行配五脏说与医学无关

为了进一步弄清古文五行说与医学无关的问题，有必要了解古文说的来历。据史书记载，在秦始皇焚书坑儒、楚霸王火烧阿房宫之后，儒家典籍已荡然无存。西汉初年，建国伊始，疆域未固，朝廷无暇及此，至文帝时才有意于儒术之复兴，一方面征召博通古籍典章之士，另一方面以重赏广求先秦遗书。可是奇怪得很，古文经传不但未闻前有传人，且不在此种背景下及时出现。直到东汉班固《汉书》里，才有武帝时鲁共王“坏孔子旧宅……于其壁中得古文经传”的记载，而在自称汉兴“百年之间，天下遗文古事，靡不毕集太史公”的司马迁的名著《史记》里，却无只字道及孔壁出古文经传这件儒家大事。虽其有“孔氏有古文《尚书》，而安国以今文读之，因以起其家，逸书得十余篇，盖《尚书》滋多于是矣”之说，但是，所谓“逸书”犹《素问》之“遗篇”；所谓“滋多”是说篇章从此有所增加，而不是说在学术见解上与通行的今文《尚书》有什么不同和矛盾，而且仅仅提到《尚书》一经。古文说的来历，诚属可疑。因此，今文家谓古文书简乃“向壁虚造”之物，而古文家则说今文经传辗转传抄，讹误甚多，已非孔子之旧，今、古文两家争吵不休，终成历史悬案。

孔颖达《尚书正义序》对古文《尚书》已略有微词，说：“古文则两汉亦所不行……历及魏晋，方始稍兴。”清初阎若璩《古文尚书疏证》、惠栋《古文尚书考》明确指出，两汉的古文《尚书》并没有被传下来，现存的古文《尚书》是晋人伪造的。近代也有许多学者，如廖平（《今古文考》）和康有为（《新学伪经考》），以及顾颉刚（《五德终始说下的政治和历史》）等，在前人的基础上先后考证了古文经传的来历，较为一致地认为《尚书》《礼记》《左传》等许多儒家经典中的古文说尽皆出于王莽时期刘歆的伪篡。然而，另一些史学家则对此多有异议，例如，钱穆（《刘向歆父子年谱》）列举《新学伪经考》“不通之处”达28条之多，极力为刘歆呼冤。看来，要取得统一的见解，为时尚早。不过，古文经传晚出是肯定无疑的。

阴阳出自《周易》，五行源于《尚书·洪范》。医家的五行说最初同阴阳说一样，都是从经学那里移植过来的，这已经为学术界公认。笔者在这里还要强调一点，即阴阳五行被医家所利用后，从形式到内容，都起了相当程度的变化，已远非经学之旧貌。况且，早期的经学无所谓今古，即使在古文经传出现之后，儒家的五脏配五行，也无论今古并属于后人的注解，而绝非佶屈聱牙、艰涩难读的《尚书》经文所原有。所以，今文说与中医五脏五行说相同，也许恰好表明儒家的今文五脏五行说是从中医那里拿过去的，而不是相反。雍正康熙年间的经学家惠栋以为“欧阳之说，本诸《内经》”（见《古文尚书考》）是很有道理的。退一步讲，就算中医五脏五行说是从今文说那里来的，中医学既然不曾采用古文家的那套五行五脏说，那么就必然有它不采用的历史原因；况且，清朝灭亡之后，那种专为封建帝王搞迷信活动服务的五脏五行说，无论是今文还是古文，统统都被抛进历史垃圾堆里去了。医学是保障人民健康的科学，不是迷信。中医的五脏五行说虽然由于历史条件的局限，难免存在着这样那样的缺陷，却毫无疑问地蕴含着丰富的医疗经验，我们应当运用现代知识和方法，对其加以研究、发掘和提高。今天，我们不应该从郑玄那里倒退回去，不应该把中医五行学说重新推入今、古文之争的泥坑。

然而，事情往往远非人们想象的那样简单。在研究中医古籍和中医史的现代学者中，有人对郑玄所说古文五行与医疾之法无关的论点还有异议。例如，有人提出这样一些说法，“西汉淳于意的医学尚用古文说”；“《内经》的原本是古文说，只因后人篡改，其才成为今文说”；“原本皇甫谧所撰的《甲乙经》是用古文五行配五脏的。如《甲乙经·五脏变腧》把谧的古文五行配五脏的古本《素问》原文，黜为注文，即是确证。当也是在皇甫谧卒后被人根据今本《素问》《灵枢》加以篡改的”。这就是说，中医学最初是用古文五行配五脏的。其根据有两条：第一，西汉名医淳于意用的是古文说；第二，皇甫谧《甲乙经》用的也是古文说。故今本《内经》和今本《甲乙经》均已被后人篡改，成了今文说。

医学界里有信古的，史学界里有疑古的，两者的情形恰好截然相反，形成了极其鲜明的对照。谁说今、古文之争对中医学已经不再发生影响，已经没有研究和澄清的必要了呢？至于信古者的论点、论据和结论，是否真的有道理？是否符合史实？这一下子也说不清，姑且留待下文讨论。

三、淳于意的医学五行五脏说

关于西汉初期名医淳于意的医学，除了《史记·扁鹊仓公列传》中有他在汉文帝面前陈述的25个病案，别无文献可考。我们在这些病案中发现，有的病案记录既似今文五行配五脏说，又似古文五行配五脏说，也就是说，这些病案中存在着任选一说皆可讲通者。如“齐中尉潘满如病少腹痛”一案，即其例。淳于意在此病案中说：

所以知潘满如病者，臣意切其脉深小弱，其卒然合合也（“卒”有本作“来”），是脾气也；右脉口气至紧小，见瘕气也。以次相乘，故三十日死。

其脉卒然合合，谓脉来前波未去，后波即至，脉波重合如流水之状。脉沉小弱而见合合之象，是脾气衰竭之征。右脉口气至紧小，为肺部见肝邪之气。少腹为肝经之部位，少腹痛为肝脏病候。其病涉及肝、脾、肺三脏。其病机是肝气太过，乘侮脾肺，以肝木、脾土、肺金之今文说而论，即木气有余则制己所胜之土，而侮己所不胜之金。若以肝金、脾木、肺火之古文说言，乃金气有余则制己所胜之木，而侮己所不胜之火，也未尝不能言之成理。不过，这并不能作为淳于意用古文说的证据。也许有人会说，既然本案用古文说亦能言之成理，又何以见得淳于意用的不是古文说呢？且再看下列病案，即见分晓。

有个名叫“竖”的患者，是齐北王的女侍者。淳于意诊之，断曰：“竖伤脾，不可劳，法当春呕血死。”春时木王，今、古文两说无异词。脾脏，今文家以为属土，古文家则以为属木。本案依今文说病机为：脾土损伤，则不能胜木，木王于春，故脾伤之病，法当死于春。其理可通。若依古文说，春时脾木正王，王则不畏邪而死于春，岂不矛盾？

又如，“齐丞相舍人奴”病“伤脾气”一案，淳于意叙述得更为明确，他说：

此伤脾气也，当至春鬲塞不通，不能食饮，法至夏泄血死。……至春果病，至四月，泄血死。所以知奴病者，脾气周乘五脏，伤部而交。故伤脾之色也，望之杀然黄，察之如死青之兹。众医不知，以为大虫，不知伤脾。所以至春死病者，胃气黄，黄者土气也，土不胜木，故至春死。所以至夏死者，《脉法》曰：病重而脉顺清者曰内关，内关之病，人不知其所痛，心急然无苦；若加以一病，死中春；一愈顺，及一时。其所以四月死者，诊其人时愈顺。愈顺者，人尚肥也。

此所谓"尚肥"，即《素问》之"形肉未脱"。所谓"望之杀然黄，察之如死青之兹"，即《素问》"色见青如草兹者死""黄如枳实者死"，并为"五色精微象见矣，食寿不久也"之危兆。本案大意是说，伤脾气之病，而见真脏之色者，照理当死于春。惟其人形肉未脱，按照《脉法》"一愈顺，及一时"言论，有可能度过春时而死于夏时，所以说"法至夏泄血死"。后来，患者终于四月而死。淳于意在这里说的"此伤脾气也……土不胜木，故至春死"，与今本《素问·脏气法时论》"病在脾……甚于春"之论，颇相一致。如果用古文五行配五脏之法，那"土不胜木，故至春死"之断语就无法解释了。

再如，"齐中郎破石"病"肺伤"一案，淳于意说：

臣意诊其脉，告曰：肺伤，不治，当后十日丁亥，溲血死。即后十一日，溲血死……所以不中期死者，师言曰：病者安谷即过期，不安谷则不及期。其人嗜黍，黍主肺，故过期。

肺，古文家以为火脏，今文家以为金脏。丁亥，为火王之日，今、古文两家无异辞。溲，指大便。本案依今文说，肺金伤则不胜火克，故至火王之日告死。后来，病人度过火日而死于土日，是因为"其人嗜黍"，黍为肺谷之故。淳于意此言，乃其师公乘阳庆所授，公乘阳庆乃先秦名医，而其言与《素问·脏气法时论》的"病在肺……加于丙丁"，《灵枢·经脉》的"手太阴气绝……则丙笃丁死，火胜金也"，以及《灵枢·五味》的"肺病者，宜食黄黍"等均相吻合，足见今本《内经》犹承先秦医家之术。如果依古文五行配五脏之法，则肺为火脏，火脏伤而死于火王之日，就不可通了。况且，黍在古文说是属水的，非火脏伤者所宜。如《礼记·月令》所说"孟冬之月……祭先肾……食黍与彘"，亦与淳于意"黍主肺"之说不相符。

假定西汉初期的医学五行配五脏确有今、古文两派，那么，具体到某一医生来说，二者必居其一，不可能兼而有之。因此，根据以上几个只能用今文五行配五脏说方可讲通的病案就可以断定，"淳于意的医学尚用古文说"的论点是没有任何可靠证据的。

四、皇甫谧的医学五行五脏说

要想弄清楚"皇甫谧《甲乙经》原本用古文五行配五脏"之论到底有何根据，是否与史实相符，不妨先抄它几条原文和被认作"确证"的注文来看个究竟。《甲乙经·五脏变腧》中有关论述是这样写的：

"肝为牡脏，其色青，其时春，其日甲乙，其音角，其味酸。"注云："《素问》曰：肝在味为辛。于经义为未通。"

"心为牡脏，其色赤，其时夏，其日丙丁，其音徵，其味苦。"注云："《素问》曰：心在味为咸。于经义为未通。”

“脾为牡脏，其色黄，其时长夏，其日戊己，其音宫，其味甘。”

“肺为牝脏，其色白，其时秋，其日庚辛，其音徵，其味辛。”注云：“《素问》曰：肺在味为苦。于经义为未通。”

“肾为牝脏，其色黑，其时冬，其日壬癸，其音羽，其味咸。是谓五变。”

以上《甲乙经·五脏变腧》的五条原文，与今《灵枢·顺气一日分为四时》所载完全相同，唯后者无注文。细读这些记载，不难发现，欲使皇甫谧用古文说的论点能够成立，至少要解决以下3个疑问。

第一，既然《甲乙经》的“古本《素问》原文”被后人黜为注文，那么，为什么脾、肾两脏的“古本《素问》原文”不见了呢？

第二，大家知道，对于五行配五时，今、古文两说完全一致。所以，五脏配五行之争实际上即五脏配五时之争。如果说，今本《甲乙经·五脏变腧》的注文是古文五行说的“古本《素问》原文”，那么，为什么这些注文只是说《素问》曰某脏在味为某，而对于五脏配五时这个更为重要、两家争论的关键问题，反而默认，不见“古本《素问》”的踪影呢？

第三，古文说，心是与甘味相配的，脾是与酸味相配的。至于肾与咸味相配，今、古文两家是完全一致的。如果说，《甲乙经·五脏变腧》的注文即是“古本《素问》原文”，那么为什么注文不说“心在味为甘”，而偏要自乱家法，说成“心在味为咸”呢？如果说“心在味为咸”是古文说，那“肾在味”又当如何说？又为什么在脾条下没有“《素问》曰：脾在味为酸，于经义为未通”的注文呢？

很清楚，上述三个问题绝不是用“古本《素问》原文，被黜为注文”之类的话就能够解答的。因此，那种认为皇甫谧《甲乙经》用古文五行配五脏的说法，是难以令人信服的。也许有人会说，既然《甲乙经·五脏变腧》的三条注文不是《素问》原文，而其中“《素问》曰”字样，该作何解？据笔者管见，只要我们破除迷信，不认为写在书本上的都是对的，就不难发现，这些注文是后人在传抄过程中随手写上的，而且每条注文的两句话分别出自两人之手。前一人只写了“《素问》曰：某在味为某”。此人大概曾经读过《素问·脏气法时论》，还依稀记得其中个别词句，但并没有真正读懂，因而误把“肝欲散，急食辛以散之，以辛补之”理解为“肝在味为辛”，误把“心欲软，急食咸以软之，用咸补之”理解为“心在味为咸”，又误把“肺苦气上逆，急食苦以泄之”理解为“肺在味为苦”，并把它们一一写在了相应条文之下。后来有人看到这些校语式的注文，认为其注不通，于是在三条注文下面，又各续加一句“于经义为未通”以驳斥之。这样就成了今天我们看到的这个本子。不然的话，既引之又驳斥之，岂非多余，而且在清代王清任以前的医家那里，还不曾有过敢于明目张胆地对《素问》原文进行驳斥的人。由是观之，无论从文理，还是从历史情况来分析，被斥为“于经义为未通”者，既非《素问》亦非《甲乙经·五脏变腧》原文，而是那位杜撰“《素问》原文”的注家。难道这还有什么疑问吗？说到这里，也许又有人会问，脾、肾两脏条文下何以无注？

脾条下无注之故，乃《素问·脏气法时论》“脾欲缓，急食甘以缓之”句，与《甲乙经·五脏变腧》“其味甘”相符，因此，作注之人认为不必加注。肾条下无注之故，是因为《素问·脏气法时论》虽有“肾苦燥，急食辛以润之”和“肾欲坚，急食苦以坚之”之说，与《甲乙经·五脏变腧》“其味咸”大不相同，照理应该加注以示其异，但是这位注家又不能不考虑在上文已有“肝在味为辛”和“肺在味为苦”之注，为了避免注文矛盾，只好姑置勿论，不了了之。

总之，《甲乙经·五脏变腧》的注文绝不是什么古文五行配五脏的“古本《素问》原文”。后人把它“黜为注文”云云，更是无从说起。

皇甫谧与古文经传确实有些瓜葛。譬如，孔颖达《尚书正义序》云：“晋皇甫谧独得其书，载于《帝经》，其后传授者，乃可详焉。”这里所说的“其书”，即古文《尚书》；所谓《帝纪》，是指皇甫谧所著的《帝王世纪》。在《尧典正义》和《泰誓正义》里，孔颖达又多次援引《晋书》，提到皇甫谧与古文《尚书》的关系及其传授系统。但是，从这里是不可能得出皇甫谧《甲乙经》用古文说的结论来的。首先，孔颖达的这些话在唐房玄龄等所撰《晋书》里是找不到的，在别本《晋书》里虽有记载，但是否有误值得怀疑。其次，皇甫谧生活于魏晋之间（215—282），上距东汉著名经学大师郑玄的生活年代（127—200）并不太远，对于郑玄的“今医疾之法，以肝为木、心为火、脾为土、肺为金、肾为水，则有瘳也。若反其术，不死为剧”这个著名论断不会不知。还有皇甫谧在《甲乙经》自序里讲到，“仲景论广伊尹《汤液》，为十数卷，用之多验，近代太医令王叔和，撰次仲景遗论甚精，皆可施治”，对张仲景、王叔和评价甚高。有此三者，我们怎么能够设想皇甫谧会“反其术”而为之，采用什么古文五行配五脏呢？

如果说，皇甫谧之所以要用古文说，是因为他在临床实践中发现今文五行配五脏说的疗效远不如古文说者佳，那么，这无疑是个具有深远意义的重大发现，照理应当大肆宣扬一番的，然而他在《甲乙经》自序里何以对此一字不提，而相反地对使用今文五行说的张仲景、王叔和推崇备至呢？

如果说，皇甫谧确实见到过古文五行配五脏的古本《素问》《灵枢》，并以之作为《甲乙经》的蓝本。那么，为什么郑玄不承认古文而只承认今文五行配五脏是“医疾之法”呢？又为什么王叔和、张仲景及淳于意、公乘阳庆都不用古文说呢？

由此可见，不论《素问》《灵枢》还是《甲乙经》，都不曾有过用古文五行配五脏的“古本”。所谓“皇甫谧卒后被人根据今本《素问》《灵枢》加以篡改”，自然也是查无实据的。

（原稿见《北京中医学院学报》1988 年第 11 卷第 1 期）

五脏配五行、五味及其他（二）

王玉川

五、《内经》五脏配四时五行说

前面已经讲过今、古文五行配五脏的分歧实际上是五脏配五时之争。换句话说，虽然今、古文两家五行配五脏说法不同，但是双方关于五行与时、月、方位、日干、音、色、味的配属关系，则是完全一致的。因此，时与脏的配属关系是区别今、古文说的关键。现在，我们要考察《内经》是否留有古文五行说的遗迹，也必须把握住这个关键。

根据粗略统计，除明显属于后人增补的运气学说七篇大论和两个遗篇之外，《内经》里系统地讲到四时十二个月（或方位）与内脏相关的，约有二十篇，在《素问》与《灵枢》的分布比例为3∶1,且说法多有不同。大抵可分为四时四脏论、四时五脏论、五时五脏论、六时六脏论、八风八脏论，凡五类。在这些不同说法之间，还可隐约看到当年学术流派之争，以及其在争鸣过程中相互排斥又相互渗透、相互融合的情景。

（一）四时四脏论

此类时脏论在《内经》中凡二见，一见于《素问·四气调神大论》，一见于《素问·水热穴论》。前者论四时养生之道，后者论四时取穴之理。前者纯属阴阳学派的理论，后者已有木、火、金、水字，在阴阳学说的基础上引进了五行说的名词。前者不用多说，后者值得注意，先看《素问·水热穴论》的一段原文：

春者木始治，肝气始生，肝气急，其风疾，经脉常深，其气少，不能深入，故取络脉分肉间。夏者火始治，心气始长，脉瘦气弱，阳气留溢，热熏分腠，内至于经，故取盛经分腠，绝肤而病去者，邪居浅也。所谓盛经者，阳脉也。秋者金始治，肺将收杀，金将胜火，将气在合，阴气初胜，湿气及体，阴气未盛，未能深入，故取俞以泻阴邪，取合以虚阳邪。阳气始衰，故取于合。冬者水始治，肾方闭，阳气衰少，阴气坚盛，巨阳伏沉，阳脉乃去，故取井以下阴逆，取荥以实阳气。故曰：冬取井荥，春不鼽衄。此之谓也。

这段原文既非今文五行说，更非古文五行说。木、火、金、水，只是少阳、太阳、太阴、少阴之代号。所谓“金将胜火”，即“阴气初胜”为太阴之意。所谓“湿气及体”，即“秋伤于湿”之互辞。归根结底，还是春夏为阳，秋冬为阴，阳主进，阴主退，进则由少而太，退则由太而少，春生夏长，秋收冬藏等阴阳学派的理论。它虽然把五行学说的木、火、金、水四个名词拿了过来，却根本不用五行的那套理论，而是按照阴阳学说的观点，对它们一一做了改造，为我所用。“用其文而背其义”是丰富自己、压倒对方的一种手段，在学术争鸣中是常见的，也是相互渗透的第一步。

这在当时正统的阴阳学派看来，也许是非驴非马、离经叛道的。但是，如果没有这第一步，那么，阴阳与五行就永远不会出现融合的可能。了解这一点，就不至于一见水、火、金、木字样，即以为必然是五行学派的理论了。这一点，也正是以往注家们误入歧途的关键所在。例如，王冰注云："金王火衰，故云金将胜火。"这简直把阴阳胜负误作"五行休王论"了。又如，张志聪《黄帝内经素问集注》援引《素问·阴阳应象大论》五方五行说的"东方生风，风生木""南方生热，热生火"之文为《素问·水热穴论》作注，似乎道理十足，天衣无缝。可是，至下文"秋者金始治……湿气及体"，就立即陷入了困境，于是不得不改弦易辙，将"西方生燥，燥生金"之文抛在一边，而把运气学说里的六气主时说抬出来抵挡一阵，说"立秋、处暑，乃太阴湿土主气，故湿气及体"。其实，原文并不难懂，反而这些忽五忽六、支离破碎、不成体系的注文，把人弄糊涂了。

（二）四时五脏论

这类时脏论是阴阳学派正式开始五行化的早期理论。它与五行化的月令相较，差别十分显著。前者的时脏关系是阴阳学派在四时四脏论里早已奠定了的，这里只不过增补了一个脾，而后者的时脏关系在阴阳学派为它奠定的基础里，如《夏小正》所载，是根本没有的，到了《礼记·月令》，才出现了时脏相配的文字。换句话说，虽然我们对于月令出现时脏关系的时代与《内经》时脏论的产生时代究竟孰先孰后，目前还无法做出判断，但是，月令的五脏祭，毫无疑问全部是后来增补的。明白了这一点，也许就不至于被什么今、古文之争，搞得疑今疑古了。

在阴阳学派那里，一切事物都是成双成对的。不能不承认，人有五脏而论不及脾，是个严重的缺陷。时有四，脏有五，欲以五配四，岂不难煞人哉！如何解决这个难题呢？《内经》时代的医家提出了三个方案。

1. 脾不主时

《素问·玉机真脏论》说：

岐伯曰：脾脉者土也，孤脏以灌四傍者也。帝曰：然则脾善恶可得见之乎？岐伯曰：善者不可得见，恶者可见。帝曰：恶者如何可见？岐伯曰：其来如水之流者，此谓太过，病在外；如鸟之喙者，此谓不及，病在中。

很显然，这是从脉学的角度讲的。春脉如弦，属肝所主；夏脉如钩，属心所主；秋脉如浮，为肺为主；冬脉如营，为肾所主。肝、心、肺、肾之脉，随四时而见。脾脉在正常情况下就蕴藏在肝、心、肺、肾四脉之中，故云"善者不可得见"；只有在病理状态下，脾脉才有可能单独出现，故云"恶者可见"。因此，脾在四时是没有独立位置的。又如，《素问·刺禁论》说：

肝生于左，肺藏于右，心部于表，肾治于里，脾为使……

这是以面南背北的位置来说的。左，为东、为春；右，为西、为秋；表，为前，为南、为夏；里，为后、为北、为冬；使，为负有特种使命而周游四方的使者。"脾为之使"与"脾为孤脏，中央土，以灌四傍"之意相近，乃脾不主时说的另一种表述方式。

2. 脾王四季之末

于《素问》凡二见。如《刺要论》说：

刺皮无伤肉，肉伤则内动脾，脾动则七十二日四季之月，病腹胀烦不嗜食。

此方案的理由何在?《素问·太阴阳明论》说：

脾者土也，治中央，常以四时长四脏各十八日寄治，不得独主于时也。脾脏者常著胃土之精也，土者生万物而法天地，故上下至头足，不得主时也。

这个方案是脾不主时说的变种。它表面上说脾不得主时，实则并不完全同意脾不主时之说。肝、心、肺、肾四脏皆有其相应的时位，脾既为五脏之一，在四时里就不该没有位置，因而从四个季月里各割出十八日，合计七十二日，划归脾脏所主。所以，这个方案叫作：土王四季之末，各十八日寄治。

3. 脾为至阴

这一方案，我们叫它“脾为至阴说”。因为它既不说脾不主时，也不讲脾主何时，只是说“脾为至阴”。例如《素问·六节脏象论》说：

心者……为阳中之太阳，通于夏气；肺者……为阳中之太阴，通于秋气；肾者……为阴中之少阴，通于冬气；肝者……为阳中之少阳，通于春气；脾、胃、大肠、小肠、三焦、膀胱者，仓廪之本，营之居也，名曰器，能化糟粕，转味而入出者也。……此至阴之类，通于土气。

在这里的“阳中之太阴”，当为“阴中之太阴”。《素问·六节脏象论》的作者对“脾不主时”和“土王四季之末，各十八日寄治”两个方案大概都不赞同，认为都不太合理，可是他又提不出妥善的解决办法，于是把脾、胃、大小肠、三焦、膀胱等职司消化、吸收、输送营养物质和排泄废料的内脏归在一起，说它们都是“至阴之类，通于土气”的“器”。既不说主时，也不说不主时，反正随你怎么理解都可以。字里行间透露出无可奈何的思想状态，说明了五脏配四时，确实是古代医家们遇到的一大难题。

主张脾为至阴说的还有《素问》的《咳论》和《痹论》。不过，它们是把胃、大小肠、三焦、膀胱等五腑，与脾、肺、心、肝、肾分开说的，已经有了脏腑表里相合的概念。“至阴”仅指脾而不包括五腑。这些显著差异表明，它们的成篇时间较《素问·六节脏象论》的要晚些。但是，不明言脾主何时何月则是共同的。后世注家释“至阴”，往往把它同“长夏”或“戊己日”混为一谈。恐非四时五脏论的“脾为至阴说”的原意。

（三）五时五脏论

这类时脏论亦有两种不同说法：一是“脾主长夏说”，二是“五脏各主七十二说”。前者大约是在四时五脏论的“脾为至阴说”基础上发展起来的，所以严格说来，它是应当属于四时五脏论一类的。后者是五行学派的主张，与“土王四季之末，各十八日寄治”之基本属于阴阳学派者，有一定的区别。

1. 脾主长夏

第一种，脾主长夏说。如《素问》的《金匮真言论》《阴阳应象大论》《平人气象论》《脏气法时论》《风论》《宣明五气》，以及《灵枢》的《本神》《顺气一日分为四时》《五音五味》等篇，都有脾主长夏说的内容。脾主长夏说还没有完全脱离阴阳学派的春夏秋冬四时体系，只是把夏三月的最后一个月（即农历的六月）划为脾所主，并同时增加了五音、五色、五味，以及日干等五行学派的一系列内容，出现了五行为主的倾向。显而易见，这是阴阳学说五行化日趋成熟的结果。百家争鸣，最后往往成为百家融合，这个历史的辩证法对阴阳与五行两大学派来说，自然也无可例外。不过，从《内经》全书来看，这个过程在这里还没有结束，一直到了运气七篇大论里，才算基本上完成了。

2. 五脏各主七十二日

第二种，五脏各主七十二日说。其在《内经》中仅见于《素问·阴阳类论》，而且原文只讲了肝一脏。但是，其他四脏可以此类推，自在不言中了。五脏各主七十二日，合计三百六十日，还不足一年之数，这与运气学说里的主时五运各主七十三日有零的方法相较，显得不够精密。但毫无疑问，它是主时五运说的前身。

《素问·阴阳类论》一开始就讲到了这种时脏论，可是，它的口气颇有对之不屑一顾的味道，这足以发人深思。它说，立春那天，黄帝给雷公出了一道题目："阴阳之类，经脉之道，五中所主，何脏最贵？"雷公对曰："春甲乙青，中主肝，治七十二日，是脉之主时，臣以其脏最贵。"

这个答案，如果让五行学派的学者来评判，即使不得满分，至少也是中等以上水平。谁知黄帝竟然批评说："却念《上下经》《阴阳》《从容》，子所言贵，最其下也。"

这就是说，雷公完全错了，只能得零分。读了这段出乎意料、却在情理之中的记述，我们可以明了这样两个问题：第一，经脉的理论最初是阴阳学派的医家创立的，在《上经》《下经》《阴阳》《从容》等古代医籍里的经脉理论是没有五行内容的。这在马王堆汉墓出土的《五十二病方》里亦可得到证明。第二，在中医学历史上，确实曾经有过阴阳与五行两大学派各行其是、互不相干的时期。

（四）六时六脏论

这一类时脏论是阴阳学派的早期时脏观。在《内经》仅见于《素问·诊要经终论》：

黄帝问曰：诊要何如？岐伯对曰：正月、二月，天气始方，地气始发，人气在肝。三月、四月，天气正方，地气定发，人气在脾。五月、六月，天气盛，地气高，人气在头。七月、八月，阴气始杀，人气在肺。九月、十月，阴气始冰，地气始闭，人气在心。十一月、十二月，冰覆，地气合，人气在肾。

这里有两个问题值得注意。第一，它把一年十二个月平均划分为六个时段，依次与肝、脾、头、肺、心、肾相配，这既不是今文五行说，也不是古文五行说能够说通的。这本来是十分清楚的。然而，后世注家们却硬要用五行说来解释它，把原文弄得支离破碎，不堪卒读。上自唐代，下迄明清，许多颇负盛名的注家，如王冰、马莳、张介宾、张志聪等，几乎无一例外。现代学者又往往上这些注家的当，费尽心血，最后还是不能自圆其说。第二，“头”在这里是作为一个脏，与肝、脾、肺、心、肾五脏并列的。显然，这是《素问·五脏别论》否定了的所谓“脑髓为脏”的观点。这种六时六脏论在三阴三阳脏腑表里相合论尚未问世时必然是很为时行的，故有“诊要”之称。但是，与后出现的五时五脏论和主时六气说相比，它自然相形见绌，免不了被淘汰的命运。

（五）八风八脏论

八风，即八种不同方向的风，是不同季节里的主导风向。因为与季节相应，所以它又称为“八节风”，现代气象学称之为“季风”。我国位于亚洲大陆东部，与太平洋相邻。海陆热力性质的差异导致冬夏间海陆上气压中心的季节变化，加上冬夏行星风带受地转偏向力的影响而南北推移，引起了一年中盛行风向随季节有规律地变换，因此陆地及附近海区季风特别盛行，成为世界上著名的季风气候区。古代人民生息在这块季风盛行的大地上，对季风变换特点的认识早已达到了较高水平。所以，在《吕氏春秋》《淮南子》《史记》等秦汉时期的古籍里，都有关于八节风的具体记载。我国航海史上就有许多例子说明秦汉以前人们已能自觉地利用季风作为航海的动力，使船只远渡重洋顺利到达彼岸，而在相反风向盛行的季节平安返航回归本土。明代郑和七下西洋，没有一次不利用季风。总之，八节风是符合我国气象实际的。

人与自然是密切相关、不可分割的整体。古代医家把八风作为发病学的组成部分是不难理解的。在《内经》里谈到八风的篇章很多。例如，《素问·八正神明论》说：“八正者，所以候八风虚邪以时至者也。”《灵枢·九针论》说：“八正之虚风，八风伤人，内舍骨解、腰脊节、腠理之间，为深痹也。”此外，《素问》的《移精变气论》《脉要精微论》《阴阳类论》及《灵枢》的《岁露论》等，都曾讲到八风致病。但是，关于八风与内脏相配的内容，则仅见于《灵枢·九宫八风》。其文颇芜杂，大约是汉人取律历、卦候、九宫、风角等多种术士之说，与肤浅的医学知识杂凑而成篇的，不仅上下文多有自相矛盾，而且文中所述太一移行九宫之次序，与《易纬·乾凿度》所说的“太一取其数，以行九宫、四维四正，皆十五”之法也多有不合。此外，还有神秘色彩十分浓厚的话，如说：“太一在冬至之日有变，占在君；太一在春分之日有变，占在相；太一在中宫之日有变，占在吏；太一在秋分之日有变，占在将；太一在夏至之日有变，占在百姓。”

现在我们只要把那些附会之辞和迷惑人的神秘色彩剥掉，就会清楚地看到它的医学内容。它无非是说，从立春开始，东北季风盛行，与大肠相应；春分则东风盛行，与肝相应；立夏则东南季风盛行，与胃相应；夏至则南风盛行，与心相应；立秋则西南季风盛行，与脾相应；秋分则西风盛行，与肺相应；立冬则西北季风盛行，与小肠相应；冬至则北风盛行，与肾相应。若使风向与节气相反，则为虚邪贼风。人体受到虚邪贼风的侵袭，与节气相反方位的脏腑就会发生病变。例如，冬至吹南风，其病在心。余可类推。

从这些主干内容来看，其只与八卦方位和二分、二至、四立八个节气有关，应是阴阳学派理论，它的发生年代也许不会太晚。现在我们看到的《灵枢·九宫八风》则是在早先原有的基础上做了许多莫名其妙的补充修改而成的，它的成篇年代不会早于东汉。其中五脏与五方相应的内容，同五时五脏论的脾主长夏说基本一致。在五时五脏论兴起之后，诚如《素问·金匮真言论》所说“天有八风，经有五风。八风发邪，以为经风，触五脏，邪气发病”，八风八脏论一变而为八风五脏论。换句话说，八风八脏论实际上已经被淘汰。所以，尽管《内经》有大量篇章讲到八风，虚邪贼风，但它绝不讲八风与内脏的配属关系。也许正是出于使其复活的企图，在创作《九宫八风》时才给它披上了许多神秘的色彩。虽说弄巧成拙，却也迷住了千百年来许多医家的眼睛，使他们不断地为它作注释义。

综上所述，《内经》的五脏与五时五行配属关系是在一个相当漫长的演变过程中，经受了临床实践的反复检验，多次修正而成的。它涉及生理、病理、诊断、治疗及养生保健等一系列的问题，牵一发动全身，是不能任意改变的。因此，中医的五脏配五行同那种随你怎么颠倒配拟都无关重要的五脏祭是不可混为一谈的。

但是，我们还必须看到，每一个脏的功能实际上是多方面的，绝不是什么“木曰曲直，曲直作酸；火曰炎上，炎上作苦；金曰从革，从革作辛；水曰润下，润下作咸；土爰稼穑，稼穑作甘”之类的话能够概括得了的。脏腑的变化也是十分复杂的，五行生克制化至多只能说明其中的部分规律。因此，随着中医临床医学的进展，五脏五行说的缺陷已经越来越显得突出了。例如，火有君火、相火之分，在君火、相火之外，又有阴火、命门火的发现和肝肾同源论的问世，肾为先天、脾为后天，补肾不若补脾和补脾不若补肾之争以及五脏之中各有脾胃说等均已远远突破了五脏五行说的限制，都不是五行生克制化规律所能够说明得了的。这些情况并非发生在今天，而是唐宋以来已然如此。由是观之，中医基础理论早已处在量变之中，并逐渐具备了质变的可能性。尽管这种变化的进程如此缓慢，但是，它无可争辩地表明，抱残守缺、墨守成规、只要继承不求发展绝不是中医的传统。

（原稿见《北京中医学院学报》1988年第11卷第2期）

五脏配五行、五味及其他（三）

王玉川

六、五味与五脏的关系

五味与五脏的关系，是五行学说里又一重要内容，与临床治疗用药、饮食调养密切相关，因而为历代医家所重视。可是，他们往往把五味与五脏的关系说得十分简单机械。《金匮要略》开宗明义，在第一篇就说："夫肝之病，补用酸，助用焦苦，益用甘味之药调之。酸入肝，焦苦入心，甘入脾……此治肝补脾之要妙也。……余脏准此。"如果这一段话并非出于后人之伪纂，那么，连医圣张仲景也毫不例外地认为一种味只入一脏。等而下之，更无论矣。这种味脏关系的简单的见解实际上是对《内经》味脏论的严重误解。

在《内经》中较系统地明确地谈到五味及其与五脏关系的十多篇文章的内容包括这样两个方面：一是五味所生、所入、所走、所伤之脏腑，二是五脏补泻所欲、所宜、所禁之味。前者如表91，后者如表92所示，它并不受肝与酸味、心与苦味、脾与甘味、肺与辛味、肾与咸味相配的五行归类所限制。

表91　五味与五脏关系之一

（举例）篇名	酸				苦				甘				辛				咸			
	生	入	走	伤	生	入	走	伤	生	入	走	伤	生	入	走	伤	生	入	走	伤
《素问·金匮真言论》		肝				心				脾				肺				肾		
《灵枢·五味》			肝				心				脾				肺				肾	
《灵枢·五味》			筋	膀胱			骨				肉				气				血	血
《灵枢·九针论》		肝	筋			心	血			脾	肉			肺	气			肾	骨	
《素问·宣明五气》		肝	筋			心	骨			脾	肉			肺	气			肾	血	

续表

（举例）	酸				苦				甘				辛				咸			
篇名	生	入	走	伤	生	入	走	伤	生	入	走	伤	生	入	走	伤	生	入	走	伤
《素问·阴阳应象大论》	肝			筋	心			气	脾			肉	肺			皮毛	肾			血
《素问·五脏生成》		肝		脾（肉、唇）		心		肺（皮毛）		脾		肾（骨、发）		肺		肝（筋、爪）		肾		心（脉）
《素问·生气通天论》				肝、脾				脾（胃）				心、肾				筋脉				骨、肌、心
与味相关之脏	肝（筋）、脾（肉、唇）、肾（膀胱）				心（血）、肾（骨）、肺（皮毛、气）、脾（胃）				脾（肉）、心、肾（骨、发）				肺（气、皮毛）、肝（筋）				肾（骨）、心（血、脉）、脾（肌）			

由表91可见，酸味入走肝脏系统，能伤肝、脾、肾三系统；苦味入走心、肾二系统，能伤肺、脾二系统；甘味入走脾脏系统，能伤脾、心、肾三系统；辛味入走肺脏系统，能使肝、肺二系统受损伤；咸味入走心、肾二系统，除对心、肾可能产生伤害作用外，还可伤及脾脏系统。

表92　五味与五脏关系之二

篇名	肝（筋）	心（血）	脾（肉）	肺（气）	肾（骨）
《素问·宣明五气》	禁酸	禁咸	禁甘	禁辛	禁苦
《素问·五脏生成》	禁酸、欲酸	禁苦、欲苦	禁甘、欲甘	禁辛、欲辛	禁咸、欲咸
《素问·脏气法时论》	宜甘、辛补、酸泻	宜酸、咸补、甘泻	宜咸、甘补、苦泻	宜苦、酸补、辛泻	宜辛、苦补、咸泻
《灵枢·五味》	宜酸、宜甘、禁辛	宜苦、宜酸、禁咸	宜辛、宜咸、禁酸	宜辛、宜苦、禁苦	宜咸、宜辛、禁甘
与脏相关之味	酸、甘、辛	咸、苦、酸、甘	甘、咸、辛、苦、酸	辛、苦、酸	苦、咸、辛、甘

由表92可见，肝脏系统与苦、咸二味无关，心脏系统与辛味无关，肺脏系统与甘、咸二味无关，肾脏系统与酸味无关，脾脏系统与五味都有关。综合两表观之，则甘味与肺无关，苦味与肝无关，咸味与肝、肺二脏无关，辛味与心无关，酸味则与五脏中任何一脏都有关。

此外，五味所伤、五脏所禁，与所宜、所欲之间，看似多有矛盾，其实不然。因为，关于五味的作用，《内经》有明确的说明，例如，《素问·脏气法时论》说："此五者，有辛酸甘苦咸，各有所利，或散或收，或缓或急，或软或坚，四时五脏病随五味所宜也。”

这就是说，五味与五脏的关系取决于五味的发散、收敛、缓急、润燥、软坚等作用是否同脏气的虚实盛衰相适应。又如《素问·至真要大论》也说：“辛甘发散为阳，酸苦涌泄为阴，咸味涌泄为阴，淡味渗泄为阳。六者，或收或散，或缓或急，或燥或润，或软或坚，以所利而行之，调其气，使之平也。”文中不但将五味变成了六味，而且与《素问·脏气法时论》一样，不谈某味专入某脏。由此可知，《内经》所说五味与五脏的关系中，不仅某味入某脏是直接的，所伤、所宜、所欲，以及散、收、缓、急、燥、润、软、坚等，也都是味对脏的直接关系，任何一种味并非只作用于一个脏。

因此，酸入肝、苦入心等一种味只与一个脏发生直接联系的观点，无疑是早期的理论，与客观实际有较大距离。成篇较晚的《素问·脏气法时论》和《素问·至真要大论》等所说的一种味与多个脏发生直接联系的说法，即后来在临床实践中观察到的实际情况。有所发现，即有所记载，故其说与老观点多有矛盾。没有发现，即无其记载，故肝与苦、咸无关，心与辛无关，肺与甘、咸无关。其实并非无关，而只是当时尚未发现罢了。当然，某味专入某脏的老观点也是有它的学术渊源的。相传三千多年以前的商代，有位名叫伊尹的宰相把烹调与医理融为一体，创立了既可养生又可治病的食疗理论，并著有《汤液经》。其书不传，但在儒家经典《周礼·天官》中有如一段记载与《内经》的味脏论颇有关系。其文曰：“食医掌和王之六食……凡和，春多酸，夏多苦，秋多辛，冬多咸，调以滑甘……凡君子之食，恒放焉。”所谓“春多酸，夏多苦”等，是说应时之味需较多于非时之味。故孔颖达说：“必多其时味者，所以助时气也。”这种应时调和饮食之法，到了《内经》的五时五脏论里，原来相对而言的“多”变成了“入通”“所走”等绝对专一的关系，原先四时不可或离、起调和作用的“甘”味被“宣告独立”，被用来与主长夏的脾相配。从此，四时和食之法一变而成为五时五脏论的组成部分。所以，某味专入某脏的理论，从它产生的那一天起，就不是完全合情合理的。它那主观规定的限制被后来的实践一一突破是不足为怪的。但历代医家以为《内经》记载的东西都是真理，不仅不予以分析，反而不断地给予强化，使之与后来发展起来的新理论混在一起，长期并存。这是中药学理论迄今依然存在着紊乱、模棱两可、似是而非等现象的主要原因之一。

比如，药物归经理论本来是以药物的功效为依据的，是通过脏腑辨证用药，从临床实际疗效中总结概括而成的。可是，以往的本草专家们硬说它是以五味入五脏的理论为基础的。今天我们编写教材应该舍得割爱，尊重事实。再讲五味入五脏是药物归经根据之一，似乎已经大可不必了。

我们将全国统编的第二版、第四版《中药学讲义》所载，如木瓜（味酸）、黄连（味苦）、党参（味甘）、细辛（味辛）、昆布（味咸）等味道单一的药物作为统计对象，结果如表93所示。

表 93　药物归经与五味的关系

药物之味	教材版别	药物总数	归肝系		归心系		归脾系		归肺系		归肾系		
			专入肝系	兼入他系	专入心系	兼入他系	专入脾系	兼入他系	专入肺系	兼入他系	专入肾系	兼入他系	
酸	二	11	1	4	0	1	1	3	0	6	0	5	专入肝系者占 9%
	四	9	1	5	0	1	0	2	1	6	0	1	专入肝系者占 11%
苦	二	78	9	36	3	15	5	29	3	28	2	18	专入心系者占 3.85%
	四	87	10	45	1	20	3	27	6	43	2	18	专入心系者占 1.14%
甘	二	88	6	24	2	27	7	40	4	36	2	24	专入脾系者占 7.95%
	四	86	4	32	2	28	5	38	1	41	2	27	专入脾系者占 5.81%
辛	二	65	6	15	1	9	7	30	6	25	3	15	专入肺系者占 9.23%
	四	68	3	20	2	14	6	31	7	26	1	13	专入肺系者占 10.29%
咸	二	17	4	7	0	0	1	2	1	2	2	6	专入肾系者占 11.76%
	四	20	4	13	0	5	0	7	1	3	0	9	专入肾系者无

从表 93 可见，酸入肝、苦入心、甘入脾、辛入肺、咸入肾的简单化的味脏论，缺乏特异性。例如，酸味专入肝者仅占 9% ~ 11%；苦味药专入心者仅占 1.14% ~ 3.85%，远不及入脾者多，而且专入肝者竟 3 倍于入心者。又如，甘味入脾者占 5.81% ~ 7.95%，仅略多于入肝者；辛味入肺者与入脾、入肝者基本一样多。至于咸味药，专入肾的只有 0 ~ 11.76%，反而远远不及专入肝系者为多。把兼入他系者也计算在内，其结果也基本相似，这表明五味之中几乎找不出绝对不入某脏的一种味。因此，只有像表 93 那样，一种味可以对几个脏发生联系的观点，才是《内经》味脏论的主要精神。

如果说，药物归经理论是在五味入五脏的基础上发展起来的，那么正是由于归经理论的发展，才反过来使它在原来的基础弄得百孔千疮，已经濒临土崩瓦解了。不过，事物常常是十分复杂的，例如，咸入肾和咸走血，虽然迄今为止的药物归经并不支持它，因为它缺乏普遍适用性。但是，对具体的个别药物来说，则是不可否认的，尤其对咸味的典型代表——食盐来说更是如此。众所周知，肾病水肿者需无盐或少盐，这表明《内经》咸入肾之说不是无根据的虚构。食盐不但可以调味，使食物爽口，增进人的食欲，而且更为重要的是维持人体功能活动不可缺少的。它既是消化液的组成成分之一，又能维持渗透压正常，使神经、肌肉等能在正常生化条件下工作。心脏缺盐，搏动就会失常；胃缺盐，就会消化不良；肌肉缺盐，就会出现转筋。反之，如果食盐过多，体内的钾就会从尿中流失，造成四肢无力、心脏衰弱，甚至导致心力衰竭而死亡。所以，《灵枢·五味》以为咸走血，血病禁咸，《素问·生气通天论》以为味过于咸可以出现“大骨气劳，短肌，心气抑”等，无疑是以客观实际为依据的。所以，全盘否定、一笔抹杀是不行的。把特定的个别具体事物和现象夸大为普遍适用的规律也是不行的。

七、五谷、五畜与五行

药食同源是众所周知的历史事实。谷物与肉类是人类饮食营养的必需品，也是食疗的研究内容。所以，五谷与五畜在《内经》里占有重要的地位，诸家本草亦多有所论述，给我们留下了许多珍贵的资料。但是，把它们与五行相配的理论有多少实用价值、在理论上是否合乎逻辑，都是值得重新考虑的问题。

（一）谷物的种类及其五行属性

可供食用的谷物种类是随着农业的发展而不断增加的。退化的老品种常常被新的优良品种所替代。人们种植的谷物又常常因地土方面的制约而有所不同。如《周礼·夏官·司马》所说，有"其谷宜稻"者，有"其谷宜稻麦"者，有"其谷宜黍稷"者，有"其谷宜三种"者，有"其谷宜四种"者，有"其谷宜五种"者等。在农业科学技术水平十分低下的古代只能如此。关于谷物的种类，在古代也没有统一的说法，例如，《周礼·天官·膳夫》有"六谷"说，《星经》和《小学绀珠·动植类》则有"八谷"说，《周礼·天官·大宰》和《酉阳杂俎》又有"九谷"说，不论六谷说、八谷说，还是九谷说，即使种数相同，其具体所指的谷物名称又往往有多种说法。当然，我们没有像程瑶田作《九谷考》那样，去详细考证一番的必要，但是，应该想到即便在2000多年以前的古代，谷物的种类实际上已经远不止9种了。

古代医家在五行学说的指导下，为与五脏相对应，硬是提出谷分五种的主张。如《周礼·天官·膳夫》的"六谷"说和《周礼·天官·大宰》的"九谷"说，到了《周礼·天官·疾医》那里就变了样，说"以五味、五谷、五药养其病"。然而，要把众多的谷物，纳入五脏五行的系统，并使之一一对应，实际上是相当困难的。因此，五谷与五行的具体配属关系，在《内经》里就出现了如表94所示的多种方案。

表94　五谷配属五行

五行	木	火	土	金	水
五味	酸	苦	甘	辛	咸
《灵枢·五味》	麻	麦	秔米	黄黍	大豆
《灵枢·五音五味》	麻	麦	稷	黍	大豆
《素问·五常政大论》	麻	麦	稷	稻	豆
《素问·金匮真言论》	麦	黍	稷	稻	豆
《素问·脏气法时论》	小豆	麦	粳米	黄黍	大豆
附：《礼记·月令》	麦	菽	稷	麻	黍

需要说明的是，表94乃举例而言，《内经》中有关记载不止这五篇文章。由表94可见，《内经》与《礼记·月令》的说法是不相干的。《内经》五谷配五行的五个方案里，除水行基本一致外，其余四行不仅谷物种别各异，而且同一种谷物的性味也有不同说法。如，麦有味酸属木和味苦属火二说，黍有味苦属火和味辛属金二说，稻包括秔米和粳米，有味辛属金和味甘属土二说。把一种食物的味道，有时说成酸的，有时又说成苦的，时而说是辛的，时而又说是甘的，显然是不切实际的。到了后世注家那里，也只好无可奈何地敷衍两句，至于矛盾就管不了那么多了。如问麦何以

属木？曰麦为“五谷之长”，“故应东方春气”。麦何以属火？曰“色赤也”，“麦味苦，苦为火味也”。若问黍何以属火？则曰“黍之色赤也”；黍何以属金？曰“黄黍辛，辛为金味也”。若问稻何故属金？曰“稻坚而色白，故属金”。若问稻何故属土？则曰“稿米甘，甘为土味也”。反正横竖都是理。这种近乎诡辩的理论，怎么能够让现代科学接受呢？其实早在王冰注《素问》以前，由于临床中药学的长足进展，那种以五色五味任意与五谷相配的理论已经失去了它原先的学术地位。不过，在封建社会里，摆脱尊经崇古思想的束缚，能自觉地看到这一点的人极为罕见，唯有杨上善是例外，以《黄帝内经太素·调食》的注解为证。其注云：“按，神农及名医《本草》，左右不同，各依其本，具录注之，冀其学者，量而取用也。”

意思是说，《内经》的说法与《神农本草经》和《名医别录》所说多有不同，临床应用当以后者为准。因此，他在每一种谷物下各指出其味与本草所载的不同之处。如于“粳米饭甘”句下注云：“味苦平无毒，稻米味甘，温平。”于“麻酸”下注云：“胡麻味甘平，麻子味甘平。”于“大豆咸”句下，注云：“大豆黄卷味甘平、无毒，生大豆味甘平。”于“麦苦”下注云：“大麦味咸温微寒、无毒，似穬麦无皮。穬麦味甘微寒、无毒。小麦味甘微寒，无毒。”于“黄黍辛”句下，注云：“丹黍米味苦微温，无毒，黍米味甘温，无毒。”杨上善注清楚地表明三麦皆非苦味，麻亦不酸，豆味非咸，黍味非辛，其所述除稻米性味之外，皆与《内经》原文迥别，且不言五行属性。这在历代注家中是极为难得的，可谓“俱视独见”，的确是个中佼佼者了。

（二）家畜的种类及其五行属性

家畜在古代也许不及谷物那样种类繁多，但并非只有五种。《周礼·天官》是讲六畜不言五畜的，如《周礼·天官膳夫》云：“膳用六牲。”《周礼·天官庖人》云：“掌共六畜。”郑玄注：“六牲，马牛羊豕犬鸡也。”“六畜，六牲也，始养之曰畜，将用之曰牲。”故家畜又称畜牲。《左传》“昭公二十五年”有“六畜五牲”之说。此五牲，并非五畜之将用者，故孔颖达引服虔注云：“五牲，麕、鹿、熊、狼、野豕。”这似是狩猎时代的习惯。

《内经》关于畜类性味的论述，与其对谷类性味的论述一样，含有一定的随意性和不确定性，给后人留下了附会的余地。为了与五脏相对应，只讲五畜不言六畜。五畜的具体内容及其五行五味，各篇所载，颇不相同，因而实际上畜类仍然是马、牛、羊、猪、狗、鸡六种。五畜配属五行略如表95所示。

表95　五畜配属五行

五行	木	火	土	金	水
五味	酸	苦	甘	辛	咸
《素问·金匮真言论》	鸡	羊	牛	马	彘
《灵枢·五味》	犬	羊	牛	鸡	猪
《素问·五常政大论》	犬	马	牛	鸡	彘
附：《礼记·月令》	羊	鸡	牛	犬	彘

由表95可见，《内经》所言五畜五行中（与《月令》所载亦不相侔）无犬、无马、无羊三种不同方案。三者相较，除牛属土、猪属水相同，其余诸畜的属性则殊有差异。相同者姑且不论，殊异者如何解释，颇有些讲究。例如，犬何以为木畜？王冰说："如草木之生，无所避也。"张志聪说："犬性勇往直前，感春生怒发之气也。"张介宾说："犬味酸也。"鸡何故亦为木畜？王冰说："取巽言之，《易》曰巽为鸡。"马莳、张介宾、张志聪诸家并依王注。若问何以鸡又为金畜？王冰说："性善斗，象金用也。"张介宾、张志聪亦依王注。若问马何以亦为金畜？王冰说："畜马者，取乾也，《易》曰乾为马。"诸家注释亦无异辞。若问马何故又为火畜？王冰说："健决躁速，火类同。"张志聪注说："马属午，火之畜也。"若问羊何故亦属火？王冰说："以羊为畜，言其未也，以土同王，故通而言之。"张介宾说："《五常政大论》曰其畜马，而此曰羊者，意谓午未俱属南方耳。"所有这一切解释，且不说它在今天科学常识面前是何等的荒唐可笑，即以古代的学术而论，也不能被认为是合理的。

例如，注家们常常援引《周易》，认为它具有权威性。然而，以《周易》释五畜属性更是一种荒唐的附会。

《周易·说卦》云："乾为马，坤为牛，震为龙，巽为鸡，坎为豕，离为雉，艮为狗，兑为羊。"八种动物之中的龙与雉，岂是家畜！即以八卦方位言之，如果说，鸡为巽，巽位东南，理当属木；豕为坎，坎位北方，理当属水；马与乾配，乾位西北，理当属金；牛与坤配，坤位西南，理当属土。那么，东北方在八卦亦属土，则与艮相配的狗，当为土畜；兑位正西，与兑相配的羊，岂非金畜！木、水、金、土四行，六畜分配已尽，而剩下火行已无畜可配。由此可见，《周易》与《内经》本非同一学派，牵合为说，怎能不出纰漏。况且，《周易说卦》所言，只为占卜而作，与医学岂可混为一谈！

再如，十二辰配十二生肖原是谶纬学派的把戏。据赵翼《陔余丛考》卷三十四称"其说起于东汉"，可知东汉以前未有言之者。这里姑且不说十二生肖之说与医药的性质多么不同，也不管《内经》有关五畜配五行的篇章是否成于东汉。即以十二辰配十二生肖而论，子为鼠、丑为牛、寅为虎、卯为兔、辰为龙、巳为蛇、午为马、未为羊、申为猴、酉为鸡、戌为狗、亥为猪。其中鼠、虎、兔、龙、蛇、猴六者岂是五畜之数！再以十二辰方位言之，寅、卯位于东方，然而虎、兔不在五畜之数，故十二生肖中并无木畜；辰、戌、未与丑为四维之方，丑牛既为土畜，则戌狗、未羊亦当并为土畜。如果说午未俱属南方，故羊为火畜，则子丑俱属北方，何以牛不可属水？戌酉俱在西方，何以狗不为金畜？由此可见，十二生肖之说与五畜并非同一范畴，而是风马牛不相及的两回事情。硬是把它们拉扯到一块，煞有介事地解释一通，使原本较为朴素的《内经》变得面目全非，莫能究诘了。

退一步讲，即使《周易·说卦》与十二生肖之说可以用来为《内经》的五畜作注解，那么，试问鸡既属木又属金，究竟哪一种说法正确？马既为火畜又为金畜，又当以何者为准？岂不是大成问题！看来，还是杨上善较为高明，他在"牛甘"下注云"肉味甘平，无毒"，于"猪咸"下注云"肉味苦"，于"羊苦"下注云"味甘，大热，无毒"，于"鸡辛"下注云"丹雄鸡味甘微温、微寒，无毒；白雄鸡肉微温；乌雄鸡肉温也"，并以当时本草家之言为依据，不言其畜之五行属性。

这种尊重临床实践，不为《内经》成说所拘的治学态度，是值得我们学习的。

此外，还需做些补充说明。《素问·五常政大论》的作者大概已经发现五畜五行说的一些弱点，所以，一方面在《素问·脏气法时论》的基础上以马代羊，提出了五畜五行无羊的配属方案，另一方面又对五行太过、不及之纪做了弥补。如金不及“从革之纪”云“其畜鸡羊”而不言“鸡马”，火太过“赫曦之纪”云“其畜羊彘”而不言“马彘”。然而这样一来，六畜配五行之法的弱点和矛盾越发显得突出了，正所谓欲盖弥彰，弄巧成拙了。

八、结束语

上文讨论了五脏配五行、五味及五谷、五畜等有关的问题。综合起来，笔者的主要见解，不外乎下列七条。

(1)《内经》的时脏论即五脏配四时五行，是中医五行学说的核心和脏腑辨证的基础，是治病之法。儒学的五脏祭，是祭祀上帝鬼神之礼仪，是封建统治者愚弄人民的一种手段。两者性质不同、目的各异，从形式到内容都有着显著的原则差异，而且两者各有各的发展史，自古以来就有严格的区分。

(2) 东汉时，有人提出古文经学与医学无关，清代初期有学者考证，表明儒家今文五行说是从《内经》里拿过去的，而不是相反的。今天，我们没有任何理由把中医的五脏五行说，同今、古文经学之争，重新纠缠在一起。

(3) 那种认为西汉淳于意用古文五行配五脏之法治病，以及《内经》和《甲乙经》的原本用古文五行配五脏的说法，都是毫无根据的。

(4)《内经》所载的时脏论，有五类九种，反映了年周期五脏与时间配属关系的发展演变过程，同时也反映了阴阳学派与五行学派相互争鸣、相互排斥又相互渗透、相互融合的情景。

(5) 随着中医临床医学的发展，新观点、新理论不断出现，中医五脏五行说的理论，正处在由量变逐渐走向质变过程中。当今新一代中医工作者，应当做这个转化过程的促进派，为完成前人未完成的事业做出应有的贡献。

(6)《内经》五味入五脏，五谷、五畜配五行的理论，较之五脏配五行含有更多臆测的成分。今天看来，它早已被临床中药学的长足进展弄得百孔千疮了，应该适当地予以淘汰。这样故，不但不会影响五脏五行这个核心，也不会破坏脏腑辨证的基础，而且有利于中医药理论的发展。

(7) 中医五行学说，是在医疗实践中产生，并在医疗实践中不断修正、不断补充而发展起来的。由于历史条件的局限，该学说难免存在这样那样的不足，又加上一些医家牵强附会的解释和编造，其中有些内容被弄到不可究诘的地步，但是，从总体上说来，它包含着许多辩证法思想和事物间普遍联系的系统论观点，尤为可贵的是蕴藏着极为丰富的医疗经验，需要利用现代科学知识和方法，加以认真地整理、研究，摒弃其糟粕，发掘其精华，为革新中医基础理论创造必要的条件。只是简单地全盘否定和肯定，都是不可取的。

（原稿见《北京中医学院学报》1988年第11卷第3期）

试论经脉气血循环理论的发展演变（一）

王玉川

《内经》共有一百六十二篇，分为《素问》和《灵枢》两部分。《灵枢·根结》有云："九针之玄，要在终始。能知终始，一言而毕。不知终始，针道咸绝。"《灵枢·九针十二原》云："逆而夺之，恶得无虚；追而济之，恶得无实。"《灵枢·小针解》云："迎而夺之者泻也，追而济之者补也。""五脏之气，已绝于内，而用针者反实其外，是谓重竭，重竭必死。""五脏之气，已绝于外，而用针者反实其内，是谓逆厥，逆厥则必死。"这说明掌握经脉的终点和起点，以及气血在经脉中循行的方向，关系到针刺疗法的"迎随补泻"。迎随不误，补泻得宜，其病可愈。若反其术，则不死为剧。由此不难想见，阴阳经脉的气血循环理论，在古代医家那里是何等重要的一个研究课题。

后世医家得鱼忘筌，讲到经脉气血循环无不以《灵枢·经脉》的理论为准绳，而不知其他。自从长沙马王堆汉墓帛书《足臂十一脉灸经》和《阴阳十一脉灸经》整理发表之后，学者们发现《内经》各篇所载经脉气血循环理论，并不像后世医家说得那么一致。因为，《足臂十一脉灸经》中的十一脉皆由四肢远端向头面躯干循行的记述，恰好与《灵枢·本输》的脉名数目和井、荥、输、经、合的顺序相同，而与《灵枢·经脉》十二经按手足、足手、阴阳、阳阴之次序首尾相互衔接的循环理论，却有着极大的差异。这就为《内经》非出于一时一人之手的论断找到了铁证，同时也为正确理解《内经》原文和重新评价历代注解的是非得失提供了一个很重要的途径。

近年来笔者发现，《内经》的经脉气血循环理论，不但与《足臂十一脉灸经》《阴阳十一脉灸经》有渊源，而且在《灵枢·经脉》成书之前有个多种学说并存的过渡时期。此时期的经脉气血循环学说，约有三个不同的流派，他们各有自己的见解和主张，各有自己的成就和贡献。这无疑是古代医家为建设经脉气血循环理论，从各自的临床实践经验出发，各抒己见，开展学术争鸣的真实反映，而《灵枢·经脉》则是这次争鸣的终结。《灵枢·经脉》还不可能将各学派的经验、理论和成就包罗无遗，所以，在当年编纂《内经》时，将各种不同的经脉气血循环学说都进行收载，使之成为中医各家学说的第一部论文集。同时，由于各学派学说相互渗透，彼此影响，以及错简、脱文、并合成篇等历史原因，《内经》可能会出现同一篇中有两种观点和方法截然不同的理论等非常复杂的情况。这表明搞清楚经脉气血循环理论的发展演变过程，对于整理研究《素问》《灵枢》《针灸甲乙经》以及其他有关的古代医学文献来说，具有十分重要的意义。兹就管见所及，略陈梗概，唯仓促成文，难免挂一漏万，不当之处，尚祈明达教正。

一、经络树学说的阴阳表里循环论

经络树学说是《内经》的第一种经脉气血循环理论，在最初是以植物的根茎枝叶比喻人身经脉和络脉的一种学说。《灵枢·根结》和《素问·阴阳离合论》所说的三阴三阳六经根结、开合枢

（“开”字当是“关”字之误，今从俗仍作“开”），以及《灵枢·卫气》所说的十二经标本、气街，即经络树在《内经》中的主要内容。根结和标本是取象于树木的两种说法，故用词略有差异，而其实质基本相同。开合枢是对三阴三阳六经的生理、病理的概括。《素问·皮部论》则在开合枢理论的基础上，进一步论述了三阴三阳六经皮部的浮络，有“害蜚”“枢持”“关枢”“枢儒”“害肩”“关蛰”等，以及浮络与经脉、脏腑在病理过程中的表里浅深层次关系，并着重说明了皮肤浅表浮络的卫外功能。

在这种学说里，经脉的“根”或“本”均在四肢末端，“结”或“标”则皆位于头、胸、腹部。经脉的路线，依然保持着帛书《足臂十一脉灸经》中十一脉向心性循行的方向。营卫气血是以阴出于阳、阳入于阴和里出于表、表入于里的方式，在阴阳经脉之间和形体表里之间出入循环流动着，并受自然变化的影响，而有白天充盛于肌表、夜晚充盛于内脏的昼夜盛衰规律。故《素问·阴阳离合论》说：“阴阳𩅰𩅰，积传为一周，气里形表，而为相成也。”积，由少至多，由衰而盛之谓；传，运动流行之词。“积传为一周”云云，意谓阴经与阳经之间的气血循环与形气表里出入的昼夜盛衰是相辅相成的。《灵枢·卫气》则指出：“其浮气之不循经者为卫气，其精气之行于经者为营气。阴阳相随，外内相贯，如环之无端。”营气出脉即成卫气，卫气入脉即成营气。此外，《素问·皮部论》所谓“故在阳者主内，在阴者主出，以渗于内，诸经皆然”，说的也是这个循环方式。

隋唐以降，由于《足臂十一脉灸经》《阴阳十一脉灸经》之类的古文献早已荡然无存，医家不知经脉气血循环理论有发展演变过程，亦不知这个过程中的不同学说在《内经》里均有所反映。他们认为经脉气血循环无非是手足三阴三阳十二经脉顺次交接的大循环理论，即《灵枢·经脉》那一套理论。因此，其注解同《内经》原文本意不相符合，又有意无意地引导读者入于迷途，也就成了难以避免的事情。唯有张志聪的《黄帝内经素问集注》《黄帝内经灵枢集注》似属例外，譬如，他在《素问·阴阳离合论》中注云：“𩅰𩅰，气之往来也。阴气积于内，阳气传于外。日出而阳气始生，日中而阳气隆，日晡而阳气衰，日入而阳气内归于阴，一昼夜而为之一周。阴气开合于里，阳气出入于形表，而为阴阳离合之相成也。”这基本上表达了原文大意，且与《素问·生气通天论》“故阳气者，一日而主外，平旦人气生，日中而阳气隆，日西而阳气已虚，气门乃闭。是故暮而收拒，无扰筋骨，无见雾露，反此三时，形乃困薄”之论亦相一贯。与其他各家注解相较，其的确是个中佼佼者。但是，这并不意味着张志聪已经明确认识到了《素问·阴阳离合论》与《灵枢·经脉》二者的成篇有早晚不同，学术观点也有巨大差别。恰恰相反，他把阴阳经气的表里开合、出入盛衰看作十二经脉首尾交接顺次循环的补充形式，认为两者是并行不悖的。当然，我们不能否认这个看法有一定的合理性，因为十二经脉顺次循环和阴阳经气的表里开合、出入盛衰都是客观存在的。但是，在他的《黄帝内经素问集注》《黄帝内经灵枢集注》里始终没有从学术流派演变的角度论证这个问题，而仅有“经脉气血之生始出入，头绪纷纭，不易疏也”之类的慨叹，以及“经旨错综，学者皆当体会”“分而论之，合而观之”的治学主张，即充分说明了这一点。

六经根结和三阴三阳表里出入的开合枢理论大约是经络树学说的早期理论，与帛书《足臂十一脉灸经》有着直接的关系。《足臂十一脉灸经》中手阳经有臂太阳、臂少阳、阳明三条经脉，而手阴经只有臂太阴、臂少阴两条经脉，阳三阴二，阴阳不相对称。至《素问·阴阳离合论》和《灵枢·根结》成篇之时，手经还是没有具备阴阳表里配偶的条件，所以讲六经根结也好，讲三阴三阳开合枢也罢，皆只能讲足之六经，而不得不置手经于不顾、不论的地位。唯有至《素问·皮部论》讲阳明、少阳、太阳、少阴、心主、太阴各经皮部时，皆有“上下同法”之句（上指手经、下指足经），表明手足三阴三阳诸经已经全备。《灵枢·卫气》讲“六经之标本”，指出手足阴阳十二经脉皆有本有标，并明确提出经脉与经脉之间有相互交通的结构叫“气街”，分布在头、胸、腹、胫四个部位，总称“四街”。若因某种原因，气血停滞在气街中，以致经脉气血循环发生障碍，产生头痛、眩仆、腹痛和积聚等证，则可针刺与气街相应的腧穴治之，且唯“新积痛可移者易已也，积不痛难已也”。由此可见，六经标本和六经皮部是六经根结和开合枢理论的发展，是经络树学说的后期理论，而皮部浮络与脏腑的关系以及气街的生理、病理、证候、治法，则对后世经络、腧穴、针灸学说的发展有重大影响。

二、经水云雨循环学说

大约在经络树学说表里循环论建立的同时，第二种经脉气血循环学说也已问世。第二种循环理论的构想是在人身一小天地即小宇宙观念指导下产生的。该学说以大地上的“经水”（即大江大河），比喻人身的经脉；以地气上腾为云，下降为雨，水流汇集归于河海的过程，比拟气血循环。所以我们称之为经水云雨循环学说。

这种学说见于《灵枢》的《九针十二原》《本输》《经水》《玉版》《邪客》等篇章中。《素问·离合真邪论》中也有“地有经水，人有经脉”的比喻。《灵枢·九针十二原》和《灵枢·本输》的记载，足经有六，手经有五，气血皆由手足末端向头面躯干做向心性循环，记载的手少阴经的具体位置和腧穴穴名实际上是手厥阴经的。这些与《足臂十一脉灸经》所载如出一辙，可见二者之间的关系十分显著。在《灵枢·经水》里，十二经脉齐全，经脉与脏腑的所属关系已全部明确，手少阴与手厥阴两经命名的历史性错误亦已得到纠正，并且它还提出了十二经脉气血多少不同及灸刺法度有别的具体规定。《灵枢·玉版》则明文指出，五脏六腑皆有“大络”，认为脏腑的气血是通过“大络”而不是通过十二经脉出于肤表的，肤表的气血是由十二经脉的井、荥、输、经、合而返归脏腑的。换句话说，脏腑之“大络”主出，三阴三阳十二经脉主入，入则入于脏腑，出则出于肤表。这里所说的“大络”与《灵枢·经脉》的“脾之大络”大致相似，与“手太阴之别……别走阳明”之类的“别络”明显不同，而后世注解往往以此释彼，或以彼释此，则难免愈释愈晦。在《灵枢·邪客》前半篇则有“地有十二经水，人有十二经脉；地有泉脉，人有卫气”之说，以十二经水比喻营气的运行路线，而以泉脉比喻卫气的运行路线，提出了营气与卫气运行路线不同见解。

《吕氏春秋·季春纪》有这样一段话：“云气西行，冬夏不辍；水泉东流，日夜不休。上不竭，下不满，小为大，重为轻，圜道也。”注云：“小者，泉之源也。流不止也，集于海为大也。水湿而重，升作为云，是为轻也。”“圜”与“圆”通，圜道即圆道。所谓“天道圆，地道方”，皆是自然之理。经水为地道，云雨为天道。可见在先秦时期，自然界的经水云雨循环规律已为人们所熟知。

故医家提出的与之类似的经脉气血循环理论，较易被人接受。一江春水向东流，大地上的经水永远以一个方向流行着，人与天地相应，则经脉中气血自然也是以同一方向循行着。因此，气血循环就被设想如同自然界的云雨循环。例如，《灵枢·玉版》说："人之所受气者，谷也。谷之所注者，胃也。胃者水谷之海也。海之所行云气者，天下也。胃之所出血气者，经隧也。经隧者五脏六腑之大络也。……故五五二十五而竭其输矣，此所谓夺其天气者也。"对于这段原文，任谷庵的注解较为明确，他说："人之皮表以应天，经脉应地之经水。天气运行于地之外，而复贯通于地中，升降出入，环转无端，而人亦应之。肤表之气血，从五脏之大络而出于皮肤分肉之外，复从手足之指井而溜于荥、注于输、行于经，而与经脉中之血气相合于肘膝之间。此人合天地阴阳，环转出入之大道也。……盖皮肤之血气，由五脏之所出也。'五五二十五而竭其输，此谓夺其天气'，谓手足五输之气血，从皮毛所入也，若尽取其五脏之五输，则竭其输中之血，而夺其皮表之天气也。"这就是说，肌表之气血发源于脏腑之"大络"，而由经脉复归脏腑，经脉是向脏腑输送气血的通道，在其始端各有井、荥、输、经、合五个腧穴，故有"五五二十五而竭其输"之说。明乎此，则《灵枢·九针十二原》所谓"取五脉者死，取三脉者恇。夺阴者死，夺阳者狂""五脏之气，已绝于内，而用针者反实其外，是谓重竭，重竭必死，其死也静"，以及"五脏之气，已绝于外，用针者反实其内，是谓逆厥，逆厥则必死，其死也躁"等论断，也就不难理解了。虽然，这些论断随着经脉气血循环理论的发展和气血循行方向的改变已经失去了临床意义，但是，经水云雨循环的理论在《内经》时代是颇有影响的。由《素问·阴阳应象大论》亦有"地气上为云，天气下为雨""六经为川，肠胃为海"之论，可见一斑。

最后值得注意的是，《灵枢·痈疽》云："余闻肠胃受谷，上焦出气，以温分肉，而养骨节，通腠理。中焦出气如露，上注溪谷，而渗孙脉，津液和调，变化而赤为血，血和则孙脉先满溢，乃注于络脉，皆盈，乃注于经脉。阴阳已张，因息乃行，行有经纪，周有道理，与天合同，不得休止。"历代注家皆以《灵枢·经脉》的观点为这段经文作解，以为这段经文是十二经脉大循环理论的补充说明。然而，从《灵枢·痈疽》中"经脉流行不止，与天同度，与地合纪。故天宿失度，日月薄蚀；地经失纪，水道流溢……血气犹然"之论来看，应该是经水云雨循环学说的理论。因为"地经失纪、水道流溢"正是十二经水之道发生故障的同义语。

以上两种学说的气血循环的方式不相同，但是各条经脉循行的方向一致，首尾不相衔接则是共同的，这是经脉气血循环理论发展的第一阶段的特点。

（原稿见《北京中医学院学报》1991 年第 14 卷第 2 期）

试论经脉气血循环理论的发展演变（二）

王玉川

三、阴出阳入循环

第三种经脉气血循环理论是在手足三阴三阳十二条经脉全部发现，且与脏腑的配属关系完全确定之后，才开始创立起来的。也就是说，阴出阳入循环学说的产生时间较前两种学说要晚些，在阴阳经脉气血循环理论的发展过程中属于第二个阶段。后来者居上，它一开始就向阴经与阳经一律做向心性循行的传统观念发起挑战，提出了“阴者主脏，阳者主腑。阳受气于四末，阴受气于五脏”（《灵枢·终始》）的主张。意思是说，阴经属脏，阳经属腑，阴经与阳经之气血终始不同，流向各异。阳经中的气血，源于四肢之末端，由四肢流向六腑而终于五脏；阴经中的血气，则源于五脏，由五脏流向躯干，终于四肢末端而与阳经交接。十二经脉中的气血就是如此循环运行的。简而言之，如《灵枢·终始》所说“明知终始，五脏为纪，阴阳定矣”，即以五脏为中心，阴经主出，阳经主入。所以，我们将它称为阴出阳入循环学说。在这种学说里，阴经与阳经首尾相互交接，故“阴出阳入”在字面上与经络树学说的“在阳者主内，在阴者主出”相似，而实际大不相同。

帛书《阴阳十一脉灸经》关于足太阴“被胃”，由内脏向肢端循行的记载，对“阴出阳入”气血循环学说的构想，无疑是有启迪作用的。经水云雨循环学说关于五脏之大络输送气血至肌表的见解，也可能为其形成提供了重要的借鉴。阴出阳入循环学说形成之后，在生理、病理、诊断、治疗原则和预后判断等方面，出现了一套全新的理论，这成为经脉气血循环理论发展过程中的一个转折点，对中医基本理论的影响极为深远。

例如，《素问·阳明脉解》云：“四肢者诸阳之本也，阳盛则四肢实，实则能登高而歌也。”《素问·逆调论》云：“人有四肢热，逢风寒（‘寒’字为衍文，下同）如炙如火者……阴气虚，阳气盛。四肢者阳也，两阳（指四肢与风）相得而阴气虚少，少水不能灭盛火而阳独治，独治者不能生长也，独胜而止耳。逢风寒如炙如火者，是人当肉烁也。”凡涉及“四肢为诸阳之本”的生理、病理，只有用这种阴出阳入循环学说方可讲通，否则就很难做出合乎逻辑的圆满解释。因为它本来就是建立在阴出阳入循环学说基础上的。后人不知此理，但以阴盛阳衰的四逆证，反证“四肢为诸阳之本”的正确性，说来似乎有理有据，其实并没有真正揭示《内经》原文本意。

又如，按照人迎寸口脉之静躁区分病在手经或者足经之法，以及“人迎四盛，且大且数，名曰溢阳，溢阳为外格”“脉口四盛，且大且数者，名曰溢阴，溢阴为内关，内关不通，死不治”。这些有关“关格”重证的病理、诊断和《灵枢·禁服》“内刺五脏，外刺六腑”“泻其血络，血尽不殆”的防治原则，即由主张“阴出阳入”循环论的《灵枢·终始》和《灵枢·禁服》先后提出来的。在《内经》时代受到学者们重视的，后世许多医学著作也对此也都续有论述。虽然随着气血循环理论和诊脉方法的发展演变，以脉形静躁判定病在手经或足经，以及以人迎寸口脉来区别外格和内关的说法，在历代名家医案里很难找到佐证，但是内关、外格的命名之义，离开了阴入阳出气血循环学说的观点，将难以讲清。所以，关于关格的病理机制和防治原则等一系列问题的发现，毫无疑问应该归功于阴出阳入气血循环学说。

又如，《灵枢·邪客》下半篇对手太阴、少阴、厥阴经脉的循行方向所做的“此顺行逆数之屈折也”的修正说明，以及“肺心有邪，其气留于两肘；肝有邪，其气留于两腋；脾有邪，其气留于两髀；肾有邪，其气留于两腘”，和所谓“人有八虚，以候五脏”之论，很显然与“阴受气于五脏”阴经主出的主张也是分不开的。

从经脉气血循环理论发展的角度来看，除了《灵枢·邪客》前后两半篇的观点、方法截然不同之外，最值得注意的是《灵枢·根结》，该篇篇首说“故茎叶枯槁，湿雨下归（‘归’字当是‘浸’字之误）……不知根结，五脏六腑，折关败枢，开合而走，阴阳大失，不可复取”，极力强调六经根结说的重要性。接着又说：“九针之玄，要在终始，故能知终始，一言而毕，不知终始，针道咸绝。”这强调的是经脉的终点和始点，对于六经皆始于下而终于上的根结说来讲，显然是无此必要的，故其为错简，当可无疑。此其一。其次该篇又讲了三阴三阳根结和开合枢。之后有“足太阳根于至阴，溜于京骨，注于昆仑，入于天柱、飞扬也”至“手阳明根于商阳，溜于合谷，注于阳溪，入于扶突、偏历也。此所谓十二经者，盛络皆当取之”一节原文，历代注家大多以为这是讲六经根结、标本，或五脏五俞、六腑六俞的又一文献，故张志聪《黄帝内经灵枢集注》有“三阳之后，应接手足三阴，此简脱也”之说。对此笔者亦持有异议。首先，这节原文讲手足六阳经脉的根、溜、注、入，萌入之处六经各有其二，这显然不同于《灵枢·本输》所谓出于井、溜于荥、注于输、过于原、行于经、入于合的“六腑六俞”的名目，故杨上善《太素》注有“疑此经异耳”之说。其次，此文既讲足经，又讲手经，与《灵枢·根结》上半篇只讲足六经始于根、终于结的根结说，亦明显不同。再次，此文只讲阳经，不讲阴经，与《灵枢·卫气》所说阴阳十二经脉皆起于本、止于标的标本说，更是大不相同。最后，联系下文“五脏皆受气”之论，则清楚地表明，这节原文之所以只讲手足六阳经脉的根、溜、注、入，而不讲六阴经脉者，并非经文有脱简，而是由于它是阴出阳入气血循环学说的一个重要内容，是关于“阳入”的具体说明。下文“五脏皆受气”“五脏无气”等，则进一步从生理、病理、诊断、预后等方面说明“阳入”在气血循环中的重要地位。如果阳经发生气滞血瘀病变，又不及时治疗，就会影响五脏受气，导致严重后果，故有“此所谓十二经者，盛络皆当取之”之句。这与《灵枢·邪客》篇末所讲五脏有邪，其气流于八虚（即两腋、两肘、两髀、两腘）之侧重于“阴出”者，恰好相对。鉴于对此问题的误解由来已久，欲正其误，并非易事，故不惜辞费，做进一步分析论证如下。

由于阳经主入不主出，其气血源于四末，故手足六阳经脉皆有根、溜、注、入；阴经主出不主入，其气血源于五脏，五脏居中不得称根，肢端为末不得称入，故手足六阴经脉并无根、溜、注、入之可言。这是由阴出阳入气血循环路线所决定的。阳经主入，阳经中之气血溜注入内，便成为营运于五脏之精气，是故下文接着说：“一日一夜五十营，以营五脏之精。不应数者，名曰狂生。所谓五十营者，五脏皆受气。持其脉口，数其至也，五十动而不一代者，五脏皆受气；四十动一代者，一脏无气；三十动一代者，二脏无气；二十动一代者，三脏无气；十动一代者，四脏无气；不满十动一代者，五脏无气，予之短期，要在终始。所谓五十动而不一代者，以为常也，以知五脏之期，予之短期者，乍疏乍数也。”

在这里，“要在终始”四字是理解“五脏皆受气”与“五脏无气”这套理论的关键。它清楚地告诉读者，要弄懂这段原文，首先必须弄清楚“阴者主脏，阳者主腑；阳受气于四末，阴受气于五脏”，阴阳经脉“终始”不同这一基本理论。其次，还须明白这里所说的“动一代”不是泛指一般的代脉，而是专指“十二经盛络”未能及时处治，恶血入内，病及内脏之后出现的代脉，也就是《灵枢·终始》所说“人迎与脉口，俱盛四倍以上，命曰阴阳俱溢，如是者不开，则血脉闭塞，气无所行，流淫于中，五脏内伤”之后出现的代脉。“五脏内伤”而受气功能遭到不同程度的损害，故有“一脏无气”“二脏无气”“三脏无气”“四脏无气”“五脏无气”之说。弄明白阴阳经脉终始不同，和关格伤及内脏的理论，就会清楚地看到“五脏皆受气”以及“五脏无气”，同上文“此所谓十二经者盛络皆当取之”的关系，是紧密不可分割的。反之，若不了解经脉终始不同的“阴出阳入”学说和关格的病理机制，那么，“足太阳根于至阴，溜于京骨”至“此所谓十二经者盛络皆当取之”，以及“一日一夜五十营”至“予之短期者，乍疏乍数也”这两节原文，就必然被看作互不相关的、彼此孤立的东西。皇甫谧《针灸甲乙经》和杨上善《太素》、张介宾《类经》那里，就是这样的。

总而言之，历代医家不知《内经》中有阴出阳入气血循环理论，在对《灵枢·根结》进行注解和章节分类时，不是割裂了理论的系统完整性，便是误将几种观点不同、方法各异的阴阳经脉气血循环学说混为一谈。为正本清源，恢复古经原貌以解后学之惑，笔者相信，《灵枢·根结》篇首“九针之玄”至“针道咸绝”二十五字，与篇中“足太阳根于至阴，溜于京骨”至“予之短期者，乍疏乍数也”一段原文，是同一学派的理论，而与专讲六经根结、开合枢的上半篇，最初并非一家之言，不是一篇文章。古医经在原先并无篇名，《灵枢》的书名也是后起的。只缘当年编纂《灵枢》的学者一时疏忽，误将它们混在了一起，并冠以“根结”之篇名，它才成为今天我们看到的这个样子。《灵枢·邪客》中出现两种截然不同学说之故与此同理。

四、十二经首尾衔接大循环

第四种经脉气血循环理论，即《灵枢·经脉》所说，始于中焦，由肺手太阴之脉至指端，再由大肠手阳明之脉返回内脏，最后由肝足厥阴之脉，上注于肺脉，形成手足阴阳表里十二经脉首尾衔接的大循环理论。《灵枢·逆顺肥瘦》所谓“手之三阴，从脏走手；手之三阳，从手走头；足之三阳，从头走足；足之三阴，从足走腹”，即对这个大循环路线的简要概括。这种十二经首尾衔接的循环理论，是当年关于经脉气血循环问题开展百家争鸣的总结和发展，是最后完善的一种经脉气血循环学说。《内经》的许多篇章都是以此为基础写成的，例如，《素问·太阴阳明论》“故阴气从足上行至头，而下行循臂至指端；阳气从手上行至头，而下行至足。故曰：阳病者上行极而下，阴病者下行极而上”的病理说；《素问·五脏别论》“五脏六腑之气味，皆出于胃，变见于气口”，《素问·经脉别论》“气口成寸，以决死生”的独取寸口诊脉理论；《灵枢·五十营》所说，一昼夜五十营，水下百刻，“凡行八百一十丈”之营气运行理论；《灵枢·动输》关于“手太阴，足少阴、阳明，独动不休”的解释；《灵枢·卫气行》关于卫气运行与时间相关的论述，以及《灵枢·营卫生会》关于“卫行脉外，营行脉中，五十而复大会于手太阴”的营卫理论等。这些无一不是对《灵枢·经脉》气血循环学说所做的补充说明和发挥。《素问·逆调论》关于“不得卧而息有音者”的病理，与此亦密切相关。这种出现在经脉气血循环理论发展过程最后阶段的学说，在《内经》经络学说里占有主导地位，得到了隋唐以来医家的公认，甚至被看作中医理论体系中独一无二的经脉气血循环理论。各中医院校教科书里写的、课堂上讲的，也就是这种理论。本文不再细说。

众所周知，人与动物皆有经脉，这是客观存在的事实，并非古代医家们的臆说（近年来，有人发现，植物体内也有与人体经脉类似的东西）。20世纪50年代以来，国内外许多专家学者为此做了大量的研究工作。但是，有关经脉的循行方向，经脉的本质，及其与血管、神经、内分泌等系统的关系等许多问题，依然众说纷纭，莫衷一是。在科学技术高度发展的今天尚且如此，更何况是远在数千年以前的古代。因此，《内经》里出现多种不同的经脉气血循环学说并存的情况是不足为怪的。从有利于医学发展的角度来看，建立统一的经脉气血循环理论，在那时已经成为临床实践的迫切需求。然而，有关经脉气血循环的各种主张和见解，皆有其一定的临床实践依据，在学术界亦各有各的支持者和信奉者，是很难也不应该“独尊一术，罢黜百家”的。既要建立统一理论，又不得排斥异见，是摆在当年医学理论工作者面前的一个难题。为此，他们在建立起崭新的十二经脉首尾交接大循环的理论，写成《灵枢·经脉》之后，对以往各种不同学说中未能被新理论体系所容纳的有价值的内容，采取了综合、保留、另立专篇的处理办法，这就是《灵枢·经别》的写作背景。

也许有人会问，此说有无根据？我们的回答是肯定的。首先，《灵枢·经别》篇首有“六律建阴阳诸经，而合之……十二经水”等句，并提出“其离合出入奈何”之问。其认为从十二经脉分出，称为“离”；进入胸腹内脏，称为“入”；从头颈部出表，称为“出”；与互为表里的经脉汇合，称为“合”；手足三阴三阳共组成六对，称为“六合”。我们知道十二经水是经水云雨循环学说的内容，而阴阳经脉的表里离合出入则是经络树学说的理论。现在《灵枢·经别》既讲十二经水，又讲十二经表里离合出入，可见它是综合二种学说的产物。其次，《灵枢·经别》记载，手足三阴三阳经之正、别，皆始起于四肢，其中足三阳经循行方向与“足之三阳，从头走足”完全相反，手三阴经循行方向亦与“手之三阴，从脏走手”的规律全部相背。这不但与经络树学说和经水云雨循环学说基本一致，而且还保留了阴出阳入循环学说的部分内容。因此，我们基本同意现代多数学者、专家的如下看法：十二经别是十二经脉别行深入体腔的特大分支，是十二经脉的重要补充部分。这个“补充”论是符合该篇写作的历史背景的。不过我们还须看到，十二经别理论的产生是当年医家为了保留和容纳见解和主张不同的经脉气血循环学说，并使之与十二经脉首尾衔接的大循环理论有所区别，避免相互干扰，以确保气血循环不至于在理论上发生紊乱和矛盾，而特意创立的。换句话说，未必是由于古人在十二经脉之外，发现了什么“经别”之后，才有《经别》之成篇。在《素问》《灵枢》所有讲气血循环的篇章中，除《灵枢·经别》之外，找不到气血在十二经别中运行的明文，也正好说明了这一点。

本文的上述见解，对于信古不疑的学者来说将是难以接受的，然而，与历史事实大概不会相去太远。

五、结语

综上所述，本文的结论主要有四点。（一）经脉气血循环，在《内经》时代有多种不同的见解和主张，约之可分为三个发展阶段和四种学说。第一阶段，有经络树学说和经水云雨循环论；第二阶段，有阴出阳入循环学说；第三阶段，为十二经首尾顺次衔接的大循环理论。（二）经络树学说和经水云雨循环论皆为帛书《足臂十一脉灸经》的继承和发展，阴出阳入循环学说的产生，可能得到了帛书《阴阳十一脉灸经》十一脉循行方向不一致的启示，开始对十二经脉的循行方向，按照阴阳属性不同，做了向心与远心循行各占一半的安排，并开创了阴经与阳经首尾衔接的先河。（三）《灵枢·经脉》十二经首尾衔接的大循环理论及其与之相关的篇章，是综合以上三种学说，进一步加工改造而成的，是《内经》时代经脉气血循环理论的集大成之作。（四）尽管当年创立十二经脉首尾衔接大循环理论的学者，力求综合各家学说之长，但终究不能包罗无遗，因此，后来编纂《内经》时，仍然将各种不同的循环学说的原始文献收载其中。

（原稿见《北京中医学院学报》1991 年第 14 卷第 3 期）

试论气街在经络学说中的地位

王玉川

气街，始见于《内经》，是经络系统的组成部分。《内经》认为，气街在人体生理、病理及针刺治疗等方面起着极为重要的作用。后世医家对经络学说十分重视，且多有论著，但对于气街在经络系统中的地位却多有忽视。现代中医学教科书在讲到气街时大多语焉不详，气街名存实亡。为全面了解和继承发扬传统的经络学说，我们有必要对气街进行深入的探讨。

一、气街的一般概念

在经络系统里，气街有两种不同的含义。一是指腧穴名称，此穴全身只有两处，位于耻骨联合上缘外侧，少腹正中线旁开 2 寸处。二是指两条经脉之间的交通捷径，在经络系统中有广泛的分布。因此，前者可以叫作狭义的气街，后者不妨称为广义的气街。

狭义的气街，在《内经》中已有阐述。如《素问·气府论》说："足阳明脉气所发……气街动脉各一。"王冰注云："气街，穴名也。"《灵枢·海论》也说："胃者水谷之海，其输上在气街，下至三里。"三里与气街都是胃经的腧穴。又如《素问·骨空论》说："冲脉者，起于气街，并少阴之经，侠脐上行，至胸中而散。"《灵枢·动输》则说："冲脉者，十二经之海也，与少阴之大络起于肾，下出于气街，循阴股内廉，斜入腘中，循胫骨内廉，并少阴之经，下入内踝之后，入足下。"上文皆以为气街是冲脉的腧穴，位于冲脉脉气上下分流的要冲之地。《素问·痿论》则进一步指出："冲脉者，经脉之海也。主渗灌溪谷，与阳明合于宗筋，阴阳总宗筋之会，会于气街，阳明为之长。"气街既是胃经的穴位，又是冲脉与胃经脉气相互交会之处。也许它是脉气交会处的穴位，所以古人给它起名为"气街"。后来，医家逐渐发现了更多的脉气交会之处，于是就有了广义的气街。

关于广义的气街，《灵枢·卫气》中有简要的说明："请言气街，胸气有街，头气有街，胫气有街。"杨上善注云："街，道也。……胸、腹、头、胻四种，身之要也。四处气行之道，谓之街也。"这个注解对气街的概念讲得不太明白，然其所指，显然与气街穴有着根本的不同。后来，大约从皇甫谧撰著《针灸甲乙经》时开始，为了使两种不同概念的气街不致相互混淆，故将狭义的气街，即足阳明胃经与冲脉相交会处的气街穴，改称气冲。从此，气街一词就主要用来表述两条经脉间的交通径路。

从历代医籍里可以看到，医家们对气冲穴已经做过许多研究。例如，孙思邈在《备急千金要方》里说"气冲，在归来下，鼠鼷上一寸""刺气冲中脉，血不出，为肿鼠鼷"。这里指出了气冲穴的位置，并提醒医家针刺气冲穴要避免刺伤动脉。又说"气冲主身热，腹痛""主腹中大热不安，腹有大气，暴腹胀，满癃，淫泺""主腹中满热，淋闭不得尿""主大气石水""主癞阴肿痛，阴痿，茎中痛，两丸骞痛""月水不利""乳难，子上抢心""无子，小腹痛"。孙氏对于气冲穴主治证候的记载非常详尽（《外台秘要》所载略同）。现代临床实践证明，针刺气冲穴可治疗下腹、前阴等部位的疾患，如睾丸炎、子宫附件炎、子宫内膜炎等。可见人们对于气冲穴的认识，在《内经》的基础上已经有了较大的发展；然而对于广泛分布在头、胸、腹、胫的气街，则研究甚少，且认识颇有分歧。为此，下文将着重探讨广义气街的有关问题。

二、气街的生理功能

如前所说，气街（指广义的气街，下同）是经络系统的组成部分，是两条经脉之间的交通径路。按照“经脉为里，支而横者为络”（《灵枢·脉度》）的定义，气街应该属于络脉的范畴，但是它的生理功能却不同于一般的络脉。

《灵枢·动输》说：“营卫之行也，上下相贯，如环之无端。今有其卒然遇邪气，及逢大寒，手足懈惰，阴阳之道，相输之会，行相失也，气何由还？岐伯曰：夫四末阴阳之会者，此气之大络也。四街者，气之径路也。故络绝则径通，一四末解则气从合，相输如环。”这是《内经》中关于气街生理功能（包括病理）的唯一记载。杨上善注释说：“营行手太阴，下至手大指次指之端，回为手阳明，上行至头，下足阳明，如此十二经脉，阴阳相贯，如环无端也。卒有邪气及寒客于四肢，阴阳相输之道不通，何由还也?”“四末，谓四肢，身之末也。四街，谓胸、腹、头、胻脉气道也。邪气大寒客于四末，先客络脉，络脉虽壅，内径尚通，故气相输如环。寒邪解已，复得通也。”在这里，“绝”是壅塞不通的意思，“络绝则径通”，络不绝则径不通，这是对气街生理功能的高度概括。它表明，在一般情况下，气街是处于关闭或半关闭状态的，当两条经脉之远端相互衔接处的络脉因故发生阻塞，致气血循环障碍时，其相关的气街才完全开放，则大量的气血改从气街通过，起到“络绝则径通”的代偿作用，以维持阴阳十二经脉的整体循环。正确全面地理解“络绝则径通”的含义，对于弄清楚气街的病理，是至关重要的一个先决条件。

三、气街的病理

气街的病理，在《内经》中论述的不多，所有论亦言简意赅。如《灵枢·卫气》在指出气街广泛分布，即“胸气有街，腹气有街，头气有街，胫气有街”之后，接着说“故气在头者，止之于脑；气在胸者，止之膺与背俞；气在腹者，止之背俞与冲脉脐左右之动脉者；气在胫者，止之于气街（冲）与承山、踝上以下”。以上了了50余字，便把气街的病理概括无遗。(其中把背俞与气街相联系，是不确当的，详见下文。）对于众所周知的理论，一般是用不着详细叙述的，只要概括提示就行。因此，《灵枢·卫气》的作者采用概括提示而不做详细叙述的写作方式来阐述气街的病理，恰好表明，在《内经》时代，气街的理论不但内容相当丰富，而且已为人们所熟知。然而，这种写作方法（还有理论上的某些缺陷）给生活在数千年之后的学者带来了极大的麻烦。

经脉中的气血必须“如水之流，如日月之行”那样运行不止，才能“内溉脏腑，外濡腠理”，以维持机体的正常生理活动。任一局部如有气血停止不动，即为病态。对于气血停滞在局部的病理状态，《内经》常常用“气在××”的方式来表述，如《灵枢·五乱》所说“气在于心者，取之手少阴、心主之输；气在于肺者，取之手太阴荥、足少阴输；气在于肠胃者，取之足太阴、阳明，不下者取之三里；气在于头者，取之天柱、大抒……”即是其例。今《灵枢·卫气》既言“气在××”，又言“止之于××”，则其所言皆指病理状态当可无疑。令人遗憾的是，历代注家对这段经文皆随文敷衍，绝少佳注，甚至多有误解。例如，张志聪《黄帝内经灵枢集注》说：“止，尽也。止之于脑者，言头气之街，络脉尽于脑也。止之膺与背腧者，谓胸气之街，络脉有尽于膺胸之间者，有从胸上循肩背而始绝者，脉内之血气，或从膺腋之络脉尽处而出于皮肤，或从背腧之络脉尽处而出于皮肤也……”在这里，张氏一方面混淆了气街与孙络的概念，另一方面误把气街病理认作生理，这就完全背离了《内经》的气街理论。按照他的解释，气街就没有存在的必要。当然，张志聪对气街的见解也有比较确当的时候，例如，他对《素问·水热穴论》“肾之街”的解释，就远比其他各家注释高明。不过这是后话，留待下文再说。

根据《灵枢·卫气》所载，气街病态的主要表现是气血停滞。气血停滞何以与气街病态有关？关于这个问题，《内经》没有明文。但是，从“络绝则径通”的理论来分析，大约与气街在经络系统中的特殊位置是分不开的。在前文说过，气街是两条经脉之间的交通捷径，平时处于关闭状态，当经脉远端发生循环障碍时，它可以起到“络绝则径通”的代偿作用。同样的道理，在经脉末梢循环通畅时，为了避免气血循环发生“短路”现象，确保远端脏器组织获得足够的气血供养，气街应该是关闭着的，只有在供过于求，远端组织出现气血过剩的情况下，才适当开放。总之，在正常生理状态下，气街的或启或闭，对局部组织起着调节气血供求关系的作用。如果气街因故启闭失常，则难免要出现局部气血供应不足或气血瘀滞的病变。所以，气街的病变不是气虚血少之证，就是气滞血瘀之证，而以后者尤为多见。关于气街的论述，虽然《内经》中并没有像上述推断说得那样具体，但是我们相信这个推断不会离《内经》的原意太远。因为《灵枢·卫气》最后所说的由于气街失常导致的“头痛、眩仆、腹痛、中满、暴胀，及有新积”等多种证候的机制，只能用这个推断出来的理论，方可获得满意的解释。

四、气街与腧穴的关系

腧穴，又称气穴。腧穴与气街，既有区别又有联系，但不是所有的腧穴都与气街有联系。《灵枢·卫气》说：“知六府之气街者，能知解结、契绍于门户。”“解”，消除。“结”，凝结。“契”，“挈”之借字。“挈”，挈领。“绍”，继也、续也。解结是泻法，挈绍是移盛补虚之法。解结对实证言，挈绍对虚证言。那么，什么是门户？杨上善说：“门户，腧穴也。”在这里，气街与腧穴对举，恰好表明气街不等于腧穴，但腧穴与气街有着密切的关系。对于这种关系，《灵枢·卫气》讲得较为笼统，只是说胸、腹、头、胫部的气街，各与其相应部位的某些穴位，如背部的背俞穴、腹部挟脐左右两侧的穴位、气冲穴、下肢的承山穴和踝上踝下的穴位，具有特定的联系。到底有哪些穴位与气街有关，经文没有细说。

此外，《素问·水热穴论》在讲到主治肾病水肿的57个穴位时，说：“伏菟上各二行行五者，此肾之街也。”街，谓道也。王冰注云：“伏菟上各二行行五者，腹部正俞，侠中行任脉两傍，冲脉、足少阴之会者，有中注、四满、气穴、大赫、横骨，当其处也；次侠冲脉、足少阴两傍，足阳明脉气所发者，有外陵、大巨、水道、归来、气街（冲），当其处也。”张景岳注，穴名略同王注，而又认为这些穴位“皆水气往来之道路，故为肾之街”。如果说，王冰对“肾之街”的注解义未太明，那么张景岳的解释是十分清楚了，不过把穴位的功能作为“肾之街”命名之由来，与原文本意实不相侔。其实“肾之街”，即是肾之气街，就是说这些穴位与足少阴肾经所属的气街有联系，水肿之病因肾经气街启闭失常所致者，可以通过针刺这些穴位来治疗。张志聪对此已有所认识，所以他注解说：“街，气街也。气街者，气之径路也。经络者，经别之大络也。如经络之气结，则别走于气街，故络绝则经通。”在这里，他把水肿的病理同“寒邪客于四肢，手足懈惰”的病理相混，当然是不对的。与此同时，他以为“伏菟上各二行行五”的穴位，是指下肢的阴谷、筑宾、交信、复溜、三阴交，如此左右合计仅有10个穴位，与原文“各二行行五”当为20个穴之说明显不符，所以此说也是错误的。但是，我们应该承认，他对“肾之街”的注解是前无古人的，对气街与别络的区别也是正确的。

综上所述，腧穴与气街有直接联系者，仅足少阴肾经之位于腹部者就有20个穴位。由此推论，十二经脉在全身各部的气街，与腧穴相关者当不在少数。

在今本《内经》中，既有以部位划分的所谓“胸、腹、头、胫”四街说，又有以脏腑分类的“六腑之气街”和“肾之街”。那么，在古本《内经》或《黄帝外经》里，很可能还有心、肺、肝、脾之街的记载。只有这样，气街的理论才是比较系统而完整的。当然，这只是一种猜想，实际如何，已无从可考。

在腧穴与气街的关系问题上，值得注意的是募穴与背俞穴理论的兴起对气街理论的冲击。《素问·奇病论》只有“胆募俞”，《难经·六十七难》提到五脏的募穴和背俞穴，但都不说具体穴名，《灵枢·背腧》也没有提到六腑的背俞穴而只有五脏的背俞穴。募穴与背俞穴理论逐渐完备，是从《脉经》和《针灸甲乙经》开始的，最后每一脏腑在胸腹部都有募穴，在背部都有背俞穴。如中府为肺之募穴，期门为肝之募穴，章门为脾之募穴，日月为胆之募穴，京门为肾之募穴，天枢为大肠之募穴，任脉的膻中、巨阙、中脘、石门、关元、中极，依次为心包、心、胃、三焦、小肠、膀胱之募穴。至于五脏六腑的背俞穴，则皆位于足太阳膀胱经脉的循行路线上。这些募穴与背俞穴，以《灵枢·卫气》的观点来看，无一不在气街范围之内。然而募穴中的京门、天枢、巨阙、石门，以及背俞穴的全部，它们的位置都不是位于两条经脉脉气交会之处，显然同气街的概念不符，这就从根本上把《灵枢·卫气》以为背俞与胸气之街和腹气之街相联系的理论推倒了。随着募穴与背俞穴理论的日趋完备，气街理论渐渐地被人们所淡忘就成了难以避免的事情。

五、气街与交会穴

交会穴与气街的关系，不见经传，古往今来，无人道及。然而只要查一下有关文献就不难发现，有许多交会穴的位置恰是处于《灵枢·卫气》治疗四街病变取穴范围内的。所以，交会穴与气街不可能没有关系。

交会穴，是两条或两条以上经脉的脉气相交或会合处的腧穴。它在《内经》里并无明文记载，仅在少数篇章中有类似的提法。例如，《素问·刺腰痛》说“刺飞扬之脉，在内踝上五寸，少阴之前，与阴维之会”；《灵枢·经脉》说：“肝足厥阴之脉……与督脉会于巅”。交会穴，这个名词的提出和大量出现，是从皇甫谧的《针灸甲乙经》开始的，之后，唐代王焘的《外台秘要》和王冰的《黄帝内经素问注》，宋代王惟一的《新铸铜人腧穴针灸图经》，元代滑伯仁的《十四经发挥》，明代高武的《针灸聚英发挥》和杨继洲的《针灸大成》等续有记载。不过对于交会穴的数目和交会穴所属的经脉，各书所载颇有异同。例如，今本《针灸甲乙经》明文记载的交会穴有91名，王冰《黄帝内经素问注》则有98名，与《针灸甲乙经》相较，王注增补的有中髎、下髎、悬颅、天冲、带脉、五枢、龈交7名。后来，《针灸聚英》又增补臑会、丝竹空、人迎、辄筋4名，《针灸大成》又增加膻中1名，前后合计共有交会穴103名。这里需要指出的是，《外台秘要》在“十二身流注五脏六腑明堂”篇首，明言引自《针灸甲乙经》，然其所载交会穴只有79名，比《针灸甲乙经》少12名。再有，两书均认为是交会穴，而交会的脉名亦多有出入。如足太阴肾经的府舍和冲门，《外台秘要》说它们都是“足太阴、阴维之会”，而《针灸甲乙经》则以为府舍是“足太阴、阴维、厥阴之会”，冲门乃“足太阴、厥阴之会”；又如足阳明胃经的承泣，《外台秘要》以为“跷脉、任脉、足阳明之会”，而《针灸甲乙经》作“跷脉、足阳明之会”；再如，手少阳大肠经的和髎，《外台秘要》说是“手足少阳之会”，《针灸甲乙经》则以为“手足少阳、手太阳之会”。若《外台秘要》所据的《针灸甲乙经》为皇甫氏原本，那么今天流传的《针灸甲乙经》显然是被后人修改过了的。以上这些情况，反映了人们对交会穴的认识是随着时代的变迁而不断发展变化的。

至于交会穴的分布，综合有关文献记载，大致情况如下。

（1）位于头面颈项部的单穴有9名：天突、廉泉、承浆，水沟、神庭、百会、脑户、风府、症门。双穴有35名：人迎、地仓、巨髎、迎香、颧髎、承泣、睛明、瞳子髎、丝竹空、阳白、头临泣、目窗、正营、承灵、脑空、风池、完骨、头窍阴、浮白、天冲、率角、曲鬓、悬厘、悬颅、颔厌、本神、头维、下关、天容、听会、听宫、上关、和髎、角孙、翳风。合计共有44名，79穴。

（2）位于胸膺胁腹部的单穴有9名：腹中、上脘、中脘、下脘、阴交、关元、中极、曲骨、会阴。双穴有27名：幽门、通谷、阴都、石关、商曲、盲俞、中注、四满、气穴、大赫、横骨、气冲、中府、天池、辄筋、期门、日月、腹哀、章门、带脉、五枢、维道、居髎、环跳、大横、府舍、冲门。合计共有36名，63穴。

（3）位于肩背腰尻部的单穴有4名：大椎、陶道、命门、长强。双穴有11名：大杼、风门、上髎、中髎、下髎、附分、肩井、天髎、巨骨、秉风、臑俞。合计共有15名，26穴。

（4）位于下肢的双穴有：跗阳、仆参、申脉、金门、阳交、三阴交、筑宾、交信、照海。共9名，18穴。

（5）位于上肢的双穴有：臑会、肩髃、臂臑。共有3名，6穴。

以上总计192个交会穴，其中位于头面躯干者168穴，占交会穴总数87.5%；位于下肢者18

穴，占9.37%；位于上肢者6穴，只占3.12%。在这里，我们看到的交会穴的这种分布特点，与气街只讲头、胸、腹、胫而不及上肢的情况，基本一致。腹部的交会穴，如中注、四满、气穴、大赫、横骨、气冲等穴，在《素问·水热穴论》是属于“肾之街”的。下肢的交会穴，在《灵枢·卫气》恰好多在治疗胫气之街病变的取穴范围之内。再有交会穴是两条或两条以上经脉脉气交会处的穴位，气街是两条经脉之间交通气血的捷径，两者在性质上非常接近，况且交会穴所属的两条经脉之间，如果不是通过具有启闭功能的气街，而是两经气血直接相交相通的话，那么就很难设想气血在十二经脉中如何能够阴阳相贯、井然有序地依次循环而不发生紊乱。因此，我们有足够的理由认为，交会穴所属的两条经脉，是通过特殊的络脉即气街发生联系的，针刺交会穴能直接调整气街的启闭功能，从而起到改善气血循环的作用。比如，跷脉的腧穴都是交会穴，阳跷、阴跷脉分别与三阴三阳正经之间有气街相联系。这些气街的启闭，关系到跷脉脉气的盛衰。阴跷气盛则欲寐，阳跷气盛则目不瞑。针刺阴阳跷脉的穴位，调整其气街之启闭，即可达到治疗欲寐与不寐的目的。

总而言之，气街是交会穴的基础，没有气街就没有交会穴，交会穴是治疗气街启闭失常的主要穴位，这便是本文的结论。据一些针灸专家讲，对于气滞血瘀证，针刺交会穴的效果比非交会穴要好得多。这话虽是经验之谈，与本文的结论亦是相符的。

最后，也许有人会说，既然气街是交会穴的基础，为什么交会穴的位置与《内经》所说气街病变的取穴范围，并不完全相对应？对于这个问题，我们认为应该从学术发展史里找答案。前面我们已经讲过，交会穴的提出为时甚晚，那时的《内经》已有所亡佚，气街的理论亦残缺不全，而且随着腧穴学的发展，尤其在脏腑背俞穴说的冲击下，气街的概念也早已被淡忘了。所以，交会穴的发现及其穴位数的增减与气街的理论不曾有过明显的联系，这是毋庸讳言的历史事实，当然也并不能由此做出交会穴与气街无关的判断。恰恰相反，只要承认这个历史事实，那么就不会把《内经》的气街理论看作凝固不变的东西，对于交会穴与《内经》所说的气街位置不全相应的问题，也就不辩而自明。

（原稿见《北京中医学院学报》1991年第14卷第6期）

谈谈有关“平气”的几个问题（一）

王玉川

平气是运气学说里的一个重要术语。它涉及范围广泛，对运气的推算结论具有举足轻重的作用。虽然从《素问》的记载来看，平气的概念还比较清楚，推算方法也较为简单，但其中也多有重复与矛盾之处。后世学者的平气理论虽看似上承《素问》而有所发展，实则与《素问》颇多抵牾，因此更是漏洞百出，烦琐重复，难以自圆其说。近年来出版的有关论著和教材讲义之类，则大多因循前人旧说，间或有所损益，往往顾此失彼，并没有真正解决问题。因此，笔者认为，要研究和整理运气学说，就必须把揭露平气理论中的矛盾作为必不可少的一个步骤。兹就管见所及，略陈数端，以供有志研究运气学说的同道们参考。

一、平气的概念及构成条件

（一）《素问》的平气概念

平气是相对于太过和不及而言的，既非太过，又非不及，就叫平气。

《素问》论五运主岁，就有太过、不及与平气之分。其区分的标准有如下两个方面。

第一，根据气候与节气（也就是时间）的对应关系区分：气候先于节气，称为太过；气候迟于节气，即不及；气候与节气同步，合期而至，就是平气。例如，《素问·六微旨大论》说：“至而至者和。至而不至，来气不及也。未至而至，来气有余也。”这里所说的“和”，即平气；“有余”，即太过。

第二，五运气化是否平衡协调、有无克胜乘侮等情况发生，是区分太过、不及和平气的又一重要标准。只有五化均衡，无胜无复，才是平气。所以，《素问·五常政大论》叙五运平气之名云：“木曰敷和，火曰升明，土曰备化，金曰审平，水曰静顺。”又说：“敷和之纪……五化宣平”；“升明之纪……五化均衡”；“备化之纪……五化齐修”；“审平之纪……五化宣明”；“静顺之纪……五化咸整”；“故生而勿杀，长而勿罚，化而勿制，收而勿害，藏而勿抑，是谓平气”。如果五运气化失去平衡，发生胜复乘侮，那么，不是太过，就是不及，故《素问·五运行大论》说：“气有余，则制己所胜而侮所不胜；其不及，则己所不胜侮而乘之，己所胜轻而侮之。”

不过，在《素问》看来，气候本身是否平衡协调，有无胜制乘侮，是和气候与节气的对应关系密切相连、不可分割的。《素问·六节脏象论》所说“未至而至，此谓太过，则薄所不胜而乘所胜也，命曰气淫。至而不至，此谓不及，则所胜妄行而所生受病，所不胜薄之也，命曰气迫”即可证明。

因此，平气的完整概念也必须具备气候与节气同步、合期而至，和五运气化平衡协调而无胜复两个方面。

（二）平气的构成条件

后世医家对《素问》的平气概念似乎并无异议，但是，对于平气的构成条件和推算方法的看法，却与《素问》颇多分歧。

《素问》认为，平气固然是正常的气候，而太过与不及相间出现乃有序的不平衡，也是自然界变化的必然，算不得反常情况。故《素问·六节脏象论》有“气之不袭，是谓非常”之论，而《素问·六元正纪大论》也说：“运有余，其至先；运不及，其至后。此天之道，气之常也。”于是，以纪年的阳干代表太过、阴干代表不及来反映气候的必然。《素问·天元纪大论》“形有盛衰，谓五行之治，各有太过不及也。故其始也，有余而往，不足随之，不足而往，有余从之，知迎知随，气可与期”说的也是这个道理。

那么，平气又是如何产生的呢？《素问》没有做出明确的解释，后世医家则有较为一致的说法，即“岁运有余而被抑，岁运不及而得助”是构成平气的根本原则，符合此原则的就可称为平气。为了行文方便，我们姑且把应用这个原则来推算和解释平气的方法，叫作“天平法”。这个天平法从自身的逻辑来讲，几乎完全正确，无可非议。千百年来也无人反对过。但是，对于或抑或助的力量来源，人们的看法很不统一，故其推算结果必然有异。这是因为对原则的认识一致，并不意味着对具体事物的见解必然相同，况且，在《素问》中找不到关于这个天平法的原则的原文，而其又与《素问》所说的平气矛盾殊多。

为了说明问题，下面将分别从岁会、天符、同岁会、同天符、同正岁及干德符等与推算平气有关的几个方面，展开必要的分析和讨论。

二、岁会、天符与平气

岁会，在《素问》里有明文规定，是推算平气的一个重要方法。如《素问·六微旨大论》说：“帝曰：盛衰何如？岐伯曰：非其位则邪，当其位则正。邪则变甚，正则微。帝曰：何谓当位？岐伯曰：木运临卯，火运临午，土运临四季，金运临酉，水运临子，所谓岁会，气之平也。”

四季，在这里指的是值年年支的辰、戌、丑、未。辰位东南，戌位西北，丑位东北，未位西南，此四者皆为土之正位。子居正北方水位，午在正南方火位，卯为正东方木位，酉为正西方金位。位，即年支的五方五行之正位；当位，是构成岁位的条件；岁会，即岁运与同属的值年年支相会，故又名“岁位”，或称“岁直”。木运临卯，是丁卯年；火运临午，是戊午年；土运临四季，是甲辰、甲戌、己丑、己未年；金运临酉，是乙酉年；水运临子，即丙子年。所以，岁会共有8年，占六十甲子的13.33%。气之平，即平气。

天符，《素问·六微旨大论》讲：“土运之岁，上见太阴；火运之岁，上见少阳、少阴；金运之岁，上见阳明；木运之岁，上见厥阴；水运之岁，上见太阳，……天与之会也，故《天元册》曰天符。”

上见，指值年之司天。土运之岁，上见太阴，为己丑、己未年；火运之岁，上见少阳，为戊寅、戊申年，上见少阴，为戊子、戊午年；金运之岁，上见阳明，为乙卯、乙酉年；木运之岁，上见厥阴，为丁巳、丁亥年；水运之岁，上见太阳，为丙辰、丙戌年。凡12年，占六十甲子的20%。所谓“天与之会”，即司天与岁运同属相会。在12年天符中，与岁会重复的己丑、己未、戊午、乙酉四年，又称太乙天符。

天符是不是平气？原文没有讲。岁运与值年年支同属相会可以构成平气，那么，岁运与值年年支派生的司天同属相会，照理也应当构成平气。明代著名医家张介宾在他的《类经图翼·五运太少齐兼化逆顺图解》中，就曾经提到过这个问题，说：“若太乙、天符、岁会、同天符、同岁会，则其符会，虽皆曰平气，然而纯驳固自不同，逆顺亦有轻重。”这表明张介宾在这里是把岁运与气“符会”作为平气的主要条件的；天符、岁会、同天符、同岁会之类，除了纯驳、逆顺的程度有所不同之外，都具有“符会”的特点，所以都应该属于平气的范畴。毫无疑问，张介宾的这个观点与《素问》原文的基本精神是相通的。可是，这与唐宋以来运气家们公认的那个天平法的原则有着许多无法调和的矛盾。所以，张介宾在专论平气的时候是不提岁会、天符等名词的，这反映了他在平气理论上理解得不透彻和无可奈何的心理状态。例如，他说“平气，如运太过而被抑，运不及而得助也”，把《素问》岁会为平气的经典理论抛在了九霄云外，而把后世的天平法提到了唯一的地位。接着，他举例说：“如戊辰阳年，火运太过，而寒水司天抑之；癸巳阴年，火运不及，而巳位南方助之；辛亥水运不及，而亥位北方助之。又如，丁运木司天，上角同正角也；己运土司天，上宫同正宫也；乙运金司天，上商同正商也，皆曰平气，而物生脉应，皆得平和之气也。”

所谓“丁运木司天”，指丁亥、丁巳年，“己运土司天”，指己丑、己未年；“乙运金司天”，指乙卯、乙酉年。此岁运不及而得司天之助的六年在《素问》都属于天符之年，其中己丑、己未、乙酉年又是岁会，而张介宾在此概不提及。之所以不提岁会、天符之名，正是因为在天平法看来，天符也好，岁会也罢，其中只有部分而非全部符合平气原则。

我们还可以从上面张介宾所举的例子中看到，抑岁运或助岁运的力都来源于值年的年支，其中有的使用年支的司天之力，有的是使用年支的方位之力，而年支方位又多非五方五行之正位，如巳位不在正南，亥位亦非正北。这与《素问》岁运必须与同属年支之正位相会才能构成平气的岁会法，不仅在方法上大不相同，而且多有相互矛盾之处。

正由于岁会法与天平法之间互有矛盾，岁会八年在天平法看来绝大多数是不合理的。

例如，木运临卯的丁卯年，丁为木运不及，卯为阳明燥金司天。不及之木运，虽得正东方卯木之助，却遇燥金司天之抑，这一助一抑两种力正好相互抵消，而不及之木运依然如故，是算不得平气的。此岁会法不合理者之一也。不过，有些学者只强调卯木这个力，而故意对燥金司天之力不予理睬，硬是把丁卯年说成“岁运不及而得助”之平气。这是另外一个问题，即天平法学派的内部问题，此处暂不讨论。

再如，火运临午的戊午年，戊为火运太过，午为正南火位，又为少阴君火司天。不论是司天，还是方位，皆助岁运之有余，则盛者愈盛，何平之有？此岁会法不合理者之二也。

又如，水运临子的丙子年，丙为水运太过，子为少阴君火司天，是岁运克司天，而非岁运被抑，是不得为平气的；即使以年支方位言之，子为正北方水位，是助水运之有余而非抑其太过者，更不可能成为平气。此岁会法不合理者之三也。

还有土运临四季的甲辰、甲戌二年，甲为土运太过，辰、戌主太阳寒水司天，水非克土者，不能使太宫受抑；以年支方位言，则辰位东南，戌居西北，并为土旺之乡，是助其岁运之太过，而非抑其有余，太宫何由得平？此岁会法不合理者之四也。

总之，严格按照天平法的观点，岁会八年中仅有己丑、己未、乙酉年，无论从年支之方位来说，还是从司天来说，皆与“岁运不及而得助”之原则相符，可以构成平气。除此之外，丁卯、甲辰、甲戌、戊午、丙子年，都不具备构成平气的条件。由此可见，《素问》岁会为平气的经典地位实际上早已被否定了大半，然而在讲解《素问》时还要肯定岁会是平气，岂非怪事一桩？

至于天符的命运，看来要比岁会幸运得多。因为它的平气地位，在《素问》里没有明文记载，而十二年天符中，被天平法承认为平气的竟有六年之多（具体纪年已见上文），其符合率达到50%，远比《素问》明文确定为平气的岁会为高。这是运气学说里的又一怪事。如果说，虽然岁会八年中有大半非平气，还不足以否定《素问》岁会为平气这个经典理论，那么，十二年天符内有一半是平气，比岁会中平气的比率还要高，为什么不能说“天符亦平气也”或“天符者，气之平也”呢？

三、同天符、同岁会与平气

从上文我们看到了在天符、岁会范围内，平气理论逻辑上的严重紊乱。接下来，我们将讨论同天符与同岁会范围内平气的情况。

《素问·六元正纪大论》说：“太过而同地化者三，不及而同地化者亦三。……甲辰、甲戌，太宫下加太阴；壬寅、壬申，太角下加厥阴；庚子、庚午，太商下加阳明，如是者三。癸巳、癸亥，少徵下加少阳；辛丑、辛未，少羽下加太阳；癸卯、癸酉，少徵下加少阴，如是者三。……太过而加同天符，不及而加同岁会也。”在这里，“同地化”之“地”与“下加”都是指在泉之气而言。

这段原文表明，同天符六年、同岁会六年都是以岁运与在泉之气属性相同为条件的，其中岁运太过的称为同天符，岁运不及的称为同岁会。

同天符与同岁会是不是平气？《素问》没有明文规定，唐代王冰注也没有讲。到了宋代刘温舒《素问入式运气论奥》就明确说：“其不及之岁，则所胜者来克，盖运之虚故也，则其间自有岁会、同岁会，亦气之平也。”可见，同岁会六年都属平气。其又说：“坚成之纪，二火司天，四年皆平气之岁也。”（以上均见《素问入式运气论奥·论纪运》）“坚成之纪”，即金运太过之年，其中逢少阳相火司天和少阴君火司天者，各有二年，为岁运太过而被抑，故曰“四年皆平气之岁也”，显然，这完全是从天平法角度讲的。其实这四年中只有庚子、庚午二年为阳明燥金在泉，符合“太过而同地化”之同天符条件。

根据刘温舒的上述论证，六年同天符中的庚子、庚午二年及六年同岁会的全部（合计八年）都是平气，其余四年同天符并不具备构成平气的条件。这个结论，是否正确？不妨试用天平法，做具体分析。

甲辰、甲戌年，为“太宫下加太阴”，土运太过，虽有太阳寒水司天之抑，却遇太阴湿土在泉之助，又得辰、戌土位之益，故甲辰、甲戌年不得为平气；壬寅年即“太角下加厥阴”，木运太过，寅位东方偏北，虽非正位，亦属于木，且在泉又为厥阴风木，皆能益其太过之木运，而司天之相火，并非克木者，故壬寅年不得为平气；壬申年亦为“太角下加厥阴”之年，虽有西方申金之抑，仅能抵消在泉风木之助，太过之木运依然如故，故亦不得为平气。可见刘温舒不承认这四年同天符为平气，是完全合乎天平法逻辑的。

但是，必须指出，刘温舒在这里确认为平气的八年，若用天平法来检验，则有一半是错误的。譬如，庚子年，金运太过，虽受少阴君火司天之力的抑制，却得阳明燥金在泉之助，一抑一助正好相互抵消，至于年支子位北方之水并非克金者，可证刘温舒以为的庚子年为平气是不合天平法逻辑的。

又如，癸亥年，癸为火运不及，亥为北方水位，司天为厥阴风木，在泉为少阳相火，后人虽有司天生运之说，亦仅为分析逆顺而设，与平气无关，故司天之木无助于不及之火运，在泉相火虽有助于不及之火运，却逢北方亥水之抑，一抑一助亦恰好相互抵消，不及之岁运实际上未能得助，因而癸亥年为平气之说也是难以成立的。也许有人会说，这样的分析未必确当，因为在运气学说里，迄今为止，并没有方位与司天、在泉三者之力可以相互抵消之说。但笔者认为，这恰能证明以往学者们使用天平法原则时的随意性和不严谨的科学态度，却不足以否定我们的上述分析。

再如，辛丑、辛未年，丑、未皆为土之正位，并为太阴湿土司天，太阳寒水在泉；辛为水运不及，处在土位和湿土司天双重抑制之下的水运虽得太阳在泉寒水之助，亦不足以使不及之水运变成平气。

由此可见，以庚子、癸亥、辛丑、辛未年为平气，对天平法来说实在是不折不扣的自我背离。换句话说，刘温舒肯定的八年平气（即六年同岁会和庚子、庚午二年同天符）中只有一半合乎天平法自身的逻辑。所以，平气的理论和推算方法在同天符与同岁会范围内也是相当紊乱的。

（原稿见《北京中医学院学报》1987 年第 10 卷第 2 期）

谈谈有关“平气”的几个问题（二）

王玉川

四、同正岁与平气

我们知道，在《素问》里明文规定为平气的共有两类。一类是岁会，如上述。另一类即同正岁。所以，同正岁是《素问》对于八年岁会以外的平气年的总称。例如，《素问·六元正纪大论》说：“诸同正岁，气化运行同天。”又说：“运有余，其至先。运不及，其至后。……运非有余非不足，是谓正岁，其至当其时也。”在这里，“同天”与“当其时”是一个意思，“正岁”即平气之年。所以，同正岁的含义即岁运的气化与平气之年相同。

《素问·六元正纪大论》记载的同正岁有戊辰、戊戌年同正徵，丁卯、丁酉、癸卯、癸酉、乙卯、乙酉、庚寅、庚申年同正商，丁丑、丁未、己丑、己未、辛丑、辛未年同正宫，庚子、庚午年同正商，丁巳、丁亥、己巳、己亥、乙巳、乙亥年同正角，凡二十四个年份。《素问·五常政大论》所载与此相同，唯叙述的先后次序略有差异。

在这二十四个同正岁中，乙卯、乙酉、丁已、丁亥、己丑、己未年，与天符重复；己丑、己未、乙酉、乙卯年，与岁会重复；庚子、庚午年，与同天符重复；癸卯、癸酉、辛丑、辛未年，与同岁会重复。在这十三个重复出现的年份中，除了丁卯、庚子、辛丑、辛未年不合乎天平法原则之外，其他九个年份完全符合平气的要求，我们在前面已经讲过，这里不再讨论。剩下的十一个同正岁，如果用天平法原则逐个分析其年支方位、司天、在泉三种力对岁运的作用关系，那么，可以看到，戊辰、戊戌、庚寅、庚申年是符合平气要求的。因为，戊为火运太过，而司天寒水足以抑之，辰、戌为土位，在泉为湿土，皆非克火及助火者，可以不计，故戊辰、戊戌可成平气；庚为金运太过，寅为东方木位，在泉为厥阴风木，皆与金运盛衰无所损益，可以不计，而少阳相火司天之力足以抑金，使其成平气。除此四个年份之外的年份皆不具备平气之条件。

丁酉年，丁为木运不及，酉为西方之金，又为阳明燥金司天，不及之木运受司天与方位双重抑制，则不足者愈不足，而在泉之少阴君火对不及之木运无所助益，所以，丁酉年这个同正岁在天平法看来是算不得平气的。

丁丑、丁未年，亦岁木不及。丑、未既为土之正位，属太阴湿土司天，二者对不及之木运皆不能有所助益，而在泉太阳寒水之力不能改变此土强木弱之势。故丁丑、丁未年皆不具备平气之条件。

己巳、己亥年，己为土运不及，巳、亥为厥阴风木司天，不及之土被司天所抑，则岁运愈不足。巳为南方火，亥为北方水，按照克运为抑，同运为助之例，火与水对土运皆无助力。所以，己巳、己亥年同正岁在天平法看来绝非平气之年。

乙巳、乙亥年，乙为金运不及，巳、亥为风木司天、相火在泉。风木既无益于金，又遇抑金之相火，则不及之金运愈不及。至于年支方位，南方巳火亦为克金之力，北方亥水非同运得助者，故乙巳、乙亥年都不符合天平法之原则。

综上所述，十一个单纯的同正岁中具备平气条件的只有戊辰、戊戌、庚寅、庚申年。如果连同与太乙天符、同天符、同岁会重复的九个平气一起计算，则符合天平法原则的同正岁共有十三个，换句话说，《素问》认为二十四个同正岁都是平气，而在后世天平法那里，只承认其中的十三个是平气，其符合率只有54%多一点。不过，后世医家主张天平法才是平气的唯一标准。但在《素问》面前他们大多不能坚持原则，他们在给同正岁做注解的时候，不仅承认二十四个同正岁全属平气，而且还会说出同正岁之所以是平气的多种理由，诸如“司天则同其正，抑运则反其平”“太过岁谓木齐金化，金齐火化，火齐水化，水齐土化，土齐木化也；不及岁谓木兼金同化，金兼火同化，火兼水同化，水兼土同化，土兼木同化也”等。（并见《素问入式运气论奥》和《类经》等书）这使运气学说变得极为紊乱。

《素问》的同正岁理论也不是完满无缺的。首先，按照这个理论，岁运在司天影响下，可以改变原有的属性。如丁卯、丁酉年同正商，是木运变为金运；癸卯、癸酉年同正商，是火运变为金运；丁丑、丁未年同正宫，是木运变为土运；辛丑、辛未年同正宫，是水运变为土运；己巳、乙亥年同正角，是金运变为木运。虽然，注家们的“齐化”“兼化”“得政”等一套解释方法未尝不能言之成理，但是，从这些变化的结果中我们看到，火运与水运皆减少了两个年份，土运与金运则都增加了两个年份，因而六十甲子总体上出现了岁运不平衡，木、火、土、金、水五运之间不相承袭的状态。不平衡、不相承袭是反常现象，所谓“气之不袭，是谓非常”（见《素问·六节脏象论》），这是显而易见的。然而《素问》在这里不仅无视这些反常现象，还要“粉饰太平”，称之为“同正岁”。这样的逻辑实在令人难以理解。近年来，有的学者也许看出了其中的矛盾，硬是把“同正岁”解释为某个季节里出现的平气。虽然这保证了六十甲子在总体上不会出现岁运不平衡、五运不相承袭的状态，但是，在年度范围内还是会出现五运不平衡、不相承袭的情况，因而四时气候的反常和失序的紊乱状态在同正岁那里实际上是无可避免的。气候反常却被称为平气，充分说明了“同正岁”的理论是多么的不合逻辑。

值得注意的是，《素问》对平气的要求是不仅要时至而气至，而且不允许出现克胜乘侮。可是，《素问·六元正纪大论》的记述中，凡岁运不及的同正岁，几乎没有不言胜复的。例如，丁卯、丁酉岁，曰“清热胜复同”；癸卯、癸酉岁，曰“寒雨胜复同”；己卯、己酉岁，曰“风凉胜复同”；乙卯、乙酉岁，曰“热寒胜复同”；丁丑、丁未岁，曰“清热胜复同”；己丑、己未岁，曰“风清胜复同”；辛丑、辛未岁，曰“雨风胜复同”；丁巳、丁亥岁，曰“清热胜复同”；己巳、己亥岁，曰“风清胜复同”；乙巳、乙亥岁，曰“热寒胜复同”。王冰注也说：“不及之运，常兼胜复之气言之。”既言胜复，又称平气，这难道还不足以使读者糊涂吗？

由此可见，平气的理论在同正岁里也是紊乱不堪的。

五、干德符与平气

虽然《素问》的岁会与同正岁以及后世的天平法，矛盾颇多，但是，它们的方法都始终离不开岁运、方位、司天和在泉四方面的力，平气即在这四种力的较量中形成的。岁运的力，来自天干；方位与司天的力，皆从地支上发生；在泉的力，则由司天推算而来，实际上也是源于地支的。四种力中三种来自地支，只有一种源于天干，显得很不公平。干德符为平气的理论则是专从天干上做文章的，颇有点纠偏的味道。

什么是干德符呢？刘温舒《素问入式运气论奥》讲干德符的法则共有两条。第一条："若五运阴年不及之岁，大寒日交初气，其日、时、建干，与年干合者，谓之干德符，当为平气，非过与不及也。"（《素问入式运气论奥·论月建》）

此所谓"建干"，即月建之干。所谓"合"，是相合、化合，而非相同，即"甲与己合，乙与庚合，丙与辛合，丁与壬合，戊与癸合"。显然，这取法于"十干化运"。十天干分阴阳，则甲、庚、丙、壬、戊为阳干，己、乙、辛、丁、癸为阴干。阴干主岁运不及，若遇大寒节交司之时或日或月为阳干，而与岁运之年干相合者，则不及之岁运皆可立即变为平气。我们在上文讲过，在《素问》的平气法则和后世的天平法中，岁运不及能否变为平气，需要根据值年年支的方位、司天、在泉三支力量对岁运的作用确定。现在，司天之力也好，在泉之力也好，方位之力也罢，在干德符面前统统不起作用了。干德符竟然具有那么巨大的威力，真是不可思议。

也许有人会说，古人说的、古书上写的都是千百年经验的总结，必有真理蕴乎其中，其是不可随便怀疑、轻率否定的。这话似乎颇有道理。遗憾的是，对于历法来说并非如此。按照我国历法的规定，大寒是十二月的"中气"，极个别的年份可以提早到十一月底。例如，紫金山天文台《新编万年历》推算了1840年至2050年的大寒节气，没有一年是在正月的，且十二月的月干，己年必为丁，乙年必为己，辛年必为辛，丁年必为癸，癸年必为乙。其中没有一年与干德符的原则是相符的。如果以运气历法推算，即以年前十二月交大寒节气作为一个年度的开始，那么，大寒所在月的月干与该年年干的关系是，己年必为乙，乙年必为丁，丁年必为辛，辛年必为己，癸年必为癸，此亦不符合干德符之原则。如果说，这条干德符可能适用于大寒节气提早至十一月的年份，那么，月干与年干的关系就是，己年必为甲，乙年必为丙，丁年必是庚，辛年必为戊，癸年必为壬。其中，己年与干德符原则相符，60年内有6年可望成为干德符，似乎它的作用不小。然而，大寒日在十一月的年份是很少的，以1840年至2050年来说，仅有1871年与1985年如此，相隔110多年才遇到一次，而且1871年是辛年，1985年是乙年，乙年的十一月为丙，辛年的十一月为戊，此亦不符合干德符原则。由此可见，年干与大寒所在月月干相合的干德符，实际上不过是个空中楼阁。若非古人无意搞错，那或许就是他们故弄玄虚，拿它来吓唬人吧。至于大寒的日干与年干相合的机会，也并不多见，笔者推算了清同治三年甲子（1864）至民国十二年癸亥（1923）的情况，60年中符合干德符原则的只有四个年份：同治四年（1865）岁次乙丑，年前大寒日为庚寅；光绪十七年（1891）岁次辛卯，年前大寒日为丙午；光绪三十一年（1905）岁次乙巳，年前大寒日为庚申；民国六年（1917）岁次丁巳，年前大寒日为壬戌。况且，乙丑年本属岁会，丁巳、乙巳年并为同正岁，唯辛卯年《素问》以为"少羽与少宫同"不为平气。所以，这种干德符在此六十甲子中仅占1.66%。至于交大寒节气的时干，推算极为麻烦，虽天文历算专家也难免发生误差，而历代运气家能事先指出何年为年干与时干相合的干德符者，笔者竟未尝闻。这里姑置勿论。

刘温舒讲的另一条法则是："阴年中，若逢月干皆符合相济，若未逢胜而见之干合者，即平气。若行胜以后，行复已毕，逢月干者，即得正位也。"（《素问入式运气论奥·论纪运》）

这就是说，岁运不及之年的年干与任一月的月干相合，都可成为平气，即使相合在胜气和复气发生之后，也都可使岁运重新获得正位，而变成平气。换句话说，不论气候多么反常，只要遇到干德符，就会变成风调雨顺、万物得所、人无疫疾的平和景象。

推算年干与月干相合的干德符（前面讲了与大寒节气有关的3个月），由于月干不像月支那样固定，所以比较麻烦，但却有捷径可走，只要记住"甲己岁丙寅，乙庚岁戊寅，丙辛岁庚寅，丁壬岁壬寅，戊癸岁甲寅"这首被称为"正月建寅歌"的口诀，即可推算出六丁年的正月为壬寅，六乙年的三月为庚申，六癸年的五月为戊午，六辛年的七月为丙申，六己年的九月为甲戌，此皆年干与月干相合者。所以，三十个阴年，无年不可成为平气，只是时间早晚、长短不一而已。可见这第二个确定干德符的法则的作用是很大的。不过具体说来，它也有无用武之地的时候。例如，六丁年是它发挥作用最全面、时间最长的六年，可是，在它出世以前，早已被《素问》的同正岁全部占领了，一天也没有给它留下。当然，它对六丁年还是有一定作用的。因为六丁年在同正岁那里，除了丁巳、丁亥年之外，丁丑、丁未年是要变成土运的，丁卯、丁酉年是要变成金运的。现在由于干德符的干预，六丁年在成为平气的同时得以保持原有的木运不变。这是干德符的作用所致，也是干德符与同正岁两种平气法则的矛盾所在。

六己年，虽然己丑、己未和己巳、己亥年已被岁会和同正岁占有，但是己卯、己酉年的九月至十二月大寒节一段时间，干德符还可发挥作用，而且，干德符还能保证己巳、己亥年各有3～4个月的土运不会变成木运。

六辛年，虽然辛丑、辛未年已被同岁会和同正岁双重占有，而辛巳、辛亥、辛卯、辛酉年从七月开始各有半年时间是干德符发挥作用的时间。此外，干德符还能使辛丑、辛未年从七月开始重新恢复固有的水运，而不再变为土运。

六乙年，虽然乙卯、乙酉、乙巳、乙亥年已被同正岁占领，但干德符能使乙巳、乙亥年在同正岁那里变成的木运，重新变回金运，而且乙丑、乙未年从三月开始各有10个月时间是干德符显示全部力量的时期。

再说六癸年，虽然癸卯、癸酉年已被同岁会和同正岁双重占领，癸巳、癸亥二年亦被岁会独占，但剩下的癸丑、癸未年从五月开始各有8个月左右时间是干德符发挥作用的时间。

综上所述，在干德符的作用下六十甲子内，除了二十四个同正岁和两个同岁会之外，又增加了十个年次的平气（虽然不是完整的十年），这使平气的总数由原来的二十六个年次猛增至三十六个年次，使所有的岁运不及年都有可能变成平气，而且还能使岁运在司天之力作用下改变属性，重新复原。这是一种多么神奇的力量。这种力量为什么如此强大？古人是怎么发现它的？它的理论是否与客观实际相符？干德符可以使岁运不及者变成平气，那么，干与干相克者为什么不能使岁运太过者变成平气？这是稍有思维能力者都会发出的疑问，可是十分遗憾，迄今为止还没有一位运气专家能对此有所说明。今后，企图从天文、气象以及有关宇宙的其他各种自然科学中找到答案，将是一个十分艰巨的研究课题。

六、尾声——几点补充说明

（一）本文所说的平气是运气学说里的一个术语，它与古代历法以一个回归年平均分属二十四个节气的平气法，不是一个概念。历法上的平气法早已被定气法所代替，而运气学说里的平气法，不仅依然存在，而且在宋代还有所增补。它与历法上的平气有何渊源关系，尚有待考证。

（二）本文对各种平气说自身的和相互之间错综复杂的关系所做的分析论证，也许是粗浅的，难免挂一漏万，甚至出现某些偏差和失误。但是，本文的目的并非整理出一个系统的合乎逻辑的平气理论，而是要首先指出这样一个事实：平气的传统理论，包括它的推算方法，是运气学说中最不合逻辑的理论，它不仅给运气学说造成了极大的干扰，而且还给其涂上了一层厚厚的神秘色彩。

（三）根据平气理论中的重重矛盾，联系到近年来有些学者研究运气学说的报告，比如，以过去的气象记录与运气学说对照，或者以患者出生纪年（主要是胚胎发育期）的岁运与易发疾病的关系，来验证运气学说的科学性文章，都不采取平气的方法而获得较高符合率的情况来看，足以证明平气的理论远远不如大过与不及相间的理论，后者有着较为可信的客观依据和较高的科学价值。

（四）根据各种平气法则注说的结果大量重复和严重矛盾，笔者认为平气的理论从《素问》开始就不是一个学派的见解，而是多种主张的混合物，始终没有形成一个统一的体系。时至今日，将这套不成系统、说法众多、混乱矛盾的理论作为研究课题自然还是必要的，但是，如果不加分析、原封不动地搬到大学的教科书里，在学术讲坛上照本宣科，就难怪青年学者们要“望运兴叹”了。

（原稿见《北京中医学院学报》1987 年第 10 卷第 3 期）

略谈“五脏受气”及其临床意义

一、从“受气”的概念说起

什么叫“受气”？“受”，就是收受、吸取外界的某些物质。“气”，就是非肉眼所能分辨的微小物质。如《灵枢·营卫生会》说：“人受气于谷，谷入于胃，以传与肺，五脏六腑，皆以受气。”由此可见，从整个人体来说，饮食是受气，呼吸也是受气；从某一脏腑或组织来说，吸取、容纳本身以外的物质的作用和过程都叫作受气。又如《灵枢·营卫生会》说：“中焦亦并胃中，出上焦之后，此所受气者，泌糟粕，蒸津液，化其精微，上注于肺脉……”以上即是中焦的受气作用和过程。

不论是整个机体的受气作用和过程，还是某个脏腑、组织的受气作用和过程，归根到底无不与“精”发生联系，离开了精就没有了受气的运动。五脏六腑的受气，要由构成五脏六腑的基本物质单位——精来完成。因此，受气的过程，即是《素问·阴阳应象大论》所谓“气归精”“精食气”的过程。五脏六腑受气的过程，即是五脏六腑之精根据它们各自的性能（《内经》常常用五行即木、火、土、金、水来区分脏腑之精的不同性能）需要，从外界摄取适当的物质，并把它转化成自身的成分的同化过程。五脏六腑就是依靠精的食气同化作用，来补偿它在“精化为气”即异化过程中消耗的物质，从而得以维持其形体的质量，同时也有助于整个机体在瞬息万变的外界条件下的内环境的恒定和统一。若因某种原因而发生人体供气不足或受气障碍，就会出现如《素问·疏五过论》所说“身体日减，气虚无精”的病态，甚至危及生命。因此，受气作用和过程是否正常，对于机体的健康长寿具有十分重要的意义。

此外，病邪的传变过程，《内经》有时也称之为受气。如《素问·玉机真脏论》所谓的“肝受气于心”“心受气于脾”“脾受气于肺”“肺受气于肾”“肾受气于肝”之类，即是说的病邪由某一脏传入另一脏的过程。这种受气过程的发生必须有个先决条件，即“邪之所凑，其气必虚”。若是其他脏的正气不虚，病毒邪气则无隙可乘，也就不会发生病传的受气过程。张仲景在《金匮要略》里指出“见肝之病，知肝传脾，当先实脾，四季脾旺不受邪，即勿补之”，就是基于这个道理。病邪传变的受气，虽然也跟脏腑之精密切联系在一起，但是它收受的是病毒邪气而不是营养物质。因此，它与《灵枢·营卫生会》所说的受气不是同一个概念，这里就不予详细讨论了。

二、“五脏受气”与诊断、预后的关系

《内经》认为五脏六腑的受气情况会直接或间接地影响到整个机体的生理活动，并从面色、音声、神情、脉象以及津液的生成、排泄等方面反映出来。例如，《素问·六节脏象论》说：“天食人

以五气，地食人以五味。五气入鼻，藏于心肺，上使五色修明，音声能彰；五味入口，藏于肠胃，味有所藏，以养五气，气和而生，津液相成，神乃自生。”这就是说，五脏六腑受气功能正常，就能保持脏腑间平衡协调（气和）的生理状态，表现为面色明润、音声洪亮、精神健旺。又如《素问·五脏别论》说：“曰：气口何以独为五脏主？岐伯曰：胃者，水谷之海，六腑之大源也。五味入口，藏于胃，以养五脏气。气口亦太阴也。是以五脏六腑之气味，皆出于胃，变见于气口。”气口，即腕口桡动脉搏动处，是一般诊脉之处，中医又称之为寸口。这段对话的意思是，五脏六腑受气功能的变化可以反映到手太阴肺经的寸口，表现为寸口的脉象发生相应的变化。《灵枢·根结》对此说得尤为具体：“一日一夜五十营，以荣五脏之精，不应数者，名曰狂生。”

来源于饮食化生的营气，一昼夜可循环全身五十周次，供给五脏之精以营养。如果其中有一个或数个脏腑不受气，便会使营气的循环不完整，也就是不足五十周之数。这种情况的出现，表明人体脏腑的元真衰败，有死亡的危险。所以杨上善解释说：“若其不至五十营者，五脏无精，虽生不久，故曰狂生。”《灵枢·根结》接着又说：“所谓五十营者，五脏皆受气。持其脉口，数其至也。五十动而不一代者，五脏皆受气；四十动一代者，一脏无气；三十动一代者，二脏无气；二十动一代者，三脏无气；十动一代者，四脏无气；不满十动一代者，五脏无气。予之短期，要在终始。所谓五十动而不一代者，以为常也，以知五脏之期。予之短期者，乍疏乍数也。”

这里所谓“短期”，即是最近可能死亡的日期。“代”指脉象，在这里包括歇止脉和阵发性“乍疏乍数”快慢不匀的脉象（包括现代医学所谓的期前收缩、阵发性心动过速和心房纤颤等）。歇止脉或乍疏乍数的脉象，发作越频繁，病情就越严重，所以说“不满十动一代者，五脏无气”。歇止脉与乍疏乍数脉相比较，后者病情更为严重，所以说“予之短期者，乍疏乍数也”。

歇止脉除见于器质性心脏病及伤寒、温病等传染病以外，还可见于正常人。例如，情绪激动或精神紧张，以及烟、酒、茶过量，均可引起歇止脉出现。孕妇，以及跌仆损伤，瘀血入络，剧烈疼痛时，亦可见到歇止脉。

乍疏乍数脉，虽较歇止脉更为严重，但也并非都是死亡的先兆，它和歇止脉一样也可以见于正常人。例如，呼吸性参伍不调脉，它的出现与呼吸运动有关，当吸气时脉搏加速，呼气时脉搏变慢，暂停呼吸时这种参伍不调的脉象就会消失。因此脉在深吸气时则加重，所以中医又称之为“气吸脉”。这是一种生理现象，不属于“五脏无气”的范围。即使出现病理的阵发性乍疏乍数脉，也不一定都是由于“五脏无气”造成的。因此，诊病时必须脉症合参，结合其他临床证候表现，方可做出判断。

《内经》认为，脏腑居于内，经脉行于外。经脉内属脏腑，外络肢节，负载营卫之气以营养全身表里内外各个部分。经脉发生病变可能会影响脏腑，而脏腑的病变尤必影响经脉。脏腑之精败坏而无气，则经脉亦必随之气绝，并出现相应的临床危象（经脉气绝的临床危象，详见《灵枢·终始》《灵枢·经脉》和《素问·诊要经终论》，因文繁不备引）。临床上见到乍疏乍数脉或歇止脉，必须同时出现经脉气绝危象，才能更有把握肯定“五脏无气”而做出死期即在目前的判断。《灵枢·根结》所谓“予之短期，要在终始”（“终始”是《灵枢》的篇名），即是这个意思。

三、结语

根据《内经》有关脏腑受气问题的论述，归纳起来，主要说明三个问题。

（1）“五脏六腑，皆以受气”，是维持机体内外环境平衡的首要条件，因而也是生命活动的首要条件。五脏六腑之精丧失了受气功能，就会危及生命。

（2）心脏和脉搏的跳动，不仅与心脏和脉道本身有关，还要受其他脏腑受气功能的影响。因此，诊察心脏和脉搏的跳动的种种变化，可以诊断全身各脏腑系统的病变。

（3）诊断疾病，判断死期，还得根据“有诸内必形诸外”的原理，再结合临床证候的全部表现，不能单凭脉象，以免发生误诊，造成不良后果。

（原稿见《中医杂志》1979 年第 7 期）

王玉川肘后方

王玉川医学全集

目　录

伤风、感冒[①]

1. 风寒证

（1）咳嗽为主，表证轻者。①杏苏散加减：杏仁、苏叶、前胡、桔梗、枳壳、半夏、陈皮、茯苓、甘草、生姜、大枣。②止嗽散加减：荆芥、白前、百部、紫菀、桔梗、甘草、陈皮。

（2）咳嗽为主，表证重者。金沸草散加减：旋覆花、荆芥、麻黄、前胡、半夏、赤芍、甘草、姜、枣。一方有细辛、赤苓，而无麻黄、赤芍。

（3）发热憎寒、全身酸痛为主者。九味羌活汤加减：羌活、防风、苍术、细辛、川芎、白芷、生地黄、黄芩、甘草。

【成药】以咳嗽为主，用通宣理肺丸；兼胃肠症状，用藿香正气丸；表寒里热，用防风通圣丸。

2. 风热证

风热证治则：宣肺解表、清热解毒、止咳化痰。

（1）银翘散加减：金银花、连翘、薄荷、豆豉、牛蒡子、桔梗、甘草、竹叶。

（2）桑菊饮加减：桑叶、菊花、薄荷、连翘、芦根、桔梗、甘草、杏仁。

【成药】银翘解毒丸、桑菊感冒片、橘红丸。

继发严重感染者，重用板蓝根、连翘、大青叶、青黛、黄芩等解毒药，或加用抗生素或磺胺类药。

【流行性感冒预防】

（1）野菊花秧子一把，鱼腥草、金银花藤各一两，加水300 ml，煎至200 ml，日服3次，每次20～40 ml。（河北370医院保康医院方）

（2）阔叶十大功劳、山泽兰、山葫芦各一两。（于品）每天1剂，水煎3次分服，连服5剂。流行期间，可隔3～5天服一疗程。（广西都安县防治院方）

（3）天浆壳、紫苏梗（或茄子梗）、枇杷叶各一两，蒲公英、桑叶各五钱，煎服。（上海市方）

按，天浆壳系萝藦科植物萝藦之果壳。

【新验方】

（1）净棉籽仁五斤，炒熟去壳、炒香；麻黄一斤半；杏仁二斤，去皮炒熟。共研末，制蜜丸，每蜜丸2钱。每日3次，每次1丸。治感冒咳嗽、支气管哮喘。干咳无痰、心源性哮喘者禁用。

湖北光化县（今湖北老河口）某院，用上方治疗感冒咳嗽742例，均痊愈；治疗慢性支气管哮喘125例，53例痊愈，4例在愈后受凉复发，32例无效。

---

① 本稿为王玉川教授临证时的一本笔记，存在计量单位混用（如两、g）、部分处方的出处难以核实（如河北370医院保康医院）、部分药物名称的全称难以确定（如参）等问题。本次整理尊原笔记内容，未做改动。

（2）感冒散：藿香、连翘、菊花、板蓝根、白薇、地骨皮各三钱，荆芥穗二钱，青黛一钱，生石膏、生地黄各四钱。以上药物共重三两（96 g），经提炼制成颗粒散后重44 g。每包内装8 g，另加阿司匹林0.3 g。每日1包，用开水半杯一次冲化，搅匀分服。患儿1～6个月，分4～6次服；6个月～1岁，分4次服；2～4岁，分3次服；5～7岁，每日一包半，分3次服；8～10岁，每日2包，分3次服；16岁以上，每次1包，日服3次。（北京儿童医院）

（3）金银花藤6 g，野菊花3 g，射干1 g，阿司匹林0.3 g，扑尔敏（氯苯那敏）10 mg，维生素C 50 mg。以上为5片含量，压片。每日3次，每次4～5片；儿童酌减。治流行性感冒，有效率98.7%。（北京制药厂方）

（4）抗呼吸道感染。①清肺合剂Ⅰ号：荆芥（后下）三钱、薄荷（后下）三钱、大青叶一两、连翘五钱、黄芩五钱、野菊花一两、前胡三钱、杏仁三钱、瓜蒌一两、苏叶（后下）三钱、鱼腥草一两。（东直门医院内科方）②黄连素4 ml，肌肉注射，4次/日。

急性支气管炎

（1）止嗽散加减：见“伤风、感冒”。

（2）厚朴麻黄汤：厚朴、麻黄、石膏、杏仁、半夏、干姜、细辛、五味子、小麦。

（3）橘红丸：陈皮、贝母、茯苓、麦冬、杏仁、石膏、瓜蒌皮、生地黄、桔梗、紫菀、半夏、苏子、款冬花、甘草。

【成药】除痰止嗽丸、通宣理肺丸、止嗽化痰丸、定喘丸。

（4）重症或有支气管肺炎：①蒲公英、金银花藤、板蓝根、野菊花；②或加用西药抗生素。

（5）外治方：桃仁七个、杏仁七个、白胡椒七个、巴豆七个、白木耳三片、姜末一钱。以上药物共为细末，以鸡蛋清一个调成糊状，外敷肺心，男左女右，每次敷15小时，连续3日。忌烟酒、房事。

慢性支气管炎

（1）苓桂术甘合二陈汤加减：茯苓、桂枝、白术、甘草、陈皮、半夏、桔梗、枳壳、杏仁、竹茹。

（2）旋覆代赭汤加减：即二陈汤加旋覆花、代赭石、磁石、杏仁。

（3）苓甘五味姜辛半杏汤。

（4）三子降气汤：苏子、白芥子、莱菔子。

（5）参见“支气管哮喘”的治疗。

（6）紫金散：南星、白矾、甘草各一钱，乌梅肉二两。为末，新瓦上炒紫，后研，每服一两，卧时服。治久嗽浮肿。

【成药】

（1）气管炎丸（300 粒/盒，30 粒/次）。

（2）养阴清肺丸（1 ~2 丸/次），或养阴清肺膏（二两/瓶，七钱/次）。

（3）二母宁嗽丸（1 ~2 丸/次）。

（4）除痰止嗽丸、止嗽化痰丸、西瓜膏（二两/瓶，七钱/次）。

支气管哮喘

（1）感风热而发者：麻杏甘石汤加前胡、橘红、茯苓、苏子。（肺热）

气逆不能卧者，再加葶苈子；胁痛，加白芥子、丝瓜络；便干，加瓜蒌仁；恶心呕吐，加半夏、生姜。

（2）苏子降气汤，用于湿痰壅盛者。（痰浊）

苏子、半夏、陈皮、肉桂、川朴、当归、前胡、甘草、生姜，共九味。

一般加减法：痰喘，去肉桂，加杏仁、麻黄、桔梗，有风寒者亦同；火喘，去肉桂，加桑白皮、枇杷叶；水停，加旋覆花、葶苈子，去当归；阴虚喘，去肉桂、川朴，加熟地黄、沉香；气虚无痰，去肉桂，加人参、茯苓。

（3）小青龙汤加减，用于病较久而阳虚阴盛者。（风寒）

麻黄、桂枝、细辛、干姜、五味子、半夏、炙甘草、芍药，共八味。适用于恶寒发热，咳嗽喘息，胸膈烦闷，痰多而稀，喉中有水鸡声，肺部有水泡音，舌苔水滑，不渴饮者。

若病势较重，见咳逆倚息不得卧、烦躁、脉浮滑者，加生石膏。干性咳喘者忌用；虚证者亦不宜用。

（4）八味丸加味，用于病久脾肾两虚者。

熟地黄、山茱萸、山药、茯苓、牡丹皮、泽泻、附子、肉桂、半夏、陈皮、沉香。

上盛下虚之甚者，加黑锡丹，冲服。

（5）折冲饮（金水六君煎），治阴虚冲逆，咳嗽呕恶、喘急、多痰，自觉口中咸或苦，自觉气从小腹直冲胸嗌，舌质红，苔水滑或薄腻，脉弦数，无表证者。即二陈汤加当归、地黄。

（6）地龙粉：每次一钱至二钱，每日 3 ~4 次，冲服。

（7）沉香五分、侧柏叶一钱，研末，睡前冲服。

【成药】平喘丸、定喘丸。

【新验方】

（1）支气管哮喘、慢性支气管炎外治方。

白芥子、细辛各七钱，延胡索、甘遂各四钱，共研细末，分3次外用。用时取生姜一两七钱捣汁，调药末成稠糊状，摊在6块油纸上，贴在肺俞、心俞、膈俞穴上，用胶布固定，4～6小时取下。每10天贴1次，共贴3次，多在暑伏天贴用。

(2)"喘咳舒"药酒：海风藤二两，追地风二两，白酒一斤，浸泡5～7天，每服10 ml，早晚空腹服，服时不可加酒，否则失效。适用于哮喘、支气管炎及风湿性关节炎。心脏病病人及孕妇忌服，感冒者及女性行经期暂停服。

(3)双红抗喘片，适用于哮喘合并支气管炎或肺气肿等较重病例，3～7天见效。

红砒0.003 g，枯矾0.013 g，豆豉0.05 g，橘红、瓜蒌仁、生地黄各0.4 g，碘化钾0.1 g。以上系3片量，制成片剂。每日3次，每次3片。(沈阳市方)(十两秤)

(4)五海咳喘片，适用于单纯支气管哮喘，服后2～4天见效。

麻黄、海浮石各0.8钱，炒杏仁0.5钱，生石膏1.5钱，海螵蛸0.3钱，五味子、甘草各0.4钱。以上为4片量，制成片剂。每日3次，每次4片。小儿酌减。(沈阳市方)(十两秤)

(5)泽金花（曼陀罗花）半斤，石膏十五斤，硼砂二斤半，甘草五斤，黄芩二斤，枣仁一斤，共为细末，水丸，早晚各服五分至一钱。连服1～2个月。

(6)在曼陀罗半花半果时，将其全株切碎蒸热，挤汁熬成粥样膏备用。远志、甘草各一斤，生石膏一斤五两，硼砂五两，共研细末，取曼陀罗膏二斤三两，混合均匀，制丸如黄豆大，用滑石粉为衣。

每日3次，每次1丸。服后如有口燥咽干者可用生石膏、茅根适量煎汤送服。可长期服用。

肺炎

1. 初起轻症

银翘散、桑菊饮加减。重用清热解毒药。具体见"伤风、感冒"。

2. 重症

(1)《千金》苇茎汤（芦根、薏苡仁、桃仁、冬瓜子）加麻黄、石膏、黄连粉或黄连素，适用于大叶性肺炎。

(2)小柴胡加石膏汤，适用于支气管肺炎、大叶性肺炎。

(3)麻附细辛汤合生脉散，适用于大叶性肺炎出现中毒性休克者。

【新验方】

(1)虎杖（干根）一斤，切片，加水5000 ml，煎至1000 ml。适用于大叶性肺炎。每次50～100 ml，每日2～3次。当发热症状好转后酌情减量，肺内炎症完全消失时停药。

按，虎杖主要分布在我国长江以南地区。

(2)大青叶、金银花、野菊花、海金沙各五钱。每日1剂，水煎服。适用于麻疹肺炎。

（3）麻疹肺炎外用方：黑白丑七钱、明矾一两、干面少许、醋适量。前二味共研细末，醋、面调膏，敷两足涌泉穴。

附：百日咳

百部二两、黄芩二两、天竺黄二两、川贝母二两、蜈蚣二两、甘草二两、葶苈子二两。日一付，水煎，分2次服。

肺　脓　肿

（1）《千金》苇茎汤：芦根一两、薏苡仁一两、冬瓜子一两、桃仁三钱。

（2）鱼腥甘桔汤：鱼腥草一两、桔梗七钱、甘草七钱。

（3）综合上两方并加败酱草、浙贝母、金银花。

加减法：胸闷气逆，加葶苈子；热甚，加生石膏、知母；咯血，加白及、青黛；胸痛，加郁金、桃仁、合欢皮、败酱草；咳重，加桑白皮、杏仁；清热解毒，加金银花、荞麦、鱼腥草、蒲公英、紫花地丁；养阴，加沙参、麦冬、天花粉；排脓，加桔梗、甘草。

支气管扩张

（1）以肾气丸为主，酌加下药。

1）止咳化痰：枇杷叶、百合、百部、半夏、蛤粉等。枯矾（胶囊），每服三分至五分。

2）止血：荷叶、红枣、血余炭、白及粉、蒲黄、三七粉。

【成药】荷叶丸，1丸/次；十灰散，一钱至三钱/次，六钱/袋；四红丸，1丸/次；血见愁，100丸/瓶，5～10粒/次。

3）并发肺脓肿：参照“肺脓肿”治法之清热解毒、化瘀排脓。

（2）肺热：症见咳吐脓痰、苔薄、脉滑，治以清肺化痰。

桑白皮五钱至一两、黄芩三钱至五钱、杏仁三钱、桔梗三钱、冬瓜子一两、竹沥半夏三钱、芦根一两。

（3）热毒：症见咳吐黄绿脓痰、发热畏寒、苔黄、脉数；治以清热解毒。

蒲公英一两、鱼腥草一两至二两、芦根二两、金银花五钱至一两、冬瓜子二两、杏仁三钱、桔梗三钱。

加减法：胸痛，加瓜蒌皮四钱、延胡索三钱；气急，加苏子三钱；血痰，加茜草根五钱。

（4）冬瓜子二钱、鲜芦根四钱或金银花五钱，水煎服。

（5）鱼腥草一两至二两，或鲜大蓟根一两，水煎加冰糖，连服半月。

胸 膜 炎

（1）柴胡桂枝干姜汤：用于干性胸膜炎，肋痛、肩背强痛、干咳、寒热往来者。

组成：柴胡、桂枝、干姜、黄芩、炙甘草、牡蛎、瓜蒌。若用于脓胸，可加蒲公英七钱、鱼腥草七钱。

（2）控涎丹：大戟、甘遂、白芥子等分，丸如桐子大，每次5～10丸。或于汤药中加用三分至六分冲服。

（3）苓桂遂夏汤：药如方名，即茯苓、桂枝、甘遂、半夏。

头 痛

（1）杭菊一两、川芎一钱，水煎服。

加减法：因于冒风，加荆芥穗一钱；因于冒寒，加苏叶七分；左侧头痛，加当归三钱；右侧头痛，加桔梗五分；两侧头痛，加柴胡五分、荷叶半片；头顶痛，加藁本五分；前头痛，加白芷七钱、生地黄三钱；后头痛，加羌活五分；脑凿痛，加细辛三分。

（2）洗头方：千年健二钱、透骨草二钱 、追地风二钱、一枝蒿二钱，共四味，用纱布包好，水熬数沸，洗头，当时见效，数次可愈。

（3）三叉神经痛验方：生石决明八钱、白蒺藜三钱、龙胆草二钱、川芎二钱、炒栀子二钱、当归三钱、羌活二钱、防风二钱、白芷二钱、细辛五分、菊花三钱、薄荷二钱。

（4）干呕、吐涎沫而头痛者，吴茱萸汤。吴茱萸一钱至三钱、党参（或太子参）三钱、生姜三钱、大枣三枚。

（5）锦中秘方：治偏头痛有神效。蔓荆子、土茯苓、金银花、菊花、玄参、川芎、天麻、芽茶、荆芥、乌梅各等分，黑豆加倍。

（6）生熟地黄汤：治眼眶病，由肝虚致，见火更痛者。二地（生地、熟地）、菊花、枳壳、杏仁、牛膝、石斛、黑豆。

（7）陈士铎散偏汤，治偏头痛良效。

川芎一两、白芷五分、香附一钱、郁李仁一钱、白芍五钱、白芥子三钱、柴胡一钱、甘草一钱。（《百病辨证录》）

痛止后，可用下方预防复发：川芎、当归、红花、白芷、白蒺藜、菊花、钩藤各二钱，珍珠母一两。

（8）关于头痛辨证用药，简述如下。①阳明头痛，脉浮缓实长，自汗，寒热：升麻、葛根、白芷、石膏为主。②少阳头痛，脉弦细，往来寒热：柴胡、川芎为主。③太阴头痛，脉沉缓，身体沉重或腹痛，必有痰也：苍术、半夏、南星为主。④少阴头痛，脉沉细，必寒厥：麻黄、附子、细辛为主。⑤厥阴头痛，脉浮缓，项痛，吐痰：吴茱萸、川芎为主。⑥血虚头痛：当归、川芎为主。⑦气虚头痛：人参、黄芪为主。⑧气血俱虚头痛：补中益气汤或八珍汤，少加蔓荆子、细辛。⑨痰厥头痛：半夏白术天麻汤。⑩风湿并热头痛：清空膏。⑪胃寒，痰饮头痛，背寒，呕酸不良：吴仙丹，即茯苓五钱、吴茱萸四钱，蜜丸。

风湿性心脏病

（1）银翘白虎汤：连翘四钱，金银花、防已、宣木瓜、知母、粳米各五钱，生石膏二两，桑枝一两，甘草三钱。每日一剂，二次煎服。

加减法：湿重，加苍术五钱、薏苡仁八钱、川朴四钱；热重，加栀子三钱、黄柏三钱、黄连二钱；心前逆闷痛，加全瓜蒌五钱、薤白五钱、桃仁三钱、丹参三钱；心跳加速，加茯神、枣仁、远志各三钱，柏子仁七钱。

（2）红花鸡鸣散：槟榔七钱、陈皮一两、木瓜一两、吴茱萸二钱、苏叶梗三钱、桔梗三钱、生姜三钱、红花五分。

（3）加减五痹汤：治五脏痹病（《罗氏会约医镜》方）。

人参（或山药）三钱、炒白芍一钱、茯苓一钱、川芎一钱、白术一钱、当归一钱、五味子一钱、细辛五分、甘草五分、姜一片。食远服。

若为心痹，加远志、茯神、麦冬、犀角；肝痹，加枣仁、柴胡；肾痹，加独活、肉桂、杜仲、牛膝、黄芪、萆薢；肺痹，加紫菀、半夏、杏仁、麻黄；脾痹，加厚朴、枳实、砂仁、神曲。

心 绞 痛

（1）冠心Ⅱ号方：丹参一两，川芎、红花、赤芍、降香各五钱；或丹参六钱，川芎、赤芍、红花各三钱，降香二钱。(北京中药一厂，制成盒 10 片）

（2）米醋三至五钱，一次顿服，对心前区仅有压紧感者可防止心绞痛发作。

（3）山楂四两、白酒一斤。浸 7 天，滤过，每服一钱。

（4）桂枝三钱、生地黄八钱、火麻仁四钱、红花五分、炙甘草四钱、麦冬三钱、党参三钱、阿胶三钱，分冲。

头煎：水四杯、米醋一杯半，煎取两杯，分 2 次服。二煎：水两杯、米醋半杯，煎取一杯，一次服。

(5) 四物汤加桃仁、红花、葱白。

肺心病

肺心病，可见咳喘、心悸、浮肿，当以治肺为主，慎用强心药。

(1) 阴虚：温阳利水，苓桂术甘附加味。

(2) 肾不纳气：苏子降气，参赭镇气汤（人参、代赭石、山药、山萸肉、龙骨、牡蛎、苏子、白芍、芡实）。

(3) 木防己汤（防己、石膏、桂枝、党参），用于喘、面黑、胸闷、心下坚、脉弦紧者。

(4) 肺心病，心下坚硬、全身浮肿，主要一般症状，用变制心气饮。

桂枝一钱、槟榔二钱、茯苓三钱、木通一钱、苏子三钱、鳖甲五钱、枳实一钱、桑白皮三钱、甘草一钱、吴茱萸八分、半夏二钱。

(5) 肺心病，全身倦怠，静止汗出，面色苍白，心悸咳喘，呼吸困难，用参蛤散。

人参二钱，蛤蚧一对，共为细末，分作4包，日2次，每次1包。

(6) 胸气喘、痰涎壅盛、头汗津津、两足清冷，用《局方》黑锡丹，每日服三钱。

心力衰竭

心力衰竭者，可用万年青，用法如下。

成人每日量为六钱至一两二钱，一疗程7~10天，控制心力衰竭达饱和量；小儿每千克体重五分至一钱为饱和量，按每日6小时服1次。每日维持量改为饱和量1/15，如心衰未控制，则用4~7天维持量后，继续用第二疗程的饱和量，下类推。

速给法：将鲜草一两至一两半，熬煎20 ml，早晨保留灌肠，二煎液20 ml，晚上灌服。

缓给法：按用量煎加水15 ml，火煨煮，取50 ml；第二煎加水120 ml，煎成40 ml，混合两次煎液90 ml。每次30 ml，一日3次分服。以肺源性心脏病合并全心衰竭者疗效最好。

心肌梗死

胸痛者，可用西黄醒消丸三钱；或五灵脂、茯苓、薤白、瓜蒌、乳香、没药等；也可用苏合香丸1粒。

冠心苏合丸：朱砂、苏合香丸、冰片、制乳香各一两，檀香、青梅各二两，上为300丸量。

过敏性鼻炎

（1）温肺止流汤：荆芥一钱半、细辛二钱、党参三钱、诃子三钱、甘草二钱、桔梗三钱。

（2）桂枝汤加苓、活、薏苡仁之类。

（3）碧云散（鹅不食草、川芎各一两，细辛、辛夷花各二钱，青黛一钱）吹鼻。

嗜铬细胞瘤

中药治疗：①小金丹；②散结丸。（广安门医院方）

（1）小金丹（《外科全生集》方）。

主治：痰注、痰核、瘰疬、乳岩、贴骨疽等。

组成：白胶香、草乌头、五灵脂、地龙、木子各一钱，乳香、没药、当归身各七钱半，麝香三钱，黑炭（香墨）一钱五分。

用法：白面打糊为丸，每丸二分，每服 2 丸，日服 2 次。

禁忌：饮酒及生冷。

（2）桃仁七个、杏仁七个、白胡椒七个、巴豆七个、白木耳三片、姜末一钱。共为细末，以鸡蛋清一个调成糊状，外敷脚心，男左女右，每日敷 15 小时，连续 3 日。忌烟酒、房事。

高　血　压

（1）三黄汤加减。

功用：祛风、降火、凉血。

主治：头胀痛、面赤、冒热、神烦、胸部拘痛，寐少梦多，声响气粗，形气壮实，脉弦劲，舌苔黄燥。

组成：黄芩、黄连、山栀、夏枯草、益母草、龙胆草、菊花、钩藤、牡丹皮、石决明。

（2）天麻钩藤汤。

功用：平肝熄风。

主治：肝风上亢，头晕目眩，耳鸣肢麻，震掉，易怒，夜卧不安，脉细弦或数。

组成：煨天麻、钩藤、夏枯草、桑寄生、白前、牡蛎、玉、金、白蒺藜、菊花、桑叶。

（3）加减玉女煎。

功用：养阴清热。

主治：肝肾不足，头晕目眩，耳鸣腰酸，尿频或遗精，寐短，音低，形瘦，平时面黄，面赤，脉弦细或沉而有力，舌白微黄而质绛。

组成：生地黄、麦冬、知母、玄参、磁石、杜仲、枸杞子、枣仁、茯神、制首乌。

（4）加减补心丹。

功用：补阴平肝、安心益肾。

主治：心悸不宁，怔忡失眠，耳鸣盗汗，腰痛尿频，脉沉细而弱，舌苔薄绛或光剥。

组成：生地黄、麦冬、枣仁、茯神、枸杞子、丹参、党参、首乌、杜仲、紫贝齿。

（5）舌有瘀点、舌色暗紫者，可用桃仁、莪术、三棱、牛膝、赤芍、红花、牡丹皮、归尾等。

（6）验方：头晕、足肿，舌苔黄腻、质红者，用柴胡三钱，槐角七钱，当归三钱，枯芩三钱，菊花三钱，半夏二钱，生地黄三钱，牛膝三钱，夏枯草、生龙骨、牡蛎各五钱，吴茱萸五分。

（7）又方：槐花一两、夏枯草一两、苦丁茶四钱、玄参四钱、珍珠母四钱。

降压：秦艽、豨莶草、桑寄生、夏枯草、牡丹皮、地骨皮、柴胡、黄芩、黄连、黄柏、苦参、射干、青木香、藜芦、辛夷、桑树根、芹菜。

（8）又方：钩藤四钱，天冬、麦冬各五钱，滁菊四钱、荷梗五钱、青蒿三钱、青皮一两、陈皮三钱、橘红三钱、橘叶三钱、胆南星四钱、牡丹皮一两、紫菀三钱、鲜石斛一两、枇杷叶四钱、生石决明五钱、天麻三钱、僵蚕三钱、川贝母四钱。

（9）鲜棕榈叶、槐花泡茶饮。

【新验方】

（1）汉防己甲素片（每片含量20 mg），每日120 mg，分3次服。血压特高者，增至每日180 mg。疗程2～7个月。无不良反应。有效率达55%。

（2）吴茱萸研末，醋调，贴于两脚心，24小时血压下降。

（3）降压膏：夏枯草、茺蔚子各六钱，草决明一两，生石膏二两，黄芩、茶叶、槐角、钩藤各五钱，共熬，去渣，取汁，加蜜收成膏。一天分3次服，开水送下。

（4）伴有颈项强硬和疼痛者，在降压药治疗基础上，用葛根每天3～5钱（10～15 g），水煎，分2次服。

【降压药物】川芎、丹参、益母草、茺蔚子、延胡索、大小蓟、地榆、槐花、钩藤、山茱萸、五味子、莲心、人参、党参、黄芪、肉苁蓉、杜仲、玄参、当归、山楂、水蛭、野菊花、萱草根、郁李仁、猪苓、泽泻、车前子、汉防己、独活。

低 血 压

低血压者，用肉桂、桂枝、甘草各三钱，开水泡，代茶饮，每日1剂。

眠差者，加夜交藤一两；咽干者，加麦冬五钱、五味子三钱；休克者，加红参三钱、附片一两（气虚两小时）。休克、舌红绛而干者，非本方所宜，当用生脉散。

肝　　炎

1. 黄疸型

（1）偏热者，茵陈蒿汤为主（茵陈、山栀、大黄）。

（2）偏湿者，茵陈五苓散为主（茵陈、茯苓、猪苓、白术、泽泻、桂枝）。

加减法：身热者，加黄芩、黄柏；口渴者，加石斛、天花粉；食积者，加枳实、郁金、莱菔子、山楂、鸡内金；恶心呕吐者，加半夏、川连、生姜；胁痛者，加柴胡、赤芍、川楝子、延胡索。

（3）湿热俱盛者，茵陈胃苓汤：茵陈、栀子、制大黄、炒白术、厚朴、槟榔、青陈皮、猪茯苓、白芍、生草、木香、半夏、山楂、莱菔子、郁金、三棱、莪术、泽泻、龙胆草。

2. 无黄型

（1）以柴胡、当归、白术、白芍、茯苓、甘草为主。

加减法：肝区痛者，加香橼、郁金、川楝子、延胡索；恶心呕吐者，加半夏、陈皮、生姜；纳差、腹胀者，加焦三仙、鸡内金。

（2）右胁痛，用推气散：枳壳、郁金、桂心、炙甘草、桔梗、陈皮、生姜、大枣。

（3）左胁痛，用柴胡疏肝散：柴胡、陈皮、川芎、赤芍、枳壳、香附、炙甘草、生姜，加木香、郁金。

加减法：唇焦口渴者，加山栀、黄芩；干呕，加半夏、茯苓；食积，加青皮、麦芽、山楂；日较夜重为有瘀血，加归尾、红花、桃仁、牡丹皮；喜热畏寒，加肉桂、吴茱萸。

（4）血瘀性肝痛：鸡血藤、丹参、路路通、王不留行籽、归尾、山楂、桃仁、红花、赤芍、益母草。

3. 重症肝炎（上传分院方）

大生地四钱、甘草二钱，水煎，日 1 剂。14 天为一疗程，两个疗程痊愈。

4. 肝炎一号

茵陈八钱、栀子三钱、熟军一钱、神曲三钱、麦芽三钱、山楂三钱、炒谷芽四钱、甘草二钱。用于小儿急性肝炎。（朝阳医院方）

5. 茵陈一号

茵陈八钱、栀子三钱、甘草三钱、大枣四枚。（朝阳医院方）

6. 胆郁通

茵陈、郁金各二两五钱，甘草五钱，蜜丸五分。1岁内，每天1丸；1～2岁，每天2丸；3岁，每天3丸；4～6岁，每天4丸；6～9岁，每天6丸；9～12岁，每天9丸，分2～3次服。（天津儿童医院方）

7. 慢性肝炎

茵陈一两，制军三钱五分，秦皮、土茯苓、蒲公英各五钱，水煎服，每天1剂。（上海龙华医院方）

8. 肝炎，转氨酶升高

健肝汤：柴胡二钱、白芍四钱、瓜蒌四钱、焦山楂四钱、甘草一钱半、栀子一钱半、红花一钱。（山西中研院方）

9. 急黄型

茵陈十斤、金钱草（鲜）二十斤、板蓝根五斤，制成糖浆。

制法：上药洗净，加水50 L，熬2小时，过滤浓缩至10 L。另将糖七斤半溶于5 L水中，煮沸过滤，制成单糖浆。然后，将药液与单糖浆混合煮沸。冷后，加尼泊金3 g即成。

用法：每次20～30 ml，日3次。

10. 急黄型

木贼草（纤弱木贼，干品）一两，水蒸服，日1剂。

11. 急黄型

威灵仙根（干）研细末，每次三钱，与鸡蛋一个搅匀，用菜油或麻油煎后服用，日3次，连服3天。禁食牛肉、猪肉及腥辣食物。

12. 各型均适用之基本方

茵陈一两，大金钱草一两，极冬根（编者注：疑似“忍冬根”）一两二钱，蒲公英一两。（苏州市延安人民医院方）

隐痛连及腰胯，喜恐，为肾虚，加潼蒺藜、补骨脂。两胁胀急，瘀痛不能转侧，为湿郁，加萆薢、独活。左胁有块作痛，夜甚，为死血，加归尾、桃仁。右胁有块作痛，饱甚，为食积，加炒山楂。满闷拒按，烦躁多怒，为肝实，加青皮、川楝子。

以上统以柴胡疏肝散为主方加减。

肝硬化

按，肝功不好，肝实质病变者，不宜大量用槟榔；山楂对肝脾肿大有效，瓦楞子对肝脾肿大有远期疗效；丹参可帮助恢复肝功能，使肿大的肝脾缩小变软。

（1）肝脾肿大，无腹水者，宜理气化瘀、导滞破积。

醋炒三棱三钱、醋炒莪术三钱、炒当归三钱、赤芍三钱、桃仁二钱、炙山甲三钱、炙鳖甲四钱、牡蛎六钱、厚朴二钱、枳实二钱、槟榔二钱。

腹壁静脉怒张，去牡蛎，加苏木二钱、降香二钱、炒五灵脂三钱。

（2）腹水肠鸣、便溏、尿少、腹胀、气逆、肢凉，甚则四肢面目皆肿者，宜温肾补脾，实脾饮加减。

附子三钱、干姜一钱、冬术二钱、厚朴二钱、木香二钱、草果一钱、茯苓四钱、肉桂一钱、桂枝二钱、青皮二钱、陈皮二钱、泽泻二钱。

或加生芪三钱、木瓜三钱、槟榔三钱。

（3）腹水肠鸣、二便少艰，用己椒苈黄丸：防己、椒目、葶苈子、大黄、芒硝。

（4）腹水尿少，用舟车丸，每次五分。

（5）九头狮子草（京大戟）根，洗净晒干，磨粉，用小火焙成咖啡色，装入胶囊中，每粒0.3 g。每3～7天服1次，每次13～16粒，儿童减半。于早饭后2小时温开水送服，连服至腹水消失。后可用人参养荣丸调理。若服药后有腹痛或呕吐，数小时即自行消失。服药期间禁食盐、鸡、鲤鱼、猪头肉。

（6）肝昏迷。

1）阴虚阳亢：躁扰震颤、怒视狂叫、口有臭味、渐入昏迷，舌苔少津、脉细弦，宜育阴潜阳、熄风开窍。

生地黄、麦冬、白芍、龟板、鳖甲、牡蛎、菊花、菖蒲、天竺黄、竹茹。抽搐者加珍珠母、僵蚕、全蝎；尿少加车前、泽泻。

2）阳衰气脱：畏寒肢冷、神倦烦言、头晕恶心、食减、便溏、嗜睡昏迷，苔白、脉沉细，宜助阳益气、化浊开窍。

附子二钱、干姜二钱、人参四钱、黄芪四钱、术二钱、苓三钱、石菖蒲三钱、远志三钱、茯苓。

胆道感染

（1）龙胆草二钱、柴胡二钱、川连五分、枳壳二钱、鸡内金二钱、郁金三钱、茯苓四钱、橘络二钱、泽泻三钱。

（2）柴胡二钱、川楝子三钱、枳实三钱、青皮三钱、香附七钱、乌药三钱。

（3）柴胡、黄芩、半夏、生姜、甘草、黄连、木香、郁金、白芍，适用于便溏者。

（4）白金丸，晨服一钱；或指迷茯苓丸，晚服三钱，连服10天至1个月。

胆 结 石

（1）消石白金散：郁金粉二分、白矾粉一分六厘、火硝粉三分半、滑石粉六分、甘草末一分，装入胶囊，内服。

上合计一钱四分一厘，为一次量，每日2~3次，小儿酌减。孕妇忌服。

（2）醋炒吴茱萸三钱、半夏三钱、土炒川连二钱、川楝子四钱、砂仁三钱、醋香附七钱、干姜三钱、陈皮四钱、甘草二钱。闷胀甚者，加木通、沉香、山楂。

（3）柴胡连梅汤，见少阳寒热往来者用之。

柴胡二钱、黄连一钱、乌梅三钱、黄芩三钱、半夏三钱、生姜三钱。

（4）金钱草一两至二两，单用或入汤剂同煎服。

（5）大黄硝石汤：大黄、硝石、川柏、栀子各四钱。

（6）栀豉汤加芒硝或金钱草、郁金。

（7）柴胡三钱、郁金七钱、芍药三钱、姜黄七钱、茵陈七钱、黄芩三钱、木香三钱、枳壳三钱、大黄三钱、芒硝二钱。［山东中医学院（今山东中医药大学）方］

（8）茵陈七钱、木香三钱、枳壳三钱、黄芩三钱、黄连二钱、大黄二钱。［遵义医学院（今遵义医科大学）方］

胆道蛔虫病

（1）龙胆草二钱、川连五分、木香二钱、枳实二钱、苦楝皮三钱、槟榔一钱、柴胡三钱、郁金二钱、雷丸三钱、使君肉十粒。

（2）苦楝皮七钱、使君肉五钱、槟榔一两、木香三钱、枳壳三钱。

（3）乌梅二钱、川椒二钱、干姜一钱、细辛三分、黄柏一钱、附子一钱、桂枝二钱、黄芩二钱、当归二钱、党参二钱。

（4）大黄、枳实、川朴。

（5）甘草六钱、蜂蜜一两、铅粉一钱（五岁以上小儿量，成人可用至半钱）。

（6）乌梅五钱至一两七钱（或食醋二两或山楂五钱），黄连（或黄柏）三钱至四钱，广木香、川椒各二钱至三钱，大黄、干姜各三钱，细辛六分至一钱，使君子四钱至七钱，槟榔四钱，苦楝根白皮五钱至一两。

虚证，加党参、当归、白芍、甘草、蜂蜜；实证，加芒硝、枳实；寒证，加制附片、桂枝；热证，加连翘、茵陈、山栀、黄芩。

水煎服，一般每日 1 剂，病重者可日服 2 剂，分 4 ~6 次服。配合针灸及西药对症治疗。为防止复发，症状缓解后 2 ~3 天用驱蛔剂驱虫。

（7）驱蛔：黑丝瓜子仁 40 ~50 个（儿童 30 个），日 1 次，空腹服，连服 2 日。可装胶囊，每个胶囊可装 15 个瓜仁。

痢　　疾

（1）白头翁汤：白头翁、秦皮、黄连、黄柏，治热痢。

（2）枳实导滞丸：大黄、黄连、黄芩、枳实、神曲、苍术、茯苓、泽泻。

（3）木香槟榔丸：青陈皮、木香、槟榔、黄连、黄柏、大黄、芒硝、牵牛子、枳壳、香附、三棱、莪术。

（4）加减黄芩汤：黄芩、芍药、黄连、厚朴、木香、陈皮。

（5）芍药汤：白芍、黄芩、黄连、当归、肉桂、甘草、槟榔、木香、大黄。可苦化湿热、消积导滞。用于身热口苦、泻利、腹痛、口干、鼻燥、舌红、脉弦数，或下利脓血稠黏或鼻衄者。若见呕吐，加半夏、生姜。

（6）滑石藿香汤：滑石、藿香、川朴、蔻仁、陈皮、通草、猪茯苓。

（7）马齿苋二两或金银花藤二两或绿茶一两。

（8）炒苍术三钱、制大黄一钱、制草乌一钱、炒杏仁一钱、川羌活一钱，共研末，每服五分，每天服 2 次。儿童酌减。（天津市王串坊中医院方，观察 96 例，痊愈 62 例）

（9）地榆研粉，成人每服三分至六分，一日 3 次，儿童减半。有效率 95%。（云南红河县向阳公社）

（10）辣蓼（水红辣蓼）一斤洗净，加水 1000 ml，煎至 500 ml，每服 30 ml，每日 3 次。亦治急性胃肠炎。

（11）老枣树皮，除去泥垢，研细粉，每服三分，日 3 次，儿童酌减。亦治急性肠炎。

（12）白头翁 14%、地榆 40%、诃子 40%、公丁香 6%，为粉剂，每服 0.6 ~1.2 g，可分装 2 ~4 个服用，日服 4 次，名白地诃丸。（苏州延安人民医院方）

白头翁十斤，地榆、诃子肉各二十斤，公丁香三斤，共研末混匀，装入胶囊或压片，每粒装 0.3 g，每次服 2 粒，日 4 次。（苏州市延安人民医院治 1000 例，治愈率 85%）亦治肠炎。

（13）仙鹤草鲜根三两，鲜茎叶一两半，白头翁鲜根一两半。

（14）芦青株（苍耳草）二两（以立秋至白露间采集为佳），加水 800 ~1000 ml，煎至 500 ~600 ml，一日分 3 次服完，可加糖。治急慢性菌痢及肠炎。

（15）细菌性痢疾、肠炎、消化不良性腹泻：谷树叶（楮树叶）晒干或炒至半焦，研粉备用。每次一钱，每 4 小时 1 次。

（16）阿米巴痢疾：鸦胆子仁，成人每次10～15粒，去壳，日3次，连服7～10天。

（17）急性菌痢：花生油穴位封闭，足三里、上巨虚，每穴1～1.5 ml。

（18）核桃肉、明矾共煮熟，吃核桃肉。治慢痢有特效。

急性胃肠炎

可参考痢疾之治方。

（1）藿朴二陈汤：藿香二钱、厚朴二钱、半夏三钱、茯苓四钱、陈皮二钱、枳壳一钱、薏苡仁七钱、生姜二钱。

加减法：腹痛，加乌药三钱、木香二钱；有表证，加苏叶三钱、荆芥三钱；吐甚，加吴茱萸三钱、川连五分、蔻仁五分；食滞，加焦六曲三钱、炒山楂三钱；尿黄赤，加通草一钱、竹叶三钱、车前子三钱。

（2）半夏泻心汤：黄芩、黄连、半夏、干姜、人参、甘草、大枣。

（3）保和丸：半夏、陈皮、茯苓、神曲、山楂、莱菔子、麦芽、连翘。

（4）茜草一两至一两半，煎水洗脚，一日3次。

（5）小儿中毒性消化不良方：儿茶每日用量25～50 mg/kg，分3～4次口服。对呕吐频繁及重度脱水者，佐以液体疗法。福建省厦门市医院治298例，有效295例，平均治疗天数为3.5天。儿茶便于小儿服用，无副作用，并可避免因抗生素引起肠道细菌菌群失调而致霉菌感染等不良反应。5%浓度对致病性大肠埃希菌有抑制作用。

（6）急性胃炎：马兜铃根一至二两，白酒半斤，浸泡，每次5 ml，日服2～3次。

（7）曼陀茄根，研末，每次0.07 g，日2次，3天一疗程（量大会致精神疾病），治急性胃炎。[昆明医学院（今昆明医科大学）第二附院，治46例，效果良好。]

另，菖蒲能促进消化液分泌，制止胃肠异常发酵，并有缓解肠平滑肌痉挛的作用。

慢性肠炎、结肠炎（慢性腹泻、结肠功能紊乱）

（1）脾阳虚大便溏泄者，参苓白术散加减：党参、白术、茯苓、山药、扁豆、白芍、陈皮、砂仁、甘草、石莲子。

（2）若上方不效，可与四神丸加味：补骨脂、煨肉蔻、吴茱萸、炒白芍、巴戟天、煨诃子、益智仁、炮姜。

（3）《普济本事方》温脾汤：治痼冷在肠胃间，泻泄腹痛，宜先取去，然后调治，不可谓虚以养病也。嗳气阻逆不欲食，苔白、脉沉弦，手足不温，腹满按之痛。

厚朴二钱、干姜二钱、甘草二钱、桂心二钱、附子二钱、大黄四分。

（4）《千金》温脾汤：大黄四钱、附子三钱、干姜二钱、人参二钱、甘草二钱。

若绕脐疼痛不止，可加当归；如腹胀满甚、嗳气阻逆、苔厚而腻，可按《普济本事方》温脾汤加川朴、桂心。

（5）腹痛剧者，可仿附子粳米汤，附子与半夏同用。

（6）石榴皮三两、山楂炭五钱。

（7）煨葛根三钱、煨木香一钱、山药五钱、茯苓四钱、梗通草二钱、炮姜炭一钱。

附：放射性直肠炎

白芍三钱、炒荆芥二钱、焦山楂三钱、焦槟榔三钱、赤石脂三钱、禹余粮三钱。

加减法：出血，加仙鹤草一两、茜草一两、赤芍三钱、槐花炭四钱、侧柏炭四钱、地榆炭四钱；疼痛，加槟榔四钱、木香三钱；热证，加黄芩三钱、黄柏三钱、白头翁一两；气虚，加党参三钱、黄芪三钱。

附：结肠癌、直肠癌

白花蛇舌草一两、白英一两、龙葵一两、红藤五钱、蒲公英五钱、槐角五钱、半枝莲一两、忍冬藤一两、地榆五钱、败酱草一两。

加减法：便血，加槐花炭、侧柏炭；里急后重，加木香、黄连、赤芍；大便不通，加瓜蒌仁、皂角子、大黄；腹痛，加乌药、川朴。

按，白英即蜀羊泉。

溃疡病、胃神经症、慢性胃炎、胃黏膜脱垂

（1）良附丸合越鞠丸法。用于寒证、食滞、气郁。

高良姜、制香附、苍术、川芎、山栀、神曲，或上方加川朴、枳壳、肉桂、半夏、茯苓、鸡内金，去苍术、川芎、山栀。

（2）金铃子散合清中汤法。用于热证，肝气犯胃。

金铃子、延胡索、吴茱萸、川连、黑山栀、陈皮、茯苓、八月札、枳壳、绿萼梅、煅蛤壳。

（3）一贯煎：用于吞酸，嘈杂，嗌干，胁脘胀闷疼痛或有呕吐、大便干结，脉弦急或硬而数，舌红少苔者。亦可用于肋神经痛。

北沙参三两、麦冬三钱、归身三钱、生地黄六钱、枸杞三钱、川楝子一钱。

加减法：便秘，加姜仁；舌红而干，加石斛；脚弱，加牛膝、薏苡仁；虚汗多，加地骨皮；胁胀痛，加鳖甲；腹痛，加芍药、甘草；失眠，加酸枣仁；呃逆，加补骨脂、吴茱萸。

（4）三圣汤（《罗氏会约医镜》）：治一切虚寒，老弱亏损，偶有寒触，气痛连日不止。凡香燥之药，用之而反剧者，宜滋阴暖胃为主。

熟地黄七钱（姜汁炒）、当归五钱、附子二钱，温服。如气滞，加陈皮。

（5）黄芪建中汤法（虚痛）：桂枝、白芍、甘草、大枣、人参、黄芪、白术、干姜、饴糖。

（6）失笑散合乌贼骨丸法。适用于合并出血者。

蒲黄、五灵脂、海螵蛸、茜草根、广郁金、当归、赤白芍、牡丹皮、黑干姜、侧柏炭、降香、白及粉、龙骨粉。

（7）白及、诃子、炙甘草，蜂蜜3勺，酌加助消化药或制酸药。

（8）治心脾诸痛，延胡索、五灵脂、草蔻仁（煨）、没药（去油）等分，为细末，每二钱至三钱，热酒调下。

（9）治心脾久痛，用蒜以醋煮熟顿服，断根。

（10）治心脾疼痛，用良姜、槟榔等分，俱炒为末，米汤下。

（11）凡胃烷当心痛或气或寒，触而屡发，将荔枝核打碎，烧微焦三钱，加木香二钱，共为末，温汤下，每服一钱，数服断根。

十二指肠溃疡，常因幽门痉挛而胃酸过多所致，于枳术丸汤剂中加白术、枳实，此为气滞水结；若阳虚阴凝，则可用桂枝去芍药加麻黄附子细辛汤。

（12）牙皂角，以微火烧，烟甫尽，取起为末，酒调服七分至八分，其效如神。

（13）慢性胃炎：蒲公英（全草）五钱、酒酿一食匙，水煎二次混合，分早、中、晚3次饭后服。［安徽中医学院（今安徽中医药大学）方］

（14）胃痛：鲜毛茛，洗净捣烂，加少许红糖调匀，置于有凹陷的橡皮瓶塞（如青霉素瓶塞）内，倒翻贴在胃俞、肾俞二穴（或配加盲门、梁丘，阿是穴）约5分钟，当局部有蚁行感时即弃去。如发生水疱，不必刺破，任其自行吸收，偶有感染，可用消炎敷料。

福建连城县医院治疗溃疡病等引起的胃痛187例，经一次治疗，有94%患者在两个月左右未复发，6%病人无效。

（15）甘楞散：煅白楞子五两、甘草一两，研细末，混匀，每服二两，日3次。疗程最短20天，最长56天。长期服用。有个别患者可引起浮肿和血压增高或尿血现象。

（16）胃十二指肠球部溃疡、胃黏膜脱垂、胃幽门痉挛药：枳实、僵蚕。

痉挛方：延胡索粉一斤、乌贼骨粉三斤、枯矾粉四斤、蜂蜜（制丸剂用六斤），每丸一钱至二钱，日服3~4次，每次二钱。有活动性溃疡者，以3个月为一疗程。

（17）溃疡病穿孔：板蓝根一两、白芍一钱、乌贼骨七钱、黄芩四钱、地榆四钱、金银花一两、川朴二两、白及四钱，水煎服。（青岛台西医院方）

（18）《济生》枳术汤：治饮癖气分，心下坚硬如杯，水饮不下。

肉桂三分，炮附子、细辛、白术各一两，桔梗、槟榔、甘草各三分，炒枳实二分，每服四钱，七片生姜，水煎服。

（19）神经性呕吐、二便闭涩（《医宗必读》方）：酒蒸大黄，加桃仁、当归、砂仁、陈皮，蜜丸。

（20）食入口即吐，干姜黄芩黄连人参汤主之（《伤寒论》方）。

肺　　癌

（1）党参三钱、米仁一两、桔梗二钱、生草二钱、陈皮二钱、半夏二钱、橘叶二钱、象贝三钱、蜂房五钱。

加减法：痰多，加竹沥、半夏各三两，杏仁三钱；咯血，加茅根一两、茜草五钱、侧柏三钱至七钱、藕节五钱；胸痛，加全瓜蒌三钱、薤白头三钱、延胡索三钱；气急，加苏子三钱；阴虚，加沙参三钱、麦冬三钱；咳嗽，加枇杷叶三钱、天葵子三钱。

可结合应用民间单方草药：鱼腥草、杏香兔耳风、山海螺、龙葵、白英、蛇莓、铁树叶等。

（2）金银花三钱，象贝三钱，芦根一两，米仁三钱，丝瓜络三钱，杏仁三钱，甘草三钱，葶苈子，大枣五钱，陈皮四钱，半夏四钱，附子二钱，谷芽、麦芽各三钱，石见穿二两、半枝莲二两。

（3）北沙参、麦冬、生地黄、百部、地榆各四钱，五味子一钱，炒山栀、王不留行籽各三钱，蒲公英、徐长卿各五钱，石见穿、紫草根各一两，水煎服。（上海曙光医院方）

另服复方斑蝥片：每片含斑蝥 5 mg，木通、车前子各 9 mg，滑石 10 mg，每次 1 片，日服 2 次。

（4）白花蛇舌草、茅根、铺地锦、薏苡仁、夏枯草各一两，橘核、橘红各三钱，麦冬、海藻、昆布、百部、生牡蛎、芙蓉花、蚤休各五钱，生地黄、玄参各四钱，水煎服。（天津市防治院方）

加减法：咳嗽，加枇杷叶五钱、桑叶五钱至一两、浙贝三钱、紫菀五钱至一两；咯血，加白及五钱，阿胶三钱至五钱，二蓟炭、藕节炭各一两；气虚，加黄芪、沙参各一两至二两；痰多，加海浮石五钱至一两、胆南星三钱；痰多而稠，加礞石滚痰丸，每天 1 丸；发烧，加生石膏一两至二两、山药五钱，地骨皮、青蒿各五钱至一两；胸腔积液，加赤小豆一两至三两，葶苈子二钱至四钱，石韦、芦根、云苓各一两，大枣七枚。

急性血管球性肾炎

主要症状：水肿、高血压、蛋白尿、血尿、管型尿。

（1）初期，水肿、尿少，用五皮饮：腹皮、姜皮、苓皮、陈皮、桑白皮。

（2）发热尿少，下半身肿甚者，用五苓散：桂枝、茯苓、猪苓、泽泻、白术。

（3）表证重者，用麻黄加术汤：麻黄、桂枝、杏仁、甘草、白术，或加附子。

（4）苓皮防己汤：苓皮、防己、黄柏、知母、黄芩、青木香、瞿麦、冬葵子、忍冬藤、淡竹叶。

（5）茅蓟汤：利水消肿、清热止血；白茅根一两，大小蓟一两。

（6）小蓟饮子：用于血尿。小蓟、藕节、蒲公英、栀子、竹叶、甘草、当归、生地黄、滑石、木通。

（7）萹蓄二两、侧柏五钱至二两、甘草一钱、大枣四枚，或加芥菜一两，亦可治慢性肾炎。（天津铁路医院方）

（8）墨旱莲一两、车前子三钱、茯苓四钱、牡丹皮三钱、生地黄四钱、黑豆衣四钱、白茅根二钱、泽泻二钱、阿胶珠二钱、猪苓三钱、海金沙三钱、六一散六钱、鲜苇根六钱。（施今墨方）

益母草，利尿消肿，对急慢性肾炎均有效。

慢性砷中毒

砷作业工人如灭白蚁工人，多因接触亚砷酸致体内砷堆积而中毒。

复方绿豆汤：生绿豆（另煮）四两，夏枯草五钱，牡丹皮、柴胡、白术各三钱，茯苓、白蒺藜、当归、白芍各四钱，珍珠母（生煎）、首乌藤、白茅根、墨旱莲、生甘草各一两，陈皮六钱。

上为一剂，除生绿豆外，先用清水1500 ml浸泡一夜（冬天），第二天煎至300 ml，一次服，生绿豆另煮，连绿豆一起服，每日1剂。14天为一疗程，间隙3天，一般进行三个疗程。

一般第一疗程结束时，患者的症状如头昏、疲乏无力、视力模糊、齿龈出血、咽充血、肝痛、口干口苦等即有改善或消失。此方的排砷作用在第二疗程达到高峰，且此方有非常明显的提高患者血红蛋白的作用，无副作用，唯疗程较长为其美中不足。

慢性肾炎

（1）轻症，病程较短者：五皮饮、五苓散、防己黄芪汤。

（2）重症、久病、脾肾两虚，面黄浮肿、神怠、肢凉、纳少、腹胀、腰痛、肢重或肿，脉沉细或涩，苔白者，可选用以下二方。①实脾饮合五苓散加减：附子、桂枝、干姜、川朴、冬术、陈皮、泽泻、猪苓、茯苓、大腹皮、木瓜。②加味济生肾气丸：附子、桂皮、熟地黄、山药、茯苓、泽泻、山茱萸、牡丹皮、牛膝、车前、胡芦巴、巴戟天。

（3）一般适用方：泽泻、白术、茯苓皮、桑白皮、腹皮、陈皮、猪皮、猪苓、桂枝、生姜、甘草、太子参、荸荠苗（荸荠梗，又名通天草）。

（4）尿蛋白，偏实者：①云南白药三分，每日2次；②刺猬皮粉五分，每日2~3次。偏虚者：乌鸡白凤丸1丸，每日2次。

（5）降胆固醇：首乌延寿丹1丸，每日2次。

（6）温肾利水：附块三个、仙茅五个、淫羊藿五个、胡芦巴五个、巴戟天四个、茯苓五个、猪苓四个、泽泻一两、木通一钱、车前子五个、陈葫芦。肿重者加带皮槟榔一两、黑白丑各五个。

温肾健脾利水：上方加党参、白术、干姜、肉桂、黄芪。

温肾填壑利水：上二方加鹿角胶四个、紫河车五个。

温阳益肾、填壑利水：上三方加龟板胶四个、左牡蛎及山药四个、大生地五个。以上一般于2~3小时内开始利尿，4~6小时水肿可退尽。

（7）肾炎、肾病综合征用甲肾炎Ⅰ号：当归三钱、芍药二钱、木香二钱、益母草一两、黄芪五钱、人参五钱、菟丝子五钱、淫羊藿三钱，加用西药利尿剂。

尿毒症

1. 阳衰浊冲

症见恶心呕吐、不食、腹胀、身倦、嗜卧，舌淡苔腻、脉弦沉。

（1）和胃降逆法：半夏、黄芩、陈皮、藿香、竹茹。

（2）扶阳降浊法：附子三钱至二两、生制大黄一两至二两、陈皮三钱、茯苓三钱至五钱、川朴一钱至二钱、生姜三钱至五钱、党参五钱至一两。

2. 阴竭动风

症见肌肉颤动抽搐，皮肤瘙痒，神瘛，舌绛，脉沉细数，宜育阴潜阳、平肝熄风。

钩藤七钱、菊花四钱、白芍四钱、生地黄一两、龟板五钱、鳖甲五钱、牡蛎一两、全蝎五条。出血，加牡丹皮三钱、栀炭二钱。

3. 单方

白花益母草一至二两，煎服，日一付。

尿路感染（肾盂肾炎、膀胱炎、尿道炎）

（1）八正散：车前、木通、滑石、山栀、煨大黄、瞿麦、萹蓄、甘草，加柴胡八钱、五味子二钱，效果更佳。

（2）蒲柏汤：蒲黄、黄柏、甘草、连翘、石韦、萹蓄、生地黄、竹叶、金银花。

（3）猪苓大黄汤：即猪苓汤加大黄三分至五分。

（4）清心莲子饮：清心莲子石莲参，地骨柴胡赤茯苓，芪草麦冬车前子，躁烦消渴及崩淋。或加远志、菖蒲。

（5）新验方：金钱草八钱、车前草五钱、海金沙五钱、金银花五钱。水煎服，日1剂。感染重者，加七枝莲二钱；尿痛，加两面针二钱至三钱。

（6）大青叶一两至二两、海金沙一两、蒲公英一两、生山栀一两。（苏州延安人民医院方）

（7）施氏肾盂肾炎方：白茅根一两、墨旱莲一两、菟丝子二钱、玄参二钱、荜澄茄一钱、萆薢二钱、泽泻二钱、生地黄三钱、茯苓三钱、阿胶珠三钱、滑石四钱、猪苓三钱、草梢一钱、冬瓜皮六钱。

（8）施氏膀胱炎方：瞿麦三钱，萹蓄三钱，石韦三钱，水葱三钱，侧柏叶三钱，海金沙、海浮石各三钱，木通二钱，木云香一钱，滑石五个，生地黄三钱，牡丹皮三钱，甘草一钱，乌药二钱，莲心二钱。

（9）放射性膀胱炎方：生地黄三钱至七钱，竹叶三钱，木通二钱，草梢一钱，仙鹤草七钱，大小蓟及茜叶各五钱，木香一钱。

乳　糜　尿

（1）萆薢五钱、石菖蒲四钱、益智仁三钱、乌药二钱、芹菜根一两。凝块阻塞致尿频者，加海金沙三钱、滑石四个。

（2）肾虚证者：熟地黄六钱、山茱萸四钱、山药五钱、泽泻三钱、黄柏二钱、牡丹皮三钱、萆薢五钱至一两、芡实五钱、莲肉四钱。

（3）荠菜三两、糯稻根二两，水煎服，连服1~3月。

（4）玉米须一两、葵花梗白心三钱。

久病气血虚者，加黄芪、当归；血尿，加侧柏叶三钱。

对大肠埃希菌有明显抑制作用的中药：柴胡、五味子、土茯苓（须一两以上）、苦参。

慢性肾盂肾炎非发作期，应祛邪扶正并施，可据症行以补肾滋阴（六味地黄丸、知柏地黄丸、菟丝子丸、肾金丸等）或健肝益气（补中益气汤、强肝益气汤、四君子汤等）。久病体虚者当以扶正为主。

尿路结石

（1）八正散：见“尿路感染”。

（2）小蓟饮加乳香：见“急性血管球性肾炎”。

（3）两金猪香汤：金钱草二两、海金沙七钱、猪苓七钱、木香五分。

（4）施氏方：鱼枕骨二两、紫贝齿一两、浮海石一两、冬葵子一两、瓦楞子一两、川柏一两、滑石二两、海金沙一两、金钱草一两、风化硝一两、瞿麦一两、萹蓄一两、秋石一两、乌药一两、阿胶二两、茅根二两、墨旱莲二两、木云香五个、血余炭一两、怀牛膝一两、紫背天葵一两、炙草梢一两、荷叶五张，煮水泛为丸，滑石为衣，每早、晚或早、午、晚各服三钱，白开水顺服。

（5）金钱草、石韦、红穿破石、冬葵子各六钱，萹蓄、海金沙各四钱，瞿麦、泽泻、茯苓各三钱，木通二钱。腰痛，加牛膝；体虚，加党参。

（6）冬葵子、滑石、郁金各一斤，地龙、车前子、泽泻、海金沙、茯苓、川牛膝各六钱，木贼、白火硝各三两，沉香、琥珀各一两，鸡内金四两。共研末，水泛丸绿豆大，日3次，每次二钱至三钱。

（7）金钱草二两，车前子、滑石各一两，瞿麦五钱，炙甘草四钱。

（8）金钱草一两，芒硝五钱，鱼枕骨四钱，鸡内金、龙葵子、海金沙各三钱。

气虚加生芪、山药、肉苁蓉；阴虚加枸杞子、女贞子、白芍；湿热盛加萹蓄、■■■[①]、滑石、草薢。

（9）尿路结石基本方：车前子、海金沙、冬葵子、石韦、川牛膝、滑石、乌药、川军等。并随症加减。（广安门医院方）

无症状者以温经利尿、行气为主，化瘀为辅。绞痛发作者以行气为主，利尿、化瘀为辅。

久行不移之较大结石者，以活血化瘀为主，行气利尿为辅。疑是炎症粘连者，加败酱草、蜂房、夏枯草等。

肾结核、膀胱结核

（1）马齿苋鲜者一斤（干者四两），黄酒一斤，浸泡三昼夜，每服5 ml，每日3次。

（2）党参四钱、黄芪三钱、山药三钱、茯苓二钱、甘草一钱、地骨皮三钱、桂皮二钱、熟地黄三钱、当归二钱、鹿角片三钱、龟板四钱、鳖甲四钱。

糖 尿 病

（1）实证。加减平胃四苓汤：猪苓、茯苓、泽泻、白术、川朴、苍术、陈皮、萆薢、竹叶、佩兰。

（2）虚证。①加减知柏地黄汤：知母、黄柏、地黄、山药、茯苓、山茱萸、牡丹皮、五味子、芍药、枸杞子。②黄芪地黄饮：生地黄、熟地黄、天冬、麦冬、参、黄芪、石斛、茯苓、五味子、山药、菟丝子、桑寄生。

（3）单方。①山药一两，煮粥食。②猪胰子低温干燥，为末作丸，每服三钱。③松树二层皮（干）二两（老大松树为佳），炖猪骨内服，每天1剂。④熟地黄一两、怀山药一两、党参五钱、

① 本稿整理于王玉川教授临证时的一本笔记，其中个别字迹不清者用“■”替代。

覆盆子五钱、五味子一钱五分、五倍子一钱，水煎，日服1剂。

（4）①清肺热：石膏、生地黄、二冬、知母。②清胃热：大黄、黄芩、熟地黄、甘草。③滋肾阴：六味地黄丸。④降血糖：泽泻、生地黄、地骨皮、黄柏、仙鹤草、白术、苍术、玄参、玉竹、首乌、枸杞子、海藻、昆布。

慢性前列腺炎

（1）清热解毒，活血止痛：丹参、桃仁、王不留行籽、乳香、川楝子、泽兰、红花各三钱，蒲公英一两，败酱草、赤芍各五钱。

腰痛，加川断、桑寄生各三钱，20～40剂。

（2）八正散加减。

（3）丸剂：茯苓二两、瞿麦一两、知母一两、黄柏一两、猪苓一两、黄芪二两、术二两、泽泻一两、木云香三钱、桂五钱、升麻五钱、柴胡五钱、枸杞子二两、菟丝子二两、杜仲一两、参一两、藿香二两、当归一两、枳五钱、陈皮五钱、五味子一两、益智仁五钱、菖蒲五钱、草梢一两。早、晚各三钱。

（4）前列腺炎丸：丹参、赤芍、泽兰、红花、桃仁、乳香、没药、川楝子、小茴香、王不留行籽各三钱，白芷二钱，陈皮二钱，败酱草五钱。蜜丸。（广安门医院方）

（5）丸方：黄柏五钱，丹参、泽兰、赤芍、桃仁、红花、王不留行籽、白芷、川楝子、小茴香、炙乳没、陈皮各三钱。水丸，每次四钱，日2次。

（6）煎方：丹参、泽兰、红花各三钱，赤芍、桃仁各五钱。轻症只用赤芍、桃仁二味；痛重者，加王不留行籽四钱；慢性者，加穿山甲二钱。

膀 胱 癌

大黄三钱、芒硝三钱、桃仁三钱、桂枝三钱、栀子三钱、当归三钱、五灵脂三钱、犀角三钱、海金沙二钱。

遗 尿

（1）固脬丸：桑螵蛸五钱、熟附子三钱、戎盐一两、茴香三钱、菟丝子三钱。水丸，每服二钱。

（2）虚寒：四君子汤加益智仁、山药、五味子、补骨脂、肉桂、升麻。

（3）虚热：四物汤加牡丹皮、山栀、黄柏、知母、麦冬、桔梗。（少见）

（4）止涩：加牡蛎、赤石脂、桑螵蛸、鸡内金。

（5）久病、下元虚极：十全大补汤、补中益气汤、缩泉丸、肾气丸等加减。

（6）肾阳虚、气不固而遗尿者：家韭子、鹿角、肉苁蓉、熟地黄、当归、菟丝子、巴戟天、杜仲、石斛、肉桂、山茱萸、干姜。

（7）河间秘真丹：固精止溺，龙骨三两、砂仁一两、诃子十枚、灵砂二两。

（8）肺虚气不上升，下自不固：补中益气汤加山药、山茱萸、牡蛎，或补中益气汤送服肾气丸。

（9）肝肾阳虚：八味地黄去泽泻加补骨脂。右归饮亦妙。

（10）猪胃一个，红糖四两、生姜四两、浆米四两、香油四两、鸡蛋四两，将以上五物装胃内，放锅上蒸熟，每日早、晚服用。

（11）桑螵蛸三钱、菟丝子三钱、补骨脂三钱、金樱子三钱、益智仁三钱、五味子一钱、覆盆子三钱、菖蒲三钱、龙骨三钱。水煎，日一服。

（12）上焦虚，宜补肺气；下焦虚，宜固膀胱。挟寒者，宜壮命门阳气，兼以固涩；挟热者，宜补膀胱阴血，佐以泻火。

风湿性关节炎

（1）五积散：痛痒赤肿。

苍术八钱、桔梗六钱、麻黄五钱、枳壳五钱、橘红五钱、川朴四钱、干姜四钱、半夏三钱、茯苓三钱、甘草三钱、白芷三钱、当归三钱、白芍三钱、川芎三钱、肉桂三钱。为粗末，每服四钱至五钱，加生姜三片、葱白三茎，水煎，去渣，热服温覆，取微汗。

（2）败毒散：痛处赤肿灼热，或浑身壮热。

羌活一两、独活一两、前胡一两、桔梗一两、川芎一两、枳壳一两、人参一两、茯苓一两、炙甘草五钱，为末，每服二钱至三钱，生姜汤点服，日 3 次，以知为度，或加生姜三片，水煎三钱至五钱，温服亦可。

（3）防风汤：行痹，关节或赤或肿，上下游行痹痛者。

防风二钱、酒当归一钱、赤苓二钱、黄芩二钱、秦艽二钱、葛根二钱、独活一钱、桂枝五分、甘草五分、麻黄五分、生姜三片，水煎，兑汤少许服。

（4）桂芍知母汤：桂枝三钱、芍药三钱、知母三钱、麻黄二钱、白术三钱、附子三钱、防风三钱、炙甘草二钱、生姜一钱。

（5）活血应痛丸：风寒客于肾经，下注脚膝肿痛。

狗脊、苍术、香附、陈皮、没药、炮草乌、威灵仙。

（6）男用三乌药酒：乌梅、川乌、草乌、金银花、甘草、大青叶各二钱，用60°白酒一斤，泡21天，每天服3次，每次5 ml。高血压、心脏病、风湿热、严重溃疡病者忌服。

女用三乌药酒：乌梅、川乌、草乌、甘草、红花各三钱，用白酒一斤，泡7天，服法同上。禁忌同上。

（7）热痹：关节红肿痛，四肢见结节性红斑，踝关节肿胀发热，尿赤。

紫草汤：紫草一两、丹参三两、赤芍三两、茜草二两、牙皂角二钱、穿山甲二钱、海藻五钱。关节红肿痛甚，加金银花四钱、蒲公英六钱、木通二钱、防己三钱、当归三钱、牡丹皮三钱、醒消丸四钱，分化冲。

（8）治热痹施氏验方：茅术二钱、黄柏三钱、牛膝二钱、地丁五钱、金银花三钱、忍冬藤五钱、蒲公英五钱、板蓝根三钱、紫草二钱、荆芥穗二钱、赤芍二钱、牡丹皮三钱、丹参三钱、生地黄四钱、茅根五钱、秦艽二钱、防己三钱、生草二钱。

猪囊虫病

（1）鹤虱风二两、使君子一两半、雷丸二两、槟榔四两，为末，二钱，日2次。

（2）蛇蜕为末，日3次，每次一钱半至二钱，连服2～6个月。

（3）体质虚弱者，可酌加四味汤（即四君子汤）。

（4）姜半夏三钱、陈皮三钱、茯苓四钱、白芥子四钱、薏苡仁五钱、雷丸二钱，共末蜜丸，每服三钱，日3次，疗程1～5个月。

（5）治脑囊虫病方。

组成：干漆（切细，炒成米黄色）五钱，黄连、瓜蒌仁、羌活各二钱，大腹皮（槟榔也可）、大黄各一两，水蛭（捣烂，炒成黑褐色）、雷丸、牛膝各三两，白僵蚕、白芥子、茯苓各四钱，橘红二两，五灵脂十六两（另包）。

制法：除五灵脂外，共研细末，取醋三斤半，将五灵脂置入，煮沸10分钟，取其汁和上药混合，加适量蜂蜜，制成丸剂，每丸三钱重。

服法：每天3次，每次1丸，可连服1～2年。除有时可出现轻度腹泻外，无其他不良反应。（黑龙江神经精神病防治院方）

肝吸虫（中华分支睾吸虫）病

（1）榧子肉一两、槟榔五钱。日一剂，2周为一疗程。

（2）当归三钱、柴胡二钱、青皮二钱、榧子肉八钱、百部五钱、槟榔五钱、赤芍四钱。日 1 剂，2 周为一疗程。

（3）四君子汤加扁豆、山药、郁金、槟榔、使君子，连服 3 ~4 天。

（4）饮服：郁金三钱、苦楝皮五钱、榧子肉八钱、槟榔四钱，连服 5 ~7 天。

脑震荡后综合征

脑震荡后综合征，可见头痛、头晕、失眠、健忘等症状。用方如下。

丹参一两至一两五钱、红花二钱、三七（冲）一钱、茯神四钱、骨碎补四钱、续断四钱、白菊花四钱、钩藤（后下）六钱、甘草一钱，水煎服，日一付。治疗期内禁饮酒。经期、妊娠者慎用。

头痛甚，加血竭、延胡索或加地龙、蜈蚣；头晕甚，加生石决明、蒺藜；恶心呕吐，加代赭石、麦芽；耳鸣者，加磁石；失眠甚者，加珍珠母、枣仁、龙齿；神志恍惚者，加琥珀、生铁落、朱砂（冲）。

类风湿性关节炎

（1）蠲痹汤加减：一般者适用。

独活、秦艽、桂枝、茯苓、海风藤、陈皮、白蒺藜、生薏苡仁、橘络。

歌诀：蠲痹羌防归芍芪，姜黄甘草姜煎宜。

（2）独活寄生汤加减：适用于体弱血虚者。

独活、桑寄生、秦艽、茯苓、当归、川芎、白芍、人参、黄芪。

以上两方可随症酌加络石藤、鸡血藤、木防己、防风、苍术、白术、威灵仙、桑枝等。

（3）乌药酒：川乌一钱、草乌一钱、乌梅一钱、秦艽二钱、金银花二钱、牛膝二钱、草梢二钱，白酒一斤，白糖二两，共浸泡 1 周左右，每服三钱，日服 2 ~3 次。

以上药量一钱者可加至一钱半，一钱半者可加至二钱，或加延胡索亦可。

皮肌炎、胶原系统疾病

曾用以下两方交替服用，治愈一名本病患者。其症状是初起感觉脸部发红发热，以后稍有浮肿，下肢关节酸痛，两肘也发肿发硬，浑身乏力，皮肤粗糙、发痒，心跳加速，约 100 次/分，头发脱落约 1/3，痰多，干的食物不能下咽，月经两个多月不来，不能行走，躺下不能翻身。

（1）血府逐瘀汤：当归三钱、生地黄三钱、桃仁四钱、红花三钱、枳壳二钱、赤芍二钱、柴胡一钱、甘草一钱、桔梗七钱、川芎二钱、牛膝三钱。另服犀黄丸。

（2）上中下通用痛风方：黄柏一钱、苍术二钱、胆南星一钱、桂枝二钱、防己三钱、威灵仙三钱、桃仁三钱、红花二钱、龙胆草一钱、羌活二钱、川芎一钱、神曲三钱。

雷诺病

（1）当归四逆汤：当归三钱、桂枝三钱、芍药三钱、甘草二钱、细辛二钱、木通二钱。疼甚者，加失笑散、延胡索。

（2）活血助阳方：红花二钱、三棱三钱、莪术三钱、当归三钱、川芎三钱、皂刺三钱、穿山甲二钱、党参三钱、黄精三钱、鹿角三钱。需长期服用。

坐骨神经痛

（1）天雄散：桂枝三钱、白术六钱、川附子三钱、生龙骨八钱。

（2）加味活络效灵丹：当归、丹参各五钱，乳香、没药各二钱至三钱，黄芪、牛膝各三钱至五钱，鸡血藤五钱至一两，日一付，水煎服。

疼剧，加三七、桃仁、红花；腰痛明显，加川断、桑寄生、补骨脂；遇阴冷痛剧，加苍术、防己、米仁；四肢发麻，加桂枝、威灵仙、丝瓜络；胃弱少食，加建曲、鸡内金。

（3）熟地黄、补骨脂、枸杞、川芎、杜仲、牛膝、黄芪、当归、赤白芍、延胡索、乳香、没药。

阳虚，加巴戟天、仙茅；阴虚，加生地黄、牡丹皮；湿热，加云苓、苍柏。

小舞蹈病

陈米一把、防己五钱、浮萍一钱、桂枝一钱、菖蒲八分、女贞子五分、花椒五分、佩兰五分、秦艽五分、防风一钱、密蒙花一钱、橘叶一钱、藿香一钱、干姜三分。

周围神经炎及神经根炎

（1）加味二妙汤：防己、当归、萆薢、黄柏、龟板、牛膝、秦艽、苍术。

（2）清燥汤：人参、黄芪、白术、甘草、当归、升麻、柴胡、苍术、陈皮、独活、黄柏、泽泻、麦冬、五味子、神曲、生地黄、黄连。

（3）加味大补阴：黄柏、知母、地黄、龟、芍药、陈皮、牛膝、虎骨、锁阳、当归。

（4）金刚丸加味：萆薢、杜仲、肉苁蓉、菟丝子、木瓜、牛膝、巴戟天、紫河车。

（5）以活血通络为主：婆婆针五钱、忍冬藤二两、延胡索五钱、丹参五钱、虎杖五钱、土大黄五钱，煎服，日一付。有相当好的疗效。

（6）当归、川芎、芍药、桂枝、牛膝、红花、地龙各二钱至六钱，黄芪二两，甘草二钱，炙马钱子一个半，水煎服，日一付。

肌 无 力

肌无力，属中医“解㑊”范畴。《医学入门》云：“解者，肌肉解散，㑊者，筋不束骨，其症似寒非寒，似热非热，四肢骨节解散，怠惰烦疼，饮食不美。”《遵生八笺》云：“解㑊者，肝肾病也。”“寒不寒，热不热，弱不弱，壮不壮，伫不可名，谓解㑊。”

（1）地黄饮子：山茱萸、肉苁蓉、肉桂、附子、巴戟天、麦门冬、五味子、菖蒲、远志、云苓、石斛、薄荷。

（2）麻附细辛汤或麻附甘草汤亦可用。

（3）茯神、赤石脂、川椒各二两，朱砂、乳香、灯心草同研各一两，枣肉丸，绿豆大。每服30丸，空心服，酒下或人参汤下，一月处加至40丸。方名五老还童丹。

（4）酒炒黄柏四钱，酒蒸山药、酒洗牛膝各三两，人参、姜杜仲、巴戟天、五味子、酒洗枸杞子、茯苓、炒茴香、酒苁蓉、酒萸肉、甘草水浸远志、菖蒲、熟地黄、酒知母、酒生地黄、酒菟丝子、麦冬、黑山栀、酒洗甘菊、去白陈皮各一两，蜜和枣肉丸，空心盐汤、酒任下。一方有酒当归、天冬各一两，无甘菊、山栀、陈皮。

（5）重症肌无力（眼睑）：补中益气汤，重用黄芪。为肝肾阴虚，六味地黄汤加减。

湿 疹

湿疹俗称“浸淫疮”。

（1）黄连素2 g，麻油适量调糊，治婴儿湿疹，每日涂2～3次。换药前用药绵拭净渗出物，但不揭去痂皮，1～2周可愈。

（2）全蝎、枯矾、炉甘石、轻料、冰片共研末，干撒或加凡士林油或20%膏剂涂患处，日2～4次，7～10天为一疗程。

(3) 地归乌药荆防汤：生地黄、当归、乌药、荆芥、防风、刺蒺藜，或加蒲公英、地丁、黄芩，或加僵蚕、蝉蜕，或加党参、黄芪、紫草、熟地黄、生大黄。

红斑狼疮

(1) 升麻鳖甲汤：阳毒之为病，面赤斑斑如锦纹，咽喉痛，唾脓血。

升麻二钱、当归一钱、川椒一钱、甘草二钱、炙鳖甲指甲大一片、雄黄五分。

"阴毒为之病，面目青，身痛如被杖，咽喉痛，升麻鳖甲汤去雄黄蜀椒主之。"

(2) 生地黄六钱、熟地黄六钱、山茱萸三钱、山药三钱、泽泻三钱、茯苓三钱、牡丹皮三钱、赤芍三钱、紫草三钱、地骨皮三钱、玄参三钱、连翘三钱、炙甘草三钱、大枣五枚。另服犀黄丸，日一钱。

(3) 知柏地黄丸。

多发性大动脉炎及无脉症

宜活血化瘀：当归、赤芍、红花、桃仁、乳香、没药、桂枝、生姜。

硬 皮 病

炙麻黄二钱，羌活二钱，生黄芪三钱，当归三钱，川乌、草乌各一钱，红花二钱，生甘草二钱，赤芍二钱，桂枝二钱，生地黄四钱，细辛一钱，煎服。

血小板减少性紫癜

(1) 凉血清热：牡丹皮、赤芍、蒲黄、川连、枯芩、连翘、金银花、生地黄、犀角、紫草、茅根、大小蓟。

(2) 止血：地榆、侧柏叶、茜根、阿胶、牡蛎、龟板、海螵蛸、槐花、仙鹤草、藕节、参三七、山栀。

(3) 补血：白芍、熟地黄、首乌、墨旱莲。

(4) 补气回阳：党参、人参、炙甘草、白术、云苓、肉桂、附子。

（5）牛皮胶一两、水飞朱砂一分、香油适量。先将牛皮胶加水加温熔化，加入香油搅均匀，朱砂分成二等份，均分2次服，早、晚各1次。

（6）党参五钱、白术三钱、当归三钱、黄精一两、远志三钱、云苓四钱、夜交藤五钱、红枣三钱、女贞子四钱、墨旱莲四钱、芡实五钱、牡丹皮二钱、枣仁五钱、炙甘草二钱、三七一两、红枣十枚，水煎，日一付。（西苑医院血液科方）

（7）三七一两，红枣十枚，水煎，日一付。

过敏性紫癜出血性毛细血管中毒病

（1）牡丹皮二钱、赤芍二钱、桃仁二钱、金银花四钱、连翘四钱、柴胡一钱、红花二钱、当归三钱、川芎二钱、玄参三钱、防风一钱、川连一钱。

（2）防风通圣散：防风、荆芥、连翘、麻黄、薄荷、川芎、当归、芍药、白术、栀子、芒硝、石膏、黄芩、甘草、滑石、生姜、桔梗、大黄。

（3）连翘一两、红枣二十枚，或仙鹤草一两、红枣十枚。

（4）鹿角霜八钱、生地黄四钱、麦冬四钱、甘草二钱、侧柏叶三钱、血余炭三钱。

（5）地肤子一两、野菊花一两、紫草一两、仙鹤草一两。（苏州延安医院方）

（6）生龟板一两、枸杞子根二两、仙鹤草三两、地榆炭二两。

荨　麻　疹

（1）蝉衣一钱、防风三钱、丹参七钱、赤芍七钱、归尾三钱、桃仁三钱、红花二钱、甘草一钱、地肤子三钱、白鲜皮三钱。

（2）上方去红花、地肤子、桃仁，加荆芥、连翘、大黄、乌梅、茯苓。

（3）防风通圣散。

（4）金银花四钱、苦参三钱、白鲜皮五钱；或蝉衣、薄荷等分，为末，每服五分，每日3次。

（5）茺蔚子一两、金银花三钱；或十大功劳叶二两，煮汁饮2～3天。

（6）胡麻仁三钱、首乌三钱、苦参三钱、菖蒲三钱、甘草三钱、威灵仙三钱。

（7）预防复发：生米仁、干藕、红枣，煨粥状，每晨作早点服，连服两个月即不复发。

（8）验方：荆芥、防风、甘草、乌药、白及、生地黄、白芍、当归、川芎。对顽固病例有效。

带状疱疹

(1) 瓜蒌散：治肝气燥急而胁痛或发水疱。

大瓜蒌一枚捣烂、粉甘草二钱、红花七分，水煎服。

(2) 新鲜海金沙叶子冷水洗净，捣烂外敷。

皮肤瘙痒症

(1) 苦荆散：苦参、荆芥等分，为末。

(2) 当归饮：当归、芍药、川芎、地黄、蒺藜、防风、首乌、荆芥、黄芪各二钱，甘草一钱。

(3) 十味败毒散：柴胡、桔梗、防风、川芎、樱皮（或地骨皮）、茯苓、独活、荆芥、甘草、生姜各二钱。亦治慢性顽固性荨麻疹。

(4) 若并发荨麻疹者，以苦荆散为主，茵陈蒿汤为辅。

脑 震 荡

(1) 复元活血汤：治脑震荡后遗症之头痛。

柴胡、瓜蒌根、当归、红花、甘草、炮山甲、桃仁、大黄。

(2) 脑髓震动，头昏目黑。

茯神三钱、白及四钱、便香附二钱、菟丝子三钱、朱砂五分，上药煎好，调琥珀五分服，或加沉香五分、归身二钱。（《尊生》方）

脑 外 伤

(1) 急性期：肝阳亢盛，风火内动，气血上壅，清窍不利，属风火型，当养血熄风、重镇潜阳。

方用生地黄、玄参、阿胶、龙骨、石决明（或牡蛎）、代赭石（或磁石）、仙鹤草各一两，麦冬、黄芩、茜草各八钱，牛膝、制大黄各四钱。在采用及时手术、镇静与脱水剂、止血及抗感染、给氧等抢救措施后，病情稍稳定后迅速用鼻饲进上方。

（2）恢复期（后遗症期）：气滞血瘀，脉络瘀阻，属血瘀型，当疏通经络、活血化瘀。

方用黄芪、当归各八钱，党参、白术、乳香、没药各五钱，红花、桂枝各二钱，刺蒺藜、地龙各四钱，桃仁、全蝎（或蜈蚣二条）各三钱，桑枝一两。

耳病性眩晕

（1）泻下法：①大黄、荆芥、防风各三钱，服至大便泄泻为度；②礞石滚痰丸一钱，日服3次。

（2）利尿法：①苓桂术甘汤加厚朴；②五苓散。

（3）平肝渗湿：龙胆泻肝汤。

（4）防止复发：二陈丸。

（5）精神抑郁者可予清肝达郁剂：当归、赤芍、赤苓、牡丹皮、山栀、橘叶、菊花各三钱，橘白二钱，炙甘草五分，薄荷叶五分。

（6）“晕可本”合剂：生赭石一两五钱，夏枯草、法半夏、车前子各六钱，水煎，一日分2次服。

（7）泽泻汤：泽泻一两、白术三钱至五钱、熟枣仁六钱至一两、川牛膝三钱至四钱、五味子四钱至六钱。

白　血　病

1. 阴虚型

消瘦乏力，发热，口干渴饮，咳嗽气急，头痛晕眩，耳鸣，舌焦，鼻衄出血，紫斑，遗精，关节痛，咽峡炎，口腔炎，牙龈炎，厌食，肝脾轻度肿大，淋巴结稍大，舌红绛，有剥苔，脉数或虚大重按无力。宜滋阴补血，清热凉血。

（1）犀角地黄汤：适用于高热、出血较重者。

犀角、地黄、芍药、牡丹皮。

（2）大补阴丸：用于低烧不退、脉数、舌绛、五心烦热、口干、便艰者。

知母、黄柏、地黄、龟板、猪脊髓。

（3）鳖甲饮：用于微热，轻度癥瘕，无特殊自觉症而血象不稳定者。

鳖甲、黄芪、龟板、当归、参、枣、丹参、牡丹皮、枸杞、芍药、银柴胡。

（4）清骨散：用于热度持续不退、脉小数、舌质微红，一般情况尚佳者。

银柴胡、胡黄连、秦艽、鳖甲、地骨皮、青蒿、知母、甘草。

（5）滋阴固本汤：用于自觉症状消失，血象尚未恢复正常（红、白细胞偏低）者。

生地黄、首乌、白芍、阿胶、地骨皮、黄芪、甘草、大枣、当归、茯苓。

加减法：高热不退，加紫玉丹；出血重，加炒山栀、侧柏叶、参三七粉、阿胶；遗精，加知柏八味丸、金锁固精丸；口干，加鲜首乌；便秘，加甜苁蓉；头晕耳鸣，加天麻、珍珠母、菊花、女贞子；关节酸痛，加刘寄奴、络石藤；口腔炎，加板蓝根、茅根、芦根；固本，长期服用紫河车粉；精神症状，牛黄清心丸，汤剂中加龙齿、菖蒲、珍珠粉、钩藤。

2. 阳虚型

消瘦乏力，自汗，盗汗，便溏，肢肿或发麻欠温，面皖不华，唇白爪甲不荣，舌边有锯齿形缺陷，或四肢散在性出血，脉软弱无力，舌白而润，可见薄白苔，白细胞降低。治以温阳补气。

（1）附子理中汤：用于全身无力，神倦懒言，手足不和，脉软弱。

（2）参仙八味饮：人参叶、党参、黄芪、仙茅、白术、巴戟天、补骨脂、炙甘草。适用于临床症状消失而神倦无力者。

加减法：全身衰竭状态，加人参、黄芪；自汗、盗汗，加人参、黄芪、龙骨、牡蛎、五味子；气虚不振，四肢出血，加人参、黄芪、龙骨、牡蛎；便溏次频，加煨诃子、石榴皮、山药、赤石脂；肢肿，加五苓散、香附。

3. 瘀血型

脾脏显著肿大，肝肿大，居经不行或月经过多，大便色黑，紫斑，舌紫黑，脉涩数，骨节疼，胁肋引痛，低烧，乏力。治宜攻补兼施。

（1）桃仁承气汤（桃仁、大黄、芒硝、桂枝、甘草）：用于肝脾肿大，一般情况尚佳，病史不过 1 年者。

（2）阿魏丸（胡连、瓜蒌仁、莱菔子、食盐、生南星、连翘、生半夏、大贝母、阿魏、山楂、神曲、麦芽、川连、石碱）：用于肝脾肿大，病久，正虚邪实，不受补者。

（3）人参鳖甲煎丸（成药）：用于脾肿大，临床症状不显著者。

（4）鳖甲化瘀饮（人参、黄芪、仙茅、牡蛎、鳖甲、龟板、白术、丹参、莪术、三棱、芍药、红花、朱砂、地）：适用于正气已衰，疲乏，瘀血未化，肝脾显著肿大者。

加减法：居经不行，去黄芪；月经过多，加归脾汤；脾区隐痛，加延胡索粉；胸闷，加逍遥散；呕吐，加玉枢丹；胃呆，加砂仁、谷麦芽、鸡内金、木香；紫斑，加参三七粉。

4. 痰热型

发热头痛、乏力、面白，淋巴结、扁桃体、腮腺均肿大，喉痛，鼻衄、齿衄、皮下出血，大便不爽，舌苔厚腻，脉滑数有力，白细胞增高。

（1）夏枯草膏（成药）：适用于淋巴结肿大，头痛目花。

（2）橄榄膏（成药）：适用于扁桃体、腮腺肿大，喉痛。

（3）清热化痰饮：一般均适用。

当归、大贝、藏果、赤芍、板蓝根、竹沥半夏、海藻、丹参、生地黄、牡蛎、蛤壳、僵蚕、昆布、太子参。

（4）滋阴固本汤（见阴虚型）：用于症状稳定后增补本元、巩固疗效。

加减法：发热，清热化痰饮加黄芩、金银花；扁桃体肿大，六神丸、甘桔汤加马勃、西藏果、地龙、海蜇；腮腺肿大，加六神丸、蒲公英、野菊花；鼻齿衄，加茅根；便艰，加全瓜蒌。

5. 温热型

可在短时期内见高热、头痛、神昏，如经痛。又有从太阳表证开始，循经而传，而后出现阳明经或蓄血症状：昏迷不语，或呈兴奋状态，四肢有出血点，全身出血、尿血、便血，谵语，烦闷，口干渴，手足抽风，舌绛，苔黄腻或炭黑少津，脉弦数洪大。

（1）犀角地黄汤。

（2）羚羊饮。

（3）人参白虎汤。

（4）独参汤。

加减法：呕吐、神烦，加珍珠粉、竹茹、莲子心；两目昏糊（眼底出血），加地龙、芦根、蒲黄、阿胶；尿血，加琥珀粉、三七粉；便血，加地榆炭、侧柏炭、紫草；定惊，加钩藤、天麻、全蝎、菊花、菖蒲、牛黄至宝丹、神犀丹。

【验方】

（1）抑制白细胞增生：雄黄（雌黄、腰黄不行），水飞极细末，装入胶囊中吞服。治疗量为二分至四分，日 3 次；维持量一分，日 2 ~3 次。

副作用：吐黄水，恶心，食欲减退，口有腥味，舌苔白而厚腻，面部皮肤可有色素沉着。

疗效快，平均 1 ~3 天内白细胞即开始下降，对红细胞、血红蛋白、血小板均无明显副作用。

（2）当归芦荟丸：治慢性粒细胞性白血病。

当归、芦荟、黄柏、黄芩、大黄、山栀、龙胆草、青黛、木香（即此方减连、麝）。每服二钱，日 3 ~4 次，渐增至日 6 ~9 次量。一天 2 ~4 次，17 ~30 天显疗效。

副作用：腹痛、腹泻。

（3）土大黄（蓼科酸模属），每日一两至二两煎服，可使白细胞下降。

（4）预防和治疗感染：大青、鱼腥草、金银花、连翘、蒲公英、地丁。

食　道　癌

（1）石见穿一两、半枝莲一两、红枣五钱、急性子一两。

加减法：胸痛，加枸橘三钱、瓜蒌三钱、薤白三钱；便闭，加牛膝三钱、生大黄一钱；痰多，加生南星二钱、生半夏二钱、生姜二片；吞咽困难较重时，加硇砂三分冲服。

（2）葵树子一两半至二两、瘦肉一两，加水三四斤，炖至一碗，去渣，每天服 2 次。

（3）龙葵一斤、白英一斤、蛇莓半斤、炙橘叶五两、鬼针草半斤，分 10 次煎服。

（4）黄药子6.25两（十两制），白酒三斤，将黄药子及白酒放泥坛中，黄泥封口，用谷糠烧2小时，再把泥坛置凉水中浸泡七昼夜。服法：一天一两半左右，分10~20次服。

（5）五灵脂、急性子、郁金、瓜蒌、穿山甲、生牡蛎各一两，枳壳、薤白、橘红、海藻、黑芝麻、核桃仁各五钱，木香、川椒各三钱，丁香二钱、硼砂一钱，水煎服。（天津第二防治院方）

加减法：腹痛，加黄药子一两或二两；仍噎，加柿蒂、柿霜各一两或加鸡血藤一两、青风藤、海风藤各三钱。

（6）治食道癌梗阻。

硼砂二两，火硝一两，硇砂二钱，礞石七钱，沉香、冰片各三钱，共研细末，每次三分，食化缓下，每半小时1次。当患者黏沫吐尽，能进食时可改为3小时1次，一般服本方6小时即见效，连服2天，停药。（安徽人民医院方）

（7）消癌3号：板蓝根、猫眼草各一两，人工牛黄二两，硇砂一钱，威灵仙二两，制南星三钱，制成浸焦干粉，每次四分，日服4次。（安徽人民医院方）

（8）赭石、参、枳壳、薤白、二枣、芦根、生草、肉苁蓉、麻仁、杏仁、当归、桃仁、天花粉、浙贝母、苏子。

胃癌

（1）向日葵杆剥去外皮，取内白心作为药用，每日一钱半至二钱，煎成汤当开水饮。（杭州市二院方）

曾治一晚期胃癌伴广泛扩散病人，服此方1年，自觉症状消失，钡餐检查结果为“无器质性病变”。

（2）金银花四钱、蒲公英四钱、地丁四钱、干葛四钱、生草四钱、天花粉四钱、白芷二钱、乳香五钱、没药五钱、生大黄四钱、黄连二钱、全蝎二钱、蜈蚣三条、蛇蜕二钱、蝉衣三钱、乌梢蛇六钱、白花蛇一两。

（3）龙葵一两、白英一两、蛇莓八钱、石见穿八钱、半枝莲八钱，日一帖煎服。（上海群力草药店方）

（4）浙江地区方：凤尾草一两、水杨梅根四钱，日一帖。

（5）菝葜一个、肥肉二两，水5碗，煎至2碗，至肉熟分数次服药汁。

以症加减：呕吐，加旋覆花三钱、代赭石三钱、半夏二钱、生姜二片；便血，加地榆炭三钱、仙鹤草五钱、白及三钱；胃痛，加延胡索三钱、乌药二钱、香附三钱；便秘，加麻仁、瓜蒌仁三钱、生大黄二钱；腹泻，加黄连；气虚，加人参、黄芪；阴虚，加沙参、川芎、石斛；胃呆，加山楂、鸡内金、谷芽。

肝　　癌

（1）上海肿瘤医院方。

1）体质尚好，症状不大严重者，攻补兼施，以攻为主：半枝莲、白花蛇舌草、三棱、莪术、鳖甲、八月札、丹参、薏苡仁、茯苓、陈皮、当归等。

2）体质较差者，宜攻补兼施，以补为主：党参、黄芪、茯苓、橘红、半夏、八月札、三棱、莪术、鳖甲、半枝莲。

加减法：肝痛，加川楝子、延胡索、妙香散；腹胀，加大腹皮、川朴、枳壳；腹水，加猪苓、茯苓、车前子；黄疸，加茵陈、山栀、郁金、车前子；消化道出血，加仙鹤草、地榆炭、败酱草炭。

另外，配合放射治疗。

（2）牡丹皮三钱、甘草三钱、桃仁二钱、橘红二钱、桂枝二钱、砂仁二钱、茜草三钱、茵陈三两、姜黄二钱、鸡内金三钱、鳖甲二钱、郁金二钱、柴胡三钱、莪术三钱、水红花子一两。

上海群力草药店方：龙葵一斤、白英一斤、蛇莓半斤、遍地香一斤、半枝莲五两、徐长卿三两，80天煎服。

（3）当归三钱、丹参三钱、红花三钱、半枝莲一两、石燕一两、漏芦五钱、米仁五钱、八月札二钱、白芍二钱、陈皮二钱、生瓦楞子一两。

加减法：黄疸，加茵陈五钱至一两、生山栀三钱至七钱；大便不畅，加生大黄一钱至三钱；肝痛，加川楝子二钱、延胡索三钱；腹胀，加枳壳三钱、川朴三钱、木香一钱至三钱、砂壳二分；气虚乏力，加党参二钱、白术三钱；阴虚，加沙参三钱至一两、天花粉三钱至一两、茅根一两、芦根一两；腹水，加车前子一两、车前草一钱，黑白丑各七钱，徐长卿一两；呕吐，加半夏三钱至七钱；黑粪，加血余炭三钱、仙鹤草五钱、茜草三钱、生地炭七钱、大黄炭三钱。

民间草药为半枝莲、平地木、铁柏叶、白花蛇舌草、石见穿、独活、水红花子、垂盆草、半边莲、藤梨根、龙葵、白英、蛇莓等，可与上方结合应用。

子宫癌、宫颈癌

中医按癥瘕处理。

（1）破血消积。有形有质类可用。桃仁、大黄、牛膝、红花、水蛭、虻虫、三棱、莪术之类。

（2）温中行气。无形无质，气撑作痛，聚散无常者可用。香附、枳壳、砂仁、肉桂、青皮、乌药、木香等。

（3）大补气血。病延日久、气血已虚者可重用。人参、黄芪、当归、熟地黄之类，气血足而积自消散。

【单、验方】

（1）紫草根二两，煎服，日一付。

（2）白毛藤四两，煎服，日一付。

（3）子宫癌方：青连翘、金银花、生草芦、全蝎、蒲公英、黄连、白芷、生地黄、地丁、乳香、生川军、炒栀子、没药、天花粉、蜈蚣。

（4）宫颈癌方：党参三钱、白术三钱、丹参三钱、山药三钱、甘草一钱、漏芦四钱、石燕一两、瓦楞子一两、半枝莲一两。

加减法：出血多，加蒲黄三钱至五钱、茜草三钱至五钱、地榆炭三钱至五钱、乌贼骨三钱至五钱；白带多，加苍术三钱至五钱、黄柏三钱至五钱、土茯苓三钱至五钱；腹痛，加乌药三钱至五钱、延胡索三钱至五钱；气虚，加黄芪三钱至五钱、党参三钱至五钱；阴虚，加生地黄三钱至五钱、玄参三钱至五钱。

（5）鲜天南星治宫颈癌：鲜天南星蒸汤，内服。

卵巢囊肿验方

归尾 15 g、丹参 15 g、五灵脂 10 g、川断 10 g、三棱 6 g、莪术 6 g、乳香 6 g、没药 6 g、桃仁 6 g、赤芍 10 g、鳖甲 12 g、红花 4.5 g，冰丸，每服 6 g，日 2 次。

月经过少

（1）血虚体弱：八珍汤。

（2）气滞（精神抑郁）：逍遥散。

（3）血瘀：牛膝散。牛膝、桃仁、当归、赤芍、延胡索、桂心、牡丹皮、木香。

（4）石女经闭：清热通经汤（《寿世保元》方），不论虚实、寒热、新久。

川芎一分、当归一钱、生地黄二钱、白芍一钱、枳实二钱、枳壳二钱、大黄五分、苏木一钱半、朴苓一两、乌梅十枚、桃仁二钱、红花一钱、肉桂一钱、生姜三片。

加减法：气滞，加青皮、乌药、香附、砂仁；瘀血，加蒲黄、牛膝、姜黄、血竭；块积，加三棱、莪术；寒，加■；热，加山栀、黄芩、黄柏、牡丹皮；寒热往来，加柴胡、鳖甲；衄，加茅根、茜根、童便；痛，加乳香、没药、延胡索。

痛　经

1. 风冷证

宜温经散寒。

（1）温经汤：当归、肉桂、甘草、丹皮、川芎、芍药、莪术、牛膝、人参。

（2）吴萸汤：当归、肉桂、甘草、丹皮、吴茱萸、细辛、木香、半夏、麦冬、防风、藁本、姜、枣。

（3）当归四逆汤：当归、木通、桂枝、细辛、芍药、甘草。疼甚者，加失笑散、延胡索。

2. 虚寒证

宜温经养血。

（1）内补当归建中汤：当归、肉桂、芍药、姜、枣。

（2）小温经汤：当归、附子各等分。

3. 虚热证

宜养血清热。

四物汤加牡丹皮、桃仁、红花、木香、香附、延胡索、甘草。

4. 血瘀证

宜活血化瘀。

（1）折冲饮：四物汤去生地黄，加肉桂、牛膝、延胡索、丹皮、红花。

（2）少腹逐瘀汤：四物汤去生地黄，加肉桂、蒲黄、五灵脂、茴、姜、没药、延胡索。

5. 气滞证

宜疏气行滞。

（1）天香散：乌药、附子、陈皮、紫苏、姜。

（2）乌药散：乌药、附子、木香、延胡索、甘草、砂仁。

功能性子宫出血

1. 虚证

（1）脾不统血：归脾汤。人参、黄芪、龙眼肉、白术、茯苓、当归、酸枣仁、远志、大枣、甘草。

（2）肝不藏血：归芍地黄汤。当归、白芍、生地黄、山茱萸、山药、茯苓、丹皮、泽泻。

（3）气虚不摄：①补中益气汤加鹿角霜、侧柏炭；②人参、刘寄奴、白术、女贞子、墨旱莲、槐末、茜草、乌贼、蒲黄炭、小蓟。

（4）血虚不凝：胶艾四物汤。

（5）阴虚血热：生地黄、女贞子、墨旱莲、槐末、茜草、蒲黄炭、乌贼、小蓟、刘寄奴、白芍。

2. 实证

包括血瘀气滞、肝郁化火、血热妄行证。

（1）失笑散：蒲黄、五灵脂。

（2）立应散：香附、棕榈炭。

（3）龙胆泻肝汤：龙胆草、栀子、黄芩、柴胡、生地黄、车前子、泽泻、木通、当归、甘草。

（4）犀角地黄汤。

3. 炎症

云南白药、墨旱莲、益母草。

【验方】

贯仲炭一两 、乌贼骨一钱细末，每服一钱，日三服。

辣椒根五钱（鲜品一两），鸡脚二至四只，日 1 剂，血止后继续用 10 ~ 15 天。

（1）辣椒根五钱（鲜品一两）、鸡脚二至四只，每日 1 剂，两次煎服，血止后继续服 5 ~ 10 剂。

（2）贯众炭一两、乌贼骨四钱，共研末，每服一钱，日 3 次，一般 2 ~ 3 日内止血。

（3）老年血崩：当归一两、生芪一两、三七根末三钱、桑叶十四片。

二剂血止，四剂不再发。四剂服再加白术五钱、熟地黄一两、山药四钱、麦冬二钱、五味子一钱，服百剂以上以除根。

（4）无锡第三人民医院方：治各种类型子宫出血。

九炭方：当归炭、白芍炭、蒲黄炭、牡丹皮炭、藕节炭、生地黄炭、阿胶珠、广陈皮、制香附各三钱，贯仲炭二钱、陈棕榈炭二钱、川断五钱，水煎，一日 1 剂，3 剂为一疗程。

加减法：虚证，加党参、黄芪、制首乌，血红蛋白 6 g 以下者给以输血；热证，加黄芩、黄柏、栀子、厚朴等，或并用抗生素；暴崩，加人参、三七末服；实证，加用雄性激素，或给予刮宫治疗。

妊娠恶阻

1. 虚寒证

（1）伏龙肝，一味煎服。

按，伏龙肝含有镁离子，对肾内的末梢神经有麻痹作用，以及对妊娠呕吐的便秘呈缓下作用，又对酸中毒有补碱的作用。

（2）保生汤：人参、白术、附子、乌梅、陈皮、甘草。

2. 痰滞证（痰热）

（1）竹茹汤：半夏、陈皮、茯苓、竹茹、枳壳、黄芩、白芍、藿香、苏梗。

（2）加味温经汤：半夏、陈皮、茯苓、炙甘草、竹茹、枳壳、黄芩、黄连、芦根、麦冬、生姜。

3. 痰滞证（寒痰）

（1）小半夏加茯苓汤。

（2）旋覆代赭汤。

4. 胃热证

（1）芦根一两。

（2）黄连粉五分。

5. 气郁证

（1）二香散：香附、藿香、甘草。

（2）二陈汤加砂仁。

6. 一般适用

五味异功散（四君子加陈皮）加藿香、豆蔻。

妊娠水肿

1. 脾虚

宜健脾利湿。

（1）全生白术散：白术、茯苓、陈皮、姜、大腹皮。

（2）五皮饮：桑白皮、茯苓皮、陈皮、生姜皮、大腹皮。

2. 水湿

宜行水渗湿，兼和脾胃。

（1）茯苓导水汤：木香、木瓜、槟榔、茯苓、猪苓、白术、泽泻、陈皮、桑白皮、大腹皮、砂仁、苏叶。

（2）泽泻散：泽泻、桑白皮、木通、赤苓、槟榔、枳壳。

3. 气滞

宜顺气化滞。

（1）天仙藤散：天仙藤、香附、陈皮、乌药、木瓜、甘草。

（2）束胎饮：白术、黄芩、苏叶、枳壳、大腹皮、砂仁、炙甘草。

人工流产

猪牙皂、天花粉各七分，葱白汁为丸，麝香二分为衣，布包，放子宫口，留一线头，以便取出。

服后反应：发冷，接着下白带，最后达到堕胎之目的。

先兆流产（胎动不安、胎漏下血）

1. 气虚

（1）补中益气汤。

（2）胶艾八珍汤。

2. 血虚

（1）当归寄生汤：当归、川芎、白术、人参、地黄、桑寄生、川断、艾叶。

（2）胶艾汤：干地黄、川芎、阿胶、甘草、艾叶、当归、芍药。

3. 气血两虚

（1）加参安胎饮：白术、黄芩、地黄、芍药、当归、川芎、人参、甘草、陈皮、砂仁、紫苏。

（2）泰山磐石饮加熟地黄：黄芪、黄芩、茯苓、甘草、白术、阿胶、杜仲、苏梗、川断、熟地黄。

4. 血热

阿胶汤：即四物汤加阿胶，临用可加山栀、柏叶、黄芩，或加黄柏、川断、甘草。

5. 跌仆

（1）安胎和气饮：归身、白芍、黄芩、白术、苏叶、炙甘草、砂仁、姜枣。动血者，加阿胶、川断、艾叶。

（2）川芎末一钱，汤下二三服，胎生而安，胎死主下。

6. 其他

竹茹五两，汤煎服。

习惯性流产

（1）《千金》保孕丸：山药、杜仲、川断。

（2）泰山磐石饮：炙黄芪、黄芩、茯苓、甘草、紫苏、杜仲、白术、阿胶、川断、糯米。

（3）资生丸：人参、莲肉、神曲、砂仁、茯苓、芡实、白豆蔻、扁豆、白术、甘草、桔梗、山楂、山药、陈皮、藿香、薏苡仁、麦芽。

（4）芩术安胎丸：黄芩、白术。

（5）养血舒肝汤（一月初养肝固胎）：枸杞二钱、炒山药二钱、归身三钱、熟地黄五钱、泽泻、白芍一钱半、炙甘草一钱、阿胶珠一钱半、白术一钱半、炒杜仲一钱半。

（6）养心固胎饮（适用于妊娠三月而堕者）：人参或炒山药四钱、白术二钱、炙黄芪二钱、茯神二钱、当归三钱、炒枣仁一钱半、远志二分至一钱、炙甘草一钱、陈皮八分、炒杜仲一钱半、川断一钱、升麻二分、莲肉七枚去心、红枣三枚。

咽干便燥，加熟地黄；腹冷、便溏、纳差，加炒干姜一钱半或砂仁一钱。

（7）补脾固胎饮（适用于妊娠五月而堕者）：四君子汤加山药、当归、扁豆、黄实、姜、枣，或加杜仲、川断。

（8）补肺固胎饮（适用于妊娠七月而堕者）：补中益气汤加杜仲、川断、山药、百合、五味子、姜、枣，或加麦冬或加炮姜或加大腹皮或加枳壳。

产后多汗

（1）阴虚盗汗，宜当归六黄汤：当归、黄芪、生地黄、熟地黄、黄柏、黄芩、黄连、麻黄根。

（2）阳虚自汗，宜牡蛎散：牡蛎、黄芪、麻黄根、浮小麦。

（3）麻黄根散：当归、黄芪、人参、麻黄根、牡蛎、甘草。

（4）大汗不止、手足逆冷，宜参附、芪附。

乳汁不足

1. 气血虚

宜益气补血。

（1）黄芪八物汤：即八珍汤去人参，加黄芪。

（2）通乳四物汤：四物汤加天花粉、木通、知母、王不留行籽、猪蹄。

2. 气血壅滞

宜行气活血。

（1）漏芦汤：漏芦、当归、川芎、赤芍、皂刺、桔梗、甘草、枳壳、木香、白芷。

（2）涌泉散：王不留行籽、白丁香、漏芦、天花粉、僵蚕、穿山甲。

回乳（附乳悬、乳头裂）

（1）焦麦芽、红花、桃仁、泽兰、牛膝、当归、赤芍、川芎。

（2）皮硝外敷，日1~2次。

附：

（1）乳悬：产后瘀血攻，忽两乳伸长如肠，痛不可忍，用当归、川芎各一二斤，浓煎。不时温服，以瘥为度。

（2）乳头绽裂：白茄子，烧灰敷之。

外阴瘙痒

1. 肝经湿热

（1）龙胆泻肝汤。

（2）丹栀逍遥散。

2. 肝脾虚损（多见于绝经期）

加味归脾汤：当归、白术、人参、甘草、黄芪、茯神、远志、酸枣仁、木香、龙眼肉、栀子、柴胡、牡丹皮、姜、枣。

3. 外用药

（1）蛇床子一两、花椒三两、白矾三两，煎汤外洗。

（2）青黛一两、熟石膏四两、川柏二两、滑石四两，研末外扑。

白　带

1. 脾虚

（1）补宫丸：鹿角霜、茯苓、白术、白芍、白芷、牡蛎、山药、龙骨、赤石脂、干姜。

（2）六君子汤加升麻、柴胡。

2. 湿热

（1）易黄汤：黄柏、车前、山药、白果、芡实。

（2）芩柏椿皮丸：黄芩、黄柏、椿皮、滑石、海浮石、芍药、当归、川芎。

3. 痰湿

（1）化痰燥湿汤：苍白术、半夏、橘红、茯苓、白芷、香附、甘草。

（2）胃苓汤：苍白术、川朴、陈皮、甘草、猪茯苓、泽泻、桂枝。

4. 虚寒

（1）鹤顶丸：赤石脂、附子、干姜、当归、吴茱萸、龙骨、牡蛎、艾叶。

（2）固真汤：人参、干姜、柴胡、陈皮、白葵花、郁李仁、黄芩、甘草。

5. 虚热

柴芩四物汤：四物汤加柴胡、黄芩。

6. 经验方

白术三钱、泽泻三钱、猪苓三钱、云苓七钱（或薏苡仁一两）、川朴三钱、陈皮三钱、莲子七钱、芡实七钱、龙骨粉二钱、甘草二两。

寒证，加桂枝三钱、吴茱萸三钱、细辛一钱；热证，加黄芩、墨旱莲、黄柏。

急慢性盆腔炎（包括附件包块）

此疾属中医癥瘕范畴。治疗原则：行气舒郁、活血化瘀为主，急性期宜清热渗湿。

1. 急性期

（1）龙胆泻肝汤：龙胆草、柴胡、黄芩、木通、泽泻、车前子、栀子、当归、生地黄、甘草。

（2）当归龙荟丸：当归、龙胆草、栀子、黄芩、黄连、黄柏、大黄、芦荟、青黛、木香、麝香。

2. 慢性期

（1）逍遥散加味：①柴胡、当归、白术、茯苓、甘草，加赤芍、牡丹皮、山栀；②柴胡、当归、白术、茯苓、甘草，加青陈皮、木香、香附、莪术、三棱、枳壳之类。

（2）腹下逐瘀汤：当归、川芎、芍药、甘草、延胡索、香附、乌药、枳壳、五灵脂、桃仁、红花、牡丹皮。

子宫脱垂

1. 虚证

（1）气虚，用补中益气汤：人参、白术、黄芪、当归、升麻、柴胡、陈皮、甘草、姜、枣。

（2）气血两虚：十全大补汤。

2. 湿热证

（1）当归散：当归、黄芪、芍药、牡蛎、猬皮。

（2）龙胆泻肝汤。

3. 外治法

（1）硫黄四两、吴茱萸七钱、菟丝子七钱、蛇床子一两，煎水重洗。

（2）樗根白皮七钱，荆芥、升麻、藿香各二钱，煎水重洗。

（3）枳壳二两，煎汤温浸，良久自入。

尿闭不通（关格）

（1）小便不通而致吐食者名关格，小便不通为关，吐食为格，宜假苏散治之。（《医学心悟》）

荆芥、陈皮、香附、炒麦芽、瞿麦、木通、赤苓各等分为末，每服三钱，开水下。

（2）《医宗金鉴》小便不通。

实热：八正散加木香。阳虚：金匮肾气丸。阴虚：通关丸（白柏桂）。气虚：春泽汤（五苓散加人参）。

（3）出氏法。为小便不通是由于膀胱括约肌拘挛者，可于方药中加将军干一对（或研冲）。

先兆子喑、子喑（风痰）或子冒

1. 风热

羚羊角散：羚羊角、独活、酸枣仁、五加皮、薏苡仁、防风、当归、川芎、茯神、杏仁、木香、姜、甘草。

2. 风痰

《外台》葛根汤：葛根、贝母、牡丹皮、防风、防己、当归、川芎、肉桂、茯苓、泽泻、石膏、独活、人参、甘草加竹沥。

3. 风虚

钩藤汤：钩藤、人参、当归、茯神、桔梗、桑寄生。加连翘、羚羊角可用于风痰证。

4. 依高血压方加减选用

云母石、生杜仲、石决明、白芍、牡蛎、杭菊、当归、天麻、苍耳子、黄芩、夏枯草。

肺 结 核

1. 发热

（1）肝胆偏亢。潮热起伏，便干秘结，舌红，苔薄黄，脉弦数（低烧日久不愈者）。应用清骨散。

银柴胡一钱、地骨皮三钱、炙鳖甲四钱、青蒿三钱、知母二钱、炙甘草一钱、胡黄连一钱、秦艽一钱。

（2）阴虚内热。

1）潮热神疲，盗汗，咳嗽，舌红，苔薄白，脉细数。宜益气清热，方用加减茯芪鳖甲饮。

黄芪三钱、鳖甲四钱、天冬二钱、地骨皮三钱、紫菀二钱、银柴胡二钱、知母二钱、炙草一钱、沙参三钱、枇杷叶三钱、青蒿三钱、生地黄三钱、白芍一钱、桑白皮三钱、茯苓三钱、桔梗二分、糯稻根四钱。

2）潮热，咳嗽，盗汗。方用黄芪鳖甲散加减。

芪皮三钱、鳖甲四钱、地骨皮三钱、桑白皮三钱、知母一钱、川贝一钱、茯苓四钱、白芍二钱、牡蛎六钱、生草一钱。

（3）气血两虚：乍寒乍热，少气不足以息，面色晄白，脉细无力。宜甘温除热，方用加减人参养荣汤。

党参三钱、炙黄芪二钱、炒白术二钱、炙草一钱、当归二钱、生地黄四钱、白芍二钱、肉桂一钱、陈皮一钱、远志一钱、焙五味子一钱。

2. 咳嗽

（1）外感咳嗽。治宜止嗽散为主，如需辛凉或辛温解表者，可随症加减。

荆芥二钱、炙紫菀二钱、桔梗一钱、甘草一钱、白前二钱、橘红一钱、百部三钱。

（2）阴虚咳嗽。咳嗽多痰，骨蒸潮热，宜养阴肃肺化痰。

二冬三钱、二沙参六钱、石斛三钱、玉竹三钱、川贝二钱、茜草三钱、甜杏仁三钱、姜皮三钱、茯苓三钱、蛤蜊三钱。

（3）气虚咳嗽。口燥干咳，短气不足以息，并见肺阴虚损现象，宜益气养阴，可予清燥救肺汤。

桑叶三钱、甜杏仁二钱、麦冬二钱、生石膏四钱、枇杷叶三钱、党参二钱、阿胶二钱、胡麻仁一钱。

痰多，加川贝、瓜蒌仁；血虚，加生地黄。

（4）咳嗽，痰不易咳出，咽干口燥，内热，气急，咯血。方用百合固金汤加减。

细地四钱、麦冬三钱、元参三钱、百合三钱、甜杏三钱、沙参三钱、川贝二钱、甜桔梗一钱半、淡甘草一钱、炒白芍二钱、牡丹皮二钱。

3. 咯血

（1）心火内燔，血如泉涌，身热便秘、小溲赤少、舌红苔厚腻、脉弦数，宜泻火祛瘀，用大黄泻心汤。

大黄二钱、川连八分。

（2）阴虚火动，热伤阳络，咳呛痰血或小量咯血，宜清热祛瘀，用十灰散（丸）。

（3）咯血不止、潮热口渴、咽痛，可用生地黄汤加减。

鲜生地一两、怀牛膝三钱、牡丹皮三钱、黑山栀二钱、丹参二钱、广郁金二钱、玄参三钱、麦冬二钱、人参三七五分、藕节三钱。

（4）咯血、咳嗽、晡热面赤、咽干，可用玉女煎合二至丸加减。

细生地四钱、冰糖炒石膏四钱、麦冬四钱、知母四钱、怀牛膝三钱、女贞子三钱、墨旱莲三钱、阿胶三钱、川贝三钱、白茅根一两。

（5）大咯血者，临时可用阿胶七钱、白及三钱、鲜生地二两。

（6）大咯血者，可针刺鱼际、太渊穴以止血。

（7）中小量咯血，可用止血汤加减。

炒知母二钱、怀牛膝二钱、白及片三钱、仙鹤草五钱、白茅根七钱、藕节七钱、阿胶二钱、川贝三钱、炙紫菀二钱、炒黄柏二钱、鲜生地六钱、墨旱莲七钱，十灰丸七钱。

4. 盗汗

（1）气虚不敛。烦热盗汗、口不渴、苔薄白、脉细，宜益气收敛，用加减牡蛎散。

黄芪三钱、浮小麦四钱、糯稻根四钱、炒牡蛎七钱、炒枣仁三钱。

（2）阴虚内热。烦热盗汗、口干燥、舌红、脉数，宜养阴清热，可用当归六黄汤。

当归三钱、黄芪三钱、黄柏二钱、川连七钱、生熟地三钱、炒黄芩一钱、麻黄根二钱。

（3）卫阳不固。汗出恶风或汗出甚多，宜益气固表，可酌情使用玉屏风散。

黄芪三钱、白术三钱、防风二钱。

（4）心悸震荡。失眠烦热、盗汗、脑力衰弱，心脾虚弱，用归脾汤加减。

人参、黄芪、当归、酸枣仁、茯神、首乌、丹参、冬术、甘草、远志、白芍。

【新验方】

（1）夏枯草一两，煎取汁浓缩成膏，晒干，再加青蒿一钱 、鳖甲五钱 ，均研细，拌匀为一日量，分3次服。亦可制成丸剂，水煎服。

（2）夏枯草二斤，加水五斤，煮取汁，浓缩至斤许，加红糖适量收成膏，每服15 ml，日3次。

（3）儿茶一两 、明矾八钱 ，共为细末，每次0.1～0.2 g，日3～4次。（咯血）

（4）黄精一斤，白及、百部各半斤，玉竹四两 ，研末，蜜丸，每服三钱，日3次。（咯血）

（5）百部五钱、黄芩三钱、丹参三钱。对空洞较欠者亦有一定效果。（连服3个月）

（6）泽漆五钱、百部五钱、蒲公英一两、甘草三钱。（一般浸润型）

加减法：咯血，加藕芦炭五钱、芒种草五钱至一两；喉痒咳嗽，加天竹子三钱至七钱、瓜蒌三钱；发热，加野荞麦根五钱。（连服3个月）

胸椎结核

小陷胸汤：瓜蒌、黄连、半夏。

颈　椎　病

（1）治则：活血化瘀、行气通络、除湿涤痰。

（2）方药：当归五钱、川芎四钱、红花二钱、刘寄奴五钱、姜黄三钱、路路通一两、羌活二钱、白芷四钱、威灵仙四钱、桑枝一两、南星三钱、白芥子三钱，水煎服，日1剂，服6剂休息1天，12天为一疗程。

加减法：气虚体弱、手麻明显，加黄芪一两；项背强急，加葛根八钱；热郁经络，加金银一两；湿热内搏，心烦口苦，加黄芩三钱或栀子、龙胆草。（山东中医学院内科吕同杰方）

（3）白芍四钱、威灵仙三钱、鸡血藤一两至二两、生甘草四钱，每日1剂，一般3～6剂见效，15～20天为一疗程。（沈阳大连铁路医院方）

淋巴结结核（附腋下脓肿）

（1）局部疼痛，发热，急性活动期，宜防风羌活汤。

防风二钱、连翘三钱、羌活二钱、升麻一钱、夏枯草三钱、炒牛蒡二钱、川芎一钱、黄芩二钱、甘草二钱、昆布二钱、海藻二钱、僵蚕二钱、薄荷一钱。

（2）不痛不发热，无全身症状者，宜长期服用海藻丸。

海藻（荞麦同炒，去荞麦不用）、白僵蚕各等分，共研细末。白梅肉泡汤为丸，如梧子大，每服60丸，饭后或睡前服。

（3）已破溃流脓成瘘管不愈，宜服硇砂丸。

红硇砂二钱（细研）、皂角子一百个、醋一斤，将上二味入醋内浸三日，入砂锅内熬之将干，将锅底硇砂抖于皂角子上，候干，微火焙燥，研为末，每服一钱。

（4）治腋下脓肿（非结核性者）。

当归五钱、金银花五钱、川芎一钱、生黄芪四钱、穿山甲一钱、皂刺一钱、牛蒡子一钱、白芍三钱。

（5）吹乳肿痛。

瓜蒌一个、乳香二钱，酒煎服。外用天南星为末，泡水温敷。

（6）瓜蒌散：治吹乳肿痛，及乳癌物起，亦治疔病。

瓜蒌、当归、甘草、乳香、没药，水酒各半煎服，或加青皮。

（7）乳腺癌：蒲公英五钱、白英五钱、龙葵五钱、紫草根五钱、全瓜蒌四钱、夏枯草一两、穿山甲五钱、王不留行籽四钱、橘叶皮三钱、山慈菇三钱、象贝三钱。

加减法：肝气郁结，加柴胡二钱炒、黑薄荷二钱；痰湿较盛，加海藻五钱、昆布五钱；气血虚，加黄芪五钱、当归三钱、人参三钱、木香三钱；疼痛，加乌药三钱、延胡索三钱、川楝子三钱、香附三钱；溃烂，加金银花三钱、地丁三钱。另服全蝎粉五分、桔梗粉五钱，日1次。

白　喉

（1）急性期方。鲜生地一两，金银花、连翘、黄芩、山栀、玄参、麦冬各五钱，牡丹皮、锦灯笼、射干各三钱。如有牛颈症状，加夏枯草一两，板蓝根、山豆根各四钱；中毒情况严重，加犀角粉（或广角粉）一至二分。

（2）恢复期方。鲜生地一两，麦冬、玄参、鲜石斛、金银花、黄芩各七钱。

如有心肌炎面色苍白，血压下降，脉搏细弱，心律失常时用：人参一钱至三钱、菖蒲二钱、鲜生地一两、玄参四钱、麦冬七钱、黑附子二钱、五味子二钱、山萸肉三钱。

（3）白喉散。①Ⅰ号：牛黄二分，珍珠、冰片、琥珀、硇砂各三分，血竭、象皮、龙骨、儿茶、乳香、没药各一钱，五倍子一两，共为细末。②Ⅱ号：五倍子一两、冰片三钱，共为细末。

用法：每服药汤1剂。在急性期加用白喉散喷喉，部分病例加用青霉素每天肌注40万～80万U。

以上为天津市传染病院方。

（4）万年青鲜根茎40 g，洗净切细，加醋100 ml，浸两天后去渣过滤，再加冷开水100 ml。

用法：1岁以下，用量1 ml；1～2岁，用量2 ml；3～4岁，用量3 ml；5～6岁，用量4 ml；7～9岁，用量5 ml；10～12岁，用量6 ml；13～15岁，用量7.5 ml；16岁以上，用量10～15 ml。

以上全日量，分6次口服，每4小时1次。首次倍量，调糖浆少许送服，药后，体温平均3天恢复正常，咽痛4天内消失，细菌培养5天转阴性。

以上为福建中医研究院方。

青　光　眼

1. 急性充血性青光眼

（1）局部。缩瞳剂点眼。

（2）内服药。头痛、目痛剧烈、大便秘结，以清热平肝散风为主。

1）石决明八钱、活磁石五钱、杭菊二钱、薄荷二钱、川芎二钱、天麻二钱、茺蔚子四钱、青葙子四钱、胆南星三钱、龙胆草三钱、白蒺藜四钱、谷精草二钱。

2）防风一钱、茺蔚子四钱、五味子一钱、黄芩一钱、大黄三钱、芒硝四钱、车前子二钱、桔梗二钱。

2. 慢性单纯性青光眼

（1）局部。缩瞳剂点眼。

（2）内服药。以温阳为主。

1）吴茱萸汤：吴茱萸二钱、党参四钱、生姜三钱、大枣四个。

2）附桂地黄汤：熟地黄四钱、山药三钱、山茱萸二钱、大枣一钱、泽泻二钱、牡丹皮二钱、黑附子二钱、肉桂二钱。

如因劳欲过度，心血亏损，阴虚火旺，见精神恍惚、夜寐多梦、怔忡惊悸、健忘遗泄，以宁心定神、滋阴补肾为主，可服柏子养心丸。

小儿扁桃体炎

（1）喉症丸（六神丸），3～10岁，每次7粒，日2次。

（2）玄参三钱、儿茶二钱、升麻五钱、生地黄三钱、青果核三钱、板蓝根二钱、黄芩二钱、山豆根三钱、马勃八分。

（3）耳背静脉常规消毒（并稍揉之使静脉充血）。用1寸毫针点刺，挤出血液四五滴，以棉球按针孔，一日1次。

乙型脑炎

1. 预防方

（1）淡竹叶、荷叶、白茅根、冬瓜皮各三钱，水煎服，每周2次。

（2）蒲公英、大青叶、板蓝根、贯众、甘草各等分，水煎代茶饮。

2. 治疗方

（1）竹叶柴胡一两、连翘一两、二花一两、大青叶一钱、生地黄一两、玄参二两、板蓝根二两，水煎服。亦可制成糖冻或注射剂。

（2）复方板蓝根合剂：生石膏一两五钱、板蓝根一两五钱，兮兮糖适量。

制法：用水700 ml，先煎石膏15～30分钟，继入板蓝根，煎至240～180 ml时，过滤取汁，加入适量兮兮糖。

用法：3～4岁小儿，每次服15～20 ml，每2小时1次，用量可依年龄酌情增减。

（3）适用于轻型：生石膏二两（先煎）、金银花（藤）七钱、连翘七钱、鲜苇根一两、嫩桑枝三钱、薄荷叶一钱、佩兰叶一钱、辛夷花一钱、知母三钱、滑石三钱，水煎服，每4小时服1次。

（4）适用于重型：桑叶二钱、钩藤二钱、当归二钱、生地黄四钱、知母二钱、天麻六钱、龙胆草四钱、蝎尾一分、菊花二钱、羚羊角粉二分半（分二次冲），水煎服。另用安脑丸4粒，分2次冲服。

（5）安脑丸：金钱白花蛇六条（去头，隔纸烘干，研细过筛）、全蝎三钱、白附子二钱、薄荷三钱、冰片三钱、独活七钱、生川乌二钱、天麻三钱、明雄黄二两、牛黄二钱、麻黄二两、麝香一钱。

制法：上药分研为细末，陈酒熬膏制丸如绿豆大。

用法：水吞服，每次2丸，小儿酌减。

适应证：手脚痉挛，抽搐，面色发青，两目上视，颈项强直。

以上均为1970年8月河南省文教卫生局方。

（6）有脑水肿、脑癌倾向者，宜降利汤。

牛膝二两、车前子二两、赭石一两五钱、连翘一两五钱 、大青叶二两 、杏仁五钱。

（7）呼吸衰竭，面色突然苍白，口唇青紫，瞳孔异常，气促或不规则，抽搐加剧。①针人中、膻中、内关（或内庭）、太冲穴。②冲服冰片1～2粒，或麝香2粒，或六神丸20粒。③人参三钱，顿服，3～4小时1次。④见肢冷、脉伏、大汗等血液循环系统衰竭者，人参二钱、附子五钱 、牡蛎二两 ，水煎服。

再生障碍性贫血

（1）永锡于1975年7月治恶[redacted]所用药方，效果甚佳。

党参一两，黄芪一两，当归三钱，生地黄、熟地黄各六钱，补骨脂五钱，巴戟天五钱，鸡血藤一两，黄精一两，陈皮三钱，墨旱莲五钱，女贞子五钱，丹参一两，山萸一两，龟板五钱，阿胶二钱，鹿角胶二钱，大枣十枚，[redacted]甲、连翘、地骨皮、玄参之类，发热时还用过蒲公英、大青叶。

1976年11月，肖思秀介绍一青年女病人，其血红蛋白长期在50 g/L以下，在给予上方加减服用两个月后，即上升至100 g/L以上。

（2）晚期，以滋阴温阳为主。生地黄、熟地黄、首乌、枸杞子、女贞子、菟丝子、五味子、鹿角胶、天冬、麦冬、紫河车、黄精、肉苁蓉、肉桂等。

早期，以补气养血为主。人参、黄芪、当归、白芍、白术、茯苓、甘草、枣仁、阿胶、龙眼肉。

（3）Ⅰ号方：生地黄一两，双花、蒲公英、牡丹皮、龟板各七钱，当归、芍药各四钱，连翘三钱，阿胶二钱。

Ⅱ号方：黄芪一两、甘草六钱、龟板七钱、白术四钱、党参三钱、陈皮三钱、阿胶二钱、肉桂二钱。

Ⅲ号方：山药一两、生地黄一两、龟板七钱、当归四钱、白芍四钱、熟地黄三钱、首乌三钱、枸杞子三钱、五味子三钱。

中药水煎服，每日1剂，三方交换使用。

西药：维生素B族、睾丸素等。

（4）皂矾、红枣、核桃、飞麦面各四钱，皂角树干叶一两，鲜桑叶三至五片，或红糖适量。

制法：将皂矾放锅内小炒，待熔化后加老醋适量，待起泡后停火，冷后铲出研末。红枣用开水煮后去皮核，与核桃（去壳）共捣泥。皂角树干叶炒焦后研末。上药掺和均匀，加飞麦面及适量水打成糨糊，做成豌豆大小的丸剂。

每天3次，每次3粒。男病人每次以桑叶3～5片煎水冲服，女病人以红糖煎水冲服。服至产生恶心呕吐等反应时停药。

（5）明矾一两、红信石六分，共研末，装20包（每包含信石3粒）。每日服1包，3天仍无反应者，可服2包（分2次）。

（6）实用内科学方。

按肾主骨、生髓，用药以补肾为主。常见两个阶段，具体用方如下。

1）阴虚内热，发热、手足心热、口干、盗汗，并有出血倾向，苔少，脉细数，用滋阴清热法。

生地黄、玄参、墨旱莲、女贞子、枸杞子、牡丹皮、青蒿、鳖甲。

舌质红、烦热失眠，加知母；出血，加槐花、连翘。血止热退，改用滋肾养血法，用熟地黄、当归、阿胶、黄精、首乌、枸杞子。如发热由感染引起，适当加用抗菌药物。

2）脾肾阳虚，阴■补益■阳就相对显不足，多有畏寒、神疲乏力、舌淡、脉沉缓，用温肾益髓法。

熟地黄三钱、枸杞子三钱、补骨脂三钱、淫羊藿三钱、鹿角胶一钱、附子、桂枝四钱、党参四钱或红参二钱。

此类药物对改善血象有一定作用，鹿角胶能促使红细胞生成。

粒性白细胞缺乏症

血苏：主治放射线及化学药物引起的白细胞降低。

组成：小枣一两五钱、黑豆一两、生侧柏叶一两、枸杞子四钱、骨碎补三钱、党参三钱、当归二钱、冬瓜子二钱、天冬二钱、生黄芪二钱、甘草五钱、乳香五钱。

制法：①将小枣剪碎，水煮3小时过滤，滤液放置。滤渣与黑豆共煮2小时过滤，滤渣扔掉。将两次滤液合并，继续煮熬成膏状。②其余十味药共煮，第一次煮4小时，过滤，药渣第二次煮2小时，过滤。将两次滤液合并，继续熬成稀粥状。③将两者合并，微火共熬炼至滴水成珠，装瓶，每瓶60 ml。

用法：每天60 ml，分两次服。（天津市东方红中药厂）

上方可用于预防某些化学药物的副作用，当与化学药物同时服用。

慢性肾炎（续）

此为山西中医研究所水肿方。

益肾汤主方：当归三钱至五钱、赤芍三钱至五钱、川芎三钱至五钱、桃仁三钱、红花三钱至五钱、丹参三钱至五钱、益母草一两、金银花一两、白茅根一两、板蓝根（或大青叶）一两、紫花地丁（或蒲公英）一两。

【加减应用】

（1）慢性肾炎急性发作者，各型慢性肾炎合并上呼吸道、皮肤等处感染者，重用金银花、蒲公英、紫花地丁、板蓝根，加连翘、山豆根、茯苓、蝉蜕等。

（2）各型慢性肾炎肾功能低下者，重用或选用当归、川芎、赤芍、桃仁、红花、乳香、没药、丹参、穿山甲、王不留行籽等活血化瘀药。

（3）肾虚，加五味子、菟丝子、桑寄生、川断等。肾阳虚，加肉桂、附子；脾虚，加白术、山药、扁豆、莲肉；气虚加黄芪、人参、黄精等。

（4）浮肿者，按证分别选用健脾利水、温肾利水、益气利水剂。轻度浮肿，主方加苓皮、冬瓜皮、大腹皮、车前、防己等。

（5）血尿，加三七粉冲服，仙鹤草、大小蓟、各种炭类药。

（6）血压高，加茺蔚子、野菊花、茯苓、地黄、连翘、牛膝、钩藤、龙胆草等。

（7）重症者，酌情加用西药。

大骨节病

（1）川牛膝、川乌、草乌各半斤，红花一斤，混合制成散剂，每次服三分，每日 2 次，连服 40 天为一疗程。

（2）松节十五斤、蘑菇一斤半、红花一斤，加水一百斤，煮沸至五十斤，过滤，加白酒十斤，每次服 20 ml，一日 2 次，连服 40 天为一疗程。

（3）杨树皮、柳树皮、槐树皮、松树片、桑树皮各等量。用 45% 白酒浸泡 24 小时后，过滤备用。每次 15 ~25 ml，日服 3 次。亦可活关节。

疔　　毒

冰朱蓖麻膏：蓖麻子仁十六粒、桂圆肉一斤半、银朱七分、冰片三分、轻粉四分、铜绿四分，共捣为膏，适量敷患处，包扎，一日一换。（山东周风梧方）

此方特点：止痛速，愈合快，价廉易制，可现制现用，亦可预制备用。如不经割治治疗而早日敷贴，疗效更优。

泛发性寻常疣

泛发性寻常疣，临床治以凉血化瘀、清热燥湿、散风解毒。

生地黄一两、蒲公英一两、白鲜皮四钱、地肤子四钱、丹参五钱、牡丹皮三钱、赤芍三钱、当归三钱、桃仁三钱、三棱三钱、莪术三钱、苦参三钱、僵蚕三钱、蟾皮三钱、炙百部三钱、生甘草三钱。

每日一付，煎 2 次内服，第 3 次煎液加明矾三钱。

外洗，14 天为一个疗程，一般三个疗程可见效。疣体脱落变平，三个疗程痊愈，皮色逐渐正常。

白癜风

（1）白蒺藜六两研末，每汤水■服之二钱，半月白处变红，一月断根。

（2）贝母、南星等分为末，生姜擦之。

（3）附子、硫黄为末，姜汁汤为糊，茄蒂擦之。

面神经麻痹

（1）将马钱子湿润后，切成薄片（18～24 片，约重一钱二分），排列于橡皮膏上，后敷贴于患侧面部，7～10 天换 1 张，至面部恢复正常为止。一般轻症，2 张可愈。

上海市药材店，治疗 15000 人次，80% 有效。

（2）取蜈蚣一条，用瓦焙干研末，加甘草粉一钱，分成两包。每天服 2 次，每次服 1～2 包。用温开水或用钩藤、南蛇藤各五钱煎水送服。

（3）汤药方：麻黄三钱、石膏一两、全蝎二钱、僵蚕三钱、穿山甲三钱、红花三钱、白附子三钱、木香一钱。

斑秃

（1）生姜汁，局部涂擦皮肤。

（2）复方硫黄软膏：20% 硫黄软膏 100 g，加入生半夏细末 15 g，松节油适量，调匀成糊状备用，涂于患处，一日 2 次，1 周左右可见新发生长。

癫痫

（1）红蓖麻根（红茎红叶者）二两，鸡蛋 1～2 个，先将鸡蛋破壳煎熟，后放黑醋、蓖麻根共煎服，每日 1 次，连服数日。

（2）宁痫散：朱砂十五两、明矾十二两、制香附十二两、广木香十二两、川郁金十二两，研末，日服五分。此方能控制癫痫发作。

休　　克

生姜汁，灌服。能引起血压反射性上升。

失　　眠

（1）酸枣树根（不去皮）一两，丹参四钱，每日 1 剂，水煎 1～2 小时，分 2 次于午休和晚上睡前服。

（2）枣半汤：酸枣仁、半夏、地黄。

（3）防风补胆汤：防风、人参、细辛、甘草、川芎、茯神、独活、前胡、姜、枣。

（4）独活汤：羌活、独活、茯苓、细辛、五味子、甘草、前胡、沙参、酸枣仁、乌梅等。

（5）珍珠母丸：珍珠母、当归、地黄、人参、酸枣仁、柏子仁、犀角、茯苓、沉香、龙齿。

小儿夜啼

（1）黑丑末一钱，水汤调敷脐上。

（2）蝉蜕（用后半截）3 个研末，钩藤汤调服。

（3）灯草烧灰，加硇砂少许，内服。

（4）木香磨水，乳香、没药各少许，煎数沸服。

腰　　痛

（1）青娥丸：肾虚，悠悠不已而痛。

补骨脂、杜仲、胡桃肉。

（2）通气散：闪挫伤，痛而气逆，俯仰艰难。

木香、茴香、牵牛子、穿山甲、延胡索、甘草、陈皮。

（3）活络饮：血瘀，痛如锥刺，夜甚。

四物汤加桂、羌活、红花、杏、大黄、牛膝。

（4）《外台》方：血瘀年久。

干地黄十分、白术五分、干漆五分、桂心八分、炙甘草五分，为末，调服方寸匕（今七分见），日3次。

（5）又方：卒腰痛不得俯仰。

桂心八分、牡丹皮四钱、炮附子二分，为末调服。

（6）肾着汤：天阴则痛，久坐亦痛，寒湿也。

茯苓、白术、甘草、干姜，加术、附子、川断、狗脊。

（7）溺赤便溏者，湿热也，苍柏散。

苍术、黄柏、车前子、杜仲。

（8）腰肌损伤。

1）四物汤加丹参、乌药、延胡索、牛膝。

2）伸筋活血汤：伸筋草、秦艽、木瓜、乳香、没药、桂枝、牛膝、当归、川断、香草。

上二方，药渣再煎后作温敷。

（9）肥大性关节炎：腰背酸痛与气候有关，与祛风通络之品，常用方为独活寄生汤或痹胡汤（牛膝、红花、海风藤、络石藤、鸡血藤、桑枝、当归、川芎）。

（10）肾虚腰痛多呈两侧对称性，午后及劳累后加重，活动无障碍，无局部■及，轻度反有舒适，以■肾补气血药。

1）杜仲汤：炒杜仲四钱、赤芍二钱、桃仁二钱、牡丹皮一钱、乌药二钱、肉桂一钱、生地黄四钱、延胡索三钱、川断炭三钱、归尾三钱。

2）杜仲散：杜仲一钱，当归、乳香、没药、花藿、牛膝、骨碎补、川断、黄芪、补骨脂。

3）六味丸。

阑 尾 炎

（1）阑尾片：蒲公英三两、川朴七钱、皂角刺七钱、大黄七钱，制成糖衣片60片（武汉医学院二附）。每次服15片，每日4次。治急性阑尾炎、阑尾脓肿，有效率达91%以上。

（2）苏州延安医院方。

1）阑尾脓肿：白花蛇舌草一两、紫花地丁一两、败酱草一两、桃仁七钱、归尾七钱。

2）阑尾炎外敷方：先用芒硝三两、大蒜八瓣，共捣烂，敷于局部，三分厚，30分钟后右下腹出现灼热感、充气、肠鸣，继则灼热消失，除去敷药，再用醋调大黄粉成糊状，外敷局部，不拘时间。未见效可反复，用上二法外敷之。

肠 梗 阻

天津反帝医院（现天津医院）法：①输液；②胃肠减压；③胃管注入中药。

（1）寒下法：大黄八钱、厚朴一两、枳壳四钱、莱菔子一两、槟榔一两、芒硝八钱、郁李仁五钱、麻仁五钱、当归四钱。

（2）缓下法：当归八钱、赤芍八钱、大黄三钱、厚朴三钱、枳壳三钱、芒硝三钱、蒲公英三两、黄芩三钱、牡丹皮三钱、黄连三钱、没药二钱、阿胶三钱、槟榔二钱、柴胡二钱、紫花地丁三钱。

（3）润下法：香油半斤、蜂蜜半斤、麻仁五钱、郁李仁五钱、瓜仁五钱、桃仁三钱。

异位妊娠

丹参三钱至五钱、赤芍子二钱至三钱、乳香二钱至三钱、没药二钱至三钱、桃仁二钱至三钱。

加减法：色块型者，加三棱一钱至二钱、莪术一钱至二钱；孕卵未终型，加三棱二钱、莪术二钱、蜈蚣一条、牛膝二钱；不稳定型用主方；休克型，主方加人参、附子；有腑实热证者，寒下用大黄、芒硝，经下用九种止痛丸。

急性胰腺炎

（1）清胰汤Ⅰ号：柴胡七钱、黄芩三钱、胡黄连三钱、杭芍三钱、木香三钱、延胡索三钱、生大黄七钱同下，芒硝三钱冲服。适用于水肿型者。

若为蛔虫型者则用清胰汤Ⅱ号：上方去延胡索、大黄，加槟榔、使君子、苦楝根皮五钱至八钱。（天津南开医院）

（2）吉林医大三院法：①禁食；②补液；③胃肠减压；④胃管注药。

延胡索、姜黄、槟榔、木香、郁金、柴胡、牡蛎、乌贼骨、香附，水煎服。

实热型，加双花、黄柏、大黄；虚热型，加生地黄、玄参、麦冬。

（3）一般水肿型，可用复方清胰汤：金银花一两、连翘五钱、黄连二钱、黄芩三钱、川朴三钱、枳壳三钱、木香二钱、桃仁三钱、红花二钱、生大黄二钱。

中风（脑血管意外）

1. 病在经络

（1）外风。突发口眼歪斜、言语不利或兼寒热无汗、肢体拘急、头身痛等外感表证，苔薄白或薄腻，脉多浮紧。当养血祛风活络。

1）当归、赤芍、羌活、防风、全蝎、僵蚕，以此为主，随症加药。如阳气虚，加人参、附子；阴血虚，加地黄、首乌、川芎；痰湿，加南星、陈皮、半夏；内热盛，加生石膏、黄芩。

2）大秦艽汤：秦艽、羌活、独活、防风、白芷、生地黄、熟地黄、当归、白芍、川芎、人参、茯苓、白术、细辛、生石膏、黄芩。

3）祛风汤：麻黄、桂枝、杏仁、甘草、防风、防己、人参、附子、川芎、白芍、黄芩、生姜。

（2）内风。突发手足沉重，半身不遂，口眼歪斜，言语不清，舌质红，脉浮滑或细弦而数（阴虚肝旺，痰湿血蕴）。治当平肝潜阳、化痰通络。

1）天麻、钩藤、石决明、牛膝、首乌、桑枝。痰多，加川贝、竹沥；内热，加地骨皮，黄芩；失眠，加夜交藤、朱茯神；多梦，加珍珠粉、龙齿。

2）天麻钩藤饮：天麻、钩藤、石决明、山栀、黄芩、牛膝、杜仲、桑寄生、益母草、夜交藤、朱茯神。

2. 病在脏腑

辨证要点：突发仆地、不省人事。

（1）闭证。牙关紧闭、握拳、尿闭。

1）面赤气粗，苔黄腻，脉浮滑而数者，先辛凉开窍，后用平肝滋阴潜阳。先服至宝丹一丸，继用下方：钩藤、石决明、龟板、夏枯草、黄芩、地、牡丹皮。痰多，加川贝、竹沥；开窍，加菖蒲、郁金；抽风，加全蝎、僵蚕。此外，羚羊角（山羊角）、牡丹皮、柴胡、菊花、蝉衣、薄荷之类，随症选加。

2）面白唇紫，四肢不温，苔白腻，脉沉滑，先辛温开窍，再熄风除痰。先服苏合香丸一丸，继用南星、半夏、陈皮、茯苓、枳实、地龙。

（2）脱证。昏仆于地，口开目合，鼾息，呼吸微弱，手撒遗尿，肢冷，汗出，脉微。急宜回阳固脱。党参一两至二两、附子三两。针刺素髎、内关穴；艾灸关元、神阙穴。

3. 后遗症

（1）半身不遂。补阳还五汤加减：黄芪一两、归尾四钱、赤芍五钱、藏红花三钱、地龙三钱。如为肝阳上亢，可按风中经络的内风处理。活络丹、豨莶丸等亦可用。

（2）口眼歪斜。见“面神经麻痹”方。

（3）语言不利。

1）解语丹加减：白附子二钱、菖蒲三钱、远志二钱、天麻三钱、全蝎三钱、南星二钱。

2）地黄饮子加减：地龙、巴戟天、五味子、肉桂、附子、葛根、远志。

扩张血管可用山楂、肉茗、独活。

血栓闭塞性脉管炎

（1）阴虚热毒型：金银花、野菊花各二两，当归、元参、连苓、天花粉、石斛、赤芍、紫背天葵、夜明砂、地丁、生芪、白术各一两，牛膝五钱，黄芩、生甘草各四钱。

（2）虚寒型（发冷、发麻、苔白、脉细）：熟地黄、附子、白芥子、鹿角、桂枝、筒桂、红花、桃仁、丹参、桑寄生各二两，干姜、牛膝、生甘草各七钱，麻黄四钱，细辛二钱，蜈蚣八大条。

（3）气血瘀滞型：当归二两，红花、桃仁、丹参、川芎、赤芍、牛膝、金银花、玄参各一两，土鳖虫、三棱、莪术各七钱，地龙八钱，水蛭、虻虫、生甘草各四钱。

（4）气血双亏型：生芪、当归、柏子仁各一两，党参、白术、茯苓、川芎、赤芍、熟地黄、牛膝、丹参、玄参、红花、鸡血藤、筒桂各一两，生甘草四两。

（5）湿热下注型：玄参一两，金银花、当归、赤芍、牛膝各五钱，黄柏、黄芩、山栀、连翘、苍术、防己、紫草、生甘草各二钱，红花、木通各一钱。

（6）热毒炽盛型：金银花、蒲公英、地丁各一两，元参、当归、黄芪、生地黄、丹参各五钱，牛膝、连翘、漏芦、防己各一两，黄芩、黄柏、贯众、红花各三钱，乳香、没药各一钱。

（7）活血通脉饮：丹参、金银花各一两，赤芍、土茯苓、当归、川芎各七钱。

（8）四虫丸：全蝎、蜈蚣、土鳖虫、地龙各等分。配合以上几方服。

（9）四妙勇安汤：玄参三两、当归二两、金银花三两、甘草一两。

早期白内障

熟地黄五钱、山药四钱、茯苓四钱、党参三两、谷精草三两、白蒺藜二钱、杞子二钱、决明子二钱、菟丝子三钱、菊花二钱、石斛二钱、五味子一钱半。每日 1 剂。

加服维生素 C 每次 200 mg，日 3 次。30 天为 1 疗程，进待复查（2 ~ 3 疗程）。

肠　结　核

（1）参苓白术散。人参、茯苓、白术、甘草、山药、扁豆、莲肉、薏苡仁、砂仁、神曲。

（2）补中益气汤加健脾止清药或加大剂马齿苋。人参、白术、甘草、黄芪、当归、升麻、柴胡、姜、枣。选加诃子、五味子、乌梅、赤石脂、橘皮。

（3）小建中汤。

（4）参考“慢性肠炎”治法。

慢性铅中毒

小环草三钱、金钱草四钱、土甘草三钱、土茯苓一两、首乌二钱，蒸服，每天1次。（广西壮族自治区卫生防疫治方）

窦性心动过速

（1）兼衰弱症：舌质淡、脉细弱、苍白、心悸、睡眠不安等，宜养血安神法，归脾汤（人参、白术、茯苓、甘草、当归、黄芪、远志、大枣、龙眼肉、木香）主之。

（2）兼亢奋症：舌质红、脉细数、头晕、眼花、失眠，治以滋阴降火法，宜以补心丸（瓜蒌根、枣、玄参、茯苓、远志、当归）为主。

（3）心率超过120次/分者，以上二种均可加磁石一两、龙齿五钱。

（4）心率超过100次/分者，生脉散加仙鹤草、卧蛋草、龙眼肉，冰糖煎服，有显效。

虚　热

（1）柴胡、鳖甲、地骨皮为主。血虚脉细涩，加当归、地黄；气虚脉大而软，加人参、黄芪；阳盛脉弦有力，加石膏、知母；阴盛脉虚数软弱，加肉桂、附子；盗汗、自汗，加山萸肉、牡蛎；肝脾肿大或有瘀血，加地黄、干漆。

（2）百合、柏子仁、陈皮、竹茹、谷芽、白芍、甘草、丝瓜络、青蒿、白薇。

李士祥牛皮癣方

1971－08－17晚讲于定化二年。

（1）禁防风等表药。苔黄或白有红点，失眠，饮食乏味，便干，精神不振，咽干痒，性情急躁，瘙痒，以为是风，其实是血热之故。

（2）第一次内服方（止瘙）：丹参五钱至一两、苦参三两至七钱、白鲜皮一两、白茅根一两、地肤子一两、防己四钱、大黄三钱、生甘草三钱、土茯苓一两、蛇床子四钱、板蓝根一两、山豆根三两至五钱、茵陈（有渗出液再用之）五钱。用土茯苓忌茶叶。

（3）痒止没、丘疹未平，服此方以平为度（破瘀）：丹参五钱、川芎五钱、牡蛎一两、大黄三两、生甘草三两、乌梅五钱。有炎症，加土茯苓一两、蒲公英五钱至一两；利尿还需用白茅根。

乌梅先用 5 枚，渐增至 10 枚，多用则腿软。

（4）外用洗药：治牛皮癣，亦治神经性皮炎、会阴瘙痒。

苦参一两、白矾一两、天花粉三两（丹参一两），有时加山豆根五钱、蛇床子（会阴痒用之），用一斤水或一斤醋（不用铁锅）微火热 30 分钟，外洗，第二次加浸再洗，可用 3 天。痒不止加丁香三钱。

若有搔破处，不宜用醋，可用水熬。

（5）忌口：羊肉、鸡、鱼、蘑菇、木耳、海带。神经性皮炎忌辛辣。

（6）神经性皮炎秘方：生茄子切破二半，擦患处，日多次。

中西医结合随笔（保密配方）

（1）蛇药。马齿苋 20%、蒲公英 30%、商陆 10%、五灵脂 15%、大蓟根 25%。

（2）麻药。①Ⅰ号：洋金花 65 g、生草乌 2 g、川芎 2 g、当归 4 g。②Ⅱ号：上方加生南星 2 g。③Ⅲ号：洋金花 70 g、生草乌 2 g、白芷 3 g、当归 5 g，每用 4 ~ 6 g，加水 150 ~ 200 ml，煎 15 分钟，内服后 90 ~ 120 分钟可进行手术，6 ~ 9 小时苏醒。

（3）放射病。赤石脂、大黄、寒水石等分，加 2% 冰片，局部外敷。

拔牙麻药

（1）草乌二钱、荜茇二钱、川椒三钱、细辛三钱，为细末，每用少许。

（2）茄树根，以马尿浸 3 日，晒干，炒熟研末，点牙内外。

（3）凤仙花子研末，入砒少许，点牙即药。

以上录于《罗氏会约医镜》。

（4）赴筵散，治虫牙：良姜、草乌、细辛、芥穗，等分为末，擦牙，涎则吐之。

传染性扁平疣方

（1）土（木）槿皮三钱、苦参三钱、蜈蚣一条、斑蝥五个、冰片三个，70%酒精150 ml浸泡3昼夜，外用。

（2）轻粉五钱、乳香五钱、面粉五钱、猪板油一两，先将猪油加热成液状，稍凉加面粉搅匀，再加乳香面搅匀，再加轻粉搅匀，外用。

气管炎哮喘秘方

当归二两、五味子二两、茯苓二两、甘草二两、青皮二两、川芎二两、清半夏二两、双皮二两、川贝二两、杏仁二两，冰糖为引，服后30分钟出汗。适用于冬寒时服用，四付准好。禁酒及辣性食物，禁食盐7天，禁房事100天。（天津市人民法院在押人员李树祥方）

预防ABO型新生儿溶血症方

（1）益母草半斤、归尾五两、川芎五两、白芍五两、木香四钱，研末，每次半丸，加重一丸，日2次，服至分娩为止。

（2）治疗新生儿黄疸方（包括ABO型溶血症，Rn感染所■■■）。

药用茵陈五钱、制大黄一两、黄芩三两、甘草五两，一、二煎忌酒，浓缩至60 ml，分3次服。

奇经八脉用药

茴香、秋葵子、马鞭草入奇经八脉。

（1）冲脉：巴戟天、香附、川芎、鳖甲、木香、黄柏、白术、芦荟、当归、槟榔、吴茱萸、杞子、甘草、丹参、王不留行籽、鹿衔草、木香。

（2）任脉：丹参、王不留行籽、龟板、木香。

（3）督脉：鹿衔草、杞子、苍耳子、白果、羊脊骨、鹿角（茸）、附子、细辛、藁本、黄芪、肉桂。

（4）带脉：当归、甘草、白芍、川断、龙骨、升麻、艾叶。

（5）阳维脉：黄芪、白芍、桂枝。

（6）阴跷脉：穿山甲、虎骨、肉桂。

（7）阳跷脉：穿山甲、虎骨、防己。

肿瘤结块

（1）软坚散结：鳖甲、牡蛎、海藻、昆布、海带。

（2）根据证候表现给予理气、祛瘀、化痰、利湿、补气血、清热药。

（3）肝癌：半枝莲、半边莲、蚤休、猪殃殃、垂盆草、天胡荽。

（4）肺癌：半枝莲、鱼腥草、蜂房、漏芦、米仁、芦根、杏香兔耳风。

（5）宫颈癌：半枝莲、凤凰草、墓回头。

（6）食道癌：荜茇、水红菱、石见穿。

（7）鼻咽癌：葵树子、全蝎、地龙、蜂房。

（8）乳腺癌：蒲公英、象贝、臭椿树根、王葵子、玉簪花、芙蓉叶、老菱壳。

促红细胞生成

（1）人参、党参、丹参、首乌、阿胶、鹿茸、自然铜、信石。

（2）肿瘤：夏枯草、山豆根（喉）、蜀羊泉、龙葵、白花蛇舌草、半枝莲、瓜蒌皮、薏苡仁、半边莲（三两至四两）、三七、紫河车、生南瓜蒂（烧存性）、蟾蜍。

（3）结核病：升麻、甘草、百部、白果、海浮石、海蛤壳、黄花、白及、荠菜（肾结核）、五灵脂、乌梅、蜈蚣、柴胡、远志、白芍、龟板（骨结核）。

（4）增加白细胞：穿山甲、石韦、蟾酥、补骨脂、白术、女贞子、山萸肉、鸡血花。

（5）增加血小板：仙鹤草、花生皮、景天三七。

妊娠药忌歌

乌头附子与天雄，牛黄巴豆并桃仁，芒硝大黄牡丹桂，牛膝藜芦茅茜根，槐角红花与皂角，三棱莪术薏苡仁，干漆卢茹瞿麦穗，半夏南星通草同，干姜大蒜马刀豆，延胡常山麝莫闻，此系妇人胎前忌，常须记念在心胸。

十八反歌

本草明言十八反，半蒌贝蔹及攻乌，藻戟遂芫俱战草，诸参辛芍叛藜芦。

十九畏歌

硫黄原是火中精，朴硝一见便相争，水银莫与砒霜见，狼毒最怕密陀僧，巴豆性烈最为猛，偏与牵牛不顺情，丁香莫与郁金见，牙硝难合京三棱，川乌草乌不顺犀，人参最怕五灵脂，官桂善能调冷气，若逢石脂便相欺。

调节血压药

（1）升压汤：附子、黄精、甘草。（黄精合甘草有点自然铜样作用。）

（2）升压：麻黄、姜汁（大量）、白芷、牛黄、枳实、仙鹤草、玉竹。

（3）强心：北五加皮、附子、木通、犀角、生地黄、白薇、紫草、牛黄、枳实、仙鹤草、三七、麝香、莲心、人参、玉竹、山楂。

（4）降压：见“高血压”。

十二经引经药

（1）手太阴肺经：桔梗、升麻、白芷、葱白。

（2）足阳明胃经：白芷、升麻、石膏。

（3）手阳明大肠经：白芷、升麻、石膏。

（4）足少阴肾经：独活、肉桂、知母、细辛。

（5）手少阴心经：黄连、细辛。

（6）足太阳膀胱经：羌活、藁本。

（7）手太阳小肠经：黄柏、藁本。

（8）足厥阴肝经：吴茱萸、青皮、川芎、柴胡。

（9）手少阳三焦经：连翘、柴胡、青皮、附子（下）、地骨皮（上）。

（10）足少阳胆经：柴胡、青皮。

（11）手厥阴心包经：柴胡、牡丹皮。

（12）足太阴脾经：升麻、苍术、葛根、白芍。

（13）巅顶痛用藁本，以镇痛解痉。

中药分类

辛温解表：麻黄、荆芥、防风、紫苏、羌活、白芷、藁本、细辛、辛夷、生姜、葱白、香薷、桂枝、胡荽。

辛凉解表：薄荷、牛蒡子、蝉蜕、桑叶、菊花、蔓荆子、淡豆豉、浮萍、葛根、柴胡、升麻、木贼。

攻下：芒硝、大黄、番泻叶、芦荟。

润下：火麻仁、郁李仁。

逐水：牵牛子、甘遂、大戟、芫花、商陆、巴豆、乌梅根。

清热凉血：生地黄、玄参、赤芍、紫草、地骨皮、白薇、银柴胡、丝瓜、犀角、牛黄、牡丹皮。

清热燥湿：黄芩、黄连、黄柏、龙胆草、苦参、秦皮、胡黄连。

清热泻火：石膏、寒水石、知母、山栀子、竹叶心、莲子心、芦根、夏枯草、决明子、谷精草、密蒙花、青葙子、决明子。

清热解毒：金银花、金荞麦、大青叶、板蓝根、青黛、紫花地丁、蒲公英、败酱草、马齿苋、鸦胆子、白蔹、马勃、射干、山豆根、土茯苓、山慈菇。

清热解暑：西瓜、荷叶、绿豆、青蒿。

芳香化湿：藿香、佩兰、苍术、厚朴、豆蔻、砂仁。

利水渗湿：茯苓、茯神、猪苓、车前子、滑石、冬瓜皮、防己、木通、瞿麦、茵陈蒿、石韦、冬葵子、萆薢、地肤子、海金沙、金钱草、茵陈、椒目、赤小豆、葫芦、梗通、灯心草。

祛风湿：独活、五加皮、木瓜、威灵仙、秦艽、海桐皮、苍耳、豨莶草、海风藤、络石藤、桑枝、虎骨、松节、千年健、白花蛇、乌梅蛇。

温里：附子、乌头、干姜、肉桂、吴茱萸、川椒、胡椒、丁香、荜茇、荜澄茄、高良姜、小茴香。

芳香开窍：麝香、冰片、苏合香、菖蒲。

重镇安神：酸枣仁、柏子仁、远志、合欢皮、首乌藤。

平肝熄风：羚羊角、玳瑁、石决明、代赭石、钩藤、白蒺藜、天麻、地龙、僵蚕、全蝎、蜈蚣。

止血：蒲黄、仙鹤草、三七、白及、大小蓟、茜草、地榆、槐花、侧柏叶、白茅根、草霜、艾叶、花蕊石、黄土、棕榈炭、血余炭、降香。

活血祛瘀：川芎、乳香、没药、郁金、姜黄、三棱、莪术、丹参、益母草、鸡血藤、泽兰、红花、月季花、凌霄花、虻虫、延胡索、五灵脂、马钱子、牛膝、苏木、刘寄奴、䗪虫、自然铜、穿山甲、皂刺、桃仁、王不留行、干漆、水蛭。

补气：人参、黄芪、山药、白术、白扁豆、甘草、大枣、红景天、饴糖、蜂蜜。

补阳：鹿角、蛤蚧、紫河车、冬虫夏草、肉苁蓉、锁阳、巴戟天、胡桃、补骨脂、胡芦巴、益智仁、仙茅、淫羊藿、杜仲、蛇床子、狗脊、川断、骨碎补、菟丝子、沙蒺藜、韭菜子、阳起石。

补血：熟地黄、何首乌、白芍、当归、阿胶、龙眼肉。

补阴：沙参、洋参、天冬、麦冬、石斛、百合、玉竹、胡麻、女贞子、墨旱莲、桑寄生、龟板、鳖甲、枸杞子、桑椹子。

消导：莱菔子、山楂、神曲、谷麦芽、鸡内金、阿魏。

温化寒痰：半夏、南星、白附子、白芥子、皂荚、旋覆花、白前、桔梗。

清化热痰：前胡、瓜蒌、天花粉、贝母、葶苈子、竹沥、竹茹、天竺黄、礞石、胖大海、海浮石、海蛤壳、昆布、海藻、猴枣。

止咳平喘：杏仁、紫苏子、紫菀、款冬花、半夏、百合、枇杷叶、桑白皮。

收涩：山茱萸、赤石脂、禹余粮、乌梅、肉豆蔻、诃子、五味子、乌贼、芡实、莲子、莲须、桑螵蛸、覆盆子、金樱子、五倍子、罂粟壳、银杏、麻黄根、浮小麦、明矾、刺猬皮。

驱虫：使君子、苦楝皮、鹤虱、芜荑、槟榔、大蒜、雷丸、贯众、橘皮、榧子、南瓜子、丝瓜子。

外用：硫黄、雄黄、砒石、水银、轻粉、铅丹、樟脑、硼砂、炉甘石、斑蝥、蟾酥、大枫子、儿茶、血竭、象皮、羊蹄、蚤休、木槿皮、石灰、露蜂房。

脏腑补泻用药

益心气：人参、黄芪、白术、甘草。

温心阳：肉桂、附子、干姜、薤白。

补心血：熟地黄、赤芍、当归、阿胶、麦冬、丹参、柏子仁、酸枣仁、紫河车、百合、龙眼肉。

泻心火：黄连、栀子、连翘心、竹叶、木通、莲心。

安心神：茯神、酸枣仁、柏子仁、远志、五味子、合欢皮、夜交藤、琥珀、牡丹皮、磁石、朱砂。

开心窍：苏合香、麝香、郁金、菖蒲、远志。

温心肠：肉蔻、乌梅、肉桂。

补肝血：当归、白芍、首乌、阿胶、熟地黄、血苋、紫河车。

滋肝阴：生地黄、枸杞子、女贞子、墨旱莲、山萸肉、首乌、白蒺藜、龟板、鳖甲。

理肝气：附子、郁金、柴胡、延胡索、川楝子、白蒺藜、青皮、橘叶。

清肝热：桑叶、菊花、夏枯草、青黛、钩藤。

泻肝火：龙胆草、栀子。

清肝明目：青葙子、决明子、谷精草、密蒙花、夜明砂。

清肝寒：吴茱萸、肉桂、小茴香、橘核、荔核、淫羊藿。

平肝阳：菊花、钩藤、天麻、龙骨、牡蛎、磁石、决明子、白蒺藜、珍珠母。

熄肝风：钩藤、僵蚕、全蝎、蜈蚣、地龙、羚羊角。

泻胆火：龙胆草、栀子、青蒿、茵陈。

利胆：茵陈、栀子、郁金、苦参、金钱草。

补脾气：人参、黄芪、甘草、山药、薏苡仁、扁豆、大枣。

温脾阳：干姜、附子、益智仁、肉豆蔻、草豆蔻、砂仁、蔻仁。

理中气：木香、苏梗、枳壳、陈皮、砂仁、川朴。

祛脾湿：藿香、佩兰、苍术、厚朴、半夏、薏苡仁、茯苓、蔻仁、草豆蔻。

升中气：升麻、柴胡、葛根。

养胃阴：北参、生地黄、麦冬、玉竹、天花粉、石斛、芦根、乌梅。

清胃火：石膏、寒水石、知母、黄芩、黄连、大青叶、竹叶、芦根。

散胃寒：高良姜、生姜、吴茱萸、丁香、肉桂。

消食积：神曲、山楂、谷麦芽、鸡内金、莱菔子、陈皮。

补肺气：人参、黄芪、炙甘草、百合。

清肺热：桑叶皮、黄芩、栀子、姜皮、石膏、知母。

温肺：干姜、细辛、紫菀、款冬花。

温化痰：半夏、胆星、白芥子、旋覆花。

清化痰：瓜蒌、贝母、葶苈子、竹黄、竹茹、海浮石。

止咳平喘：杏仁、白前、桔梗、苏叶、前胡、百部、斗令、桑白皮、枇杷叶。

敛肺定喘：五味子、白果、乌梅、胡桃、诃子。

涩肠止泻：伏龙肝、芡实、莲肉、肉豆蔻、乌梅、赤石脂、石榴皮。

润肠泻下：郁李仁、火麻仁、大黄、芒硝、番泻叶。

滋肾阴：熟地黄、玄参、山茱萸、枸杞子、女贞子、墨旱莲、首乌、桑寄生、龟板、鳖甲。

温肾阳：肉桂、附子、鹿茸、仙茅、淫羊藿、巴戟天、胡芦巴、肉苁蓉、补骨脂。

壮筋骨：杜仲、川断、狗脊、牛膝。

涩精缩尿：龙骨、牡蛎、金樱子、覆盆子、莲须、桑螵蛸、益智仁、五味子。

利水：猪苓、车前、泽泻、冬瓜皮、防己、木通、滑石。

通脉：萆薢、萹蓄、瞿麦、海金沙、金钱草、木通、滑石、草梢。

儿科常用丸药

（1）外患：①至圣保元丹，五分（辛温）0.20；②五粒回春丹，五分（三岁以下分2次）能透疹 0.25；③小儿百寿丹，一钱（二效量）兼食津 0.08；④妙灵丹，五分（咳）0.15。

（2）食积：①至宝锭，五分 0.05；②太极丸（龙晖），五分 0.02。

（3）咳嗽：解肌宁嗽丸，五分 0.04。

（4）惊：牛黄抱龙丸，五分 0.20。

（5）高烧：紫雪丹，二分至三分，夹食滞者加风化硝五分。

临床上“急救三宝”的功效区别见表96。

表96 “急救三宝”的功效区别

方名	清热解毒	开窍安神	镇痛熄风
安宫牛黄丸	+ + +	+ +	—
至宝丹	+	+ + +	—
紫雪丹	+ +	+	+ +

安宫牛黄丸（或针剂清天灵）对帕金森病（震颤性麻痹）有效。

麻醉止痛方

1. 手术前全身麻醉

生川乌、生半夏、生南星、羊踯躅、蟾酥各等分。共研细，再用苎叶捣烂取汁拌上药，晒干，再研极细末，贮用。每服一分，烧酒或黄酒冲服。

麻醉持续时间约2小时。有心力衰竭等疾病者及未满周岁者均忌用。

按，本品有毒，试用时需注意。若不慎过量致中毒，用甘草煎浓汁服。

据近人研究，茉莉花的酒浸液对中枢神经系统有麻痹作用，可作为外科用药。但茉莉花的具体用量用法不详。又茉莉花根有毒，只可作镇痛剂。

又云南草药“仿荔枝”的花叶，研细末，每服五分至一钱，即让人昏迷无知，可用于手术。若长久不醒，服浓茶即醒。目前对此缺乏进一步的研究，故亦仅供参考。

2. 跌打损伤或疮疡手术时，局部麻醉

（1）生川乌、生草乌、生南星、生半夏各五钱，共研细末，烧酒调匀，敷于皮肤上，约半小时后，局部即可失去知觉。

（2）生南星、生半夏、生狼毒、生川乌各等分，共研细末。术前取适量，以酒水各半调和，外敷局部。

（3）生川乌、生草乌、生半夏、胡椒各一两，为末，术前酒调外敷。

（4）生半夏尖二钱、细辛一钱、川乌尖二钱、草乌尖二钱、生南星尖二钱，共研细末，酒调外敷局部。

3. 外科手术局部麻醉

（1）川乌尖、草乌尖、胡椒、细辛、蟾酥各三钱，白酒四两，共浸泡。擦手术处，禁内服。

（2）川乌六钱、草乌五钱、南星五钱、胡椒一钱、蟾酥四钱。

（3）狼毒、生半夏、生南星、草乌、花椒共捣烂，用水泡滤渣。手术时用此药水涂擦。

4. 伤科检查时用以止痛

生川乌、生草乌、生半夏、雪上一枝蒿各五钱，酒泡1周，过滤去渣，用药酒擦伤处。

注：若伤后不能确定伤位及受伤之轻重，将此药涂擦后即可显出；因此方有局部麻醉作用，故手术前亦可使用。

5. 全麻口服方

洋金花68 gn、当归5 gn、生草乌3 gn、石菖蒲20～30 gn、元胡9～12 gn、生南星2 gn，研面混合。成人，男性用6～8 gn，女性用4～6 gn，水煎，术前口服。（1 gn＝0.0648 g）

术前辅助用药：盐酸哌替啶15 mg、乙酰丙嗪5～10 g。

治身痛腰痛腿痛方

乳香三钱、没药三钱、血竭三钱、儿茶三钱、自然铜三钱、旱三七三钱、沙参四钱、党参四钱、牛膝四钱、杜仲四钱、羌活四钱、独活四钱、茯神三钱、木瓜六钱、红花三钱、芥穗四钱、麻黄三钱、肉桂三钱、干姜三钱、青风藤三钱、海风藤三钱、木通三钱、泽泻四钱、滑石四钱、天麻三钱、熟地黄三钱。（北京摩托车服务社李春四物付方）

绿　雪

药物组成：水牛角、朱砂、玄参、玄明粉、生寒水石、沉香。

功能：清热镇惊、除瘟开窍。

主治：邪热不解，感冒伤寒，邪入心包。神昏谵语、狂躁不安、寒热、身热、颈项强直、头晕脑涨、咽痛口渴、面赤腮肿、大便干燥、小便赤黄、小儿痘疹、急热惊风。

用法用量：每服五分至一钱，温开水送下。

禁忌：辛辣油腻。孕妇忌服。

贮藏：置室内阴凉干燥处。（北京市中药厂）

王玉川医学全集

王玉川古方求学笔记

目录

第一章　关于辨证论治与方药理论的阐释

一、关于“辨证论治”之我见

辨证论治是当代中医学术界的一个热门话题，综观近20年来的中医学文献，大都把它看作最能体现中医特色的不可改变的东西。笔者认为，这个观点有一定的道理，但并不确切，而且不利于中医学术的发展，为此略申鄙见，以求正于方家。

关于辨证论治，目前公认的定义是“辨证论治是理、法、方、药运用于临床的过程，即通过四诊、八纲、脏腑、病因、病机等中医基本理论对患者表现的症状、体征进行综合分析，辨别为何种证候，称为辨证；在辨证基础上，拟定出治疗措施，称为论治”（人民卫生出版社1995年版《中医大辞典》第1715～1716页）。按照这个定义，辨证论治是由辨证和论治两个步骤组成的，但笔者认为这还不足以阐明辨证论治的全部含义，其原因在于：首先，望、闻、问、切四诊是中医的诊断手段和技能，不宜把它包括在中医基本理论中；其次，辨证论治中的“辨”“论”二字的实质是临床思维能力的运用，离开了这种能力，就没有辨证论治的存在了。每个临床医生的辨证论治水平是由其掌握的四诊技能、基本理论和临床思维能力三个因素决定的，其中四诊技能与临床思维能力尤为重要。四诊技能与临床思维能力是从后天学习中获得的，是一种与天赋关系不大的能力，这两种能力都必须在实践中锻炼和发展。因此，学习中医必须早临床、多临床，在临床实践中不断提高和发展这些能力。除此之外，直到现在还没有发现有别的合适的手段。如果这些能力得不到发展和提高，那么即使把辨证与论治的理论背得滚瓜烂熟也是无济于事的。再有，论治是治则的运用。治则本来就是中医基本理论中的一个内容，不宜被置于基本理论之外。治则的运用也离不开临床思维能力。因此，把辨证论治的定义简单地分作前后两个步骤来解说的观点是值得商榷的。

笔者认为辨证论治的定义应该包括四诊、基本理论、临床思维三个要素和辨证与论治两个步骤，这种纵横结合才是一个完整的定义。从现存的中医文献可以看到，反映先秦时期医学成就的《内经》中已经有了关于脏腑、经络、气血、津液、形神等在生理与病理状态下产生的阴阳、寒热、表里、虚实等不同现象的论述。此后，历代医家在《内经》基础上续有发挥，在医疗实践中对疾病的认识不断深化，从不同的角度总结出多种形式的辨证方法。但是，明确提出“八纲辨证”“脏腑辨证”“六经辨证”“卫气营血辨证”“三焦辨证”“气血津液辨证”等名词，则是清代以后的事情。因此，于1921年问世的由著名中医学家谢利恒先生主编的《中国医学大词典》中，还不曾有这些辨证方法以及“辨证论治”的条目。今天被学者们看作一切辨证论治方法总纲的“八纲”二字，在清代雍正十年（1732）问世的《医学心悟》中不称“八纲”，而是叫作“八字”。“八纲辨证”则是由因擅用附子而名噪上海滩的祝味菊先生在1950年问世的《伤寒质难》中首次提出来的。这些情况也许会令现在初学中医的年轻学者感到惊奇，甚至不敢相信，然而历史事实的确如此。至于把各种不同形式、不同内容的辨证论治方法综合起来组成一个体系，并把它写进中医教科书里则是在新中国成立之后，由一大批从事中医教育和研究工作的学者们（其中有印会河、王绵之、汪幼人等，以及中国中医研究院的一些专家，笔者也是其中的一员），在党的中医政策鼓舞下做出的一项贡献。

（一）辨证论治体系的局限性

如上所说，辨证论治体系是千百年来无数中医学家临床经验的结晶。现代某些中医专家认为，中医学拥有这样一个体系错综复杂而又相当完备的辨证论治学说是一件值得自豪的事，并坚信这就是中医学的特色，从而在教学、科研和临床中强调坚持突出这个特色。似乎中医学里的这个体系已经达到了完美无缺、登峰造极的境界，在临床上遇到的一切问题，只要遵照这个体系去做就会迎刃而解，如果解决不了，那就只能怨自己没有掌握好。笔者曾经也是这样认为的，但后来才逐步认识到这种思想是一种现代迷信。所谓的“坚持突出中医特色”，实际上是一个只求稳定不求上进的口号，是一个套在中医工作者头上的紧箍咒，对中医学术的发展有百害而无一利，必须予以废除。不然的话，中医学就只能永远保持现状，永远在老框框里打转。这样一来，还研究它干什么？中医教育还用得着改革吗？

诚然，我们不能否认辨证论治的作用，且至今还没有可以替代它的手段，更不能否认辨证论治体系的建立是中医学发展史上的一个里程碑。然而，正如恩格斯所说：“体系是暂时性的东西，因为体系产生于人的精神的永恒的需要，即克服一切矛盾的需要。但是，假定一切矛盾一下子永远消除了，那么我们就会达到所谓的绝对真理，世界历史就会终结。”（人民出版社1972年版《马克思恩格斯选集》第四卷第216页）因此，“凡是特别重视体系的人，都可以成为相当保守的人”，除了拜倒在这个体系的脚下，日复一日，年复一年，无休止地重复验证这个体系的科学性，已经没有什么事情可做了。一切科学研究包括高科技的应用都成了多余的“无事忙”。由上述可知，以“坚持突出中医特色”的主张而摒弃现代科学理论与技术的应用，不求发展创新，是一种极端保守的思想，是背离唯物辩证法的形而上学思想。我们只有突破这种保守思想的束缚，按照辩证唯物主义的立场、观点和方法去研究中医，中医学才能有所发展，才有可能摆脱陷于消亡的困境。此外，我们不应该忘记历代中医方书中记载着的一个方剂乃至一味中药治疗多种病证的大量的宝贵经验，这是现有的辨证论治学说解释不了的东西，是一块待开发的处女地。如果中医和中西医结合的研究把它作为一项重点攻关课题，那么我们就有望找到中医创新发展的突破口，扭转中医发展数十年徘徊不前的现状，使之走上大踏步前进的康庄大道，从而为实现中医现代化做出更大的贡献。

（二）辨证论治不是中医的专利

上面已经说了很多，似乎没有该说的话了，但是笔者觉得尚有一个重要的问题——中医界里存在着的某些夜郎自大式的糊涂观念必须澄清。历史告诉我们，由于人们所处的时代、地域不同，文化背景不同，其思维方式就有可能有差异，对同一事物和现象可以产生不同的认识、做出不同的解释，因而对于解决事物相互间的矛盾也会采用不同的手段，但是也不可避免地有其共通之处，因为人类的知识来源于实践，都是思维的产物，就医学而言也不例外。传统中医学与现代西医学的理论和技术之间有着很大的差别，这是公认的事实，但是二者之间也有不少相似或相同的东西，比如西医在急救时常用的心肺复苏术中的口对口人工呼吸和心脏体外按压，与东汉张仲景《金匮要略》中记载的缢死急救术有着惊人的相似。这样的例子很多，不再一一列举。但必须指出，如果我们把这些中西共通且中医早于西医的东西一概送给西医，认为是西医特有的，那么就免不了遭受“数典忘祖”之讥。因此，我国中医界的领导干部也好，一般工作人员也罢，我看还是多了解一些中外医学史为妙，免得弄出笑话。至于“辨证论治”这个词，在现代西医学里如同清代以前的中医学一样是没有的，但不等于没有这方面的内容。比如，古希腊希波克拉底在辨证方面强调“要研究总的和各地区的气候特点，研究病人的生活方式和习惯、职业、年龄、言谈举止、沉默、思想、睡眠、做梦特点和时间、胆量、搔痕、涂画、哭泣……大便、小便、吐痰、呕吐……出汗、寒战、畏寒、咳嗽、喷嚏、打呃、呼吸、腹胀、安静或喧闹、出血及痔疮。通过这些方面想到会出现什么结果”（安徽科学技术出版社1990年版《希波克拉底文集》中译本），在论治方面则强调应该采取“寒则热之，热则寒之，以偏救偏的反治法”等。如果单从这些话来看，就有可能被误认为是某位中医专家的言论。历史是不可以、也不会被割断的，人类的科学知识（包括语言等）从来就是继承的。希波克拉底的这些观点与主张在现代西医学里是可以找到它的踪影的。再说，现代西医学中的鉴别诊断，对同一个病人必须视情况而选用不同的治疗措施，在给药方面要考虑服药的时期（时效关系）、剂量的大小（量效关系），如此等等，难道不是辨证论治吗？

总而言之，现代西医学中尽管没有“辨证论治”这个名词，但实际上已具有辨证论治的观念，不过是在思维方式、诊疗手段与方法上与中医有所不同而已。因此，把辨证论治当作中医学独有的特色来大力鼓吹是难以令人信服的，除了暴露自己的无知，岂有他哉！

（王玉川著于1999年）

二、关于“有是证用是方”的反思

最早由《素问》提出的建立在因人、因地、因时基础上的同病异治的思想，乃辨证论治学说的先河，这是大家一致公认的。然而，很少有人注意到，在辨证论治学说发展过程中，这种原始的朴素的辩证法思想逐渐被“是就是，不是就不是”的形而上学的思维方式所替代。因而明清以来的名医方论无不以方证相对作为阐述方义、解释成方疗效机制的唯一准则。殊不知古代方书里的记载与现代研究的结果都表明，除了方证相对，还存在着同证异方、同方异证的现象，它们相反相成，都应该是辨证论治学说体系不可偏废的组成部分。我们没有任何理由抬高一方、贬低另一方。已往的经验已经证明，片面强调方证相对的重要性，其结果只能是使它走向反面，成为发展中医药学的桎梏。

为了改变中医基础理论长期徘徊不前的状况，我们必须运用唯物辩证法的观点，结合现代科研成果，重新审视方证相对的得失利弊。

（一）方证相对的利弊

何谓方证相对？用柯韵伯《伤寒来苏集》的话说就是“合是证便用是方”。换句话说，即某证只能用某方，某方只能治某证，处方用药必须与病证对应才能取得最佳的临床效果。这个观点在现存古方书里有明文可证的大概以唐代名医孙思邈的《备急千金要方》为最早，其文曰：“雷公云，药有三品，病有三阶。药有甘苦，轻重不同；病有新久，寒温亦异。重热腻滑咸醋，药石饮食等，于风病为治，余病非对。轻冷粗涩甘苦，药草饮食等，于热病为治，余病非对。轻热辛苦淡，药草饮食等，于冷病为治，余病非对。”对于“病”“证”二字，古人往往混用，所以孙氏所言当是原始的方证相对说。后来研究《伤寒论》的学者们将其继承下来，并概括为有是证用是方，大家认为这是揭示仲景临证制方奥秘的唯一法宝。然而，究其实质，不过是当今学者通常所说的对证治疗而已。

从中医理论的发展史来看，有是证用是方的方证相对说对于《伤寒论》的阐释和方剂组成的理论剖析及其临床应用的确起过积极的作用，做出过一定的贡献，这是谁也否定不了的事实。但是，它决不是《伤寒论》的真正精髓，况且从唯物辩证法的观点来看，任何一门科学的任何一种理论都是相对的真理，从来不曾有过什么永恒不变的终极真理。我们在前面已经说过，古代方书里的记载和现代研究都表明，除了方证相对或有是证用是方，还存在着同证异方、同方异证的现象。因此，方证相对的理论在中医学里也决不是什么终极真理。实践是检验真理的唯一标准，千百年来的临床实践证明，方证相对说只占中医辨证论治体系的一半，若把它夸大为普遍适用的真理，并将其看作辨证论治的唯一规律，那是历史的误会。

恩格斯在《自然辩证法》里说过：“凡是可以纳入规律，因而是我们知道的东西，都是值得注意的；凡是不能纳入规律，因而是我们不知道的东西，都是无足轻重的，都是可以不加理睬的，这样一来，一切科学都完结了，因为科学正是要研究我们所不知道的东西。”不过中医药学的情况似乎比恩格斯所说的还要复杂些，那就是对于凡是不能纳入规律的、不知道的东西，不是不加理睬，而是人为地把它改造成“已知”的东西，强迫它纳入规律中去，至于是否符合客观实际，那反正是不可证伪，因而可以不必考虑，只要能自圆其说，就算万事大吉。方证相对说在辨证论治体系中一统天下的局面就是这样形成的。然而，这种一统天下的局面是不完全真实的，必须被打破，不然的话，中医药学包括中西医结合的研究工作就只能在主观上认为“已知”的范围内打转，除了反复印证那种“已知”的东西，已经无事可做。发展也好，提高也罢，充其量只是古今中西语言表述上的差别，而其实并无本质上的突破。

（二）方证相对理应让位于方证相关

如前所说，按照有是证用是方的方证相对的观点，一种病证只能用一个方剂来治疗，一个方剂只能用于一种病证。可见，方证相对说是在绝对不相容的对立中的形而上学思维方式的产物。初看起来，这种思维方式对我们来说似乎极为可取，因为它是合乎所谓常识的。然而，常识在它自己的日常活动范围内是极可尊敬的东西，但它一旦跨入广阔的研究领域就会遇到最惊人的变故。换句话说，“形而上学的思维方式，虽然在相当广泛的、各依对象的性质而大小不同的领域中是正当的，甚至是必要的，可是它每一次都迟早要达到一个界限，一超过这个界限，它就要变成片面的、狭隘的、抽象的，并且陷入不可解决的矛盾”（引自《马克思恩格斯选集》）。所以，形而上学的方证相对说是不可彻底否定的，但是，如果我们偏执方证相对的思维方式，无条件地夸大这种思维方式的作用，那么就会背离辩证法的原则，陷入不可解决的矛盾之中。近年来，有的学者似乎已经看到了这一点，把原先的方证相对改称为方证相关，我对此表示赞同。但必须指出，方证相关并不等同于有是证用是方的方证相对，因为方证相关的内涵虽然包含了有是证用是方，但同时也包含着同证异方、同方异证。这两种提法，虽只有一字之差，但含义迥别。再说方证相关要求探索的目标不是方剂单方面的作用，而是方证之间的相互关系，也就是方证双方在治疗中的相互作用。诚如恩格斯在《自然辩证法》中所说：“相互作用是事物真正的终极原因。我们不能追溯到比这个相互作用的认识更远的地方，因为正是在它背后没有什么要认识的了。”现代方剂学的研究也表明，方剂功能的多样性，只有在对人体作用的动态变化中才能观察到，方剂的配伍规律也只有在同机体作用时才能表现出来。因此，方证相关这个命题本身较之方证相对要正确得多、科学得多。我们相信，随着方证相关研究的深入，必然会给中医药学开创出更加美好的前景。

（三）关于同证异方、同方异证

那么，什么是同证异方、同方异证呢？所谓同证异方，就是同一种病证可以用不同的方剂治疗。所谓同方异证，就是同一个方剂可以治疗不同的病证。因此，同证异方、同方异证与有是证用是方的方证相对说的含义是截然不同的，二者相反相成，成为辨证论治学说中不可分割的一对重要范畴。东汉时期的张仲景是辨证论治体系的创始人，这是大家公认的。我们从仲景书里也发现了一些用后世学者提出的有是证用是方的方证相对说无法解释的条文。举例如下。

1. 五苓散

五苓散由茯苓、猪苓、白术、桂枝、泽泻五味药物组成。根据吴谦《医宗金鉴》之说，其主治证有二：“一治水逆，水入则吐；一治消渴，水入则消。”很显然，这是以张仲景《伤寒论》之说为依据的。至于汪昂的《医方集解》则说五苓散“通治诸湿腹满，水饮水肿，呕吐泄泻，水寒射肺，或喘或咳，中暑烦渴，身热头痛，膀胱积热，便秘而渴，霍乱吐泻，痰饮湿疟，身痛身重”。这是从历代医家临床经验中总结出来的。吴、汪二氏所说的尽管主治证详略不同，但论其方取效之机制，莫不以为是利水渗湿之功。所以，现代方剂学大多把五苓散列入利水渗湿剂中。然而，仲景书在五苓散方后说“多饮暖水，汗出愈”，从来没有“小便利则愈”的说法。可见，把五苓散列为利水渗湿剂是议方药而不议机体反应状态即病证机制的片面观点。此外，我们在《备急千金要方》中还可以看到如下的记载：“五苓散，主时行热病，但狂言烦躁不安，精采（目光）语言不与人主相当者……水服方寸匕，日三。多饮水，汗出即愈。”观其所叙证候，近似“如狂”，与水逆、消渴、水饮、水肿、水寒射肺等迥然有别；其取效之由，亦非利水渗湿，而是“发汗”。再看仲景书，北宋开宝年间高继冲进献的《伤寒论》中“伤寒叙论”说：“若得伤寒病无热，但狂言烦躁不安，精气言语与人不相主，当勿以火迫，但以五苓散三二钱服之，可与新汲水一升或一升半可至二升，强饮之，指刺喉中吐之，随手便愈。”然则，同一个五苓散，既可用来利水渗湿，又可用来发汗，还可用作涌吐剂，这哪里是有是证用是方的方证相对说可以讲清楚的？所以，清代不著撰人的《伤寒方论》称“五苓散为两解表里之首剂”，不是没有一点理由的。

至于《外台秘要方》卷三十二“头发秃落方一十九首”里收载的“深师茯苓术散”，该方所用药物与五苓散全同，其主治证为“发白及秃落”，与仲景《伤寒论》五苓散的主治证全不相干。现代研究发现，五苓散对健康人及正常小鼠和家兔均无利尿作用，只有在水液代谢障碍时才呈现出其利水渗湿作用。这也表明，方证相互作用是方剂学也是辨证论治学说的灵魂。

2. 肾气丸

关于肾气丸，《金匮要略》中有以之利小便的，如云：“虚劳腰痛，少腹拘急，小便不利者，八味肾气丸主之。”“妇人病……转胞不得溺……但利小便则愈，宜肾气丸主之。”又云：“男子消渴，小便反多，以饮一斗，小便一斗，肾气丸主之。”这里的“虚劳腰痛”“转胞”与“男子消渴”病种不同，证候表现“小便不利”“不得溺”与“小便反多”亦恰好相反。现代研究报告，肾气丸可以治疗高血压、前列腺肥大、慢性肾炎、白内障、脑出血后遗症及糖尿病等。有动物实验证明其可以降血糖，也有说其可升高血糖。所有这些亦正好说明任何一个方剂在机体的不同状态下可以呈现出所谓的双向作用或多样性功能。

以上仅以五苓散与肾气丸为例，说明同方异证在古方书中并非罕见。

至于同证异方之例，见于仲景书者也很多。例如《伤寒论》第141条说：“寒实结胸，无热证者，与三物小陷胸汤，白散亦可服。”又如《金匮要略·胸痹心痛短气病脉证治》说：“胸痹，心中痞气，气结在胸，胸满，胁下逆抢心，枳实薤白桂枝汤主之，人参汤亦主之。”“胸痹，胸中气塞，短气，茯苓杏仁甘草汤主之，橘枳姜汤亦主之。”又《金匮要略·水气病脉证并治》说：“里水，越婢加术汤主之，甘草麻黄汤亦主之。”又《金匮要略·痰饮咳嗽病脉证并治》说：“夫短气有微饮，当从小便去之，苓桂术甘汤主之，肾气丸亦主之。”更有一证用三方者，如《金匮要略·消渴小便不利淋病脉证并治》说：“小便不利者，蒲灰散主之，滑石白鱼散、茯苓戎盐汤并主之。”对于这些同证异方的条文，在坚持有是证用是方观点的学者那里，无一不是运用以方测证的方法进行解释，即根据方药性味功能进行推测。在方药功能固定的前提下，推测的结果必然百分之百符合方证相对的原则，所以初看起来这种解释似乎天衣无缝、无懈可击，然而现代研究告诉我们，任何一味中药都含有多种有效成分，它们的药理作用也往往是多方面的，在机体不同状态下会呈现不同的功能，二味药物以上组成的复方，则其功效尤为复杂。所以以方测证本身就不是唯一正确可靠的科学方法。成书于先秦时期的《吕氏春秋·本味》中就说过这样的话：“调和之事，必以甘酸苦辛咸，先后多少，其齐甚微，皆有自起，鼎中之变，精妙微纤，口弗能言，志不能喻。”20世纪初以广义相对论成名的物理学家爱因斯坦也说：“当一个复杂现象中起作用的因子数目太大时，科学方法在多数情况下就无能为力了。”所有这些都说明中药复方的研究是一个十分困难的课题，但是如果我们停留在方证相对和以方测证的水平上，那么就永远也不会有所发现、有所前进，方证之间相互关系的谜团也就永无解开之日，中医药学的现代化也将遥遥无期。

（王玉川著于1998年）

三、关于“同方异治”之我见

同方异治，在中医学中与同病异方应该具有同等重要的理论意义和学术价值，因为二者都是历代医家千百年来临床实践经验的结晶，是中医宝库中两颗交相辉映的明珠。关于这个问题，笔者在《关于“有是证用是方”的反思》（见《北京中医药大学学报》1998年第6期）一文中曾经有所涉及，因篇幅所限，未得展开，颇有意犹未尽之慨。今续撰此文，以补上文之不逮。仓促成文，谬误之处在所难免，尚祈读者诸君多加指正。

（一）从同方异治的基本概念说起

所谓同方异治，即用同一个方剂治疗多种病证。因而，它与同一种病证可以用不同的方剂治疗的同病异方说是对立的。二者在思维方式上是截然不同的，前者对于传统的辨证论治观念来说是一种逆向思维，后者则是不背离传统辨证论治观念准则的思维方式。二者在中医学防病治病方面都做出过重大的贡献，对中医学的发展发挥过应有的作用。从辩证法的观点来说，二者之间的关系是不可分割的。世界上不存在没有对立面的事物，一切事物只有在相互对立的统一中才能成长和发展，因而共处于一个统一体中相互对立的双方是不能孤立地存在的，“假如没有和它作对的矛盾的一方，它自己这一方就失去了存在的条件”。中医学所谓的“独阳不生，独阴不长”“阴阳离决，精气乃绝”说的也是这个道理。因此，同方异治与同病异方之间必然有着相互依存的关系，遗憾的是，这种关系直到现在还没有人能够说清楚。

（二）同方异治说的渊源

凡是读过《黄帝内经》的都知道，《素问》里只有同病异治说（见于《病能论》和《五常政大论》），前文所说的同病异方实际上是《素问》同病异治的翻版。近年来出现的同病同证异治和异病同证同治的说法，则是随着辨病和辨证相结合的研究，在同病异治的基础上衍生出来的（因为“病”与“证”在古代方书里往往是混用的）。有人认为，这个结果是中医发展的标志之一。然而，它仍然以证为立足点，仍然囿于辨证论治、依证立方的传统理论，并没有多少进展可言。至于同方异治，实际上是异病同治的同义语。异病同治这个命题在《黄帝内经》里不曾出现过，所以它的提出较同病异治要晚得多，虽远不及同病异治那样有着悠久的历史渊源，但至少也已有300余年的历史了。明末崇祯庚辰（1640），程衍道在其《重刻外台秘要方·自序》里的一段话可作证明，其文曰：“余亟欲以《外台秘要》公诸海内……向购写本，讹误颇多，因复殚力校雠……十载始竣厥功。客阅而谓余曰……同病而异方也，同方而异治也，毫厘不几千里乎？余曰：三部微妙，别之在指；

五脏精华，察之在目。合色脉而后定方，求其曲当可也。”这是我们现在所见到的有关同方异治说的最早资料。程氏在《自序》中所谓的“客”，很可能是他假设的一个人物，为的是便于用问答的形式表达自己的学术思想和主张。问答形式，乃上自《黄帝内经》、下迄明清各家论著中常见的一种写作形式。由《自序》可知，程氏在校勘《外台秘要方》长达10年的过程中发现，同方异治即用同一个方剂治疗多种病证的例子，在唐代及其以前的方书里早已不是什么罕见的、偶然的现象了。我们认为这个新的发现按理应该可以使长期禁锢在以同病异治为基础的辨证论治观念中的中医学获得解放，以新的面貌大踏步地向前发展，但是他的这个新发现最终还是被他用合色脉而后定方的结论埋葬掉了。后之学者对此亦未深究，因而迄今为止的中医学依然是辨证论治独领风骚的一统天下。当然，话还得说回来，程氏的这个新发现，即使在今天也只能作为中医和中西医结合研究工作的突破口（一项重点课题），要想从这个突破口冲将出去，也不是一件轻而易举的事情。

（三）同方异治在中医学里的位置

前面已经说过，在唐代及其以前的方书里同方治异病的例子相当普遍，并不是什么罕见的、偶然的现象。为了证明这句话的真实性，除了《关于“有是证用是方”的反思》中提到的五苓散与《金匮》肾气丸，不妨再举数例。

1. 同方治二病之例

（1）《备急千金要方》中治伤寒太阳病发热无汗而喘的麻黄汤与同书卷二十五的还魂汤，都是由麻黄、桂心、杏仁、甘草四味药物组成，二者方名虽异而用药则同，实际上是同一个方剂。然而，还魂汤的主治证“卒感忤、鬼击、飞尸、诸奄忽气色、无复觉或已死绞、口噤不开”与伤寒无汗的表实证毫无共同之处，二者病因病机亦截然不同，何以能用药物组成完全相同的方剂来治疗？

（2）《肘后备急方》的“疗少年气盛，面生皯疱方”，与《太平惠民和剂局方》中主治“感冒风邪，鼻塞声重，语音不出，或伤风伤冷，头痛目眩，四肢拘倦，咳嗽多痰，胸满气短”的三拗汤，都是由麻黄、杏仁、甘草三味药物组成，何以二者主治证如此迥别？

（3）脾约麻仁丸，在现代方剂学里均依《伤寒论》之说把它视为润下剂，言其功效为润肠通便，临床习用于虚人及老人肠燥便秘、习惯性便秘。然而，宋代以治学严谨著称的名医严用和则将其列在水肿门中，并说：“脾约麻仁丸，虽不言治肿，然水肿人，肾囊水光，不可行走者，三服神验。”又说：“此是古法今治，肾囊水光，只一二服，以退为度，不必利也。”（见《济生方》卷四）。笔者于1970年在河南省镇平县高丘公社巡回医疗队工作期间，遇到一个7岁左右的儿童患阴囊积液，除见妨于行走而别无他苦，一时不知所措，偶忆严氏《济生方》之说，以脾约麻仁丸治之，获得良效。此足证严氏之言非虚，然其取效之机制迄今尚未明了。

2. 同方治多证之例

在中医古籍里看到，一方治多证曾是古代医家们着意追求的理想目标。《备急千金要方》有“万病丸散”一门，载方13首，每首方剂的主治证无不多种多样。比如，①耆婆丸方后所列主治病证有20余种，并说“服药不过三剂，万病悉除，说无穷尽”；②芫花散的主治病证更多达30余种。以上两方用药均极庞杂，耆婆丸由31味药物组成（具体药名从略），其中有发散风寒、清热燥湿、清热解毒、清热凉血、攻下、峻下逐水、利水渗湿、温里、活血化瘀、化痰、止咳平喘、安神、平肝息风、开窍、补气、补血、收涩药等。芫花散所用药物更多，凡56味，分别属于峻下逐水、化痰、止咳平喘、发散风寒、发散风热、清热燥湿、清热凉血、补血、补气、补阴、补阳、祛风湿、芳香化湿、利水渗湿、温里、理气、活血化瘀、开窍、安神药等。如此复杂的组方，即使造诣极深、学识广博、对方剂学研究有素的名家也无法为它做出合乎传统理论的解释，孙思邈也不例外。孙氏在芫花散方后注云，此方“始吾得之于静智道人，将三纪（12年为一纪——引者）于兹矣。时俗名医未之许也……其用药殊不伦次”。接着又对该方赞赏有加，说：“然比行之，极有神验……至于救急，其验特异。方知神物效灵，不拘常制，至理关感，智不能知……此其不知所然而然，虽圣人莫之辨也。故述之篇末，以贻后嗣好学君子详之。”孙氏按照传统理论研究了36年却仍无法解释其方药组成原理的芫花散，在临床上却多次取得神奇的效验，因而其感慨不已，并产生了将解开该方取效之谜的任务寄希望于后人的深切心情。

医家寻找一个方剂治疗多种病证的热情一直持续不断，所以此类方剂在宋代医家的著作里亦可见到。例如，许叔微《普济本事方》中就有一首名为万病散又称无忧散的方剂。该方由黄芪、木通、桑白皮、橘皮、白术、木香、胡椒、牵牛子8味药物组成。从方剂学角度来说，该方不至于像芫花散那样难于分析，其主治证似乎也不会太多，然而，许氏在方后注中说：“此药万病皆治……功效不可具载。”

如果说上述3个方今已无人使用，不必予以深究，那么不妨再举一首至今还在使用的方剂，王璆《是斋百一选方》所载的紫金锭，据原书所说，该方对内、外、妇、儿、五官等科16类病证都有效验。经现代医家研究证实，该方可用于感冒、腮腺炎、流行性脑脊髓膜炎、蛔虫病、食管梗阻、贲门痉挛、幽门梗阻、急性胃肠炎、萎缩性胃炎、中毒性痢疾、急性化脓性感染、慢性咽炎、药物中毒、药源性静脉炎、嗜酸性粒细胞增多症、癫痫、带状疱疹、接触性皮炎、顽癣、鹅掌风、晕车、晕船、水土不服及儿科急症、小儿惊风、小儿脏积等20余种病证。该方由2味峻下逐水药（续随子、红芽大戟）、1味收涩药（五倍子）、1味清热解毒药（山慈菇）和1味开窍药（麝香）组成，何以能治愈这么多的病证？迄今为止这还是难解之题。难怪清代名医王旭高在《医方歌括》中说：“此秘药中之第一方也。所治之证，与本草不甚相合，确有良验，真不可思议！”正因如此，该方在现代方剂学教科书里难觅踪影。

3. 单味方治多证之例

单味方治多证，这一类例子在古方书里更为多见，这里仅就李时珍《本草纲目·附方》收载者略举数例，以见一斑。①以1味白术为方的主治有久泄痢、胸膈烦闷、湿气作痛、自汗不止及牙齿日长的髓溢病5种病证。②以黄连1味为方的主治有心经实热、卒热心痛、伏暑发热作渴呕恶、赤白痢、消渴、肠风酒毒、泄泻、消渴尿多、热毒血痢、酒痔下血、鸡冠痔疾、痢痔脱肛、小儿赤眼、目卒痒痛、泪出不止、牙痛恶热、小儿月蚀生于耳后、预解胎毒、腹中儿哭、因惊胎动出血、妊娠子烦口干不得卧等20多种病证。③以1味甘草为方的主治有伤寒心悸脉结代、伤寒少阴咽痛、小儿初生解毒、小儿撮口发噤、小儿羸瘦、小儿遗尿、小儿尿血、大人羸瘦、舌肿塞口、一切痈疽、乳痈初起、阴下悬痈、汤火灼疮、小儿中蛊、牛马肉毒、水莨菪毒等病证。此外，60余年前，笔者曾目睹一名3岁小儿患阴茎卒然红肿、妨于小便之病，经多位儿科医生诊治，或用清热解毒方或用清热利湿方，皆未建寸功。最后，一名姓范的喉科医生只看了一下日益红肿的患处，既不诊脉也不视舌苔，即以甘草一两为方，浓煎为汤，外洗一日3次，便收全功。用一味药物治愈多种病证的例子还有很多，不再赘述。

最后必须指出，那些沉湎于辨证论治的医家，对古代方书中许多同方治异病的例子往往视而不见、不屑一顾，更是将单味方治多种病证视作江湖医生的伎俩、骗人的把戏而一笑置之。然而，单味方的疗效往往出人意料，故民间有“单方一味，气死名医”之说。笔者以为，与其投入大量人力、物力研究辨证论治规律，最后搞出许多令人眼花缭乱、莫衷一是的辨证分型，倒不如研究同方治异证的机制，对实现中医现代化更有现实意义，更能研究出真正称得上创造性的成果。这是因为辨证论治并不是中医学的全部，而且经过千百年众多医家的分析研究之后，辨证论治的发展余地已十分有限，而同方治异证则是一块有待开垦的处女地。

（四）结束语

总之，发源于同病异治的辨证论治学说日臻完善，取得了辉煌的成就，近20年来被众多学者视为中医特色的重要标志，但是辉煌的背后往往伴随着阴影，同病异治的辨证论治学说也不例外。首先，它的成就是在牺牲了同方异治的宝贵经验、扼杀了寻找广谱有效方药的热情之后才取得的。其次，它的辉煌成就使人们的思维陷入了永恒不变的公式之中，在“坚持突出中医特色”口号下的辨证论治的圈子里打转，与创新的客观要求越来越远。这就难怪一位1992年毕业的大学生说到中医问题时讲了这样一句话：“苍蝇撞玻璃，有光明没前途。”众所周知，创新是硬道理，是科学技术的生命线。如果把中医固有的理论看作永恒不变的东西，那么还用得着投入大量的人力、物力和财力去研究它吗？历史是无情的，任何一门科学若满足不了社会发展的需要，那它只能走上日趋消亡之路。诚如王永炎院士所说：“囿于原有的医学模式，恪守固有的理论体系和具体的治疗措施，顺其自然地进行，这已不能适应时代的发展和人类卫生保健的需要。必须站在原有体系之上，洞察医学发展的趋势……把继承、发展、创新统一起来，只有这样，才能使中医学永远立于不败之地。”笔者写到这里，忽然想起《庄子·在宥》里的一句名言：“世俗之人，皆喜人之同乎己，而恶人之异于己。”但愿当今之世的学术界少一些世俗人的偏见，多一些实事求是的科学精神。

（王玉川著于1999年）

四、温胆汤的命名与主治证及其他

（一）前人的论述

温胆汤是临床上常用的一首古代名方，由生姜、半夏、橘皮、竹茹、枳实、炙甘草6味药物组成。前人立方之初，用于胆寒不眠证，故名温胆汤。例如，《备急千金要方》《外台秘要方》并谓“大病后，虚烦不得眠，此胆寒故也，宜服此温胆汤”。《外台秘要方》标明该方源于《集验方》。成书于南宋淳熙元年（1174）的《三因极一病证方论》（以下简称《三因方》）在“虚烦证治”和“惊悸证治”条下所载之温胆汤，是由陈皮、半夏、茯苓、炙甘草、竹茹、枳实、生姜、大枣共8味药物组成，与《集验方》相比较则多茯苓、大枣，与二陈汤相比较则多竹茹、枳实、生姜、大枣。温胆汤为宋代医学发展的产物，这一点是毋庸置疑的。《三因方》对温胆汤主治证及其病理的论述也表明了这一点。《集验方》仅仅把它看作是大病后胆寒而见虚烦不眠证的康复用方，《三因方》则说：“治心胆虚怯，触事易惊，梦寐不祥（按，即做噩梦），或异象惑，遂致心惊胆慑，气郁生涎，涎与气抟，变生诸证，或短气悸乏，或复自汗，四肢浮肿，饮食无味，心虚烦闷，坐卧不安。”该书以为凡是心胆虚怯之证者皆可服用温胆汤，不必限于大病之后，并指出“气郁生涎，涎与气抟”是其适应证的基本病理。气血运行不利，自在不言之中，而胆寒之说则不再提及。后来，明清医家大多沿用此方，并在临床应用上提出不少加减化裁之法，如心虚神怯者加人参、烦热者加黄连、失眠者加枣仁、痰滞者加胆星等。

随着对温胆汤的方药组成、主治证及病理机制的认识等的改变，后世医家对于其方名和药理作用的解释也必然会作出相应的改变。例如，《医宗金鉴·删补名医方论》说：“方以二陈治一切痰饮，加竹茹以清热，加生姜以止呕，加枳实以破逆，相济相须，虽不治胆而胆自和，盖所谓胆之痰热去故也。命名温者，乃温和之温，非温凉之温也。若谓胆家真畏寒而怯而温之，不但方中无温胆之品，且更有凉胃之药也。”该书认为温胆汤是清热祛痰之剂。显然，这是针对《三因方》的温胆汤证来说的，若以此释《集验方》温胆汤证则并不确当。因为任何一味中药的功能都是多方面的，《集验方》用竹茹未必是为了清热，用生姜并非只是为了止呕，用枳实也决不是为了破逆。

综上所说，南北朝时期姚僧垣认为温胆汤证的病所在胆，病性属虚寒，而后世医家则认为其病所在心，病性不属虚寒而属痰热。胆病与心病相去甚远，寒证与热证则正好相反，这在理论上是一个多么巨大的演变！

（二）现代研究进展

近10年来，有关温胆汤加减应用的临床报道甚多，据不完全统计，见于全国各级中医期刊的就有60余篇（因限于篇幅，恕不一一介绍）。其所治病证，除虚烦不眠之外，尚有嗜睡多眠、夜游症、眨眼症、斜视（展神经麻痹）、神经衰弱、梅核气、眩晕、耳鸣、高血压、偏正头痛（神经性头痛、血管性头痛等）、中风（包括脑卒中、脑栓塞）、癫狂（精神分裂症）、癫病、风心病、冠心病、心绞痛、心律失常、心肌炎、惊悸、神经性呕吐、慢性胃炎、胃及十二指肠溃疡、慢性肝炎、早期肝硬化、尿毒症、慢性淋巴结炎、慢性咽炎、哮喘、肺炎、更年期综合征、脏躁、带下、闭经、妊娠恶阻、小儿受惊抽风、小儿厌食等。此外，还有将此方用于头部损伤、腹部损伤、肋骨骨折、四肢骨折的。上述内、外、妇、儿各科中西医病证名合计有40余种，涉及多个脏腑组织系统，又以中医的心脑血管系统的病证占有比例较大。有学者指出，这是辨证论治、异病同治原则的实用价值在温胆汤临床研究中的具体体现。

与此同时，学者们对温胆汤方名与性能的探讨也做了不少工作。其主要观点或主张不外如下数说：①温胆汤之“温”，是温和之意，非寒温之“温”；②名为温胆，实际是清胆和胃；③胆气虚寒，疏泄不利，胃气因之不和，致生痰涎，温胆汤和胃祛痰涎，痰涎消，胃气和，则胆气自温；④温胆汤的功能在于降胃气，胃气降则胆逆自除，此即所谓胆随胃降；⑤胆少阳之气，治宜和解，故温胆汤实为和解剂。如此见仁见智，各执一端，迄无定论。笔者认为这些见解多能自圆其说，而实际上都是《删补名医方论》的翻版或发挥，与《集验方》温胆汤以温性药物为主的情况并不相符，与当初命名之意相去甚远，且论不及心，与《三因方》相较亦颇有倒退之嫌。

（三）我们的考证和发现

南北朝时期姚僧垣的《集验方》是最早记载温胆汤的方书，该方之所以称为“温胆”，是针对胆寒而来的，其方药组成亦以温性药物为主。因此，它符合“寒者温之”的论治原则。那么，南北朝时期中医学在脏腑辨证方面具有怎样的特色呢？《删繁方》的作者谢士泰与《集验方》的作者姚僧垣都是南北朝时期的名医。《删繁方》独具特色的脏腑辨证模式，即凡皮、肉、脉、骨、髓等脏腑外组织器官的疾病，表现为“实则热，虚则寒，热则应脏，寒则应腑”。

一是，“《删繁》论曰：夫五脏六腑者，内应骨髓，外合皮毛肤肉。若病从外生，则皮毛肤肉关格强急；若病从内发，则骨髓疼痛。然阴阳表里，外皮内髓，其病源不可不详也。皮虚者寒，皮实者热。凡皮虚实之应，主于肺、大肠。其病发于皮毛，热则应脏，寒则应腑”。

二是，“论曰：夫肉虚者，坐不安席，身危变动。肉实者，坐安不动，喘气。肉虚实之应，主于脾、胃。若其脏腑有病从肉生，热则应脏，寒则应腑”。

三是，“论曰：凡脉虚者，好惊跳不定。脉实者，洪满。凡脉虚实之应，主于心、小肠。若其脏腑有病从脉生，热则应脏，寒则应腑”。

四是，“论曰：骨虚者，酸疼不安，好倦。骨实者，苦烦热。凡骨虚实之应，主于肾、膀胱。若其脏腑有病从骨生，热则应脏，寒则应腑”。

五是，“《删繁》论曰：髓虚者，脑痛不安。髓实者，勇悍。凡髓虚实之应，主于肝、胆。若其脏腑有病从髓生，热则应脏，寒则应腑”。

以上第5条引文认为髓与肝胆之间有着特定的相应关系。髓病表现为实证、热证者，应当从肝论治；表现为虚证、寒证者，应当从胆论治。这是指髓病而言，却并不意味着肝病只有实证、热证而不会有虚证、寒证，胆病只有虚证、寒证而不会有实证、热证。《删繁方》的这种“热则应脏，寒则应腑”的理论，无疑是南北朝时期中医学的特色，也是《集验方》温胆汤命名及其主治证属性的依据。换句话说，大病后虚烦不得眠，在南北朝时期通行的辨证论治模式里被认定为“髓虚、胆寒证”，因服用由生姜、半夏、橘皮、竹茹、枳实、炙甘草组成的方子能治愈此证，故称此方为“温胆汤”。

（四）《删繁方》的启示

读了《删繁方》的上述条文，不仅使笔者弄清了《集验方》温胆汤命名之真谛，而且对《三因方》温胆汤的主治证也有了进一步的认识和理解。

《删繁方》所谓“凡髓虚实之应，主于肝、胆”“热则应脏，寒则应腑”，只是脏腑辨证模式里的归类方法，而“有病从髓生”一句，即病生于髓，才说到了病证的关键所在。故名曰肝热而其实是髓实，名曰胆寒而实际是髓虚。其“髓虚者，脑痛不安；髓实者，勇悍”之说，显然与《灵枢·海论》中“脑为髓之海……髓海有余，则轻劲多力，自过其度；髓海不足，则脑转耳鸣，胫酸眩冒，目无所见，懈怠安卧”之论是一脉相承的。“髓虚者”是髓海不足，即脑虚；“髓实者”，是髓海有余，即脑实。实者邪气盛，虚者正气衰，故温胆汤名为治胆寒，实则治脑之正气不足。至于脑病之实热者，自当采用清肝泻热之方。

脑的功能，在中医古籍里往往归属于心，即如《素问·灵兰秘典论》所谓“心者，君主之官，神明出焉……故主明则下安，主不明则十二官危”，而《素问·痿论》说“心主身之血脉”，《素问·五脏生成》亦有“诸血者皆属于心……心之合脉也”之说，由此可以看出脑、心、血脉三者之间的关系。

从现代临床报道的应用温胆汤加减而有效的病例来看，如风心病、冠心病、心绞痛、心律失常、高血压等在现代医学中属于心血管疾病，即便是脑栓塞、脑卒中之类的脑病，按照现代国际公认的说法也是属于心脑血管疾病的范畴。《三因方》论温胆汤方证，不说髓虚，不说此胆寒故也，而说“心胆虚怯，触事易惊……心虚气闷”，把证治重点归属于心，并提出“气郁生涎，涎与气抟，变生诸证”的病理学说，无疑是一个了不起的进步。

（王玉川著于1986年）

附　为《温胆汤的命名与主治证及其他》一文收集之资料

为了更好地展示王玉川教授做学问之严谨，特将王老在写这篇文章时的学习笔记录入，以供读者阅读。

（一）温胆汤方名问题

（1）潘澄濂。按，温胆汤无疏胆之治，却命名为“温胆”，义难理解。首先，对“温”字的意义要有认识，《尔雅·释训》云“温温，柔也”，《疏》云“宽缓和柔也”，由此可见，“温”是温和之意，不能与“热”等同而观。组成温胆汤的诸药皆为温和之物，故该方似属于和解之类的方剂。其次，古人认为心悸、心慌及虚烦不得眠等与胆火有关。王旭高说："胆气怯者，心神必虚；胆气壮者，心神必旺。然则心者，虽为君主之官，而实听命于胆。"上文说明心和胆之间相互影响。温胆汤主以竹茹之能清相火、温和胆气，故称曰"温胆汤"，用意深远。(《温胆汤的考证、方义和应用》，《光明中医》1988 年 2 期 4 页)

(2) 林宗广。为何名温胆汤？清代汪昂《医方集解》说"胆欲不寒不燥，常温不侯（按，疑'候'字)"，本方不寒不燥，取名确切。(《黑龙江中医药》，1986 年 6 期)

(3) 万良政。取名温胆，实际是清胆和胃。《备急千金要方》指出其主治是"胆虚痰热上扰，虚烦不得眠"(见下文王老按语)，适应证首先是着重于"痰"，其次是"热"。(《温胆汤治疗神经精神病案举隅》，《中医杂志》1987 年 8 期)

按，①《备急千金要方・胆腑门・胆虚寒》载"治大病后虚烦不得眠，此胆寒故也。宜服温胆汤方"，并无"胆虚痰热上扰"之说。(按，杜撰书证太不该了！)《外台秘要方・病后不得眠方》云："《集验》温胆汤，疗大病后虚烦不得眠，此胆寒故也。宜服此汤方……"又引"《病源》"云："若心烦而不得睡者，心热也；若但虚烦而不得卧者，胆冷也。"②王旭高云："二陈和胃涤痰，竹茹清上焦之热，枳实泄下焦之热。治三焦而不及于胆者，以胆为生气所从出，不得以苦寒直伤之也。命之曰'温'，无过泄之戒辞，非以胆寒而温之也。"③王绵之云："病后胆虚气寒，疏泄不利，胃气因而不和，致生痰涎……"(《中医百科全书・方剂学》)

(4) 连维真。吴筱辉提供的 164 例非胆囊疾病的胆中壁改变资料进一步说明了五脏六腑的疾病（肝硬化，急性病变性肝炎，肝癌，恶性淋巴癌，慢性肾功能衰竭，慢性心力衰竭，肝硬化、肝癌、胃十二指肠肿瘤、结核性腹膜炎所致的腹水）都可反映到胆囊，胆囊壁的改变不一定是胆囊本身的病变，可以是其他内脏病理生理反应的一部分。(《"凡十一脏，取决于胆也"之我见》，《中医杂志》1990 年 6 期 58 页)

(二) 温胆汤组方问题

(1)《医宗金鉴・删补名医方论》云："温胆汤，治热呕吐苦，虚烦，惊悸不眠，痰气上逆。竹茹、枳实、半夏、甘草、陈皮、茯苓、生姜，上七味，水煎服。"此处无药物剂量。引罗谦甫曰："胆为中正之官，清静之府，喜宁谧恶烦扰，喜柔和恶壅郁。盖东方木德，少阳温和之气也，若病后或久病，而宿有痰饮未消，胸膈之余热未尽，必致伤少阳之和气，以故虚烦惊悸者，中正之官，以熇蒸而不宁也。热呕吐苦者，清静之府以郁炙而不谧也。痰气上逆者，木家挟热而上升也。方以二陈治一切痰饮，加竹茹以清热，加生姜以止呕，加枳实以破逆，相济相须，虽不治胆而胆自和，盖所谓胆之痰热去故也。命名温者，乃谓温和之温，非谓温凉之温也。若谓胆家真畏寒而怯而温之，不但方中无温胆之品，且更有凉胃之药也。"

(2)《医方发挥》(傅衍魁、尤荣辑主编)第十四章"祛痰剂"，把温胆汤作为燥湿化痰方二陈汤之附方之一：温胆汤（《集验方》录自《外台秘要方》)(按，卷十七"病后不得眠方")。

(3)《集验》温胆汤，疗大病后虚烦不得眠。此胆寒故也，宜服此汤方。

生姜四两，半夏二两（洗），橘皮三两，竹茹二两，枳实二枚（炙），甘草一两（炙）。

按，生姜是主药。

上六味切，以水八升，煮取二升，去滓，分三服。忌羊肉、海藻、菘菜、饧。出第五卷中。

按，本方源于姚僧垣《集验方》，《外台秘要方》谓“出第五卷中”。

（4）《备急千金要方》（按，“胆虚寒”）载本方治证、用药相同，唯枳实改用二两。《三因极一病证方论》载本方治证较详：治心胆虚怯，触事易惊，或梦寐不祥或异象惑，遂致心惊胆慑，气郁生涎，涎与气抟，变生诸证，或短气悸乏，或复自汗，四肢浮肿，饮食无味，心虚烦闷，坐卧不安。所载用药也有所改变：半夏（汤洗七次）、竹茹、枳实（麸炒，去瓤）各二两，橘皮三两（去白），甘草（炙）一两，白茯苓一两半。上为剉散，每服四大钱，水一盏半，姜五片、枣一个，煎七分，去滓，食前服。

（5）《三因极一病证方论》依据《备急千金要方》又加茯苓、大枣，之后方书大都沿用此方，并谓其具有燥湿化痰、清热除烦功效，主治胆虚痰热不眠，虚烦惊悸、口苦呕涎。

王老注，生姜是主药。

（6）《脏腑标本虚实寒热用药式》云实火泻之。泻胆可用龙胆草、牛胆、猪胆、生蕤仁、生酸枣仁、黄连、苦茶。虚火补之。温胆可用人参、细辛、半夏、炒蕤仁、炒酸枣仁、当归、地黄。

（7）吴化林《试论温胆汤的本意及衍变》则肯定该方用于温胆为是，凉胆、清胆之说为非。据《备急千金要方》立论，并分析了全方6味药总量十四两，其中温热药3味共九两，微寒药2味共四两，辛味药4味共十一两，甘味药2味共三两，可见该方以辛温为主。

温胆汤：其中6味药绝大多数是温性药（共十四两，竹茹二两，占1/7）。

二两半夏：日华子云治“肠腹冷”，张元素云“除胸寒，和胃气”，“味辛苦，性温”，《名医别录》云“生微寒，熟温”，李时珍云“味辛，性温”。

四两生姜：陈藏器云“温”，张元素云“辛而甘温”，陈藏器又云“去冷气”，《备急千金要方》云“味辛，微温”。

二两竹茹：甘，微寒。

二两枳实：（中药学）苦、辛，微酸，微温。《本草纲目》云“苦，寒”。

三两陈皮：苦、辛，温。李杲云“能导胸中寒邪”，李时珍云“苦能泄能燥，辛能散，温能和”。《本草纲目》引方勺《泊宅编》云：“橘皮宽胸降气，消痰饮，极有殊功。他药贵新，惟此贵陈。外舅莫强中，令丰城时得疾，凡食已辄胸满不下，百方不效。偶家人合橘红汤，因取尝之，似相宜，连日饮之。一日忽觉胸中有物坠下，大惊目瞪，自汗如雨。须臾腹痛，下数块如铁弹子，臭不可闻。自此胸次廓然，其疾顿愈。盖脾之冷积也。其方：用橘皮去穰一斤，甘草、盐花各四两，水五碗，慢火煮干，焙研为末，白汤点服。名二贤散，治一切痰气特验。”《备急千金要方》云：“辛，温。”

一两甘草：甘，平。甄权云：“主腹中冷痛……凡虚而多热者加用之。”《名医别录》云：“温中下气。”

（8）《金匮要略》云：“病痰饮者，当以温药和之。”“呕家本渴，渴者为欲解，今反不渴，心下有支饮故也。小半夏汤主之。”小半夏汤方：半夏一升，生姜半斤。

又云：“病人胸中似喘不喘，似呕不呕，似哕不哕，彻心中愦愦然无奈者，生姜半夏汤主之。”生姜半夏汤方：半夏半升，生姜汁一升。

又云：“干呕哕，若手足厥者，橘皮汤主之。”橘皮汤方：橘皮四两，生姜半斤。

又云：“哕逆者，橘皮竹茹汤主之。”橘皮竹茹汤方：橘皮二斤，竹茹二斤，生姜半斤，甘草半斤，人参一两，大枣三十枚。

又云：“胸痹，胸中气塞，短气，茯苓杏仁甘草汤主之，橘枳姜汤亦主之。”橘枳姜汤方：橘皮一斤，枳实三两，生姜半斤。

（三）《删繁方》脏（腑肢体；象）系统之（研究）学术价值（脏腑论的学术价值）

（1）《删繁方》简考（作者、成书年代）。

（2）独创的脏腑论——谢氏系统。

（3）谢氏系统对《黄帝内经》的修正与补充。

（4）谢氏系统的临床意义——“病从髓生，热则应脏，寒则应腑”的意义。

《素问·五脏别论》云：“黄帝问曰：余闻方士，或以脑髓为脏，或以肠胃为脏，或以为腑。敢问更相反，皆自谓是，不知其道，愿闻其说。岐伯对曰：脑、髓、骨、脉、胆、女子胞，此六者，地气之所生也。皆藏于阴而象于地，故藏而不泻，名曰奇经之府。夫胃、大肠、小肠、三焦、膀胱，此五者，天气之所生也，其气象天，故泻而不藏。此受五脏浊气，名曰传化之府，此不能久留，输泻者也。魄门亦为五脏使，水谷不得久藏。所谓五脏者，藏精气而不泻也。”

《素问·灵兰秘典论》论“十二脏之相使”，十二脏即心、肺、肝、胆、膻中、脾、胃、大肠、小肠、肾、三焦、膀胱。新校正云，详此乃十一官，脾胃二脏共一官故也。

《素问·六节脏象论》云：“凡十一脏取决于胆。”本论言脏象为心、肺、肾、肝、脾、胃、大肠、小肠、三焦、膀胱、胆。

南北朝时期姚僧垣［生于南齐永元元年（499），卒于隋开皇三年（583）］《集验方》第五卷中云温胆汤所治为胆寒证，后人对此做过种种解释，而迄今未有确论，其实胆寒温胆之说与《删繁方》中“凡髓虚实之应，主于肝胆，热则应脏，寒则应腑”之论是一脉相承的。由此可推知《删繁方》成书当早于《集验方》，故《集验方》有温胆汤方也。《集验方》当成书于东晋末年欤？

《素问·五脏生成》云：“诸髓者皆属于脑。”《灵枢·海论》云：“脑为髓海。”

《备急千金要方》中宋臣据《删繁方》出校者，凡七条。①卷六上“目病第一”下“治目白肤风泪下，菥风散方”条云：“《删繁方》名真珠散。”②卷六上“目病第一”下“治雀目术”条云：“《肘后》云：《删繁》载支太医法。”③卷七“汤液第二”下“小风引汤”条云：“《删繁方》无石斛，以疗肉极寒、肌肉变、舌痿，名曰恶风腰痛脚弱。”④卷十“伤寒发黄第五”下“治黄疸方”条云：“《删繁》疗天行毒热通贯脏腑，沈伏骨髓之间，或为黄疸、黑疸、赤疸、白疸、谷疸、马黄等病，喘息须臾不绝。”⑤卷十一“肝虚实第二”下“治肝实热……竹沥泄热汤方”条下注云：“《删繁方》无石膏、生姜、芍药、生葛，用人参三分。”⑥卷二十三“肠痈第二”下“治肠痈大黄牡丹汤方”条下注云：“《删繁方》用芒硝半合、瓜子五合。”⑦卷二十三“五痔第三”下“治谷道痒痛、痔疮，槐皮膏方”条下注云：“《删繁》用蜂房（无甘草），无当归。治肾劳虚，或酒醉当风，所损肾脏。病所为肛门肿、生疮，因酒劳伤发泻清血，肛门疼痛。蜂房膏。”

膀胱主筋所生病；心主心包络，主脉所生病；胆主骨所生病者。（《灵枢·经脉》）

肝病在筋；心病在脉；脾病在肉；肺病在皮毛；肾病在骨。（《素问·金匮真言论》）

《素问·宣明五气》中五脏所主：心主脉、肺主皮、肝主筋、脾主肉、肾主骨。

《灵枢·九针论》中“五主”同。

五脏皆有合，病久而不去者，内舍于其合也。（《素问·痹论》）

骨→肾　　躯干肌表

筋→肝　　↓

肌→脾　　五脏

脉→心

皮→肺

五脏之久咳，乃移于六腑。（脏实腑虚）（《素问·咳论》）

脾→胃；肝→胆；肺→大肠；心→小肠；肾→膀胱。

心—脉；肺—皮；肝—筋；脾—肉；肾—骨。（《素问·五脏生成》）

肺—大肠—皮；心—小肠—脉；肝—胆—筋；脾—胃—肉；肾—三焦、膀胱—腠理、毫毛。（《灵枢·本脏》）

（1）髓虚者，脑痛不安；髓实者，勇悍。凡髓虚实之应，主于肝、胆。若其腑脏有病从髓生，热则应脏，寒则应腑。（《备急千金要方》）

（2）凡脉虚者，好惊跳不定；脉实者，洪满。凡脉虚实之应，主于心、小肠。若其腑脏有病，从热生则应脏，寒则应腑也。（《备急千金要方》）

（3）夫肉虚者，坐不安席，身危变动；肉实者，坐安不动，喘气。肉虚实之应主于脾。若其腑脏有病从肉生，热则应脏，寒则应腑。（《备急千金要方》）

（4）夫五脏六腑者，内应骨髓，外合皮毛肤肉。若病从外生，则皮毛肤肉关格强急；若病从内发，则骨髓痛疼。然阴阳表里，外皮内髓，其病源不可不详之也。皮虚者寒，皮实者热。凡皮虚实之应，主于肺、大肠。其病发于皮毛，热则应脏，寒则应腑。（《备急千金要方》）

（5）骨虚者，酸疼不安，好倦；骨实者，苦烦热。凡骨虚实之应，主于肾、膀胱。若其腑脏有病从骨生，热则应脏，寒则应腑。（《备急千金要方》）

肝　心　脾　肺　肾

髓　脉　肉　皮　骨

同　同　同　同

《备急千金要方》不明言出处，《外台秘要方》则指明出于《删繁方》。《删繁方》乃南北朝时期谢士泰作。《隋书·经籍志》载目，书文佚。

《删繁方》有云："凡阳邪害五脏，阴邪损六腑。"（《外台秘要方》）

"皮虚实"
"髓虚实" 〉无"脉、肉、骨虚实"之目，则见王焘时证候分类法之变化！（《外台秘要方》）

《备急千金要方》载温胆汤不载出处，《外台秘要方》云其出于姚僧垣《集验方》第五卷中。

谢士泰与姚僧垣均为南北朝时期人，谢氏生卒年不详，姚氏则为499—583年。南北朝前后名医除谢、姚外，还有东晋葛洪、范东阳、陈延之，南北朝时期阮河南、刘涓子、陶弘景、深师、应扬州、胡洽，隋代巢元方，唐代崔知悌、张文仲、甄立言、孟诜、许仁则等。

（1）《备急千金要方》"脱肛"云："肛门主肺，肺热应肛门。"又云："肛门主大肠，大肠寒应肛门。"此亦"热则应脏，寒则应腑"观点的又一体现。（《外台秘要方》引《删繁方》同）

（2）《备急千金要方》"咽门"云："咽门者，应五脏六腑，往还神气，阴阳通塞之道也……若脏热，咽门则闭而气塞；若腑寒，则咽门破而声嘶。"（《外台秘要方》"咽门论"引《备急千金要方》同）

（3）《备急千金要方》"胆虚寒"云："治大病后虚烦不得眠。此胆寒故也，宜服温胆汤方。半夏、竹茹、枳实各二两，橘皮三两，生姜四两，甘草一两……分三服。"（《外台秘要方》"病后不得眠方"云是《集验方》第五卷中方）

（4）《备急千金要方》"七窍病"云："咽门者，肝胆之候，若脏热，咽门则闭而气塞；若腑寒，咽门则破而声嘶。"（《外台秘要方》"咽门论"引《备急千金要方》同）

（5）《备急千金要方》"七窍病"云："喉咙者，脾胃之候也……若脏热，喉则肿塞，神气不通。"

（6）《备急千金要方》"舌论"云："凡舌者，心主、小肠之候也……若脏热，则舌生疮，引唇揭赤；若腑寒，则舌本缩，口噤唇青……"（《外台秘要方》"舌论"引《删繁方》云："舌者，主心、小肠之候也……若脏热，则舌生疮，唇揭赤色；若腑寒，则舌本缩，口噤唇青。"）

（四）温胆汤临床应用

（1）内科：中风、蛛网膜下腔出血、冠心病、癫狂、癫痫、眩晕、失眠、多寐、心悸、惊悸、头痛、梅核气、夜蒙症、胃溃疡、慢性胃炎、十二指肠壅积症、尿毒症、胃病、风心病、外展神经麻痹、慢性咽炎、慢性淋巴结炎、支气管炎、哮喘、早期肝昏迷。

（2）儿科：受惊抽风、厌食、头痛。

（3）妇科：更年期综合征、带下、脏躁、妊娠恶阻。

（4）骨伤科：头部损伤、胸部损伤、腹部损伤、关节四肢骨折。

（五）现《方剂学》中作为二陈汤附方的方剂

《方剂学》中作为二陈汤附方的方剂见表 97。

表 97 《方剂学》中二陈汤的附方

二陈汤	橘红、半夏、茯苓、甘草、生姜、乌梅（主湿痰咳嗽、胸满、恶心呕吐、头眩、心悸，苔白润，脉滑）
温胆汤	橘红、半夏、——甘草、生姜、——竹茹、枳实
导痰汤	橘红、半夏、茯苓、甘草、生姜、——枳实、南星
涤痰汤	橘红、半夏、茯苓、甘草、生姜、——竹茹、枳实、南星、菖蒲、人参、大枣
金水六君煎	橘红、半夏、茯苓、甘草、生姜、——当归、熟地
小半夏汤	——半夏、—— ——生姜
生姜半夏汤	——半夏、—— ——生姜
橘枳姜汤	橘红、—— —— ——生姜、—— ——枳实
橘皮竹茹汤	橘红、—— ——甘草、生姜、——竹茹、人参、大枣

高文柱博士论文“《外台秘要方》文献学研究”云：“从《外台》引《删繁方》佚文（达 262 条）来看，此书与六朝方书性质不同。六朝方书不管是‘祖述前贤’（《深师方》）还是‘捃拾遗逸’（《肘后方》），不管是‘自用得力’（《百一方》）还是‘参校征效’（《集验方》），都有一个共同特点，重实用、轻理论。《删繁方》则大大不同，它有论有方，理法并重，如其书中所论述的‘五脏劳论’‘六极论’等（见《外台》卷十六）都是非常有学术价值的医学理论，而不见于他书所载（《千金方》所载亦引自《删繁》），很可能是谢氏的发明，应引起重视加以发掘。”

第二章 对麻黄汤临证相关效用的收集与分析

麻黄汤是张仲景所著《伤寒论》中治疗太阳伤寒证的第一张方子，该方是治疗外感风寒表实证的基础方。其临床应用以恶寒发热、无汗而喘、脉浮紧为辨证要点。该方一共有 4 味药，即麻黄、桂枝、杏仁、甘草，配伍特点有二：一为麻、桂相须，发卫气之闭以开腠理，透营分之郁以畅营阴；二为麻、杏相使，宣降相因，则宣肺平喘之效甚著。笔者对《备急千金要方》《外台秘要方》中所载的有关麻黄汤及与麻黄汤相关的方剂的治疗效用加以分类摘录，拟以告诉后人应该研究一方治疗多种疾病的机制，这对发展中医学有着重要的意义。

一、《备急千金要方》施用麻黄汤的效用分析

（一）《备急千金要方》直接施用麻黄汤的效用分析（共 9 首）

（1）治少小伤寒，发热咳嗽，头面热者，麻黄汤方。

麻黄、生姜、黄芩各一两，甘草、石膏、芍药各半两，杏仁十枚，桂心半两。

上八味，㕮咀，以水四升，煮取一升半，分二服。儿若小，以意减之。(卷五上)

(2) 治少小卒肩息，上气不得安，此恶风入肺，麻黄汤方。

麻黄四两，甘草一两，桂心五寸，五味子半升，半夏、生姜各二两。

上六味，㕮咀，以水五升，煮取二升，百日儿服一合，大小节度服之，便愈。(卷五下)

(3) 治小儿丹肿及风毒、风疹，麻黄汤方。

麻黄一两半，独活、射干、甘草、桂心、青木香、石膏、黄芩各一两。

上八味，㕮咀，以水四升，煮取一升，三岁儿分为四服，日再。(卷五下)

(4) 治小儿恶毒丹及风疹，麻黄汤方。

麻黄、升麻、葛根各一两，射干、鸡舌香、甘草各半两，石膏半合。

上七味,㕮咀，以水三升，煮取一升，三岁儿分三服，日三。(卷五下)

(5) 治恶风毒气，脚弱无力，顽痹，四肢不仁，失音不能言，毒气冲心。有人病者，但一病相当即服。第一服此麻黄汤，次服第二、第三、第四方。[王老注："《外台秘要方》所选出的麻黄汤效用分析"之"(15)"]

麻黄一两，大枣二十枚，茯苓三两，杏仁三十枚，防风、白术、当归、升麻、芎䓖、芍药、黄芩、桂心、麦门冬、甘草各二两。

上十四味，切，以水九升、清酒二升合煮，取二升半，分四服，日三夜一，覆令小汗，粉之，莫令见风。(卷七)

(6) 治伤寒头及腰痛，身体骨节疼，发热恶寒，不汗而喘，麻黄汤方。[王老注："《外台秘要方》所选出的麻黄汤效用分析"之"(2)"，仲景方]

麻黄三两，桂心、甘草各一两，杏仁七十枚，喘不甚，用五十枚。

上四味，㕮咀，以水九升煮麻黄，减二升，去沫，纳诸药，煮取二升半，绞去滓，服八合，覆令汗。(卷九)

(7) 麻黄汤，治疟须发汗方。[王老注："《外台秘要方》所选出的麻黄汤效用分析"之"(5)"]

麻黄、瓜蒌根、大黄各四两，甘草一两。

上四味，㕮咀，以水七升，煮取二升半，分三服。未发前食顷一服，临发一服，服后皆厚覆取汗。(卷十)

(8) 治上气，脉浮，咳逆，喉中水鸡声，喘息不通，呼吸欲死，麻黄汤方。[王老注："《外台秘要方》所选出的麻黄汤效用分析"之"(11)"]

麻黄八两，甘草四两，大枣三十枚，射干(如博棋子二枚)。

上四味，㕮咀，以水一斗，先煮麻黄三沸，去沫纳药，煮取四升，分四服，日三夜一。(卷十七)

(9) 治肺胀，咳而上气，咽燥而喘，脉浮者，心下有水，麻黄汤方。[王老注："《外台秘要方》所选出的麻黄汤效用分析”之“(9)”]

麻黄、芍药、生姜（仲景用干姜）、细辛、桂心各三两，半夏、五味子各半升，石膏四两。

上八味，㕮咀，以水一斗，煮取三升，分三服。仲景名此为小青龙加石膏汤，用甘草三两，为九味。(卷十七)

（二）《备急千金要方》中与麻黄汤相关的方剂

还魂汤（此方与仲景麻黄汤的药物组成完全一样）：

主卒感忤、鬼击、飞尸，诸奄忽气绝，无复觉，或已死绞，口噤不开，去齿下汤，汤入口不下者，分病人发，左右捉，踏肩引之，药下复增，取尽一升，须臾立苏方。

麻黄三两，桂心二两，甘草一两，杏仁七十粒。

上四味，㕮咀，以水八升，煮取三升，分三服。《肘后方》云：张仲景方无桂心，用三味。(卷二十五)

按，《备急千金要方》卷九上治伤寒太阳病发热、无汗而喘的麻黄汤，与本处还魂汤（《备急千金要方》卷二十五）都是由麻黄、桂心、杏仁、甘草四味药物组成，方名虽异而用药相同，实际上是同一个方剂。然而，还魂汤的主治证“卒感忤、鬼击、飞尸，诸奄忽气绝，无复觉，或已死绞，口噤不开”与伤寒无汗的表实证毫无共同之处，两者病因病机亦截然不同，何以能用药物组成完全相同的方剂来治疗？

二、《外台秘要方》施用麻黄汤的效用分析

（一）《外台秘要方》所选出的麻黄汤的效用分析（共22首）

(1) 崔氏疗伤寒。前军府直吏周虎服葛根汤，再服不得汗。余更视之，甚恶寒而拘急，更思作麻黄汤以解之方。

麻黄二两（去节），葛根三两，葱白十四茎，豉一升（绵裹）。

上四味，切，以水七升，煮取二升半，分三服。虎再服，快汗愈。其疹与周虎相似者，服之皆汗，十余人瘥。(卷一)

(2) 仲景疗伤寒，头疼腰痛，身体骨节疼，发热恶风，汗不出而喘，麻黄汤方。[王老注：“《备急千金要方》直接施用麻黄汤的效用分析”之“(6)”]

麻黄三两（去节），桂心二两，甘草一两（炙），杏仁七十枚（去皮尖两仁，碎）。

上四味，切，以水九升，先煮麻黄减二升，去上沫，纳诸药，煮取二升半，去滓，服八合。覆取微汗，不须啜粥，余如桂枝法将息。忌海藻、菘菜、生葱。(卷二)

(3)《广济》疗天行、壮热、烦闷、发汗，麻黄汤方。

麻黄五两（去节），葛根四两，栀子二七枚（擘），葱一升（切），香豉一升（绵裹）。

上五味，㕮咀，以水八升，先煮麻黄、葛根三两沸，去沫，纳诸药，煎取二升五合，绞去滓，

分为三服。服别相去如人行五六里，更进一服；不利，覆取汗，后以粉粉身。忌风及诸热食。出第一卷中。(卷三)

(4)《千金翼》疗天行，脉浮紧，无汗而发热，其身疼痛，八九日不解，其表证续在，此当发其汗。服药已微除，发烦目瞑，剧者必衄，衄乃解，所以然者，阳气重故也。宜服麻黄汤方。(王老注：原书注云《千金翼方》不疗天行)

麻黄三两（去节)，桂心二两，甘草一两（炙)，杏仁七十枚（去皮尖两仁)。

上四味，切，以水九升，先煮麻黄减二升，去上沫，纳诸药，煮取二升半，分服八合。取汗，不须饮粥，投此汤易得汗。忌菘菜、海藻、生葱。《深师》同。出第九卷中。此张仲景《伤寒论》方。(卷三)［王老注：与上方“(2)”重]

(5)《千金》麻黄汤，疗疟，须发汗方。[王老注：“《备急千金要方》直接施用麻黄汤的效用分析”之“(7)”]

麻黄四两（去节)，大黄四两，瓜蒌四两，甘草一两（炙)。

上四味，切，以水七升，煮取二升半，分三服，未发前食顷服，临发更服，服后皆覆取汗。忌海藻、菘菜。《集验》同。出第十卷中。(卷五)

(6)《深师》疗新久咳嗽，唾脓血，连年不瘥，昼夜肩息，麻黄汤方。

麻黄四两（去节，一方二两)，桂心二两，甘草二两，大枣十四枚（擘)。

上四味，切，以水九升，煮取三升，去滓，分温三服，日三，数用有效。忌海藻、菘菜、生葱等物。(卷九)

(7)《深师》疗卒咳逆上气，肩息，昼夜不止，欲绝，麻黄汤方。

麻黄（去节)、细辛各二两，甘草半两（炙)，桃仁二十枚（去皮尖及两仁者，研。一本作杏仁)。

上四味，切，以水七升，煮取三升，去滓，分三服。秘方。忌海藻、菘菜、生菜。出第十八卷中。(卷九)

(8)《古今录验》疗人三十年寒冷，咳逆上气，麻黄汤方。

麻黄八分（去节)，蜀椒四分（汗)，细辛三分，藁本二分，杏仁五十枚（去皮尖两仁者，碎)。

上五味，切，以水七升，煮取三升，分为三服，日三。忌生菜。(卷九)

(9)《千金》疗肺胀，咳逆上气，咽燥，脉浮，心下有水，麻黄汤方。[王老注：“《备急千金要方》直接施用麻黄汤的效用分析”之“(9)”]

麻黄（去节)、芍药、生姜各五两，细辛、桂心各三两，半夏半升（洗)，石膏四两，五味子半升。

上八味，切，以水一斗，煮取三升，分三服。忌生葱、羊肉、饧、生菜。《集验》同。出第十七卷中。(卷十)

(10)《删繁》疗肺脉厥逆大于寸口，主大肠热，咳上气，喘鸣，心烦，麻黄汤方。

麻黄六两（去节），芍药、生姜、半夏（洗十遍）、细辛、五味子各三两，桂心二两，石膏八两。

上八味，切，以水九升，先煮麻黄七八沸，去沫，次下诸药，煎取三升，去滓，分三服。忌羊肉、饧、生葱、生菜等。（卷十）

（11）《深师》疗上气，脉浮咳逆，咽喉中水鸡鸣，喘息不通，呼吸欲死，麻黄汤方。[王老注："《备急千金要方》直接施用麻黄汤的效用分析"之"（8）"]

麻黄八两（去节），射干二两，甘草四两（炙），大枣三十颗。

上四味，切，以水一斗，先煮麻黄三沸，去上沫，纳诸药，煮取三升，分二服。已用甚良。忌海藻、生菜等。（卷十）

（12）《深师》疗上气咳嗽，喉中水鸡鸣，唾脓血腥臭，麻黄汤方。

麻黄六两（去节），桂心一两，甘草（炙）、杏仁（去皮尖）各二两，生姜八两（一方用干姜三两）。

上五味，切，以水七升，煮取三升半，分五服。已用疗咳唾脓血，喉中腥臭，得力后长将丸服。忌海藻、菘菜、生葱。（卷十）

（13）《深师》麻黄汤，疗中风，气逆满闷短气方。

麻黄三两（去节），甘草二两（炙），石膏四两（碎，绵裹），杏仁五十枚（去两仁及尖皮，碎），人参三两，干姜五两，茯苓、防风各四两，桂心三两，半夏一升（洗）。

上十味，以水九升，煮取三升，先食服一升，日三服，甚良。忌海藻、生葱、羊肉、饧、菘菜。（卷十四）

（14）《删繁》疗气极伤热，肺虚多汗，咳唾上气，喘急，麻黄汤方。

麻黄四两（去节），甘草二两（炙），杏仁四十枚（去皮尖两仁），桂心二两，生姜二两，半夏五十枚（洗，四破），石膏六两（碎），紫菀一两。

上八味，切，以水九升，煮麻黄两沸，去上沫，下药，煮取三升，去滓，分为三服。忌海藻、生葱、菘菜、羊肉、饧。并出第八卷中。（卷十六）

（15）《千金》疗恶风毒气，脚弱无力，顽痹，四肢不仁，失音不能言，毒气冲心。有人病者，但一病相当即服，第一服此麻黄汤，次服第二、第三、第四方。[王老注："《备急千金要方》直接施用麻黄汤的效用分析"之"（5）"]

麻黄一两（去节），防风二两，大枣二十枚（擘），当归二两，茯苓三两，升麻二两，芎䓖二两，白术二两，芍药二两，麦门冬二两（去心），黄芩二两，桂心二两，杏仁三十枚（去皮尖），甘草二两（炙）。

上十四味，切，以水九升、清酒二升合煮取二升半，分四服，日三夜一。覆令小汗，粉之，莫令见风。忌海藻、菘菜、生葱、桃、李、雀肉、酢物。（卷十八）

（16）《古今录验》疗头风湿，面如针刺之状，身体有肿，恶风汗出，短气，不能饮食，麻黄汤方。

麻黄四两，芎䓖一两，莽草一两，当归一两，杏仁三十枚。

上五味，切，以水五升，煮取二升，去滓，分三服，日三，糜粥将息，佳。(卷十九)

(17)《古今录验》麻黄汤，疗风水，身体、面目尽浮肿，腰背牵引髀股，不能食方。

麻黄五两（去节），桂心四两，生姜三两，甘草二两（炙），附子二枚（炮）。

上五味，切，以水一斗，先煮麻黄减二升，纳药，煎取三升，一服一升，日三。忌同前。(卷二十)

(18)《古今录验》疗妇人阴肿，苦疮烂，麻黄汤洗之方。

麻黄（去节）、黄连、蛇床子各一两，酢梅十枚。

上四味，切，以水一斗，煎取五升，洗之。(卷三十四)

(19) 去石毒，麻黄汤方。(王老注：当出自"应杨州"所传)

麻黄二两（去节），甘草二两（炙），豉一升（绵裹）。

上三味，切，以水五升，煮取一升，去滓，分温再服之。(卷三十八)

(20) 麻黄汤，下气解肌折热方。

麻黄四两，黄芩、甘草（炙）、石膏（碎）各三两，升麻二两，栀子仁一两。

上六味，切，以水一斗，煮取三升半，分三服之。(卷三十八)

(21) 疗服升麻汤，内解外不解者，宜此麻黄汤方。

麻黄（去节）、升麻、大黄、黄芩、石膏（碎）各三两，甘草一两（炙），栀子仁三合。

上七味，切，以水九升，煮取三升，分服之，瘥止。(卷三十八)

(22) 人参动紫石英……紫石犹动防风……防风动人参，转相发动，令人心痛烦热，头项强，才觉发，宜服麻黄汤方。

麻黄三两（去节），人参一两，甘草二两（炙），葱白一升（切），豉一升，大麦奴一把。

上六味，切，以酒五升，汤三升，煮取三升，分三服，良。(卷三十七)

按，方名称"麻黄汤"者，《备急千金要方》有9首，《外台秘要方》有22首，合计31首，除重复者6首，两书实有麻黄汤方25首（用药相同的《千金》还魂汤不计在内）。

（二）《外台秘要方》中所选出与麻黄汤相关的方剂（药物组成相同而方名不同者）

(1)《深师》麻黄解肌汤，疗伤寒三四日，烦疼不解者方。

麻黄三两（去节），甘草一两（炙），杏仁七十枚（去皮尖，碎），桂心二两。

上四味，切，以水九升，先煮麻黄减二升，掠去沫，乃纳诸药合煮，取二升半，绞去滓，分服八合，以汗出为度。忌海藻、菘菜、生葱。本仲景麻黄汤，《千金》《翼》并同。(卷一)

(2)《备急》疗卒上气，气不复，报肩息方。

麻黄三两（去节），桂心、甘草（炙）各一两，杏仁（如法制）。

上四味，切，以水六升，煮取二升，分三服。此二方名小投杯汤，有气疾者，亦可为散将服之。冷多，加干姜三两；痰唾者，加半夏三两洗之。忌海藻、菘菜、生葱。出第三卷中。(卷十)

(3)《深师》疗久上气咳，麻黄散方。司马太傅咳，常将此服愈。

麻黄一斤（去节），杏仁一百枚，甘草二两（炙），桂心一两。

上四味，捣筛，别捣杏仁如脂，纳诸末，合令调。临气上发时，服方寸匕，气下止；食顷，气不下，更服一匕，可至三匕。气发便服即止。忌海藻、菘菜、生葱。《千金》《古今录验》同。（卷十）

(4)《肘后方》疗中恶，短气欲绝，又方。

杏仁七十枚（去皮尖），桂心二两，甘草一两（炙），麻黄三两（去节，一方四两）。

上四味，切，以水八升，煮取三升，分三服，含咽之。通疗诸昏客忤，良。忌如常法。（卷二十八）

（三）《外台秘要方》中含麻黄汤者（但系麻、杏、桂、草四味以外者）的效用分析

以下是王玉川教授选入的在麻、杏、桂、草四味药物基础上再加入其他药物所组成的治疗方剂，并摘录了其治疗功用以进行分析。

（1）桂枝二麻黄一汤。

（2）大青龙汤，加用石膏、生姜、大枣。

（3）《小品》射干汤，主春冬伤寒，秋夏中冷，咳嗽曲拘，不得气息，喉鸣哑失音，干嗽无唾，喉中如哽者方。

麻黄二两（去节），肉桂二两，杏仁二两（去皮尖两仁），甘草二两（炙），射干二两，半夏五两（洗），干姜二两（炮），紫菀二两，吴茱萸二两，当归二两，橘皮二两，独活二两。

上十二味，以水一斗，煮取三升，去滓，温分三服。始病一二日者可服此汤，汗后重服，勿汗也。

病久者初服，可用大黄二两。初秋、夏月暴雨冷及天行暴寒，热伏于内，宜生姜四两代干姜，除茱萸，用枳实二两炙。（卷二）

（4）《古今录验》下气橘皮汤，疗春冬伤寒，秋夏冷湿咳嗽，喉中鸣声，上气不得下，头痛方。

麻黄（去节）、桂枝、杏仁二两（去双仁尖皮），甘草（炙）、橘皮、紫菀、当归、黄芩各三分。

上八味，切，以水七升，煮取三升，分三服。不瘥，重合之。忌海藻、菘菜、生葱。出第三卷中。（卷二）

(5)《延年》前胡汤，主胸背气满，膈上热，口干，痰饮气，头风旋方。

麻黄（去节）、杏仁（去尖皮，碎）各三两，桂心、甘草（炙）各二两，前胡三两，枳实（炙）、细辛、芎䓖、防风、泽泻、干姜、芍药各三两，茯苓（一作茯神）、生姜各四两。

上十四味，切，以水九升，煮取二升六合，分三服，微汗。忌生冷、油滑、猪牛肉、面、海藻、菘菜、生葱、生菜、酢物。出第十七卷中。（卷八）

(6)《小品》疗咳嗽，紫菀七味汤方。

麻黄四两（去节），桂心二两，杏仁七十枚（去皮尖两仁，碎），甘草二两（炙），紫菀半两，五味子一两，干姜四两。

上药切，以水九升，煎取二升半，去滓，温服七合，日三服。《经心录》《古今录验》同。忌海藻、菘菜、生葱、蒜、面、腥腻。出第二卷中。（卷九）

(7)《深师》疗冷咳逆气，干姜汤方。

麻黄四两（去节），桂心、甘草（炙）各二两，杏仁七十枚（去皮尖双仁，切），干姜四两，紫菀一两，五味子一两。

上七味，切，水八升，煮取二升七合，分三服。平体人加射干一两代干姜。（卷九）

(8)《古今录验》百部汤，疗咳，昼夜不得眠，两眼突出方。

麻黄六两（去节），桂心二两，杏仁四两（去皮尖两仁者），甘草二两（炙），百部半两，生姜半斤，细辛三两，贝母三两，紫菀三两，白术二两，五味子二两。

上十一味，切，以水一斗二升，煮取三升，分三服。忌桃、李、雀肉、海藻、菘菜、生葱。《千金》无杏仁、紫菀，余同。（卷九）

(9)《古今录验》疗咳，麻黄五味子汤方。

麻黄四两（去节），桂心六两，杏仁三两（去皮尖两仁者），甘草二两（炙），五味子五合，半夏二两（洗），干姜五合，细辛二两。

上八味，切，以水一斗，煮取四升，去滓，分温五服，日三夜二。忌海藻、菘菜、羊肉、饧、生菜、生葱。（卷九）

(10)《深师》疗上气咽喉窒塞，短气不得卧，倚壁而息，腰背苦痛，支胁满，不能食，面色萎黄，贝母饮方。

麻黄（去节）、桂心、甘草（炙）各二两，杏仁三十枚（去尖皮两仁者），贝母、石膏（绵裹，碎）各二两，生姜五两，半夏五两（洗）。

上八味，切，以水一斗，煮取三升，去滓，分三服。忌海藻、菘菜、羊肉、生葱、饧等。（卷九）

(11)《古今录验》已试鲤鱼汤，疗上气方。

麻黄（去节）、甘草（炙）各二两，桂心、杏仁（去两仁尖皮，熬）、贝母各三两，橘皮、人参、厚朴、茯苓、胡麻、白前各二两，鲤鱼五斤，生姜六两，半夏五两。

上十四味，切，先以水二斗煮鱼，得一斗二升，去鱼纳药，煎取三升二合，分四服，日三夜一服。（卷十）

(12)《深师》疗咳逆上气，胸中塞，不得息，卧不安席，牵绳而起，咽中如水鸡声，投杯汤方。

麻黄四两（去节），桂心二两，杏仁四十颗（去两仁者及尖皮），甘草一两（炙），款冬花二十分，大枣二十颗（擘），生姜、半夏（洗）各三两，紫菀、细辛各一两。

上十味，切，以水八升，煮取二升，顿服之，一方分再服。卧令汗出，食粥数口，勿饱食，神良。（卷十）

（13）《小品》疗咳逆，喉中如水鸡声，贝母汤方。

麻黄（去节）、桂心、甘草（炙）各二两，杏仁七十枚（去尖皮两仁者，熬），贝母二两，半夏（洗）、干姜各三两。

上七味，切，以水二斗三升，先煮麻黄得十沸，纳药煮取三升，温服七合，日三。（卷十）

（14）《古今录验》投杯汤，疗久咳嗽上气，胸中寒冷，不得息食，卧不安席，每牵绳而起，咽中如水鸡声方。

麻黄（去节）、桂心、甘草（炙）各二两，杏仁四十枚（去皮尖两仁者），款冬花四十颗，细辛一两，紫菀三两，干姜二两，五味子半升，半夏半升（洗）。

上十味，切，以水八升，煮取二升，分再服。卧，汗出即愈。（卷十）

（15）《深师》疗上气及诸逆气，神验，白前汤方。

麻黄四两（去节），桂心二两，杏仁三两（去尖皮并两仁者），甘草一两（炙），白前五两，紫菀、厚朴（炙）各三两，半夏四两（洗），生姜一斤（一方用八两），人参二两，大枣十四枚(擘)。

上十一味，切，以水八升，煮取二升半，分三服，良。（卷十）

（16）《深师》疗肺气不足，咳嗽上气，牵绳而坐，吐沫唾血，不能食饮，补肺溢汤方。

麻黄二两（去节），桂心三两，杏仁二两（去尖皮两仁者），甘草二两（炙），苏子一升，桑白皮五两，半夏六两（洗），紫菀、人参、五味子、干姜各一两，细辛一两半，款冬花一两，射干一两。

上十四味，切，以水一斗二升，煮取三升，分五服，日三夜再。（卷十）

（17）《古今录验》疗积病后，暴上气困笃，投杯汤方。

麻黄三两（去节），桂心、杏仁（去皮尖）、甘草（炙）各二两，石膏四两（碎），五味子三两，大枣二十枚（擘），人参、半夏（洗）各二两，生姜四两。

上十味，切，以水一斗，煮取三升，一服六合，日三夜一。（卷十）

（18）《深师》疗咳，上气，中寒冷，鼻中不利，杏仁煎方。

麻黄一斤（寸切），桂心四两，杏仁五两（去两仁者及皮，炙），甘草四两（炙），五味子三合，款冬花三合，紫菀、干姜各二两。

上八味，切，以水一斗，煮麻黄减二升，掠去沫，乃纳诸药，煮取四升，绞去滓。又纳胶饴半斤、白蜜一斤，合纳汁中，搅令相得，汤中煎如饴，成。先食服如半枣，日三，不知稍加之。（卷十）

（19）《古今录验》杏仁煎，疗咳逆上气方。

麻黄（去节）、桂心、甘草（炙）各五两，杏仁一升（去皮尖两仁者），石斛、干姜各四两，五味子、款冬花、紫菀各三两。

上九味，捣八味下筛，以水一斗，先煮麻黄取八升，去滓，纳药末，胶饴半斤、蜜一斤，搅令

相得。未食，服如枣大一枚，日三。（卷十）

（20）《千金翼》凡初得风，四肢不收，心神昏愦，眼不识人，言不出口。凡中风多由热起，服药当须慎酒、面、羊肉、生菜、冷食、猪、鱼、鸡、牛、马肉、蒜，乃可瘥。得患即服此竹沥汤方。

竹沥二升，生葛汁一升，生姜汁三合。

上三味相合，温暖分三服，平旦、日晡、夜各一。服讫，觉四体有异似好，以进后方。

麻黄一两半（去节），桂心、甘草（炙）各一两，杏仁四十枚（去尖皮两仁者），防风一两半，芎䓖、防己、附子（炮）、人参、芍药、黄芩各一两，生姜四两，羚羊角二两（屑），竹沥一升，生葛汁五合（一云地黄汁），石膏六两（碎，绵裹）。

上十六味，切，以水七升，煮取一半，乃下沥汁，煮取二升七合，分温三服，五日更服一剂，频与三剂，慎如上法。渐觉稍损，次进后方。（卷十四）

（21）《千金》芎䓖汤，主卒中风，四肢不仁，善笑不息方。

麻黄（去节）、桂心、甘草（炙）各四分，杏仁二十枚（去两仁尖皮，碎），芎䓖六分，黄芩、当归（炙）、石膏、秦艽（炙）、干姜各四分。

上十一味，切，以水九升，煮取三升，分三服。（卷十四）

（22）《千金》主卒中风，四肢不仁，善笑不息方。

麻黄（去节）、桂心、甘草（炙）各四分，杏仁二十枚（去皮尖两仁，碎），芎䓖六分，黄芩、当归、秦艽、干姜、黄连各四分。

上十味，切，以水九升，煮取三升，温服一升，日三，大汗。（卷十四）

（23）崔氏小续命汤，疗卒中风欲死，身体缓急，口目不正，舌强不能语，奄奄惚惚，神情闷乱，诸风服之皆验，不令人虚方。出《小品》。余昔任户部员外，忽婴风疹，便服此汤，三年之中凡得四十六剂，风疾迄今不发。余曾任殿中少监，以此状说向名医，咸云此方为诸汤之最要。

麻黄（去节）、桂心、杏仁（去两仁尖皮，碎）、甘草（炙）各一两，人参、黄芩、芍药、芎䓖各一两，防风一两半，附子一枚（炮），生姜五两。

上十一味，切，以水九升，煮取三升，分三服，甚良。不瘥，合三四剂必佳。取汗，随人风轻重虚实也。有人脚弱，服此方至六七剂得瘥。有风疹家，天阴节变辄合之，可以防喑也。忌猪肉、冷水、海藻、菘菜、生葱。《千金》有防己一两。如恍惚者加茯神、远志；若骨节烦疼、本有热者，去附子、倍芍药服之。（卷十四）

（24）崔氏续命汤方，太府梁卿得效。

麻黄三两（去节），桂心、杏仁（去皮尖两仁，碎）各二两，甘草（炙）一两半，茯神、生姜各三两，附子（炮）、防己各一两半，芎䓖、细辛、白鲜皮、人参、羌活各三两。

上十三味，切，以水八升，煮取二升八合，去滓，分三服，服别相去八九里许，覆取汗，可服三剂，间五日一进。慎如药法。本方云间五日一进，若老弱虚羸，非间十日以上，不可频服。（卷十四）

（25）《古今录验》疗中风发三冬，脉浮大者，温脾汤方。

麻黄六分（去节），桂心五分，杏仁十四枚（去尖皮两仁，碎），甘草四分（炙），芎䓖二两，石膏四分，黄芩三两，蜀椒二分，防风四分。

上九味，切，以水八升，煮取三升，分三服。（卷十四）

（26）《深师》疗贼风入腹，五脏四肢心胸急痛，背反寒，咽干口噤戴眼方。此故是大续命汤，药分两不同。

麻黄三两（去节），桂心、甘草（炙）各二两，杏仁三十枚（去两仁尖皮），石膏、当归、芎䓖、干姜各二两，黄芩一两。

上九味，㕮咀，以水、酒各五升合煮，取四升，分为四服。（卷十四）

（27）《深师》大续命汤，疗毒风、贼风，身体不能自收，不知痛处，咽中卒不得语。若拘急腰痛引颈，目眩，不得见风，坐欲却倒，觉即反张，脊不着席，脉动不安，恍惚、恐惧、欲啼，上气呕逆，面肿方。

麻黄（去节）、桂心、甘草（炙）各一两，杏仁三十枚（去双仁皮尖，碎），芎䓖、石膏、当归、黄芩、干姜各一两。

上九味，切，以水六升，酒三升，合煮取三升，分四服，取微汗，汗出粉之，勿见风。（卷十四）

（28）《古今录验》疗卒中风，身体直，角弓反张，口噤，西州续命汤方。

麻黄三两（去节），桂心、甘草（炙）各一两，杏仁四十枚（去皮尖及两仁，碎），干姜三两，附子一两（炮），防风、白术、人参、芎䓖、当归各一两。

上十一味，切，以水九升，煮取三升，未食分再服，覆令汗出。（卷十四）

（29）《古今录验》小续命汤，疗中风入脏，身缓急不遂，不能语方。

麻黄（去节）、桂心各三两，甘草二两（炙），杏仁三十枚（去皮尖两仁），人参、芍药、芎䓖、黄芩、防风、当归、石膏各二两，白术一两，生姜五两，附子二枚（炮）。

上十四味，切，以水一斗，煮取三升，分三服。若不瘥，可服三四剂。一方石膏三两。（卷十四）

（30）《古今录验》疗大痹，一身不遂，或半身、一手、一臂，口不能言，习习不知人，不觉痛痒，续命汤方。

麻黄三两（去节），桂心二两，甘草一两（炙），杏仁四十枚（去皮尖双仁），防风二两，石膏（碎，绵裹）、黄芩、干地黄、芎䓖、当归各一两。

上十味，㕮咀，以水一斗，煮取四升，服一升，日再服之。当汗出，气下自覆，当慎护风寒，不可见风。并疗上气咳逆，面目大肿，但得伏不得卧，更善。（卷十四）

（31）《古今录验》八风续命汤，疗半身不遂，手脚拘急，不得屈伸，体冷，或痴或智，身强直不语，或生或死，狂言不可名状，或角弓反张，或欲得食，或不用食，或大小便不利，皆疗之方。

麻黄八分（去节），桂心、甘草（炙）各三两，杏仁四十枚（去皮尖两仁），人参、当归、独活各三两，石膏六分，黄芩、干姜各三分。

上十味，切，以井华水九升，煮取三升，分为二服，日二。覆令汗，汗解，食白糜，慎风，不汗复更服。唯汗得瘥。（卷十四）

（32）《古今录验》西州续命汤，疗中风痱，身体不自收，口不能语，冒昧不识人，不知痛处，但拘急，中外皆痛，不得转侧，悉主之方。

麻黄六两（去节），桂心、甘草（炙）各二两，杏仁四十枚（去皮尖两仁），石膏四两（碎，绵裹），当归二两，芎䓖、干姜、黄芩各一两。

上九味，切，以水一斗九升，先煮麻黄再沸，吹去沫，后下诸药，煮取四升。初服一升，稍能自觉者，勿熟眠也。可卧，厚覆，小小汗出已，渐渐减衣，勿复大覆，不可复服，差。前服不汗者，更服一升，汗出即愈。汗后稍稍五合一服，饮食如常。（卷十四）

（33）《古今录验》续命汤，治中风痱，身体不能自收，口不能言，冒昧不知人，不知痛处，或拘急不得转侧。姚云与大续命同，兼疗产妇大去血者及老人、小儿方。

麻黄三两（去节），桂心、甘草（炙）各二两，杏仁四十枚（去皮尖两仁），当归、人参、石膏（碎，绵裹）、干姜各二两，芎䓖一两。

上九味，㕮咀，以水一斗，煮取四升，服一升。当小汗，薄覆脊，凭几坐，汗出则愈。不更服，无所禁，勿当风。并疗但伏不得卧，咳逆上气，面目红肿。（王老注：《金匮要略》作为附方）（卷十四）

（34）《延年》小续命汤，主偏风，半身不遂，口眼㖞，不能言语，拘急不得转侧方。

麻黄三两（去节），桂心、甘草（炙）各一两，杏仁四十枚（去皮尖两仁），防已、附子（炮，去皮）、芎䓖、黄芩、芍药、人参各一两，生姜四两（切），防风一两半。

上十二味，切，以水八升，煮取二升六合，分三服，隔五日更服，频进十剂。病不愈，乃至二十剂。（卷十四）

（35）《备急》续命汤，疗毒风，其病喉咽塞气噎，或口不能言，或身体缓纵，不能自胜，不知痛处，拘急，腰背强引头，恍恍惚惚，不得卧转侧，绵绝欲死，此毒风所作方。

麻黄三两（去节），桂心、甘草（炙）各二分，杏仁二十枚（去两仁尖皮，碎），石膏（碎，绵裹）、干姜各二两，防风一两，当归、芎䓖、黄芩各二分。

上十味，切，以水九升，煮取三升，分服，小取汗。若口噤不能饮，绞口与汤，不过二三剂。（卷十五）

（36）《千金》疗肉极虚热，肌肤淫淫如鼠走，津液脱，腠理开，汗大泄，或痹不仁，四肢急痛，西州续命汤方。

麻黄二两（去节），桂心、甘草（炙）各一两，杏仁四十枚（熬，去尖皮两仁），生姜三两，当归、石膏（碎，绵裹）各二两，芎䓖、黄芩、防风、芍药各一两。

上十一味，切，以水九升，先煮麻黄，去上沫，下诸药，煮取二升，去滓，分四服，日再。《删繁》同。（卷十六）

(37)《古今录验》杜仲独活汤，疗腰痛方。

麻黄二两，桂心三两，甘草三两（炙），杏仁二两（去尖皮，碎），独活四两，生姜六分，芍药三两，葛根三两，瓜蒌子二两，防风二两，杜仲四两，附子一两（炮），干地黄二两。

上十三味，切，以水八升、清酒二升，煮取三升，分三服。（卷十七）

(38)《千金》第一竹沥汤，疗两脚痹弱，或转筋，皮肉不仁，胀起如肿，按之不陷，心中恶，不欲食，或患冷方。

麻黄一两（去节），桂心一两，甘草一两（炙），杏仁五十枚（去两仁皮尖，碎），秦艽一两，葛根一两，附子二枚（炮），黄芩一两，防风一两半，升麻一两，茯苓三两，细辛一两，竹沥五升，干姜一两，防己一两。

上十五味，切，以水七升，合竹沥煮。取三升，分三服，取汗。《翼方》无茯苓、杏仁，有白术。（卷十八）

(39) 崔氏煮散方。

麻黄六分（去节），桂心六分，甘草十分（炙），杏仁八分（去皮尖两仁），地骨皮十二分，防己二十分，黄芩十分，羚羊角八两（屑），茯苓十二分，泽泻六分，细辛五分，薏苡仁二十分，石斛二十分，人参六分，白术十分，大黄六分，磁石二十分，丹参十分，犀角八分（屑），蒺藜子十二分，生姜十二分，前胡八分。

上二十二味，捣，以粗葛筛，度搅使极调，三两为一剂，以后药汁二升，煮取一升，顿服之，日服一剂，以小便利为度。

又，小饮子法用煮前散。

大枣五枚（擘），桑根白皮五两，白前二两，橘皮二分。

上四味，切，以水五升，煮取二升，将煮前散，慎如药法。（卷十八）

(40) 唐侍郎大续命汤，主手足挛急及不遂，此方疗苦脚气上，又中风，四肢壮热如火，挛急，或纵不遂，气冲胸中方。

麻黄二两（去节），桂心一两，甘草一两（炙），杏仁四十枚（去皮尖两仁），当归二两，芎䓖一两，芍药一两，石膏一两（碎，绵裹），生姜三两，人参一两，防风二两，黄芩一两。

上十二味，以水九升，煮取三升，去滓，分四服。（卷十八）

(41) 唐侍郎小续命汤，疗中毒风，口不能言，咽中如塞，或缓或急，身体不能自收，冒昧不知痛处，拘急不得转侧方。

麻黄三两（去节），桂心一两，甘草一两（炙），杏仁二十枚（去尖皮双仁），石膏二两（碎，绵裹），芎䓖二两，干姜二分，当归二分，黄芩一两。

上九味，切，以水九升，煮取一升，去滓，分二服。薄取汗，莫见风。不瘥复作，禁如药法。并疗久失声，上气呕逆，面目肿，皆愈。服汤已，多体虚，宜兼补。（卷十八）

(42)《千金》风引汤，疗两脚疼、痹肿，或不仁、拘急，屈不得行方。

麻黄二两（去节），桂心一两，甘草一两（炙），杏仁六十枚（去两仁皮尖，碎），吴茱萸一两

（碎），独活二两，秦艽一两，石膏二两（碎），白术三两，茯苓二两，人参一两，细辛一两，干姜一两（碎），防风一两，防已一两，芎䓖一两，附子一两（炮）。

上十七味，切，以水一斗六升，煮取三升，分三服，取汗佳。

（43）《深师》大八风汤，疗毒风、湿痹、亸曳，或手脚不遂，身体偏枯；或毒弱不任；或风经五脏，恍恍惚惚；或多语喜忘，有时恐怖；或肢节酸疼，头眩烦闷；或腰脊强直，不得俯仰，又加腹满食少，时气咳；或始遇病时，卒倒闷绝，即不能语，便失音，半身或举体不遂，不仁沉重。皆由体虚恃少，不避风冷所致。二十三种大八风汤方。

麻黄二两（去节），桂心二两，杏仁四十枚，甘草二两半（炙），当归二两半，升麻一两半，乌头二两（炮），黄芩二两，芍药二两，远志二两（去心），独活二两，五味子一两半，防风二两，芎䓖二两，干姜二两半，秦艽二两，大豆二升，石斛二两，人参二两，茯苓二两，黄芪二两，紫菀二两，石膏二两（碎，绵裹）。

上药㕮咀，以水一斗三升、酒二升，合煮取四升，强人分四服，羸人分五六服。《千金翼》同。（卷十九）

（44）《古今录验》西州续命汤，疗中风入脏，及四肢拘急不遂，缓急风方。

麻黄三两（去节），桂心一两，杏仁四十枚（去皮尖双仁），甘草一两（炙），石膏二两（碎，裹），芎䓖一两，生姜三两，黄芩一两，芍药一两，郁李仁三两（去皮），防风一两，当归一两。

上十二味，切，以水九升，煮麻黄，去上沫，纳诸药，煮取三升，分四服，初服取汗，米粉于衣里粉之。（卷十九）

（45）《古今录验》疗风湿，体疼，恶风微肿，天门冬汤方。

麻黄三两（去节），桂心四两，杏仁五十枚（去皮尖两仁），甘草二两（炙），天门冬三两（去心），葛根四两，生姜三两，芍药二两。

上八味，切，以水一斗，煮取三升，分三服，取汗。《深师》无芍药，名天门冬汤。（卷十九）

（46）《范汪》疗水肿，大槟榔丸方。

麻黄三两（去节），桂心三两，杏仁三两（熬，一方无），甘草二两（炙），槟榔三两，附子二两（炮），瓜蒌三两，干姜二两，黄芪三两，茯苓三两，厚朴二两（炙），葶苈三两（熬），椒目三两，吴茱萸五合，白术三两，防已二两。

上十六味，下筛，蜜和，服如梧子大二丸，日三；不知，稍增至四丸；不知，又加二丸；不下，还服四丸，得小下为验。此疗老小水肿、虚肿，大病后客肿作喘病，疗之佳。（卷二十）

（47）《经心录》射干汤，疗恶毒，身强痛，瘰疬方。

麻黄四两（去节），桂心二两，杏仁四十个（去皮尖），甘草四两（炙），射干二两，生姜四两。

上六味，切，以水四升，煮取三升，去滓，分三服。（卷二十三）

（48）《深师》续命汤，疗大风，风邪入心，或心痛彻背，背痛彻心，去来上下，惊恐，小腹胀满，微痛，乍寒乍热，心中闷，状如微温，进退无常，面青或白或黄，虚劳，邪气入百脉，百病皆疗之方。

麻黄二两（去节），桂心三分，杏仁四十枚（去两仁尖皮），甘草二两（炙），人参、干姜、独活、当归、芎䓖、石膏（碎，绵裹）各二两，附子一枚（炮），白术、细辛各三分，防风五分，芍药二分，秦艽一两，黄芩一两。

上十七味，以水一斗，煮麻黄十余沸，纳诸药，煮取四升半，去滓，纳枣十枚，煎取三升，分五服，老小皆五合。此以下以意消息，调和六腑，安五脏，无不损除。无芎䓖，防己代之；无独活，天雄代之；无附子，乌头代之。汤成之后，服汤以椒十枚置汤中，温令暖服之。此与十二味西州续命汤疗同，俱疗癫邪大风，西中有十二味者，中有大枣三十枚。（卷十五）

(49)《小品》疗小儿中冷及伤寒，暴咳嗽或上气，咽喉鸣，气逆者，或恶寒鼻塞，清水出，紫菀汤方。

麻黄（去节）、桂心、杏仁（去皮尖）、甘草（炙）、紫菀、黄芩、橘皮、青木香、当归各一两，大黄三分。

上十味，切，以水三升，煮取九合，去滓。一岁以上至五岁儿，以意量之，分服。《千金》云：儿六十余日至百日，一服二合半；百余日至二百日，一服三合，余同。（卷三十六）

第三章　《外台秘要方》中桂枝汤（含方名同而用药不同者及用药同而方名不同者）的效用分析

桂枝汤是张仲景所著《伤寒论》中治疗太阳病中风的处方。该方是治疗外感风寒表虚证的基础方，其病理基础是腠理不固，且卫强营弱。该方由桂枝、芍药、炙甘草、生姜、大枣5味药物组成。桂枝味辛性温，有温通卫阳、解肌祛风的作用；芍药味苦酸，微寒，能益阴和营。桂、芍相合，一治卫强，一治营弱，二者相合调和营卫，是相须为用。生姜辛温，既助桂枝解肌，又能暖胃止呕；大枣甘平，既能益气补中，又能滋脾生津。姜、枣相合，还可升腾脾胃生发之气而调和营卫，所以并为佐药。炙甘草一为佐药，益气和中，合桂枝以解肌，合芍药以益阴；一为使药，调和诸药。桂枝汤临床应用十分广泛，如注家柯韵伯所说：“此为仲景群方之魁，乃滋阴和阳，调和营卫，解肌发汗之总方也。凡头痛发热，恶风恶寒，其脉浮而弱，汗自出者，不拘何经，不论中风、伤寒、杂病，咸得用此发汗。若妄汗、妄下而表不解者，仍当用此解肌。如所云头痛发热、恶寒恶风、鼻鸣干呕等病，但见一证便是，不必悉具。惟以脉弱、自汗为主耳。”

王玉川教授从《外台秘要方》中辑录了以桂枝汤为治疗方，以及以桂枝汤为基础加减用方的临床应用概况，启发中医学者研究方、证与病的关系，很值得一读。

一、《外台秘要方》中选用桂枝汤的效用分析

(1) 仲景《伤寒论》桂枝汤，疗太阳中风，阳浮阴弱，阳浮者热自发，阴弱者汗自出，啬啬

恶寒，淅淅恶风，翕翕发热，鼻鸣干呕方。

桂心、芍药、生姜各三两，甘草二两（炙），大枣十二枚（擘）。

上五味，切姜擘枣，次切余药，以水七升，煮枣令烂，去滓，乃纳诸药，水少者益之，煮令微微沸，得三升，去滓，服一升，日三。小儿以意减之。初一服便得汗者，后服小小阔其间；如不得汗者，小小促之，令其药势相及。汗出自护，如服六物青散法。若病重者，昼夜服，特须避风；若服一剂，晬时不解，病证不变者，当更服之；至有不肯汗出，服二三剂乃愈。服此药食顷，亦当饮热粥以助药力。若初得病甚，便以火发汗，火气太过，汗出不解，烦躁不得寐，因此汤加龙骨、牡蛎各三两，减桂心、生姜各一两，不用芍药。若虚劳里急，腹中痛者，取前桂枝汤二升，加胶饴一升，适寒温，分再服。若得大汗出者，只用桂枝二两。发汗后重发汗，亡阳谵语，其脉反和者不死。发汗已解，半日许重发烦，其脉浮数，可复发汗，宜桂枝汤方。忌海藻、生葱、菘菜等物。（卷二）

（2）《范汪》桂枝汤，疗天行方。

桂心二两，小蓝二两。

上二味，㕮咀，以水一斗，煮取二升半，纳猪肝十两，去上膜，细研，著汤中和令相得，临时小温。若毒悉在腹内，尽服之；在下部者，三分药中用一分，竹筒内下部中。服药一时间，当下细虫如发，大五六升。小儿半作之。忌生葱。（卷三）

（3）《千金》疗少小中风，脉浮，发热，自汗出，项强，鼻鸣，干呕方。

桂心、芍药、甘草（炙）、生姜各一两，大枣四枚（擘）。

上五味，切，以水三升，煮取一升，去滓，分温三服，忌如常法。（卷三十六）

二、《外台秘要方》中以桂枝汤为基础加减用方的效用分析

（1）《伤寒论》疗太阳病，项背强几几，反汗不出恶风者，属葛根汤方。

桂心、芍药、甘草（炙）各二两，生姜三两，大枣十二枚（擘），葛根四两，麻黄四两（去节）。

上七味，切，以水一升，煮麻黄、葛根减二升，去上沫，纳诸药，煮取三升，去滓，温服一升。覆取微似汗出，不须吃热粥助药发汗，余将息依桂枝法。忌海藻、菘菜、生葱。并出第三卷中。张仲景《伤寒论》治中风汗出用桂枝，此证云汗不出，亦伤寒之病，非中风也。（卷二）

（2）《古今录验》疗中风伤寒，脉浮，发热往来，汗出恶风，项颈强，鼻鸣干呕，阳旦主之方。

桂枝、芍药、生姜、甘草（炙）各三两，大枣十二枚（擘），黄芩二两。

上六味，㕮咀，以泉水六升，煮取四升，分四服，日三。自汗者，去桂心，加附子一枚炮；渴者，去桂，加瓜蒌三两；利者，去芍药、桂，加干姜三两，附子一枚炮；心下悸者，去芍药，加茯苓四两；虚劳里急者，正阳旦主之，煎得二升，纳胶饴半升，分为再服。若脉浮紧发热者，不可与也。忌海藻、菘菜、生葱等物。《千金》同。（卷二）

（3）仲景《伤寒论》，服桂枝汤或下之，仍头项强痛，翕翕发热，无汗，心下满微痛，小便不利者，桂枝去桂加茯苓白术汤主之方。

芍药、生姜（切）、白术、茯苓各三两，甘草二两（炙），大枣十二枚（擘）。

上六味，切，以水八升，煮取三升，去滓，温服一升，小便利则愈。忌海藻、菘菜、酢、桃、李、雀肉等。

（4）《肘后》疗天行一二日，葛根解肌汤方。

桂心一两，芍药二两，甘草一两（炙），大枣四枚（擘），葛根四两，麻黄一两（去节），大青一两，黄芩一两，石膏一两（碎）。

上九味，切，以水五升，煮取二升，分温三服，相次服之，覆取汗，瘥。忌海藻、菘菜、生葱、炙肉等。张文仲同。（卷三）

（5）《延年秘录》疗天行，头痛、壮热一二日，水解散方。

桂心二两，芍药二两，甘草二两（炙），麻黄四两（去节），大黄三两，黄芩三两。

上六味，捣筛为散。患者以生熟汤浴讫，以暖水和服方寸匕，覆取汗，或利则便瘥。丁强人服二方寸匕。忌海藻、生葱、菘菜、生菜。《古今录验》同。《千金》无黄芩、芍药。（卷三）

（6）《延年秘录》解肌汤，主天行病二三日，头痛壮热者方。

桂心一两，芍药二两，甘草一两（炙），大枣十二枚（擘），干葛四两，麻黄三两（去节），黄芩二两。

上七味，切，以水八升，煮取二升半，去滓，分三服，得汗愈。忌海藻、菘菜、生葱等。（卷三）

（7）崔氏疗天行数日，或十许日，而表不解，心下有水，热毒相搏，遂呕，时复有咳者，增损阮氏小青龙汤方。

桂心一两，芍药二两，甘草二两（炙），麻黄二两（去节），细辛一两。

上五味，切，以水六升，煮取二升，温服七合。阮本汤方等分，虽未尝用，嫌其太温，余增损其分两，以疗十余人皆愈。忌海藻、菘菜、生葱、生菜等。出第一卷中。（卷三）

（8）《深师》黄土汤，疗鼻衄，去五脏热气结所为，或吐血者方。

桂心一两，芍药、甘草（炙）各三两，当归、芎䓖、黄芩各三两，生地黄一斤，青竹皮五两，釜月下焦黄土如鸡子一枚（碎，绵裹）。

上九味，切，以水一斗三升，煮竹皮，减三升，去滓，纳诸药，煮取三升，分四服。忌海藻、菘菜、生葱。（卷三）

（9）《古今录验》水解散，疗天行热气则生疱疮疼痛，解肌出汗方。

桂心一分，麻黄一两（去节），黄芩三分，芍药二分。

上四味，捣筛，暖水解服二方寸匕，覆令出汗，日再服，差者减之。忌海藻、菘菜、生葱。《延年》同。出第二卷中。一方有大黄三分，甘草二分。（卷三）

（10）《深师》疗天行毒病，酷热下痢，七物升麻汤方。

桂心、芍药、甘草（炙）、升麻、当归、黄连（去毛）、黄柏各半两。

上药切，以水三升，煮取一升，顿服之。忌海藻、菘菜、猪肉、冷水、生葱等物。（卷三）

（11）崔氏疗烦躁而渴不止，恶寒仍热盛者，竹叶汤常用亦佳。不徒疗天行，凡虚羸久病，及疟后胸上痰热者，服之皆妙方。

芍药三两，甘草二两（炙），生姜四两，枣十五枚（擘），半夏一两（洗），前胡一两，黄芩一两，小麦五合，人参二两，粳米一升，知母二两，麦门冬四合（去心），瓜蒌一两，竹叶一把（须以竹筱饮代水煮汤，不用其叶）。

上十四味，切，以竹筱饮一斗五升，煮取五升，分三服。若非天行，而虚羸久病，胸生痰热，亦可服之，加黄芪二两，除黄芩，减知母一两，除瓜蒌，用之大效。忌羊肉、海藻、菘菜、饧。出第一卷中。（卷三）

（12）《深师》疗温毒病及吐、下后有余热，渴，芍药汤神方。

桂心二两，芍药五分，甘草二分（炙），黄连四分，黄芩二两，瓜蒌二分。

上六味，切，以水五升，煮取三升，分三服，一日令尽。忌猪肉、冷水、海藻、菘菜、生葱等。出第十四卷中。（卷四）

（13）仲景《伤寒论》：凡黄汗之病，两胫自冷，假令发热，此属历节；食已则汗出，又身常夜卧盗汗出者，此劳气也。若汗出即发热者，久久身必甲错也；发热不止者，必生恶疮也；若身重，汗出已辄轻者，久久必身瞤，瞤则胸中痛。又从腰以上必汗出，下无汗，腰髋弛痛，如虫在皮中状，剧者不能食，身疼重，烦躁，小便不利者，名曰黄汗，桂枝汤加黄芪五两主之方。

桂心三两，芍药三两，甘草三两（炙），生姜三两，大枣十二枚（擘），黄芪五两（去皮）。

上六味，切，以水八升，微火煎取三升，去滓，温服一升。覆取微汗，须臾间不汗者，食稀热粥一升余，以助汤力。若不汗，更服汤也。忌海藻、菘菜、生葱。《古今录验》《范汪》同，出第十四卷中。（卷四）

（14）《小品》疗霍乱吐痢，已服理中及四顺汤不解者，以竹叶汤方。

肉桂二两，芍药一两，甘草一两（炙），生姜十两，竹叶一虎口（寸切之），小麦一升，人参一两，附子一两（炮），当归二两，白术三两，橘皮二两。

上十一味，以水一斗半，先煮小麦、竹叶，取八升汁，去滓，纳诸药，煮取二升半，分三服。吐痢后腹满，加厚朴二两（炙）；上气，加吴茱萸半升，瘥。理中、四顺则大热，热毒霍乱宜竹叶汤。忌生葱、海藻、菘菜、猪肉、桃李、雀肉等。《千金》《古今录验》并同。（卷六）

（15）《千金》四逆汤，主多寒，手足厥冷，脉绝方。

桂心三两，芍药三两，生姜八两，甘草二两（炙），大枣十二枚（擘），吴茱萸二升，当归三两，细辛二两，通草二两。

上九味，切，以水六升、清酒六升，合煮取三升，分温四服。旧方枣二十五枚，今以霍乱法多痞，故除之。若除枣，入葛根二两佳。忌生葱、生菜、海藻、菘菜。《小品》同。仲景《伤寒论》此方名当归四逆加茱萸生姜汤。（卷六）

（16）《小品》温中当归汤，疗暴冷，心腹刺痛，面目青，肉冷，汗出，欲霍乱吐下，脉沉细者；及伤寒毒，冷下清水，变作青白滞下；及白滞后，还复下清水者，悉主之。此方可以调诸冷痛也。

桂心、芍药、甘草（炙）、干姜、人参、当归、茯苓、厚朴（炙）、青木香、桔梗各二两。

上十味，切，以水八升，煮取三升，分温三服，日三服。不耐青木香者，以犀角一两代之。忌海藻、菘菜、猪肉、酢物、生葱等。（卷七）

（17）崔氏疗心腹痛不可忍，似疰病者，或暴得恶疰，搅刺欲死，桃仁大黄汤方。

桂心二两，芍药四两，生姜五两，鬼箭羽二两，桃仁六十枚（去皮尖），鬼臼二两（削去皮），橘皮一两，当归二两，柴胡一两，朱砂二两（研，汤成下），麝香一分（研，汤成下），朴硝二两（研，汤成下），大黄三两（别浸）。

上十三味，切，以水九升，急火煮取三升，温分三服，如人行相去六七里服，但得快利三四行，必瘥。忌生葱、生血物。并出第四卷中。（卷七）

（18）《古今录验》疗人心痛懊侬悁闷，筑筑引两乳，又或如刺，困极，桂心汤方。

桂心半两，芍药三两，生姜半斤（无生姜以干姜五两代之），茱萸二两，当归二两。

上五味，切，以水一斗二升，煮取四升，服一升，昼三夜一，良有验。忌生葱。出第八卷中。（卷七）

（19）张文仲当归大黄汤，疗冷气牵引腰背、胁下、腹内痛方。

桂心三分，芍药八分，甘草二两（炙），干姜六分，当归二两，萸五分，人参一两，大黄一两。

上八味，切，以水六升，煮取三升，去滓，温服一升，日三。忌海藻、菘菜、生葱。出第三卷中。（卷七）

（20）《古今录验》芎䓖汤，疗卒寒，腹中拘急痛方。

桂心、芍药、甘草（炙）各一两，干姜半两，芎䓖、当归各一两，黄芩半两，杏仁三十枚（去皮尖）。

上八味，切，以水五升，煮取二升，分再服。忌海藻、菘菜、生葱。出第八卷中。（卷七）

（21）《深师》疗久寒冷，胸膈满，心腹绞痛，不能食，忽气吸吸不足，前胡汤方。

桂心一两，芍药六分，大枣二十枚，干姜一两，前胡一两，羊脂二两，当归一两，茯苓一两，白术一两，半夏二两，麦门冬六分（去心），吴茱萸三百粒。

上十二味，切，以水八升，煮取三升，分三服，相去如人行十里，进一服。忌酢物、生葱、羊肉、饧、桃李、雀肉等。出第十六卷中。（卷七）

（22）《深师》疗腹胀满膨膨，逆害饮食，热不得卧，流汗，厚朴汤方。

桂心、芍药各三两，甘草二两（炙），干姜二两，厚朴（炙）、半夏（洗）各三两，枳实三枚（炙），麦门冬四两（去心），黄芩一两。

上九味，切，以水一斗，煮取二升半，绞去滓，服八合，日三。小便难，加术三两、人参四两。忌生葱、海藻、菘菜、羊肉、饧。出第十六卷中。（卷七）

(23)《千金》厚朴七味汤，主腹满气胀方。

桂心二两，甘草三两（炙），大枣十枚（擘），干姜五两，厚朴半斤（炙），大黄三两，枳实五枚。

上切，以水一斗，煮取五升，去滓，纳大黄，取四升，服八合，日三。呕者，加半夏五合；利者，去大黄；寒，加生姜至半斤。忌海藻、菘菜、生葱、羊肉、饧。此本仲景《伤寒论》方。出第十六卷中。（卷七）

(24)《千金》疗冷气胁下往来，胸膈痛引胁背闷，当归汤方。

桂心、芍药、甘草各二两，干姜三两，当归、吴茱萸、人参、大黄各二两，茯苓、枳实各一两。

上十味，细切，以水八升，煮取二升半，一服八合，日三服。治尸疰亦佳。忌海藻、菘菜、生葱、酢物等。出第十六卷中。（卷七）

(25)《小品》半夏茯苓汤，疗胸膈心腹中痰水冷气，心下汪洋嘈烦，或水鸣多唾，口清水自出，胁肋急胀，痛不欲食。此皆胃气弱，受冷故也。其脉喜沉弦细迟，悉主之方。

桂心一两，芍药、甘草（炙）各二两，生姜五两，半夏五两（洗），茯苓三两，旋覆花一两，陈橘皮、人参、桔梗各二两。

上十味，切，以水九升，煮取三升，分三服。欲得利者，加大黄；须微调者，用干地黄。病有先时喜水下者，加白术三两，除旋覆花；若大便不调，宜加大黄及干地黄，并用三两。忌羊肉、饧、酢物、生葱、猪肉、海藻、菘菜。《集验》同。出第一卷中。（卷七）

(26) 仲景《伤寒论》，寒疝腹满，逆冷，手足不仁，若一身尽痛，灸刺诸药所不能治者，抵当乌头桂枝汤主之方。

秋乌头（实中大者）十枚，白蜜二斤（一方一斤），桂心四两。

上三味，先以蜜，微火煎乌头减半，去乌头，别一处；以水二升半煮桂，取一升，去滓；以桂汁和前蜜合煎之，得一升许。初服二合，不知更服至三合，又不复知，更加至五合。其知如醉状，得吐者为中病也。忌猪肉、冷水、生葱等。《范汪方》同。

桂心三两，芍药三两，甘草二两（炙），生姜三两（切），大枣十二枚（擘）。

上五味，切，以水七升，煮取三升，去滓，取五合，和前乌头、蜜，令得一升余，并同前法服。仲景《伤寒论》《千金》同。（卷七）

按，此方与《金匮要略》所载不全相同，疑此有误。

(27) 仲景《伤寒论》，疗寒疝腹中痛者，柴胡桂枝汤方。

桂心、生姜各一两半，芍药一两半，甘草一两（炙），大枣六枚（擘），柴胡四两，黄芩一两半，人参一两半，半夏二合半（洗）。

上九味，以水八升，煮取三升，去滓，温服一升，日三服。又云：人参汤，作如桂枝法，加半夏、柴胡、黄芩，复如柴胡汤法，今著人参作半剂。忌海藻、菘菜、羊肉、饧、生葱。并出第十五卷中。（卷七）

（28）《范汪》大茱萸丸，疗心腹寒疝，胸中有逆气，时上抢心痛，烦满不得卧，面目恶风，悸掉，惕惕时惊，不欲饮食而呕，变发寒热方。

桂心、芍药、甘草（炙）、干姜、柴胡（一方用前胡）、人参、黄芩、半夏（洗）、细辛、旋覆花、紫菀、白术、茯苓、附子（炮）、当归各半两，吴茱萸半升。

上十六味，捣筛，以蜜和为丸如梧子，先食服三丸，日三。不知稍加。忌生葱、羊肉、饧、酢物、桃李、雀肉、猪肉、生菜、海藻、菘菜，除此更无所忌。一方有蜀椒无桂心；又一方有干地黄，无黄芩。《深师》同。出第十四卷中。（卷七）

（29）《范汪》，溢饮者，当发其汗，大青龙汤主之方。

桂心二两，甘草二两（炙），生姜三两，大枣十枚，麻黄六两（去节），杏仁四十枚（去皮尖），石膏如鸡子一枚。

上七味，㕮咀，以水九升，先煮麻黄减二升，乃纳诸药，煮取三升，绞去滓，适寒温，服一升。温覆令汗，汗出多者，温粉粉之。一服汗出者，勿复服，汗出多亡阳，逆虚恶风，烦躁不得眠，脉微弱；汗出恶风不可服，服之则厥逆，筋惕肉瞤，此为逆也。忌海藻、菘菜、生葱。此本仲景《伤寒论》方。出第十六卷中。（卷八）

（30）《千金》，溢饮者，当发其汗，宜小青龙汤方。

桂心、芍药、甘草（炙）各二两，干姜三两，麻黄（去节）、细辛各三两，五味子半斤，半夏半升。

上八味，切，以水一斗，先煮麻黄减二升，乃纳余药，煮三升，温服一升。忌海藻、菘菜、羊肉、饧、生菜、生葱。此仲景《伤寒论》小青龙汤也。出第十八卷中。（卷八）

（31）《千金》疗留饮，宿食不消，腹中积聚转下，当归汤方。

桂心、甘草（炙）、芍药各二两，生姜三两，当归、人参各二两，黄芩、泽泻各二两，大黄四两，芒硝二两。

上十味，切，以水一斗，煮取三升，分三服，空心食后服。忌生葱、海藻、菘菜。出第十八卷中。（卷八）

（32）《深师》附子汤，疗气分，心下坚如盘，边如旋杯，水饮所作，此汤主之方。

桂心三两，生姜三两，甘草二两（炙），大枣十二枚，麻黄三两（去节），大附子一枚（炮），细辛三两。

上七味，切，以水七升，先煮麻黄，再沸，掠去沫，乃下诸药，煮取二升，去滓，分服七合。当汗出如虫行皮中即愈，神验。忌海藻、菘菜、生葱、猪肉、冷水、生菜等。仲景《伤寒论》名桂枝去芍药加麻黄细辛附子汤。出第二十二卷中。（卷八）

（33）《延年》前胡汤，主胸背气满，膈上热，口干，痰饮气，头风旋方。

桂心二两，芍药三两，甘草二两（炙），生姜四两，干姜三两，麻黄三两，前胡三两，细辛三两，防风三两，枳实（炙）、杏仁（去皮尖，碎）、芎䓖、泽泻各三两，茯苓（一作茯神）四两。

上十四味，切，以水九升，煮取二升六合，分三服，微汗。忌生冷、油滑、猪牛肉、面、海

藻、生葱、生菜、酢物。出第十七卷中。(卷八)

(34)《集验》疗胃反大验方。

桂心三寸，甘草五寸（炙），生姜四两，大枣十枚，前胡四两，阿胶一两，吴茱萸五合，大麻子仁五合（熬）。

上八物，切，以酒二升、水三升，煮取一升七合，分再服。忌生葱、海藻、菘菜等物。一方有橘皮三两。(卷八)

(35)《必效》人参汤，主胃逆不消食，吐不止方。

桂心二两，甘草三两（炙），生姜八两，人参二两，泽泻二两，橘皮三两，茯苓四两，半夏一升（制），麦门冬二升（去心），大黄一两半，黄芪三两。

上十一味，以水一斗二升，煮取三升二合，服八合，日三夜一服。若羸人服六合，已下，去大黄。忌海藻、菘菜、酢物、生葱、羊肉、饧。《千金》同。(卷八)

(36)《深师》疗胸满气噎，通气汤方。

桂心三两，生姜六两，大枣三十枚，半夏八两（洗）。

上四味，切，以水八升，煮取三升，分服五合，日三夜一。忌羊肉、饧、生葱。《千金》同。出第二十二卷中。(卷八)

(37)《必效》半夏汤，主噎方。

桂心二两，甘草二两（炙），生姜四两，大枣二十一颗，半夏一升（洗），吴茱萸一升，赤小豆二十颗，人参、桔梗各二两，石膏四两（碎），小麦一升（完用）。

上十一味，切，以酒二升、水八升，煮取三升，分三服。忌猪羊肉、海藻、菘菜、饧、生葱等。《古今录验》有瓜蒌、无桔梗，名干姜汤，不用生姜。(卷八)

(38)《经心录》五噎丸，主五种之气皆令人噎方。

桂心二两，芍药六分，甘草二两（炙），干姜六分，人参二两，半夏二两，附子二两（炮），细辛二两，食茱萸三合，紫菀六分，枳实六分（炙），乌头六分（炮），防葵（一方用防风、小草）各二两。

上十三味，捣筛，以蜜和为丸如梧子大，服五丸，日三，不知加至十五丸。忌羊肉、饧、海藻、菘菜、猪肉、生葱、生菜。《千金》同。出第二卷中。(卷八)

(39)《深师》疗新久咳嗽，唾脓血，连年不瘥，昼夜肩息，麻黄汤方。

桂心二两，甘草二两，大枣十四枚（擘），麻黄（去节）四两（一方二两）。

上四味，切，以水九升，煮取三升，去滓，分温三服，日三。数用有效。忌海藻、菘菜、生葱等物。(卷九)

(40)《小品》疗咳，生姜五味子汤方。

桂心一两，生姜八两，甘草二两（炙），五味子五合，紫菀一两，半夏二两（洗），吴茱萸一两，款冬花半两，细辛一两，附子一枚（炮），茯苓四两。

上十一味，切，以水一斗，煮取五升，分温三服。老人可五合。忌海藻、菘菜、猪肉、冷水、

羊肉、饧、生菜、酢物、生葱。《古今录验》同。出第一卷中。（卷九）

（41）《古今录验》百部汤，疗咳，昼夜不得眠，两眼突出方。

桂心二两，生姜半斤，甘草二两（炙），百部半两，麻黄六两（去节），细辛三两，杏仁四两（去皮尖两仁者），贝母三两，紫菀三两，五味子二两，白术二两。

上十一味，切，以水一斗二升，煮取三升，分三服。（王老注：原有“忌桃李、雀肉、海藻”，自此以下各方不再录）《千金》无杏仁、紫菀，余同。（卷九）

（42）《深师》疗伤中咳嗽短气，肠中痛，流饮厥逆，宿食不消化，寒热邪癖，五内不调，肉苁蓉汤方。

桂心二两，甘草三两（炙），生姜三两，大枣三十枚（擘），肉苁蓉五两，干地黄四两，乌头一两（炮），紫菀、五味子各二两，石膏（碎，绵裹）、麦门冬（去心）各三两。

上十一味，切，以水一斗五升，煮取七升，去滓，分为七服，日四夜三。一方用大枣五十枚，水一斗二升，煮取九升。（卷九）

（43）《深师》疗上气，咽喉窒塞，短气不得卧，倚壁而息，腰背苦痛，支胁满，不能食，面色萎黄，贝母饮方。

桂心、甘草（炙）、贝母、石膏（绵裹）、麻黄（去节）各二两，生姜五两，杏仁三十枚（去皮尖两仁），半夏五两（洗）。

上八味，切，以水一斗，煮取三升，去滓，分三服。（卷九）

（44）《古今录验》五味子汤，疗逆气咳嗽，胸膈中寒热，短气不足方。

桂心、生姜、甘草各二两，枣三十枚（擘），五味子一两，前胡三两，紫菀二两，山茱萸三两。

上八味，切，以水一斗，煮取七升，绞去滓，服一升，日三夜三。《广济方》用橘皮不用茱萸。（卷九）

（45）《深师》疗咳嗽短气不得息，发热，胸苦满，不得饮食，五味子汤方。

桂心、甘草（炙）各一两，大枣十二枚（擘），干姜三两，五味子二两，细辛一两，麻黄二两（去节），紫菀二两（一方一两）。

上八味，切，以水八升，煮取三升，分三服。无干姜，生姜亦得。（卷九）

（46）《古今录验》疗厥逆，脏气有余，寒气虚劳，忧气惊气，其人善悸，胸中或寒，上下无常，多悲伤，流四肢，脐四边，常有核，游肿，大便不利，游气汤方。

桂心一两，甘草二两（炙），生姜八两，厚朴四两（炙），人参二两，牡蛎二两（熬），栀子四枚，半夏一两（洗），茯苓四两，黄芩三两。

上十味，切，以水九升，煮取三升半，去滓，分服七合，日三夜再服。若腹痛，去黄芩，加芍药三两，良验。（卷九）

（47）《千金》，咳逆倚息不得卧，小青龙汤主之。

桂心、芍药、甘草（炙）、干姜各三两，麻黄三两（去节），五味子半升，细辛三两，半夏半升（洗）。

上八味，切，以水一斗，先煮麻黄减二升，去沫，乃纳诸药，煮得三升，去滓，服一升。若渴者，去半夏，加瓜蒌根三两；微利者，去麻黄，加芫花如鸡子大，熬黄；若食饮噎者，去麻黄，加附子一枚，炮去皮，六片破；小便不利、少腹满者，去麻黄，加茯苓四两；若喘，去麻黄，加杏仁半升（去皮尖两仁者，熬）。芫花不主利，麻黄止喘，今语反之，疑非仲景意加减。此本仲景《伤寒论》方。（卷九）

（48）《千金》疗肺伤，咳唾脓血，肠涩背气不欲食，恶风，目暗䀮䀮，足膝胫寒汤方。

桂心二尺，生姜五两，大枣二十枚（擘），干地黄半升（切），桑白皮二升（切），芎䓖一升（切），白胶五两，人参、紫菀各二两，饴糖一斤，大麻仁一升，大麦三升。

上十二味，切，以水一斗五升，煮麦滤取一斗，去滓，纳药，煎取三升，分三服。（卷九）

（49）《古今录验》羊肺汤，疗咳，昼夜无闲，息气欲绝，肺伤唾血方。

桂心六两，甘草（炙）二两，生姜六两，钟乳五两，牡蛎（熬）六两，射干、桃仁（去皮尖）、贝母、橘皮、百部根、五味子各三两，白石英、半夏（洗）各五两，款冬花、厚朴（炙）各二两，羊肺一具。

上十六味，切，先以水二斗三升，煮羊肺，取一斗，去肺，纳诸药，煮取三升，分四服，日三夜一。（卷九）

（50）仲景《伤寒论》疗肺痿涎唾多，心中温温液液者，炙甘草汤方。

桂心二两，甘草（炙）四两，大枣四十枚，生姜三两（去皮），人参二两，地黄一斤，阿胶三两（炙），大麻子仁半升，麦门冬半斤（去心）。

上九味，切，以美酒七升、水八升相和，先煮八味，取四升，绞去滓，纳胶，上微火烊销，温服七合，日三夜一。（卷十）

（51）《千金》疗肺痿，吐涎沫，桂枝去芍药加皂荚汤方。

桂心三两，甘草二两（炙），生姜三两，大枣十二枚（擘），大皂荚一挺（去皮子，炙）。

上五味，切，以水七升，微火煮，取三升，分三服。《范汪》《经心录》同。出第十七卷中。（卷十）

（52）张仲景《伤寒论》，肺胀者，咳而上气，烦躁而喘，脉浮者，以心下有水，宜服小青龙汤加石膏主之方。

桂心、芍药、甘草各三两，干姜三两，麻黄三两（去节），细辛三两，五味子半升，半夏半升（洗），石膏三两（绵裹）。

上九味，切，以水一斗，先煮麻黄减二升，去上沫，纳诸药，煮取二升半，去滓，温服。强人一升，瘦人及老小以意减之，日三夜一。（卷十）

（53）《深师》疗咳而上气，肺胀，其脉浮，心下有水气，小青龙汤加石膏二两，设若有实者必躁，其人常倚伏，小青龙汤方。用前仲景方。（卷十）

（54）《千金》疗肺胀，咳嗽上气，咽燥，脉浮，心下有水，麻黄汤方。

桂心三两，芍药、生姜各五两，麻黄（去节）五两，细辛三两，半夏半升（洗），石膏四两，五味子半升。

上八味，切，以水一斗，煮取三升，分三服。《集验》同。(卷十)

(55)《删繁》疗肺脉厥逆大于寸口，主大肠热，咳上气，喘鸣，心烦，麻黄汤方。

桂心二两，芍药、生姜各三两，麻黄六两（去节），细辛、五味子各三两，半夏（洗十遍）三两，石膏八两。

上八味，切，以水九升，先煮麻黄七八沸，去沫，次下诸药，煎取三升，去滓，分三服。(卷十)

(56)《删繁》疗大肠虚寒，欠呿，咳，气短，少腹中痛，款冬花丸方。

桂心六分，甘草（炙）五分，干枣五十枚（去皮），干姜五分，姜汁一升，款冬花七分，五味子六分，芎䓖五分，附子四分（炮），桔梗四分，苏子五合（熬），蜀椒一升，百部汁七合，白蜜一升。

上十四味，细捣为末，将姜、蜜汁和，微火上煎，取为丸如梧子，每服温酒下三十丸，加至四十丸，日再。(卷十)

(57)《古今录验》温中汤，疗上气方。

桂心四两，甘草（炙）三两，生姜一斤。

上三味，切，以水七升半，煎取三升，分五服。(卷十)

(58)《古今录验》已试鲤鱼汤，疗上气方。

桂心三两，甘草（炙）二两，生姜六两，麻黄（去节）二两，杏仁（熬）三两，贝母三两，橘皮、人参、厚朴（炙）、茯苓、胡麻、白前各二两，半夏五两（洗），鲤鱼五斤。

上十四味，切，先以水二斗煮鱼，得一斗二升，去鱼纳药，煎取三升二合，分四服，日三夜一。(卷十)

(59)《深师》疗卒上气，胸心满塞，半夏苏子汤方。

桂心三两，甘草二两，生姜五两，大枣四十枚（擘），半夏五两（洗），苏子一升，橘皮三两。

上七味，切，以水七升，煮取二升七合，分三服，气即下。(卷十)

(60)《深师》疗咳逆上气，胸中塞不得息，卧不安席，牵绳而起，咽中如水鸡声，投杯汤方。

桂心二两，甘草一两（炙），生姜三两，大枣三十颗，麻黄四两（去节），杏仁四十颗，细辛一两，半夏三两（洗），款冬花二十分，紫菀一两。

上十味，切，以水八升，煮取二升，顿服之。一方分再服，卧令汗出，食粥数口，勿饱食。(卷十)

(61)《深师》疗上气，咳嗽，喉中水鸡鸣，唾脓血腥臭，麻黄汤方。

桂心一两，甘草（炙）二两，生姜八两（一方用干姜三两），麻黄六两（去节），杏仁二两（去皮尖）。

上五味，切，以水七升，煮取三升半，分五服。已用疗咳唾脓血，喉中腥臭，得力后长将丸服。(卷十)

(62)《深师》疗上气及诸逆气，神验白前汤方。

桂心二两，甘草一两（炙），生姜一斤（一方用八两），大枣十四枚，麻黄（去节）四两，杏仁、厚朴（炙）各三两，人参二两，半夏（洗）四两，白前五两，紫菀三两。

上十一味，切，以水八升，煮取二升半，分三服，良。（卷十）

(63)《古今录验》疗积病后暴上气困笃，投杯汤方。

桂心二两，甘草二两（炙），生姜四两，大枣二十枚（擘），半夏二两（洗），五味子三两，石膏四两（碎），人参二两，杏仁二两（去皮尖），麻黄三两（去节）。

上十味，切，以水一斗，煮取三升，一服六合，日三夜一。（卷十）

(64)《古今录验》疗上气兼咳，苏子汤方。

桂心一两，甘草（炙）二两，生姜五两，麻黄（去节）、细辛各二两，五味子五合，半夏三两（洗），苏子一升，紫菀、黄芩各二两，人参、当归各一两。

上十二味，切，以水九升，煮取三升，分二服。上气病亦特单煮苏子及生苏叶，冬天煮干枝茎叶亦佳。（卷十）

(65)《深师》疗上气，烦闷，呕逆，不得饮食，厚朴汤方。

桂心二两，甘草（炙）二两，生姜八两，茯苓、橘皮各二两，枳实二两（炙），石膏三两（炙），人参（一两），半夏四两（洗）。

上九味，切，以水八升，煮取三升，分三服。（卷十）

(66)《深师》疗上气抢心胸，奄奄不得息，腹中胀满，食辄吐，苏子汤方。

桂心一两，生姜一两，大枣三十颗，苏子一升，半夏三两（洗），橘皮一两，蜀椒二分（汗）。

上七味，切，以水七升，煮取二升，分三服。（卷十）

(67)《古今录验》半夏汤，疗上气，五脏闭塞，不得饮食，胸中胁下支胀，乍去乍来，虚气结于心中，伏气住胃管，唇干口燥，肢体动摇，手足疼冷，梦寐若见人怖惧，此五脏虚乏，诸劳气不足所致，并疗妇人方。

桂心三两，生姜五两，大枣二十枚（擘），黄芪二两，当归二两，防风二两，柴胡半斤，麻黄（去节）一两，细辛一两，杏仁五十颗（去尖皮两仁者），半夏一升（洗），人参一两，黄芩一两。

上十三味，切，以水一斗，先煮麻黄一沸，去上沫，更入水一升及诸药，煮取五升，分为五服，日三夜二。（卷十）

(68)《千金》，消渴，阴脉绝，胃反吐食，又方。取屋上瓦三十年者，破如雀头三大升，以东流水两石，煮取汁二斗。

桂心二两，芍药二两，甘草三两（炙），生姜八两，大枣十枚（擘），黄芪三两，当归二两，干地黄八两，人参三两，白术八两，橘皮三两，远志三两（去心）。

上十二味，切，纳瓦汁中，煮取三升，分温四服。单瓦汁亦佳。一方无甘草。（卷十一）

(69)《千金》疗肾气不足，虚损消渴，小便数，腰痛，宜服肾沥汤方（按，今《千金》名增损肾沥汤）。

桂心二两，甘草二两（炙），生姜六两，大枣二十枚，人参二两，麦门冬一升（去心），五味子五合，当归二两，干地黄二两，芎䓖二两，茯苓一两，远志二两（去心），龙骨二两，黄芩一两，泽泻二两，羊肾一具（去脂膜，切）。

上十六味，切，以水一斗五升，煮羊肾取一斗二升，纳药取三升，分三服。《集验》同。（卷十一）

（70）《千金》黄芪汤，主消中，虚劳少气，小便数方。

桂心二两，芍药二两，甘草二两，生姜二两，大枣三十枚，黄芪二两，当归二两，麦门冬一两（去心），干地黄一两，黄芩一两。

上十味，切，以水一斗，煮取三升，去滓，空腹温分三服。（卷十一）

（71）《集验》疗冷热久癖，实不能下，虚满如水状方。

桂心二两，甘草二两（炙），生姜四两，前胡四两，枳实三两（炙），半夏四两（洗），白术三两，茯苓四两。

上八味，切，以水八升，煮取三升，分三服。《千金》同。（卷十二）

（72）《延年》白术丸，主积聚癖气，不能食，心肋下满，四肢骨节酸疼，盗汗不绝方。

桂心五分，芍药四分，甘草（炙）六分，干姜六分，桔梗三分，槟榔六分，人参六分，白术六分，茯苓六分，黄芪六分，当归六分，乌头（炮）六分，麦门冬（去心）四分，牡蛎（熬）四分，细辛四分，前胡四分，鳖甲（炙）四分，紫菀（炙）三分，防葵三分。

上十九味，捣筛，蜜和为丸，空肚温酒送下二十丸，日再加至三十丸。（卷十二）

（73）《深师》疗胸痹连背痛，短气，细辛散方。

桂心五两，甘草（炙）二两，生姜三两，白术三两，茯苓五两，细辛二两，干地黄二两，枳实（炙）三两，瓜蒌实三两。

上九味，捣筛，酒服方寸匕，日三。《古今录验》《千金》同。（卷十二）

（74）《小品》奔豚汤，疗虚劳，五脏气乏损，游气归上，上走时若群豚相逐憧憧，时气来便自如坐，惊梦，精光竭不泽，阴痿，上引少腹急痛，面乍热赤色，喜怒无常，耳聋，目视无精光方。

桂心五两，芍药三两，甘草二两（炙），生姜二斤，当归二两，人参三两，半夏一两（洗），葛根八两（干者），生李根一升（切）。

上九味，切，以水二斗，煮得五升，温服八合，日三。不知稍增至一升，日三。（卷十二）

（75）《肘后》疗卒厥逆上气，气支两胁，心下痛满，淹淹欲绝，此谓奔豚。病从卒惊怖忧迫得之，气从下上，上冲心胸，脐间筑筑，发动有时，不疗杀人方。

桂心三两，甘草二两（炙），生姜一斤，人参二两，吴茱萸一升，半夏一升（洗）。

上六味，切，以水一斗，煮取三升，分三服。此药须预蓄，得病便急合服之。《千金方》桂五两，甘草三两。张文仲同。（卷十二）

（76）《广济》疗贲豚气在胸心，迫满支胁方。

桂心三两，甘草（炙）二两，生姜一斤，人参二两，吴茱萸一两，半夏四两（洗）。

上六味，切，以水一斗，煮取三升，绞去滓，分温三服，服别相去如人行六七里。《范汪》同。（卷十二）

（77）《深师》疗忧劳、寒热、愁思及饮食隔塞，虚劳内伤，五脏绝伤，奔气不能还下，心中悸动不安，七气汤方。

桂心二两（一方三两），芍药三两，甘草三两（一方二两），炙干姜三两（一方一两），人参三两（一方二两），茱萸七合，半夏三两（洗。一方一升），干地黄三两（一方二两），枳实五枚，炙桔梗二两，橘皮三两，黄芩二两（一方三两）。

上十二味，切，以水一斗，煮取三升，去滓，分三服。《千金》无桂心、橘皮、桔梗，有厚朴、瓜蒌、蜀椒。（卷十二）

（78）《集验》疗贲豚，气从下上者汤方。

桂心二两，芍药三两，生姜五两，半夏五两（洗），生葛五两，黄芩二两，人参二两，甘李根白皮五两（切）。

上八味，切，以水一斗五升，煮取五升，去滓，温分五服，日三夜二服。（卷十二）

（79）《千金》奔气汤，主火气上奔，胸膈中诸病，每发时迫满，短气不得卧，剧者便悁欲死，腹中冷湿气，肠鸣相逐成结气方。

桂心五两，甘草三两（炙），生姜一斤，人参三两，吴茱萸一升，半夏一升（洗）。

上六味，切，以水一斗，煮取三升，去滓，分为四服。（卷十二）

（80）《小品》五疰汤，主卒中贼风、遁尸、鬼邪，心腹刺痛大胀急方。

桂心四两，芍药二两，甘草二两（炙），生姜半斤，大黄三两（别渍），乌头十枚（炮，削皮），蜜一斤，当归二两。

上八味，切，以水九升，煮取三升，乌头别纳蜜中煎，令得一升，投著汤中，去滓，分服三合，如人行三十里，又一服，日三，不知可至四合。王尹威数用之。《千金》同。（卷十三）

（81）《深师》疗中风，汗出，干呕，桂枝汤方。

桂心、甘草（炙）各三两，大枣十二枚（擘）。

上三味，切，以水五升，煮取二升半，分三服。一方用生姜五两。（卷十四）

（82）《深师》桂枝汤，疗中风，身体烦疼，恶寒而自汗出，头强痛急方。

桂心五两，芍药三两，甘草二两（炙），生姜八两，大枣十二枚（擘），葛根八两。

上六味，切，以水七升，煮取二升半，服八合，日三，温覆取汗。陆伯庸用良。（卷十四）人玉曰：此仲景桂枝加葛根汤方也。今云“头强痛急”，当作“项强痛急”才是。

（83）《千金翼》，凡初得风，四肢不收，心神昏愦，眼不识人，言不出口。凡中风多由热起，服药当须慎酒、面、羊肉、生菜、冷食，猪、鱼、鸡、牛、马肉，蒜，乃可瘥。得患即服此竹沥汤方。……又方。

桂心、芍药、甘草（炙）各一两，生姜四两，麻黄（去节）、防风各一两半，芎䓖、防已、附子（炮）、人参、黄芩各一两，杏仁四十枚（去皮尖两仁），羚羊角二两（屑），石膏六两（碎，绵裹），竹沥一升，生葛汁五合（一云地黄汁）。

上十六味，切，以水七升，煮取一半，乃下沥汁，煮取二升七合，分温三服，五日更服一剂，频与三剂。慎如上法，渐觉稍损，次进后方。（卷十四）

（84）《千金翼》疗中风，又方。

桂心一两，芍药一两半，甘草（炙）一两，生姜二两，防风、麻黄（去节）各一两半，防己、黄芩各一两，附子三分（炮），白术、人参、芎䓖、独活各一两，竹沥一升，羚羊角屑二两，升麻一两，石膏二两（碎，绵裹）。

上十七味，以水八升煮减半，下沥，煮取二升半，分三服，相去如人行十里再服。有气，加橘皮、牛膝、五加皮各一两。若除退讫，可常将服后煮散。（卷十四）

（85）《千金翼》疗中风，煮散方。

桂心四分，芍药四分，甘草四分，生姜二两（切），防风、独活、黄芪、人参、芎䓖、白术、丹参、薯蓣、茯神、麦门冬（去心）、山茱萸、厚朴、牛膝、五加皮、天门冬（去心）、升麻、羚羊角屑、地骨皮、秦艽、石斛、防己各四分，麻黄三两（去节），甘菊花、薏苡仁各一升，石膏六两，橘皮三两，干地黄六两，附子三两（炮），远志三两（去心）。

上三十三味，捣筛为散，每煮以水三升，纳药三两，煮取一升，绵滤去滓，顿服之，日别一服。觉心中烦热，以竹沥代水煮之。《千金》有黄芩、槟榔、藁本、杜仲、犀角，无山茱萸、薯蓣、甘草、麦门冬、附子。（卷十四）

（86）崔氏小续命汤，疗卒中风欲死，身体缓急，口目不正，舌强不能语，奄奄惚惚，神情闷乱，诸风服之皆验，不令人虚。方出《小品》。余昔任户部员外，忽婴风疹，便服此汤，三年之中，凡得四十六剂，风疾迄今不发。余曾任殿中少监，以此状说向名医，咸云此方为诸汤之最要。

桂心一两，薯蓣一两，甘草（炙）一两，生姜五两，麻黄（去节）、人参、黄芩、芎䓖、杏仁（去两仁尖皮，碎）各一两，防风一两半，附子一枚（大者，炮）。

上十一味，切，以水九升，煮取三升，分为三服，甚良。不瘥，合三四剂必佳。取汗，随人风轻重虚实也。有人脚弱，服此方至六七剂，得瘥。有风疹家，天阴节变，辄合之，可以防喑也。《千金》有防己一两。如恍惚者，加茯神、远志；若骨节烦疼本有热者，去附子，倍芍药服之。（卷十四）

（87）崔氏疗中风，续命汤方。

桂心三两，甘草（炙）一两半，生姜三两，麻黄（去节）、茯神各三两，附子（炮）、防己各一两半，芎䓖、细辛、白鲜皮、杏仁（去皮尖两仁，碎）、人参、羌活各三两。

上十三味，切，以水八升，煮取二升八合，去滓，分三服。服别相去八九里许，覆取汗。可服三剂，间五日一进，慎如药法。本方云：间五日一进，若老弱虚羸，非间十日以上不可频服。（卷十四）

（88）《古今录验》小续命汤，疗卒中风欲死，身体缓急，目不停，舌强不能语，诸中风服之皆验，不令人虚方。

桂心一两，芍药一两，甘草一两（炙），生姜五两，大附子一枚（炮），麻黄三两（去节），芎䓖一两，白术一两，木防己一两，防风六分，黄芩一两，人参一两。

上十二味，㕮咀，以水一斗三升，煮取三升，分三服。甚良大善，可作三四剂，必佳。

(89)《古今录验》疗中风发三春，脉浮短者多凶，大而长可疗，青龙汤方。

桂心七寸，芍药二两，甘草（炙）一两，生姜二两，大枣二十枚（擘），麻黄二两（去节）。

上六味，切，以水六升，煮取二升半，分为再服。初服覆取汗，后即止。（卷十四）

(90)《深师》防风汤，疗中风发热，头痛面赤，吸吸苦热，恶风烦闷，身中悁悁而疼，其脉浮而数者方。

桂心、芍药、甘草（炙）各一两，大枣三十枚（擘），防风、白术、蜀椒（汗）、黄芩、细辛、人参各一两，麻黄三两（去节），石膏二两（碎，绵裹）。

上十二味，切，以水九升，煮取三升，分三服。（卷十四）

(91)《千金》大岩蜜汤，主贼风，腹中绞痛，并飞尸、遁疰，发作无时，发则抢心胀满，胁下如刀锥刺，并主少阴伤寒方。

桂心、芍药、甘草各一两，干姜、细辛、干地黄、当归、羊脂（青羊脂更胜）、茯苓、吴茱萸各一两，栀子十五枚（擘）。

上十一味，切，以水八升，煮取三升，去滓，内脂，温分三服。《深师》同。《小品》治中恶。一方无桂心，有防风。（卷十四）

(92)《千金》乌头汤，主寒疝，腹中绞痛，贼风入腹攻五脏，拘急不得转侧，叫呼，发作有时，使人阴缩，手足厥逆方。

桂心六两，芍药四两，甘草二两（炙），生姜一斤，大枣十枚（擘），乌头十五枚（炮）。

上六味，切，以水九升，煮五物取三升，去滓；别取乌头去皮四破，蜜二升，微火煎，令减五六合，纳汤中两三沸，去滓，服一合，日三，间食。强人三合，以如醉状为知，不知渐增。《深师》同。（卷十四）

(93)《古今录验》防风汤，主身体四肢节解，疼痛如堕脱，肿，按之皮急（一作陷），头眩短气，温温闷乱如欲吐方。

桂心四两，芍药、甘草各三两（炙），生姜五两，防风、知母各四两，白术五两，附子二枚(炮)。

上八味，切，以水一斗，煮取三升，分为三服。《千金》有半夏、杏仁、芎䓖，为十味，无附子。（卷十四）

(94)《千金》小岩蜜汤，主恶风，角弓反张，飞尸入腹，绞痛闷绝，往来有时，筋急，少阴伤寒，口噤不利方。

桂心、芍药、甘草（炙）各四分，干姜四分，吴茱萸三两，当归四两，干地黄四分，大黄二两，雄黄一两，青羊脂四分，细辛四分。

上十一味，切，以水二斗，煮取六升，分六服。重者加药，用水三斗，煮取九升，分十服。《深师》同。（卷十四）

（95）《深师》竹沥汤，疗卒中恶，风噎倒闷，口噤不能语，肝厥方。

桂心一两，芍药一两，甘草（炙）一两，生姜二两，淡竹沥一斗，防风一两，葛根一两，菊花一两，细辛一两，白术一两，附子（炮）一两，茯苓一两，当归一两，通草一两，防己一两，人参一两，玄参一两，秦艽二两，枫寄生三两。

上十九味，切，以淡竹沥一斗煮药，取四升，分为四服。（卷十四）

（96）《千金》疗中风，口噤不能言者方。

桂心二两，芍药一两，甘草一两，生姜四两，麻黄（去节）二两，葛根三两，防己二两，防风一两。

上八味，切，以水六升，煮取二升，分为三服。喑不能言，皆疗。（卷十四）

（97）《深师》续命汤，疗中风口僻、噤诸疾，卒死不知人，补虚起死神方。

桂心二两，芍药、甘草（炙）各一两，生姜五两，麻黄（去节）一两，防风二两，黄芩一两，芎䓖一两，人参、木防己各一两，白术一两，大附子一枚（炮）。

上十二味，切，以水一斗二升，煮取三升，分为三服，不瘥复作。（卷十四）

（98）《救急》疗中风，身体缓急，口目不正，舌强不能语，奄奄惚惚，神情闷乱，诸风服之皆验，不令人虚汤方。

桂心、芍药、甘草（炙）各一两，生姜二两，麻黄（去节）一两，防己一两，防风六分，人参六分，附子一枚（炮），黄芩一两。

上十味，切，以水九升，先煮麻黄三沸，去沫，纳诸药，煮取二升五合，去滓，空腹，分为三服，服别相去十里。能言别服十剂，诸风悉愈。《千金》有芎䓖、杏仁，为十二味。（卷十四）

（99）《古今录验》小续命汤，疗中风入脏，身缓急不遂，又不能语方。

桂心三两，芍药二两，甘草（炙）二两，生姜五两，麻黄（去节）三两，人参、芎䓖、黄芩、防风、当归、石膏（碎，绵裹）各二两，白术一两，附子二枚（炮），杏仁三十枚（去皮尖两仁）。

上十四味，切，以水一斗，煮取三升，分三服。若不瘥，可服三四剂。一方石膏三两。（卷十四）

（100）《深师》疗中风半身不遂，口不能言，十物独活汤方。

桂心五两，芍药、甘草二两，生姜十两，独活四两，生葛根八两，防风、当归各二两，附子一两（炮），半夏一升（洗）。

上药切，以水一斗，煮取三升，分为三服，日三，大验。（卷十四）

（101）《古今录验》独活汤，疗风半身不遂，口不能语方。

桂心五两，芍药三两，甘草（炙）二两，生姜十两，独活四两，生葛根半斤，防风二两，半夏一斤（洗），当归、附子（炮）各二两。

上十味，切，以水一斗五升，煮取三升，服一升，日三。一方去半夏，用麻黄三两去节。（卷

十四）

（102）《千金》甘草汤，疗偏风积年不瘥，手脚枯细，口面㖞僻，精神不足，言语倒错方。

桂心、芍药各一两，生姜四两，甘草（炙）一两，芎䓖、麻黄（去节）、人参、当归各一两，独活三两，秦艽一两半，茯神四两，防风一两半，附子（炮）、侧子（炮）各二枚，白术、黄芩、细辛各一两，甘菊花一升，淡竹沥四升。

上十九味，切，以水一斗，煮麻黄去沫，取汁七升，纳诸药并沥，和煮取三升，分为四服。前三服讫，间一杯粥，更后服。待药势自汗。（卷十四）

（103）《延年》小续命汤，主偏风半身不遂，口眼㖞，不能言语，拘急不得转侧方。

桂心、芍药、甘草（炙）各一两，生姜四两（切），麻黄（去节）、防己、附子（炮，去皮）、芎䓖、黄芩、人参各一两，杏仁四十枚（去皮尖两仁），防风一两半。

上十二味，切，以水八升，煮取二升六合，分为三服，隔五日更服，频进十剂，病不愈，乃至二十剂。（卷十四）

（104）《古今录验》疗风懿不能言，四肢不收，手足亸挛，独活汤方。

桂心、芍药、甘草（炙）各二两，生姜六两，独活四两，生葛根、瓜蒌各二两。

上七味，㕮咀，以水五升，煮取三升，服一升，日三。（卷十四）

（105）《古今录验》疗中柔风，身体疼痛，四肢缓弱，欲不遂，独活葛根汤。产后中柔风，亦用此方。

桂心、芍药各三两，甘草（炙）二两，生姜六两，羌活、干地黄、葛根、麻黄（去节）各二两。

上八味，以清酒三升、水五升，煮取三升，温服五合，日三。《范汪》同。（卷十四）

（106）张文仲疗诸风，煮散方。

桂心三两，芍药四两，甘草三两（炙），茯神六两，防风、牛膝、枳实（炙）、防己、秦艽、玄参、黄芪、白鲜皮、泽泻、独活各四两，五味子一升（碎），人参四两，薏苡仁一升（碎），麦门冬一两（去心），羚羊角二枚（屑），石膏一斤（碎，绵裹），磁石二十四两（绵裹）。

上二十一味，切如麻豆，分作二十四帖，每日服一帖，著杏仁十四枚，去皮尖两仁者碎，以水三升，煮取一升，去滓，空腹顿服。每春中、夏初服，禁生冷。（卷十四）

（107）《深师》龙骨汤，疗宿惊失志，忽忽喜忘，悲伤不乐，阳气不起方。

桂心一两，甘草（炙）三两，生姜四两，茯苓一两，龙骨一两，牡蛎（熬）三两，麦门冬（去心）二两，远志（去心）一两。

上八味，㕮咀，以水七升，煮取二升，分为二服。（卷十五）

（108）《千金》疗惊劳失志方。

桂心一两，甘草（炙）一两，枣二十枚（擘），茯神五两，龙骨二两，牡蛎（熬）二两，麦门冬（去心）二两，远志（去心）二两，防风二两。

上九味，切，以水八升，煮取二升，分为两服，日再服。一云：主惊悸，心神错乱，或是或

非，言语无度，茯神汤。出第十四卷中。（卷十五）

（109）《深师》五石镇心丸，疗男女风虚，心气不足，风邪入脏，梦寤惊恐，心悸诸病，悉主之方。

桂心三分，芍药三分，甘草（炙）七分，大枣五十枚，干姜五分，人参七分，麦门冬（去心）五分，干地黄三分，当归五分，黄芪六分，薯蓣七分，阿胶（炙）四分，远志（去心）四分，柏子仁三分，苁蓉五分，白术一两，茯苓四分，泽泻六分，大豆卷五分，秦艽六分，紫石英（研）、白石英各四分，钟乳（研）五分，石膏（研）三分，银屑（研）五分，硫黄（研）、铁精（研）各四分，半夏（洗）八分，海蛤、菖蒲各四分，杏仁（去皮尖两仁，熬）、细辛、牛黄、卷柏各四分，防风七分，白蔹二分，前胡二分，桔梗、乌头（炮）各三分，大黄五分（三斗米下蒸）。

上四十味，捣下筛，枣膏蜜和，为丸如梧子大，一服十丸，不知增之。（卷十五）

（110）《肘后》麻子汤，疗风邪感结众殃，恍惚不安，气欲绝，水浆不入口方。

桂心、甘草（炙）、芍药、生姜各三两，麻子五合（熬），橘皮三两，半夏五两（洗），人参一两，当归二两。

上九味，切，以水九升，煮取三升，分为三服。《古今录验》同。（卷十五）

（111）《千金翼》续命汤，疗大风，风邪入心，心痛达背，背痛达心，前后心痛，去来上下，或少腹胀满微痛，一寒一热，心中烦闷，进退无常，面或青或黄。皆是房内太过，虚损劳伤，交通会后汗出，汗出未除，或因把扇，或出当风，因而成劳，五俞大伤，风因外入，下有水，因变为邪。虽病如此，然于饮食无退，坐起无异，至卒不知，是五内受风故也，名曰行尸，宜预备此方。

桂心、芍药、甘草（炙）各一两，大枣十枚（擘），干姜五分，麻黄六分（去节），防风、细辛、芎䓖、人参、秦艽、独活、黄芩、防己各一两，附子（炮）、白术各三分。

上十六味，切，以水一斗三升，先煮麻黄，令一沸下之，去沫，纳诸药，煮取五升，去滓，纳枣煎取三升，分为三服。老小久病服五合，强人可取微汗。（卷十五）

（112）《深师》五邪汤，疗风邪恍惚，悲涕泣，狂走，如有神之状，身体强直或疼痛，口噤，喉痹，水浆不通，面目变色，甚者不识人方。

桂心一两，芍药二两，甘草（炙）一两，蒲黄、秦艽、当归、禹余粮、人参、附子（炮）、黄芩、远志、防风各一两，龙骨、赤石脂、茯苓、芎䓖、防己各二两。

上十七味，捣，下筛作粗散，调和，取水二升。一方取东流水，煮小沸，纳散二两，煮取一升五合，未食服五合，日再夜一。分做十二裹，重裹令密，勿令泄气。（卷十五）

（113）《古今录验》五邪汤，主邪气啼泣，或歌或哭方。

桂心、芍药、甘草（炙）各一两，人参、远志（去心）各一两，白术、茯神各一两，禹余粮（研）、防风、独活、石膏（碎，绵裹）、牡蛎（熬）、秦艽各一两，防已、菖蒲、雄黄（研）、蛇蜕皮（炙）各一两。

上十七味，捣粗筛，以水一升半，内三方寸匕，煮二沸，去滓，服之，日四服。《深师》用黄丹，不用雄黄，余同。（卷十五）

(114)《深师》补心汤，疗心气不足，其病苦满，汗出，心风烦闷，善恐，独苦多梦不自觉者，咽喉痛，时时吐血，舌本强，水浆不通，手掌热，心惊悸，吐下血方。

桂心一尺（一方二两），甘草五寸（炙。一方五两），大枣二十五枚（擘），麦门冬三两（去心），人参半两，紫石英五分，紫菀二两，茯苓四两（一方一两），小豆二十四枚（一方六合）。

上九味，切，以水八升，煮取二升四合，羸人分作三服，强人再服。心王之时，有血证可服耳。一方说用药两数不尽同，注之在下，煮取多少，服亦同。（卷十五）

(115)《千金》疗心虚寒，阴阳寒损，心惊掣悸，语声宽急混濯①，口㖞，冒昧好自笑，厉风伤心，荆沥汤方。

桂心三两，甘草（炙）二两，母姜（切）一升（取汁），人参三两，茯苓三两，白术四两，当归三两，芎䓖四两，防风三两，防己二两，羌活三两，远志（去心）三两，升麻三两，麻黄（去节）四两，荆沥三升。

上十五味，切，以水一斗，先煮麻黄两沸，去沫，次下诸药，煮取三升，绞去滓，下荆沥、姜汁，煎取四升。分为四服，日三夜一。（卷十五）

(116)《千金》大镇心丸，疗心虚惊悸，梦寤恐畏方。

桂心四分，芍药三分，甘草（炙）八分，干姜三分，人参八分，茯苓八分，白术六分，麦门冬五分，黄芪六分，当归五分，薯蓣六分，远志（去心）四分，柏子仁四分，桔梗四分，大豆卷四分，泽泻八分，白蔹六分，防风八分，秦艽六分，石膏四分，大黄四分，细辛三分，椒（汗，去目）三分，紫石英八分。

上二十四味，酒服如梧子大十五丸，日再。一方用枣膏丸。（卷十五）

(117)《深师》续命汤，疗大风，风邪入心，或心痛彻背，背痛彻心，去来上下，惊恐，小腹胀满微痛，乍寒乍热，心中闷，状如微愠，进退无常，面青或白或黄，虚劳邪气入百脉，百病皆疗之方。

桂心三分，芍药二分，甘草（炙）二两，干姜二两，枣十枚，人参、麻黄（去节）、独活、当归、芎䓖、石膏（碎，绵裹）各二两，附子一枚（炮），白术、细辛各三分，防风五分，秦艽一两，杏仁四十枚（去两仁皮尖），黄芩一两。

上十八味，切，以水一斗，煮麻黄十余沸，纳诸药，煮取四升半，去滓，纳枣十枚，煎取三升，分五服。老小者五合，此以下以意消息。调和六腑，安五脏，无不损除。无芎䓖，防己代之；无独活，天雄代之；无附子，乌头代之。汤成之后，服汤以椒十枚置汤中，温令暖服之。此与十二味西州续命汤疗同，俱疗癫邪大风。西州有十二味者，中有大枣三十枚。（卷十五）

(118)《深师》芍药汤，疗中毒风肿，心腹痛达背，迫气前后如疰痛方。

芍药二两，桂心二两，甘草（炙）二两，生姜五两，细辛、当归、吴茱萸、独活各二两，干地黄二两，桃仁四十枚（去皮尖两仁，碎）。

上十味，切，以水九升，煮取三升，分为四服。宜利者，加大黄二两。（卷十五）

① "濯"：原书作"濯"。音近致误。当作"浊"。

(119)《删繁》疗筋实极，则好怒，口干燥，好嗔，身躁不定，调筋止怒定气，黄芪汤方。

芍药四两，桂心、甘草（炙）各二两，大枣四十枚（擘，去核），黄芪、芎䓖、白柘皮（无刺者）各三两，白术、通草各四两，石膏八两（碎，绵裹），竹叶（切）一升。

上十一味，切，以水九升，煮取三升，去滓，分为三服。（卷十六）

(120)《千金》疗筋实极，则两脚下满而痛，不得远行，脚心如割筋断折，痛不可忍，丹参煮散方。

桂心五分，甘草（炙）五分，生姜（切，取焦燥）十分，丹参十二分，芎䓖、杜仲、续断、地骨皮各八分，通草、当归、干地黄、麦门冬（去心）、禹余粮（炼）、麻黄（去节）各七分，牛膝九分，牡蛎十分（熬），升麻六分。

上十七味，捣，下筛为散，以绢袋子盛散二方寸匕，以井华水二升煮，数动绢囊子，煮取一升为一服，日再服。（卷十六）

(121)《删繁》疗心劳实热，好笑无度，自喜，四肢烦热，麻黄止烦下气汤方。

桂心二两，甘草一两（炙），大枣三十枚，麻黄（去节）、栀子仁、茯苓、子芩、白术各三两，石膏八两（碎，绵裹），芒硝三两，生地黄（切）一升，鸡子二枚，赤小豆二合。

上十三味，切，以水一斗，煎和，下鸡子白搅调，去沫，下诸药，煮取二升五合，去滓，下竹沥、芒硝，煎一沸，分为三服。前无竹沥后云下竹沥，恐有失。（卷十六）

(122)《删繁》疗心劳热，口为生疮，大便难，闭塞不通，心满痛，小腹热，大黄泄热汤方。

桂心二两，甘草（炙）一两，大枣三十枚，大黄、泽泻、黄芩、栀子仁、芒硝各二两，石膏八两（碎，绵裹），通草二两。

上十味，切，以水九升，先取一升水，别渍大黄一宿，以余八升煮诸药，取二升五合，去滓，下大黄，更煮两沸，去大黄滓，下芒硝，分为三服。（卷十六）

(123)《删繁》疗脉极，虚寒则咳，咳则心痛，喉中介介如哽，甚则咽肿喉痹，半夏消痛止极益气汤方。

桂心、甘草（炙）各二两，宿姜八两，半夏一升（洗，四破），芎䓖、细辛、附子（炮）、玄参、当归各三两，茯苓二两，杏仁六十枚（去两仁皮尖，碎）。

上十一味，切，以水一斗，煮取三升，去滓，分温三服。（卷十六）

(124)《删繁》疗脾劳虚损，消瘦，四肢不举，毛悴色夭，牛髓补虚寒丸方。

桂心四两，甘草六分，枣肉（研为脂）一升，干姜五分，牛髓、鹿髓、羊髓、白蜜、酥各一升，人参四分，生地黄十斤（切，酒二升，渍三宿，还内酒中，取尽曝干），茯苓四分，白术、芎䓖各五分。

上十四味，捣筛，内五髓中微火煎搅，可为丸如梧子，初服三十丸，加至四十丸为剂，日再服。温清酒进之。髓字恐误，并酥、蜜为五物尔。（卷十六）

(125)《千金》疗脾热，偏一边痛，胸满胁偏胀方。

桂心二两，芍药四两，生姜一升，茯苓、橘皮、泽泻各三两，石膏八两（碎，绵裹），桑根白皮一升，白术四两，人参二两，半夏六两（洗）。

上十一味，切，以水一斗二升，煮取三升，分为三服。若须利，加芒硝二两。（卷十六）

（126）《千金》泻脾汤，主脾脏病，气实胸中满，不能食方。

桂心五两，甘草（炙）二两，生姜八两，茯苓、厚朴（炙）各四两，人参、黄芩各二两，半夏一升（洗）。

上八味，切，以水七升，煮取二升，分为三服。此方又主冷气在脾脏，走出四肢，手足流肿；亦逐水气。（卷十六）

（127）《删繁》疗肉极热，肌痹淫淫如鼠走身上，津液脱，腠理开，汗大泄，为脾风，风气藏于皮肤，肉色则败，鼻见黄色，麻黄止汗通肉解风痹汤方。

桂心、甘草（炙）各二两，生姜四两，麻黄（去节）、枳实（炙）、防风、白术、细辛各三两，石膏八两（碎，绵裹），附子（炮）四两。

上十味，切，以水九升，先煮麻黄，去沫下诸药，煮取三升，分三服。《千金》同。（卷十六）

（128）《千金》疗肉极虚热，肌肤淫淫如鼠走，津液脱，腠理开，汗大泄，或痹不仁，四肢急痛，西州续命汤方。

桂心、甘草（炙）、芍药各一两，生姜三两，麻黄三两（去节），当归、石膏（碎，绵裹）各二两，芎䓖、黄芩、防风各一两，杏仁四十枚（熬，去皮尖两仁）。

上十一味，切，以水九升，先煮麻黄，去上沫，下诸药，煮取二升，去滓，分为四服，日再。《删繁》同。（卷十六）

（129）《千金》疗肉极虚为脾风，阴动伤寒，体重怠惰，四肢不欲举，关节疼痛，不嗜饮食，虚极所致，大黄芪酒方。

桂心三两，芍药一两，干姜三两，黄芪、巴戟天（去心）、石斛、蜀椒（汗）、泽泻、茯苓、柏子仁各三两，防风、人参、独活各一两，山茱萸、天雄（炮）、附子（炮）、乌头（炮）、茵芋、瓜蒌、半夏、生细辛、白术、黄芩各一两。

上二十三味，㕮咀，绢澄贮，以清酒三斗渍之，秋冬七日，春夏三日，初服三合，渐渐加，微醉为度，日再。《删繁》同。（卷十六）

（130）《删繁》疗肉极虚寒则脾咳，其状右胁下痛，阴阴引肩背痛，不可以动，动则咳，腹胀满，留饮痰澼，大小便不利，少腹切痛，膈上寒，大半夏汤方。

桂心三两，甘草（炙）二两，生姜八两，半夏一升（洗），白术、茯苓、人参、附子（炮）、橘皮各二两。

上九味，切，以水一斗，煮取三升，去滓，分为四服。（卷十六）

（131）《删繁》疗肉极虚寒，则皮肤不通，外不得泄，名曰厉风，内虚外实，腰脚疼弱，大风引汤方。

桂心一两，甘草（炙）二两，干姜二两，独活四两，当归、茯苓各二两，人参、黄芪、防风各二两，附子（炮）一两，大豆二升（熬，去皮）。

上十一味，切，以水一斗，酒三升，煮取四升，去滓，分为四服，昼三夜一。（卷十六）

（132）《删繁》疗肉极虚寒，四肢怠惰，或咳，胁下坚满痛，饮食不嗜，欲举不能，手足厥冷，忧恚思虑，五膈丸方。

桂心、甘草（炙）各五分，干姜三分，人参十分，附子（炮）三分，远志二分（去心）、椒（汗）、麦门冬（去心）各五分，细辛四分。

上九味，捣筛，蜜和丸如弹子大，取一丸著喉中，稍稍咽之，觉胸中热，药势尽又服，日三夜一。亦可丸如梧子，十丸酒服。（卷十六）

（133）《删繁》疗肺劳，热损肺，生虫形如蚕，在肺为病，令人咳逆气喘，或为忧膈、气膈、恚膈、寒膈、热膈，皆从劳气所生，名曰膏肓，针灸不著，麦门冬五膈下气丸方。

桂心、干姜各五分，甘草十分（炙），麦门冬十分（去心），椒四分（汗），远志皮、附子（炮）、细辛各六分，人参、百部、白术、黄芪各五分，杏仁四十枚（熬，去皮尖两仁者）。

上十三味，捣筛，以白蜜和为丸，如弹子大，将一丸纳牙齿间含，稍稍咽其汁。（卷十六）

（134）《删繁》疗肺虚劳寒，腹胀膨膨，气急，小便数少，厚朴汤方。

桂心二两，甘草二两（炙），生姜五两，大枣二十枚（擘），厚朴四两（炙），枳实（炙）、橘皮、大黄各三两，五加皮五两。

上九味，切，以水一斗二升，煮取三升，去滓，分温三服。（卷十六）

（135）《删繁》疗肺虚劳寒，损则腰背苦痛，难以俯仰，短气，唾如脓，生姜温中下气汤方。

桂心四两，生姜一斤，大枣三十枚，甘草（炙）三两，杜仲皮五两，萆薢四两，白术五两，附子（炮）三两。

上八味，切，以水九升，煮取三升，去滓，分温三服。（卷十六）

（136）《删繁》建中汤，疗肺虚损不足，补气方。

桂心三两，芍药三两，甘草（炙）二两，生姜六两，大枣十二枚（擘），黄芪三两，半夏五两，饴糖十两。

上八味，切，以水八升，煮取三升，分为三服。（卷十六）

（137）《删繁》疗气极伤热，气喘息冲胸，常欲自恚，心腹满痛，内外有热，烦呕不安，大前胡汤方。

芍药四两，生姜五两，干枣十二枚（擘），前胡八两，半夏（洗）、麻黄（去节）各四两，枳实四枚（炙），黄芩三两。

上八味，切，以水九升，煮取三升，去滓，温分三服，如人行四五里进一服。（卷十六）

（138）《删繁》疗气极伤热，肺虚多汗，咳唾上气，喘急，麻黄汤方。

桂心二两，甘草（炙）二两，生姜二两，麻黄四两（去节），杏仁（去皮尖两仁）四十枚，半夏（洗，四破）五十枚，石膏六两（碎），紫菀一两。

上八味，切，以水九升，煮麻黄两沸，去上沫，下药，煮取三升，去滓，分为三服。（卷十六）

（139）《删繁》疗气极寒，伤风，肺虚咳，气短不得息，胸中迫急，五味子汤方。

桂心二两，甘草（炙）二两，干枣二十枚（炙），干姜二两，五味子、紫菀、附子（炮）、麻黄（去节）、芎䓖各二两，细辛一两。

上十味，切，以水九升，煮取三升，去滓，分为三服。（卷十六）

（140）《千金》疗气极虚寒，皮毛焦，津液不通，虚劳百病，气力损乏，黄芪汤方。

桂心二两，生姜八两，干枣十枚（擘，去核），黄芪四两，人参、白术各二两，附子（炮）五分。

上七味，切，以水八升，煮取二升，去滓，分为四服。《删繁》同。（卷十六）

（141）《删繁》疗肾劳虚寒，关格塞，腰背强直，饮食减少，日日气力羸，人参补肾汤。

桂心三两，甘草（炙）三两，生姜五两，人参、橘皮、茯苓各三两，杜仲、白术各四两，羊肾一具（去膏，四破），猪肾一具（去膏，四破），薤白（切）一升。

上十一味，切，以水三斗，煮取六升，去滓，分为六服，昼四夜二服，覆头眠。（卷十六）

（142）《删繁》疗骨极虚寒，主肾病，则面肿垢黑，腰脊痛，不能久立，屈伸不利，梦寤惊悸，上气，少腹里急，痛引腰，腰脊、四肢常苦寒冷，大小便或白，肾沥汤方。

桂心六两，芍药三两，甘草二两（炙），干姜四两，大枣二十枚（擘），羊肾一具（猪肾亦得），麦门冬（去心）、干地黄、当归各三两，五味子二合，人参、茯苓、芎䓖、远志（去心）各二两，黄芩一两。

上十五味，切，以水一斗五升，煮肾取一斗，除肾纳药，煮取四升，去滓，分四服，昼三夜一。若遗小便，加桑螵蛸二十枚炙。（卷十六）

（143）《千金》疗精极实热，眼视无明，齿焦发落，形衰体痛，通身虚热，竹叶黄芩汤方。

芍药四两，生姜六两，甘草（炙）二两，竹叶（切）三两，黄芩、茯苓各三两，麦门冬（去心）、大黄各二两，生地黄（切）一升。

上九味，切，以水九升，煮取三升，去滓，分为三服。《删繁》同。（卷十六）

（144）《古今录验》疗虚损失精，黄芪汤方。

桂心六两，甘草（炙）二两，干枣百三十枚，黄芪、当归各二两，苁蓉、石斛各三两，白蜜二升。

上八味，切，以水一斗，煮取四升，纳蜜煎取三升，分为四服，日三夜一，以食相间。《范汪》同。（卷十六）

（145）《深师》韭子丸，疗虚劳梦多泄精方。

芍药三两，甘草（炙）三两，大枣五枚，干姜三两，韭子五合（熬），黄芪、人参、当归、龙骨、半夏（洗）各三两。

上十味，捣合下筛，和以白蜜、枣膏，丸如梧子，服十丸，日三四。《千金》同。（卷十六）

（146）《深师》桂心汤，疗虚，喜梦与女邪交接，精为自出方。一名喜方。

桂心、芍药、甘草（炙）、牡蛎（熬）、龙骨各二两，大枣三七枚（一方十枚），生姜五两。

上七味，㕮咀，以水八升，煎取三升，去滓，温分三服。《范汪》同。（卷十六）

（147）《小品》龙骨汤，疗梦失精，诸脉浮动，心悸少急，隐处寒，目眶疼，头发脱者，常七日许一剂，至良方。

桂心、芍药各四分，甘草（炙）二分，大枣四枚（擘），生姜五分，龙骨二分，牡蛎（熬）三分。

上七味，切，以水四升，煮取一升半，分再服。虚羸浮热汗出者，除桂，加白薇三分、附子三分（炮），故曰二加龙骨汤。（卷十六）

（148）《小品》薰草汤，疗梦失精方。

桂心二两，芍药三两，甘草（炙）二两，大枣十二枚（擘），薰草、人参、干地黄、白术各三两，茯神二两。

上九味，切，以水八升，煮取三升，分为二服，每服如人行四五里。一方又有茯苓三两。（卷十六）

（149）《古今录验》淮南王枕中丸，疗五劳、六极、七伤，胃气不和，发于五脏虚劳，小便或难或数，令人多思。脾气不和，宿食热所为，流入百脉，食饮不进，沉滞著中隔，并来著一边，或食不消，夜服三丸方。

桂心二两，芍药二两，甘草二两（炙），干姜二两，芎䓖二两，附子二两（炮），黄芩二两，蜀椒二两（汗），杏仁四两（去皮尖，熬），白术五两，当归二两，大黄一两。

上十二味，捣筛，蜜和丸如梧子，以酒服五丸，日三。（卷十七）

（150）《古今录验》疗五劳、七伤诸虚，补益下元，后用甚验，五石黄芪丸方。

桂心四两，芍药三两，甘草三两（炙），枣一百枚，干姜四两，黄芪二两，紫石英二两，赤石脂二两，石硫黄二两，石斛二两，白石脂二两，白矾石二两，乌头二两（炮，去皮），炼钟乳二两，芎䓖二两，防风二两，茯苓三两，当归二两，细辛三两，人参二两，苁蓉二两，附子二两（炮），干地黄二两，白术二两。

上二十四味，草、石各别捣筛，枣、蜜和丸如梧子，空腹，酒下十丸，日三，渐加至三十丸。（卷十七）

（151）《古今录验》大薯蓣丸，疗男子五劳、七伤，晨夜气喘急，内冷身重，骨节烦疼，腰背强痛引腹内，羸瘦不得饮食，妇人绝孕，疝瘕诸病。服此药令人肥白，补虚益气方。

桂心四分，芍药四分，甘草五分（炙加二分），枣一百颗，干姜四分，薯蓣五分，大黄六分，前胡三分，茯苓二分，人参二分，杏仁三分（熬，去皮尖），当归十分，桔梗二分，防风二分，黄芩八分，麦门冬八分，五味子四分，干漆三分，干地黄十分，石膏四分，泽泻八分，阿胶四分（炙），白术二分，黄芪五分。

上二十四味，捣筛，蜜和丸如梧子，空腹，以酒下三十丸，日再。（卷十七）

（152）《古今录验》寄生汤，疗腰痛方。

桂心四两，芍药三两，甘草二两（炙），桑寄生四两，附子三两（炮），独活四两，狗脊五两（黑者），杜仲五两，芎䓖一两，石斛三两，牛膝三两，白术三两，人参二两。

上十三味，切，以水一斗，煮取三升，分三服。（卷十七）

(153)《古今录验》玄参汤，疗腰痛方。

桂心一两，芍药四两，生姜二两，玄参三两，人参三两，杜仲四两，干地黄三两，白术三两，通草三两，当归三两，寄生四两，防风二两，丹皮二两，独活二两，芎䓖四两。

上十五味，㕮咀，以水一斗二升，煮取三升，日三夜一服。（卷十七）

(154)《古今录验》杜仲独活汤，疗腰痛方。

桂心三两，芍药三两，甘草三两（炙），生姜六分，麻黄二两，杏仁二两（去皮尖，碎），葛根三两，独活四两，瓜蒌子二两，防风二两，杜仲四两，附子一两，干地黄二两。

上十三味，切，以水八升、清酒二升，煮取三升，分三服。（卷十七）

(155)《集验》疗风湿客于腰，令人腰痛，独活汤方。

桂心三两，芍药四两，甘草二两（炙），生姜六两，独活三两，干地黄五两，防风三两，瓜蒌三两，麻黄二两（去节），干葛三两。

上十味，切，以水八升、酒二升，煎取三升，分三服。不瘥重作。（卷十七）

(156)《古今录验》疗腰痛，皆由肾气虚弱，卧冷湿地，当风所得。不时差，久久流入脚膝，冷痹，疼弱重滞，或偏枯，腰脚疼挛，脚重急痛，独活续断汤方。

桂心二两，芍药二两（白者），甘草三两（炙），独活二两，续断二两，杜仲二两，防风二两，芎䓖三两，牛膝二两，细辛二两，秦艽三两，茯苓三两，人参二两，当归二两，干地黄三两。

上十五味，切，以水一斗，煮取三升，分三服。温将息，勿取冷，宜用蒴藋叶火燎，厚安床上，及热卧上，冷即易之。冬月取根捣用，事须熬之。（卷十七）

(157)《深师》黄芪汤，疗丈夫虚劳，风冷少损，或大病后未平复，而早萦劳，腰背强直，脚中疼弱，补诸不足方。

桂心二两，芍药二两，甘草（炙）二两，生姜三两，大枣二十枚，黄芪二两，远志（去心）二两，麦门冬（去心）二两，茯苓二两，人参三两，半夏（洗）二两，当归一两，前胡二两，橘皮二两，蜀椒（汗）一两，乌头（炮）三枚。

上十六味，切，以水一斗二升，煮取三升，分三服。增减量性服之。（卷十七）

(158) 崔氏肾沥汤，疗肾脏虚劳所伤，补益方。

桂心二两，芍药三两，甘草（炙）二两，大枣（擘）二十枚，干姜四分，羊肾一具（切），黄芪二两，当归二两，黄芩二两，远志（去心）二两，五味子三合，泽泻二两，人参三两，茯苓二两，防风二两，麦门冬（去心）四两，干地黄三两。

上十七味，切，以水一斗九升，先煮肾减四升，即去肾入诸药，煮取三升二合，绞去滓，空腹分服八合，日三。（卷十七）

(159)《古今录验》调中汤，疗虚劳，补益气力方。

桂心半两，芍药半两，甘草半两（炙），干枣一两，麦门冬半两，茯苓半两，当归半两。

上七味，切，以水八升，煮取三升，去滓，分服一升。（卷十七）

(160)《古今录验》通命丸，疗虚劳百病，七伤、六极，少气羸弱，不能饮食方。

桂心三分，芍药六分，甘草六分（炙），干姜六分，茯苓六分，杏仁（去皮尖，熬）六分，牛膝七分，黄芩五分，阿胶（炙）三分，防风四分，干天门冬（去心）六分，大黄六分，当归六分，干地黄七分，人参六分，干漆（熬）四分，紫菀五分，白术四分，苁蓉五分，吴茱萸三分，蜀椒（汗）三分，石斛三分。

上二十二味，捣筛，以枣膏、蜜相拌和作丸，食前服七丸，日三。不知渐增，以知为度，病剧者夜更一服。（卷十七）

（161）《古今录验》疗体虚少气，羸瘦不堪，荣卫不足，善惊，胸膈痰冷，而客热欲冷水，饮食则心腹弦满，脾胃气少，不能消食，或时衄血方。

桂心二两，芍药二两，甘草（炙）二两，生姜六两，大枣十四枚，黄芪二两，附子（炮）一枚，蜀椒（汗）一两，茯苓二两，当归二两，人参二两，黄芩二两。

上十二味，切，以水一斗，煮取三升半，去滓，分五服，日三夜一。（卷十七）

（162）《小品》黄芪汤，疗虚劳，胸中客热，冷癖痞满，宿食不消，吐噫，胁间水气，或流饮肠鸣，不生肌肉，头痛上重下轻，目视䀮䀮，惚惚志损，常躁热，卧不得安，少腹急，小便赤余沥，临事不起，阴下湿，或小便白浊伤多方。

桂肉三两，芍药二两，甘草（炙）一两，生姜半斤，大枣十四枚，黄芪三两，人参一两，当归一两。

上八味，切，以水一斗，煮取四升，分四服。有寒，加厚朴二两。（卷十七）

（163）《深师》疗肾气不足，心中悒悒而乱，目视䀮䀮，心悬少气，阳气不足，耳聋，目前如星火，消疸痔，一身悉痒，骨中痛，少腹拘急，乏力，咽干，唾如胶，颜色黑，补肾方。

桂心二两，甘草（炙）一两，生姜二两，磁石二两，防风二两，五味子二两，附子（炮）一两，玄参二两，牡丹皮三两，大豆二十四枚。

上十味，切，以水一斗二升，先于铜器中扬三百遍，煮药取六升，去滓，更煎取二升八合，分为三服。（卷十七）

（164）《小品》增损肾沥汤，疗肾气不足，消渴引饮，小便过多，腰背疼痛方。

桂心二两，芍药一两，生姜五两，枣二十枚，肾一具（猪、羊并得），远志二两，麦门冬（去心）一升，人参二两，五味子二合，泽泻二两，干地黄二两，茯苓一两，当归二两，芎䓖二两，黄芩一两，螵蛸二十枚，炙鸡肶里黄皮一两。

上十七味，以水一斗五升，煮肾取一斗三升，去肾，煎药取三升，去滓，分三服。（卷十七）

（165）《小品》加减肾沥汤，疗大虚内不足，小便数，嘘噏焦熇引水浆，膀胱引急方。

桂心四两，甘草（炙）三两，大枣四十枚，干姜二两，肾一具（猪、羊并可用），远志（去心）二两，麦门冬（去心）一升，人参一两，五味子二两，芎䓖二两，当归二两，泽泻二两，干地黄三两，黄连二两，桑螵蛸三十枚，龙骨二两。

上十六味，切，以水一斗五升，如常法煎取三升，去滓，分三服。（卷十七）

（166）《深师》黄芪汤，疗大虚不足，少腹里急，劳寒拘引脐，气上冲胸，短气，言语谬误，不能食，吸吸气乏，闷乱者方。

桂心四两，芍药四两，甘草二两（炙），生姜四两，大枣二十枚（擘），黄芪三两，半夏（洗）一升，人参二两。

上八味，切，以水一斗二升，煮取四升，分四服，日夜再。若手足冷，加附子一两。（卷十七）

(167)《深师》大建中汤，疗内虚绝，里急少气，手足厥逆，少腹挛急；或腹满弦急，不能食，起即微汗出，阴缩或腹中寒痛，不堪劳苦，唇口舌干，精自出；或手足乍寒乍热，而烦苦酸疼，不能久立，多梦寤，补中益气方。

桂心六两，芍药四两，甘草（炙）二两，生姜一斤，大枣（擘）二十枚，黄芪四两，人参二两，当归二两，半夏（洗）一升，附子（炮）一两。

上十味，切，以水一斗二升，煮取四升，分四服，先服后食。（卷十七）

(168)《深师》乐令黄芪汤，疗虚劳少气，胸心痰冷，时惊惕，心中悸动，手足逆冷，体常自汗，补诸不足，五脏六腑虚损，肠鸣风湿，荣卫不调百病，又治风里急方。

桂心三两，芍药二两，生姜四两，大枣二十枚（擘），黄芪二两，当归三两，乌头（炮）三分，蜀椒（汗）二两，人参二两，茯苓二两，远志（去心）二两，半夏（洗）四两。

上十二味，切，以水一斗五升，煮取四升，分服八合，日三夜再。（卷十七）

(169)《集验》疗虚劳里急诸不足，黄芪建中汤方。

桂心三两，芍药二两，甘草（炙）三两，生姜四两，大枣十二枚（擘），黄芪三两，饴糖一斤。

上七味，切，以水一斗二升，煮取六升，去滓，纳饴糖令消，适寒温，服一升，间日可作。呕者，倍生姜；腹满者，去枣，加茯苓四两。（卷十七）

(170)《古今录验》黄芪汤，主虚劳里急，引少腹绞痛，极挛，卵肿缩疼痛方。

桂心二两，芍药六两，甘草（炙）三两，生姜一斤，大枣（擘）十二枚，黄芪三两，饴糖半斤。

上七味，切，以水一斗二升，煮取六升，去滓，纳饴糖令消，分服一升。呕，即除饴糖。（卷十七）

(171)《古今录验》黄芪汤，疗虚劳里急，少腹痛，气引胸胁痛，或心痛短气方。

桂心三两，芍药六两，甘草（炙）二两，大枣十二枚，干姜四两，黄芪四两，当归四两，饴糖六两。

上八味，切，以水一斗，煮取三升，去滓，下饴糖令消，分三服。（卷十七）

(172)《古今录验》疗虚劳，腹中痛，梦失精，四肢酸疼，手足烦热，咽干口燥，并妇人少腹痛，芍药汤方。

桂心二两，芍药六两，甘草（炙）三两，生姜四两，大枣（擘）十二枚，饴糖一斤。

上六味，切，以水九升，煮取三升，去滓下糖，分服七合，日三夜一。（卷十七）

(173)《古今录验》建中黄芪汤，疗虚劳短气，少腹急痛，五脏不足方。

桂心三两，甘草（炙）三两，生姜一斤（薄切），大枣十二枚（擘），黄芪三两，饴糖半斤。

上六味，切，以水一斗，煮取三升，去滓下糖，温服一升，日三。（卷十七）

（174）《古今录验》疗虚劳少气，骨节中微热，诸疼痛，枸杞汤方。

桂心一两，甘草（炙）五两，干姜二两，枸杞叶十斤，大麻子仁二升。

上五味，切碎，以河水三斗，煮取九升，去滓，每服一升，日三。（卷十七）

（175）《集验》疗虚烦闷不得眠，千里流水汤方。

桂心三两，甘草（炙）二两，生姜四两，半夏（洗）三两，麦门冬（去心）三两，酸枣仁二两，黄芩二两，萆薢二两，人参二两，茯苓四两，秫米一升。

上十一味，切，以千里流水一斛，煮米令蟹目沸，扬之万遍，澄清一斗，煮诸药，取三升，分三服。（卷十七）

（176）《古今录验》疗虚劳客热，百病之后，虚劳烦扰，不得眠卧，骨间劳热，面目青黄，口干烦躁，偃憧不自安，短气乏少，食不得味，纵食不生肌肤，胸中痰热，烦满愦闷，大竹叶汤方。

桂心三两，芍药二两，甘草（炙）二两，生姜四两，大枣（擘）二十枚，小麦（完用）五合，黄芪二两，人参二两，知母二两，半夏（洗）三两，瓜蒌一两，粳米一升，黄芩一两，当归二两，前胡二两，麦门冬（去心）六合，龙骨三两，竹叶（切）一两。

上十八味，切，用东流水二升，煮取五升，去滓，分服一升，日三夜二，不过两剂，如汤沃雪，效。（卷十七）

（177）《深师》黄芪汤，疗虚乏，四肢沉重，或口干，吸吸少气，小便利，诸不足方。

桂心二两，芍药二两，甘草一两，生姜五两，大枣三十枚，黄芪三两，茯苓二两，半夏（洗）三两，当归一两，人参二两，桑螵蛸二十枚（熬，两片破）。

上十一味，切，以水一斗，煮取四升，分服一升。（卷十七）

（178）《深师》疗虚劳，腹满食少，小便多，黄芪建中汤方。

桂心二两，芍药四两，甘草（炙）三两，生姜四两，大枣三十枚，黄芪三两，人参二两，半夏（洗）一升。

上八味，切，以水一斗，煮取三升，去滓，分三服。（卷十七）

（179）《小品》黄芪汤，疗虚劳少气，小便过多方。

桂心二两，芍药二两，甘草（炙）二两，生姜二两，大枣二十枚（擘），黄芪二两，麦门冬（去心）二两，干地黄二两，黄芩二两，当归二两。

上十味，切，以水九升，煮取三升，去滓，分三服。（卷十七）

（180）《必效》疗虚劳，下焦虚冷，不甚渴，小便数，黄芪建中汤方。

桂心二两，芍药三两，生姜八两，大枣三十枚，黄芪三两，人参二两，当归二两，胶饴八两。

上八味，切，以水一斗，煮七味取三升，去滓，下饴烊销，分三服。若失精，加龙骨一两、白蔹一两。（卷十七）

（181）《千金》第二大竹沥汤，疗卒中风，口噤不能语言，四肢缓纵偏痹，挛急痛，风经五脏，恍惚，恚怒无常，手足不遂方。

桂心二两，芍药二两，甘草（炙）二两，生姜三两，竹沥一斗四升，防风二两，麻黄（去节）一两，白术二两，葛根二两，茵芋二两，细辛二两，茯苓三两，防己一两，乌头（炮）一枚，人参一两，石膏一两，黄芩二两，芎䓖二两，独活二两。

上十九味，切，以竹沥煮取四升，分六服。先未汗者取汗，一状相当即服。（卷十八）

（182）《千金》第三竹沥汤，疗风毒入人五内，短气，心下烦热，手足烦疼，四肢不举，皮肉不仁，口噤不能语方。

桂心二两，甘草（炙）二两，生姜八两，当归二两，防风三两，细辛二两，附子（炮）二枚，麻黄（去节）二两，秦艽三两，葛根五两，升麻二两，蜀椒（汗）一两，白术三两，人参二两，黄芩二两，芎䓖二两，茯苓三两。

上十七味，切，以甘竹汁一斗九升，煮取四升，分五服。《翼方》有芍药、茯神、防己、通草，无茯苓、黄芩、芎䓖、升麻、蜀椒、麻黄、生姜。（卷十八）

（183）《千金》疗恶风毒气，脚弱无力，顽痹，四肢不仁，失音不能言，毒气冲心。有人病者，但一病相当即服，第一服此麻黄汤，次服第二、第三、第四方。

桂心二两，芍药二两，甘草（炙）二两，大枣（擘）二十枚，麻黄（去节）一两，杏仁（去皮尖）三十枚，防风二两，当归二两，茯苓三两，升麻二两，芎䓖二两，白术二两，麦门冬（去心）二两，黄芩二两。

上十四味，切，以水九升、清酒二升，合煮取二升半，分四服，日三夜一，覆令小汗粉之，莫令见风。

第二服独活汤方。

桂心二两，芍药二两，甘草（炙）二两，生姜五两，独活四两，干地黄三两，葛根一两，麻黄（去节）二两。

上八味，切，以水八升、清酒二升，合煮取二升五合，去滓，分四服，日三夜一。犯之一世不愈。

第三服兼补厚朴汤，并治诸气咳嗽、逆气、呕吐方。

桂心二两，芍药二两，甘草（炙）三两，生姜一斤，芎䓖二两，当归二两，半夏（洗）七两，人参二两，干地黄二两，厚朴（炙）二两，黄芪三两，吴茱萸一升（一方用三两）。

上十二味，切，以水二斗，煮猪蹄一具，取一斗二升，去上肥，纳清酒三升，合煮取三升，分四服，相去如人行二十里久。

第四服风引独活汤兼补方。

桂心二两，芍药二两，甘草（炙）三两，干姜二两，独活四两，人参二两，附子（炮）一两，大豆二升，防风二两，当归二两，茯苓三两，黄芪二两，升麻一两半。

上十三味，切，以水九升、清酒三升，合煮取三升半，去滓，分四服，相去二十里久。（卷十八）

（184）《千金》疗脚弱神验，防风汤方。

桂心一两，芍药二两，甘草二两，生姜三两，防风三两，独活二两，黄芩二两，茵芋二两，葛根二两，芎䓖二两，细辛一两，蜀椒（汗）一两，防己一两，麻黄（去节）一两，石膏（碎）一两，乌头（炮）二枚，茯苓三两。

上十七味，切，以竹沥一斗，煮取四升，去滓，分六服，一日一夜服尽，其间可常作赤小豆饮。有人脚弱，先常服竹沥汤四剂，未觉增损，作此方后，觉得力。云：脉沉细，风在内者，作此方也。（卷十八）

（185）唐侍郎大续命汤，主手足挛急及不遂，此方疗苦脚气上，又中风，四肢壮热，如火挛急，或纵不遂，气冲胸中方。

桂心一两，芍药一两，甘草（炙）一两，生姜三两，当归二两，芎䓖一两，麻黄（去节）二两，石膏一两，人参一两，防风二两，黄芩一两，杏仁四十枚。

上十二味，切，以水九升，煮取三升，去滓，分四服。（卷十八）

（186）崔氏独活犀角汤（疗脚气）。

桂心一两半，芍药三两，甘草（炙）二两，生姜三两，独活三两，角屑二两，石斛（先煮）二两，丹参二两，侧子（炮）一两，防风二两，防己二两，芎䓖二两，当归二两，茯苓四两。

上十四味，切，以水一斗，煮取二升七合，去滓，分三服，相去十里久。服讫任卧，不须取汗，凡服三二剂，隔五日一服。初服此药，觉腹内气散，两脚有力，行动无妨，或可即停。又可常服香豉酒，灸三里穴、绝骨各三百壮。（卷十八）

（187）苏恭疗下焦冷，肿满胸塞，吐，不下食者，兼去温毒方。

桂心三两，芍药二两，生姜八两，防己二两，枳实（炙）、独活、防风各三两，葛根三两，半夏（洗）一升。

上九味，切，以水九升煮取三升，分四服，相去八九里久，中间食少粥。一方无防己、枳实，加附子二两炮。（卷十九）

（188）《千金》甘草汤，疗脚弱，举身红肿，胃反，食谷吐逆，胸中气结不安，而寒热下利不止，小便难，服此汤即益；亦服女曲散利小便，肿消，服大散摩膏有验方。

桂心三两，甘草（炙）一两，生姜八两，大枣二十枚（擘），人参一两，半夏（洗）一升，小麦（完用）八合，吴茱萸二升，蜀椒（汗）三两。

上九味，切，以水一斗三升，煮麦取一斗，去麦，纳诸药，煮取四升，一服六合，作六服。（卷十九）

（189）《千金翼》防己汤，主风湿，四肢疼痹，挛急，浮肿方。

桂心三两，芍药二两，甘草（炙）六分，大枣十二枚（擘），木防己三两，茯苓四两，芎䓖三两，麻黄（去节）三两，桑根白皮（切）二升。

上九味，以水一斗二升，煮麻黄，减一升，纳药，煮取三升，分三服。服渐汗出令遍身，以粉粉之，慎风冷。（卷十九）

（190）《深师》大八风汤，疗毒风、湿痹、亸曳，或手脚不遂，身体偏枯；或毒弱不任；或风经五脏恍恍惚惚；或多语喜忘，有时恐怖；或肢节痛疼，头眩烦闷；或腰脊强直，不得俯仰，又加腹满食少时气咳；或始遇病时，卒倒闷绝，即不能语便失音，半身或举体不遂，不仁，沉重。皆由体虚恃少，不避风冷所致，二十三种大八风汤方。

桂心二两，芍药二两，甘草（炙）二两，干姜二两半，当归二两半，芎䓖二两，升麻一两半，乌头（炮）二两，黄芩二两，远志（去心）二两，独活二两，五味子一两半，防风二两，麻黄（去节）二两，秦艽二两，大豆二升，石斛二两，杏仁四十枚，人参二两，茯苓二两，黄芪二两，紫菀二两，石膏二两（碎）。

上药，㕮咀，以水一斗三升、酒二升，合煮取四升，强人分四服，羸人分五六服。（卷十九）

（191）《千金》白蔹薏苡汤，疗风拘挛不可屈伸方。

桂心一升，芍药一升，甘草（炙）一升，干姜一升，白蔹一升，薏苡仁一升，酸枣仁一升，附子（炮，破）三枚，牛膝一升。

上九味，醇酒二斗渍一宿，微火煎三沸，服一升，日三。扶杖起行，不耐酒服五合。（卷十九）

（192）《古今录验》西州续命汤，疗中风入脏，及四肢拘急不遂，缓急风方。

桂心一两，芍药一两，甘草（炙）一两，生姜三两，麻黄（去节）三两，石膏二两，芎䓖一两，黄芩一两，杏仁四十枚，郁李仁（去皮）三两，防风一两，当归一两。

上十二味，切，以水九升，煮麻黄去上沫，纳诸药，煮取三升，分四服，初服取汗，米粉于衣里粉之。（卷十九）

（193）《千金》诸风痹方。

桂心一两，甘草（炙）一两，生姜五两，干枣（擘）三十枚，当归一两，茯苓一两，防风一两，黄芩一两，秦艽二分，葛根二分，杏仁五十枚（去皮尖）。

上十一味，切，水、酒各四升，煮取三升，分三服，取汗。（卷十九）

（194）《深师》疗风湿身体疼痛，恶风微肿汤方。

桂心四两，芍药二两，生姜三两，麻黄（去节）二两，杏仁五十枚，天门冬（去心）二两。

上六味，㕮咀，以水一斗，煮取三升，一服一升，日三。（卷十九）

（195）《古今录验》疗风湿体疼，恶风微肿，天门冬汤方。

桂心四两，芍药二两，甘草（炙）二两，生姜三两，天门冬（去心）三两，葛根四两，麻黄（去节）三两，杏仁五十枚。

上八味，切，以水一斗，煮取三升，分三服，取汗。《深师》无芍药，名天门冬汤。（卷十九）

（196）《范汪》疗肿患下水气，四肢肿，聂聂动，木防己汤方。

桂心二两，芍药二两，甘草（炙）二两，生姜二两，木防己三两，茯苓六两，黄芪三两，白术三两。

上八味，切，以水八升，煮取三升二合，分为四服。有人患下是胃寒，加当归三两、人参二两半、龙骨二两，水一斗，煮取三升二合，分四服，相去二十里顿服。不下，即不须内此三物也。（卷十九）

（197）《集验》汗后遂漏不止，其人恶风，小便难，四肢微急，难以屈伸，桂枝加附子汤方。

桂心三两，芍药三两，甘草（炙）二两，生姜三两，大枣十三枚（擘），附子（炮）一枚。

上六味，切，以水七升，煮取三升，温服一升。（卷二十三）

（198）《千金》干地黄丸，主虚热，消疮疖方。

桂心二两，芍药三两，甘草（炙）二两，干地黄四两，大黄六两，茯苓三两，王不留行二两，黄芩二两，麦门冬（去心）二两，远志二两，升麻二两，人参二两，枳实二两（炙）。

上十三味，捣筛，蜜和丸如梧子大，温服十丸，日三，加至二十丸，长服令人肥健。（卷二十四）

（199）《千金》疗痈疽、溃漏、发背，及小小瘰疬，李根散方。

桂心四两，芍药四两，甘草（炙）四两，李根、半夏（洗）、瓜蒌各一升，葛根三两，当归二两，通草一两，芎䓖一两半，白蔹一两，桔梗二两，厚朴（炙）、黄芩各一两，附子（炮）一两。

上十五味，为散，酒服方寸匕，日三。疮大困者，夜再服。有患发背骨出，身有三十余痈疖，服此，瘥。（卷二十四）

（200）《千金》治诸虚不足，发背、痈疽经年，瘥后复发，或由大风聚结，毒气在内闭塞，夏月已来，出攻于背，久不疗，积聚作脓血，为疮内漏，大内塞，排脓散方。

桂心五分，芍药五分，甘草（炙）五分，干姜六分，山茱萸、五味子、茯苓各六分，当归四分，附子（炮）二分，肉苁蓉八分，石斛五分，菟丝子（酒渍）三分，远志（去心）八分，瞿麦三分（一云地麦，地肤子也），人参五分，麦门冬（去心）八分，石韦四分，芎䓖四分，干地黄八分，巴戟天八分。

上二十味，为散，温服方寸匕，日三夜一，稍加至两匕。长服，终身不患痈疖。（卷二十四）

（201）《千金》瞿麦散，主排脓，止痛，利小便方。

桂心半两，芍药二两，瞿麦二两，赤小豆半合，芎䓖半两，白蔹半两，黄芪一两，当归二两，麦门冬（去心）二两。

上九味，为散，先食温酒服方寸匕，日三。（卷二十四）

（202）《千金》黄芪竹叶汤，主胸背游热痈疽方。

芍药三两，甘草（炙）三两，生姜五两，大枣三十枚（擘），生地黄八两，芎䓖二两，黄芪、黄芩各三两，人参、石膏（碎）各二两，半夏（洗）四两，淡竹叶（切）一升，麦门冬（去心）三两，当归二两。

上十四味，以水一斗二升，煮竹叶取九升，去滓，纳药，煮取三升，分四服，相去如人行五六里再服，日三夜一。（卷二十四）

（203）《范汪》疗痈、发背，排脓，内补铁屑散方。

桂心、芍药、甘草（炙）、当归、人参、细辛、苁蓉、黄芪、防风、黄芩、铁屑、芎䓖。

上十二味，等分，合捣为散，服方寸匕。（卷二十四）

（204）《小品》疗五痔散，主酒客劳及损伤，疗下部中傍孔，起居血纵横出方。

桂心一分，芍药二分，赤小豆（熬）四分，黄芪三分，附子（炮）、白蔹各一分，黄芩二分。

上七味，捣为散，以酒服方寸匕，日三，止血大验。（卷二十六）

（205）《古今录验》疗十年痔，如鼠乳脓出，便作血，剧，白蔹散方。

桂心三分，芍药二分，赤小豆四分，黄芪三分，白蔹二分，黄芩三分，附子（炮）、牡蛎（熬）各二分。

上八味，捣筛为散，酒若泔汁，服方寸匕，日三服。（卷二十六）

（206）《千金》疗癞方。

桂心二两，芍药二两，牡丹二两，海藻（洗）二两，狐阴（炙）一具，地肤子二两，五味子二两，橘皮二两，蜘蛛（熬）五十个，防葵二两，细辛二两，蒺藜子二两，泽泻二两，桃仁（去皮尖，熬）五十枚，茯苓二两。

上十五味，下筛，蜜和，服十丸如梧子大，稍加至二十丸。（卷二十六）

（207）《古今录验》疗癞，蒺藜丸方。

桂心五分，芍药八分，蒺藜子、干地黄各一分，鹿茸（炙）十分，白蔹八分，磁石（研）十分，礜石（炼）十分，铁精、续断各五分，巴戟天、玄参、通草、升麻、牛膝、寄生各八分，泽泻七分，射干八分，苁蓉十分，海藻八分。

上二十味，捣筛，以蜜和为丸，如梧子大，饮下十丸，日二，渐增至二三十丸。（卷二十六）

（208）《千金》疗胀满，关格不通方。

桂心、芍药、甘草（炙）各二两，吴茱萸（熬）一升，干姜、大黄、当归、芎䓖各二两，雄黄（研）三分，人参、细辛各四两，真珠（研）一分，桃白皮一握。

上十三味，切，以水一斗，煮取三升，去滓，纳雄黄、真珠末，酒一升，微火煎三沸，服一升，得下即止，不必尽也。每服如人行十里久，进之。（卷二十七）

（209）《千金》小定心汤，疗虚羸，心气惊弱，多魇忘方。

桂心二两，芍药、甘草、干姜（王老按，三味无分量），大枣（擘）十五枚，茯神四分（一作茯苓），远志（去心）、人参各二两。

上八味，切，以水八升，煮取三升，分三服，日三。（卷二十八）

（210）《千金》大定心汤，疗心气虚悸，恍惚多忘，或梦寤惊魇，志少不足方。

桂心、芍药、甘草（炙）、大枣、干姜各二两，茯神、茯苓、远志（去心）、人参、赤石脂、龙骨、当归、白术、防风、紫菀各二两。

上十五味，切，以水一斗二升，煮取三升半，分为五服，日三夜二。（卷二十八）

（211）《千金翼》疗落马堕车，及诸伤腕折，臂脚疼痛不止方。

桂心二两，芍药二两，干姜二两，黄芪三两，当归、干地黄、附子（炮）、通草、续断各二两，蜀椒（汗）一合，乌头（炮）半两。

上十一味，捣为散，先食酒服五分匕，日三。出第十九卷中。本方有大黄一两，又云服方寸匕。（卷二十九）

（212）《深师》疗蹉跌，补绝复伤，地黄散方。

干地黄十分，芍药五分，桂心、甘草（炙）、干姜、芎䓖、当归各二分。

上七味，捣为散，先食以酒服方寸匕，日三服。（卷二十九）

（213）《古今录验》疗金疮中筋骨，续断散方。

桂心一两，芍药三两，甘草（炙）二两，干姜一两，干地黄四两，当归、芎䓖各三两，蛇衔、地榆、杜衡各四两，蜀椒（汗）一两，细辛一两，苁蓉三两，人参、附子（炮，去皮）各二两，续断五两。

上十六味，捣为散，以酒饮和服方寸匕，日三服。（卷二十九）

（214）《范汪》疗金疮，内塞，止痛生肌肉散方。

桂心、芍药、甘草（炙）、干姜、当归、苁蓉、蜀椒、吴萸、白及、黄芪、厚朴、人参，芎䓖。

上十三味，等分，捣为散，以酒饮服一方寸匕，日三。（卷二十九）

（215）《古今录验》疗金疮去血多，虚竭内补方。

桂心、芍药、甘草（炙）各一两，干姜二分，蜀椒三分，苁蓉、当归、芎䓖、黄芩、人参、黄芪、厚朴（炙）、吴萸、桑白皮各一两。

上十四味，捣为散，以酒服方寸匕，日三。一方有白及，无桑白皮。（卷二十九）

（216）《千金》朴硝荡胞汤，疗妇人立身以来，全不生及断续久不产三十年者方。

桂心、芍药、甘草（炙）各二两，朴硝、牡丹、当归、大黄、桃仁（去皮尖，生用）各三两，细辛、厚朴（炙）、桔梗、人参、茯苓、牛膝、橘皮各二两，虻虫（去翅足，微熬）、水蛭（炙）各六十枚，附子（炮）一两半。

上十八味，切，以清酒五升、水六升合煮取三升，分四服，日三夜一。每服相去三辰，少时更服如常，覆被取少汗，汗不出，冬日著火笼。必下积血及冷赤脓如赤小豆汁，本为妇人子宫内有此恶物令然。或天阴脐下痛，或月水不调，为有冷血不受胎。若斟酌下尽，气力弱，人困，不堪更服，亦可二三服即止。如大闷不堪，可食酢饭冷浆，一口即止，然恐去恶物不尽，不大得药力，若能忍，服尽大好，一日后仍著导药。《翼方》无桔梗、甘草。

（217）《千金》：妊娠三月，为定形。有寒大便青，有热小便难，不赤即黄，卒惊恐，忧愁，嗔恚，喜顿仆，动于经脉，腹满绕脐苦痛，腰背痛，卒有所下，雄鸡汤方。

芍药四两，甘草（炙）二两，生姜（切）一两，大枣十二枚（擘），雄鸡一只（治如食法），人参、茯苓、阿胶各二两，黄芩、白术各一两，麦门冬（去心）五合。

上十一味，切，以水一斗五升，煮鸡减半，纳药煮取半，纳清酒三升，并胶，再煎取三升，分三服，一日尽，当温卧。（卷三十三）

（218）《千金翼》排脓散，主乳痈方。

桂心、芍药各四两，甘草（炙）五分，干姜四两，铁粉、苁蓉、细辛、芎䓖、人参、防风、黄芩各四两，当归五分。

上十二味，捣散，酒服方寸匕，日三夜一。加至一匕半，服药十日，血出多勿怪，是恶物除，

甚良。（卷三十四）

(219)《集验》大岩蜜汤，疗产后心痛方。

桂心、芍药、甘草（炙）各一两，干姜三两，干地黄、当归、独活、小草、细辛各一两，吴茱萸一升。

上十味，切，以水九升，煮取三升，分三服，良。（卷三十四）

(220)《经心录》蜀椒汤，疗产后心痛，此大寒冷所为方。

桂心二两，芍药三两，甘草（炙）二两，生姜汁五合，蜀椒（汗）二合，半夏（洗）、当归、人参各二两，蜜一升，茯苓二两。

上十味，切，以水九升，煮椒令沸，下诸药，煮取二升半，去滓，下姜汁、蜜等，更煎取三升，一服五合，渐至六合，尽，勿冷食。（卷三十四）

(221)《千金》疗产后疾痛，桃仁芍药汤方。

桂心、芍药、甘草（炙）、芎䓖、当归、干漆（熬）各二两，桃仁半升（去皮尖）。

上七味，切，以水八升，煮取二升半，分三服。（卷三十四）

(222)《千金》蜀漆汤，疗产后虚热往来，心胸中烦闷满，骨节疼，及头痛，壮热，晡时辄甚，又似微疟方。

桂心一两，芍药二两，甘草（炙）一两，蝭母二两，蜀漆叶一两，黄芩一两，生地黄一斤，黄芪五两。

上八味，切，以水一斗，先煮地黄，取七升，去滓，下诸药，煮取二升半，分三服。此方疗寒热，不损人。（卷三十四）

(223)《千金翼》疗产后虚热，头痛方。

桂心三两，白芍药五两，干地黄、牡蛎（熬）各五两。

上四味，切，以水五升，煮取二升半，分三服，日三。此汤不损人，无毒。亦疗腹中拘急痛。若通身发热，加黄芩二两，甚验，大热即除。（卷三十四）

(224)《延年》增损泽兰丸，主产后风虚，劳损黄瘦方。

桂心、芍药、甘草（炙）各五分，干姜四分，泽兰、防风、干地黄、当归、细辛、茯苓、人参、藁本、乌头（炮）、麦门冬（去心）、石斛、紫菀、芎䓖各五分，柏子仁、芜荑仁、厚朴（炙）、蜀椒（汗）各四分，白术、黄芪各六分，紫石英（研）、石膏各八分。

上二十五味，捣筛，蜜和丸如梧桐子，以酒下二十至三十丸。（卷三十四）

(225)《延年》泽兰丸，主产后风虚损瘦，不能食，令肥悦方。

桂心四分，芍药三分，甘草（炙）七分，干姜三分，泽兰七分，当归十分，藁本三分，厚朴（炙）三分，食茱萸三分，芜荑三分，白芷三分，石膏八分，人参四分，柏子仁四分，白术五分。

上十五味，捣筛，蜜和丸如梧桐子大，酒服十五丸，日二，加至二十五丸。（卷三十四）

(226)许仁则第三：产后恶露下多少得所，冷热得调，更无余状，但觉腹内切痛，可而复作，宜依次方。

桂心三两，芍药二两，生姜六两，当归五两。

上四味，切，以水、酒各三升半，煮取二升三合，去滓，分三服之。（卷三十四）

（227）许仁则第十一：产后腹内安稳，恶露流多少得所，但缘产后日浅，久坐视听，言语多，或运劳力，遂觉头项及百肢节皮肉疼痛，乍寒乍热，此是蓐劳，宜依此方。

桂心一两，芍药、生姜各三两，猪肾（去脂）一具，当归三两，葱白三合。

上六味，切，以水八升，缓火煮肾，取六升澄清，纳诸药，煮取二升，分温再服。（卷三十四）

（228）许仁则第十二：产后觉患风，手足不多随和，言语不多流利，恍惚多忘，精神不足，宜依此方。

桂心一两半，芍药二两，独活三两，当归、防风、芎䓖、玄参各二两。

上七味，切，以水八升，煮取二升半，去滓，分三服，如一剂觉安稳，隔三日，又服一剂。若一两剂后渐瘥，但须适寒温将息。如未全瘥，即以此方作丸。有热，加葛根五两；有冷，加白术五两；有气，加生姜六两；有痛，加当归、芍药各二两；不能食，加人参二两、玄参四两；觉手足不稳，加牛膝、五加皮、萆薢各三两，黄芪四两，丸服。（卷三十四）

（229）许仁则第十三：产后更无余苦，但觉体气虚，宜服此方。

桂心、芍药各七分，干姜六分，当归、干地黄各十分，泽兰八分，防风、黄芪、续断各六分，人参、地骨皮各七分。

上十一味，捣末，蜜丸桐子大，酒下二十丸。（卷三十四）

（230）许仁则第十五：产后血气不多通散，当时不甚觉之，在蓐虽小不和，出则成痼结，少腹疼硬，乍寒乍热，食饮不为肌肤，心腹有时刺痛，口干唾黏，手足沉重，有此状，宜依此方。

桂心四分，芍药、甘草（炙）各五分，当归五分，干地黄七分，人参、鬼箭羽、牛膝各五分，牡丹皮六分，白术六分，白薇、乌梅（熬）各四分，大黄八分，虻虫（熬，去翅足）、水蛭（熬）各三分，蒲黄三分，朴硝、赤石脂各十分，虎杖六分。

上十九味，捣末，蜜丸桐子大，酒服二十丸，日再，加二十五丸，良。（卷三十四）

（231）《删繁》疗妇人崩中，泄血不断，淋沥连年不绝，黄瘦伤损，芍药散方。

桂心八分，芍药四分，干姜八分，牡蛎（熬）、干地黄、白术、乌贼鱼骨、附子（炮）、黄芪、龙骨各八分，研。

上十味，捣散，酒服方寸匕，良。（卷三十四）

（232）《千金》温经汤，疗崩中去血一斗，服之即断，月水过期不来者，服之亦佳方。

桂心、芍药、甘草（炙）、生姜各二两，吴茱萸三两，麦门冬（去心）一升，半夏八两，当归、芎䓖、人参、牡丹、阿胶（炙）各二两。

上十二味，切，以水一斗，煮取三升，分服。（卷三十四）

（233）《救急》疗妇人月病不调，或一月不来，或隔月不来，或多或少，脐绞痛，面色萎黄，四体虚吸羸瘦，不能食方。

桂心二两，芍药二两，当归、牛膝、桃仁（去皮尖）、牡丹皮、大黄（别渍）各三两，芎䓖、土瓜根各二两，朴硝二两，虻虫（去翅足，熬）、水蛭（熬）各半两。

上十二味，切，以水九升，煮取三升，分温服。（卷三十四）

(234)《千金》疗小户嫁痛连日方。

桂心一分，芍药二分，甘草（炙）三分，生姜三分。

上四味，切，以酒二升，煮取三沸，去滓，分温服之，神良。（卷三十四）

(235)《古今录验》赤汤，疗二十五种痫，吐痢，寒热百病，不乳哺方。

桂心、芍药、甘草（炙）各二两，大黄五两，当归、黄芩、瓜蒌、人参、赤石脂、牡蛎（熬）、紫石英、麻黄（去节）各二两。

上十二味，捣筛，令调，盛以韦囊。八岁儿以干枣五枚，用水八合煮枣，取五合，两指撮药入汤中煮，取三沸，去滓，与儿服之，取利，微汗，自除。十岁用枣十枚，三指撮药，水一升，煮三沸服之。此汤疗小儿百病及痫，神验。（卷三十五）

(236) 文仲《隐居效方》：小儿夜啼不安，此腹痛故，至夜辄剧，状似鬼祸，五味子汤方。

桂心二分，芍药四分，甘草（炙）二分，五味子、当归、白术各四分。

上六味，切，以水一斗，煎取五合，分服之，增减量之。（卷三十五）

(237)《千金》牛黄鳖甲丸，疗小儿癖实，痈肿，壮热，食不消化，中恶忤气方。

桂心、芍药、干姜各半两，牛黄二分，鳖甲（炙）、麦曲（熬）、柴胡、大黄、枳实（炙）、芎䓖各二两，厚朴（炙）、茯苓各半两。

上十二味，捣筛，蜜丸如小豆，日三服，以意量之。（卷三十五）

(238) 刘氏疗小儿冷癖、痃癖气，不下食，瘦，时时胁下痛方。

桂心七分，芍药六分，甘草（炙）十分，干姜末二分，防葵、当归、枳实（炙）、厚朴（炙）、楮实、人参、黄芪、茯神、白术、诃黎勒皮各八分，郁李仁（去皮）、柴胡、大麻仁、橘皮、防风、紫菀、薏苡仁各六分，鳖甲（炙）、三棱根各十二分，仙鼠二枚（如无，以粪二合代），大附子（炮）二枚，干地黄十分，大黄十分，五味子四分，槟榔四颗，牛膝二分。

上三十味，捣筛，蜜丸如梧子，大小增减以意量之，须饮服之，良。（卷三十五）

(239)《小品》疗小儿宿食不消，发热，九味当归汤方。

桂心、芍药、甘草（炙）、干姜各一分，大枣五枚，当归、人参、黄芩各一分，大黄二分。

上药，切，以水一升半，煎取六合，去滓，分服。（卷三十五）

(240)《千金》射干汤，主小儿咳逆，喘息如水鸡声方。

桂心五寸，甘草（炙）、生姜各一两，大枣二十枚（去核），射干二两，麻黄（去节）、紫菀各一两，半夏（洗）五枚。

上八味，切，以水七升，煮取一升半，纳蜜五合，去滓，分温服二合。（卷三十六）

(241)《千金》疗小儿狐疝，伤损生㿉方。

桂心一两，芍药二分，半夏（洗）、茯苓各三分，防风（一作防葵）、大黄各二分，椒（汗）一两。

上七味，捣散，蜜丸如大豆，以汤饮下一丸至二丸、三丸，日五服，以瘥为度。（卷三十六）

（242）刘氏疗小儿上冷下热，上热下冷，难将息方。

桂心一分，芍药五分，甘草六分，生姜四分，犀角末、生地黄各六分，白术、茯苓、栀子各三分，柴胡、人参、大黄各四分，黄芩二分。

上十三味，切，以水三升，煮取一升，分温服之。（卷三十六）

（243）疗动散、背肿已，自利，虚热不除，宜服竹叶黄芪汤方。

桂心六分（一法二分），芍药三两，甘草（炙）二两，生姜三两，干枣十四枚，竹叶（切）三升，黄芪四两，小麦一升，石膏（研）二两，人参三两，升麻一两，茯苓二两（一法七分），当归三两，五味子三两，干地黄一两，麦门冬（去心）二两，知母一两。

上十七味，切，以水一斗二升，煮竹叶，小麦取九升，去滓纳药，煮取三升，温分四服。（卷三十七）

（244）疗痈疽发背及小瘰疬，李根散方。

桂心、芍药各四两，甘草（炙）二两，李根（切）一升，桔梗、黄芩各二两，葛根、当归各三两，芎䓖六分，通草、白蔹、厚朴（炙）、附子（炮）各一两，瓜蒌子一升，半夏（洗）一升。

上十五味，捣筛为散，酒服一方寸匕，日三，疮大困者，夜再。有人发背，骨出十余节，服此即瘥。（卷三十七）

（245）疗胸背头中游热，补虚方。

桂心一两，芍药三两，甘草（炙）一两，生姜二两，大枣三十枚，黄芪、茯苓、人参、石膏、生干地黄、麻黄（去节）各二两，麦门冬（去心）二两，竹叶（切）一升。

上十三味，切，以水一斗二升，煮竹叶，取一斗，去滓，下诸药，煎取三升，去滓，分服之。一方有大黄，无茯苓。（卷三十七）

（246）疗结热澼，心下肿，胸中痞塞，呕逆不止，雁肪汤方。

桂心、芍药、甘草（炙）各二两，大枣二十枚（擘），雁肪一具，当归、人参、石膏（碎）各二两，桃仁三十枚（去皮尖），大黄二两。

上十味，切，以水一斗二升煮雁肪，取汁一斗，煮诸药，取五升，去滓，分服。无雁肪，以雁肉；无雁，以鸭代之，鸡亦得。（卷三十七）

（247）疗甚虚弱，去热益气力方。

桂心一两，芍药三两，甘草（炙）二两，生姜二两，大枣二十枚，竹叶（切）一升，黄芪四两，人参、干地黄、升麻各二两，黄芩、茯苓各一两。

上十二味，切，以水一斗五升，煮竹叶，取一斗，去竹叶，入诸药，煎取三升，分温服之。（卷三十八）

（248）疗散发后，虚热羸乏，或脚疼腰痛，本是虚劳人并挟风，宜肾沥汤方。

桂心一两，芍药一两，甘草（炙）一两，生姜四两，大枣二十枚，羊肾一具（去脂膜，切），五味子三两，当归、芎䓖、远志（去心）、麦门冬（去心）、茯苓各一两，干地黄四两，黄芩一两。

上十四味，切，以水一斗煮肾，取八升，纳诸药，煎取三升半，去滓，分服。（卷三十八）

第四章　中医常见病证的临证应用小方选录[①]

王玉川教授认为：“我们不应该忘记，在历代中医方书中记载着一个方剂乃至一味中药治疗多种病证的大量的宝贵经验，这是现有的辨证论治学说解释不了的东西，是一块待开发的处女地。如果中医和中西医结合的研究把它作为一项重点攻关课题，那么就有望找到创新发展的突破口，从而扭转数十年徘徊不前的现状，走上大踏步前进的康庄大道，为实现中医现代化做出更大的贡献。”王玉川教授不仅提出了自己的观点，而且在研究中身体力行，在阅读分析大量古代医籍的基础上摘录了大量的用小方治疗常见病的宝贵内容。我们将王玉川教授收集的针对常见病证治疗及预防的处方节录整理于下，供大家研究之用。

一、奔豚

（1）奔豚疝气作痛，或阴囊肿痛。去铃丸：用生川乌尖七个，巴豆七枚（去皮油），为末，糕糊丸梧子大，朱砂、麝香为衣。每服二丸，空心冷酒或冷盐汤下，三两日一服，不可多。（《澹寮集验秘方》）

（2）奔豚气痛。枳实炙，为末。饮下方寸匕，日三夜一。（《外台秘要方》）

（3）奔豚气痛。薤白捣汁，饮之。（《肘后备急方》）

（4）奔豚气痛，上冲心腹。鳖甲（醋炙）三两，京三棱（煨）二两，捣二味为末。桃仁（去皮尖）四两，汤浸，研汁三升，煎二升，入末，不住手搅，煎良久，下醋一升，煎如饧，以瓶收之。每空心温酒服半匙。（《圣济总录》）

（5）汗后奔豚。茯苓桂枝甘草大枣汤：治发汗后，脐下悸，欲作奔豚者。茯苓一两，炙甘草二钱半，桂枝三钱，大枣二枚，以甘澜水二升，先煮茯苓，纳诸药煮，服之日三。（张仲景《金匮要略》）

（6）肾脏气发攻心，面黑欲死，及诸气奔豚喘急。铅二两，石亭脂二两，丁香一两，木香一两，麝香一钱。先化铅炒干，入亭脂急炒，焰起以醋喷之，倾入地坑内覆住，待冷取研，粟饭丸芡子大。每用二丸，热酒化服，取汗，或下或通气即愈。如大便不通，再用一丸，入玄明粉五分服。（《圣济总录》）

（7）气筑奔冲不可忍者。牛郎丸：用黑牵牛半两炒，槟榔二钱半，为末。每服一钱，紫苏汤下。（《普济方》）

（8）气积郁冒。人有气从脐左右起上冲，胸满气促，郁冒厥者。用梨木灰、伏出鸡卵壳中白皮、紫菀、麻黄（去节）等分，为末，糊丸梧子大。每服十丸，酒下。亦可为末，服方寸匕，或煮

---

① 在“第四章　中医常见病证的临证应用小方选录”标题下，发现王玉川教授所摘录的小方出处，存在文献名简称、人名简称等，此次整理未轻易改动，以尊王玉川教授文字原貌。特此说明。

汤服。(《圣济总录》)

二、痰饮

(1)痰气喘息。萝卜子(炒)、皂荚(烧存性),等分为末,姜汁和,炼蜜丸梧子大。每服五七十丸,白汤下。(《简便单方》)

(2)痰为百病。滚痰丸:治痰为百病,惟水泻、胎前产后不可服用。大黄(酒浸,蒸熟切晒)八两,生黄芩八两,沉香半两,青礞石二两,以焰硝二两,同入砂罐固济,煅红,研末二两。上各取末,以水和丸梧子大。常服一二十丸,小病五六十丸,缓病七八十丸,急病一百二十丸,温水吞下,即卧勿动,候药逐上焦痰滞。次日先下糟粕,次下痰涎,未下再服。王隐君岁合四十余斤,愈疾数万也。(《养生论》)

(3)滚痰丸:通治痰为百病,惟水泻、双娠者不可服。礞石、焰硝各二两,煅过研飞晒干一两,大黄酒蒸八两,黄芩酒洗八两,沉香五钱,为末,水丸梧子大。常服一二十丸,欲利大便,则服一二百丸,温水下。(王隐君《养生主论》)

(4)控涎丹:治痰涎留在胸膈上下,变为诸病,或颈项、胸背、腰胁、手足、胯髀隐痛不可忍,筋骨牵引,钓痛走易,及皮肤麻痹,似乎瘫痪,不可误作风气、风毒及疮疽施治。又治头痛不可举,或睡中流涎,或咳唾喘息,或痰迷心窍,并宜此药。数服痰涎自失,诸疾寻愈。紫大戟、白甘遂、白芥子微炒各一两,为末,姜汁打面糊丸梧子大。每服七丸,或二十丸,以津液咽下。若取利,则服五六十丸。(《三因极一病证方论》)

(5)润下丸:治湿痰因火泛上,停滞胸膈,咳唾稠黏。陈橘皮半斤,入砂锅内,下盐五钱,化水淹过,煮干。粉甘草二两,去皮蜜炙,各取净末,蒸饼和丸梧桐子大。每服百丸,白汤下。(丹溪方)

(6)法制半夏:清痰化饮,壮脾顺气。用大半夏,汤洗七次,焙干再洗,如此七转,以浓米泔浸一日夜。每一两用白矾一两半,温水化,浸五日,焙干。以铅白霜一钱,温水化,又浸七日,以浆水慢火内煮沸,焙干收之。每嚼一二粒,姜汤送化下。(《御药院方》)

(7)红半夏法:消风热,清痰涎,降气利咽。大半夏,汤浸焙制如上法(按,即法半夏制法),每一两入龙脑五分,朱砂为衣染之。先铺灯草一重,约一指厚,排半夏于上;再以灯草盖一指厚,以炒豆焙之,候干取出。每嚼一两粒,温水送下。(《御药院方》)

(8)天麻丸:消风化痰,清利头目,宽胸利膈。治心忪烦闷,头运欲倒,项急,肩背拘倦,神昏多睡,肢节烦痛,皮肤瘙痒,偏正头痛,鼻齆,面目虚浮,并宜服之。天麻半两,芎䓖二两,为末,炼蜜丸如芡子大。每食后嚼一丸,茶酒任下。(《普济方》)

(9)枳术汤:心下坚大如盘,边如旋杯,水饮所作。寒气不足,则手足厥逆,腹满胁鸣相逐。阳气不通即身冷,阴气不通即骨疼。阳前通则恶寒,阴前通则痹不仁。阴阳相得,其气乃行;大气一转,其气乃散。实则失气,虚则遗尿,名曰气分,宜此主之。白术一两,枳实七个,水五升,煮三升,分三服。腹中软即散。(张仲景《金匮玉函经》)

（10）宣吐风痰。用连壳虾半斤，入葱、姜、酱煮汁，先吃虾，后吃汁，紧束肚腹，以翎探引取吐。（《本草纲目》）

（11）宣吐风痰。《胜金方》：用萝卜子末，温水调服三钱，良久吐出涎沫。如是摊缓风者，以此吐后用紧疏药，疏后服和气散取瘥。丹溪吐法：用萝卜子半升擂细，浆水一碗滤取汁，入香油及蜜些许，温服，后以桐油浸过晒干鹅翎探吐。

（12）搜风化痰，定志安神，利头目。辰砂化痰丸：用半夏曲三两，天南星（炮）一两，辰砂、枯矾各半两，为末，姜汁打糊丸梧子大。每服三十丸，食后姜汤送下。（《太平惠民和剂局方》）

（13）清气化痰。百药煎、细茶各一两，荆芥穗五钱，海螵蛸一钱，蜜丸芡子大，每服噙一丸，妙。（笔峰《杂兴》）

（14）清气化痰。三仙丸：治中脘气滞，痰涎烦闷，头目不清。生南星（去皮）、半夏各五两，并汤泡七次，为末。自然姜汁和作饼，铺竹筛内，以楮叶包覆，待生黄成曲，晒干。每用二两，入香附末一两，糊丸梧子大。每服四十丸，食后姜汤下。（王璆《是斋百一选方》）

（15）化痰镇心，祛风利膈。辰砂半夏丸：用半夏一斤，汤泡七次，为末筛过，以水浸三日，生绢滤去滓，澄清去水，晒干，一两，入辰砂一钱，姜汁打糊丸梧子大。每姜汤下七十丸。此周府方也。（《袖珍方》）

（16）化食消痰。胸中热气，用橘皮半两微熬，为末。水煎代茶，细呷。（《食医心镜》）

（17）消痰开胃，去胸膈壅滞。《斗门方》：用半夏洗净，焙干为末，自然姜汁和作饼，湿纸裹煨香，以熟水二盏同饼二钱，入盐五分，煎一盏，服之。大压痰毒，及治酒食伤，极验。《经验后方》：用半夏、天南星各二两，为末，水五升，入坛内浸一宿，去清水，焙干重研。每服二钱，水二盏，姜三片，煎服。（《本草纲目》）

（18）五饮酒癖。一留饮，水停心下；二癖饮，水在两胁下；三痰饮，水在胃中；四溢饮，水在五脏间；五流饮，水在肠间。皆因饮食冒寒，或饮茶过多致此。倍术丸：用白术一斤，干姜（炮）、桂心各半斤，为末，蜜丸梧桐子大。每温水服二三十丸。（《太平惠民和剂局方》）

（19）患饮癖三十年……觉酒止从左下有声，胁痛，食减嘈杂，饮酒半杯即止。十数日，必呕酸水数升。暑月止右边有汗……自揣必有癖囊，如潦水之有科臼，不盈科不行。但清者可行，而浊者停滞，无路以决之，故积至五七日必呕而去。……只以苍术一斤，去皮切为末，生油麻半两，水二盏，研滤汁，大枣五十枚，煮去皮核，捣和丸梧子大。每日空腹温服五十丸，增至一二百丸。忌桃、李、雀肉。服三月而疾除，自此常服……初服时必觉微燥，以山栀子沸汤点服解之，久服亦自不燥矣。（许叔微《普济本事方》）

（20）痰癖卒风。生姜二两，附子（生用）一两，水五升，煮取二升，分再服。忌猪肉、冷水。（《备急千金要方》）

（21）胸膈痰癖，积热。断膈汤：用松萝、甘草各一两，恒山三两，瓜蒂二十一枚，水、酒各一升半，煮取一升半，分三服，取吐。（《备急千金要方》）

（22）痰膈气胀。陈皮三钱，水煎热服。（杨起《简便单方》）

（23）痰壅呕逆，心胸满闷，不下饮食。厚朴一两，姜汁炙黄为末。非时米饮调下二钱匕。（《太平圣惠方》）

（24）上膈风热痰实。桔梗芦头生研末，白汤调服一二钱，探吐。（《本草纲目》）

（25）风湿痰病。人坐密室中，左用滚水一盆，右用炭火一盆，前置一桌，书一册，先将无油新巴豆四十九粒研如泥，纸压去油，分作三饼。如病在左，令病人将右手仰置书上，安药于掌心，以碗安药上，倾热水入碗内。水凉即换，良久汗出，立见神效。病在右，安左掌心。一云随左右安之。（《保寿堂经验方》）

（26）风痰，湿痰。青壶丸：半夏一斤，天南星半两，各汤泡，晒干为末，姜汁和作饼，焙干。入神曲半两，白术末四两，枳实末二两，姜汁面糊丸梧子大。每服五十丸，姜汤下。（叶氏方）

（27）老人风痰。大腑热，不识人，及肺热痰实，咽喉不利。半夏（泡七次，焙）、硝石各半两，为末，入白面一两，捣匀，水和丸绿豆大。每姜汤下五十丸。（《普济方》）

（28）一切风痰。白僵蚕七个（直者），细研，姜汁一茶脚，温水调，灌之。（《胜金方》）

（29）风痰壅逆。木槿花晒干，焙研。每服一二匙，空心沸汤下。白花尤良。（《简便单方》）

（30）风痰壅滞。郁金一分，藜芦十分，为末。每服一字，温浆水调下，仍以浆水一盏漱口，以食压之。（《经验后方》）

（31）膈壅风痰。半夏不计多少，酸浆浸一宿，温汤洗五七遍，去恶气，日干为末，浆水搜作饼，日干再研为末。每五两入生龙脑一钱，以浆水浓脚，丸鸡头子大。纱袋盛，通风处阴干。每服一丸，好茶或薄荷汤嚼下。（《御药院方》）

（32）风痰迷闷。碧霞丹：用石绿十两，乌头尖、附子尖、蝎梢各七十个，为末，糊丸芡子大。每服一丸，薄荷汁入酒半合化下。须臾，吐出痰涎。（《太平惠民和剂局方》）

（33）痰迷心窍。寿星丸：治心胆被惊，神不守舍，或痰迷心窍，恍惚健忘，妄言妄见。天南星一斤，先掘土坑一尺，以炭火三十斤烧赤，入酒五升，渗干，乃安南星在内，盆覆定，以灰塞之，勿令走气，次日取出，为末；琥珀一两，朱砂二两，为末，生姜汁打面糊丸梧子大。每服三十丸至五十丸，煎人参、石菖蒲汤下，一日三服。（《太平惠民和剂局方》）

（34）诸风痰饮。藜芦十分，郁金一分，为末。每以一字，温浆水一盏和服，探吐。（《经验方》）

（35）大人风涎。用蝎一个（头尾全者），以薄荷四叶裹定，火上炙焦，同研为末，分四服，白汤下。（《经验方》）

（36）痰涎为害。槟榔为末，白汤每服一钱。（《御药院方》）

（37）中焦痰涎。利咽，清头目，进饮食。半夏（泡七次）四两，枯矾一两，为末，姜汁打糊，或煮枣肉和，丸梧子大，每姜汤下十五丸。寒痰加丁香五钱，热痰加寒水石（煅）四两。名玉液丸。（《太平惠民和剂局方》）

（38）积聚痰涎，结于胸膈之间，心腹疼痛，日夜不止，或干呕哕食者，炒粉丸主之。用蚌粉一两，以巴豆七粒同炒赤，去豆不用，醋和粉丸梧子大。每服二十丸，姜酒下。丈夫脐腹痛者，茴香汤下；女人血气痛，童便和酒下。(孙氏《仁存方》)

(39) 胃冷有痰，脾弱呕吐。生附子、半夏各二钱，姜十片，水二盏，煎七分，空心温服。一方，并炮熟，加木香五分。(《奇效方》)

(40) 冷痰痞满。黑芥子、白芥子、大戟、甘遂、胡椒、桂心等分，为末，糊丸梧子大，每服十丸，姜汤下，名黑芥子丸。(《普济方》)

(41) 热痰烦运。白芥子、黑芥子、大戟、甘遂、芒硝、朱砂等分，为末，糊丸梧子大，每服二十丸，姜汤下，名白芥丸。(《普济方》)

(42) 上焦痰热。藕汁、梨汁各半盏，和服。(《简便方》)

(43) 痰血凝结。紫芝丸：用五灵脂（水飞）、半夏（汤泡）等分，为末，姜汁浸蒸饼，丸梧子大。每饮下二十丸。(王璆《是斋百一选方》)

(44) 顽痰不化。石青一两，石绿半两，并水飞为末，面糊丸绿豆大。每服十丸，温水下，吐去痰一二碗，不损人。(《瑞竹堂方》)

(45) 痰饮宿水。桃花散：收桃花阴干为末，温酒服一合，取利。觉虚，食少粥。不似转下药也。(崔行功《纂要方》)

(46) 停痰留饮，胸膈满闷，气短恶心，饮食不下，或吐痰水。茯苓半夏汤：用半夏（泡）五两，茯苓三两，每服四钱，姜七片，水一盅半，煎七分，去滓。空心服，甚捷径。(《太平惠民和剂局方》)

(47) 停痰宿饮，风气上攻，胸膈不利。香附（皂荚水浸）、半夏各一两，白矾末半两，姜汁面糊丸梧子大。每服三四十丸，姜汤随时下。(《仁存方》)

(48) 停痰宿饮，喘咳呕逆，全不入食。威灵仙（焙）、半夏（姜汁浸焙）为末，用皂角水熬膏，丸绿豆大。每服七丸至十丸，姜汤下，一日三服，一月为验。忌茶。(《本草纲目》)

(49) 停痰冷饮呕逆。橘皮半夏汤：用半夏（水煮熟）、陈橘皮各一两。每服四钱，生姜七片，水二盏，煎一盏，温服。(《太平惠民和剂局方》)

(50) 停痰在胃，喘息不通，呼吸欲绝。雌黄一两，雄黄一钱，为末，化蜡丸弹子大。每服一丸，半夜时投热糯米粥中食之。(《济生方》)

(51) 胸中痰结。①皂荚三十挺，去皮，切，水五升浸一夜，挼取汁，慢熬至可丸，丸如梧子大。每食后，盐浆水下十丸。②又钓痰膏：用半夏醋煮过，以皂角膏和匀，入明矾少许，以柿饼捣膏，丸如弹子，噙之。(《太平圣惠方》)

(52) 胸中痰饮。恒山、甘草各一两，水五升，煮取一升，去滓，入蜜二合。温服七合，取吐。不吐，更服。(《备急千金要方》)

(53) 胸中痰饮，伤寒热病，疟疾须吐者，并以盐汤吐之。(《外台秘要方》)

(54) 胸胁痰饮。白芥子五钱，白术一两，为末，枣肉和，捣丸梧子大，每白汤服五十丸。(《摘玄方》)

（55）心下留饮，坚满，脉伏，其人欲自利反快。甘遂半夏汤：用甘遂大者三枚，半夏十二个，以水一升，煮半升，去滓；入芍药五枚，甘草一节，水二升，煮半升，去滓，以蜜半升，同煎八合，顿服取利。（张仲景《金匮玉函经》）

（56）心下有水。白术三两，泽泻五两，水三升，煎一升半，分三服。（《梅师方》）

（57）膈间支饮，其人喘满，心下痞坚，面色黧黑，其脉沉紧，得之数十日，医吐下之不愈，木防己汤主之。虚者即愈，实者三日复发，复与之不愈，去石膏加茯苓、芒硝主之。用木防己三两，人参四两，桂枝二两，石膏鸡子大十二枚，水六升，煮二升，分温再服。（《金匮要略》）

按，本方可用于肺心病见上述诸症候者。

（58）支饮作呕。呕家本渴，不渴者，心下有支饮也。或似喘不喘，似呕不呕，似哕不哕，心下愦愦，并宜小半夏汤。用半夏（泡七次）一升，生姜半斤，水七升，煮一升五合，分服。（张仲景《金匮要略》）

（59）支饮苦冒。①仲景泽泻汤：用泽泻五两，白术二两，水二升，煮一升，分二服。②《深师方》：先以水二升煮二物，取一升，又以水一升，煮泽泻取五合，合此二汁，分再服。病甚欲眩者，服之必瘥。（《本草纲目》）

三、气病，血气病

（1）诸气不调。马齿苋煮粥食之。（《食医心镜》）

（2）升降诸气。藿香一两，香附（炒）五两，为末，每以白汤点服一钱。（《经效济世方》）

（3）升降诸气。治一切气病，痞胀喘哕，噫酸烦闷，虚痛走注。常服开胃消痰，散壅思食，早行山行，尤宜服之，去邪辟瘴。香附子（炒）四百两，沉香十八两，缩砂仁四十八两，炙甘草一百二十两，为末。每服一钱，入盐少许，白汤服。（《太平惠民和剂局方》）

（4）升降诸气，暖则宣流。熟附子一大个，分作二服，水二盏，煎一盏，入沉香汁温服。（《太平惠民和剂局方》）

（5）一切气疾，心腹胀满，胸膈噎塞，噫气吞酸，痰逆呕恶，及宿酒不解。香附子一斤，缩砂仁八两，甘草（炙）四两，为末，每白汤入盐，点服，为粗末，煎服亦可。名快气汤。（《太平惠民和剂局方》）

（6）一切气块，宿冷恶病。苦参二斤，童子小便一斗二升，煎取六升，和糯米及曲，如常法作酒服。但腹中诸疾皆治。酒放二三年不坏，多作救人，神效。（《太平圣惠方》）

（7）一切冷气积块作痛。硫黄、焰硝各四两，结砂、青皮、陈皮各四两，为末，糊丸梧子大。每空心米饮下三十丸。（《鲍氏方》）

（8）一切冷气积块作痛。紫苏子、高良姜、橘皮等分，蜜丸梧子大。每服十丸，空心酒下。（《药性论》）

（9）一切冷气，心腹胀满，恶心，泄泻虚滑，水谷不消。用枝杖七斤，肉豆蔻（面煨）八斤，白面（炒）六斤，甘草（炒）十一斤，炒盐中三斤，为末，日日点服。（《御药院方》）

按，炒盐中三斤，“中”字疑误。

(10) 一切冷气。去风痰，定遍身疼痛，益元气，强精力，固精益髓，令人少病。川乌头一斤，用五升大瓷钵子盛，以童子小便浸七日，逐日添令溢出，拣去坏者不用，余以竹刀切作四片，新汲水淘七次，乃浸之，日日换水，日足（一作七日）取焙为末，酒煮面糊丸绿豆大。每服十丸，空心盐汤下，少粥饭压之。(《经验方》)

(11) 诸冷极病，医所不治者。马蔺子九升洗净，空腹服一合，酒下，日三服。(《备急千金要方》)

按，马蔺子，一名蠡实。

(12) 下焦冷气。干陈橘皮一斤，为末，蜜丸梧子大。每食前温酒下三十丸。(《食疗本草》)

(13) 肾邪冷气，力弱者。用大茴香六两，分作三份，用生附子一个去皮，分作三份。第一度，用附子一份、茴香一份同炒黄，出火毒一夜，去附子，研茴香为末，空心盐酒下一钱。第二度，用二味各一份炒存性，出火毒，以附子去一半留一半，同茴香为末，如前服。第三度，各一份同炒存性，出火毒，全研为末，如前服之。(朱氏《集验方》)

(14) 薏苡仁饭治冷气。用薏苡仁舂熟，炊为饭食，气味欲如麦饭乃佳，或煮粥亦好。(《广济方》)

(15) 腹冷气起。白芥子一升，微炒研末，汤浸，蒸饼，丸小豆大。每姜汤吞十丸，甚妙。(《续传信方》)

(16) 腹内虚冷。用生椒择去不拆者，用四十粒，以浆水浸一宿，令合口，空心新汲水吞下。久服暖脏腑，驻颜，黑发，明目，令人思饮食。(《斗门方》)

(17) 元脏腹冷，及开胃。香附子炒为末，每用二钱，姜、盐同煎服。(《普济方》)

(18) 五脏诸气，益少阴血。用栀子炒黑研末，生姜同煎，饮之甚捷。(《丹溪纂要》)

(19) 理脾快气。青橘皮一斤，日干焙研末，甘草末一两，檀香末半两，和匀收之。每用一二钱，入盐少许，白汤点服。(《本草纲目》)

(20) 调和胃气。以干枣去核，缓火逼燥，为末，量多少入少生姜末，白汤点服，调和胃气甚良。(《本草衍义》)

(21) 下一切气。诜曰：用大鳢一头开肚，入胡椒末半两，大蒜三两颗，缝合，同小豆一升煮熟，下萝卜三五颗、葱一握，俱切碎，煮熟。空腹食之至饱，并饮汁，至夜泄恶气无限也。三五日更一作。(《本草纲目》)

(22) 一切气疾，宿食不消。①诃黎一枚，入夜含之，至明嚼咽。②又方：诃黎三枚，湿纸包，煨熟去核，细嚼，以牛乳下。(《备急千金要方》)

(23) 一切积气，宿食不消。黑牵牛头为末四两，用萝卜剜空，安末盖定，纸封蒸熟取出，入白豆蔻末一钱，捣丸梧子大。每服一二十丸，白汤下。名顺气丸。(《普济方》)

(24) 三焦壅塞，胸膈不快，头昏目眩，涕唾痰涎，精神不爽。利膈丸：用牵牛子四两（半生半炒），不蛀皂荚（酥炙）二两，为末，生姜自然汁煮糊，丸梧子大。每服二十丸，荆芥汤下。

（王衮《博济方》）

（25）三焦滞气。陈曲（炒）、莱菔子（炒）等分。每用三钱，水煎，入麝香少许服。（《普济方》）

（26）热气结滞，经年数发者。胡荽半斤，五月五日采，阴干，水七升，煮取一升半，去滓，分服。未瘥，更服。春夏叶、秋冬根茎并可用。（《必效方》）

按，热气结滞，不知其为何种证候。

（27）胸膈烦闷。白术末，水服方寸匕。（《备急千金要方》）

（28）一切壅滞。①《经验后方》：治风热积壅，化痰涎，治痞闷，消食化气导血。用大黄四两，牵牛子（半炒半生）四两，为末，炼蜜丸梧子大。每服十丸，白汤下，并不损人。如要微利，加一二十丸。②《卫生宝鉴》：用皂荚熬膏和丸，名坠痰丸，又名全真丸。金宣宗服之有验，赐名保安丸。

（29）心气郁结。羊心一枚，咱夫兰（按，即回回红花）三钱，浸玫瑰水一盏，入盐少许，徐徐涂心上，炙熟食之，令人心安多喜。（《饮膳正要》）

（30）忧郁不伸，胸膈不宽。贝母去心，姜汁炒研，姜汁面糊丸。每服七十丸，征士锁甲煎汤下。（《集效方》）

按，征士锁甲，即古战袍上之金属甲片也。

（31）抑结不散。用龟下甲（酒炙）五两，侧柏叶（炒）一两半，香附（童便浸炒）三两，为末，酒糊丸梧子大。每空心温酒服一百丸。（《本草纲目》）

（32）胸中结聚，如骇骇不去者。巴豆半两（去皮心炒，捣如泥），藜芦（炙研）一两，蜜和，捣丸麻子大，每吞一二丸。（《肘后备急方》）

（33）两胁气结。用狼毒三两，附子一两，旋覆花三两，捣末，蜜丸梧子大。每服三丸，食前白汤下，日三服。（《本草纲目》）

（34）心腹结气。杏仁、桂枝、橘皮、诃黎勒皮等分，为丸。每服三十丸，白汤下，无忌。（孟诜《食疗》）

（35）心腹恶气。艾叶捣汁饮之。（《药性论》）

（36）男女气胀心闷，饮食不下，冷热相攻，久患不愈。厚朴，姜汁炙焦黑，为末。以陈米饮，调服二钱匕，日三服。（《斗门方》）

（37）诸般气痛。芫花（醋煮）半两，玄胡索（炒）一两半，为末，每服一钱。男子元脏痛，葱酒下；疟疾，乌梅汤下；妇人血气痛，当归酒下；诸气痛，香附汤下；小肠气痛，茴香汤下。（《仁存方》）

（38）一切气痛，不拘男女，冷气、血气、肥气、息贲气、伏梁气、奔豚气，抢心切痛，冷汗喘息欲绝。天台乌药（小者，酒浸一夜，炒）、茴香（炒）、青橘皮（去白，炒）、良姜（炒）等分，为末，温酒、童便调下。（《卫生家宝方》）

（39）男妇气痛，不拘久近。威灵仙五两，生韭根二钱半，乌药五分，好酒一盏，鸡子一个，

灰火煨一宿，五更视鸡子壳软为度，去滓，温服，以干物压之，侧睡向块边。渣再煎，次日服。觉块刺痛，是其验也。（《摘玄方》）

（40）寒湿气痛。端午日收独蒜，同辰粉捣涂之。（唐瑶《经验方》）

（41）湿气作痛。白术切片，煎汁熬膏，白汤点服。（《集简方》）

（42）湿气身痛。苍术泔浸切，水煎，取浓汁熬膏，白汤点服。（《简便方》）

（43）热厥气痛。玄明粉三钱，热童尿调下。（《集简方》）

（44）肝火为痛。①黄连，姜汁炒为末，粥糊丸梧子大，每服三十丸，白汤下。②左金丸：用黄连六两，茱萸一两，同炒为末，神曲糊丸梧子大。每服三四十丸，白汤下。（丹溪方）

（45）一切走注气痛不和。广木香，温水磨浓汁，入热酒调服。（《简便方》）

（46）走注气痛。车釭（按，即车轴铁辖头）烧赤，湿布裹，熨病上。（《备急千金要方》）

（47）走注气痛。气痛之病，忽有一处如打扑之状，不可忍，走注不定，静时其处冷如霜雪，此皆暴寒之伤也。以白酒煮杨柳白皮，暖熨之。有赤点处，镵去血妙。凡诸卒肿急痛，熨之，皆即止。（姚僧垣《集验方》）

（48）走气作痛。用酽醋拌麸皮炒热，袋盛熨之。（《生生编》）

（49）走注风毒作痛。用小芥子末和鸡子白涂之。（《太平圣惠方》）

（50）风痰注痛。踯躅花、天南星，并生时同捣，作饼，甑上蒸四五遍，以稀葛囊盛之。临时取焙为末，蒸饼，丸梧子大。每服三丸，温酒下。腰脚骨痛，空心服；手臂痛，食后服，大良。（《续传信方》）

（51）血气撮痛，不可忍者。用黑狗胆一个，半干半湿，剜开，以篦子排丸绿豆大，蛤粉滚过。每服五丸，以烧生铁淬酒送下，痛立止。（《经验方》）

（52）血气刺痛。红蓝子一升，捣碎，以无灰酒一大升拌子，曝干，重捣筛，蜜丸梧子大。空心酒下四十丸。（张仲景方）

（53）妇人血气刺痛。用荔枝核（烧存性）半两，香附子（炒）一两，为末。每服二钱，盐汤、米饮任下。名蠲痛散。（《妇人良方》）

（54）血气逆烦。羚羊角烧末，水服方寸匕。（《肘后备急方》）

（55）血气刺痛。五灵脂（生研）三钱，酒一盏，煎沸，热服。（《灵苑方》）

（56）血气痛及伤损者。狗胆，热酒服半个，瘀血尽下。（《本草纲目》）

（57）血气绞痛。醋和热灰，熨之，冷即易。（《本草纲目》）

（58）瘀血作痛。赤雹儿烧存性，研末，无灰酒空心服二钱。（《集简方》）

（59）遍体作痛。方勺《泊宅编》云：一人病遍体作痛殆不可忍，都下医或云中风，或云中湿，或云脚气，药悉不效。周离亨言是气血凝滞所致。用玄胡索、当归、桂心等分为末，温酒服三四钱，随量频进，以止为度，遂痛止。盖玄胡索能活血化气，第一品药也。其后赵待制霆因导引失节，肢体拘挛，亦用此数服而愈。（《本草纲目》）

（60）干血气痛。蝙蝠一个，烧存性，每酒服一钱，即愈。（《生生编》）

（61）皮里作痛，不问何处。用何首乌末，姜汁调成膏涂之，以帛裹住，火炙鞋底熨之。（《经验方》）

（62）膜内气块。猪胰一具（炙），蘸玄胡索末食之。（《卫生易简方》）

（63）膜外气疼及气块。玄胡索（不限多少）为末，猪胰一具切作块子，炙熟蘸末，频食之。（《胜金方》）

四、咳嗽，哮喘

（1）卒咳嗽。驴脂和酒等分服。（《备急千金要方》）

（2）暴咳嗽。①《张文仲方》：用百部根渍酒。每温服一升，日三服。②葛洪方：用百部、生姜各捣汁等分，煎服二合。③《续十全方》：用百部藤根捣自然汁，和蜜等分，沸汤煎膏噙咽。④《普济方》：治卒咳不止，用百部根悬火上炙干，每含咽汁，勿令人知。（《本草纲目》）

（3）卒暴咳嗽。白善土粉、白矾各一两，为末，姜汁糊丸梧子大。临卧姜汤服二十丸。（《普济方》）

（4）卒得咳嗽。猪肾两枚，干姜三两，水七升，煮二升，稍服，取汗。（《肘后备急方》）

（5）卒得咳嗽。白鸡一只，苦酒一斗，煮取三升，分三服，并淡食鸡。（《肘后备急方》）

（6）卒得咳嗽。乌雄鸡一只，治如食法，酒渍半日饮之。（《肘后备急方》）

（7）卒得咳嗽。屋上白螺（或白蚬）壳，捣为末，酒服方寸匕。（《肘后备急方》）

（8）卒得咳嗽。①颂曰：崔元亮《海上方》用好梨（去核）捣汁一碗，入椒四十粒，煎一沸去滓，纳黑饧一大两，消讫，细细含咽立定。②诜曰：用梨一颗，刺五十孔，每孔纳椒一粒，面裹，灰火煨熟，停冷去椒食之。又方：去核纳酥、蜜，面裹烧熟，冷食。又方：切片，酥煎食之。又方：捣汁一升，入酥、蜜各一两，地黄汁一升，煎成含咽。凡治嗽须喘急定时冷食之，若热食反伤肺，令嗽更剧，不可救也。若反，可作羊肉汤饼饱食之，便卧少时，即佳。（《本草纲目》）

（9）卒得咳嗽。桃仁三升去皮杵，着器中密封蒸熟，日干，绢袋盛，浸二斗酒中，七日可饮，日饮四五合。（《本草纲目》）

（10）卒得咳嗽。芫花一升，水三升，煮汁一升，以枣十四枚，煮干汁。日食五枚，必愈。（《肘后备急方》）

（11）卒然咳嗽。炉中铅屑、桂心、皂荚等分，为末，蜜丸如梧子大。每饮下十五丸。忌葱。（《肘后备急方》）

（12）卒然咳嗽。釜月土一分，豉七分，捣丸梧桐子大，每饮下四十丸。（《肘后备急方》）

（13）肺壅痰滞，上焦不利，卒然咳嗽。杉木屑一两，皂角（去皮酥炙）三两，为末，蜜丸梧子大。每米饮下十丸，一日四服。（《太平圣惠方》）

（14）卒寒咳嗽。皂荚烧研，豉汤服二钱。（《备急千金要方》）

（15）卒嗽有痰。芫花一两（炒），水一升，煮四沸，去滓，白糖入半斤。每服枣许。勿食酸咸物。（张文仲《备急方》）

（16）咳嗽有痰。熟瓜蒌十个，明矾二两，捣和饼，阴干，研末，糊丸梧子大。每姜汤下五七十丸。（《医方摘要》）

（17）卒嗽不止。用白蚬壳捣为细末，以熟米饮调，每服一钱，日三服，甚效。（《太平圣惠方》）

（18）咳嗽不瘥。黄明胶炙研，每服一钱，人参末二钱，薄豉汤二盏，葱白少许，煎沸。嗽时温呷三五口，即止。（《食疗》）

（19）咳嗽不止。生姜五两，饧半斤，微火煎熟，食尽愈。段侍御用之有效。（孟诜《必效方》）

（20）咳嗽不止。浮石末汤服，或蜜丸服。（《肘后备急方》）

（21）干咳无痰。熟瓜蒌捣烂绞汁，入蜜等分，加白矾一钱，熬膏。频含咽汁。（杨起《简便方》）

（22）久嗽、暴嗽。金粟丸：用叶子雌黄一两研。以纸筋泥固济小合子一个，令干，盛药，水调赤石脂封口，更以泥封，待干，架在地上，炭火十斤簇煅，候火消三分之一，去火候冷取出，当如镜面，光明红色。钵内细研，蒸饼丸粟米大，每服三丸、五丸，甘草水服。服后睡良久。（《胜金方》）

（23）百部酒，治一切久近咳嗽。百部根切炒，袋盛浸酒，频之饮之。（《本草纲目》）

（24）咳嗽寒热，旦夕加重，少喜多嗔，面色不润，忽进忽退，积渐少食，脉弦紧者。杏仁半斤去皮尖，童子小便二斗浸七日，漉出，温水淘洗，砂盆内研如泥，以小便三升煎如膏。每服一钱，熟水下。妇人、室女服之，尤妙。（《备急千金要方》）

（25）气嗽日久。生诃黎一枚，含之咽汁。瘥后口爽，不知食味，却煎槟榔汤一碗服，立便有味。此知连州成秘方也。（《经验方》）

（26）肺气咳嗽。猪胰一具，薄切，苦酒煮食，不过二服。（《肘后备急方》）

（27）远年肺气。猪胰一具，去脂细切，腻粉一两，瓷瓶固济，上留小窍，煅烟尽为末。每服二钱，空心浆水下。（《圣济总录》）

（28）冷气咳嗽，结胀者。干姜末，热酒调服半钱，或饧糖丸噙。（姚僧垣《集验方》）

（29）痰气咳嗽。用香栾去核切，砂瓶内浸酒，封固一夜，煮烂，蜜拌匀，时时含咽。（《本草纲目》）

（30）气痰咳嗽。玉粉丸：南星曲、半夏曲、陈橘皮各一两，为末，自然姜汁打糊，丸如梧子大。每服四十丸，姜汤下。寒痰，去橘皮，加官桂。（李东垣《兰室秘藏》）

（31）气痰咳嗽，面白气促，洒淅恶寒，愁忧不乐，脉涩者。玉粉丸：用半夏、南星各一两，官桂半两，为末，糊丸梧子大。每服五十丸，姜汤下。（《活法机要》）

（32）经年气嗽。橘皮、神曲、生姜焙干等分，为末，蒸饼，和丸梧子大。每服三五十丸，食后、夜卧各一服。有人患此服之，兼旧患膀胱气皆愈也。（《本草衍义》）

（33）热咳不止。用浓茶汤一盅，蜜一盅，大熟瓜蒌一个去皮，将瓤入茶蜜汤洗去子，以碗盛，

于饭上蒸，至饭熟取出。时时挑三四匙勺咽之。(《摘玄方》)

(34) 气热咳嗽。石韦、槟榔等分，为末，姜汤服二钱。(《圣济总录》)

(35) 肺脏壅热，烦闷咳嗽者。新百合四两，蜜和蒸软，时时含一片，吞津。(《太平圣惠方》)

(36) 肺热咳嗽。沙参半两，水煎服之。(《卫生易简方》)

(37) 肺热咳嗽，卧时盛者。不灰木一两半，太阴玄精石二两，甘草（炙）半两，贝母一两半，天南星（白矾水煮过）半两，为末。每服半钱，姜汤下。(《圣济总录》)

(38) 肺气热盛，咳嗽而后喘，面肿身热。泻白散：用桑白皮（炒）一两，地骨皮（焙）一两，甘草（炒）半两。每服一二钱，入粳米百粒，水煎，食后温服。(《本草纲目》)

(39) 肺气虚寒。覆盆子取汁，同少蜜煎为稀膏，点服。(《本草纲目》)

(40) 肺燥咳嗽。苏游凤髓汤：用松子仁一两，胡桃仁二两，研膏，和熟蜜半两收之。每服二钱，食后沸汤点服。(《外台秘要方》)

(41) 肺热痰嗽。制半夏、瓜蒌仁各一两，为末，姜汁打糊丸梧子大。每服二三十丸，白汤下。或以瓜蒌瓤煮熟，丸。(《济生方》)

(42) 肺热痰咳，胸膈塞满。用瓜蒌仁、半夏（汤泡七次，焙研）各一两，姜汁打面糊丸梧子大。每服五十丸，食后姜汤下。(严用和《济生方》)

(43) 肺痰咳嗽。莱菔子半升淘净焙干，炒黄为末，以糖和，丸芡子大。绵裹含之，咽汁甚妙。(《胜金方》)

(44) 热痰咳嗽，烦热面赤，口燥心痛，脉洪数者。小黄丸：用半夏、天南星各一两，黄芩一两半，为末，姜汁浸，蒸饼，丸梧子大。每服五七十丸，食后姜汤下。(洁古《活法机要》)

(45) 上焦热痰咳嗽。制半夏一两，片黄芩末二钱，姜汁打糊丸绿豆大。每服七十丸，淡姜汤食后服。此周宪王亲制方也。(《袖珍方》)

(46) 湿痰咳嗽，面黄体重，嗜卧惊，兼食不消，脉缓者。白术丸：用半夏、南星各一两，白术一两半，为末，薄糊丸梧子大。每服五七十丸，姜汤下。(《活法机要》)

(47) 酒痰咳嗽，用此救肺。瓜蒌仁、青黛等分，研末，姜汁蜜丸芡子大。每噙一丸。(《丹溪心法》)

(48) 酒后咳嗽。白僵蚕焙研末，每茶服一钱。(《怪证奇方》)

(49) 痰饮咳嗽。含膏丸：用曹州葶苈子一两（纸衬炒令黑），知母一两，贝母一两，为末，枣肉半两、砂糖一两半和，丸弹子大。每以新绵裹一丸，含之咽津，甚者不过三丸。(《箧中方》)

(50) 痰饮咳嗽。用真蚌粉新瓦炒红，入青黛少许，用淡齑水滴麻油数点，调服二钱。《类编》云：徽宗时，李防御为入内医官时，有宠妃病痰嗽，终夕不寐，面浮如盘。徽宗唤李治之，诏令供状，三日不效当诛。李忧惶技穷，与妻泣别。忽闻外叫卖：咳嗽药一文一帖，吃了即得睡。李市一帖视之，其色浅碧，恐药性犷悍，并三服自试之，无他。乃取三帖为一，入内授妃服之。是夕嗽止，比晓面消。内侍走报，天颜大喜，赐金帛值万缗。李恐索方，乃寻访前卖药人，饮以酒，厚价求之，则此方也。云自少时从军，见主帅有此方，剽得以度余生耳。(《类编》)

（51）风痰咳嗽。大天南星一枚，炮裂研末。每服一钱，水一盏，姜三片，煎五分，温服。每日早、午、晚各一服。（《十全博救》）

（52）寒痰咳嗽。烧酒四两，猪脂、蜜、香油、茶末各四两，同浸酒内，煮成一处。每日挑食，以茶下之，取效。（《本草纲目》）

（53）寒热痰嗽初起者。烧姜一块，含咽之。（《本草衍义》）

（54）久近痰嗽，自胸膈下塞停饮，至于脏腑。用知母、贝母各一两为末，巴豆三十枚，去油，研匀。每服一字，用姜三片，二面蘸药，细嚼咽下，便睡，次早必泻一行，其嗽立止。壮人乃用之。一方不用巴豆。（《医学集成》）

（55）痰咳不止。瓜蒌仁一两，文蛤七分，为末，以姜汁澄浓脚，丸弹子大，噙之。（《摘玄方》）

（56）大肠咳嗽，咳则遗矢者，赤石脂禹余粮汤主之。赤石脂、禹余粮各一斤，并碎之，水六升，煮取二升，去滓，分再服。（《洁古家珍》）

（57）三焦咳嗽，腹满不饮食，气不顺。仙灵脾、覆盆子、五味子（炒）各一两，为末，炼蜜丸梧子大，每姜茶下二十丸。（《圣济总录》）

（58）虚热咳嗽，口干涕唾。用甘蔗汁一升半，青粱米四合，煮粥。日食两次，极润心肺。（《董氏方》）

（59）虚热咳嗽。天花粉一两，人参三钱，为末，每服一钱，米汤下。（《集简方》）

（60）肺虚咳嗽。以猪肺一具，竹刀切片，麻油炒熟，同粥食。（《证治要诀》）

（61）肺虚咳嗽。立效丸：治肺虚膈热，咳嗽气急烦满，咽干燥渴，欲饮冷水，体倦肌瘦，发热减食，喉音嘶不出。黄蜡（熔滤令净，浆水煮过）八两，再化作一百二十丸，以蛤粉四两为衣养药。每服一丸，胡桃半个，细嚼温水下，即卧，闭口不语，日二。（《普济方》）

（62）肺虚久咳。①木鳖子、款冬花各一两，为末。每用三钱，焚之吸烟，良久吐涎，以茶润喉，如此五六次，后服补肺药。②一方：用木鳖子一个，雄黄一钱。（《圣济总录》）

（63）肺虚久咳。人参（末）二两，鹿角胶（炙研）一两，每服三钱，用薄荷、豉汤一盏，葱少许，入铫子煎一二沸，倾入盏内。遇咳时，温呷三五口甚佳。（《食疗本草》）

（64）肺热久嗽。以枇杷叶、木通、款冬花、紫菀、杏仁、桑白皮各等分，大黄减半，如常治讫，为末，蜜丸樱桃大。食后、夜卧各含化一丸。一妇患此，身如火炙，肌瘦将成劳，服此方，未终剂而愈矣。（《本草纲目》）

（65）久咳不已。乌梅肉微炒，罂粟壳去筋膜蜜炒，等分为末。每服二钱，睡时蜜汤调下。（《本草纲目》）

（66）久咳不止。①丹溪方：用五味子五钱，甘草一钱半，五倍子、风化硝各二钱，为末，干噙。②《摄生方》：用五味子一两，真茶四钱，晒研为末。以甘草五钱煎膏，丸绿豆大。每服三十丸，沸汤下，数日即愈也。（《本草纲目》）

（67）久嗽不瘥。猪肾二枚（去脂膜），入椒四七粒（开口者），水煮啖之。（《张文仲方》）

（68）久嗽不瘥。紫菀、款冬花各一两，百部半两，捣罗为末。每服三钱，姜三片，乌梅一个，煎汤调下，日二，甚佳。（《图经本草》）

（69）久嗽不止。核桃仁五十个（煮熟去皮），人参五两，杏仁三百五十个（麸炒汤浸去皮），研匀，入炼蜜，丸梧子大。每空心细嚼一丸，人参汤下。临卧再服。（《萧大尹方》）

（70）久咳不止。谷气素壮人用之即效。粟壳去筋，蜜炙为末。每服五分，蜜汤下。（危氏《世医得效方》）

（71）久咳不止。马勃为末，蜜丸梧子大。每服二十丸，白汤下，即愈。（《普济方》）

（72）久咳虚嗽。贾同知百劳散：治咳嗽多年，自汗。用罂粟壳二两半，去蒂膜，醋炒取一两，乌梅半两，焙为末。每服二钱，卧时白汤下。（《宣明论方》）

（73）咳嗽日久。鸡子白皮（炒）十四枚，麻黄三两（焙），为末。每服方寸匕，食后饮下，日二。（《必效方》）

（74）久咳羸弱。九尖拒霜叶为末，以鱼鲊蘸食，屡效。（危氏《世医得效方》）

按，拒霜，木芙蓉之别名也。

（75）久咳气结。鸡子白皮，得麻黄、紫菀，立效。（《名医别录》）

（76）久嗽气急。知母（去毛，切）五钱（隔纸炒），杏仁（姜水泡，去皮尖，焙）五钱，以水一盅半，煎一盅，食远温服。次以萝卜子、杏仁等分，为末，米糊丸，服五十丸，姜汤下，以绝病根。（邓笔峰《杂兴方》）

（77）久咳喘急。猪蹄甲四十九枚，以瓶子盛，上以天南星（一枚大者）剉匀盖之，盐泥固济，煅烟出为度，取出。入款冬花末半两，麝香、龙脑少许，研匀。每服一钱，食后煎桑根白皮汤下。名黑金散。（《圣济总录》）

（78）久嗽欲死。许明则有效方：用厚榆皮削如指大，去黑，刻令如锯，长尺余，纳喉中频出入，当吐脓血而愈。（《古今录验》）

（79）久嗽经年。阿胶（炒）、人参各二两，为末。每用三钱，豉汤一盏，葱白少许，煎服，日三次。（《圣济总录》）

（80）积年咳嗽，呀呷作声。用鲎鱼壳半两，贝母（煨）一两，桔梗一分，牙皂一分（去皮酥炙），为末，炼蜜丸弹子大。每含一丸，咽汁。服三丸，即吐出恶涎而瘥。（《太平圣惠方》）

（81）久患呷呷咳嗽，喉中作声，不得眠。取白前焙捣为末，每温酒服二钱。（《梅师方》）

（82）远年咳嗽。羊胰三具，大枣百枚，酒五升，渍七日，饮之。（《肘后备急方》）

（83）老嗽不止。故茅屋上尘，年久着烟火者，和石黄、款冬花、妇人月经衣带为末，水和，涂茅上待干，入竹筒中烧烟，吸烟，无不瘥也。（陈藏器本草）

按，石黄，即雄黄也。

（84）十年咳嗽，或二十年医不效者。①生龟三枚，治如食法，去肠，以水五升，煮取三升，浸曲，酿秫米四升，如常法熟，饮之令尽，永不发。②又方：用生龟一枚着坎中，令人溺之，浸至三日，烧研。以醇酒一升，和屑如干饭，顿服。须臾大吐，嗽囊出则愈。小儿减半。（《肘后备

急方》）

（85）年久呷嗽至三十年者。莨菪子、木香、熏黄等分，为末。以羊脂涂青纸上，撒末于上，卷作筒，烧烟熏吸之。（崔行功《纂要方》）

按，此方功效卓著，曾试用于五十多岁患者数人，多立方见效。唯宜注意先用小剂量，后逐渐增量，勿使发生眩晕等反应。

（86）结气咳逆，三十年者服之亦瘥。用梨木灰、伏出鸡卵壳中白皮、紫菀、麻黄（去节），等分为末，糊丸梧子大，每服十丸，酒下；亦可为末，服方寸匕，或煮汤服。（《本草纲目》）

（87）二十年嗽。猪胰三具，大枣百枚，酒五升渍之，秋冬七日，春夏五日，绞去滓，七日服尽，忌盐。（《肘后备急方》）

（88）三十年嗽。百部根二十斤，捣取汁，煎如饴。服方寸匕，日三服。《深师》加蜜二斤，《外台》加饴一斤。（《备急千金要方》）

（89）一切劳嗽，胸膈痞满。焚香透膈散：用鹅管石、雄黄、佛耳草、款冬花等分，为末。每用一钱，安香炉上焚之，以筒吹烟入喉中，日二次。（《宣明论方》）

（90）久劳咳嗽，吐臭痰者。寻水边蛇吞青蛙未咽者，连蛇打死，黄泥固济，煅研。空心酒服一二钱，至效。忌生冷五七日，永不发也。（《秘韫方》）

（91）急劳咳嗽，烦热。用桃仁三两（去皮尖），猪肝一枚，童子小便五升，同煮干，于木臼内捣烂，入蒸饼和，丸梧子大。每温水下三十丸。（《太平圣惠方》）

（92）肺劳咳嗽。雌黄一两，入瓦合内，不固济，坐地上，以灰焙之，厚二寸。以炭一斤簇定顶，火煅三分去一，退火出毒，为末，蟾酥和，丸粟米大。每日空心，杏仁汤下三丸。（《斗门方》）

按，劳嗽方又当参看虚损劳方。

（93）肺伤咳嗽。紫菀五钱，水一盏，煎七分，温服，日三次。（《卫生易简方》）

按，本方用于感冒后咳嗽不止，亦佳。唯药量可酌情增加一两。

（94）瘦病咳嗽。猪胆和人溺、姜汁、橘皮、诃黎勒、桃皮同煮汁，饮之。（《本草拾遗》）

（95）咳嗽失声。白果仁四两，白茯苓、桑白皮二两，乌豆半升（炒），蜜半斤，煮熟，日干为末。以乳汁半碗拌湿，九蒸九晒，丸如绿豆大。每服三五十丸，白汤下，神效。（余居士方）

（96）喘嗽失音。暴伤寒冷，喘嗽失音。取芫花连根一虎口，切，曝干。令病人以荐自裹。春令灰飞扬，入其七孔中，当眼泪出，口鼻皆辣，待芫根尽乃止。病即愈。（《古今录验》）

（97）咳嗽有血。小儿胎发灰，入麝香少许，酒下。每个作一服，男用女，女用男。（《类编朱氏集验医方》）

（98）久嗽唾血。白前、桔梗、桑白皮三两（炒），甘草一两（炙），水六升，煮一升，分三服。忌猪肉、菘菜。（《外台秘要方》）

（99）痰嗽带血。青州大柿饼，饭上蒸熟，劈开，每用一枚，掺真青黛一钱。卧时食之，薄荷汤下。（《丹溪纂要》）

（100）痰嗽带血。款冬花、百合（蒸焙）等分为末，蜜丸龙眼大。每卧时嚼一丸，姜汤下。（《济生方》）

（101）喘咳嗽血，咳喘上气，喘急，嗽血吐血，脉无力者。人参末每服三钱，鸡子清调之，五更初服便睡，去枕仰卧，只一服愈。年深者，再服；咯血者，服尽一两甚好。一方以乌鸡子水磨千遍，自然化作水，调药犹妙。忌醋、咸、腥、酱、面、鲊、醉、饱。将息乃佳。（沈存中《灵苑方》）

（102）咳嗽吐血。①人参、黄芪、飞罗面各一两，百合五钱，为末，水丸梧子大。每服五十丸，食前茅根汤下。②朱氏《集验方》：用人参、乳香、辰砂等分，为末，乌梅肉和，丸弹子大。每白汤化下一丸，日一服。（《本草纲目》）

（103）肺虚嗽血。猪肺煮，蘸薏苡仁末服之。李时珍出《要诀》诸方。（《本草纲目》）

（104）一切肺病，咳嗽脓血不止。用好酥五十斤，炼三遍，停凝当出醍醐。每服一合，日三服，以瘥为度，神效。（《外台秘要方》）

（105）年深咳嗽，出脓血。贯众、苏方木等分，每服三钱，水一盏，生姜三片，煎服，日二服。久咳，渐成劳瘵，凤尾草为末，用鱼鲊蘸食之。（《太平圣惠方》）

（106）久嗽不止，有脓血。①莨菪子五钱（淘去浮者，煮令芽出，炒研），真酥一鸡子大，大枣七枚，同煎令酥尽，取枣日服三枚。②又方：莨菪子三撮，吞之，日五六度。光禄李丞服之神验。（孟诜《必效方》）

（107）咳嗽脓血，咽干，乃虚中有热，不可服凉药。以好黄芪四两，甘草一两，为末。每服二钱，点汤服。（《席延赏方》）

（108）上气痰嗽，喘促唾脓血。以莱菔子一合，研细煎汤，食上服之。（《食医心镜》）

（109）久咳上气，十年、二十年诸药不效。用蝙蝠除翅、足，烧焦研末，米饮服之。（《补阙肘后百一方》）

（110）久咳上气，体肿，短气胀满，昼夜倚壁不得卧，常作水鸡声者，白前汤主之。白前二两，紫菀、半夏各三两，大戟七合，以水一斗，渍一宿，煮取三升，分作三服。禁食羊肉、饴糖，大佳。（《深师方》）

（111）咳嗽上气。荞麦粉四两，茶末二钱，生蜜二两，水一碗，顺手搅千下。饮之，良久下气不止，即愈。（《儒门事亲》）

（112）咳嗽上气。用合州干姜（炮），皂荚（炮，去皮子及蛀者），桂心（紫色者去皮），并捣筛等分，炼白蜜，和捣一二千杵，丸梧子大。每饮服三丸，嗽发即服，日三五服。禁食葱、面、油腻，其效如神。禹锡在淮南与李亚同幕府，李每治人而不出方，或诮其吝。李曰：凡人患嗽，多进冷药，若见此方用药热燥，必不肯服，故但出药，即多效也。试之信然。（刘禹锡《传信方》）

（113）咳嗽上气，不得卧，或遍体气肿，或单面肿，或足肿，并主之。葶苈子三升，微火熬研，以绢袋盛，浸清酒五升中，冬七日，夏三日。初服如胡桃许大，日三夜一，冬月日二夜二。量其气力，取微利一二为度。如患者急，不待日满，亦可绞服。（《崔知悌方》）

（114）咳嗽上气，积年垂死。用莨菪子（炒）、熟羊肺（切，曝）等分为末，以七月七日醋拌。每夜不食，空腹服二方寸匕，粥饮下，隔日一服。（《备急千金要方》）

（115）咳嗽，胸胁支满，上气多唾者。每用白芥子七粒，温酒吞下。（思邈，《本草纲目》）

（116）咳逆上气，不拘大小人儿，以杏仁三升去皮尖，炒黄研膏，入蜜一升，杵熟。每食前含之，咽汁。（《备急千金要方》）

（117）咳逆上气，唾浊不得卧。皂荚丸：用皂荚炙，去皮、子，研末，蜜丸梧子大。每服一丸，枣膏汤下，日三夜一服。（张仲景方）

（118）气逆烦满。水羊角烧研，水服方寸匕。（《普济方》）

（119）肺咳上气，脉沉者，泽漆汤主之。泽漆三斤，以东流水五斗，煮取一斗五升，去滓。入半夏半升，紫参、白前、生姜各五两，甘草、黄芩、人参、桂心各三两，煎取五合。每服五合，日三服。（张仲景《金匮要略》）

（120）上气咳嗽。南藤一名丁公藤，煮汁服。（《本草纲目》）

（121）上气咳嗽。猪獾骨炙研，酒服三合，日二，取瘥。（孟诜，《本草纲目》）

（122）上气咳嗽。猪肪四两，煮百沸以来，切，和酱、醋食之。（《食医心镜》）

（123）上气咳嗽，呷呀息气，喉中作声，唾黏。以蓝叶水浸捣汁一升，空腹频服。须臾以杏仁研汁，煮粥食之。一两日将息，依前法更服，吐痰尽方瘥。（《梅师方》）

（124）上气咳嗽。治伤中筋脉急，上气咳嗽者。用枣二十枚去核，以酥四两微火煎，入枣肉中泣尽酥，取收之。常含一枚，微微咽之取瘥。（《太平圣惠方》）

（125）上气咳嗽，腹满羸瘦者。楸叶三斗，水三斗，煮三十沸，去滓，煎至可丸如枣大。以筒纳入下部中，立愈。（崔元亮《海上集验方》）

（126）上气咳嗽，烦满气喘。用猪肉切作槌子，猪脂煎，熟食之。（《食医心镜》）

（127）上气咳嗽，胸满气喘。桃仁三两去皮尖，以水一大升研汁，和粳米二合，煮粥食之。（《食医心镜》）

（128）上气咳逆。紫苏子入水研滤汁，同粳米煮粥食。（《简便方》）

（129）上气咳逆。砂仁（洗净，炒研）、生姜（连皮）等分，捣烂，热酒，食远，泡服。（《简便方》）

（130）上气喘嗽，烦热，食即吐逆。用砂糖、姜汁等分，相和，慢煎二十沸。每咽半匙，取效。（《本草纲目》）

（131）肺气上喘，兼咳嗽。野椒并野姜为末，酒服一钱匕。（苏颂，《本草纲目》）

（132）上气喘急。故锦一寸烧灰，茶服，神效。（《普济方》）

按，锦是丝织品。凡是丝织品包括蚕茧在内，皆有改善络脉循环的作用，可用于各种血证。本条用治上气喘急，表明锦对肺部络脉循环亦有良好作用。肺络循环得以改善，则上气喘急自止也。

（133）上气喘急。蓬莪术五钱，酒一盏半，煎入分服。（《保生方》）

按，蓬莪术是破血药，以之治上气喘急，其理与锦灰之治上气喘急大体相同。

（134）上气喘急，时有咳嗽。茶子、百合等分，为末，蜜丸梧子大。每服七丸，新汲水下。（《太平圣惠方》）

（135）上气喘急。杏仁、桃仁各半两，去皮尖炒研，用水调生面和，丸梧子大。每服十丸，姜蜜汤下，微利为度。（《圣济总录》）

（136）咳逆短气。紫苏茎叶二钱，人参一钱，水一盅，煎服。（《普济方》）

（137）虚冷短气。川椒三两，去目并合口者，以生绢袋盛，浸无灰酒五升中三日，随性饮之。（《本草纲目》）

（138）七情郁结，上气喘急。四磨汤：人参、乌药、沉香、槟榔各磨浓汁七分，合煎，细细咽之。（严用和《济生方》）

（139）上气发热，因奔趁走马后，饮冷水所致者。竹叶三斤，橘皮三两，水一斗，煮五升。细服，三日一剂。（《肘后备急方》）

（140）伤水喘急，因年少冷水惊恐所致者。古文钱七枚（洗净），白梅七个，水一盅，同浸三宿。空心一呷，良久得吐，效。（《仁存方》）

（141）饮水停滞。大热行极，及食热饼后，饮冷水过多不消，停滞在胸不利，呼吸喘息者。杜衡三分、瓜蒂二分、人参一分，为末。汤服一钱，日二服，取吐为度。（《肘后备急方》）

（142）咳嗽气喘。用鲤鱼一头，去鳞，纸裹炮熟，去刺研末，同糯米煮粥，空心食。（《食医心镜》）

（143）痰嗽并喘。五味子、白矾等分，为末，每服三钱。以生猪肺炙熟，蘸末细嚼，白汤下。汉阳库兵黄六病此，百药不效，于岳阳遇一道人传此，两服，病遂不发。（《普济方》）

（144）久嗽痰喘。萝卜子（炒）、杏仁（去皮尖，炒）等分，蒸饼丸麻子大。每服三五丸，时时津咽。（《医学集成》）

（145）寒嗽痰喘，白果七个煨熟，以熟艾作七丸，每果入艾一丸，纸包再煨香，去艾吃。（《秘韫方》）

（146）痰嗽喘急。桔梗一两半，为末，用童子小便半升，煎四合，去滓，温服。（《简要济众方》）

（147）痰喘咳嗽。①胡桃肉三颗，生姜三片，卧时嚼服，即饮汤两三呷，又再嚼桃、姜如前数，即静卧，必愈。②又人参胡桃汤：用人参寸许，胡桃肉一枚（连皮），煎服之。（《本草纲目》）

（148）痰喘咳嗽。长皂荚三条（去皮、子），一荚入巴豆十粒，一荚入半夏十粒，一荚入杏仁十粒。用姜汁制半夏，麻油制巴豆，蜜制杏仁，一处火炙黄色，为末。每用一字安手心，临卧以姜汁调之，吃下神效。（《余居士选奇方》）

（149）痰喘咳嗽。用白蚬壳（多年陈者）烧过存性，为极细末。以米饮调服一钱，日三服。（《急救良方》）

（150）痰喘咳嗽，不能睡卧。好末茶一两，白僵蚕一两，为末，放碗内盖定，倾沸汤一小盏。临卧，再添汤点服。（《瑞竹堂方》）

（151）风痰喘嗽，夜不能卧。白僵蚕（炒过，研细）、好茶末各一两，为末。每用五钱，卧时泡沸汤服。（《瑞竹堂方》）

（152）痰热喘嗽，痰涌如泉。石膏、寒水石各五钱，为末。每人参汤服三钱。（《素问病机气宜保命集》）

（153）热盛喘嗽。石膏二两，甘草（炙）半两，为末。每服三钱，生姜、蜜调下。（《普济方》）

（154）喘嗽面浮并四肢浮者。蛤蚧一雌一雄，头尾全者，法酒和蜜涂之，炙热。紫团人参似人形者，半两为末，化蜡四两，和作六饼。每煮糯米薄粥一盏，投一饼搅化，细细热呷之。（《普济方》）

（155）老人喘嗽气促，睡卧不得，服此立定。胡桃肉（去皮）、杏仁（去皮尖）、生姜各一两，研膏，入炼蜜少许和，丸弹子大。每卧时嚼一丸，姜汤下。（《普济方》）

（156）高年气喘，萝卜子炒，研末，蜜丸梧子大。每服五十丸，白汤下。（《济生秘览》）

（157）阳虚气喘，自汗盗汗，气短头晕。人参五钱，熟附子一两，分作四帖。每帖以生姜十片，流水二盏，煎一盏，食远温服。（《济生方》）

（158）肺虚短气，喘咳剧者。取胡颓子叶焙研，米饮服二钱。（时珍）《中藏经》云：虚甚者，加人参等分，名清肺散。（《本草纲目》）

（159）气短不接。正元散：治气不接续，兼治滑泄，及小便数。王丞相服之有验。用蓬莪术一两，金铃子去核一两，为末，入蓬砂一钱，炼过研细。每服二钱，温酒或盐汤空心服。（孙用和《秘宝方》）

按，气短不接，用活血破血之蓬莪术值得注意。

（160）痰喘气急。梨剜空，纳小黑豆令满，留盖合住扎定，糠火煨熟，捣作饼。每日食之，至效。（《摘玄方》）

（161）痰喘气急。瓜蒌二个，明矾一枣大，同烧存性，研末，以熟萝卜蘸食，药尽病除。（《普济方》）

（162）痰气喘息。萝卜子（炒）、皂荚（烧存性）等分，为末，姜汁和，炼蜜丸梧子大。每服五七十丸，白汤下。（《简便单方》）

（163）痰气喘急。生山药捣烂半碗，入甘蔗汁半碗，和匀。顿热饮之，立止。（《简便单方》）

（164）风痰喘急。千缗汤：用半夏汤洗七个，甘草（炙）、皂荚（炒）各一寸，姜三片，水一盏，煎七分，温服。（《苏沈良方》）

（165）风痰喘逆，兀兀欲吐，眩晕欲倒。半夏一两，雄黄三钱，为末，姜汁浸，蒸饼丸梧子大。每服三十丸，姜汤下，已吐者，加槟榔。（《活法机要》）

（166）肺湿痰喘。甜葶苈炒为末，枣肉丸服。（《摘玄方》）

（167）寒痰气喘。青橘皮一片，展开入刚子一个，麻扎定，火上烧存性，研末。姜汁和酒一盅，呷服。天台李翰林用此治莫秀才，倒口便止，神方也。（张杲《医说》）

按，刚子，即巴豆。

（168）肺热气喘。生茅根一握，㕮咀，水二盏，煎一盏。食后，温服，甚者，三服止。名如神汤。（《太平圣惠方》）

（169）肺热喘急。《集验》：治肺热闷喘急，客热往来，欲死，不堪服药者。用桃皮、芫花各一升，以水四升，煮取一升五合。以故布纳汁中，取薄胸口，温四肢，不盈数刻即止。（《图经》）

（170）肺风喘促，涎潮眼窜。用透明阿胶（切炒），以紫苏、乌梅肉（焙研）等分，水煎服之。（《直指》）

（171）肺气喘急。马兜铃二两（去壳及膜），酥半两（入碗内拌匀，慢火炒干），甘草（炙）一两，为末。每服一钱，水一盏，煎六分，温呷或噙之。（《简要济众》）

（172）久患肺气喘急，至效，甚至不过二剂，永瘥。杏仁（去皮尖）二两，童子小便浸，一日一换，夏月三四换，满半月取出，焙干研细。每服一枣大，薄荷一叶，蜜一鸡头大，水一盅，煎七分，食后温服。忌腥物。（《胜金方》）

（173）肺虚喘急，连绵不息。生钟乳粉光明者五钱，蜡三两化合，饭甑内蒸熟，研丸梧子大。每温水下一丸。（《圣济总录》）

（174）喘急欲绝，上气鸣息者。人参末，汤服方寸匕，日五六服效。（《肘后备急方》）

（175）喘息欲绝。韭汁饮一升，效。（《肘后备急方》）

（176）诸喘不止。用椒目炒碾二钱，白汤调服二三服以上劫之，乃后随痰、火用药。（震亨，《本草纲目》）

（177）喘促浮肿，小便淋沥。用杏仁一两，去皮尖熬研，和米煮粥。空心吃二合，妙。（《食医心镜》）

（178）年深哮喘。鸡子略敲损，浸尿缸中三四日，煮食，能去风痰。（《本草纲目》）

（179）痰气哮喘。马蹄香焙研，每服二三钱。正发时淡醋调下，少倾吐出痰涎为验。（《普济方》）

按，马蹄香，即杜衡也。

（180）哮喘痰嗽。①鸭掌散：用银杏五个，麻黄二钱半，甘草（炙）二钱，水一盅半，煎八分，卧时服。②又金陵一铺治哮喘，白果定喘汤，服之无不效者，其人以此起家。其方：用白果二十一个（炒黄），麻黄三钱，苏子二钱，款冬花、法制半夏、桑白皮（蜜炙）各二钱，杏仁（去皮尖）、黄芩（微炒）各一钱半，甘草一钱，水三盅，煎二盅。随时分作二服。不用姜。（《摄生方》）

（181）哮呷有声，卧睡不得。土朱末，米醋调，时时进一二服。（《普济方》）

按，土朱，代赭石之别名也。

（182）齁哮痰咳。猫粪烧灰，砂糖汤服一钱。（叶氏《摘玄方》）

（183）痰哮咳嗽。苎根煅存性，为末，生豆腐蘸三五钱食，即效。未全痊，以肥猪肉二三片蘸食，甚妙。（《医学正传》）

（184）痰齁发喘。猫头骨烧灰，酒服三钱，便止。（《医学正传》）

(185) 痰饮成齁，遇寒便发。取醉鱼草花研末，和米粉作果，炙熟食之，即效。(《本草纲目》)

(186) 寒齁气喘。半边莲同雄黄各二钱，捣泥，碗内覆之，待色青，以饭丸梧子大。每服九丸，空心盐汤下。亦治疟疾寒热。(《寿域方》《本草纲目》)

(187) 盐齁痰喘。柏树皮去粗捣汁，和飞面作饼烙熟，早晨与儿吃三四个，待吐下盐涎乃佳。如不行，热茶催之。(《摘玄方》)

(188) 一切齁齁。处州瓷器为末，发时用二钱，以手指点津液蘸药，点舌下咽之，即效。(《普济方》)

(189) 喘嗽齁喘。不拘大人、小儿，用糯米泔少许磨茶子，滴入鼻中，令吸入口服之。口咬竹筒，少顷涎出如线，不过二三次绝根，屡验。(《经验良方》)

(190) 肺气齁喘。猪爪甲二枚烧灰研，入麝香当门子一枚同研，茶服。(《普济方》)

(191) 寒痰齁喘。野园荽研汁，和酒服，即住。(《集简方》)

按，野园荽，即石胡荽，一名鹅不食草。

(192) 齁喘咳嗽。蓖麻子去壳炒熟，拣甜者食之，须多服见效。终身不可食炒豆。(《卫生易简方》)

(193) 齁喘痰嗽。①《儒门事亲》方：用九尖蓖麻叶三钱，入飞过白矾二钱，以猪肉四两薄批，掺药在内，荷叶裹之，文武火煨熟，细嚼，以白汤送下。名九仙散。②《普济方》：治咳嗽涎喘，不问年深日近。用经霜蓖麻叶、经霜桑叶、御米壳（蜜炒）各一两，为末，蜜丸弹子大。每服一丸，白汤化下，日一服。名无忧丸。(《本草纲目》)

(194) 齁喘痰积，凡天雨便发，坐卧不得，饮食不进，乃肺窍久积冷痰，遇阴气触动则发也。用此一服即愈，服至七八次，即出恶痰数升，药性亦随而出，即断根矣。用江西淡豆豉一两，蒸捣如泥，入砒霜末一钱，枯白矾三钱，丸绿豆大。每用冷茶、冷水送下七丸，甚者九丸，小儿五丸，即高枕仰卧。忌食热物等。(《坦仙皆效方》)

(195) 齁喘痰促，遇厚味即发者。萝卜子淘净，蒸熟晒研，姜汁浸，蒸饼丸绿豆大。每服三十丸，以口津咽下，日三服。名清金丸。(《医学集成》)

(196) 齁喘痰气。苦丁香三个，为末，水调服，吐痰即止。(朱氏《集验方》)

(197) 齁喘不止。榆白皮阴干焙为末。每日旦夜用水五合、末二钱，煎如胶服。(《药性论》)

(198) 化痰治嗽。①明矾二两，生参末一两，苦醋二升，熬为膏子，以油纸包收，旋丸豌豆大。每用一丸，放舌下，其嗽立止，痰即消。②定西侯方：只用明矾末，醋糊丸梧子大，每睡时茶下二三十丸。③《摘要》：用明矾（半生半烧）、山栀子（炒黑）等分，为末，姜汁糊为丸如上服。④《杂兴方》：用白明矾、建茶等分，为末，糊丸服。(《本草纲目》)

(199) 补肺丸，治咳嗽。用杏仁二大升（山中者不用，去双仁者），以童子小便二斗浸之，春夏七日，秋冬二七日，连皮尖于砂盆中研滤取汁，煮令鱼眼沸，候软如面糊即成，以粗布摊曝之。可丸即丸服之，食前后总需服三五十丸，茶、酒任下。忌白水粥。(刘禹锡《传信方》)

（200）杏酥又法，宗奭曰：治肺燥喘热，大肠秘，润五脏。用杏仁去皮研细，每一升，入水一升半，捣稠汁，入生蜜四两、甘草一寸，银石器中慢火熬成稀膏，入酥二两同收。每夜沸汤，点服一匙。（《本草衍义》）

（201）熏法疗久咳：每旦取款冬花如鸡子许，少蜜拌花使润，纳一升铁铛中。又用一瓦碗钻一孔，孔内安一小笔管，以面泥缝，勿令漏气。铛下着炭火，少时烟从筒出，以口含吸，咽之，如胸中少闷，须举头，即将指头按住筒口，勿使漏，至烟尽乃止。如是五日一为之，待至六日，饱食羊肉馎饦一顿，永瘥。（《崔知悌方》）

（202）咳嗽熏法：熏黄一两，以蜡纸调卷作筒十枚，烧烟吸烟，取吐止。一日一熏，惟食白粥，七日后以羊肉羹补之。（《备急千金要方》）

（203）定嗽化痰。百药煎、片黄芩、橘红、甘草各等分，共为细末，蒸饼丸绿豆大。时时干咽数丸，佳。（《濒湖医案》）

（204）止嗽化痰。人参末一两，明矾二两，以酽醋二升，熬矾成膏，人参末炼蜜和收。每以豌豆大一丸，放舌下，其嗽自止，痰自消。（《简便方》）

（205）化痰止嗽。天罗（即丝瓜）烧存性为末，枣肉和，丸弹子大。每服一丸，温酒化下。（《摄生众妙方》）

（206）化痰降气，止咳解郁，消食除胀，有奇效。用贝母（去心）一两，姜制厚朴半两，蜜丸梧子大。每白汤下五十丸。（《笔峰方》）

（207）清痰利膈，治咳嗽。用肥大瓜蒌（洗，取子，切焙）、半夏（四十九个，汤洗十次，捶焙）等分，为末，用洗瓜蒌水并瓤同熬成膏，和丸梧子大。每姜汤下三五十丸，良。（杨文蔚方）

（208）敛肺劫嗽。百药煎、诃黎勒、荆芥穗等分为末，姜汁入蜜和，丸芡子大，时时噙之。（《丹溪心法》）

（209）定喘下气，补心肾。神秘散：用白仙茅半两（米泔浸三宿，晒炒）、团参二钱半、阿胶一两半（炒）、鸡肶胵一两（烧），为末。每服二钱，糯米饮空心下，日二。（《三因极一病证方论》）

（210）定喘化痰。用猪蹄甲四十九个，洗净控干，每甲纳半夏、白矾各一字，罐盛固济，煅赤为末，入麝香一钱匕。每用糯米饮下半钱。（《经验后方》）

（211）三奇散：治一切咳嗽，不问久近，昼夜无时。用佛耳草五十文、款冬花二百文、熟地黄二两，焙研末。每用二钱，于炉中烧之，以筒吸烟咽下，有涎吐去。（《本草纲目》）

五、肺胀，肺痿，肺痈

（1）咳嗽肺胀。皱肺丸：用五灵脂二两、胡桃仁八个、柏子仁半两，研匀，滴水和丸小豆大。每服二十丸，甘草汤下。（《普济方》）

（2）久咳肺胀。五味子二两，粟壳（白饧炒过）半两，为末，白饧丸弹子大。每服一丸，水煎服。（《卫生家宝方》）

（3）肺痿咳嗽，吐涎沫，心中温温，咽燥而不渴。生天门冬捣汁一斗，酒一斗，饴一升，紫菀四合，铜器煎至可丸。每服杏仁大一丸，日三服。（《肘后备急方》）

（4）肺痿咳嗽。停久臭溺，日日温服之。（《集验方》）

（5）肺痿喘嗽。汉防已末二钱，浆水一盏，煎七分，细呷。（《儒门事亲》）

（6）久咳肺痿作燥。羊肺汤：用羊肺一具洗净，以杏仁、柿霜、真豆粉、真酥各一两，白蜜二两，和匀，灌肺中，白水煮食之。（葛可久方）

（7）肺痿多涎。肺痿吐涎沫，头眩，小便数而不咳者，肺中冷也，甘草干姜汤温之。甘草（炙）四两，干姜（炮）二两，水三升，煮一升五合，分服。（张仲景《金匮要略》）

（8）肺痿久嗽，涕唾多，骨节烦闷，寒热。以甘草三两（炙），捣为末。每服取小便三合，调甘草末一钱，服之。（《贞元广利方》）

（9）咳嗽肺痿。大人、小儿咳逆短气，胸中吸吸，咳出涕唾，嗽出臭脓。用淡竹沥一合，服之，日三五次，以愈为度。（李绛《兵部手集方》）

（10）肺痨咯血，多痰者。汉防已、葶苈等分，为末，糯米饮每服一钱。（《古今录验》）

（11）久嗽涕唾，肺痿时时寒热，颊赤气急。用童便（去头、尾少许）五合，取大粉甘草一寸，炙令热，四破浸之，露一夜，去甘草。平旦顿服（或入甘草末一钱同服亦可），一日一剂。童子忌食五辛热物。（姚僧垣《集验方》）

（12）肺痿咯血不止。用瓜蒌五十个（连瓤瓦焙），乌梅肉五十个（焙），杏仁（去皮尖炒）二十一个，为末。每用一捻，以猪肺一片切薄，掺末入内炙熟，冷嚼咽之，日二服。（《圣济总录》）

（13）肺痨咳唾脓血。薏苡仁十两（杵破），水三升，煎一升，酒少许，服之。（《梅师方》）

（14）鹿髓煎：治肺痿咳嗽，伤中脉绝。用鹿髓、生地黄汁各七合，酥、蜜各一两，杏仁、桃仁各三两（去皮炒），酒一升，同捣取汁。先煎杏仁、桃仁、地黄汁减半，入三味，煎如稀饧，每含一匙，徐徐咽下，日三。（《圣济总录》）

（15）肺痈。绿橘叶洗，捣绞汁一盏，服之。吐出脓血即愈。（《经验良方》）

（16）久嗽肺痈。宗奭曰：久嗽不愈，肺积虚热成痈，咳出脓血，晓夕不止，喉中气塞，胸膈噎痛。用蛤蚧、阿胶、鹿角胶、生犀角、羚羊角各二钱半，用河水三升，银石器内文火熬至半升，滤汁。时时仰卧细呷，日一服。张刑部子皋病此，田枢密况授方，服之遂愈。（《本草纲目》）

（17）肺痈喘急，不得卧，葶苈大枣泻肺汤主之。葶苈炒黄捣末，蜜丸弹丸大，每用大枣二十枚，水三升，煎取二升，乃入葶苈一丸，更煎取一升，顿服。亦主支饮不得息。（张仲景《金匮玉函》方）

（18）肺痈咳嗽，烦满微热，心胸甲错。苇茎汤：用苇茎切二升，水二斗，煮汁五升，入桃仁五十枚，薏苡仁、瓜瓣各半升，煮取二升，服。当吐出脓血而愈。（张仲景《金匮玉函》方）

（19）肺痈咳嗽，胸满振寒，脉数，咽干，不渴，时出浊唾腥臭，久久吐脓如粳米粥者，桔梗汤主之。桔梗一两，甘草二两，水三升，煮一升，分温再服，朝暮吐脓血则瘥。（张仲景《金匮玉函》方）

（20）肺痈唾浊，心胸甲错。取夜合皮一掌大，水三升，煮取一半，分二服。（韦宙《独行方》）

（21）肺痈咯血。薏苡仁三合捣烂，水二大盏，煎一盏，入酒少许，分二服。（《济生方》）

（22）肺痈咳唾，脓血腥臭，不问脓成未成。用柘耳一两研末，同百齿霜（按，即梳垢也）二钱，糊丸梧子大。米饮下三十丸，效甚捷。（《本草纲目》）

（23）肺痈得吐。黄芪二两，为末。每服二钱，水一中盏，煎至六分，温服，日三四服。（《太平圣惠方》）

（24）肺痈吐血。发灰一钱，米醋二合，白汤一盏，调服。（《三因极一病证方论》）

六、胸痹，心痛，肋痛，腹痛

（1）胸痹急痛。诜曰：胸痹痛如锥刺，不得俯仰，白汗出，或痛彻背上，不治或至死。可取生韭或根五斤，洗捣汁，服之。（《食疗本草》）

（2）卒胸痹痛。枳实捣末，汤服方寸匕，日三夜一。（《肘后备急方》）

（3）胸痹刺痛。①张仲景瓜蒌薤白汤：治胸痹，痛彻心背，喘息咳唾短气，喉中燥痒，寸脉沉迟，关脉弦数，不治杀人。用瓜蒌实一枚，薤白半升，白酒七升，煮二升，分二服。②《千金》：治胸痹，半夏薤白汤。用薤白四两，半夏一合，枳实半两，生姜一两，瓜蒌实半枚，哎咀，以白截浆三升，煮一升，温服，日三。③《肘后》：治胸痹，瘥而复发，薤根五升，捣汁饮之，立瘥。截音在，酢浆也。（《本草纲目》）

（4）胸痹结胸。胸痹，心中痞坚，留气结胸，胸满，胁下逆气抢心，枳实薤白汤主之。陈枳实四枚、厚朴四两、薤白半斤、瓜蒌一枚、桂一两，以水五升，先煎枳、朴，取二升，去滓，纳余药，煎三两沸，分温三服，当愈。（张仲景《金匮要略》）

（5）胸痹痰嗽。胸痛彻背，心腹痞满，气不得通，及治痰嗽。大瓜蒌去瓤，取子炒熟，和壳研末，面糊丸梧子大。每米饮下二三十丸，日二服。（《杜壬方》）

（6）胸中痹痛引背，喘息咳唾，短气，寸脉沉迟，关上紧数。用大瓜蒌实一枚（切），薤白半斤，以白酒七升，煮二升，分再服。加半夏四两，更善。（仲景《金匮》方）

（7）胸痹心痛逆气，膈中饮不下。小草丸：用小草、桂心、干姜、细辛、蜀椒出汗各三分，附子二分（炮），六物捣下筛，蜜和丸梧子大。先食米汁下三丸，日三服，不知稍增，以知为度。忌猪肉、冷水、生葱、生菜。（《范汪东阳方》）

（8）九种心痛，一虫，二蛀，三风，四悸，五食，六饮，七冷，八热，九气也。又治连年积冷，流注心胸，及落马堕车，瘀血中恶等证。九痛丸：用狼毒（炙香）、吴茱萸（汤泡）、巴豆（去心，炒取霜）、干姜（炮）、人参各一两，附子（炮去皮）三两，为末，炼蜜丸梧子大。每空腹温酒下一丸。（《备急千金要方》）

（9）九种心痛。①《太平圣惠方》：用桂心二钱半，为末，酒一盏半，煎半盏饮，立效。②《外台秘要方》：桂末，酒服方寸匕，须臾六七次。（《本草纲目》）

（10）九种心痛。当太岁上取新生槐枝一握，去两头，用水三大升，煎取一升，顿服。（《备急千金要方》）

（11）九种心痛，及腹胁积聚滞气。筒内干漆一两，捣炒烟尽，研末，醋煮面糊丸梧子大。每服五丸至九丸，热酒下。（《简要济众》）

（12）一切心痛。大芎一个，为末，烧酒服之。一个住一年，两个住二年。（孙氏《集效方》）

（13）一切心痛。毡袜后跟一对，烧灰酒服，男用女，女用男。（《寿域神方》）

（14）一切心痛，无问新久。以生地黄一味，随人所食多少，捣绞取汁，搜面作馎饦或冷淘食。（崔元亮《海上方》）

（15）一切心痛，不拘大小男女。大马兜铃一个，灯上烧存性，为末。温酒服，立效。（《摘玄方》）

（16）男妇心痛，不可忍者。晚蚕砂一两，滚汤泡过，滤净，取清水服，即止。（《瑞竹堂方》）

（17）男妇心痛。朱砂、明矾枯等分，为末，沸汤调服。（《摘玄方》）

（18）心痛难忍。姜黄一两，桂三两，为末，醋汤服一钱。（《经验后方》）

（19）心痛欲死。狗屎炒研，酒服二钱，神效。（《本草纲目》）

（20）心痛不止。败笔头三个烧灰，无根水服，立效。（《经验方》）

（21）心脾痛不止者，水甲散主之。用田螺壳（溪间者亦可），以松柴片层层叠上，烧过火，吹去松灰，取壳研末。以乌沉汤、宽中散之类，调服二钱，不传之妙。（《医林集要》）

（22）心痹痛。芭蕉花烧存性，研，盐汤点服二钱。（《日华子本草》）

（23）心痹心痛。取狗心血和蜀椒末，丸梧子，每服五丸，日五服。（《肘后备急方》）

（24）心痛彻背。赤石脂、干姜、蜀椒各四分，附子（炮）二分，乌头（炮）一分，为末，蜜丸梧子大。先食服一丸，不知，稍增之。（仲景《金匮》方）

（25）途中心痛。橘皮去白，煎汤饮之，甚良。（谈野翁方）

（26）湿痰心痛。白螺蛳壳洗净，烧存性，研末。酒服方寸匕，立止。（《正传》方）

（27）湿痰心痛喘急者。半夏油炒为末，粥糊丸绿豆大。每服二十丸，姜汤下。（《丹溪心法》）

（28）寒厥心痛，及小肠膀胱痛不可止者。神砂一粒丹：用熟附子（去皮）、郁金、橘红各一两，为末，醋面糊丸如酸枣大，朱砂为衣。每服一丸，男子酒下，女人醋汤下。（《宣明论方》）

（29）寒疝心痛，四肢逆冷，全不饮食。桂心（研末）一钱，热酒调下取效。（《太平圣惠方》）

（30）心痛疝气，湿热因寒郁而发。用栀子降湿热，乌头破寒郁，乌头为栀子所引，其性急速，不留胃中也。川乌头、山栀子各一钱，为末，顺流水入姜汁一匙，调下。（《丹溪纂要》）

（31）肝气心痛，颜色苍苍如死灰状，而喘息大者。以熊狐屎（在竹、木、石上，尖头者是也）二升烧灰，和姜黄三两捣末，空腹酒下方寸匕，日再，甚效。（崔元亮《海上方》）

（32）大实心痛，已用利药，用此彻其毒。藁本半两，苍术一两，作二服。水二盅，煎一盅，温服。（《活法机要》）

（33）暴心痛。古铜镜火烧，淬酒服。（大明，《本草纲目》）

（34）卒心痛。麋角作粉，一服立瘥。（孟诜，《本草纲目》）

（35）卒心痛。椰子皮烧存性，研。以新汲水服一钱，极验。（龚氏方）

（36）卒心痛，疰忤恶气。铸钟黄土，温酒服一钱。（陈藏器《本草拾遗》）

（37）急心痛。五十年陈壁土、枯矾各二钱，为末，蜜丸，艾汤服。（《集玄方》）

（38）急心疼痛。猪心一枚，每岁入胡椒一粒，同盐、酒煮食。（《本草纲目》）

（39）急心疼痛。用黄蜡灯上烧化，丸芡子大，百草霜为衣，井水下三丸。（《本草纲目》）

（40）急心气痛。核桃一个，枣子一枚，去核夹桃，纸裹煨熟。以生姜汤一盅，细嚼送下，永久不发。名盏落汤。（赵氏《经验》）

（41）卒得心痛。东引桃枝一把，切，以酒一升，煎半升，顿服大效。（《肘后备急方》）

（42）卒患心痛。画地作王字，撮取中央土，水和一升服，良。（陈藏器《本草拾遗》）

（43）卒忽心痛。三年头帑，沸汤淋汁，饮之。以碗覆帑于闲地，周时即愈。（《太平圣惠方》）

（44）卒暴心痛。五灵脂（炒）一钱半，干姜（炮）三分，为末。热酒服，立愈。（《事林广记》）

（45）卒心痛刺。郁李仁三七枚嚼烂，以新汲水或温汤下，须臾痛止，却热，呷薄盐汤。（姚和众《至宝方》）

（46）卒急心疼。《海上方》诀云：一个乌梅二个枣，七枚杏仁一处捣，男酒女醋送下之，不害心疼直到老。（《本草纲目》）

（47）卒急心痛，牙关紧闭，欲绝。以老葱白五茎去皮须，捣膏，以匙送入咽中，灌以麻油四两，但得下咽，即苏。少顷，虫积皆化黄水而下，永不再发，累得救人。（《瑞竹堂方》）

（48）卒然心痛。桃仁七枚，去皮尖研烂，水一合服之。（《肘后备急方》）

（49）卒然心痛。白鸡一头，治如食法，水三升，煮二升，去鸡，煎取六合，入苦酒六合，真珠一钱，复煎取六合，纳麝香二豆许，顿服之。（《肘后备急方》）

（50）卒然心痛，或经年频发。安息香研末，沸汤服半钱。（危氏《得效方》）

（51）卒心气痛。驴屎绞汁五合，热服即止。（《肘后备急方》）

（52）卒心气痛。粳米二升，水六升，煮六七沸服。（《肘后备急方》）

（53）卒心气痛。铛墨（锅底墨）二钱，热小便调下。（《备急千金要方》）

（54）卒中恶心痛。以犀角烧灰水服，瘥。（孟诜，《本草纲目》）

（55）中恶心痛。吴茱萸五合，酒三升，煮沸，分三服。（《杨氏产乳》）

（56）中恶心痛。桂二两，水一升二合，煮八合，顿服之。（《备急千金要方》）

（57）中恶心痛。苦参三两，苦酒一升半，煮取八合，分二服。（《肘后备急方》）

按，近年来有人用苦参治心动过速之心律失常者，取得卓效。

（58）中恶心痛。铛墨五钱，盐一钱，研匀，热水一盏调下。（《备急千金要方》）

（59）中恶心痛，或连腰脐。盐如鸡子大，青布裹，烧赤，纳酒中，顿服。当吐恶物，愈。（甄权《药性论》）

（60）恶气心痛。破网巾烧灰一钱，猫屎烧灰五分，温酒服。（《马氏方》）

（61）鬼疰心痛。东引桃枝一握，去粗皮，切，水二升，煎半升，频服。（《本草纲目》）

（62）鬼疰心痛。桃仁一合烂研，煎汤服之。（《肘后备急方》）

（63）妇人血气心痛。李楼奇云：一妇病心痛数年不愈，一医用人言（即砒石）半分、茶末一分，白汤调下，吐瘀血一块而愈。（《本草纲目》）

（64）血气心痛。没药末二钱，水一盏、酒一盏，煎服。（《医林集要》）

（65）血气攻心，痛不可忍。蓼根洗剉，浸酒饮。（《斗门方》）

（66）血逆心痛。生蒜捣汁，服二升即愈。（《备急千金要方》）

（67）血上逆心，烦闷刺痛。水牛角烧末，酒服方寸匕。（《子母秘录》）

（68）血刺心痛。乌贼腹中墨，醋磨服之，炒研，醋服亦可。（藏器，《本草纲目》）

（69）冷热心痛。伏龙肝末方寸匕，热以水温，冷以酒服。（《外台秘要方》）

（70）冷气心痛。鸽屎烧存性，酒服一钱，即止。（《本草纲目》）

（71）冷气心痛。桃仁二两去皮尖，水研绞汁，入青粱米四合，煮粥常食。（《养老书》）

（72）冷气心痛。烧酒入飞盐饮，即止。（《本草纲目》）

（73）冷气心痛。灵砂三分，五灵脂一分，为末，稀糊丸麻子大。每服二十丸，食前石菖蒲、生姜汤下。（《仁斋直指方论》）

（74）冷心气痛。乳香一粒，胡椒四十九粒，研，入姜汁、热酒调服。（潘氏《经验方》）

（75）一切冷气，抢心切痛，发即欲死。久患心腹痛时发者，此可绝根。蓬莪术二两（醋煮），木香一两（煨），为末。每服半钱，淡醋汤下。（《卫生家宝方》）

（76）卒热心痛。生麻油一合，服之良。（《肘后备急方》）

（77）卒热心痛。黄连八钱，㕮咀，水煎热服。（《外台秘要方》）

（78）热厥心痛或发或止，身热，足寒，久不愈者。先灸太溪、昆仑，引热下行，内服金铃散。用金铃子、玄胡索各一两，为末，每服三钱，温酒调下。（张洁古《活法机要》）

（79）热厥心痛或发或止，久不愈，身热，足寒者。用玄胡索（去皮）、金铃子肉等分，为末。每温酒或白汤下二钱。（《太平圣惠方》）

（80）心痛解热。白药根、野猪尾二味，洗去粗皮，焙干，等分，捣筛，酒服一钱甚效。黔人用之。（苏颂《本草图经》）

（81）厥心气痛不可忍。郁金、附子、干姜等分，为末，醋糊丸梧子大，朱砂为衣。每服三十丸，男酒、女醋下。（《奇效方》）

（82）暴心气痛。鸡舌香末，酒服一钱。（《肘后备急方》）

（83）心气卒痛。干姜末，米饮服一钱。（《外台秘要方》）

（84）心气作痛。鸡子一枚打破，醋二合调匀，暖过顿服。（《肘后备急方》）

（85）心气疞痛。水荭花为末，热酒服二钱。又法，男用酒、水各半煎服，女用醋、水各半煎服。一妇年三十病此，一服立效。（《摘玄方》）

（86）心气刺痛。青木香一两，皂角（炙）一两，为末，糊丸梧桐子大。每汤服五十丸，甚效。（《摄生方》）

（87）心气刺痛。自然铜，火煅醋淬九次，研末，醋调一字服，即止。（《卫生易简方》）

（88）心气疼痛。真蛤粉炒过白，佐以香附末等分，白汤淬服。（《太平圣惠方》）

（89）心气疼痛。绿豆二十一粒，胡椒十四粒，同研，白汤调服即止。（《本草纲目》）

（90）心气疼痛。白及、石榴皮各二钱，为末，炼蜜丸黄豆大。每服三丸，艾醋汤下。（《生生编》）

（91）心气疼痛，不可忍。用乳香三两、真茶四两，为末，以腊月鹿血和，丸弹子大。每温醋化一丸，服之。（《瑞竹堂经验方》）

（92）心气疼痛，不问远近。以山羊粪七枚、油头发一团烧灰，酒服，永断根。（孙氏《集效方》）

（93）诸心气痛。①《儒门事亲》方：用生矾一皂子大，醋一盏，煎七分服，立止。②邵真人方：用明矾一两烧，朱砂一钱，金箔三个，为末。每服一钱半，空心白汤下。（《本草纲目》）

（94）心气痛。①《瑞竹堂方》：用腊兔血和茶末四两、乳香末二两，捣丸芡子大。每温醋化服一丸。②谈野翁方：腊月八日，取活兔血和面，丸梧子大，每白汤下二十一丸。（《本草纲目》）

（95）久年心痛，十年五年者。煎湖茶，以头醋和匀，服之良。（《兵部手集方》）

（96）积年心痛，不可忍，不拘十年五年者，随手见效。浓醋煮小蒜食饱，勿着盐。曾用之有效，不再发也。（《兵部手集方》）

（97）心痛不瘥四十年者。黍米淘汁，温服随意。（《经验方》）

（98）食积心痛。陈神曲一块烧红，淬酒二大碗服之。（《摘玄方》）

（99）痞块心痛。僵蚕末二钱，白马尿调服，并傅块上。（《摘玄方》）

（100）心口热痛。姜汁调青黛一钱服之。（《医学正传》）

（101）心口痛，凡男女心口一点痛者，乃胃脘有滞或有虫也。多因怒及寒而起，遂致终身俗言心气痛者，非也。用高良姜以酒洗七次焙研，香附子以醋洗七次焙研，各记收之。病因寒得用姜末二钱、附末一钱，因怒得用附末二钱、姜末一钱，寒怒兼有各一钱半，以米饮加入生姜汁一匙、盐一捻，服之立止。韩飞霞《医通》书亦称其功云。（秽迹佛方）

（102）心痛有虫。芫花一两（醋炒），雄黄一钱，为末，每服一字，温醋汤下。（《乾坤生意》）

（103）冷虫心痛。川椒四两，炒出汗，酒一碗淋之，服酒。（《寿域神方》）

（104）蛔虫心痛。用葱茎白二寸，铅粉二钱，捣丸服之，即止。葱能通气，粉能杀虫也。（杨氏《经验方》）

按，古医书所谓的心痛，并不完全是心脏疾患，此所谓蛔虫心痛，即今之胆道蛔虫病也。

（105）蛔虫心痛，薏苡根一斤切，水七升，煮三升，服之，虫死，尽出化。（《梅师方》）

（106）蛔虫心痛。槐木耳烧存性，为末，水服枣许。若不止，饮热水一升，蛔虫立出。（张文仲《备急方》）

（107）蛔虫心痛。熊胆一大豆，和水服之，大效。（《外台秘要方》）

（108）蛔虫心痛。用六畜心，生切作四脔，纵横割路，纳朱砂或雄黄、麝香于中。平旦吞之，虫死即愈。（《集验方》）

（109）蛔咬心痛。醋林子捣为末，调酒一钱匕，服之甚效。亦治久痢不瘥，及痔漏下血。（苏颂，《本草纲目》）

（110）蛔咬心痛。取鹤虱十两，捣筛蜜丸梧子大，以蜜汤空腹吞四五十丸。忌酒肉。（《古今录验》）

（111）小儿蛔虫，啮心腹痛。单用鹤虱研末，以肥猪肉汁下之。五岁一服二分，虫出即止也。（李绛《兵部手集方》）

（112）蛔咬心痛。①《食疗》：治小儿蛔咬心痛，面青，口中沫出，临死者。取扁竹十斤剉，以水一石，煎至一斗，去滓，煎如饧。隔宿勿食，空心服一升，虫即下也。仍常煮汁作饭食。②《海上》歌云：心头急痛不能当，我有仙人海上方，萹蓄醋煎通口咽，管教时刻便安康。（《本草纲目》）

（113）蛔虫心痛，吐清水。七月七日采蒺藜子阴干，烧作灰。先食服方寸匕，日三服。（《外台秘要方》）

（114）蛔虫攻心如刺，吐清汁者。萑菌一两杵末，羊肉臛和食之，日一顿，大效。（《外台秘要方》）

（115）蛔虫心痛如刺，口吐清水。白熟艾一升，水三升，煮一升服，吐虫出。或取生艾捣汁，五更食香脯一片，乃饮一升，当下虫出。（《肘后备急方》）

（116）诸虫心痛，多吐清水。鳗鲡淡煮，饱食三五度，即瘥。（《外台秘要方》）

（117）心痛吐水，不下饮食，发止不定。雌黄二两，醋二斤，慢火煎成膏，用干蒸饼和，丸梧子大。每服七丸，姜汤下。（《太平圣惠方》）

（118）心腹痛。用黄鼠心、肝、肺一具（阴干，瓦焙为末），入乳香、没药、孩儿茶、血竭末各三分。每服一钱，烧酒调下，立止。（《海上仙方》）

（119）缩砂酒，消食和中、下气、止心腹痛。砂仁炒研，袋盛浸酒，煮饮。（《本草纲目》）

（120）心腹作痛。赤曲、香附、乳香等分，为末，酒服。（《摘玄方》）

（121）心腹诸痛。艾附丸：治男女心气痛、腹痛、少腹痛、血气痛，不可忍者。香附子二两，蕲艾叶半两，以醋汤同煮熟，去艾，炒为末，米醋糊丸梧子大。每白汤服五十丸。（《集简方》）

（122）诸心腹痛。焰硝、雄黄各一钱，研细末，每点少许入眦内。名火龙丹。（《集玄方》）

（123）心腹气痛。乌药水磨浓汁一盏，入橘皮一片、苏一叶，煎服。（《集简方》）

（124）心腹卒气痛。用青鱼头中枕，水磨服。（《开宝》）

（125）心腹积痛。三月三日采桃花，晒干杵末，以水服二钱匕，良。（孟诜《食疗本草》）

（126）心腹连痛作胀。用狼毒二两、附子半两，捣筛，蜜丸梧子大。一日服一丸，二日二丸，三日三丸止；又从一丸起，至三丸止，以瘥为度。（《肘后备急方》）

（127）心腹胀痛，未得吐下。取楠木削三四两，水三升，煮三沸，饮之。（《肘后备急方》）

（128）心腹胀痛，气短欲绝。桂二两，水一升二合，煮八合，顿服之。（《肘后备急方》）

（129）心腹胀坚，痛闷欲死。盐五合，水一升，煎服，吐下即定，不吐更服。（《梅师方》）

（130）心腹诸疾。三物备急丸：治心腹诸疾，卒暴百病。用大黄、巴豆、干姜各一两，捣筛，蜜和捣一千杵，丸小豆大，每服三丸。凡中恶客忤，心腹胀痛，痛如锥刀，气急口噤，停尸卒死者，以暖水或酒服之，或灌之。未知，更服三丸，腹中鸣转，当吐下便愈。若口已噤者，折齿灌之，入喉即瘥。此乃仲景方，司空裴秀改为散，不及丸也。（《图经本草》）

（131）失笑散：治男女老少，心痛腹痛，少腹痛，小肠疝气，诸药不效者，能行能止；妇人妊娠心痛，及产后心痛、少腹痛、血气痛尤妙。用五灵脂、蒲黄等分，研末，先以醋二杯调末熬成膏，入水一盏，煎至七分，连药热服，未止再服。一方以酒代醋。一方以醋糊和丸，童尿、酒服。（《太平惠民和剂局方》）

（132）卒心腹痛，鬼疰，破血，辟邪恶气胀满。桃橛煮汁服之，与桃符同功。（陈藏器）

（133）五尸心腹痛。鹳骨炙黄，研，空心，暖酒服方寸匕。（甄权，《本草纲目》）

（134）飞尸鬼击中恶，心痛腹胀，大便不通。走马汤：用巴豆二枚（去皮、心，熬黄），杏仁二枚，以绵包，捶碎。热汤一合，捻取白汁服之，当下而愈。量老小用之。（《外台秘要方》）

（135）客忤中恶，道间、门外得之，令人心腹刺痛，气冲心胸胀满，不治害人。真丹方寸匕，蜜三合，和灌之。（《肘后备急方》）

（136）尸疰中恶，心腹痛刺，沉默错乱。用乌桕根皮煎浓汁一合，调朱砂末一钱，服之。《肘后方》无朱砂。（《永类钤方》）

（137）中恶心腹刺痛。羊屎烧烟，熏鼻。（《本草纲目》）

（138）调中快气，心腹刺痛。小乌沉汤：香附子（擦去毛，焙）二十两，乌药十两，甘草（炒）一两，为末。每服二钱，盐汤随时点服。（《太平惠民和剂局方》）

（139）心腹冷气㽲痛者。取菖蒲一二寸捶碎，同吴茱萸煎汤饮之。亦将随行，卒患心痛，嚼一二寸，热汤或酒送下，亦效。（苏颂，《本草纲目》）

（140）客忤中恶，多于道间、门外得之，令人心腹绞痛、胀痛、气冲心胸，不即治杀人。捣墨，水和服二钱。（《肘后备急方》）

（141）心腹搅痛，及经络不通。宜细研乳头香末方寸匕，以酒煎苏方木，调服。（《海药本草》）

（142）心腹急痛欲死。用人屎同蜜擂匀，新汲水化下。（《生生编》）

（143）心腹冷痛。男子病，令女人取水一杯饮之；女人病，令男子取水一杯饮之。（《肘后备急方》）

（144）心腹冷痛，冷热气不和。山栀子、川乌头等分，生研为末，酒糊丸梧子大。每服十五丸，生姜汤下。小肠气痛，加炒茴香，葱酒下二十丸。（王氏《博济方》）

（145）心腹冷痛。三柰、丁香、当归、甘草等分，为末，醋糊丸梧子大。每服三十丸，酒下。

(《集简方》)

(146)心腹冷痛。法醋浸至二三年蒜，食至数颗，其效如神。(李时珍《濒湖集简方》)

(147)心腹冷痛。以布裹椒，安痛处，用熨斗熨，令椒出汗，即止。(孙真人方)

(148)心腹冷痛。吴茱萸五合，酒三升，煮沸，分三服。(《千金》)

(149)心腹冷痛。胡椒三七枚，清酒吞之。或云一岁一粒。(孟诜《食疗本草》)

(150)心腹冷痛。以神针火针之，火气直达病所，甚效。神针火者，五月五日取东引桃枝，削为木针，如鸡子大，长五六寸，干之。用时以绵纸三五层衬于患处，将针蘸麻油点着，吹灭，乘热针之。亦可用雷火针针之，其效更速。(《本草纲目》)

(151)心疼腹痛。五倍子生研末，每服一钱，铁杓内炒，起烟黑色为度。以好酒一盅，倾入杓内，服之立止。(邵真人《经验方》)

(152)肾脏积冷，气攻心腹疼痛，面青足冷。硇砂二两，桃仁一两去皮，酒一小盏，煎硇十余沸，去砂石，入桃仁泥，旋旋煎成膏，蒸饼和丸梧子大。每热酒下二十丸。(《太平圣惠方》)

(153)腰腹诸痛。焰硝、雄黄各一钱，研细末，每点少许入眦内。(《本草纲目》)

(154)心脾作痛。鸡心槟榔、高良姜各一钱半，陈米百粒，同以水煎，服之。(《仁斋直指方论》)

(155)心脾气痛。白飞霞《方外奇方》云：凡人胸膛软处一点痛者，多因气及寒起，或致终身，或子母相传，俗名心气痛，非也，乃胃脘有滞尔。惟此独步散，治之甚妙。香附，米醋浸，略炒为末；高良姜，酒洗七次，略炒为末，俱各封收。因寒者姜二钱、附一钱，因气者附二钱、姜一钱，因气与寒者各等分，和匀，以热米汤入姜汁一匙、盐一捻，调下立止，不过七八次除根。王璆《是斋百一选方》云：内翰吴开夫人，心痛欲死，服此即愈。《类编》云：梁混心脾痛数年不愈，供事秽迹佛，梦传此方，一服而愈，因名神授一匕散。(《本草纲目》)

(156)心脾气痛，气实有痰者。牡蛎煅粉，酒服二钱。(《丹溪心法》)

(157)心脾冷痛。①高良姜丸：用高良姜四两，切片，分作四份。一两用陈廪米半合，炒黄去米；一两用陈壁土半两，炒黄去土；一两用巴豆三十四个，炒黄去豆；一两用斑蝥三十四个，炒黄去蝥。吴茱萸一两，酒浸一夜，同姜再炒，为末，以浸茱萸酒，打糊丸梧子大。每空心姜汤下五十丸。②《永类钤方》：用高良姜三钱，五灵脂六钱，为末，每服三钱，醋汤调下。(《本草纲目》)

(158)心脾冷痛，暖胃消痰。二姜丸：用干姜、高良姜等分，炮研末，糊丸梧子大。每食后，猪皮汤下三十丸。(《太平惠民和剂局方》)

(159)心脾冷痛。用高良姜，细剉，微炒为末。米饮服一钱，立止。(《十全方》)

(160)久患心脾疼，服醒脾药反胀，用耆域所载蓬莪术面裹，炮熟研末，以水与酒、醋煎服，立愈。盖此药能破气中之血也。(王执中《资生经》)

(161)心脾虫痛，不拘男女。用五灵脂、槟榔等分为末，水煎石菖蒲调服三钱，先嚼猪肉一二片。(《海上仙方》)

(162)心脾痛如锥刀刺，腹胀。用葱花一升，同吴茱萸一升，水一大升八合，煎七合，去滓，

分三服，立效。（崔元亮）

（163）养脾温胃，去冷消痰，宽胸下气，大治心脾疼及一切冷物所伤。用高良姜、干姜等分，炮研末，面糊丸梧子大。每食后橘皮汤下十五丸，妊妇勿服。（《太平惠民和剂局方》）

（164）心下大痛。①《寿域》方：用椒四十九粒，乳香一钱，研匀，男用生姜、女用当归酒下。②又方，用椒五分，没药三钱，研细，分二服，温酒下。③又方，胡椒、绿豆各四十九粒研烂，酒下神效。（《本草纲目》）

（165）心下急痛。桑耳烧存性，热酒服二钱。（《集简方》）

（166）心下痛刺。当归为末，酒服方寸匕。（《必效方》）

（167）痃癖鬼气，往来疼痛，及心下不可忍者。不拘大人小儿，白玉、赤玉等分，为末，糊丸梧子大。每服三十丸，姜汤下。（《太平圣惠方》）

（168）胃脘血气作痛。水荭花一大撮，水二盅，煎一盅服。百户毛菊庄屡验方也。（董炳《避水集验方》）

（169）胃脘火痛。大山栀子七枚或九枚炒焦，水一盏，煎七分，入生姜汁饮之，立止。复发者，必不效。用玄明粉一钱服，立止。（《丹溪纂要》）

（170）膈气疼痛。白玉散：用壁上陈白螺蛳烧研，每服一钱，酒下，甚效。（孙氏）

（171）胸胁痛满。羚羊角烧末，水服方寸匕。（《子母秘录》）

（172）胸胁满痛。凡心胸胁下有邪气结实，硬痛胀满者。生姜一斤，捣渣留汁，慢炒待润，以绢包于患处，款款熨之，冷再以汁炒，再熨，良久豁然宽快也。（陶华《伤寒槌法》）

（173）心烦，胁痛连胸欲死者。香薷捣汁一二升服。（《肘后备急方》）

（174）心腹烦满及胸胁痛欲死者。比轮钱二十枚，水五升，煮三升，分三服。（《肘后备急方》）

（175）干呕胁痛。伤寒有时头痛，心下痞满，痛引两胁，干呕短气，汗出不恶寒者，表解里未和也，十枣汤煮之。芫花（熬）、甘遂、大戟各等分，为散。以大枣十枚，水一升半，煮取八合，去滓，纳药。强人服一钱，羸人半钱，平旦服之，当下利病除。如不除，明旦更服。（张仲景《伤寒论》）

（176）胁痛如打。大豆半升熬焦，入酒一升煮沸，饮取醉。（《肘后备急方》）

（177）胁骨疼痛，因惊伤肝者。枳壳一两（麸炒），桂枝（生）半两，为细末。每服二钱，姜枣汤下。（《本事方》）

（178）胁下刺痛。小茴香一两（炒），枳壳五钱（麸炒），为末。每服二钱，盐酒调服，神效。（《袖珍方》）

（179）胁下疼痛。地肤子为末，酒服方寸匕。（《寿域神方》）

（180）脾胃冷痛。白艾末，沸汤服二钱。（《卫生易简方》）

七、恶心，嘈杂，呕吐，哕逆

（1）人忽恶心。多嚼白豆蔻子最佳。（《肘后备急方》）

（2）胃虚恶心，或呕吐有痰。人参一两，水二盏，煎一盏，入竹沥一杯，姜汁三匙。食远温服，以知为度，老人尤宜。（《简便方》）

（3）胃冷恶心，凡食即欲吐。用白豆蔻子三枚，捣细。好酒一盏，温服，并饮数服，佳。（张文仲《备急方》）

（4）冷痰恶心。荜茇一两，为末，食前用米汤服半钱。（《太平圣惠方》）

（5）嘈杂。清油炒猪血食之，治嘈杂有蛔虫，虫得血腥则饱而伏也。（《本草纲目》）

（6）妇人嘈杂，皆血液泪汗变而为痰，或言是血嘈，多以猪血炒食而愈，盖以血导血归原之意尔。（《本草纲目》）

（7）嘈杂吐水。真橘皮去白为末，五更安五分于掌心舐之，即睡，三日必效。皮不真则不验。（《怪证奇方》）

（8）食已吞酸，胃气虚冷者。吴茱萸（汤泡七次，焙）、干姜（炮）等分，为末，汤服一钱。（《太平圣惠方》）

（9）呕逆酸水。羊屎十枚，酒二合，煎一合，顿服，未定，更服之。（《兵部手集方》）

（10）噫吐酸浆。浆水煎头垢豆许，服一杯，效。（《普济方》）

（11）食物作酸。萝卜生嚼数片，或生菜嚼之亦佳，绝妙。干者、熟者、盐腌者，及人胃冷者皆不效。（《濒湖集简方》）

（12）食物醋心。胡桃烂嚼，以生姜汤下，立止。（《传信适用方》）

（13）醋心上攻，如浓醋。用茱萸一合，水三盏，煎七分，顿服。近有人心如蜇破，服此，二十年不发也。累用有效。（《兵部手集方》）

（14）醋心吐水。槟榔四两，橘皮一两，为末，每服方寸匕，空心生蜜汤调下。（《梅师方》）

（15）痰饮吐水无时节者，其原因冷饮过度，遂令脾胃气弱，不能消化饮食，饮食入胃皆变成冷水，反吐不停，赤石脂散主之。赤石脂一斤，捣筛服方寸匕，酒饮自任，稍加至三匕。服尽一斤，则终身不吐痰水，又不下痢。补五脏，令人肥健。有人痰饮，服诸药不效，用此遂愈。（《千金翼方》）

（16）口吐清水。干蕲艾煎汤啜之。（《怪证奇方》）

（17）暴逆气上。嚼姜两三片屡效。（《本草衍义》）

（18）上气呕吐。芥子末，蜜丸梧子大，井华水寅时下七丸，申时再服。（《备急千金要方》）

（19）呕逆不止。麻仁三合，杵熬，水研取汁，着少盐，吃立效。李谏议常用，极妙。（《外台秘要方》）

（20）呕逆不止。真火酒一杯，新汲井水一杯，和服甚妙。（《本草纲目》）

（21）呕逆不食。诃黎勒皮二两，炒研，糊丸梧子大，空心汤服二十丸，日三服。（《广济方》）

（22）呕逆厥逆，内有寒痰。半夏一升（洗滑焙研），小麦面一升，水和作弹丸，水煮熟。初吞四五枚，日三服，稍增至十五枚，旋煮旋吞，觉病减，再作。忌羊肉、饧糖。此乃许仁则方也。（《外台秘要方》）

(23) 呕吐不止。生姜一两，醋浆七合，银器中煎取四合，连滓呷之。又杀腹内长虫。(《食医心镜》)

(24) 呕吐痰水。白槟榔一颗（煨热），橘皮二钱半（炙），为末。水一盏，煎半盏，温服。(《备急千金要方》)

(25) 诸般吐逆。硫黄半两，水银一钱，研黑，姜汁糊丸小豆大。冷水下三四十丸。(《本草纲目》)

(26) 暴得吐逆，不下食。生滑石末二钱匕，温水服，仍以细面半盏押定。(《本草衍义》)

(27) 吐逆不止。碧霞丹：用北黄丹四两，米醋半升，煎干，炭火三秤，就铫内煅红，冷定为末，粟米饭丸梧子大。每服七丸，醋汤下。(《集验方》)

(28) 吐逆不止，不拘男女，连日粥饭饮汤药不能下者，即效。五灵脂治净为末，狗胆汁和，丸芡子大。每服一丸，煎生姜酒磨化，猛口热吞，不得漱口，急将温粥少许压之。(《经验方》)

(29) 吐血不止。蚕蜕纸烧存性，蜜和，丸芡实大，含化咽津。(姚僧垣《集验方》)

(30) 卒干呕者。生吞鸡子黄数枚，良。(《本草纲目》)

(31) 干呕厥逆。频嚼生姜，呕家圣药也。(《千金要方》)

(32) 干呕不息。蔗汁温服半升，日三次，入姜汁更佳。(《肘后备急方》)

(33) 干呕不息。葛根捣汁，服一升，瘥。(《肘后备急方》)

(34) 伤寒干啘。半夏熟洗，研末，生姜汤服一钱匕。(《深师方》)

(35) 温病冷啘。因热甚饮水，成暴冷啘者。茅根（切）、枇杷叶（拭去毛，炙香）各半斤，水四升，煎二升，去滓，稍热饮之。(庞安常《伤寒总病论》)

(36) 温病热哕，乃伏热在胃，令人胸满则气逆，逆则哕；或大下后胃中虚冷，亦致哕也。茅根（切）、葛根（切）各半斤，水三升，煎一升半，每温饮一盏，哕止即停。(庞安常《伤寒总病论》)

按，从本条所述，可见“啘”与“哕”词异义同，即呃逆是也。

(37) 呕不止。白油麻一大合，清酒半升，煎取三合，去麻顿服。(《近效方》)

按，油麻，即山葡萄也。

(38) 呕啘厥逆。蘡薁藤煎汁，呷之。(《肘后备急方》)

(39) 卒啘不止。粢米粉，井华水服之良。(《肘后备急方》)

(40) 卒啘不止。香苏浓煮，顿服三升，良。(《备急千金要方》)

(41) 呃逆。又有人病后呃逆不止，声闻邻家，或令取刀豆子烧存性，白汤调服二钱即止。此亦取其下气归元，而逆自止也。(《本草纲目》)

(42) 呃逆不止。黄蜡烧烟熏，二三次即止。(《医方摘要》)

(43) 呃逆不止。荔枝七个，连皮核烧存性，为末，白汤调下，立止。(杨拱《医方摘要》)

(44) 阴证呃逆。乳香同硫黄烧烟，嗅之。(《伤寒蕴要》)

按，据近年来美国一些学者研究发现，呃逆的发生与血液中二氧化碳浓度有关。当血液中二氧化碳浓度降低时，即可出现呃逆，反之则抑制呃逆。温州医学院（今温州医科大学）附属第一医院章文亮根据这个原理，用吞食烟雾治疗顽固性呃逆取得成功。详见《中西医结合杂志》1988年第一期第57页。《本草纲目》多次提到用麻黄、黄蜡、硫黄等烟熏，嗅之以止呃逆，《灵枢·杂病》所载的"无息而疾迎引之"的治哕法等，看来与上述新发现是一致的。

(45) 胃热呃逆。用铁镞七十二个，煎汤啜之。(《本草纲目》)

(46) 胃冷久呃。沉香、紫苏、白豆蔻仁各一钱，为末。每柿蒂汤服五七分。(吴球《活人心统》)

(47) 伤寒呃逆，声闻四邻。四花青皮全者，研末，每服二钱，白汤下。(《医林集要》)

(48) 伤寒呃逆，及哕逆不定。丁香一两，干柿蒂（焙）一两，为末，每服一钱，煎人参汤下。(《简要集众方》)

(49) 因怒病呃。震亨曰：一女子性躁味厚，暑月因怒而病呃，每作则举身跳动，昏冒不知人，其形气俱实，乃痰因怒郁，气不得降，非吐不可。遂以人参芦半两，逆流水一盏半，煎一大碗饮之，大吐顽痰数碗，大汗昏睡，一日而安。(《本草纲目》)

(50) 哕逆不止。石莲肉六枚（炒赤黄色），研末，冷熟水半盏和服，便止。(苏颂《图经本草》)

(51) 温病发哕，因饮水多者。枇杷叶（去毛炙香）、茅根各半斤，水四升，煎二升，稍稍饮之。(《庞安常方》)

(52) 痘疮哕气，用小半夏汤。(《本草纲目》)

(53) 肾气上哕。肾气自腹中起，上筑于咽喉，逆气连属而不能出，或至数十声，上下不得喘息，此由寒伤胃脘，肾虚气逆，上乘于胃，与气相并，《难经》谓之"哕"，《素问》云"病深者，其声哕"，宜服此方。如不止，灸期门、关元、肾俞穴。用吴茱萸（醋炒热）、橘皮、附子（去皮）各一两，为末，面糊丸梧子大。每姜汤下七十丸。(孙氏《仁存方》)

(54) 胃寒哕逆，停痰留饮。藿香半夏汤：用半夏（汤泡炒黄）二两，藿香叶一两，丁香皮半两。每服四钱，水一盏，姜七片，煎服。(《太平惠民和剂局方》)

(55) 哕逆欲死，半夏生姜汤主之，即小半夏汤方。(《本草纲目》)

(56) 咳逆不止。济生柿蒂散：治咳逆胸满，用柿蒂、丁香各二钱，生姜五片，水煎服，或为末，白汤服。洁古加人参一钱，治虚人咳逆；《三因》加良姜、甘草等分；《卫生宝鉴》加青皮、陈皮；王氏《易简》加半夏、生姜。(《本草纲目》)

按，此处咳逆，指呃逆言，非咳嗽也。

(57) 伤寒咳逆，日夜不止，寒气攻胃也。胡椒三十粒（打碎），麝香半钱，酒一盅，煎半盅，热服。(《太平圣惠方》)

(58) 伤寒咳逆呃噫，日夜不定者。用荜澄茄、高良姜各等分，为末，每服二钱，水六分，煎十沸，入酢少许，服之。(苏颂《图经本草》)

(59) 久患咳噫。生姜汁半合，蜜一匙，煎熟，温呷，三服愈。(《外台秘要方》)

（60）咳逆打呃。硫黄烧烟，嗅之立止。（《医方摘要》）

按，有人用普通纸张烧烟吸之，云能缓解膈肌痉挛，对呃逆颇效。

（61）伤寒呃噫。枳壳半两，木香一钱，为末。每白汤服一钱，未知，再服。（《普济本事方》）

（62）诸气呃噫。橘皮二两（去瓤），水一升，煎五合，顿服。或加枳壳，尤良。（《孙尚药方》）

（63）呃噫不止。川椒四两（炒研），面糊丸梧子大。每服十丸，醋汤下，神效。（邵以正《经验方》）

（64）心痞呕哕，心下痞坚。生姜八两，水三升，煮一升，半夏五合（洗），水五升，煮一升，二味同煮一升半，分再服。（《备急千金要方》）

（65）橘皮汤：治男女伤寒并一切杂病呕哕，手足逆冷者。用橘皮四两，生姜一两，水二升，煎一升，徐徐呷之，即止。（《仲景方》）

（66）呕哕眩悸，谷不得下。小半夏加茯苓汤：半夏一升，生姜半斤，茯苓三两，切，以水七升，煎一升半，分温服之。（《金匮要略》）

（67）虚寒呕哕，饮食不下。细辛（去叶）半两，丁香二钱半，为末。每服一钱，柿蒂汤下。（《本草纲目》）

（68）呕哕不止。醋和面作弹丸二三十枚，以沸汤煮熟，漉出投浆水中，待温吞三两枚。哕定，即不用再吞；未定，至晚再吞。（《兵部手集方》）

（69）呕哕不止，厥逆者。芦根三斤（切），水煮浓汁，频饮二升，必效。若以童子小便煮服，不过三服愈。（《肘后备急方》）

（70）噎不下食。取崖蜜含，微微咽下。（《广利方》）

（71）呕而胸满。吴茱萸汤：用茱萸一升，枣二十枚，生姜一大两，人参一两，以水五升，煎取三升。每服七合，日三服。（《仲景方》）

（72）病后呕逆。天行病后呕逆，食即反出。用青羊肝作生淡食，不过三度，食不出矣。（《外台秘要方》）

（73）天行呕逆，食入即吐。鸡子一枚，水煮三五沸，冷水浸少顷，吞之。（《外台秘要方》）

（74）中热呕逆，不能下食。生姜捣汁，和蜜服。（《本草纲目》）

（75）胃弱呕逆不食。用草豆蔻仁二枚，高良姜半两，水一盏，煮取汁，入生姜汁半合，和白面作拨刀，以羊肉臛汁煮熟，空心食之。（《普济方》）

（76）胃寒呕恶，不能腐熟水谷，食入即吐，人参、丁香、藿香各二钱半，橘皮五钱，生姜三片，水二盏，煎一盏，温服。（《济生拔萃方》）

（77）胃冷呕逆，气厥不通。母丁香三个，陈橘皮一块去白焙，水煎热服。（《十便良方》）

（78）头运吐逆，胃冷生痰也。用川干姜（炮）二钱半，甘草（炒）一钱二分，水一盅半，煎减半服，累用有效。（《传信适用方》）

（79）胃热吐食。清膈散：用蝉蜕五十个（去泥），滑石一两，为末，每服二钱，水一盏，入蜜调服。（《卫生家宝方》）

（80）胃虚吐食。凡患胃虚并呕吐食及水者，以白粱米汁二合，生姜汁一合，和服之，佳。（《本草纲目》）

（81）主治脾虚吐食。羊肉半斤作生，以蒜、薤、酱、豉五味和拌，空腹食之。（《食医心镜》）

（82）食入即吐。人参半夏汤：用人参一两，半夏一两五钱，生姜十片，水一斗，以杓扬二百四十遍，取三升，入白蜜三合，煮一升半，分服。（张仲景《金匮》方）

（83）食已即吐，胸中有火也。大黄一两，甘草二钱半，水一升，煮半升，温服。（张仲景《金匮玉函》方）

（84）食后喜呕。鹿角（烧末）二两，人参一两，为末。姜汤服方寸匕，日三。（《肘后备急方》）

（85）朝食暮吐。丁香十五个，研末，甘蔗汁、姜汁和丸莲子大，噙咽之。（《摘玄方》）

八、噎膈，反胃

（1）五噎膈气。阿魏五钱，五灵脂（炒烟尽）五钱，为末，以黄雄狗胆汁和，丸黍米大。空心唾津送下三十丸。忌羊肉、醋、面。（《本草纲目》）

（2）五噎吐逆，心膈气滞，烦闷不下食。芦根五两剉，以水三大盏，煮取二盏，去滓，温服。（《金匮玉函》方）

（3）气噎不通。鸡嗉两枚连食，以湿纸包，黄泥固，煅存性为末，入木香、沉香、丁香末各一钱，枣肉和丸梧子大，每汁下三丸。（《本草纲目》）

（4）卒然食噎。橘皮一两，汤浸去瓤，焙为末，以水一大盏，煎半盏，热服。（《食医心镜》）

（5）食哽。鹰粪烧灰，水服方寸匕。（《外台秘要方》）

（6）卒然咽噎。炭末蜜丸，含咽。（《备急千金要方》）

（7）噎病。狼喉靥日干为末，每以半钱入饭内食之，妙。（《太平圣惠方》）

（8）噎病，不通饮食。狸猫骨炒末服。（《药性论》）

（9）噎疾。头垢，酸浆煎膏用之，立愈。（弘景，《本草纲目》）

（10）噎食。取鹏鸟未生毛者一对，用黄泥固济，煅存性为末。每服一匙，以温酒服。（《寿域神方》）

按，鹏鸟，鸮也，一名枭鸱。

（11）噎食。荞麦秸烧灰淋汁，入锅内煎取白霜一钱，入蓬砂一钱，研末，每酒服半钱。（《海上方》）

（12）噎食病。白鹅尾毛烧灰，米汤每服一钱。（《本草纲目》）

（13）噎食病，数月不愈者。用狗宝为末，每服一分，以威灵仙二两，盐二钱，捣如泥，将水一盅搅匀，去滓调服，日二，不过三日愈，后服补剂。（《杏林摘要》）

（14）噎食不下。凤仙花子酒浸三宿，晒干为末，酒丸绿豆大。每服八粒，温酒下。不可多用，即急性子也。（《摘玄方》）

（15）噎食不下。赤稻细梢，烧灰，滚汤一碗，隔绢淋汁三次，取汁，入丁香一枚、白豆蔻半枚，米一盏，煮粥食，神效。（《摘玄妙方》）

（16）噎食不下。人屎入萝卜内，火炼三炷香，取研。每服三分，黄酒下，三服效。（《海上名方》）

（17）噎食不下。用生人胆一个，盛糯米令满，入麝香少许，突上阴干，一半青者治疟，一半黑者治噎，并为末。每服十五粒。疟用陈皮汤下，噎用通草汤下。（《普济方》）

按，此方每服十五粒，指糯米之粒数而言。所用人胆，是用其胆汁也。

（18）噎食不纳。荜澄茄、白豆蔻等分，为末，干舐之。（《寿域神方》）

（19）老人噎食不通。黄雌鸡肉四两（切），茯苓（末）二两，白面六两，作馄饨，入豉汁煮。食三五服，效。（《养老书》）

（20）噎塞不通。寡妇木梳一枚烧灰，煎钥匙汤，调下二钱。（《生生编》）

（21）噎塞不通。羚羊角屑为末，饮服方寸匕，并以角摩噎上。（《外台秘要方》）

（22）噎塞膈气。威灵仙一把，醋、蜜各半碗，煎五分，服之，吐出宿痰，愈。（唐瑶《经验方》）

（23）噎食膈气。马蹄香四两，为末，好酒三升，熬膏。每服二匙，好酒调下，日三服。（孙氏《集效方》）

按，马蹄香，即杜衡也。

（24）膈气噎疾。以巧妇鸟窠一枚，烧灰酒服，或一服三钱，神验。（《卫生易简方》）

按，巧妇鸟，即鹪鹩也。

（25）膈气噎塞，饮食不下。用碓嘴上细糠，蜜丸弹子大，时时含咽津液。（《太平圣惠方》）

（26）膈气哽噎。甘遂（面煨）五钱，南木香一钱，为末。壮者一钱，弱者五分，水酒调下。（《怪病奇方》）

（27）老人膈痞，不下饮食。用羊肉四两（切），白面六两，橘皮末一分，姜汁搜如常法，入五味作臛食，每日一次，大效。（《多能鄙事》）

（28）膈气吐食。用地牛儿二个，推屎虫一公一母，同入罐中，待虫食尽牛儿，以泥裹煨存性；用去白陈皮二钱，以巴豆同炒过，去豆，将陈皮及虫为末。每用一二分，吹入咽中，吐痰三四次，即愈。（孙氏《集效方》）

（29）膈气吐食。用大鲫鱼去肠留鳞，切大蒜片填满，纸包十重，泥封，晒半干，炭火煨熟，取肉和平胃散末一两杵，丸梧子大，密收。每服三十丸，米饮下。（《经验方》）

（30）膈气不食。天灵盖七个，每个用黑豆四十九粒，层层隔封，水火升降，杨梅色，冷定取出，去豆不用，研末。每服一钱，温酒下。（孙氏《集效方》）

（31）膈气。生桑寄生捣汁一盏，服之。（《集简方》）

（32）膈气刺痛。柳寄生捣汁，服一杯。（《本草纲目》）

（33）梅核膈气。取半青半黄梅子，每个用盐一两腌一日夜，晒干又浸又晒，至水尽乃止。用青钱三个，夹二梅，麻线缚定，通装瓷罐内封埋地下，百日取出。每用一枚，含之咽汁，入喉即消。收一年者治一人，二年者治二人，其妙绝伦。（龚氏《经验方》）

（34）膈脘滞气，脾肾亏损，壮元阳。乌龙丸：用九香虫一两（半生，焙），车前子（微炒）、陈橘皮各四钱，白术（焙）五钱，杜仲（酥炙）八钱。上为末，炼蜜丸梧桐子大。每服一钱五分，以盐白汤或盐酒服，早晚各一服。久服益人。（《摄生方》）

（35）心下结气，凡心下硬，按之则无，常觉膨满，多食则吐，气引前后，噫呃不除，由思虑过多，气不以时而行则结滞，谓之结气。人参一两，橘皮（去白）四两，为末，炼蜜丸梧子大。每米饮下五六十丸。（《太平圣惠方》）

（36）噎嗝不食。黄犬干饿数日，用生粟或米干饲之，俟其下粪，淘洗米粟令净，煮粥，入薤白一握，泡熟去薤，入沉香末二钱，食之。（《永类钤方》）

（37）噎膈拒食。端午采头次红花（无灰酒拌，焙干）、血竭（瓜子样者）等分，为末，无灰酒一盏，隔汤顿热，徐咽。初服二分，次日四分，三日五分。（杨起《简便方》）

（38）噎膈吐食。用蛇含蛤蟆，泥包，煅存性，研末。每服一钱，酒下，或米饮服。（《寿域神方》）

（39）噎食反胃。秋石，每用一钱，白汤下，妙。（《医方摘要》）

（40）噎嗝反胃。①邓才清兴：用北庭砂二钱，水和荞麦面色之，煅焦，待冷，取中间湿者，焙干一钱，入槟榔二钱、丁香二个，研匀。每服七厘，烧酒送下，日三服，愈即止。后吃白粥半月，仍服助胃丸药。②孙天仁《集效方》：用北庭砂二两（一两，用人言末一两，同入罐内，文武火升三炷香，取出，灯盏上末；一两，以黄丹末一两，同入罐内，如上法升过，取末），用桑灰霜一两，研匀。每服三分，烧酒下，愈即止。③又方：平胃散各一钱，入硇砂、生姜各五分，为末。沸汤点服二钱，当吐出黑物如石，屡验。（《本草纲目》）

（41）噎嗝反胃。①《集成》：用糯米末，以牛涎拌作小丸，煮熟食。②危氏《得效》：香牛饮，用牛涎一盏，入麝香少许，银盏顿热。先以帛紧束胃脘，令气喘，解开，乘热饮之，仍以丁香汁入粥与食。③《普济》千转丹：用牛涎、好蜜各半斤，木鳖仁三十个研末，入铜器熬稠。每以两匙和粥与食，日三服。（《本草纲目》）

（42）噎膈反胃，诸药不效。真阿魏一钱，野外干人屎三钱，为末。五更以姜片蘸食，能起死人。乃赵玉渊方也。（《永类钤方》）

（43）反胃。刺猬肉炙黄，食之，亦煮汁饮。（陈藏器）

（44）反胃。籼秆烧灰淋汁，温服，令吐。盖胃中有虫，能杀之也。（《普济方》）

（45）反胃。鸡子壳烧灰，酒服二钱。（李时珍）

（46）以反毛鸡一只煮烂，去骨，入人参、当归、食盐各半两，再同煮烂，食之至尽。（《乾坤生意》）

（47）反胃羸弱。①《兵部手集方》：用母姜二斤，捣汁作粥食。②《传信适用方》：用生姜切片，麻油煎过，为末，软柿蘸末，嚼咽。（《本草纲目》）

（48）反胃关格，气噎不通。丁香、木香各一两。每服四钱，水一盏半，煎一盏，先以黄泥做成碗，滤药汁于内，食前服。此乃掾史吴安之传于都事盖耘夫有效，试之果然。土碗取其助脾也。（《德生堂经验方》）

（49）关格闭塞。猪脂、姜汁各二升，微火煎至二升，下酒五合，和煎，分服。（《备急千金要方》）

（50）反胃转食，药物不下。用大雪梨一个，以丁香十五粒刺入梨内，湿纸包四五重，煨熟食之。（《圣济总录》）

（51）反胃转食。地龙粪一两，木香三钱，大黄七钱，为末，每服五钱，无根水调服。忌煎煿、酒、醋、椒、姜热物。一二服其效如神。（邵真人《经验方》）

（52）反胃吐食。淘鹅毛皮，烧存性，每酒服二钱。（《普济方》）

（53）反胃吐食。取牛喉一具，去膜及两头，逐节以醋浸炙燥，烧存性。每服一钱，米饮下，神效。（《法天生意》）

（54）反胃吐食。取虎肚生者，勿洗存滓秽，新瓦固煅存性，入平胃散末一两和匀。每白汤服三钱，神效。（《保寿堂方》）

（55）反胃吐食。猫胞衣烧灰，入朱砂末少许，压舌下，甚效。（杨氏《经验方》）

（56）反胃吐食。取螺蛳一斗，水浸，取泥晒干。每服一钱，火酒调下。（《本草纲目》）

（57）反胃吐食。猬皮烧灰，酒服。或煮汁，或五味腌，炙食。（《普济方》）

（58）反胃吐食。以乌骨鸡一只，与水饮四五日，勿与食，将五蒲蛇二条，竹刀切与食，待鸡下粪，取阴干为末，水丸粟米大。每服一分，桃仁汤下，五七服即愈。（《证治发明》）

（59）反胃吐食。鸡肶胵一具，烧存性，酒调服。男用雌，女用雄。（《备急千金要方》）

（60）反胃吐食。用乌雄鸡一只，治如食法，入胡荽子半斤在腹内，烹食二只，愈。（《本草纲目》）

（61）反胃吐食。用黄蚬壳并田螺壳，并取久在泥中者，各炒成白灰。田螺壳灰二两，黄蚬壳灰一两，入白梅肉四个，同捜拌令匀作团，再入砂盒子内，盖定泥固，煅存性，研细末。每服二钱，用人参缩砂汤调下。不然，用陈米饮调服亦可。凡觉心腹胀痛，将发反胃，即以此药治之。（《是斋百一选方》）

（62）反胃吐食。用真正蚌粉，每服称过二钱，捣生姜汁一盏，再入米醋同调，送下。（《急救良方》）

（63）反胃吐食。用大鲫鱼一尾，去肠留鳞，入绿矾末令满，泥固煅存性，研末。每米饮服一钱，日二。（《本事方》）

（64）反胃吐食。用鲤鱼一头，童便浸一夜，炮焦研末，同米煮粥食之。（《寿域神方》）

（65）反胃吐食。蚕茧十个煮汁，烹鸡子三枚食之，以无灰酒下，日二服，神效。或以缫丝汤煮粟米粥食之。（《普济方》）

（66）反胃吐食。千槌花一枚烧研，酒服。（《卫生易简方》）

按，千槌花，即凿柄木也。

（67）反胃吐食。石莲肉为末，入少肉豆蔻末，米汤调服之。（《仁斋直指方论》）

（68）反胃吐食。①戴原礼方：用胡椒醋浸，日干，如此七次，为末，酒糊丸梧子大。每服三四十丸，醋汤下。②《太平圣惠方》：用胡椒七钱半，煨姜一两，水煎，分二服。③《是斋百一方》：用胡椒、半夏（汤泡）等分，为末，姜汁糊丸梧子大，每姜汤下三十丸。（《本草纲目》）

（69）反胃吐食。千叶白槿花，阴干为末，陈糯米汤调送三五口，不转再服。（《袖珍方》）

（70）反胃吐食。①《袖珍方》：用母丁香一两为末，以盐梅入捣和，丸芡子大，每噙一丸。②《太平圣惠方》：用母丁香、神曲（炒）等分，为末，米饮服一钱。（《本草纲目》）

（71）反胃吐食。松节煎酒，细饮之。（《是斋百一选方》）

（72）反胃吐食。大枣一枚去核，用斑蝥一枚去头翅，入在内，煨熟去蝥。空心食之，白汤下，良。（《本草纲目》）

（73）反胃吐食。真橘皮，以日照西壁土炒香为末。每服二钱，生姜三片，枣肉一枚，水二盅，煎一盅，温服。（《仁斋直指方论》）

（74）反胃吐食。干柿三枚，连蒂捣烂，酒服甚效。切勿以他药杂之。（《本草纲目》）

（75）反胃吐食。棠梨叶油炒去刺，为末，每旦，酒服一钱。（《山居四要》）

（76）反胃吐食。芥子末，酒服方寸匕，日三服。（《备急千金要方》）

（77）反胃吐食。罂粟粥：用白罂粟米三合，人参末三大钱，生山芋五寸细切研，三物以水一升二合，煮取六合，入生姜汁及盐花少许，和匀分服，不计早晚，亦不妨别服汤丸。（《图经本草》）

（78）反胃吐食。马雹儿（灯上烧存性）一钱，入好枣肉、平胃散末二钱，酒服，食即可下。即野甜瓜，北方多有之。（《丹溪纂要》）

（79）反胃吐食。火枕草焙为末，蜜丸梧子大。每沸汤下五十丸。（《是斋百一选方》）

按，火枕草，即豨莶草。

（80）反胃吐食。灶中土年久者，为末。米饮服三钱，经验。（《是斋百一选方》）

（81）反胃吐食。雌黄一分，甘草生半分，为末，饭丸梧子大。以五叶草、糯米煎汤，每服四丸。（《圣济总录》）

（82）反胃吐食。绝好赤石脂为末，蜜丸梧子大。每空腹，姜汤下一二十丸。先以巴豆仁一枚，勿令破，以津吞之，后乃服药。（《太平圣惠方》）

（83）反胃吐食，朝食暮吐，暮食朝吐，旋旋吐者。用甘蔗汁七升，生姜汁一升，和匀，日日细呷之。（《梅师方》）

（84）反胃吐食，不拘丈夫、妇人、老少，远年、近日。用五灵脂末，黄狗胆汁和，丸龙眼大。每服一丸，好酒半盏磨化服，不过三服，即效。（《本事方》）

（85）反胃吐食，脾胃气弱，食不消化，汤饮不下。用粟米半升杵粉，水丸梧子大。七枚煮熟，入少盐，空心和汁吞下。或云：纳醋中吞之，得下便已。（《食医心镜》）

（86）反胃吐食，水不能停。黑铅、水银各一钱半（结砂），舶硫黄五钱，官桂一钱，为末。每服六钱，一半米汤，一半姜汁，调作一处服。（《普济方》）

（87）反胃吐食，吐出黑汁，治不愈者。用荜澄茄为末，米糊丸梧子大。每姜汤下三四十丸，日一服。愈后服平胃散三百帖。（《永类钤方》）

（88）反胃呕食。羊粪五钱，童子小便一大盏，煎六分，去滓，分三服。（《太平圣惠方》）

（89）反胃呕吐。①白矾、硫黄各二两，铫内烧过，入朱砂一分，为末，面糊丸小豆大。每姜汤下十五丸。②又方：白矾枯三两，蒸饼丸梧子大。每空心米饮服十五丸。（《普济方》）

（90）反胃呕吐，饮食入口即吐，困弱无力，垂死者。上党人参三大两拍破，水一大升，煮取四合，热服，日再。煎以人参汁，入粟米、鸡子白、薤白，煮粥与啖。李直方司勋于汉南患此，两月余，诸方不瘥，遂与此方，当时便定。后十余日，遂入京师，绛每与名医论此药，难可为俦也。（李绛《兵部手集方》）

（91）呕吐反胃。大半夏汤：半夏三升，人参三两，白蜜一升，水一斗升和，扬之一百二十遍，煮取三升半，温服一升，日再服。亦治膈间支饮。（《金匮要略》）

（92）甘露汤：反胃呕吐不止，服此利胸膈、养脾胃、进饮食。用干饧糟六两、生姜四两，二味同捣作饼，或焙或晒，入炙甘草末二两，盐少许，点汤服之。（继洪《澹寮集验秘方》）

（93）多年反胃不止。紫背铅二两，石亭脂二两，盐卤汁五两，烧铅以卤汁淬尽，与亭脂同炒，或焰起，铫子盖上焰即止，研匀，蒸饼和丸梧子大。每服二十丸，煎石莲干柿汤下。（《圣济总录》）

（94）血风反胃。香白芷一两，切片，瓦炒黄为末。用猪血七片，沸汤泡七次，蘸末食之，日一次。（《妇人良方》）

（95）脾疼反胃。灵砂一两，蚌粉一两，同炒赤，丁香、胡椒各四十九粒，为末，自然姜汁煮，半夏粉糊丸梧子大。每姜汤下二十丸。（《普济方》）

按，灵砂，乃水银一两、硫黄六铢合炼而成者。

（96）脾虚反胃。白豆蔻、缩砂仁各二两，丁香一两，陈廪米一升，黄土炒焦，去土研细，姜汁和丸梧子大。每服百丸，姜汤下。名太仓丸。（《济生方》）

（97）久冷反胃。①《经验方》：用大附子一个，生姜一斤，剉细同煮，研如面糊，每米饮化服一钱。②《卫生家宝方》：用姜汁打糊，和附子末为丸，大黄为衣，每温水服十丸。③《斗门方》：用最大附子一个，坐于砖上，四面着火渐逼，以生姜自然汁淬之，依前再逼再淬，约姜汁尽半碗乃止，研末。每服一钱，粟米饮下，不过三服瘥；或以猪腰子切片，炙熟蘸食。④《方便集》：用大附子一个，切下头子，剜一窍，安丁香四十九个在内，仍合定，线扎，入砂铫内，以姜汁浸过，文火熬干，为末。每挑少许，置掌心舐吃，日十数次。忌毒物、生冷。（《本草纲目》）

（98）虚冷反胃。羊肉去脂作生，以蒜薤空腹食之，立效。（《外台秘要方》）

（99）虚寒反胃。神曲六两，麦蘖（炒）三两，干姜（炮）四两，乌梅肉（焙）四两，为末，蜜丸梧子大。每米饮服五十丸，日三服。（《太平惠民和剂局方》）

（100）一切反胃。虎脂半斤（切），清油一斤，瓦瓶浸一月，密封勿令泄气。每以油一两，入无灰酒一盏，温服，以瘥为度。油尽再添。（《寿域神方》）

（101）反胃恶心，药石不下。京三棱（炮）一两半，丁香三分，为末。每服一钱，沸汤点服。（《圣济总录》）

（102）反胃吐痰。柳树蕈五七个，煎汤服即愈。（《活人心统》）

（103）反胃呕哕。枇杷叶（去毛、炙）、丁香各一两，人参二两为末。每服三钱，水一盏，姜三片，煎服。（《太平圣惠方》）

（104）反胃呕哕。干枣叶一两，藿香半两，丁香二钱半。每服二钱，姜三片，水一盏，煎服。（《太平圣惠方》）

（105）反胃哕逆。黑铅化汁，入纸灰以柳木槌研成粉，一两，入米醋一升，砂锅熬膏，入蒸饼末少许，捣丸小豆大。每服一丸，姜汤下。（《圣济总录》）

（106）反胃咳噫。生姜四两捣烂，入兰香（按，香菜）叶一两，椒末一钱，盐和面四两，裹作烧饼，煨熟。空心吃，不过两三度效。反胃，入甘蔗汁和之。（《普济方》）

（107）反胃上气。白芥子末，酒服一二钱。（《普济方》）

（108）反胃上气。芦根、茅根各二两，水四升，煮二升，分服。（《备急千金要方》）

（109）反胃上气，食入即吐。茅根、芦根各二两，水四升，煮二升。顿服得下，良。（《圣济总录》）

（110）反胃，气逆胃虚。铅丹二两，白矾二两，生石亭脂半两，以丹、矾研匀，入坩锅内，以炭半秤煅赤，更养一夜，出毒两日，入亭脂同研，粟米饭和，丸绿豆大。每日米饮下十五丸。（《圣济总录》）

（111）反胃，止泻。厚朴（姜汁炙焦黑）为末。以陈米饮调服二钱匕，日三服。（《本草纲目》）

（112）反胃呕噎。田螺洗净水养，待吐出泥，澄取晒半干，丸梧子大。每服三十丸，藿香汤下。烂壳研服亦可。（《经验方》）

（113）反胃噎病。驴尿多饮，取瘥。（《备急千金要方》）

（114）反胃。张文仲《备急方》言：幼年患反胃，每食羹粥诸物，须臾吐出。渐疲困，候绝旦夕。忽一卫士云：服驴小便极验。遂服二合，后食止吐一半；晡时再服二合，食粥便定。次日奏知，则宫中五六人患反胃者同服，一时俱瘥。此物稍有毒，服时不可过多，须热饮之。病深者七日当效。后用屡验。（《本草纲目》）

（115）反胃噎嗝。大力夺命丸：牛转草、杵头糠各半斤，糯米一升，为末，取黄母牛涎和，丸龙眼大，煮熟食之。入砂糖二两，尤妙。（《医学正传》）

（116）反胃膈气，不下食者。①太仓散：用仓米或白米，日西时以水微拌湿，自想日气如在米中，次日晒干，袋盛挂风处。每以一撮，水煎，和汁饮之，即时便下。②又方：陈仓米炊饭焙研，每五两入沉香末半两，和匀。每米饮服二三钱。（《普济方》）

（117）反胃膈气。地塘虫（即壁虎也）七个（砂锅炒焦），木香、人参、朱砂各一钱半，乳香一钱，为末，蜜丸梧子大。每服七丸，木香汤下，早晚各一服。（《丹溪摘玄》）

（118）反胃膈气。丁丹崖祖传狗宝丸：用硫黄、水银各一钱，同炒成金色，入狗宝三钱，为末。以鸡卵一枚，去白留黄，和药搅匀，纸封泥固，煻火煨半日，取出研细。每服五分，烧酒调服，不过三服见效。（《杨氏颐真堂方》）

（119）翻胃。羊胲子（按，乃羊腹内草积块也）煅存性，每一斤入枣肉、平胃散末一半，和匀。每服一钱，空心沸汤调下。（叶氏《摘玄》）

（120）翻胃吐食。梁上尘，黑驴尿调服之。（《集简方》）

（121）翻胃吐食，男妇皆治。白善土煅赤，以米醋一升淬之，再煅再淬，醋干为度，取一两研，干姜二钱半（炮），为末。每服一钱，调下，服至一斤以上为妙。（《备急千金要方》）

（122）翻胃吐食。白面二斤半，蒸作大馒头一个，头上开口，剜空，将皂矾填满，以新瓦围住，盐泥封固，挖土窑安放。文武火烧一日夜，取出研末，枣肉为丸梧子大。每服二十丸，空心酒、汤任下。忌酒色。（《医方摘要》）

九、痢疾

（1）痢疾。用荞麦面炒，砂糖水调服二钱。（《本草纲目》）

（2）诸痢初起。大黄（煨熟）、当归各二三钱（壮人各一两），水煎服，取利。或加槟榔。（《集简方》）

（3）一切痢下初起，一服如神，名铁刷丸。百草霜三钱，金墨一钱，半夏七分，巴豆煮十四粒，研匀，黄蜡三钱，同香油化开，和成丸剂。量大小，每服三五丸或四五十丸，姜汤下。（灊江方，《本草纲目》）

（4）一切下痢，不拘丈夫、妇人、小儿。木香一块，方圆一寸，黄连半两，二味用水半升同煎干，去黄连，薄切木香，焙干为末。分作三服：第一服橘皮汤下，二服陈米饮下，三服甘草汤下。此乃李景纯所传。有一妇人久痢将死，梦中观音授此方，服之即愈也。（孙兆《秘宝方》）

（5）紫参汤，治痢下。紫参半斤，水五升，煎二升，入甘草二两，煎取半升，分三服。（张仲景《金匮玉函经》）

（6）姜茶治痢方：以生姜切细，和好茶一两碗，任意呷之，便瘥。若是热痢，留姜皮；冷痢，去皮，大妙。（崔元亮《集验方》）

（7）顺气止痢。枳壳（炒）二两四钱，甘草六钱，为末，每沸汤服二钱。（《婴童百问》）

（8）冷热诸痢。《胡洽》九盏汤：治下痢，不问冷热赤白，谷滞、休息、久下，悉主之。黄连长三寸三十枚，重一两半，龙骨如棋子大四枚，重一两，大附子一枚，干姜一两半，胶一两半，细切。以水五合着铜器中，去火三寸煎沸，便取下，坐土上，沸止，又上水五合，如此九上九下。纳诸药入水内，再煎沸，辄取下，沸止又上，九上九下，度可得一升。顿服，即止。（《图经本草》）

（9）诸痢脾泄，脏毒下血。雅州黄连半斤，去毛切，装肥猪大肠内，扎定，入砂锅中，以水酒

煮烂，取连焙，研末，捣肠和丸梧子大。每服百丸，米汤下，极效。（《仁斋直指方》）

（10）一切泄痢。白扁豆花正开者，择净勿洗，以滚汤瀹过，和小猪脊胆肉一条、葱一根、胡椒七粒，酱汁拌匀，就以瀹豆花汁和面，包作小馄饨，炙熟食之。（《必用食治方》）

（11）一切泻痢，脉浮洪者，多日难已；脉微小者，服之立止，名胜金膏。巴豆皮、楮叶同烧存性研，化蜡丸绿豆大。每甘草汤下五丸。（刘河间《宣明论方》）

（12）一切恶痢杂下及休息痢。百岁丸：用漏篮子一个大者，阿胶、木香、黄连、罂粟壳各半两，俱炒焦存性，入乳香少许为末，糊丸梧子大。每一岁一丸，米饮下。（罗天益《卫生宝鉴》）

（13）暴作泄痢。百草霜末，米饮调下二钱。（《续十全方》）

（14）泄泻，暴痢。大蒜捣贴两足心，亦可贴脐中。（《备急千金要方》）

（15）新久泄痢。干木耳一两（炒），鹿皮胶二钱半（炒），为末。每服三钱，温酒调下，日二。（《御药院方》）

（16）泻痢不止。①五倍子一两，半生半烧，为末，糊丸梧子大。每服三十丸，红痢烧酒下，白痢水酒下，水泄米汤下。②《集灵》：用五倍子末，每米饮服一钱。（《本草纲目》）

（17）下痢不止。杨梅烧研，每米饮服二钱，日二服。（《普济方》）

（18）下痢不止，诸药不效，服此三服，宿垢去尽，即变黄色，屡验。皂角子，瓦焙为末，米糊丸梧子大。每服四五十丸，陈茶下。（《医方摘要》）

（19）热泻下痢。五倍子一两，枯矾五钱，为末，糊丸梧子大。每服五十丸，米汤送下。（邓笔峰《杂兴方》）

（20）积热泻痢。冬瓜叶嫩心，拖面煎饼食之。（《海上名方》）

（21）积热下痢。柴胡、黄芩等分，半酒半水煎七分，浸冷，空心服之。（《济急方》）

（22）暑毒泄利。用雄黄水飞九度，竹筒盛，蒸七次，研末，蒸饼和丸梧子大。每甘草汤下七丸，日三服，果愈。（洪迈《夷坚志》）

（23）伏暑泻痢，及肠风下血，或酒毒下血，一服见效，远年者不过三服。硝石、舶上硫黄各一两，白矾、滑石各半两，飞面四两，为末，滴水丸梧子大。每新汲水下三五十丸。名甘露丸。（《普济方》）

（24）湿热泄痢。丹溪青六丸：用六一散，加炒红曲五钱，为末，蒸饼和丸梧子大。每服五七十丸，白汤下，日三服。（《丹溪心法》）

（25）泄痢不固。白面一斤，炒焦黄，每日空心温水服一二匙。（《饮膳正要》）

（26）泄泻下痢。白龙丹：用明矾枯过为末，飞罗面醋打糊丸梧子大。每服二三十丸，白痢姜汤下，赤痢甘草汤下，泄泻米汤下。（《经验方》）

（27）肠鸣泄痢。荜茇得诃子、人参、桂心、干姜，治脏腑虚冷、肠鸣泄痢，神效。（李珣，《本草纲目》）

（28）脾虚下痢，日夜不止。野鸡一只，如食法，入橘皮、葱、椒、五味，和作馄饨煮，空心食之。（《食医心镜》）

（29）虚痢危困，因血气衰弱者。鹿茸（酥炙）一两为末，入麝香五分，以灯心煮枣肉，和丸梧子大。每空心米饮下三五十丸。（《济生方》）

（30）气痢。牛乳半斤，荜茇三钱，同煎减半，空腹顿服。张宝藏方，唐太宗服之有效。盖一寒一热，能和阴阳耳。（《本草纲目》）

（31）气痢水泻。①诃黎勒十枚，面裹，煻火煨熟，去核研末，粥饮顿服，亦可饭丸服。一加木香。②又长服方：诃黎勒、陈橘皮、厚朴各三两，捣筛，蜜丸大如梧子，每服二三十丸，白汤下。（《图经本草》）

（32）气痢，后重里急或下泄。①《杜壬方》姜连散：用宣连一两、干姜半两，各为末，收；每用连一钱，姜半钱，和匀，空心温酒下或米饮下，神妙。②《济生方》秘传香连丸：用黄连四两、木香二两、生姜四两，以姜铺砂锅底，次铺连，上铺香，新汲水三碗，煮焙研，醋调仓米糊为丸。如常，日服五次。（《本草纲目》）

（33）气痢赤白。巴豆一两，去皮、心，熬研，以熟猪肝丸绿豆大。空心米饮下三四丸，量人用。此乃郑獬侍御所传方也。（《经验方》）

（34）气痢不止。巴豆丸：取白矾一大斤，以炭火净地烧令汁尽，其色如雪，谓之巴石。取一两研末，熟猪肝作丸梧子大，空腹，量人加减。水牛肝更佳。如素食人，以蒸饼为丸。或云：白矾中青黑者，名巴石。（刘禹锡《传信方》）

（35）气痢不止。寒食一百五日，采木蓼曝干，用时为末，粥饮服一钱。（《太平圣惠方》）

（36）老人气痢虚冷。赤石脂五两（水飞），白面六两，水煮熟，入葱、酱作臛，空心食三四次即愈。（《养老方》）

（37）老人虚痢不止，不能饮食。上党人参一两，鹿角（去皮，炒研）五钱，为末。每服方寸匕，米汤调下，日三服。（《十便良方》）

（38）脾泄气痢。豆蔻一颗，米醋调面裹，煨令焦黄，和面研末，更以棁子炒研末一两，相和。又以陈廪米炒焦，为末和匀，每以二钱煎作饮，调前二味三钱，旦暮各一服，便瘥。（《续传信方》）

（39）治疟及痢。牛肝，醋煮食之。（孟诜，《本草纲目》）

（40）老少瘴痢，日夜百余度者。取干楮叶三两（熬），捣为末。每服方寸匕，乌梅汤下，日再服。取羊肉裹末，纳肛中，利出即止。（杨炎《南行方》）

（41）湿痢肠风。①《是斋百一选方》变通丸：治赤白下痢，日夜无度，及肠风下血。用川黄连去毛，吴茱萸汤泡过，各二两，同炒香，拣出各为末，以粟米饭和丸梧子大，各收。每服三十丸，赤痢甘草汤下黄连丸，白痢姜汤下茱萸丸，赤白痢各用十五丸，米汤下。此乃浙西河山纯老方，救人甚效。②《局方》戊己丸：治脾胃受湿，下痢腹痛，米谷不化。用二味加白芍药，同炒研，蒸饼，和丸服。（《本草纲目》）

（42）酒痢，便血腹痛，或如鱼脑五色者。干丝瓜一枚，连皮烧研，空心酒服二钱。一方煨食之。俗名鱼鰦是也。（《经验良方》）

（43）酒积下痢。石灰五两，水和作团，黄泥包，煅一日夜，去泥为末，醋糊丸梧子大。每服三十丸，姜汤空心下。（《摘玄方》）

（44）一切积痢。灵砂丹：用硇砂、朱砂各二钱半，为末。用黄蜡半两，巴豆仁三七粒（去膜），同入石器内，重汤煮一伏时，候豆紫色为度，去二七粒，止将一七粒同二砂研匀，熔蜡和收。每旋丸绿豆大，或三丸、五丸，淡姜汤下。（《本事方》）

（45）一切积痢。砒霜、黄丹等分，蜡和收，旋丸绿豆大，每米饮下三丸。（《普济方》）

（46）水谷痢疾。牛骨灰同六月六日曲（炒）等分为末，饮服方寸匕。乃御传方也。（《张文仲方》）

（47）水谷痢疾。韭叶作羹、粥、炸、炒，任食之，良。（《食医心镜》）

（48）水谷痢疾。小豆一合，熔蜡三两，顿服取效。（《必效方》）

（49）水谷下利，及每至立秋前后即患痢，兼腰痛。取樗根一大两捣筛，以好面捻作馄饨如皂子大，水煮熟。每日空心服十枚。并无禁忌，神良。（刘禹锡《传信方》）

（50）水谷下痢，日夜百余行者。橡实二两，楮叶（炙）一两，为末。每服一钱，食前乌梅汤调下。（《太平圣惠方》）

（51）水谷痢下。棕榈皮烧研，水服方寸匕。（《近效方》）

（52）下痢水谷，久不瘥者。厚朴三两，黄连三两，水三升，煎一升，空心细服。（《梅师方》）

（53）水痢。勒草煮汁，或生捣汁服。（《本草纲目》）

（54）夏月暴水痢。白蒿曝为末，米饮空心服一匙。（孟诜，《本草纲目》）

（55）水痢百病。①张文仲《备急方》：用马蔺子，以六月六日面熬，各等分，为末，空心米饮服方寸匕。如无六月六日面，常面亦可，牛骨灰亦可。②又方：马蔺子、干姜、黄连各等分，为散，熟汤服二方寸匕，入腹即断也。冷热皆治，常用神效，不得轻之。忌猪肉、冷水。（《本草纲目》）

（56）水痢百起，六月六日曲（炒黄）、马蔺子等分，为末，米饮服方寸匕。无马蔺子，用牛骨灰代之。（《普济方》）

（57）水痢不止。大豆一升，炒白术半两，为末。每服三钱，米饮下。（《指南方》）

（58）水痢不止。朽骨（灰）、六月六日曲（炒）等分为末，饮服方寸匕。乃御传方也。（《张文仲方》）

（59）水痢不止。林檎（半熟者）十枚，水二升，煎一升，并林檎食之。（《食医心镜》）

（60）水泻下痢。诃黎勒（炮）二分，肉豆蔻一分，为末。米饮，每服三钱。（《太平圣惠方》）

（61）水泻久痢。破故纸（炒）一两，粟壳（炙）四两，为末，炼蜜丸弹子大。每服一丸，姜、枣同水煎服。（《是斋百一选方》）

（62）水泄久痢。川乌头二枚，一生用，一以黑豆半合同煮熟，研丸绿豆大。每服五丸，黄连汤下。（《普济方》）

（63）水泄寒痢。大草乌一两，以一半生研，一半烧灰，醋糊和丸绿豆大。每服七丸，井华水

下。忌生冷、鱼肉。(《十便良方》)

(64)下痢水泄。吴茱萸(泡，炒)、黄连(炒)各二钱，水煎服，未止再服。(《太平圣惠方》)

(65)泄痢注下。三神丸：治清浊不分，泄泻注下，或赤或白，腹脐刺痛，里急后重。用草乌头三个去皮尖，以一个火炮，一个醋煮，一个烧灰，为末，醋糊丸绿豆大。每服二十丸，水泻流水下，赤痢甘草汤下，白痢姜汤下。忌鱼腥、生冷。(《太平惠民和剂局方》)

(66)洞注下痢。羊骨灰，水服方寸匕。(《备急千金要方》)

(67)热病下痢，困笃者。大青汤：用大青四两，甘草、赤石脂各三两，胶二两，豉八合，水一斗，煮三升，分三服，不过二剂瘥。(《肘后备急方》)

(68)热病下痢，欲死者。龙骨半斤(研)，水一斗，煮取五升，候极冷，稍饮，得汗即愈，效。(《肘后备急方》)

按，龙骨并非发汗药，云得汗愈，不可解，值得研究。

(69)伤寒毒痢。伤寒八九日至十余日，大烦渴作热，三焦有疮䘌，下痢，或张口吐舌，目烂，口鼻生疮，不识人，用此除热毒止痢。龙骨半斤，水一斗，煮四升，沉之井底，冷服五合，渐渐进之。(《外台秘要方》)

(70)伤寒暴痢。《药性论》曰：以豉一升，薤白一握，水三升，煮薤熟，纳豉更煮，色黑去豉，分为二服。(《本草纲目》)

(71)伤寒下痢。蕙草方：用蕙草、当归各二两，黄连四两，水六升，煮二升服，日三服。(《范汪方》)

(72)伤寒下痢，不能食者。①黄连一升，乌梅二十枚(去核，炙燥为末)，蜡一棋子大，蜜一升，合煎，和丸梧子大。一服二十丸，日三服。②又方：黄连二两，熟艾如鸭子大一团，水三升，煮取一升，顿服立止。(《肘后备急方》)

(73)伤寒下痢不止，心下痞硬，利在下焦者，赤石脂禹余粮汤主之。赤石脂、禹余粮各一斤，并碎之，水六升，煮取二升，去滓，分再服。(张仲景《伤寒论》)

(74)伤寒下痢，便脓血不止，桃花汤主之。赤石脂一斤(一半全用，一半末用)，干姜一两，粳米半升，水七升，煮米熟去滓。每服七合，纳末方寸匕，日三服，愈乃止。(《金匮要略》)

(75)伤风下痢。风伤久不已，而下痢脓血，日数十度。用皂角刺、枳实(麸炒)、槐花(生用)各半两，为末，炼蜜丸梧子大。每服三十丸，米饮下，日二服。(《袖珍方》)

(76)挟热下痢脓血。灶突中墨、黄连各一两，为末。每酒下二钱，日二服。(《太平圣惠方》)

(77)挟热下痢脓血。大肠风虚，饮酒过度，挟热下痢脓血痛甚，多日不瘥。用樗根白皮一两，人参一两，为末，名人参散。每服二钱，空心温酒调服，米饮亦可。忌油腻、湿面、青菜、果子、甜物、鸡、猪、鱼、羊、蒜、薤等。(《本草纲目》)

(78)协热下痢赤白。用硫黄、蛤粉等分为末，糊丸梧子大。每服十五丸，米饮下。(《指南方》)

（79）下痢脓血后重。枸橘叶同萆薢等分，炒存性，研。每茶调二钱服。（《本草纲目》）

（80）下痢脓血不止。鼠尾草，白花者主白下，赤花者主赤下，古方疗痢多用之，当浓煮令可丸服之，或煎如饴服。今人亦用作饮，或末服亦得，日三服。（陶弘景《名医别录》）

（81）毒痢脓血，六脉微小，并无寒热。宜以桑寄生二两，防风、大芎二钱半，炙甘草三铢，为末。每服二钱，水一盏，煎八分，和滓服。（杨子健《护命方》）

按，上方中计量单位既有钱，又有铢，疑有误。

（82）便痢脓血。乌梅一两（去核），烧过为末。每服二钱，米饮下，立止。（《圣济总录》）

（83）泄痢口渴。乌梅煎汤，日饮代茶。（《扶寿精方》）

（84）下痢口渴，引饮无度。麦门冬（去心）三两，乌梅肉二十个，细剉，以水一升，煮取七合，细细呷之。（《必效方》）

（85）下痢咳逆，脉沉阴寒者，退阴散主之。陈自明云：一人病此不止，服此两服而愈。用川乌头、干姜等分，切炒，放冷为散。每服一钱，水一盏，盐一撮，煎取半盏温服。（《本草纲目》）

按，此处所谓咳逆，可能是指呃逆，二者古人往往混用，此处实非咳嗽气逆也。

（86）下痢咽痛。春夏病此，宜用白头翁、黄连各一两，木香二两，水五升，煎一升半，分三服。（《太平圣惠方》）

（87）少阴病下利，咽痛，胸满心烦者，猪肤汤主之。用猪肤一斤，水一斗，煮五升，取汁，入白蜜一升、白粉五合，熬香，分六服。（张仲景，《本草纲目》）

（88）下痢腹痛。胡索末三钱，米饮服之，痛即减十之五。（《本草纲目》）

（89）下痢腹痛。狗肝一具（切），入米一升煮粥，合五味食。（《食医心镜》）

（90）积滞泄痢，腹痛里急。杏仁（去皮尖）、巴豆（去皮心）各四十九个，同烧存性，研泥，熔蜡和丸绿豆大。每服二三丸，煎大黄汤下，间日一服。一加百草霜三钱。（刘守真《宣明论方》）

（91）下痢里急。穿山甲、蛤粉等分，同炒研末。每服一钱，空心温酒下。（《普济方》）

（92）里急后重。不蛀皂角子（米糠炒过）、枳壳（炒）等分，为末，饭丸梧子大。每米饮下三十丸。（《普济方》）

（93）大便不快，里急后重。用桃仁三两（去皮），吴茱萸二两，食盐一两，同炒熟，去盐、茱，每嚼桃仁五七粒。（《圣济总录》）

（94）痢后肠痛。①萝卜捣汁一小盏，蜜一盏，水一盏，同煎。早一服，午一服。日晡米饮吞阿胶丸百粒。如无萝卜，以子擂汁亦可。一方加枯矾七分，同煎；一方用萝卜菜煎汤，日日饮之。②《普济方》：用萝卜片，不拘新旧，染蜜噙之，咽汁，味淡再换。觉思食，以肉煮粥与食，不可过多。（《本草纲目》）

（95）患痢人肛门急痛。用诃子和蜡烧烟熏之，及煎汤熏洗。（《本草纲目》）

（96）下痢肛痛，不可忍者。熬盐包坐熨之。（《肘后备急方》）

（97）热痢吐食，因服热药而致者。用粪中蛆，流水洗净，晒干为末。每服一钱，米饮下。（《本草纲目》）

（98）热痢腹痛。胡黄连末，饭丸梧子大。每米汤下三十丸。（鲜于枢《钩玄》）

（99）热痢里急。大黄一两，浸酒半日，煎服取利。（《集简方》）

（100）热痢便血。粟壳（醋炙）一两，陈皮半两，为末。每服三钱，乌梅汤下。（《普济方》）

（101）热痢不止。车前叶捣汁一盏，入蜜一合，煎，温服。（《太平圣惠方》）

（102）白头翁汤：治热痢下重。用白头翁二两，黄连、黄柏、秦皮各三两，水七升，煮二升，每服一升，不愈再服。妇人产后痢虚极者，加甘草、阿胶各二两。（张仲景《金匮玉函》方）

（103）《千金》胶蜡汤：治热痢，及妇人产后下痢。用蜡二棋子大、阿胶二钱、当归二钱半、黄连三钱、黄柏一钱、陈廪米半升，水三升，煮米至一升，去米入药，煎至一盅，温服，神效。（《备急千金要方》）

（104）热毒下痢。①《食医心镜》：赤白下痢，以好茶一斤，炙捣末，浓煎一二盏服。久患痢者，亦宜服之。②《仁斋直指方论》：用蜡茶，赤痢以蜜水煎服，白痢以连皮、自然姜汁同水煎服，二三服即愈。③《经验良方》：用蜡茶二钱，汤点七分，入麻油一蚬壳和服，须臾腹痛大下即止。一少年用之有效。一方：蜡茶末，以白梅肉和丸。赤痢甘草汤下，白痢乌梅汤下，各百丸。一方：建茶和醋煎，热服，即止。（《本草纲目》）

（105）热毒下痢。蒲根二两，粟米二合，水煎服，日二次。（《圣济总录》）

（106）热毒赤痢。黄连二两（切，瓦焙令焦），当归一两（焙），为末，入麝香少许。每服二钱，陈米饮下。佛智和尚在闽，以此济人。（《本事方》）

（107）热毒血痢。宣黄连一两，水二升，煮取半升，露一宿，空腹热服，少卧将息，一二日即止。（《备急千金要方》）

（108）热毒血痢。栀子十四枚，去皮捣末，蜜丸梧子大。每服三丸，日三服，大效。亦可水煎服。（《肘后备急方》）

（109）热毒血痢。忍冬藤浓煎饮。（《太平圣惠方》）

（110）胁热血痢。①《救急》：用猪大肠一条，入芫荽在内，煮食。②《奇效》：用猪脏，入黄连末在内，煮烂，捣丸梧子大，每米饮服三十丸。又方：猪脏入槐花末令满，缚定，以醋煮烂，捣为丸梧子大，每米饮服五十丸，温酒下。（《本草纲目》）

（111）血痢，产痢。冬葵子为末，每服二钱，入蜡茶一钱，沸汤调服，日三。（《太平圣惠方》）

（112）血痢血崩。楮树皮、荆芥等分，为末。冷醋调服一钱，血崩以煎匕服，神效不可具述。（危氏《得效方》）

（113）血痢便血。牛血煮，拌醋食。（《本草纲目》）

（114）血痢下血。腊月日未出时，取背阴地北引樗根皮，东流水洗净，挂风处阴干为末。每二两入寒食面一两，新汲水丸梧子大，阴干。每服三十丸，水煮滚，倾出，温水送下。忌见日，则无效。名如神丸。（《普济方》）

（115）血痢下血。木耳（炒研）五钱，酒服即可，亦用井华水服。或以水煮盐、醋食之，以

汁送下。(《普济方》)

(116) 血痢泻血。乌药烧存性研，陈米饭丸梧子大。每米饮下三十丸。(《普济方》)

(117) 痢及泻血。胡荽子一合，炒捣末。每服二钱，赤痢砂糖水下，白痢姜汤下，泻血白汤下，日二。(《普济方》)

(118) 痢及泻血。乌龟肉，以砂糖水拌，椒和，炙煮食之，多度即愈。(《普济方》)

(119) 下痢鲜血。犀角、地榆、生地黄各一两，为末，炼蜜丸弹子大。每服一丸，水一升，煎五合，去滓温服。(《普济方》)

(120) 下痢鲜血。栀子仁烧灰，水服一钱匕。(《食疗本草》)

(121) 下痢清血，腹中刺痛。椿根白皮洗刮晒干，醋糊丸梧子大。每空心米饮下三四十丸。一加苍术、枳壳减半。(《经验方》)

(122) 血痢如刺。《药性论》曰：以豉一升，水渍相淹，煎两沸，绞汁顿服，不瘥再作。(《本草纲目》)

(123) 血痢腹痛，日夜不止。以芸薹叶捣汁二合，入蜜一合，温服。(《太平圣惠方》)

(124) 血痢腹痛。腻粉五钱，定粉三钱，同研，水浸蒸饼心少许，和丸绿豆大。每服七丸或十丸，艾一枚，水一盏，煎汤下。(《秘宝方》)

(125) 血痢内热。海蛤末，蜜水调服二钱，日二。(《传信方》)

(126) 血痢不止。乳腐一两，浆水一盅，煎服。(《普济方》)

(127) 血痢不止。白纸三张，裹盐一匙，烧赤研末，分三服，米饮下。(《太平圣惠方》)

(128) 血痢不止。没食子一两为末，饭丸小豆大，每食前米饮下五十丸。(《普济方》)

(129) 血痢不止。荷叶蒂，水煮汁，服之。(《普济方》)

(130) 血痢不止。橡实二两，楮叶(炙)一两，缩砂仁半两，为末。每服一钱，食前乌梅汤调下。(《本草纲目》)

(131) 血痢不止。干姜烧黑存性，放冷为末。每服一钱，米饮下，神妙。(《姚氏集验方》)

(132) 血痢不止。地榆晒研为末。每服二钱，掺在羊血上，炙热食之，以捻头煎汤送下。或以地榆煮汁熬如饴状，一服三合，捻头汤化下。(《本草纲目》)

(133) 血痢不止。用豉、大蒜等分，杵丸梧子大。每服三十丸，盐汤下。(王氏《博济》)

(134) 血痢不止。《必效方》：用麻子仁汁煮绿豆，空心食，极效。(《外台秘要方》)

(135) 血痢不止。地锦草晒研，每服二钱，空心米饮下。(《乾坤生意》)

(136) 血痢不止。地肤子五两，地榆、黄芩各一两，为末。每服方寸匕，温水调下。(《太平圣惠方》)

(137) 血痢不止。木贼五钱，水煎温服，一日一服。(《太平圣惠方》)

(138) 血痢不止。薄荷叶煎汤常服。(《普济方》)

(139) 血痢不止。苦参炒焦为末，水丸梧子大。每服十五丸，米饮下。(孙氏《仁存堂方》)

(140) 血痢不止。胡黄连、乌梅肉、灶下土等分，为末，腊茶清下。(《普济方》)

（141）血痢不止。①地榆晒研，每服二钱，掺在羊血上，炙熟食之，以捻头煎汤送下。②一方：以地榆煮汁似饴，每服三合。（《圣济总录》）

（142）血痢不止。凤尾草根，即贯众，五钱，煎酒服。陈解元吉言所传。（《集简方》）

（143）血痢不止。白盐，纸包烧研，调粥吃，三四服即止也。（《救急方》）

（144）血痢不止。蛇含石二枚，火煅醋淬，研末。每服三钱，米饮下。（《普济方》）

（145）血痢连年。秦皮、鼠尾草、蔷薇根等分，以水煎取汁，铜器重釜煎，成丸如梧子大。每服五六丸，日二服。稍增，以知为度，亦可煎饮。（《备急千金要方》）

（146）血痢十年。石灰三升熬黄，水一斗投之，澄清。一服一升，日三服。（《崔知悌方》）

（147）赤痢。蝮蛇骨烧灰，饮服三钱。杂蛇亦可。（藏器，《本草纲目》）

（148）赤痢脐痛。茱萸合黑豆汤吞之。（《备急千金要方》）

（149）赤痢脐痛。黑豆、茱萸子二件，搓摩，吞咽之，良。（《经验》）

（150）赤痢腹痛。①《直指》：用陈白梅同真茶、蜜水各半，煎饮之。②《圣惠》：用乌梅肉（炒）、黄连各四两，为末，炼蜜丸梧子大，每米饮服二十丸，日三服。（《本草纲目》）

（151）赤痢脐痛。千里及草，同小青煎服。（《本草纲目》）

（152）赤痢热躁。粳米水半升，水研取汁，入油瓷瓶中，蜡纸封口，沉井底内一夜，平旦服之。吴内翰家乳母病此，服之有效。（《普济方》）

（153）赤痢不止。鲫鱼鲊二脔（切），秫米一把，薤白一虎口（切），合煮粥，食之。（《太平圣惠方》）

（154）赤痢不止。文蛤炒研末，水浸乌梅肉和丸梧子大。每服七十丸，乌梅汤下。（《本草纲目》）

按，文蛤，即五倍子之别名，见于《开宝本草》。时珍云其形似海中文蛤，故亦同名。

（155）赤痢不止。胡桃仁、枳壳各七个，皂角不蛀者一挺，新瓦上烧存性，研为细末，分作八服。每临卧时一服，二更一服，五更一服，荆芥茶下。（《圣济总录》）

（156）赤痢不止。薤同黄柏煮汁服之。（陈藏器，《本草纲目》）

（157）赤痢不止。以大麻子，水研滤汁，煮绿豆食之，极效。粥食亦可。（《必效方》）

（158）赤痢不止。秫米一把，鲫鱼鲊二脔，薤白一虎口，煮粥食之。（《普济方》）

（159）赤痢久下，累治不瘥。黄连一两，鸡子白和为饼，炙紫为末，以浆水三升，慢火煎成膏。每服半合，温米饮下。一方只以鸡子白和丸服。（《胜金方》）

（160）赤痢血痢。三七三钱，研末，米泔水调下，即愈。（《濒湖集简方》）

（161）虚寒下痢，肠滑不禁。针砂七钱半，官桂一钱，枯矾一钱，为末，以凉水调摊脐上下，缚之。当觉大热，以水润之，可用三四次。名玉抱肚。（《仁存方》）

（162）脾虚下白。脾胃虚冷，停水滞气，凝成白涕下出。舶上硫黄一两研末，炒面一分同研，滴冷热水丸梧子大。每米汤下五十丸。（杨子建《护命方》）

（163）胃寒下痢。羊肉一斤，莨菪子末一两和，以绵裹纳下部，二度瘥。（《外台秘要方》）

按，含有莨菪制剂—— 654-2，治痢疾极效。

（164）下痢虚寒。硫黄半两，蓖麻仁七个，为末，填脐中，以衣隔，热汤熨之，止乃已。（《仁存方》）

（165）寒痢白色。炒面，每以方寸匕入粥中食之。能疗日泻百行，师不救者。（《外台秘要方》）

（166）寒痢青色。干姜切大豆大，每米饮服六七枚，日三夜一，累用得效。（《肘后备急方》）

（167）冷劳泄痢。漏芦一两，艾叶炒四两，为末。米醋三升，入药末一半，同熬成膏，入后末和，丸梧子大。每温水下三十丸。（《圣济总录》）

（168）冷劳泄痢，食少，诸药不效。白矾三两（烧），羊肝一具（去脂），酽醋三升，煮烂，擂泥和丸梧子大。每服二十丸，米饮下，早夜各一次。（《普济方》）

（169）大肠冷痢。牸牛角鰓烧灰，粥饮服二钱，日二次。（《经验后方》）

（170）冷痢不止。生姜煨研为末，共干姜末等分，以醋和面作馄饨，先以水煮，又以清饮煮过，停冷，吞二七枚，以粥送下，日一度。（《食疗》）

（171）冷痢厥逆，六脉沉细。人参、大附子各一两半，每服半两，生姜十片，丁香十五粒，粳米一撮，水二盏，煎七分，空心温服。（《经验方》）

（172）猪胰酒，治冷痢久不瘥。此脾气不足，暴冷入脾，舌上生疮，饮食无味，或食下还吐，小腹雷鸣，时时心闷，干皮细起，膝胫酸痛，羸瘦，渐成鬼气，及妇人血气不通，逆饭忧烦，四肢无力，丈夫痃癖，两胁虚胀，变为水气，服之皆效。此法出于《传尸方》。又取猪胰一具细切，与青蒿叶相合，以无灰酒一大升，微火温之，乘热纳胰中，暖使消尽。取桂心末一小两，纳酒中。每旦温服一小盏，午、夜各再一服，甚验。忌热面、油腻等食。（崔元亮《海上方》）

（173）冷痢腹痛，下白冻如鱼脑。桃花丸：赤石脂（煅）、干姜（炮）等分为末，蒸饼和丸，量大小服，日三服。（《太平惠民和剂局方》）

（174）冷痢腹痛，不能食者。肉豆蔻一两（去皮），醋和面裹煨，捣末。每服一钱，粥饮调下。（《太平圣惠方》）

（175）冷痢白冻。用五月五日采麻叶，阴干为末。每服二钱，冷水调下。勿吃热物，令人闷倒；只吃冷物。小儿半钱。（《本草纲目》）

（176）老小白痢。艾姜丸：用陈北艾四两，干姜（炮）三两，为末，醋煮仓米糊丸梧子大。每服七十丸，空心米饮下，甚有奇效。（《永类钤方》）

（177）痢下肠蛊，凡痢下应先白后赤，若先赤后白为肠蛊。牛膝二两（捣碎），以酒一升渍，经一宿。每服一两杯，日三服。（《肘后备急方》）

按，此肠蛊痢，即今所谓原虫痢也。

（178）久下白痢虚寒者，秋月小腹多冷者，并用古砖烧热，布裹坐之，令热气入腹，良。（藏器，《本草纲目》）

（179）下痢转白。诃子三个（二炮一生），为末，沸汤调服。水痢，加甘草末一钱。（《普

济方》)

(180)噤口痢疾。腊肉脯,煨熟食之,妙。(李楼《奇方》)

(181)噤口痢疾。鸡内金焙研,乳汁服之。(《本草纲目》)

(182)噤口痢疾。用大田螺二枚捣烂,入麝香三分作饼,烘热贴脐间。半日,热气下行,即思食矣,甚效。(朱丹溪)

(183)噤口痢疾。荞麦面每服二钱,砂糖水调下。(《坦仙皆效方》)

(184)血痢噤口。用活鲫鱼,翅侧穿孔,去肠留鳞,入白矾末二钱,以棕包纸裹煨存性,研末。每服二钱,米饮下,每日二服。(《本草纲目》)

(185)痢疾噤口。木鳖仁六个(研泥),分作二份,用面烧饼一个,切作两半。只用半饼作一窍,纳药在内,乘热覆在病人脐上,一时再换半个烧饼。其痢即止,遂思饮食。(邵真人《经验方》)

(186)久痢噤口。石莲肉(炒)为末,每服二钱,陈仓米汤调下,便觉思食,甚妙。加入香连丸,尤妙。(《丹溪心法》)

(187)久痢噤口,病势欲死。用金丝鲤鱼一尾,重一二斤者,如常治净,用盐、酱、葱,必入胡椒末三四钱,煮熟。置病人前嗅之,欲吃随意,连汤食一饱,病即除根,屡治有效。(杨拱《医方摘要》)

(188)下痢噤口。人参、莲肉各三钱,以井华水二盏,煎一盏,细细呷之。或加姜汁炒黄连三钱。(《经验良方》)

(189)下痢噤口。独将军草根,有珠如豆者,取珠捣汁三匙,以白酒半杯和服。(《简便方》)

按,独将军,即独用将军也。

(190)下痢噤口。糯谷一升炒出白花去壳,用姜汁拌湿再炒,为末。每服一匙,汤下,三服即止。(《经验良方》)

(191)下痢噤口。山药半生半炒,为末。每服二钱,米饮下。(《卫生易简方》)

(192)下痢噤口。①萝卜捣汁一小盏,蜜一盏,水一盏,同煎。早一服,午一服。日晡米饮吞阿胶丸百粒。如无萝卜,以子擂汁亦可。一方加枯矾七分,同煎。一方只用萝卜菜煎汤,日日饮之。②《普济方》:用萝卜片,不拘新旧,染蜜噙之,咽汁,味淡再换。觉思食,以肉煮粥与食,不可过多。(《本草纲目》)

(193)下痢噤口。砂糖半斤,乌梅一个,水二碗,煎一碗,时时饮之。(《摘玄方》)

(194)下痢噤口。红木槿花去蒂,阴干为末,先煎面饼二个,蘸末食之。(赵宜真《济急方》)

(195)下痢噤口。肥皂荚一枚,以盐实其内,烧存性,为末。以少许入白米粥内,食之即效。(《乾坤生意》)

(196)下痢噤口。黄肥雌鸡一只,如常为臛,作湿馄饨,空心食之。(《食医心镜》)

(197)下痢噤口,虽是脾虚,亦热气闭隔心胸所致,惟参苓白术散加菖蒲,粳米饮调下。或用参、苓、石莲肉,少入菖蒲服。胸次一开,自然思食。(杨士瀛,《本草纲目》)

（198）下痢噤口及小儿泄痢。大蒜捣贴两足心，亦可贴脐中。（《千金方》）

（199）震亨曰：下痢，胃口热噤口者，用黄连、人参煎汤，终日呷之。如吐再强饮，但得一呷下咽便好。（《本草纲目》）

（200）暴痢后，气满不能食者。赤小豆煮食，一顿即愈。（孟诜，《本草纲目》）

（201）五色痢疾。猬皮烧灰，酒服二钱。（《寿域神方》）

（202）五色诸痢。返魂丹：用零陵香草去根，以盐酒浸半月，炒干，每两入广木香一钱半，为末。里急腹痛者，用冷水服一钱半，通了三四次，用热米汤服一钱半，止痢。只忌生梨一味。（《集简方》）

（203）痢血五色，或脓或水，冷热不调。醋石榴五枚，莲子捣汁二升。每服五合，神妙。（《圣济总录》）

（204）久痢五色。大熟瓜蒌一个，煅存性，出火毒，为末，作一服，温酒服之。胡大卿一仆，患痢半年，杭州一道人传此而愈。（《本事方》）

（205）赤白痢。地肤苗叶捣汁服，烧灰亦善。（《名医别录》）

（206）赤白痢。荔枝壳、橡斗壳（炒）、石榴皮（炒）、甘草（炙）各等分。每以半两，水一盏半，煎七分，温服，日二服。（《普济方》）

（207）泄痢赤白。罂粟子（炒）、罂粟壳（炙）等分为末，炼蜜丸梧子大。每服三十丸，米饮下。有人经验。（《是斋百一选方》）

（208）泄痢冷热赤白。取干黄土，水煮三五沸，绞去滓，暖服一二升。（藏器，《本草纲目》）

（209）脏毒，下痢赤白。用香椿洗刮取皮，日干为末，饮下一钱，立效。（《经验方》）

（210）赤白重下。①葛氏：用豆豉熬小焦，捣服一合，日三；或炒焦，以水浸汁服，亦验。②《外台》：用豉心炒为末一升，分四服，酒下，入口即断也。（《本草纲目》）

（211）赤白痢疾。黄连阿胶丸：治肠胃气虚，冷热不调，下痢赤白，里急后重，腹痛口渴，小便不利。用阿胶（炒过，水化成膏）一两，黄连三两，茯苓二两，为末，捣丸梧子大。每服五十丸，粟米汤下，日三。（《太平惠民和剂局方》）

（212）赤白冷热痢。苘麻子炒研为末，每蜜汤服一钱。时珍：苘麻，即今白麻也。（苏恭，《本草纲目》）

（213）赤白暴痢，如鹅鸭肝者，痛不可忍。用黄连、黄芩各一两，水二升，煎一升，分三次热服。（《经验方》）

（214）赤白杂痢困重者。益母草日干，陈盐梅烧存性，等分为末。每服三钱，白痢干姜汤、赤痢甘草汤下。名二灵散。（《卫生家宝方》）

（215）下痢红白。腊猪骨烧存性，研末，温酒调服二钱。（《本草纲目》）

（216）下痢赤白。生鸡子一个，取白摊连纸上日干，折作四重，包肥乌梅十个，安熨斗中，以白炭烧存性，取出碗覆，冷定研末，入水银粉少许和匀。大人分二服，小儿三服，空心井华水调下。如觉微利，不须再服。（《证类》）

(217) 下痢赤白。午日午时取完好荸荠，洗净拭干，勿令损破，于瓶内入好烧酒浸之，黄泥密封收贮。遇有患者，取二枚细嚼，空心用原酒送下。(唐瑶《经验方》)

(218) 下痢赤白。荷叶烧研，每服二钱，红痢蜜、白痢砂糖汤下。(《本草纲目》)

(219) 下痢赤白。蓝姑草，即淡竹叶菜，煎汤日服之。(《活幼全书》)

按，蓝姑草、淡竹叶菜，皆鸭跖草之别名也。

(220) 下痢赤白。治营卫气虚，风邪袭入肠胃之间，便痢赤白，脐腹疞痛，里急后重，烦渴胀满，不进饮食。用干蒸饼（蜜拌，炒）二两，御米壳（蜜炒）四两，为末，炼蜜丸芡子大。每服一丸，水一盏，煎化热服。(《传信适用妙方》)

(221) 下痢赤白。金刚根、蜡茶等分，为末，白梅肉捣丸芡子大。每服五七丸，小儿三丸。白痢，甘草汤下；赤痢，乌梅汤下。(《卫生易简方》)

(222) 下痢腹痛，赤白痢下，令人下疼重，故名重下。日夜数十行，脐腹绞痛。以黄连一升，酒五升，煮取一升半，分再服，当止绞痛也。(《肘后备急方》)

(223) 泄泻下痢赤白。用枣肉捣烂，入黄丹、白矾各皂子大，粳米饭一团，和丸弹子大，铁线穿，于灯上烧过，为末。米饮服之。(《摘玄方》)

(224) 赤白痢下频数，肠痛。定粉一两，鸡子清和，炙焦为末，冷水服一钱。(《肘后备急方》)

(225) 赤白痢下。腊月取雀儿，去肠肚、皮毛，以巴豆仁一枚入肚内，瓶固济，煅存性，研末。以好酒煮黄蜡百沸，取蜡和丸梧子大。每服一二十丸。红痢，甘草汤下；白痢，干姜汤下。(《普济方》)

(226) 赤白痢下。白雄鸡一只，如常作臛及馄饨，空心食。(《食医心镜》)

(227) 赤白痢下，腹痛，食不消化者。①《食疗本草》：用醋榴皮炙黄为末，枣肉或粟米饭和，丸梧子大。每空腹米饮服三十丸，日三服，以知为度。如寒滑，加附子、赤石脂各一倍。②《肘后备急方》：用皮烧存性，为末。每米饮服方寸匕，日三服，效乃止。

(228) 仲景调气饮，治赤白痢，小腹疞痛不可忍，下垂，或面青，手足俱变者。用黄蜡三钱，阿胶三钱，同熔化，入黄连末五钱，搅匀，分三次热服，神妙。(《续传信方》)

(229) 治痢香连丸。①李绛《兵部手集方》：治赤白诸痢，里急后重，腹痛，用宣黄连、青木香等分，捣筛，白蜜丸梧子大。每服二三十丸，空腹饮下，日再服，其效如神。久冷者，以煨蒜捣和丸之，不拘大人婴孺皆效。②《易简方》：黄连（茱萸炒过）四两，木香（面煨）一两，粟米饭丸。③钱仲阳香连丸：治小儿冷热痢，加煨熟诃子肉。又治小儿泻痢，加煨熟肉豆蔻。又治小儿气虚泻痢腹痛，加白附子尖。刘河间治久痢，加龙骨；朱丹溪治噤口痢，加石莲肉；王氏治渴痢，加乌梅肉，以阿胶化和为丸。(《本草纲目》)

(230) 赤白痢下。薤白一握，同米煮粥，日食之。(《食医心镜》)

(231) 赤白痢下，水谷不消。以曲熬粟米粥，服方寸匕，日四五服。(《肘后备急方》)

(232) 赤白痢下。①鸦片、木香、黄连、白术各一分，研末，饭丸小豆大。壮者一分，老幼半分，空心米饮下。忌酸物、生冷、油腻、茶、酒、面，无不止者。口渴，略饮米汤。②一方：罂粟花未开时，外有两片青叶包之，花开即落，收取为末。每米饮服一钱，神效。赤痢用红花者，白痢用白花者。

（233）赤白痢下。①崔宣州衍所传方：用甘草一尺，炙，劈破，以淡浆水蘸三二度，又以慢火炙之，后用生姜去皮半两，二味以浆水一升半，煎取八合，服之立效。②《梅师方》：用甘草一两炙，肉豆蔻七个煨剉，以水三升，煎一升，分服。（《本草纲目》）

（234）赤白痢下。白矾飞过为末，好醋、飞罗面为丸梧子大。赤痢甘草汤、白痢干姜汤下。（《生生方》）

（235）赤白痢下。黄丹（炒紫）、黄连（炒）等分为末，以糊丸麻子大。每服五十丸，生姜、甘草汤下。（《普济方》）

（236）赤白下痢。水獭屎烧末，清旦饮服一小盏，三服愈。赤用赤粪，白用白粪。（《古今录验》）

（237）赤白痢下。用诃黎勒三枚，两炮一生，并取皮末之，以沸浆水一合服之。若只水痢，加一钱匕甘草末；若微有脓血，加二匕；血多，加三匕。

（238）赤白痢下。十二月猪胆百枚，俱盛雄黑豆入内，着麝香少许，阴干。每用五七粒为末。如红痢，甘草汤下；如白痢，生姜汤调服。（《奇效方》）

按，雄黑豆，即黑豆之紧小者。

（239）赤白下痢。腊月狗胆一百枚，每枚入黑豆充满，麝香少许。每服一枚，赤以甘草、白以干姜汤送下。（《奇效良方》）

（240）赤白下痢。鸡卵一枚，取黄去白，入胡粉满壳，烧存性。以酒服一钱匕。（《葛氏方》）

（241）赤白下痢。黑牛散：治赤白痢、噤口痢及泄泻。用黑牛儿（即蜣螂，一名铁甲将军）烧研，每服半钱或一钱，烧酒调服（小儿以黄酒服），立效。（《李延寿方》）

（242）赤白下痢。诃子十二个，六生六煨，去核，焙为末。赤痢，生甘草汤下；白痢，炙甘草汤下。不过再服。（赵原阳《济急方》）

（243）赤白下痢。用酢榴根东生者一握炙干，水二大盏，浓煎一盏，空心服之。（《本草纲目》）

（244）赤白下痢。葱白一握，细切，和米煮粥，日日食之。（《食医心镜》）

（245）赤白下痢。山豆根末，蜜丸梧子大。每服二十丸，空腹白汤下，三服自止。（《肘后备急方》）

（246）赤白下痢。龙牙草五钱，陈茶一撮，水煎服，神效。（《医方摘要》）

按，龙牙草，即马鞭草也。

（247）赤白痢下。苍耳草不拘多少洗净，用水煮烂去滓，入蜜，用武火熬成膏。每服一二匙，白汤下。（《医方摘玄》）

（248）赤白下痢。鸡冠花煎酒服。赤用红，白用白。（《集简方》）

（249）赤白下痢，骨立者。地榆一斤，水三升，煮一升半，去滓，再煎如稠饧，绞滤，空腹服三合，日再服。（崔元亮《海上方》）

（250）赤白下痢。赤石脂末，饮服一钱。（《普济方》）

（251）赤白下痢。密陀僧三两，烧黄色研粉。每服一钱，醋、茶下，日三服。（《太平圣惠方》）

（252）赤白下痢。姜墨丸：用干姜、好墨各五两，为末，醋浆和丸梧子大。每服三四十丸，米饮下，日夜六七服愈。（《肘后备急方》）

（253）赤白下痢初起。马鞭草根焙捣罗末，每米饮服一钱匕，无所忌。（苏颂，《本草纲目》）

（254）赤白下痢，腹痛，肠滑后重。大黄（煨）半两，莨菪子（炒黑）一撮，为末。每服一钱，米饮下。（《普济方》）

（255）赤白下痢，腰痛。用猪肾二枚研烂，入陈皮、椒、酱作馄饨，空心食之。（《食医心镜》）

（256）赤白下痢，阴阳交滞，不问赤白。刘寄奴、乌梅、白姜等分，水煎服。赤加梅，白加姜。（艾元英《如宜方》）

（257）赤白下痢。①《和剂局方》戊己丸：治脾胃受湿，下痢腹痛，米谷不化。用吴茱萸、黄连、白芍药各一两，同烧为末，蒸饼丸梧子大。每服二三十丸，米饮下。②《是斋百一选方》变通丸：治赤白痢日夜无度，及肠风下血。用川黄连二两，吴茱萸二两汤泡七次，同炒香，拣出各自为末，粟米饭丸梧子大，另收。每服三十丸。赤痢，甘草汤下黄连丸；白痢，干姜汤下茱萸丸；赤白痢，各用十五丸，米汤下。此乃浙西河山纯老以传苏韬光者，救人甚效。③邓笔峰《杂兴方》二色丸：治痢及水泄肠风。用吴茱萸二两、黄连二两，同炒香，各自为末，以百草霜末二两，同黄连作丸，以白芍末二两，同茱萸作丸，各用饭丸梧子大，各收。每服五十丸。赤痢，乌梅汤下连霜；白痢，米饮下茱芍丸；赤白痢，各半服之。（《本草纲目》）

（258）赤白下痢，五六年者。荆沥，每日服五合。（《外台秘要方》）

（259）冷泄久滑赤白。以猪肝一叶薄批，揾着诃子末炙之，再揾再炙，尽末半两，空腹细嚼，陈米饮送下。（苏颂，《本草纲目》）

（260）久患赤白痢脓血，腹痛。悬钩子根、皮并浓煮汁饮之。（藏器，《本草纲目》）

（261）久痢赤白。独圣丸：用川乌头一个，灰火烧烟欲尽，取出地上，盏盖良久，研末，酒化蜡丸如大麻子大。每服三丸。赤痢，黄连、甘草、黑豆煎汤，放冷吞下；白痢，甘草、黑豆煎汤，冷吞。如泻及肚痛，以水吞下。并空心服之。忌热物。（《经验后方》）

（262）久痢赤白。马粪一丸烧灰，水服。（《肘后备急方》）

（263）久痢赤白。水杨枝叶捣汁一升服，日二，大效。（唐本，《本草纲目》）

（264）赤白久痢。取郎耶草（一名狼把草）根茎煮汁服。（藏器，《本草纲目》）

（265）赤白久痢。腊月狗头骨一两半（烧灰），紫笋茶（末）一两，为末每服二钱，米饮下。（《太平圣惠方》）

（266）赤白久痢，不拘大人、小儿，用新槲皮一斤，去黑皮切，以水一斗，煎取五升，去滓煎膏，和酒服。（《子母秘录》）

（267）赤白久痢，积年不愈，饮调云母粉方寸匕服，二服立见神效。（《千金翼方》）

（268）赤白久痢，并无寒热，只日久不止。用黄连四十九个，盐梅七个，入新瓶内，烧烟尽，热研。每服二钱，盐米汤下。（杨子健《护命方》）

（269）赤白久热痢。取蚯蚓泥一升，炒烟尽，沃汁半升，滤净饮之。（藏器）

（270）久痢。阿芙蓉即鸦片也，小豆许，空心温水化下，日一服。忌葱、蒜、浆水。若渴，饮蜜水解之。（《医林集要》）

（271）久痢，荠菜花阴干研末，枣汤日服二钱。（大明，《本草纲目》）

按，甄权云，荠菜根叶烧灰，治赤白痢，极效。

（272）久痢久泻。陈石榴皮酢者，焙研细末。每服二钱，米饮下。患二三年或二三月百方不效者，服之便止，不可轻忽之也。（《普济方》）

（273）久泄久痢。白石脂、干姜等分研，百沸汤和面为稀糊搜之，并手丸梧子大。每米饮下三十丸。（《斗门方》）

（274）久痢，劳痢。狗头骨烧灰，和干姜、莨菪炒见烟，为丸。空心白饮服十丸，极效。（甄权，《本草纲目》）

（275）脾泄久痢。五倍子（炒）半斤，仓米（炒）一升，白丁香、细辛、木香各三钱，花椒五钱，为末。每服一钱，蜜汤下，日二服。忌生冷、鱼肉。（《集灵方》）

（276）久痢不止。金星地鳝散：金星地鳝即金蛇（醋炙）、铅丹、白矾（烧）各五钱，为末。每服二钱，米饮下，日二。（《圣济总录》）

（277）久痢不止。严紧绝妙方：罂粟壳（醋炒）、金樱（花、叶及子）等分，为末，蜜丸芡子大。每服五七丸，陈皮煎汤化下。（《普济方》）

（278）久痢不止，肠垢已出。①《肘后》：用乌梅肉二十个，水一盏，煎六分，食前分二服。②《袖珍》：用乌梅肉、白梅肉各七个捣烂，入乳香末少许，杵丸梧桐子大。每服二三十丸，茶汤下，日三。（《本草纲目》）

（279）久痢不止。茄根烧灰、石榴皮等分为末，以砂糖水服之。（《简便单方》）

（280）久痢不止。①罂粟壳醋炙为末，蜜丸弹子大。每服一丸，水一盏，姜三片，煎八分，温服。②又方：粟壳十两去膜，分作三份，一份醋炒、一份蜜炒、一份生用，并为末，蜜丸芡子大。每服三十丸，米汤下。③《集要》百中散：用粟壳（蜜炙）、厚朴（姜制）各四两，为细末，每服一钱，米饮下。忌生冷。（《本草纲目》）

（281）久痢不止。当归二两、吴茱萸一两，同炒香，去萸不用，黄连三两，为末，蜜丸梧子大。每服三十丸，米饮下。名胜金丸。（《普济方》）

（282）久痢不止。槲白皮（姜汁炙五度）一两，干姜（炮）半两，为末。每服二钱，米饮调下。（《圣济总录》）

（283）诸痢久下。艾叶、陈皮等分，煎汤服之。亦可为末，酒煮烂饭和丸，每盐汤下二三十丸。（《圣济总录》）

（284）三十年痢。赤松上苍皮一斗，为末，面粥和服一升，日三。不过一斗，救人。（《太平圣惠方》）

（285）赤白久痢成疳。淘鹅即鹈鹕嘴，烧存性研末，水服一方寸匕。（《嘉祐本草》《本草纲目》）

（286）久痢成疳。葛勒蔓末，以管吹入肛门中，不过数次，如神。（《本草纲目》）

按，葛勒蔓，即葎草。

（287）冷疳痢下。莨菪子为末，腊猪脂和丸，绵裹枣许，导下部。因痢出，更纳新者，不过三度瘥。（孟诜《必效方》）

（288）疳痢欲死。新羊屎一升，水一升，渍一夜，绞汁顿服，日午乃食。极重者，不过三服。（《圣济总录》）

（289）疳痢垂死。新牛屎一升，水一升，搅澄汁服，不过三服。（《必效方》）

（290）积年疳痢。取狼把草根二斤，捣绞取汁一小升，纳白面半鸡子许，和匀，空腹顿服。极重者，不过三服。或收苗阴干，捣末，蜜水半盏，服一方寸匕。（《本草图经》）

（291）五疳下痢。兔屎（炒）半两，干蛤蟆一枚，烧灰为末，绵裹如莲子大，纳下部，日三易之。（《太平圣惠方》）

（292）五疳八痢。四治黄连丸：用连珠黄连一斤（分作四份：一份用酒浸炒，一份用自然姜汁炒，一份用吴茱萸汤浸炒，一份用益智仁同炒，去益智。研末），白芍药（酒煮，切焙）四两，使君子仁（焙）四两，广木香二两，为末，蒸饼和丸绿豆大。每服三十丸，米饮食前下，日三服。忌猪肉、冷水。（《韩氏医通》）

（293）湿䘌下痢不止，干呕羸瘦，多睡，面黄。以胆汁（即猪胆汁）和姜汁、酽醋，同灌下部，手急捻，令醋气上至咽喉乃止，当下五色恶物及虫而愈也。（《本草拾遗》）

（294）下痢休息。杏仁（去皮，麸炒，研）二两，以豮猪肝一具，切片，水洗血净，置净锅中，一重肝，一重杏仁，铺尽，以童便二升同煎干，放冷，任意食之。（《太平圣惠方》）

（295）休息下痢。经一二年不瘥，羸瘦衰弱。砒霜成块者为末、黄蜡各半两，化蜡入砒，以柳条搅，焦则换，至七条，取起收之，每旋丸梧子大。冷水送下；小儿，黍米大。（《太平惠民和剂局方》）

（296）休息痢疾，日夜无度，腥臭不可近，脐腹撮痛。①东垣《脾胃论》：用椿根白皮、诃黎勒各半两，母丁香三十个，为末，醋糊丸梧子大。每服五十丸，米饮下。②唐瑶《经验方》：用椿根白皮东南行者，长流水内漂三日，去黄皮，焙为末，每一两加木香二钱，粳米饭为丸。每服一钱二分，空腹米饮下。（《本草纲目》）

（297）休息痢疾，经时不愈。取大虫骨炙黄焦，捣末。饮服方寸匕，日三，取效。（《张文仲方》）

(298) 休息痢疾。豮猪肝一具（切片），杏仁（炒）一两，于净锅内，一重肝，一重杏仁，入童子小便二升，文火煎干。取食，日一次。(《备急千金要方》)

(299) 休息痢疾，五十日以上，或一二年不瘥，变成疳，所下如泔淀者。用生羊肝一具切丝，入三年醋中吞之，心闷则止，不闷更服。一日勿食物，或以姜、薤同食亦可。不过二三具。(《外台秘要方》)

(300) 休息久痢。狗骨烧灰，米饮日服。(《本草纲目》)

(301) 休息久痢。白豆腐，醋煮食之，即愈。(《普济方》)

(302) 久痢休息。熟附子半两，研末，鸡子白二枚，捣和丸梧子大，倾入沸汤，煮数沸，漉出。作两服，米饮下。(《圣济总录》)

(303) 久痢休息，时止时作。鼠尾草花捣末，饮服一钱。(《太平圣惠方》)

(304) 久痢休息不止者。龙骨四两打碎，水五升，煮取二升半，分五服，冷饮。仍以米饮和丸，每服十丸。(《肘后备急方》)

(305) 脾虚滑痢。用黄雌鸡一只（炙），以盐、醋涂，煮熟干燥。空心食之。(《食医心镜》)

(306) 滑痢不止。用五倍子醋炒七次，为末，米汤送下。(《本草纲目》)

(307) 脏寒泄泻，倦怠减食。吴茱萸汤泡过炒，猪脏半条，去脂洗净，装满扎定，文火煮熟，捣丸梧子大。每服五十丸，米饮下，日二服。(《普济方》)

(308) 肠滑久痢，神妙无比方也。用石榴一个（劈破），炭火簇烧存性，出火毒，为末。每服一钱，别以酸石榴一瓣，水一盏，煎汤调服。(《经验方》)

(309) 肠滑久痢。黑神散：用酸石榴一个（煅烟尽，出火毒一夜），研末，仍以酸石榴一块煎汤服，神效无比。(《本草纲目》)

(310) 冷滑下痢不禁，虚羸。①用缩砂仁熬为末，以羊子肝薄切掺之，瓦上焙干为末，入干姜末等分，饭丸梧子大。每服四十丸，白汤下，日二服。②又方：缩砂仁、炮附子、干姜、厚朴、陈橘皮等分，为末，饭丸梧子大。每服四十丸，米饮下，日二服。(《药性论》)

(311) 久冷下痢，或不痢，腰腹苦冷。用蜀椒三升，酢渍一宿，麴三升，同椒一升，拌作粥食，不过三升瘥。(《备急千金要方》)

(312) 久痢不止，变种种痢，兼脱肛。莨菪丸：用莨菪子一斤，淘去浮者，煮令芽出，晒干，炒黄黑色，青州枣一升，去皮核，酽醋二升，同煮，捣膏丸梧子大。每服二十丸，食前米饮下。(《太平圣惠方》)

十、泄泻

(1) 暴泄不止。神曲（炒）二两，茱萸（汤泡，炒）半两，为末，醋糊丸梧子大。每服五十丸，米饮下。(《是斋百一选方》)

(2) 暴泄不止。陈艾一把，生姜一块，水煎热服。(《生生编》)

(3) 泄泻，暴痢。大蒜捣，贴两足心，亦可贴脐中。(《备急千金要方》)

（4）暴泄，身冷自汗，甚则欲呕，小便清，脉微弱，宜已寒丸治之。荜茇、肉桂各二钱半，高良姜、干姜各三钱半，为末，糊丸梧子大。每三十丸，姜汤送下。(《太平惠民和剂局方》)

（5）气虚暴泄，日夜三二十行，腹痛不止。夏月路行，备急最妙。朝真丹：用硫黄二两，枯矾半两，研细，水浸，蒸饼丸梧子大，朱砂为衣。每服十五丸至二十丸，温米饮、盐汤任下。(孙尚药《秘宝方》)

（6）暑月暴泻。壮脾温胃，及疗饮食所伤，曲术丸：用神曲（炒）、苍术（米泔浸一夜，焙）等分为末，糊丸梧子大。每服三五十丸，米饮下。(《太平惠民和剂局方》)

（7）暴泻引饮。秦艽二两，甘草（炙）半两。每服三钱，水煎服。(《太平圣惠方》)

（8）暴下。欧阳公常得暴下病，国医不能治，夫人买市人药一帖，进之而愈。力叩其方，则车前子一味为末，米饮服二钱匕。云：此药利水道而不动气，水道利则清浊分，而谷藏自止矣。(《本草纲目》)

（9）久泄不止。猪肾一个批开，掺骨碎补末，煨熟食之，神效。(《濒湖集简方》)

（10）久泻不止。黑神散：用酸石榴一个（煅烟尽，出火毒一夜），研末，仍以酸石榴一块煎汤服。(《普济方》)

（11）久泻不止。①肉豆蔻（煨）一两，木香二钱半，为末，枣肉和丸，米饮服四五十丸。②又方：肉豆蔻（煨）一两，熟附子七钱，为末糊丸，米饮服四五十丸。③又方：肉豆蔻（煨）、粟壳（炙）等分为末，醋糊丸，米饮服四五十丸。(《是斋百一选方》)

（12）久泻滑肠。白术（炒）、茯苓各一两，糯米（炒）二两，为末。枣肉拌食，或丸服之。(《简便方》)

（13）久泄食减。糯米一升，水浸一宿沥干，慢炒熟，磨筛，入怀庆山药一两。每日清晨用半盏，入砂糖二匙、胡椒末少许，以极滚汤调食。其味极佳，大有滋补。久服令人精暖有子，秘方也。(松篁《经验方》)

（14）久泄胃弱。黄米炒为粉，每用数匙，砂糖拌食。(《简便方》)

（15）中寒水泻。干姜（炮）研末，粥饮服二钱，即效。(《备急千金要方》)

（16）脾湿水泻注下，困弱无力，水谷不化，腹痛甚者。苍术二两，白芍药一两，黄芩半两，淡桂二钱。每服一两，水一盏半，煎一盏，温服。脉弦，头微痛，去芍药，加防风二两。(《保命集》)

（17）夏月水泻不止。巴豆一粒，针头烧存性，化蜡和作一丸，倒流水下。(危氏《得效方》)

（18）水泻，腹鸣如雷，有火者。石膏火煅，仓米饭和丸梧子大，黄丹为衣。米饮下二十丸，不二服，效。(李楼《奇方》)

（19）骤然水泻，日夜不止，欲死。不拘男妇，用五月五日采麻叶，阴干为末，每服二钱，冷水调下。勿吃热物，令人闷倒，只吃冷物。小儿半钱。(杨子健《护命方》)

（20）水泻不止。风化石灰一两，白茯苓三两，为末，糊丸梧子大。每服二三十丸，空心米饮下，绝妙。(《集玄方》)

(21) 水泻不止。木鳖仁五个，母丁香五个，麝香一分，研末。米汤调作膏，纳脐中贴之，外以膏药护住。(吴旻《扶寿精方》)

(22) 水泻不止。用豮猪肚一枚，入蒜煮烂捣膏，丸梧子大。每盐汤或米饮服三十丸。丁必卿云：予每日五更必水泻一次，百药不效，用此方，入平胃散末三两，丸服，遂安。(《普济方》)

(23) 水泻日久。青州干枣十个（去核），入莨菪子填满扎定，烧存性。每粟米饮服一钱。(《太平圣惠方》)

(24) 暑月水泄。五倍子末，饭丸黄豆大。每服二十丸，荷叶煎水下，即时见效。(余居士《选奇方》)

(25) 伏暑水泄。白龙丸：滑石（火煅过）一两，硫黄四钱，为末，面糊丸绿豆大。每用淡姜汤随大小服。(《普济方》)

(26) 水泄不化，日夜不止。白垩（煅）、干姜（炮）各一两，楮叶（生研）二两，为末，糊丸绿豆大。每米饮下二十丸。(《普济方》)

(27) 水泄多时。羖羊角一枚，白矾末填满，烧存性，为末。每新汲水服二钱。(《太平圣惠方》)

(28) 水泄不止。罂粟壳一枚（去蒂膜），乌梅肉、大枣肉各十枚，水一盏，煎七分，温服。(《经验》)

(29) 水泄，脾泄。神圣香黄散：宣连一两，生姜四两，同以文火炒至姜脆，各自拣出为末。水泄用姜末，脾泄用连末。每服二钱，空心白汤下，甚者，不过二服。亦治痢疾。(《博济方》)

(30) 水利后渴不止。木瓜作饮，服之。(藏器，《本草纲目》)

(31) 泄泻不止。白龙骨、白石脂等分为末，水丸梧子大。紫苏、木瓜汤下，量大人、小儿用。(《心鉴》)

(32) 泄泻无度，诸药不效。针砂（醋煮炒干）、猪苓、生地龙各三钱，为末，葱涎研和，傅脐中约一寸厚，缚之。待小便多为度，日二易之。(《医学正传》)

(33) 或泻或止，久而不愈。二圣丸：用黄连、黄柏末各一两，以猪胆煮熟，和丸如绿豆大。量儿大小，每米饮服之。(《总微论》)

(34) 痛泻，肚腹微微作痛，出即泻，泻亦不多，日夜数行者。用荞麦面一味作饭，连食三四次即愈。予壮年患此两月，瘦怯尤其，用消食化气药俱不效，一僧授此而愈，转用皆效。(杨起《简便方》)

(35) 腹胀忽泻，日夜不止，诸药不效，此气脱也。用益智子仁二两，浓煎饮之，立愈。(危氏《得效方》)

(36) 饮酒成泄，骨立不能食，但饮酒即泄。用嫩鹿茸（酥炙）、肉豆蔻（煨）各一两，生麝香五分，为末，陈白米饭丸梧子大。海米饮下五十丸。名香茸丸。(《普济方》)

(37) 风寒泄泻。火杴丸：治风气行于肠胃，泄泻。火杴草为末，醋糊丸梧子大。每服三十丸，白汤下。(《圣济总录》)

按，火枕草即豨莶草也，为治风要药。用此药治此泄泻有效，于是认定此泄泻病机为风气行于肠胃。

（38）夏月湿泻。川椒（炒取红）、肉豆蔻（煨）各一两，为末，粳米饭丸梧子大。每量人米饮服百丸。（《本草纲目》）

（39）湿胜则泻，以男子夜数如厕。或教以生姜一两，半夏、大枣各三十枚，水一升，瓷瓶中慢火烧为熟水，时呷之，便已也。（《本草纲目》）

（40）湿热虚泄。山药、苍术等分，饭丸，米饮服。大人、小儿皆宜。（《濒湖经验方》）

（41）寒湿泄泻，小便清者。以头烧酒饮之，即止。（《本草纲目》）

（42）湿泻，暑泻。白术、车前子等分，炒为末，白汤下二三钱。（《简便方》）

（43）壮脾进食，疗痞满暑泻，曲术丸。用神曲（炒）、苍术（泔制，炒）等分为末，糊丸梧子大。每米饮服五十丸。冷者，加干姜或吴茱萸。（《肘后百一方》）

（44）伏暑泄泻。玉华丹：白矾煅为末，醋糊为丸。量大小，用木瓜汤下。（《经验方》）

（45）脾虚泄痢。青粱米半升，神曲（炙，捣罗为末）一合，日日煮粥食，即愈。（《养老书》）

（46）脾虚泄泻。白术五钱，白芍药一两，冬月用肉豆蔻（煨），为末，米饭丸梧子大。每米饮下五十丸，日二。（《丹溪心法》）

（47）脾虚滑泄。乌骨母鸡一只治净，用豆蔻一两、草果二枚，烧存性，掺入鸡腹内，扎定煮熟，空心食之。（《本草纲目》）

（48）脾泄肠滑。石莲肉（炒）为末。每服二钱，陈仓米汤调下。（《本草纲目》）

（49）多年脾泄，老人多此，谓之水土同化。吴茱萸三钱（泡过），入水煎汁，入盐少许，通口服。盖茱萸能暖膀胱，水道既清，大肠自固。他药虽热，不能分解清浊也。（孙氏《仁存方》）

（50）脾积食泄。川黄连二两，为末，大蒜捣和，丸梧子大。每服五十丸，白汤下。（《活人心统》）

（51）脾胃气泄，久患不止。芜荑五两捣末，饭丸梧子大。每日空心午饭前陈米饮下三十丸。久服，去三尸，益神驻颜。此方得之章镣，曾用得力。（王绍颜《续传信方》）

（52）脏寒泄泻，体倦食减。用猪大脏一条，去脂膜，洗净，以吴茱萸末填满，缚定蒸熟，捣丸梧子大。每服五十丸，食前米饮下。（《奇效良方》）

（53）脏寒泄泻，倦怠减食。吴茱萸汤泡过炒，猪脏半条，去脂洗净，装满扎定，文火煮熟，捣丸梧子大。每服五十丸，米饮下，日二服。（《普济方》）

（54）脏寒脾泄，及老人中气不足，久泄不止。①肉豆蔻二两（煨熟），大附子（去皮脐）一两五钱，为末，粥丸梧子大。每服八十丸，莲肉煎汤下。②《十便良方》：治脾胃虚冷，大肠滑泄，米谷不化，乏力。用大附子十两（连皮），同大枣二升，于石器内以水煮一日，常令水过二指。取出，每个切作三片，再同煮半日，削去皮，切焙为末，别以枣肉和丸梧子大。每空心米饮服三四十丸。（《本草纲目》）

（55）脾肾虚泄。二神丸：用破故纸（炒）半斤，肉豆蔻（生用）四两，为末，肥枣肉研膏，

和丸梧子大。每空心米饮服五七十丸。《本事方》加木香二两，名三神丸。（《本草纲目》）

（56）脾肾不足。草果仁一两，以舶茴香一两炒香，去茴不用；吴茱萸汤泡七次，以破故纸一两炒香，去故纸不用；胡芦巴一两，以山茱萸一两炒香，去茱萸不用。上三味为糁，酒糊丸梧子大。每服六十丸，盐汤下。（《是斋百一选方》）

按，此方吴茱萸缺用量，疑当是一两。

（57）元脏久冷，腹痛虚泄。应急玉粉丹：用生硫黄五两、青盐一两，细研，以蒸饼丸绿豆大。每服五丸，空心热酒下，以食压之。（《经验方》）

（58）元脏冷泄，腹痛虚极。硫黄一两，黄醋化丸梧子大。每服五丸，新汲水下。一加青盐二钱，蒸饼和丸，酒下。（《普济方》）

（59）五更肾泄。凡人每至五更即溏泻一二次，经年不止者，名曰肾泄，盖阴盛而然。脾恶湿，湿则濡而困，困则不能治水，水性下流，则肾水不足。用五味子以强肾水、养五脏，吴茱萸以除脾湿，则泄自止矣。五味（去梗）二两，茱萸（汤泡七次）五钱，同炒香，为末。每日陈米饮服二钱。（许叔微《本事方》）

（60）肾虚久泄。骨碎补研末，猪肾夹煨，空心食。（《本草纲目》）

（61）白术膏：服食滋补，止久泄痢。上好白术十斤，切片，入瓦锅内，水淹过二寸，文武火煎至一半，倾汁入器内，以渣再煎，如此三次，乃取前后汁同熬成膏。入器中一夜，倾去上面清水，收之。每服二三匙，蜜汤调下。（《千金良方》）

（62）冷劳，肠泄不止。神效太一丹：禹余粮四两（火煅醋淬），乌头一两（冷水浸一夜，去皮脐，焙），为末，醋糊丸梧子大。每食前，温水下五丸。（《太平圣惠方》）

（63）大肠冷滑不止。钟乳粉一两，肉豆蔻（煨）半两，为末，煮枣肉丸梧子大。每服七十丸，空心米饮下。（《济生方》）

（64）大肠寒滑，小便精出。赤石脂、干姜各一两，胡椒半两，为末，醋糊丸梧子大。每空心米饮下五七十丸。有人病此，热药服至一斗二升，不效，或教服此，终四剂而愈。（《本草衍义》）

（65）中满洞泻。厚朴、干姜等分为末，蜜丸梧子大。每服五十丸，米饮下。（《鲍氏方》）

（66）冷气洞泄。生川乌头一两，木香半两，为末，醋糊丸梧子大。每陈皮汤下二十丸。（《本事方》）

（67）飧泄，滑痢不止。白茯苓一两，木香（煨）半两，为末，紫苏木瓜汤下二钱。（《是斋百一选方》）

（68）飧泻不化及久痢。小椒一两（炒），苍术二两（土炒），碾末，醋糊丸梧子大。每米饮服五十丸。（《普济方》）

（69）飧泻，久痢。椒术丸：用苍术二两，川椒一两，为末，醋糊丸梧子大。每服二十丸，食前温水下。恶痢久者，加桂。（《保命集》）

（70）久泻虚痢，腹痛者，榄子丸治之。榄子（即食茱萸）、肉豆蔻各一两，陈米一两半，以米一分同二味炒黄为末，一分生碾为末，粟米粥丸梧子大。每陈米饮下五十丸，日三服。（《普

济方》)

(71)老人泄泻。干糕一两，姜汤泡化，代饭。(《简便方》)

(72)老人泄泻不止。枯矾一两，诃黎勒（煨）七钱半，为末。米饮服二钱，取愈。(《太平圣惠方》)

(73)老人常泻。白术二两（黄土拌蒸，焙干去土），苍术五钱（泔浸炒），茯苓一两，为末，米糊丸梧子大。每米汤下七八十丸。(《简便方》)

(74)老人虚泻。肉豆蔻三钱（面裹煨熟，去面研），乳香一两，为末，陈米粉糊丸梧子大。每服五七十丸，米饮下。此乃常州侯教授所传方。(《瑞竹堂方》)

(75)老人虚泄不禁。熟附子一两，赤石脂一两，为末，醋糊丸梧子大。米饮下五十丸。(《杨氏家藏方》)

(76)老人滑泻。白术半斤（黄土炒过），山药四两（炒），为末，饭丸。量人大小，米汤服。或加人参三钱。(《濒湖集简方》)

(77)渴，利不止。羊肺一具，入少肉和盐、豉作羹食。不过三具愈。(《普济方》)

十一、疟疾

(1)疟疾。用鸱鸺，即大头鹰一只，去毛、肠，油炸食之。(《阴宪副方》)

(2)疟疾。患疟疾人以毛茛叶一握，微碎，缚于臂上，男左女右，勿令近肉，即便成疮。(藏器，《本草纲目》)

(3)疟疾。用真阿魏、好丹砂各一两，研匀，米糊和丸皂子大。每空心人参汤化服一丸，即愈。世人治疟，惟用常山、砒霜毒物，多有所损，此方平易，人所不知。(王璆《是斋百一选方》)

(4)治疟方。①用鼠妇虫十四枚，各以糟酿之，丸十四丸。临发时水吞下七丸便愈。(《太平御览》载葛洪方)②葛洪《肘后备急方》：治疟疾寒热，用鼠妇四枚，糖裹为丸，水下便断。③又用鼠妇、豆豉各十四枚，捣丸芡子大。未发前日汤服二丸，将发时再服二丸，便止。(《本草纲目》)

(5)新久疟疾。用葛葎草一握，一名勒蔓，去两头，秋冬用干者，恒山末等分，以淡浆水二大盏，浸药，星月下露一宿，五更煎一盏，分二服，当吐痰愈。(《本草纲目》)

(6)疟疾寒热，一日一发或二三发，或三日一发。古城石灰二钱，头垢、五灵脂各一钱，研末，饭丸皂子大。每服一丸，五更无根水下，即止。(《集玄方》)

(7)疟疾寒热。白龙丹：用明矾枯过为末，飞罗面醋打糊丸梧子大。每服二三十丸，用东南桃心七个，煎汤下。(《本草纲目》)

(8)疟疾寒热。矾红、独蒜头（煨）等分，捣丸芡子大。每白汤嚼下一丸，端午日合之。(《普济方》)

(9)疟疾寒热。①《肘后备急方》：用青蒿一握，水二升，捣汁服之。②《仁存方》：用五月五日天未明时采青蒿，阴干四两，桂心一两，为末。未发前，酒服二钱。③《经验方》：用端午日

采青蒿阴干，桂心等分，为末。每服一钱，先寒用热酒，先热用冷酒，发日五更服之。切忌发物。(《本草纲目》)

(10) 疟疾寒热。齐头蒿根、滴滴金根各一把，擂生酒一盅，未发前服。以滓傅寸口，男左女右，二日便止。(《海上名方》)

(11) 疟疾寒热。煮豉汤饮数升，得大吐即愈。(《肘后备急方》)

(12) 疟疾寒热。①《肘后》：用独头蒜炭上烧之，酒服方寸匕。②《简便》：用桃仁半片，放内关穴上，将独蒜捣烂罨之，缚住（男左女右），即止。邻妪用此治人屡效。③《普济方》：端午日，取独头蒜煨熟，入矾红等分，捣丸芡子大。每日汤嚼下一丸。(《本草纲目》)

(13) 疟疾寒热。脾胃聚痰，发为寒热，生姜四两，捣自然汁一酒杯，露一夜，于发日五更面北立，饮即止，未止再服。(《卫生易简方》)

(14) 疟疾寒热。翻白草根五七个，煎酒服之。(《本草纲目》)

(15) 疟疾寒热。青皮一两烧存性，研末，发前温酒服一钱，临时再服。(《太平圣惠方》)

(16) 疟疾寒热。桃仁一百枚去皮尖，乳钵内研成膏，不得犯生水，入黄丹三钱，丸梧子大。每服三丸，当发日面北温酒吞下，五月五日午时合之。忌鸡、犬、妇人见。(唐慎微《经史证类备用本草》)

(17) 疟疾寒热。瓜蒂二枚，水半盏，浸一宿，顿服，取吐愈。(《备急千金要方》)

(18) 疟疾寒热。牡蛎粉、杜仲等分为末，蜜丸梧子大。每服五十丸，温水下。(《普济方》)

(19) 寒热痁疾。①孙真宗《秘宝方》：用信砒二两研粉，寒水石三两别捣末。用生铁铫一个，铺石末，后铺砒在上，又以石末盖之，厚盏覆定，醋糊纸条密封十余重，炭火一斤煅之。待纸条黑时取出，候冷，刮盏上砒末乳细，粟米饭丸绿豆大，辰砂为衣。每用三四丸，小儿一二丸，发日早以腊茶清下，一日不得食热物。男人患，女人着药入口中；女人患，男人着药入口中。②《本事方》：用人言一钱、绿豆末一两，为末，无根井水丸绿豆大，黄丹为衣，阴干。发日五更冷水下五七丸。③《卫生宝鉴》一剪金：用人言（醋煮）、硫黄、绿豆等分，为末。每一豆许，用红绢包之，采丝扎定。每剪下一粒，新汲水空心吞下，治疟圣药也。④《医垒元戎》九转灵砂丹：用砒霜、黄丹、紫河车各一钱，为末。雄黑豆一百粒，水浸一夜，研泥，和丸梧子、绿豆、黍米三样大，量虚实、老幼、大小服之。每服一二丸或三丸，不发日五更向东无根水下。紫河车、绿豆、黑豆，皆解砒毒也。⑤《本草权度》不二散：用砒一钱、面二两，和匀，香油一斤煎黄色，以草纸压去油，入茶三两，为末。每服一钱，发日早冷茶下。(《本草纲目》)

(20) 疟疾寒热。马鞭草捣汁五合，酒二合，分二服。(《备急千金要方》)

(21) 痰疟，积疟。藜芦、皂荚（炙）各一两，巴豆二十五枚，熬黄，研末，蜜丸小豆大。每空心服一丸，未发时一丸，临发时又服一丸。勿用饮食。(《肘后备急方》)

(22) 脾寒诸疟，不拘老少孕妇，只两服便止。真橘皮去白，切，生姜自然汁浸过一指，银器内重汤煮，焙干研末。每服三钱，用隔年青州枣十个，水一盏，煎半盏，发前服，以枣下之。(《适用方》)

（23）脾寒疟疾，寒多热少，或单寒不热，或大便泄而小便多，不能食。用草果仁、熟附子各二钱半，生姜七片，枣肉二枚，水三盏，煎一盏，温服。（《医方大成》）

（24）脾虚寒疟，寒多热少，饮食不思。①用高良姜（麻油炒）、干姜（炮）各一两，为末。每服五钱，用猪胆汁调成膏子，临发时热酒调服。此胆汁和丸，每服四十丸，酒下亦佳。吴开内翰，政和丁酉居全椒县，岁疟大作，用此救人以百计。张大亨病此，甚欲致仕，亦服之愈。大抵寒发于胆，用猪胆引二姜入胆，去寒而燥脾胃，一寒一热，阴阳相制，所以作效也。②一方：只用二姜（半生半炮）各半两，穿山甲（炮）三两，为末，每服二钱，猪肾煮酒下。（朱氏《集验方》）

（25）寒热疟疾。秋后霜一钱半，热酒服之。（《集玄方》）

（26）寒热疟疾。附子一枚重五钱者（面煨），人参、丹砂各一钱，为末，炼蜜丸梧子大。每服二十丸，未发前连进三服。中病则吐，或身体麻木。未中病，来日再服。（庞安常《伤寒总病论》）

（27）寒热疟疾。猪膏丸：治疟疾发渴，往来不定。腊猪膏二两，独角仙一枚，独头蒜一个，楼葱一握，五月五日三家粽尖。于五月五日五更时，净处露头赤脚，舌拄上腭，回面向北，捣一千杵，丸皂子大。每以新绵裹一丸，系臂上，男女左右。（《太平圣惠方》）

（28）寒热疟疾，体虚多汗者。①黄丹、百草霜等分，为末，发日，空心米饮服三钱，不过二服愈。或糊丸或蒜丸，皆效。②《肘后备急方》：用飞炒黄丹一两、恒山末三两，蜜丸梧子大。每服五十丸，温酒下。平旦及未发、将发时各一服，无不效。③《普济方》：端午日，用黄丹（炒）二两，独蒜一百个，捣丸梧子大。每服九丸，空心长流水面东下，二三发后乃用，神效。亦治痢疾。④《三因方》：用黄丹（炒）、建茶等分，为末，温酒服二钱。又，黄丹飞焙，面糊丸芡子大，每枣子一枚，去核，包一丸，纸裹煨熟食之。（《本草纲目》）

（29）诸疟寒热。赤脚马兰捣汁，入水少许。发日早服，或入少糖亦可。（《圣济总录》）

（30）诸疟烦热大躁。取生地龙四条洗净，研如泥，入生姜汁少许、蜜一匙、薄荷汁少许，新汲水调服。若热炽者，加片脑少许，服之甚效。亦治瘴疟。（《仁斋直指方论》）

（31）痎疟邪热。冬葵子阴干为末，酒服二钱。午日取花挼手，亦去疟。（《圣惠方》）

（32）痃疟寒热。阿魏、胭脂各一豆大，研匀，以蒜膏和，覆虎口上，男左女右。（《圣济总录》）

（33）五疟不止。①《简要济众》：用夜明砂末，每冷茶服一钱，立效。②《圣惠》：治疟发作无时，经久不瘥。用蝙蝠粪五十粒、朱砂半两、麝香一钱，为末，糯米饭丸小豆大。未发时，白汤下十丸。（《本草纲目》）

（34）五种疟疾。《家宝》通神丸：用神桃（即桃奴）十四枚、巴豆七粒、黑豆一两，研匀，以冷水和丸梧子大，朱砂为衣。发日五更念“药王菩萨”七遍，井华水下一丸，立瘥。不过二次，妙不可言。（王隐君《养生主论》）

（35）疟发无时。胡椒、吴茱萸、高良姜各二钱，为末。以猪脾一条，作脍炒熟，一半滚药，一半不滚，以墨记定，并作馄饨煮熟。有药者吞之，无药者嚼下，一服效。（《卫生家宝方》）

（36）疟疾不已。桃花为末，酒服方寸匕，良。（《梅师方》）

（37）疟疾不止。蒴藋一大握，炙令黄色，以水浓煎一盏，欲发前服。（《斗门方》）

（38）疟疾不止。莨菪根烧灰，水服一合，量人强弱服。（《备急千金要方》）

（39）疟疾不止。故鞋底去两头烧灰，井华水服之。（《备急千金要方》）

（40）疟疾不止。白僵蚕（直者）一个，切作七段，绵裹为丸，朱砂为衣，作一服。日未出时，面向东，用桃、李枝七寸煎汤吞下。（《御药院方》）

（41）疟疾不止。龟板烧存性，研末。酒服方寸匕。（《海上名方》）

（42）疟疾不止，不拘久近。车轴垢，水洗，下面和丸弹子大，作烧饼。未发时食一枚，发时又食一枚。（《太平圣惠方》）

（43）治疟不止。①火麻叶，不问荣枯，锅内文武火慢炒香，连锅取下，以纸盖之，令出汗尽，为末，临发前用茶或酒下。移病人原睡处，其状如醉，醒即愈。②又方：火麻叶如上法为末一两，加缩砂、丁香、陈皮、木香各半两，酒糊丸梧子大。每酒、茶任下五七丸，能治诸疟，壮元气。（《普济方》）

按，火麻叶有毒，久服则成瘾。

（44）诸疟久疟。用三姓人家寒食面各一合，五月五日午时采青蒿，擂自然汁，和丸绿豆大。临发日早，无根水一丸。一方加炒黄丹少许。（《德生堂方》）

（45）久疟。鸡子黄和常山末为丸，竹叶汤服。（《药性论》）

（46）久疟。破血杀虫。马鞭草捣烂煎取汁，熬如饴，每空心酒服一匕。（藏器）

（47）久疟不瘥。苍耳子或根茎亦可，焙研末，酒糊丸梧子大。每酒服三十丸，日二服。生者捣汁服亦可。（朱氏《集验方》）

（48）久疟不止。雄野鸡屎、熊胆、五灵脂、恒山，等分为末，醋糊丸黑豆大，正发时，冷水下一丸。（《太平圣惠方》）

（49）久疟不止。①《鲍氏方》：用硫黄、朱砂等分为末。每服二钱，腊茶清，发日五更服。当日或大作或不作，皆其效也。寒多倍硫，热多倍砂。②朱氏方：用硫黄、腊茶等分为末，发日早冷水服二钱，二服效。寒多加硫，热多加茶。（《本草纲目》）

（50）久疟不止。伏翼丸：用蝙蝠一枚（炙），蛇蜕皮一条（烧），蜘蛛五枚（去足，研如膏），鳖甲一枚（醋炙），麝香半两，为末。五月五日午时研匀，以蜘蛛膏入炼蜜和丸麻子大。每温酒下五丸。（《太平圣惠方》）

（51）久疟。《范汪方》：用蝙蝠七个，去头、翅、足，捣千下，丸梧子大。每服一丸，清汤下；鸡鸣时一丸，禺中一丸。（《本草纲目》）

（52）久疟不止，或一日一发，或一日二三发，或二三日一发。用五灵脂、头垢各一钱，古城石灰二钱，研末，饭丸皂子大。每服一丸，五更无根水下即止，神效方也。（《海上方》）

（53）久疟连年。用生人胆一个，盛糯米令满，入麝香少许，突上阴干。一半青者治疟，一半黑者治噎，并为末。每服十五粒，疟用陈皮汤下，噎用通草汤下。（《普济方》）

按，既云为末，又云每服十五粒，故疑有脱文。

（54）久疟，痰多不食，欲吐不吐。藜芦末半钱，温齑水调下，探吐。（《保命集》）

（55）久疟有母。木鳖子、穿山甲（炮）等分，为末。每服三钱，空心温酒下。（《医方摘要》）

（56）久疟成癖者。以醉鱼草花填鲫鱼腹中，湿纸裹煨熟，空心食之，仍以花和海粉捣贴，便消。（《本草纲目》）

（57）久疟结癖，在腹胁坚痛者。芫花（炒）二两，朱砂五钱，为末，蜜丸梧子大。每服十丸，枣汤下。（《仁斋直指方论》）

（58）三十年疟。①《肘后备急方》：治三十年老疟及积年久疟。常山、黄连各一两，酒三升，渍一宿，以瓦釜煮取一升半。发日早服五合，发时再服。热当吐，冷当利，无不瘥者。②张文仲《备急方》：用恒山一两半，龙骨五钱，附子（炮）二钱半，大黄一两，为末，鸡子黄和丸梧子大。未发时五丸，将发时五丸，白汤下。支太医云：此方神验，无不断者。（《本草纲目》）

（59）老疟。驴脂和乌梅为丸，治多年疟，未发时服三十丸。（《本草纲目》）

（60）老疟发作无时。用疟龟（生高山石下，身偏头大）烧灰，顿服二钱，当微利。（藏器，《本草纲目》）

（61）老疟不断。牛膝茎叶一把，切，以酒三升渍服，令微有酒气。不即断，更作，不过三剂止。（《肘后备急方》）

（62）老疟不止。龙骨末方寸匕，先发一时，酒一升半，煮三沸，及热服尽，温覆取汗，即效。（《肘后备急方》）

（63）老疟，劳疟。用鳖甲醋炙研末，酒服方寸匕，隔夜一服，清早一服，临时一服，无不断者。入雄黄少许，更佳。（《肘后备急方》）

（64）劳疟积久不止者。长大牛膝一握，生切，以水六升，煮二升，分三服，清早一服，未发前一服，临发时一服。（《外台秘要方》）

（65）劳疟劣弱。乌梅十四枚，豆豉二合，桃、柳枝各一虎口，甘草三寸，生姜一块，以童子小便二升，煎一半，温服即止。（《图经本草》）

（66）劳疟，瘴疟。野狐肝一具，阴干，重五日更初，北斗下受气为末，粳米饭作丸绿豆大。每以一丸绯帛裹，系手中指，男左女右。（《太平圣惠方》）

（67）劳疟、瘴疟久不愈。用白狗粪烧灰，发前冷水服二钱。（《太平圣惠方》）

（68）瘴疟发热连背项者。茴香子捣汁服之。（《孙真人方》）

（69）瘴疟寒热。①刘长春《经验方》：常山一寸，草果一枚，热酒一碗，浸一夜，五更望东服之，盖卧，酒醒即愈。②谈野翁《试验方》：用常山、槟榔、甘草各二钱，黑豆一百粒，水煎服之。乃彭司寇所传。③葛稚川《肘后备急方》：用常山、黄连、香豉各一两，附子（炮）七钱，捣末，蜜丸梧子大。空腹饮服四丸，欲发时三丸，至午后乃食。（《本草纲目》）

（70）瘴疟寒热。冷瘴，寒热往来，头痛身疼，呕痰，或汗多引饮，或自利烦躁，宜姜附汤主之。大附子一枚，四破。每以一片，水一盏，生姜十片，煎七分，温服。李待制云：此方极妙。章杰云：岭南以哑瘴为危急，不过一二日而死，医谓极热感寒也，用生附子一味治之多愈。得非以热攻热而发散寒邪乎？真起死回生之药也。（《岭南卫生方》）

（71）瘴疟寒热。相思子十四枚，水研服，取吐立瘥。（《千金要方》）

（72）瘴疠诸疟，无问新久。童便一升，入白蜜二匙，搅去白沫，顿服。取吐碧绿痰出为妙；若不然，终不除也。（《太平圣惠方》）

（73）瘴疟，鬼疟，食疟。蛇含石末一两，信石末一两，研匀，入水火鼎内，上以盏盖、六一泥固济，煅至药升在盏，刮下为末，米糕糊丸绿豆大，雄黄为衣。每服一丸，黑豆研水，五更送下。（《摘玄方》）

（74）气虚瘴疟，热少寒多，或单寒不热，或虚热不寒。用草果仁、熟附子等分，水一盏、姜七片、枣一枚，煎半盏服。名果附汤。（《济生方》）

（75）邪疟。取烧尸场上带黑土，同葱捣作丸，塞耳，或系膊上，即止。男左女右。（《本草纲目》）

（76）邪疟时作。生虎睛一枚，腊月猪血少许，朱砂、阿魏各一分，为末。端午日取粽尖七枚和丸黍米大。每绵包一丸，塞耳中，男左女右。（《太平圣惠方》）

（77）邪气疟疾。《外台》：①用黑牛尾烧末，酒服方寸匕，日三服。②一用牯牛阴毛七根、黄荆叶七片，缚内关上，亦效。（《本草纲目》）

（78）鬼疟寒热。狸猫屎烧灰，水服。（孟诜，《本草纲目》）

（79）鬼疟寒热。树上自干桃子二七枚为末，滴水丸梧子大，朱砂为衣。每服一丸，侵晨面东井华水下，良。（《圣济总录》）

（80）鬼疟寒热。野狐肝胆一具（新瓶内阴干），阿魏一分，为末，醋煮面糊丸芡子大。发时男左女右把一丸嗅之，仍以绯帛包一丸，系手中指。（《太平圣惠方》）

（81）鬼疟寒热。雄狐屎、蝙蝠屎各一分为末，醋糊丸芡子大。发时男左女右，手把一丸嗅之。（《太平圣惠方》）

（82）寒热鬼疟，发无期度。猫屎烧灰水服，极验。（《本草纲目》）

（83）鬼疟日发。①鬼箭羽、鲮鲤甲（烧灰）各二钱半，为末。每以一字，发时嗃鼻。②又法：鬼箭羽末一分、砒霜一钱、五灵脂一两，为末，发时冷水服一钱。（《圣济总录》）

（84）鬼疟进退不定者。用人胆、朱砂、雄黄、麝香等分，为末，醋糊丸绿豆大。每绵裹一丸，纳鼻中即瘥。男左女右，一丸可治二人。（《太平圣惠方》）

（85）鬼疟进退不定。用猢狲头骨一枚，烧研，空心温酒服一钱，临发再服。（《太平圣惠方》）

（86）鬼疟来去。画钟馗纸烧灰二钱，阿魏、砒霜、丹砂各一皂子大，为末，寒食面和，丸小豆大。每服一丸，发时冷水下。正月十五日、五月初五日修合。（《圣济总录》）

（87）鬼疟不止。用白驴蹄（剉炒）、砒霜各二分，大黄四分，绿豆三分，雄黄一分，朱砂半分，研，蜜丸梧子大。未发，平旦冷水服二丸，即止。七日忌油。（《肘后备急方》）

（88）鬼疟经久，或发或止。野猫肝一具，瓶盛，热猪血浸之，封口，悬干去血，取肝研末；

猢狲头骨、虎头骨、狗头骨各一两，麝香一分，为末，醋糊丸芡子大。发时手把一丸嗅之，仍以绯帛包一丸系中指上。(《太平圣惠方》)

(89) 食疟，积疟。巴豆（去皮、心）二钱，皂荚（去皮、子）六钱，捣丸绿豆大。一服一丸，冷汤下。(《肘后备急方》)

(90) 痰疟。接骨木叶，大人七叶、小儿三叶，生捣汁服，取吐。(藏器)

(91) 脾寒疟疾。《济生方》云：五脏气虚，阴阳相胜，发为痎疟，寒多热少，或但寒不热，宜七枣汤主之。用附子一枚，炮七次，盐汤浸七次，去皮脐，分作二服。水一碗，生姜七片，枣七枚，煎七分，露一宿。发日空心温服，未久再进一服。王璆《是斋百一选方》云：寒痎宜附子，风痎宜乌头。若用乌头，则寒多者火炮七次，热多者汤泡七次，去皮焙干，如上法。用乌头性热，泡多则热散也。又果附汤：用熟附子（去皮）、草果仁各二钱半，水一盏，姜七片，枣一枚，煎七分，发日早温服。《肘后备急方》：临发时，以醋和附子末涂于背上。(《本草纲目》)

(92) 寒疟冷痢。端午日，以独头蒜十个、黄丹二钱，捣丸梧子大。每服九丸，长流水下，甚妙。(《普济方》)

(93) 虚寒疟疾。黄狗肉煮臛，入五味，食之。(《本草纲目》)

(94) 虚寒疟疾。羊肉作臛饼，饱食之，更饮酒暖，卧取汗。燕国公常见有验。(《集验方》)

(95) 虚疟寒热。人参二钱二分、雄黄五钱，为末，端午日用粽尖捣丸梧子大。发日侵晨，井华水吞下七丸，发前再服。忌诸般热物，立效。一方加神曲等分。(《丹溪纂要》)

(96) 虚疟自汗不止。用草果一枚，面裹煨熟，连面研，入平胃散二钱，水煎服。(《经效济世方》)

(97) 牝疟多寒。云母（烧二日夜）、龙骨、蜀漆（烧去腥），等分为散。未发前，浆水服半钱。(仲景《金匮方》)

(98) 牝疟独寒不热者。蜀漆散：用蜀漆、云母（煅三日夜）、龙骨各二钱，为末。每服半钱，临发日旦一服，发前一服，酢浆水调下。温疟又加蜀漆一钱。(张仲景《金匮要略》)

(99) 牡疟独热不冷者。蜀漆一钱半，甘草一钱，麻黄二钱，牡蛎粉二钱，水二盅，先煎麻黄、蜀漆，去沫，入药再煎至一盅。未发前温服，得吐则止。(王焘《外台秘要方》)

(100) 热疟不止。翘摇杵汁服之。(《广利方》)

按，翘摇，即野蚕豆。

(101) 热疟不寒。穿山甲一两、干枣十个，同烧存性，为末。每服二钱，发日，五更井华水服。(《杨氏家藏》)

(102) 温疟不止。黄丹（炒）半两，青蒿（童尿浸）二两，为末。每服二钱，寒多酒服，热多茶服。(《仁存堂》)

(103) 温疟不止。当归一两，水煎饮，日一服。(《圣济总录》)

(104) 温疟热多。恒山一钱，小麦三钱，淡竹叶二钱，水煎，五更服，甚良。(《药性论》)

(105) 温疟痰甚，但热不寒。用青蒿二两（童子小便浸焙），黄丹半两，为末。每二钱，白汤

调下。(《仁存方》)

(106) 太阴肺疟，痰聚胸中，病至令人心寒，寒甚乃热，热间善惊如有所见。恒山三钱，甘草半钱，秫米三十五粒，水二盅，煎一盅，发日早分三次服。(《备急千金要方》)

(107) 肺疟寒热。痰聚胸中，病至令人心寒，寒甚乃热，善惊如有所见。恒山三钱，甘草半钱，秫米三十五粒，水煎。未发时，分作三次服。(《备急千金要方》)

按，秫为肺之谷，本方用为引经药。

(108) 少阴肾疟，凄凄然寒，手足寒，腰脊痛，大便难，目眎眎然。恒山二钱半，豉半两，乌梅一钱，竹叶一钱半，葱白三根，水一升半，煎一升，发前分三服。(《备急千金要方》)

(109) 少阴疟疾，呕吐。绿矾一钱，干姜（炮）、半夏（姜制）各半两，为末。每服半钱，发日早以醋汤下。(《圣济总录》)

(110) 厥阴肝疟，寒多热少，喘息如死状，或少腹满，小便如癃，不问久近，不吐不泄，如神。恒山一两，醋浸一夜，瓦器煮干。每用二钱，用水一盏，煎半盏，五更冷服。(赵真人《济急方》)

(111) 痁疟疲瘵。卢绛中病此，买甘蔗数挺食之，翌日疾愈。(《本草纲目》)

(112) 截疟。五月五日取花蜘蛛晒干，绛囊盛之。临期男左女右系臂上，勿令知之。(《普济方》)

(113) 截疟。采毛茛叶，挼贴寸口。一夜作泡如火燎。(《本草纲目》)

(114) 断截热疟。邵氏《青囊方》：用五月五日午时取蚯蚓粪，以面和丸梧子大，朱砂为衣。每服三丸，无根水下，忌生冷，即止，皆效。或加菖蒲末、独蒜头同丸。(《本草纲目》)

(115) 断截疟疾。紫蕺一握，捣烂，绢包，周身摩擦，得睡有汗即愈。临发前一时作之。(《救急易方》)

按，紫蕺，即鱼腥草也。

(116) 止截疟疾。小蒜不拘多少，研泥，入黄丹少许，丸如芡子大。每服一丸，面东新汲水下，至妙。(唐慎微)

(117) 止截疟疾。①葛洪方：用蜘蛛一枚，同饭捣丸，吞之。②《杨氏家藏》：用蜘蛛一枚，着芦管中，密塞，绾项上。勿令患人知之。③《海上》：用蜘蛛三五枚，绵包，系寸口上。④《宣明方》：用大蜘蛛三枚，信砒一钱，雄黑豆四十九粒，为末，滴水为丸豌豆大。先夜以一丸献于北斗下，次早纸裹插耳内，立见神圣。一丸可医二人。(《本草纲目》)

(118) 系臂截疟。旱莲草捶烂，男左女右，置寸口上，以古文钱压定，帛系住，良久起小疱，谓之天灸。其疟即止，甚效。(王执中《资生经》)

(119) 男女疟疾。马齿苋捣，扎手寸口，男左女右。(《本草纲目》)

(120) 截疟诸丸。①《千金方》恒山丸：治数年不瘥者，两剂瘥；一月以来者，一剂瘥。恒山三两，研末，鸡子白和丸梧子大，瓦器煮熟，杀腥气，则取晒干收之。每服二十丸，竹叶汤下，五更一服、天明一服、发前一服，或吐或否即止。②《肘后》丹砂丸：恒山（捣末）三两，真丹一两（研），白蜜和杵百下，丸梧子大。先发服三丸，少顷再服三丸，临时服三丸，酒下，无不断者。③曾世荣《活幼心书》黄丹丸：治大小久疟。恒山二两，黄丹半两，乌梅（连核，瓦焙）一两，为末，糯米粉糊丸梧子大。每服三五十丸，凉酒下。隔一夜一服，平旦一服。午后方食。④葛洪《肘后备急方》：用恒山三两，知母一两，甘草半两，捣末，蜜丸梧子大。先发时服十丸，次服七丸，后服五六丸，以瘥为度。⑤《和剂局方》瞻养丸：治一切疟。常山四两（烧存性），草果二两（烧存性），为末，薄糊丸梧子大。每卧时冷酒服五十丸，五更再服。忌鹅、羊热物。⑥又胜金丸：治一切疟，胸膈停痰，发不愈者。常山八两（酒浸蒸焙），槟榔二两，生研末，糊丸梧子大，如上法服。⑦《集简方》二圣丸：治诸疟，不拘远近大小。鸡骨恒山、鸡心槟榔各一两（生研），鲮鲤甲（煨焦）一两半，为末，糯粉糊丸绿豆大，黄丹为衣。每服三五十丸，如上法服。（《本草纲目》）

（121）狐胆丸：治邪疟发作无时。狐胆一个，朱砂、砒霜各半两，阿魏、麝香、黄丹、绿豆粉各一分，为末，五月五日午时，粽子尖和丸梧子大。空心及发前，冷醋汤服二丸。忌热物。（《太平圣惠方》）

（122）截疟诸汤。①《外台秘要方》：用常山三两，浆水三升，浸一宿，煎取一升，欲发前顿服，取吐。②《肘后备急方》：用常山一两，秫米一百粒，水六升，煮三升，分三服。先夜、未发、临发时服尽。③《养生主论》：王隐者驱疟汤云，予用此四十年，奇效不能尽述，切勿加减，万无一吐者。常山（酒煮晒干）、知母、贝母、草果各一钱半，水一盅半，煎半熟，五更热服。渣以酒浸，发前服。（《本草纲目》）

（123）截疟诸酒。①《肘后方》：用常山一两，酒一升，渍二三日，分作三服，平旦一服，少顷再服，临发又服。或加甘草，酒煮服之。②宋侠《经心录》醇醨汤：治间日疟。支太医云：乃桂广州方也，甚验。恒山一钱二分，大黄二钱半，炙甘草一钱二分。水一盏半，煎减半，曰醇，发日五更温服；再以水一盏，煎减半，曰醨，未发时温服。③虞抟《医学正传》：治久疟不止。常山一钱半，槟榔一钱，丁香五分，乌梅一个，酒一盏，浸一宿，五更饮之。一服便止，永不再发，如神。（《本草纲目》）

（124）愈疟酒，治诸疟疾，频频温饮之。四月八日，水一石，曲一斤为末，俱酘水中。待酢煎之，一石取七斗。待冷，人曲四斤，一宿，上生白沫起，炊秫一石冷酘，三日酒成。（贾思勰《齐民要术》）

（125）青蒿酒，治虚劳久疟。青蒿捣汁，煎过，如常酿酒饮。（《本草纲目》）

（126）厌疟疾。藏器曰：燕屎方寸匕，发日平旦和酒一升，令病人两手捧住吸气。慎勿入口，害人。（《本草纲目》）

（127）佩禳疟疾。五月五日收大蛤蟆晒干，纸封，绛囊贮之，男左女右系臂上，勿令知之。（《杨氏家藏方》）

（128）咒枣治疟。执枣一枚，咒曰：吾有枣一枚，一心归大道。优他或优降，或劈火烧之。念七遍，吹枣上，与病人食之，即愈。（《岣嵝神书》）

（129）疟疾渴甚。童便和蜜，煎沸，顿服。（《简便方》）

十二、黄疸，黄肿

（1）黄疸。豪猪肚干烧服之。（《本草纲目》）

（2）主治黄疸。驴头肉同姜齑煮汁，日服，治黄疸百药不治者。（《本草纲目》）

（3）主治黄病。酸浆草一名灯笼草，捣汁服，治黄病，多效。（《本草纲目》）

（4）主治黄病。酸浆实食之，除热，治黄病，尤宜小儿。（《本草纲目》）

（5）主治黄病。谷颖，谷芒也，炒黄为末，酒服。（《本草纲目》）

（6）黄疸疾。连花子研细二钱，水煎服，日二次，良。（汪颖）

（7）黄疸疾。漆草一把，捣汁和酒服，不过三五次，即愈。（《摘玄方》）

按，漆草，即蜀羊泉也。

（8）黄疸病。柞木皮烧末，水服方寸匕，日三。（《本草纲目》）

（9）黄疸初起。柳枝煮浓汁半升，顿服。（《外台秘要方》）

（10）目黄好睡。苍耳挼叶安舌下，出涎。（《本草纲目》）

（11）面目黄疸。鸡矢白、小豆、秫米各二分，为末，分作三服。水下，当有黄汗出也。（《肘后备急方》）

（12）遍身黄疸。茵陈蒿一把，同生姜一块，捣烂，于胸前、四肢日日擦之。（《本草纲目》）

（13）黄疸尿赤。乱发灰，水服一钱，日三次，秘方也。（《肘后备急方》）

（14）黄疸吐血。病后身面俱黄，吐血成盆，诸药不效。用螺十个，水漂去泥，捣烂，露一夜，五更取清服，二三次，血止即愈。一人病此，用之经验。（《小山怪证方》）

（15）黄疸心烦。垣衣酒渍服之。（《名医别录》）

按，垣衣者，墙上青苔也。

（16）黄疸喘满，小便自利，不可除热。半夏、生姜各半斤，水七升，煮一升五合，分再服。有人气结而死，心下暖，以此少许入口，遂活。（《张仲景方》）

（17）黄疸困笃。用半斤大雄鸡，背上破开，不去毛，带热血合患人胸前，冷则换之。日换数鸡，拔去积毒即愈。此鸡有毒，人不可食，犬亦不食也。（唐瑶《经验方》）

（18）诸黄疸。用桦木皮浓煮汁饮之，良。（《开宝本草》）

（19）诸黄，利小便。大麦苗杵汁，日日服。（《伤寒类要》）

（20）三十六黄。救急方：用鸡子一颗，连壳烧灰，研酢一合，温之顿服，鼻中虫出为效。身体极黄者，不过三枚，神效。（《外台秘要方》）

（21）五种黄病，黄疸、谷疸、酒疸、女疸、劳疸也。黄汗者，乃大汗出入水所致，身体微肿，汗出如黄柏汁。用生茅根一把，细切，以猪肉一斤，合作羹食。（《肘后备急方》）

（22）五种疸疾，黄疸、谷疸、酒疸、黑疸、女劳疸。黄汗如黄柏汁，用猪脂一斤，温热服，日三，当利，乃愈。（《肘后备急方》）

（23）五种黄疸。①崔元亮《海上方》云：凡黄有数种，伤酒发黄，误食鼠粪亦作黄。因劳发黄，多痰涕，目有赤脉，益憔悴，或面赤，恶心者是也。用秦艽一大两，剉作两帖。每帖用酒半升，浸绞取汁，空腹服，或利便止，就中饮酒，人易治。屡用得力。②《贞元广利方》：治黄病内外皆黄，小便赤，心烦口干者，以秦艽三两，牛乳一大升，煮取七合，分温再服。此方出于《许仁则》。又孙真人方加芒硝六钱。（《本草纲目》）

（24）五般急黄。山豆根末，水服二钱。若带蛊气，以酒下。（《肘后备急方》）

（25）急黄黄疸及内黄，腹结不通。用蔓荆子捣末，水和绞汁服。当得嚏，鼻中出黄水，及下利则愈。以子压油，每服一盏，更佳。（陈藏器《本草拾遗》）

（26）急黄病。苦瓠一枚，开孔，以水煮之，搅取汁，滴入鼻中，去黄水。（《本草纲目》）

（27）急黄欲死者。雄雀屎，汤化服之，立苏。（《本草纲目》）

按，欲死，立苏，该证类似肝昏迷。

（28）急黄喘息，心上坚硬，欲得水吃者。瓜蒂二小合，赤小豆一合，研末，暖浆水五合，服方寸匕。一炊久，当吐；不吐，再服。吹鼻取水，亦可。（《伤寒类要》）

（29）诸热烦闷，急黄，天行黄疸。伏鸡子根水磨服之，新者尤佳。（《本草纲目》）

（30）伤寒发黄。川大黄五两，剉炒微赤，为散。用腊雪水五升，煎如膏，每服半匙，冷水下。《圣惠方》气壮者，大黄一两，水二升渍一宿，平旦煎汁一升，入芒硝一两，缓服，须臾当利下。（《伤寒类要》）

（31）伤寒发黄。生乌麻油一盏，水半盏，鸡子白一枚，和搅服尽。（《外台秘要方》）

（32）伤寒发黄。此药服五日，病减三分之一；十日，病减三分之二；二十日，病悉去。方用山茵陈、山栀子各三分，秦艽、升麻各四钱，为散。每用三钱，水四合，煎二合，去滓。食后温服，以知为度。（《本草纲目》）

（33）伤寒黄病。发髲烧研，水服一寸匕，日三。（《伤寒类要》）

（34）伤寒黄疸表热者。麻黄醇酒汤：麻黄一把，去节绵裹，美酒五升，煮取半升。顿服，取小汗。春月用水煮。（《备急千金要方》）

（35）伤寒时气，黄疸烦热。以蜣螂转丸，汤淋绞汁服。（《本草纲目》）

（36）时行发黄。竹叶五升（切），小麦七升，石膏三两，水一斗半，煮取七升。细服，尽剂愈。（《肘后备急方》）

（37）时行发黄。醋酒浸鸡子一宿，吞其白数枚。（《肘后备急方》）

（38）时行黄疾，时行发黄。用金色脚黄雌鸡治如食法，煮熟食之，并饮汁令尽，不过再作。亦可少下盐、豉。（《肘后备急方》）

（39）时行黄病。葵叶煮汁服。（《本草纲目》）

（40）时疾发黄，狂闷烦热不识人者。大瓜蒌实黄者一枚，以新汲水九合浸淘取汁，入蜜半合、朴硝八分，合搅，令消尽。分再服，便瘥。（苏颂《图经本草》）

（41）热病发黄。瓜蒂为末，以大豆许吹鼻中，轻则半日，重则一日，流取黄水，乃愈。（《千

金翼方》)

(42) 热病烦满，目黄赤，小便黄，酒疸。苜蓿捣取汁，服一升，令人吐利，即愈。(《本草纲目》)

(43) 天下疫气结黄。千里及草煮汁服，取吐下。(陈藏器《本草》)

(44) 茵陈羹：除大热黄疸，伤寒头痛，风热瘴疟，利小便。以茵陈细切，煮羹食之。生食亦宜。(《食医心镜》)

(45) 火黄身热，午后却凉，身有赤点；如生黑点者，不可治。宜烙手足心、背心、百会、下廉。内服紫草汤：紫草、吴蓝各一两，木香、黄连各半两，粗捣筛，每服五钱匕，水煎服。(《三十六黄方》)

(46) 热黄疸疾。扁竹捣汁，顿服一升，多年者，日再服之。(《药性论》)

按，扁竹，即萹蓄也。

(47) 热黄便结。用芜菁子捣末，水和绞汁服，少顷当泻一切恶物，沙石、草发并出。(孟诜《食疗本草》)

(48) 黄疸内热。地丁末，酒服三钱。(《乾坤秘韫》)

(49) 热黄心痛。白蒿捣汁服，去热黄及心痛。(《本草纲目》)

(50) 心痛热黄。青蒿叶、茎、根、子，生捣汁服。(《本草纲目》)

(51) 湿热发黄。生姜时时周身擦之，其黄自退也。一方加茵陈蒿，尤妙。(《伤寒槌法》)

(52) 湿热黄疮(按，当作“病”字)，助脾祛湿。针砂丸：用针砂不拘多少，擂尽锈，淘洗白色，以米醋于铁铫内浸过一指，炒干，再炒三五次，候通红取出。用陈粳米半升，水浸一夜，捣粉作块，煮半熟杵烂，入针砂二两半，百草霜炒一两半，捣千下，丸梧子大。每服五十丸，用五加皮、牛膝根、木瓜浸酒下。初服若泄泻，其病源去也。(《乾坤生意》)

(53) 湿热黄病。黄牛粪日干为末，面糊丸梧子大。每食前白汤下七十丸。(《简便方》)

(54) 湿热黄疸。蟹烧存性研末，酒糊丸如梧桐子大。每服五十丸，白汤下，日服二次。(《集简方》)

(55) 湿热黄疸。灯草根四两，酒、水各半，入瓶内煮半日，露一夜，温服。(《集玄方》)

(56) 湿热黄疸。柴胡一两，甘草二钱半，作一剂，以水一碗，白茅根一握，煎至七分。任意时时服，一日尽。(孙尚《秘宝方》)

(57) 黄疸如金。薏苡根煎汤频服。(《本草纲目》)

(58) 黄疸如金。清明时，清晨勿令鸡、犬、妇人见，取东引桃根细如箸、若钗股者一握，切细，以水一大升，煎一小升，空腹顿服。后三五日，其黄离离如薄云散开，百日方平复也。黄散后，可时时饮清酒一杯，则眼中易散，否则散迟。忌食热面、猪、鱼等物。此是徐之才家秘方也。(《伤寒类要》)

(59) 黄疸如金，睛黄，小便赤。用生蔓菁子末，熟水服方寸匕，日三服。(《孙真人食忌》)

(60) 遍身如金。瓜蒂四十九枚，丁香四十九枚，坩锅内烧存性，为末。每用一字，吹鼻，取

出黄水。亦可揩牙追涎。(《经验方》)

(61)肾黄如金。萵苣子一合细研，水一盏，煎五分服。(《圣惠方》)

(62)痫黄如金，好眠吐涎。茵陈蒿、白鲜皮等分，水二盅，煎服，日二服。(《三十六黄方》)

(63)瘾黄疸疾，或黄汗染衣，涕唾皆黄。用好黄蒸二升，每夜以水二升，浸微暖，于铜器中，平旦绞汁半升饮之，极效。(《必效方》)

按，以米、麦粉和罨，待其熏蒸成黄，即成黄蒸。

(64)黄疸。丽春草(按，一名定参草)疗因时患伤热，变成瘾黄，遍身壮热，小便黄赤，眼如金色，面又青黑，心头气痛，绕心如刺，头旋欲倒，兼胁下有瘕气，及黄疸等，经用有验。其药春三月采花，阴干一升，捣散。每平明空服，取三方寸匕，和生麻油一盏，顿服，日一服，隔五日再进，以知为度。其根疗黄疸，捣汁一盏，空腹顿服，须炙，即利两三行，其疾立已。一剂不能痊愈，隔七日更一剂，永瘥。忌酒、面、猪、鱼、蒜、粉、酪等。(《本草纲目》)

(65)白黄色枯，舌缩，恍惚，若语乱者死。当归、白术各二两，水煎，入生苄汁、蜜和服。(《三十六黄方》)

(66)酒疸。用盐麸子根白皮，捣碎，米泔浸一宿，平旦空腹温服一二升。(《开宝本草》)

(67)男子酒疸。用茵陈蒿四根，栀子七个，大田螺一个，连壳捣烂，以百沸白酒一大盏，冲汁饮之。秘方也。(《本草纲目》)

(68)小儿黄疸，眼黄脾热。用青瓜蒌焙研，每服一钱，水半盏，煎七分，卧时服。五更泻下黄物，立可。名逐黄散。(《普济方》)酒黄疸疾，方同上。(《本草纲目》)

(69)酒疸诸疸。用田螺将水养数日，去泥，取出生捣烂，入好酒内，用布帛滤过，将汁饮之。日三服，日效。(《寿域》)

(70)黄疸酒疸。小螺蛳养，去泥土，日日煮食饮汁，有效。(《永类钤方》)

(71)酒疸目黄。小麦苗捣烂，绞汁，日饮之。(《本草纲目》)

(72)酒疸，黄色遍全身者。萱草根捣汁服。(《本草纲目》)

(73)酒疸尿黄，发黄，心懊痛，足胫满。芫花、椒目等分，烧末，水服半钱，日二服。(《肘后备急方》)

(74)酒疸黄疾。心下懊痛，足胫满，小便黄，饮酒发赤黑黄斑，由大醉当风，入水所致。黄芪二两，木兰一两，为末，酒服方寸匕，日三服。(《肘后备急方》)

(75)酒疸发斑，赤黑黄色，心下懊痛，足胫肿满，小便黄，由大醉当风，水入所致。用木兰皮一两，黄芪二两，为末，酒服方寸匕，日三服。(《肘后备急方》)

(76)酒黄水肿，黄肿积病。青矾半斤，醋一大盏，和匀，瓦盆内煅干为度。平胃散、乌药顺气散各半两，为末，醋煮糊丸梧子大。每酒或姜汤下二三十丸。不忌口，加锅灰。(赵原阳真人《济急方》)

(77)酒积面黄，腹胀不消。猪腰子一个，批开七刀，葛根粉一钱，掺上合定，每边炙三遍半。手扯作六块，空心吃之，米汤送下。(《普济方》)

按，七刀、六块，二者必有一误。

（78）酒积黄肿。五灵脂末一两，入麝香少许，饭丸小豆大。海米饮下一丸。（《普济方》）

（79）女劳、黑疸。张仲景曰：黄家，日晡发热，反恶寒，此为女劳得之。膀胱急，少腹满，身尽黄，额上黑，足下热，因作黑疸。腹胀如水，大便黑，时溏，非水也。腹满者难治。硝石、矾石（烧）等分，为末，以大麦粥汁和服方寸匕，日三。病随大、小便去，小便黄、大便黑，是其候也。（《金匮要略》）

（80）女劳黄疸，气短声沉。用女人月经和血衣烧灰。酒服方寸匕，一日再服，三日瘥。（孟诜《必效方》）

（81）女劳黄疸。因大热大劳交接后，入水所致，身目俱黄，发热恶寒，小腹满急，小便难，用膏发煎治之。用猪膏半斤，乱发鸡子大三枚，和煎，发消药成矣，分再服。（《张仲景方》）

（82）女劳黄疸。黄家，日晡发热而反恶寒，膀胱急，少腹满，身尽黄，额上黑，足下热，因作黑疸。其腹胀如水状，大便必黑，时溏，此女劳之病，非水也。自大劳大热，交接后入水所致。腹满者难治。用矾石（烧）、硝石（熬黄）等分，为散，以大麦粥汁和服方寸匕，日三服。病从大、小便去，小便正黄，大便正黑，是其候也。（张仲景《金匮要略》）

（83）女劳黄疸。日晡发热恶寒，小腹急，大便溏黑，额黑。滑石、石膏等分，研末，大麦汁服方寸匕，日三，小便大利愈。腹满者难治。（《备急千金要方》）

（84）房劳黄病。体重不眠，眼赤如朱，心下块起若瘕，十死一生。宜先烙上脘及心俞，次烙舌下，灸关元、下廉百壮。以妇人内衣烧灰，酒服二钱。（《三十六黄方》）

（85）黑黄急病。黑黄，面黑黄，身如土色，不妨食，脉沉，若青脉入口者死。宜烙口中黑脉、百会、玉泉、绝骨、章门、心俞。用生鬼臼捣汁一小盏服。干者为末，水服。（《三十六黄方》）

（86）黑疸危疾。瓜蒌根一斤，捣汁六合，顿服，随有黄水从小便出，如不出，再服。（杨起《简便方》）

（87）黄疸变黑，医所不能治。用土瓜根汁，平旦温服一小升，午刻黄水当从小便出，不出，再服。（《肘后备急方》）

（88）黄汗染衣，涕唾皆黄。用蔓菁子捣末，平旦以井华水服一匙，日再服。加至两匙，以知为度。每夜以帛浸小便，逐日看之，渐白则瘥。不过服五升已来也。（《外台秘要方》）

按，以帛浸小便逐日看之，是古代检查黄疸的方法之一。

（89）谷疸，劳疸。谷疸因食而得，劳疸因劳而得。用龙胆一两，苦参三两，为末，牛胆汁和丸梧子大。先食以麦饮服五丸，日三服，不知稍增。劳疸加龙胆一两、栀子仁三七枚，以猪胆和丸。（《删繁方》）

（90）谷疸食劳。食毕头旋，心怫郁不安而发黄，由失饥大食，胃气冲熏所致。苦参三两，龙胆一合，为末，牛胆丸梧子大，生大麦苗汁服五丸，日三服。（《肘后备急方》）

（91）食积黄疸。丝瓜连子烧存性，为末。每服二钱，因面得病面汤下，因酒得病温酒下，连进数服愈。（《卫生易简方》）

（92）食劳黄病，身目俱黄。青矾锅内安，炭煅赤，米醋拌为末，枣肉和丸梧子大。每服二三十丸，食后姜汤下。（《救急方》）

（93）食气黄肿，气喘胸满。用不蛀皂角（去皮、子，醋涂炙焦为末）一钱，巴豆七枚（去油、膜），以淡醋研好墨和，丸麻子大。每服三丸，食后陈橘皮汤下，日三服。隔一日增一丸，以愈为度。（《经验方》）

（94）脾劳黄疸。如圣丸：用草血竭、羊膻草、桔梗、苍术各一两，甘草五钱，为末。先以陈醋二碗入锅，下皂矾四两煎熬，良久下药末，再入白面不拘多少，和成一块，丸如小豆大。每服三五十丸，空服醋汤下，一日二服。数日面色复旧也。（《乾坤秘韫》）

（95）脾劳黄病。针砂四两（醋炒七次），干漆（烧存性）二钱，香附三钱，平胃散五钱，为末，蒸饼丸梧子大。任汤使下。（《摘玄方》）

（96）脾病黄肿。①青矾四两（煅成赤珠子），当归四两（酒浮浸七日，焙），百草霜三两，为末，以浸药酒，打糊丸梧子大。每服五丸至七丸，温水下。一月后黄去立效。此方祖传七世。②又方：绿矾四两，百草霜、五倍子各一两，木香二钱，为末，酒煎，飞面丸梧子大，每空心服酒下五丸。③又方：平胃散四两，青矾二两，为末，醋糊丸，米饮下。或加乌沉汤四两，酒糊丸亦可。（洁古《活法机要》）

（97）腹胀黄肿。用亚腰壶卢连子烧存性，每服一个，食前温酒下，不饮酒者，白汤下。十余日见效。（《简便方》）

（98）黄疸肿满。①苦壶卢瓤如大枣许，以童子小便二合，浸之一时，取两酸枣大，纳两鼻中，深吸气，待黄水出，良。②又方：用瓠瓤熬黄为末，每服半钱，日一服，十日愈。然有吐者，当详之。（《伤寒类要》）

（99）黄疸肿疾。藜芦灰中炮，为末，水服半钱匕，小吐，不过数服效。（《补阙肘后百一方》）

（100）黄肿水肿。推车丸：用明矾二两，青矾一两，白面半斤，同炒令赤，以醋煮米粉糊丸，枣汤下三十丸。（《济急方》）

（101）遍身黄肿。掘新鲜百条根，洗捣，罨脐上。以糯米饭半升，拌水酒半合，揉软盖在药上，以帛包住。待一二日后，口内作酒气，则水从小便中出，肿自消也。百条根，一名野天门冬，一名百奶，状如葱头，其苗叶柔细，一根下有百余个数。（杨氏《经验方》）

按，百条根，即百部也。

（102）里水黄肿。张仲景云：一身面目黄肿，其脉沉，小便不利，甘草麻黄汤主之。麻黄四两，水五升，煮去沫，入甘草二两，煮取三升，每服一升。重覆汗出，不汗再服。慎风寒。《千金》云：有患气虚，久不瘥，变成水病，从腰以上肿者，宜此发其汗。（《本草纲目》）

（103）血证黄肿。①绿矾四两，百草霜一升，炒面半升，为末，砂糖和丸梧子大，每服三四十丸，食后姜汤下。郑时举所传。②又方：小麦淘净一斤，皂矾半斤，同炒黄为末，黑枣肉半斤捣匀，米醋打糊丸梧子大。每姜汤下八九十丸，一日三服。（《简便方》）

（104）走精黄病。面目俱黄，多睡，舌紫，甚则舌面坼裂，及加黑色，若爪甲黑者死。用豉半

两，牛脂一两，煎过，绵裹烙舌，去黑皮一重。浓煎豉汤一盏，饮之。(《三十六黄方》)

十三、水肿，鼓胀，胸腹满

（1）十种水病，肿满喘促不得卧。①《太平圣惠方》：以蝼蛄五枚，焙干为末。食前白汤服一钱，小便利为效。杨氏加甘遂末一钱、商陆汁一匙，取下水为效。忌盐一百日。小便秘者，《圣惠》用蝼蛄下截焙研，水服半钱，立通。②《保命集》：用蝼蛄一个，葡萄心七个，同研，露一夜，日干研末，酒服。③《乾坤秘韫》：用端午日取蝼蛄阴干，分头、尾焙收。治上身用头末七个，治中用腹末七个，治下用尾末七个，食前酒服。(《本草纲目》)

（2）十种水病，浮肿喘满。用大冬瓜一枚，切盖去瓤，以赤小豆填满，盖合签定，以纸筋泥固济，日干，用糯糠两大箩，入瓜在内，煨至火尽，取出切片，同豆焙干为末，水糊丸梧子大。每服七十丸，煎冬瓜子汤下，日三服，小便利为度。(《杨氏家藏方》)

（3）十种水气。泽漆十斤，夏月取嫩茎叶，入酒一斗，研汁约二斗，于银锅内慢火熬如稀饧，入瓶内收。每日空心温酒调下一匙，以愈为度。(《太平圣惠方》)

（4）十种水气。用绿豆二合半，大附子一只（去皮脐，切作两片），水三碗，煮熟，空心卧时食豆。次日将附子两片作四片，再以绿豆二合半如前煮食。第三日别以绿豆、附子如前煮食。第四日如第二日法煮食。水从小便下，肿自消，未消再服。忌生冷、毒物、盐、酒六十日，无不效者。(朱氏《集验方》)

（5）十种水气垂死。鳢鱼一斤重者煮汁，和冬瓜、葱白作羹食。(《食医心镜》)

（6）十水肿喘。生大戟一钱，荞麦面二钱，水和作饼，炙熟为末。空心茶服，以大小便利为度。(《太平圣惠方》)

（7）一切肿疾。红花熟捣取汁服，不过三服便瘥。(《外台秘要方》)

按，红花是活血破瘀药。由本方可知，血瘀是水肿病的重要病机。

（8）男妇肿疾，不拘久近，暴风入腹。妇人新产上圊，风入脏内，腹中如马鞭，短气。楮皮枝叶一大束（切）煮汁酿酒，不断饮之。不过三四日退，可常服之。(《备急千金要方》)

（9）风入脏中。治新久肿，风入脏中，以大豆一斗，水五斗，煮取一斗二升，去滓。入美酒斗半，煎取九升。旦服三升取汗，神验。(《千金翼方》)

（10）虚后水肿。因饮水多，小便不利，用白茅根一大把，小豆三升，水三升，煮干，去茅食豆，水随小便下也。(《肘后备急方》)

（11）气虚水肿。昔滁州酒库攒司陈通患水肿垂死，诸医不治。一妪令以大蒜十个捣如泥，入蛤粉，丸梧子大。每食前，白汤下二十丸。服尽，小便下数桶而愈。(《普济方》)

（12）气虚浮肿。香附子一斤，童子小便浸三日，焙为末，糊丸。每米饮下四五十丸，日二。(《丹溪心法》)

（13）气肿湿肿。用海蛤、海带、海藻、海螵蛸、海昆布、凫茨、荔枝壳等分，流水煎服，日二次。(何氏)

（14）脾虚湿肿。大附子五枚，去皮四破，以赤小豆半升，藏附子于中，慢火煮熟，去豆焙研末，以薏苡仁粉打糊丸梧子大。每服十丸，萝卜汤下。（朱氏《集验方》）

（15）脾湿肿满，腹胀如鼓，喘不得卧。海金沙散：用海金沙三钱，白术四两，甘草半两，黑牵牛头末一两半，为末。每服一钱，煎倒流水调下，得利为妙。（李东垣《兰室秘藏》）

（16）肺气水气。续随子日服十粒。泻多，以酸浆水或薄醋粥吃，即止。（大明，《本草纲目》）

（17）肾热肢肿拘急。茱萸根一合半，桑白皮三合，酒二升，煮一升，日二服。（《普济方》）

（18）肾水流注，腿膝挛急，四肢肿痛。即上方（甘遂二钱半，生研为末。以豮猪肾一枚，分为七脔，入末在内，湿纸包煨，令熟食之）加木香四钱。每用二钱，煨熟，温酒嚼下。当利黄水，为验。（《御药院方》）

（19）水肿，脉沉，属少阴。其脉浮者为风，虚胀者为气，皆非水也，麻黄附子汤汗之。麻黄三两，水七升，煮去沫，入甘草二两，附子（炮）一枚，煮取二升半。每服八分，日三服，取汗。（张仲景《金匮要略》）

（20）湿气肿满，足胫微肿，小便不利，气急咳嗽。黑牵牛末一两，厚朴（制）半两，为末。每服二钱，姜汤下。或临时水丸，每枣汤下三十丸。（《普济方》）

（21）水湿肿胀。白术、泽泻各一两，为末或为丸。每服三钱，茯苓汤下。（《保命集》）

（22）热水肿疾。山栀子仁炒研，米饮服三钱。若上焦热者，连壳用。（《丹溪纂要》）

（23）酒肿虚肿。香附去皮，米醋煮干，焙研为末，米醋糊丸服。久之败水从小便出，神效。（《经验良方》）

（24）卒病水肿。用鲫鱼三尾，去肠留鳞，以商陆、赤小豆等分，填满扎定，水三升，煮糜去鱼，食豆饮之。二日一作，不过三次，小便利，愈。（《肘后备急方》）

（25）新久水肿。大豆一斗，清水一斗，煮取八升，去豆，入薄酒八升，再煎取八升服之。再三服，水当从小便中出。（《范汪方》）

（26）水肿。驴尿每服五合，良。画图成字者为燥水，用牝驴尿；不成字者为湿水，用騲驴尿。（《唐本草》《本草纲目》）

（27）水肿。①《范汪》：用大鲤鱼一头，醋三升，煮干食。一日一作。②《外台》：用大鲤一尾，赤小豆一升，水二斗，煮食饮汁，一顿服尽。当下利尽，即瘥。（《本草纲目》）

（28）水肿。葡萄嫩心十四个，蝼蛄七个（去头尾），同研，露七日，曝干为末。每服半钱，淡酒调下。暑月尤佳。（张洁古《保命集》）

（29）水肿。黄环根晒干，每服五钱，水煎服，小便利为效。（《儒门事亲》）

（30）水肿尿涩。马兰菜一虎口，黑豆、小麦各一撮，酒、水各一盅，煎一盅，食前温服以利小水，四五日愈。（杨起《简便方》）

（31）水肿尿涩。牵牛末，每服方寸匕，以小便利为度。（《备急千金要方》）

（32）水肿尿涩。①《梅师方》：用甜葶苈二两，炒为末，以大枣二十枚，水一大升，煎一小升，去枣入葶苈末，煎至可丸如梧子大。每饮服六十丸，渐加，以微利为度。②《崔氏方》：用葶苈三两，绢包饭上蒸熟，捣万杵，丸梧子大，不须蜜和。每服五丸，渐加至七丸，以微利为佳。不可多服，令人不堪。若气发，服之得利，气下即止。此方治水气无比。萧驸马水肿，服此得瘥。③《外科精义》：治男妇、大小头面手足肿。用苦葶苈炒研，枣肉和丸小豆大。每服十丸，煎麻子汤下，日三服。五七日小便多，则消肿也。忌咸、酸、生冷。(《本草纲目》)

(33) 水肿尿涩。茯苓皮、椒目等分，煎汤，日饮取效。(《普济方》)

(34) 水肿尿涩。①《心镜》：用乌犍牛尿半升，空腹饮。小便利，良。②《集验》：用黄犍牛尿，每饮三升，老幼减半。(《本草纲目》)

(35) 水肿尿涩。牛肉一斤熟蒸，以姜、醋空心食之。(《食医心镜》)

(36) 水肿溲涩。猪肝尖三块，绿豆四撮，陈仓米一合，同水煮粥食，毒从小便出也。(《本草纲目》)

(37) 水肿溲涩。黄牛尿一升，绞汁饮，溲利瘥，勿食盐。(《梅师方》)

(38) 水肿尿短。青羖羊肺一具，微炸切曝为末，莨菪子一升，以三年醋渍一日晬时出，熬令变色，捣烂，蜜丸梧子大。食后麦门冬饮服四丸，日三。小便大利，佳。(《千金要方》)

(39) 水肿尿短。桃皮三斤(去内外皮)，秫米一斗，女曲一升。以水二斗煮桃皮，取汁一斗，以一半渍曲，一半渍秫饭，如常酿成酒。每服一合，日三次，以体中有热为候。小便多是病去。忌生冷、一切毒物。(《圣济总录》)

(40) 水肿尿少。针砂(醋煮炒干)、猪苓、生地龙各三钱，为末，葱涎研和，傅脐中约一寸厚，缚之，待小便多为度，日二易之。入甘遂更妙。(《德生堂方》)

(41) 水肿，小便不利。以水萍捣汁服。(《本草纲目》)

(42) 水肿浮满。乌锡五两，皂荚一挺(炙)，酒二斗，煮六沸，频服，至小便出二三升，即消。(《外台》)

(43) 水肿胀满。赤尾鲤鱼(一斤)破开，不见水及盐，以生矾五钱研末，入腹内，火纸包裹，外以黄土泥包，放灶内煨熟取出，去纸、泥，送粥。食头者上消，食身、尾者下消，一日用尽。屡试经验。(杨拱《医方摘要》)

(44) 水肿胀满，小便涩者。用水牛蹄一具去毛，煮汁作羹，蹄切食之。或以水牛尾一条，细切，作腊腤食。或煮食亦佳。(《食医心镜》)

(45) 水肿胀满，水不下则满溢，水下则虚竭还胀，十无一活，宜用桑椹酒治之。桑心皮切，以水二斗，煮汁一斗，入桑椹再煮，取五升。以糯饭五升，酿酒饮。(《普济方》)

(46) 水肿发热，小便不通者，海蛤汤主之。海蛤、木通、猪苓、泽泻、滑石、黄葵子、桑白皮各一钱，灯心三分，水煎服，日二。(《太平圣惠方》)

(47) 水肿烦渴，小便少者。冬瓜白瓤，水煮汁，淡饮之。(《普济方》)

(48) 水肿上气，咳嗽腹胀。熏黄一两，款冬花二分，熟艾一分，以蜡纸铺艾，洒二末于上，苇管卷成筒，烧烟吸烟三十口则瘥。三日尽一剂，百日断盐、醋。(《外台秘要方》)

(49) 水肿腹大如鼓，或遍身浮肿。①用枣一斗，入锅内以水浸过，用大戟根苗盖之，瓦盆合定，煮熟，取枣无时食之，枣尽决愈。②又大戟散：用大戟、白牵牛、木香等分，为末。每服一钱，以猪腰子一对，批开掺末在内，湿纸煨熟，空心食之。左则塌左，右则塌右。（张洁古《活法机要》）

（50）通身水肿。姜石烧赤，纳黑牛尿中，热服，日饮一升。（《备急千金要方》）

（51）通身水肿。深师薷术丸：治暴水、风水、气水，通身皆肿，服至小便利为效。用香薷叶一斤，水一斗，熬极烂去滓，再熬成膏，加白术末七两，和丸梧子大。每服十丸，米饮下，日五夜一服。（《外台秘要方》）

（52）通身水肿。鹿葱根叶，晒干为末。每服二钱，入席下尘半钱，食前米饮服。（《太平圣惠方》）

按，鹿葱，即萱草。

（53）通身水肿。以黍茎扫帚煮汤浴之。（《本草纲目》）

（54）通身水肿。①苦瓠膜（炒）二两，苦葶苈五分，捣和丸小豆大。每服五丸，日三，水下止。②又，用苦瓠膜五分，大枣七枚，捣丸。一服三丸，如人行十里许，又服三丸，水出更服一丸，即止。（《备急千金要方》）

（55）通身水肿。楮枝叶煎汁如饧，空腹服一匕，日三服。（《太平圣惠方》）

（56）通身水肿。用蔓椒（即猪椒）枝叶煎汁，熬如饧状，每空心服一匙，日三服。（《备急千金要方》）

（57）通身肿满。苦葶苈（炒）四两，为末，枣肉和丸梧子大。每服十五丸，桑白皮汤下，日三服。此方人不甚信，试之自验。（《本草纲目》）

（58）通身肿满，小便不利。猪苓五两，为末。熟水服方寸匕，日三服。（《杨氏产乳》）

（59）通身浮肿。杜蒺藜日日煎汤洗之。（《太平圣惠方》）

（60）遍身浮肿。出了子萝卜、浮麦等分，汤浸饮之。（《圣济总录》）

（61）遍身肿满，阴亦肿者。用缩砂仁、土狗一个，等分，研，和老酒服之。（《仁斋直指方论》）

（62）浑身水肿，坐卧不得。取蒴藋根去皮，捣汁一合，和酒一合，暖服，当微吐利。（《梅师方》）

（63）浑身水肿，或单腹胀者。以青蛙一二枚（去皮，炙），食之，则自消也。（戴原礼《证治要诀》）

（64）水病洪钟。胡洽居士香薷煎：用干香薷五十斤剉，入釜中，以水淹过三寸，煮使气力都尽，去滓澄之，微火煎至可丸，丸如梧子大。一服五丸，日三服，日渐增之，以小便利则愈。（苏颂《图经本草》）

（65）水病肿满，不问年月浅深。大戟、当归、橘皮各一两，切，以水二升，煮取七合，顿服。利下水二三斗，勿怪。至重者，不过再服便瘥。禁毒食一年，永不复发。此方出张尚客。（李绛《兵部手集方》）

(66）肿满、小便不利者。以商陆赤根捣烂，入麝香三分，贴于脐心，以帛束之，得小便利即肿消。(《本草纲目》)

(67）卒然肿满。用猪肾批开，入甘遂末一钱，纸裹煨熟食。以小便利为效，否则再服。(《肘后备急方》)

(68）肿满洪大。防葵研末，温酒服一刀圭，至二三服，身瞤及小不仁为效。(《肘后备急方》)

(69）肿满气急不得卧。用郁李仁一大合捣末，和面作饼。吃入口即大便通，泄气便愈。(《杨氏产乳》)

(70）肿满腹大，四肢枯瘦，尿涩。用甜葶苈（炒）、荠菜根等分，为末，炼蜜丸弹子大。每服一丸，陈皮汤下。只二三丸，小便清；十余丸，腹如故。(《三因极一病证方论》)

(71）水病肚胀，四肢浮肿。用胡瓜一个破开，连子以醋煮一半、水煮一半至烂，空心俱食之，须臾下水也。(《千金髓》)

(72）水肿腹满。甘遂（炒）二钱二分，黑牵牛一两半，为末，水煎，时时呷之。(《普济方》)

(73）水肿腹大喘急。马兜铃煎汤，日服之。(《备急千金要方》)

(74）水肿喘急。用郁李仁三两（研），以水滤汁，煮薏苡仁饭，日二食之。(《独行方》)

(75）水肿喘急，小便涩及水蛊。大戟（炒）二两，干姜（炮）半两，为散。每服三钱，姜汤下。大小便利为度。(《圣济总录》)

(76）水肿喘急，大小便不通。十枣丸：用甘遂、大戟、芫花等分，为末，以枣肉和丸梧子大。每服四十丸，侵晨热汤下，利去黄水为度，否则次午再服。(《三因极一病证方论》)

(77）水病肿满喘急，大小便涩。大豆黄卷（醋炒）、大黄（炒）等分，为细末。葱、橘皮汤服二钱，平明以利为度。(《圣济总录》)

(78）小便不利有水气，瓜蒌瞿麦丸主之。瞿麦二钱半，瓜蒌根二两，大附子一个，茯苓、山芋各三两，为末，蜜和丸梧子大。一服三丸，日三，未知，益至七八丸。以小便利、腹中温为知也。(张仲景《金匮方》)

(79）水气浮肿，小便涩少。以牛皮（水牛者良）蒸熟，切入豉汁食之。(《食医心镜》)

(80）水气浮肿，气促，坐卧不得。用牵牛子二两，微炒捣末，以乌牛尿一升浸一宿，平旦入葱白一握，煎十余沸。空心分二服，水从小便中出。(《太平圣惠方》)

(81）水气浮肿。苏合香、白粉、水银等分，捣匀，蜜丸小豆大，每服二丸，白水下。当下水出。(《肘后备急方》)

(82）水气浮肿。用黄颡三尾，绿豆一合，大蒜三瓣，水煮烂。去鱼食豆，以汁调商陆末一钱服。其水化为清气而消。诗云：一头黄颡八须鱼，绿豆同煎一合余。白煮作羹成顿服，管教水肿自消除。(《集要》)

(83）水气浮肿，小便涩少。用大田螺、大蒜、车前子等分，捣膏摊贴脐上，水从便旋而下。象山县民病此，得是方而愈。(《仇远稗史》)

(84）水气浮肿。小豆一升，白雄鸡一只，治如食法，以水三斗煮熟食之，饮汁令尽。(《肘后

备急方》）

（85）水气浮肿，小便涩少。益母草捣汁服，主浮肿、下水。（苏恭，《本草纲目》）

（86）水气洪肿，小便不利。浮萍日干为末，每服方寸匕，白汤下，日二服。（《太平圣惠方》）

（87）水气虚肿，小便涩。乌桕皮二两，槟榔、木通各一两，为末。每服二钱，米饮下。（《太平圣惠方》）

（88）水气肿胀。①颂曰：用赤小豆五合，大蒜一颗，生姜五钱，商陆根一条，并碎破，同水煮烂，去药，空心食豆，旋旋啜汁令尽，肿立消也。②韦宙《独行方》：治水肿从脚起，入腹则杀人。赤小豆一斗，煮极烂，取汁五升，温渍足膝。若已入腹，但食小豆，勿杂食，亦愈。③《梅师》：治水肿，以东行花桑枝烧灰一升，淋汁，煮赤小豆一升，以代饭，良。（《本草纲目》）

（89）水气肿胀。联布一两，去壳研，压去油，重研，分作七服。每治一人用一服，丈夫生饼子酒下，妇人荆芥汤下，五更服之。当下利，至晓自止。后以厚朴汤补之，频吃益善。忌盐、醋一百日，乃不复作。联布，即续随子也。（《斗门方》）

（90）水气肿胀。①大戟一两，广木香半两，为末。五更酒服一钱半，取下碧水后，以粥补之。忌咸物。②《简便方》：用大戟烧存性，研末，每空心酒服一钱匕。（《本草纲目》）

（91）水气肿满。①《外台秘要方》：用白商陆根去皮，切如豆大，一大盏，以水三升，煮一升。更以粟米一大盏，同煮成粥。每日空心服之，取微利，不得杂食。②《千金髓》：用白商陆六两，取汁半合，和酒半升，看人与服。当利下水，取效。③《梅师方》：用白商陆一升，羊肉六两，水一斗，煮取六升，去滓，和葱、豉作臛食之。（《本草纲目》）

（92）水气肿满。汞粉一钱（乌鸡子去黄，盛粉，蒸饼包，蒸熟取出），苦葶苈（炒）一钱，同蒸饼杵丸绿豆大。每车前汤下三五丸，日三服，神效。（《医垒元戎》）

（93）水气肿满。大蒜、田螺、车前子等分，熬膏摊贴脐中，水从便旋而下，数日即愈。象山民人患水肿，一卜者传此，用之有效。（《仇远稗史》）

（94）水气肿满。人尿，煎令可丸。每服一小豆大，日三服。（《备急千金要方》）

（95）水气肿满。椒目炒，捣如膏，每酒服方寸匕。（《备急千金要方》）

（96）水气胀满。蓖麻子仁研，水解得三合。清旦一顿服尽，日中当下青黄水也。或云壮人止可服五粒。（《外台秘要方》）

（97）水气满急。乌梅、大枣各三枚，水四升，煮二升，纳蜜和匀，含咽之。（《圣济总录》）

（98）水气喘促，小便涩。用牸牛尿一斗，诃黎勒皮（末）半斤，先以铜器熬尿至三升，入末熬至可丸，丸梧子大。每服茶下三十丸，日三服，当下水及恶物为效。（《普济方》）

（99）身体卒肿。醋和蚯蚓屎傅之。（《千金要方》）

（100）身体暴肿。榆皮捣末，同米作粥食之，小便利即消。（《肘后备急方》）

（101）卒肿满，身面洪大。杏叶煮浓汁热渍，亦少少服之。（《肘后备急方》）

（102）身面水肿，坐卧不得。取东引花桑枝，烧灰淋汁，煮赤小豆。每饥即饱食之，不得吃汤饮。（《梅师方》）

（103）身面洪肿。甘遂二钱半，生研为末；以豮猪肾一枚，分为七脔，入末在内，湿纸包煨，令熟食之。日一服，至四五服，当觉腹鸣、小便利，是其效也。(《肘后备急方》)

（104）身面卒肿。生猪肝一具，细切，醋洗，入蒜、醋食之。勿用盐。(《肘后备急方》)

（105）身面卒肿洪满。用皂荚去皮炙黄，剉三升，酒一斗，渍透煮沸。每服一升，一日三服。(《肘后备急方》)

（106）身面卒肿洪大。用菟丝子一升，酒五升，渍二三宿。每饮一升，日三服。不消再造。(《肘后备急方》)

（107）身面肿满。鸡子黄白相合，涂肿处，干再上。(《肘后备急方》)

（108）身面浮肿。①《千金》：用乌豆一升，水五升，煮汁三升，入酒五升，更煮三升，分温二服。不瘥再合。②王璆《是斋百一选方》：用乌豆煮至皮干，为末。每服二钱，米饮下。建炎初，吴内翰女孙忽发肿凸，吴检《外台》得此方，服之立效。(《本草纲目》)

（109）身面浮肿。瓜蒂、丁香、赤小豆各七枚，为末。吹豆许入鼻，少时黄水流出。隔日一用，瘥乃止。(孟诜《食疗》)

（110）身面浮肿。商陆一升，水二斗，煮取一斗，去滓。羊肉一斤（切）入内煮熟，下葱、豉、五味调和如臛法，食之。(《肘后备急方》)

（111）身面浮肿，小便不利，喘急。用胡葱十茎，赤小豆三合，硝石一两，以水五升，煮葱、豆至熟，候水干，入硝石同擂成膏。每空心温酒服半匙。(《太平圣惠方》)

（112）浮肿胀满，不食，心闷。用猪脊肉一双，切作生，以蒜、薤食之。(《食医心镜》)

（113）浮肿胀满，不下食，心闷。猪肝一具洗切，着葱、豉、姜、椒炙食之。或单煮羹亦可。(《食医心镜》)

（114）浮肿，尿涩。肥狗肉五斤熟蒸，空腹食之。(《食医心镜》)

（115）大水肿满，头面洪大。①《外台》：用莹净好苦瓠白瓤，捻如豆粒，以面裹煮一沸，空心服七枚。至午当出水一斗。二日水自出不止，大瘦乃瘥。二年内忌咸物。②《圣惠》：用苦卢瓢一两，微炒为末，每日粥饮服一钱。(《本草纲目》)

（116）虚肥面肿，积年气上如水病，但脚不肿。用榖楮叶八两，以水一斗，煮取六升，去滓，纳米煮粥。常食勿绝。(《外台秘要方》)

（117）水病足肿。葱茎叶煮汤渍之，日三五次妙。(韦宙《独行方》)

（118）水肿自足起。削楠木、桐木煮汁渍足，并饮少许，日日为之。(《肘后方》)

（119）四肢肿满。白术三两，㕮咀，每服半两，水一盏半，大枣三枚，煎九分。温服，日三四服，不拘时候。(《本事方》)

（120）身体手足风肿。驴脂和盐涂。(《备急千金要方》)

（121）水肿支饮及癖饮。用十枣汤加大黄、甘草，五物各一两，大枣十枚同煮，如法服。一方，加芒硝一两。(胡洽《百病方》)

（122）水癖水肿。黄雌鸡一只，如常治净，和赤小豆一升同煮，候豆烂，即出食之。其汁饮，

日二夜一，每服四合。（孟诜，《本草纲目》）

（123）湿水，以指画肉上，随散不成文者。用白商陆、香附子（炒干，出火毒），以酒浸一夜，日干为末。每服二钱，米饮下。或以大蒜同商陆煮汁服亦可。（《本草纲目》）

（124）风水恶风，汗出身重，脉浮，防己黄芪汤主之。防己一两，黄芪一两二钱半，白术七钱半，炙甘草半两，剉散。每服五钱，生姜四片，枣一枚，水一盏半，煎八分，温服，良久再服。腹痛加芍药。（《仲景方》）

（125）风水肿浮，一身尽浮。楮皮散：用楮白皮、猪苓、木通各二钱，桑白皮三钱，陈橘皮一钱，生姜三片，水二盅煎服，日一剂。（《圣济总录》）

（126）风水浮肿。羌活、萝卜子同炒香，只取羌活为末。每服二钱，温酒调下，一日一服，二日二服，三日三服。（《本草纲目》）

（127）风水身肿欲裂。鼠粘子二两，炒研为末。每温水服二钱，日三服。（《太平圣惠方》）

（128）热毒风水虚胀者。取水獭一头，去皮，连五脏及骨、头尾等炙干为末。水服方寸匕，日二服，十日瘥。若冷气虚胀者服之，益虚肿甚也。只治热，不治冷，为其性寒耳。（孟诜，《本草纲目》）

（129）阳水浮肿。败荷叶烧存性，研末。每服二钱，米饮调下，日三服。（《证治要诀》）

（130）阳水肿胀。续随子（炒去油）二两，大黄一两，为末，酒水丸绿豆大。每白汤下五十丸，以去陈莝。（《摘玄方》）

（131）阳水暴肿，面赤烦渴，喘急，小便涩。其效如神。甜葶苈一两半，炒研末，汉防己末二两，以绿头鸭血及头合捣万杵，丸梧子大。甚者，空腹白汤下十丸，轻者五丸，日三四服，五日止，小便利为验。一加猪苓末二两。（《经验方》）

（132）鸭头丸：治阳水暴肿，面赤，烦躁喘急，小便涩，其效如神，此裴河东方也。用甜葶苈（炒）二两（熬膏），汉防己末二两，以绿头鸭血同头，全捣三千杵，丸梧子大。每木通汤下七十丸，日三服。一加猪苓一两。（《外台秘要方》）

（133）阴水肿满。①乌头一升，桑白皮五升，水五升，煮一升，去滓，铜器盛之，重汤煎至可丸，丸小豆大。每服三五丸，取小便利为佳。忌油腻、酒、面、鱼肉。②又方：大附子，童便浸三日夜，逐日换尿，以布擦去皮，捣如泥，酒糊和丸小豆大。每服三十丸，煎流气饮送下。（《普济方》）

（134）阴水，阳水。黑牵牛头末三两，大黄末三两，陈米饭锅糕一两，为末，糊丸梧子大。每服五十丸，姜汤下。欲利服百丸。（《医方捷径》）

（135）皮水跗肿，按之没指，不恶风，水气在皮肤中，四肢聂聂动者，防己茯苓汤主之。防己、黄芪、桂枝各三两，茯苓六两，甘草二两。每服一两，水一升，煎半升服，日三服。（《张仲景方》）

（136）正水胀急，大小便不利欲死。甘遂五钱（半生半炒），胭脂坏子十文，研匀，每以一钱，白面四两，水和作棋子大，水煮令浮，淡食之。大小便利后，用平胃散加熟附子，每以二钱煎

服。(《普济方》)

(137)正水肿病，大便利者。银朱半两，硫黄(煅)四两，为末，米糊丸梧子大。每米饮下三十丸。(《普济方》)

(138)石水肢瘦，其腹独大者，海蛤丸主之。海蛤(煅粉)、防己各七钱半，葶苈、赤茯苓、桑白皮各一两，陈橘皮、郁李仁各半两，为末，蜜丸如梧子大。每米饮下五十丸，日二次。(《圣济总录》)

(139)石水腹肿，四肢皆瘦削。用苦瓠膜(炒)一两，杏仁半两(炒去皮尖)，为末，糊丸小豆大。每饮下十丸，日三，水下止。(《圣济总录》)

(140)石水腹坚胀满。用白石英十两，捶豆大，瓷瓶盛好酒二斗浸之，以泥重封，将马粪及糠火烧之，常令小沸，从卯至午住火。次日暖一中盏饮之，日三度。酒尽可再烧一度。(《太平圣惠方》)

(141)膀胱石水，四肢瘦削，小腹胀满。构根白皮、桑根白皮各二升，白术四两，黑大豆五升，流水一斗，煮四升，入清酒二升，再煮至三升，日再夜一服之。(《集验方》)

(142)大腹水病。①《肘后》：用蝼蛄炙熟，日食十个。②《普济》半边散：治水病。用大戟、芫花、甘遂、大黄各三钱，为末。以土狗七枚(五月能飞者)，捣葱铺新瓦上焙之，待干去翅、足，每个剪作两半边，分左右记收。欲退左即以左边七片焙研，入前末二钱，以淡竹叶、天门冬煎汤，五更调服。候左退三日后，服右边如前法。(《本草纲目》)

(143)大腹水病，小便短少。①《百一方》：用青头雄鸭煮汁饮，厚盖取汗。②《心镜》：治十种水病垂死。用青头鸭一只，如常治切，和米并五味煮作粥食。③又方：用白鸭一只治净，以馈饭半升，同姜、椒入鸭腹中缝定，蒸熟食之。(《本草纲目》)

(144)大腹水肿。马鞭草、鼠尾草各十斤，水一石，煮取五斗，去滓，再煎令稠，以粉和丸大豆大。每服二三丸，加至四五丸，神效。(《肘后备急方》)

(145)大腹水肿。①《肘后方》：用苦葶苈二升，炒为末，割鹍雄鸡血及头合捣，丸梧子大。每小豆汤下十丸，日三服。②又方：葶苈二升，春酒五升，渍一夜。稍服一合，小便当利。③又方：葶苈一两，杏仁二十枚，并熬黄色，捣。分十服，小便去当瘥。(《本草纲目》)

(146)大腹水肿，小便不利。苍耳子灰、葶苈末等分。每服二钱，水下，日二服。(《备急千金要方》)

(147)水癊肿满。藏器曰：用海蛤、杏仁、汉防己、枣肉各二两，葶苈六两，研为末，丸梧子大。一服十丸，服至利下水为妙。(《本草纲目》)

(148)水癊病肿。葱根白皮煮汁，服一盏，当下水出。病已困者，取根捣烂，坐之取气，水自下。(《圣济总录》)

(149)水癊病。以紫藤作煎如糖服，下水，主水癊病。(藏器，《本草纲目》)

(150)水病囊肿。牡蛎(煅粉)二两，干姜(炮)一两，研末，冷水调糊傅上。须臾囊热如火，干则再上。小便利即愈。一方，用葱汁、白面同调。小儿不用干姜。(初虞世《古今录验》)

（151）膜外水气。甘遂末、大麦面各半两，水和作饼，烧熟食之，取利。（《圣济总录》）

（152）膜外水气。大麦面、甘遂末各半两，水和作饼，炙熟食，取利。（《圣济总录》）

（153）湿热水病。黄连末，蜜丸梧子大。每服二丸至四五丸，饮下，日三四服。（《范汪方》）

（154）诸水饮病。张子和云：病水之人，如长川泛溢，非杯杓可取，必以神禹决水之法治之，故名禹功散。用黑牵牛头末四两，茴香一两，炒为末。每服一二钱，以生姜自然汁调下，当转下气也。（《儒门事亲》）

（155）身肿攻心。用生猪肉以浆水洗，压干切脍，蒜、薤啖之，一日二次，下气去风，乃外国方也。（《张文仲方》）

（156）水病危急。冬瓜不拘多少，任意吃之，神效无比。（《兵部手集方》）

（157）水胀久不瘥，垂死者。猪獾肉作羹食之，下水大效。（苏恭）《太平圣惠方》用粳米、葱、豉作粥食。（《本草纲目》）

（158）嗃鼻消水，面浮甚者。用土狗一个，轻粉二分半，为末。每嗃少许入鼻内，黄水出尽为妙。（《杨氏家藏方》）

（159）桃皮酒：治水肿，利小便。桃皮煎汁，同秫米酿酒饮。（《本草纲目》）

（160）蛤馔：治水肿。用活蛙三个，每个口内安铜钱一个，上着胡黄连末少许。以雄猪肚一个，茶油洗净，包蛙扎定，煮一宿，取出，去皮、肠，食肉并猪肚，以酒送下。忌酸、咸、鱼、面、鸡、鹅、羊肉，宜食猪、鸭。（《寿域神方》）

（161）麻子粥：治风水腹大，腰脐重痛，不可转动。用冬麻子半斤，研碎，水滤取汁，入粳米二合，煮稀粥，下葱、椒、盐、豉。空心食。（《食医心镜》）

（162）大下水肿。冬灰煮豆食。（苏恭，《本草纲目》）

（163）水肿服药未全消者，以甘遂末涂腹，绕脐令满，内服甘草水，其肿便去。（刘河间《保命集》）

（164）肿疾喘满。大人、小儿、男女肿因积得，既取积而肿再作，小便不利。若再用利药性寒，而小便愈不通矣，医者到此多束手。盖中焦、下焦气不升降，为寒痞隔，故水凝而不通。惟服沉附汤，则小便自通，喘满自愈。用生附子一个（去皮脐，切片），生姜十片，入沉香一钱，磨水同煎，食前冷饮。附子虽三五十枚亦无害。小儿每服三钱，水煎服。（朱氏《集验方》）

（165）肿胀，忌盐，只以秋石拌饮食。待肿胀消，以盐入罐煅过，少少用之。（《摘玄方》）

（166）水鼓石水，腹胀身肿者。以肥鼠一枚，取肉煮粥。空心食之，两三顿即愈。（《食医心镜》）

（167）水蛊腹大。恶实（微炒）一两，为末，面糊丸梧子大，每米饮下十丸。（《张文仲方》）

（168）水蛊腹大，动摇水声，皮肤黑。用鬼扇根捣汁，服一杯，水即下。（《肘后备急方》）

按，鬼扇，即射干也。

（169）水蛊腹大，动摇有水声，皮肤黑色。用干青蛙二枚（以酥炒），干蝼蛄七枚（炒），苦壶卢半两（炒），上为末。每空心温酒服二钱，不过三服。（《太平圣惠方》）

（170）水蛊腹大，动摇有声，皮肤黑者。用赤小豆三升，白茅根一握，水煮食豆，以消为度。（《肘后备急方》）

（171）水蛊腹大有声，而皮色黑者。山豆根末，酒服二钱。（《太平圣惠方》）

（172）水蛊大腹，动摇水声，皮肤色黑。巴豆九十枚（去心、皮，熬黄），杏仁六十枚（去皮、尖，熬黄），捣丸小豆大。水下一丸，以利为度。勿饮酒。（张文仲，《备急方》）

（173）水蛊腹胀。老丝瓜去皮一枚剪碎，巴豆十四粒同炒，豆黄去豆，以瓜同陈仓米再炒熟，去瓜，研米为末，糊丸梧子大。每服百丸，白汤下。盖米收胃气，巴豆逐水，丝瓜像人脉络，借其气以引之也。此乃元时杭州名医宋会之之方。（鲜于枢《钩玄》）

（174）水蛊洪肿。苦瓠瓤一枚，水二升，煮至一升，煎至可丸，如小豆大，每米饮下十丸。待小便利，作小豆羹食。勿饮水。（《圣济总录》）

（175）水蛊胀满。白牵牛、黑牵牛各取头末二钱，大麦面四两，和作烧饼，卧时烙熟食之，以茶下。降气为验。（刘河间《宣明论方》）

（176）水蛊胀满。芫花、枳壳等分，以醋煮芫花至烂，乃下枳壳煮烂，捣丸梧子大。每服三十丸，白汤下。（《普济方》）

（177）水蛊喘胀。甘遂、大戟各一两，慢火炙研。每服一字，水半盏，煎三五沸服，不过十服。（《圣济总录》）

（178）水气蛊胀。楮实子丸，以洁净府。用楮实子一斗，水二斗熬成膏。茯苓三两，白丁香一两半，为末，以膏和丸梧子大。从少至多，服至小便清利、胀减为度。后服治中汤养之。忌甘苦峻补及发物之物。（张洁古《活法机要》）

（179）水气蛊病。生鲜猫眼睛草，晒干为末，枣肉丸弹子大。每服二丸，白汤化下，日二服。觉腹中暖、小便利为度。（《乾坤秘韫》）

按，猫眼睛草，即泽漆也。

（180）水鼓腹胀。黑大豆同桑柴灰汁煮食，下水鼓腹胀。（孟诜，《本草纲目》）

（181）水气鼓胀，大小便涩。羊桃根、桑白皮、木通、大戟（炒）各半斤，剉，水一斗，煮五升，熬如稀饧。每空心茶服一匙。二便利，食粥补之。（《太平圣惠方》）

（182）水肿鼓胀，小便不利。《千金翼》载太医山连治韦司叶水肿莨菪丸，用羚羊肺，盖取其引药入肺，以通小便之上源也。其方用羚羊肺一具，沸汤微炸过，曝干为末。莨菪子一升，用三年醋浸一伏时，蒸熟捣烂和丸梧子大。每用四丸，麦门冬汤食后服，候口中干、妄语为验。数日小便大利，即瘥。无羚羊，以青羊肺代之亦可。（《本草纲目》）

（183）水病，热风，鼓胀。豪猪肚及屎同烧存性，空心温酒服二钱匕。用一具即消。（孟诜，《本草纲目》）

按，孟诜曰，此猪多食苦参，故能治热风水胀而不止冷胀也。

（184）气水鼓胀。狗肉一斤切，和米煮粥，空腹食之。（《食医心镜》）

（185）气胀，气蛊。莱菔子研，以水滤汁，浸缩砂一两一夜，炒干又浸又炒，凡七次，为末。

每米饮服一钱，如神。（朱氏《集验方》）

（186）虾蟆蛊病，及蝌蚪蛊，心腹胀满，口干思水，不能食，闷乱大喘。用车辖脂半斤，渐渐服之，其蛊即出。（《太平圣惠方》）

（187）十种蛊气。苦丁香（瓜蒂）为末，枣肉和丸梧子大。每服三十丸，枣汤下，甚效。（《瑞竹堂方》）

（188）鼓胀烦渴，身干黑瘦。马鞭草细剉，曝干，勿见火，以酒或水同煮，至味出，去滓温服。以六月中旬雷鸣时采者有效。（《卫生易简方》）

（189）中满鼓胀。用三五年陈壶卢瓢一个，以糯米一斗作酒，待熟，以瓢于炭火上炙热，入酒浸之，如此三五次，将瓢烧存性，研末。每服三钱，酒下，神效。（余居士《选奇方》）

（190）腹大如鼓，体寒者。以鸬鹚烧存性，为末。米饮服之，立愈。

（191）鸡矢醴。①《普济方》云：治鼓胀，旦食不能暮食。由脾虚不能制水，水反胜土，水谷不运，气不宣流，故令中满，其脉沉实而滑。宜鸡矢醴主之。何大英云：诸腹胀大，皆属于热。精气不得渗入膀胱，别走于腑，溢于皮里膜外，故成胀满，小便短涩。鸡矢性寒，利小便，诚万金不传之宝也。用腊月干鸡矢白半斤，袋盛，以酒醅一斗，渍七日，温服三杯，日三。或为末，服二钱亦可。②《宣明》：用鸡矢、桃仁、大黄各一钱，为末，每服一钱，水一盏，生姜三片，煎汤调下，食后、临卧服。③《正传》：用鸡矢炒研，沸汤淋汁，调木香、槟榔末二钱服。④一方：用鸡矢、川芎等分为末，酒糊丸服。（《本草纲目》）

（192）牵牛酒：治一切肚腹、四肢肿胀，不拘鼓胀、气胀、湿胀、水胀等。有峨眉一僧，用此治人得效，其人牵牛来谢，故名。用干鸡矢一升炒黄，以好酒三碗，煮一碗，滤汁饮之。少顷，腹中气大转动，利下，即自脚下皮皱消也。未尽，隔日再作。仍以田螺二枚，滚酒瀹食，后用白粥调理。（《积善堂经验方》）

（193）肾脏虚冷，腹胁胀满。胡芦巴（炒）二两，熟附子、硫黄各七钱五分，为末，酒煮曲糊丸梧桐子大。每盐汤下三四十丸。（《圣济总录》）

（194）肾脏虚冷，气攻腹胁，胀满疼痛。用大木瓜三十枚，去皮、核，剜空，以甘菊花末、青盐末各一斤填满，置笼内蒸熟，捣成膏，入新艾茸二斤搜和，丸如梧子大。每米饮下三十丸，日二。（《圣济总录》）

（195）脾虚胀满。脾气不和，冷气客于中，壅遏不通，是为胀满。宽中丸：用白术二两，橘皮四两，为末，酒糊丸梧子大。每食前木香汤送下三十丸，效。（《指迷方》）

（196）脾虚腹胀黄肿。《张三丰仙传方》载伐木丸云：此方乃上清金蓬头祖师所传，治脾土衰弱，肝木气盛，木来克土，病心腹中满，或黄肿如土色，服此能助土益元。用苍术二斤（米泔水浸二宿，同黄酒面曲四两炒赤色），皂矾一斤（醋拌晒干，入瓶火煅），为末，醋糊丸梧子大。每服三四十丸，好酒、米汤任下，日二三服。时珍常以此方加平胃散，治一贱役中满腹胀，果有效验。（《本草纲目》）

（197）血气胀满。刘寄奴穗实为末，每服三钱，酒煎服。不可过多，令人吐利。此破血之仙药

也。（《卫生易简方》）

（198）痰气膈胀。砂仁捣碎，以萝卜汁浸透，焙干为末。每服一二钱，食远沸汤服。（《简便方》）

（199）天行病后胀满，两胁刺胀，脐下如水肿。以构树枝汁，随意服之。小便利即消。（《外台秘要方》）

（200）病后胁胀。天行病后，两胁胀满，熬盐熨之。（《外台秘要方》）

（201）胸胁气逆胀满。茯苓一两，人参半两。每服三钱，水煎服，日三。（《圣济总录》）

（202）胸满不痛。桔梗、枳壳等分，水二盅，煎一盅，温服。（《南阳活人书》）

（203）胸腹胀满，欲令瘦者。猪牙皂角相续量长一尺，微火煨，去皮、子，捣筛，蜜丸大如梧子。服时先吃羊肉两脔，汁三两口，后以肉汁吞药十丸，以快利为度。觉得力，更服，以利清水即止药。瘥后一月，不得食肉及诸油腻。（崔元亮《海上集验方》）

（204）心腹胀满。野鸡一只（不拘雌雄），茴香（炒）、马芹子（炒）、川椒（炒）、陈皮、生姜等分，用醋以一夜蒸饼和雉肉作馅料，外以面包皮作馄饨，煮熟食。仍早服嘉禾散，辰服此，午服导气枳壳丸。（朱氏《集验方》）

（205）心腹胀满短气。用草豆蔻一两，去皮为末，以木瓜生姜汤，调服半钱。（《备急千金要方》）

（206）心腹作胀。蔓菁子一大合拣净捣烂，水一升和研，滤汁一盏，顿服。少顷自利，或自吐，或得汗，即愈。（《外台秘要方》）

（207）心腹虚胀，手足厥逆，或饮苦寒之剂多，未食先呕，不思饮食。山药半生半炒，为末。米饮服二钱，一日二服，大有功效。忌铁器、生冷。（《普济方》）

（208）中满腹胀，旦食不能暮食。用不着盐水猪血，漉去水，晒干为末。酒服取泄，甚效。（李楼《奇方》）

（209）暴热腹胀。酸模即山羊蹄，生捣汁服，当下利。（藏器，《本草纲目》）

（210）老幼腹胀，血气凝滞，用此宽肠顺气，名四妙丸。商州枳壳（厚而绿背者，去穰）四两，分作四分：一两用苍术一两同炒，一两用萝卜子一两同炒，一两用干漆一两同炒，一两用茴香一两同炒黄。去四味，只取枳壳为末。以四味煎汁煮面糊和，丸梧子大。每食后，米饮下五十丸。（《王氏易简方》）

（211）治血腹胀。零陵香茎叶煎酒服。（大明，《本草纲目》）

（212）腹胀喘满。山豆根研末，汤服五分。（《本草纲目》）

（213）腹胀气满。黑盐，酒服六铢。（《后魏书》）

（214）腹胀，脉数。厚朴三物汤：用厚朴半斤，枳实五枚，以水一斗二升，煎汁五升，入大黄四两，再煎三升。温服一升，转动更服，不动勿服。（张仲景《金匮要略》）

（215）腹中胀满，不能服药。绵裹煨姜，内下部。冷即易之。（《梅师方》）

（216）腹中紧胀。白糖，以酒三升煮服之。不过再服。（《子母秘录》）

（217）久患气胀。乌牛尿一升，空心温服，气散止。（《广济方》）

（218）气胀懒食。青木香丸：用昆仑青木香、六路诃子皮各二十两，捣筛，糖和丸梧子大。每空腹酒下三十丸，热者牛乳下，冷者酒下。（《太平圣惠方》）

（219）食饱烦胀，但欲卧者。大麦面熬微香，每白汤服方寸匕，佳。（《肘后备急方》）

（220）腹大如箕。用蜈蚣三五条，酒炙研末。每服一钱，以鸡子二个，打开入末在内，搅匀纸糊。沸汤煮熟食之，日一服，连进三服瘳。（《活人心统》）

（221）小腹坚大如盘，胸满，食不能消化。用曲末，汤服方寸匕，日三。（《备急千金要方》）

（222）腹皮麻痹不仁者。多煮葱白食之，即自愈。（危氏《得效方》）

（223）腪横爪赤。煎羊脂摩之。（《外台秘要方》）

按，《备急千金要方·卷十五·脾虚实第二》又治腪横方："若赤黑发如爪大，煎羊脂摩之。又方：末赤小豆和鸡子白傅之。"其无"爪赤"之词，疑本条有误。所谓腪横，可能是腹胀大之互词。

十四、消渴

（1）消渴。《别录》：沤苎麻汁，止消渴。（《本草纲目》）

（2）消渴。以汤瓶内硷一两为末，粟米烧饭，丸梧子大。每人参汤下二十丸。（《本草纲目》）

（3）消渴。乌古瓦，取屋上年深者良，以水煮及渍汁饮。（《本草纲目》）

（4）消渴。以蘋（王老注[①]为：即四叶菜）曝干，瓜蒌等分为末，人乳和丸服。（藏器，《本草纲目》）

（5）消渴。生啖蒲黄根，止消渴。（汪颖，《本草纲目》）

（6）消渴。蒟蒻，一名鬼芋，捣碎，以灰汁煮成饼，五味调食。（《开宝本草》）

（7）消渴。牝驴骨煮汁服，治多年消渴，极效。（《本草纲目》）

（8）消渴。驴头肉煮汁，服二三升，治多年消渴，无不瘥者。（孟诜，《本草纲目》）

（9）消渴。燖猪汤滤净饮一碗，勿令病人知。（《本草纲目》）

（10）消渴。白鹅肉煮汁饮。（藏器，《本草纲目》）

（11）消渴。蚬肉浸汁服。（《日华子本草》）

（12）消渴饮水。牛鼻木二个（洗剉，男用牝牛，女用牡牛），人参、甘草各半两，大白梅十个，水四碗，煎三碗，热服甚妙。（《普济方》）

（13）消渴重者。众人溺坑中水，取一盏服之。勿令病人知，三度瘥。（《圣惠方》）

（14）消渴无度。干猪胞十个，剪破去蒂，烧存性为末。每温酒服一钱。（《圣济总录》）

（15）消渴无度。雄猪胆五个，定粉一两，同煎成，丸芡子大。每含化二丸咽下，日二。（《圣济总录》）

（16）消渴不止。兔头骨煮汁服。（《本草纲目》）

（17）消渴不止。瓜蒌根煎：用生瓜蒌根（切）十斤，以水三斗，煮至一斗，滤净，入炼净黄

① 王老注：此三字原脱文。编者据王玉川教授笔记体例加。

牛脂一合，慢火熬成膏，瓶收。每酒服一杯，日三。(《圣济总录》)

(18) 消渴不止。冬瓜一枚削皮，埋湿地中，一月取出。破开，取清水日饮之；或烧熟，绞汁饮之。(《圣济总录》)

(19) 消渴不止。菟丝子煎汁，任意饮之，以止为度。(《事林广记》)

(20) 消渴不止。菝谷（王老注①：即菝葜），㕮咀半两，水三盏，乌梅一个，煎一盏，温服。(《普济方》)

(21) 消渴不止，下元虚损。牛膝五两为末，生地黄汁五升浸之，日曝夜浸，汁尽为度，蜜丸梧子大。每空心温酒下三十丸。久服壮筋骨，驻颜色，黑发，津液自生。(《经验后方》)

(22) 消渴累年不愈。莎草根一两，白茯苓半两，为末。每陈粟米饮服三钱，日二。(《本草纲目》)

(23) 下虚消渴。心脾中热，下焦虚冷，小便多，渐羸瘦者。牛羊乳，渴即饮之，每饮三四合。(《广利方》)

(24) 下虚消渴。上盛下虚，心火炎烁，肾水枯涸，不能交济而成渴证。白茯苓一斤，黄连一斤，为末，熬天花粉作糊，丸梧子大。每温汤下五十丸。(《德生堂经验方》)

(25) 上盛下虚，水火偏盛，消中等证。黄柏一斤，分作四份，用醇酒、蜜汤、盐水、童尿浸洗，晒炒为末。以知母一斤，去毛切，捣熬膏和丸梧子大。每服七十丸，白汤下。(《活人心统》)

(26) 肾虚消渴，难治者，黑大豆（炒）、天花粉等分，为末，面糊丸梧子大。每黑豆汤下七十丸，日二。名救活丸。(《普济方》)

(27) 胃虚消渴。羊肚烂煮，空腹食之。(《古今录验》)

(28) 胃热消渴。以陈粟米炊饭，食之，良。(《食医心镜》)

(29) 积热消渴。白瓜去皮，每食后吃三二两，五七度良。(孟诜《食疗》)

(30) 虚热作渴。桃胶如弹丸大，含之佳。(《外台秘要方》)

(31) 乳石发渴。水浸鸡子，取清生服，甚良。(《普济方》)

(32) 乳石发渴。青粱米煮汁饮之。(《外台秘要方》)

(33) 乳石发渴。大麻仁三合，水三升，煮二升，时时呷之。(《外台秘要方》)

(34) 乳石发渴。寒水石一块含之，以瘥为度。(《圣济总录》)

(35) 老人消渴。鹿头一个，去毛煮烂，和五味。空心食，以汁咽之。(《鄙事》《本草纲目》)

(36) 老人烦渴。寒食大麦一升，水七升，煎五升，入赤饧二合，渴即饮之。(《奉亲书》)

(37) 止渴急方。大豆苗嫩者三五十茎，涂酥炙黄为末。每服二钱，人参汤下。(《圣济总录》)

(38) 烦渴不止。糯米泔任意饮之，即定。研汁亦可。(《外台秘要方》)

(39) 口中干燥，烦渴无津。雄猪胆五枚，酒煮皮烂，入定粉一两研匀，丸芡子大。每含化一丸咽汁。(《太平圣惠方》)

(40) 除烦止渴。生葡萄捣滤取汁，以瓦器熬稠，入蜜少许同收。点汤饮甚良。(《居家必用》)

---

① 王老注：此三字原脱文。编者据王玉川教授笔记体例加。

（41）三消渴病。梅花汤：用糯谷（炒出白花）、桑根白皮等分。每用一两，水二碗，煎汁饮之。（《三因极一病证方论》）

（42）三消渴疾。鲼涎（割翅下悬之，涎自流尽）和黄连末为丸。乌梅汤每服五七丸，日三服，效。（《本草纲目》）

（43）三消渴疾。猪脊汤：用猪脊骨一尺二寸，大枣四十九枚，新莲肉四十九粒，炙甘草二两，西木香一钱半，水五碗，同煎取汁一碗，渴则饮之。（《三因方》）

（44）消渴，四肢烦热，口干舌燥。《圣惠》水蛇丸：水蛇一条活者，剥皮炙黄为末，蜗牛五十个，水浸五日取涎，入天花粉末煎稠，入麝香一分，粟饭和丸绿豆大。每服十丸，姜汤下。（《本草纲目》）

（45）消渴烦躁。取七家井索，近瓶口结处，烧灰。新汲水服二钱，不过三五服效。（《太平圣惠方》）

（46）消渴烦乱。蚕蛹二两，以无灰酒一中盏，水一大盏，同煮取一中盏，澄清，去蚕蛹，温服。（《太平圣惠方》）

按，北京一位颇有名望的西医林葆洛先生云，蚕蛹炒熟，每服二十枚，日二三服，治糖尿病多人，均得良效。先生乃第五、第六届全国政协委员。

（47）消渴烦乱。冬瓜瓤干者一两，水煎饮。（《太平圣惠方》）

（48）消渴烦乱。黄瓜蒌一个，酒一盏，洗去皮子，取瓤煎成膏，入白矾末一两，丸梧子大。每米饮下十丸。（《太平圣惠方》）

（49）消渴烦乱。黄丹，新汲水服一钱，以荞麦粥压之。（《太平圣惠方》）

（50）消渴烦闷。乌梅肉二两，微炒为末。每服二钱，水二盏，煎一盏，去滓，入豉二百粒，煎至半盏，温服。（《简要济众方》）

（51）消渴烦闷。黑铅、水银等分，结如泥，常含豆许，吞津。（《太平圣惠方》）

（52）消渴心烦。用小麦做饭及粥食。（《食医心镜》）

（53）消渴风眩。牛胃，醋煮食之。（孟诜，《本草纲目》）

（54）消渴羸瘦，小便不禁。兔骨和大麦苗煮汁服，极效。（崔元亮《海上集验方》）

（55）消渴引饮。瓦窑突上黑煤，干似铁屎者，半斤，为末，入生姜四两，同捣，绢袋盛，水五升浸汁，每饮五合。（《圣济总录》）

（56）消渴引饮。无名异一两，黄连二两，为末，蒸饼丸绿豆大。每服百丸，以茄根、蚕茧煎汤送下。（《圣济总录》）

（57）消渴引饮。①《本事方》：浮石、舶上青黛等分，麝香少许，为末，温汤服一钱。②又方：白浮石、蛤粉、蝉壳等分，为末。鲫鱼胆汁七个，调服三钱，神效。（《本草纲目》）

（58）消渴引饮。①汤瓶内碱、葛根、水萍（焙）等分。每服五钱，水煎服。②又方：汤瓶内碱、菝葜根（炒）各一两，乌梅（连核）二两（焙），为散。每服二钱，水一盏，石器煎七分，温呷，日一服。（《圣济总录》）

（59）消渴引饮。①人参为末，鸡子清调服一钱，日三四服。②《集验》：用人参、瓜蒌根等分，生研为末，炼蜜丸梧子大。每服百丸，食前麦门冬汤下，日二服，以愈为度。名玉壶丸。忌酒、面、炙煿。③郑氏家传消渴方：人参一两，粉草二两，以雄猪胆汁浸炙，脑子半钱，为末，蜜丸芡子大。每嚼一丸，冷水下。④《圣济总录》：用人参一两，葛粉二两，为末。发时以焊猪汤一升，入药三钱，蜜二两，慢火熬至三合，状如黑饧，以瓶收之。每夜以一匙含咽，不过三服取效也。（《本草纲目》）

（60）消渴引饮。白芍药、甘草等分，为末。每用一钱，水煎服，日三服。鄂渚辛祐之患此九年，服药止而复作。苏朴授此方，服之七日顿愈。古人处方，殆不可晓，不可以平易而勿之也。（陈日华《经验方》）

（61）消渴引饮。虎杖（烧过）、海浮石、乌贼鱼骨、丹砂等分，为末。渴时以麦门冬汤服二钱，日三次。忌酒色、鱼、面、蚱酱、生冷。（《卫生家宝方》）

（62）消渴引饮。甘遂（麸炒）半两，黄连一两，为末，蒸饼丸绿豆大。每薄荷汤下二丸。忌甘草。（《杨氏家藏方》）

（63）消渴引饮。韭苗日用三五两，或炒或做羹，勿入盐，入酱无妨。吃至十斤即住，极效。过清明勿吃。有人病此，引饮无度，得此方而愈。（秦运副方）

（64）消渴引饮不止。①崔元亮《海上方》：用蜗牛十四枚（形圆而大者），以水三合，密器浸一宿。取水饮之，不过三剂愈。②《圣济总录》：用蜗牛（焙）半两，蛤粉、龙胆草、桑根白皮（炒）各二钱半，研末。每服一钱，楮叶汤下。（《本草纲目》）

（65）消渴引饮，日至一石者。菝葜根、鸡内金等分，为末。米饮服一钱，日三。（《经验方》）

（66）消渴饮水。神效丸：用密陀僧二两，研末，汤浸蒸饼丸梧子大。浓煎蚕茧、盐汤或茄根汤或酒下，一日五丸，日增五丸，至三十丸止，不可多服。五六服后，以见水恶心为度。恶心时，以干物压之，日后自定，甚奇。（《选奇方》）

（67）消渴饮水。用上元板桥麦门冬鲜肥者二大两；宣州黄连九节者二大两，去两头尖三五节，小刀调理去皮毛了，吹去尘，更以生布摩拭秤之，捣末。以肥大苦瓠汁浸麦门冬，经宿，然后去心，即于臼中捣烂，纳黄连末和捣，并手丸如梧子大。食后饮下五十丸，日再，但服两日，其渴必定。若重者，即初服一百五十丸，二日服一百二十丸，三日服一百丸，四日服八十丸，五日服五十丸。合药要天气晴明之夜，方浸药。须净处，禁妇人、鸡犬见之。如觉可时，每日只服二十五丸。服讫觉虚，即取白羊头一枚治净，以水三大斗煮烂，取汁一斗以来，细细饮之。勿食肉，勿入盐。不过三剂平复也。（崔元亮《海上集验方》）

（68）消渴引水。凌霄花一两，捣碎，水一盏半，煎一盏，分二服。（《圣济总录》）

（69）消渴引水。①《千金方》作粉法：取大瓜蒌根去皮寸切，水浸五日，逐日易水，取出捣研，滤过澄粉晒干。每服方寸匕，水化下，日三服。亦可入粥及乳酪中食之。②《肘后方》：用瓜蒌根薄切炙，取五两，水五升，煮四升，随意饮之。③《外台秘要方》：用生瓜蒌根三十斤，以水一石，煮取一斗半，去滓；以牛脂五合，煎至水尽。用暖酒，先食服如鸡子大，日三服，最妙。

④《太平圣惠方》：用瓜蒌根、黄连三两，为末，蜜丸梧子大。每服三十丸，日二。⑤又玉壶丸：用瓜蒌根、人参等分，为末，蜜丸梧子大。每服三十丸，麦门冬汤下。(《本草纲目》)

(70) 消渴引水。雹瓜去皮，每食后嚼二三两，五七度瘥。(《太平圣惠方》)

按，雹瓜，即土瓜，一名王瓜，俗名野甜瓜。

(71) 消渴引水。取稻穰中心烧灰，每以汤浸一合，澄清饮之。(危氏《得效方》)

(72) 消渴引水。糯米三合，水五升，蜜一合，研汁分服，或煮汁服。(《本草纲目》)

(73) 消渴饮水。薏苡仁煮粥饮，并煮粥食之。(《本草纲目》)

(74) 消渴引水。乌豆置牛胆中，阴干百日，吞尽即瘥。(《肘后备急方》)

(75) 消渴引水。绿豆煮汁，并做粥食。(《普济方》)

(76) 消渴引水。金豆丸：用白扁豆浸去皮，为末，以天花粉汁同蜜和，丸梧子大，金箔为衣。每服二三十丸，天花粉汁下，日二服。忌炙煿、酒色。次服滋肾药。(《仁存堂方》)

(77) 消渴引水。独胜散：用出了子萝卜三枚，洗净，切片，日干为末。每服二钱，煎猪肉汤澄清调下，日三服，渐增至三钱。生者捣汁亦可，或以汁煮粥食之。(《图经本草》)

按，出了子萝卜，俗名地骷髅。

(78) 消渴引水。干生姜末一两，以鲫鱼胆汁和，丸梧子大。每服七丸，米饮下。(《太平圣惠方》)

(79) 消渴引水。用香水梨或鹅梨或江南雪梨皆可，取汁，以蜜汤熬成，瓶收。无时，以热水或冷水调服，愈乃止。(《普济方》)

(80) 消渴饮水。牛鼻木二个（洗剉，男用牝牛，女用牡牛者），人参、甘草各半两，大白梅十个，水四碗，煎三碗，热服甚妙。(《普济方》)

(81) 消渴饮水。五倍子为末，水服方寸匕，日二服。(危氏《得效方》)

(82) 消渴引水。晚蚕砂焙干为末。每用冷水下二钱，不过数服。(《斗门方》)

(83) 消渴引水。用鲫鱼一枚，去肠、鱼鳞，以茶叶填满，纸包煨熟，食之。不过数枚即愈。(《吴氏心统》)

(84) 消渴引水。用浮石、蛤蚧、蝉蜕等分，为末。以鲫鱼胆七枚，调服三钱，神效。(《本事方》)

(85) 消渴饮水。用泥鳅鱼（十头，阴干，去头尾，烧灰）、干荷叶等分，为末。每服二钱，新汲水调下，日三。名沃焦散。(《普济方》)

(86) 消渴饮水。腊日或端午日，用黄泥固济牡蛎，煅赤研末。每服一钱，用活鲫鱼煎汤调下。只二三服愈。(《经验方》)

(87) 消渴饮水。竹笼散：用五灵脂、黑豆（去皮、脐）等分，为末。每服三钱，冬瓜皮汤下，无皮用叶亦可，日二服。不可更服热药，宜八味丸去附子，加五味子。若小渴者，二三服即止。(《保命集》)

(88) 消渴，引水不知足。用白花鸽一只，切作小片，以土苏煎，含咽。(《食医心镜》)

（89）消渴，引水无度。用燖雄鸡水，滤澄服之。不过二鸡之水，愈，神效。（杨氏《经验方》）

（90）生津丸：治消渴饮水无度。以黄颡鱼涎和青蛤粉、滑石末等分，丸梧子大。每粟米汤下三十丸。（《本草纲目》）

（91）消渴饮水，日夜饮水数斗者。①《心镜》：用雄猪肚一枚，煮取汁，入少豉，渴即饮之，肚亦可食。煮粥亦可。②仲景猪肚黄连丸：治消渴。用雄猪肚一枚，入黄连末五两，瓜蒌根、白粱米各四两，知母三两，麦门冬二两，缝定煮熟，捣丸如梧子大。每服三十丸，米饮下。（《本草纲目》）

（92）消渴饮水，日夜不止，小便数者。①《心镜》：用田螺五升，水一斗，浸一夜，渴即饮之。每日一换水及螺。或煮食饮汁亦妙。②《圣惠》：用糯米二升，煮稀粥一斗，冷定。入田中活螺三升在内，待螺食粥尽，吐沫出，乃收，任性饮之，立效。（《本草纲目》）

（93）消渴饮水，小便数。以黄雌鸡煮汁冷饮，并作羹食肉。（《食医心镜》）

（94）消渴饮水，小便数。用野鸡一只、五味煮取（三升已来）汁饮之。肉亦可食，甚效。（《食医心镜》）

（95）消渴饮水。因饮酒或食果实过度，虽能食而口渴饮水，数尿。以麝香当门子，酒和作十余丸，枳椇子煎汤送下。盖麝香败酒坏果，枳椇亦败酒也。（《济生方》）

（96）消渴不止，小便多。用干冬瓜子、麦门冬、黄连各二两，水煎饮之。冬瓜苗、叶俱治消渴，不拘新干。（《摘玄方》）

（97）渴而尿多，非淋也。用榆皮二斤去黑皮，以水一斗，煮取五升。一服三合，日三服。（《外台秘要方》）

（98）消渴，止小便利。菰根即茭白之根，捣汁饮之。（《名医别录》）

（99）消渴尿多。入地三尺桑根，剥取白皮，炙黄黑，剉，以水煮浓汁，随意饮之。亦可入少米，勿用盐。（《肘后备急方》）

（100）消渴尿多，竹沥恣饮，数日愈。（《肘后备急方》）

（101）消渴尿多。①《肘后备急方》：用黄连末，蜜丸梧子大。每服三十丸，白汤下。②《宝鉴》：用黄连半斤，酒一升浸，重汤内煮一伏时。取晒为末，水丸梧子大。每服五十丸，温水下。③崔氏：治消渴，小便滑数如油。黄连五两，瓜蒌根五两，为末，生地黄汁丸梧子大。每牛乳下五十丸，日二服。忌冷水、猪肉。④《总录》：用黄连末，入猪肚内蒸烂，捣，丸梧子大，饭饮下。（《本草纲目》）

（102）消渴尿多。蔷薇根一把，水煎，日服之。（《备急千金要方》）

（103）消渴尿多能食。黄柏一斤，水一升，煮三五沸，渴即饮之，恣饮，数日即止。（韦宙《独行方》）

（104）消中尿多，日夜尿七八升。冬葵根五斤，水五斗，煮三斗。每日平旦服二升。（《外台秘要方》）

（105）消中嗜食。多因外伤瘅热，内积忧思，啖食咸物及面，致脾胃干燥，饮食倍常，不生肌肉，大便反坚，小便无度。轻粉一钱为末，姜汁拌匀，长流水下，齿浮是效，后服猪肚丸补之。（危氏《得效方》）

（106）消中易饥。肉苁蓉、山茱萸、五味子为末，蜜丸梧子大。每盐酒下二十丸。（《医学指南》）

（107）多食易饥。绿豆、黄麦、糯米各一升，炒熟磨粉。每以白汤服一杯，三五日见效。（《本草纲目》）

（108）膈消饮水。鸡内金（洗，晒干）、瓜蒌根（炒）各五两，为末，糊丸梧桐子大。每服三十丸，温水下，日三。（《圣济总录》）

（109）肾消饮水，小便如膏油。用茴香（炒）、苦楝子（炒）等分为末。每食前酒服二钱。（《保命集》）

（110）肾消尿数。鹿角一具，炙，捣筛。温酒每服方寸匕，日二。（《外台秘要方》）

（111）消渴引饮，小便不利。葵根五两，水三大盏，煮汁。平旦服，日一服。（《太平圣惠方》）

（112）消渴饮水，日至数斗，小便赤涩。用秋麻子仁一升，水三升，煮三四沸。饮汁，不过五升瘥。（《肘后备急方》）

（113）消渴利水。羊肉一脚，瓠子六枚，姜汁半合，白面二两，同盐、葱炒食。（《饮膳正要》）

（114）消渴变水，服此令水从小便出。用紫苏子（炒）三两，萝卜子（炒）三两，为末。每服二钱，桑根白皮煎汤服，日三次。（《圣济总录》）

按，消渴病能发展为水肿病，说明这两种病证在病机上有共同之处。

（115）治渴补虚。男子、妇人诸虚不足，烦悸焦渴，面色萎黄，不能饮食，或先渴而后发疮疖，或先痈疽而后发渴，并宜常服此药，平补气血、安和脏腑，终生可免痈疽之疾。用绵黄芪（箭杆者去芦）六两（一半生焙，一半以盐水润湿，饭上蒸三次，焙剉），粉甘草一两（一半生用，一半炙黄为末）。每服二钱，白汤点服，早晨、日午各一服，亦可煎服。名黄芪六一汤。（《外科精要》）

按，本条说明消渴与痈疽在病机上亦有共同之处，故二者可以相互转变。

（116）补下治渴。麻子仁一升，水三升，煮四五沸去滓。冷服半升，日二。（《药性论》）

十五、腰痛，腰脊痛

（1）腰痛。橘核、杜仲各二两，炒，研末。每服二钱，盐酒下。（《简便方》）

（2）腰痛。炙热黄狗皮裹之，频用取瘥。（《本草纲目》）

（3）腰痛揩牙。香附子五两、生姜二两，取自然汁浸一宿，炒黄为末，入青盐二钱，擦牙数次，其痛即止。（《乾坤生意》）

（4）腰痛如刺。①《简便方》：用八角茴香炒研，每服二钱，食前盐汤下。外以糯米一二升，炒热袋盛，拴于痛处。②《活人心统》思仙散：用八角茴香、杜仲各炒研三钱，木香一钱，水一盅，酒半盅，煎服。（《本草纲目》）

（5）腰痛不止。丝瓜根烧存性，为末。每温酒服二钱，神效甚捷。（邓笔峰《杂兴方》）

（6）腰痛不止。天罗（布瓜）子仁炒焦，擂酒热服，以渣炒热傅之。（《熊氏补遗》）

（7）腰痛难转。煎茶五合，投醋二合，顿服。（《食医心镜》）

（8）卒得腰痛，不可俯仰。用鳖甲炙研末，酒服方寸匕，日二。（《肘后备急方》）

（9）卒然腰痛。大豆六升，水拌湿，炒热，布裹熨之，冷即易。乃张文仲所处方也。（《延年秘录》）

（10）久疹腰痛积年，有时发动。六月、七月取地肤子，干末。酒服方寸匕，日五六服。（《肘后备急方》）

（11）腰重作痛。槟榔为末，酒服一钱。（《斗门方》）

（12）腰重刺胀。八角茴香炒为末，食前酒服二钱。（《仁斋直指方论》）

（13）发瘕腰痛。《南史》云：宋明帝宫人腰痛牵心，发则气绝。徐文伯诊曰：发瘕也。以油灌之。吐物如发，引之长三尺，头已成蛇，能动摇，悬之滴尽，惟一发尔。（《本草纲目》）

（14）肘伤冷痛。猪肾一对，桂心二两，水八升，煮三升，分三服。（《肘后备急方》）

按，肘伤，他无所考，疑“肘”字乃“腰”字之误。

（15）肾虚腰痛。用猪腰子一枚切片，以椒、盐腌去腥水，入杜仲末三钱在内，荷叶包。煨食之，酒下。（《本草权度》）

按，本方疗效确实。不用荷叶亦可用湿纸，唯荷叶有活血化瘀之功，可能疗效更佳。

（16）肾虚腰痛。①《千金》：用羊肾去膜，阴干为末。酒服二方寸匕，日三。②《正要》：治卒腰痛。羊肾一对，咱夫兰一钱，玫瑰水一盏浸汁，入盐少许，涂抹肾上。徐徐炙熟，空腹食之。（《本草纲目》）

按，咱夫兰，即回回红花也。

（17）肾虚腰痛。①《心镜》：用羊脊骨一具，捶碎煮，和蒜、薤食，饮少酒妙。②《正要》：用羊脊骨一具（捶碎），肉苁蓉一两，草果三枚，荜茇二钱，水煮汁，下葱、酱，作面羹食。（《本草纲目》）

（18）肾虚腰痛，如锥刺不能动摇。鹿角屑三两，炒黄研末。空心温酒服方寸匕，日三。（《肘后备急方》）

（19）肾虚腰痛，不能反侧。鹿茸（炙）、菟丝子各一两，舶茴香半两，为末。以羊肾二对，法酒煮烂，捣泥和丸梧子大，阴干。每服三五十丸，温酒下，日三服。（《本事方》）

（20）肾虚腰痛。崔元亮《海上集验方》：用杜仲（去皮，炙黄）一大斤，分作十剂。每夜取一剂，以水一大升，浸至五更，煎三分减一，取汁，以羊肾三四枚切下，再煮三五沸，如作羹法，和以椒、盐，空腹顿服。《太平圣惠方》入薤白七茎。《箧中方》加五味子半斤。（《本草纲目》）

（21）肾虚腰痛。枸杞根、杜仲、萆薢各一斤，好酒三斗渍之，罂中密封，锅中煮一日。饮之任意。（《备急千金要方》）

（22）肾虚腰痛。茴香炒研，以猪腰子批开，掺末入内，湿纸裹，煨熟。空心食之，盐酒送下。（戴原礼《证治要诀》）

（23）肾虚腰痛。①《经验后方》：用破故纸一两，炒为末，温酒服三钱，神妙。或加木香一钱。②《和剂局方》：青娥丸，治肾气虚弱，风冷乘之，或血气相搏，腰痛如折，俯仰不利，或因劳役伤肾，或卑湿伤腰，或损坠堕伤，或风寒客搏，或气滞不散，皆令腰痛，或腰间如物重坠。用破故纸（酒浸炒）一斤，杜仲（去皮，姜汁浸炒）一斤，胡桃肉（去皮）二十个，为末，以蒜捣膏一两和，丸梧子大。每空心温酒服二十丸，妇人淡醋汤下。常服壮筋骨，活血脉，乌髭须，益颜色。（《本草纲目》）

（24）虚寒腰痛。用羊头、蹄一具，草果四枚，桂一两，生姜半斤，哈昔泥一豆许，胡椒煮食。（《饮膳正要》）

按，哈昔泥，即臭阿魏。

（25）虚寒腰痛。鹿茸（去毛，酥炙微黄）、附子（炮，去皮脐）各二两，盐花三分，为末，枣肉和丸梧子大。每服三十丸，空心温酒下。《夷坚志》云：时康祖大夫，病心胸一漏，数窍流汁，已二十年。又苦腰痛，行则伛偻，形神憔悴，医不能治。通判韩子温为检《圣惠方》，得此方令服，旬余，腰痛减。久服遂瘥，心漏亦瘥。精力倍常，步履轻捷。此方本治腰，而效乃如此。（《本草纲目》）

（26）腰痛虚寒。糯米二升，炒熟袋盛，拴靠痛处。纳以八角茴香研，酒服。（谈野翁《试验方》）

（27）冷气腰痛。玄胡索、当归、桂心三味等分，为末。温酒服三四钱，随量频进，以止为度。（《本草纲目》）

（28）寒湿腰痛。蒴藋叶，火燎，厚铺床上，趁热眠于上，冷复易之。冬月取根，舂碎，熬热用。（《本草纲目》）

（29）湿气腰痛。蛤蟆草（连根）七棵，葱白（连须）七棵，枣七枚，煮酒一瓶。常服，终身不发。（《简便方》）

（30）气滞腰痛。牵牛不拘多少，以新瓦烧赤，安于上，自然一半生一半熟，不得拨动。取末一两，入硫黄末二钱半，同研匀，分作三份，每份用白面三匙，水和擀开，切作棋子。五更初以水一盏煮熟，连汤温下，痛即已。未住，隔日再作。予常有此疾，每发一服，痛即止。（许学士《本事方》）

（31）气滞腰痛。青木香、乳香各二钱，酒浸，饭上蒸，均以酒调服。（《太平圣惠方》）

（32）损伤腰痛。冬瓜皮烧研，酒服一钱。（《生生编》）

（33）打坠腰痛，瘀血凝滞。破故纸（炒）、茴香（炒）、辣桂等分，为末，每热酒服二钱。破故纸主腰痛行血。（《仁斋直指方论》）

(34) 闪挫腰痛。橙子核炒研，酒服三钱即愈。(《摄生方》)

(35) 闪挫腰痛。西瓜青皮，阴干为末，盐酒调服三钱。(《摄生众妙方》)

(36) 闪挫腰痛。莳萝（按，即小茴香苗）作末，酒服二钱匕。(《永类钤方》)

(37) 闪挫腰痛。神曲煅过淬酒，温服有效。(《本草纲目》)

(38) 神曲酒：治闪朒腰痛。神曲烧赤，淬酒饮之。(《本草纲目》)

(39) 闪朒腰痛。用獍猪肾一枚，批片，盐、椒腌过，入甘遂末三钱，荷叶包，煨熟食，酒送下。(《儒门事亲》)

(40) 闪损腰痛。趁痛丸：用白萵苣子（炒）三两，白粟米（炒）一撮，乳香、没药、乌梅肉各半两，为末，炼蜜丸弹子大。每嚼一丸，热酒下。(《玉机微义》)

(41) 臂腰疼痛。生葛根嚼之咽汁，取效乃止。(《肘后备急方》)

(42) 反腰血痛。桂末和苦酒涂之。干再上。(《肘后备急方》)

(43) 腰脊引痛。蒺藜子捣末，蜜和丸胡豆大。酒服二丸，日三服。(《外台秘要方》)

(44) 腰脊胀痛。芥子末酒调，贴之立效。(《摘玄方》)

(45) 腰脊作痛。三月三日取桃花一斗一升，井华水三斗，曲六升，米六斗，炊熟，如常酿酒。每服一升，日三服，神良。(《备急千金要方》)

(46) 肾虚腰脊痛。地黄花为末，酒服方寸匕，日三。(《本草纲目》)

(47) 卒腰脊痛，不能转侧。鹿角五寸烧赤，投二升酒中，浸一宿饮。(《梅师方》)

(48) 风冷伤肾，腰背虚痛。杜仲一斤（切炒），酒二升，渍十日，日服三合。此陶隐居得效方也。《三因极一病证方论》：为末，每旦以温酒服二钱。(《本草纲目》)

(49) 腰胁卒痛。大豆炒二升，酒三升，煮二升，顿服。(《肘后备急方》)

(50) 腰胁引痛不可忍者。凤仙花研饼晒干为末，空心每酒服三钱，活血消积。(《本草纲目》)

(51) 脾痛腰痛。砒霜（成块者，为末）、黄蜡各半两，化蜡入砒，以柳条搅，焦则换，至七条，取起收之。每旋丸梧子大，冷水送下。(《本草纲目》)

(52) 背腿间痛，一点痛，不可忍者。芫花根末，米醋调傅之。如不住，以帛束之。妇人产后有此，尤宜。(《袖珍方》)

十六、赤白浊，遗精，阳痿，强中

(1) 赤白浊淋。好大黄为末，每服六分，以鸡子一个，破顶入药，搅匀蒸熟，空心食之，不过三服愈。(《简便方》)

(2) 赤白浊淫及梦泄精滑。真珠粉丸：黄柏（炒）、真蛤粉各一斤，为末，滴水丸桐子大。每服一百丸，空心温酒下。黄柏苦而降火，蛤粉咸而补肾也。又方：加知母（炒）、牡蛎粉（煅）、山药（炒）等分为末，糊丸梧子大。每服八十丸，盐汤下。(《洁古家珍》)

(3) 五淋白浊。螺蛳一碗，连壳炒热，入白酒三碗，煮至一碗。挑肉食之，以此酒下，数次即效。(《扶寿精方》)

（4）小便淋浊。由心肾气虚，神志不守，小便淋沥或梦遗白浊。赤、白茯苓等分，为末，新汲水飞去沫，控干。以地黄汁同捣，酒熬作膏，和丸弹子大。空心盐汤嚼下一丸。（《三因极一病证方论》）

（5）心虚尿滑及赤白二浊。益智子仁、白茯苓、白术等分，为末。每服三钱，白汤调下。（《本草纲目》）

（6）心虚赤浊。莲子六一汤：用石莲肉六两，炙甘草一两，为末。每服一钱，灯心汤下。（《仁斋直指方论》）

（7）小便赤浊，心肾不足，精少血燥，口干烦热，头晕怔忡。菟丝子、麦门冬等分，为末，蜜丸梧子大。盐汤每下七十丸。（《本草纲目》）

（8）小便赤浊。远志（甘草水煮）半斤，茯神、益智仁各二两，为末，酒糊丸梧子大。每空心枣汤下五十丸。（《普济方》）

（9）小便赤浊。益智仁、茯神各二两，远志（甘草水煮）半斤，为末，酒糊丸梧子大。空心姜汤下五十丸。（《本草纲目》）

（10）浊遗，带下。威喜丸：治丈夫元阳虚惫，精气不固，小便白浊，余沥常流，梦寐多惊，频频遗泄；妇人白淫、白带并治之。白茯苓（去皮）四两作匮，以猪苓四钱半，入内煮二十余沸，取出日干，择去猪苓，为末，化黄蜡搜和丸弹子大。每嚼一丸，空心津下，以小便清为度。忌米醋。李时珍曰：《抱朴子》言茯苓千万岁，其上生小木，状似莲花，名曰木威喜芝。夜视有光，烧之不焦，带之辟兵，服之长生。《和剂局方》威喜丸之名，盖取诸此。（《本草纲目》）

（11）虚劳遗浊。玉锁丹：治肾经虚损，心气不足，思虑太过，真阳不固，漩有余沥，小便白浊如膏，梦中频遗，骨节拘痛，面黧肌瘦，盗汗虚烦，食减乏力。此方性温不热，极有神效。用五倍子一斤，白茯苓四两，龙骨二两，为末，水糊丸梧子大。每服七十丸，食前用盐汤送下，日三服。（《太平惠民和剂局方》）

（12）分清丸，治浊病。用芡实粉、白茯苓粉，黄蜡化蜜和，丸梧桐子大。每服百丸，盐汤下。（《摘玄方》）

（13）肾虚白浊。肉苁蓉、鹿茸、山药、白茯苓等分，为末，米糊丸梧子大。每枣汤下三十丸。（《圣济总录》）

（14）肾虚白浊，及两胁并背脊穿痛。五味子一两，炒赤为末，醋糊丸梧子大。每醋汤下三十丸。（《经验良方》）

（15）脾虚白浊，过虑伤脾，脾不能摄精，遂成此疾。以羊胫骨灰一两，姜制厚朴末二两，面糊丸梧子大。米饮下百丸，日二服。一加茯苓一两半。（《济生方》）

（16）湿痰白浊。牡荆子炒为末，每酒服二钱。（《集简方》）

（17）气虚白浊。黄芪盐炒半两，茯苓一两，为末，每服一钱，白汤下。（《经验良方》）

（18）虚劳白浊。榆白皮二升，水二斗，煮取五升，分五服。（《备急千金要方》）

（19）虚劳白浊。羊骨为末，酒服方寸匕，日三。（《备急千金要方》）

（20）小便白浊。白糯丸：治人夜小便脚停白浊，老人、虚人多此证，令人卒死，大能耗人精液，主头昏重。用糯米五升（炒赤黑），白芷一两，为末，糯粉糊丸梧子大。每服五十丸，木馒头煎汤下。无此，用《局方》补肾汤下。若后生禀赋怯弱，房室太过，小便太多，水管蹇涩，小便如膏脂，入石菖蒲、牡蛎粉甚效。（《经验良方》）

（21）小便白淫。因心肾气不足，思想无穷所致。黄连、白茯苓等分，为末，酒糊丸梧子大。每服三十丸，煎补骨脂汤下，日三服。（《普济方》）

（22）小便白浊。糯稻草煎浓汁，露一夜，服之。（《摘玄妙方》）

（23）小便白浊。生白果仁十枚，擂水饮，日一服，取效止。（《本草纲目》）

（24）小便白浊。生萝卜剜空留盖，入吴茱萸填满，盖定签住，糯米饭上蒸熟，取去茱萸，以萝卜焙研末，糊丸梧子大。每服五十丸，盐汤下，日三服。（《普济方》）

（25）小便白浊。清明柳叶煎汤代茶，以愈为度。（《集简方》）

（26）小便白浊。构叶为末，蒸饼丸梧子大。每服三十丸，白汤下。（《经验良方》）

按，构叶，即楮叶。

（27）小便白浊，缘心肾不济，或由酒色，遂至已甚，谓之上淫。盖有虚热，而肾不足，故土邪干水。史载之言夏则土燥水浊，冬则土坚水清，即此理也。医者往往峻补，其疾反甚。惟服博金散，则水火既济，源洁而流清矣。用络石、人参、茯苓各二两，龙骨（煅）一两，为末。每服二钱，空心米饮下，日二服。（《仁存堂方》）

（28）男子白浊。陈冬瓜仁炒为末，每空心米饮服五钱。（《救急易方》）

（29）男子白浊。①椿根白皮、滑石等分，为末，粥丸梧子大。每空腹白汤下一百丸。②又方：椿根白皮一两半，干姜（炒黑）、白芍药（炒黑）、黄柏（炒黑）各二钱，为末，如上法丸服。（《丹溪方》）

（30）男子白浊。魏元君济生丹：用莜麦炒焦为末，鸡子白和丸梧子大。每服五十丸，盐汤下，日三服。（《本草纲目》）

（31）溲数白浊。熟附子为末，每服二钱，姜三片，水一盏，煎六分，温服。（《普济方》）

（32）尿浑白浊。心脾不调，肾气浑浊。用厚朴（姜汁炙）一两，白茯苓一钱，水、酒各一碗，煎一碗，温服。（《经验良方》）

（33）小便混浊如精状。木香、没药、当归等分，为末，以刺棘心自然汁和丸梧子大。每食前盐汤下三十丸。（《普济方》）

（34）尿白如注，小腹气痛。茶笼内箬叶烧存性，入麝香少许，米饮下。（《经验方》）

（35）小便如泔，乃肾虚也。王瓜散：用王瓜根一两，白石脂二两，菟丝子（酒浸）二两，桂心一两，牡蛎粉二两，为末。每服二钱，大麦粥饮下。（《卫生宝鉴》）

（36）白浊频数，漩面如油，澄下如膏，乃真元不足，下焦虚寒。萆薢分清饮：用萆薢、石菖蒲、益智仁、乌药等分，每服四钱，水一盏，入盐一捻，煎七分。食前温服，日一服，效乃止。（《本草纲目》）

按，本方治乳糜尿，屡效。

（37）白浊腹满，不拘男妇。用益智仁（盐水浸炒）、厚朴（姜汁炒）等分，姜三片，枣一枚，水煎服。（《永类钤方》）

（38）白浊遗精。①石莲肉、龙骨、益智仁等分，为末，每服二钱，空心米饮下。②《普济》：用莲肉、白茯苓等分，为末，白汤调服。（《本草纲目》）

（39）白浊遗精。洁古云：阳盛阴虚，故精泄也，真珠粉丸主之。用蛤粉（煅）一斤，黄柏（新瓦炒过）一斤，为细末，白水丸如梧子大。每服一百丸，空心用温酒下，日二次。蛤粉味咸而且能补肾阴，黄柏苦而降心火也。（《本草纲目》）

（40）白浊遗精。茯菟丸：治思虑过多，心肾虚损，真阳不固，渐有遗沥，小便白浊，梦寐频泄。菟丝子五两，白茯苓三两，石莲肉二两，为末，酒糊丸梧子大。每服三五十丸，空心盐汤下。（《太平惠民和剂局方》）

（41）白浊梦遗。半夏一两，洗十次，切破，以木猪苓二两，同炒黄，出火毒，去猪苓，入煅过牡蛎一两，以山药糊丸梧子大。每服三十丸，茯苓汤送下。肾气闭而一身精气无所管摄，妄行而遗者，宜用此方。盖半夏有利性，猪苓导水，使肾气通也，与下元虚惫者不同。（许学士《本事方》）

（42）虚劳溺精。用新韭子二升（十月霜后采之），好酒八合渍一宿。以晴明日，童子向南捣一万杵。平旦温酒服方寸匕，日再服之。（《外台秘要方》）

（43）虚劳尿精。白胶二两炙为末，酒二升和，温服。（《外台秘要方》）

按，白胶，鹿角胶也。

（44）小便遗精。莲子心一撮，为末，入辰砂一分。每服一钱，白汤下，日二。（《医林集要》）

（45）消肾溢精。胡桃丸：治消肾病，因房欲无节，及服丹石，或失志伤肾，遂致水弱火强，口舌干，精自溢出，或小便赤黄，大便燥实，或小便大利而不甚渴。用胡桃肉、白茯苓各四两，附子一枚（去皮，切片），姜汁、蛤粉同焙为末，蜜丸梧子大。每服三十丸，米饮下。（《普济方》）

（46）遗精。用韭子五合，白龙骨一两，为末。空心酒服方寸匕。（《梅师方》）

（47）梦遗，小便数。用韭子二两，桑螵蛸一两，微炒研末。每旦酒服二钱。（《备急千金要方》）

（48）精气不固。破故纸、青盐等分，同炒为末。每服二钱，米饮下。（《三因极一病证方论》）

（49）虚滑遗精。白茯苓二两，缩砂仁一两，为末，入盐二钱。精羊肉批片，掺药炙食，以酒送下。（《普济方》）

（50）玉锁丹：治精气虚滑。用龙骨、莲花蕊、鸡头实、乌梅肉等分，蒸山药研膏，丸小豆大。每日空心服二十丸，米饮汤下。（《御药院方》）

按，《纲目》原文有误，此依刘衡如校正。

（51）睡即泄精。白龙骨四分，韭子五合，为散。空心酒服方寸匕。（《梅师方》）

（52）梦中泄精。狗头鼻梁骨烧研，卧时酒服一钱。（《本草纲目》）

（53）梦中失精。苏子一升，熬杵研末。酒服方寸匕，日再服。（《外台秘要方》）

（54）梦寐遗精。乳香一块，拇指大，卧时细嚼，含至三更咽下，三五服即效。（《医林集要》）

（55）梦遗便溏。牡蛎粉，醋糊丸梧子大。每服三十丸，米饮下，日二服。（《丹溪方》）

（56）梦遗食减。白色苦参三两，白术五两，牡蛎粉四两，为末。用雄猪肚一具，洗净，砂罐煮烂，石臼捣和药，干则入汁，丸小豆大。每服四十丸，米汤下，日三服。久服身肥食进，而梦遗立止。（刘松石《保寿堂方》）

（57）阴虚梦泄。九肋鳖甲烧研，每用一字，以酒半盏、童尿半盏、葱白七寸同煎。去葱，日晡时服之，出臭汗为度。（《医垒元戎》）

（58）梦遗失精。薰草汤：用薰草、人参、白术、白芍药、生地黄各二两，茯神、桂心、甘草（炙）各二两，大枣十二枚，水八升，煮三升，分二服。（《外台秘要方》）

（59）梦泄遗尿。韭子二升，稻米三升，水一斗七升，煮粥取汁六升，分三服。（《备急千金要方》）

（60）男子失精。天雄三两（炮），白术八两，桂枝六两，龙骨三两，为散。每酒服半钱。（张仲景《金匮要略》）

（61）内热遗精。铁锈末，冷水服一钱，三服止。（《活人心统》）

（62）积热梦遗，心忪恍惚，膈中有热，宜清心丸主之。黄柏末一两，片脑一钱，炼蜜丸梧子大。每服十五丸，麦门冬汤下。此大智禅师方也。（许学士《普济本事方》）

（63）肾虚遗精。北五味子一斤洗净，水浸，挼取核，再以水洗核，取尽余味。通置砂锅中，布滤过，入好冬蜜二斤，炭火慢熬成膏，瓶收五日，出火性。每空心服一二茶匙，百滚汤下。（刘松石《保寿堂方》）

（64）肾虚遗精，盗汗，夜梦鬼交。用猪肾一枚，切开去膜，入附子末一钱，湿纸裹煨熟。空心食之，饮酒一杯。不过三五服，效。（《经验方》）

（65）肾虚失精。水胶三两，研末，以酒二碗化服，日三服。（《备急千金要方》）

（66）梦遗溺白。①藏器曰：韭子，每日空心生吞一二十粒，盐汤下。②《圣惠》：治虚劳伤肾，梦中泄精。用韭子二两，微炒为末。食前温酒服二钱匕。（《本草纲目》）

（67）劳心梦泄。龙骨、远志等分，为末，炼蜜丸如梧子大，朱砂为衣。每服三十丸，莲子汤下。（《活人心统》）

（68）心虚遗精。猪心一个，批片相连，以飞过朱砂末掺入，线缚。白水煮熟，食之。（唐瑶《经验方》）

（69）心虚梦泄，或白浊。白茯苓末二钱，米汤调下，日二服。苏东坡方也。（《仁斋直指方论》）

（70）四精丸：治思虑、色欲过多，损伤心气，小便数，遗精。用秋石、白茯苓、芡实、莲肉各二两，为末，蒸枣和，丸梧子大。每服三十丸，空心盐汤送下。（《永类钤方》）

（71）秋石四精丸：治思虑、色欲过度，损伤心气，遗精，小便数。秋石、白茯苓各四两，莲肉、芡实各二两，为末，蒸枣肉和，丸梧子大。每空心盐汤下三十丸。（《永类钤方》）

（72）惊悸遗精。木馒头（炒）、白牵牛等分，为末。每服二钱，用米饮调下。(《乾坤秘韫》)

（73）元气虚寒，精滑不禁，大腑溏泄，手足厥冷。阳起石（煅研）、钟乳粉各等分，酒煮附子末同面糊丸梧子大。每空心米饮服五十丸，以愈为度。(《济生方》)

（74）秘精益髓。太乙金锁丹：用五色龙骨五两，覆盆子五两，莲花蕊四两（未开者，阴干），鼓子花三两（五月五日采之），鸡头子仁一百颗，并为末。以金樱子二百枚，去毛，木臼捣烂，水七升，煎浓汁一升，去渣，和药，杵二千下，丸梧子大。每空心温盐酒下三十丸。服之至百日，永不泄；如要泄，以冷水调车前末半合服之。忌葵菜。(萨谦斋《瑞竹堂方》)

（75）固精强骨。金毛狗脊、远志肉、白茯神、当归身等分，为末，炼蜜丸梧子大。每酒服五十丸。(《集简方》)

（76）秋石交感丹：治白浊遗精。秋石一两，白茯苓五钱，菟丝子（炒）五钱，为末。用百沸汤一盏，井华水一盏，煮糊，丸梧子大。每服一百丸，盐汤下。(《郑氏家传方》)

（77）神注丹方：白茯苓四两，糯米酒煮，软竹刀切片，阴干为末，入朱砂末二钱，以乳香水打糊，丸梧子大，朱砂末二钱为衣。阳日二丸，阴日一丸。要秘精，新汲水下；要逆气过精，温酒下，并空心。(王好古《医垒元戎》)

（78）男女诸虚。孙氏《集效方》坎离丸：治男子、妇人诸虚百损，小便淋漓，遗精白浊等证。黄柏（去皮，切）二斤，熟糯米一升，童子小便浸之，九浸九晒，蒸过晒研为末，酒煮面糊丸梧子大。每服一百丸，温酒送下。(《本草纲目》)

（79）下部诸疾。龙液膏：用坚实白茯苓去皮焙研，取清溪流水浸去筋膜，复焙，入瓷罐内，以好蜜和匀，入铜釜内，重汤桑柴灰煮一日，取出收之。每空心白汤下二三匙，解烦郁燥渴，一切下部疾，皆可除。(《积善堂方》)

（80）漏精白浊。雪白盐一两（并筑紧固济，煅一日，出火毒），白茯苓、山药各一两，为末，枣肉和蜜丸梧子大。每枣汤下三十丸。盖甘以济咸，脾肾两得也。(《仁斋直指方论》)

（81）遗精白浊，心虚不宁。金锁玉关丸：用藕节、莲花须、莲子肉、芡实肉、山药、白茯苓、白茯神各二两，为末。用金樱子二斤捶碎，以水一斗，熬八分，去滓，再熬成膏，入少面和药，丸梧子大。每服七十丸，米饮下。(《本草纲目》)

（82）遗精白浊，下元虚惫者。用白果、莲肉、江米各五钱，胡椒一钱，为末。乌骨鸡一只，如常治净，装末入腹煮熟，空心食之，良。(《本草纲目》)

（83）遗精白浊。晚蚕蛾焙干，去翅、足，为末，饭丸绿豆大。每服四十丸，淡盐汤下。此丸常以火烘，否则易糜湿也。(《唐氏方》)

（84）遗精白浊，盗汗虚劳。桑螵蛸（炙）、白龙骨等分，为细末。每服二钱，空心用盐汤下。(《外台秘要方》)

（85）阳虚阴痿，精寒而清者。山獭阴茎，酒磨少许服之。(《本草纲目》)

（86）阳事痿弱。紫梢花、生龙骨各二钱，麝香少许，为末，蜜丸梧子大。每服二十丸，烧酒下。欲解，饮生姜甘草汤。(《集简方》)

（87）阳事不兴。栗当好者二斤，即列当，捣筛毕，以好酒一斗浸之经宿，随性日饮之。（昝殷《食医心镜》）

（88）阳事不起。泥鳅煮食之。（《集简方》）

（89）阳事不起。覆盆子酒浸，焙研为末。每旦酒服三钱。（《集简方》）

（90）阳事不起。新五味子一斤，为末，酒服方寸匕，日三服。忌猪、鱼、蒜、醋。尽一剂，即得力。百日以上，可御十女。四时勿绝，药功能知。（《备急千金要方》）

（91）阳事不起。磁石五斤（研），清酒渍二七日，每服三合，日三夜一。（《千金》）

（92）阳事不起。蛇床子、五味子、菟丝子等分，为末，蜜丸梧子大。每服三十丸，温酒下，日三服。（《备急千金要方》）

（93）大人阴痿。鲤鱼胆、雄鸡肝各一枚为末，雀卵和，丸小豆大。每吞一丸。（《备急千金要方》）

（94）丈夫阴痿。未连蚕蛾二升，去头、翅、足，炒为末，蜜丸梧子大。每夜服一丸，可御十室。以菖蒲酒止之。（《备急千金要方》）

（95）阴痿。雄雀屎和天雄、干姜丸服，能强阴。（孟诜）

（96）阴痿。笔头灰，酒服二钱，治男子交婚之夕茎痿。（《药性》）

（97）阴痿，阴汗。阳起石煅为末，每服二钱，盐酒下。（《普济方》）

（98）治男子阴痿不起，女子带下，便溺不利，除疝瘕。雀卵和天雄、菟丝子末为丸，空心酒下五丸。（孟诜）

（99）阴痿不起。用雄鸡肝三具，菟丝子一升，为末，雀卵和，丸小豆大。每服一百丸，酒下，日二。（《备急千金要方》）

（100）阴痿不兴。蜂窠烧研，新汲井水服二钱，可御十女。（《岣嵝神书》）

（101）阴寒痿弱。蜂房灰，夜傅阴上，即热起。（《备急千金要方》）

（102）益丈夫阴气。白马阴茎阴干，同肉苁蓉等分为末，蜜丸梧子大。每空心酒下四十丸，日再，百日见效。（孟诜）

（103）男子阳虚，甚有补益。鹿角霜、白茯苓等分为末，酒糊丸梧子大。每服三十丸，盐汤下。（《梁氏总要》）

（104）下焦虚冷，脚膝无力，阳事不行。用羊肾一枚煮熟，和米粉半大两，炼成乳粉，空腹食之，妙。（《食医心镜》）

（105）鹿茸酒，治阳事虚痿，小便频数，面色无光。用嫩鹿茸一两（去毛切片），山药（末）一两，绢袋裹，置酒瓶中。七日开瓶，日饮三盏，将茸焙作丸服。（《普济方》）

（106）暖精益阳。龙骨、远志等分，为末，炼蜜丸如梧子大。每冷水空心下三十丸。（《经验》）

（107）补肾兴阳。用虾米一斤，蛤蚧二枚，茴香、蜀椒各四两，并以青盐化酒炙炒，以木香粗末一两和匀，乘热收新瓶中密封。每服一匙，空心盐酒嚼下，甚妙。（《本草纲目》）

（108）益助阳气。诜曰：丹雄鸡冠血和天雄、太阳粉各四分，桂心二分，丸服之。（《本草纲目》）

（109）仙灵脾酒，益丈夫兴阳，理腰膝冷。用淫羊藿一斤，酒一斗，浸三日，逐时饮之。（《食医心镜》）

（110）房后困倦。人参七钱，陈皮一钱，水一盏半，煎八分，食前温服，日再服。千金不传。（赵永庵方）

（111）玉茎不痿，精滑无歇，时时如针刺，捏之则脆，此名肾漏。用破故纸、韭子各一两，为末。每用三钱，水二盏，煎六分服，日三次，愈则止。（夏子益《奇疾方》）

（112）玉茎强中，玉茎强硬不痿，精流不住，时时如针刺，捏之则脆碎，病名强中，乃肾满漏疾也。用韭子、破故纸各一两，为末。每服三钱，水一盏，煎服，日三即住。（夏子益《奇疾方》）

（113）强中消渴。①猪肾荠苨汤：治强中之病，茎长兴盛，不交精液自出，消渴之后，即发痈疽，皆由恣意色欲或饵金石所致。宜此以制肾中热也。用猪肾一具，荠苨、石膏各三两，人参、茯苓、磁石、知母、葛根、黄芩、瓜蒌根、甘草各二两，黑大豆一升，水一斗半，先煮猪肾、大豆取汁一斗，去滓下药，再煮三升，分三服。后人名为石子荠苨汤。②又荠苨丸：用荠苨、大豆、茯神、磁石、瓜蒌根、熟地黄、地骨皮、玄参、石斛、鹿茸各一两，人参、沉香各半两，为末。以猪肚治净煮烂，杵和，丸梧子大。每服七十丸，空心盐汤下。并《千金方》。

（114）飞丝缠阴，肿痛欲断。以威灵仙捣汁，浸洗。一人病此得效。（李楼《怪证方》）

十七、寒疝，疝气，肾、小肠、膀胱气痛，阴冷

（1）寒疝往来。吴茱萸一两，生姜半两，清酒一升，煎温分服。（《肘后备急方》）

（2）寒疝绞痛。用乌雄鸡一头，治如食法，生地黄七升，同剉，着甑中蒸之，以器盛取汁。清旦温服，至晚令尽，当下诸寒癖；讫，以白粥食之。久疝不过三服。（《肘后备急方》）

（3）寒疝，绞痛来去。用乌鸡一只，治如常法。生地黄七斤，剉细，甑中同蒸，下以铜器盛取汁，清旦服，至日晡令尽。其间当下诸寒癖；讫，做白粥食之。久疝者作三剂。（《肘后备急方》）

（4）寒疝，身痛腹痛，手足逆冷不仁，或身痛不能眠，用乌头桂枝汤主之。乌头一味，以蜜二斤，煎减半，入桂枝汤五合解之，得一升。初服二合，不知再服；又不知，加至五合；其知者，如醉状，得吐为中病也。（《金匮玉函经》）

（5）寒疝腹痛，小腹阴中相引痛，自汗出，欲死。以丹参一两为末，每服二钱，热酒调下。（《太平圣惠方》）

（6）寒疝，腹痛绕脐，手足厥冷，白汗出，脉弦而紧，用大乌头煎主之。大乌头五枚，去脐，水三升，煮取一升，去滓，纳蜜二升，煎令水气尽。强人服七合，弱人服五合。不瘥，明日更服。（张仲景《金匮玉函方》）

（7）寒疝，引胁肋心腹皆痛，诸药不效者。大乌头五枚，去角四破，以白蜜一斤，煎令透，取焙为末，别以熟蜜和丸梧子大。每服二十丸，冷盐汤下，永除。（《崔氏方》）

（8）寒疝滑泄，腹痛肠鸣，自汗厥逆。熟附子（去皮脐）、玄胡索（炒）各一两，生木香半两。每服四钱，水二盏，姜七片，煎七分，温服。（《济生方》）

（9）寒疝诸疾，寒疝不能食，及腹内一切诸疾。消食肥肌。马蔺子一升，每日取一把，以面拌煮吞之，服尽愈。（姚僧垣《集验方》）

按，马蔺子，即蠡实。

（10）冷气疝瘕。胡芦巴（酒浸晒干）、荞麦（炒，研面）各四两，小茴香一两，为末，酒糊丸梧子大。每服五十丸，空心盐汤或盐酒下。服至两月，大便出白脓，则根除。（方广《心法附余》）

（11）寒气心疝，三十年者。射罔、食茱萸等分，为末，蜜丸麻子大。每酒下二丸，日三服。刘国英所秘之方。（《范汪东阳方》）

（12）血疝初起。胡椒菜叶挼，按揉之。（《集简方》）

按，胡椒菜，即水堇。

（13）丈夫疝气。本脏气伤，膀胱连小肠等气。金铃子一百个（温汤浸过去皮），巴豆二百个（微打破），以面二升，同于铜铛内炒至金铃子赤为度。放冷取出，去核为末，巴、面不用。每服三钱，热酒或醋汤调服。一方入盐炒茴香半两。（《经验方》）

（14）茴香酒：治卒肾气痛，偏坠牵引，及心腹痛。茴香浸酒煮饮之。舶茴尤妙。（《本草纲目》）

（15）肾气冷痛。①《圣惠》定痛丸：治肾脏虚，冷气攻脐腹，疼痛不可忍，及两胁疼痛。用干蝎七钱半，焙为末，以酒及童便各三升，煎如稠膏，丸梧子大。每温酒下二十丸。②又蛜蝌散：用蛜蝌三十六枚，头足全者；掘一地坑，深、阔各五寸，用炭火五斤，烧赤，去火，淋醋一升，入内，待渗干，匀排蛜蝌于坑底，瓷碗盖一夜，取出。木香、萝卜子（炒）各一分，胡椒三十粒，槟榔、肉豆蔻各一个，为末。每服一钱，热酒下。（《本草纲目》）

按，蛜蝌，即全蝎也。

（16）肾气作痛。黑、白牵牛等分，炒为末。每服三钱，用猪腰子切，缝入茴香百粒，川椒五十粒，掺牵牛末入内扎定，纸包煨熟。空心食之，酒下。取出恶物，效。（杨仁斋《直指方》）

（17）本脏气痛。鸡心槟榔，以小便磨半个服。或用热酒调末一钱服之。（《斗门方》）

（18）小肠气坠。①《直指》：用八角茴香、小茴香各三钱，乳香少许，水服取汗。②孙氏《集效方》：治小肠疝气，痛不可忍。用大茴香、荔枝核（炒黑）各等分，研末。每服一钱，温酒调下。③《濒湖集简方》：用大茴香一两，花椒五钱，炒研，每酒服一钱。（《本草纲目》）

（19）小肠诸疝。①《苏沈良方》仓卒散：治寒疝腹痛，小肠气、膀胱气、脾肾诸痛，挛急难忍，汗出厥逆。大附子（炒去皮脐）一枚，山栀子（炒焦）四两。每用三钱，水一盏，酒半盏，煎七分，入盐一捻，温服。②《宣明方》：治阴疝，小腹肿痛，加蒺藜子等分；虚者，加桂皮等分，姜糊为丸，酒服五十丸。（《本草纲目》）

（20）小肠疝气。代赭石火煅醋淬，为末。每白汤服二钱。（《寿域神方》）

（21）小肠疝气。黑参㕮咀炒，为丸。每服一钱半，空心酒服，出汗即效。（孙天仁《集效方》）

（22）小肠气痛。胡芦巴炒，研末，每服二钱，茴香酒下。（《仁斋直指方论》）

（23）小肠气痛。大枣一枚去核，用斑蝥一枚去头、足、翅，入枣内，纸包煨熟，去蝥食枣，以桂心、荜澄茄汤下。（《仁斋直指方论》）

（24）小肠气痛。地胆（去翅、足、头，微炒）、朱砂各半两，滑石一两，为末。每苦杖酒，食前调服二钱，即愈。（《宣明论方》）

（25）小肠气痛，绕脐冲心。连蒂老丝瓜烧存性，研末。每服三钱，热酒调下。甚者不过二三服即消。（《本草纲目》）

（26）小肠脏气，非时痛不可忍。蓬莪茂研末，空心葱酒服一钱。（杨子健《护命方》）

（27）小肠气，卒肾气冲胁，如刀刺痛，喘息不得。茴香茎叶生捣汁一合，投热酒一合，和服。（孟诜）

（28）小肠疝气。木贼细剉，微炒为末，沸汤点服二钱，缓服取效。一方用热酒下。（寇宗奭《本草衍义》）

（29）小肠疝气。荞麦仁（炒去尖）、胡芦巴（酒浸晒干）各四两，小茴香（炒）一两，为末，酒糊丸梧子大。每空心盐酒下五十丸。两月大便出白脓，去根。（孙天仁《集效方》）

（30）小肠疝气。乌药一两，升麻八钱，水二盅，煎一盅，露一宿，空心热服。（孙天仁《集效方》）

（31）小肠疝气。用带毛雀儿一枚去肠，入金丝矾末五钱缝合，以桑柴火煨成炭，为末。空心无灰酒服。年深者，二服愈。（《瑞竹堂方》）

（32）小肠疝气。鸡子黄搅，温水服之，三服效。（《本草纲目》）

（33）小肠疝气。用紧小全蝎焙为末，每发时服一钱，入麝香半字，温酒调服，少顷再进，神效。（《本草纲目》）

（34）小肠疝气。每顿用鲫鱼十个，同茴香煮食，久食自愈。（《生生编》）

（35）小肠疝气。用牡荆子半升炒熟，入酒一盏，煎一沸，热服，甚效。（《本草纲目》）

（36）小肠疝气，茎缩囊肿者。①《直指方》：用浮石为末，每服二钱，木通、赤茯苓、麦冬煎汤调下。②丹溪方：用海石、香附等分，为末，每服二钱，姜汁调下。（《本草纲目》）

（37）小肠疝气及阴核肿痛。橘核（炒研）五钱，老酒煎服，或酒糊丸服，甚效。（《本草纲目》）

（38）小肠疝气。夺命丹：治远年近日，小肠疝气，偏坠掣痛，脐下撮痛，以致闷乱，及外肾肿硬，日渐滋长，及阴间湿痒成疮。用吴茱萸（去梗）一斤（分作四份：四两酒浸，四两醋浸，四两汤浸，四两童子小便浸一宿，同焙干），泽泻二两，为末，酒糊丸梧子大。每服五十丸，空心盐汤或酒吞下。（《如宜方》名星斗丸）（《太平惠民和剂局方》）

（39）去铃丸：用茴香二两，连皮生姜四两，同入坩器内腌一伏时，慢火炒之，入盐一两，为末，糊丸梧子大。每服三五十丸，空心盐酒下。此方本治脾胃虚弱病。茴香得盐则引入肾经，发出邪气，肾不受邪，病不自生也。亦治小肠疝气有效。(《本草纲目》)

(40) 膀胱疝痛。①《本事方》：用舶茴香、杏仁各一两，葱白（焙干）五钱，为末，每酒服二钱，嚼胡桃送下。②《集要》：治疝气膀胱、小肠痛。用茴香（盐炒）、晚蚕沙（盐炒）等分为末，炼蜜丸弹子大。每服一丸，温酒嚼下。(《本草纲目》)

(41) 膀胱气。用胡芦巴合桃仁（麸炒）等分为末。半为散，半以酒糊和丸梧子大。每服五七十丸，空心盐酒下；其散以热米汤下，与丸子相间，空心服。日各一二服。(《本草纲目》)

(42) 膀胱诸气。槟榔二枚，一生一熟，为末。酒煎服之，良。此太医秦鸣鹤方也。(《海药本草》)

(43) 膀胱气急，宜下气。用芜荑捣和食盐末等分，以绵裹如枣大，纳下部，或下恶汁，并下气佳。(《外台秘要方》)

(44) 膀胱气结。昆布臛：治膀胱结气，急宜下气。用高丽昆布一斤，白米泔浸一宿，洗去咸味。以水一斛，煮熟劈细，入葱白一握，寸断之，更煮极烂，乃下盐、醋、豉、糁、姜、橘、椒末调和食之。仍宜食粱米、粳米饭。极能下气。无所忌。海藻亦可依此法作之。(《广济方》)

按，昆布、海藻富含碘，故为治缺碘性甲状腺肿之要药。今用于治膀胱气，则不能以补碘为释也。

(45) 卒得疝气，小腹及阴中相引痛如绞，自汗出，欲死者。沙参捣筛为末，酒服方寸匕，立瘥。(《肘后备急方》)

按，今人只知沙参能养阴润肺、和胃生津，不知其能治疝气！

(46) 疝气。牯牛卵囊一具煮烂，入小茴香，盐少许拌食。(《本草纲目》)

(47) 疝气痛。杉子，一岁一粒，烧研酒服。(《本草纲目》)

(48) 疝气作痛。天仙藤一两，好酒一碗，煮至半碗，服之神效。(孙天仁《集效方》)

(49) 疝气坠痛。用猪脬一枚（洗），入小茴香、大茴香、破故纸、川楝子等分填满，入青盐一块缚定，酒煮熟食之，酒下。其药焙捣为丸，服之。(《本草纲目》)

(50) 疝气危急。地肤子即落帚子，炒香研末。每服一钱，酒下。(《简便方》)

(51) 疝气危急。玄胡索（盐炒）、全蝎（去毒生用）等分，为末。每服半钱，空心盐酒下。(《仁斋直指方论》)

(52) 癞疝偏坠，气胀不能动者。牡丹皮、防风等分，为末。酒服二钱，甚效。(《备急千金要方》)

(53) 小肠偏坠。天门冬三钱，乌药五钱，以水煎服。(吴求《活人心统》)

(54) 肾冷偏坠疝气。用生雀三枚，燎毛去肠，勿洗，以舶上茴香三钱、胡椒一钱，缩砂、桂肉各二钱，入肚内，湿纸裹，煨熟。空心食之，酒下，良。(《仁斋直指方论》)

(55) 阴子偏坠。丝瓜叶（烧存性）三钱，鸡子壳（烧灰）二钱，温酒调服。(余居士《选奇方》)

（56）疝气偏坠。用浑乌鸦一个（瓶固煅研），胡桃七枚，苍耳心子七枚，为末。加入新生儿胎衣一副，煅研入之。每服一钱，空心热酒下。(《保幼全书》)

（57）疝气偏坠。大茴香末一两、小茴香末一两，用牙猪尿胞一个，连尿入二末，于内系定。罐内以酒煮烂，连胞捣，丸如梧子大。每服五十丸，白汤下。仙方也。(邓才笔峰《杂兴》)

（58）疝气偏肿。甘遂、茴香等分，为末，酒服二钱。(《儒门事亲》)

（59）偏坠疝气。坩锅研末，热酒调服二钱。(《本草纲目》)

（60）偏坠疝气。山棠梂肉、茴香（炒）各一两，为末，糊丸梧子大。每服一百丸，空心白汤下。(《卫生易简方》)

（61）偏坠疝气。白附子一个，为末，津调填脐上，以艾灸三壮或五壮，即愈。(杨起《简便方》)

（62）偏坠作痛。芙蓉叶、黄柏各三钱，为末。以木鳖子仁一个，磨，醋调，涂阴囊，其痛自止。(《简便方》)

（63）偏坠作痛。陈石灰（炒）、五倍子、山栀子等分，为末，面和醋调，傅之，一夜即消。(《医方摘要》)

（64）偏坠气块。鸡头根切片煮熟，盐、醋食之。(《法天生意》)

（65）卵㿗偏坠。①用双蒂茄子悬于房门上，出入用眼视之。茄蔫所患亦蔫，茄干亦干矣。②又法：用双茄悬门上，每日抱儿视之，二三次钉针于上，十余日消矣。(刘松石《保寿堂方》)

按，此条所言治法，当是古代祝由方之类。马王堆汉墓出土的帛书《五十二病方》中有不少类似记载。

（66）卵肿偏坠。丝瓜架上初结者，留下，待瓜结尽叶落取下，烧存性为末，炼蜜调成膏，每晚好酒服一匙。如在左左睡，在右右睡。(刘松石《保寿堂方》)

（67）男子偏坠作痛。大黄末和醋涂之，干则易。(《梅师方》)

（68）偏坠肿痛。苏方木二两，好酒一壶煮熟，频饮立好。(《集简方》)

（69）偏坠疼痛。青娘子、红娘子各十枚，白面拌炒黄色，去前二物，熟汤调服，立效也。(谈野翁方)

（70）偏疝痛极，劫之立住。用绵袋包暖阴囊。取天花粉五钱，以醇酒一碗浸之，自卯至午微煎滚，露一夜。次早低凳坐定，两手按膝，饮下即愈。未效，再一服。(《本草蒙筌》)

（71）阴疝偏坠，痛甚者。木鳖子一个磨，醋调黄柏、芙蓉末傅之，即止。(《寿域神方》)

（72）阴囊坠肿，气痛。用槐根白皮煮汁，淋之。(甄权)

（73）偏坠茎痛。《万表积善堂方》六制苍术散：治下元虚衰，偏坠茎痛。茅山苍术净刮六斤，分作六份：一斤，仓米泔浸二日，炒；一斤，酒浸二日，炒；一斤，青盐半斤炒黄，去盐；一斤，小茴香四两炒黄，去茴；一斤，大茴香四两炒黄，去茴；一斤，用桑椹子汁浸二日，炒。取术为末，每服三钱，空心温酒下。(《本草纲目》)

（74）外肾偏疼。皂角和皮为末，水调傅之，良。(《梅师方》)

(75）外肾偏肿。桂末，水调方寸匕，涂之。(《梅师方》)

(76）阴癞偏肿。白头翁根生者，不限多少，捣傅肿处。一宿当作疮，二十日愈。(《外台秘要方》)

(77）阴癞肿痛，偏坠，或小肠疝气，下元虚冷，久不愈者，沉香内消丸主之。沉香、木香各半两，胡芦巴（酒浸，炒）、小茴香（炒）各二两，为末，酒糊丸梧子大。每服五七十丸，盐酒下。(《本草纲目》)

(78）阴疝欲死。丸缩入腹，急痛欲死。狼毒四两、防风二两、附子三两（烧），以蜜和丸梧子大。每服三丸，日夜三度白汤下。(《肘后备急方》)

按，今之医生只知射干清热解毒、祛痰利咽，而不知其尚有祛痰止血之功矣！

(79）癞疝疼痛，败精恶血，结在阴囊所致。用阿魏二两，醋和荞麦面做饼，裹之煨熟；大槟榔二枚钻孔，溶乳香填满，亦以荞面裹之煨熟。入硇砂末一钱、赤芍药末一两，糊丸梧子大。每食前，酒下三十丸。(危氏《世医得效方》)

(80)癞疝胀痛及小肠气。香附末二钱，以海藻一钱煎酒，空心调下，并食海藻。(《濒湖集简方》)

(81）癞疝肿痛。《澹寮方》楝实丸：治钓肾偏坠，痛不可忍。用川楝子肉五两，分作五份：一两用破故纸三钱炒黄，一两用小茴香三钱、食盐半钱同炒，一两用莱菔子一钱同炒，一两用牵牛子三钱同炒，一两用斑蝥七枚（去头、足）同炒。拣去食盐、莱菔、牵牛、斑蝥，只留故纸、茴香，同研为末，以酒打面糊丸梧子大。每空心酒下五十丸。(《澹寮集验秘方》)

(82）癞疝肿痛。《得效方》楝实丸：治一切疝气肿痛，大有神效。用川楝子酒润取肉一斤，分作四份：四两用小麦一合、斑蝥四十九个，同炒熟，去蝥；四两用小麦一合、巴豆四十九枚，同炒熟，去豆；四两用小麦一合、巴戟肉一两，同炒熟，去戟；四两用小茴香一合、食盐一两，同炒熟，去盐。加破故纸（酒炒）一两、广木香（不见火）一两，为末，酒煮面糊丸梧子大。每服五十丸，盐汤空心下，日三服。(《得效方》)

(83）癞疝肿痛。楝实丸：治外肾胀大，麻木痛破，及奔豚疝气。用川楝子四十九个，分七处切取肉：七个用小茴香五钱同炒，七个用破故纸二钱半同炒，七个用黑牵牛二钱半同炒，七个用食盐二钱同炒，七个用萝卜子二钱半同炒，七个用巴豆十四个同炒，七个用斑蝥十四个（去头、足）同炒。拣去萝卜子、巴豆、斑蝥三味不用。入青木香五钱，南木香、官桂各二钱半，为末，酒煮面糊丸梧子大。每服三十丸，食前用盐汤下，一日三服。(《仁斋直指方论》)

按，以上三条，均名楝实丸，而方制略有不同，未经对比实验，不知孰优孰劣。

(84）狐疝阴癞，超越举重，卒得阴癞，及小儿狐疝，伤损生癞。并用地肤子五钱、白术二钱半、桂心五分，为末，饮或酒服三钱。忌生葱、桃、李。(《必效方》)

按，此明言因超越举重而得，可见阴疝即今所谓腹股沟斜疝。

(85）男子阴癞。狸猫阴茎烧灰，东流水服。(《名医别录》)

(86）阴疝肿痛。胡芦巴丸：治大人、小儿，小肠奔豚偏坠，及小腹有形如卵，上下走痛，不可忍者。用胡芦巴八钱，茴香六钱，巴戟（去心）、川乌头（炮，去皮）各二钱，楝实（去核）四钱，吴茱萸五钱，并炒为末，酒糊丸梧子大。每服十五丸，小儿五丸，盐酒下。太医薛己云：一人病寒疝，阴囊肿痛，服五苓诸药不效，与此而平也。（《太平惠民和剂局方》）

（87）阴癞肿痛。荆芥穗瓦焙为散，酒服二钱，即消。（《寿域神方》）

（88）阴囊癞肿。莴苣子一合捣末，水一盏，煎五沸，温服。（《本草纲目》）

（89）阴囊肿痛。①葱白、乳香捣涂，即时痛止肿消。②又方：用煨葱入盐，杵如泥，涂之。（《本草纲目》）

（90）阴癀肿。昆布含之咽汁。（《本草纲目》）

（91）阴癀囊肿。①木莲即木馒头，烧研，酒服二钱。②又方：木馒头子、小茴香等分，为末。每空心酒服二钱，取效。（《集简方》）

（92）疝入囊痛。楝叶，临发时煎酒饮。（《本草纲目》）

（93）疝气入囊。五月五日采榖树叶，阴干为末。每服一二匙，空心温酒下。（《简便方》）

（94）疝气卵肿，胀痛不可忍。念珠丸：用硇砂、乳香各二钱，黄蜡一两，研溶和丸，分作一百单八丸，以绵缝（一作线穿），露一夜，次日取出，蛤粉为衣。每用一丸，乳香汤吞下，日二服。取效。（《本事方》）

（95）疝气癞肿。①孙氏：用荔枝核（炒黑色）、大茴香（炒）等分，为末。每服一钱，温酒下。②《皆效方》玉环来笑丹：用荔枝核四十九个、陈皮（连白）九钱、硫黄四钱，为末，盐水打面糊丸绿豆大。遇痛时，空心酒服九丸，良久再服。不过三服，其效如神。亦治诸气痛。（《本草纲目》）

（96）木肾疝气。楮叶、雄黄等分，为末，酒糊丸梧子大。每盐下五十丸。（《医学集成》）

（97）阴肾肿痛。荔枝核烧研，酒服二钱。（《本草纲目》）

（98）阴肾癞肿。橄榄核、荔枝核、山楂核等分，烧存性，研末。每服二钱，空心茴香汤调下。（《本草纲目》）

（99）卒阴肾痛。牛屎烧灰，酒和傅之，良。（《梅师方》）

（100）疝气入肾。茴香炒作二包，更换熨之。（《简便方》）

（101）肾肿如斗。荔枝核、青橘皮、茴香等分，各炒研，酒服二钱，日三。（《本草纲目》）

（102）时疾阴肿，囊及茎皆热肿。以羊屎、黄柏煮汁洗之。（《外台秘要方》）

（103）阴肿。牡蒿即齐头蒿，擂汁服。（《本草纲目》）

（104）阴肿。败笔灰，水服。（《唐·新修本草》）

（105）阴卒肿痛。鸡翮六枚烧存性，蛇床子末等分，随左右傅之。（《肘后备急方》）

（106）阴卒肿痛。柳枝（三尺长）二十枚，细剉，水煮极热。以故帛裹包肿处，仍以热汤洗之。（《集验方》）

（107）男阴卒肿。釜月下土，和鸡子白傅之。（《千金方》）

（108）男子阴肿胀痛。蛇床子末，鸡子黄调傅之。（《永类钤方》）

（109）男子阴肿。大如斗，核痛，人所不能治者。马鞭草捣涂之。(《集验方》)

（110）男子阴肿。铁精粉傅之。(《子母秘录》)

（111）男子阴肿作痒。用桃仁炒香为末，酒服方寸匕，日二；仍捣傅之。(《外台秘要方》)

（112）男女阴肿。男子，荏叶生捣，和醋封之；女人，绵裹内，三四易。(孟诜《食疗》)

按，荏叶，即《图经》所谓白苏叶也。

（113）阴肿痛极。马齿苋捣傅之，良。(《永类钤方》)

（114）阴肿痛痒。荷叶、浮萍、蛇床等分煎水，日洗之。(《医垒元戎》)

（115）阴肿如刺，汗出者。小蒜一升，韭根一升，杨柳根二斤，酒三升，煎沸趁热熏之。(《永类钤方》)

（116）阴肿如斗，痛不可忍。雄黄、矾石各二两，甘草一尺，水五升，煮二升，浸之。(《肘后备急方》)

（117）阴肿如斗。取鸡翅毛（一孔生两茎者），烧灰饮服。左肿取左翅，右肿取右翅，双肿并取。(《古今录验》)

（118）阴肿如斗。生蔓菁根捣封之，治人所不能治者。(《集疗方》)

（119）男子阴冷。以食茱萸纳牛胆中，百日令干。每取二七枚，嚼纳阴中，良久如火。(《备急千金要方》)

（120）阴冷发闷，冷气入腹，肿满杀人。釜月下土，和鸡子白傅之。(《备急千金要方》)

（121）阴冷闷痛，渐入腹肿满。醋和面熨之。(《备急千金要方》)

（122）阴冷闷疼，渐入囊内，肿满杀人。车前子末，饮服方寸匕，日二服。(《备急千金要方》)

（123）阴冷疼闷，冷气入腹，肿满杀人。醋和热灰，频熨之。(《备急千金要方》)

（124）阴冷入腹。有人阴冷，渐渐冷气入阴囊肿满，日夜疼闷欲死。以布裹椒包囊下，热气大通，日再易之，以消为度。(《备急千金要方》)

十八、阴汗，阴痒

（1）阴汗。牡蛎、麻黄根、蛇床子、干姜为粉，去阴汗。(陈藏器)

（2）阴下湿汗。滑石一两，石膏（煅）半两，枯白矾少许，研掺之。(《集简方》)

（3）阴下痒痛。车前子煮汁，频洗。(《外台秘要方》)

（4）阴下湿痒。甘草煎汤，日洗三五度。(《古今录验》)

（5）阴下湿痒。蒲黄末，傅三四度瘥。(《备急千金要方》)

（6）阴下湿痒。槐白皮炒，煎水日洗。(《生生方》)

（7）阴下湿痒。吴茱萸煎汤，频洗取效。(《外台秘要方》)

（8）阴汗作痒。大蒜、淡豉捣丸梧子大，朱砂为衣。每空腹灯心汤下三十丸。(《本草纲目》)

（9）阴汗湿痒。石菖蒲、蛇床子等分，为末。日搽二三次。(《济急仙方》)

（10）阴汗湿痒。绵黄芪，酒炒为末，以熟猪心点吃，妙。（赵真人《济急方》）

（11）阴汗湿痒。枯矾扑之。又泡汤沃洗。（《御药院方》）

（12）阴汗湿痒。密陀僧末傅之。戴氏加蛇床子末。（《本草纲目》）

（13）阴汗湿痒。炉甘石一分，真蚌粉半分，研粉扑之。（《仁斋直指方论》）

（14）阴囊湿痒，欲溃者。用板儿松香为末，纸卷作筒。每根入花椒三粒，浸灯盏内三宿，取出点烧，淋下油搽之。先以米泔洗过。（《简便方》）

（15）阴囊湿痒及阴汗。用铸铧鉏孔中黄土，为细末扑之。（藏器，《本草纲目》）

（16）阴囊湿痒。松毛煎汤，频洗。（《简便方》）

（17）阴囊湿痒。乌贼骨、蒲黄，扑之。（《医宗三法》）

（18）阴囊湿痒。麸炭、紫苏叶末，扑之。（《经验方》）

（19）肾风囊痒。用猪尿胞火炙，以盐酒吃之。（《救急方》）

（20）肾风囊痒。川椒、杏仁研膏，涂掌心，合阴囊而卧，甚效。（《仁斋直指方论》）

（21）肾风阴痒。以稻草烧皂角，烟熏十余次即止。（《济急仙方》）

（22）肾脏风毒及心肺积热，皮肤生疥癞，瘙痒时出黄水，及大风手足坏烂，一切风疾。苦参三十二两，荆芥穗一十六两，为末，水糊丸梧子大。每服三十丸，茶下。（《太平惠民和剂局方》）

（23）肾脏风疮。泽泻，皂荚水煮烂，焙研，炼蜜丸如梧子大。空心温酒下十五丸至二十丸。（《经验方》）

（24）肾脏风壅，腰膝沉重。威灵仙末，蜜丸梧子大。温酒服八十丸。平明微利恶物，如青脓胶，即是风毒积滞。如未利，夜再服一百丸。取下后，食粥补之。一月仍常服温补药。孙兆方名放杖丸。（《集验方》）

按，以上几条所谓肾脏风，多半指阴中内积液肿大之症，丝虫病多见之，并常兼及下肢发生象皮肿，以及行路困难，须持杖而走，故本条方名“放杖丸”。

（25）阴囊湿疮，肾有劳热。麻黄根、石硫黄各一两，米粉一合，为末，傅之。（《备急千金要方》）

（26）阴囊湿疮，出水不瘥。用五倍子、腊茶各五钱，腻粉少许，研末。先以葱椒汤洗过，香油调搽，以瘥为度。（《太平圣惠方》）

（27）阴股常湿。胡粉粉之。（《肘后备急方》）

（28）玉茎湿痒。肥皂一个，烧存性，香油调搽即愈。（《摄生方》）

十九、疾病预防

（1）预防偏风，疗口干及痈疽后渴。用桑枝嫩条（细切）一升，熬香煎饮，亦无禁忌。久服，终身不患偏风。名桑枝煎。一法：用花桑枝寸剉，瓦器煮减一半，再入银器，重汤熬减一半。或入少蜜亦可。（《近效方》）

按，本条提示，消渴与偏风二者存在着某种相同的病理环节。

（2）预防疟痢。立秋日五更井华水，长幼各饮一杯，能却疟痢百病。（《本草纲目》）

（3）预防疟痢。椒柏酒，元旦饮之，辟一切疫疠不正之气。除夕以椒三七粒，东向侧柏叶七枝，浸酒一瓶饮。（《本草纲目》）

（4）预防热病。香薷，春月煮饮代茶，可无热病。（汪颖，《本草纲目》）

（5）预防热病，急黄贼风。葛粉二升，生地黄一升，香豉半升，为散。每食后米饮服方寸匕，日三服。有病五服。（庞安常《伤寒总病论》）

（6）预防疫疠。屠苏酒。陈延之《小品方》：此华佗方也。元旦饮之，辟疫疠一切不正之气。造法：用赤木、桂心各七钱五分，防风一两，菝葜五钱，蜀椒、桔梗、大黄各五钱七分，乌头二钱五分，赤小豆十四枚。以三角绛囊盛之，除夜悬井底，元旦取出置酒中，煎数沸。举家东向，从少至长，次第饮之。药滓还投井中，岁饮此水，一世无病。（《本草纲目》）

（7）预防瘟疫、疟疾。威灵仙久服，无有瘟疫疟。（《开宝本草》）

（8）预防天行疫瘟。取初病人衣服，于甑上蒸过，则一家不染。（《本草纲目》）

（9）预防天行温疫。松叶细切，久服方寸匕，日三服，能辟五年瘟。（《伤寒类要》）

（10）预辟瘟疫。鲍鱼头烧灰方寸匕，合小豆七枚，末。米饮服之，令瘟疫气不相染也。（《肘后备急方》）

（11）厌禳瘟疫。①腊旦除夜，以小豆、川椒各七七粒投井中，勿令人知，能却瘟疫。②又法：元旦日以大麻子三七粒，投井中。（《本草纲目》）

（12）辟禳瘟疫。以绛囊盛马蹄屑二两，佩之，男左女右。（《肘后备急方》）

（13）辟禳瘟疫。冬至日取赤雄鸡作腊，至立春日煮食至尽。勿分他人。（《肘后备急方》）

（14）辟禳瘟疫。每腊月二十四日五更，取第一汲井水浸乳香，至元旦五更温热，从小至大，每人以乳一块，饮水三呷，则一年无时灾。孙平仲云：此乃宣圣之方，孔氏七十余代用之也。（《本草纲目》）

（15）辟禳瘟疫。①《五行书》云：正月朔旦及十五日，以赤小豆二十七枚、麻子七枚，投井中，辟瘟疫甚效。②又正月七日，新布囊盛赤小豆置井中，三日取出，男吞七枚，女吞二七枚，竟年无病也。（《肘后备急方》）

（16）辟禳瘟疫。麻子仁、赤小豆各二七枚，除夜着井中。饮水良。（《龙鱼河图》）

（17）辟禳瘟疫。正月上寅日，捣女青末，三角绛囊盛，系帐中，大吉。（《肘后备急方》）

（18）辟禳瘟疫。上品朱砂一两，细研，蜜和丸麻子大。常以太岁日平旦，一家大小勿食诸物，向东各吞三七丸，勿令近齿，永无瘟疫。（《外台秘要方》）

（19）辟除温疫。豉和白术浸酒，常服之。（《梅师方》）

（20）辟除瘟疫，令不相染。以穄米为末，顿服之。（《肘后备急方》）

（21）断瘟不染。以绳度所住户中壁，屈绳结之，即不染也。（《肘后备急方》）

（22）疫病不染。五月五日午时多采苍耳嫩叶，阴干收之。临时为末，冷水服二钱；或水煎举家皆服。能辟邪恶。（《备急千金要方》）

（23）禳解疫气。六月六日，采马齿苋晒干，元旦煮熟，同盐、醋食之，可解疫疠气。（唐瑶《经验方》）

（24）辟禳时疫。半天河水，即竹篱头水及空树穴中水，饮之。（《医林集要》）

（25）预禳时疾。立春后遇庚子日，温蔓菁汁，合家大小并服之，不限多少，一年可免时疾。（《神仙教子法》）

（26）辟禳时气。以新布盛大豆一斗，纳井中一宿，取出。每服七粒，佳。（《类要》）

（27）预辟瘴疠。桃仁一斤，吴茱萸、青盐各四两，同炒熟，以新瓶密封一七。取出，拣去茱、盐，将桃仁去皮尖。每嚼一二十枚。山居尤宜之。（余居士《选奇方》）

（28）辟瘴不染。生葛捣汁，一小盏服，去热毒气也。（《太平圣惠方》）

（29）辟瘴。菝葜根浸赤汁，煮粉食。（苏颂，《本草纲目》）

（30）辟瘴正阳。丹砂三两，水飞。每服半钱，温蜜汤下。（《圣济总录》）

（31）辟厌疾病。①正月元旦，面东，以齑水吞赤小豆三七枚，一年无诸疾。②又七月立秋日，面西，以井华水吞赤小豆七枚，一秋不患痢疾。（《本草纲目》）

（32）辟鬼除邪。阿魏枣许为末，以牛乳或肉汁煎五六沸，服之。至暮，以乳服安息香枣许。久者不过十日。忌一切菜。孙侍郎用之有效。（唐崔行功《纂要》）

（33）辟禳魇魔。以雄黄带头上，或以枣许系左腋下，终身不魇。（《张文仲方》）

（34）澡浴除病。正月一日，二月二日，三月三日，四月四日，以至十二月十二日，皆用枸杞叶煎汤洗澡。令人光泽，百病不生。（《洞天保生录》）

（35）除一切恶。端午日，切菖蒲渍酒饮之。或加雄黄少许。（《洞天保生录》）

（36）预解痘毒，多者令少，少者令不出。每用鹤卵一枚煮，与小儿食之。（《活幼新书》）

（37）预解痘毒。鹳卵水煮一枚，与小儿啖之，令不出痘，或出亦稀。（《活幼新书》）

（38）预解疮疹。时行疮疹正发，服此则可无患。茜根煎汁，入少酒饮之。（《奇效良方》）

（39）解暑。权曰：暑月以虎杖根和甘草同煎为饮，色如琥珀可爱，甚甘美。瓶置井中，令冷澈如冰，时人呼为冷饮子。啜之且尊于茗，极解暑毒。（《本草纲目》）

（40）暑月解毒。桂苓丸：用肉桂（去粗皮，不见火）、茯苓（去皮）等分，为细末，炼蜜丸龙眼大。每新汲水，化服一丸。（《太平惠民和剂局方》）

（41）五六月常服五味子汤，以益肺金之气，在上则滋源，在下则补肾。其法：以五味子一大合，木臼捣细，瓷瓶中，以百沸汤投之，入少蜜，封置火边良久，汤成，任饮。（《本草纲目》）

（42）消暑止渴。百药煎、腊茶等分，为末，乌梅肉捣和，丸芡子大，每含一丸。名水瓢丸。（《事林广记》）

（43）桂浆渴水，夏月饮之，解烦渴，益气消痰。桂末一大两，白蜜一升，以水二斗，先煎取一斗，待冷，入新瓷瓶中，乃下二物，搅二三百转。先以油纸一重覆上，加七重封之。每日去纸一重，七日开之，气香味美，格韵绝高。今人多作之。（《本草图经》）

（44）辟除蚤虱。天茄叶铺于席下，次日尽死。（《本草纲目》）

按，天茄，即龙葵。

（45）熏衣去虱。百部、秦艽为末，入竹笼烧烟熏之，自落。亦可煮汤洗衣。（《经验方》）

（46）头生虮虱。藜芦末掺之。（《仁斋直指方论》）

（47）头上生虱。银朱浸醋，日日梳头。包银朱纸，以碗覆烧之，茶清洗下烟子，揉之，包头一夜，至旦，虱尽死。（《积德堂方》）

（48）头上生虱。水银和蜡烛油揩之，一夜皆死。（《摘玄方》）

（49）头上生虱。铜青、明矾末掺之。（《摘玄方》）

（50）阴虱作痒。阴毛际肉中生虫如虱，或红或白，痒不可忍者。白果仁嚼细，频擦之，取效。（刘长春方）

（51）熏辟壁虱。蟹壳烧烟熏之。（《摘玄方》）

（52）辟除壁虱。以木瓜切片，铺于席下。（《臞仙神隐》）

（53）壁虱蜈蚣。荞麦秸作荐，并烧烟熏之。（《本草纲目》）

（54）烧烟去蚊。五月取浮萍，阴干用之。（《孙真人方》）

（55）山行辟蛭。山中、草木上，有石蛭，着人足，则穿肌入肉中，害人。但以腊猪膏和盐，涂足胫、趾，即不着人也。（《备急千金要方》）

二十、外伤

（1）临杖预服。无名异末，临时温服三五钱，则杖不甚痛，亦不甚伤。（谈野翁《试效方》）

（2）代杖。烧过人骨为末，空心酒服三钱，受杖不肿、不作疮。久服皮亦厚也。（《医林集要》）

（3）杖疮疼痛。绿豆粉炒研，以鸡子白和，涂之，妙。（《生生编》）

（4）杖疮青肿。豆腐切片贴之，频易。一法：以烧酒煮（豆腐）贴之，色红即易，不红乃已。（《济生拔萃方》）

（5）杖疮青肿。用湿绵纸铺伤处，以烧过酒糟捣烂，厚铺纸上。良久，痛处如蚁行，热气上升即散。（《简便方》）

（6）杖疮肿痛。大黄末，醋调涂之。童尿亦可调。（《医方摘玄》）

（7）杖疮肿痛。芙蓉花叶研末，入皂角末少许，鸡子清调，涂之。（方广《附余》）

（8）杖疮肿痛。五倍子去穰，米醋浸一日，慢火炒黄，研末，干掺之。不破者，醋调涂之。（《卫生易简方》）

（9）杖疮肿痛。水蛭炒研，同朴硝等分，研末，水调傅之。（周密《志雅堂杂抄》）

（10）杖疮肿痛。未毛鼠同桑椹子入麻油中浸酿。临时取涂，甚效。（《西湖志》）

（11）杖疮肿痛。雄黄二分，密陀僧一分，研末。水调傅之，极妙。（《救急方》）

（12）杖疮肿痛。滑石、赤石脂、大黄等分，为末。茶汤洗净，贴。（赵氏《经验方》）

（13）杖疮肿痛。新石灰，麻油调搽，甚妙。（《集简方》）

（14）杖疮肿痛。水粉一两，赤石脂（生）一钱，水银一分，以麻油杵成膏，摊油纸贴之。肉消者，填满紧缚。（《救急方》）

（15）杖疮肿痛。釜月下土为末，油和涂之，卧羊皮上，频涂。（《备急千金要方》）

（16）杖疮掀肿。六月六日，取黄瓜入瓷瓶中，水浸之。每以水扫于疮上，立效。（《医林集要》）

（17）杖疮肿毒。服童便良。（《备急千金要方》）

（18）杖疮未破。干黄土末，童尿入鸡子清调涂刷上，干即上，随以热水洗去，复刷复洗，数十次，以紫转红为度。仍刷两胯，以防血攻阴也。（《摄生方》）

（19）杖疮已破。鸡子黄熬油搽之，甚效。（唐瑶《经验方》）

（20）杖疮血出。猪血一升，石灰七升，和剂烧灰，再以水和丸，又烧，凡三次，为末傅之，效。（《外台秘要方》）

（21）杖疮溃烂。乳香煎油，搽疮口。（《永类钤方》）

（22）挝打瘀血，心腹满气短，及踠折骨痛不可忍者。大麻根及叶捣汁服，皆效。无则以麻煮汁代之。（苏颂，韦宙《独行方》）

按，中国产大麻与西方者不同，但亦有毒。其用量需要控制。

（23）殴伤瘀聚，腹中闷满。豉一升，水三升，煮三沸，分服。不瘥再作。（《备急千金要方》）

（24）打杖肿痛。凤仙花叶捣如泥，涂肿破处，干则又上，一夜血散，即愈。冬月收取干者研末，水和涂之。（叶廷器《通变要法》）

（25）打伤肿痛。无名异为末，酒服，赶下四肢之末，血皆散矣。（《集验方》）

（26）打击青肿。墙上朽骨，和唾于石上磨，涂之，干即易。（《备急千金要方》）

（27）打击青肿。炙猪肝，贴之。（《备急千金要方》）

（28）打击青肿。大豆黄为末，水和涂之。（《外台秘要方》）

（29）打击瘀血，在肠内，久不消，时发动者。桔梗为末，米饮下一刀圭。（《肘后要方》）

（30）打头青肿。豆黄末，水和傅之。（《备急千金要方》）

（31）打损，诸疮，破伤中风，肿痛。骡屎炒焦裹熨之，冷即易。（《本草纲目》）

（32）打损瘀血。饴糖熬焦酒服，能下恶血。（《本草纲目》）

（33）打伤青肿。炙猪肉，热搨之。（《千金要方》）

（34）打伤瘀血攻心者。人尿煎服一升。日一服。（苏恭《唐本草》）

（35）打伤出血。竹节草（即马兰），同旱莲草、松香、皂子叶（即柜子叶，冬用皮），为末，搽入刀口。（《摘玄方》）

（36）打伤颠扑及牛马触动，胸腹破陷，四肢摧折。以乌鸡一只，连毛杵一千二百下，苦酒一升和匀。以新布榻病处，将膏涂布上。觉寒振欲吐，徐徐取下，须臾再上。一鸡少，则再作，以愈为度。（《肘后备急方》）

（37）打扑伤肿。熟麻油和酒饮之，以火烧热地卧之，觉即疼肿俱消。松阳民相殴，用此法，

经官验之，了无痕迹。（赵葵《行营杂录》）

（38）打扑伤痛。羊角灰，以砂糖水拌，瓦焙焦为末。每热酒下二钱，仍揉痛处。（《简便单方》）

（39）打扑伤痕，瘀血滚注，或作潮热者。大黄末，姜汁调涂。一夜，黑者紫；二夜，紫者白也。（《濒湖集简方》）

（40）打扑瘀痕。水调半夏末涂之，一宿即没也。（《永类钤方》）

（41）打扑血聚，皮不破者。用萝卜或叶捣封之。（《邵氏方》）

（42）打扑伤损。龟血和酒饮之，仍捣生龟肉涂之。（《本草纲目》）

（43）打扑伤损。黄葵子研，酒服二钱。（《海上方》）

（44）打扑伤损，闪肭骨节。用接骨草叶捣烂罨之，立效。（《卫生易简方》）

按，接骨草，即续断也。

（45）打扑伤损诸疮。寒食日浸糯米，逐日易水，至小满取出，日干为末，用水调涂之。（《便民图纂》）

（46）打扑伤损，瘀血溷闷，身体疼痛。辣桂为末，酒服二钱。（《仁斋直指方论》）

（47）惊忤不语。打扑惊忤，血入心窍，不能言语。朱砂为末，以雄猪心血和，丸麻子大。每枣汤下七丸。（《仁斋直指方论》）

（48）打扑损伤。用绿豆粉新铫炒紫，新汲井水调傅，以杉木皮缚定，其效如神。此汀人陈氏梦传之方。（《澹寮集验秘方》）

（49）治打扑损伤。取葱新折者，煻火煨熟剥皮，其间有涕，便将罨损处。仍多煨，续续易热者。崔给事云：顷在泽潞，与李抱真作判官。李相方以球杖按球子，其军将以杖相格，因伤李相拇指并爪甲劈裂。遽索金创药裹之，强索酒饮，而面色愈青，忍痛不止。有军吏言此方，遂用之。三易面色却赤，斯须云已不痛。凡十数度，用热葱并涕缠裹其指，遂毕席笑语。（刘禹锡《传信方》）

（50）打扑伤。自然铜研细水飞过，同当归、没药各半钱，以酒调服，仍手摩病处。（寇宗奭《本草衍义》）

（51）打扑伤损，骨碎及筋伤烂。①用生地黄熬膏裹之。以竹简编夹急缚，勿令转动。一日一夕，可十易之，则瘥。《类说》云：许元公过桥堕马，右臂臼脱，左右急挼入臼中，昏迷不知痛苦。急召田录事视之，曰：尚可救。乃以药封肿处，中夜方苏，达旦痛止，痛处已白。日日换贴，其瘀肿移至肩背，乃以药下去黑血三升而愈。即上方也。出《肘后方》。②损伤打扑瘀血在腹者。用生地黄汁三升，酒一升半，煮二升半，分三服。（《备急千金要方》）

（52）打扑折伤。羊脂调莨菪子末，傅之。（《备急千金要方》）

（53）打扑损伤，恶血攻心，闷乱疼痛者。以干荷叶五片烧存性，为末。每服三钱，童子热尿一盏，食前调下。日三服，利下恶物为度。（《太平圣惠方》）

（54）打扑瘀血在骨节及胁外不去。以生铁一斤，酒三升，煮一升服。（《肘后备急方》）

（55）伤损内痛，兵杖所加，木石所连，血在胸、背、胁中刺痛。用青竹茹、乱发各一团，炭火炙焦为末。酒一升，煮三沸，服之。三服愈。（《备急千金要方》）

（56）伤损不食。凡打扑损伤，三五日水食不入口。用生猪肉二大钱，打烂，温水洗去血水，再擂烂，以阴阳汤打和。以半钱用鸡毛送入咽内，却以阴阳汤灌下之。其食虫闻香拱开瘀血而上，胸中自然开解。此乃损血凝聚心间，虫食血饱，他物虫不来探故也。谓之骗通之法。（邵氏，《本草纲目》）

按，此所谓骗通之法，纯属枉自臆度。其法取效，当另有机制。

（57）伤损瘀血。①《三因方》鸡鸣散：治从高坠下、木石压伤及一切伤损，血瘀凝积，痛不可忍，并以此药推陈致新。大黄（酒蒸）一两，杏仁（去皮尖）三七粒，细研，酒一碗，煎六分，鸡鸣时服。至晓取下瘀血，即愈。②《和剂局方》：治跌压瘀血在内胀满。大黄、当归等分，炒研。每服四钱，温酒服，取下恶物，愈。（《本草纲目》）

（58）伤损血出不止。以陈紫苏叶蘸所出血，挼烂傅之，血不作脓，且愈后无瘢，甚妙也。（《永类钤方》）

（59）伤损瘀血。牡丹皮二两，虻虫二十一枚，熬过同捣末。每旦温酒服方寸匕，血当化为水下。（《贞元广利方》）

（60）损伤血出，痛不可忍。用篱上婆婆针袋儿，擂水服，渣罨疮口，立效。（《袖珍方》）

按，婆婆针线袋儿，即萝摩。

（61）损伤青肿。用新羊肉贴之。（《备急千金要方》）

按，古方治肿痛多有用猪、羊、牛等生肉片贴之之法。因疑动物肌肉中含有某种能活血消肿的物质，可通过人体皮肤吸收而发挥治疗作用。

（62）损伤瘀肿。泽兰捣封之，良。（《本草纲目》）

（63）损伤瘀血在腹。用白马蹄烧烟尽，研末。酒服方寸匕，日三夜一，血化为水也。（《刘涓子鬼遗方》）

（64）一切损伤，止血生肌，令无瘢痕。用盐藏杨梅，和核捣如泥，做成挺子，以竹筒收之。凡遇破伤，研末傅之，神圣绝妙。（《经验后方》）

（65）多年损伤不瘥者。瓜子末，温酒服之。（《孙真人方》）

（66）血运扑损。大蓟根叶，生研，酒并小便任服。（大明，《本草纲目》）

（67）扑损筋脉伤。摄龟肉，生研，涂之。（士良，《本草纲目》）

（68）折伤。死童子骨煅过，香瓜子仁炒干，为末。好酒下，止痛极速。（《扶寿精方》）

（69）折伤。水獭一个支解，入罐内固济，待干煅存性为末。以黄米煮粥摊患处，糁獭末于粥上，布裹之，立止疼痛。（《经验后方》）

（70）一切折伤。寒食蒸饼为末，每服二钱，酒下，甚验。（《肘后备急方》）

（71）折伤闪肭。杜牛膝捣罨之。（《卫生易简方》）

（72）折伤、内损诸疾。落雁木茎叶煮汁服。（苏颂，《本草纲目》）

（73）折伤疼痛。合欢花研末，酒服二钱匕。（《本草纲目》）

（74）折伤止痛。白矾末一匙，泡汤一碗，帕蘸乘热熨伤处。少时痛止，然后排整筋骨，点药。（《灵苑方》）

（75）折伤肿痛。瓜蒌根捣涂，重布裹之。热除，痛即止。（葛洪《肘后备急方》）

（76）折伤肿痛。栀子、白面同捣，涂之甚效。（《集简方》）

（77）折伤瘀损。白面、栀子仁同捣，以水调，傅之即散。（《本草纲目》）

（78）折伤瘀血，伤损筋骨疼痛。鼠屎烧末，猪脂和傅，急裹，不过半日痛止。（《梅师方》）

（79）折伤瘀血在腹内者。刘寄奴、骨碎补、延胡索各一两，水二升，煎七合，入酒及童子小便各一合，顿温服之。（《备急千金要方》）

（80）折伤堕坠，瘀血在腹，气短。大豆五升，水一斗，煮汁二升，顿服。剧者，不过三作。（《备急千金要方》）

（81）折伤跌仆。童便入少酒饮之。推陈致新，其功甚大。薛己云：予在居庸，见覆车被伤七人，仆地呻吟，俱令灌此，皆得无事。凡一切伤损，不问壮弱及有无瘀血，俱宜服此。若胁胀，或作痛，或发热、烦躁、口渴，惟服此一瓯，胜似他药。他药虽效，恐无瘀血，反致误人。童便不动脏腑，不伤气血，万无一失。军中多用此，屡试有验。（《外科发挥》）

（82）折腕损伤。卓氏膏：用大附子四枚，生切，以猪脂一斤，三年苦酒同渍三宿，取脂煎三上三下，日摩傅之。（《深师方》）

（83）腕折瘀血。孙思邈《千金翼》、韦宙《独行方》并单用庵蔄煮汁服，亦可末服。今人治打扑多用此法，或饮或散，其效最速。（《本草纲目》）

（84）颠扑欲死。一切伤损，从高坠下，及木石所迮，落马扑车，瘀血凝滞，气绝欲死者，亦活。用净土五升蒸热，以故布重裹作二包，更互熨之。勿大热，恐破肉，取痛止则已，神效之方。（孙真人《备急千金要方》）

（85）颠扑伤损。松节煎酒服。（谈野翁《试验方》）

（86）颠扑伤损。紫苏捣傅之，疮口自合。（谈野翁《试验方》）

（87）坠落车马，筋骨痛不止。玄胡索末，豆淋酒服二钱，日二服。（《太平圣惠方》）

（88）坠马拗损。桑根白皮五斤为末，水一升煎膏，傅之便止。以后亦无宿血，终不发动。（《经验后方》）

（89）坠马血瘀，积在胸腹，唾血无数者。干藕根为末，酒服方寸匕，日二次。（《备急千金要方》）

（90）坠损疼痛。故马毡两段，酒五升，盐一抄，煮热裹之，冷即易，三五度瘥。（《广济方》）

（91）坠损呕血。坠跌积血在胃，呕血不止。用干荷花为末，每酒服方寸匕。其效如神。（杨拱《医方摘要》）

（92）从高坠下，瘀血抢心，面青气短者。取乌鸦右翅七枚，烧研酒服，当吐血便愈。（《肘后备急方》）

（93）从高坠下，损瘀在腹刺痛。取蒲席久卧者，烧灰，酒服二钱，或以蒲黄、当归、大黄、赤芍药、朴硝，煎汤调服，血当下。（甄权，《本草纲目》）

（94）坠损跌仆，散血止痛。重阳日收老茄子百枚，去蒂，四破切之，硝石十二两捣碎，以不津器先铺茄子一重，乃下硝石一重，如此间铺令尽，以纸数层密封，安置净处，上下以新砖承覆，勿犯地气。至正月后取出，去纸两重，日中曝之。逐日如此，至二三月，度茄已烂，开瓶倾出，滤去滓，别入新器中，以薄绵盖头，又曝，至成膏乃可用。每以酒调半匙，空腹饮之，日再，恶血散则痛止而愈矣。若膏久干硬，即以饭饮化动用之。（《图经本草》）

（95）坠跌打击。内伤神效方：水蛭、麝香各一两剉碎，烧令烟出，为末。酒服一钱，当下畜血。未止再服，其效如神。（《古今录验》）

（96）从高坠下，有瘀血在内。刮琥珀屑，酒服方寸匕。或入蒲黄三二匕，日服四五次。（《外台秘要方》）

（97）从高坠下欲死者。取老鸦眼睛草茎叶捣汁服，以渣傅患处。（唐瑶《经验方》）

按，老鸦眼睛草，即龙葵之俗名。

（98）坠扑昏闷。虎杖研末酒服，有效。（《本草纲目》）

（99）坠扑伤损。刘禹锡《传信方》云：湖南李从事坠马扑伤损，用稻秆烧灰，以新熟酒连糟入盐和，淋取汁，淋痛处。立瘥也。（苏颂，《本草纲目》）

（100）坠扑瘀血。从高落下，瘀血抢心，面青气短欲死。胡粉一钱，和水服即安。（《肘后备急方》）

（101）扑坠瘀血。虻虫二十枚，牡丹皮一两，为末。酒服方寸匕，血化为水也。若久宿血在骨节中者，二味等分。（《肘后备急方》）

（102）坠扑瘀血在内，烦闷者。用东引杏树枝三两，细剉微熬，好酒二升煎十余沸，分二服。（《塞上方》）

（103）坠伤扑损，瘀血在内，烦闷者。蒲黄末，空心温酒服三钱。（《塞上方》）

（104）压扑伤损。胡桃仁捣，和温酒顿服便瘥。（《图经本草》）

（105）马扑损痛。以夜明砂三枚，投热酒一升，取清服，立止，数服便瘥。（《传信方》）

（106）跌仆折伤疼痛。接骨方：黄麻（烧灰）、头发（灰）各一两，乳香五钱，为末。每服三钱，温酒下，立效。（王仲勉《经验方》）

（107）跌仆损伤。五爪龙捣汁，和童尿、热酒服之，取汗。（《简便方》）

（108）跌仆伤损。水桐树皮，去青留白，醋炒捣傅。（《集简方》）

（109）跌仆损伤，扭闪出骨窍等证。蚕沙四两（炒黄），绿豆粉四两（炒黄），枯矾二两四钱，为末，醋调傅之，绢包缚定。换三四次即愈。忌产妇近之。（《邵真人经验良方》）

（110）跌仆损伤。真牛皮胶一两，干冬瓜皮一两（剉），同炒存性，研末。每服五钱，热酒一盅调服。仍饮酒二三盅，暖卧，微汗痛止，一宿接元如故。（蔺氏，《本草纲目》）

（111）跌仆损伤。用干冬瓜皮一两，真牛皮胶一两，剉入锅内炒存性，研末。每服五钱，好酒

热服。仍饮酒一瓯，厚盖取微汗。其痛即止，一宿如初，极效。（《摘玄方》）

（112）跌仆损伤。姜汁和酒调生面贴之。（《本草纲目》）

（113）跌仆损伤。半两钱五个（火煅醋淬四十九次），甜瓜子五钱，真珠二钱，研末。每服一字，好酒调，随上下，食前后。（《青囊书》）

（114）跌仆损伤，瘀血凝滞，心腹胀痛，大小便不通，气绝欲死。用红蛭（石灰炒黄）半两，大黄、牵牛头末各二两，为末。每服二钱，热酒调下。当下恶血，以尽为度。名奇命散。（《济生方》）

（115）蹉跌破伤筋骨。用豉三升，水三升，渍浓汁饮之，止心闷。（《备急千金要方》）

（116）蹉跌损伤，血瘀骨痛。鹿角末，酒服方寸匕，日三。（《备急千金要方》）

（117）跌磕伤损。黄牛屎炒热封之，裹定即效。（《简便方》）

（118）磕扑青肿。老黄茄极大者，切片如一指厚，新瓦焙研为末。欲卧时温酒调服二钱匕，一夜消尽，无痕迹也。（《胜金方》）

（119）折伤跌仆出血。三七叶傅之即止，青肿经夜即散。（《本草纲目》）

（120）跌破出血。乌贼鱼骨末，傅之。（《仁斋直指方论》）

（121）破伤血出。何首乌末，傅之，即止，神效。（笔峰《杂兴方》）

（122）破伤出血。灯心草嚼烂傅之，立止。（《胜金方》）

（123）血痣溃血。一人旧有一痣，偶抓破，血出一线，七日不止，欲死。或用五灵脂末掺上，即止也。（杨拱《医方摘要》）

（124）骨节离脱。生蟹捣烂，以热酒倾入，连饮数碗，其渣涂之。半日内，骨内谷谷有声即好。干蟹烧灰，酒服亦好。（唐瑶《经验方》）

（125）闪肭脱臼，赤黑肿痛。用黍米粉、铁浆粉各半斤，葱一斤，同炒存性，研末。以醋调服三次后，水调入少醋贴之。（《集成》）

（126）闪拗手足。土当归同荆芥、葱白煎汤淋洗之。（《卫生易简方》）

（127）闪拗手足。生姜、葱白捣烂，和面炒热，盦之。（《本草纲目》）

（128）脑破骨折。蜜和葱白捣匀，厚封立效。（《肘后备急方》）

（129）筋骨断碎，肿痛瘀血。栗子生嚼涂之，有效。（苏恭，《本草纲目》）

（130）骨折肿痛。五灵脂、白及各一两，乳香、没药各三钱，为末，熟水同香油调，涂患处。（《乾坤生意秘韫》）

（131）筋骨折伤者。螃蟹生捣炒罯之。（《日华子本草》）

（132）续断绝筋骨。螃蟹去壳同黄捣烂，微炒，纳入疮中，筋即连也。（陈藏器）

（133）筋骨折伤。急取雄鸡一只刺血，量患人酒量，或一碗或半碗和饮，痛立止，神验。（《青囊书》）

（134）筋骨损伤。米粉四两（炒黄），入没药、乳香末各半两，酒调成膏，摊贴之。（《御药院方》）

（135）疗踒折，续筋骨。牡鼠生捣傅之，三日一易。（《名医别录》）

（136）踠折，伤筋骨，痛不可忍者。用生地黄一斤，藏瓜姜糟一斤，生姜四两，都炒热，布裹罨伤处，冷即易之。（许叔微《本事方》）

（137）踠折，伤筋骨，痛不可忍者。用藏瓜姜糟一物，入赤小豆末和匀，罨于断伤处，以杉片或白桐片夹之。云不过三日即可痊也。（《类编》《本草纲目》）

（138）踠损筋骨。驼脂火炙摩之，取热气透肉。（《开宝本草》）

（139）折伤筋骨。接骨木半两，乳香半钱，芍药、当归、芎䓖、自然铜各一两，为末。化黄蜡四两，投药搅匀，众手丸如芡子大。若止伤损，酒化一丸。若碎折筋骨，先用此傅贴，乃服。（《卫生易简方》）

（140）折伤筋骨。秘传神效散：治跌仆伤损，骨折骨碎，筋断，痛不可忍。此药极能理伤续断，累用累验。用路上墙脚下，往来人便溺出处，久碎瓦片一块，洗净火煅，米醋淬五次，黄色为度，刀刮细末。每服三钱，好酒调下，在上食前，在下食后。不可以轻易而贱之，诚神方也。（邵以正真人《经验方》）

（141）伤筋出血。葛根捣汁饮。干者煎服。仍熬屑傅之。（《外台秘要方》）

（142）闪折筋骨伤损。取骨碎补捣筛，煮黄米粥，和裹伤处有效。（苏颂，《本草纲目》）

（143）筋骨伤破。以热白马屎傅之，无瘢。（《备急千金要方》）

（144）接骨续筋，止痛活血。定粉、当归各一钱，硼砂一钱半，为末。每服一钱，苏木煎汤调下，仍频饮汤。（《卫生易简方》）

（145）宽筋治损。何首乌十斤，生黑豆半斤，同煎熟，皂荚一斤（烧存性），牵牛十两（炒，取头末），薄荷十两，木香、牛膝各五两，川乌头（炮）二两，为末，酒糊丸梧子大。每服三十丸，茶汤下。（《永类钤方》）

（146）接骨。烧过童子骨一两，乳香二钱，喜红绢一方，烧灰为末，热酒调服。先以桐木片扎定，立效。（《医林集要》）

（147）接骨。用下窟乌（按，即鹗也），取骨烧存性，以古铜钱一个，煅红醋淬七次，为末等分。酒服一钱，不可过多。病在下空心、在上食后服，极有效验。须先夹缚定，乃服此。（唐《蔺道人方》）

（148）打跌骨折。酒调白及末二钱服。其功不减自然铜、古铢钱也。（《永类钤方》）

（149）打损接骨。狗头一个，烧存性为末。热醋调涂，暖卧。（《卫生易简方》）

（150）扑损折骨。夜合树皮（即合欢皮，去粗皮，炒黑色）四两，芥菜子（炒）一两，为末。每服二钱，温酒卧时服，以滓傅之，接骨甚妙。（《是斋百一选方》）

（151）折伤断骨。雕骨烧灰，每服二钱，酒下，在上食后，在下食前，骨即接如初。（《接骨方》）

（152）折伤接骨。铜钴鉧，熨斗也，捣末研飞，和少酒服，不过二方寸匕。（《本草纲目》）

（153）折伤接骨。大蛤蟆生研如泥，劈竹裹缚其骨，自痊。（《奚囊备急方》）

（154）折伤接骨。①杨拱《摘要》方：用土鳖焙存性，为末。每服二三钱，接骨如神效。一方：生者擂汁酒服。②《袖珍方》：用蚵蚾（即土鳖）六钱（隔纸砂锅内焙干），自然铜二两（用火煅，醋淬七次），为末。每服二钱，温酒调下，病在上食后，病在下食前。神效。③《董炳集验方》：用土鳖（阴干）一个，临时旋研入药，乳香、没药、龙骨、自然铜（火煅醋淬）各等分，麝香少许为末。每服三分，入土鳖末，以酒调下。须先整定骨，乃服药，否则接挫也。此乃家传秘方，慎之，又可代杖。（《本草纲目》）

（155）折伤接骨。市上乞儿破鞋底一支烧灰，白面等分，好醋调成糊，傅患处，以绢束之，杉片夹定。须臾痛止，骨节有声，为效。（杨诚《经验方》）

（156）伤损接骨。鹰骨烧灰，每服二钱，酒服，随病上、下，食前、食后。（《本草纲目》）

（157）伤损接骨。芸薹子一两，小黄米（炒）二合，龙骨少许，为末，醋调成膏，摊纸上，贴之。（《乾坤秘韫》）

（158）损伤接骨。无名异、甜瓜子各一两，乳香、没药各一钱，为末。每服五钱，热酒调服，小儿三钱。服毕，以黄米粥涂纸上，掺左顾牡蛎末裹之，竹篦夹住。（《多能鄙事》）

（159）损伤接骨。五灵脂一两，茴香一钱，为末。先以乳香末于极痛处傅上，以小黄米粥涂之，乃掺二末于粥上，帛裹，木片子夹定，三五日效。（《儒门事亲》）

（160）损伤接骨。牛蹄甲一个，乳香、没药各一钱，为末，入甲内烧灰，以黄米粉糊和成膏，傅之。（《乾坤秘韫》）

（161）伤折接骨。官粉、硼砂等分，为末。每服一钱，苏木汤调下，仍频饮苏木汤，大效。（《接骨方》）

（162）金疮接指。凡指断及刀斧伤，用真苏木末傅之，外以蚕茧包缚完固，数日如故。（《摄生方》）

（163）断指再接。时珍曰：按葛洪《抱朴子》云，蛇衔膏连已断之指。今考葛洪《肘后方》载蛇衔膏云：治痈肿瘀血，产后积血，耳目诸病，牛领马鞍疮。用蛇衔、大黄、附子、芍药、大戟、细辛、独活、黄芩、当归、莽草、蜀椒各一两，薤白十四枚。上为末，以苦酒腌一宿，以猪膏二斤，七星火上煎沸，成膏收之。每温酒服一弹丸，日再服。病在外，摩之傅之；在耳，绵裹塞之；在目，点之。若入龙衔藤一两，则名龙衔膏也。所谓连断指者，不知即此膏否？（《本草纲目》）

（164）舌再接。有人偶含刀在口，割舌，已垂未断。一人用鸡子白皮袋之，掺止血药于舌根。血止，以蜡化蜜调冲和膏，傅鸡子皮上。三日接住，乃去皮，只用蜜蜡勤敷，七日全安。若无速效，以金枪药参治之。此用鸡子白皮无他，但取其柔软而薄，护舌而透药也。（《仙传外科》）

（165）擦落耳、鼻。头发，瓶盛泥固，煅过研末，以擦落耳、鼻，乘热蘸发灰缀定，软帛缚住，勿令动，自生合也。（《经验良方》）

（166）花蕊石散：治一切金箭镞伤，及打扑伤损，狗咬至死者。急以药掺伤处，其血化为黄水，再掺便活，更不疼痛。如内损血入脏腑，煎童子小便，入酒少许，热调一钱服，立效。畜生抵伤，肠出不损者，急纳入，桑白皮线缝之，掺药，血止立活。妇人产后败血不尽，血运，恶血奔心，胎死腹中，胎衣不下，至死，但心头温暖者，急以童子小便调服一钱，取下恶物如猪肝，终身不患血风血气。若膈上有血，化为黄水，即时吐出，或随小便出，甚效。硫黄四两，花蕊石一两，并为粗末拌匀，以胶泥固济，日干，瓦罐一个盛之，泥封口，焙干，安在四方砖上，砖上书八卦五行字。用炭一秤簇匝，从巳午时自下生火，煅至炭消冷定，取出为细末，瓶收用。（《太平惠民和剂局方》）

（167）止血生肌。蚕蛾散：治刀斧伤创，血出如箭。用晚蚕蛾炒为末，傅之即止，甚效。（《胜金方》）

（168）金疮。蜀葵苗烧研傅。（大明，《本草纲目》）

（169）金疮。萝摩子捣傅，生肤止血。（藏器，《本草纲目》）

（170）金疮。刮败船茹傅之，功同牛胆石灰。（苏颂，《本草纲目》）

（171）金疮。牡鼠，五月五日同石灰捣收，傅金疮神效。（《本草纲目》）

（172）一切金疮。五倍子、降真香等分，炒，研末，傅之，皮肉自痊。名啄合山。（《济生拔萃方》）

按，刘衡如云“啄”疑当作“撮”，音近而误。

（173）一切金疮及刀斧伤。白僵蚕炒黄研末，傅之立愈。（《斗门方》）

（174）折伤金疮。干梅烧存性傅之，一宿瘥。（《备急千金要方》）

（175）刀杖金疮。天鹅绒毛，贴之立愈。（汪颖）

（176）刀疮神药。古石灰、新石灰、丝瓜根叶（初种放两叶者）、韭菜根各等分，捣一千下作饼，阴干为末，擦之。止血定痛生肌，如神效。侍御苏海峰所传。（《董炳集验方》）

（177）刀疮伤湿，溃烂不生肌。寒水石（煅）一两，黄丹二钱，为末，洗傅。甚者，加龙骨一钱、孩儿茶一钱。（《积德堂方》）

（178）金刃伤疮。新桑白皮烧灰，和马粪涂疮上，数易之。亦可煮汁服之。（《广利方》）

（179）金刃所伤，未透膜者。乳香、没药各一钱，以童子小便半盏、酒半盏，温化服之。为末亦可。（《奇效良方》）

（180）金刃不出，入骨脉中者。半夏、白蔹等分，为末。酒服方寸匕，日三服。至二十日自出。（李筌《太白阴经》）

（181）刀刃金疮。石灰裹之，定痛止血，又速愈。疮深不宜速合者，入少滑石傅之。（《肘后备急方》）

（182）金刃斧伤。用独壳大栗研傅，或仓促嚼傅亦可。（《集简方》）

（183）刀斧折伤。白药子干末傅之，能止血、痛。（马志，《本草纲目》）

（184）刀斧伤疮。络石捣傅之，立瘥。（苏恭，《本草纲目》）

（185）刀斧伤疮。荷叶烧研，搽之。（《集简方》）

（186）刀斧伤损。白及、石膏（煅）等分，为末，掺之，亦可收口。（《济急方》）

（187）刀斧金疮。端午午时，取晚蚕蛾、石灰、茅花，捣成团，草盖令发热过，收贮。每用，刮下末掺之。（《本草纲目》）

（188）刀斧金疮。生姜嚼傅，勿动。次日即生肉，甚妙。（《扶寿方》）

（189）刀斧金疮。白矾、黄丹等分为末，傅之最妙。（《救急方》）

（190）刀箭伤疮。香白芷，嚼烂涂之。（《集简方》）

（191）扑伤金疮。夏枯草口嚼烂，署上即愈。（《卫生易简方》）

（192）金疮杖疮。赤龙鳞（即古松皮）煅存性，研末。搽之，最止痛。（《永类钤方》）

（193）金疮扑损。①《肘后方》：用青蒿捣封之，血止则愈。②一方：用青蒿、麻叶、石灰等分，五月五日捣和晒干。临时为末，搽之。（《本草纲目》）

（194）金疮踒折。通草煮汁酿酒，日饮。（《本草纲目》）

（195）金疮折伤垂死。《元史》云：布智儿从太祖……身中数矢，血流满体，闷扑几绝。太祖命取一牛剖其腹，纳之牛腹中，浸热血中，移时遂苏。又云：李庭从伯颜攻郢州，炮伤左胁，矢贯于胸，几绝。伯颜命剖水牛腹，纳其中，良久而苏。何孟春云：予在职方时，问各边将无知此术者。非读《元史》弗知也。故书于此，以备缓急。（《本草纲目》）

（196）金疮伤损，生肌破血。用紫葛二两，顺流水三盏，煎一盏半，分三服。酒煎亦妙。（《经验方》）

（197）金疮伤重，被惊者。以女人中衣旧者，炙裆熨之。（李筌《太白阴经》）

（198）金疮作痛。生牛膝捣傅，立止。（《梅师方》）

（199）金疮作痛。桑柴灰筛细，傅之。（《梅师方》）

（200）金疮苦痛。杨木白皮熬燥碾末。水服方寸匕，仍傅之，日三次。（《备急千金要方》）

（201）金疮肿痛。蔷薇根烧灰。每白汤服方寸匕，一日三服。（《抱朴子》）

（202）金疮痈肿及竹木签刺等毒。用糯米三升，于端午前四十九日，以冷水浸之。一日两换水，轻淘转，勿令搅碎。至端午日取出阴干，绢袋盛，挂通风处。每用旋取，炒黑为末，冷水调如膏药，随疮大小，裹定疮口，外以布包定勿动，直候疮瘥。若金疮犯生水作脓肿甚者，急裹一二食之，即不作脓肿也。若痈疽初发，才觉焮肿，急贴之，一夜便消。（《灵苑方》）

（203）金疮烦痛，大便不利。大黄、黄芩等分，为末，蜜丸。先食水下十丸，日三服。（《备急千金要方》）

（204）金疮烦满。赤小豆一升，苦酒浸一日，熬燥再浸，满三日，令黑色，为末。每服方寸匕，日三服。（《备急千金要方》）

（205）金疮恶心。白槟榔四两，橘皮一两，为末。每空心生蜜汤服二钱。（《太平圣惠方》）

（206）金疮闷绝不识人。琥珀研粉，童子小便调一钱。三服瘥。（《刘涓子鬼遗方》）

（207）金疮困顿。蚯蚓屎末，水服方寸匕，日三服。（《备急千金要方》）

（208）金疮不合。象皮烧灰，和油傅之。（《本草纲目》）

（209）金疮断筋。枫香末傅之。（危氏《得效方》）

（210）被斫断筋。旋葍根捣汁，沥疮中，仍以滓傅之，日三易。半月即断筋便续。此方出苏景中家獠奴，用效。（王焘《外台秘要方》）

（211）治金疮，殊胜。石灰，以腊月黄牛胆汁搜和，纳入胆中风干研用。（苏颂，《本草纲目》）

（212）止金疮血。石灰和鸡子白、败船茹，甚良。不入汤饮。（甄权，《本草纲目》）

（213）金疮止血止痛。紫檀香刮末傅之。（弘景，《本草纲目》）

（214）金疮亡血。王不留行散：治身被刀斧伤，亡血。用王不留行十分（八月八日采之），蒴藋细叶十分（七月七日采之），桑东南根白皮十分（三月三日采之），川椒三分，甘草十分，黄芩、干姜、芍药、厚朴各二分。以前三味烧存性，后六味为散，合之。每大疮，饮服方寸匕，小疮但粉之。产后亦可服。（张仲景《金匮要略》）

（215）金疮出血。柳絮封之，即止。（《外台秘要方》）

（216）金疮出血。车前叶捣傅之。（《备急千金要方》）

（217）金疮出血。白芍药一两，熬黄为末，酒或米饮服二钱，渐加之，仍以末傅疮上即止，良验。（《广利方》）

（218）金疮出血。白薇为末，贴之。（《儒门事亲》）

（219）金疮出血。沥青末，少加生铜屑末，糁之。立愈。（唐瑶《经验方》）

按，此所谓沥青，乃松香之别名也。

（220）金疮出血。鹿蹄草又名小秦王草，捣涂即止。（《本草纲目》）

（221）金疮出血。葵菜干叶为末及烧灰服。（甄权，《本草纲目》）

（222）金疮出血。小蓟根苗绞取汁温服。作煎和糖，合金疮。（藏器，《本草纲目》）

（223）金疮出血。花蕊石刮末，傅之即合，仍不作脓。（《本草纲目》）

（224）金疮出血。五月五日采金樱子叶，同桑叶、苎叶等分，阴干研末傅之，血止口合。名军中一捻金。（《本草纲目》）

（225）金疮出血。杉木老树皮，烧存性，研傅之，或入鸡子清调傅，一二日愈。（《本草纲目》）

（226）金疮出血。牡蛎粉傅之。（《肘后备急方》）

（227）金疮出血。降真香、五倍子、铜花等分，为末傅之。（《医林集要》）

（228）金疮出血。骐驎竭末，傅之立止。（《广利方》）

（229）金疮出血。榴花半斤，石灰一升，捣和阴干。每用少许傅之，立止。（崔元亮《海上方》）

（230）金疮出血。韭汁和风化石灰，日干。每用为末，傅之效。（《濒湖集简方》）

（231）金疮出血。蛇含草捣傅之。（《肘后备急方》）

（232）金疮血出。磁石末傅之，止痛断血。（《备急千金要方》）

（233）金疮出血。寒水石、沥青等分，为末，干掺。勿经水。（《积德堂方》）

（234）金疮出血。云母粉，傅之绝妙。（《事林广记》）

（235）金疮出血。狼牙草茎叶，熟捣贴之。（《肘后备急方》）

（236）金疮出血。急以石炭末厚傅之。疮深不宜速合者，加滑石。（《医学集成》）

（237）金疮出血，不可以药速合，则内溃伤肉。只以黄丹、滑石等分，为末傅之。（《集玄方》）

（238）金疮血出甚多，若血冷则杀人。宜炒盐三撮，酒调服之。（《梅师方》）

（239）金疮出血，闷绝。蒲黄半两，热酒灌下。（危氏《得效方》）

（240）金疮出血。葛根叶，挼傅之。（《名医别录》）

（241）金疮血出不止。饮人尿五升。（《备急千金要方》）

（242）针疮血出不止。用人屎烧研，傅之。（《备急千金要方》）

（243）金疮出血不止。取葱炙热，挼汁涂之即止。（《梅师方》）

（244）金疮血出不止。用生面干傅，五七日即愈。（蔺氏《经验方》）

（245）金疮出血不止。血见愁草研烂，涂之。（危氏《得效方》）

（246）金疮出血不止。小蓟苗捣烂，涂之。（孟诜《食疗本草》）

（247）金疮出血不止。以嫩紫苏叶、桑叶同捣，贴之。（《永类钤方》）

（248）金疮血出不止。冷水浸之即止。（《延寿方》）

（249）金疮血出不止。以故布蘸热汤，盦之。（《延寿方》）

（250）金疮出血不止者。五倍子末贴之。若闭气者，以五倍子末二钱，入龙骨末少许，汤服，立效。（谈野翁方）

（251）金疮出血不止，成内漏。用蝙蝠二枚，烧末。水服方寸匕，当下水而血消也。（《刘涓子鬼遗方》）

（252）金疮犯内，血出不止。取所交妇人中衣带三寸烧灰，水服。（《备急千金要方》）

（253）金疮伤折血出，瘀血。时珍曰：苎麻叶甚散血，五月五日收取，和石灰捣作团，晒干收贮。遇有金疮折损者，研末傅之，即时血止，且易痂也。按李仲南《永类钤方》云：凡诸伤瘀血不散者，五六月收野苎叶、苏叶，擂烂，傅金疮上。如瘀血在腹内，顺流水绞汁服即通，血皆化水。以生猪血试之，可验也。秋冬用干叶亦可。（《本草纲目》）

（254）金疮折伤血出，用葱白连叶煨熟，或锅烙炒热，捣烂傅之，冷即再易。石城尉戴尧臣，试马损大指，血出淋漓。余用此方，再易而痛止。翌日洗面，不见痕迹。（张氏《经验方》）

（255）金疮及伤损，血出不已。用稗苗根捣傅或研末掺之即止，甚验。（《本草纲目》）

（256）金疮磕损，折伤血出，疼痛不止者。用葱白、砂糖等分研封之，痛立止，更无痕瘢也。（王璆《百一选方》）

（257）金刃箭伤，跌仆杖疮，血出不止者。三七嚼烂涂，或为末掺之，其血即止，青肿者即消散。若受杖时，先服一二钱，则血不冲心。杖后尤宜服之。（《本草纲目》）

（258）刀箭伤，止血。白梅研烂傅之。（《本草纲目》）

（259）金疮内漏，血不出。牡丹皮为末，水服三指撮，立尿，出血也。（《备急千金要方》）

（260）金疮内漏。取疮内所出血，以水和，服之。（《备急千金要方》）

（261）金疮内漏。麻勃（大麻花）一两，蒲黄二两，为末。酒服一钱匕，日三夜一。（《外台秘要方》）

（262）金疮内漏。雄黄末豆大，纳之。仍以小便服五钱，血皆化为水。（《肘后备急方》）

（263）瘀血内漏。蒲黄末二两，每服方寸匕，水调下，服尽止。（《肘后备急方》）

（264）金疮内塞。垣衣（墙上青苔衣），酒渍服之。（《名医别录》）

（265）金疮瘀血在腹者。大葱白二十枚，麻子三升，杵碎，水九升，煮一升半，顿服。当吐出脓血而愈。未尽再服。（《备急千金要方》）

（266）金疮瘀血在腹中。用大麻仁三升，葱白十四枚，捣熟，水九升，煮一升半，顿服。血出不尽，更服。（《备急千金要方》）

（267）金疮肠出，纳入。以磁石、滑石各三两，为末。米饮服方寸匕，日再。（《刘涓子鬼遗方》）

（268）金疮肠出。桑白皮作线缝，更以热鸡血涂之。唐安金藏剖腹，用此法而愈。（《本草纲目》）

（269）胁破肠出。以香油抹手送入；煎人参、枸杞子汁温淋之；吃羊肾粥十日，即愈。（危氏《得效方》）

（270）金疮肠出。以干人屎末抹入，桑白线缝合，热鸡血涂之。（《生生编》）

（271）金疮肠出。干人屎末粉之，即入。（《备急千金要方》）

（272）金疮肠出。用小麦五升，水九升，煮取四升，绵滤取汁，待极冷。令病人卧席上，含汁噀之，肠渐入，噀其背。并勿令病人知，及多人见之。傍人语，即肠不入也。乃抬席四角轻摇，使肠自入。十日中，但略食羹物。慎勿惊动，即杀人。（《刘涓子鬼遗方》）

（273）被伤肠出。以大麦粥汁洗肠推入，但饮米糜，百日乃可。（《备急千金要方》）

（274）卒被毒箭。麻仁数升，杵汁饮。（《肘后备急方》）

（275）解射罔毒。大麻子汁，饮之，良。（《备急千金要方》）

（276）毒箭伤人。蓝青捣饮并傅之。如无蓝，以青布渍汁饮。（《肘后备急方》）

（277）毒箭入肉。煎生地黄汁作丸服，至百日，箭出。（《备急千金要方》）

（278）中药箭毒。雄黄末傅之，沸汁出，愈。（《外台秘要方》）

（279）中药箭毒。芦根煮汁服。（《备急千金要方》）

（280）中刀剑闷绝者。蠵龟血刺饮便安。（《日华子本草》）

（281）药箭镞毒。贝齿烧研，水服三钱，日三服。（《备急千金要方》）

（282）解药箭毒。毒箭有三种：交广夷人用焦铜作箭镞，岭北诸处以蛇毒螫物汁著筒中渍箭镞，此二种才伤皮肉，便洪脓沸烂而死。若中之，便饮粪汁并涂之，惟此最妙。又一种用射罔煎涂箭镞，亦宜此方。（姚僧垣《集验方》）

(283）解药箭毒。交州夷人，以焦铜为镝，涂毒药于镞锋上，中人即沸烂，须臾骨坏。但服月水、屎汁解之。(《博物志》)

(284）诸铁及杂物入肉。刮象牙屑和水傅之，立出。(《开宝本草》)

(285）箭镞入肉。大雄鼠一枚取肉，薄批焙研。每服二钱，热酒下，疮痒，则出矣。(《集要》)

(286）箭镞入肉。以蝼蛄杵汁滴上，三五度自出。(《备急千金要方》)

(287）箭镞入肉。用天水牛取一角者，小瓶盛之，入硇砂一钱，同水数滴在内。待自然化水，取滴伤处，即出也。(《本草纲目》)

(288）箭镞入肉，不可拔者。用螳螂一个，巴豆半个，同研，傅伤处。微痒且忍，极痒乃撼拔之。以黄连、贯众汤洗拭，石灰傅之。(《本草纲目》)

(289）箭镞入肉，不可拔出者。用新巴豆仁（略熬）与蜣螂同研，涂之，斯须痛定。微痒忍之，待极痒不可忍，便撼拔动之，取出，速以生肌膏傅之而痊。亦治疮肿。夏侯郸在润州得此方，后至洪州，旅舍主人妻病背疮，呻吟不已，郸用此方试之，即痛止也。(《经验方》)

(290）箭镞入腹，或肉中有聚血。以妇人月经衣烧灰，酒服方寸匕。(《备急千金要方》)

(291）箭刀在肉，及咽喉、胸膈诸隐处不出。酒服瞿麦末方寸匕，日三服。(《备急千金要方》)

(292）箭镝在咽，或刀刃在咽膈诸隐处。杵杏仁傅之。(《肘后备急方》)

(293）箭刺入肉，脓囊不出。以蔷薇根末掺之，服鼠扑十日，即穿皮出也。(《外台秘要方》)

按，“服鼠扑”不可解，疑有误。考《外台秘要方》深师疗哽及刺不出方：服蔷薇灰末方寸匕，日三。亦疗折箭刺入，脓囊不出，坚燥及鼠扑，服之十日，哽刺皆穿皮出，效。

(294）箭头不出。万圣神应丹：端午前一日，不语，寻见莨菪科，根本枝叶花实全好者。道云：先生！你却在这里。道罢，用柴灰白东南起围了，以木椑子掘取根下周围土。次日日未出时，依前不语，用镢头取出，洗出，勿令鸡、犬、妇人见。于净室中，以石臼捣如泥，丸弹子大，黄丹为衣，以纸袋封，悬高处阴干。遇有箭头不出者，先以象牙末贴疮口，后用绯帛袋盛此药，放脐中，绵兜肚系了，当便出也。(张子和《儒门事亲》)

(295）箭镞不出。瓜蒌根捣傅之，日三易，自出。(崔元亮《海上方》)

(296）箭镞不出。以寒食饧点之，至夜疮痒，用力一钳而出，旬日而瘥。(《集异记》)

(297）箭镞不出。牡鼠肝捣，涂之。(《本草纲目》)

(298）箭镞不出。《集异记》云：邢曹进，河朔健将也，为飞矢中目，拔矢而镞留于中，钳之不动，痛困俟死。勿梦胡僧令以米汁注之，必愈。广询于人，无悟者。一日一僧丐食，肖所梦者。叩之。僧云：但以寒食饧点之。如法用之，应手清凉，顿减酸楚。至夜疮痒，用力一钳而出。旬日而瘥。(《本草纲目》)

按，此条前面有而此处叙述较前者详尽。

(299）恶刺疮痛。大豆浓煮汁渍之，取瘥。(《备急千金要方》)

（300）刺疮、金疮，百治不效。葱煎浓汁渍之，甚良。（《本草纲目》）

（301）针、棘、竹木诸刺，在肉中不出。鼠脑捣烂，厚涂之，即出。（《肘后备急方》）

（302）针刺入肉。凡针折入肉，及竹木刺者。刮人指甲末，同酸枣仁捣烂，唾调涂之。次日定出。（《普济方》）

（303）针刺入肉。以乌鸦翅羽三五枚，炙焦研末，醋调傅之，数次即出，甚效。（《本草纲目》）

（304）针刺入肉。车脂摊纸上如钱大，贴上。二日一易，三五次即出。（《集玄方》）

（305）针刺入肉。瓜蒌根捣傅之，日三易，自出。（《本草纲目》）

（306）针刺入肉。蓖麻子去壳研烂，先以帛衬伤处，傅之。频看，若见刺出，即拔去，恐药紧弩出好肉。或加白梅肉同研，尤好。（《卫生易简方》）

（307）针刺不出。以蝼蛄杵汁滴上，三五度自出。（《本草纲目》）

（308）针箭入肉。象牙刮末，水和傅之，即出也。（《肘后》）

（309）苇刺入内。生嚼栗子，傅之。（《本草纲目》）

（310）竹刺入肉。多年熏肉，切片包裹之，即出。（《救急方》）

（311）竹刺入肉。五月五日，取晚蚕蛾生投竹筒中，令自干死，为末。取少许，津和涂之。（《便民图纂》）

（312）木刺入肉。干羊屎烧灰，猪脂和涂，不觉自出。（《备急千金要方》）

（313）竹木签刺。用前膏（王老注：指“金疮痈肿及竹木签刺等毒”条所述之膏，方见“二十、外伤”之202条）贴之，一夜刺出，在药内也。（《本草纲目》）

（314）竹木刺入肉。牛膝嚼烂罨之，即出。（宗奭，《本草纲目》）

（315）竹木刺入。乌雄鸡肉生捣，涂之。（《日华子本草》）

（316）竹木入肉。白茅根烧末，猪脂和涂之。风入成肿者，亦良。（《肘后备急方》）

（317）竹木入肉。瞿麦为末，水服方寸匕。或煮汁，日饮三次。（《梅师方》）

（318）竹木入肉。生地黄嚼烂，罨之。（《救急方》）

（319）竹木入肉。蛴螬捣涂之，立出。（《肘后备急方》）

（320）竹木入肉，针拨不尽者。以人齿垢封之，即不烂也。（《叶氏通变要法》）

（321）竹木入肉，经久不愈者。鳔取白，傅疮上四边，肉烂即出。（藏器，《本草纲目》）

（322）竹木刺肉不出。头垢涂之，即出。（《刘涓子》）

（323）竹木入肉不出者。鹿角烧末，水和涂上，立出。久者不过一夕。（《备急千金要方》）

（324）竹木针刺在肉中不出，疼痛。以王不留行为末，熟水调服方寸匕，兼以根傅，即出。（《梅师方》）

（325）骨刺入肉。象牙刮末，以水煮白梅肉调涂，自软。（《简要济众》）

（326）骨在肉中不出者。咀茱萸封之，骨当腐出。（孟诜《食疗本草》）

（327）刺在肉中。白蔹、半夏（泡）等分，为末。酒服半钱，日二服。（《本草纲目》）

（328）刺在肉中。嚼豉，涂之。(《备急千金要方》)

（329）刺在肉中。温小便，渍之。(《备急千金要方》)

（330）刺在肉中。白梅嚼傅之，即出。(孟诜《食疗本草》)

（331）刺入肉中。以鸡尾毛二十七枚烧作灰，和男子乳汁封之，当出。(孟诜《食疗本草》)

（332）刺入肉中。酸枣核烧末，水服，立出。(《外台秘要方》)

（333）刺入肉中，百理不瘥。松脂流出如乳头香者，傅上以帛裹。三五日当有根出，不痛不痒，不觉自安。(《兵部手集方》)

（334）刺入肉内不出。以鹿脑厚傅之，燥即易，半日当出。(《深师方》)

（335）针入肉内不出者。双杏仁捣烂，以车脂调贴，其针自出。(《瑞竹堂方》)

（336）恶刺伤人。莨菪根水煮浸之，冷即易。神方也。(《备急千金要方》)

（337）恶刺入肉。狐唇杵烂，和盐封之。见《太平圣惠方》。又《千金方》，用雄狐屎烧灰和腊猪脂封之。(《千金方》)

（338）恶刺、狐尿刺疮。蒲公英白汁涂之，即愈。(苏颂，《本草纲目》)

（339）马汗入肉成疮者。生嚼栗子，傅之。(《胜金方》)

（340）马汗入疮。干冬瓜烧研，洗净傅之。(《本草纲目》)

（341）马汗入疮。雄黄、白矾各一钱，乌梅三个，巴豆一个，合研。以油调半钱，傅之，良。(《经验方》)

（342）马汗入疮。石灰傅之。(《摘玄方》)

（343）马汗入疮。鸡毛烧灰，酒服方寸匕。(《集验方》)

（344）马汗入疮肿痛，急疗之，迟则毒深。以生乌头末傅疮口，良久有黄水出，即愈。(《灵苑方》)

（345）马汗入疮作痛。用乌梅连核捣烂，以头醋和傅。仍先刺疮，出去紫血，乃傅之系定。(《经验方》)

（346）马汗入疮，或马毛入疮，肿入腹杀人。以冷水浸之，频易水，仍饮好酒，立瘥。(《备急千金要方》)

（347）马汗气入疮，或马毛入疮，肿痛烦热，入腹杀人。烧马鞭皮末，和膏傅之。(《本草纲目》)

（348）马气入疮，或马汗、马毛入疮，皆致肿痛烦热，入腹则杀人。多饮醇酒，至醉即愈，妙。(《肘后备急方》)

（349）马汗气入疮肿痛。马头骨烧灰傅之，白汁出，良。(《本草纲目》)

（350）驴马汗入疮肿痛。冬瓜皮阴干，为末，涂之。(《本草纲目》)

（351）驴马汗毒所伤疮痛。白矾（飞过）、黄丹（炒紫）等分，贴之。(王氏《博济方》)

（352）水银入肉，令人筋挛。惟以金物熨之，水银当出蚀金，候金白色是也。频用取效。此北齐徐王之才方也。(《本草拾遗》)

（353）风入疮口肿痛。刘寄奴为末，掺之即止。（《太平圣惠方》）

（354）杖疮、打损伤疮，中风作痛者。马屎炒热，包熨五十遍，极效。（孟诜《食疗本草》）

（355）破伤风肿。新杀猪肉，乘热割片，贴患处。连换三片，其肿立消。（《简便方》）

（356）破伤风肿。杏仁杵膏厚涂上，燃烛遥灸之。（《备急千金要方》）

（357）破伤风，水毒肿，痛不可忍。麝香末一字纳疮中，出尽脓水，便效。（《普济方》）

（358）刺疮伤风、伤水作肿。鲤鱼目烧灰，傅之，汁出即愈。（藏器，《本草纲目》）

（359）中恶风、恶水而肉肿者。桑根下土，水和傅上，灸二三十壮，热气透入，即平。（藏器，《本草纲目》）

（360）刺伤中水。服乌牛尿二升，三服止。（《梅师方》）

（361）刺伤中水，肿痛。煮韭，热搨之。（《备急千金要方》）

（362）刺伤中水作痛。鳜鱼目，烧灰涂之。（思邈，《本草纲目》）

（363）刺伤手足，犯露水肿痛，多杀人。以桑枝三条，煻火炮热断之，以头熨疮上令热，冷即易之，尽三条则疮自烂。仍取韭白或薤白，傅上，急以帛裹之，有肿更作。（《备急千金要方》）

（364）恶疮防水。青布和蜡烧烟，筒中熏之，入水不烂。（陈藏器《本草拾遗》）

（365）疮犯恶露，甚者杀人。薤白捣烂，以帛裹，煨极热，去帛傅之，冷即易换。亦可捣做饼，以艾灸之，热气入疮，水出即瘥也。（《梅师方》）

（366）冷露疮烂。藿香叶、细茶等分，烧灰，油调，涂叶上贴之。（《应验方》）

（367）抓疮伤水，肿痛难忍者。以耳垢封之，一夕水尽出而愈。郑师甫云：余常病此，一丐传此方。（《医说》）

（368）诸疮伤水或伤风寒痛剧。用马屎烧烟熏，令汁出愈。（《备急千金要方》）

（369）疮伤水湿。胡粉、炭灰等分，脂和涂孔上，水即出矣。（《备急千金要方》）

（370）疮伤水毒。章陆根捣炙，布裹熨之，冷即易之。（《食忌》）

（371）疮伤风水，痛剧欲死者。牛屎烧烟，熏令汁出，即愈。（《外台秘要方》）

（372）疮伤风水，肿痛，入腹则杀人。多以桑灰淋汁渍之，冷复易。（《梅师方》）

（373）疮伤风水。青布烧烟于器中，以器口熏疮，得恶汁出，知痛痒，瘥。（陈藏器《本草拾遗》）

（374）疮伤风水，肿痛。取葱青叶和干姜、黄柏等分，煮汤浸洗，立愈。（《食疗》）

（375）疮肿伤风中水，痛剧者。黍穰烧烟熏，令汗出，愈。（《备急千金要方》）

（376）海水伤裂。凡人为海水咸物所伤，及风吹裂，痛不可忍。用蜜半斤，水酒三十斤，防风、当归、羌活、荆芥各二两，为末，煎汤浴之。一夕即愈。（《使琉球录》）

（377）冻疮。蟹壳烧存性，蜜调涂之。（《本草纲目》）

（378）冻疮。鹅掌上黄皮，焙研，油调涂。（谈野翁《试验方》）

（379）冻疮。取鸭脑涂之，良。（《本草纲目》）

（380）冻疮。野鸡脑涂之。（《本草纲目》）

（381）①孟诜：雀脑涂冻疮。②张子和：腊月雀脑烧灰，油调涂之。（《本草纲目》）

（382）冻疮破烂。大黄末，水调涂之。（《卫生宝鉴》）

（383）冻疮不瘥。热汤洗之。（陈藏器《本草纲目》）

（384）冬月皲裂。牛鼻绳末，和五倍子末，填入薄纸，贴之。（《救急方》）

（385）冻疮皲裂。桐油一碗，发一握，熬化瓶收。每以温水洗令软，傅之即安。（《救急方》）

（386）冻疮发裂。甘草煎汤洗之。次以黄连、黄柏、黄芩末入，轻粉、麻油调傅。（谈野翁方）

（387）冻疮裂痛。乳汁调黄柏末，涂之。（《儒门事亲》）

（388）两耳冻疮。生姜自然汁熬膏，涂。（《暇日记》）

（389）冻耳成疮。白蔹、黄柏等分，为末，生油调搽。（谈野翁方）

（390）耳、足冻疮。橄榄核烧研，油调涂之。（《乾坤生意》）

（391）冻指欲堕。马粪煮水，渍半日即愈。（《千金要方》）

（392）手、足冻疮。老丝瓜烧存性，和腊猪脂涂之。（《海上方》）

（393）手、足冻疮。山药一截磨泥，傅之。（《儒门事亲》）

（394）手、足冻裂。附子去皮为末，以水、面调涂之，良。（谈野翁《试验方》）

（395）足上冻疮。以醋洗足，研藕傅之。（《本草纲目》）

（396）脚上冻疮。浓煎黄蜡涂之。（姚和众）

（397）冻脚裂拆。蒸熟藕捣烂，涂之。（《本草纲目》）

（398）灸疮肿痛。雁屎白和人精，涂之。（《梅师方》）

（399）灸疮肿痛。薤白一升，猪脂一斤，切，以苦酒浸一宿，微火煎三上三下，去滓，涂之。（《梅师方》）

（400）灸疮肿痛。灶中黄土末煮汁，淋之。（《备急千金要方》）

（401）灸疮不发。酸浆叶贴之。（《本草纲目》）

（402）灸疮不敛。瓦松阴干为末，先以槐枝、葱白汤洗，后掺之，立效。（《济生秘览》）

（403）灸疮不愈。芙蓉花研末，傅之。（《奇效方》）

（404）灸疮不瘥。乌贼骨、白矾等分，为末，日日涂之。（《备急千金要方》）

（405）灸疮不瘥。车釭脂涂之，良。（《备急千金要方》）

（406）灸疮不瘥，痒痛不瘥。楸叶及根皮为末，傅之。（《太平圣惠方》）

（407）灸疮血出不止。用死蜣螂烧研，猪脂和，涂。（《备急千金要方》）

（408）灸疮血出，一人灸火至五壮，血出不止如尿，手冷欲绝。以酒炒黄芩二钱为末，酒服即止。（李楼《怪证奇方》）

（409）灸疮飞蝶。因艾灸讫，火痂便退，疮内鲜肉片飞如蝶形而去，痛不可忍，是火毒也。大黄、朴硝各半两，为末。水服，取利即愈。（张杲《医说》）

按，此说又见夏子益《奇疾方》。

（410）火疮。蜀葵苗捣烂，涂。（大明，《本草纲目》）

（411）火烧疮。茭白根烧灰，和鸡子白，涂。（藏器，《本草纲目》）

（412）火疮未起。栀子仁烧研，麻油和，封之。已成疮，烧白糖灰粉之。（《千金方》）

（413）火烧成疮。白糖烧灰，粉之即燥，易瘥。（《小品方》）

（414）火烧成疮。胡桃仁烧黑，研傅。（《梅师方》）

（415）火烧成疮。兔腹下白毛贴之，候毛落即瘥。（《百一方》）

（416）火燎成疮。炒面，入栀子仁末，和油傅之。（《普济方》）

（417）火烧闷绝，不省人事者。新尿频服二三升，良。（《千金方》）

（418）火毒生疮。凡人冬月向火，火气入内，两股生疮，其汁淋漓。用黄柏末掺之，立愈。一妇病此，人无识者，用此而愈。（张杲《医说》）

（419）火赫毒疮。此患急防毒气入心腹，枸杞叶捣汁服，立瘥。（《肘后备急方》）

（420）火灼烂疮。榆白皮嚼，涂之。（《千金髓》）

（421）火疮败坏。云母粉和生羊髓，涂之。（《太平圣惠方》）

（422）火疮灭瘢。赤地利末，油调，涂。（《太平圣惠方》）

（423）汤火疮。坩埚研末，入轻粉少许，傅之。（《本草纲目》）

（424）汤火疮。以井底泥涂之。（《证类本草》）

（425）汤火伤。垣衣烧灰，油和，傅之。（《本草纲目》）

（426）汤火伤。酢浆草捣涂。（《本草纲目》）

（427）汤火伤。以蛇莓汁傅，痛即止。（《本草纲目》）

（428）汤火伤。牡鼠油煎，入蜡，傅汤火伤、灭瘢痕，极良。（苏颂，《本草纲目》）

（429）汤火伤。猪毛烧灰，麻油调，涂汤火伤，留窍出毒则无痕。（《袖珍方》）

（430）汤火伤。鲥鱼蒸下油，以瓶盛埋土中，取涂之，甚效。（宁源《食鉴本草》）

（431）汤火伤。蜂蜜同薤白捣涂，即时痛止。（宗奭）又：用白蜜涂上，竹膜贴之，日三。（《肘后备急方》）

（432）汤火伤。杨梅烧灰，油调涂之。（李时珍）

（433）汤火烧。栀子末和鸡子清，浓扫之。（《救急方》）

（434）汤火烧灼。柏叶生捣涂之，系定二三日，止痛灭瘢。（《本草图经》）

（435）汤火烧灼。湿牛屎，捣涂之。（姚和众）

（436）汤火烧灼。鸡子清和酒调洗，勤洗即易生肌。忌发物。或生傅之亦可。（《经验秘方》）

（437）汤火烧疮。胡粉、羊髓和，涂之。（《孙真人方》）

（438）汤火伤灼，未成疮者。面酱涂之，有效。（李时珍）

（439）汤火灼伤。银朱研细，菜油调傅，二次愈。（《多能鄙事》）

（440）汤火灼伤。用瓶盛麻油，以箸就树夹取黄葵花，收入瓶内，勿犯人手，密封收之。遇有伤者，以油涂之，甚妙。（《经验方》）

（441）汤火灼伤。蓖麻子仁、蛤粉等分，研膏。汤伤以油调，火灼以水调，涂之。（《古今录验》）

（442）汤火灼烂。白蔹末傅之。（《外台秘要方》）

（443）汤火灼伤。瓦松、生柏叶同捣傅。干者为末。（《医方摘要》）

（444）汤火灼伤。粟米炒焦投水，澄取汁，煎稠如糖。频傅之，能止痛，灭瘢痕。一方：半生半炒，研末，酒调傅之。（崔行功《纂要》）

（445）汤火灼伤，未成疮者。黍米、女曲等分，各炒焦研末，鸡子白调，涂之。煮粥亦可。（《肘后备急方》）

（446）汤火灼疮。佛甲草研，贴之。（苏颂，《本草纲目》）

（447）汤火灼疮。白胶即鹿角胶水煎，令稀稠得所，待冷涂之。（《斗门方》）

（448）汤火灼疮。油调芙蓉末，傅之。（《奇效方》）

（449）汤火灼疮。柳皮烧灰涂之。亦可以根白皮煎猪脂，频傅之。（《肘后备急方》）

（450）汤火灼疮。大豆煮汁涂之，易愈，无瘢。（《子母秘录》）

（451）汤火灼疮。炭末，香油调涂。（《济急方》）

（452）汤火灼疮。甘草煎蜜，涂。（李楼《奇方》）

（453）汤火伤灼。石苔焙研，傅之。（《海上方》）

（454）汤火伤灼，未成疮者。用小麦炒黑，研入腻粉，油调涂之。勿犯冷水，必致烂。（《袖珍方》）

（455）汤火伤灼，令不痛，易愈无痕。①《肘后备急方》：用人精、鹰屎白，日日涂之。②《千金》：用女人精汁，频频涂之。（《本草纲目》）

（456）汤火伤灼。饼炉中灰，麻油调傅。不得着水，仍避风。（《本草衍义》）

（457）汤火伤灼。取多年屋上吻兽为末，油和涂之，立效。（《儒门事亲》）

（458）汤火灼疮。①《多能鄙事》：用青瓷碗片为末，水飞过，和桐油傅，数次瘥。②《活幼口议》：用景德镇瓷器打碎，埋灶内，炭火铺上，一夜取出，去火毒，为末，入黄丹少许傅之，立愈。（《本草纲目》）

（459）汤火伤灼。醋调黄土，涂之。（谈野翁方）

（460）汤火伤灼。年久石灰傅之，或加油调。（《肘后备急方》）

（461）汤火伤灼。皂矾，和凉水浇之，其痛即止，肿亦消。（杨诚《经验方》）

（462）汤火伤灼。寒水石，烧研傅之。（《卫生易简方》）

（463）汤火伤灼。白及末，油调傅之。（《赵真人方》）

（464）汤火伤灼。苦参末，油调傅之。（《卫生宝鉴》）

（465）汤火灼疮。刘寄奴捣末，先以糯米浆鸡翎扫上，后乃掺末。并不痛，亦无痕，大验之方。凡汤火伤，先以盐末掺之，护肉不坏，后乃掺药为妙。（《经验方》）

（466）汤火伤灼。庄浪大黄生研，蜜调涂之。不惟止痛，又且灭瘢。此乃金山寺神人所传方。

（洪迈《夷坚志》）

按，庄浪，地名也，在古泾原陇西。

（467）汤火伤灼。用荞麦面炒黄研末，水和傅之，如神。（《奇效方》）

（468）汤火伤灼。大麦炒黑，研末，油调搽之。（《本草纲目》）

（469）汤火伤灼。胡麻生研如泥，涂之。（《外台秘要方》）

（470）汤火伤灼。即以酸醋淋洗，并以醋泥涂之甚妙，亦无瘢痕也。（《本草纲目》）

（471）汤火伤灼。馒头饼烧存性，研末，油调涂傅之。（《肘后备急方》）

（472）汤火伤灼。生萝卜捣涂之，子亦可。（《圣济总录》）

（473）汤火伤灼。菜籽油调蚯蚓屎，搽之。（杨起《简便方》）

（474）汤火伤灼。丝瓜叶焙研，入辰粉一钱，蜜调搽之。生者捣傅。一日即好也。（《海上名方》）

（475）汤火伤灼。旧壶卢瓢，烧灰傅之。（《濒湖集简方》）

（476）汤火伤灼。水煎胶如糊，冷扫涂之。《斗门方》

按，本方之胶，即牛皮胶也。

（477）汤火伤灼。虎骨炙焦研傅，神效。（龚氏《易简方》）

（478）汤火伤灼。死鼠头，以腊月猪脂煎令消尽，傅之则不作瘢，神效。（《备急千金要方》）

（479）汤火伤灼。山茶花研末，麻油调涂。（《本草纲目》）

（480）汤火伤灼。杉木老树皮烧存性，研傅之，或入鸡子清调傅，一二日愈。（李时珍）

（481）汤火伤疮。葵菜为末，傅之。（《食物本草》）

（482）汤火伤疮。青竹烧油，同铁锈搽之。（《积德善堂方》）

（483）汤火伤疮。用稻草灰冷水淘七遍，带湿摊上，干即易。若疮湿者，焙干油傅，二三次可愈。（《卫生易简方》）

（484）汤火伤疮。经霜桑叶烧存性，为末，油和傅之，三日愈。（《医学正传》）

（485）汤火伤疮。竹蠹蛀末傅之。（《外台秘要方》）

（486）汤火伤疮。用多年干白螺蛳壳煅研，油调傅。（《澹寮方》）

（487）汤火伤疮。熟鸡子十个，取黄炒取油，入腻粉十文搅匀。用鸡翎扫上，三五日永除瘢痕。（《集验方》）

（488）汤火伤疮。猪胆调黄柏末，涂之。（《外台秘要方》）

（489）汤火伤疮。狗毛细剪，以烊胶和毛傅之，痂落即瘥。（《梅师方》）

（490）汤火伤疮。小老鼠泥包烧研，菜油调涂之。（谈野翁方）

（491）汤火疮。柿木皮烧灰，油调傅。（《本草纲目》）

（492）汤火伤疮，掀赤溃烂，用此生肌，拔热止痛。当归、黄蜡各一两，麻油四两，以油煎当归焦黄，去滓，纳蜡搅成膏。出火毒，摊贴之。（《太平惠民和剂局方》）

（493）热油灼伤。柏白皮，以腊猪脂煎油，涂疮上。（《肘后备急方》）

（494）热油火灼，除痛生肌。丹参八两剉，以水微调，取羊脂二斤，煎三上三下，以涂疮上。

（《肘后备急方》）

（495）油伤火灼，痛不可忍。石膏末傅之，良。（《梅师方》）

（496）热油烧痛。以白蜜涂之。（《梅师方》）

（497）麻醉止痛①。茉莉根以酒磨一寸服，则昏迷一日乃醒，二寸二日，三寸三日。凡跌损骨节脱臼接骨者用此，则不知痛也。（汪机，《本草纲目》）

（498）麻药。八月采曼陀罗花，七月采火麻子花，阴干，等分为末。热酒调服三钱，少顷昏昏如醉。割疮灸火，宜先服此，则不觉苦也。（《本草纲目》）

（499）硇砂损阴。猪蹄一具，浮萍三两，水三升，煮汁半升，渍之。冷即出，以粉傅之。（《外台秘要方》）

（500）附，解颐脱臼，不能收上。用南星末，姜汁调涂两颊，一夜即上。（《医说》）

---

① 麻醉止痛：此四字为王玉川教授笔记所加。

王玉川医学全集

中医养生学

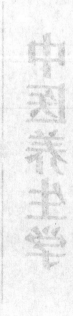

编写说明

中医养生学，是研究和阐释人类生命发生发展规律，预防疾病、增强体质及益寿延年的基础理论和方法的一门实用学科。本学科是中医养生康复专业的一门必修课。本书的内容包括上篇、中篇、下篇三部分。上篇为中医养生学的基本理论，主要有绪论、发展简史、养生学的基本理论和基本原则等；中篇为常用的养生方法，主要有精神养生、环境与养生、起居作息与养生、睡眠养生、饮食养生、房事与养生、运动养生、娱乐养生、浴身保健、保健针灸按摩、药物养生等；下篇为审因施养，主要有因人养生、体质养生、部位养生、因时养生和区域养生等。

参加编写人员：王玉川、刘占文、袁立人、张湖德、崔洪博、王民生、林殷、辛松峰、曹蓓、李田。

编写分工：第一、五、十、十八章及第十五章附由刘占文编写；第六、十三章由刘占文、林殷编写；第七章由刘占文、辛松峰编写；第三章由刘占文、张湖德编写；第八章由刘占文、李田编写；第九、十一、十四、十五章由袁立人编写；第二、四章由袁立人、刘占文编写；第十二章由袁立人、曹蓓编写；第十六章由王民生、李田编写；第十七章由张湖德编写；第十九章由崔洪博、袁立人编写；第二十章由林殷编写。

主编王玉川教授，对本书各章节逐一进行了全面细致的修改。

本书编写过程中，限于时间及编者水平，书中难免有错误、遗漏之处，欢迎读者提出宝贵意见，以利进一步修订提高。

编　者

一九九一年四月

目　　录

上篇　基本理论知识

中篇　常用的养生方法

下篇　审因施养

【上　篇】基本理论知识

第一章 绪 论

中医养生学是中华民族优秀文化的一个重要组成部分，它历史悠久，源远流长。在漫长的历史过程中，中国人民非常重视养生益寿，并在生活实践中积累了丰富的经验，创立了既有系统理论、多种流派、多种方法，又有民族特色的中医养生学，为中国人民的保健事业和中华民族的繁衍昌盛做出了杰出的贡献。

第一节 中医养生学的概念

养生就是根据生命发展的规律，采取能够保养身体、减少疾病、增进健康、延年益寿的手段，而进行的保健活动。

养生（又称摄生、道生）一词最早见于《庄子·内篇》。所谓“生”，就是生命、生存、生长之意；所谓“养”，即保养、调养、培养、补养、护养之意。养生是通过养精神、调饮食、练形体、慎房事、适寒温等各种方法来实现的，是一种综合性的强身益寿活动。

中医养生学是在中医理论的指导下探索和研究中国传统的颐养身心、增强体质、预防疾病、延年益寿的理论和方法，并用这种理论和方法指导人们进行保健活动的实用科学。

自古以来，人们把养生的理论和方法叫作养生之道。《素问·上古天真论》说：“上古之人，其知道者，法于阴阳，和于术数，食饮有节，起居有常，不妄作劳，故能形与神俱，而尽终其天年，度百岁乃去。”此处的“道”就是养生之道。能否健康长寿，不仅仅在于是否懂得养生之道，更为重要的是能否把养生之道贯彻应用到日常生活中去。由于历代养生家各自的实践和体会不同，他们的养生之道在静神、动形、固精、调气、食养及药饵等方面亦各有侧重、各有所长。从学术流派来看，养生学有道家养生、儒家养生、医家养生、释家养生和武术家养生之分，它们从不同的角度阐述了养生理论和方法，丰富了养生学的内容。

在中医理论指导下，养生学吸取各学派之精华，提出了一系列养生原则，如形神共养、协调阴阳、顺应自然、饮食调养、谨慎起居、和调脏腑、通畅经络、节欲保精、益气调息、动静适宜等，使养生活动有章可循、有法可依。例如，饮食养生强调食养、食节、食忌、食禁等；药物保健则注重药养、药治、药忌、药禁等；传统的运动养生更是功种繁多，如动功有太极拳、八段锦、易筋经、五禽戏、保健功等，静功有放松功、内养功、强壮功、意气功、真气运行法等，动静结合功有空劲功、形神桩等，无论选学哪种功法，只要练功得法，持之以恒，都可起到健身防病、益寿延年之效。针灸、按摩、推拿、拔火罐等，亦都方便易行、效果显著。诸如此类的方法，不仅深受中国人民喜爱，还远传世界各地，为全人类的保健事业做出了重大的贡献。

第二节　中医养生学的性质和特点

中医养生学是从实践经验中总结出来的科学，是历代劳动人民智慧的结晶，它经历了数千年的亿万次实践，由实践经验上升为理论，归纳出方法，又回到实践中去验证，如此循环往复不断丰富和发展，形成的一门独立的学科。从内容上来看，中医养生学涉及现代科学中预防医学、心理医学、行为科学、医学保健、天文气象学、地理医学、社会医学等多学科领域，所以它是多学科领域的综合，是当代生命科学中的实用科学。

中医养生学以其博大精深的理论和丰富多彩的方法而闻名于世。它的形成和发展与我国数千年光辉灿烂的传统文化密切相关，因此，中医养生学具有独特的东方色彩和民族风格。自古以来，东西方对养生保健都进行了长期的大量的实践和探讨，但由于各自的文化背景不同，故二者对于养生的观点也有差异。中医养生学是在以中华民族文化为主体的背景下发生发展起来的，有它自身特点，现述其概要。

一、独特的理论体系

中医养生理论以“天人相应”“形神合一”的整体观念为出发点，去认识人体生命活动及其与自然、社会的关系。它特别强调人与自然环境和社会环境的协调，讲究体内气化升降，以及心理与生理的协调一致，并用阴阳形气学说、脏腑经络理论来阐述人体生老病死的规律，尤其把精、气、神称为人体之“三宝”，将之作为养生保健的核心，进而确定指导养生实践的种种原则，提出养生之道必须“法于阴阳，和于术数”“起居有常”，即顺应自然，遵循自然变化的规律，使生命过程的节奏随着时间、空间的移易和四时气候的改变而进行调整。

二、和谐适度的宗旨

养生保健强调整体协调，寓养生于日常生活之中，贯穿在衣、食、住、行、坐、卧之间，事事处处都有讲究。其中一个突出特点就是和谐适度，使体内阴阳平衡，守其中正，保其冲和，则可健康长寿。例如，情绪保健要求不卑不亢、不偏不倚、中和适度。又如，节制饮食、节欲保精、睡眠适度、形劳而不倦等养生方法，都体现了这种思想。晋代养生家葛洪提出“养生以不伤为本”的观点，“不伤”的关键即在于遵循自然及生命过程的变化规律，掌握适度，注意调节。

三、综合、辨证的调摄

人类健康长寿并非靠一朝一夕、一功一法的摄养就能实现的，需要通过针对人体各个方面采取相应调养方法，持之以恒地进行审因施养才能实现。因此，中医养生学一方面强调从自然环境到衣食住行、从生活爱好到精神卫生、从药饵强身到运动保健等方面进行较为全面的、综合的防病保健；另一方面又十分重视按照不同情况区别对待，主张针对各自的不同特点有的放矢，反对千篇一律、一个模式。这体现了中医养生学动态整体平衡和审因施养的思想。历代养生家都主张养生要因人、因时、因地制宜，全面配合。例如，需要因年龄而异，注意分阶段养生；要顺乎自然变化，坚持四时养生；重视环境与健康长寿的关系，注意环境养生等。又如，传统健身术提倡根据各自的需要分别选用动功、静功或动静结合之功，又可配合导引、按摩等法。这样不仅可补偏救弊、导气归经，还有益寿延年及开发潜能和智慧之功，从而收到最佳摄生保健效果。

四、适用范围广泛

养生保健实可与每个人的一生相伴。一个人自妊娠于母体之始，直至耄耋老年，每个年龄阶段都存在着养生的内容，人在未病之时、患病之际、病愈之后都有养生的必要。同时，养生学对不同体质、不同性别、不同地区的人也有相应的养生措施。因此，养生学的适用范围是非常广泛的。人们应对其高度重视，并将之进行全面普及，提高养生保健的自觉性，把养生保健活动看作是人生活动的一个重要组成部分。

第三节　中医养生学的地位和任务

中医养生学的基本思想是：强身防病，强调正气作用，防微杜渐治未病；把握生命和健康的整体观念及辩证思想；重视心理因素，放松心情，并贯穿始终；把人类、社会和环境联系起来，去理解人体的健康和疾病。当代医学模式已由生物医学模式演变为生物—心理—社会医学模式，后者的主要任务是控制和降低慢性病的发病率，其特征是从治疗扩大到预防、从生理扩大到心理、从个体扩大到群体、从医院扩大到社会。要处理好医疗和预防的关系，需要把整个卫生事业纳入预防的轨道，推行三级预防。在三级预防中，一级预防是最积极的预防，是预防的前沿，是社会预防的主干，其基本思想是防患于未然，主要手段是增进健康和采取特殊的预防保健措施。中医养生学的思维方式与现代科学发展的思维方法是一致的，中医养生学将在今后人类防病保健事业中占有十分重要的地位。

中医养生学着重研究和指导常人的保健问题，它的基本任务概括起来有三个方面：一是以科学的观点和方法全面地、系统地发掘、整理、研究、总结、提高传统养生理论与方法；二是结合现代科学手段，对传统的行之有效的方法进行分析研究，探讨其实质；三是针对当前人们面临的新问题，结合现实情况，提出新理论，创立新方法，并进行更大范围的推广，使之成为个体养生和群体保健的指导原则。

中医养生学是一门古老而又新兴的学科。由于历史条件的限制，它并非完美无缺，如何运用现代科学技术成果使之内容更加完整、更加科学，尚需做深入的探讨。此外，还有很多散在民间的养生经验、方法和措施，有待进一步收集、整理。所以，我们不仅要把古人养生的宝贵遗产很好地继承下来，还要在养生实践中运用现代科学知识与方法，进一步充实、丰富和发展中医养生学，将它提高到一个新的水平。

第四节　学习的方法和要求

学习中医养生学要有明确的学习目的，即继承祖国医药学遗产，发展独具特色的预防保健科学，以便更好地为人类保健事业服务。学习养生学时，要以辩证唯物主义为指导思想，树立整体观念，全面掌握，不偏废，本着理论联系实践的原则，按照循序渐进的规律，采用授课和自学自练相结合的方法，深入理解并掌握本门课程的基础理论知识。本学科基础理论知识中的多个养生流派，各有特点，涉及内容范围很广，因此，学习时对各个流派要有一个基本的了解，特别是要掌握其养生理论要点，从而较全面地了解中医养生学的理论体系和特点，加深对本学科的理解。

对于传统养生方法的学习，不仅要全面掌握其养生机制、适用范围、注意事项，还要结合其他相关学科的知识，熟练地掌握其中动作要领和技能。养生学的基本着眼点在于指导人们的生活实践，提高健康水平。因此，要学以致用，身体力行，以指导自己的和他人的养生保健实践活动。

第二章　中医养生学发展简史

中医养生学的形成和发展经历了漫长的岁月，历代养生家、医家和广大劳动人民通过长期的防病保健的实践，不断丰富和发展摄生保健的内容，并逐步形成了一套较为完整的理论体系和系统的养生方法，对中华民族的繁衍生息做出了卓越的贡献，并在世界范围内产生了深刻的影响。

为了使中医养生学得到更好的继承和发扬，我们有必要对其学术渊源、理论特点及形成发展历史进行大概的了解。兹简要介绍如下。

第一节　上古时期

我们伟大的祖国是一个历史悠久的文明古国，如果从原始群居的猿人算起，已经历了近两百万年的漫长时期，到约公元前 21 世纪的夏朝，即第一个奴隶制王朝建立以前，大概可分为原始群、母系氏族公社、父系氏族公社等几个历史阶段。在这个时期里，我们的祖先在与大自然斗争的过程中逐渐地认识了自然，并通过自己的劳动努力创造条件，适应自然、改造自然，以维持自己的生存与种族发展。他们懂得了创造简单的工具去寻觅、猎取食物以充饥，择居处、筑巢穴以避风寒、防野兽，存火种以照明、御寒、熟食，用语言、舞蹈等方式传递信息、表达感情等。

火种的发现和应用改变了人类茹毛饮血的饮食状态，对于人类的生存和发展具有非常重大的意义。吃熟食，不仅缩短了人类对食物的消化时间，使人体获得更多的营养，也防止了一些肠道传染病的发生。火的应用，可助人类战胜严寒，温暖肢体关节、胸腹、腰背。除驱散寒冷之外，我们的祖先还懂得了一些用火治病的简单医疗方法，如灸、焫、熨等，以治病除疾、养生防病。

我们的祖先原在河谷地区聚族而居，因为河谷地区水源充足、土壤肥沃、食物丰富，可以满足人类生存的基本需要，即使遇到自然灾害，被迫迁徙时，他们也总要进行一番选择，要“观其流泉”“度其隰原”（《诗经·大雅·公刘》），以定其新的居处。这说明在上古时期由于生存的需要，人类已经注意到对居住地域的环境条件的选择。“古者禽兽多而人少，于是民皆巢居以避之。昼拾橡栗，暮栖木上”（《庄子·盗跖》），说明古人筑巢穴、栖木上是为了躲避野兽，以防猛兽的伤害。为了适应自然界气候变化，古人“冬则居营窟，夏则居橧巢”（《礼记·礼运》），“古者民不知衣服，夏多积薪，冬则炀之”（《庄子·盗跖》），说明当时的人们已经懂得通过改变居住环境以适应寒暑之变。在火种被发现并得到广泛应用之后，古人又进一步懂得了筑房舍以安居，开窗户以透光、通气，如“修火之利，范金合土，以为台榭、宫室、牖户”（《礼记·礼运》）。由上可看出，在长期的生活实践中，我们的祖先逐渐发现了居住环境对人类生存和发展的重要性。

劳动是人类赖以生存的手段。在原始社会，人类靠劳动寻觅食物、索取火种、制造工具、修筑巢穴，以充饥、御寒、逃避野兽。劳动是人类使用工具来改变自然，使之适合于自己需要的有目的的活动。同时，劳动也促进了人类对大自然的认识，开阔了眼界、增长了智慧、强壮了身体。劳动是与人类的生存和发展息息相关的。如《周易·系辞下》中有如下一段传说：“古者包犧氏之王天下也……作结绳而为网罟，以佃以渔。”“包犧氏没，神农氏作，斫木为耜，揉木为耒，耒耨之利，以教天下。”“神农氏没，黄帝、尧、舜垂衣赏而天下治……刳木为舟，剡木为楫，舟楫之利以济不通……服牛乘马，引重致远，以利天下。……断木为杵，掘地为臼，臼杵之利，万民以济……弦木为弧，剡木为矢，弧矢之利，以威天下。……上古穴居而野处，后世圣人易之以宫室，上栋下宇，以待风雨……”这段文字概括地说明了上古时期劳动促进人类社会进步的情形。由此可以看出，在漫长的劳动实践中，人们逐步认识到人与自然的关系及生命规律，并学会了运用自然规律去支配自然界，从而达到改善生活环境、增长智慧、强壮身体、延长寿命的目的。这说明养生思想的原始萌芽在此时已经开始萌发。

第二节 先秦时期

秦始皇统一中国（公元前221年）以前的历史时期为先秦时期，为与上古时期区别，现以夏朝的建立作为此时期的时间上限。

在公元前21世纪，我们的祖先建立了第一个奴隶制王朝——夏，后经过殷商到周，奴隶制得到了较大的发展。随着生产力的发展，科学文化事业也得到相应发展，突出的标志是知识分子数量空前增加，出现了“诸子蜂起，百家争鸣”的现象。在先秦的学术争鸣中，人们对于世界本原、生命学说、人生现象等有了较为客观的认识。伴随着金属工具的运用及生产技术的提高，人们对生活的需求也在提高，在养生保健方面，提出了主动改善个人、环境卫生，合理调配饮食等措施，并建立了相应制度，以加强防病保健。

一、先秦时期的养生思想

先秦诸子是在探讨自然规律和生命奥秘的过程中提出相关养生观点的。诸子论述甚众，难以求全，现仅就易经、道家、儒家、杂家等有代表性的学术思想做简要介绍。

（一）《周易》

《周易》是我们祖先生活及生产斗争实践的产物，是对自然界发生、发展和变化规律的总结。它蕴藏着深邃的思想，以阴阳来阐述宇宙间事物的变化规律，即所谓“一阴一阳之谓道”。宇宙万物时刻在运动着、变化着，天体的运转，地壳的变迁，四时寒暑、昼夜晨昏的更替，无一例外，人亦如此，《周易》将这种变化称为“变易”。这种变化无论是在宇宙中还是在人体生命活动中，都有一定的规律。这种规律是客观存在的，不以任何人的主观意志而改变，《周易》将这种规律称为“不易”。了解了变易与不易的基本规律，就可以知道事物发展变化过程中渐变及突变的动向，进而可以掌握它、遵循它，《周易》称此为“简易”。《周易·系辞上》云：“易与天地准，故能弥纶天地之道。仰以观于天文，俯以察于地理，是故知幽明之故。原始反终，故知死生之说。”《周易》着眼于宇宙天地，立足于人类自身，以求得在认识宇宙运动变化规律过程中探讨生命的奥秘，从而懂得生与死的缘由和规律。

《周易》上通天文，下通地理，中通万物之情，穷天人之际，探讨宇宙和人生之必变、所变、不变的机制，进而阐明人生知变、应变、适变的大法则。这种学术思想也直接影响着祖国医学的理论，诸如阴阳学说、天人相应学说等即源于易理，养生学中顺应自然、调和阴阳、未病先防等原则亦源于易理。故自古以来，即有医易则通之说。《周易》立论的目的在于掌握自然变化规律，着眼于自身的安危，强调审时度势、顺应自然，力求主观与客观协调统一，以防患于未然，恰如《周易·系辞下》所说“君子安而不忘危，存而不忘亡，治而不忘乱，是以身安而国家可保也”“惧以终始，其要无咎，此之谓《易》之道也”。这种居安思危、未变先防的思想，正是中医养生思想的理论渊源。

（二）道家养生思想

春秋战国时期的道家学说是以老子、庄子为代表，他们的学术思想在中医养生学的形成过程中产生了一定的影响。

道家所主张的“道”，是指天地万物的本质及其自然循环的规律。自然界万物处于经常的运动变化之中，道即是其基本法则。《道德经》中“人法地，地法天，天法道，道法自然”就是关于道的具体阐述。所以，人的生命活动符合自然规律，即“是谓深根固柢，长生久视之道”，人才能够长寿，这是道家养生思想的根本观点。

道家思想中“清静无为”“归真返璞”“形神兼养”“贵柔”的主张，对中医养生保健的发展有很大的影响和促进。兹简述其大要如下。

1. 清静无为

清静，在这里主要指的是心神宁静；无为，指的是不轻举妄动。具体地说，就是《道德经》所谓的“少私寡欲”。因为“祸莫大于不知足，咎莫大于欲得”，故宜“致虚极，守静笃，万物并作，吾以观复。夫物芸芸，各复归其根，归根曰静”。人之神静，有如浊水，静之徐清。《庄子·天道》载“水静犹明，而况精神”“静则无为……无为则俞俞，俞俞者忧患不能处，年寿长矣”。这种清静无为以养神长寿的思想一直为历代养生家所重视，并渗透到养生学中养精神、调情志、气功导引、健身功法等各方面。

2. 贵柔、归真返璞

老子在实际生活中观察到，新生的东西是柔弱的，但却富有生命力，事物强大了，就会引起衰老。《道德经》云：“柔弱者，生之徒。”如果经常处在柔弱的状态，就可以避免过早地衰老。所以，老子主张无欲、无知、无为，恢复到人生最初的单纯状态，即所谓“归真返璞”。

3. 形神兼养

庄子倡导去物欲致虚静以养神的养生方法，但也不否认有一定的养形作用。《庄子·在宥》说：“必静必清，无劳女形，无摇女精，乃可以长生。”《庄子·刻意》说：“吐故纳新，熊经鸟申，为寿而已矣。此道引之士，养形之人，彭祖寿考者所好也。”由此可见，我国古代的导引术是道家所倡导的，其出现之始就是用于健身、防病的。

（三）《管子》养生思想

《管子》的作者承袭了老子关于道是宇宙本原的思想，并明确提出道即精气的观点。在养生方面，《管子》认为精是生命的物质基础，主张存精以养生，指出“精也者，气之精者也”“精存自生，其外安荣，内脏以为泉源”（《管子·内业》）。此外，又提出存精的具体方法，即“爱欲静之，遇乱正之，勿引勿推，福将自归”（《管子·内业》），主张虚其欲以存精。

《管子》还提出了起居有时、节制饮食、适应四时等重要的养生原则。《管子·形势解》云：“起居时，饮食节，寒暑适，则身利而寿命益；起居不时，饮食不节，寒暑不适，则形体累而寿命损。”这些养生原则是很实际的。

《管子》还十分重视精神调养。《管子·内业》指出：“凡人之生也，必以平正，所以失之，必以喜怒忧患。是故止怒莫若诗，去忧莫若乐，节乐莫若礼。”“凡人之生也，必以其欢。”保持乐观情绪也是养生的重要内容，而调节情绪可用雅情怡兴的方法。

《管子》提出的养生思想、原则和方法渗透到医学领域，充实、丰富了中医养生学的内容，为养生学理论的形成和发展创造了有利条件。

（四）儒家养生思想

在养生学方面，儒家具有代表性的学术思想和观点大致有如下几个方面。

1. 强调精神调摄

《礼记·缁衣》云:“心以体全,亦以体伤。”养心与养形是养生学的重要内容,而精神与形体之间具有统率支配作用的是精神,故养生首先强调的是精神调摄,最好的方法是减少物质欲望,即所谓“养心莫善于寡欲”(《孟子·尽心下》)。人存在欲望是正常的,但只能在社会许可的条件下实现欲望,不可有过分的要求,这就需要遵循“礼”的原则。正如《论语·颜渊》所说:“非礼勿视,非礼勿听,非礼勿言,非礼勿动。”孔子还提出了君子三戒,即“少之时,血气未定,戒之在色;及其壮也,血气方刚,戒之在斗;及其老也,血气既衰,戒之在得”(《论语·季氏》)。行则从礼、君子三戒等,即为寡欲。儒家关于精神调摄的内容,在中医养生学中得到了阐发和应用。

2. 注意身体护养

注意身体护养,也是儒家养生思想的一个方面。合理地安排生活,注意起居有时、劳逸适度、饮食有节等,是护养身体的基本原则。如果不注意这些,就会出现“寝处不适、饮食不节、逸劳过度者,疾共杀之”。

3. 倡导饮食卫生

孔子对饮食卫生十分重视。为了保证身体健康,他提出了饮食保健的原则,即《论语·乡党》中所说的“食不厌精,脍不厌细”。饮食精,则营养丰富;脍宜细,则味道美,可增加食欲,有利于食物消化吸收。孔子还提醒人们一定要食新鲜、清洁的食物,以防止疾病的发生。他指出:“食饐而餲,鱼馁而肉败,不食;色恶,不食;臭恶,不食;失饪,不食;不时,不食。”上文强调了食物要精细、烹调要得当,进餐要定时,经久变味、腐败发臭的食物不宜食用等饮食卫生要求。同时,孔子提出了调和饮食五味要顺应四时的原则。

儒家的养生思想及养生经验为历代养生家所遵循,时至今时,仍有实用价值。

(五)先秦杂家养生思想

《吕氏春秋》是先秦杂家的代表作,就养生思想而论,它是先秦诸子著作中内容最丰富的,其思想体系不仅承袭了道、儒两家的内容,也旁采了墨、法等家之说。该书计160篇,涉及养生内容者约50篇。现将其养生思想的主要学术观点简述如下。

1. 毕数之务,在乎去害

先秦杂家认为,人活百岁是生命的自然寿限,许多人未能活到这一寿限,多是因为在生命过程中受到种种危害和干扰。如果能找出其中原因,并采取相应措施排除这些危害和干扰,则有可能使这些人达到自然寿限。这就是“毕其数”。长寿之“长也者,非短而续之也,毕其数也。毕数之务,在乎去害”(《吕氏春秋·尽数》),这一学术观点阐明了人的自然寿限及达到自然寿限的可能性,并指出“去害”是使人长寿的重要保证。“去害”的具体措施就是养生。

2. 趋利避害,顺应自然

认识和掌握自然规律,发挥人的主观能动作用,趋利避害,这是杂家养生的原则。《吕氏春秋·尽数》云："天生阴阳、寒暑、燥湿、四时之化、万物之变，莫不为利，莫不为害。圣人察阴阳之宜，辨万物之利，以便生，故精神安乎形，而年寿得长焉。"何为害？五味太过，五者充形则生害，乃饮食为害，此其一；七情太胜，过胜则伤神，乃情志为害，此其二；六淫太过，太过则伤精，乃六淫为害，此其三。知其三害而避之，使之无过，自然神安而形壮，年寿得长。"故凡养生，莫若知本，知本则疾无由至矣。"知本求因、趋利避害、颐养神形是杂家养生思想的重要观点。

3. 动形以达郁

《吕氏春秋》认为人之精气血脉以通利流畅为贵，若郁而不畅达，则百病由之而生。《达郁》篇指出："凡人三百六十节，九窍、五脏、六腑。肌肤，欲其比也；血脉，欲其通也；筋骨，欲其固也；心志，欲其和也；精气，欲其行也。若此，则病无所居，而恶无由生矣。病之留、恶之生也，精气郁也。"同时指出活动形体是使体内精气流通以保障生命活动正常进行的有效措施，"流水不腐，户枢不蝼，动也，形气亦然。形不动则精不流，精不流则气郁"（《吕氏春秋·尽数》）。经常活动形体，则精气流行，恶无由生。该书提出的动形以达郁的主张是对养生学的一个重大贡献。

先秦杂家的养生思想融合了道、儒、墨、法诸家之长，参以己见，故有其独特之处。"毕数之务，在乎去害""趋利避害，顺应自然"及"动形以达郁"等主张，是其代表思想。

二、先秦时期的养生实践

夏朝以后，社会的进步、生产的发展使人们的物质生活和文化生活得到了改善。在长期的生活实践中，人们懂得了采取一些措施（如讲究卫生等）以增进健康、防止疾病。

（一）提倡讲究个人卫生

夏商时期，人们已经有洗脸、洗手、洗脚等习惯，如甲骨文中已有表示洗脸的"沫"字和表示洗澡的"浴"字。《礼记·内则》中则有"五日则燂汤请浴，三日具沐。其间面垢，燂潘请靧，足垢，燂汤请洗"的记载，并认识到"头有创则沐，身有疡则浴"。说明定期沐浴已成为当时人们的生活习惯。

（二）注意饮食调养

注意饮食调摄的养生实践，大概在夏商时期就已经开始，到西周及春秋战国时期，人们对食物的分类已经很细致。据《周礼》记载，当时已经有了专门管理饮食卫生的食医，"掌和王之六食、六饮、六膳、百羞、百酱、八珍之齐"；将病人的营养和临床实践结合起来，创造了"食治学"；对于饮膳烹饪，也注意到五味调和。《吕氏春秋·本味》云："调和之事，必以甘、酸、苦、辛、咸，先后多少，其齐甚微，皆有自起。"

殷墟出土的商代甲骨文中有与现代汉字"酒"字相似的"氵酉"字，同时我们还发现了酿酒场地遗址，说明当时的酿酒业已相当发达。随着酿酒的发展，酿醋、制酱、腌制食物也相继出现。饮食的改善，不仅可以增加营养、开胃进食，也可以健身防病，如酒可以通血脉、行药势，醋可以健胃，并有收敛作用，曲可防治肠胃病等。

（三）导引健身

导引是我国传统的健身术，它将呼吸、动形和自我按摩等内容融成一体。如果说上古时期人们作舞以宣导之以疗疾病是一种原始的、无定形的动作，那么到了春秋战国时期，导引已经发展成了保健功。现存最早的且完整地描述呼吸锻炼的书籍是战国初期的《行气玉佩铭》，说明行气保健功在当时已形成一种专门学问。

（四）敬老养老

敬老养老是我们中华民族的美德，这一传统大概自进入文明时代就开始了。对老人的敬养，不仅是礼仪上的优待，也是具有养生内容的，涉及情志、起居、饮食等生活诸方面。《礼记·内则》云：“孝子之养老也，乐其心，不违其志，乐其耳目，安其寝处，以其饮食忠养之。”“凡养老，有虞氏以燕礼，夏后氏以飨礼，殷人以食礼，周人修而兼用之。”可以看出，当时人们在老人养生方面已经积累了丰富的经验。

（五）优生优育与胎教

在婚姻制度上，先秦时期已提出了一些合理主张，如同性不结亲、必成年而婚配等。《左传》中即有“男女同姓，其生不蕃”之论，《周礼·地官司徒》中说“男三十而娶，女二十而嫁”，这些主张对于中华民族的健康繁衍是十分有益的。

先秦时期对妊娠期的养生保健也十分注意，如刘向《列女传》载“太任（周文王之母），王季娶以为妃。……及其有身，目不视恶色，耳不听淫声，口不出傲言”，说明当时人们对于胎教已有一定的认识。

（六）重视环境卫生

先秦时期对于环境卫生也十分重视。商代的甲骨文中有扫帚的“帚”字。《礼记·内则》中有“凡内外，鸡初鸣，咸盥漱衣服，敛枕簟，洒扫室堂及庭”的记载，说明清洁扫除在当时已经成为每个家庭及个人的日常卫生习惯。此外，在公元前4—5世纪，我们的祖先就已经懂得了处理污水，当时就有所谓“陶窦”，即当时的下水沟。对于粪便管理，史载更早即有“厕所”，《周礼》说宫人“为其井匽，除其不蠲，去其恶臭”，其中“匽”，即路厕。这都说明当时人们已经注意到环境卫生与人体健康的关系，认识到注意环境卫生是保证健康的有效措施。

（七）药物养生

先秦文献中对于延年益寿药物的记载已有不少。如《山海经》中收集药物百余种，其中补药类如櫰木、枥木、狌狌（按，同猩猩）等，具有强壮身体、增强记忆力、延年益寿的功效。这些记载为后世养生家和医家探讨抗老防衰、益寿延年的药物开拓了思路，提供了可贵的经验。

三、《内经》奠定了养生学理论基础

先秦道家、儒家、杂家的养生思想为《内经》养生理论的形成做出了重要贡献。《内经》是集先秦诸子理论及医药学实践之大成，总结了先秦时期医药学的丰富实践经验，为中医养生学的形成奠定了理论基础。现将其养生要点归纳如下。

1. 对生命起源的认识

《内经》认为生命与自然界息息相关。《素问·宝命全形论》指出“天地合气，命之曰人”，认为自然界的阴阳精气是生命之源。这种认识是符合实际的。

2. 天人相应，顺应自然

《内经》把人与自然界看成一个整体，自然界的种种变化都会影响人体的生命活动，即“天有所变，人有所应”。因而，《内经》强调要适应自然界变化，避免外邪侵袭，如《灵枢·本神》指出“顺四时而适寒暑”，《素问·四气调神大论》则提出“春夏养阳，秋冬养阴”的四时顺养原则，《素问·上古天真论》又明确指出“虚邪贼风，避之有时”，开辟了中医防病养生的先河。

3. 对生命规律的阐述

《内经》对人体生、长、壮、老、已的生命规律有精妙的观察和科学的概括，不仅注意到人年龄的阶段变化，也注意到了人性别上的生理差异。如《素问·上古天真论》中男子以8岁为一生理阶段、女子以7岁为一生理的生理阶段递变规律，《灵枢·天年》中以10岁为一阶段的递变规律，详细地阐述了人的生理变化特点。

4. 对衰老的认识

《内经》详细论述了人体衰老的变化过程及衰老后的表现，并指出情志、起居、饮食、纵欲、过劳等方面调节失当是导致早衰的重要原因。《素问·上古天真论》提出的“法于阴阳，和于术数，饮食有节，起居有常，不妄作劳，故能形与神俱，而尽终其天年，度百岁乃去”，初步建立了抗老防衰及老年病防治的理论基础。

5. 明确提出养生原则和方法

《内经》不仅提出许多重要的养生原则和行之有效的养生方法，如调和阴阳、濡养脏腑、疏通气血、形神兼养、顺应自然等原则，调情志、慎起居、适寒温、和五味、节房事、导引按跷、针灸等养生方法，还特别强调“治未病”这一预防为主的原则。《内经》将养生和预防疾病密切地结合在一起，这一点具有极其重要的意义。

综上所述，《内经》集先秦诸子之说，参以大量医疗实践，形成了中医理论体系，为中医养生学奠定了坚实的理论基础，为养生学的发展做出了重要的贡献。

总之，先秦时期是我国从原始时代进入文明时代的重要转折时期。在这一时期里，生产的发展、社会的进步使得人类更好地认识自然、认识生命，长期的医疗实践为医学的发展积累了丰富而宝贵的经验。先秦诸子的“百家争鸣”为中医理论体系的建立打下了初步的基础，而《内经》则是这一时期医学发展的系统总结和结晶，为中医养生学理论体系的建立奠定了基础。

第三节　汉唐时期

公元前221年，秦始皇统一中国，标志着我国封建制终于代替了奴隶制。汉唐两代都曾出现过经济高度繁荣的阶段，开辟了丝绸之路，促进了中外文化交流，对中医学及养生学的发展产生了积极的影响。这一时期出现了不少著名医家和养生家，以及养生专论、专著，对养生学的发展做出了重要贡献。

秦汉之际，特别是秦代“焚书坑儒”的高压政策被解除以后，道家、儒家思想有了新的发展。佛教的传入也逐渐影响了我国意识形态及医学的发展。自隋代王通提出儒、佛、道“三教归一”的纲领后，三家之说便成为官方的正统思想，被推行于世，并且互相渗透、融合。其中有关养生方面的内容被当时的医家、方士所继承，进一步充实和发展了中医养生学的内容。

一、养生理论和实践的发展

汉唐时期养生学思想的发展大致有以下几个特点。①对养生理论的阐述往往是融医、儒、道、佛诸家养生思想于一体，各取其长。②汉唐时期的养生家往往也是著名的医学家，具有丰富的医学理论及临床实践经验。因而，他们对养生方法的论述多是具体、实际且有效的。③这一时期的养生专论、专著在理论上有了较为系统的论述，既承袭了先秦的学术思想，又有所创新和发展，并被作为中医学的一个重要组成部分予以专门阐述。

兹将汉唐时期有关养生理论和实践发展的主要内容介绍如下。

（一）张仲景的养生思想

东汉医家张仲景继承了先秦时期的医学理论，博采众长，著成《伤寒杂病论》，奠定了中医辨证论治的理论基础。其中他也从病因学角度提出了自己的养生观点。

1. 养慎

养慎即调护机体以顺应四时之变。张仲景认为“若人能养慎，不令邪风干忤经络……病则无由入其腠理”（《金匮要略·脏腑经络先后病脉证并治》），并明确指出注意四时变化、外避虚邪贼风是防病保健的一个重要方面。

2. 调和五味

张仲景特别强调饮食与养生的关系。“凡饮食滋味，以养于身，食之有妨，反能为害……若得宜则益体，害则成疾，以此致危”，因而要“服食节其冷热、苦酸辛甘”。张仲景明确指出，饮食之冷热、五味之调和以适宜为度，方可起到养生作用，反之，则于身体有害。

3. 提倡导引

张仲景对导引吐纳也十分重视。他主张用动形方法防病治病，如《金匮要略》中提到“四肢才觉重滞，即导引、吐纳……勿令九窍闭塞”。

张仲景的上述养生思想体现了中医防治结合、预防为主的原则。

（二）华佗的养生思想

华佗是与张仲景同时期的医家，他继承了先秦《吕氏春秋》中动则不衰之说，从理论上进一步阐述了动形养生的道理。《三国志·华佗传》载其论曰：“人体欲得劳动，但不当使极尔。动摇则谷气得消，血脉流通，病不得生，譬犹户枢不朽是也。”

华佗对导引健身术十分重视，在继承前人的基础上，总结归纳出模仿虎、鹿、熊、猿、鸟5种动物动作的导引法，称为“五禽戏”。此导引法简便、行之有效，大大促进了导引健身的发展。

（三）王充的先天禀赋说

在养生方面，东汉时期的王充提出了禀气的厚薄决定寿命长短的观点。他所著《论衡》强调：“若夫强弱夭寿，以百为数，不至百者，气自不足也。夫禀气渥则其体强，体强则其寿命长；气薄则其体弱，体弱则命短，命短则多病，寿短。”

王充还认为生育过多往往会影响下一代的健康。他指出：“妇人疏字者子活，数乳者死。……字乳亟数，气薄不能成也。”所谓“疏字”，是指生育较少，少生少育则禀受父母之精气强，故子女健壮而寿命亦长；反之，“数乳”则禀受父母之精气薄弱，故子女体衰而寿命短。因而他提倡少生少育。王充将优生与长寿联系起来探讨的思想是很有见地的，大大地丰富了养生学的内容。

（四）《神农本草经》重药补

成书于东汉时期的《神农本草经》共载中药365种，分为上、中、下三品。其中上品药物为补养之品，计120种，多具有补益强身、抗老防衰之功效，如人参、黄芪、茯苓、地黄、杜仲、枸杞等，均为强身益寿之品。可见，《神农本草经》提倡以药物增强身体，后世医家据此而创制了不少抗老防衰的方药。

（五）方士之术的利弊

秦汉时期的统治者如秦始皇、汉武帝等大多追求长生不老，想方设法地寻求长生不老方药。因此，当时社会上方士盛行，炼丹术、服石法、神仙术及房中术等皆曾风行于世。鼓吹和信奉炼丹、服石可使人不老不死，不但与健康无益，反而有害，误服者多中毒暴死，故自汉以后，有许多医家指出乱服丹石之害。但也应看到，当时统治者谋求长生的行为客观上促进了方士对炼丹、服石、导引等养生方法的探索。

东汉时期的魏伯阳总结前人经验，著成《周易参同契》三卷。该书阐述了炼丹的理论和气功的理论与方法，亦如实地指出了金石对人体的危害。该书中有关气功的论述至今仍有研究和参考价值，所述炼丹之术在化学史上亦有重要贡献。

二、道家学说与道教养生术

西汉初期，统治阶级很重视清静无为的黄老哲学，即指托名黄帝、渊源于老子的新道家学派。这时的道家思想已经将阴阳、儒、墨、法家等各家思想批判地吸收进来。司马迁《史记·太史公自序》中“论六家要旨”云：“凡人所生者，神也；所托者，形也。神大用则竭，形大劳则敝，形神离则死。……神者，生之本也；形者，生之具也。”“形神骚动，欲与天地长久，非所闻也。”这是承袭了先秦道家贵生、养神的思想，同时也是对汉武帝追求长生不老、得道成仙做法的有力批判。

汉武帝既崇尚儒术，又崇信神仙，然当时黄老之学声望甚高，于是方士们逐渐将黄老之学与神仙术进行结合，形成了具有宗教色彩的黄老道，并宣称他们的那套“养神保真”之法可以使人长生不老、得道成仙。然而，人是不可能永远活下去的，死亡是不可避免的。因此，养生学应摒弃这些荒谬的成仙思想，取其养生之术。事实上，历代道家养生名家大多也是以其养生术而传世的。

道教所行养生之术很多，如外丹、内丹、服气、胎息、吐纳、服饵、辟谷、存思、导引、行跷、动功等，这是将古代所流行的养生之术皆吸取进来，并加以发挥而形成的。

道教注重养生，崇信神仙，将诸子之说，兵、农诸家之书及占星、阴阳、五行医经医方等数术方技之书广为收集而成为道教经籍。因此，道教经书内容广泛而丰富，当时有关养生的书籍亦多收入其内。

东晋医家葛洪精研道教理论，在养生方面做出了很大贡献。他从预防为主的思想出发，首先提出“养生以不伤为本”，认为良好的生活习惯有利于长寿。葛洪对导引、吐纳等养生术也十分重视。葛洪在他所著的《抱朴子·释滞》中指出：“行气可以治百病……或可以延年命，其大要者，胎息而已。”该书首次提出了胎息功法，并详述其要领。葛洪对炼丹之术也进行了研究。《抱朴子·仙药》中论及的植物药，如灵芝、茯苓、地黄、麦冬、巨胜子、楮实子、黄精、槐实、菊花等，经现代研究分析证实确有抗衰防老、益寿延年的作用。他的金丹长生之论，尽然在养生方面并不足取，但在化学方面却是一大贡献。

南北朝时期著名养生家陶弘景精于医学，通晓佛、道之学，“年十岁，得葛洪《神仙传》，昼夜精研，便有养生之志”（《梁书·处士传》）。他辑录了“上自农黄以来，下及魏晋之际”的许多养生文献，成《养性延命录》一书。该书为现存最早的一部养生学专著，共2卷，分为教诫、食诫、杂诫、服气疗病、导引按摩、御女损益6篇。该书论述的养生法则和方术甚多，概括起来大致有顾四时、调情志、节饮食、宜小劳、慎房事、行气吐纳等几个方面。《养性延命录》收集了先秦及两汉时期的养生文献，反映了陶弘景的养生学思想。这本养生专集对于推动养生学发展有着重要的价值。

三、佛教养生思想的传入

佛教传入中国的具体时间很难考定，但一般都以汉明帝永平七年（64），印度僧人迦叶摩腾和竺法兰入中国，明帝始建白马寺为据。

随着佛教的传入，大量经论被翻译过来，当时传译的僧侣学者大都利用老庄之学的概念来译解佛经。由文字“格义”到思想会通，经过长时间的消化和吸收，佛学理论在我国得到了很大发展。公元6世纪末至9世纪中叶的隋唐时期，是中国佛教的极盛时期。

佛教的传入对我国医药学的发展也有一定的促进作用。仅据隋唐史书记载，随佛教传入的医书和方药书就有10余种。佛学本身所追求的最终目标是“彻悟成佛”，然而没有健康的身体就不能进行修炼，所以佛学中也含有与佛教教义结合在一起的关于养生健身的思想、观点和方法。汉唐时期的养生家们即取其养生作用之长，将之纳入中医养生思想之中。例如“参禅”，“禅”是禅那的简称，汉译为静虑，是静中思虑的意思，一般叫作禅定。此法是将心专注在一法境上，一心参究，故称参禅。修习禅定的过程中，涉及调身、调气、息心静坐的方法。静坐气功，只是修禅的形式或基础，并非修禅的目的，但初学静坐的人必须懂得这些调身、调气的方法，使身心保持健康状态，以保证修禅的顺利进行。这种方法是有强健身体、却病延年作用的。养生家则将此法融入吐纳导引健身功之内，成为以静坐为特点的健身功法。又如达摩易筋经，原为佛门养生健身功法，相传为中国佛教禅宗创始者达摩译写，后传于世，成为中医养生学中的健身术之一。唐代《备急千金要方》中记载的天竺国按摩法，也是当时印度佛教徒常做的一种体操式的按摩法。

佛教认为人体是由自然界构成物质的四大元素（地、水、火、风）和合而成，地为骨肉，水为血液，火为人之体温、热量，风为呼吸。一般说来，四大调和，人方可健康，一大不调，生一百一病，四大不调，生四百四病。所以，佛家也强调身体的和谐统一，这一思想与中医理论近似。孙思邈将其收入了《备急千金要方》之中。

佛教讲求调理人与自然、社会的互存关系，因而十分重视环境调养、植树造林、行医施药等公益事业，特别是植树造林。其寺院地址的选择也是十分讲究，多为环山傍水、山清水秀之处，以宁静、空气清新、环境幽美为特点，此处既是佛家修行之处，又是养性怡人之居。这为养生调摄增添了不少内容。

佛家有很多戒律，如五戒、十戒、菩萨戒等。这些戒律多是对佛教信徒修行时的纪律约束，具体地说是对酒、色、食、财等诸方面欲念的节制和约束，可使人专心修禅，提高道德品质的修养。这些思想被吸收而融入养生学中，充实了养生学中养神、固精、节欲等方面的内容。

佛家的经典著作十分浩瀚，仅“大藏经”就有1076部5048卷之多，后世又续有增加。其中有关养生的论述十分丰富。此外，隋代智顗法师所著《六妙门》（即《小止观》）、《摩诃止观》（即《大止观》）以及阐述心理修养的《百法明门论》《妙云集》等，均是论述养生的佛教典籍。这些典籍对养生学的发展做出了重大贡献，值得进一步发掘、整理，为社会、为人类做出更大贡献。

四、道、儒、佛、医学思想的汇通

汉唐时期，道、儒、佛家思想盛行，三家之说影响着当时的整个社会，并互相渗透、融合。当时的道家思想——黄老之学，已经融入了儒、墨、法、阴阳家等诸家之说。佛教传入我国时，传译者并非全部照搬佛经，而多利用老庄之学来译解佛经。实际上，被翻译过来的佛学理论在一定程度上已经融合了中国的哲学。这种融合、渗透也影响到了传统医学。这一时期的著名医家在学术上的创新、发展，也往往受其影响。不少医家于道、儒、佛之说有着精深的研究，他们据自己的理解和认识从不同的角度吸收、融合、汇通了道、儒、佛家思想的理论观点，使之成为传统医学理论的组成部分，充实、丰富和发展了养生学内容。在这一方面具有代表性的医家是唐代的孙思邈。

孙思邈精通道、佛之学，广集医、道、儒、佛诸家养生之说，并结合自己多年丰富的临床实践经验，著成养生专论。其著作《备急千金要方》中有大量的养生论述，《摄养枕中方》更是内容丰富、功法众多，在我国养生学发展史上具有承前启后的作用。孙思邈在养生学方面的贡献，大要有五。

第一，继承和发展了《内经》治未病的思想，以此为养生原则，提出了养性之说。孙氏在《备急千金要方·养性序第一》中反复强调“善养性者，则治未病之病，是其义也”“是以圣人消未起之患，治未病之疾，医之于无事之前，不追于既逝之后”。

第二，奠定了我国食养学的基础。孙氏云：“安身之本，必资于食。”“不知食宜者，不足以存生也。”孙氏认为饮食是养生防病的重要手段，他在《备急千金要方》中列食养、食疗食物154种，将其分为谷米、蔬菜、果实、鸟兽4类，并论述其性味、功效，以供人们酌情选用。此外，他还提出了老人饮食的具体要求。孙思邈的食养、食疗学术思想对后世产生了重大影响。

第三，强调房中补益。孙氏在《备急千金要方·房中补益第八》中指出“凡觉阳事辄盛，必谨而抑之，不可纵心竭意，以自贼也”，即强调不可纵欲。为防止因性生活不当而诱发某些疾病，他在《备急千金要方·养性禁忌》中指出“男女热病未差，女子月血，新产者，皆不可合阴阳”。这些观点都是很科学的性保健内容。

第四，重视妇幼保健。在《备急千金要方》一书中，孙氏破历代医书之惯例，首列妇科3卷，次列儿科2卷，除疾病治疗外，对妇幼保健的论述甚详，孙氏算得上是世界上从社会角度强调妇幼保健的第一人。

第五，融道、儒、佛、医于一体，收集、整理、推广养生功法。由于孙氏精于道、佛之学，对养生之理论及方法皆有精研，故在《备急千金要方》中，既有“道林养性”“房中补益”“食养”等道家养生之说，也有“天竺国按摩法”等佛家养生功法。孙氏的养生学论著不仅丰富了养生学内容，也使诸家传统养生法得以流传于世，是我国养生学发展史上具有重要价值的医学文献。

第四节　宋元时期

两宋、金元时期，是中国封建社会的中期，除出现了在思想上倡导融道、儒、佛三教于一体的理学外，还出现了新学哲学流派，它们之间既有争论，又互相渗透、吸收，这对医疗保健事业具有一定的影响。在医疗卫生保健方面，改进医事管理、发展医学教育等措施，促进了医疗保健事业的发展。此外，科学技术的蓬勃发展，为医疗保健事业的发展提供了有利条件。活字印刷术的使用和发展，对医学的传播也起了一定的促进作用。基于上述背景，古代的养生学说得到了较好的传承，并有了进一步发展。金元时期，许多著名的养生家和医家总结新经验、提出新见解，使养生学无论是在理论上还是在方法上都有了新的进展，充实和完善了中医养生学的内容。

一、养生保健方法的日臻完备

宋元时期，养生理论和养生方法日益丰富。

北宋末年官修著作《圣济总录》共200卷，200多万字，包括内、外、妇、儿、五官等多科疾病，以及针灸、养生、杂治等66门，内容十分丰富。该书前面数卷大量论述了当时流行的"运气"学说，并对养生保健的一些方法做了相当详细的介绍。可见，当时的养生家们十分肯定这些方法的效果，并倡导使用这些保健方法。宋代官修方剂专书《太平圣惠方》，不仅是一部具有理、法、方、药完整体系的医书，还载有许多摄生保健的内容，尤其是注意药物与食物相结合的养生方法，如记述了各种药粥、药酒等。这些方法符合医疗保健的需要，对后世产生了一定的影响。

宋元时期医家全面整理了前代本草文献，并取得了卓越的成就，在同时期世界药物学领域占据领先地位，对后世产生了深远的影响。金元时期的医家和养生家根据阴阳、五行等理论对药物的性味、功效等多有发挥，使其既适用于疾病辨治，又有利于防病保健。例如，寇宗奭编撰的《本草衍义》中提到要根据体质和疾病选择相应性味的药物，并指出只有明了药性，有的放矢，方可达到治病保健的目的。此外，张元素的《洁古珍珠囊》、李东垣的《用药法象》、朱丹溪的《本草衍义补遗》等对此亦多有发挥，更切实用。

针灸学在宋元时期有了很大的发展，不仅出现了闻名国内外的针灸铜人，以及新的针灸专著，如《新铸铜人腧穴针灸图经》《针灸资生经》《十四经发挥》等，同时也出现了子午流注针法，此针法主张依据不同时间选择不同穴位，以达到治疗保健的目的。

宋代整理的《大宋天宫宝藏》及其辑要本《云笈七签》虽属道家书籍，但书中记述了很多导引、气功、按摩等方法，这些方法对于防病保健的发展具有极大的价值。

二、老年医学的完善和发展

在唐代孙思邈重视老年保健的基础上，宋元时期的医家、养生家寻求新的老年保健方法，全面认识老年人的生理病理特点，丰富了老年人的医疗保健原则和方法，促进了老年医学的发展。宋代陈直撰《养老奉亲书》，元代邹铉在此书的基础上继增3卷，更名为《寿亲养老新书》，该书是老年医学专书，内容颇为详尽。金元时期学术争鸣，对老年保健理论和方法的认识更趋完善。

（一）强调精神摄养

根据老年人的精神情志特点，陈直指出："凡丧藏凶祸，不可令吊；疾病危困，不可令惊；悲哀忧愁，不可令人预报……暗昧之室，不可令孤；凶祸远报，不可令知；轻薄婢使，不可令亲。”上述内容说明老年人保持情绪稳定、维持心理健康是非常必要的。邹铉提出了心病心医的情志保健原则。《寿亲养老新书》中载有一首诗：“自身有病自身知，身病还将心自医，心境静时身亦静，心生还是病生时。”这说明只有进行自身的心理保健，才可杜绝情志疾病。

（二）主张饮食调养

对于老年人，合理调节饮食是非常重要的。“高年之人，真气耗竭，五脏衰弱，全仰饮食，以资气血；若生冷不节，饥饱失宜，调停无度，动则疾患”，邹铉据此提出“老人之食，大抵宜温热、熟软，忌其粗硬生冷”“善治病者，不如善慎疾；善治药者，不如善治食”的主张，这是符合老年人的生理病理特点的。对于老年人的饮食，朱丹溪提出“尤当谨节”“茹淡”，强调节制饮食，避免摄入燥热厚腻之物，以保养精气。忽思慧《饮膳正要》、贾铭《饮食须知》等也都丰富了饮食调养的内容。

（三）提倡顺时奉养

宋元时期的养生家不仅尊崇《内经》提出的四时养生法则，而且增广其法，丰富了顺时养老的内容。对于老年人来说，通过顺应四时的阴阳消长来保养身体十分重要。陈直指出，老年人要“依四时摄养之方，顺五行休王之气，恭怡奉亲，慎无懈怠”。朱丹溪亦指出：“善摄养者……各自珍摄，以保天和。”故养老大法，须依据天和的性质顺四时变化。此外，丘处机《摄生消息论》亦从不同角度对四时的精神调养、起居调摄、饮食保健等进行了阐述。

（四）重视起居护养

老年人体力衰弱，动作多有不便，故对其起居作息、行动坐卧都需进行合理的安排，“竭力将护，以免非横之虞”。对老年人“凡行住坐卧，宴处起居，皆须巧立制度”。例如，老年人之居室宜洁雅，夏则虚敞，冬则温密；床榻不宜太高，应坐可垂足履地，起卧方便；被褥务必松软，枕头宜低长，可用药枕保健；衣服不可宽长，宜合体贴身，以利气血流畅；药物调治，汗、吐、下等攻伐之剂，切宜详审，防止产生不良后果。总之，需处处为老人提供便利条件，细心护养。

（五）注意药物扶持

老年人气色已衰、精神减耗，所以不能像对待年轻人那样对其施用峻猛方药，以免欲速则不达，反而危及生命。《寿亲养老新书》提出，对老年人的医药调治应采取“扶持”之法，即用温平、顺气、补虚和中、促进食欲之方来调治，切不可峻补猛泻。这些原则是符合老年人的生理特点的。

三、食养方法的丰富

历代医家和养生家都非常重视饮食保健，因为这是防病治病、健体延年的基础。宋元时期，随着实践经验的不断积累，食养、食疗无论是在理论上还是在方法上都有了新的进展，取得了显著的成就。

（一）四时五味养脏法

宋元时期对食养理论的认识更加深入。蒲虔贯根据五味入五脏、五脏分别旺于四时及五行生克理论提出了四时的饮食五味要求，即“四时无多食所旺并所制之味，皆能伤所旺之脏也，宜食相生之味助其旺气”。他认为“旺盛不伤，旺气增益，饮食合度，寒温得益，则诸疾不生，遐龄自永矣”（《保生要录·论饮食门》），这在食膳发展史上有着一定的意义。陈直对先秦时期“春多酸，夏多苦，秋多辛，冬多咸”的原则进行了一定的修正。在五味运用上，他明确提出了“当春之时，其饮食之味宜减酸增甘，以养脾气”“当夏之时，其饮食之味宜减苦增辛，以养肺气”“当秋之时，其饮食之味宜减辛增酸，以养肝气”“当冬之时，其饮食之味宜减咸而增苦，以养心气”（《寿亲养老新书》）的观点。这种饮食原则的好处在于既不使当旺之脏气过于亢盛，又不使所克之脏气有所伤伐。刘完素提出以臊、焦、香、腥、腐五气助所克之气。他说：“是以圣人春木旺，以膏香助脾；夏火旺，以膏腥助肺；金用事，膳膏臊以助肝；水用事，膳膏膻以助心。所谓因其不胜而助之也。”（《素问病机气宜保命集·摄生论第三》）这可与陈直以五味平调五脏之气的见解相得益彰。

（二）食养、食疗的新进展

随着对营养保健理论认识的深入，食养和食疗方法更加丰富多样。元代饮膳太医忽思慧所撰《饮膳正要》是一部古代营养学专著。该书从健康人的实际饮食需要出发，以健康人的膳食标准立论，制定了一套饮食卫生法则；该书还具体阐发了饮食卫生、营养疗法及食物中毒的防治等；附有版画20余幅，图文并茂。《饮膳正要》为我国现存第一部完整的饮食卫生和食疗专书，也是一部颇有价值的古代食谱。另外，李东垣、朱丹溪等对饮食保健的有关原则和诸般宜忌也有很多精辟论述，这是他们身体力行的经验总结，进一步丰富了食养的内容。

四、金元四大家对养生学的主要贡献

（一）刘完素主张养生重在养气

刘完素在王充提出的人之寿夭在于先天禀赋说的基础上，进一步强调“主性命者在乎人”“修短寿夭，皆人自为”的思想。这种人主性命说认为，只要发挥摄养的主观能动性，就能达到延年益寿的目的。刘完素重视气、神、精、形的调养，尤其强调气的保养。对于养气方法，他认为当从调气、守气、交气三方面着手。他说：“吹嘘呼吸，吐故纳新，熊经鸟伸，导引按跷，所以调其气也；平气定息，握固凝神，神宫内视，五脏昭彻，所以守其气也；法则天地，顺理阴阳，交媾坎离，济用水火，所以交其气也。”（《素问病机气宜保命集·原道论第一》）这种调养之法可起到舒畅阴阳、灌溉五脏、调畅气血的作用。

（二）张子和提倡祛邪扶正

张氏主张用攻法防病治病，认为祛邪即扶正，邪去则正气自安，反对唯人参、黄芪为补的狭隘观点。他还提出“养生当用食补，治病当用药攻”（《儒门事亲》）的主张。其养生保健思想的核心是“君子贵流不贵滞”，并强调调饮食、施药物、戒房劳、练气功等养生方法。在防病保健方面，他还特别重视人与社会环境的整体观和机体与情志的整体观，这些观点也丰富了中医学中有关心身医学、医学社会学的内容。

（三）李东垣注重调理脾胃

李东垣认为促成人之早夭的根本原因在于元气耗损。李氏认为“人寿应百岁……其元气消耗不得终其天年”（《兰室秘藏·脾胃虚损论》），而“元气之充足，皆由脾胃之气无所伤，而后能滋养元气”（《脾胃论·脾胃虚实传变论》）。这说明李氏认为调养脾胃之气，维护后天之本，是防病抗衰、延年益寿的重要原则之一。

李东垣将调养脾胃的方法概括为3个方面。一是调节饮食，护养脾胃。他认为“饮食不节”是酿成内伤的重要原因之一，“饮食自倍，则脾胃之气即伤，而元气亦不能充，则诸病之所由生也”，故合理饮食是防病保健的重要环节之一。二是调摄情志，保护脾胃。李东垣指出“凡愤怒、悲思、恐惧，皆伤元气”，这说明精神情志与人体的生理变化，尤其是脾胃功能变化密切相关。因此，须积极调摄，静心寡欲，不妄作劳，以养元气。三是防病治病，顾护脾胃。李东垣防治疾病之立法遣药，处处考虑到脾胃之升降生化功能，用升发阳气之法调补脾胃。李东垣以顾护脾胃而益寿延年的精辟理论为养生学别树一帜、另辟一途，其效果为后世实践所肯定。

（四）朱丹溪强调阴气保养

朱丹溪力倡以相火论为基础的“阳常有余，阴常不足”学说，并一再强调阴气“难成易亏”，因而在治疗与养生上主张以滋阴为主，提倡保阴精，强调顺四时以调养神气、饮食清淡冲和以免升火助湿、节欲保精以息相火妄动，并为此而著《饮食色欲箴序》以诫众人。在老年病方面，朱丹溪认为老年人阴气暗耗，相火易亢炎为害，故养老大法总要在于承制相火的亢极。此外，朱丹溪对防病于未然的养生理论和方法也有所论述。

综上所述，金元四大家的学术观点虽异，然崇尚养生则一。尽管他们所研究的专题各有侧重，所得成果也不尽相同，但其最终合流汇集成了比较完整的养生理论和方法体系。

此外，宋元时期还有不少养生学专著，如周守忠《养生类纂》及《养生月览》、姚称《摄生月令》、刘词《混俗颐生录》、愚谷老人《延寿第一绅言》、姜蜕《养生月录》、韦行规《保生月录》、李鹏飞《三元参赞延寿书》、王珪《泰定养生主论》等，上述专著均为养生学的发展做出了不同程度的贡献。

总之，这一时期涌现出了不少养生学家及养生学专著，尤其是金元时期的学术争鸣更促进了养生学的发展。宋元时期不仅丰富和发展了前人的养生理论、原则和方法，而且突出发展了老年病的防治和摄生保健，形成了比较完备的体系。中医养生学发展至此，其理论渐趋完善，其方法更加丰富。

第五节 明清时期

明清时期是中国封建社会的后期，这一时期统治阶级提倡程朱理学，同时兼用佛、道两教的思想。在一部分士大夫和知识分子中，有的弃士为医，有的转儒从医，同时很多医家非常重视实践，勇于创新，故这一时期先后出现了很多著名的养生学家。他们进一步丰富和完善了中医养生学体系，使中医养生学得到了较大的发展。这一时期也是中医养生保健专著撰辑和出版的鼎盛时期。从明代到新中国成立前夕的580多年间所出版的养生类著作，比明清以前2200多年间所发行的总量还要多，其发展之迅速和传播之广泛在历史上是空前的。另外，从14世纪末至19世纪上半叶，伴随着交通的发展，中外医学交流活动日益频繁，有养生专著被译成外文出版发行，西方医药学亦传入中国，这对世界医学及我国传统医学和养生学的发展均有一定的促进作用。这一时期养生学的发展有以下特点。

一、重视命门和治形宝精说

随着命门学说的发展，明代出现了以赵献可、张景岳为代表的温补派，他们反对滥用寒凉药物，主张用温补药物峻补命门。如赵献可认为命门真火乃人身之宝，并说："吾有一譬焉，譬之元宵鳌山之走马灯，拜者、舞者、飞者、走者，无一不具，其中间惟是一火耳。火旺则动速，火微则动缓，火熄则寂然不动，而拜者、舞者、飞者、走者，躯壳未尝不存也。"（《医贯·〈内经〉十二官论》）其主张养生及治病均以保养真火为要。

张景岳提出"阳强则寿，阳衰则夭"（《景岳全书·传忠录》）的论点，并指出："欲知所以生死者，须察乎阳，察阳者，察其衰与不衰；欲知所以存亡者，须察乎阴，察阴者，察其坏与不坏，此保生之本法也。"张氏重视命门，其认识在理论上较赵献可全面。张氏认为阳气、阴精之根本皆在命门。"命门主乎两肾，而两肾皆属于命门。故命门者为水火之府，为阴阳之宅，为精气之海，为死生之窦，若命门亏损，则五脏六腑皆失所恃，而阴阳病变无所不至。""即如阴胜于下者，原非阴盛，以命门之火衰也；阳胜于标者，原非阳盛，以命门水亏也。水亏其源，则阴虚之病迭出；火衰其本，则阳虚之证迭生。"（《类经附翼·求证录》）故张氏特别注重用甘温固本法预防疾病。这在当时那种滥用寒凉败胃伤阳致成时弊的情况下，是有重要意义的。与此同时，张景岳还阐述了形与神、形与生命的关系，明确提出养生之要在于治形宝精的主张。张氏所论之形，实指精血而言。张氏认为形赖精血为养，养精血即所以养形。"善养生者，必宝其精"（《类经·摄生类》），指出了节欲保精的重要性。另外，张氏又提出了"中年修理"以求振兴的卓越见解。中年时期是人体由盛转衰的转折时期。这种强调中年调养、求复振兴的思想，对于防止早衰、预防老年病具有积极的意义。

二、综合调养发展了养生方法

明清时期的养生家对于养生理论有了更为深入的认识，尽管他们在精、气、神的保养上各有侧重，但都强调全面综合调理，尤其重视调理方法的研究和阐述。

（一）调养五脏法

《寿世青编》一书在调神、饮食、保精等方面提出了养心说、养肝说、养脾说、养肺说、养肾说，为五脏调养的完善做出了一定的贡献。高濂的《遵生八笺》从气功角度提出了养心坐功法、养肝坐功法、养脾坐功法、养肺坐功法、养肾坐功法，又对心神调养、四时调摄、起居安乐、饮馔服食及药物保健等方面做了详细论述，极大地丰富了调养五脏学说。明末医家汪绮石著《理虚元鉴》一书，对虚劳病机、论治大法、预防措施的认识均自成体系，主张肺、脾、肾三脏俱重。他说："治虚有三本，肺、脾、肾是也。肺为五脏之天，脾为百骸之母，肾为性命之根，治肺、治脾、治肾，治虚之道毕矣。"尤其在对虚劳的预防方面，他提出了六节、七防、四护、三候、二守、三禁的原则，对抗老保健具有重要的意义。

（二）药饵、饮食保健法

自明代开始，药饵学说的发展进入鼎盛时期，万全、龚廷贤、李时珍、李梴等医家继承了前人的成就，在理论及方药的运用原则和方法上都有阐发和提高，对形成医饵养生比较完整的体系做出了贡献。万全的《养生四要》指出："无阳则阴无以长，无阴则阳无以化，阴阳互用，如五色成文而不乱，五味相济而得和也。凡养生祛邪之剂，必热无偏热，寒无偏寒；温无聚温，温多成热，凉无聚凉，凉多成寒。阴则奇之，阳则偶之，得其中和，此制方之大旨也。"这个中和平衡既济的制方原则对老年人的药饵养生具有直接的指导意义。万全认为这种保健方法要从中年开始，未老先防，其重点在于调补脾肾。同时，他还提出了老年人的用药禁忌。

龚廷贤在《寿世保元》中主张老年人保健用药应"温而不热，清而下寒，久服则坎离既济，阴阳协合，火不炎而神自清，水不滋而精自固，平补之圣药也"。同时他对老年人的药饵摄生提出了2个原则：一是调补脾胃；二是提倡用血肉有情之品，补益气血、填精补髓，以健身抗老、延年益寿。龚氏首推鹿茸、鹿角，配合人参、地黄、枸杞子、天冬、麦冬、黄柏等制方。

《本草纲目》对药饵和食养的论述也极为丰富，提供了有关饮食药物养生的丰富资料。该书还收集了很多食疗方法。李时珍推崇东垣脾胃之说，主张老年人应培补元气、调理脾胃、升发清阳，多用温补之剂，以延年益寿。

李梴认为药饵保健用药宜平和、中和、温和，补虚在于扶培、缓补、调补，反对温热峻补和滥施汗、吐、下等法。李氏又在《医学入门》中指出药饵养生中食补、峻补、唯补的偏弊，强调"量体选药"的重要性。

曹庭栋针对老年人脾胃虚弱的特点，重视以粥养胃益寿，在《老老恒言》中编制药粥配方百余首，以“备老年之颐养”，可谓集食养保健粥之大成。

（三）综合调理法

明清时期的养生保健专书很多，多强调综合调理，且要简要易行。冷谦撰著的《修龄要旨》是一部内容丰富的气功与养生保健专书，详细论述了四时起居调摄、四季却病、延年长生、八段锦导引法、导引却病法等，且多以歌诀形式介绍养生要点和具体方法，易于使人领会施行。万全的《养生四要》提出寡欲、慎动、法时、却病诸养生原则，对于因违反这些原则而产生的疾病皆列有药物救治方法。清代吴师机的《理瀹骈文》是一部物理治疗专书。吴氏提倡膏药外贴等理疗法，如引嚏、坐药、药浴等。他认为外治之理同内治之理，外治也可以收到与内服汤、丸相同的效果；还认为养生保健不能单纯依赖药饵，如果注意调节生活起居、陶冶性情，则对健康更有益处。吴氏在外治保健方面为养生开辟了一条新的门径。

三、防病保健强调动静结合

动静结合的养生方法在先秦时期就已初步产生，但其理论和方法则是在明清时期才得到进一步明确。李梴在《医学入门》中指出“精神极欲静，气血极欲动”，并提到静养精神、动养形体的辩证关系。方开《摩腹运气图考》（又名《延年九转法》）指出：“天地本乎阴阳，阴阳主乎动静，人身一阴阳也，阴阳一动静也。动静合宜，气血和畅，百病不生，乃得尽其天年。”人身之阴需要静，人身之阳需要动，故方氏提出了静以养阴、动以养阳的主张，认为人体要保持阴平阳秘的健康状态就必须动静适宜，切忌过动过静，否则就会造成阴阳偏颇，导致疾病的发生。

清代养生家曹庭栋虽然认为“养静为摄生首务”，但也很重视动以养生的重要作用。如他在《老老恒言·导引》中指出“导引一法甚多，如八段锦、华佗五禽戏、婆罗门十二法、天竺按摩诀之类，不过宣畅气血、展舒筋骸，有益无损”，并创卧功、坐功、立功3项，以供老年人锻炼之用。又如《老老恒言》载有散步专论，对散步的作用和要求等做了较为全面的论述，如闲暇“散步所以养神”，睡前“绕室行千步，始就枕”“是以动求静”，有助于睡眠，强调了动静结合的重要性。

四、动形养生提倡导引武术健身

历代养生家都十分重视运动养生，导引、气功、按摩成为动形养生的三大“支柱”。导引之术，历史悠久，源远流长，马王堆汉墓出土的《导引图》就绘有40余种导引姿态的图像，内容十分丰富。之后历代都有不同的发展，到了宋代，导引术在动作和方法上有了很大的改进，如太极拳、八段锦等。明代以后，武术的发展和《道藏》的成书又推动了导引术的进一步发展。如《遵生八笺》载有8种导引术，在国内广为流传，1895年被译成英文发行于国外。又如明代罗洪先所撰《仙传四十九方》载录华佗“五禽图”最为详尽，并指出“凡人身体不安，作此禽兽之戏，汗出，疾即愈矣”，说明导引保健的重要作用。清乾隆年间，沈金鳌《杂病源流犀烛》一书卷首列有“运动规法”，包括导引、气功和按摩等，这些方法多摘自明代曹士珩所撰《保生秘要》一书。可见导引保健具有很高的实用价值。

明清时期，经过许多养生家、医家及众人的提炼更新，导引养生理论更加系统、科学，导引的形式也更加丰富。例如，静功和动功与武术的结合促进了太极拳的发展，使其以独特的风格流传于国内外，深受人们的喜爱，在养生保健中发挥了积极的作用。在第一次鸦片战争之后，卫国保家和练功健身的思想兴起，专论气功、导引、武术之著作也随之增多，其中比较突出的如敬慎山房主人彩绘24幅导引图，将气功、导引、按摩熔于一炉，用于养心炼精、补虚、防治疾病和强身益寿，具有较高的实用价值。其将导引、气功、拳术融为一体，有理、有法、有方，自成体系，便于练习，具有“内练精气神，外练筋骨皮”的保健延年之效。在这一时期，由于武术流派的空前发展，不论是道观、佛寺院，还是山寨水乡，都有练功习武的时尚，使武术得到了大范围的普及，发挥了良好的健身御敌的作用。这种独特的健身防身术至今仍为广大群众所喜爱。

五、重视颐养老年人

自唐代孙思邈提出“养老大例”之后，医家研究养生保健时都非常重视老年人保健，尤其是在明清时期。

重视老年人颐养表现在明清时期的养生专著大都联系到老年人的养生和长寿问题上，而且这一时期出现了不少养老专著，如《安老怀幼书》《老老恒言》等。曹庭栋根据自己的长寿经验，同时参阅300多家的养生著作，针对老年人的特点，对老年养生进行了全面的论述，继承和发扬了中医养生学，为中医老年医学的发展做出了重要贡献。龚廷贤《寿世保元》和龚居中《万寿丹书》对此亦有发挥之处。

此外，明清时期的养生专著还有袁黄《摄生三要》、胡文焕《寿养丛书》、河滨丈人《摄生要义》、息斋居士《摄生要语》、冯曦《颐养诠要》、汪昂《寿人经》、潘霨《内功图说》、尤乘《寿世青编》、黄兑楣《寿身小补》等，均对养生保健的发展做出了一定的贡献。

明清时期，中医养生专著大量出版发行，促进了养生学的发展和普及，在养生理论上丰富了明代以前的养生学内容，提出了温补肾阳、治形宝精、调养五脏、动静结合等养生法则。同时，这一时期养生方法得到全面发展，更加具体、实用；提倡导引保健、武术健身，使老年养生保健得到深入的发展。总之，在这一时期，中医养生学发展为既有理论，又有实践，较为正统、科学、完整的专门学说。

第六节　近代与现代

1840年第一次鸦片战争以后，中国逐步变成一个半殖民地半封建的社会。与此同时，全盘否定中华民族文化遗产的思潮逐渐兴起，对中医采取了民族虚无主义态度，使祖国医学横遭摧残。中医养生学也因此濒于夭折，这一时期的养生著作很少，相关理论和方法亦无任何发展。这一时期的主要著作仅有蒋维乔的《因是子静坐法》、席裕康的《内外功图说辑要》、任廷芳的《延寿新书》、胡宣明的《摄生论》、沈宗元的《中国养生说辑览》等。总之，由于排斥、限制和消灭中医学的政策，中医养生学的发展遇到了严重的阻力，一直处于自发、缓慢发展的阶段。

1949年中华人民共和国成立之后，中医学获得了新生，中医养生学也因此得到较大的发展。特别是近年来随着医学模式的转变，医学科学研究的重点已从临床医学逐渐转向预防医学和康复医学，传统的养生保健得到更加迅速的发展，出现了蓬勃向上的发展局面。其主要表现在以下几个方面。

一、预防保健取得显著成就

在“中国医药学是一个伟大的宝库，应当努力挖掘，加以提高”的指示下，全国人民坚决贯彻“面向工农兵，预防为主，团结中医药，卫生工作与群众运动相结合”的卫生工作方针，开展以除害灭病为中心的广泛的群众性爱国卫生运动，并进行了大规模的防治传染病工作，在卫生、药物预防、除害消毒、隔离、人工免疫等方面提出了许多有效方法。在预防工作中，将传统的中医预防方法和现代医学的有效预防措施相结合的方法收到了切实可靠的防病保健效果，在短期内消灭了鼠疫、霍乱、天花、黑热病等急性传染病，其他如疟疾、麻疹、猩红热、白喉、脊髓灰质炎、流行性脑脊髓膜炎、痢疾、丝虫病、血吸虫病等多种严重危害人民健康的传染病，也得到了较好的控制，发病率显著下降，大大提高了人民的健康水平。这是我国预防保健工作取得的重大成就。

二、建立养生保健的科研机构

我国在20世纪50年代末60年代初就系统地开展了现代老年病学研究，之后成立了老年研究室。近年来，全国各地又相继成立老年病防治研究所（室）及老年保健委员会等组织机构，广泛开展老年病防治的科研活动。为了适应形势发展，有的科研单位成立了中医养生研究室，全面研究养生保健的理论和方法，以有效地指导人们的健康保健活动。随着国民经济建设的发展，与上述研究相适应的疗养事业也迅速发展。目前，在我国已形成多个风景优美、环境宜人、各具特点的疗养地和疗养区。根据不同环境气候特点建立各种疗养院，既可以利用丰富的天然疗养因子，又可以采用传统的摄生保健方法为人们的健康服务。此外，近年来，各种类型的康复机构相继在全国各地建立，它们普遍采用中西医结合的方式对患者进行康复疗养，在此，中国传统养生保健的理论和方法得到了广泛应用，起到了良好的作用。

三、理论研究不断取得进展

中华人民共和国成立以来，党和政府非常关心中医养生理论方面的研究，尤其是近几十年，我国在各地探索衰老与长寿的奥秘、流行病学调查及老年病学基础研究和临床研究等方面的工作都不断取得新进展。对于抗衰老的理论研究，学者从中医延年学说和现代科学的角度进行了多方面的探索，提出了各种的衰老学说和延年益寿的方法。这些学说虽然尚未全面地讲清楚衰老这一复杂的生命现象的本质，但也从不同的角度和深度上反映了衰老本质的部分真理，同样对于养生保健是有重要的指导意义的。有关科研单位使用现代科学方法对中国传统的养生保健方法进行研究，如对气功、太极拳的作用机制进行研究，对抗衰老药物和饮食等方面的研究也正在积极进行中，并在不少方面取得了满意的成果。实践证明，对养生理论和方法的研究进一步促进了养生保健实践活动的深入广泛开展。

四、开展社会性保健教育

随着科学的进步、社会经济的发展和人民生活水平的提高，现代医学正由传统的“生物医学模式”向“生物—心理—社会医学模式”演进，中医养生学在这个医学模式转变的过程中越来越受到重视。近几十年来，养生名著，包括一些道、儒、佛、武等家的有关摄生著作，被大量重印或校勘注释出版。在整理古代文献、总结临床经验，并结合现代研究的基础上，不少医家对养生理论和方法进行了系统的整理，编著出版了多种专著和科普著作，又翻译了不少国外有关养生保健的书刊，特别是普及养生保健的科普期刊。同时，报纸、电台、电视台等也在广泛宣传保健知识。医学、养生科普方面的社会教育，让更多的人在较少的时间内学到较多的保健知识，使不同年龄阶段的人都能够实现自我养生保健，提高了全社会的健康水平。

五、培养传统养生专业人才

培养人才是整个养生事业兴旺发达的关键。各地中医高等院校相继建立针灸推拿专业，开设传统养生保健有关课程。特别是从 1987 年开始，国家教育委员会决定并逐步在中医院校筹办开设中医养生康复专业，并把中医养生康复概论学科列为中医学院的课程之一，用以普及教育。除此以外，又开办多个培训班、社会养生康复班、老年养生保健班等，传授传统养生保健的理论和方法。中医传统的体育如太极拳、导引保健功等与医疗相结合，一直很受重视并已在全国范围内推广。1988 年，国家中医药管理局与世界银行合作，将中医养生康复专业列为贷款项目进行扶持。总之，国家通过采取多层次、多渠道、多形式的措施和方法培养人才，建立起中医养生康复体系，担负起全国人民的健康保健任务。

六、积极开展学术交流活动

自 20 世纪 60 年代开始，我国多次开展全国老年医学座谈会，以促进老年保健研究。近年来又进行了多种形式和各个系统的防病保健学术交流会及全国养生学术研讨会，对养生保健的推广起到了一定的推动作用。目前，世界各国都在寻求更好的保健方法，在世界范围内天然医学、身心医学及社会医学等相继兴起，中国传统的养生保健学在世界范围内产生了广泛的影响。中国传统的养生学，既有系统的理论，又有独特的方法和宝贵的临床经验，如养神、动形、食养、药饵、气功、针灸、推拿按摩等，随着中医药学宝库的进一步挖掘，它将为我国及全人类的保健事业进一步做出贡献。

第三章　中医养生学的基本理论

中医养生学继承了传统中医学的理论和古代哲学思想的精华，以天人相应和形神合一的整体观为出发点，主张从综合分析的角度去看待生命和生命活动。养生方法以保持生命活动的动静互涵、平衡协调为基本准则，主张正气为本，提倡以预防为主，强调辨证论治；要求人们用持之以恒的精神，自觉地、正确地运用养生保健的知识和方法，通过自养自疗提高身体素质和抗衰防病的能力，达到延年益寿的目的。

第一节　生　命

生命是具有生长、发育活力，并按自然规律发展变化的过程。生、长、壮、老、已是人类生命的自然规律。探索生命的规律，对于中医养生学来说，有着极为深远的意义。

一、生命的起源

《内经》认为生命物质是宇宙中的“太虚元气”，是在天、地、日、月、水、火相互作用下由无生命的物质演变化生出来的。天地间有品类无限多样的物种，是物质自己在运动和变化中形成的。《素问·天元纪大论》中“太虚寥廓，肇基化元……生生化化，品物咸章”，说的就是这个意思。人是最高等的动物，但也不过是“物之一种”，是从万物群生中分化出来的。《素问·宝命全形论》云：“人以天地之气生，四时之法成。”

“人以天地之气生”，是说人类生命起源于天、地、日、月，其中主要源于太阳的火和地球的水。太阳是生命能量的源泉，地球的水（凡其所溶解的各种营养物质）是生命形质的原料。有生命的万物必须依靠天上的太阳和地上的水才能生存，人类当然也不例外。

“四时之法成”，是说人类还要适应四时阴阳变化的规律才能发育成长。人生天地之间，自然界中的一切运动变化必然会直接或间接地对人体的内环境产生影响，而人体内环境的平衡协调和人体外界环境的整体统一是人得以生存的基础。在正常情况下，通过人体内部的调节可使人体内环境与外界自然环境的变化相适应，保持正常的生理功能。如果人的活动违反了自然变化的规律，或外界自然环境发生了反常的剧变，而人体的调节功能又不能适应时，人体内、外环境的相对平衡就会遭到破坏而产生疾病。这说明“适者生存”仍是生物界不可逾越的客观规律。人类只有认识自然，才能更好地适应自然、改造自然。

二、生命的运动形式

《庄子·知北游》云：“人之生，气之聚也，聚则为生，散则为死。”生命活动是自然界最根本的物质（气）聚、散、离、合运动的结果，生命是物质运动的形式。活着的人体是一个运动变化着的人体。《素问·六微旨大论》进一步指出物质运动的基本形式是升、降、出、入，“出入废则神机化灭，升降息则气立孤危。故非出入，则无以生长壮老已；非升降，则无以生长化收藏。是以升降出入，无器不有”。这就说明只有运动才能化生万物，宇宙间的一切物质，尽管有大小和生存时间的不同，但运动是一致的。

升降出入运动，是人体气化功能的基本形式，也是脏腑经络、阴阳气血矛盾的基本过程。因此，在生理上人体脏腑经络的功能活动无不依赖于气的升降出入，如肺的宣发与肃降、脾的升清与胃的降浊、心肾的水火相济，都是气升降出入运动的具体体现。在预防疾病方面，同样要保持人体气升降的正常，才能抗御邪气侵犯，免生疾病。

三、生命的维持和死亡

《素问·生气通天论》云：“生之本，本于阴阳。”这就是说，生命的根本就是阴阳。“阳化气，阴成形”，生命就是不断地化气与成形的过程，即有机体与外界不断地进行物质交换和能量交换的过程。化气与成形，是生命本质自身中的矛盾，两个对立面是不断斗争的，又是统一的。化气与成形，互为消长，任何一方太过或不及均可导致另一方受损，但二者又结合于生命的统一体内，互相依存，互相转化。阳气化为阴精，阴精又化为阳气，否则“孤阳不生，独阴不长”。

人之所以有生命，在于构成人体的气具有生命力，人体生命力的强弱、生命的寿夭就在于元气的盛衰。人体新陈代谢的生化过程称为气化生理，生命的现象本源于气的升降出入等，都反映出气既是构成人体的基本物质，又是人体的生命动力。正因为气是生命活动的根本和动力，宋代《圣济总录》提出“万物壮老，由气盛衰”的观点，并认为“人之有是形也，因气而荣，因气而病”。张景岳则反复强调气在防病延年中的重大意义，指出气是人体盛衰寿夭的根本。他说：“盖以天地万物，皆由气化，气存数亦存，气尽数亦尽。所以生者由乎此，所以死者亦由乎此，此气不可不宝也，能宝其气，则延年之道也。”同样，精、血、津液亦是构成人体及促进人体生长发育的基本物质，如《灵枢·经脉》云：“人始生，先成精，精成而脑髓生，骨为干，脉为营，筋为刚，肉为墙，皮肤坚而毛发长。”这就说明人体的产生必先从精开始，由精而后生成身形、五脏、皮、肉、筋、骨、脉等。不仅如此，人出生之后犹赖阴精的充盈维持人体正常的生命活动，故《素问·金匮真言论》说“精者，身之本也”。若阴精充盈，则生命活动旺盛，身健少病；若阴精衰虚，则生命活动减退，早衰多病。

生命的维持还依赖于神的健全。《灵枢·天年》云：“失神者死，得神者生。”可见，神的得失关系到生命的存亡。从人体来说，神是机体生命活动的总称，整个人体生命活动的外在表现无不属于神的范围。神，包括精神意识、运动、知觉在内，以精血为物质基础，是气血、阴阳对立的两个方面共同作用的产物。

综上所述，人体的生命活动是以体内脏腑阴阳气血为依据的。脏腑阴阳气血平衡，人才会健康无病，不易衰老，寿命才能得以延长。这就是《素问·生气通天论》中“阴平阳秘，精神乃治；阴阳离决，精气乃绝”的理论。

但有生必有死，这是不以人们的意志为转移的客观规律。恩格斯说：“生命首先就在于：生命在每一瞬间是它自身，但却又是别的什么。所以生命也是存在于物体和过程本身中的不断自行产生和自行解决的矛盾。这一矛盾一停止，生命亦即停止，于是死就来到。”

第二节 天 年

一、天年

天年，是我国古代针对人的寿命提出的一个有意义的命题。天年，就是天赋的年寿，即自然寿命。人的生命是有一定的期限的，古代养生家、医家认为在 100 ~ 120 岁，如《素问·上古天真论》中“尽终其天年，度百岁乃去”，《尚书·洪范》载“寿，百二十岁也”，《养身论》亦说“上寿百二十，古今所同”。此外，老子、王冰也认为天年为 120 岁。著名学者 H. Franke 在 1971 年提出，如果一个人既未患过疾病，又未遭到外源性因素的不良作用，则单纯性高龄老衰要到 120 岁才出现生理性死亡。事实上，120 岁的天年期限与一般的长寿调查数据相符，自古至今超过这一生理极限的例子也是不少的。

二、寿命

寿命是指从出生经过发育、成长、成熟、老化以至死亡前机体生存的时间，通常以年龄作为衡量寿命长短的尺度。

计算年龄的方法一般有两种：一种是时间年龄，又称历法年龄，是指人出生以后经历多少时期的个体年龄，我国常配以生肖属性，以出生年份来计算其岁数，一般由虚岁或足岁计算。另一种是生物学年龄，是表示随着时间的推移其脏器的结构和功能发生演变及衰老的情况，在生物学上又可分为生理年龄与解剖年龄。国外在确定退休准则时设想应用生理年龄作为指标，可能比时间年龄更合适。时间年龄和生物学年龄是不完全相同的，前者取决于生长时期，而后者取决于脏器功能及结构的变化过程。此外，还有心理年龄，是指由社会因素和心理因素所造成的人的主观感受的老化程度，即主观感受年龄，也称社会心理年龄，表示随着时间的推移机体结构和功能的衰老程度。

人与人之间的寿命存在差别，因此在比较某个时期、某个地区的人类寿命时通常采用平均寿命。平均寿命常用来反映一个国家或一个社会的医学发展水平。

随着时代的发展、社会的进步，人类的寿命值亦不断增长，但人类的寿命值究竟是多少还是一个尚未彻底解决的问题，因为它与先天禀赋的强弱，后天的给养、居住条件、社会制度、经济状况、医疗卫生条件、环境、气候、体力劳动、个人卫生等多种因素的影响均有关。

三、健康人的生理特征

迄今为止，人们发现影响人类尽终其天年的因素虽然很多，但其中有两个是非常重要的，其一是衰老，其二是疾病。那么，推迟衰老的到来、防止疾病的发生是延年益寿的重要途径，研究健康人的生理特征就显得很有必要。一般来说，一个健康无病、没有衰老的人应该具备下列生理特征。

（一）生理健康特征

1. 眼睛有神

眼睛是脏腑精气汇集之地，眼睛有神与否反映了脏腑的盛衰。因此，双目炯炯有神是一个人健康的最明显的表现。

2. 呼吸微徐

微徐，是指呼吸从容不迫，不疾不徐。《难经》认为“呼出心与肺，吸入肝与肾”，说明呼吸与人体脏腑功能密切相关。

3. 二便正常

《素问·五脏别论》中“魄门亦为五脏使，水谷不得久藏”，是说经过肠胃消化后的糟粕不能藏得太久，久藏则致大便秘结，而大便通畅是健康的反映。小便是排除水液代谢后糟粕的主要途径，与肺、肾、膀胱等脏腑的关系极为密切，小便通利与否直接关系着人体的功能活动是否正常。

4. 脉象缓匀

人的脉象要从容和缓，不疾不徐。“脉者，血之腑也”，气血在脉道内运行，所以脉象能够反映气血的运行情况。

5. 形体壮实

形体壮实，指皮肤润泽，肌腠致密，体格壮实，不肥胖，亦不过瘦。体胖与体瘦皆为病态，常常是某些疾病带来的结果。

6. 面色红润

面色是五脏气血的外荣，面色红润是五脏气血旺盛的表现。

7. 牙齿坚固

齿为骨之余，骨为肾所主，而肾为先天之本，所以牙齿坚固是先天之气旺盛的表现。

8. 双耳聪敏

《灵枢·邪气脏腑病形》云：“十二经脉，三百六十五络……其别气走于耳而为听。”说明耳与全身组织器官有密切关系，听力减退、迟钝或失听是脏器功能衰退的表现。

9. 腰腿灵便

肝主筋，肾主骨，腰为肾之府，四肢关节之筋皆赖肝血供养，所以腰腿灵便、步履从容可证明肝肾功能良好。

10. 声音洪亮

声由气发，《素问·五脏生成》云：“诸气者，皆属于肺。”声音洪亮，反映肺的功能良好。

11. 须发润泽

发的生长与血有密切关系，故称“发为血之余”。同时，发又依赖肾精气的充养。《素问·六节脏象论》云：“肾者……其华在发。”因此，头发的脱落、过早斑白是一种早衰之象，反映肝血不足、肾精亏损。

12. 食欲正常

中医学认为“有胃气则生，无胃气则死”，饮食的多少直接关系到脾胃的盛衰。食欲正常，则是健康的反映。

（二）心理健康特征

1. 精神愉快

《素问·举痛论》说“喜则气和志达，营卫通利”，可见良好的精神状态是健康的重要标志。七情调和、精神愉快反映了脏腑功能良好。现代医学亦认为，人若精神恬静，则大脑皮层的兴奋与抑制作用就能保持正常状态，人体自能内外协调，不易发生疾病。

2. 记忆力良好

肾藏精、精生髓，而“脑为髓之海”。髓海充盈，则精力充沛，记忆力良好；反之肾气虚弱，不能化精生髓，则记忆力减退。

第三节　衰　　老

衰老是人体正常的生命活动规律，机体在生长发育完成之后便逐渐进入衰老（或称衰退）的过程。探讨人体衰老的概念、原因和衰老时的生理、病理改变，以及防止衰老的措施，是十分必要的。

衰老可分为两类，即生理性衰老和病理性衰老。生理性衰老系指人体随年龄增长到成熟期以后所出现的生理性退化，也就是人体在体质方面的年龄变化，这是一切生物的普遍规律。病理性衰老即由于内在的或外在的原因使人体发生病理性变化，使衰老现象提前发生，这种衰老又称为早衰。

一、衰老的原因

中医学在对衰老原因的认识上非常重视脏腑功能和精、气、神的作用，又很强调阴阳协调对人体健康的重要意义。兹简述如下。

1. 肾气亏虚

肾为先天之本，人的生长、发育、衰老与肾的关系极为密切。《素问·上古天真论》中“女子七七”“丈夫八八”的一段论述，即是以肾气的自然盛衰规律来说明人体生长、发育、衰老的过程与先天禀赋的关系，从而提示衰老的关键在于肾气。

肾属水，主藏精，为元气之本，一身阴阳生化之根。肾的盛衰影响着元气的盛衰和生化功能，肾虚则元气衰，元气衰则生化功能弱，人的衰老就会加速到来。

2. 脾胃虚衰

脾胃为后天之本，水谷皆入于胃，五脏六腑皆禀气于胃。若脾胃虚衰，饮食水谷不能被消化吸收，人体所需要的营养得不到及时补充，便会影响机体健康，从而加速衰老，甚至导致死亡。《内经》明确指出足阳明胃经为多气多血之经，而“阳明脉衰，面始焦，发始堕”是衰老的初始表现。

脾胃属土，为一身气机升降之中枢，脾胃健运，能使心、肺之阳降，肝、肾之阴升，而成天地交泰。若脾胃虚损，五脏之间升降失常，就会产生一系列的病变，从而影响人体健康。

3. 心脏虚衰

心藏神，主血脉，《素问·灵兰秘典论》称其为“君主之官”。心为生命活动的主宰，协调脏腑，运行血脉。心气虚弱，会影响血脉的运行及神志功能，从而加速人体衰老，故中医养生学尤其重视保护心脏，认为“主明则下安，以此养生则寿……主不明则十二官危”。

4. 肝脏衰惫

肝藏血，主疏泄，在体为筋，关系到人体气机的调畅，具有贮存和调节血量的作用。如《素问·上古天真论》说：“七八，肝气衰，筋不能动。”说明人体衰老的标志之一——活动障碍，是由肝气虚引起的。

5. 肺脏衰弱

肺主一身之气，《素问·六节脏象论》说：“肺者，气之本。”肺气衰，全身功能都会受到影响，继而出现不耐劳作、呼吸及血液循环功能逐渐减退等衰老表现。

6. 精气衰竭

精气是人体生命活动的基础，人的四肢、九窍和内脏的活动以及人的精神思维意识都是以精气为源泉和动力的。因此，尽管导致人体衰老的因素很多，且表现复杂，但都必然伴随着精气的病变，精气虚则邪凑之，邪势猖獗则精损之，如此恶性循环则病留之。《素问·阴阳应象大论》曰：“年四十，而阴气自半也，起居衰矣；年五十，体重，耳目不聪明矣；年六十，阴痿，气大衰，九窍不利，下虚上实，涕泣俱出矣。”此文具体阐述了阴精阳气亏损后，人体发生的一系列衰老的变化。

7. 阴阳失调

阴阳的盛衰是决定寿命长短的关键，保持阴阳运动平衡状态是延年益寿的根本。《素问·阴阳应象大论》就明确指出人的衰老同阴阳失调有关，即“能知七损八益，则二者可调，不知用此，则早衰之节也”。可见，阴阳失调能导致衰老，而调节阴阳具有抗衰老的作用。人到中年以后，由于阴阳平衡失调，机体即可受到各种致病因素的侵袭，从而疾病丛生，出现衰老。

二、早衰的原因

（一）社会因素

《素问·疏五过论》指出："故贵脱势，虽不中邪，精神内伤，身必败亡。"社会地位的急剧变化，会给人带来精神和形体的衰老。

现代医学研究表明，很多精神疾病和躯体疾病都与激烈竞争、过度紧张的社会生活有直接关系。如美国综合医院门诊部对病人进行随机研究发现，65%的病人生病与社会逆境、失业、工作不顺利、家庭不和等因素有关。不合理的社会制度、恶劣的社会习俗、落后的意识形态，以及人与人之间的种种斗争矛盾等，都可使人体代谢功能紊乱，导致早衰。

（二）自然环境

《素问·五常政大论》指出："高者其气寿，下者其气夭。"高，指空气清新、气候寒冷的高山地区；下，指平原地区。"高者气寒"，生物生长缓慢，生长期长，寿命也就长，而"下者气热"，生物生长较快，寿命就相应短促。

现代研究认为，自然环境对人体健康影响很大。当有害的环境因素长期作用于人体或者超过一定的限度，就要危害人体健康，促进早衰。如空气污染造成空气中过氧化物增加，衰老是和体内过氧化脂质的生成同时发展的。此外，污染的空气中可含有较多的致癌物质，如联苯胺、α-萘胺等。有些工业废水上百万吨倾入江湖，以致鱼类大量死亡；严重水污染也造成人体慢性铅、砷、镉中毒等。

（三）遗传因素

大量事实证明，人类的衰老和遗传有密切关系，因遗传特点不同，则衰老速度也不一样，正如王充在《论衡·气寿》中所说"强寿弱夭，谓禀气渥薄也。……夫禀气渥则其体强，体强则其命长；气薄则其体弱，体弱则命短，命短则多病，寿短"，"先天责在父母"。先天禀赋强则身体壮盛，精力充沛，不易变老。反之，先天禀赋弱则身体憔悴，精神萎靡，就提前或加速变老。

（四）七情太过

七情太过是指长期的精神刺激或突然受到剧烈的精神创伤，超过人体生理活动所能调节的范围，就会引起体内阴阳气血失调，脏腑经络的功能紊乱，从而导致疾病的发生，促进衰老的来临。我国民间"笑一笑，十年少""愁一愁，白了头"的谚语，就是这个道理。正如《吕氏春秋》所说："长也者，非短而续之也，毕其数也。毕数之务，在乎去害。何谓去害？……大喜、大怒、大忧、大恐、大哀，五者接神则生害矣。"

（五）劳逸失度

《素问·上古天真论》曰："以妄为常……故半百而衰也。"这里明确指出，将妄作妄为当作生活习惯的人，只活到50岁就已经显得很衰老了。所谓妄作妄为，是指错误的生活方式，它包括的范围很广，如劳伤过度、房劳过度、过于安逸等。

附1　近代衰老学说

早在古希腊时期，希波克拉底就对衰老问题做过研究。自19世纪以来，已有数以百计的学说，但衰老之谜仍未完全解开。近年来，随着科学技术尤其是免疫学、分子生物学、蛋白质化学的飞速发展及其测试手段的现代化，有关抗衰老学说的探讨进入了一个新的阶段，出现了很多理论学说。下面仅列举其中主要的11种。

1. 中枢神经系统功能减退学说

人的大脑大约有140亿个神经元，从出生直到18岁左右，脑细胞的数量变化不大，但从成年起，脑细胞由于退化而逐渐死亡，到60岁左右脑细胞数量将降至一半。同时，运动神经的传导速度和感觉神经的传导速度也都随着年龄的增加而降低，并开始影响人的智力和体内环境的平衡。人体所有生理系统都显示与年龄有关的改变，中枢神经系统的改变在衰老的行为方面和其他几种功能的改变方面起主要作用。现已知其中许多功能受下丘脑－垂体系统的调节。

2. 自身免疫学说

自身免疫学说从细胞间、脏器和个体水平方面解释人体衰老的原因。已有大量资料证实以下两点：①老年期正常免疫潜能减少；②自身免疫活动增加。沃尔弗德等于1962年根据在衰老过程中发现的变异细胞能激发免疫反应，又能使机体的实质细胞发生损害，提出了自身免疫学说，并以此解释衰老。在正常情况下，机体的免疫系统不会与自身的组织成分发生免疫反应，当机体处在许多有害因素（如病毒感染、药物、辐射等）的影响下时，免疫系统会把某些自身组织当作抗原而发生免疫反应。这种现象可对正常机体内的细胞、组织和器官产生有害的影响，使机体发生自身免疫性疾病，从而加速机体的衰老。

3. 自身中毒学说

自身中毒学说认为，衰老是由于各种代谢产物在体内不断积聚，导致细胞中毒死亡而造成的。人体肠道中寄居着大量的细菌，特别是大肠，这些细菌在肠道中通过分解发酵作用产生大量毒素，这些毒素对分化最明显、结构较复杂的细胞和器官危害很大，最终导致自身中毒而死亡。

4. 自由基学说

自由基学说认为，人体生命活动过程中必然会产生一些自由基，并与体内某些成分发生反应，进而对机体造成损害，引起人体衰老。自由基是在外层轨道上具有不成对电子的分子，一般非常活泼，存在时间短暂，参与正常的生化过程，但当自由基反应异常或失控时会引起组织的损害或机体的衰老。其主要危害如下：①氧化人体内大量的不饱和脂肪酸，使脂肪变性，形成过氧化脂质，并进一步分解产生醛，而醛能交联蛋白质、脂类及核酸；②引起核酸变性，影响它们传递信息的功能及转录、复制，导致蛋白质合成能力下降，并产生合成差错；③引起蛋白质的变性，导致某些异性蛋白的出现，引起自身免疫反应；④引起细胞外可溶成分的降解，如可使关节滑液中的黏多糖发生氧化降解，使滑液失去滑润作用，对关节产生明显的损害。

5. 生物钟学说

人体下丘脑中存在着“生物钟样调控机构”，用于控制细胞分裂的速度和次数。美国学者海弗利克发现，一个中年人由50万亿~60万亿个细胞组成，这些细胞从胚胎开始分裂46~50次后，就不再分裂，之后死亡。根据这个细胞分裂次数推算，人类的寿命应是120岁。这就说明衰老在人体内类似一种“定时钟”，即衰老过程是按一种既定程序逐渐推进的。凡是生物都要经历这种类似的生命过程，只是不同物种又各有其特定的生物钟而已。

6. 内分泌功能减退学说

内分泌功能减退学说认为，人体内分泌系统在人的生长、发育、成熟、衰老与死亡的一系列过程中具有重要作用，其作用主要是通过内分泌腺分泌的活性物质——激素来完成的。有人提出，垂体定期放出“衰老激素”，该激素使细胞利用甲状腺素的能力降低，从而影响细胞的代谢能力，是机体衰老死亡的原因。内分泌功能减退尤以性激素分泌水平降低最为明显。

7. 体细胞突变学说

体细胞突变学说认为，当生物在某些化学因素、物理因素、生物因素的作用下，生物细胞中的遗传物质会发生突然的改变，引起细胞的形态变化与功能失调，从而导致机体的衰老。例如，物理学家西拉德曾提出：“放射线可使遗传物质发生突变。”他指出，在高剂量放射线环境中的机体所发生的加速变性，同衰老过程十分类似。其基本假设是，就像生殖细胞会发生自发突变那样，体细胞也可能发生突变。一定的突变会使体细胞功能发生变化，进而造成组织或器官的功能衰退——这就是机体的衰老。

8. 差错灾变学说

差错灾变学说首先由梅德维德夫提出。该学说认为蛋白质在合成过程中很可能会出现差错，如氨基酸的错插现象。蛋白质中的氨基酸都按严格的顺序排列（这取决于DNA与RNA的遗传信息），如果合成过程中的某一环节发生了随机的差错，使一种氨基酸的位置被另一种氨基酸所占据，这就是错插。如果错插的部位恰好是蛋白质发挥功能的最关键的区域——酶类的催化活性中心，这就会发生严重后果，酶的活性减弱，专一性降低，甚至完全丧失原有功能。带有差错的酶可以合成大量有差错、有缺陷的蛋白质，这些有缺陷的蛋白质积累在细胞中，当积累到一定程度时细胞就会衰老和死亡。

9. 衰老色素学说

衰老色素学说形成于20世纪初。1892年，汉诺佛在动物神经细胞内发现了一种褐色自发荧光的不溶性颗粒，1911年，博斯特将它命名为脂褐素。这种脂褐素在动物及人体组织内分布广泛，且随增龄而逐渐增加，因而有人称之为“衰老色素”，并认为它是导致衰老的原因。如老年人体衰的色素斑，神经和心肌、骨骼肌细胞中出现多量脂褐素，会使胞质RNA持续减少，终致RNA不能维持代谢需要，使细胞萎缩或死亡。

10. 交联学说

交联学说由鲁齐卡于1924年最早提出。该学说认为，胶体异常的交联随年龄增加而增多，可促使细胞丧失整体性。交联反应是化学反应中的一种，体内的生物化学反应过程中，只要发生极小量的交联干扰，就可以对机体产生严重的损伤。生物体内大分子中发生异常或过多的交联，将影响细胞功能，导致衰老。

11. 遗传学说

衰老的遗传学说，就是指寿命的长短有代代相传的现象。统计资料也表明，人的寿夭有遗传因素的作用。科学家推测，一个人的寿限，有一种预先计划好的信号，从亲代的生殖细胞精子与卵子，带给子代。这种信号称“寿命基因”或“衰老基因”，它存在于细胞核染色体DNA小段中。如果这种基因充足，细胞就不易衰老。人体细胞一般分裂50次左右即不再分裂，似乎就是这种基因在起作用。

附2　延缓衰老的理论和实验研究概况

抗衰老研究是目前医学生物领域和保健科研机构中的一个综合性的尖端课题。多年来，世界上有许多科学家正在从事此项研究，研究的目的在于弄清楚衰老的生理机制，取得预防衰老的方法和措施。下面简单地概述一下有关这方面的研究情况。

一、延缓衰老的理论研究

关于衰老的学说总体可分为两大类：一类是中医学的延年学说，如先天禀赋论、后天失调论及肾气亏损说、脾胃虚衰说、心神亏耗说、脏腑虚衰说、阴阳失调说等；另一类是近代的各种衰老学说，可归纳为以下3个方面。

第一，遗传论。认为衰老过程是由遗传决定的，生物的生长、发育、成熟、衰老和死亡都是由自身的遗传程序展开的必然结果。如生物钟学说（又叫程序学说）、细胞分裂学说等。第二，环境论。其主要观点认为，对于衰老，遗传虽有一定的作用，但主要是受环境因素的影响，认为环境中的不良因素如污染、药物、疾病、辐射等，会造成细胞的损伤，而损伤的积累导致衰老。如中毒学说、交联学说、自由基学说、免疫学说、体细胞突变学说等。第三，综合论。它综合了各种衰老学说的相关内容，包括从代谢失调或细胞信息受损等角度出发而形成的衰老学说，如内分泌功能减退学说、中枢神经系统衰退学说、差错灾变学说、衰老色素学说等。这些学说从不同的角度和深度反映了衰老这一复杂的生命现象的某一侧面或层次的部分真理。衰老和健康长寿是密切相关的，衰老得早，就会短寿，衰老得晚，就有长寿的可能，故有的科学家从预防衰老的角度出发，提出防衰老方法分为“初次预防”和“二次预防”两种。所谓初次预防，就如同中医的未病先防，防患于未然；所谓二次预防，即中医的既病防变，机体发生某些生理和病理变化或者出现一些衰老退化的现象后，要及时采取防护措施，防其进一步发展，使身体尽快恢复到正常的健康水平，达到防衰健体的目的。

二、延缓衰老的实验研究

当前，科学家们正从不同的角度、采用不同的方法进行多方面的实验研究及探索，以揭开人类寿命之奥秘。

（一）从生物学途径的研究

根据美国学者海尔弗利克所提出的细胞分裂次数决定寿命长短的理论，科学家们实验研究设法采取某些措施，如用抗衰老药物或其他药物，增加细胞分裂次数或延长细胞分裂周期，达到长寿的目的。经实验初步证实，在实验培养的人肺细胞的培养基中添加维生素 E，可使细胞的分裂次数增加到 120 次以上；又如用氢化可的松等药物，可使细胞的分裂次数由 50 次增加到 70 次。

有的科学家认为，延长胸腺功能，人的寿命也会延长。实验证实，将新生小鼠的胸腺切除，其生存期便从原来的 3 年缩短为 6 个月，而垂体退化的侏儒鼠在注射 1 次淋巴细胞后，可使它们的寿命延长 3 倍，故目前有的学者正在进行实验，将年轻人的胸腺 T 细胞取出并冰冻储存起来，过四五十年后，当这个年轻人衰老之后，再将解冻的胸腺 T 细胞注射进去，这样会恢复其青春的活力，提高免疫力，抵抗老年病，寿命就会延长。

科学家还对限食延寿进行了研究。20 世纪 40 年代，马凯伊曾用雄大鼠做过一系列实验，证明限食可以延长哺乳动物的寿命，这个结论并在不同种类及品系的动物实验中得以证实。目前限食延寿的机制尚在研究中。虽然限食延寿已属公认，但还未较普遍地应用于人类。对于限食进行研究，可以使人们清楚地认识和理解与延寿有关的生物学变化，并可为完善人类饮食提供有价值的线索。

（二）从物理学途径的研究

许多物理因素，如温度、射线、不同频率的光、声以及电磁场等，都会在一定程度上影响人体的健康，尤其是温度对人体的影响更大。人们发现变温动物（俗称冷血动物）在低温条件下的寿命较长，认为这类动物在低温条件下改变体温，使代谢变慢，从而延长了寿命。对于体温恒定的哺乳动物而言，环境温度与其寿命的关系正在研究中，如何找出适当的办法来降低体温，使新陈代谢变缓慢而延长寿命。另外，有的学者发现，老年鼠接受小剂量的辐射有延寿的倾向，据分析可能是由于小剂量的辐射对某些疾病有防治作用，如抑制了恶性肿瘤、感染和寄生虫的生殖所致。也有人认为小剂量照射的延寿倾向似乎是一种称作“毒物兴奋效应”（Hormesis）的表现。

（三）从化学途径的研究

有的学者在自由基学说的实验中试用了一些抗氧化剂如巯乙胺、乙氧喹、丁化羟基甲苯（BHT）、维生素 E 等，表明后两种都有一定的延寿作用，但对其机制尚有不同的解释。有人认为抗氧化剂抵消了自由基的损伤，有利于保证健康长寿；有人认为抗氧化剂影响了饮食或同化作用，即可达到与限食延寿同样的效果；还有人认为抗氧化剂诱导某些酶的活性从而刺激了一些导致长寿的反应等。

国内外不少学者对溶酶体膜稳定剂作用进行了研究。膜学说认为溶酶体膜稳定性下降会使溶酶体膜内的水解酶超常释放，给细胞带来严重后果，故需要探求膜的稳定剂。有人试验了 40 种合成的及生物来源的膜稳定剂对果蝇及小鼠寿命的影响，发现有一定的保护作用。根据衰老渣滓学说的观点，人体细胞的萎缩和死亡主要是由于代谢产物有害物质的积累。据南堆等人的研究，豚鼠与小鼠神经细胞中的脂褐素的蓄积量随着年龄的增加而增多，如对这些动物中的老年动物使用氯酯醒（甲氯芬酯），可使其神经细胞中的脂褐素明显减少。霍奇斯查尔等人的研究报告说明，给小鼠使用氯酯醒可使雄性小鼠的平均寿命增加 27%，使雌性小鼠的平均寿命增加 5.9%。另外，遗传学家们指出，人体极有可能存在着衰老与死亡基因，若证实了这种设想，我们就能使用遗传工程的技术关闭这些基因，或者导入年轻人的基因来置换，不断修复那些已经衰退的关键性基因，则可延长人的寿命。

除此以外，不少学者倡导通过抑制肠道毒素来延寿。20 世纪初叶，俄国科学家梅奇尼科夫认为衰老的根源在于大肠内细菌产生的毒素被人体吸收后，对人体产生危害，又因自体中毒而致衰老。近年来，很多专家提出通过服用酸牛奶（含乳酸杆菌）来抑制肠道毒素的方法来延寿，实践证明长期服用酸牛奶确有祛病健体延年之效。

总之，很多专家和学者从不同的角度和层次探索和研究了人类衰老的理论和抗衰老的方法。随着细胞生物学、免疫学、生物化学、遗传学、分子生物学、老年医学等学科的不断发展，新的抗衰老的理论和方法还将不断涌现。中医的延年学说将会更加科学化和现代化，各种各样的衰老学说将会殊途同归，我们也将提出更有针对性的抗衰老的方法和措施。

第四节　天人相应

人生于天地之间、宇宙之中，一切生命活动与大自然息息相关，这就是“天人相应”的思想。

一、生气通天

人与自然具有相通、相应的关系，不论是四时气候、昼夜晨昏，还是日月运行、地理环境，它们的变化都会对人体产生影响。

（一）四时变化与人体的关系

自然界的四时气候变化对生物和人体的影响是最大的，并且是多方面的。

1. 四时与情志

人的情志变化与四时变化是密切相关的，如《素问》中四气调神论。《黄帝内经素问直解》指出：“四气调神者，随春、夏、秋、冬四时之气，调肝、心、脾、肺、肾五脏之神志也。”这里明确告诉人们，调摄精神要遵照自然界生长收藏的变化规律，才能达到阴阳的相对平衡。

2. 四时与气血

《素问·八正神明论》说：“是故天温日明，则人血淖液而卫气浮，故血易泻，气易行；天寒日阴，则人血凝泣而卫气沉。”《灵枢·五癃津液别》说：“天暑衣厚则腠理开，故汗出……天寒则腠理闭，气涩不行，水下流于膀胱，则为溺与气。”春夏阳气发泄，气血易趋向于体表，故皮肤松弛，疏泄多汗等；秋冬阳气收藏，气血易趋向于里，表现为皮肤致密，少汗、多溺等。

3. 四时与脏腑经络

自然界四时阴阳与人体五脏在生理和病理上有密切关系，故《内经》有“肝旺于春”“心旺于夏”“脾旺于长夏”“肺旺于秋”“肾旺于冬”之说。《素问·四时刺逆从论》指出：“春气在经脉，夏气在孙络，长夏气在肌肉，秋气在皮肤，冬气在骨髓中也。”说明经气运行随季节变化而发生变化，所以要根据四时变化、五行生克制化之规律保养五脏，进行针灸保健。

4. 四时与发病

四时气候各异，每一个季节各有特点，因此除了一般疾病，还有一些季节性多发病，如春季多温病、秋季多疟疾等。《素问·金匮真言论》说：“故春善病鼽衄，仲夏善病胸胁，长夏善病洞泄寒中，秋善病风疟，冬善病痹厥。”此外，某些慢性宿疾往往随季节变化和节气交替而发作或增剧，如心肌梗死、冠心病、支气管炎、肺气肿等常在秋末冬初和气候突变时发作，精神分裂症易在春秋季发作，青光眼好发于冬季等。掌握和了解四时与疾病的关系及疾病的流行情况，对防病保健有一定的价值。

（二）昼夜晨昏与人体的关系

一天之内随昼夜变化，阴阳消长进退，人体新陈代谢也发生相应的改变。《灵枢·顺气一日分为四时》说：“以一日分为四时，朝则为春，日中为夏，日入为秋，夜半为冬。”昼夜寒温的变化幅度虽然没有像四季变化那样明显，但仍对人体有一定的影响。《素问·生气通天论》说：“故阳气者，一日而主外，平旦人气生，日中而阳气隆，日西而阳气已虚，气门乃闭。”说明人体阳气在白天多趋向于表，夜晚多趋向于里。人体阳气有昼夜的周期性变化，对人体病理变化亦有直接影响。正如《灵枢·顺气一日分为四时》说：“夫百病者，多以旦慧、昼安、夕加、夜甚，何也？……朝则人气始生，病气衰，故旦慧；日中人气长，长则胜邪，故安；夕则人气始衰，邪气始生，故加；

夜半人气入脏，邪气独居于身，故甚也。”现代科学研究证明，正常小鼠血清中溶菌酶含量和白细胞的总数表现为白天逐渐升高、夜晚降低的昼夜节律性变化，这正是中医生气通天说的内容之一。根据此理论，人们可以利用阳气的日节律安排工作、学习，以求达到最佳的效果。同时，该理论还可以用于指导人类的日常生活安排，提高人体适应自然环境的能力，为人类养生服务。

（三）日月星辰与人体的关系

人体的生物节律不仅受太阳的影响，还受月相盈亏的影响。《素问·八正神明论》说：“月始生，则血气始精，卫气始行；月郭满，则血气实，肌肉坚；月郭空，则肌肉减，经络虚，卫气去，形独居。”这说明人体生理的气血盛衰与月相的盈亏直接相关，故《素问·八正神明论》指出“月生无泻，月满无补，月郭空无治”。人体大部分是由液体组成，月球的吸引力像引起海洋潮汐那样对人体的体液发生作用，这就叫作生物潮。它随着月相的盈亏对人体产生影响，如满月时，人的头部气血最充实，内分泌最旺盛，易激动。现代医学研究证实，妇女的月经周期、体温、激素水平、性器官状态、免疫功能和心理状态等都以 1 个月为周期。正如《妇人大全良方》所说：“经血渐盈，应时而下。所以谓之月事者，平和之气，常以三旬一见，以像月盈则亏也。”婴儿的出生也受月相影响，月圆时新生儿出生率最高，新月前后则最低。月相变化为何对人体产生影响呢？美国精神病学家利伯解释说，人体的每个细胞就像微型的太阳系，具有微弱的电磁场，月亮产生的强大的电磁力能影响人的激素、体液和兴奋神经的电解质的平衡，这就引起了人的情绪和生理的相应变化。

（四）地理环境与人体的关系

地理环境和地区气候的差异在一定程度上也影响着人体的生理活动。例如，南方多湿热，人体腠理多疏松；北方多燥寒，人体腠理多致密。一旦易地而居，必然需要一个适应的过程。《素问·异法方宜论》说：“东方之域……其民皆黑色疏理，其病皆为痈疡，其治宜砭石。……西方者……其民华食而脂肥，故邪不能伤其形体，其病生于内，其治宜毒药。……北方者……其民乐野处而乳食，脏寒生满病，其治宜灸焫。……南方者……其民嗜酸而食胕，故其民皆致理而赤色，其病挛痹，其治宜微针。……中央者……其民食杂而不劳，故其病多痿厥寒热，其治宜导引按跻。”这些论述说明，由于地理环境的不同，人的体质和疾病情况也不一样，要根据具体情况做出不同的处理。

综上所述，中医养生学在生气通天观念的指导下，把人体看作是与天相应相通的，精、气、神三位一体的，以五脏为核心的有机整体。人的生命活动与大自然是密切联系在一起的。

二、顺应自然和主观能动作用

天地、四时、万物对人的生命活动都会产生影响，使人体产生生理或病理的反应。在这个自然界的大系统中，想要求得自身平衡，首先是要顺应自然规律，利用各种资源为自身服务。顺应自然包括两方面的内容：一是遵循自然界正常的变化规律，二是慎防异常自然变化的影响。

顺应四时气候变化规律，是养生保健的重要环节。《灵枢·本神》指出："故智者之养生也，必顺四时而适寒暑，和喜怒而安居处，节阴阳而调刚柔，如是则僻邪不至，长生久视。"《吕氏春秋·季春纪·尽数》亦指出："天生阴阳、寒暑、燥湿、四时之化、万物之变，莫不为利，莫不为害。圣人察阴阳之宜，辨万物之利以便生，故精神安乎形，而年寿得长焉。"这就是说，顺应自然规律并非被动地适应，而是采取积极主动的态度，掌握自然变化的规律，以期防御外邪的侵袭。因此，中医养生学的天人相应观体现了以人为中心的环境观念和生态观念的思想，它一方面强调适应自然，另一方面强调天人相分，突出人的主观能动作用。

古代哲学家中最早揭示人的卓越位置的是老子。他在《道德经》中说："故道大，天大，地大，人亦大。域中有四大，而人居其一焉。"荀子进一步指出："水火有气而无生，草木有生而无知，禽兽有知而无义，人有气、有生、有知，亦且有义，故最为天下贵也。"（《荀子·王制》）文中"有义"指思想行为符合一定的标准，这是人类所特有的，所以人"最为天下贵"。《素问·宝命全形论》亦说："天覆地载，万物悉备，莫贵于人。"《灵枢·玉版》指出："且夫人者，天地之镇也。"万物之中，只有人类最为宝贵，只有人类能够征服自然。它将《白虎通》中"天之为言镇也，居高理下，为人镇也"的观点做了明确的修正，突出了人的主观能动作用。正是这种思想文化环境为养生实践提供了思想基础和认识方法。如道教经典《太平经》反复论及重命养身、乐生恶死的主张，指出"人居天地之间，人人得一生，不得重生也"，所以要珍惜生命。"人最善者，莫若常欲乐生"，为此提出了"自爱自好"的养生说："人欲去凶而远害，得长寿者，本当保知自爱自好自亲，以此自养，乃可无凶害也。"只有通过自我养护和锻炼，才能得到长寿。我们应该承认，这是一种积极的养生观念，它与那种将生死寿夭归结为天命的观点比起来，充满了可贵的奋斗精神，为中国养生学的发生、发展提供了良好的基础。

道家的许多经典著作提出了修身养性、延年益寿为第一要旨的思想。正是在这一思想的基础上，提出了中国古代养生史上一个响亮的口号——"我命在我不在天"（《抱朴子·内篇·黄白》），强调生命之存亡、年寿之长短，不是决定于天命，而是取决于自身。这一口号包含着一种积极主动的人生态度，在养生史上产生了巨大的影响。后世的养生家在这种充分发挥人的主观能动性，以主动进取的精神去探索和追求人类的健康长寿，争取把握自身生命自由的思想影响下，通过多方采撷创造了许多养生方术，如食养、服气、外丹、内丹、房中术等。尽管有时会走入歧途，但也为探索延年益寿积累了一定的经验。以人为核心的生态观念有一个鲜明的思想特征，即事实上人不仅可以认识自然，还可以利用、改造、保护自然，建立起更加有利于健康长寿的自然环境，造福人类。

三、人与社会的统一观

《内经》主张"上知天文，下知地理，中知人事，可以长久"。这里明确把天文、地理、人事作为一个整体看待，人不仅是自然的一部分，还是社会的一部分，不仅有自然属性，更重要的是还有社会属性。人和自然环境是辩证的统一，人和社会环境也是辩证的统一。社会环境，包括社会政治、社会生产力、生产关系、经济条件、劳动条件、卫生条件、生活方式及文化教育、家庭结交等各种社会联系。社会环境，一方面供给人们所需要的物质生活资料，满足人们的物质需要，另一方面又形成和制约着人的心理活动，影响着人生理和心理上的动态平衡。一旦“人体—社会”稳态失调，就可能导致疾病。因此，医学和疾病与社会环境有密切的关系。

社会上的各种因素可以通过情绪的中介和机体功能的失调引起疾病。随着医学模式的演变，社会医学、心身医学都取得了长足的进步，并越来越显示出重视社会因素和心理保健对人类健康的重要性。当代社会的人口结构正发生着重大变化，健康有了新的标准，疾病谱也发生了改变。目前危害人类生命健康的主要是心血管疾病、脑血管疾病、癌症和意外死亡（车祸、自杀等），这四项导致的死亡人数占全年总死亡人数的大部分。据国内外大量的资料分析证明，这些疾病的致病原因与死亡原因多与社会因素、心理因素密切相关，这充分说明人类的疾病和健康是随着社会的发展而出现相应的变化的。因为人生活在社会中，道德观念、经济状况、生活水平、生活方式、饮食起居、政治地位、人际关系等，都会对人的精神状态和身体素质产生直接影响。就人类寿命而言，历史发展的总趋势是人类寿命随着科学的发展和社会的进步而增长。可见，防病保健并非单纯的医学本身的问题，而是需要用社会学的基本理论和研究方法结合医学全面认识疾病、防治疾病，才能从根本上提高人类的健康水平。

第五节　形神合一

形神合一，主要在于说明心理与生理的对立统一、精神与物质的对立统一、本质与现象的对立统一等。所谓形，指形体，即肌肉、血脉、筋骨、脏腑等组织器官，是物质基础；所谓神，是指以情志、意识、思维为特点的心理活动现象，以及生命活动的全部外在表现，是功能作用。二者的辩证关系是相互依存、相互影响，二者是密不可分的一个整体。神本于形而生，依附于形而存在，形为神之基，神为形之主。

一、形神合一的生命观念

（一）神为生命之主

形神合一构成了人的生命，神是生命的主宰。人的生命活动概括起来可分为两大类：一类是以物质、能量代谢为主的生理性活动，另一类是精神性活动。在人体这个统一整体中，起统率和协调作用的是心神。只有在心神的统率调节下，生命活动才表现出各脏器组织的整体特性、整体功能、整体行为和整体规律。故《素问·灵兰秘典论》说：“凡此十二官者，不得相失也。故主明则下安……主不明则十二官危，使道闭塞而不通，形乃大伤。”张景岳说：“虽神由精气而生，然所以统驭精气而为运用之主者，则又在吾心之神。”人体不仅自身各部分之间保持着密切的相互协调关系，而且与外界环境（自然环境、社会环境）也有着密切的联系。保持机体内外环境的相对平衡与协调，也是靠神来实现的。《素问·至真要大论》云：“天地之大纪，人神之通应也。”神动则气行，神注则气往，以意领气，驱邪防病，又是气功健身的道理所在。如《灵枢·本脏》所说：“志意者，所以御精神，收魂魄，适寒温，和喜怒者也。……志意和则精神专直，魂魄不散，悔怒不起，五脏不受邪矣。寒温和则六腑化谷，风痹不作，经脉通利，肢节得安矣。”神在机体卫外抗邪过程中起着主导作用。

人类的精神活动是相当复杂的，古人在中医学中用五神（神、魂、魄、意、志)、五志（怒、喜、思、忧、恐）等概念对其加以概括，并在长期的生活实践和医疗实践的基础上将五行学说与五脏联系起来，认为这些精神活动是脏腑的功能表现，还都是在心神的主宰下进行的。张景岳在《类经》中说：“人身之神，唯心所主。……此即吾身之元神也。外如魂魄、志意、五神、五志之类，孰非元神所化而统乎一心。”

（二）形为生命之基

神以形为物质基础，“形具”才能“神生”。战国思想家荀况在《荀子·天论》中说：“天职既立，天功既成，形具而神生。”此处的“天”，指自然界；“形”，指人之形体；“神”，指精神。就是说，人的形体及精神活动都是自然界的规律在起作用，是自然界物质变化的必然结果，只有具备了人的形体结构，才能产生精神活动。《内经》对形体与精神的关系多有论述，如《灵枢·本神》说“肝藏血，血舍魂”“脾藏营，营舍意”“心藏脉，脉舍神”“肺藏气，气舍魄”“肾藏精，精舍志”，不仅阐明了精、气、营、血、脉是五神的物质基础，还说明了五脏的生理功能与五神活动的关系。五脏藏精、化气、生神，神接受外界刺激而生情，神活动于内，情表现于外，这就是五脏与神、情的密切关系。

中医养生学把精、气、神视为人生“三宝”，强调精、气、血、津液等精微是神活动的物质基础。《素问·上古天真论》指出“积精”可以“全神”。陶弘景《养性延命录》说：“神者，精也。保精则神明，神明则长生。”精的盈亏关系到神的盛衰。李东垣《脾胃论》说：“气乃神之祖，精乃气之子。气者，精神之根蒂也，大矣哉！积气以成精，积精以全神。”说明精气足才能使神的活动健全。《素问·八正神明论》说：“血气者，人之神，不可不谨养。”《灵枢·平人绝谷》说：“血脉和利，精神乃居。”以上论述都是强调血气精微是神活动的基础。人体的物质基础充盛，人之精神旺盛，则如《素问·上古天真论》所说“形体不敝，精神不散”。人的精神思维活动需要大量的气血精微来供应，所以临床上认为劳神太过则心血暗耗，心血亏虚则神志不宁。神志不宁，在外表现出各种心理活动的异常。

（三）生命存在的基本特征

从本源上说，神生于形，从作用上说，神又主宰形，形与神的对立统一便形成了人体这一有机统一的整体。《灵枢·天年》说：“血气已和，营卫已通，五脏已成，神气舍心，魂魄毕具，乃成为人。”只有血气、五脏、精神、魂魄毕具，才会表现出生命力，才会是一个活体的人。同篇又说：“百岁，五脏皆虚，神气皆去，形骸独居而终矣。”这里明确指出了死亡的概念，就是形神分离。张景岳在《类经》中进一步阐发了“形神合一”的生命观：“人禀天地阴阳之气以生，藉血肉以成其形，一气周流于其中，以成其神，形神俱备，乃为全人。”可见，人体生命运动的特征是精神活动和生理活动的总体概括。

人的生命活动是十分复杂的，以物质、能量代谢为特征的脏腑功能活动和与脏腑的生理活动相应的高级精神活动（意识、思维、情感等）的协调统一，是在心神的主导作用下完成的。现代研究表明，社会—心理因素并不是引起人类情绪变化的唯一刺激因素，自然现象同样可以引起人的情绪发生相应变化。如四时更迭、月廓圆缺、颜色、声音、气味、食物等都可作用于人体，使人发生情绪改变，进而影响人体生理活动。这说明人的生理、心理活动是随时随地互相转化、相互影响，有机地统一在一起的。形神合一的生命观为中医养生学奠定了坚实的理论基础，并长期有效地指导着中医的临床实践，且为现代科学进一步弄清生命的本质提供了可贵的线索。

二、形神共养

所谓形神共养，即不仅要注意形体的保养，还要注意精神的摄养，这样才可使形体健壮、精力充沛，二者相辅相成，相得益彰，从而身体和精神都得到均衡统一的发展。中医养生学的养生方法很多，但从本质上看，归纳起来不外乎养神与养形两大部分，即所谓守神全形和保形全神。

（一）守神全形

在形神关系中，神起着主导作用，“神明则形安”，故中医养生观是以调神为第一要义，即养生必须充分重视神的调养。调神摄生的内容很丰富，可以从多方面入手。①清静养神：保持精神情志的淡泊宁静状态，减少对名利和物质的欲望，和情畅志，协调七情活动，使之平和无过极。②四气调神：顺应一年四季阴阳之变以调节精神，使精神活动与五脏四时阴阳关系相协调。③气功练神：通过调身、调心、调息3个主要环节，对神志、脏腑进行自我锻炼。④节欲养神：虽说性欲是阴阳自然之道，但过度则伤精耗神，节欲可保精全神。⑤修性怡神：通过多种有意义的活动，如绘画、书法、音乐、下棋、雕刻、种花、集邮、垂钓、旅游等，培养自己的情趣爱好，使精神有所寄托，并能陶冶情感，从而起到怡情养性、调神健身的作用。总之，守神而全形，就是从调神入手，保护和增强心理健康和形体健康，从而达到调神和强身的统一。

（二）保形全神

形体是人体生命存在的基础，有了形体，才有生命，有了生命才能产生精神活动和具有生理功能。因此，保养形体是非常重要的。张景岳说：“内形伤则神气为之消靡。”“善养生者，可不先养此形，以为神明之宅；善治病者，可不先治此形，以为兴复之基乎？”这里着重强调神依附于形而存在，形盛则神旺，形衰则神衰，形体衰亡，生命便可告终。如何做好保形全神呢？人要不断地从自然界获取生存的物质，进行新陈代谢，维持人体生命活动。保形，重在保养精血。《景岳全书》云：“精血即形也，形即精血也。”《素问·阴阳应象大论》指出：“形不足者，温之以气；精不足者，补之以味。”阳气虚损者，要温补阳气，阴气不足者，要滋养精血，可通过药物调补及饮食调养，以保养形体。此外，人体本身就是自然界的一个组成部分，因此，保养身体必须遵循自然规律，做到生活规律、饮食有节、劳逸适度、避其外邪、坚持锻炼等，才能有效地增强体质，促进健康。

养神和养形有着密切的关系，二者不可偏废，要同时进行。守神全形和保形全神，是在形神合一论指导下对立统一规律在养生学中的运用，其目的是达到“形与神俱，而尽终其天年”。

第六节　动静互涵

一、动静互涵的概念

动和静，是物质运动的两个方面或两种不同的表现形式。人体生命运动始终保持着动静和谐的状态，维持着动静对立统一的整体性，从而保证人体正常的生理活动。《周易》说“一阴一阳之谓道”，“刚柔者，立本者也”。宇宙间一切事物的变化，无不是阴阳相互对应的作用，在阴阳交错的往来中，阴退阳进，阳隐阴显，二者相互作用，相反相成，生化不息。王夫之《周易外传》说：“动静互涵，以为万变之宗。”辩证法认为，孤阳不生，独阴不长，故阴阳互含互根是宇宙万物的根本法则，也是生命活动的要谛。《思问录》谓“太极动而生阳，动之动也；静而生阴，动之静也”“方动即静，方静旋动，静即含动，动不舍静”“静者静动，非不动也”。又《张子正蒙注》说：“动而不离乎静之存，静而皆备其动之理，敦诚不息，则化不可测。”这就是说动不离静，静不离动，动静相互对立又相互依存。因此，只承认运动或只承认静止的观点都是不对的。《张子正蒙注》又说：“流俗滞于物以为实，逐于动而不返，异端虚则丧实，静则废动，皆违性而失其神也。”只承认一方面而否认另一方面，把运动和静止割裂开来，是违反事物运动变化本质的。朱熹亦明确指出：“静者，养动之根，动者所以行其静。”动与静互为其根，无静不能动，无动不能静，阴静之中已有阳动之根，阳动之中自有阴静之理，说明动静是一个不可分割的整体。古代哲学认为，既无绝对之静，亦无绝对之动。动静即言运动，但动不等于动而无静，静亦不等于静止，而是动中包含着静，静中又蕴伏着动，动静相互为用，这才促进了生命体的发生发展、运动变化。

二、生命体的动静统一观

生命体的发展变化，始终处在一个动静相对平衡的自身更新状态中。事物在平衡、安静状态下，内部运动变化并未停止，当达到一定程度时，平衡就要被破坏而呈现出新的生灭变化。正如《素问·六微旨大论》所言：“岐伯曰：成败倚伏生乎动，动而不已，则变作矣。帝曰：有期乎？岐伯曰：不生不化，静之期也。帝曰：不生化乎？岐伯曰：出入废则神机化灭，升降息则气立孤危。故非出入，则无以生长壮老已；非升降，则无以生长化收藏。”这里清楚地论述了动和静的辩证关系，并指出升降出入是宇宙万物自身变化的普遍规律。人体生命活动也正是合理地顺应万物的自然之性。周述官在《增演易筋洗髓·内功图说》中提出：“人身，阴阳也；阴阳，动静也。动静合一，气血和畅，百病不生，乃得尽其天年。”由此可见，人体的生理活动、病理变化、疾病诊断治疗、预防保健等，都可以用生命体的动静对立统一观点去认识、分析，并指导实践。

从生理上讲，阴成形主静，是人体营养物质的根源；阳化气主动，是人体活动的原动力。形属阴主静，代表物质结构，是生命的基础；气属阳主动，代表生理功能，是生命力的反映。具体的脏腑功能亦是如此，以心肾为例，心属火，主动，肾属水，主静，只有水火既济、心肾相交，才能保持正常生理状态。实际上，人体有关饮食的吸收运化、水液的环流代谢、气血的循环贯注、化物的传导排泄，相关物质和功能的相互转化等，都是在机体脏腑功能动静协调之下完成的。因此，保持适当的动静协调状态，才能促进和提高机体内部的“吐故纳新”活动，使各器官充满活力，从而延缓各器官的衰老。

从病理上讲，不论是六淫所伤还是七情所致的病理变化，都是因为人体升降出入的运动形式发生障碍，导致体内阴阳动静失去相对平衡与协调，出现了阴阳的偏盛偏衰。

三、动静结合的摄生保健

运动和静养是中国传统养生防病的重要原则。“生命在于运动”是人所共知的保健格言，运动能锻炼人体各组织器官的功能，促进新陈代谢，增强体质，防止早衰，但并不表明运动越多越好，运动量越大越好。有人提出“生命在于静止”，认为躯体和思想的高度静止是养生的根本大法，突出说明以静养生的思想更符合人体生命的内在规律。若以动、静来划分我国古代养生学派：老庄学派强调静以养生，重在养神；以《吕氏春秋》为代表的一派主张动以养生，重在养形。他们对古代养生学发展均做出了巨大的贡献。他们的养生方法虽然各有侧重，但在本质上都提倡动静结合、形神共养，只有做到动静兼修，动静适宜，才能“形与神俱”，达到养生的目的。

（一）静以养神

我国历代养生家十分重视神与人体健康的关系，认为神气清静可健康长寿。神任万物而理万机，常处于易动难静的状态，故清静养神就显得特别重要。老子认为“静为躁君”，主张“致虚极，宁静笃”，即要尽量排除杂念，以达到心境宁静状态。《内经》从医学角度提出了“恬淡虚无”的摄生防病思想。后世的很多养生家对“去欲”以养心神的认识在理论和方法上都有深化和发展，如三国时期的嵇康、唐代的孙思邈、明代的万全等对此都有精辟的论述。清代曹庭栋在总结前人静养思想的基础上，赋予“静神”以新的内容，提出：“心不可无所用，非必如槁木，如死灰，方为养生之道。静时固戒动，动而不妄动，亦静也。”曹氏对静神的解释使清静养神思想前进了一大步。静神，实指精神专一，摒除杂念，以及用神不过。正常用心，能“思索生知”，对强神健脑大有益处；但心动太过，精血俱耗，神气失养而不内守，则可引起脏腑和机体病变。

静神养生的方法是多方面的，如少私寡欲、调摄情志、顺应四时、常练静功等。就以常练静功而言，其强身的机制体现出由动入静、静中有动、以静制动、动静结合的整体思想。常练静功有益于精神内守，而静神又是气功锻炼的前提和基础。

（二）动以养形

形体的动静状态与精气神的生理功能状态有着密切关系，静而乏动易导致精气郁滞、气血凝结，久即损寿。所以《吕氏春秋·达郁》云："形不动则精不流，精不流则气郁。"《寿世保元》云："养生之道，不欲食后便卧及终日稳坐，皆能凝结气血，久则损寿。"运动可促进精气流通，气血畅达，增强机体抗病能力，提高生命力，故张子和强调"惟以血气流通为贵"。适当运动不仅能锻炼肌肉、四肢等形体组织，还可增强脾胃的运化功能，促进食物消化，正如华佗指出"动摇则谷气得消，血脉流通，病不得生"。脾胃健旺，气血生化之源充足，故能健康长寿。动形的方法多种多样，如劳动、舞蹈、散步、导引、按跷等，以动形调和气血、疏通经络、通利九窍，从而达到防病健身的目的。

（三）动静适宜

《类经附翼·医易》说："天下之万理，出于一动一静。"我国古代的养生家们一直很重视动静适宜，主张动静结合、刚柔相济。动为健，静为康，动以养形，静以养气，柔动生精，精中生气，气中生精，可见动静作用是相辅相成的。实践证明，如果能将动和静、劳和逸、紧张和松弛这些既矛盾又统一的关系处理得当、协调有方，则大大有利于养生。

从《内经》的"不妄作劳"，到孙思邈的"养性之道，常欲小劳"，都是强调动静适度。从湖南马王堆汉墓出土的竹简导引图中的导引术、华佗的五禽戏，到后世的各种动功，概括言之就是强调动中求静。动静适宜的原则还体现出审时度势的辩证思想特点。从体力上来说，体力强的人可以适当多动，体力较差的人可以少动，皆不得疲劳过度。从病情上来说，病情较重、体质较弱的，可以以静功为主，配合动功，随着体质的增强，可逐步增加动功。从时间上来看，早晨宜先静后动，有益于一天的工作；晚上宜先动后静，有利于入睡。总之，心神欲静，形体欲动，只有把形与神、动与静有机地结合起来，符合生命运动的客观规律，才能有益于强身防病。

第七节 协调平衡

所谓协调，是指调节人体自身的生理功能状态及其与外在环境之间的相互关系。所谓平衡，有两层意思：一是指机体自身各部分间的正常生理功能的动态平衡，二是指机体功能与自然界物质交换过程中的相对平衡。协调平衡是中医养生学的重要理论之一。

一、协调平衡与生命活动

中医养生学从阳阳对立统一、相互依存的观点出发，认为脏腑、经络、气血津液等必须保持相对稳定与协调，才能维持阴平阳秘的正常生理状态，从而保证机体的生存。正如恩格斯所说："物体相对静止的可能性，暂时平衡的可能性，是物质分化的根本条件，因而也是生命的根本条件。"

保持人体阴阳的协调与平衡就成了一条重要的养生法则。无论是精神、饮食、起居的调摄，还是自我保健或药物的使用，都离不开阴阳平衡、以平为期的宗旨。

人体生命运动的过程也就是新陈代谢的过程。在这个过程中，人体内的新陈代谢都是通过阴阳协调来完成的。体内的各种生理活动，诸如吸收与排泄、同化与异化、酶的生成与灭活、酸碱的产生和排泄等，都在对立统一的运动中保持动态协调平衡，而且贯穿生命运动过程的始终，使人的体温、血糖、血脂、pH值等内环境因素稳定在一定的生理范围内，以保持人体本身阴阳动态平衡。与此同时，人体通过阴阳消长运动与自然界进行物质交换，通过摄取周围环境的物质如水、空气、食物等供应机体需要，又把机体所产生的废物排出体外，维持人与自然界的协调平衡。所以，人体就是一个阴阳运动协调平衡的统一整体，人生就是一个阴阳运动平衡的过程。

阴阳平衡是人体健康的必要条件。养生保健的根本任务就是运用阴阳平衡规律协调机体功能，达到人体内外协调平衡。人体复杂的生命活动是以五脏为主体，是脏腑功能的综合反映，因此，首先要协调脏腑的生理功能，使其成为一个有机整体。在协调机体功能时，要特别注意情志平衡，喜、怒、忧、思、悲、恐、惊等情志过激都可影响脏腑功能，造成脏腑功能失衡而滋生百病，疾病又可影响人的情志，形成恶性循环。因此，必须随时调整机体与外界环境的关系，才能维护其协调平衡的状态。

人体生命活动是有规律的，符合规律的运动有利于生命，违背了规律的运动有害于生命。正常的运动在于机体内在运动与外在运动的和谐，运动的恰当及其相互间的协调一致。内在运动，是指脏腑、气血精气的生理运动；外在运动，是指脑力、体力活动和体育运动的总和。前者是维护生命的“供给性”运动，后者是保持生命活力的“消耗性”运动。如果这种“供”与“消”的关系不协调，就会造成人体过度疲劳，引发疾病，甚至死亡。大量的生活实践已证明，不适当的运动会破坏人体内外环境的平衡，加速人体某些器官的损害，使生理功能失调，进而引起疾病，最终缩短人的生命过程。可见，进行任何运动都有各自的限度，这个限度即是《内经》所说的“以平为期”。

二、协调平衡与保健功法

掌握生命活动的规律，围绕燮理阴阳进行养生保健，使其达到阴阳平衡，是中医养生理论的关键所在。正如《素问·至真要大论》所云：“谨察阴阳所在而调之，以平为期。”以平为期，就是以保持阴阳的动态平衡为准则。中国的传统健身术和功法都体现了这一思想。传统功法可概括为虚实、刚柔、吸斥、动静、开合、起落、放收、进退，称为“八法”，完全符合阴阳变化之理及对立统一、协调平衡的自然规律。太极拳运动更是把人体看作一个太极阴阳整体，主张虚中有实、实中有虚、刚柔相济、动静相兼，每个姿势和动作都体现了相反相成、阴阳平衡的特点。可见，协调平衡是生命整体运动的核心。根据这一理论原则，很多学者进行了平衡保健研究，提出了新的养生保健方法。

（一）元素平衡保健法

我国古代的五行学说认为，世界上的一切事物都是由木、火、土、金、水五种基本物质的运动变化而成的，而且五行之间存在着相生和相克的生克制化联系，从而维持着自然界的生态平衡和人体生理的协调平衡。

现代研究认为，元素的形成、地球的形成和人类进化都是物质演化到某个阶段达到动态平衡的结果。根据物质演化规律，人类要健康长寿就必须遵循物质交换平衡协调的规律。现代医学研究证明，人的生命活动过程中，新陈代谢的不协调可使人体内某些元素积累过多或某些元素不足，出现元素平衡失调，导致疾病和早衰。当前很多非感染性疾病，与元素平衡失调有关。例如，危害人类健康的心血管疾病和癌症的产生就与体内物质交换平衡失调密切相关；有些地方病，如甲状腺肿是由缺碘所致，克山病是因缺硒所造成的。医疗实践证明，科学的饮食保健可有效地防治很多非感染性疾病，强化某些微量元素亦可预防或改善很多地方病的发生或发展。元素平衡保健理论认为，根据不同年龄阶段的生理特点，及时研究体内元素的平衡保健，开发、制作出相应的保健食品，以纠正体内元素的失调，维持体内各种元素的协调平衡，将会有益于人类的健康。

（二）交替运动平衡法

系统论和控制论认为，人的生命经常处于对称、协调、动态、稳定、平衡状态。人体的对称失调、失衡、失稳是导致人体生理功能低下、早衰等的重要原因。因此，健康和长寿获得的关键在于调节和调动自身生产的积极因素，克服对称失调，达到协调平衡。

根据相对医学的研究，有的学者提出了交替运动锻炼保健法。此法是一种使人体各系统生理功能内部或生理功能之间交替进行锻炼以克服偏用偏废，达到自身协调平衡的健身运动方式。例如，体脑交替，既可使体力增进不衰，又可使脑力健旺；动静交替，可有效地调节人的全身脏器活动，使其恢复正常平衡；上下交替，可以增强机体的机敏性、灵活性、反应性，减少脑血管疾病的发生；左右交替，可以调节失衡的机体的生理功能；前后交替，可以预防和治疗某些腰腿病，避免老年人下肢活动不便、步态不稳。上述仅是举例，在日常生活中还有很多交替运动的内容。每个人可根据自身的实际情况，“寓交替运动于日常生活”中，随时随地运用实施，这对于增进身体协调平衡能力和发挥人体生理潜力将会大有裨益。

第八节　正气为本

中医养生学特别重视保养人体正气，以增强生命活力和适应自然界变化的能力，达到健康长寿的目的。

一、正气是生命之根

人体早衰和疾病发生的根本原因在于机体正气的虚衰。正气旺盛，是人体阴阳协调、气血充盈、脏腑经络功能正常、卫外固密的象征，是机体健壮的根本所在。因此，历代医家和养生家都非常重视护养人体正气。《寿亲养老新书》对保养人体正气做了概括：“一者少言语，养内气；二者戒色欲，养精气；三者薄滋味，养血气；四者咽津液，养脏气；五者莫嗔怒，养肝气；六者美饮食，养胃气；七者少思虑，养心气。”人体诸气得养，脏腑功能协调，机体按一定的规律生生不息，则正气旺盛，精力充沛，健康长寿；若正气虚弱，则精神不振，多病早衰。一旦人体生理活动的动力源泉断绝，生命运动也就停止了。因此，保养正气是延年益寿之根本大法。

人体正气是抵御外邪、防病健身和促进机体康复的最根本要素。疾病的过程就是人体正气和邪气相互作用的结果。正气不足，是机体功能失调产生疾病的根本原因。《素问·刺法论》说：“正气存内，邪不可干。”《素问·评热病论》说：“邪之所凑，其气必虚。”《灵枢·百病始生》又进一步指出：“风雨寒热，不得虚，邪不能独伤人。卒然逢疾风暴雨而不病者，盖无虚，故邪不能独伤人。此必因虚邪之风，与其身形，两虚相得，乃客其形。”这些论述从正反两个方面阐明了中医的正虚发病观。也就是说，正气充沛，虽有外邪侵犯，人体也能抵抗，使机体免于生病，同时患病后亦能较快地康复。由此可知，中医养生学所指的“正气”实际上是维护人体脏腑生理功能的动力和抵抗病邪的抗病能力，它包括了人体卫外功能、免疫功能、调节功能及各种代偿功能等。正气充盛，可保持体内阴阳平衡，使人更好地适应外在变化，故保养正气是养生的根本任务。

二、保养正气重在脾肾

保养正气，就是保养精、气、神。从人体生理功能特点来看，保养精、气、神的根本在于护养脾肾。《医宗必读·脾为后天之本论》说：“故善为医者，必责根本，而本有先天、后天之辨。先天之本在肾，肾应北方之水，水为天一之源。后天之本在脾，脾应中宫之土，土为万物之母。”在生理上，脾、肾二脏关系极为密切，先天生后天，后天充先天。脾气健运，必借肾阳之温煦；肾精充盈，有赖脾所化生的水谷精微的补养。要想维护人体生理功能的协调统一，保养脾肾至关重要。

（一）保精护肾

肾之精气主宰人体生命活动的全部过程。《图书编·肾脏说》载“人之有肾，如树木有根”，明确指出肾精对健康长寿的重要性。扶正固本，多从肾入手，为此古人反复强调肾之精气的盛衰直接关系到人体衰老的速度。所以，历代养生家都把保精护肾作为抗衰老的基本措施。现代医学研究认为，肾与下视丘、垂体、肾上腺皮质、甲状腺、性腺等都有密切的关系，肾虚可导致相关功能紊乱，引起遗传装置的改变，广泛地影响机体多方面的功能，进而出现病理变化和早衰之象。大量临床资料表明，性欲无节制，精血亏损太多，会造成身体虚弱，引发多种疾病，甚至过早地衰老或死亡。这说明重视肾的护养对防病、延寿、抗衰老是有积极意义的。

调养肾精，要从多方面入手，如节欲保精、运动保健、导引补肾、按摩益肾、食疗补肾、药物调养等。通过调补肾气、肾精，可以协调其他脏腑的阴阳平衡。肾的精气充沛，有利于元气运行，增强身体的适应调节能力，更好地适应自然。

（二）调养脾胃

脾胃为后天之本、气血生化之源，故脾胃强弱是决定人之寿夭的重要因素。正如《景岳全书》

所说："土气为万物之源，胃气为养生之主。胃强则强，胃弱则衰，有胃则生，无胃则死，是以养生家必当以脾胃为先。"《图书编·脏气脏德》说："是以养脾者，养气也；养气者，养生之要也。"可见，脾胃健旺是人健康长寿的基础。

脾胃为水谷之海，益气化生营血。人体功能活动的物质基础如气血、津液、精髓等，都化生于脾胃，脾胃健旺，化源充足，则脏腑功能强盛。脾胃是气机升降运动的枢纽，脾胃协调，可促进和调节机体新陈代谢，保证生命活动的协调平衡。人身元气是健康之本，脾胃则是元气之本。李东垣阐述"人以脾胃中元气为本"的思想时，提出了脾胃伤则元气衰，元气衰则人折寿的观点。《脾胃论》云："真气又名元气，乃先身生之精气也，非胃气不能滋之。"元气不充，则正气衰弱。李东垣指出"内伤脾胃，百病丛生"，正说明脾胃虚衰是生百病的主要原因，故调理脾胃、扶正益气也是预防保健的重要法则。

现代科学研究证明，调理脾胃能有效地提高机体的免疫力，可对机体的整体状态进行调整，防衰抗老。从治疗学上来看，调理脾胃的应用范围十分广泛，除了调治消化系统的疾病外，调理脾胃在血液循环系统、神经系统、泌尿生殖系统、妇科、五官科等多种疾患上都可以收到良好的效果。由此可知，脾胃是生命之本、健康之本，故历代医家和养生家都一致重视脾胃的护养。

调养脾胃的具体方法是极其丰富的，如饮食调节、药物调养、精神调摄、针灸按摩、气功调养、起居劳逸调摄等，皆可达到健运脾胃、调养后天、延年益寿的目的。

调理肾元，在于培补精气，协调阴阳；顾护脾胃，在于增强运化，弥补元气。二者相互促进，相得益彰。这是全身形、防早衰的重要途径。诚如《本草衍义》所言："夫善养生者养内，不善养生者养外。养外者实外，以充快、悦泽、贪欲、恣情为务，殊不知外实则内虚也。善养内者实内，使脏腑安和，三焦各守其位，饮食常适其实。故庄周曰：人之可畏者，衽席饮食之间，而不知为之戒者，过也。若能常如是畏谨，疾病何缘而起？寿考焉得不长？贤者造形而悟，愚者临病不知，诚可畏也。"这里的"养内"，即突出强调精血之养，重在脾肾，此为培补正气的大旨所在。

第四章　中医养生学的基本原则

关于中医养生学的理论，有必要予以总结和归纳，可提出若干基本原则，用以指导养生实践。事实上，千百年来诸多形式的养生方法正是遵循了这些基本原则。

一、协调脏腑

五脏间的协调，是通过相互依赖、相互制约、生克制化的关系来实现的。有生有制，则可保持一种动态平衡，以保证人体生理活动的顺利进行。

脏腑的生理以藏、泻有序为特点。五脏是以化生和贮藏精、神、气、血、津液为主要生理功能，六腑是以受盛和传化水谷、排泄糟粕为生理功能。藏泄得宜，机体才能有充足的营养来源，以保证生命活动的正常进行。任何一个环节发生故障，都会影响整体生命活动而导致疾病。

脏腑协同在生理上的重要意义决定了其在养生中的作用。从养生角度而言，协调脏腑是通过一系列养生手段和措施来实现的。协调的含义大致有二：一是强化脏腑的协同作用，增强机体新陈代谢的活力；二是纠偏，当脏腑间偶有失和，应及时予以调整，以纠正其偏差。这两方面内容作为养生学的指导原则之一，贯彻在各种养生方法之中。如四时养生中强调春养肝、夏养心、长夏养脾、秋养肺、冬养肾；精神养生中强调情志舒畅，避免五志过极伤害五脏；饮食养生中强调五味调和，不可过偏等。以上都是遵循协调脏腑这一指导原则而具体实施的。又如，运动养生中的六字诀、八段锦、五禽戏等功法，也是以增强脏腑功能为目的而组编的。所以说协调脏腑是养生学的指导原则之一，应予以重视。

二、畅通经络

经络是气血运行的通道。中医学认为，只有经络通畅，气血才能营运于全身；只有经络通畅，才能使脏腑相通、阴阳交贯，内外相通，从而养脏腑、生气血、布津液、传糟粕、御精神，以确保生命活动顺利进行。所以说经络以通为用，经络通畅与生命活动息息相关。一旦经络阻滞，则影响脏腑协调，阻碍气血运行。《素问·调经论》云："五脏之道，皆出于经隧，以行血气。血气不和，百病乃变化而生。"所以，畅通经络往往作为一条养生的指导原则，贯穿于各种养生方法之中。

畅通经络在养生方法中的主要作用形式有二。一是活动筋骨，以求气血通畅。如太极拳、五禽戏、八段锦、易筋经等，都是用动作达到所谓"动形以达郁"的锻炼目的。活动筋骨，则促使气血周流，经络畅通，气血脏腑调和，则身健而无病。二是开通任督二脉，营运大小周天。在气功导引法中，有开通任督二脉，营运大小周天之说。任脉起于胞中，循行于胸、腹部正中线，总任一身之阴脉，可调节阴经气血；督脉亦起于胞中，下出会阴，沿脊柱上行，循行于背部正中，总督一身之阳脉，可调节阳经气血。任督二脉的相互沟通，可使阴经、阳经的气血周流，互相交贯。《奇经八脉考》指出："任督二脉，此元气之所由生，真息之所由起。"因而，任督二脉相通可促进真气的运行，协调阴阳经脉，增强新陈代谢。任督二脉循行于胸、腹或背部，二脉相通，则气血运行如环周流，在气功导引中称为周天，因其仅限于任督二脉，并非全身经脉，故称为小周天。在小周天开通的基础上，周身诸经脉皆开通，称为大周天。谓之开通，是因为在气功导引诸法中要通过意守、调息，以促使气血周流，打通经脉。一旦大小周天能够通畅营运，则阴阳协调、气血平和、脏腑得养，精充、气足、神旺，故身体健壮而不病。开通任督二脉、营运大小周天的养生健身作用都是以畅通经络为基础的，由此可看出畅通经络这一养生原则的重要意义。

三、清静养神

新陈代谢过程中，各种生理功能都需要神的调节，故神极易耗伤而受损，因而养神就显得尤为重要。《素问病机气宜保命集》指出："神太用则劳，其藏在心，静以养之。"所谓静以养之，主要是指静神不思、养而不用，即便用神，也要防止用神太过。《素问·痹论》中"静则神藏，躁则消亡”也是这个意思。静则百虑不思，神不过用，身心的清流有助于神气的潜藏内守。反之，神气的过用、躁动往往容易耗伤，会使身体健康受到影响。《素问·上古天真论》中“精神内守，病安从来”，强调了清静养神的养生保健意义。

清静养神是以养神为目的，以清静为大法。只有清静，神气方可内守。清静养神原则的运用归纳起来不外有三：一是以清静为本，无忧无虑，静神而不用，即所谓“恬淡虚无”之态，真气即可绵绵而生；二是少思少虑，用神而有度，不过分劳耗心神，使神不过用，即《类修要诀》所谓“少思虑以养其神”；三是常乐观，和喜怒，无邪念妄想，用神而不躁动，专一而不杂，可安神定气，即《内经》所谓“以恬愉为务”。这些养生原则在传统养生法中均有所体现，如调摄精神诸法中的少私寡欲、情志调节，休逸养生中的养性恬情，气功和导引中的意守、调息、入静，四时养生中的顺四时而养五脏，起居养生中的慎起居、调睡眠等，均有清静养神的内容。

四、节欲保精

精在人体生命活动中起着十分重要的作用，要想身体健康而无病，保持旺盛的生命力，养精则是十分重要的内容。《类经》明确指出：“故善养生者，必宝其精，精盈则气盛，气盛则神全，神全则身健，身健则病少。神气坚强，老而益壮，皆本乎精也。”保精的意义于此可见。

保精的另一方面含义在于保养肾精，也即狭义的精。男女生殖之精是人体先天生命之源泉，不宜过分泄漏，如果纵情泄欲，会使精液枯竭、真气耗散而致未老先衰。《备急千金要方·养性》指出：“故欲不节则精耗，精耗则气衰，气衰则病至，病至则身危。”此处告诫人们宜保养肾精，这是关系到机体健康和生命安危的大事。精不可耗伤，养精方可强身益寿，作为养生的指导原则，其意义也正在于此。

欲达到养精的目的，必须抓住两个关键环节。其一为节欲。所谓节欲，是指男女间性欲要有节制注意适度，不可太过，做到既不绝对禁欲，也不纵欲过度。节欲可防止阴精的过分泄漏，保持精盈充盛，有利于身心健康。在中医养生法中，如房事保健、气功、导引等均有节欲保精的具体措施，也是这一养生原则的具体体现。其二是保精，此指广义的精而言。精禀于先天，养于水谷而藏于五脏，若后天充盛，五脏安和，则精自然得养，故保精是通过养五脏以不使其过伤、调情志以不使其过极、忌劳伤以不使其过耗来达到养精保精的目的，也就是《素问·上古天真论》所说的“志闲而少欲，心安而不惧，形劳而不倦”。避免精气伤耗，即可保精。传统养生法调摄情志、四时养生、起居养生等诸法中均贯彻了这一养生原则。

五、调息养气

养气主要从两个方面人手，一是保养元气，一是调畅气机。元气充足，则生命有活力；气机通畅，则机体健康。

保养正气，要顺四时、慎起居。如果人体能顺应四时变化，则可使阳气得到保护，不致耗伤。《素问·生气通天论》云：“苍天之气，清静则志意治，顺之则阳气固，虽有贼邪，弗能害也。此因时之序。”故四时养生、起居保健诸法均以保养元气为主。

保养正气，多以培补后天、固护先天为基点。饮食营养以培补后天脾胃，使水谷精微充盛，以供养气；节欲固精，避免劳伤，则是固护先天元气的措施。先天、后天充足，则正气得养，这是保养正气的又一方面。

此外，调情志可以避免正气耗伤，省言语可使气不过散，这些都是保养正气的措施。

至于调畅气机，则多以调息为主。《类经》指出：“善养生者导息，此言养气当从呼吸也。”呼吸吐纳，可调理气息，畅通气机，则宗气宣发，营卫周流，可使气血流通、经脉通畅，故古有吐纳、胎息、气功诸法重调息以养气。在调息的基础上，还有导引、按蹺、健身术及针灸诸法，都是通过不同的方法活动筋骨、激发经气、畅通经络，以促进气血周流，达到增强真气运行的作用，以增强新陈代谢能力。由上可看出，诸多养生方法都将养气作为其基本原则之一，并予以实施，足见养气的重要性。

六、综合调养

人是一个统一的有机体，无论哪一个环节发生障碍，都会影响整体生命活动的正常进行。所以养生必须从整体着眼，注意到生命活动的各个环节，全面考虑，综合调养。

综合调养，着眼于人与自然的关系及脏腑、经络、精神情志、气血等方面，具体来说，大致有顺四时、慎起居、调饮食、戒色欲、调情志、动形体，以及针灸、推拿按摩、药物养生等。恰如李梴在《医学入门·保养》中提出的“避风寒以保其皮肤、六腑”“节劳逸以保其筋骨、五脏”“戒色欲以养精，正思虑以养神”“薄滋味以养血，寡言语以养气”。避风寒就是顺四时以养生，使机体内外功能协调；节劳逸是指慎起居、防劳伤以养生，使脏腑协调；戒色欲、正思虑、薄滋味等，是指精、气、神的保养；动形体、针灸、推拿按摩，是调节经络、脏腑、气血，以使经络通畅、气血周流；药物保健则是以药物为辅助作用，以强壮身体、益寿延年。从上述几个方面对机体进行全面调理，使机体内外协调，适应自然变化，增强抗病能力，避免出现失调、偏颇，达到人与自然、体内脏腑气血阴阳的平衡统一，便是综合调养。

综合调养作为养生的指导原则之一，主要是提示人们养生要有整体观念。其要点大致如下。

（一）养宜适度

养生能增进人体健康、益寿延年，但在实际调养过程中也要适度。无论哪种养生方法，适度都是一个十分重要的问题。所谓适度，就是要恰到好处，简言之，就是养不可太过也不可不及。过分注意保养，则会瞻前顾后，不知所措，稍劳则怕耗气伤神，稍有寒暑之变就闭门不出，以为食养可益寿便强食肥鲜，恐惧肥甘厚腻而节食少餐，如此等等，虽然意求养生，却因担心养之太过而受到约束，这也不敢，那也不行，不仅于健康无益，反而有害。养生应该适度，按照生命活动的规律做到合其常度，才能真正达到“尽终其天年”的目的。

（二）养勿过偏

综合调养亦应注意不要过偏。过偏大致有两种情况。一种情况是认为补即是养。饮食则强调营养，食必进补；起居则强调安逸，以静养为第一；为求得益寿延年，还以补益药物为辅助。当然，食补、药补、静养都是养生的有效措施，但用之太偏而忽略了其他方面也会影响健康，食补太过则营养过剩，药补太过则阴阳偏盛，过分静养、只逸不劳则动静失调，都会引起机体新陈代谢失调。另一种情况是认为生命在于运动。只强调动则不衰，使机体超负荷运动，消耗大于供给，忽略了动静结合、劳逸适度，同样会使新陈代谢失调。针对以上情况，虽然主观愿望是想养生益寿，但结果往往是事与愿违，所以，综合调养主张动静结合、劳逸结合、补泻结合、形神共养，要从机体全身着眼，不可失之过偏，过偏则失去了养生的意义。

（三）审因施养

综合调养在强调全面、协调、适度的同时，也强调调养宜有针对性。审因施养，指要根据实际情况，具体问题具体分析，不可一概而论。一般来说，可因人、因时、因地不同而分别施养，不能千人一面，统而论之。详见“下篇　审因施养”。

七、持之以恒

恒，就是持久、经常之意。养生保健不仅要方法合适，还要长久坚持，才能不断改善体质。只有持之以恒地进行调摄才能达到养生目的，其大要有以下三点。

（一）养生贯穿一生

在人的一生中，各种因素都会影响最终寿限，因此养生必须贯穿人生的始终。中国古代养生家非常重视整体养生法。金元时期著名医家刘完素提出人一生“养、治、保、延”的摄生思想。明代张景岳特别强调胎孕养生保健和中年调理的重要性。

张景岳在《类经》中指出：“凡寡欲而得之男女，贵而寿，多欲而得之男女，浊而夭。”张氏以此提示为人父母者，生命出生之前常为其一生寿夭强弱的决定性时期，应当高度重视，应节欲节饮，以保全精血，造福后代。刘完素在《素问病机气宜保命集》中指出，人欲抗御早衰，尽终天年，应从小入手，苟能注重摄养，可收防微杜渐之功。根据少年的生理特点，在治疗上，刘完素提出：“其治之之道，节饮食，适寒暑，宜防微杜渐，用养性之药，以全其真。”张景岳主张小儿要多补肾，可通过后天作用补先天不足。

保全真元对中年身体健壮有重要意义。中青年时期是人一生中的兴旺阶段，据此特点，刘完素认为“其治之之道，辨八邪，分劳佚，行守令之法，宜治病之药，当减其毒以全其真”。这种以“减毒”预防伤正的思想，对于抗御早衰具有重要作用。张景岳更强调：“人于中年左右，当大为修理一番，则再振根基，尚余强半。”

中年时期的调理，为进入老年期做好了准备。人到老年，生理功能开始衰退，故刘完素指出："其治之之道，顺神养精，调腑和脏，行宪曹之权，施赈济之法，守令内恤，巡尉外护，宜保命之药以全其真。"刘氏旨在内养精、气、神，外避六淫之邪，保其正气，济其衰弱。对于高龄之人，可视其阴阳气血之虚实，有针对性地采取保健措施。刘完素指出："其治之之道，餐精华，处奥庭，行相傅之道，燮理阴阳，周流和气，宜延年之药以全其真。"根据老年人之生理特点，刘氏认为适当锻炼，辅以药养和食养，有益于延年益寿。古人的这种整体养生思想比较符合现代人对人体生命和养生的认识。

（二）练功贵在精专

中医养生保健的方法有很多，我们应根据自身情况合理选择。选定之后，就要专一精练，切忌见异思迁，朝秦暮楚，因为每一种功法都有自己的规律，专一精练能强化生命运动的节律，提高生命运动的有序化程度。如果同时练几种功法，对每一种功法都学不深远，则起不到健身的作用，且各种功法的规律不完全相同，互有干扰，会影响生命活动的有序化，不可能提高身体健康水平。

古人云，药无贵贱，中病者良；法无优劣，契机者妙。练功者要想有益健康，就得遵循各种功法的自身规律，循序渐进，坚持不懈，专心致志，不可急于求成，练得过多过猛。只要树立正确的态度，做到"三心"，即信心、专心、恒心，掌握正确的方法，勤学苦练，细心体会，一定能达到强身健体的效果。

（三）养生重在生活化

提倡养生生活化，就是要积极主动地把养生方法融入日常生活的各个方面。作息、坐卧、衣食住行等必须符合人体生理特点、自然和社会的规律，才能给我们的工作、学习和健康带来更多的益处。总之，养生是人类之需、社会之需，日常生活中处处都可以养生，只要把养生保健的思想深深扎根于生活之中，掌握健身方法，就可做到防病健身、祛病延年，提高健康水平。

【中篇】常用的养生方法

第五章　精神养生

精神养生，就是在“天人相应”整体观念的指导下，通过怡养心神、调摄情志、调剂生活等方法，保护和增强人的心理健康，达到形神高度统一，以提高健康水平。所谓健康，不仅指没有疾病和虚弱现象，还要有良好的精神状态和社会适应能力。由精神因素引起的身心疾患在当代社会中普遍存在，是因为长期以来我们对精神心理卫生重视不够。因此，想要从根本上提高人口素质，必须重视精神心理卫生的研究和运用。

第一节　情志变化

情志又称情感，是人在接触和认识客观事物时精神心理活动的综合反映。

一、情志变化的保健

七情六欲，人皆有之，在一般情况下属于正常的精神生理现象。感情的表露乃人之常情，是本能的表现，且各种情志活动都有抒发自己感情、协调生理活动的作用。愤怒、悲伤、忧思、焦虑、恐惧等不良情绪压抑在心中不能充分疏泄，对健康有害，甚至会引起疾病。若能恰当而有目的地、合理地运用感情，则有益于健康。但是，如果情志波动过于持久、过于剧烈，超越了常度，将引起机体多种功能紊乱。此时，七情便成了致病因子。因此，情感对人体的损益效果，不单取决于情志本身，同时还取决于人们对感情的态度和使用感情的方式。

精神心理保健是人体健康的一个重要环节。现代医学研究发现，一切对人体不利的因素中最能使人短命夭亡的就是不良的情绪。人的精神状态正常，机体适应环境的能力及抵抗疾病的能力就会增强，从而起到防病作用；患病之后，精神状态良好可加速身体康复，我们还可以利用心理活动规律治病。总之，精神心理保健不仅直接涉及健康、寿命，还影响到人们的生活。因此，在人的一生中重视精神养生是非常必要的。

二、影响情志变化的因素

人的情志变化是由内外因素刺激引起的，即内源性因素、外源性因素。社会因素、环境因素、病理因素都是导致情志变化的因素。

（一）社会因素

社会因素可以影响人的心理，人的心理变化又能影响人体健康。人的社会地位和生活条件的变动，可引起情志变化。男女之间的婚恋纠葛、家庭生活不协调或家庭成员的离别等精神创伤，均可引起人体强烈的情志变化。正如《素问·疏五过论》所说："切脉问名，当合男女，离绝菀结，忧恐喜怒，五脏空虚，血气离守。"《类经·论治类》注云："离者失其亲爱，绝者断其所怀，菀谓思虑抑郁，结谓深情难解……"此外，社会动乱、流亡生活、饥馑灾荒等都会造成人精神的异常变化。社会因素十分复杂，其对人精神的影响也是很复杂的。

（二）环境因素

在自然环境中，有些非特异性刺激因素作用于人体，可使人的情绪发生相应改变，引起情绪变化的机制在于它们影响了人的生理活动，通过心神的主导作用而反馈在精神方面。例如，四时更迭、月廓圆缺、声音、气味、颜色、食物等都可引起情绪的变化。异常气候的剧烈变化更易对人的情绪产生影响。月相与人体生理密切相关，人的情绪也随月相的盈亏而发生相应变化。安静、幽雅、协调的生活环境，令人喜悦的气味，优美动听的乐曲，可使人清爽舒畅、精神振奋，而喧嚣吵闹、杂乱无章、气味腥臭的环境，会使人感到心情不舒畅，压抑、沉闷或厌倦、烦躁，工作和学习效率明显下降。不同的色彩也会使人产生不同的感觉，从而直接影响人的精神状态。人和环境是一个不可分割的有机整体，因此，环境因素是影响人情绪变化的重要方面。

（三）病理因素

机体脏腑气血病变也会引起人情志的异常变化。《素问·调经论》云："血有余则怒，不足则恐。"《灵枢·本神》说："肝气虚则恐，实则怒。……心气虚则悲，实则笑不休。"《素问·宣明五气》云："精气并于心则喜，并于肺则悲，并于肝则忧，并于脾则畏，并于肾则恐，是谓五并，虚而相并者也。"这是五脏精气乘一脏之虚而相并后引起的情志变化。凡此种种，都说明内脏病变可导致人情志的改变，五脏虚实亦可引起不同的情志变化。

三、情志对健康的影响

正常情况下，七情活动对机体生理功能起着协调作用，若七情太过，超过人体自身调节的范围，可使脏腑气血功能紊乱而导致疾病。七情内伤，各有所主，故情志对健康的影响也有一定的规律。

（一）情志刺激的性质与程度差异

七情中有六情属于恶性刺激，唯有喜属于良性刺激。喜为心志，笑为心声，笑是喜形于外的体现。经常保持喜悦、乐观的情绪，对健康是有好处的，如《儒门事亲》所说"喜者少病，百脉舒和故也"。愤怒致病较重，《东医宝鉴·内景》篇云："七情伤人，惟怒为甚，盖怒则肝木克脾土，脾伤则四脏俱伤矣。"怒多伤肝，肝失疏泄，气机升降逆乱，导致其他脏腑功能失调，故表现为证情较重。惊恐致病较为难治。惊恐多自外来，在思想无准备的情况下突然大惊卒恐，如视怪物、闻奇声、遇险境等，使人惊骇不已，多伤心肾，其治颇为棘手。

情志致病与否还与其刺激的程度有关。根据情志刺激的程度，可分为暴发性刺激和渐进性刺激两大类。暴发性刺激，多指突如其来的情志刺激，如意料之外的巨大打击、重大收获、巨大的事变或灾难、难以忍受的伤痛等，使人气血逆乱，导致暴病、急病的发生。《淮南子·精神训》云："人大怒破阴，大喜坠阳，大忧内崩，大怖生狂。"暴发性刺激致病，多发病急、病情重，甚者致夭亡。七情之中，喜、怒、惊、恐以刺激量过大、过猛为致病条件。临床上因情志剧变导致的心阳暴脱而猝死，肝阳化风而卒中，以及暴聋、暴盲、发狂等情况，大多与喜、怒、惊、恐有关。渐进性刺激，多是指某些问题在很长一段时间内未获得解决或实现，而当事人在这一段时间内保持着持续性的异常精神状态，如精神紧张、思虑忧愁、悲伤不已等，这类精神刺激伤人精气，引起气机失调，致人患病。《素问·汤液醪醴论》云："嗜欲无穷，而忧患不止，精神弛坏，荣泣卫除，故神去之而病不愈也。"忧、思、悲的情志刺激以刺激时间长为致病条件，持续不良的心境，积久而成疾。因此，要根据不同情志的致病特点，自觉地采取相应的调节方法。

（二）情志变化的个体差异

人的体质有强弱之异，性格有刚柔之别，年龄有长幼之殊，性别有男女之分，因此对同样的情志刺激，不同的人会有不同的情绪反应。

1. 体质差异

体质强弱不同，对情志刺激的耐受力会有一定的差异。如《医宗必读》所说："外有危险，触之而惊，心胆强者不能为害，心胆怯者触而易惊。"《灵枢·通天》认为人的体质有阴阳之气，禀赋不同，对情志刺激的反应也不同。"太阴之人，多阴无阳"，精神易抑郁；"少阴之人，多阴少阳"，易心胸狭窄，多忧愁悲伤，郁郁不欢；"太阳之人，多阳无阴"，感情易暴发；"少阳之人，多阳而少阴"，爱慕虚荣，自尊心强。《灵枢·行针》指出"多阳者多喜，多阴者多怒"，说明不同体质的人对情志刺激产生的好发性有差别。

2. 性格差异

性格是人们个性心理特征的重要方面。一般而言，性格开朗乐观之人，心胸宽广，遇事心气平静而自安，故不易为病；性格抑郁之人，心胸狭隘，感情脆弱，情绪常激烈波动，易酿成疾患。这种耐受性的差异与人意志的勇怯密切相关。意志坚定者，善于控制、调节自己的感情，可免于过激；意志怯弱者，经不起七情六欲的刺激，易做感情的俘虏，必然发生病变。《素问·经脉别论》中"当是之时，勇者气行则已，怯者则著而为病也"，说的就是这个道理。

3. 年龄差异

儿童，脏腑娇嫩、气血未充，中枢神经系统发育尚不完备，多为惊、恐情志致病。成年人，气血方刚、奋勇向上，又处在各种错综复杂的环境中，易怒、思为病；老年人，常有孤独情感，易为忧郁、悲伤、思虑致病。

4. 性别差异

男性属阳，以气为主，性多刚悍，对外界刺激有两种倾向，一是不易引起强烈变化，二是表现为亢奋形式，多为狂喜、大怒，故男子因气郁致病者相对少些。女性属阴，以血为先，其性多柔弱，一般比男性更易因情志为患，《外台秘要方》中有“女属阴，得气多郁”之说。女子对于情志的刺激以忧悲、哀思致病多见。《备急千金要方》云：“然而女人嗜欲多于丈夫，感病倍于男子，加以慈恋、爱憎、嫉妒、忧恚、染著坚牢、情不自抑，所以为病根深，疗之难瘥。”诚然，女子的禀性未必尽如以上所说，但女性多因情志为患却已被临床所证实。

第二节　调神养生法

历代养生家把调养精神作为养生寿老之本法、防病治病之良药。《淮南子》云：“神清志平，百节皆宁，养性之本也；肥肌肤，充肠腹，供嗜欲，养性之末也。”《素问·上古天真论》言：“精神内守，病安从来?”说明“养生贵乎养神”，若不懂得养神之重要，仅靠饮食营养、药物滋补是很难达到健康长寿的。人的精神活动是在心神的主导作用下，脏腑功能活动与外界环境相适应的综合反映，所以精神调摄必然涉及多方面的问题。调神养生法概括起来有清静养神、立志养德、开朗乐观、调畅情志、心理平衡等。

一、清静养神

清静，是指精神情志保持淡泊宁静的状态。神气清净而无杂念，可达真气内存、心神平安的目的。此处之清静是指思想清静，即心神之静。心神不用不动固然属于静，但动而不妄动、用之不过、专而不乱，同样属于静。我们提倡的思想清静，主要是指思想专一，排除杂念，不见异思迁、想入非非，要思想安定、专心致志地从事各项工作和学习。

（一）调养心神是养生之本

调神摄生，首在静养。这种思想源于老庄道家学说，后世在其内容和方法上不断有所补充和发展。

养生家认为静养之要在于养心，道、儒、佛、医各家都有此主张。“儒曰正心，佛曰明心，道曰炼心，要皆参修心学一事。”“万法唯心，万道唯心。心为人之主宰，亦为精、气、神之主宰。炼精、炼气、炼神，均须先自炼心始。”心静则神清，心定则神凝，故养生莫要于养心。天玄子曰：“养心之大法有六。曰心广、心正、心平、心安、心静、心定。心广所以容万类也，心正所以诚意念也，心平所以得中和也，心安所以寡怨尤也，心静所以绝攀缘也，心定所以除外累、同大化也。”（《道家养生学概要》）凡事皆有根本，养心养神乃养生之根本，心神清明，则血气和平，有益健康。

《内经》从医学角度提出了恬淡虚无的养生防病思想。《素问·上古天真论》云：“虚邪贼风，避之有时；恬淡虚无，真气从之，精神内守，病安从来?”《素问·生气通天论》云：“清静则肉腠闭拒，虽有大风苛毒，弗之能害。”这里从内外两个方面揭示了身体调摄的重要原则：对外，顺应自然变化和避免邪气的侵袭；对内，谨守虚无，心神宁静。这样外御内守，真气从之，邪不能害。恬淡虚无之要旨是保持静养，思想清静，畅达情志，使精、气、神内守而不散失，保持人体形神合一的生理状态，有利于防病祛疾、促进健康。

近年来，国内外学者非常重视思想清静与健康关系的研究。据生理学研究证实，人在入静后，生命活动中枢大脑又回到了儿童时期的大脑电波波慢状态，也就是人的衰老生化指标得到了“逆转”。经测定，高水平的气功师的脑电波与一般人有着明显的不同。据社会调查发现，凡经过重大精神挫折、思想打击之后，又未得到良好的精神调摄的人，多种疾病的发病率明显增加。经社会实践证实，经常保持思想清静，调神养生，多练气功，可以有效地增强抗病能力，减少疾病发生，有益身心健康。

（二）清静养神的方法

1. 少私寡欲

少私，是指减少私心杂念；寡欲，是指降低对名利和物质的嗜欲。老子《道德经》主张“见素抱朴，少私寡欲”。《内经》指出：“是以志闲而少欲，心安而不惧，形劳而不倦，气从以顺，各从其欲，皆得所愿。……所以能年皆度百岁而动作不衰。”若私心太重、嗜欲不止、欲望太高，当达不到目的时，就会产生忧郁、幻想、失望、悲伤、苦闷等不良情绪，进而扰乱清静之神，使心神处于无休止的混乱之中，导致气机紊乱而发病。如果能从实际情况出发，节制对私欲和名利的奢望，则可减轻不必要的思想负担，使人变得心地坦然、心情舒畅，进而促进身心健康。要做到少私寡欲，必须要注意下述两点。一是明确私欲之害，以理收心。《医学入门·保养说》云：“主于理，则人欲消亡而心清神悦，不求静而自静也。”二是要正确对待个人利害得失。《太上老君养生诀》说：“且夫善摄生者，要当先除六害，然后可以保性命，延驻百年。何者是也？一者薄名利，二者禁声色，三者廉货财，四者损滋味，五者除佞妄，六者去妒忌。”六害不除，万物扰心，神岂能清静？去六害以养心神，确为经验之谈。

2. 养心敛思

养心，即保养心神；敛思，即专心致志，志向专一，排除杂念，驱逐烦恼。《医钞类编》云：“养心则神凝，神凝则气聚，气聚则神全，若日逐攘扰烦，神不守舍，则易衰老。”所谓凝神，即是心神集中专注一点，不散乱，不昏沉。可见这种凝神敛思的养神方法，并非无知、无欲、无理想、无抱负、毫无精神寄托的闲散空虚，它与饱食终日、无所用心者是截然不同的。从养生学角度来看，神贵凝而恶乱，思贵敛而恶散，凝神敛思是保持思想清静的良方。科学研究已证明，清静养神这种自我调节方法能保持人体神经系统不受外界精神因素的干扰，使人体生理功能处于极佳状态。要想取得保养心神之良效，必须具备心地光明磊落、志有所专的品德。只有精神静谧、从容温和、排除杂念、专心致志，才能做到安静和调、心胸豁达、神清气和、乐观愉快，这样不仅有利于学习和工作，还能使整体协调、生活规律，有利于健康长寿。

二、立志养德

正确的精神调养必须要有正确的人生观。只有对生活充满信心，有目标、有追求的人，才能很好地进行道德的修养和精神的调摄，更好地促进身心健康。

（一）坚定信念

养生，就要立志。所谓立志，就是要有为人类服务的伟大志向，树立生活的信念，对生活充满希望和兴趣，也就是说要有健康的心理、高尚的理想和道德情操，这是每个人的生活基石和精神支柱。

理想和信念是青少年健康成长的精神保障。有了正确的志向，才能真正促使他们积极探索生命的价值，寻找生活的真谛，追求知识，陶冶情操，促进其身心全面健康发展。理想和信念是老年人延长生命活力的增寿剂，不畏老是健康长寿的精神支柱，产生不畏老精神思想的重要基础就是晚年的理想和追求。老年人应重视健身养体，保持心胸开阔、情绪稳定，热爱生活，为社会发挥余热，内心感到无限快乐，这种思想又有益于健康。

理想和信念是生活的主宰和战胜疾病的动力。科学证明，人的内在潜力很大，充满自信、顽强的意志和毅力是战胜疾病的极为重要的力量。《灵枢・本脏》云："志意者，所以御精神，收魂魄，适寒温，和喜怒者也。"意志具有统率精神、调和情志、抗邪防病等作用，意志坚强与否与健康密切相关。事实证明，意志坚定的人能较好地控制和调节自己的情绪，保持良好的精神状态。不少残障人士靠自己的信心和努力主宰自己的命运，为社会做出了重要的贡献。

综上所述，树立理想，坚定信念，充满信心，量力而行，保持健康的心理状态，是养生保健的重要一环。经现代生理学和生物信息反馈疗法研究证实，坚强的意志和信念能够影响人体的内分泌，如使体内白细胞大幅度升高，改善生理功能，增强抵抗力，有益于人的健康长寿。

（二）道德修养

古人把道德修养作为养生的一项重要内容。儒家创始人孔子早就提出"德润身""仁者寿"的理论。他在《中庸》里进一步提出"修身以道，修道以仁""大德必得其寿"。孔子认为讲道德的人待人宽厚大度，心旷神怡，体内安详舒泰，得以高寿。道家、墨家、法家等也都把养性养德列为摄生首务，并一直影响着后世养生家。唐代孙思邈《备急千金要方》记载："性既自善，内外百病皆悉不生，祸乱灾害亦无由作，此养性之大经也。"明代《寿世保元》云："积善有功，常存阴德，可以延年。"明代王文禄在《医先》中说："养德、养生无二术。"由此可见，古代养生家把道德修养视作养生之根，养生和养德是密不可分的。他们的养性养德观，虽有一定的历史局限性和认识上的片面性，但其积极的一面对道德修养、摄生延年还是颇有益处的。

从生理上来讲，道德高尚、光明磊落、性格豁达、心理宁静，有利于神志安定、气血调和，人体生理功能正常运行，则精神饱满，形体健壮。这说明养德可以养气、养神，形与神俱，则健康长寿。正如《素问·上古天真论》所言："内无思想之患，以恬愉为务，以自得为功，形体不敝，精神不散，亦可以百数。"现代养生实践证明，注意道德修养，塑造美好心灵，助人为乐，养成健康高尚的生活情趣，获得精神上巨大的满足，是保证身心健康的重要措施。

三、开朗乐观

性格开朗、情绪乐观是健身的要素、长寿的法宝，这是人所共知的常理。

（一）性格开朗

性格是人的一种心理特征，主要表现在已经习惯了的行为方式上。性格开朗是胸怀宽广、气量豁达所反映出来的一种心理状态。人的性格虽然与基因等遗传因素直接相关，但随着环境和时间的变化，是可以改变的。人们都有一个使自己的性格适应自然、社会和自身健康的改造任务。

医学研究已证明，人的性格与健康、疾病的关系极为密切。情绪的稳定对一个人的健康起着重要作用。性格开朗、乐观向上、精神健康者，不易患精神病、重病和慢性病，即使患病也比较容易治愈。不良性格可以从各方面对人体的大脑、内脏及其他部位产生危害。

培养良好性格的基本原则是从大处着眼，从具体事情入手，通过自己美好的行为塑造开朗的性格。平日里我们要认识到不良性格对身心健康的危害，树立正确的人生观，看问题、处理问题要目光远大，心胸开阔，宽以待人，大度处世，不斤斤计较，不钻牛角尖，科学、合理地安排自己的工作、学习和业余生活，丰富生活内容，陶冶性情。

（二）情绪乐观

情绪乐观既是人体生理功能的需要，也是人们日常生活的需要。孔子《论语》云："发愤忘食，乐以忘忧，不知老之将至云尔。"可见，乐观的情绪是调养精神、舒畅情志、防衰抗老的一剂良药。情绪乐观可使营卫流通，气血和畅，生机旺盛，身心健康，正如《素问·举痛论》言"喜则气和志达，营卫调利"。

要想永保乐观的情绪，首先，要培养开朗的性格，因为乐观的情绪与开朗的性格是密切相关的，心胸宽广，精神才能愉快。其次，要培养知足常乐的思想，对于名利和享受，要体会比上不足、比下有余的道理，这样可以得到生活和心理上的满足。再次，培养幽默风趣感，幽默的直接效果是产生笑意。现代科学研究已证明，笑是一种独特的运动方式，可以调节人的心理活动，促进生理功能，使人养成无忧无虑、开朗乐观的性格，让生命充满青春的活力。

四、保持心理平衡

当代社会的特点之一是竞争。长期处在高节奏的竞争环境中，容易产生焦虑、心力疲劳、神经质等心理现象，若处理不好就会影响心理健康。为了适应社会的发展、保持健康的身心，就必须培养在竞争中保持心理平衡的能力。

（一）培养竞争的意识和心理素质

所谓竞争意识，就是要有进取心和高度的责任感。有竞争意识的人，表现在对知识的索取、对技艺的追求和对志趣的倾心上，他们视野开阔、生活充实。

在竞争社会，首先要有顽强的毅力。毅力是一种持久坚强的意志，是精神健康的有力保证。其次要有良好的心理承受力。剧烈的竞争常会打破原有的心理平衡，所以必须要学会自我调节，做到胜不骄，败不馁，不为琐事忧虑烦恼，即无论在任何情况下都可以坦然地迎接新的挑战。

（二）克服自卑感，消除嫉妒心

在激烈的竞争中，有些人在失败后会产生自卑感。社会需要是多方面的，人的兴趣和能力也是多样的，人各有所长，亦各有所短，从来不曾有过全能的“天才”，因此，不必为一时一事的失利而苦恼，丧失信心，应该在实践中不断地总结经验教训，不断挖掘自己的潜能，扬长避短，科学地安排工作和学习，以增加成功率。社会竞争更易使人产生嫉妒心理，嫉妒是一种心理现象，是指当别人比自己优越如才华、品德、名声、成就、相貌等高于自己时，想排除别人优势而表现出的一种不甘心和怨恨的强烈情绪状态，这种消极的心理会降低人体生理功能，导致身心疾病。消除嫉妒心理的基本方法就是培养正确的拼搏精神，即树立欢迎别人超过自己，更有勇气超过别人的正确观念，摆脱一切不良情绪，发挥自己的长处，在可能的范围内达到自己最佳水平。社会的发展将会促进合理的竞争，培养竞争意识，适应社会的需要，就能在当代社会中保持健康的平衡心理，这对自己和社会都是有益的，也是每个人应该具备的能力。

第三节　调摄情绪法

历代养生家都非常重视七情调摄，其具体调节方法多种多样，但归纳起来可分为节制法、疏泄法、转移法和情志制约法。

一、节制法

所谓节制法，就是调和、节制情感，防止七情过极，以达到心理平衡。《吕氏春秋》说：“欲有情，情有节，圣人修节以止欲，故不过行其情也。”重视精神修养，首要是节制自己的情感。

（一）遇事戒怒

怒，是历代养生家最忌讳的一种情绪，它是情志致病的魁首，对人体健康危害极大。怒不仅伤肝，还伤心、胃、脑等，可导致各种疾病。《备急千金要方》指出：“卫生切要知三戒，大怒、大欲并大醉，三者若还有一焉，须防损失真元气。”《老老恒言·戒怒》亦说：“人借气以充身，故平日在乎善养，所忌最是怒。怒气一发，则气逆而不顺，窒而不舒，伤我气，即足以伤我身。”以上论述把戒怒放在了养生首位，指出了气怒伤身的危害性，可见戒怒是养生的一大课题。

关于制怒之法，首先是以理制怒，即以理性克服情感上的冲动。在日常生活和工作中，遇到可怒之事，先想一想发怒后的不良后果，理智地控制自己的过极情绪，使情绪反映“发之于情”“止之于理”。其次，可用提醒法制怒。在自己的床头或案头写上“制怒”“息怒”“遇事戒怒”等警言，作为自己的生活信条，随时提醒自己，可收到良好效果。再次，要怒后反省。每次发怒之后，要吸取教训，并计算一下未发怒的日子，逐渐减少发怒次数，养成遇事不怒的习惯。

（二）宠辱不惊

人世沧桑，诸事纷繁；喜怒哀乐，此起彼伏。老庄提出宠辱不惊之处世态度，视荣辱若一，后世遂称得失不动心为宠辱不惊，即对任何重大变故都要保持稳定的心理状态。现代医学研究证明，情志刺激与免疫功能息息相关，任何过激的刺激都可削弱白细胞的战斗力，减弱人体免疫力，造成人体内防御系统功能低下而致病。为了健康长寿，任何的过激情绪都是不可取的。总之，要善于自我调节情感，以便养神治身。对于外界的事物刺激，既要有所感受，又要保证思想安定，七情平和，明辨是非，保持安和的处世态度和稳定的心理状态。

二、疏泄法

将积聚、抑郁在心中的不良情绪通过适当的方式宣达发泄出去，以尽快恢复心理平衡，称为疏泄法。具体做法有下面两种。

（一）直接发泄

用直接的方法把心中的不良情绪发泄出去。例如，当遇到不幸而悲痛万分时，不妨大哭一场；遭逢挫折而心情压抑时，可以通过急促、强烈、粗犷、无拘无束的喊叫将内心的郁积发泄出来，使精神状态和心理状态恢复平衡。发泄不良情绪，必须选择正当的途径和渠道，决不可采用不理智的、冲动性的行为方式，否则非但无益，反而会带来新的烦恼。

（二）疏导宣散

出现不良情绪时，可借助别人的疏导把闷在心里的郁闷宣散出来。扩大社交圈，多交朋友，互相尊重，互相帮助，是解忧消愁、克服不良情绪的有效方法。研究证明，建立良好的人际关系、缩小“人际关系心理距”是医治心理不健康的良药。

三、转移法

转移法又称移情法，即通过一定的方法和措施改变人的思想焦点，或改变周围环境，使其与不良刺激因素脱离接触，进而从情感纠葛中解放出来或转移到另外的事物上去。《素问·移精变气论》言：“余闻古之治病，惟其移精变气，可祝由而已。”古代的祝由疗法，本质上是心理疗法，通过转移患者的精神，以达到调整气机、精神内守的作用。转移法有以下几种。

（一）升华超脱

所谓升华，就是用顽强的意志战胜不良情绪的干扰，用理智战胜生活中的不幸，并把理智和情感化作行为的动力，投身于事业中去，以工作的成绩来冲淡感情上的痛苦，寄托自己的情思。这是排除不良情绪、保持稳定心理状态的一条重要保健方法。

超脱，即超然，指从思想上把事情看得淡一些，行动上脱离导致不良情绪的环境。在心情不快、痛苦不解时，可以到环境优美的公园或视野开阔的海滨漫步散心，以驱除烦恼，保持豁达明朗的心境。如果条件许可，还可以做短期旅游，把自己置身于绮丽多彩的自然美景之中，可使精神愉快、气机舒畅，忘却忧烦。

（二）移情易性

移情，即排遣情思，改变内心情绪的指向性；易性，即改易心志，进而排除内心杂念和抑郁，改变不良情绪和习惯。《临证指南医案》说："情志之郁，由于隐情曲意不伸……郁症全在病者能移情易性。"移情易性是中医心理保健法的重要内容之一。移情易性的具体方法有很多种，可根据不同人的心理、环境等采取不同的措施，灵活运用。《北史·崔光传》说："取乐琴书，颐养神性。"《理瀹骈文》说："七情之病者，看书解闷，听曲消愁，有胜于服药者矣。"《备急千金要方》亦说："弹琴瑟，调心神，和性情，节嗜欲。"古人早就认识到琴棋书画具有影响人的情感、转移情志、陶冶性情的作用。实践证明，在情绪不佳时，听听音乐、观赏一场幽默的相声或喜剧，则苦闷顿消，精神振奋。可见，移情易性并不是压抑情感。如对愤怒者，要疏散其怒气；对悲痛者，要使其脱离产生悲痛的环境与气氛；对屈辱者，要增强其自尊心；对痴情思者，要冲淡其思念的缠绵；对有迷信观念者，要用科学知识消除其愚昧的偏见等。

（三）运动移情

运动不仅可以增强生命活力，还能改善不良情绪，使人精神愉快。因为运动可以有效地把不良情绪的能量发散出去，调整机体平衡。当自己情绪苦闷、烦恼或因激动与别人争吵时，最好的方法是转移一下注意力，可以去参加体育活动如打球、散步、爬山等，也可选择传统的运动健身法如太极拳、太极剑、导引保健功等。传统的运动锻炼主张动中有静、静中有动、动静结合，能使人形神舒畅、松静自然，心神安合，达到阴阳协调平衡，且锻炼后让人有一种浩然之气充满天地间之感，一切不良情绪也随之消失。此外，还可以参加适当的体力劳动，用肌肉的紧张去消除精神的紧张。在劳动中付出辛勤的汗水，可促进人体血液循环，活跃生命功能，使人心情愉快、精神饱满。

四、情志制约法

情志制约法，又称以情胜情法，是根据情志及五脏间存在的阴阳五行生克原理，用互相制约、互相克制的情志来转移和干扰原来对机体有害的情志，借以达到协调情志的目的。

（一）五脏情志制约法

《素问·阴阳应象大论》曾指出“怒伤肝，悲胜怒”“喜伤心，恐胜喜”“思伤脾，怒胜思”“忧伤肺，喜胜忧”“恐伤肾，思胜恐”。这是精神因素与形体内脏、情志之间在生理病理上相互影响的辩证关系，是根据以偏救偏的原理创立的以情胜情的独特方法。正如吴崑《医方考》所言：“情志过极，非药可愈，顺以情胜。……《内经》一言，百代宗之，是无形之药也。”朱丹溪宗《内经》之旨指出：怒伤，以忧胜之，以恐解之；喜伤，以恐胜之，以怒解之；忧伤，以喜胜之，以怒解之；恐伤，以思胜之，以忧解之；惊伤，以忧胜之，以恐解之。此法惟贤者能之。同期医家张子和对该方法的介绍更加具体：以悲制怒，以怆恻苦楚之言感之；以喜治悲，以谑浪戏狎之言娱之；以恐治喜，以恐惧死亡之言怖之；以怒制思，以污辱欺罔之言触之；以思治恐，以虑彼忘此之言夺之。后世不少医家对情志的调摄比对药石祛疾更加重视，还创造了许多行之有效的情志疗法。例如，或逗之以笑，或激之以怒，或惹之以哭，或引之以恐等，皆因势利导，宣泄积郁之情，畅遂情志。总之，情志既可致病又可治病的理论，在心理保健上是有特殊意义的。

在运用以情胜情方法时，要注意情志刺激的强度，超过或压倒致病的情志因素，或是采用突然的强大刺激，或是采用持续不断地强化刺激，总之后者要适当超过前者，否则难以达到目的。

（二）阴阳情志制约法

运用情志之间阴阳属性的对立制约关系来调节情志、协调阴阳，是为阴阳情志制约法。人类的情志活动是相当复杂的，往往多种情感互相交错，很难明确区分其五脏所主及五行属性，然而情志活动可以用阴阳属性来分，此即现代心理学所称的情感的两极性。《素问·举痛论》指出：“怒则气上，喜则气缓，悲则气消，恐则气下……惊则气乱……思则气结。”七情引出的气机异常具有两极倾向的特点。根据阴阳分类，人的许多情感皆可配合成对，如喜与悲、喜与怒、怒与恐、惊与思、怒与思、喜乐与忧愁、喜与恶、爱与恨等，阴阳属性彼此相反的情志对人体阴阳气血的影响也正好相反，因而相反的情志之间可以互相调节控制，以达阴阳平衡。如喜可胜悲，悲也可胜喜；喜可胜恐，恐也可胜喜；怒可胜恐，恐也可胜怒等。总之，应采用使之产生有针对性的情志变化的刺激方法，通过相反的情志变动，以调整整体气机，从而起到协调情志的作用。

以情胜情实际上是一种整体气机调整方法，人们只要掌握情志对气机运行影响的特点，选用相应方法即可，切不可简单机械、千篇一律地按图照搬。倘若单纯拘泥于五行相生相克而滥用情志制约法，有可能增加新的不良刺激。只有掌握其精神实质，运用方法得当，才能真正起到心理保健作用。

第六章　环境与养生

关于环境与养生，中心是人类，环境指围绕人类的客观事物的总和。本章主要探讨环境对人类健康的影响，阐明与环境有关的疾病的发生、发展规律，提出改善环境质量的一些基本方法，指导人们选择和创造适宜的生活环境，使其与人体生命活动规律协调一致，从而达到预防疾病、增强体质，保护人体健康的目的。

第一节　养生环境的基本概念和分类

一、养生环境的基本概念

养生环境，是指空气、水源、阳光、土壤、植被、住宅、社会人文等因素综合起来所形成的有利于人类生活、工作、学习的外部条件。

人与自然是有机的统一整体。正如恩格斯所言，人本身是自然界的产物，是在自己所处的环境中，并和这个环境一起发展起来的。人与环境像鱼和水一样密不可分。环境创造了人类，人类依存于环境，并受其影响，不断与之相适应；人类又通过自身的生产活动不断改造环境，使人与自然的关系更加和谐。

生活环境对人类生存和健康的意义重大。适宜的生活环境，可保证人们工作、学习的正常进行，促进人类的健康长寿，有利于民族的繁衍兴旺。如果对人类生产和生活中产生的各种有害物质处理不当，不仅会损害人类健康，还会产生远期潜在危害，威胁子孙后代健康。孟子指出“居移气，养移体，大哉居乎”，说明人们很早就认识到了居住环境对保障人类健康和改变居民体质的意义。

环境科学认为正常的生态系统中能量流动和物质循环总是不断进行着的，在一定阶段能量与物质的输入与输出、生物种群的组成和数量的比例都处于一个相对稳定的状态，这种平衡状态叫作生态平衡。

生态平衡是一种动态平衡，外界因素和内部因素尤其人为因素都可对它产生影响，甚至使其遭受破坏。生态系统之所以能保持平衡，是因为其内部具有自动调节的能力，或者说环境对污染物有一种自净能力，但这种能力是有一定限度的，当环境内污染物过多，超过其自净能力，调节就不再起作用，生态系统遭到破坏，环境受到污染。严重的环境污染能造成生态系统的危机，导致人类的灾难。流行病学研究证明，人类疾病的70% ~90%与环境有关。人类想健康长寿，就必须要建立和保持与外在环境的和谐关系。

二、环境的分类

环境的分类方法有多种，本章仅介绍常用的两种。

（一）按环境的形成划分

以人类为中心的环境，包括人类赖以生存的自然环境和人工环境。自然环境包括地球上的空气、水、土壤、岩石和生物等；人工环境指人类为从事社会集居生活而建立的城乡生活居住环境。室内环境包括在人工环境中。这些环境不仅为人类生活所必需，其组成和质量也与人类的健康关系至为密切。

（二）按环境的性质划分

按影响因素的性质，可分为物理、化学、生物和社会环境四类。

1. 物理环境

物理环境主要包括气候（如空气中的温度、湿度、风速）、噪声、震动、电磁辐射和电离辐射等。

2. 化学环境

化学环境因素种类很多，如大气、水体、土壤中含有的各种有机和无机化学成分，其中许多成分在含量适宜时为人类生存所必需。

环境中分布广泛且对人体健康危害严重的化学性污染物主要有硫化物、氮氧化物、一氧化碳、烟尘、光化学烟雾、重金属（如铅、汞）、农药、化学致癌物等。

3. 生物环境

生物环境主要指环境中的细菌、病毒等微生物。

水和土壤中的生物污染主要来自生活污水、医院污水、粪便污水、垃圾等；空气（尤其室内）的微生物污染主要由大声说话、咳嗽、喷嚏时的飞沫和飞扬的尘埃等引起。

4. 社会环境

社会环境即人为形成的环境，如人口密度、职业、社会经济状况、居住条件、饮食、风俗、个人生活习惯等。

为叙述方便，本章以介绍自然环境、居住环境和室内环境（后两者属人工环境）为主，将各种环境影响因素糅合其间。

第二节　自然环境与健康

我国人民历来十分强调人与自然的和谐关系，认为万物都孕育着生命，都具有适合其存在的最佳环境和条件，而作为万物之灵的人类则有创造有益于延年益寿、养生保健的理想环境的能力。中国古老的风水术，剔除其中的封建迷信糟粕，就是探讨如何寻找并提供这种环境的理论和艺术。风水，又称堪舆，“风”与“堪”指天道，是人周围的天文条件；“水”与“舆”指地道，是人周围的地理环境。风水，实际上是中国人的天地观或自然观，它强调的是人与自然的和谐相处，而不是一味地去改造和破坏环境。在一定意义上，风水术是集地质学、生态学、建筑学、伦理学、美学等于一体的综合性、系统性很强的古代建筑规划设计理论。

一、适宜的自然环境

祖国医学认为，自然环境的优劣直接影响人寿命的长短。《素问·五常政大论》中“一州之气，生化寿夭不同……高者，其气寿，下者，其气夭”，意为居住在空气清新、气候寒冷的高山地区的人多长寿，居住在空气污浊、气候炎热的低洼地区的人常短命。唐代孙思邈《千金翼方》记载：“山林深远，固是佳境。……背山临水，气候高爽，土地良沃，泉水清美。……地势好，亦居者安，非他望也。”自古僧侣庙宇、皇族行宫多建筑在高山、海岛、多林木的风景优美地区，说明我国人民对于理想的养生环境的选择是有独到认识的。

那么，适宜人类的自然环境应具备哪些条件呢？综合古今研究情况，其大致应具备以下几点：洁净而充足的水源，新鲜的空气，充沛的阳光，良好的植被，以及幽静秀丽的景观等。这个适宜的自然环境，不仅要满足人类基本的物质生活需求，还要满足人类特殊的心理需求，甚至要与不同的民族、风俗相协调。

二、不良的自然环境因素

（一）不良的地理条件

1. 地壳化学元素分布异常

地理环境中某些微量元素的缺乏或过剩可以引起某些地方病，所以地方病又称生物地球化学性疾病，具有明显的地理特征。祖国医学对山区多瘿瘤、岭南多瘴气等地方病早有认识，《素问·异法方宜论》对此做过专门论述。

一般来说，随着地形的变化，地球的化学环境也会发生变化。与人体健康密切相关的微量元素在不同地理条件下分布亦不同。通常山区易发生活泼元素的缺乏症，如缺碘引起地方性甲状腺肿，缺氟引起龋齿，低硒与克山病的发生有关等。平原、低洼地区易出现活泼元素过多，如氟过剩引起氟骨症。另外，研究认为大骨节病区的岩石、土壤和水中锶多钙少，钙锶比例失调可引起骨质代谢障碍，影响长骨生长，破坏骨骺软骨的正常功能而致病。我国公布最广的3种地方病（地方性甲状腺肿、克山病、氟中毒）都与不良的地理环境密切相关。

2. 有害的放射性物质

有些地区的矿物对人体是有害的，如铀矿、磷矿等，强烈的放射性可造成当地人贫血，患白血病及癌症的概率增高。

科学的进步使人类进入工业社会，过度城市化也使生态环境遭到破坏，耕地面积锐减、森林覆盖率渐小、草原退化严重、水土流失、气候恶化，使包括地理条件在内的整个环境质量下降。

（二）大气污染

当向大气排放非固有的气体及微粒超过了大气成分的正常组成，大气自净能力不能消除这些污染物时，大气质量就会下降，就可以说这个地区的大气受到了污染。

1. 污染来源

大气污染的主要来源是能源的利用，如煤和石油的燃烧排放出大量污染物——硫氧化物（SO_x）、氮氧化合物（NO_x）、碳氢化合物（HC）、一氧化碳（CO）及颗粒物。这种污染包括生产性污染、交通运输性污染和生活性污染。

2. 对人类健康的危害

大气污染对人体健康的危害十分严重，包括急性中毒和慢性损害两类。

急性中毒主要见于意外事故，如液氯钢瓶爆炸造成的氯气外溢，可引起居民的急性中毒和死亡。世界上发生的多次大气污染灾害，多半是因为空气质量突然变坏对居民产生的急性作用，造成某些疾病的患病率和死亡率突然升高。这些灾害的共同特点是恶劣的气象条件（气温逆增、大雾）、不利的地形（低洼地区、峡谷）使污染物在空气中聚集，短时间内造成大量人群发病和死亡，尤其是老年人、病人受害最大。

慢性损害，主要是指低浓度的大气污染长期作用于人体而引起慢性非特异性疾病，如心血管疾病、慢性呼吸系统疾病等。

（三）水源污染

水源污染又称水体污染。天然水体具有接纳一定量的污染物进行自净，使水质成分保持平衡的能力，称为水环境容量。人类活动排放的污染物进入江河、湖海、水库或地下水，使水质、底泥的理化性状和生物种群发生变化，降低了水体的使用价值，这种现象称为水体污染。

我国人民历来重视水质的优劣。最早把水质划分为上、中、下三等的是唐代陆羽，他在《茶经》里写道，煮茶“其水，用山水上，江水中，井水下”，又说“江水，取去人远者”为上。现代研究证明，山水含钠、镁离子较少，且污染很少，故最宜饮用；江水成分较复杂，井水矿化度较高，二者皆非理想的饮用水，尤其是城市附近的江河水往往受人为因素影响而致水质污染，故陆羽的江河水取去人远者为上的观点是正确的。宋代欧阳修《大明水记》也明确指出，江河之水“众水杂聚，故次山水”。至于井水也有优劣之分，明初汪颖《食物本草》指出，“凡井水有适从地脉来者为上，有从近处江湖渗来者次之，其城近沟渠污水杂入者成碱”，井水也有被污染的。

据最近统计，我国54条主要河流中有27条被污染，44个城市中有41个城市的地下水源受到污染；一些海湾也受到不同程度的污染，并已造成巨大的经济损失。全国排放工业废水和生活污水每日约7800万吨，全年计295亿吨，其中90%未经任何处理。

水源污染对人体健康的影响是多方面的。含病原菌的人畜粪便、污水污染水源，可引起肠道传染病流行。水源遭受有毒化学物质污染后，通过饮水、食物链的形式可使人群发生急慢性中毒，甚至死亡。如水俣病就是由长期摄入富集有甲基汞的鱼贝而引起的中枢神经疾患，为公害病的一种，因最早在日本熊本县水俣湾附近渔村发现而得名。另外，有些污染物可使水质感官性状恶化，妨碍水源正常利用；或使水中微生物的生长、繁殖受到抑制，影响水中有机物的氧化分解，损害水源的天然自净能力，破坏水源的卫生状况。

三、预防保健措施

明代李时珍在《本草纲目》中指出："人赖水以养生，可不慎所择乎。"水源、空气、土壤都是人类赖以生存的自然环境，我们要健康地生活在这块土地上，就要慎重地选择适合自己的自然环境，还要采取有效的预防保健措施，尽量避免自然环境中有害因素对人体的不良影响。

（一）生活环境的选择

营建生活区要尽量避开不利于人体健康的水源、矿藏，避开高压线、强磁场和有超声波、放射线的地方。

1. 减少某种有害微量元素的摄入

防治地方性氟中毒和砷中毒的根本措施是改用低氟和低砷的饮用水源。如打深井，从低氟或低砷地层取水或收集天然降水备用。如果在该地区无法找到合适水源，则需进行水质处理，除去水中过量的氟或砷。

2. 因缺乏某种微量元素而致的地方病，可采用适当方式补充

如用碘化盐预防地方性甲状腺肿。近年来，有人在食管癌高发区的饮用水中投放姜石进行改水防癌试验，取得显著效果。

此外，防治地方病宜从多方面入手，采取综合治理措施，最根本的方法是分析该地区的地形特点，分清有利因素和不利因素，选择自然环境优越的地方作为生活区，并采取相应的防护措施。

（二）社会防护，综合治理

面对生态环境失调并日趋恶化的现实，首先，政府要加强保护生态环境的科学研究工作，寻求一条经济建设和环境保护协调发展的路径，避免重蹈发达国家先污染、后治理的覆辙。其次，在我国现有技术条件下，人口规模越大、密度越高、活动程度越大的地区，产生的污水、废气、垃圾越多，生态环境污染也会越严重。因此，控制人口规模是减轻环境污染、改善环境质量的重要措施。

关于饮水卫生，重点是治理"三废"，可从合理规划、综合利用、净化处理等几方面入手。关于个人防护，可采取一些简便易行的方法，如将水煮沸后再饮用；对于农村家庭，将适量漂白粉投入水缸中亦可达消毒的目的。

第三节　居住环境与健康

人的一生大约有一半以上的时间是在住宅环境中度过的。因此，从实际出发，因地制宜地选择住宅和营造房屋，创造一个科学合理、舒适清静的居住环境，对保障身心健康、延年益寿是非常重要的。

自古以来，我国人民就十分重视住宅环境，认为适宜的住宅环境不仅能为人的生存提供基本条件，还能有效地利用自然界中对人体有益的各种因素，达到体魄强健、精神愉快。历代学者在这方面做过不少的研究工作，如《太平御览》专列“居处”一章，《遵生八笺》也有“居室安处”条目，专门论述这个问题。

一、适宜的居住环境

综合古今有关环境科学的论述，理想的住宅环境要从以下几个方面考虑。

（一）住宅选址

一般而言，要选择依山傍水的地势建造住宅。依山建房，冬季山体及山上的树木作为天然屏障，可遮挡猛烈的风沙、减缓寒冷的气流；夏季山上茂密的树林，可减少阳光的强烈辐射，调节炎热的气候，且绿树成荫、鸟语花香，让人感到融身于美丽的大自然中，更增添生活情趣。傍水而居，则方便日常生活用水，尤其清澈甘洌、终年不断的山泉，可潮润空气，且很少被污染。

城市住宅虽无自然山水可依托，但可通过植物绿化，建造街心花园、喷泉，保证楼群间适当空旷地带以及假山、影背，形成人工景观。北京故宫就是在都市里人为打造的一个依山傍水的居住环境，整个故宫外由一护城河环绕，流水潺潺，三大殿及其他建筑都背靠一座假山，这种背景方式特别有助于防风御寒，北京故宫堪称古代城市建筑之楷模。

（二）住宅朝向

建房坐向的选择是根据地理位置而确定的。就我国大部分地区而言，建房的最佳坐向是坐北朝南。这样做的优点有二，具体如下。

1. 有利于室温调节

我国地处低纬度，位于亚洲大陆东部，濒临太平洋，为大陆性季风气候，冬寒夏热，雨热同季。冬季，尤其在北方，经常西北风劲吹，寒流袭人，如房门朝北，冷风直入室内，室温降低，使人格外易患感冒。夏季东南风微拂，如房门朝北，凉风绕墙而过，不能直接进入室内，室内空气不流通，闷热憋气，同样不利于人体健康。

2. 有利于室内采光

我国地处北半球，太阳位置多半偏南。夏季气温偏高，太阳光线与南墙的夹角小，墙面和窗户接受太阳的辐射热量反而减少，尤其中午前后，太阳的位置最高，阳光几乎直射地面，强烈的阳光照不到室内，避免了室温过高。反之，冬季太阳位置偏低，阳光从外面斜射进来，如房门、窗户朝南，阳光直接照入室内，且光照时间较长。从保健角度来讲，室内每天应保证2.5～4小时的光照为好，且自然采光优于人工采光，对人体健康更有益处。因此，条件允许时最好选择南向建房。

（三）因地制宜设计

我国地域广阔，全国分为7个主建筑气候区。在居室建筑上，除选择良好的宅址和理想的座向外，还要考虑各地区的地理气候、生活习惯和物质条件，因地制宜，设计出不同风格的房屋结构。千百年来，勤劳智慧的中华民族建造出种类繁多的建筑，从帝王权贵的宫廷楼台，到僧侣庙宇，平民的村落，不仅各具特色，且大多符合养生保健原理。如我国北方雨水较少，故屋顶设计坡度小，而南方雨水多，屋顶设计坡度就较大。再如墙壁厚度，东北地区流行夹层暖墙，建筑用砖也比普通规格要厚，就是为了适应当地漫长的冬季取暖需要。还有陕北的窑洞、草原上的毡房、西南边陲的竹楼，这些传统建筑无不闪烁着科学与智慧的光辉，需要我们去探索其中的精蕴。

二、不良居住环境因素

（一）异臭

异臭是指能刺激嗅觉器官，引起人不愉快的臭气。产生这种臭气的物质为异臭物。有些企业（如食品、香料业）排放的气体，对短期接触者来说可能是令人愉快的香味，但对工厂周围的居民来说，会因长期接触这种非正常的气味而感到不愉快，甚至厌恶。因此，异臭是较为常见的环境污染问题。

异臭的来源分为天然和人工两种。天然来源主要指动植物的蛋白质被细菌腐败分解而产生的各种异臭物，特别是停滞不动的污水和沼泽地更易发臭。人工来源中最常见的有石油、化工厂、造纸厂、动物饲养或加工场、废水、垃圾、粪便处理场等。

异臭对人体的影响是渐进的。人在突然闻到异臭时会产生反射性抑制吸气，使呼吸次数减少，深度变浅，甚至暂时停止呼吸。经常接触异臭会使人出现厌食、恶心、呕吐、消化功能减退。长期受到一种或几种低浓度异臭物质的刺激会致人嗅觉疲劳或丧失，以致“久而不闻其臭”。脑神经不断受恶臭刺激可致大脑皮层兴奋和抑制的调节功能丧失。异臭物污染严重时，可使人烦躁不安、无精打采、思想不集中、判断力和记忆力减低。

异臭还会迫使人们关闭门窗，影响居室的生活条件。污染源附近的房屋、树木等会吸附异臭物，而且不易清除，形成二次污染物。异臭还会损害人的自尊心，影响心理状况和人际关系。

（二）噪声

声音可分为噪声、语声和乐声。噪声是指人们不需要的声音，凡干扰人们休息、睡眠、工作、学习、思考和交谈等的不协调的声音均属噪声。有时有调的、好听的乐曲和歌曲，当它使人感到厌烦并影响工作、学习时，也被认为是不需要的声音，也称为噪声。可见，噪声的定义不是绝对的，不是根据客观声音的物理性质定义的，而是根据人们的主观感受、生活环境和心理状态等因素确定的。凡噪声超过人们的生产、生活活动所能接受的程度，就叫噪声污染。

环境噪声的来源有四，即交通噪声、工业噪声、施工噪声和社会噪声（如集市贸易嘈杂声、高音喇叭声，家庭收录机、洗衣机等发出的声响）。

噪声对人体健康的影响是多方面的。长期工作在85分贝噪声的环境下可引起难听甚至耳聋。另外，噪声对人体神经系统、心血管系统、内分泌系统等都有影响，可引起神经衰弱、心跳加快、心律不齐、血压升高，还可能导致血中胆固醇含量增高、动脉粥样硬化。噪声尤其影响女性，可引起月经紊乱、妊娠合并症，使自然流产率、畸胎率和低体重胎儿发生率增高。

三、预防保健措施

（一）绿化环境

满目葱翠的环境不仅有益于人体新陈代谢，对心理起调节、镇静作用，还可以减轻污染，改善气候，保护人类健康。绿化的作用大致有以下几个方面。

1. 净化空气

绿化地带通过植物光合作用成为氧气的天然加工厂。另外，在城市被污染的异臭气味中，二氧化硫含量多、分布广、危害大，绿色植物在生长过程中可吸收二氧化硫，使空气不断得到净化。青草还能吸收氟化氢、氯气、氢气、汞蒸气等对人、牲畜、农作物等有害的其他气体。

2. 减弱噪声

绿化地带能很好地吸收和屏障噪声。公园中成片的树木可降低噪声5～40分贝，绿化街道两旁的植树可使噪声降低8～10分贝。若以乔木、灌木、草地相结合，则消除噪声效果更好。

3. 除尘灭菌

绿叶虽小，但它的叶表面积却是其占地面积的二三十倍。叶片粗糙茂密，有的还长了绒毛，具有很强的吸附和阻留灰尘的能力。据统计，全世界每年要向大气中排放1亿吨粉尘，草坪上空的粉尘（飘尘）浓度为无草裸露土地上空粉尘浓度的1/5，细菌一般都依附在飘尘中，随着空气中尘埃的减少，各种细菌自然减少。有些绿色植物的根叶还能分泌一种杀灭细菌的物质，除了空气中细菌，连土壤中的致病菌也会被消灭。

4. 调节气候

绿色植物有吸收和反射阳光的作用，并能通过叶面蒸发消耗一部分热量，高大叶阔的树木能遮挡烈日，可调节气温和空气湿度。

（二）搞好环境卫生

保持清洁的环境卫生是我国人民良好的传统习惯。殷商甲骨文中就有关于大扫除的记载，敦煌壁画中也有一幅殷人洒扫火燎防疫图，《礼记》中提到“鸡初鸣，咸盥漱，洒扫室堂及庭”。这都表明，2000 多年前我们的祖先就很重视环境卫生，清晨打扫已成为日常习惯。

在工业高度发展、人口密度增加、“三废”污染日趋严重的今天，环境卫生的保持更为重要。在城市，除定期打扫以保持环境清洁外，还要建立良好的公共卫生习惯和生活秩序，人人做到不随地吐痰、不乱丢果皮纸屑，自觉维护公共卫生。在乡村，要妥善管理厕所、牲口棚，疏通渠道，并可在周围栽种具有驱虫作用的植物或带有香气的花草，如除虫菊等。

（三）治理污染

一个地区的环境污染程度受该地区的工业结构与布局、能源结构、交通管理、人口密度、地形、气象、植被面积等自然因素和社会因素的影响。因此，环境污染的治理具有区域性、整体性和综合性的特点。

大气污染的治理措施，包括合理安排工业布局和城镇功能分区的配置，控制燃料污染（改革燃料构成、集中供热、改造锅炉、原煤脱硫、适当增加烟囱高度等）及防止废气污染环境的各种工艺和净化措施。

控制环境噪声的根本措施是进行合理的功能分区，将工业区、交通运输区、居住区的相互位置安排合理。居住区应按主导风向设在噪声源的最小风频的下风侧，在居住区内可将对噪声要求不高的公共建筑如商店、餐厅、服务网点等布置在邻近街道的地点，形成隔音屏障，以保证居住区的内部安静。要求安静的住宅、学校、医院等建筑，可离噪声源远些，或利用空地绿化减弱噪声。

加强交通管理对降低交通噪声也有重要作用。

对于个人防护，可利用耳塞、耳罩、耳棉等隔绝噪声，这也不失为一个经济有效的方法。

第四节　室内环境与健康

住宅是人们生活环境的重要组成部分，是人们为了充分利用自然环境中的有利因素，防止不良影响而创造的日常生活室内环境。

室内环境对人体的作用是长期的、慢性的，不易在较短时间内明显表现出来，一些环境因素又常常同时综合作用于人体，因此，它与居民健康的关系是复杂的。良好的室内环境可提高机体各系统的生理功能，增强抵抗力，降低患病率和死亡率；反之，低劣的室内环境可对人形成一种恶性刺激，使人健康水平下降。

一、理想的居室环境

（一）居室结构

居民的住宅和平面配置要适当。一般来说，每户住宅应有自己独立的成套房间，包括主室和辅室。主室为一个起居室和适当数量的卧室；辅室是主室以外的其他房间，包括厨房、厕所、浴室、贮藏室及过道、阳台等室外设施。主室应与其他房间充分隔开，以免受到不良影响，并且应有直接采光。卧室应配置在最好的朝向。

（二）居室面积

居室面积的要求是宽敞适中。《吕氏春秋·重己》云：“室大则多阴，台高则多阳。多阴则蹶，多阳则痿，此阴阳不适之患也。”就是说，居室不宜太高大也不宜太低小，否则阴阳各有偏颇，会导致疾病的发生。按现代卫生学的要求，正常居室面积为 15 m^2左右，城市住房面积平均每人 6～9 m^2，农村 8～12 m^2为宜；居室净高为 2.6～2.8 m，炎热地区可稍高一些，寒冷地区可略低一些。

居室进深是指开设窗户的外墙内表面至对面墙壁内表面的距离，它与采光和换气有关。通常一侧有窗的房间，进深不宜超过从地面到窗上缘高度的 2～2.5 倍；两侧开窗者，进深可增加至这个高度的 4～5 倍。另外，居室进深与居室宽度之比不宜大于 2∶1，最好是 3∶2，以便于室内家具的布置。

室内小气候是指室内由于围炉结构（墙、屋顶、地板、门窗等）的作用，形成的与室外不同的室内气候。它主要由气温、气湿、气流和热辐射（周围物体表面温度）4 种气象因素组成。这 4 种气象因素综合作用于人体，直接作用是影响人体的体温调节。

居室内的小气候要能保证机体的温热平衡，不使人体体温调节功能长期处于紧张状态，保证居住者有良好的温热感觉，正常地工作和作息。

居室内小气候的标准以冬、夏两季为准。夏季室内适宜温度为 21～32℃，最适范围为 24～26℃；气湿（相对湿度）为 30%～65%；气流速度为 0.2～0.5 m/s，最大不宜超过 3 m/s。冬季室内温度的适宜范围是 16～20℃；气湿为 30%～45%；气流速度为 0.1～0.5 m/s。

（三）室内采光

居室采光宜明暗适中，可随时调节。如《遵生八笺》说：“吾所居室……前帘后屏，太明即下帘以和其内映，太暗即卷帘以通其外耀。内以安心，外以安目。心目皆安，则身安矣。”

室内光照包括自然光线（日照）和人工光线的照明。室内日照指通过门窗进入室内的直接阳光照射。阳光中的紫外线有抗佝偻病、提高免疫力、杀菌消炎等作用。一层清洁的窗玻璃可透过波长为 318～320 nm 以上的紫外线，但有 60%～65% 的紫外线量被玻璃反射和吸收；且随阳光射入室内深度的加大，紫外线量也逐渐减少，距窗口 4 m 处的紫外线量仅为室内的 1/50～1/60，即使这样，其中的直射光和散射光仍有一定杀菌和抗佝偻病作用。

为保证室内有适宜光照，一般认为北方较冷地区的冬季，南向居室每天至少应有 3 小时日照，其他朝向的居室还需多些；夏季则应尽量减少日照，防止室温过高。

夜间或白天自然光线不足时，要利用人工光线照明。人工照明要保证照度足够、稳定、分布均匀，避免刺眼，光源组成接近日光，防止过热和空气污染等。

（四）居室通风

居室的自然通风可保证房间内的空气清洁，排除室内的湿热秽浊之气，改善工作和休息环境。因此，厨房和厕所应有良好的通风。在夏季，炎热地区应使主室内形成穿堂风。外廊式住宅（一侧为房间，另一侧为开放式走廊）的外廊，除能起到阳台和避阳作用外，较容易形成穿堂风，适合炎热地区。

二、不良的室内环境

（一）潮湿阴暗

当微小气候变化超出一定的范围时，机体体温调节长期处于紧张状态，就会影响人体正常生理功能，降低人体抵抗力、增加患病率。如长期居住在寒冷潮湿的房间里，则易患感冒、冻疮、风湿病和心血管系统疾病。尤其对老年人，室温更为重要。老年人体内产热少，体温调节功能差，对外界温度变化不敏感，有时室温相当低，而老年人却感觉不到，当体温降至35℃以下时，就会产生老年低体温症，表现为血压下降、心跳过缓或心律不齐，甚至意识障碍、颈项强直。在高温多湿环境里，人会感到闷热难耐、疲倦无力，使工作效率下降，容易中暑乃至死亡。另外，如居室光线阴暗，视力调节紧张，可引起近视；紫外线照射不足，将影响儿童发育，增加佝偻病的患病率。

（二）空气污浊

人的大部分时间是在室内度过，据有关部门监测，室内空气污染比室外更为严重。就一天时间分析，早、晚尤甚；从超标幅度来看，平房污染最重，楼房次之，办公室最轻。

室内空气污染的来源主要有六个方面。

（1）人的呼吸可使室内空气中氧含量减少，二氧化碳和水分含量增多。

（2）人体皮肤、衣履、被褥及物品能发散出各种不良气体与碎屑等。

（3）谈话、咳嗽、喷嚏以及生活活动，能将上呼吸道的微生物和地面、墙面上的微生物及灰尘播散到空气中。

（4）使用煤炉、煤气或石油液化气灶及生物燃料（木头、秸秆、稻壳等）做饭、取暖时，燃料燃烧可产生有害气体，如二氧化硫、一氧化碳、二氧化碳和悬浮颗粒物。

（5）吸烟时产生的烟气中含有多种有害物，主要有一氧化碳、尼古丁、致癌性多环芳烃。

（6）室外污染空气进入室内时，将其所含的各种污染物带入室内。

室内空气污染对人体身心健康危害严重，当二氧化碳的含量达0.07%时，敏感者就会感到不舒服；当二氧化碳含量达0.1%时，空气中的其他性状开始恶化，出现显著的不良气味，此时人会普遍感到不愉悦。当空气中有大量微生物和烟尘污染时，可致呼吸道疾病发生率增加，甚至引起肺癌。

三、预防保健措施

（一）改良房屋结构

为了保障身体健康，我国人民经过长期生活实践，在居室改良上积累了一套丰富的经验和行之有效的方法。如北方冬季长，为使居室温暖舒适，常通过设斗门、加厚墙壁、设双层窗户，室内用门帘、屏风、壁毡、布幔等方式保暖。南方夏季炎热多雨，住房常采用通风阁楼坡屋顶、双层瓦通风屋顶，且屋檐较宽阔。有的屋顶还设有可开关的天窗，用于根据需要调节室内采光，保证室内通风、清爽、干燥。另外，采用内含空气的双层墙和浮筑楼板可减少噪声的传播。

（二）搞好自然通风

居室内的自然通风主要取决于门窗的合理开设和人们的生活习惯。我国北方，为抵御冬季寒风，一般都紧闭门窗，则室内污染物负荷较高，故应注意每天定期开窗换气，保证住室内空气经常对流畅通，可减轻污染。自然通风比空调机、电风扇的效果好，其风速柔和、风向较弥漫，人体易于适应，不会形成二次污染（如空调机的噪声等）。

（三）防治室内污染

厨房是室内空气的主要污染源，除保证自然通风外，还可采取一些简便易行的措施，如在煤气灶上安装吸风罩，在做饭时打开窗户、关好居室的门，点煤气时先划火柴后打开关，煎炒时不要油温太高，不要在厨房内看书或就餐，用完煤气后要把厨房的总开关关紧，并经常检查是否有漏气的地方等。居室内、办公室内不得吸烟，不要高声说话；尽量旋低录音机、电视机的音量；轻手关门、轻声走路，以保持室内清洁、安静。

另外，搞好室内卫生，定期消毒，对防治室内污染也至关重要。

（四）美化居室环境

居室的美化要根据房间的使用性质、空间大小、光照程度、家具陈设及个人兴趣爱好等制定，因地制宜地进行安排，只要布局得当，相互协调，就会给人以美的感受。

色彩是室内空间的精神，室内的视觉感受、气质、格调主要由色彩语言来表现。从人的心理和生理需求来说，室内色彩应令人感到亲切、舒适、明快。一般来讲，浅黄、乳白色可增加房间的亮度，使房间显得宽敞，给人以庄重、典雅感；嫩绿、浅蓝色则温柔、恬静，使人产生安谧、幽美感。向阳房间光线充足，家具可选择浅蓝、灰绿等中性偏冷的色彩；背阴房间光线较暗，家具可选择较深色的，墙面色彩可选择奶白、米黄等偏温和的。餐厅漆成橙黄色，可刺激食欲；书房采用浅绿格调，可有利缓解视力疲劳；厨房、卫生间可用白色或灰色，使环境的光线更加和谐。

室内布置要根据人在室内的活动方式来定。客厅和餐厅的陈设以“动态”为主，书房和卧室以“静态”为主。客厅是待客处，要尽量保持宽敞、空间感强，摆设的花木以艺术观赏为主，选一些枝叶繁茂的绿色植物，如万年青、君子兰、龟背竹等，可使整个客厅显得雅致大方。书房是读书学习的地方，陈设布置应从有利于学习着眼，如《遵生八笺》说“书斋宜明静，不可太敞，明静可爽心神，宏敞则伤目力”。窗棂四壁可种些碧萝、剑兰，摆点松、竹盆景，使书房“青葱郁然”；“近窗处，蓄金鲫五七头，以观天机活泼”，这又体现了静中有动的布局特色。卧室的陈设应令人宁静舒适。床的位置不宜正对卧室门，因房门一开就见到床，私密性不佳；且风从门外直接吹到身上，容易使人着凉生病。若窗口开得太低，床头也不宜正对窗口，理由同前。卧室墙上可设置一些软枝低垂的观叶植物，如吊兰，以增加静谧感。

（五）香味净化空气

焚香原本是一项祛秽浊气味、抑制毒害的卫生措施，在我国有悠久的历史。香的种类很多，一般由各种芳香植物或驱蚊药物及香料精制而成，有的还加入各种中药。居室内焚香可清洁辟秽、杀虫解毒，还可清心怡情。如梅雨季节在室内焚香可驱除霉腐气味、净化空气；将储藏食品的居室用药香熏一熏，实际上是对食品中的致病菌进行了一次“扫除”；在学习工作时点燃一支卫生香，则有清心开窍、活跃思维、振奋精神的功效。室内焚香不宜过多，特别是通风不良或有病人在卧的房间，一般每次点燃一支卫生香即可，以防化学香精的烟雾中毒。

另外，室内通风不畅时，常有碳酸气等怪味，可在灯泡上滴几滴香水或花露水，遇热后香味慢慢散发，室内就会有阵阵清香扑鼻。

第七章　起居调摄与养生

起居调摄主要指通过对日常生活中的各个方面进行科学合理的安排并采取一系列措施，达到祛病强身、益寿延年的目的。

起居调摄包含的内容很多，与衣食住行、站立坐卧、苦乐劳逸等有关的养生措施都属于起居调摄的范畴。本章仅介绍起居有常、劳逸适度、服装顺时适体和排便保健法四个方面。

第一节　起居有常

起居有常主要是指起卧作息和日常生活的各个方面有一定的规律，并合乎自然界和人体的生理常度。它要求人起居作息、日常生活要有规律，这是强身健体、延年益寿的重要原则。

一、合理作息的保健作用

古代养生家认为，人的寿命长短与能否合理安排起居作息有着密切的关系。《素问·上古天真论》说：“饮食有节，起居有常，不妄作劳，故能形与神俱，而尽终其天年，度百岁乃去。”可见，自古以来我国人民就非常重视起居有常对人体的保健作用。

（一）调养神气

神气在人体中具有重要作用，它是对人体生命活动的总概括。《素问·生气通天论》说："起居如惊，神气乃浮。"清代名医张隐庵说："起居有常，养其神也，不妄作劳，养其精也。夫神气去，形独居，人乃死。能调养其神气，故能与形俱存，而尽终其天年。"这说明起居有常是调养神气的重要法则。人若能起居有常、合理作息，就能保养神气，使人体精力充沛，生命力旺盛，面色红润光泽、目光炯炯、神采奕奕。反之，若起居无常，作息不能合乎自然规律和人体常度，日久则神气衰败、精神萎靡、面色不华、目光呆滞无神。

（二）提高人体适应力

古代养生家认为，起居作息有规律及保持良好的生活习惯能提高人体对自然环境的适应能力，从而避免发生疾病，达到延缓衰老、健康长寿的目的。

现代老年医学通过对人类衰老变化与衰老机制的研究认为，不同种属的生物具有不同的寿命期限，这种期限与遗传有关。每种生物的生命在遗传基因中都按出生、生长、发育、成熟、衰老、死亡这一过程预先做了程序安排。这种生命过程的安排被称为"生命钟"，即按生物钟的规律演变并展现出一系列的生命过程，它决定着生物的寿命。人体后天的周期性节律变化虽然受生物钟的控制，但也受训练和培养的影响。在机体内，人类大脑皮层已成为各种生理活动的最高调节器官，而大脑皮层的基本活动方式是一种条件反射。这种条件反射是个体在生活中获得的，有明显的个体差异和一个逐步建立的过程，这一过程的建立和巩固与生活作息规律有密切关系。条件反射一经建立，其活动就相对稳定，并且具有预见性和适应性，而条件反射还可以随环境因素的变化而消退或重新建立，这样就提高了人体对环境的适应能力。有规律的作息制度可以在大脑神经中枢建立各种条件反射，并使其不断巩固，让人形成稳定的、良好的生活习惯。一系列的条件反射又促进人体生理活动有规律的健康发展。可见，养成良好的生活作息规律是提高人体适应力、保证健康长寿的要诀之一。

二、生活作息失常的危害

《内经》告诫人们，如果"起居无节"，便将"半百而衰也"。也就是说，在日常生活中若起居作息毫无规律、恣意妄行、逆于生乐、以酒为浆、以妄为常，就会引起早衰以致损伤寿命。现代研究认为，人体进入成熟期以后，随着年龄的不断增长，身体的形态、结构及其功能将会出现一系列的退行性变化，例如适应能力减退、抵抗能力下降、发病率增高等，这些变化被统称为老化。老化是一个比较漫长的过程，衰老多发生在老化过程的后期，是老化的结果。生理性衰老是生命过程的必然，但仍可通过养生进行延缓，病理性衰老则可结合保健防病加以控制。有些人生活作息很不规律，夜卧晨起没有定时，贪图一时舒适，四体不勤、放纵淫欲，必将加速身体老化，进而导致死亡。

葛洪在《抱朴子·极言》中指出“寝息失时，伤也”。生活规律遭到破坏，起居失常，导致精神紊乱、脏腑功能失调，则身体各组织器官都可产生疾病。特别是年老体弱者，生活作息失常对其身体的损害更为明显。现代研究资料表明，在同等年龄组内，退休工人的发病率比在职工人高3倍。说明只有建立合理的作息制度，休息、劳动、饮食、睡眠皆有规律，并持之以恒，才能增进健康，尽终其天年。

三、建立科学的作息制度

人生活在自然界中，与自然息息相关。因此，人的起卧作息规律只有与自然界阴阳消长的变化规律相适应，才能有益于健康。例如，平旦之时阳气从阴始生、日中之时则阳气最盛、黄昏时分则阳气渐虚而阴气渐长、深夜之时则阴气最为隆盛，人们应在白昼阳气隆盛之时从事日常活动，到夜晚阳气衰微时就要安卧休息，也就是古人所说的“日出而作，日入而息”，这样可以起到保持阴阳运动平衡协调的作用。一年之中，四时的阴阳消长对人体也有较大的影响。因此，孙思邈说：“是以善摄生者，卧起有四时之早晚，兴居有至和之常制。”即根据季节变化和个人的具体情况制订出符合自身生理需要的作息制度，并养成按时作息的习惯，可使人体生理功能保持在稳定平衡的良好状态，这就是起居有常的真谛所在。

有规律的周期性变化是宇宙间存在的普遍现象，从天体运行到人体生命活动都有其各自的内在规律，或称节律。现代医学已证实，人的生命活动都是遵循着一定的周期或节律而展开的。如人的情绪、体力、智力等都有一定的时间规律，体力、情绪和智力的节律周期分别为23天、28天和33天。每个周期又分为旺盛和衰退两个阶段。人的体温总是凌晨2～6时最低，下午2～8时最高。脉搏和呼吸频率是清晨最慢、白天较快。血压是白天高、夜间低。

规律的生活作息能使大脑皮层在机体内的调节活动形成有节律的条件反射系统，这是健康长寿的必要条件。培养规律生活习惯的最好措施是主动地安排合理的生活作息制度，做到每日定时睡觉、定时起床、定时用餐、定时工作学习、定时锻炼身体、定时排大便及定期洗澡等。生活被安排得井井有条，可以使人精神饱满地投入工作、学习，这对人体健康长寿是大有益处的。

第二节　劳逸适度

一、劳逸适度的保健作用

劳和逸之间具有一种相互对立、相互协调的辩证统一关系，二者都是人体的生理需要。人们在生活中必须有劳有逸，既不能过劳，也不能过逸。孙思邈《备急千金要方·道林养性》说：“养生之道，常欲小劳，但莫大疲及强所不能堪耳。”古人主张劳逸中和、有常有节。长期以来的实践证明，劳逸适度对人体的养生保健起着重要作用。

（一）调节气血运行

在人生中，绝对的静或绝对的动是不可能的，只有动静结合、劳逸适度才能真正对人体起到保健作用。适当劳作有益于人体的健康。经常从事一些体力劳动，有利于活动筋骨、通畅气血、强健体魄、增强体质，能锻炼意志、增强毅力，从而保持生命活动的能力。

现代医学研究认为，合理的劳动对心血管、内分泌、神经、运动等系统都有好处。如劳动能促进血液循环，改善呼吸和消化功能，提高基础代谢率，兴奋大脑皮层对机体各部的调节能力，调节精神。

适当休息也是人体生理的需要，它是消除疲劳、恢复体力和精力、调节身心必不可缺的方法。现代实验证明，疲劳能降低生物的抗病能力，使其易于受到病菌的侵袭。有人给疲劳和未疲劳的猴子同时注射等量病菌，结果发现，疲劳的猴子被感染得病，而不疲劳的猴子却安然无恙。这说明合理休息是增强机体免疫能力的重要手段。

（二）益智防衰

所谓“劳”，不仅指体力劳动，还包括脑力劳动。科学用脑也是养生保健的重要方面。科学用脑，就是用脑要劳逸适度，它要求人们要勤于用脑，注重训练脑的功能并开发其潜能，又要注重对脑的保养，防止疲劳作业。在实际生活中，由于惰性，许多人容易犯懒于动脑的毛病，因此，应大力提倡勤于用脑，劳而不倦，以保持大脑常用不衰。

现代研究证明，一个人经常合理地用脑，不仅不会加速衰老，反而有防止脑老化的作用。实验证明，在相同年龄组的人群中，与不用脑的人相比，能够经常合理用脑的人的脑萎缩发生率较低，空洞体积小。可以得出结论，经常性合理用脑可以预防衰老、增加智力，尤其是能够预防老年痴呆。

二、劳逸失度的危害

劳动本来是人类的“第一需要”，但劳伤过度也可内伤脏腑，成为致病原因。《庄子·刻意》说：“形劳而不休则弊，精用而不已则劳，劳则竭。”劳役过度、精竭形弊是导致内伤虚损的重要原因。如《素问·宣明五气》说：“五劳所伤，久视伤血，久卧伤气，久坐伤肉，久立伤骨，久行伤筋。”过度劳倦与内伤密切相关。李东垣在《脾胃论》中提出，劳役过度可致脾胃内伤，则百病由生。《医宗必读》说“后天之本在脾”，因而脾胃伤则气血亏少，诸疾蜂起。叶天士在医案中也有记载，过度劳形奔走、驰骑习武，可致百脉震动，劳伤失血，或血络瘀痹，诸疾丛集。人到老年，气血渐衰，尤当注意劳逸适度，慎防劳伤。

过劳可伤人，过度安逸同样可以致病。《吕氏春秋·本生》云：“出则以车，入则以辇，务以自佚，命之曰招蹷之机……贵富之所致也。”佚者，逸也，过于安逸是富贵人得病之由。清代医家陆九芝说：“自逸病之不讲，而世但知有劳病，不知有逸病，然而逸之为病，正不少也。”逸，乃逸豫、安逸之所生病，与劳相反。《内经》中提到的“久卧伤气”“久坐伤肉”，即指过度安逸致病。张景岳说：“久卧则阳气不伸，故伤气；久坐则血脉滞于四体，故伤肉。”缺乏劳动和体育锻炼的人易引起气机不畅，升降出入失常。升降出入是人体气机运动的基本形式，人体脏腑经络气血阴阳的运动变化，无不依赖于气机的升降出入。过度贪图安逸，不进行适当的活动，气机的升降出入就会呆滞不畅，气机失常可影响到五脏六腑、表里内外、四肢九窍，进而引发种种病理变化。根据生物进化理论，用则进废则退，若过逸不劳，则气机不畅，人体功能活动衰退，气机运动一旦停止，生命活动也就终止了。可见，贪逸不劳也会损害人体健康，甚至危及生命。

三、劳逸适度

正确处理劳、逸二者之间的关系，对于养生保健有重要的意义。劳与逸的形式多种多样，并且劳与逸的概念又具有相对性，故应当根据个人的具体情况合理安排。养生学家主张劳逸结合，二者互相协调。例如，劳与逸穿插交替进行，或劳与逸互相包含，劳中有逸，逸中有劳，只有劳逸协调适度才会对人体有益。

1. 体力劳动要轻重相宜

在工业劳动方面，受工种、工序、场所等的限制，个人任意选择劳动条件的机会较少，但仍要注意劳动强度轻重相宜。更重要的是，应安排好业余生活，使自己的精力、体力、心理等方面得到充分恢复。在田园劳动方面，应根据个人体力量力而行，选择适当的内容，要注意轻重搭配进行。

2. 脑力劳动要与体力活动相结合

脑力劳动偏重于静，体力活动偏重于动，动以养形，静以养神，体脑结合，则动静兼修，形神共养。如脑力劳动者可进行一些体育锻炼，使机体各部位得到充分有效的运动，还可以从事美化庭院活动，在庭院内种植一些花草树木，并可结合场景吟诗作画，以陶冶情趣。

3. 家务劳动秩序化

操持家务是一项繁杂的劳动，主要包括清扫、洗晒、烹饪、缝补、尊老抚幼、教育子女等。将家务安排得当，杂而不乱、有条不紊、有劳有逸，既可锻炼身体，又增添精神享受，有利于健康长寿。反之，若家务劳动没有秩序，杂乱无章，则会使人形劳神疲，甚至早衰折寿。

4. 休息保养多样化

要做到劳逸结合，就要注意多样化的休息方式。休息可分为静式休息和动式休息。静式休息主要是指睡眠，动式休息主要是指人体活动。个人可根据爱好自行选择休息方式，如听相声、听音乐、聊天、看戏、下棋、散步、观景、钓鱼、赋诗作画、打太极拳等，总之，要动静结合，寓静于动，这样不仅可以使人消除疲劳、精力充沛，还可以使生活充满乐趣。

第三节　服装顺时适体

服装是人们日常生活最基本的要素之一，是人类在长期生活中逐渐发明的，是人类文明的表现。首先，服装是用来御寒防暑、保护肌体的；其次，服装反映了时代精神风貌和物质财富水平，在一定程度上体现着社会的文明程度。

一、服装的保健意义

服装的主要功用在于御寒防暑，保护机体免受外界理化因素的刺激和生物因素的侵袭。人们要适应外界气候的变化，维护机体内外阴阳的动态平衡，除了自身生理功能的调节，衣着也起着极为重要的辅助作用。现代研究认为，人体和衣服之间存在着一定的空隙，这些空隙里的环境被称为衣服内气候。衣服内气候的正常范围是温度（32±1）℃、风速（0.25±0.15）m/s。适当的衣服内气候可使人的体温调节中枢处于正常状态，以维护温热感，有利于提高工作效率和恢复体力。若衣服内气候失常，则会导致体温调节中枢处于紧张状态，甚至可影响到机体其他系统的功能，造成疾病。衣着适宜，可使人体与外在环境之间进行正常的热量交换，维持衣服内气候的相对稳定，达到保健的目的。

二、制装的原则

制装的原则是既要顺应四时阴阳变化，又要舒适得体。

（一）顺应四时

选择衣料应根据季节而各有所异，具体可参考以下几点。

1. 保温性

纺织衣料的导热性越低，它的热缘性和保暖性越好。实验证明，在15℃时麻纱衣料的放热量约为60%，而毛织品不到20%，故麻纱类作为夏季衣料为宜，毛织品可制成冬装；氯纶、醋酯纤维和腈纶等的导热性较低，也是保温性良好的纺织材料。此外，织物越厚，单位时间内散发的热量越低，保暖性能越好。

2. 透气性

冬季，外衣织物的透气性应较小，以保证衣服具有良好的防风性能，起到保温作用。夏季，衣料应具有较好的透气性，有利于身体散热。

3. 吸湿性和散湿性

夏季的衣服和冬季的内衣，除了要注意透气性，还要注意选择吸湿、散湿性能良好的纤维，这样有利于吸收汗液和蒸发湿气。

4. 色泽

不同颜色的衣料对热的吸收和反射的强度也不同。一般来说，衣服颜色越深，吸热性越强，反射性越差；颜色越淡，反射性越强，吸热性越差。夏季宜穿浅色系服装，以反射辐射热；冬季宜穿深色系衣服，以吸收辐射热。另外，衣服的颜色与人的心情调节也有直接关系。

5. 质地

内衣和夏装要选择轻而柔软的衣料，穿在身上有清爽的感觉。若贴身穿粗糙硬挺的衣服，不但不舒服，还易致皮肤摩擦受伤。

我国四季分明，制装应符合季节变化的特点。春、秋季气候温和，多种纺织品可选作衣料。春季多风、秋季偏燥，故制装时以选择透气性和吸湿性适中的衣料为宜。化学纤维纺织品的透气和吸湿性能虽低于棉织品，但高于丝织品，并且具有耐磨、挺括、色泽鲜艳的优点，故最适宜作为春、秋季的衣料。

夏季气候炎热，制作服装的基本原则是降温、通风透气，以利于体热和汗水的散发。《老老恒言·衣》说："夏虽极热时，必着葛布短半臂，以护其胸背。"也就是说，在夏季人们至少要穿着背心、短袖衫之类，以保护胸背。这一点对体弱和老年人尤为重要。

冬季气候寒冷，服装要达到防寒保温的效果，宜选择织物厚、透气性小和保温性良好的深色材料。随着生活水平的不断提高，人们逐渐用丝棉、驼毛、人造毛、羽绒等代替棉花，它们既松软轻便，又保温效果好。此外，帽子、鞋袜、围巾等也要根据四时变化特点合理选用。

有些化纤品对人体有一定的医疗作用，如以氯纶纤维为原料制成的衣服导电性能差，穿在身上与皮肤摩擦会产生并蓄积相当量的静电，此静电对人体的关节可起到轻度的、类似电疗的作用。不过，由于化学纤维在生产过程中掺入了一些其他物质，有时会对皮肤产生一些不良刺激，平时要注意做到勤换衣服。

（二）舒适得体

人们应当做到量体裁衣，保障衣着有利于气血运行和人体正常发育。尤其是青少年，正值生长发育期，不可片面追求线条美和造型，衣着和服饰不应过紧过瘦。现代研究认为，若衣着压力超过 30 g/cm^2，人体就有一种压迫感，就会不舒适。如果年轻女性长期束胸或内衣过紧，则会影响胸廓发育，降低肺活量；束腰过紧，可致肋缘凹陷、胸廓变形、腹腔脏器移位，有损健康。相反，若衣着过于肥大、襟袖过长，则不利于保暖，也不便于活动，对于老人、小孩及某些专业人员来说还是不安全因素，容易造成外伤和事故。

舒适是人类本能的需要，从卫生学角度看，穿衣就是为了达到舒适、保健的作用。《老老恒言·衣》云："惟长短宽窄，期于适体。"衣着款式合体，既增添美感，又使人舒适，从而起到养生保健的效果。

三、增减衣服的宜忌

四季气候的变化各有特点，所以脱着衣服时必须不失四时之节。《老老恒言·燕居》说："春冰未泮，下体宁过于暖，上体无妨略减，所以养阳之生气。"春季阴寒未尽，阳气渐生，早春宜减衣不减裤，以助阳气升发。夏季阳热炽盛，适当地脱减衣服，仍是避其凉热的最佳方法。秋季气候转凉，亦要注意加衣，但要避免一次加衣过多。俗有"春捂秋冻"之说，即春季宁稍暖，秋季可稍凉。冬季“宜寒极方加棉衣，以渐加厚，不得一顿便多，唯无寒即已”（《摄生消息论》）。

衣服要随天气变化及时增减，切不可急穿急脱，使人忽冷忽热。《摄生消息论·春季摄生消息》说，春季“天气寒暄不一，不可顿去棉衣。老人气弱骨疏体怯，风冷易伤腠理，时备夹衣，遇暖易之。一重渐减一重，不可暴去”。《老老恒言·燕居》亦说：“棉衣不顿加，少暖又须暂脱。”古人认识到穿衣不宜过暖过寒，否则容易受邪致病。穿衣过暖或过寒，会使机体缺乏耐受风寒的能力，抗邪防病之力减弱。至于老人和身体虚弱的人，由于他们对寒热的耐受性较差，所以又当尽量注意慎于脱着，以免风寒暑湿之邪侵袭，须小心调摄。《彭祖摄生养性论》载“先寒而后衣，先热而后解”，说明衣服的穿脱应根据天气变化及时更换。此外，出汗之后，穿脱衣服尤宜注意如下二者。一者，大汗之时忌当风脱衣，如《备急千金要方·道林养性》载“凡大汗勿偏脱衣，喜得偏风半身不遂”，这是因为大汗之时，人体腠理发泄，汗孔开放，若骤然脱衣，则易受风寒之邪侵袭而致病。二者，汗湿之衣勿得久穿，如《备急千金要方·道林养性》载“湿衣及汗衣，皆不可久着，令人发疮及风瘙”，《老老恒言·防疾》亦说“汗止又须即易”。汗后湿衣不易干，可伤害人体阳气；汗后腠理虚，汗湿滞留肌肤，易致风寒湿之类的病变。

第四节　排便保健法

二便是人体排除代谢废物的主要形式。二便正常与否直接影响到人体的健康，所以养成良好的二便卫生习惯对健康长寿具有重要意义。

一、大便通畅的保健法

古代养生家对保持大便通畅极为重视。汉代王充在《论衡》中指出：“欲得长生，肠中常清，欲得不死，肠中无滓。”金元时期的朱丹溪也说：“故五味入口，即入于胃，留毒不散，积聚既久，致伤冲和，诸病生焉。”也就是说，肠道中的残渣、浊物要及时不断地清理，排出体外，才能保证机体的正常生理功能。如果大便经常秘结不畅，可导致浊气上扰，气血逆乱，脏腑功能失调，产生或诱发多种疾病，如头痛、牙痛、肛门病、冠心病、高血压、脑血管意外、肠癌等。现代的衰老理论中有一种自家中毒学说，认为衰老是由生物体在自身代谢过程中不断产生毒素，逐渐使机体发生慢性中毒而致。大便不畅，最易使机体产生慢性自身中毒而出现衰老。这种学说，与中医认为的保持大便通畅可以防病延年的观点是一致的。保持大便通畅的方法有很多，简要介绍如下。

（一）定时排便

晚上睡觉之前或早晨起床之后可按时上厕所，久而久之则可养成按时大便的习惯。

（二）排便要顺其自然

养生家曹慈山在论述排便时说“养生之过，惟贵自然”，即要做到有便不强忍、大便不强挣。

强忍和强挣都易损伤人体正气，引起痔疮等。

从现代医学观点来看，忍便不解会使粪便中的部分毒素被肠组织黏膜吸收，进而危害机体。排便时强挣努责会过度增高腹内压，导致血压上升，对高血压、动脉粥样硬化者特别不利，容易诱发中风病。另外，由于腹内压增高，痔静脉充血，还容易引起痔疮、肛瘘等疾病。所以年老患者尤当注意。

（三）注意肛门卫生和便后调理

肛门对健康的影响，在一定意义上讲，并不亚于口腔，但通常人们对肛门卫生注意不够，导致肛门疾病非常普遍。大便之后所用手纸应以薄而柔软、褶小而均匀为宜，不可用含油墨的废报纸、旧书纸、圆珠笔写过的纸，更不可用土块、石块、木块等代替手纸，以免污染肛门引起中毒或刺伤肛门引起感染。每天晚上睡觉前，最好用温水清洗一下肛门，或经常行热水坐浴，以保持肛门清洁和良好的血液循环。内裤应选用薄而柔软的棉布制品，不宜用粗糙或化学纤维的制品。如果肛门已有炎症，便后最好用水冲洗，不要用纸揩拭，并要积极治疗，防止再引起其他疾病。尤其是老年人，更应重视肛门卫生。

每次排便后，若稍加调理对身体会有很多益处。如在饱食后大便，宜于便后稍喝一些汤或饮料，以助胃气、利消化。《老老恒言》说“饱后即大便，进汤饮以和其气”，这的确是养生经验之谈。若在饥饿时大便，为防止便后气泄，排便时宜取坐位，便后应稍进食物，还可做提肛动作 3 ~ 5 次，以补固正气。

（四）运动按摩通便

运动按摩可以起到疏畅气血、增强肠胃功能、加强大小肠的蠕动、促进新陈代谢、通畅大便的作用。平时可选用一些传统保健功法进行锻炼，如太极拳、气功导引养生功、腹部按摩保健法等。

此外，还要配合其他方面的综合保健。如调摄精神，以保持情绪安定；饮食调理，饮食多样化，多素少荤，粗细结合；对于便秘者，辅以药物对症治疗等。如果能做到上述各项，就能有效地保持大便通畅。

二、小便清利的保健法

小便是水液代谢后排除糟粕的主要途径，与肺、脾、肾、膀胱等脏腑的关系极为密切。在水液代谢的整个过程中，肾气是新陈代谢的原动力，调节着每一环节的功能活动，故有“肾主水”之说。水液代谢的好坏反映了机体脏腑功能的正常与否，特别是肾气是否健旺。小便通利，则人体健康；反之，则说明人有疾患。所以古代养生家十分重视小便卫生。苏东坡在《养生杂记》中说：“要长生，小便清；要长活，小便洁。”《老老恒言·便器》亦说“小便惟取通利”。保持小便清洁、通利，是保证身体健康的重要一环，具体方法约有如下数端。

（一）饮食调摄法

水液代谢以通畅和调为顺，故《素问·经脉别论》有“通调水道”之说。关于保证水道通调之法，清代曹庭洞在《老老恒言》中提出了重在饮食调摄的四个要点：“食少化速，则清浊易分，一也；薄滋味，无黏腻，则渗泄不滞，二也；食久然后饮，胃空虚则水不归脾，气达膀胱，三也；且饮必待渴，乘微燥以清化源，则水以济火，下输倍捷，四也。所谓通调水道，如是而已。如是犹不通调，则为病。然病能如是通调，亦以渐而愈。”由此可见，正确调摄饮食，做到少食、素食、食久后饮、渴而才饮等，是保证小便清利的重要方法。此外，情绪、房事、运动对小便的清利也有一定的影响，因此，平日要保持情绪乐观、节制房事和适当运动锻炼。

（二）导引按摩法

经常进行导引和按摩保健对小便通利很有好处，其主要方法有三。

1. 导引壮肾

可于晚上临睡时或早晨起床后行此法。调匀呼吸，舌抵上腭，眼睛视头顶上方，随吸气缓缓做收缩肛门动作，呼气时放松，连续做8～24次，待口中津液较多时，可嗽津咽下。这种方法可护养肾气，增强膀胱制约能力，防治尿频、尿失禁等。

2. 端坐摩腰

取端坐位，两手置于背后，上下推搓30～50次，上至背部，下至骶尾，以腰背部发热为佳。可在晚上临睡时和早晨起床时进行此法练习，有强腰壮肾之功，有助于通调水道。

3. 仰卧摩腹

取仰卧位，调匀呼吸，将掌搓热，置于下腹部，先推摩下腹部两侧，再推下腹部中央，各做30次。动作要由轻渐重，力量要和缓均匀。做功时间亦可在早晚。此法有益气、增强膀胱功能，对尿闭、排尿困难有一定的防治作用。

（三）注意排尿宜忌

排尿是肾与膀胱气化功能的表现，是一种生理反应，因此有尿时要及时排出，不要用意志控制不排，否则会损伤肾与膀胱之气，引起病变。《备急千金要方·道林养性》说：“忍尿不便，膝冷成痹。”《老老恒言·便器》指出：“欲溺即溺，不可忍，亦不可努力，愈努力则愈数而少，肾气窒塞，或致癃闭。”排尿要顺其自然，强忍不尿、努力强排都会对身体造成损害。

男子排尿时的姿势也有宜忌。《备急千金要方·道林养性》说：“凡人饥欲坐小便，若饱则立小便，慎之无病。”《老老恒言》解释其道理说：“饱欲其通利，饥欲其收摄也。”现代医学中有排尿性晕厥症，即在排尿时由于血管舒张和收缩障碍造成大脑一时性供血不足而突然晕倒的病证。其发生的原因很多，有时与体位突然改变、排尿时屏气用力过度有一定关系。

第八章　睡眠养生

睡眠本属“起居作息”范畴，但由于人的一生约有1/3的时间是在睡眠中度过的，故睡眠显得特别重要，并且睡眠养生的内容又十分丰富，故单立一章，予以讨论。

所谓睡眠养生，就是指根据宇宙与人体阴阳变化的规律，采用合理的睡眠方法和措施，以保证睡眠质量，缓解机体疲劳、养蓄精神，从而达到防病治病、强身益寿的目的。

睡眠是人体的生理需要，也是维持生命的重要手段，可以说睡眠与生存有着同等的意义，历代医家和养生家对睡眠养生都很重视。科学的摄生保健更需要全面掌握睡眠的规律及方法。

第一节　睡眠的生理

睡眠是一种正常的生理现象，但在很长的一段历史中，人们对睡眠的机制认识并不清楚。随着科学的发展，人们在古代理论基础上对有关睡眠的各种问题有了更清晰的认识，并在实验基础上给予了科学的证实。

一、中医的睡眠理论

中医学从唯物的形神统一观出发，认为睡眠—清醒是人体寤与寐之间阴阳动静对立统一的功能状态，并运用阴阳变化、营卫运行、心神活动来解释睡眠过程。中医学形成了独具特色的睡眠理论，主要包括以下几个方面。

（一）昼夜阴阳消长决定人体寤寐

由于天体日月的运转，自然界一直处于阴阳消长变化之中，其中最突出的表现就是昼夜交替，昼属阳，夜属阴。与之相应，人体阴阳之气也随昼夜而消长变化，于是就有了寤和寐的交替。寤属阳，为阳气所主；寐属阴，为阴气所主。可以说，自从有了人类，就有了人类活动的规律，即“日出而作，日入而息”这种比较严格的节律。正如《灵枢·营卫生会》言：“日入阳尽而阴受气矣。夜半而大会，万民皆卧，命曰合阴；平旦阴尽而阳受气，如是无已，与天地同纪。”《灵枢·口问》又进一步解释说，夜半“阳气尽，阴气盛，则目瞑”，白昼“阴气尽而阳气盛，则寤矣”。

（二）营卫运行是睡眠的生理基础

人的寤寐变化以人体营卫气的运行为基础，与卫气运行最为相关。《灵枢·卫气行》说：“故卫气之行，一日一夜五十周于身，昼日行于阳二十五周，夜行于阴二十五周。”《灵枢·营卫生会》也说：“卫气行于阴二十五度，行于阳二十五度，分为昼夜，故气至阳而起，至阴而止。”“起”指起床，“止”即入睡。由此可见，卫气行于阴，则阳气尽而阴气盛，故形静而入寐；卫气行于阳，则阴气尽而阳气盛，故形动而寤起。所以《灵枢·营卫生会》说：“营卫之行，不失其常，故昼精而夜瞑。”

（三）心神是睡眠与觉醒的主宰

寤与寐是以形体动静为主要特征的，形体的动静受心神的指使，故寐与寤以心神为主宰。神静则寐，神动则寤；心安志舒则易寐，情志过极则难寐。张景岳在《景岳全书·不寐》中指出：“寐本乎阴，神其主也。”由于睡眠受心神的支配，人们常因主观意志需要而改变睡眠节律。总之，在形神统一观的指导下，寤与寐被看作是二者相互转化的身心过程。

二、睡眠的分期

现代实验研究将睡眠按深度分为四期：Ⅰ，入睡期；Ⅱ，浅睡期；Ⅲ，中等深度睡眠期；Ⅳ，深度睡眠期。当处于Ⅰ、Ⅱ期，易被唤醒，处于Ⅲ、Ⅳ期，则为熟睡状态。睡眠又可分为两种，即慢波睡眠和快波睡眠。开始入睡时是慢波睡眠，大约持续 90 分钟，然后转入快波睡眠，持续 15～30 分钟。睡眠过程是这两种状态交替进行的，二者交替 1 次，即称 1 个睡眠周期，一夜有 4～5 个睡眠周期。慢、快波睡眠期的正常比例是保证睡眠顺利进行的条件。

三、睡眠的作用

长沙马王堆出土的医书《十问》说：“夫卧，非徒生民之事也，举凫、雁、肃相（鹔鷞）、蚖檀（鳝）、鱼鳖、耎（蝡）动之徒，胥（须）食而生者；食者，胥卧而成也……故一昔（夕）不卧，百日不复。”该书主张“道者静卧”。可见，不仅人需要睡眠，任何生物都离不开睡眠。没有适当的睡眠，就无法维持正常生命活动。历代道、儒、佛、医诸家对睡眠都有很多论述，睡眠对长寿的意义是其他任何方式难以取代的，它的作用可概括为 5 个方面。

1. 消除疲劳

睡眠是消除身体疲劳的主要方式。睡眠时，人体精、气、神皆内守于五脏，五体安舒，气血和调，体温、心率、血压下降，呼吸及内分泌功能明显减弱，从而使代谢率降低，体力得以恢复。

2. 保护大脑

睡眠不足者，表现为烦躁、激动或精神萎靡、注意力分散、记忆减退等精神神经症状，长期缺觉则会导致幻觉。可见，睡眠有利于保护大脑。此外，大脑在睡眠状态中的耗氧量大大减少，利于脑细胞贮存能量，恢复精力，提高脑力效率。

3. 增强免疫力

睡眠不仅是智力和体力的再创造过程，还是疾病康复的重要手段。睡眠时人体能产生更多的抗原抗体，增强机体抵抗力；睡眠还能使各组织器官的自我修复加快。现代医学常常把睡眠作为一种治疗手段，用来医治顽固性疼痛及精神疾病等。

4. 促进发育

睡眠与儿童生长发育密切相关。婴幼儿在出生后的相当长时间内大脑仍继续发育，故需要更多的睡眠。婴儿睡眠中有一半时间处于快动眼睡眠期（REM），而早产儿的 REM 可达睡眠时间 80%，说明他们的大脑尚未成熟。儿童生长速度在睡眠状态下增快，因为在慢波睡眠期血浆中的生长激素可持续数小时维持在较高水平，故要使儿童身高增长，就应当保证足够睡眠时间和质量。

5. 利于美容

睡眠对皮肤健美有很大影响。足够的睡眠可使人第二天皮肤光滑、眼睛有神、面容滋润，而由于精神创伤、疲劳过度及其他不良习惯造成的睡眠不足或失眠则会使人颜面憔悴、毛发枯槁、皮肤出现细碎皱纹。这是由于在睡眠过程中，皮肤表面分泌和清除能力加强，毛细血管血液循环增快，加快了皮肤的再生。所以说，睡眠是皮肤美容的基本保证。

第二节　睡眠的时间和质量

一、与睡眠时间有关的因素

足够的睡眠是健康长寿的保证，但人的睡眠时间多长才算足够，这是很难机械地规定的。每人每天的生理睡眠时间会根据年龄、性别、体质、性格、环境因素等变化。

（一）年龄与性别因素

一般而言，年龄越小，需要的睡眠时间越长，次数也越多。睡眠时间与年龄有密切的关系，是由人生长发育的规律决定的。婴幼儿无论是脑还是身体都未发育成熟，青少年身体还在继续发育中，因此他们需要较多的睡眠时间。老年人由于气血阴阳俱亏，“营气衰少而卫气内伐”，故有“昼不精，夜不瞑”的少寐现象，但这并不等于其生理睡眠需要减少，相反，由于老人睡眠深度变浅，质量不佳，反而应当增加必要的休息，尤以午睡为重要，夜间睡眠时间也应参照少儿标准。古代养生家说“少寐乃老人大患”，《古今嘉言》认为老年人宜“遇有睡思则就枕”，这是极符合养生道理的。

睡眠时间长短还与性别有关，通常女性比男性的平均睡眠时间长，现代研究认为这可能与性激素分泌差异有关。

（二）体质与性格因素

睡眠时间长短与人的体质、性格也有密切关系。早在《内经》中就对此有明确论述：“此人肠胃大而皮肤湿（涩），而分肉不解焉。肠胃大则卫气留久，皮肤湿则分肉不解，其行迟。……留于阴也久。其气不精则欲瞑，故多卧矣。”“其肠胃小，皮肤滑以缓，分肉解利，卫气之留于阳也久，故少瞑焉。”以上表明，睡眠多少与人体胖瘦大小有关。一般来说，按临床体质分类，阳盛型、阴虚型的人睡眠时间较少，痰湿型、血瘀型的人睡眠时间相对较长。按五行体质分类，凡金型、火型的人睡眠时间相对少，而水型、土型的人睡眠时间较长。按体型肥瘦分类，肥人较瘦人的睡眠时间多，肥人中腠理粗、身常寒的人的睡眠时间最长，此因“卫气多寡”不同而致。西方人认为性格与睡眠有关，内向性格、思维类型的人的睡眠时间较多，而外向性格、实干类型的人的睡眠时间较少。

（三）环境、季节因素

环境、季节的变化影响睡眠的调整。一般认为，春、夏季宜晚睡早起（每天需睡 5 ~ 7 个小时），秋季宜早睡早起（每天需睡 7 ~ 8 个小时），冬季宜早睡晚起（每天需睡 8 ~ 9 个小时），如此以合四时生长化收藏的规律。阳光充足的天气里一般人的睡眠时间短，气候恶劣的天气里一般人的睡眠时间长。随着地区海拔增高，一般人的睡眠时间要稍减少；随着纬度增加，一般人的睡眠时间要稍延长。

（四）其他影响睡眠的因素

睡眠时间的变化还与工作性质、体力消耗和生活习惯有关。体力劳动者比脑力劳动者所需睡眠时间长，而脑力劳动者较体力劳动者的 REM 时间长。现代研究认为，每个人的最佳睡眠时间（称睡眠中心时刻）是不同的，可分为猫头鹰型和百灵鸟型。猫头鹰型人每到夜晚思维能力倍增、精力充沛、工作效率高，但上午精神欠佳；百灵鸟型人的特点为入睡早，醒得也早，白天精力充沛，入夜疲倦。一般来说，大部分人为百灵鸟型节律。

此外，睡眠时间的长短还与精神因素、营养条件、工作环境等有关。尽管个体所需睡眠时间差异很大，但只要符合睡眠质量标准就视为正常。

二、睡眠的质量标准

东晋张湛《养生要集》中有“禁无久卧，精气斥”“禁无多眠，神放逸”的记载，认为“久卧伤气”，使阳气、精神懈怠。由此可知，多睡不一定符合养生要求。过多睡眠和恋床可造成大脑皮层抑制，使大脑细胞缺氧。决定睡眠是否充足，除了量的要求，更主要的是质的要求。睡眠的质决定于睡眠深度和 REM 的比例。REM 对改善大脑疲劳有重要作用。实验表明，经过剥夺异相睡眠的猫和鼠，它们的行为会发生变化，如记忆减退、食欲亢进等。根据国内外资料统计，REM 应占睡眠总量的百分比，在新生儿为 50%，在婴儿为 40%，在儿童为 18.5% ~25%，在青少年为 20%，在成人为 18.9% ~22%，在成年人为 13.8% ~15%。如果达不到上述比例，则慢性睡眠中浅睡期代偿性地延长，结果往往产生未睡着觉的感觉。实际生活中可用以下标准检查是否为较高的睡眠质量。①入睡快。上床后 5 ~ 15 分钟进入睡眠状态。②睡眠深。睡眠中呼吸匀长，无鼾声，不易惊醒。③无起夜。睡眠中梦少，无梦惊现象，很少起夜。④起床快。早晨醒来身体轻盈，精神好。⑤白天头脑清晰，工作效率高，不困倦。一般说来，睡眠质量好者，睡眠时间可以少些。

三、睡眠规律与子午觉

养成良好的睡眠习惯，符合觉醒—睡眠节律，是提高睡眠质量的基本保障。前面已经谈过睡眠起卧规律与四时的关系，即一天之中起卧亦有规律，要使睡眠模式符合一日昼夜晨昏的变化。《类修要诀·养生要诀》总结为“春夏宜早起，秋冬任晏眠，晏忌日出后，早忌鸡鸣前”。

子午觉是古人睡眠养生法之一，即每天于子时、午时入睡，以达颐养天年的目的。中医认为，子午之时，阴阳交接，极盛极衰，体内气血阴阳极不平衡，必欲静卧，以候气复。现代研究也发现，夜间0点至4点，机体各器官功率降至最低；中午12点至1点，是人体交感神经最疲劳的时候，此时子午睡眠的质量和效率都高，符会养生道理。据统计，老年人睡子午觉可降低心脑血管疾病的发病率，有防病保健的意义。

第三节　睡眠的方位与姿势

一、睡眠的卧向

所谓卧向，是指睡眠时头、足的方向位置。睡眠的方位与健康紧密相关，古代养生家根据天人相应、五行相生理论，对寝卧方向提出过不同的主张。

（一）按四时阴阳定东西

《备急千金要方·道林养性》说：“凡人卧，春夏向东，秋冬向西。”《老老恒言》引《保生心鉴》云：“凡卧，春夏首宜向东，秋冬首宜向西。”即认为春夏属阳，头宜朝东卧，秋冬属阴，头宜朝西卧，以合“春夏养阳，秋冬养阴”的原则。

（二）寝卧恒东向

一些养生家主张一年四季头都应恒东向而卧，不因四时而变更。《老老恒言》引《礼记·玉藻》云：“寝恒东首，谓顺生气而卧也。”头为诸阳之会，位于人体之最上方，气血升发所向，而东方震位主春，能够升发万物之气，故头向东卧，可保证清升浊降，头脑清楚。

（三）避免北首而卧

《备急千金要方·道林养性》提出“头勿北卧，及墙北亦勿安床”。《老老恒言·安寝》也指出“首勿北卧，谓避阴气”。在这一点上，古代养生家的观点基本一致，认为北方属水，阴中之阴位，主冬主寒，恐北首而卧阴寒之气直伤人体元阳，损害元神之府。据临床调查发现，头北足南而卧的老人的脑梗死发病率较其他卧向的高。国外资料表明，头北足南而卧易诱发心肌梗死。

总而言之，卧向与健康的关系是一个值得进一步研究的问题。

二、睡眠的姿势

古人云："立如松，坐如钟，卧如弓。"养生家认为行走、坐卧皆有要诀，能够做到这一点，则自然不求寿而寿延。睡姿虽有多种，但以体位来分，不外乎仰卧、俯卧、侧卧三种，历代学者对此多有论述，可概括为以下几点。

（一）常人宜右侧卧

孔子在《论语》中说"寝不尸""睡不厌屈，觉不厌伸"，意指睡眠以侧屈为好。《备急千金要方·道林养性》说："屈膝侧卧，益人气力，胜正偃卧。"《寿世传真》说："仰面伸足睡，恐失精，故宜侧曲。"这说明侧卧比仰卧要好。侧卧可益气活络，仰卧则易造成噩梦、失精和打鼾。侧卧与俯卧亦不同，气功家有口头禅"侧龙卧虎仰瘫尸"，认为侧卧利于调青龙，使肝脉舒达，俯卧利于调白虎，使肺脉宣降。但现代研究发现，俯卧不利于呼吸和心肺血液循环，也有损面部容颜。《释氏戒律》说："卧为右侧。"《续博物志》说："卧不欲左肋。"古今医家都选择右侧卧为最佳卧姿，这是因为右侧卧时心脏在胸腔中受压最小，利于减轻心脏负荷，使心排出量增多。另外，右侧卧时肝处于最低位，肝藏血最多，可加强对食物的消化和营养物质的代谢。又，胃及十二指肠的出口均在下方，右侧卧时利于胃肠内容物的排空，故《老老恒言》说"如食后必欲卧，宜右侧以舒脾之气"。

（二）孕妇宜左侧卧

对女性来说，侧卧较仰卧和俯卧好。俯卧可使颜面皮肤血液循环受阻，致面部皱纹增加。仰卧不利于妇女盆腔血液循环，易致各种月经病。孕妇宜取左侧卧，尤其是进入妊娠中晚期者。此时大约有80%孕妇的子宫右旋倾斜，使右侧输尿管受压，易产生尿潴留，若孕妇长期右侧卧可致右侧肾盂肾炎。另外，右侧卧可压迫腹部下腔静脉，影响血液回流，不利于胎儿发育和分娩。仰卧时，增大的子宫可直接压迫腹主动脉，使子宫供血量骤然减少，严重影响胎儿发育。因此左侧卧最利于胎儿生长，可大大减少妊娠期并发症。

（三）婴幼儿睡姿

对婴幼儿来说，俯卧是最不健康的卧姿。婴儿自主力差，不能主动翻身，加之颅骨软嫩，易受压变形，俯卧时间一长会造成面部五官畸形。长期一侧卧或仰卧也易使其头颅发育不对称。因而婴幼儿睡眠时应在大人的帮助下经常地变换体位，每隔1~2小时翻1次身。

（四）老人及病人睡姿

对于老年人而言，仰卧、俯卧、左侧卧均不适宜，以右侧卧最好。心力衰竭及咳喘发作病人，宜取半侧位或半坐位，同时将枕与后背垫高。肺病造成的胸腔积液病人，宜采取患侧卧位，使胸腔积液位置最低，不妨碍健侧肺的呼吸功能。有瘀血症状的心脏病人，如肺心病病人等，一般不宜采取左侧卧或俯卧，以防心脏负荷过大。在《备急千金要方》中孙思邈还提出“凡人眠，勿以脚悬踏高处，久成肾水及损房”，即头低脚高位置睡觉者易得肾脏疾患。

近年有学者用慢镜头电影记录了人在熟睡时的姿势，发现每隔 10～15 分钟熟睡者就要变动 1 次体位，在整个睡眠过程中其体位变动可达 20 次以上。在入睡时养成保持正确睡姿的良好习惯，是有利于自身保健的，但并不要求睡着后姿势永远不变。对此，孙思邈在《备急千金要方》中已有论述：“人卧一夜当作五度反复，常逐更转。”整个睡眠过程中保持不变的卧姿是不符合生理要求的。

第四节　睡眠与卧具

一、床铺

床铺又称床榻，是供人睡卧的用具。床在我国已有 2500 多年历史了，从北方的火炕到南方的藤床，从小儿的摇篮到老人的躺椅，床的种类很多。随着社会进步和科学的发展，床的功能也在增多。从摄生保健角度来说，床无论怎样变化，均应具备以下几个要素。

（一）床宜高低适度

《老老恒言》说“床低则卧起俱便”，主张床的高度以略高于就寝者膝盖水平为好，为0.4～0.5 m，这样的高度便于上下床。若床铺过高，易使人产生紧张感，影响安眠；若床铺过低，则易于受潮，使寒湿、湿热之地气直中脏腑，或造成关节痹病。在过低的床铺上休息，往往呼吸不到新鲜的空气，且灰尘、二氧化碳较多，影响健康。由此可见，床铺过高及地铺对养生都是不利的。

（二）床宜宽大

服虔《通俗文》记载：“八尺曰床，故床必宽大。”床铺面积大，便于睡眠者自由翻身，有利于气血流通、筋骨舒展。一般来说，床铺宜长于就寝者身高的0.2～0.3 m，宽于就寝者身宽的0.4～0.5 m。运动员应使用特制的床，使长宽达到要求；婴儿床除要求一定宽和长度外，宜在床周加栏杆，以防婴儿坠地。

（三）床宜软硬适中

床的标准软硬度以木板床上铺 0.1m 厚的棉垫为宜。其他的床如南方的竹榻、藤床、棕绷床也较符合养生要求。现代的弹簧钢丝床、沙发床、席梦思等有弹性过大、过软的缺点，对此可采用软床铺硬垫的办法进行纠正。软硬适中的床可保证脊椎维持正常生理曲线，使肌肉放松，有利于消除疲劳。过软的床则使脊椎周围韧带和椎关节负荷增加，肌肉被动紧张，久则引起腰背疼痛。

二、枕头

枕头是睡眠中不可缺少的用具，适宜的枕头有利于放松全身、保护颈部和大脑、促进和改善睡眠，还有防病治病的效果。

（一）枕头的基本要素

1. 高度

《老老恒言·枕》指出："酌高下尺寸，令侧卧恰与肩平，即仰卧亦觉安舒。"现代研究也认为，枕高以稍低于肩到同侧颈部距离为宜，枕头过高和过低对人体都有害。枕高是根据人体颈部的生理曲线而确定的，只有保持这个正常的生理弯曲，才能使肩颈部的肌肉、韧带及关节处于放松状态。《显道经》曾指出"枕高肝缩，枕下肺蹇"，就是说枕过高影响肝脉疏泄，枕过低则影响肺气宣降。现代研究认为，高枕妨碍头部血液循环，易造成脑缺氧、打鼾和落枕；低枕使头部充血，易造成眼睑和颜面浮肿。一般认为高血压、颈椎病及脊椎不正的病人不宜使用高枕，肺病、心脏病、哮喘病人不宜使用低枕，否则不利于疾病康复。

2. 长宽度

古人主张枕头以稍长为宜，尤其老年人，"老年独寝，亦需长枕，则反侧不滞一处"。枕头的长度应以够睡眠时翻一个身的位置为宜，一般要长于头横断位的周长。枕头不宜过宽，以 0.15 ~ 0.2 m为好，过宽会使头颈部关节肌肉被动紧张，不利于保健。

3. 软硬度

枕芯应选择质地松软之物，以制成软硬适度、稍有弹性的枕头为好。枕头太硬，会使头颈与枕头接触部位压强增加，造成头部不适；枕头太软，则难以维持正常高度，使头颈项部因得不到一定支持而疲劳。此外，枕头的弹性应适当，若弹性过强，则使头部不断受到外加的弹力作用，产生肌肉的疲劳和损伤。对于枕头的使用，也有一定的要求：一般仰卧时，枕头应放在头肩之间的项部，使颈椎生理前凸得以维持；侧卧时，枕头应放置于头下，使颈椎与整个脊柱保持水平位置。

（二）保健药枕

根据中医辨证原则，采用不同的药物加工制成的枕芯而做成的枕头称为药枕。

1. 药枕的保健原理

药枕的内容物多为碾碎的具有挥发性的中药，以花、叶、种子最常用。药枕多为传统的圆枕。药枕的保健原理在于枕内的中药不断挥发，中药微粒子借头温和头上毛窍孔透入体内，通过经络以疏通气血、调整阴阳；或通过鼻腔吸入，经过肺的气血交换进入体内，此所谓"闻香治病"的道理。

2. 药枕的保健作用

药枕对人体而言既有治疗作用又有保健作用，可以疗疾除病、协调阴阳，又可聪耳明目、益寿延年。药枕的使用要贯彻辨证的原则，即根据年龄、体质、疾病和季节环境变化来辨证处方，对症选枕。如小儿宜选不凉不燥的小米枕，以利头部发育；老人宜选不寒不热的健身丁公枕、菊花枕；阴虚火旺体质者宜选绿豆枕、黑豆枕；阳亢体质者宜选夏枯草枕、蚕沙枕；耳鸣、耳聋病人可选磁石枕；目暗、目花病人可选菊花枕、茶叶枕、决明子枕等明目枕；神经衰弱、心脏病病人可选琥珀枕、柏子仁枕。夏季暑热炽盛时，宜选竹茹枕、石膏枕。总之，药枕可“疗百病”“益寿延年”（《理瀹骈文》），是一种有效的保健品。

3. 药枕的保健范围及宜忌

药枕有无病防病、有病疗病的作用，对全身器官均有影响，一般对五官科及头面部疾患的治疗效果最佳，对神经系统、呼吸系统、循环系统疾患的效果亦好。药枕一般适用于慢性疾病恢复期及部分外感疾病急性期，不适用于创伤、急症、传染病等。使用药枕时应注意以下几点：①枕头内容物宜选辛香平和、微凉、清轻之品，以植物花、叶、茎为好，不宜使用大辛大热、大寒及浓烈毒之物，如附子、乌头、狼毒、斑蝥等；②选药物时慎用动血、破血之品，如麝香等，阳亢阴虚病人、孕妇及小儿禁用；③对于药效强、药力猛的治疗性药枕，如治疗风湿、类风湿疾病之药枕，不可滥用于常人保健；④药枕宜定期更换枕芯，以 1 ~3 个月为宜，夏天宜常晒晾，以防发霉变质。

三、其他卧具

为了寝卧安适，被褥、睡服及床上其他用品的选用也很重要。

（一）被

1. 被里宜柔软

《老老恒言》说：“被宜里面俱紬，毋用锦与缎，以其柔软不及也。”紬，即绸。此外，被里还可选细棉布、棉纱、细麻布等，不宜用腈纶、涤纶等带静电荷的化纤品。

2. 被宜保温

盖被的目的是御寒护阳、温煦内脏，故被内容物宜选棉花、丝绵、羽绒为好，腈纶棉次之。丝绵之物以新者为优，不宜使用超过 2 年。陈旧棉絮沉重且不保温，易积湿气，不利养生。

3. 被宜轻不宜重

被重则压迫胸腹、四肢，使气血不畅，心中烦闷，易生梦惊。

4. 被宜宽大

《老老恒言》说：“被取暖气不漏，故必阔大，使两边可折。”被子宽大，有利于翻身转侧。现代流行的睡袋不如传统被子的保健性好，睡袋上口束紧，三面封闭，影响了肢体活动和皮肤的新陈代谢。

（二）褥

褥宜软且厚。《老老恒言》说：“稳卧必得厚褥，老人骨瘦体弱，尤须褥厚，必宜多备，渐冷渐加。”厚褥有利于维持人体体表生理曲线，一般以厚0.1 m为佳，平日可随天气冷暖变化加减。

（三）睡衣

睡眠时换衣为好。睡衣宜宽大，无领无扣，不使颈、胸、腰受束。睡衣要有一定的长度，使四肢覆盖，不冒风寒。睡衣选料以天然织品为好，秋冬季宜选棉绒、毛巾布为料，春夏季宜选丝绸、薄纱为料。睡衣选择总以宽长、舒适、吸汗、遮风为原则。

（四）睡帽与肚兜

老人冬日睡卧宜带睡帽，其式状如回民帽，用棉布做成，以能遮盖住整个头顶为宜。无论冬夏，老人睡卧时宜带肚兜，对于70周岁以上老人，应日夜不离。因老人阳气已虚，易为风寒所伤，若伤腹则直中脾胃，产生腹痛、泄泻等。

《老老恒言》说：“阳光益人，且能发松诸物。褥久卧则实，隔两三宿，即就向阳处晒之，毋厌其频。被亦然，不特棉絮加松，终宵觉有余暖，受益确有明验。”故一切床上用品均应勤洗勤晒，日晒除了起到消毒杀菌作用，还能间接使皮肤接受紫外线刺激，是很好的保健措施。

第五节　睡眠环境与宜忌

一、睡眠环境

（一）恬淡宁静

安静的环境是帮助人入睡的基本条件之一。嘈杂的环境使人心神烦躁，难于安眠。因而卧室选择重在避声，窗口应远离街道闹市，室内不宜放置音响设备。

（二）光线幽暗

《老老恒言》说：“就寝即灭灯，目不外眩，则神守其舍。”《云笈七签》说：“夜寝燃灯，令人心神不安。”在灯光下入睡，使人睡眠不安稳，浅睡期增多，因此睡前必须关灯。若住房面积有限，没有专用卧室者，应将床铺设在室中幽暗的角落，并以屏风或隔帘与活动范围隔开。室内窗帘颜色以冷色为佳。

（三）空气新鲜

卧室房间不一定大，但应保证白天阳光充足、空气流通，以免潮湿之气、秽浊之气滞留。卧室内必须安窗，在睡前、醒后及午间宜开窗换气，在睡觉时不宜将门窗全部关闭，应保留门上透气窗或将窗户开个缝隙。氧气充足，不仅有利于大脑细胞消除疲劳，还有利于表皮的呼吸功能。此外，应注意不宜在卧室内用餐、烧炉子，以防蚊蝇滋生和发生中毒。

（四）温湿度适宜

卧室内要保证温湿度相对恒定，室温以 20 ℃为好，湿度以 40% 左右为宜。卧室内要保持清洁，可置兰花、荷花、仙人掌等植物一盆，此类植物夜间排放的一氧化碳甚少，有利于室内温湿度的调节。室内家具越少越好，一切设置以简朴典雅为佳，有利于安神。

二、睡眠的宜忌

我国古人把睡眠经验总结为“睡眠十忌”：一忌仰卧，二忌忧虑，三忌睡前恼怒，四忌睡前进食，五忌睡卧言语，六忌睡卧对灯光，七忌睡时张口，八忌夜卧覆首，九忌卧处当风，十忌睡卧对炉火。概括起来，可分为以下 3 个方面。

（一）睡前禁忌

睡前不宜饱食、饥饿，又或大量饮水及饮用浓茶、咖啡等。《彭祖摄生养性论》曰：“饱食偃卧则气伤。”《抱朴子·极言》曰：“饱食即卧，伤也。”《陶真人卫生歌》曰：“晚食常宜申酉前，向夜徒劳滞胸膈。”以上都说明饱食即卧，则脾胃不运，食滞胸脘，化湿成痰，大伤阳气。在饥饿状态下则饥肠辘辘，难以入眠。若睡前大量饮水，则饮水损脾，水湿内停，夜尿增多，甚则伤肾。睡前更不宜饮用兴奋饮料，亦忌烟酒，以免难以入睡。睡前还应忌七情过极、读书思虑。大喜大怒则神不守舍，读书极虑则神动而躁，致气机紊乱，阳不入阴。睡前亦不可剧烈运动，以免影响入睡。

（二）睡中禁忌

寝卧时忌当风、对炉火、开灯光。睡卧时若头对门窗风口，易成风入脑户，引起面瘫、偏瘫。睡卧时头对炉火、暖气，易使火攻上焦，造成咽干、目赤、鼻衄，甚则头痛。睡卧时头对灯光，则神不寐。睡卧时亦忌言语哼唱，古人云“肺为五脏华盖，好似钟磬，凡人卧下肺即收敛”，如果卧下言语，则肺震动而使五脏俱不得宁。睡卧时还忌蒙头张口，《备急千金要方·道林养性》说“冬夜勿覆其头得长寿”，此即所谓“冻脑”之意，可使呼吸通畅、脑供氧充足。孙氏还说“暮卧常习闭口，口开即失气”，即张口睡眠最不卫生，易生外感，易因痰窒息。

（三）醒后禁忌

古人云“早起者多高寿”，故醒后忌恋床不起，夏月不宜晚起，否则“令四肢昏沉，精神懵昧”（《混俗颐生录》）。睡懒觉不利于人体阳气宣发，使气机不畅，易生滞疾。此外，旦起忌嗔恚、恼怒，此大伤人神。《养性延命录》载“凡人旦起恒言善事，天与之福，勿言奈何歌啸”，“旦起嗔恚二不详”，认为这样影响一日之内的气血阴阳变化，极有害于健康。

第六节　失眠的预防

失眠，中医称为不寐，是指睡眠时间不足或睡眠质量差。其表现为夜晚难于入眠，白天精神不振，工作和学习效率低。失眠可分为偶然性失眠和习惯性失眠。偶然性失眠不能算作疾病，是由偶然因素引起的。长期、反复的失眠称为习惯性失眠，又分为继发性和原发性两种。习惯性失眠就是病态了。

一、失眠的分型

失眠有多种分类方法，按现代最常见的失眠分类法可分为 3 种类型，即起始失眠、间断失眠和终点失眠。

（一）起始失眠

起始失眠又称入睡困难型失眠，特点为夜晚精力充沛、思维奔逸，上床后辗转难眠、毫无困意，直至后半夜才因极度疲劳而勉强入睡。这种类型占失眠者大多数，通常是猫头鹰型人，以青壮年多见。

（二）间断失眠

间质失眠又称熟睡困难型失眠，特点为睡眠程度不深、夜间常被惊醒、醒后久久无法再眠。这种类型的人通常更为焦虑痛苦。常见于体弱且有慢性病及个性特殊的人。

（三）终点失眠

终点睡眠又称睡眠早醒型失眠，特点是早早醒来，后半夜一醒即再难入睡，白天精神状态差，直至下午精神才好转。常见于动脉粥样硬化病人和年迈的老人。

由于个人睡眠规律与类型不同，诊断失眠时还应参照睡眠质量标准。有的老年人素来醒得早，醒后还十分精神，白天不觉疲劳，尽管少眠也不属失眠范围。

二、失眠的原因

中医认为失眠的基本病机是脏腑不和、阴阳失交。具体分析起来，失眠的原因有很多，主要有以下 4 类。

（一）起居失常

生活不规律，劳逸失度，工作任务紧时就长期开夜车，造成晨昏颠倒，破坏睡眠—觉醒节律，使自主神经系统功能紊乱，是造成失眠的常见原因。

（二）心理因素

中医称此类因素为情志过极，白天过度紧张或整日忧心忡忡，恼怒、恐惧、抑郁都能造成大脑皮层兴奋抑制失常，以致夜晚失眠。临睡前大怒大喜或激动悲伤可造成大脑局部兴奋灶强烈而持久的兴奋，亦可引起失眠。因心理因素致失眠者，占失眠人群的相当一部分。

（三）身体因素

来自身体内部的生理、病理刺激会影响正常的睡眠，如过饥、过饱、大渴大饮、腑实便秘、疼痛、瘙痒、呼吸障碍等。

（四）环境因素

不良的卧室环境也能引起失眠，如噪音、空气污染、蚊蝇骚扰、强光刺激、大寒大暑及地域时差的变化等。

三、失眠的预防

自古至今，防治失眠的方法有很多，可概括为病因防治、心理防治、体育防治、药物防治、食物防治、气功防治、按摩法几方面，具体介绍如下。

（一）病因防治

对于因身体因素、起居失常、环境因素等造成的失眠，宜采用病因疗法，即消除失眠诱因。对于身患各种疾病而影响睡眠的病人，应当首先治疗原发病，再纠正继发性失眠。

（二）心理防治

平素加强精神修养、遇事乐观超脱、不过分追求能力以外的名利，是避免情志过极造成失眠的良方。青年人应学会驾驭自己的情感，放松思想；老年人则要学会培养对生活的兴趣，每天对生活内容做出紧凑的安排，以防止白天萎靡不振。

心理治疗常用的方法为自我暗示法，即上床前放松精神，建立自信心，并对自己说“今晚我一定能睡着”，在躺好后默念“我头沉了，我疲劳了；我肩沉了，我很累了；我臂沉了，工作完成了；我腿沉了，我要睡了”。长期进行这样的自我训练，可以形成良好的条件反射，甚至上床就着。

（三）体育防治

《老老恒言》说：“盖行则身劳，劳则思息，动极而返于静，亦有其理。”体育锻炼不仅可以改善体质，加强心肺功能，使大脑得到更多的新鲜血液，还有助于增强交感—副交感神经的功能稳定性，对防治失眠有良好的作用。一般在睡前 2 小时左右可选择一些适宜项目进行锻炼，以身体发热、微汗出为度。

（四）药物防治

以安眠药治疗失眠的应用面最广，一般来说，不到不得已时不宜使用或尽量少用药物。安眠药一经服用，易使人产生依赖性、成瘾性，且对肝、脑及造血系统有不良影响，易发生药物中毒反应，还打乱了平日睡眠周期节律，影响脑力恢复。所以安眠药偶尔服、短期用效果较好，中老年人及失眠不严重的人宜选中成药为佳。

（五）食物防治

失眠者可适当服用一些有益于睡眠的食物，如蜂蜜、桂圆、牛奶、大枣、木耳等，还可配合药膳保健。药膳种类有很多，可根据人的体质和症状辨证选膳，常用的药膳有茯苓饼、银耳羹、百合粥、莲子粥、山药牛奶羹、黄酒核桃泥、芝麻糖、土豆蜜膏等。此外，玫瑰烤羊心、猪脊骨汤对失眠的效果亦好。

（六）气功、按摩法

失眠者可于睡前摆卧功姿势，行放松功。调节呼吸、全身放松、排除杂念，可帮助人入静安眠。失眠者亦可躺在床上进行穴位按摩，如按揉双侧内关、神门、足三里和三阴交穴，左右交替揉搓涌泉穴等，都有助于入眠。在行气功或按摩过程中要尽量做到心平气和、思想放松，如此效果才好。

第九章　饮食养生

饮食养生，就是按照中医理论调整饮食，注意饮食宜忌，合理地摄取食物，以增进健康、益寿延年的养生方法。

饮食是供给机体营养物质的源泉，是维持人体生长发育、完成各种生理功能、保证生命生存不可缺少的条件。《汉书·郦食其传》所说的“民以食为天”就是这个意思。古人早就认识到了饮食与生命的重要关系。他们在长期实践中积累了丰富的知识和宝贵的经验，逐渐形成了一套具有中华民族特色的饮食养生理论，在保障人民健康方面发挥了巨大作用。

饮食养生的目的在于通过合理而适度地补充营养以补益精气，并通过饮食调配纠正脏腑阴阳之偏颇，从而增进机体健康、抗衰延寿。饮食为人体所必需，而饮食不当又最易影响健康，故食养是中医养生学的重要组成部分。

第一节 饮食养生的作用

饮食是为了补充营养，这是人所共知的常识，但具体说起来，其中还有许多讲究。首先，人体最重要的物质基础是精、气、神，统称“三宝”。机体营养充盛，则精气充足，神自健旺。《寿亲养老新书》说：“主身者神，养气者精，益精者气，资气者食。食者生民之大，活人之本也。”该书明确指出饮食是精、气、神的营养基础。其次，食物的味道各有不同，其对脏腑的营养作用也有所侧重。《素问·至真要大论》说：“五味入胃，各归所喜，故酸先入肝，苦先入心，甘先入脾，辛先入肺，咸先入肾，久而增气，物化之常也。”此外，食物对人体的营养作用还表现在其对人体脏腑、经络、部位的选择上，即通常所说的归经问题，如茶入肝经、梨入肺经、粳米入脾胃经、黑豆入肾经等。有针对性地选择适宜的饮食，对人的营养作用更为明显。饮食养生的作用大要有以下两个方面。

一、强身、防病

食物对人体的滋养作用是身体健康的重要保证。合理地安排饮食，保证机体有充足的营养供给，可以使人体气血充足、五脏六腑功能旺盛，新陈代谢功能活跃，生命力强，适应自然界变化的应变能力强，则抵御致病因素的力量就强。

饮食又可以调整人体的阴阳平衡，即《素问·阴阳应象大论》所说“形不足者，温之以气，精不足者，补之以味”。根据食物的气味特点及人体阴阳盛衰的情况，选择适宜的饮食营养，或以养精或以补形，既是补充营养，又可调整阴阳平衡，不仅保证机体健康，也是防止疾病发生的重要措施。例如，食用动物肝脏，既可养肝，又能预防夜盲症；食用海带，既可补充碘及维生素，又可预防甲状腺肿；食用水果和新鲜蔬菜，既可补充营养，又可预防维生素 C 缺乏病等。

此外，某些食物的特异作用可直接用于疾病的预防。例如，用大蒜预防外感和腹泻，用绿豆汤预防中暑，用葱白、生姜预防伤风感冒等，都是利用饮食来达到预防疾病的目的。

二、益寿、防衰

饮食调摄是长寿之道的重要环节。利用饮食营养达到抗衰防老、益寿延年的目的，是历代医家十分重视的问题。中医认为精生于先天而养于后天，精藏于肾而养于五脏，精气足则肾气盛，肾气充则体健神旺，此乃益寿抗衰的关键。因此，在进食时选择具有补精益气、滋肾强身作用的食物，同时注意饮食的调配及保养，对防老抗衰是十分有意义的。特别是对于老年人，充分发挥饮食的防老抗衰作用显得尤其重要。《养老奉亲书》说：“其高年之人，真气耗竭，五脏衰弱，全仰饮食以资气血。”清代养生家曹廷栋认为，以粥调治颐养老人可使其长寿。他指出：“老年有竟日食粥，不计顿，饥即食，亦能体强健，享大寿。”因之他编制粥谱百余种，以示人食饮。

很多食物都具有防老抗衰的作用，如芝麻、桑椹、枸杞子、龙眼肉、胡桃、山药、人乳、牛奶、甲鱼等，它们都含有抗衰老物质成分，有一定的抗衰延寿作用。经常选择此类食物服用，有利于健康长寿。

传统的中医饮食养生法中有丰富的调养经验和方法。在食物选择上有谷类、肉类、蔬菜、果品等，在饮食调配上则有软食、硬食、饮料、菜肴、点心等，只要调配有方、用之得当，不仅有养生健身功效，还可以收到治疗疾病效果。这些内容详见《中医饮食营养学》，这里不予赘述。

第二节 饮食调养的原则

饮食养生并非无限度地补充营养，而是必须遵循一定的原则和法度，概括地说，其大要有四：一要“和五味”，即食不可偏，要合理配膳、全面营养；二要“有节制”，即不可过饱，亦不可过饥，食量适中方能收到养生的效果；三要注意饮食卫生，防止病从口入；四要因时因人而异，根据不同情况、不同体质采取不同的配膳营养。这些原则对于指导饮食营养是十分重要的。

一、饮食合理调配

食物的种类多种多样，所含营养成分亦不相同，只有做到合理搭配才能使人得到不同的营养，以满足生命活动的需要。因此，全面的饮食、适量的营养是保证人体生长发育和健康长寿的必要条件。早在2000多年前，《素问·脏气法时论》指出：“五谷为养，五果为助，五畜为益，五菜为充，气味合而服之，以补精益气。”《素问·五常政大论》也说：“谷、肉、果、菜，食养尽之。”上文全面概述了饮食的主要组成内容，其中以谷类为主食物、肉类为副食物，用蔬菜来充实，以水果为辅助，人们必须根据需要兼而取之。这样调配饮食才会供给人体所需求的大部分营养，有益于人体健康。

现代科学研究发现，谷类食物中含有糖类和一定数量的蛋白质，肉类食物中含有蛋白质和脂肪，蔬菜、水果中含有丰富的维生素和矿物质，这些食物相互配合起来才能满足人体对各种营养物质的需求。如果不注意食物的合理调配，就会影响人体对所需营养物质的摄取，于健康无益。

在实际生活中，根据饮食合理调配这一原则，再结合具体情况，有针对性地安排饮食，对身体健康是十分有益的。

中医将食物的味道归纳为酸、苦、甘、辛、咸5种，统称五味。五味不同，对人体的作用也不同。五味调和有利于健康。《素问·生气通天论》指出：“阴之所生，本在五味，阴之五宫，伤在五味。”“是故谨和五味，骨正筋柔，气血以流，腠理以密，如是则骨气以精，谨道如法，长有天命。”说明饮食调配得当，五味和谐，有助于机体消化吸收，滋养脏腑、筋骨、气血，有利于健康长寿。《素问·五脏生成》指出：“多食咸，则脉凝泣而变色；多食苦，则皮槁而毛拔；多食辛，则筋急而爪枯；多食酸，则肉胝𦛗而唇揭；多食甘，则骨痛而发落。此五味之所伤也。”上文从食味太偏有损健康的角度强调了五味调和的重要性。

二、饮食有节

饮食有节就是饮食要有节制。这里所说的节制包含两层意思：一是指进食的量，二是指进食的时间。所谓饮食有节即进食要定量、定时。《吕氏春秋·尽数》中“食能以时，身必无灾。凡食之道，无饥无饱，是之谓五脏之葆”说的就是这个意思。

（一）定量

进食定量是指进食宜饥饱适中。人体对食物的消化、吸收、输布主要靠脾胃来完成。进食定量，饥饱适中，则脾胃足以承受，消化、吸收功能运转正常，人体便可及时地得到营养供应，以保证各种生理功能活动正常运行。反之，过饥或过饱都对人体健康不利。

过分饥饿，则机体营养来源不足，无以保证人体营养需要，长期处于营养消耗大于补充的状态下，会使机体逐渐衰弱，势必影响健康。反之，饮食过量，即在短时间内突然进食大量的食物，势必加重胃肠负担，使食物停滞于肠胃，不能及时被消化，影响营养的吸收和输布。脾胃功能因承受过重，亦会受到损伤。其结果是过饥或过饱都难以供给人体生命所需要的足够营养。气血化生之源不足，必然导致疾病的发生。《管子》载“饮食节……则身利而寿命益”“饮食不节……则形累而寿命损”。《备急千金要方·养性序》指出：“不欲极饥而食，食不可过饱；不欲极渴而饮，饮不可过多。饱食过多，则结积聚，渴饮过多，则成痰澼。”人在大饥大渴时最容易过饮过食、急食暴饮，故在饥渴难耐时应缓缓进食，避免身体受到伤害。当然，在没有食欲时也不应勉强进食，过分强食也会使脾胃功能受损。《吕氏春秋》说：“肥肉厚酒，务以自强，命之曰烂肠之食。”《素问·痹论》说：“饮食自倍，肠胃乃伤。”陶弘景在《养性延命录》中也指出：“不渴强饮则胃胀，不饥强食则脾劳。”这些论述都说明了节制饮食对养生的重要意义。

（二）定时

进食定时是指进食宜有较为固定的时间。早在《尚书》中就有“食哉惟时”之论。有规律的进食，可以保证消化、吸收功能有节奏地进行，脾胃则可协调配合，有张有弛，有条不紊地将食物进行消化、吸收，并输布营养于全身。如果食无定时，或零食不离口，或忍饥不食，都会打乱胃肠消化功能的正常规律，使脾胃功能失调，消化能力减弱，有损健康。

我国传统的进食方法是一日三餐。若能经常按时进餐，养成良好的饮食习惯，则消化功能健旺，于身体是大有好处的。

进食定量、定时是保护消化功能的调养方法，也是饮食养生的一个重到原则。历代养生家十分重视这个问题，例如，孙思邈指出“食欲数而少，不欲顿而多”，即进食要适度的意思。一日之内，人体的阴阳气血随昼夜变化而盛衰。白天阳气盛，故新陈代谢旺盛，需要的营养供给也必然多，故饮食量可略大；夜晚阳衰而阴盛，多为静息入寝，故需要的营养供给也相对少些，因而饮食量可略少，这也有利于胃肠的消化功能。所以，自古以来就有“早饭宜好，午饭宜饱，晚饭宜少”之说。

1. 早饭宜好

经过一夜，人体得到了充分休息，精神振奋，但胃肠业已空虚，此时若能及时进食，则体内营养可得到补充，精力方可充沛。所谓早饭宜好，是指早餐的质量即营养价值宜高一些，以便于机体吸收，提供充足的能量。早饭尤以稀、干搭配为佳，这样人体不仅摄取了营养，也感觉舒适。

2. 午饭宜饱

午饭具有承上启下的作用，上午的活动告一段落，下午仍需继续工作，白天能量消耗较大，故应当及时补充营养，所以午饭要吃饱。所谓“饱”，是指要保证一定的饮食量。当然也不宜过饱，过饱则胃肠负担过重，影响机体的正常活动和健康。

3. 晚饭宜少

晚上活动量小，故不宜多食。如进食过饱，易使饮食停滞，增加胃肠负担，引起消化不良，进而影响睡眠，所以晚饭要少一些。当然也不可食后即睡，宜小有活动之后再入寝。《备急千金要方·道林养性》载有“须知一日之忌，暮无饱食”，“饱食即卧乃生百病”。

三、饮食卫生

注意饮食卫生也是我国的优良传统。自古以来，饮食卫生一直为人们所重视，被看作是养生防病的重要内容之一。归纳起来，其大要有三。

（一）饮食宜新鲜

新鲜、清洁的食物可以补充机体所需的营养。饮食新鲜而不变质，则其营养成分很容易被人体吸收，对人体有益无害。食品清洁可以防止病从口入，避免被细菌或毒素污染的食物进入机体而致病。因此，饮食物要保证新鲜、清洁。《论语·乡党》中就有“鱼馁而肉败不食，色恶不食”之语。张仲景在《金匮要略》中进一步指出“秽饭、馁肉、臭鱼，食之皆伤人”，意在告诫人们腐败不洁的食物、变质的食物不宜食用，食之有害。新鲜、清洁的食物才是人体所需要的。

（二）宜以熟食为主

大部分食物不宜生吃，需要经过烹调加热后变成熟食方可食用，其目的是使食物更容易被人体消化吸收，同时也使食物在加工过程中得到清洁、消毒，清除一些致病因素。实际上，在人类取得火种以后，吃熟食便成为人类的饮食习惯，后又发展为烹调学。孔子的“脍不厌细”也是着眼于熟食而言的。故饮食以熟食为主是饮食卫生的重要内容之一，肉类尤须煮烂。《备急千金要方·养性序》说：“勿食生肉，伤胃，一切肉惟须煮烂。”这对老年人尤为重要。

（三）注意饮食禁忌

在长期的实践生活中，人类逐渐认识到有些动植物于人体有害，食入后会引发食物中毒，如河豚等误食会影响健康，甚至危及生命。因而，在饮食中应对这类食物多加小心，仔细辨认。早在

2000 多年前，汉代医家张仲景就提出了有关食品禁忌的问题，在《金匮要略》中记载《禽兽鱼虫禁忌并治》和《果实菜谷禁忌并治》两篇。张仲景指出："肉中有朱点者，不可食之。""六畜自死，皆疫死，则有毒，不可食之。""诸肉及鱼，若狗不食、鸟不啄者，不可食。""生米停留多日，有损处，食之伤人。""果子落地经宿，虫蚁食之者，人大忌食之。"这些饮食禁忌至今仍有现实意义，我们在饮食卫生中应予以重视。

四、因时因人制宜

随四时气候变化而调节饮食是饮食养生的原则之一，对于保证机体健康是很有好处的。元代忽思慧所著的《饮膳正要》一书中说："春气温，宜食麦以凉之……夏气热，宜食菽以寒之……秋气燥，宜食麻以润其燥……冬气寒，宜食黍以热性治其寒。"该书概括地指明了饮食四时宜忌的原则（详见下篇"第十九章　因时养生"）。

饮食调摄，还要根据年龄、体质、个性、习惯等方面的差异分别予以安排，不可一概而论。例如胃酸偏多的人，宜适当多食碱性食物；胃酸缺乏的人，宜适当选择偏于酸性的食品，以保证食物的酸碱适度。体胖之人多有痰湿，宜清淡饮食，而不宜多食肥甘油腻；体瘦之人多阴虚内热，在饮食上宜多选甘润生津之品，而不宜多食用辛辣燥烈之品（详见下篇"第十六章　因人养生"与"第十七章　体质养生"）。

第三节　进食保健

进食保健关系到饮食营养能否更好地被机体消化吸收，故应予以足够重视。现择其要，归纳如下。

一、进食宜缓

进食宜缓是指吃饭时应该从容缓和、细嚼慢咽。《养病庸言》说："不论粥饭点心，皆宜嚼得极细咽下。"这样进食既有利于各种消化液的分泌，使食物易于消化吸收，又能稳定情绪，避免急食暴食，保护肠胃。急食则食不易化，暴食则会骤然加重肠胃负担，还容易发生噎、呛、咳等意外。以上这些是应当予以重视的。

二、食宜专致

《论语·乡党》载"食不语"。进食时应该将头脑中的各种琐事尽量抛开，把注意力集中到饮食上来。进食时专心致志，既可品尝食物的味道，又有助于消化吸收，更可以有意识地将主食、蔬菜、肉、蛋等杂合进食，做到合理调配。古人所说的"食不语"及"食勿大言"（见《千金翼方》）就是要求人们在吃饭时应专心致志，说明自古以来人们早已认识到专心进食有利于消化的道理。倘若进食时头脑中仍思绪万千，或边看书报边吃饭，没有把注意力集中在饮食上，心不在"食"，那么也不会激起食欲，纳食不香自然影响消化吸收。这是不符合饮食养生要求的。

三、进食宜乐

安静愉快的情绪有利于胃的消化，乐观的情绪和高兴的心情可使人食欲大增，这就是中医学中所说的肝疏泄畅达则脾胃健旺。反之，情绪不好，恼怒嗔恚，则肝失条达，抑郁不疏，致使脾胃受其制约，影响食欲，妨碍消化功能。古来既有“食后不可便怒，怒后不可便食”之说。故于进食前后均应注意保持乐观情绪，力戒忧愁恼怒，以妨其危害健康。

进食时要保持情绪舒畅乐观，可以从以下几个方面入手。

（1）进食的环境要宁静、整洁。这对稳定人的情绪是很重要的。喧闹、嘈杂及脏乱不堪的环境往往影响人的情绪和食欲。

（2）进食的气氛要轻松愉快。进食过程中不回忆、不谈论令人不愉快的事情，不急躁、不争吵，保持轻松愉快的气氛。

（3）轻松、柔和的乐曲有助于消化吸收。《寿世保元》说：“脾好音声，闻声即动而磨食。”故在进食时放一些轻柔松快的乐曲，有利于增进食欲及加强消化功能。

第四节　食后养生

为了帮助消化食物，进食之后亦应做一些必要的调理，如食后摩腹、散步等。

一、食后摩腹

《千金翼方》说：“平日点心饭讫，即自以热手摩腹。”又说：“中食后，还以热手摩腹。”食后摩腹的具体方法：进食以后，自左而右，可连续做二三十次不等。这种方法有利于腹腔血液循环，可促进胃肠消化。经常进行食后摩腹，不仅有益于消化，对全身健康也有好处，是一种简便易行、行之有效的养生方法。

二、食后散步

进食后不宜立即卧床休息，宜做一些从容缓和的活动才于健康有益。俗话说：“饭后百步走，能活九十九。”《摄养枕中方》说：“食止，行数百步，大益人。”进食后活动身体，有利于胃肠蠕动，促进消化吸收，其中又以散步是最好的活动方式。

如果在饭后边散步边摩腹，则效果更佳。《千金翼方》将其归纳为“中食后，还以热手摩腹，行一二百步，缓缓行，勿令气急，行讫，还床偃卧，四展手足，勿睡，顷之气定，便起正坐”。这是一套较为完整的食后养生方法，后世多所沿用，亦被实践证明行之有效。

三、食后漱口

进食后还要注意口腔卫生。进食后口腔内容易残留一些食物残渣，若不及时清除，往往引起口臭或龋齿、牙周病。早在汉代，《金匮要略》中即有“食毕当漱口数过，令牙齿不败口香”之说。经常漱口可使口腔保持清洁、牙齿坚固，并能防止口臭、龋齿等疾病。

第十章 房事养生

房事，又称为性生活。房事养生，就是根据人体的生理特点和生命规律，采取健康的性行为，以防病保健，提高生活质量，从而达到健康长寿的目的。性行为是人类的一种本能，是人类生活的重要内容之一，故有人把性生活、物质生活和精神生活一起列为人类的三大生活。房事保健的根本任务是将人的性生理、心理、性爱等一系列活动规律，通过宣传教育，使人们掌握关于性的必要知识和正确的性行为，培养高尚的性道德，进而建设社会主义的性文明，提高人口的素质。

第一节 房事养生教育的重要性

房事养生又可称为性保健，是一门新颖而又古老的学科。说它新颖，是因为它是近三四十年来才受到国内外医家的重视；说它古老，则是因为这门学科源远流长，随着人类文明的诞生就有了性医学的萌芽。中国古代对房事保健的研究是很早的，但由于古代封建礼教的约束，特别是儒家思想的长期统治，古人认为性知识诲淫败俗、不屑称道。因此，长期以来性保健教育是一个充满阻力、困难的事情，致使人类自身的性知识和学说并没有得到正确地对待。性医学在传统医学中仍是一个薄弱环节，这种情况亟待改变。

人的生长发育可以分为两个过程，即自然生长过程和社会化过程。人的性活动不是个人问题，而是具有社会性的。因为性活动必然发展为婚姻、生育，生育又必然影响到整个社会，因此，性保健是一种社会需要。在现实生活中，我们看到中学生乃至小学生早恋现象增多，青少年性错误和性犯罪增多，婚前性关系和少女怀孕、未婚怀孕情况增多，造成这种现象的原因很复杂，其中有“性解放”“性自由”思潮的影响，有黄色文化、淫秽物品的毒害传染，但还有一条就是缺乏科学的性知识、高尚的性道德理论的教育和灌输。不宣传正确的思想，就抵制不了有害的思潮，丑恶的东西就易泛滥。因此，对不同年龄、不同心理和生理特点及不同职业的人，分别实施有针对性的性保健教育是非常有必要的。

性教育是一件十分重要而严肃的事情，普及性保健知识的作用是多方面的。第一，有利于建立健康的、文明的、科学的生活方式，促进人的身心健康，避免不必要的恐惧和烦恼，以及多种性功能障碍的疾患。第二，有助于增进个人和家庭的幸福和社会的稳定。性保健教育与其他教育有一个显著的不同，即它不仅关系到个人的身心健康，还直接关系到夫妻、家庭的幸福。它可为人们提供正确的性生活指导，以增强夫妻感情，协调夫妻关系，建立健康和谐的生活。第三，有利于青少年的健康成长。普及性科学知识，重视青春期的性道德和性知识教育，可以正确引导青少年培养高尚的道德情操，防止犯罪发生。第四，有助于移风易俗，促进社会主义精神文明建设。由于长期的封建意识影响，人们把性的相关问题看作禁区，使社会上很多人感到一种性压抑感，一直受到自我思想的束缚。普及和提高性知识，使男女老少谈到生殖器官就像谈到肺、胃和肾一样处之泰然，这是一个民族文化层次与文明程度较高的体现。第五，有利于打击各种犯罪活动。性犯罪的司法实践指出，性犯罪分子堕落或腐蚀他人的一条重要途径就是传播黄色、淫秽的读物及影视音像作品。从理论上弄清黄色刊物、黄色镜头与性犯罪之间的关系，就可自觉采取坚决的措施抵制这些精神鸦片。

总之，普及性保健教育、建设性文明是建设高度社会主义精神文明的一个重要组成部分，它有利于人口素质的提高、社会的进步与发展。

第二节　房事的生理作用

一、房事与阴阳之道

阴阳者，天地之道也。房事活动体现了阴阳整体的观念。长沙马王堆竹简《十问》中记载了这样一段对话："尧问了舜曰：'天下孰为贵？'舜曰：'生为贵。'尧曰：'治生奈何？'舜曰：'审乎阴阳。'"古人以阴阳思辨自然，以阴阳剖析自身，东方哲学认为男女、阴阳、天地统成一体，所谓阴阳之道乃是性爱的真髓、核心，这一基本理论和法则是研究人类生活的一大依据。孔夫子认为男女关系是"人伦之始""五代之基"。《孟子·告子》谓："食色，性也。"《礼记·礼运》谓："饮食男女，人之大欲存焉。"上文把性欲和食欲并举，说明它们是不可抗拒的自然法则，"保存自己"和"繁衍种族"是生物的两大使命。因此，食色为动物的自然属性。人类的繁衍昌盛亦从男女阴阳规律而来。我国古代道教很重视养生，也很重视对阴阳之道的研究，不仅不把它看作"修行"的阻碍，还把它看成重要的修炼方法之一，其主要目的在于保精、还精、补脑等，正如元代李鹏飞在《三元延寿参赞书》中所说"男女居室，人之大伦，独阳不生，独阴不成，人道有不可废者"。一阴一阳之谓道，偏阴偏阳之谓疾。男女相须好比是天地相合，若男女两者不合，则违背阴阳之道，犹"若春无秋，若冬无夏。因而和之，是谓圣度，圣人不绝和合之道"。《玉房秘诀》亦谓："男女相成，犹天地相生也，天地得交会之道，故无终竟之限。人失交接之道，故有夭折之渐，能避渐伤之事而得阴阳之术，则不死之道也。"由此可见，房事生活本乎自然之道，这是养生延寿的重要内容之一，是健康长寿的基础。

二、房事是人类生理之需

性是人类的天性，是人的自然生理，它与呼吸、心跳、消化、排泄一样。正常的房事生活是人类天性和生理之需，也是生活情趣上不可缺少的。禁欲，是违反自然规律的，也是违背人类天性和生理规律的。因此，如果不适当地抑制性功能会引起一定的病理变化，带来许多疾病。《素女经》谓："天地有开合，阴阳有施化，人法阴阳，随四时。今欲不交接，神气不宣布，阴阳闭膈，何以自补?”又指出：“阴阳不交，则生痈瘀之疾，故幽、闲、怨、旷多病而不寿。”《备急千金要方》亦说：“男不可无女，女不可无男，无女则意动，意动则神劳，神劳则损寿。若念真正无可思者，则大佳，长生也。然而万无一有，强抑郁闭之，难持易失，使人漏精尿浊，以致鬼交之病，损一而当百也。”《抱朴子》也说：“阴阳不交伤也。”《三元延寿参赞书》指出：“若孤阳绝阴，独阴无阳，欲心炽而不遂，则阴阳交争，乍寒乍热，久而为劳。”这些观点都是反对禁欲的。男女相互依存，正常的性生活可以协调体内的各种生理功能，促进性激素的正常分泌，有利于防止衰老。良好的房事生活可以增强夫妻和谐、婚姻的情趣和家庭幸福感。有人提出的“性与生命同在”是有道理的。实践证明，茕茕独处或痴男怨女多病而不寿，独身主义不符合生理性规律。正常的房事生活可促进和保持心理的健康，它可以疏散心情的忧郁、苦闷和缓解精神压力，预防疾病。健康的性爱可鼓舞人的斗志，可使人生乐观、积极向上。1987 年，我国研究人员对广西巴马县长寿老人的调查结果表明，长寿老人的和谐、稳定的夫妻生活都比较长。国内外医学已证明，结婚者长寿。现代医学调查研究又发现，终身未嫁及离婚、鳏寡之男女的乳腺癌发病率比一般人高，患病率、死亡率也较高，这说明正常适度、规律协调的性生活对疾病的预防是有积极意义的。

第三节　节制房事的意义

“欲不可纵”是中医养生学的基本要点之一。古今中外对性进行了多种探索，目前主要有三种观点和流派：一是纵欲，一是禁欲，一是节欲。前二者走向极端是有害的，而节欲则是辩证地提出性生活的适度、节制，于人体有着重要的养生意义。正如古人所言：“房中之事，能生人，能煞人，譬如水火，知用之者，可以养生，不能用之者，立可死矣。”这些话告诫世人，房事应该有所节制。

一、节欲保精的作用

首先，节欲保精是抗衰防老的重要一环，这在古医籍里到处可见。如《素问·上古天真论》说：“以欲竭其精，以耗散其真……故半百而衰也。”《养性延命录》说：“壮而声色有节者，强而寿。”《金匮要略》曰：“房室勿令竭乏……不遗形体有衰，病则无由入其腠理。”孙思邈指出：“人年四十以下，多有放恣，四十以上即顿觉乏力，一时衰退，衰退既至，众病蜂起。”“所以善摄生者，凡觉阳事辄盛，必谨而抑之，不可纵心竭意以自贼也。”肾为先天之本，肾精充足，则五脏六腑皆旺，身体强壮，抗病能力强，则健康长寿。反之，肾精匮乏，则五脏衰虚，多病早夭。节欲保精对于中老年人尤为重要。孙思邈指出，“四十以上，常固精养气不耗，可以不老”“六十者，闭精勿泄”“若一度制得，则一度火灭，一度增油。若不能制，纵情施泄，即是膏火将灭，更去其油，可不深自防”。从国内外长寿老人的调查情况来看，大多数人对性生活都有严格而规律的节制，这说明节欲保精对健康长寿有积极的意义。

其次，节欲保精有益于优生，保证生下的孩子健康、聪明。孙思邈指出：“胎产之道，始求于子，求子之法，男子贵在清心寡欲以养其精，女子应平心定志以养其血。”明代万全亦说：“夫男子以精为主，女子以血为主，阳精溢泻而不竭，阴血时下而不愆，阴阳交畅，精血合凝，胚胎结而生育滋矣。”张景岳指出：“凡寡欲而得之男女，贵而寿，多欲而得之男女，浊而夭。”总之，节欲保精不仅有利于健康长寿，还是优生优育的重要保证。

二、房事不节对健康的影响

房事不节，一是指不节制，纵欲无度，二是指不懂房事宜忌，房事不谨慎。中医学认为房事不节、劳倦内伤是致病的重要原因。《史记·扁鹊仓公列传》载病例25个，其中病因于“内”者，即房劳者，有8例之多。因为失精过度，或不懂方法，违反禁忌，必然耗伤精气，正气虚损，致使百病丛生。《三元延寿参赞书》指出：“书云：欲多则损精。人可保者命，可惜者身，可重者精。肝精不固，目眩无光；肺精不交，肌肉消瘦；肾精不固，神气减少；脾精不坚，齿发浮落。若耗散真精不已，疾病随生，死亡随至。”证之临床，房事过度的人常常出现腰膝酸软，头晕耳鸣，健忘乏力，面色晦暗，小便频数，男子阳痿、遗精、滑精，女子月经不调、宫冷带下等症状。房事不节可直接或间接引起某些疾病，或使疾病反复发作，加重病情。临床上常见的冠心病、高血压性心脏病、风心病、肺结核、慢性肝炎、慢性肾炎等，经治疗症状基本消失后，又常因房事不节或遗精频繁而反复发作，病情加重。现代医学研究认为，失精过多，雄、雌激素亏损，可使人体免疫力减退、人体组织蛋白形成能力低下、血液循环不畅、内分泌失调、机体代谢率降低等，造成身体虚弱，易引起疾病。在封建社会里，历代皇帝设有三宫六院七十二妃，贵族大臣亦妻妾成群，他们虽然每天山珍海味、美酒佳肴，但到头来多是恶疾缠身或早亡。据历史资料统计，凡能查出生卒年的皇帝共209人，他们的平均寿命仅为39岁。其中凡注意清心寡欲、修身养性的皇帝，一般能健康长寿。例如，清乾隆皇帝活了88岁，是几千年来皇帝中的长寿冠军，这与他“远房闱，习武备”的生活习惯有密切的关系。

现代医学研究认为，精液中含有大量的前列腺素、蛋白质、锌等，过频的房事生活会使人丢失大量与性命有关的重要元素，促使身体多个器官发生病理变化而加速衰老。另外，精子和性激素是睾丸产生的，失精过度，可使脑垂体前叶功能降低，同时加重睾丸的负担，并可因反馈作用抑制脑垂体前叶的分泌功能，导致睾丸萎缩，从而加速衰老的进程。这充分说明“纵欲催人老，房劳促短命”的传统观点是十分科学的。

第四节　房事保健的原则和方法

房事保健应当从年轻时就开始抓起，直至老年，始终如一。历代养生家和医家对此皆有不少论述，概括起来，主要有以下几个方面。

一、行房卫生

大量的医学临床资料证明，很多疾病是因男女行房不注意卫生而引起的，如易引起的妇科疾病有月经不调、闭经、慢性宫颈炎、感染性阴道炎、子宫内膜炎、阴道黏膜溃疡等，易引起的男科疾病有尿潴留、急性前列腺炎、泌尿生殖系统滴虫病、尿路感染、阳痿等。因此，注意行房卫生是防病保健的一项重要措施。男女双方都要养成晚上睡前清洗外阴的习惯，因男女外阴部都是藏污纳垢之处，污垢中有大量细菌，必须予以清洗，男性要特别注意清洗包皮内垢。如果条件允许，行房之后也最好清洗一下，女性最好小便一次，可起到冲刷外阴的作用，这对预防新婚“蜜月病”是很有意义的。根据有关性科学的调查研究报道，男女双方养成睡前清洗外阴的习惯，不仅可有效地预防妇科疾病发生，还对促进男性生殖器的功能、提高房事质量都有很好的作用。

二、行房有度

所谓有度，即适度，就是说不能恣其情欲、漫无节制。古代养生家认为，男女房事实乃交换阴阳之气，固本还原，只要行之有度，对双方都有益处。马王堆出土的竹简《十问》中有房事影响寿夭的记载，其大意是说夫妇间的性生活如能遵守一定的法度，做到心安不放纵、形气相和谐、保精全神，勿使元精乏竭，则体虚的人可以逐渐充盈，体壮的人更加健实，老年人亦可因之长寿。

房事有度，即解决一个数量问题，但“度”不是一个绝对概念。《素女经》记载：“人年二十者，四日一泄；年三十者，八日一泄；年四十者，十六日一泄；年五十者，二十一日一泄；年六十者，即当闭精，勿复更泄也。若体力犹壮者，一月一泄。凡人气力自相有强盛过人者，亦不可抑忍，久而不泄，致痈疽。若年过六十，而有数旬不得交接，意中平平者，可闭精勿泄也。”

古人认为不同的季节，行房事的度的标准也不相同，应遵循“春二、夏三、秋一、冬无”的原则，即春天每月 2 次，夏天每月 3 次，秋天每月 1 次，冬天避免房事。孙思邈还指出“人年四十以下，多有放恣”，若不加节制，则“倍力行房，不过半年，精髓枯竭，唯向死近，少年极须慎之”。古人的这些有关两性生活的观点，包含着合理的成分。

现代医学认为，行房次数并没有一个统一标准和限定，宜根据性生活的个体差异，加上年龄、体质、职业等情况，灵活掌握，区别对待。新婚初期或夫妻久别重逢的最初几日，可能行房次数较频，而经常在一起生活的青壮年夫妇，每周 1 ~ 2 次正常的房事不会影响身体健康。行房适度一般以第 2 天不感到疲劳为原则，并觉得身心舒适、精神愉快、工作效率高。如果出现腰酸背痛、疲乏无力、工作效率低，说明已纵欲过度，应当调整节制。对于青壮年来说，房事生活一定要节制，不可放纵；对于老年人而言，更应以少为佳。

三、晚婚少育

中国古代养生家历来主张“欲不可早”。《寿世保元》指出：“男子破阳太早，则伤其精气；女子破阴太早，则伤其血脉。”故青少年不可近欲。《三元延寿参赞书》云：“书云：精未通而御女，以通其精，则五体有不满之处，异日有不状之疾。”“未笄之女天癸始至，已近男色，阴气早泄，未完而伤。”这说明早欲可影响正常生理发育，危害健康。故古代养生家早就提出晚婚的主张。《泰定养生主论》指出：“古法以男三十而婚，女二十而嫁。又当观其血色强弱而抑扬之；察其禀性淳漓而权变之，则无旷夫怨女过时之瘝也。”可见，古人不仅主张晚婚，还主张要查看有无妨碍晚育的疾病。这些观点与现代医学的观点是一致的。从现代生理学来看，人体骨骼的钙化过程要在23~25周岁才能完成，只有待全身发育成熟后，婚育才可进行，晚婚必然晚育。不仅如此，还应提倡少育。孙思邈在《备急千金要方》中说“孕育太早，或童孺而擅气”“生子愚痴，多病短寿”。可见，早婚早育不仅会耗损男女本身的精血，损害身体健康，还可能会给下一代带来灾难。胎孕生育必然耗伤人体大量精血，因此产妇产后正气未复，则不可再孕，否则会更加耗精伤肾，引起多种疾病，不仅影响母体健康，还可能致胎儿先天不足。

虽然我们提倡晚婚晚育，但并非越晚越好，应根据人体生理特点来决定。《素问·上古天真论》说女子“四七，筋骨坚，发长极，身体盛壮”，丈夫“四八，筋骨隆盛，肌肉满壮”。也就是说，女子28岁左右、男子32岁左右，是一生肾气最旺盛的时期，也是生育的最佳时期。结合现代医学的观点，女性婚育的最佳时期是21~28岁，男性婚育的最佳时期是24~32岁。在这个时期生育子女可较好地避免后代智力缺陷、畸形等，从而保证下一代的聪明、健康、长寿，为家庭和社会带来益处。

四、提倡独宿

古代养生家将独宿作为节制房事和养生保健的重要措施之一。孙思邈在《千金翼方》中引用彭祖的话说：“上士别床，中士异被，服药百裹，不如独卧。”《孙真人养生铭》说：“秋冬固阳事，独卧是守真。”古人认为独卧则心神安定、耳目不染，易于控制情欲，有利房事保健，故民间亦有“中年异被，老年异床”之说法。据临床所见，因房劳伤肾者的确有，尤其少数年轻人不懂房事保健之法，婚后纵欲，致使体弱肾亏，未老先衰。故青壮年情欲易动难制者，可采用上法。老年纵欲者，多致病患缠身，很少有长寿者。所以赵献可的《寡欲论》要求老年人“急远房帏，绝嗜欲”。有些患慢性疾病的人在康复期间也宜适当采用独卧养生之法，戒房事，调养精血，以期早日康复。总之，独卧可作为一种辅助保健之法，针对不同情况，分别对待。

第五节　强肾保健功法

肾气充足，性功能旺盛，可有效地保证身心健康。强肾保健的方法有很多种，如饮食、药物、推拿按摩、针灸、气功等。根据不同情况选择相应保健方法，可收到良好效果。下面介绍几种简单易行、效果显著、不出偏差的功法，只要坚持锻炼，持之以恒，就可以达到强肾保精、延年益寿的目的。

一、叩齿咽津翕周法

于每日清晨起床后叩齿100次，然后舌舔上腭及舌下、齿龈，待含津液满口，则频频咽下，意送至丹田。翕周即收缩肛门，于吸气时将肛门收紧，呼气时放松，一收一松为1次，连续做50次。

此法有滋阴降火、固齿益精、补肾壮腰的作用，能防治性功能的衰退。

二、按摩下肢涌泉法

取坐位，将双手掌搓热后，分别紧贴脚面，从趾根处沿踝关节至三阴交一线，往返摩擦20～30次，然后用手掌分别搓左右涌泉穴各100次，摩擦时，宜意守涌泉穴，手势略有节奏感。本法有交通心肾、引火归原之功，对心肾不交引起的失眠、遗精等都有很好的防治效果。

三、双掌摩腰法

取坐位，将两手掌贴于肾俞穴、中指正对命门穴，意守命门，双掌从上向下摩擦40～100次，使局部有温热感。此法有温肾摄精之效，对男子遗精、阳痿、早泄，女子虚寒带下、月经不调等均有很好的防治作用。

四、壮阳固精法（仅用于中老年男子）

取半仰卧位。①兜阴囊：将双手搓热后，以一只手抚小腹，另一只手将阴囊上下兜动，连续做60～100次，然后换手继续做60～100次。②拿睾丸：一只手抚小腹，另一只手抓拿睾丸，一抓一放为1次，连续做60～100次，然后换手，以同样方法再做1次。③提阳根：将一只手掌面紧贴丹田，另一只手握阴茎和睾丸向上、下、左、右提拉各30次，然后换手再做1次。④壮神鞭：两手掌夹持阴茎，逐次加力，来回搓动100～200次。做功时不要憋气，要放松肌肉，意念注于部位，切忌胡思乱想。此功法有壮阳、补肾、固精作用。该功法不宜用于未婚青年，最适用于中老年人，久练能延缓衰老、益寿延年。

五、培元固本法（仅用于女子）

取坐位或仰卧位。①揉乳房：两手同时揉搓乳房，正反方向各30～50圈，再左右与上下各揉30～50次。②抓乳房：两手交叉，用手指抓拿乳房，一抓一放为1次，可做30～50次。③捏乳头：两手指尖同时提住乳头，以不痛为度，一捏一放为1次，连续做30～50次。④拉乳头：两手同时将乳头向前拉长，然后松回，一拉一松为1次，可连续做30～50次。此功法对女性有滋补肝肾、培补元气、促进发育的功效。久练可调节内分泌，提高免疫力和抗病能力，增强性功能，延缓衰老。

六、疏通任督法

取半仰卧位。①点神阙：一只手抚小腹，另一只手中指点按在神阙穴上，在心里默数60个数，然后换手再做1次。②搓尾闾：一只手抚小腹，另一只手搓尾闾30～50次，然后换手再做30～50次。③揉会阴：一只手或双手重叠抚在阴部，手指按在会阴穴上，正反方向各揉按30～50次。④揉小腹：双手重叠，在小腹部正反方向各揉按30～50圈。此功法有温运、疏通任督、培补元气、燮理阴阳之效。久练可有疏通经络、滋阴补肾，调节任、督、冲、带等脉的功效，对前列腺炎、尿路结石、子宫疾患有良好的防治作用。

上述6种功法，既可单项做，亦可综合做。只要认真坚持这些保健功法的锻炼，就能使肾气旺盛、阴阳协调、精力充沛，从而起到防治疾病、延缓衰老的作用。

第六节　房事禁忌

中国房事养生非常重视入房禁忌，强调“欲有所忌”“欲有所避”。所谓房事禁忌，就是在某些情况下要禁止房事，若犯禁忌，则可损害健康，引起疾病。房事禁忌大致有3个方面。

一、行房人忌

阴阳合气要讲究人和，即应选择双方的最佳状态。人的生理状态受生活习惯、情志变化、疾病调治等方面的直接影响，女性还有胎、产、经、育等生理特点，在某些特定的情况下不宜行房事，以免带来不良后果。

（一）醉莫入房

一般认为酒对性兴奋有一定的促进作用，故有“酒是色媒人”之说，但切勿于过量饮酒后行房事，更不能用酒刺激性欲，不然会带来很多危害。《素问·上古天真论》云：“以酒为浆，以妄为常，醉以入房，以欲竭其精，以耗散其真，不知持满，不知御神，务快其心，逆于生乐，起居无节，故半百而衰也。”《备急千金要方·道林养性》说：“醉不可以接房，醉饱交接，小者面皯、咳嗽，大者伤绝脏脉损命。”《三元延寿参赞书》亦说：“大醉入房，气竭肝伤，丈夫则精液衰少，阴痿不起，女子则月事衰微，恶血淹留。”可见，醉酒入房，害处无穷。

现代研究认为，古人的这些主张是有科学依据的。醉酒之后有的人欲火难禁、行为失控、动作粗暴、礼仪不周，醉态中会有一些超出双方可容范围的行为，导致房事不和谐，且伤肾耗精，可引起各种病变。临床所见早泄、阳痿、月经不调、消渴等，常与酒后房事不当有一定关系。长期饮酒过度，可诱发骨髓炎、食道炎及严重的营养不良等。由于乙醇可损害精细胞和卵细胞，经常饮酒或醉酒入房，不但有害自身，还可殃及后代。妇女酒后受孕或妊娠期饮酒，可使胎儿发育不良，严重者发生畸形，健康状况不佳，寿命不长。

（二）七情劳伤禁欲

当人的情志发生剧烈变化时，常使气机失常，脏腑功能失调，在这种情况下，应舒畅情志、调理气血，不应借房事求得心理平衡。七情过极，再行房事，不仅易引起本身疾病，而且如果受孕，还可影响胎儿的生长发育。另外，劳倦过度宜及时休息调理，尽快恢复生理平衡，若又以房事耗精血，必使整个机体脏腑虚损，造成种种病变。《备急千金要方·房中补益》云：“人有所怒，血气未定，因以交合，令人发痈疽……远行疲乏来入房，为五劳虚损，少子。”《三元延寿参赞书》说：“恐惧中入房，阴阳偏虚，发厥自汗盗汗，积而成劳。”只有在双方精神愉快、体力充沛的状态下，性生活才能完美和谐，才能无碍于身心健康。

（三）切忌强合

养生家早就指出“欲不可强”。所谓“强”，即勉强。性生活是双方的事，任何一方都不宜被勉强。勉强房事者，不仅会给心理上带来障碍，还会引起各种疾病，因为强行合房违背了阴阳顺乎自然的法则，不可避免地会带来不良后果。在两性生活中，不顾体力和情感勉强行房事，只会给男女关系带来不良影响，给身体造成危害。《三元延寿参赞书》说：“强力入房则精耗，精耗则肾伤，肾伤则髓气内枯，腰痛不能俯仰。”“体瘦尪羸、惊悸、梦泄、遗沥、便泄、阳痿、小腹里急、面黑、耳聋。”强行合房所造成的危害，应引起人们的充分注意。

（四）病期慎欲

患病期间，人体正气全力以赴与邪气做斗争，若病中行房，必然损伤正气、加重病情，导致不良后果。例如，患眼疾（结膜炎）未愈时，切忌行房，否则可能会因视神经萎缩而引起失明。病中行房受孕，对母体健康和胎儿的发育危害更大。《备急千金要方·养性序》指出：“疾病而媾精，精气薄恶，血脉不充，既出胞脏……胎伤孩病而脆，未及坚刚，复纵情欲，重重相生，病病相孕。”这从遗传学的观点说明了病中行房受孕，胎儿易患遗传性疾病，而且“重重相生，病病相孕”，代代相因，贻害无穷。

病后康复阶段，精虚气弱，元气未复，急需静心休养，若反而行房耗精，使正气更难复原，轻者旧疾复发，重者甚或丧命。《备急千金要方·劳复》指出：“病新瘥，未满百日，气力未平复，而以房室者，略无不死……近者有一士大夫，小得伤寒，瘥已十余日，能乘马行来，自谓平复，以房室，即小腹急痛、手足拘挛而死。”这就突出说明病后房事的严重危害性。现代医学证明，适度而和谐的性生活可给男女双方带来好处。有些慢性病病人，也非一概不能行房事，但决不可多欲。例如，结核病、肝脏疾病、肾脏疾病等慢性病病人，若房事过度可促使旧病复发或恶化，故一定要视病之轻重，适量掌握。凡病情较重、体质又弱者，应严格禁欲。

（五）妇女房事禁忌

妇女具有特殊的生理特点，即指经期、孕期、产期及哺乳期，这是正常的生理现象。针对妇女的特殊生理，古代医家和养生家提出了一些具体房中保健要求。

1. 经期禁欲

《备急千金要方·房中补益》指出：“妇人月事未绝而与交合，令人成病。”月经期行性生活，易引起痛经、月经不调、子宫糜烂、输卵管炎、盆腔感染或宫颈癌等多种疾病，影响女方身体健康。

2. 孕期早晚阶段禁欲

妇女在怀孕期间对房事生活必须谨慎从事、严守禁忌，尤其是在妊娠期前3个月和后3个月内要避免性生活。早期房事易引起流产，晚期房事易引起早产和感染，影响母子健康。《保产要录》指出："则两月内，不露怒，少劳碌，禁淫欲，终身无病。"明代妇科医家万全亦指出："孕而多堕者，男子贪淫纵情，女子好欲性偏。"《傅青主女科》又进一步指出："大凡妇人之怀妊也，赖肾水荫胎，水源不足，则水易沸腾，加之久战不已，则火必大动，再至兴酣癫狂，精必大泄，精大泄，则肾水溢涸，而龙雷相火益炽，水火两病，胎不能固而堕矣。"孕期妇女需要集中全身精血育养胎儿，房事最易耗散阴精，若不善自珍摄，则母体多病，胎儿亦难保全，故怀孕期间必须节制房事。

3. 产期百日内禁欲

孕妇产后，百脉空虚，体质虚弱，抵抗力低下，需要较长时间的补养调理，才能恢复健康。同时产褥期恶露未净，若再行房事，更伤精血，若邪气乘虚而入，易引起多种疾病。孙思邈在《备急千金要方·妇人方》中明确指出："至于产后，大须将慎，危笃之至，其在于斯。勿以产时无他，乃纵心恣意，无所不犯，犯时微若秋毫，感病广于嵩岱。……所以妇人产后百日以来，极须殷勤忧畏，勿纵心犯触，及即便行房。若有所犯，必身反强直，犹如角弓反张，名曰褥风……凡产后满百日，乃可合会，不尔至死虚羸，百病滋长，慎之。凡妇人皆患风气，脐下虚冷，莫不由此早行房故也。"故产后百日内必须严戒房事。

4. 哺乳期内当节欲

哺乳期喂养婴幼儿需要大量营养价值高的母乳。乳汁乃母体气血所化，若用劳损伤，气血生化之源不足，则乳汁质量不佳，影响婴幼儿的正常发育，还可引起软骨病、疳积、贫血等。所以，孙思邈指出"母新房以乳儿，令儿羸瘦，交胫不行"，特别是"其乳母遇醉或房劳喘后乳儿最剧，能杀儿也"（《备急千金要方·少小婴孺方》）。因此，在哺乳期应节制房事、安和五脏，以保证婴幼儿的健康成长。

二、行房天忌

所谓行房天忌，是指在自然界某些异常变化的情况下应禁止房事活动。"人与天地相应"，自然界的剧烈变化能给人带来很大的影响，日蚀月蚀、雷电暴击、狂风大雨、山崩地裂、奇寒异热之时，天地阴阳错乱，不可同房。《吕氏春秋·季春纪》云："大寒、大热、大燥、大湿、大风、大霖、大雾七者，动精则生害矣。故凡养生，莫若知本，知本则疾无由生矣。"自然界的剧烈变化对人体的影响有二：一是导致精神情绪变化，二是对生物功能的干扰。自然界的剧变常可超过人体本身的调节能力，打破人体的阴阳平衡，发生气血逆乱，若此时行房，即为触犯天忌。古代养生家还认为，在自然界气候异常变化之时行房受孕，对胎儿正常发育会有一定的影响。孙思邈在《备急千金要方·房中补益》中强调："弦望晦朔，大风、大雨、大雾、大寒、大暑、雷电霹雳，天地晦冥，日月薄蚀，虹霓地动。若御女者，则损人神，不吉，损男百倍，令女得病，有子必癫痴顽愚、瘖哑聋聩、挛破盲眇，多病短寿。"在自然界剧烈变化之时行房事，不仅影响男女双方的身体健康，若此时受孕，还有可能出现生子有先天性疾病和先天畸形或出现临盆难产等情况。从现在的临床观察来看，婴幼儿的先天性疾患皆与孕前的生活环境或孕期感染及发热等因素有关，这说明夫妇房事生活要充分注意自然界的异常变化是非常有必要的，这对优生优育有积极意义。

三、行房地忌

所谓行房地忌，就是指要避免不利于房事活动的不良环境。《备急千金要方·房中补益》所说“日月星辰火光之下，神庙佛寺之中，井灶圊厕之侧，塚墓尸柩之傍”等一切环境不佳之处均应列为禁忌。良好的环境是房事成功的重要条件之一，不良的环境可影响男女双方的情绪，于房事质量不利，有时还能造成不良后果，使双方在心理上留下阴影。有利于房事的环境，应是安静、少干扰、面积较小的房间，室内光线明暗适度、温度适宜、空气较为流通、卧具干净。总之，一个安逸、舒爽的环境对房事和健康有益。

房事保健对人类健康长寿至关重要，正常的房事生活是人们幸福美满生活中不可缺少的一部分。它可以给人们带来幸福和欢乐，也可给人们造成灾难和苦恼，这种相互满足的幸福是不会自行来到人们中间的，它是建立在一定知识的基础之上的。中国古代养生家和医家对房中保健做了比较系统的阐述，指出了它的理论原则和具体方法以及有关禁忌。其中很多观点已被现代科学所证实。在性生活问题上，假道学从来没有好结果。我们研究和学习房事保健知识的目的是使人类能够得到科学的指导，打破人类对性生活的蒙昧和神秘，创立新的生命科学观，为提高人口素质和人类的健康长寿做出新的贡献。

第十一章　运动养生

运用传统的体育运动方式进行锻炼，以活动筋骨、调节气息、静心宁神、畅达经络、疏通气血、调和脏腑，达到增强体质、益寿延年的目的，这种养生方法被称为运动养生，又被称为传统健身术。

“动则不衰”是中华民族养生、健身的传统观点。早在数千年以前，体育运动就已经被作为健身、防病的重要手段之一而广为运用了。

第一节　运动养生的机制、特点和原则

一、运动养生的机制

精、气、神被中医称为“三宝”，与人体生命息息相关。运动养生则紧紧抓住了这 3 个环节：调意识以养神；以意领气，调呼吸以练气，以气行推动血运，周流全身；以气导形，通过形体、筋

骨关节的运动，使周身经脉畅通，营养整个机体。如是则形神兼备，百脉流畅，内外相和，脏腑协调，机体达到阴平阳秘的状态，增进机体健康，保持旺盛的生命力。

现代科学研究证明，经常而适度地进行体育锻炼对机体有如下好处。

（1）可促进血液循环，改善大脑的营养状况，促进脑细胞的代谢，使大脑的功能得以充分发挥，从而有益于神经系统的健康，有助于保持旺盛的精力和稳定的情绪。

（2）使心肌发达，收缩有力，可促进血液循环，增强心脏的活力及肺的呼吸功能，改善末梢循环。

（3）增加膈肌和腹肌的力量，促进胃肠蠕动，防止食物在消化道中滞留，有利于消化吸收。

（4）可促进和改善体内脏器自身的血液循环，有利于发挥脏器的生理功能。

（5）可提高机体的免疫力及内分泌功能，使人体的生命力更加旺盛。

（6）增强肌肉关节的活力，使人动作灵活轻巧，反应敏捷。

正因如此，勤运动、常锻炼已成为广大人民健身防病的重要措施。

二、运动养生的特点

传统运动养生的特点，归纳起来大要有三。

（一）以祖国医学理论指导健身运动

无论哪一种传统的身法，都是以中医的阴阳、脏腑、气血、经络等理论为基础，以养精、炼气、调神为运动的基本要点，以动形为基本锻炼形式，用中医阴阳理论指导运动的虚、实、动、静，用开阖升降指导运动的屈伸、俯仰，用整体观念说明运动健身中形、神、气、血、表、里的协调统一。所以，健身运动的每一个招式都与中医理论是密切相关的。

（二）注重意守、调息和动形的协调统一

强调意念、呼吸和躯体运动的配合，即所谓意守、调息、动形的统一。意守指意念专注，调息指呼吸调节，动形指形体运动，统一是指三者之间的协调配合要达到形神一致、意气相随、形气相感，使形体内外和谐，动静得宜，方能起到养生的作用。

（三）融导引、气功、武术、医理为一体

传统的运动养生法是我国劳动人民智慧的结晶。千百年来，人们在养生实践中总结出许多宝贵的经验，使运动养生不断地得到充实和发展，形成了融导引、气功、武术、医理为一体的具有中华民族特色的养生方法。源于导引、气功的功法，如五禽戏、八段锦等；源于武术的功法，如太极拳、太极剑等。然而，无论哪种功法运用到养生方面，都讲求调息、意守、动形，都是以畅通气血经络、活动筋骨、调和脏腑为目的。融诸家之长为一体是运动养生的一大特点。

三、运动养生的原则

我国传统的运动养生法之所以能起到健身、治病、益寿延年的作用，是因为它有一套较为系统的理论、原则和方法，注重和强调机体内外的协调统一、和谐适度。从锻炼角度来看，归纳起来其大要原则有三。

（一）掌握运动养生的要领

传统运动养生的练功要领就是意守、调息、动形的统一。这三方面中最关键的是意守，只有精神专注方可宁神静息、呼吸均匀，疏导气血运行。三者的关系是以意领气、以气动形。这样在锻炼过程中内炼精神、脏腑、气血，外炼经脉、筋骨、四肢，使内外和谐、气血周流，则整个机体可得到全面的锻炼。

（二）强调适度，不宜过量

运动养生是通过锻炼来达到健身的目的，因此要注意掌握运动量的大小，运动量太小则达不到锻炼的目的、起不到健身的作用，运动量太大则超过了机体耐受的限度，反而会使身体因过劳而受损。孙思邈在《备急千金要方》中指出："养性之道，常欲小劳，但莫大疲及强所不能堪耳。"西方一家保险公司调查了5000名已故运动员的生前健康状况后发现，其中有些人在40~50岁就患上了心脏疾病，许多人的寿命竟比普通人要短。这是因为剧烈运动会破坏人体内外平衡，加速某些器官的磨损，造成生理功能的失调，进而缩短人体生命进程，出现早衰。所以，运动健身强调适量的锻炼，要循序渐进，不可急于求成，若操之过急，往往欲速而不达。

（三）提倡持之以恒，坚持不懈

锻炼身体并非一朝一夕的事，要经常而不间断。"流水不腐，户枢不蠹"，水长流方能不腐、户枢常转才能不被虫蠹，这句话一方面说明了"动则不衰"的道理，另一方面也强调了经常而不间断运动的重要性。只有持之以恒、坚持不懈，才能收到健身效果，"三天打鱼，两天晒网"是不会达到锻炼目的的。运动养生不仅是身体的锻炼，也是意志和毅力的锻炼。

第二节　运动养生的形式和流派

传统的运动养生法形式多样，种类甚繁，有一招一式的锻炼方法，也有众人组合的、带有竞技性质的锻炼方法，有形成于民间民俗的健身方法，也有自成套路的健身方法。无论是哪一种运动形式，都具有养生健身的作用。因其为人们所喜爱，故能流传至今，经久不衰。归纳起来，运动养生的形式大致有以下两种。

一、形式多样的民间健身法

这类健身法大多散见于民间，方法简便，器械简单，而活动形式饶有趣味性，如运动量较小、轻松和缓的散步、郊游、荡秋千、放风筝、踢毽、打保健球等，运动量适中的跳绳、登高、跑马、射箭、举石锁等。这些方法，无须人更多地训练，简便易行，形式多样，是民间喜闻乐见的健身措施。

我国是多民族的国家，各个民族都有自己的风俗传统。其中以运动健身为目的的群众性活动是具有民族特色的健身方法，如拔河、龙舟竞渡、摔跤、赛马、跷板、走高跷、舞龙灯、跑旱船及各种各样的舞蹈等，即属此类。这种运动人数众多，具有竞技性质。各民族的风俗习惯不同，多于特定的季节、时间来开展这种群众性、普及性的活动。

二、自成套路的系统健身法

运动养生的流派主要指自成套路的健身法而言。这类运动健身方法往往是建立在民间健身法基础之上的，是在一定理论指导之下，有目的、有具体要求、需要经过学习和训练才能掌握的健身法。因其有一系列的连续动作，故可以使人体各部位得到较为全面、系统的锻炼，是传统运动养生法中较高层次的健身运动。

这些健身功法大多源于道家和佛家，由于世代相传，又不断得到充实和发展，就形成了不同的流派，兹简述其大要如下。

（一）道家健身术

道家健身术的理论源于老庄，主张以养气为主，以提高生命能力，提出导引、养形，强调练气以养生的观点。具有代表性的道家健身功法有华佗的五禽戏、马王堆出土的“导引图”胎息经、八段锦、太极拳等。

（二）佛家健身术

佛家健身术源于禅定修心。为保证坐禅的顺利进行，需要采取一些手段以活动筋骨、疏通血脉，于是逐渐形成了佛家的健身功法。具有代表性的佛家健身术有达摩易筋经、天竺国按摩法、心意拳、罗汉十八手、少林拳、禅密功等。

中国武术的发源地主要有两个：一个是河南的中岳嵩山，是佛教禅宗和少林派武术的发源地；一个是湖北的武当山，是道教和武当派武术的发源地。因此，以宗教言之，有道、佛之分；以武术言之，有少林、武当之别。虽然武术是技击、防身之术，但其上乘功法则是以健身为宗旨的。学习武术的首要目的是强身增力，故无论何种功法、哪个流派都着眼于健身。尤其是当代武术的发展均以健身强身为目的，如徒手的诸种拳、掌、脚法，使用器械的剑、棍、刀、枪、鞭、钩等法，各有特色，各有所专。

运动养生的诸多流派说明了我国传统健身术的丰富多样。不同流派间又互相渗透、互相借鉴，使得诸种功法不断丰富和发展，成为传统养生法中的重要组成部分。学习、继承和发掘这些健身方法，对于保障人民健康具有十分重要的意义。

第三节　气功保健

运用传统的气功方法进行自身形气的锻炼，以达到增强体质、抗病防老的目的，这种养生益寿的方法称为气功保健。

气功保健是指通过调心（控制意识、松弛身心）、调息（均匀和缓、深长地呼吸）、调身（调整身体姿势、轻松自然地运动肢体）使身心融为一体，营卫气血周流，百脉通畅，脏腑和调，以达到强身保健目的的传统养生方法。

气功是祖国医学的宝贵遗产之一，是我国古代劳动人民在长期和疲劳、疾病、衰老进行斗争的实践中逐渐摸索、总结、创造出来的一种自我身心锻炼的摄生保健方法。它不仅历史悠久，还有着广泛的群众基础。千百年来，它对中华民族的健康、繁衍起了重要的作用。气功一词最早见于晋代许逊的《宗教净明录·气功阐微》。在晋代以前的典籍中，道家称之为导引、吐纳、炼丹，儒家称之为修身、正心，佛家称之为参禅、止观，医家称之为导引、摄生。在历代医籍中以导引为名者较为普遍，而气功之称则是在近代才广为应用。

一、养生机制

气功是着眼于精、气、神进行锻炼的一种健身术，它通过调身、调息、调心等方法来调整精、气、神，使之和谐统一。调心则意念专注，排除杂念，宁静以养神；调息则呼吸均匀和缓，气道畅通，柔和以养气；调身则经络气血周流，脏腑和调，进而做到炼精化气、炼气化神、炼神还虚。通过系统的锻炼，可以使精、气、神三者融为一体，以增强新陈代谢的能力，使精足、气充、神全，体魄健壮，可推迟衰老，延长生命。

从现代医学角度来看，在气功的锻炼过程中，调身可使全身的肌肉、骨骼放松，有助于中枢神经系统特别是交感神经紧张性的缓解，因而可以使紧张情绪得到改善。调息则是通过呼吸的调整按摩内脏，促进血液循环，增进器官功能，同时可以兴奋呼吸中枢，进一步影响和调节自主神经系统。调心意守以至于入静时，对大脑皮层有调节作用，可以使大脑皮层细胞得到充分的休息，也能对外感有害刺激产生防护作用。因此，练功中出现的呼吸抑制、交感神经抑制和骨骼肌放松等，是人体生理上的“内稳定”，是内在运行最正常的时刻，可以使大脑的活动有序化，从而大大提高脑细胞的活动效率，使大脑的潜力得以发挥，更好地开发人的智慧。所以说练气功可以增强体质、防病治病、益寿延年。

二、练功要点

气功的门派较多，然在功法上大致可分为动、静两类。所谓静功，即在练功时要求形体不动，如坐功、卧功、站功等；所谓动功，即在练功时形体要做各种动作进行锻炼，即通常所说“内练一口气，外练筋骨皮”。

无论是动功还是静功，在练功的基本要求上都是大体一致的，归纳起来有以下几个方面。

（一）调息、调身、调心

调息即调整呼吸。练功时要求呼吸深长、缓慢、均匀，又称气息或练气。在自然呼吸的前提下，通过鼻吸、鼻呼或鼻吸、口呼方式，逐渐把呼吸练得柔和、细缓、均匀、深长。

调身即调整形体，使自己的身体符合练功姿势、形态的要求，强调身体放松、自然，以使内气循经运行畅通无阻。

调心即意识训练，又称意守或练意，指在形神松静的基础上意守丹田，进一步把心安定下来，排除杂念，以达到入静状态。“入”是进入，“静”是安静，“入静”就是达到对外界刺激不予理睬的清静状态。此时练功者头脑清醒、似睡非睡，即所谓气功态。

（二）强调身心统一、松静自然

为了达到入静，意念和气息必须密切配合。呼吸放松，舌抵上腭，用意念诱导气的运行；身体也要放松，姿势自然而正确，方可达到身心统一，以达入静。

所谓松静自然，是指在气功锻炼中必须强调身体的松弛和情绪的安静，要尽力避免紧张。在这种轻松自然的情况下练功，可达到神气合一、形神会一及协调整体的目的。

若要学习气功，在短期内学习一些基础知识、掌握一些基本要领和方法是可能的，但要练得很好，则不是一下子就可以做到的，这需要有一个过程。在练习过程中一般容易有两种偏向：一是急于求成，练得过多、过猛；一是松懈傲慢，放任自流。因此，练功者必须培养坚韧不拔的毅力，多下苦功，克服松懈情绪；同时，也要遵循客观规律，循序渐进，克服急于求成的想法。人体内部的变化是逐渐产生的，不可操之过急，只要持之以恒是会达到目的的。

关于气功不同流派的功法及注意事项，详见《中医健身学》。

第四节　五　禽　戏

禽，在古代泛指禽兽之类的动物。五禽，指虎、鹿、熊、猿、鸟5种禽兽。戏，即游戏、戏要之意。所谓五禽戏，就是指由模仿虎、鹿、熊、猿、鸟五种禽兽的动作组编而成的一套锻炼身体的功法。

以模仿禽兽动作来达到健身目的的方法，最早见于战国时期。《庄子·刻意》中有“熊经、鸟伸，为寿而已”的记载，汉初《淮南子·精神训》中则有“熊经、鸟伸、凫浴、蝯蠼、鸱视、虎顾，是养形之人也”的说法。“五禽戏”之名相传出自华佗。《后汉书·方术传》载华佗云：“吾有一术，名五禽之戏，一曰虎、二曰鹿、三曰熊、四曰猿、五曰鸟。亦以除疾，兼利蹄足，以当导引。”随着时间的推移，此术被辗转传授，并逐渐发展，形成了不同流派的五禽戏，并流传至今。

一、养生机制

五禽戏属古代导引术之一，它要求意守、调息和动形协调配合。意守可以使精神宁静，神静则可以培育真气；调息可以行气，通调经脉；动形可以强筋骨、利关节。由于此功法是模仿5种禽兽的动作，所以其意守的部位及所练动作会与其他功法不同，所起的作用也有所区别。

虎戏，即模仿虎的形象，神气、善用爪力，摇首摆尾、鼓荡周身。要求意守命门（命门乃元阳之所居、精血之海、元气之根、水火之宅），意守此处有益肾强腰、壮骨生髓的作用，可以通督脉、祛风邪。

鹿戏，即模仿鹿的形象，长寿而性灵、善运尾闾。尾闾是任、督二脉通会之处，鹿戏意守尾闾，可以引气周营于身，有通经络、行血脉、舒展筋骨之效。

熊戏，即模仿熊的形象，熊体笨力大，外静而内动。要求意守中宫（脐内），以调和气血。练熊戏时着重于内动而外静，可以使头脑虚静、意气相合、真气贯通，有健脾益胃之功效。

猿戏，即模仿猿的形象，猿机警灵活、好动无定。练此戏就是要外练肢体的灵活性，内练抑制思想活动，以达到思想清静、体轻身健的目的。要求意守脐中，以求形动而神静。

鸟戏，又称鹤戏，即模仿鹤的形象，动作轻翔舒展。练此戏要意守气海，气海乃任脉之要穴，为生气之海。练鹤戏可以条达气血、疏通经络、活动筋骨关节。

五禽戏的5种功法各有侧重，但又是一个整体。一套有系统的功法，如果经常练习又不间断，则具有养精神、调气血、益脏腑、通经络、活筋骨、利关节的作用。神静而气足，气足而生精，精足而化气动形，达到三元（精、气、神）合一，则可以收到祛病、健身的效果，恰如华佗所说“亦以除疾，兼利蹄足”。

二、练功要领

（一）全身放松

练功时要全身放松，情绪轻松乐观。全身放松可使动作不至于过分僵硬、紧张；乐观轻松的情绪可使气血通畅、精神振奋。

（二） 呼吸均匀

呼吸要平静自然、均匀和缓，多用腹式呼吸。吸气时，口要合闭，舌尖轻抵上腭。吸气用鼻，呼气用嘴。

（三）专注意守

练功时要排除杂念、专注精神，根据各戏意守要求将意志集中于意守部位，以保证意气相随。

（四）动作自然

五禽戏动作各有不同，如熊之沉缓、猿之轻灵、虎之刚健，鹿之温驯、鹤之活泼等，练功时应据其动作特点而进行，宜自然舒展、不拘谨，具体做法及注意事项详见《中医健身学》。

第五节　太　极　拳

太极拳是我国传统的健身拳术之一。由于太极拳动作舒展轻柔、动中有静、圆活连贯、形气和随，外可活动筋骨，内可流通气血、协调脏腑，故其不仅仅用于技击、防身，还更广泛地用于健身防病，并深为广大群众所喜爱，是一种行之有效的传统养生法。

太极拳以太极为名，系取《周易·系辞》中“易有太极，是生两仪”之说。太极指万物的原始，即浑元之气，其动而生阳，静而生阴，阴阳二气互为其根，此消彼长，相互转化，不断运动，变化万千，因而太极图呈浑圆一体、阴阳合抱之象。太极拳正是以此为基础，形体动作以圆为本，一招一式均由各种圆弧动作组成，故观其形，连绵起伏、动静相随、圆活自然、变化无穷。在体内，则以意领气，运于周身，如环无端，周而复始。意领气，气动形，内外合一，形神兼备，浑然一体。太极拳以太极哲理指导拳路，拳路的一招一式又构成了太极图形，拳形为太极，拳意亦在太极，以太极之动而生阳，静而生阴，激发人体自身的阴阳气血以达到阴平阳秘的状态，使生命保持旺盛的活力。这就是太极拳命名的含义所在。

关于太极拳的起源及创始者，至今尚待考证，就文献及传说而言，众说纷纭。有云南北朝时期就有太极拳的，有云太极拳创始者为唐代许宣平的，有云为宋代张三丰的，有云为明代张三丰的，也有以为始于清代陈王廷和王宗岳的，而究竟如何，尚无确论。然而，能比较清楚地论及太极拳师承脉络、分支流派者当在明末清初。此后即有陈氏太极拳之说，后由陈长兴传弟子杨露蝉，又经改编而形成杨氏太极拳。后来又从杨氏太极拳派生出吴式（吴鉴泉）太极拳、武式（武禹襄）太极拳和孙式（孙禄堂）太极拳。目前，国家体育总局普及的太极拳即是在杨派太极拳的基础上改编而来的。

可以看出太极拳的发展经历了长期的充实、演变过程。百余年前，太极拳较为重视技击，如今则发展为以技击、健身、医疗并重的拳术，深受广大群众的欢迎和喜爱。

一、养生机制

太极拳是一种将意识、呼吸、动作密切结合的运动，“以意领气、以气运身”，即用意念指挥身体的活动，用呼吸协调动作，融武术、气功、导引于一体，是“内外合一”的内功拳。

（1）重意念，使神气内敛。练太极拳要专注精神、排除杂念，将神收敛于内，不被他事分神。神内敛则“内无思想之患”，精神得养、身心欢快。精神宁静、乐观，则百脉通畅，机体自然健旺。正如《素问·上古天真论》云：“恬淡虚无，真气从之。精神内守，病安从来。”

（2）调气机，以养周身。太极拳以呼吸协同动作，气沉丹田，激发内气营运于身。肺主气司呼吸，肾主纳气，为元气之根。张景岳云：“上气海在膻中，下气海在丹田，而人之肺、肾两脏，所以为阴阳生息之根本。”（见《类经·营卫三焦》）肺、肾协同，则呼吸细匀、长缓。这种腹式呼吸不仅可以增强和改善肺的通气功能，还可以益肾而固护元气。丹田气充，则鼓荡内气周流全身，脏腑、皮肉皆得其养。

（3）动形体，以行气血。太极拳以意领气、以气运身，内气发于丹田，通过旋腰转脊的动作带动全身，即所谓“以腰为轴”“一动无有不动”。气经任、督、带、冲诸经脉上行于肩、臂、肘、腕，下行于胯、膝、踝，到达手足四末，周流全身之后气复归于丹田，故周身肌肉、筋骨、关节、四肢百骸均得到锻炼。故动形体具有活动筋骨、疏通脉络、行气活血的功效。

太极拳将意、气、形结合成一体，使人的精神、气血、脏腑、筋骨均得到锻炼和濡养，达到阴平阳秘的平衡状态，所以能起到有病治病、无病健身的作用，保证人体健康长寿。恰如《素问·上古天真论》所说：“提挈天地，把握阴阳，呼吸精气，独立守神。肌肉若一，故能寿敝天地。”太极拳之所以能够用于养生，道理也正在于此。

二、练功要领

（一）神静、意导

练习太极拳要始终保持神静，排除思想杂念，使头脑静下来，全神贯注，用意识指导动作。神静才能以意导气，气血才能周流。

（二）含胸拔背、气沉丹田

含胸，即胸略内含而不挺直；拔背，即脊背伸展。能含胸则自能拔背，使气沉于丹田。

（三）沉肩坠肘、体松

身体宜放松，不得紧张，故上要沉肩坠肘、下要松胯松腰。肩松下垂即是沉肩；肘松而下坠即是坠肘；腰胯要松，不宜僵直板滞。体松则经脉畅达、气血周流。

（四）全身协调、浑然一体

太极拳要求根于脚、发于腿、主宰于腰、形于手指，只有手、足、腰协调一致，浑然一体，方可上下相随，流畅自然。外动于形，内动于气，神为主帅，身为驱使，内外相合，才能达到意到、形到、气到的效果。

（五）以腰为轴

太极拳中腰是各种动作的中轴，宜始终保持中正直立。动作虚实变化皆由腰转动，故腰宜松、宜正直。腰松则两腿有力，正直则重心稳固。

（六）连绵自如

太极拳动作要轻柔自然，连绵不断，不得用僵硬之拙劲，宜用意不用力。动作连绵，则气流通畅；动作轻柔自然，则意气相合，百脉周流。

（七）呼吸均匀

太极拳要求意、气、形统一协调，则呼吸深长均匀十分重要，呼吸深长则动作轻柔。一般来说，吸气时动作为合，呼气时动作为开。呼吸均匀，气沉丹田，则必无血脉偾张之弊。

太极拳的流派很多，且各有特点，架势也有新老之分。当前，比较简便易学的就是简化太极拳，俗称“太极二十四式”，其各势名称为：①起势；②左右野马分鬃；③白鹤亮翅；④左右搂膝拗步；⑤手挥琵琶；⑥左右倒卷肱；⑦左揽雀尾；⑧右揽雀尾；⑨单鞭；⑩云手；⑪单鞭；⑫高探马；⑬右蹬脚；⑭双峰贯耳；⑮转身左蹬脚；⑯左下势独立；⑰右下势独立；⑱左右穿梭；⑲海底针；⑳闪通臂；㉑转身搬拦捶；㉒如封似闭；㉓“十”字手；㉔收势。具体做法及注意事项详见《中医健身学》。

第六节　八　段　锦

八段锦是由8种不同动作组成的健身术，故名“八段”。因为这套健身动作的强身益寿、祛病除疾的效果甚佳，有如展示给人们的一幅绚丽多彩的锦缎，故称为“锦”。

八段锦是在我国民间广泛流传的一种健身术，据有关文献记载，已有800多年的历史。早在南宋时期即已有《八段锦》专著。明代以后，有关养生专著对其多有记载，如冷谦的《修龄要旨》、高濂的《遵生八笺》等。清代的潘霞将八段锦略加改编，成为十二段锦。此外，尚有文八段（坐式）和武八段（立式）等不同形式。为了便于推广流传，还有人将其编成歌诀。八段锦不受环境场地限制，随时随地可做，术式简单、易记易学，运动量适中，老少皆宜，强身益寿作用显著，故一直流传至今。历时近千年，八段锦仍是广大群众所喜爱的健身方法。

一、养生机制

八段锦属于古代导引法的一种，是形体活动与呼吸运动相结合的健身法。活动肢体可以舒展筋骨、疏通经络，与呼吸相合，则可行气活血、周流营卫、斡旋气机。经常练习八段锦可起到保健、防病、治病的作用。古书云：“导引之法甚多，如八段锦之类，不过宣畅气血、展舒筋骸，有益无损。”

八段锦对人体的养生康复作用从其歌诀中即可看出。如“两手托天理三焦”，说明双手托天的动作对调理三焦是有益的。两手托天，全身伸展，又伴随深呼吸，一则有助于三焦气机运化，二则对内脏有按摩、调节作用，起到通经脉、调气血、养脏腑的效果。同时，对腰背、骨骼也有良好作用。其他如“调理脾胃需单举”“摇头摆尾去心火”等，均是通过宣畅气血、舒展筋骸而达到养生的目的。八段锦的每一段都有锻炼的重点，而综合起来则是对五官、头颈、躯干、四肢、腰、腹等全身各部位都进行了锻炼，对相应的内脏及气血、经络起到了保健、调理作用。八段锦是一种对机体进行全面调养的健身功法。

二、练功要领

（一）呼吸均匀

呼吸要自然、平稳，多为腹式呼吸。

（二）意守丹田

精神放松，注意力集中于脐。

（三）柔刚结合

全身放松，用力轻缓，切不可用僵力。

三、功法歌诀

八段锦包括八节连贯的健身动作，具体歌诀如下。

双手托天理三焦；左右开弓似射雕；
调理脾胃需单举；五劳七伤往后瞧；
摇头摆尾去心火；背后七颠百病消；
攒拳怒目增气力；两手攀足固肾腰。

此外，尚有一种坐式八段锦的歌诀，为明代冷谦所编，具体如下。

叩齿三十六，两手抱昆仑。
左右鸣天鼓，二十四度闻。
微摆撼天柱，赤龙搅水津。
闭气搓手热，背摩后精门。
左右辘轳转，两脚放舒伸。
叉手双虚托，低头攀足频。
河车搬运讫，发火遍烧身。

第七节 易筋经

易，指移动、活动；筋，泛指肌肉、筋骨；经，指常道、规范。顾名思义，易筋经就是指通过活动肌肉、筋骨，使全身经络、气血通畅，从而达到增进健康、祛病延年目的的一种传统健身法。

相传易筋经是由佛教禅宗的创始者菩提达摩传授的。梁武帝萧衍时期，达摩北渡到达河南嵩山少林寺，并向弟子们传授了易筋经。当时只是为了缓解坐禅修炼的困倦和疲劳，故多以伸腰、踢腿等通血脉、利筋骨的动作为主，其动作又多以仿效古代的各种劳动姿势为主。后来，该功法逐渐流传开来，自唐以后历代养生书中对其多有记载，易筋经成为民间广为流传的健身术之一。中华人民共和国成立后，曾有《易筋经》单行本出版，足见其为行之有效的养生方法，为广大人民所欢迎。

古本易筋经十二式中的动作，都是由仿效古代的各种劳动姿势而演化成的。例如，舂谷、载运、进仓、收囤和珍惜谷物等动作，均以劳动时的各种动作为基础形态，以形体屈伸、俯仰、扭转为特点，以达到抻筋拔骨的锻炼效果。因此，对于青少年来说，这种方法可以纠正身体的不良姿态，促进肌肉、骨骼的生长发育；对于年老体弱者来讲，经常练此功法，可以防止老年性肌肉萎缩，促进血液循环，加强全身的营养吸收，对慢性疾病的恢复及延缓衰老很有益处。

一、养生机制

易筋经同样是一种将意念、呼吸、动作紧密结合的功法，尤其重视意念的锻炼。练习中要求排除杂念，通过意识的专注，力求达到动随意行、意随气行，以用意念调节肌肉、筋骨的紧张力（指形体不动而肌肉紧张的“暗使劲”）。其独特的抻筋拔骨的运动形式，可使肌肉、筋骨在动作柔缓、轻慢的活动中得到有意识的抻、拉、收、伸。长期练习此功法，可以使肌肉、韧带富有弹性，收缩和舒张能力增强，从而使其营养得到改善。同时，使全身经络、气血通畅，五脏六腑调和，精力充沛，生命力旺盛。当然，必须长期坚持锻炼才能收到内则五脏敷华，外则肌肤润泽、容颜光彩、耳目聪明、老当益壮的功效。

二、练功要领

（1）精神清静，意守丹田。

（2）舌抵上腭，呼吸匀缓，用腹式呼吸。

（3）松静结合，柔刚相济，身体自然放松，动随意行、意随气行，不要紧张僵硬。

（4）用力时应使肌肉逐渐收缩，达到紧张状态，然后缓缓放松。

三、易筋经十二式

易筋经十二式具体如下：①捣杵舂粮；②扁担挑粮；③扬风净粮；④换肩扛粮；⑤推袋垛粮；

⑥牵牛拉粮；⑦背牵运粮；⑧盘箩卸粮；⑨围茓囤粮；⑩扑地护粮；⑪屈体捡粮；⑫弓身收粮。

第十二章　娱乐养生

中医养生学有着丰富的内容及独特的养生方法，运用娱乐的形式怡养身体即是其中之一。重视和培养广泛的兴趣爱好，工作之余进行各种娱乐活动，对怡神养性、防病健身具有十分重要的意义。

第一节　娱乐养生的意义

娱乐活动内容丰富，形式多样，例如琴棋书画、花木鸟鱼、旅游观光、艺术欣赏等。

所谓娱乐养生，是指通过轻松愉快、活泼多样的活动，在美好的气氛和高雅的情趣中，使人舒畅情志、怡养心神，增加智慧，动筋骨、活气血，增强体质，达到养神健形、益寿延年的目的。这种养生方法称为娱乐养生。

用于养生的各种娱乐活动内容健康、情趣高雅，可在轻松愉快的环境和气氛中给人以美的享受。合适的娱乐养生活动，令人赏心悦目，可使人情志畅达、百脉疏通、气血调和；情趣高雅的娱乐活动，可益智养心，有怡养神情的作用。娱乐活动形式多样，动静不拘，亦可动静结合、柔刚相济，既可调养心神，又能活动筋骨，具有形神兼养之功。娱乐养生是一种将养生与娱乐相结合的形式，养乐结合，寓养于乐，故对人而言有身心兼养的作用。

娱乐养生的活动，主要是在业余生活中用健康而美好的娱乐形式调剂和丰富我们的生活，因此必须科学合理的运用才能起到良好作用。在实践中，主要注意以下三点。

（1）因人而异。根据年龄、职业、生活环境、文化修养、性格、气质选择不同的娱乐形式，才能达到良好的养生作用。

（2）保持轻松愉快的心情。只求调养身心，切勿争强好胜，勿参加力不从心的活动，以免伤害身体。

（3）和谐适度。不可沉迷不返，乐不思蜀。娱乐太过，就成了《素问·上古天真论》中“务快其心，逆于生乐”的背离养生之道的行为，于身体非但无益，而且有害。

第二节　娱乐养生的方法

娱乐养生的方法很多，现就琴棋书画、旅游、花木、垂钓等内容简述如下。

一、琴、棋、书、画

琴、棋、书、画被古人称为四大雅趣，也是娱乐养生的主要形式和方法。它们将艺术、感情交融在一起，既有强烈的感染力，又有明显的养生作用，还各具特色，兹分述如下。

（一）琴与音乐

琴是我国一种古老而富有民族特色的弹弦乐器，因它常与瑟一起演奏，故常琴瑟并称。琴瑟之音，指音色优美动听的乐曲，若从广义上讲，就是指音乐。

音乐包括唱歌与演奏乐曲，可以用于欣赏，也可以用于自娱。欣赏音乐可以调节人的情绪，而弹拨或唱歌则不仅可以调节情志、怡养心神，还可直接宣泄情绪。

音乐可以表达思想感情，抒发内心情怀，可以引起人的共鸣。《礼记·乐记》说：“诗言其志也，歌咏其声也，舞动其容也，三者本于心，然后乐器从之。是故情深而文明，气盛而化神，和顺积中而英华发外。”养生的音乐只能是文明健康、美妙动听而感人的音乐，消极颓废的音乐则非养生所宜。《吕氏春秋·孟春纪》中“靡曼皓齿，郑卫之音，务以自乐，命之曰伐性之斧”说的就是这个道理。

1. 养生机制

（1）抒发情感，调节情志。音乐用其特殊的语言形式满足了人们宣发情绪、表达愿望的需求，而情感的适当抒发对人的健康十分有利。

音乐不仅可以用于表达情感，还能通过其旋律的起伏和节奏的强弱调节人的情志。《寿世全书》说：“声音感人之道，其效力速于训话与身教……况丝竹能陶冶性情，讴歌能发抒抑郁，故无论男女，当职业余之时，或安弦操漫，或铁板铜琶，或引吭高歌，或曼声徐度，于身心二者，交有裨益。”音乐使人的感情得以宣泄、情绪得以抒发，因而能令人消愁解闷、心绪安宁、胸襟开阔、乐观豁达。正如音乐家冼星海所说：“音乐，是人生最大的快乐；音乐，是生活中的一股清泉；音乐，是陶冶性情的熔炉。”

（2）调和血脉，怡养五脏。《史记·乐书》说：“故音乐者，所以动荡血脉，通流精神，而和正心也。”音乐通过调节情志，使人欢悦，令周身脉道通畅、气血条达。古人认为五声音阶中的宫、商、角、徵、羽五音分别于五脏有不同的调节作用。宫音悠扬谐和，助脾健运，旺盛食欲；商音铿锵肃劲，善制躁怒，使人安宁；角音调畅平和，善消忧郁，助人入眠；徵音抑扬咏越，可通调血脉，抖擞精神；羽音柔和透彻，发人遐思，启迪心灵。说明音乐确能起到和血脉、调五脏的作用。

（3）动形健身。音乐不仅可以通过听赏令人心情舒畅、气血调和，还能通过演奏乐器或伴随优美的乐曲翩翩起舞而使人动形以健身。吹拉弹拨各种乐器，可以心手并用，既抒发了情感，也活动了肢体。手指的活动还可以健脑益智。在音乐旋律的境界中舒展身体、轻歌曼舞，使人情动、形动，畅情志而动筋骨，从而达到动形健身的目的。

现代医学研究表明，音乐的活动中枢在大脑皮层右侧颞叶。轻松欢快的音乐能促使人体分泌一些有益于健康的激素、乙酰胆碱等活性物质，从而调节血流量和兴奋神经细胞。音乐还可以改善人的神经系统、心血管系统、内分泌系统和消化系统的功能。

人体有各种周期性生理节律，如心跳、呼吸、胃肠蠕动等，统称为生物节律。正常的生物节律都有稳定的周期，各种生物节律之间构成同步的或协调的关系。人体的这些生物节律时刻保持着与大自然的昼夜、年月、季节、温度、湿度、气压、磁场等自然节律的协调关系，并处于同步状态，即《内经》中多次强调的“与天地如一”的状态，这是维持人体健康的一个重要条件。如果这种相互关系遭到破坏，人体就会产生不适或疾病。音乐的旋律与节奏在快慢变化、起伏跌宕之中可以起到调节人体生物节律的作用，故而对人体健康有益。

2. 注意事项

（1）欣赏音乐要根据不同情况有针对性地选择。如进餐时听轻松活泼的乐曲，有促进消化吸收的作用；临睡前听缓慢悠扬的乐曲，有利于入睡；工间休息时听欢乐明快的乐曲，有利于消除疲劳等。

（2）要结合个人的身体情况选择曲目。如老年人、体弱者及心脏病病人宜选择节奏慢的乐曲，年轻人宜选择节奏强的乐曲等。

（3）要根据个人爱好选择曲目。无论是民族乐、管弦乐还是地方戏曲，均以个人喜好为原则，都能起到调节情志的作用。

（4）要注意情绪的变化。练习、演奏乐曲要选择心闲气静之时方能达到养生健身的目的。情绪波动、忧伤恼怒之时以暂不弹奏为佳。

（二）弈棋

我国棋类有很多种，如围棋、象棋、军棋，雅俗共赏，变化万千，趣味无穷。弈棋之时，棋手往往精神专一，意守棋局，杂念皆消，神情有弛有张。古人就有“善弈者长寿”之说。弈棋不仅是紧张激烈的智力竞赛，更是有利身心、使人延年益寿的娱乐活动。

1. 养生机制

（1）养性益智。下棋是一种静中有动、外静内动的活动，需要凝神静气、全神贯注，神凝则心气平静，专注则杂念全消。应对棋局的变化可以锻炼人的应变能力。下棋既是一种休息、消遣，也是一种益智养性的活动。

（2）锻炼思维。下棋是一种有兴趣、有意义的脑力活动，棋盘上瞬息万变的形势要求对弈者全力以赴，开动脑筋，以应不测。两军对垒，是智力的角逐；行兵布阵，是思维的较量。经常下棋能锻炼思维，保持智力不衰。

（3）使人身心舒畅。与棋友会棋，磋商技艺，能增加朋友之间的来往，特别是对于中老年人。下棋作为一种活动，也可使人精神愉快，有所寄托，身心舒畅。

2. 注意事项

下棋固然是一种有益的活动，但不掌握适度原则以致废寝忘食，反而于健康有损，故下棋时应注意以下几点。

（1）饭后不宜立即弈棋。饭后应稍事休息，以便食物消化吸收。若饭后即面对棋局，必然会使大脑紧张，减少消化系统的供血，导致消化不良和胃肠疾病。

（2）不要时间过长。下棋时间过长会使下肢静脉血液回流不畅，出现下肢麻木、疼痛等症，故在下棋过程中应适当活动，不应久坐。

（3）不要情绪波动。过分紧张、激动对老年人十分有害，可诱发中风、心绞痛等，故下棋时应以探讨技艺为出发点和目的，不争强好胜，不计较得失，心平气和。

（4）不要挑灯夜战。老年人生理功能减退，容易疲劳，且不易恢复，若夜间休息减少，身体抵抗力下降，就会容易诱发疾病。

（三）书画

书指书法，画指绘画。中国书画是一种具有浓郁民族特色的艺术表现形式，也是养生的有效手段之一。

以书画进行养生、治病有两方面的内容：一是习书作画，二是书画欣赏。习书作画是指自己动手或练字或作画，融学习、健身及艺术欣赏于一体。书画欣赏是指对古今名家的书画碑帖等艺术珍品的欣赏，在艺术美的享受之中，达到养生健身的目的。

《老老恒言·消遣》说：“笔墨挥洒，最是乐事。”“法书名画，古人手迹所存，即古人精神所寄，窗明几净，展玩一过……审其佳妙，到心领神会处，尽有默默自得之趣味在。”经常练字的人都有这样的感觉，随着自己在书法艺术上的精进，体力和精力也有很大的增益。

1. 养生机制

（1）调血气，通经脉。习书作画要有正确的姿势，头部端正，两肩平齐，胸张背直，两脚平放，这样才能提全身之力。宋代陆游有“一笑玩笔砚，病体为之轻”之名句。习书作画必须集中精力，心正气和，灵活自若地运用手、腕、肘、臂，从而调动全身的气和力。这样才能很自然地通融全身血气，使身体内气血畅达、五脏和谐、百脉疏通，各部分功能得到调整，大脑神经兴奋和抑制得到平衡，促进血液循环和新陈代谢，保持精力旺盛。

（2）静心宁神。书画活动可以使人心理达到平衡。唐代大书法家欧阳询认为：“澄神静虑，端己正容，秉笔思生，临池志逸。”习书作画必须用意念控制手中之笔，“用心不杂，乃是入神要路”。绝虑凝神，志趣高雅，便能以静制动，这样可使人消除紧张，遇事变得沉着。

学然后知不足，知不足乃能立志进取。购买书法理论图书、碑刻字帖，参观书展、观摩欣赏，苦练作画习书之功，才能提高鉴赏能力，才能真正掌握功夫。进取总使人欣慰，一旦有所长进，便会自得其乐、心情愉快。

中国书画是两种不同的艺术表现形式，书法重在字的间架结构变幻及笔力、气势上，而中国画则重在丹青调配、浓淡布局上，但二者本质一致，都在于追求意、气、神，讲究章法、布局。所谓意指意境，气指气势，神指神态。讲意境，即要求静息凝神，精神专注，杂念全消，一意于构思之中。讲气势，是要求全神贯注，气运于笔端，令作品在笔墨挥洒之间一气呵成。讲神态，是指意境、气势的集中表现。

习书作画及观赏玩味能够增加情趣、陶冶情操，在练习书画之时身体经常处于内意外力的“气功状态”，可使人神形统一，并令人静思凝神、心气内敛，这也是排除不良干扰因素的一个重要方法。且习书作画不仅意在心中，还需力在笔端，这又锻炼了筋骨，使气血流通。

总之，书画之健身养性之理在于增加情趣，身心兼娱，意气相合，神形统一。

2. 注意事项

练习书法或作画也十分强调情绪好坏。情绪的好坏直接影响字画作品的效果。唐代著名书法家孙过庭曾说：“一时而书，有乖有合，合则流媚，乖则雕疏。”精神愉快，心有所悟，雅兴勃发，自然就能在作书画时尽兴，发挥自己所长。反之，情绪不舒，即便写字作画，往往也未必成优良之作，更谈不上于身体有益。要作书画，就要注意自己的心情，若情绪不良，就不必勉强。因而习书作画时要注意以下几点。

（1）劳累之时或病后体虚者不必强打精神习书作画。本已气虚，再耗气伤身，会加重身体负担，使身体不易恢复。

（2）大怒、惊恐或心情不舒时不宜立刻习书作画。气机不畅，心情难静，此时一则不会写出好字、绘出好画，二则也伤身体。

（3）饭后不宜马上习书作画。饭后伏案，会使食物壅滞胃肠，不利于消化吸收。

（4）“功到自然成”。习书作画不可操之过急，要持之以恒，坚持练习。

二、旅游

旅游是娱乐养生的内容之一。历代养生家多提倡远足郊游，而对中国养生影响颇深的道家、佛家的庵、观、寺、庙也多建立在环山抱水、风景幽美之处，以得山水之清气，利于修身养性。

1. 养生机制

旅游是一种有益于身心的综合运动，在旅游中不仅可以欣赏自然美景，还可以锻炼身体，更可以开阔眼界、拓展知识，可谓一举多得。

《寿亲养老新书》说：“余家深山之中，每春夏之交，苍藓盈阶，落花满径，门无剥啄，松影参差，禽声上下。……从容步山径，抚松竹，与麛犊共偃息于长林丰草间。坐弄流泉，漱齿濯足。”古人非常推崇远足郊游活动，特别是文人墨客常于游山玩水之间佳句诗作乃生。北宋大文学家苏轼在游览西湖之后，写出了“水光潋滟晴方好，山色空蒙雨亦奇；欲把西湖比西子，淡妆浓抹总相宜”的优美诗句。

（1）领略自然风光，呼吸新鲜空气。当人投身于大自然中，看到深山密林、江河湖海、溪泉潭瀑、田园花草，不禁耳目为之一新，呼吸到大自然的新鲜空气，神情为之一爽。

新鲜空气中含有大量的负氧离子。研究表明，负氧离子含量若小于 25 个/m^3，人就会出现头痛、恶心、晕眩、疲劳；若大于 1 万个/m^3，人就会代谢活跃、心情舒畅、精力充沛、食欲增加；若大于 10 万个/m^3，则可用来治疗某些疾病。可见，空气是否清新对人的健康很重要。空气中负氧离子的数量，因环境不同而有很大差异。城市街道尤其是繁华地段的空气中负氧离子含量很低，但乡村、山地空气中负氧离子含量则较高，海边、瀑布等地含量最高。经常去空气新鲜的地方游玩，对人的身体会有好处，既可预防疾病，保持身体健康，又能对某些疾病起到良好的康复治疗作用。

（2）陶冶性情，增长知识。当身处海边山顶瞭望自然风光时，那广阔无垠的原野、苍翠幽深的崇山峻岭、变幻莫测的云雾、奔腾不息的江河大海都可使人神清意爽，不良情绪立即化为乌有。诗人、音乐家、书画家更是可以从中找到艺术创造的灵感。了解不同地区的风土人情和地理环境，既可饱眼福，又可广见闻。所以旅游不但可以陶冶性情，还能增长知识、开阔眼界；既有修身养性的作用，又能提高文化修养和鉴赏水平。我国著名的旅游胜地，如西安的秦兵马俑、苏州的怡园、杭州的西湖、山东的孔庙和碑林、敦煌的石窟等，均能使人在参观旅游时学到许多传统文化知识。若能去国外旅游还能知晓许多异国文化。

（3）锻炼体魄。在远足跋山涉水的过程中，旅行者不仅可以观赏大自然的奇妙风景，体验美好的环境，同时还可以活动身体筋骨关节，锻炼体魄。故旅行可使人气血流通，关节利而筋骨养，神志畅而五脏益。对于年老体弱者，不必求快求远，应只求漫步消遣，可缓步而行，时辍时行；对于体胖者，旅行是减轻体重的好方法。

国内外许多学者认为，运动脚趾也像运动手指一样有助于大脑健康，甚至有人认为脚掌是人体的第二心脏。脚趾活动的减少已成了腰痛等系列文明病的病因，因此要保持身体健康就应多远足郊游，在游览期间可预防疾病。

（4）获得精神享受。人类社会的进步，本身就是一个征服未知的过程。好奇是人的本能，变未知为已知，到陌生的地方去旅行，开阔眼界，看看世界，这对人类的大部分成员而言永远是一种向往，有着巨大的吸引力。只要条件具备，人们就会欣然地走出自己的生活环境，到大自然中去。

心理学家认为，人的需要有五个基本层次，除生理需要、安全需要，在人群中的地位需要及自尊自爱和被人尊敬的需要外，还有自我实现或个人发展的需要。现代人在获得了相当充分的物质享受的基础上，越来越追求美好的精神享受。旅游观光、周游世界便可以有效地满足人们高层次的精神要求。

2. 旅游健身原则及注意事项

（1）要考虑到季节。春季天地气清，万物以荣，春芽初萌，自然生发之气始生。逢春季应顺应自然之生机，此时踏青便是一项有益的活动。夏季天气炎热，暑热之气难耐，此时若去海滨或森林则可避暑养气。若旅游外出也应择时而往，避免太阳直射，尤其要避免长时间在阳光下暴露。傍晚时分泛舟湖上、观赏荷花，能使人顿感凉爽。秋高气爽的季节是旅游的最佳时期，无论是登山临水还是游览古迹，均不失为最使人惬意的选择。冬季雨雪偏多，一般不宜远游，但近处踏雪赏梅、观冰山玉树、看满天飞絮也颇有情趣。

（2）要根据人的气质选择不同的旅游项目。一般来讲，多血质者应去名山大川，直抒胸怀；胆汁质者则游亭台楼榭，安静心境；抑郁质和黏液质者则应以观今古奇观和起落较大的险景胜地为上，以改抑郁多愁之心境。这样因人而异，更能起到理想的效果。

（3）应提高文化和鉴赏水平。如果文化素养太差，鉴赏水平会受到影响，有时还会直接破坏旅游兴致。很多古代文化中的奥秘，只有深入其中才能体会其绝妙。游风景名胜，从某种角度来说，是在看一部历史片。鉴赏水平提高了，就能深谙风景名胜的内在美，从而使旅游获得最佳的养生效果。

（4）要特别注意安全，避免发生意外。

三、花木

自古以来，鲜花以其颜色、馨香和风采赢得了人们的喜爱。鲜花不仅能美化环境、净化空气，有益于人们的身心健康，还是人类生活中不可缺少的物质资源。

1. 养生机制

种植花木，其形、色能美化环境，使人心情舒畅，其香能令人心醉神往，还能促使人不断学习有关知识、掌握新技术，更可以让人活动筋骨、丰富生活情趣、调畅情志，具有神形兼养之功。

清代养生学家曹慈山七十五岁以后仍学而不厌，吟诗作赋、习字画画、奏乐鼓琴、著书立说、栽花植木，兴趣十分广泛。据《嘉善县志》载，他在院内累土为山，广植花木，以奉其母，并把他的养生经验写进《养生随笔》，“院中植花木数十本，不求名种异卉，四时不绝便佳”“阶前大缸贮水，养金鱼数尾”，并要求“事事不妨亲身之”。

科学研究证明，每日到园林或绿色地带活动可使人体耐力增加 15%，消除疲劳的时间缩短 80%。在绿色的花园里，皮肤温度可降低 1 ~2 ℃，脉搏每分钟可减少 4 ~8 次，呼吸慢而均匀，血流减慢，紧张的神经可以松弛下来，嗅觉、听觉和思维活动的灵敏性均可得到增强。

据研究发现，树叶可吸收声波，减低噪声；树叶的光合作用可净化空气；夏天树叶还可蒸发水分，既增加空气湿度，又吸收热量。绿色还可调节神经疲劳，保护视网膜，同时还有缓和神经紧张、使人安静的功能。现代人的生活环境无不受噪声、灰尘所染，若能培养养花的爱好，在庭院里或阳台上种些树木、盆栽花草，种植草坪，既可调剂生活、美化环境，又能学到一些科学知识，提高艺术文化素养，增添家庭乐趣。

鲜花不仅因它的颜色令人赏心悦目，更主要的是花香中含有一种既能净化空气又能杀菌灭毒的物质——芳香油。当芳香油的气味和人鼻腔内的嗅觉细胞接触时，立即通过嗅觉神经传递到大脑皮层，使人产生“沁人心脾”的快感，则气顺意畅、血脉调和。据研究发现，不同的花可产生不同种类的芳香油。如萝卜花、南瓜花、百合花的香味，可治疗糖尿病；天竺花的香味可镇静神经、促进睡眠，并有良好的健脑作用；豆蔻花的香味能治胃病；苏合花香对高血压、冠心病很有疗效。另据研究发现，有些花如文竹、仙人掌、秋海棠、天竺葵等还可以分泌出植物杀菌素，使某些细菌死亡；还有些花草的气味具有驱散苍蝇、蛾子、蚊虫的作用。

2. 养花健身的原则

家庭养花是一件富有情趣的活动，应注意以下几个方面。

（1）因室养花。室内养花，应根据居室条件，不可培养太多。如果窗台上摆满花草，则会影响阳光照射，使室内阳光减少。

（2）注意观察，随时更换。有些花草分泌的芳香油会使部分人出现头痛或使患有支气管哮喘的病人发病。对花粉过敏的人，室内不宜放花。遇到花粉过敏，应立刻将其移至户外或更换别种花卉。还有些花如天竺葵、金盏花、报春花等，不可用手触摸，以免引起过敏性皮炎或湿疹。

四、垂钓

垂钓作为一种户外活动，不仅能锻炼身体，还能修身养性，有益健康。

1. 养生机制

（1）锻炼身体。往往要远足水边才能寻到垂钓的好地方。不论是步行还是骑车前往，都是一种身体锻炼。行至途中，想到鱼儿上钩，此番情趣使人周身轻松。

（2）陶冶情趣。垂钓地多处于群山环抱、绿林深处或秀水清溪之地，这种环境可使人摆脱城市的喧闹及空气污染，令人安静，悠然自得。

（3）练意养神。垂钓时身体需极度放松，这是形松体静，又必须思想集中，若思绪纷杂，即使有鱼也难钓到。钓鱼时应脑、手、眼配合，静、意、动相助，眼、脑专注于浮标，这对提高视力和头脑灵敏性均有好处。形体虽静，而内气实动，这种动静结合使一小部分神经活动，而大部分脑神经得到充分休息。

（4）磨炼意志。钓鱼需要耐心和细心。稳坐钓鱼台的“稳”字就是一个很好的概括。钓鱼不可性急，不求收获，但求意境。若一味追求钓到大鱼，反而心躁性浮，于健康不利。应将钓鱼视为磨炼意志、克服急躁情绪的手段，以此培养稳重的性格。

2. 注意事项

（1）风湿病病人不宜选择该活动，因近水可使病情加重，致身体不适。

（2）注意安全，不要坐在潮湿处，以免染病。

（3）时间适度。要注意时间不可过长，不应太专注于此，更不应因未钓到鱼而垂头丧气，以免破坏垂钓的良好初衷。垂钓时最好多人结伴，与野游、野炊等活动结合，则更为有趣。

第十三章　浴身保健

浴身，俗指洗澡，雅称沐浴。古时，沐指洗头发，浴指洗身体，现合为一词，包括洗头、洗身。

浴身保健是指利用水、日光、空气、泥沙等有形的或无形的天然物理因素来沐浴锻炼以防病健身的方法。

通过沐浴可起到发汗解表、祛风除湿、行气活血、舒筋活络、调和阴阳、振奋精神等作用。现代医学认为，沐浴可促进机体体温调节、改善血液循环和神经系统的功能状态，加速各组织器官的新陈代谢。

浴身的分类方法有多种。如以介质的形态论，可分为有形、无形两类：前者如各种水浴、泥沙浴，其中水浴又据其成分的不同可分为淡水浴、海水浴、矿泉浴、药浴等，据水温差异还能分为冷水浴、热水浴、蒸汽浴等；后者则指日光浴、空气浴、森林浴和花香浴等有质而无形的沐浴。以作用于身体不同部位论，可分为全身浴、半身浴和局部浴。按浴身的作用方式，可分为擦浴、浸浴、淋浴、湿敷等。本章根据不同浴身方法的养生保健特点和叙述方便分为冷水浴、热水浴、蒸汽浴、矿泉浴、药浴和其他浴身方法等6类。

第一节　冷　水　浴

让健康锻炼者和某些疾病的病人进入水温低于25 ℃的水中或施行擦浴、淋浴，使身体接受寒冷水温作用的方法，称为冷水浴。

一、作用机制

冷水浴作用机制一般可分为3个阶段：第一阶段，皮肤接触冷水，外周毛细血管收缩，血液流向深层血管，皮肤颜色变白；第二阶段，外周血管扩张，内脏血液返流向体表血管，皮肤发红，此阶段持续的时间长短与水温、气温、人体对寒冷的耐受能力等因素有关；第三阶段，外周血管再度收缩，皮肤苍白、口唇发紫、身体寒战，出现“鸡皮”现象。冷水浴应在出现第三阶段前结束，这样在冷水浴过程中周身血管可受到一缩一张的锻炼。因此，人们又把冷水浴称为“血管体操”，它在增强体质、延年益寿、防治疾病等方面有良好作用。

（一）增强心血管系统的功能，防止动脉粥样硬化

长期坚持冷水浴锻炼，可增强血管的弹性和韧性，增强心肌的收缩和舒张功能，同时又能减少胆固醇在血管壁沉积，有助于预防动脉粥样硬化、高血压、冠心病等疾病的发生。

（二）增强中枢神经系统功能

机体一遇冷水刺激，大脑便立刻兴奋起来，调动全身各器官组织加强活动以抵御寒冷。周身血管的舒缩运动是靠中枢神经系统来调控的，因此，长期坚持冷水浴锻炼，通过神经反射和大脑作用可使中枢神经系统功能增强，减缓脑细胞的衰老和死亡。实践证明，冷水浴锻炼对神经衰弱、头痛、失眠都有良好的防治作用。

（三）加强呼吸系统功能，提高抗寒能力

人受到冷水刺激时会不由自主地吸一口气，然后呼吸暂停数秒，再深呼气，随后恢复均匀的深长呼吸。这就会使人吸入更多的氧气，呼出更多的二氧化碳，同时深长呼吸使腹压增大，呼吸肌作用加强，形成呼吸体操，从而加强整个呼吸系统的功能以及人体对外界气温变化的适应能力，可预防感冒、扁桃体炎、支气管炎等多种疾病。

（四）增强消化系统功能

冷水刺激可增强胃肠蠕动，提高消化功能。同时冷水刺激使人体产热增加，身体为适应生理需要则会多吸收营养，促进产热，从而使整个消化系统功能增强，令人食欲旺盛。

（五）使皮肤保持健美

冷水浴不仅会对皮肤起到清洁作用，而且在擦洗冲淋时皮肤肌肉受到机械摩擦，可促进皮质分泌，使皮肤变得柔润光滑而富弹性、皱纹减少，保持健美，也不易感染皮肤病。

二、浴身方法

冷水浴包括冷水浴面、擦身、浴足、浸浴、冲淋、冬泳等形式。

（一）浴面

浴面，即将面部浸入冷水中，用鼻呼气，呼毕抬头吸气，如此反复5～10次；用毛巾蘸冷水摩擦脸、耳和颈项部，之后用干毛巾擦干；再用手掌摩擦面颈部，直至发红发热。

（二）擦身

擦身是冷水浴与按摩配合进行的锻炼。擦身的顺序为脸→颈→上肢→背→脚→腹→下肢。摩擦四肢时沿向心方向，即从肢端开始，以助静脉反流。手法要由轻到重，擦身时间则因人而异，以皮肤发红、温热为度。

（三）淋浴

淋浴，即开始先用冷水淋湿手足，再用湿毛巾摩擦胸背部，然后在喷头下冲淋，同时用毛巾擦洗。淋浴时间可根据水温、气温及个人身体情况灵活掌握，一般为3～5分钟，在寒战期前结束。淋毕，宜用干浴巾擦干全身，以使身体感到清爽、温暖、舒适。

（四）浴足

浴足，即将两足浸入冷水中，用手或足相互摩擦，每次1～2分钟，然后用干毛巾擦干，擦红。还可按摩涌泉穴（在足心前部），左右各30次。

（五）浸浴

浸浴，即把身体浸入冷水中。应严格根据个人的耐受性来调节水温，开始水温可略高，后逐步降低，直至达到所需温度。水中停留时间一般为0.5～2分钟，出浴后用干浴巾将皮肤擦至微红，以锻炼后感到精神振作、温暖舒适、眠食俱佳为宜。

（六）冬泳

经系统的室内冷水浴锻炼后，机体对寒冷有较强的适应能力，且体质强壮者，方可考虑室外冬泳锻炼。冬泳前要做好准备活动。一般时间不宜过长。

三、应用原则和禁忌

冷水浴锻炼老少皆宜，四季皆可。具体锻炼方式，可因个人情况灵活掌握。进行冷水浴的原则简述如下。

（一）从温到凉

从温水（34～36 ℃）开始，逐步下降至16～18 ℃，再至自来水自然温度，最后降至不低于4 ℃。这样循序渐进，以使身体有个逐渐适应的过程。

（二）从夏天到冬天

冷水浴应先从夏天开始，中间不要间断，一直坚持到冬天。

（三）从局部到全身

可先做面浴、足浴，然后再做擦浴，最后是淋浴、浸浴。

（四）宜早不宜晚

冷水浴锻炼应在早上进行，以振奋精神。如睡前行冷水浴，会刺激大脑过度兴奋，影响睡眠。

（五）时间宜短

足浴浸泡不超过2分钟；擦浴也不要过重过猛和时间过长；淋浴最初不超过30秒，之后逐步延长，暖季不超过5分钟，寒季不超过2分钟，如时间过长，反而对健康不利。

（六）浴前准备

擦浴、淋浴前要先活动肢体关节。用手掌摩擦皮肤使身体发暖不觉寒冷后再施淋浴，还可先用手捧冷水拍打胸背，待适应后再施淋浴。

（七）浴后擦干

浴后，先用湿毛巾再用干浴巾迅速把身体擦干，直至皮肤发红、温暖，之后尽快穿衣，以免受凉。

冷水浴的适应范围较广，但有些病人不宜进行冷水浴，如患有严重心脏疾病、高血压、癫痫、胃炎等者，有开放性肺结核、病毒性肝炎或其他严重肝肺疾病者，患急性、亚急性传染病尚未康复者。此外，月经期和孕产期妇女，酒后、空腹、饱食、强劳动或剧烈运动后，都不宜进行冷水浴锻炼。

第二节　热水浴（包括冷热水交替浴）

热水浴是温热水浴的统称。根据浴水温度的高低可再细分为温水浴和热水浴。水温在 36 ~ 38 ℃者称温水浴，在 38 ℃以上者称热水浴。热水浴与冷水浴交替施行则称为冷热水交替浴。

一、作用机制

（一）清洁皮肤

温热水浴可消除皮肤上的油垢，保持汗腺、毛孔通畅，提高皮肤的代谢能力和人体的抗病能力。实验证明，一次热水浴能消除皮肤上数千万亿个微生物，故有人将之称为“消毒的温床”。

（二）活血通络

由于水温和冲洗时的水压与机械按摩作用，温热水浴可调节改善神经系统的兴奋性，扩张体表血管，加速血液循环；促进新陈代谢，有利于代谢产物的排除；降低肌肉张力，减轻痉挛，从而提高机体的免疫力和健康水平。

（三）振奋精神，松弛紧张

水温不同，沐浴的作用也会略有差异。热水对人体有刺激作用，入浴后使人血压升高、心跳加快、交感神经兴奋，产生要活动的欲望；温水对皮肤刺激较小，对新陈代谢等生理作用也缓慢，心脏负荷较轻，兴奋副交感神经，起到镇静、催眠作用。

二、浴身方法

温热水浴的方法很多，如可在盆中洗、池内浸泡。人们更多的是采取淋浴方式，可施行全身沐浴，也可选用局部浴如面浴、足浴，以及湿热敷裹等。可根据个人需要、习惯、身体状况及现实条件灵活选择浴身方法。

冷热水交替浴系热水浴与冷水浴的交替合并使用，一般为先热水后冷水，先按上述热水浴方法沐浴，使毛孔扩张、皮脂污垢清除，再以冲淋法施行冷水浴。冲淋时可按以下步骤进行：冲淋上肢→下肢→腰部→胸部→背部→头顶。同时可配合擦浴，转动肢体，以通体清爽、舒适为度。最后用干浴巾擦干全身，穿好衣服。

三、应用原则及宜忌

（一）水温适宜

沐浴的水温可根据习惯和身体情况而定。古人也主张浴水温度适体，不可太热，因水温太热则腠理开泄，蒸迫汗液，伤人津气；如长时间在热水中浸泡，会使全身体表血管扩张，心脑血流量减少，可发生缺氧，引起大脑缺血，甚至晕厥。

（二）浴次恰当

关于浴身的次数并无统一标准。一般来说，皮脂腺分泌旺盛者可适当增加浴次，瘦人可少一点；夏天每天至少洗1次，春秋季每周1次即可，冬季10天1次；强体力劳动后出汗较多者，要随时洗澡；从事某种可能污染皮肤的作业时，下班后均应洗澡；老年人洗澡不宜过频。

（三）热水浴的宜忌

热水浴是一种良好的保健方法，也要科学的运用才能达到保健的目的。

（1）浴处宜暖而忌风。浴室温度应保持在20～25 ℃；注意通风，但须避免直吹冷风，正如《彭祖摄生养性论》所说“勿沐浴而迎冷风”。

（2）饥、饱不浴。吃饭前后30分钟内不宜沐浴。因洗澡时血液集中到体表，胃肠道的血液供应减少，同时胃酸分泌降低，使消化能力减弱，易致消化不良。饥饿时洗澡会引起低血糖，尤应注意。

（3）少用肥皂。人的皮肤为皮脂腺分泌的油脂所滋润、保护，如洗掉这层薄薄的油脂，皮肤即干燥易裂和脱屑。尤其老年人皮脂腺萎缩，用碱性大的肥皂会使皮肤更干燥，皮肤的保护作用降低，细菌滋生。

（4）预防晕澡。热水浴时出现头晕、恶心、胸闷、心悸、口渴、出汗、四肢无力，甚至晕倒在地，称为晕澡，多见于老年人、体弱者。预防晕澡的方法是放松精神，不要有紧迫感；缓慢入浴，不要一下子把身体全都泡入水中；浴时如感头晕不适应停止洗浴，躺在空气新鲜处，并注意保暖；体弱者浴前可喝杯糖盐水，防止出汗过多；年老者及有心肺脑疾病的患者不宜单独洗浴，应有人陪同，入浴时间也不宜过久。

（5）患传染病、皮肤损伤者和经期妇女不宜盆浴，以免造成感染或交叉传染，以淋浴或擦浴为宜。

第三节　蒸　汽　浴

蒸汽浴是指在一间具有特殊结构的房屋里将水加热，人在弥漫的蒸汽里沐浴。

古典蒸汽浴是在浴室内将壁炉或地炉上几块特殊的石头加热，然后熄灭炉火，往石头上泼水以产生蒸汽，当温度、湿度达到一定标准时即可入浴。现代蒸汽浴则是由恒温控制电加热器将石头加热。

标准蒸汽浴室设施应包括以下几部分：候浴厅、更衣室、淋浴室。木质结构的蒸汽浴室含有冷水池的降温室、休息室、盥洗室，有的还设按摩室、人工日光浴室等。

在我国蒸汽浴是一种历史悠久的传统保健疗法，它通常采用含有药物的水蒸气熏蒸体表，故拟在“第五节　药浴”一节中进行介绍。本节仅简要谈谈目前国际上通用的蒸汽浴。国外一般把蒸汽浴称作桑拿浴。各国情况不同，具体使用又有所区别，较著名的有芬兰浴、罗马浴、土耳其浴、俄罗斯浴、伊朗浴和日本浴等。根据浴室空气温度和相对湿度的差异可概括为干热蒸汽浴和湿热蒸汽浴两种。干热蒸汽浴，如芬兰浴、罗马浴，浴室内气温较高，达 80～110 ℃，相对湿度较低，为 20%～40%。湿热蒸汽浴，浴室气温为 40～50 ℃，相对湿度较高，甚至可达 100%，俄罗斯浴、日本浴属此类型。

一、作用机制

中医学认为在蒸汽浴时人处于湿热空气的蒸腾中，腠理、口鼻同时感受，外至肌肤、内及脏腑都得濡养，既可开发阳气、振奋气机，又能滋阴润燥、利水消肿。经常沐浴有调和营卫、镇静安神之功效。

现代医学研究证实，蒸汽浴对人体的作用因素是高温及空气湿度和冷空气或冷水刺激的双重影响。它能促进机体新陈代谢，加快血液循环，改善呼吸功能和心血管系统功能，有利于消除疲劳和修复损伤组织，对神经系统功能有调节作用。

二、浴身方法

蒸汽浴的施行方法和程序与一般沐浴不同，其风格独特，大致分为以下几个步骤。

（一）准备

就浴者脱衣后进入淋浴室，用温水、肥皂洗净全身，擦干或用热风吹干。

（二）入浴

进入蒸汽浴室后，根据个人体质及耐受程度在浴室四壁不同高度的木栅板上平卧或就座，可不断变换体位以均匀受热，还可将树枝烫软后拍打身体，以产生机械刺激和促进周围空气流通。一般历时 7～15 分钟。

（三）降温

待全身发热后，走出蒸汽浴室进入降温室，用 14～20 ℃的冷水冲淋或浸泡 2～3 分钟，也可在户外用冷空气降温或进行室外游泳。

（四）反复

出浴后经过一定时间的降温，在还未出现寒冷感觉时擦干身体，待休息 10 分钟后再进入蒸汽浴室，停留一段时间后又离开蒸汽室进行降温。如此反复升温、降温 2 ~5 次。

三、应用原则及宜忌

蒸汽浴时宜根据个人具体情况选定适当的温度、湿度和停留时间。健康人在干热蒸汽浴（气温 80 ~90 ℃，气湿 20% ~40%）室内的平均耐受时间为 17 分钟左右，在湿热蒸汽浴（气温40 ~50 ℃,气湿 80% ~100%）室内一次最多可停留 19 分钟。

降温时所用冷水温度及持续时间宜因人而异，原则上以身体不出现寒战或不适感为度。最好以温热水浴足来结束沐浴。浴后休息半小时以上，同时喝些淡盐水或果汁以及时补充体内水分和电解质。

每次就浴时间包括休息需 1. 5 ~2. 5 小时，一般每周 1 次。

蒸汽浴的注意事项与冷、热水浴大致相同。少年、儿童入浴时间不宜过长，以 10 分钟为度；运动员训练及赛前 1 ~2 天不宜做蒸汽浴，应在运动后进行。

蒸汽浴的禁忌证：急性炎症、传染病、高血压、重症动脉硬化、糖尿病并发酮症酸中毒、甲亢、慢性酒精中毒、癫痫、肾功能衰竭、恶性肿瘤、有出血倾向者。

第四节　矿　泉　浴

矿泉浴系指应用具有一定温度、压力和成分的矿泉水进行沐浴。矿泉水有冷、热两种，冷泉常属饮用，热泉多用入浴。由于沐浴的矿泉水多有一定的温度，故矿泉浴又称温泉浴。古书中称温泉为汤泉、沸泉。矿泉水不同于井水和一般泉水，它是一种由地壳深层自然流出或钻孔涌出地表、含有一定量矿物质的地下水。与普通地下水相比，矿泉水有 3 个特点：温度较高，含有较高浓度的化学成分，含有一定的气体。

温泉是大自然提供的能健身祛病的宝贵资源。我国温泉资源十分丰富，现已发现的就有 3000 多处，分布在全国多个省份。现已建成的多所温泉疗养院发挥了很好的保健疗养作用。我国人民运用温泉浴行摄生保健的历史是很久远的，2000 多年前的《山海经》中就有温泉的记载，汉代张衡的《温泉赋》、北魏元苌的《温泉颂》、唐太宗的《温泉铭》等都记述了温泉浴健身和治病的效能。

一、矿泉的分类

我国古代关于矿泉浴健身防病的文献记载很多，对矿泉的分类也做过很多探索。例如《食物本草》对此就有论述。李时珍在《本草纲目》中对我国 600 多处矿泉做了记载和分类，并记述其不同作用。李氏将当时的矿泉分为硫黄泉、朱砂泉、雄黄泉、矾石泉、砒石泉等。

现代的矿泉分类，一般而言是以矿泉水中的6种主要离子（HCO_3^-、SO_4^{2-}、Cl^-、Na^+、Ca^+、Mg^{2+}）、3种气体（CO_2、H_2S、Rn）及某些活性元素（如Fe、I、Br等）作为矿泉分类的基础。由于矿泉的性质多样，类型也较复杂，其分类方法目前尚不完全一致，主要有以下几种。

（一）按温度分类

矿泉的温度是矿泉浴保健治疗作用的重要因素之一，根据温度可分为6类：①冷矿泉，$T<25$ ℃；②低温矿泉，25 ℃$<T<$33 ℃；③不感温或微温矿泉，34 ℃$<T<$36 ℃；④温矿泉，37 ℃$<T<$38 ℃；⑤热矿泉，38 ℃$<T<$42 ℃；⑥高热矿泉，$T>$43 ℃。

（二）按渗透压分类

矿泉按渗透压可分为3类：①低渗泉，可溶性固体在（1～8）g/L者；②等渗泉，可溶性固体在（8～10）g/L者；③高渗泉，可溶性固体在10 g/L以上者。

（三）按酸碱度分类

在泉源处测定pH值，可根据其酸碱度分为6类：①强酸性泉，$pH<2$；②酸性泉，pH值2～4；③弱酸性泉，pH值4～6；④中性泉，pH值7～7.5；⑤弱碱性泉，pH值7.5～8.5；⑥碱性泉。

医疗保健矿泉的基本类型为钠泉和硫酸钠泉，主要适用于消化系统疾病。矿泉中的Cl^-能刺激造血系统和卵泡细胞的发育成熟，还可降低血脂；矿泉中的K^+、Ca^{2+}能增强心血管功能，调节神经细胞和内分泌腺的活动；矿泉中的Mg^{2+}对神经系统有镇静作用；Na^+对肌肉收缩有着重要功效。近年来研究证实，矿泉浴可提高机体的免疫力，有一定的延年益寿作用。

二、浴身方法

矿泉浴的方法很多，较常用的有浸浴、直喷浴、运动浴3种。

（一）浸浴

浸浴是矿泉浴应用最广泛的一种方法，可进行盆浴或池浴。根据浸浴的部位又分为半身浸浴和全身浸浴。

1. 半身浸浴

浴者坐在浴池或浴盆里，背部用浴巾覆盖以免受冻。本浴法具有兴奋、强壮和镇静的作用。

（1）兴奋性半身浴。开始温度可为38～39 ℃，随着机体的适应，每浴1～2次可把矿泉水温度降低0.5～1 ℃。在沐浴中用力摩擦皮肤，同时向背部浇水，整个过程可持续3～5分钟，浴后擦干皮肤，防止受冻。本法可用于健康者和健康状况较好的神经衰弱及抑郁症患者。

（2）强壮性半身浴。此浴法与兴奋性半身浴相似。皮肤摩擦可不必过于用力，水温可从38～39 ℃开始，逐渐降低到35～36 ℃。这种浴法适用于体质较弱或久病初愈恢复期的人。

（3）镇静性半身浴。这种浴法的水温可从 38 ~ 39 ℃开始，随着沐浴次数的增加，根据个体的耐受性把水温略降低 2 ~ 3 ℃。沐浴时安静地浸泡在矿泉水中 10 ~ 15 分钟。这种方法具有镇静作用，适用于神经兴奋性增高的人。

2. 全身浸浴

沐浴者安静仰卧，浸泡在浴盆或浴池里，水面不超过乳头水平面，以免影响肺脏和心脏功能。全身浸浴根据水温又可分为下列几种。

（1）凉水浸浴。水温在 33 ~ 36 ℃，浸浴 8 ~ 10 分钟。这种浸浴有解热及强壮身体的作用，常用于健康疗养锻炼。

（2）温水浸浴。水温 37 ~ 38 ℃，浸浴 15 ~ 20 分钟或 30 分钟。这种浸浴具有镇静、催眠、缓解血管痉挛的作用，对冠心病、高血压、关节炎等有良好的保健作用。

（3）热水浸浴。水温在 39 ~ 42 ℃，浸浴 5 ~ 30 分钟。这种浴法有兴奋神经的作用，能促进全身的新陈代谢，但会使心脏血管负担较大。这种热矿泉浴对皮肤病和关节炎等治疗有较好效果，老年人和心血管功能不全者应用时须慎重。浴后应适当休息，补充饮料。

（二）直喷浴

直喷浴设有专门设备，浴者立于距操纵台 2 ~ 3 m 处，术者持水枪，用 1 ~ 3 kPa、38 ~ 42 ℃的热水喷射浴者全身或局部，每次 3 ~ 5 分钟。本法多用于治疗腰部疾患。

（三）运动浴

运动浴，指浴者在类似游泳池的大浴池内做各种医疗体操动作，如弯腰、行走、下蹲、举臂、抬腿等，每次 20 ~ 25 分钟，每日 1 次。本法多作康复功能锻炼用。

矿泉浴还可配合气功、针灸、推拿、蜡疗等方法进行。

三、应用原则及宜忌

（一）矿泉的选择

矿泉所含化学成分差异颇大，沐浴时应在医生指导下选择，不能盲目使用，否则适得其反。如硫黄泉对治疗皮肤病有效，但神经衰弱者浴后会加重失眠。

（二）矿泉浴的温度

矿泉浴的适宜温度为 38 ~ 40 ℃，但因泉质和使用目的不同会有所区别，如碳酸泉、碱泉、硫化泉温度一般为 37 ~ 38 ℃或更低一点，以防因有效气体挥发而失效。

（三）矿泉浴的时间与疗程

一般矿泉浴每次 15 ~ 20 分钟，以浴后感觉舒适为度。如浴中脉搏超过 120 次/分或浴后很疲倦，则应停浴。每个疗程为20~30次，可每日1次，亦可连续沐浴2~3次后休息1天。两个疗程之间应休息7~10天，不得连续沐浴，以免产生耐受性而影响效果。

总之，矿泉浴不同于一般沐浴，要有一定的时间、一定的水温、一定的疗程和浴次，通常需要在医生指导下进行。

（四）注意事项

矿泉浴的一般注意事项同冷、热水浴，需要注意的是可能出现的矿泉浴反应。矿泉浴初始数日，浴者往往出现全身不适或病情加重现象，称为矿泉浴反应，分全身和局部反应两种情况。全身反应可表现为疲劳、失眠、心慌、眩晕、吐泻、癫痫、全身皮疹、上呼吸道感染等；局部反应为患处疼痛、肿胀、活动受限。如反应轻微，可继续治疗，如持续时间较长或症状严重，则应停止沐浴。

矿泉浴的禁忌证：凡属一切急性发热性疾病、急性传染病、活动性结核病、恶性肿瘤、出血性疾病、严重心肾疾病、高血压、动脉粥样硬化者，以及妇女在经期、孕产期，均不宜施行矿泉浴。

另外，在一天内入浴次数过多、入浴时间过长、浴温过高或疗程过长都是不合适的，可能有碍健康或降低矿泉浴的效果，均为禁忌之列。

第五节　药　浴

药浴，是指在浴水中加入药物的煎汤或浸液，或直接用中药蒸汽，沐浴全身或熏洗患病部位的健身防病方法。

药浴时，除蒸汽本身的理化作用（主要是温热作用）外，主要是药物对人体的影响。药物水溶液的有效成分从体表和呼吸道黏膜进入体内，可起到疏通经络、活血化瘀、祛风散寒、清热解毒、祛湿止痒等功效。现代药理研究也证实，药物的气味进入人体后，能提高血液中某些免疫球蛋白的含量，从而达到强身健体、防治疾病的目的。

药浴的使用在我国由来已久。据记载，自周朝开始就流行香汤浴，即用佩兰煎汤洁身。宋明期间，香汤浴传入民间，出现了专供民众洗芳香浴的香水行，且形成了一定的习俗。如春节当天用五香汤（兰香、荆芥头、零陵香、白檀香、木香）沐浴，浴后令人遍体馨香、精神振奋；农历2月2日当天取枸杞煎汤沐浴，令人肌肤光泽、不老不病；夏天用五枝汤（桂枝、槐枝、桃枝、柳枝、麻枝）洗浴，可疏风气、驱瘴毒、滋血脉。直至清代，药浴不仅作为健身益寿的方法，还广泛用于疾病治疗和康复。

一、药浴使用方法

药浴形式多种多样，常用的有浸浴、熏蒸、熨敷3种。作为养生保健用，以浸浴多见。

（一）浸浴

将药物用纱布包好，加约10倍清水，浸泡20分钟，煎煮30分钟，将药液倒入浴水内，即可浸浴。一剂药可用2～3次，每次浸浴20分钟，每日1次。可全身浸浴，也可局部泡洗。

（二）熏蒸

将药物置纱布袋中，放入较大容器中煎煮，用煎煮时产生的热气熏蒸身体局部，或用蒸汽室做全身浴疗。

通常趁药液温度高、多蒸汽时，先熏蒸后淋洗，当温度降至能浸浴（一般为37～42℃）时再用于浸浴。

（三）熨敷

将药物分别放入两个纱布袋中，上笼屉或蒸锅内蒸透，趁热交替放在身体局部熨帖，可加上按摩，效果更好。每次20～30分钟，每日1～2次，2～3周为一疗程。多用于疾病的治疗与康复。

二、药浴举例

1. 香药澡豆方（《太平圣惠方》）

大豆五升，赤小豆四合，苜蓿五两，零陵香五两，冬瓜仁六分，丁香二两，麝香半两（细研），茅香三两，猪胰五具（细切）。

上九味，捣细，罗为散，与猪胰相合，捣均匀。用时与少量水相合，洗手部及全身。有香身护肤、润燥作用。(按，麝香价昂可以不用。)

2. 护肤美容方

绿豆、百合、冰片各10 g，滑石、白附子、白芷、白檀香、松香各30 g，研末入汤温浴，可使容颜和体肤白润细腻。

3. 食醋熏蒸方

按3～5 ml/m^{2}计算，取食醋置锅内，加入2～3倍的水，加热蒸发，使蒸汽弥漫空间内，人在室内，每日1次，连续3～5天，防治流感有效。亦可将食醋兑水置搪瓷杯内加热，用鼻呼吸其蒸汽，每次15分钟，连续2～3次，防治感冒效果亦佳。

4. 葱白熨方

葱白500 g，切细，加麝香2.5 g拌匀，平分成两份，置纱布包内，先以一包置脐上用热熨斗熨之，每30分钟一换。治癃闭。

第六节　其他浴身方法

一、泥浴

泥浴系指用海泥、湖泥等泥类物质敷于身体或在特制的泥浆里浸泡，以达健身祛病目的的方法。

传统泥浴利用天然泥土，如白土、黄土、灶心土、田泥、井底泥等；现代医疗泥浴多采用淤泥，其内含丰富矿物质和微量放射性物质。

泥浴一般选择在夏季，脱衣后将泥糊涂于体表，后躺在沙滩上，亦可在泥浆中浸泡 20 ~ 30 分钟。

泥浴具有保健医疗作用，是因为淤泥中含有各种盐类，对皮肤起到杀菌消毒作用；泥内的有机物、胶体物质呈离子状，透过皮肤进入体内发挥作用；泥土与皮肤摩擦，在日光照射下，有明显温热和按摩功效，可促进血液循环、改善新陈代谢。

各种皮肤感染、开放性损伤及患有严重器质性病变者，经、孕、产期妇女，均不宜进行泥浴。

二、沙浴

沙浴系指将全身或身体局部埋入沙中，利用其温热和机械按摩等作用，以达健康祛病的一种方法。

医用沙是清洁的干海沙、河沙或沙漠沙，其中不应混有小石块、贝壳等杂质。

沙浴作用于人体，表现为热疗、磁疗、推拿和日光浴的综合效应。它可促进血液循环，增强新陈代谢，有明显的排汗作用，有利于渗出液的吸收和疤痕的软化，还可加快胃肠蠕动和骨组织的生长。

理想的沙浴时间为夏季，每天傍晚 4 ~ 7 点。埋沙时脱衣、戴上墨镜，将身体埋入 0.1 ~ 0.2 m 厚的沙层，每次 0.5 ~ 1.5 小时，稍后用清水冲洗干净，并在阴凉处休息 20 ~ 30 分钟。一般 10 天为一疗程。

沙浴虽好，但非人人适宜。有较严重器质性病变、急性炎症、出血倾向的患者，以及妇女经期、孕期，儿童、年老体质极度虚弱者，均不宜进行沙浴。

三、空气浴

空气浴系指裸体或半裸体直接接触空气，利用空气的理化特性达到健身防病的一种方法。

空气浴主要利用空气的温度、湿度、气流及所含化学成分对人体的综合作用，其中温度是主要因素之一。空气浴时温度通常低于体温，对机体形成寒冷刺激，引起大脑皮层、体温调节中枢、血管运动中枢等一系列反应，使皮肤血管收缩、排汗减少、新陈代谢增强，从而提高机体的抗病能力。另外，新鲜空气中含有大量氧离子，能调节中枢神经系统、刺激造血功能、促进新陈代谢、增强肺功能和机体免疫力。

空气浴方法简单易行，可进行专门锻炼，也可与运动、劳动相结合。一般从夏季开始，尽量少穿衣裤，于清晨到空气新鲜的公园、水边做一些简单的体育活动，如慢跑、打拳。浴疗时间应根据体温和个体素质决定，以不出现寒战为度。

大风、大雾或天气骤变如寒流时不要勉强锻炼，急性炎症及肾病患者不宜进行空气浴。

四、日光浴

日光浴系指通过晒太阳以达到健身治病目的的一种方法，在我国古代又称晒疗。《黄庭经》指出日光的作用为“日月之华救老残”，宋代《云笈七笺》载有“采日精法”，嵇康《养生论》提出了“晞以朝阳”之说。古人不仅单纯地晒太阳，还将其与呼吸吐纳练功结合起来，作为健身防病的重要方法。

射到地面上的太阳光含1%的中长波紫外线、40%的可见光和59%的红外线。日光浴实际上是同时做空气浴和上述3种光线的照射治疗。紫外线可杀菌、消炎、止痛、脱敏，防治小儿佝偻病和白癜风，促进组织再生，增强机体免疫力等。红外线主要是温热效应，它使皮温升高、血管扩张、新陈代谢增强，还能消炎止痛。可见光由红、橙、黄、绿、青、蓝、紫七种单色光组成，通常所见是其混合成的白光。可见光照射人体时，通过视觉和皮肤感受器作用于人体中枢神经，再通过反射调整各组织器官的功能，产生不同的作用，如红光令人兴奋、绿光使人镇静，柔和的粉光可降血压，紫光和蓝光有抑制作用等。

日光浴的时间为夏季的上午8～10点、下午3～5点，其余三季最好在上午9～12点。日光浴的地点可选择空气清新的海滨、公园、阳台。

日光浴的方法通常有两种：一种是专门进行日光浴锻炼，另一种是结合劳动锻炼。

日光浴时，可只穿内衣裤，使皮肤直接感受阳光；可采取卧位或坐位，并不断变换体位，以保证均匀采光；日照时间不宜过久，每次15分钟或遵医嘱，否则对健康有害，如致皮肤癌。

日光浴不宜在沥青马路上进行；应注意保护皮肤，可涂油膏；注意保护头部和眼睛，如戴草帽及遮阳镜；空腹、饱食、疲劳时不宜进行日光浴。

凡患严重心脏病、高血压、浸润性肺结核、甲亢、有出血倾向者，不宜进行日光浴。

五、森林浴

森林浴系指在树林中裸露肢体或少穿衣服，配合适当运动，呼吸林木散发出的物质和新鲜空气以锻炼身体的方法。其养生原理基本同空气浴。

森林中很多树木可散发出有强大杀菌作用的芳香性物质，可杀死空气中的病菌和微生物。如在新鲜的白桦树叶内注入结核杆菌，几分钟后结核杆菌全部死亡。柏树、雪松、樟树、白皮松等均具有很强的杀菌能力。另外，森林中的空气不仅芳香、清新，且富含氧离子，能增强肺功能、改善心肌营养、促进新陈代谢。森林中绿荫满目，景色优美，鸟语花香，可改善人的精神状态，使人愉悦、放松，从而充分调动人体潜能，对健康长寿有良好作用。因此，森林浴实际上是空气浴、草木芳香浴及旅游的综合效应。

森林浴时可适当活动，如散步、慢跑、做体操，以求多吸入些新鲜空气和草木花香，加速体内代谢产物的排泄，充分发挥森林浴的作用。

六、海水浴

海水浴系指在天然海水中浸泡、冲洗或游泳的一种健身防病方法。

海水浴对机体的作用包括3个方面。首先，温度作用是海水浴的基本作用，海水温度与体温的差异越大对机体的刺激作用越强（机体反应过程同冷水浴）。其次，海水中含多种盐类，可附着于皮肤，刺激神经末梢，使毛细血管轻度充血，对改善皮肤血液循环和代谢有良好作用，还可提高网状内皮系统功能。再次，海水的压力、流动时的冲击力、游泳受到的阻力构成海水浴的机械作用，可改善体内血液循环，提高心肺功能。由于海水浓度高、浮力大，有助于肢体活动，可加速运动功能障碍的恢复。

总之，海水浴有很强的综合效能。碧蓝辽阔的海洋景观、潮润清新的海洋气候、明媚充沛的日光辐射，使海水浴比一般水浴对人体的作用更大。

海水浴的时间一般在每年7~9月，上午9~11点、下午3~5点为宜。每次20~60分钟，以不觉十分疲劳为度。浴前要充分活动肢体，浴后最好用淡水冲洗身体。

患重度动脉粥样硬化、高血压、脑血管意外、活动性肺结核、肝硬化、肾炎者，以及妇女月经期，不宜行海水浴。

第十四章　保健针、灸、按摩法

针、灸、按摩法是祖国医学的重要组成部分。它不仅是中医治疗的重要手段，也是中医养生中的重要保健措施和方法。利用针、灸、按摩法进行保健强身是中医养生的特色之一。

第一节　保健针、灸、按摩法的意义及异同

《灵枢·经别》说："十二经脉者，人之所以生，病之所以成，人之所以治，病之所以起。"说明人的生长与健康、疾病的发生与痊愈都和人体经络有密切关系。针、灸、按摩法就是根据经络腧穴的理论，运用不同的方法调整经络气血，借以通达营卫、协调脏腑，以达到增强体质、防病治病的目的。用于保健强身、益寿延年者，则属于养生范畴，称为保健针、灸、按摩。

针、灸、按摩方法各有不同，但基本点是相同的，都是以中医经络学说为基础，以调整经络、

刺激腧穴为基本手段，从而激发营卫气血的运行，起到和阴阳、养脏腑的作用。

3 种方法的不同之处在于使用工具的不同，实施的手法及形式也不同。就作用而言，三者各有所侧重。针法是用不同的针具刺激人体的经络腧穴，通过实施提、插、捻、转、迎、随、补、泻等不同手法，以达到激发经气、调整人体功能的目的。其所用工具为针，使用方法为刺，通过手法变化来达到不同的效果。灸法则是采用艾绒或其他药物，借助药物烧灼、熏熨等温热刺激，以温通气血。其所用物品为艾绒等药物，使用方法为灸，以局部的温热刺激来达到调整人体功能的目的。按摩则是用手指、手掌或辅助按摩器械在人体的经络、腧穴、肢体、关节等处，施以按、点、揉、搓、推、拿、抓、打、压等手法，以舒筋活血、调和表里。3 种方法各有所长，属于中医外治法中的 3 种不同类型。

在中医养生的实际应用中，灸法及按摩法的运用较为普遍。实际应用中，三者常可配合使用。欲获近期效果时可用针法，对禁针的穴位或不宜施针法者，则可用灸法。灸法疗效往往较缓而持久，欲增强其效果，亦可配以针法。针而宜温者，可针、灸并施。不宜针、灸者，可用按摩法。

第二节　针刺保健

一、针刺保健的概念

用毫针刺激一定的穴位，运用一定的手法以激发经气，调节人体新陈代谢，达到强壮身体、益寿延年目的的养生方法称为针刺保健。

针刺保健与针刺疗疾的方法相同，但又各有侧重。保健而施针刺，着眼于强壮身体、增强机体代谢功能，旨在养生延寿。治病而用针法，则着眼于纠正机体阴阳、气血的偏盛偏衰，扶正祛邪，意在祛病除疾。因而，用于保健者，在选穴施针方面多以具有强壮功效的穴位为主，施针时刺激强度宜适中，选穴不宜过多。

二、针刺保健的作用

针刺之所以能够用于养生，是由于刺激某些具有强壮效用的穴位可以激发体内的气血运行，使人体正气充盛、阴阳协调。概括起来，针刺保健的作用大要有三。

（一）通经络

针刺的作用主要在于疏通经络，使气血流畅。《灵枢·九针十二原》指出：“欲以微针，通其经脉，调其血气。”针刺前的催气、候气，针刺后的得气，都是在调整经络气血。如果机体某一部位的气血运行不利，针刺可激发其经气，促其畅达。所以针刺的作用首先在于“通”。经络通畅无阻，机体各部位才能密切联系，共同完成正常生理活动，人才能健康无病。

（二）调虚实

人体的生理活动时刻都在进行，阴平阳秘是一种动态平衡，在正常情况下容易出现一些虚实盛衰的偏向。体质、体力、机体耐力、适应能力以及智力、反应灵敏度等，在不同的个体或同一个体的不同时期，都会出现一定的偏差。针刺保健则可根据具体情况，纠正这种偏差。虚则补之，实则泻之，补泻得宜，可使弱者变强、盛者平和，以确保健康。

（三）和阴阳

阴阳和谐乃人体健康的关键。针刺可以通经络、调虚实，使机体内外交通、营卫周流、阴阳和谐，如此，即可以达到养生保健的目的。“阴平阳秘，精神乃治”说的就是这个道理。

现代研究证明，针刺某些具有强壮功效的穴位可以提高机体新陈代谢能力和抗病能力。如针刺常人的足三里穴，可使血细胞总数明显增加，且使细胞吞噬功能加强。这就进一步说明针刺法确实具有保健防病、益寿的作用。

三、针刺原则

（一）配穴

针刺保健既可选用单穴，也可选用多个穴位为一组。欲增强某一方面功能者，可用单穴，以突出其效用；欲调理整体功能者，可选一组穴位，以增强其效果。在实践中，可酌情而定。

（二）施针

用于养生益寿者，施针宜和缓，刺激强度适中，不宜过大。一般来说，留针时间不宜过久，得气后即可出针。针刺深度也应因人而异，对于年老体弱或小儿，进针不宜过深；对于形盛体胖之人，则可酌情深刺。

（三）禁忌

过饥、过饱、酒醉、大怒、大惊、劳累过度等情况下，不宜针刺；孕妇及身体虚弱者，不宜针刺。

四、针刺穴位

现将一些常用的养生保健穴位介绍如下。

1. 足三里

足三里位于膝下 3 寸，胫骨外大筋内。为全身性强壮要穴，可健脾胃、助消化、益气增力、提高人体免疫力和抗病能力。可单侧取穴，亦可双侧同时取穴，用毫针直刺 1 ~ 1.5 寸。一般人针刺得气后即可出针，但对于年老体弱者，则可适当留针 5 ~ 10 分钟。隔日 1 次或每日 1 次。

2. 曲池

曲池位于肘外辅骨。曲肘，肘横纹尽头便是该穴。该穴具有调整血压、防止老人视力衰退的功效。用毫针直刺 0.5 ~ 1 寸，针刺得气后即出针，而体弱者可留针 5 ~ 10 分钟。每日 1 次或隔日 1 次。

3. 三阴交

三阴交位于足内踝高点上 3 寸，胫骨内侧面后缘。该穴对促进腹腔诸脏器特别是生殖系统的健康有重要作用。用毫针直刺 1 ~ 1.5 寸，针刺得气后即出针，而体弱者可留针 5 ~ 10 分钟。每日 1 次或隔日 1 次。

4. 关元

关元位于脐下 3 寸。本穴为保健要穴，有强壮身体的作用。斜刺 0.5 寸，得气后即出针。每周针刺 1 ~ 2 次。

5. 气海

气海位于脐下 1.5 寸。该穴为保健要穴，常针此穴有强壮身体的作用。斜刺 0.5 寸，得气后即出针。可与足三里穴配合施针，每周 1 ~ 2 次。

第三节 保 健 灸

一、保健灸的概念

在身体某些特定穴位上施灸，以达到和气血、调经络、养脏腑、益寿延年目的的养生方法称为保健灸。保健灸不仅用于强身保健，亦可用于久病体虚之人的康复，是我国独特的养生方法之一。

保健灸法流传已久。《扁鹊心书》指出："人于无病时，常灸关元、气海、命门、中脘……虽未得长生，亦可保百余年寿矣。"说明古代养生家在运用灸法进行养生方面已有丰富的实践经验。时至今日，保健灸仍是广大群众所喜爱的行之有效的养生方法之一。

灸法一般多用艾灸。艾为辛温、阳热之物，味苦、性微温、无毒，主治百病，来源于多年生菊科草本植物。灸用以陈旧者为佳。点燃艾后，热力持久而深入，温热感直透肌肉深层，一经停止施灸，便无遗留感觉，这是其他药物所不及的。因此，艾是灸法理想的原料。

二、保健灸的作用

保健灸的主要作用是温通经脉、行气活血、调和阴阳，培补先天、后天，从而达到强身防病、抗衰老的目的。

（一）温通经脉，行气活血

《素问·刺节真邪论》说："脉中之血，凝而留止，弗之火调，弗能取之。"气血运行具有遇温则散、遇寒则凝的特点。灸法，其性温热，可以温通经络，促进气血运行。

（二）培补元气，预防疾病

《扁鹊心书》指出："夫人之真元，乃一身之主宰，真气壮则人强，真气虚则人病，真气脱则人死，保命之法，灼艾第一。"艾为辛温、阳热之药，以火助之，两阳相得，可补阳壮阳，当真元充足，则人体健壮，"正气存内，邪不可干"。故艾灸有培补元气、预防疾病的作用。

（三）健脾益胃，培补后天

灸法对脾胃功能有着明显的强壮作用。《针灸资生经》指出："凡饮食不思，心腹膨胀，面色萎黄，世谓之脾胃病者，宜灸中脘。"在中脘穴施灸，可以温运脾阳、补中益气。常灸足三里，能使消化系统功能旺盛，增加人体对营养物质的吸收以濡养全身，亦可收到防病治病、抗衰防老的效果。

（四）升举阳气，密固肤表

《素问·经脉》云："陷下则灸之。"气虚下陷，则皮毛不任风寒，清阳不得上举，则卫阳不固、腠理疏松，常施灸法可以升举阳气、密固肌表，以抵御外邪、调和营卫，起到健身、防病、治病的作用。

三、保健灸的方法

艾灸从形式上可分为艾炷灸、艾条灸、温针灸3种，从方法上可分为直接灸、间接灸和悬灸3种。保健灸以艾条灸为常见，直接灸、间接灸和悬灸均可采用。

根据个人体质情况及所需的养生要求选好穴位，将点燃的艾条或艾炷对准穴位，使局部感到有温和的热力，以感觉温热舒适并能耐受为度。

艾灸时间可以是3～5分钟，最长10～15分钟。一般来说，健身灸时间可略短，用于病后康复时施灸时间可略长；春、夏季的施灸时间宜短，秋、冬季则宜长；四肢、胸部施灸时间宜短，腹、背部宜长；老人、妇女、儿童施灸时间宜短，青壮年可略长。

关于施灸的时间，传统方法多以艾炷的大小和施灸壮数的多少来计算。艾炷是用艾绒捏成的圆锥形小体，分大、中、小3种，如蚕豆大者为大炷，如黄豆大者为中炷，如麦粒大者为小炷。每燃烧1个艾炷为一壮。实际应用时可据个人体质强弱而选择，体质强者宜用大炷，体弱者宜用小炷。

四、保健灸的常用穴位

一般来说，针刺保健的常用穴位大都可以用于保健灸，一些不宜针刺的穴位亦可用于保健灸。

兹举例如下。

1. 足三里

常灸足三里，可健脾益胃，促进消化吸收，强壮身体。中老年人常灸足三里还可预防中风。用艾条、艾炷灸均可，时间可掌握在5~10分钟。

古代养生家主张常在此穴施瘢痕灸，使灸疮延久不愈，以强身益寿。“若要身体安，三里常不干”，即指这种灸法。

现代研究证明，灸足三里穴确可提高人的免疫力，并对消化系统、心血管系统等有一定影响。

2. 神阙

神阙位于脐正中处。神阙为任脉之要穴，具有补阳益气、温肾健脾的作用。古书曰：“依法熏蒸，则荣卫调和，安魂定魄，寒暑不侵，身体可健，其中有神妙也……凡用此灸，则百病顿除，益气延年。”灸7~15壮，灸时用间接灸法，如将盐填于脐心上，置艾炷灸之，有益寿延年之功。

3. 膏肓

膏肓位于第四胸椎棘突下旁开3寸处。常灸膏肓穴，有强身壮体作用。用艾条灸，每次15~30分钟；或艾炷灸7~15壮。

4. 中脘

中脘位于脐上4寸处。为强身壮体要穴，具有健脾益胃、培补后天的作用。一般每次可灸7~15壮。

5. 涌泉

脚趾蜷曲，在前脚掌中心凹陷处取涌泉穴。此穴有补肾壮阳、养心安神的作用。一般每次可灸3~7壮。

其他如针刺保健中所列曲池、三阴交、关元、气海等穴，均可施灸，具有强身保健的功效。

第四节　保健按摩

按摩古称按跷，是我国传统的摄生保健方法之一。运用手掌和手指的技巧，按摩人体一定部位或穴位，从而达到预防保健目的的养生方法叫作保健按摩。

由于保健按摩法简便易行、平稳可靠，所以受到养生家的重视，并作为益寿延年的方法流传了下来，成为深受广大群众喜爱的养生健身措施。

一、保健按摩的作用

保健按摩主要是通过对身体局部进行刺激，促进整体新陈代谢，从而维持人体各部分功能的协调统一，保持机体阴阳相对平衡，以增强机体的自然抗病能力，达到舒筋活血、健身防病之效果。

（一）疏通经络，行气活血

《素问·血气形志》载“经络不通，病生于不仁，治之以按摩醪药”，《素问·调经论》也指出“神不足者，视其虚络，按而致之”。说明按摩有疏通经络的作用。按摩大多是循经取穴，刺激相应穴位，可使气血循经络运行，防止气血滞留，达到疏通经络、畅达气血的目的。

从现代医学角度来看，按摩主要是通过刺激末梢神经，促进血液、淋巴循环及组织间的代谢，以协调各组织器官间的功能，使机体的新陈代谢水平提高。

（二）调和营卫，平衡阴阳

营卫气血周流，则可贯通表里内外、脏腑肌腠，使全身成为一个协调统一的整体。营卫相通、气血调和，机体皆得其养，则内外调和、阴平阳秘。明代养生家罗洪先在《万寿仙书》中说，按摩法能疏通毛窍、能运旋荣卫。按摩就是依据中医经络理论，结合具体情况，分别运用不同手法，以柔软、轻和之力，循经络、按穴位，施术于人体，通过经络的传导来调节全身，借以调和营卫气血，促进机体健康。

由于保健按摩可行气活血、通调营卫阴阳，所以按摩后人体血液循环加快、皮肤浅层的毛细血管扩张、肌肉放松、关节灵活，除使人感到被按摩部分温暖舒适外，也会给全身带来一种轻松、舒适与灵活感，使人精神振奋，疲劳消除。久久行之，对维持并促进身体健康具有重要作用。

二、保健按摩的方法

保健按摩方法多以自我按摩为主，简便易行，行之有效。较有代表性的保健按摩方法如眼保健操、干沐浴法等。现介绍一些传统的保健按摩方法，以述其大要。

（一）熨目

《诸病源候论》云：“鸡鸣以两手相摩令热，以熨目，三行，以指抑目。左右有神光，令目明，不病痛。”

具体做法：两手掌摩擦，搓热后，将手掌放于两眼之上（这就是熨目），如此反复 3 次，然后用食指、中指、无名指轻轻按压眼球，稍停片刻。熨目，宜在黎明时分进行。

功用：养睛明目。常做此法，可使眼睛明亮有神，不生病痛。

（二）摩耳

具体做法：两手掌按压耳孔，再骤然放开，连续做十几次，然后用双手拇指、食指循耳郭自上而下按摩 20 次，再用同样方法按摩耳垂 30 次，以耳部感觉发热为度。

功用：常做此法，可增强听力、清脑醒神。

（三）按双眉

具体做法：用双手拇指关节背侧按摩双眉，自眉头至眉廓，经攒竹、鱼腰、鱼尾、丝竹空等穴。做时可稍稍用力，以感觉略有酸痛为度，可连续按摩5～10次。

功用：明目、醒神。

（四）摩腹

具体做法：将手掌按在腹上，先以顺时针方向摩腹20次，再以逆时针方向摩腹20次。立、卧位均可。饭后、临睡前均可进行。

功用：饭后摩腹，有助于消化吸收；临睡前摩腹，可健脾胃、助消化，并有安眠作用。

（五）捶背

捶背分自己捶打和他人捶打两种。

1. 自己捶打

两腿开立，全身放松，双手半握拳，自然下垂。捶打时，先转腰，两拳随腰部的转动，前后交替叩击背部及小腹。左右转腰为1次，可连续做30～50次。叩击部位宜先下后上，再自上而下。

2. 他人捶打

具体做法：捶打者用双拳沿脊背上下轻轻捶打，用力大小以捶击身体震而不痛为度。从上而下为1次，可连续5～10次。坐、卧位均可。坐位时，身体稍前倾；卧位时，取俯卧位，两臂相抱，枕于头下。

功用：背部为督脉和足太阳膀胱经循行之处，按摩捶打背部，可促进气血运行、调和五脏六腑、舒筋通络、益肾强腰。

（六）摩涌泉

具体做法：用左手拇指按摩右足涌泉穴，右手拇指按摩左足涌泉穴。按摩时可反复摩搓30～50次，以足心感觉发热为度。此法宜在临睡前或醒后进行。

功用：常按摩涌泉穴，具有调肝、健脾、安眠、强身的作用。

第十五章　药物养生

具有抗老防衰作用的药物，称为延年益寿药物。运用这类药物来达到延缓衰老、健身强身目的的方法，即药物养生。千百年来，历代医家不仅发现了许多可益寿延年的保健药物，还创造出不少行之有效的抗衰防老的方剂，并积累了丰富的经验，为人类的健康长寿做出了巨大贡献。

第一节　药物养生的机制

一、固护先天、后天

人体健康长寿很重要的条件是先天禀赋强盛、后天营养充足。脾胃为后天之本、气血生化之源，机体生命活动需要的营养都靠脾胃供给。肾为先天之本、生命之根，元阴、元阳之所在，肾气充盛，则机体新陈代谢能力强，衰老的速度也缓慢。因此，益寿方药的强身防老作用多立足于固护先天、后天，即以护脾肾为重点，并辅以其他方法，如行气、活血、清热、利湿等。

二、着眼补虚、泻实

《中藏经》指出："其本实者，得宣通之性必延其寿；其本虚者，得补益之情必长其年。"用方药延年益寿的原理，主要是运用药物补偏救弊，调整机体阴阳气血出现的偏差，协调脏腑功能，疏通经络血脉。机体的偏颇不外虚、实两大类，应本着"虚则补之，实则泻之"的原则，予以辨证施药。虚者，多以气血阴阳的不足为主要表现，在方药养生中即以药物进补调理，气虚者补气、血虚者养血、阴虚者滋阴、阳虚者壮阳，补其不足而使其充盛，则虚者不虚，身体强健而延年。实者，多以气血痰食的郁结、壅滞为主要表现，在方药养生方面即以药物宣通予以调理，气郁者理气、血瘀者化瘀、湿痰者化湿、热盛者清热、寒盛者驱寒。此为泻实之法，以宣畅气血、疏通经络、化湿导滞、清热、驱寒为手段，以达到行气血、通经络、协调脏腑的目的，从而使人体健康长寿。此外，这里必须指出，纯虚者是较为少见的，这是因为正气虚者往往兼有实邪，用药自当补中有泻、泻中有补。程国彭指出："古人用药，补正必兼泻邪，邪去则补自得力。"

总之，无论是补虚还是泻实皆以补偏救弊来调整机体，以起到益寿延年的作用。

三、意在燮理阴阳

中医认为，人之所以长寿，全赖阴阳气血平衡。这也就是《素问·生气通气论》中所说的"阴平阳秘，精神乃治"。运用方药养生以求益寿延年的基本点即在于燮理阴阳，调整阴阳的偏盛偏衰，使其复归于阴平阳秘的动态平衡。正如清代医家徐灵胎所说："审其阴阳之偏胜，而损益使平。"可以说，"损益使平"便是方药养生的关键，即燮理阴阳的具体体现。

第二节　药物养生的应用原则

药物养生的具体应用着眼在补、泻两个方面。用之得当，在一定程度上可起到益寿延年的作用。但药物不是万能的，如果只依靠药物，而不进行自身锻炼和摄养，往往很难达到养生的目的。药物只是一种辅助的养生措施，在实际应用中应掌握如下原则。

一、不盲目进补

用补益法进行调养，一般多用于老年人和体弱多病之人，这些人的体质多属虚，故宜用补益之法。无病体健之人一般不需进补。尤其需要注意的是，服用补药应有针对性，倘若一见补药，即以为全然有益无害而贸然进补，很容易加剧机体的气血阴阳平衡失调，不仅无益反而有害，故不可盲目进补。应在辨明虚实，确认属虚的情况下，有针对性地进补。清代医家程国彭指出："补之为义，大矣哉！然有当补不补误人者，有不当补而补误人者；亦有当补而不分气血、不辨寒热、不识开合、不知缓急、不分五脏、不明根本，不深求调摄之方以误人者，是不可不讲也。"这是进补时需要明确的第一条原则。

二、补勿过偏

进补的目的在于协调阴阳，宜恰到好处，不可过偏。过偏则反而成害，导致阴阳新的失衡，使机体又遭受一次损伤。例如，虽属气虚，但一味大剂补气而不顾及其他，补之太过，反而导致气机壅滞、升降失调，出现胸腹胀满。虽为阴虚，但一味大剂养阴而不注意适度，补阴太过，反而遏伤阳气，致使人体阴寒凝重，出现阴盛阳衰之候。补宜适度，适可而止，补勿过偏，这是进补时应注意的又一原则。

三、辨证进补

虚人当补，但个人具体情况又有不同，故进补时一定要分清脏腑、气血、阴阳、寒热、虚实，辨证施补，方可取得益寿延年之效，而不致出现偏颇。

此外，服用补药宜根据四季阴阳盛衰消长的变化采取不同的方法，否则不但无益，反而于健康有害。

四、盛者宜泻

药物养生固然是年老体弱者益寿延年的辅助方法，以补虚为主亦无可厚非。然而，体盛而本实者也并不少见。只谈其虚而不论其实，亦未免失之过偏。恰如徐灵胎所说："能长年者，必有独盛之处，阳独盛者，当补其阴。……而阳之太盛者，不独当补阴，并宜清火以保其阴。……若偶有风、寒、痰、湿等因，尤当急逐其邪。"当今之人，生活水平提高了，往往重补而轻泻，平素膏粱厚味不厌其多者，往往脂醇充溢，形体肥胖，气血痰食壅滞已成其隐患。因之，泻实之法也是抗衰延年的一个重要原则。《中藏经》所说"其本实者，得宜通之性，必延其寿"，即是这个意思。

五、泻不伤正

体盛邪实者，得宜泄通利方可使阴阳气血得以平衡，但在养生调摄中，亦要注意攻泻之法的恰当运用，不可因其体盛而过分攻泻。攻泻太过则易导致人体正气虚乏，不但起不到益寿延年的作用，反而适得其反。故药物养生中的泻实之法，以不伤其正为原则，力求达到汗毋大泻、清毋过寒、下毋峻猛。在实际应用中，应注意以下几点：①确实有过盛壅滞之实者，方可考虑用攻泻之法；②选药必须贴切，安全有效；③药量必须适当，恰如其分；④不可急于求成，强求速效。

六、用药缓图

衰老是个复杂而缓慢的过程，任何益寿延年的方法都不是一朝一夕即能见效的，药物养生也不例外，我们不可能指望在短时期内依靠药物达到养生益寿的目的。因此，养生用药宜缓图其功，要有一个渐变过程，不宜急于求成。若不明此理，则欲速不达，非但无益，抑或有害。这是药物养生中的用药原则，也是千百年来历代养生家的经验之谈，应该予以足够的重视。

第三节　益寿延年中药举例

具有益寿延年作用的中药有很多，历代本草及医家著述均有所记载。这类药物一般均有补益作用，同时也能疗疾，即有病祛病、无病强身延年，在应用时可以配方应用，亦可以单味服用。兹按其功用分补气、养血、滋阴、补阳四类，择要予以介绍。

一、补气类

1. 人参

人参味甘、微苦，性温。《神农本草经》谓其“主补五脏，安精神”“明目开心益智，久服轻身延年”。本品可大补元气、生津止渴，对年老气虚、久病虚脱者尤为适宜。

人参一味煎汤，名独参汤，具有益气固脱之功效。年老体弱之人，长服此汤，可强身体、抗衰老。

人参切成饮片，每日噙化，可补益身体、防御疾病、增强机体抵抗力。

近代研究证明，人参可调节网状内皮系统功能，其所含人参皂苷确实具有抗衰老作用。

2. 黄芪

黄芪味甘，性微温。本品可补气升阳、益卫固表、利水消肿、补益五脏。久服可壮骨强身，治诸气虚证。清代宫廷保健多用黄芪补中气、益营血，即将单味黄芪 480 g 用水煎透，炼蜜成膏，以白开水冲服。

近代研究表明，黄芪可增强机体抵抗力，调整血压及免疫功能，有性激素样作用，可改善冠状动脉血液循环和心脏功能。另外，黄芪还具有延长某些原代细胞和某些二倍体细胞株寿命的能力。这都是对黄芪具有抗衰老作用的很好说明。

3. 茯苓

茯苓味甘、淡，性平。《神农本草经》谓其“久服安魂养神，不饥延年”。本品具有健脾和胃、宁心安神、渗湿利水之功用。《普济本事方》载有茯苓久服令人长生之法。历代医家均将其视为常用的延年益寿之品。因其药性缓和，可益心脾、利水湿，补而不峻，利而不猛，既可扶正又可祛邪，故为平补之佳品。

将白茯苓磨成细粉，取 15 g 与粳米煮粥，名为茯苓粥。李时珍谓“茯苓粉粥清上实下”。常食茯苓粥，对治疗老年性浮肿、肥胖症以及预防癌症、肿瘤均有好处。

清代宫廷中曾把茯苓制成茯苓饼，作为经常服用的滋补佳品，成为却病延年的名点。

近代研究证明，茯苓的有效成分中 90% 以上为茯苓多糖，而茯苓多糖不仅能增强人体免疫力，还具有较强的抗癌作用。茯苓确实是益寿延年的佳品。

4. 山药

山药味甘，性平。《神农本草经》谓其“补中益气力，长肌肉，久服耳目聪明”。本品具有健脾补肺、固肾益精之作用。因此，体弱多病的中老年人经常服用山药，好处颇多。

《萨谦斋经验方》载有山药粥，即用干山药片 45 ~ 60 g（或鲜山药 100 ~ 120 g，洗净切片）与粳米 60 ~ 90 g 同煮粥。此粥四季可食，早晚均可用，温热服食。常食此粥，可健脾益气、止泻痢，对老年性糖尿病、慢性肾炎等均有益处。

近代研究证明，山药营养丰富，内含淀粉酶、胆碱、黏液质、糖蛋白、自由氨基酸、脂肪、碳水化合物、维生素 C 等。山药中所含的淀粉酶可分解成蛋白质和碳水化合物，故有滋补效果。

5. 薏苡仁

薏苡仁味甘、淡，性凉。《神农本草经》将其列为上品，谓其“主筋急拘挛，不可屈伸，风湿痹，久服轻身益气”。本品具有健脾、补肺、利尿之效用。

薏苡仁是一味可作杂粮食用的中药，用薏苡仁煮饭和煮粥（将薏苡仁洗净后与粳米同煮成粥，也可将单味薏苡仁煮粥），历代医家均有记载，并沿用至今。薏苡仁粥具有健脾胃、利水湿、抗癌肿的作用，中老年人经常服用，很有益处。

近代研究证明，薏苡仁含有丰富的碳水化合物、蛋白质、脂肪、维生素 B_1、薏苡素、薏苡醇以及各种氨基酸。药理实验发现，薏苡仁可阻止癌细胞生长，并对癌细胞有一定的伤害作用。由于药性缓和，味甘淡而无毒，故薏苡仁成为大众喜爱的保健佳品。

二、养血类

1. 熟地黄

熟地黄味甘，性微温。《本草纲目》谓其“填骨髓，长肌肉，生精血，补五脏内伤不足，通血脉，利耳目，黑须发”。本品有补血滋阴之功。

《备急千金要方》载有熟地膏，即将熟地黄 300 g 煎熬 3 次，分次过滤去滓，合并滤液，兑白蜜适量，熬炼成膏，装瓶藏之。每次服两汤匙（9 ~ 15 g），日服 1 ~ 2 次，白开水送服。熟地膏对血虚、肾精不足者可起到养血滋阴、益肾填精的作用。

近代研究证明，本品有很好的强心、利尿、降血糖作用。

2. 何首乌

何首乌味苦、甘、涩，性温。《开宝本草》谓其“益气血，黑髭鬓，悦颜色。久服长筋骨，益精髓，延年不老”。本品具有补益精血、涩精止遗、补益肝肾的作用。明代医家李中梓云：“何首乌，老年尤为要药，久服令人多子延年。”

何首乌一般多为丸、散、煎剂所用，可水煎、酒浸，亦可熬膏，与其他药物配合使用居多。

近代研究认为，何首乌含有甾醇类、卵磷脂、淀粉、粗脂肪等，而卵磷脂对人体的生长发育特别是中枢神经系统的营养起到很大的作用，也可起到强心的作用。另外，据报道，何首乌能降低血脂，缓解动脉粥样硬化的形成。由此可见，何首乌的益寿延年作用，是通过营养神经、增强心脏功能、降低血脂、缓解动脉粥样硬化等作用增强人体体质来实现的。

3. 龙眼肉

龙眼肉味甘，性温。《神农本草经》谓其“久服强魂聪明，轻身不老”。本品具有补心脾、益气血之功。

清代养生家曹庭栋的《老老恒言》中载有龙眼肉粥，即龙眼肉 15 g、红枣10 g、粳米60 g一并煮粥，具有养心、安神、健脾、补血之效用。每日早晚可服 1 ~ 2 碗。该书载“龙眼肉粥开胃悦脾，养心益智，通神明，安五脏，其效甚大”，然而“内有火者禁用”。

近代科学研究证明，龙眼肉含有维生素 A、维生素 B、葡萄糖、蔗糖及酒石酸等，对神经性心悸有一定疗效。

4. 阿胶

阿胶味甘，性平。《神农本草经》谓其“久服轻身益气”。本品具有补血滋阴、止血安胎、利小便、润大肠之功效，为补血佳品。

本品单服，可用开水或热黄酒烊化，或隔水炖化，每次 3 ~ 6 g，适用于血虚诸证。

近代研究发现，本品含有胶原、多种氨基酸、钙、硫等成分，具有加速红细胞和血红蛋白生成、促进血液凝固的作用，故善于补血、止血。

5. 紫河车

紫河车味甘、咸，性微温。《神农本草经疏》谓“人胞乃补阴阳两虚之药，有返本还元之功”。本品具有养血、补气、益精等功效。

紫河车可单味服用，也可配方服用。单味服用，可炖食，亦可研末服。用新鲜胎盘 1 个，挑去血络，漂洗干净后炖熟食用；或洗净后，烘干，研为细末，每次 3 ~ 10 g，温水冲服。

近代临床实践证明，紫河车有类激素样作用，可促进乳腺和子宫的发育。由于胎球蛋白含抗体及干扰素，故其能增强人体的抵抗力，具有免疫和抗过敏作用，可预防和治疗某些疾病。

三、滋阴类

1. 枸杞子

枸杞子味甘，性平。《神农本草经》谓其“久服坚筋骨，轻身不老”。《神农本草经疏》曰：

“枸杞子，润血滋补，兼能退热，而专于补肾、润肺、生津、益气，为肝肾真阴不足、劳乏内热补益之要药。老人阴虚者十之七八，故取食家为益精明目之上品。”本品具有滋肾润肺、平肝明目之功效。

《太平圣惠方》载有枸杞粥，将枸杞子30 g、粳米60 g煮粥食用，对中老年因肝肾阴虚所致的头晕目眩、腰膝疲软、久视昏暗及老年性糖尿病等有一定效用。《本草纲目》载“枸杞子粥，补精血，益肾气”，故此粥与血虚肾亏之老年人最为相宜。

近代研究发现，枸杞子含有甜菜碱、胡萝卜素、维生素 B_1、维生素 B_2、维生素 B_3、维生素C、钙、磷、铁等成分，具有抑制脂肪在肝细胞内沉积、防止脂肪肝、促进肝细胞新生的作用。

2. 葳蕤

葳蕤味甘，性平。《本草拾遗》谓其“主聪明，调气血，令人强壮”。本品可养阴润肺、除烦止渴，对老年阴虚之人尤为适宜。

《太平圣惠方》载有服葳蕤法：“二月九日，采葳蕤根切碎一石，以水二石煮之，从旦至夕，以手挼烂，布囊榨取汁熬稠，其渣晒，为末，同熬至可丸，丸如鸡头子大。每服一丸，白汤下，日三服。导气脉，强筋骨，治中风湿毒，去面皱，益颜色，久服延年。”

近代研究证明，本品有降血糖及强心作用，对于糖尿病、心悸患者有一定作用。本品补而不腻，凡津液不足之证皆可应用，但胃部胀满、湿痰盛者应慎用或忌用。

3. 黄精

黄精味甘，性平。《本经逢原》云其“宽中益气，使五脏调和，肌肉充盛，骨髓坚强，皆是补阴之功”。本品有益脾胃、润心肺、填精髓的作用。

《太平圣惠方》载有取黄精法，将黄精根茎不限多少，洗净，细切，用流水去掉苦汁，经九蒸九晒后，食之。对气阴两虚、身倦乏力、口干津少者有益。

近代研究证明，黄精具有降血压作用，对防止动脉粥样硬化及肝脏脂肪浸润有一定效果。所以，常食用黄精对肺气虚患者有益，还能防止一些心血管疾病的发生。

4. 桑椹

桑椹味苦，性寒。《本草拾遗》云其“利五脏、关节，通血气。久服不饥……变白不老”。《滇南本草》谓其“益肾脏而固精，久服黑发明目”。本品可补益肝肾、滋阴养血。

将桑椹水煎，过滤去滓，装于陶瓷器皿中，文火熬成膏，兑适量白蜜，贮存于瓶中。日服2次，每次9~15 g（一二汤匙），温开水调服，具有滋补肝肾、聪耳明目之功。

近代药理研究证明，桑椹含有葡萄糖、果糖、鞣酸、苹果酸（丁二酸）、钙质、无机盐、维生素A、维生素D等成分。临床上可用于贫血、神经衰弱、糖尿病及阴虚型高血压。

5. 女贞子

女贞子味甘、微苦，性平。《神农本草经》谓其“主补中，安五脏，养精神，除百疾，久服肥健，轻身不老”。《本草纲目》云其“强阴健腰膝，变白发，明目”。本品可滋补肝肾、强阴明目。

其补而不腻，但性质偏凉，脾胃虚寒泄泻及阳虚者慎用。

近代研究证明，女贞子的果皮中含三萜类化合物如齐墩果醇酸、右旋甘露醇、葡萄糖，种子含有脂肪油，有软脂酸、油酸及亚麻酸等成分。本品具有强心、利尿作用，还可治疗淋巴结核及肺结核潮热等。

四、补阳类

1. 菟丝子

菟丝子味甘、辛，微温。《神农本草经》谓其“补不足，益气力”。《名医别录》云“久服明目，轻身延年”。本品具有补肝肾、益精髓、坚筋骨、益气力之功效。

《太平圣惠方》载有服菟丝子法：“服之令人光泽。唯服多甚好，三年后变老为少……久服延年。”具体方法是“用酒一斗浸，曝干再浸，又曝，令酒尽乃止，捣筛”，每次服6 g，日服2次。此药禀气和中，既可补阳又可补阴，具有温而不燥、补而不滞的特点。

现代研究证明，菟丝子含有树脂样糖体、淀粉酶、维生素A类等。

2. 鹿茸

鹿茸味甘、咸，性温。《神农本草经》谓其“益气强志，生齿不老”。《本草纲目》云其“生精补髓，养血益阳，强筋健骨”。本品具有补肾阳、益精血、强筋骨之功效。

鹿茸可单味冲服，亦可炖服。冲服时，将鹿茸研细末，每服0.5～1 g。炖服时，将鹿茸1.5～4.5 g放入杯内加水，隔水炖服。阴虚火旺者及肺热、肝阳上亢者忌用。

近代科学研究证明，鹿茸含鹿茸精，系雄性激素，又含磷酸钙、碳酸钙的胶质，软骨及氯化物等，能减轻疲劳，提高工作效率，改善饮食和睡眠，促进红细胞、血红蛋白、网状红细胞的新生，促进创伤骨折和溃疡的愈合，是一种良好的强壮药物。

3. 肉苁蓉

肉苁蓉味甘、咸，性温。《神农本草经》谓其“养五脏，益精气”。《药性论》云其“益髓，悦颜色，延年”。本品具有补肾助阳、润肠通便之功效。

本品单味服用，可以水煎，每次6～15 g内服；亦可煮粥食用。《本经逢原》云：“肉苁蓉，老人燥结，宜煮粥食之。”即将肉苁蓉加大米、羊肉煮粥食用。此粥有补肝肾、强身体之功用。

近代研究证明，肉苁蓉含有列当素、微量生物碱、苷类、有机酸类物质，具有类激素样作用，还有降血压、强心、增强机体抵抗力等作用。

4. 杜仲

杜仲味甘，性温。《神农本草经》谓其“补中，益精气，坚筋骨，强志……久服轻身耐老”。本品有补肝肾、强筋骨、安胎之功效。

近代科学研究证明，杜仲含有杜仲酸，为异戊己烯的聚合体，还含有树脂。动物实验证明，杜仲有镇静和降血压作用。

第四节　益寿延年方的组方原则

益寿延年方大多是针对年老体弱者而设，因而补益往往成为其组方的主要原则。历代医籍所载益寿延年之方多以补脾肾为主，此系根据老年人脾肾易虚之特点而设。然而，方剂的组成以辨证为依据，药物间的配伍有君臣佐使之分，全方有机配合，互相协调，共同达到预期的目的。因而，方剂在组成上是有一定法度的，往往是有补有泻、有塞有通、动静结合、相辅相成的。兹将益寿延年方的组方原则归结为 4 个方面，简述如下。

一、动静结合

大凡益寿延年方剂多有补益之功效，对于年老体弱之人多有益处。补益之品多壅滞凝重，守而不走。如补脾用甘，但甘味过浓则易壅气，即所谓“甘能令人中满”；养血宜用阴柔之味，然阴柔者易黏腻凝重，如熟地黄、大枣之类。此即所谓药之静者，补益之意要在于补其所需，药至虚处方可得补，故药入机体需借气血之循行方可布散，要有引经之药方可补有所专。血宜流则通，气宜理则散，故行气、活血之味乃药之动者。动静结合，亦补亦理，亦养亦行，相得益彰，方可发挥补益之功效，达到补而不滞、补而无弊、补得其所之目的。所以动静结合是益寿延年补益方剂的重要组方原则之一。观四君子汤之用茯苓、四物汤之用川芎、归脾汤之用木香，皆为动静结合之意。

二、补泻结合

补泻结合既是益寿延年的药物应用原则，也是益寿延年方剂的组方配伍原则之一。

药物养生是以抗衰防老、益寿延年为目的，在用药上无论是补还是泻，都是调节人体的阴阳气血平衡，使之归于阴平阳秘的状态，故在应用中应视机体实际情况而定。对于老年人而言，有脏腑气血衰弱之虚的一面，也有火、气、痰、食及感受外邪所致实的一面，宜根据具体情况，虚者补虚、实者泻实，且补与泻应结合而用。视其虚实的轻重而有所侧重，采用补泻结合的方法，补中有泻以防补之太过，泻中有补以防泻之太猛，这样才能保证补而不偏、泻而不伤，以达养生益寿的目的。观六味地黄丸，以熟地黄、山药、山萸肉之补，合茯苓、牡丹皮、泽泻之泻，共奏补益肝肾之功，则该方组方以补泻结合为原则的道理就十分具体而明确了。

三、寒热适中

药性有寒、热、温、凉之别，组方有君、臣、佐、使之分。益寿延年方药多用于老年人，故在遣方用药方面也应注意药性问题。明代医家万全在《养生四要》中指出：“凡养生却邪之剂，必热无偏热，寒无偏寒；温无聚温，温多成热；凉无聚凉，凉多成寒。阴则奇之，阳则偶之，得其中和，此制方之大旨也。”这一组方原则对益寿延年方药具有实际指导意义。使用药物不宜过偏，过寒则伤阳，过热则伤阴；凉药过多则成寒，温药过多则成热。为防止用药过偏，在组方时多寒热相伍而用，如在一派寒凉药中配以少许热药，或在一派温热药中加入少许寒凉之品，使整个方剂寒而无过，热而无燥，寒热适中，即得其中和，有养生益寿之功，而无寒热过偏之害。韩懋的交泰丸（黄连、肉桂）便是寒热并用的代表方剂之一。这一组方原则在益寿延年方药中均有所体现。

四、相辅相成

传统的益寿延年方的组方往往是立足于辨证、着眼于机体全局而遣药的。年老体弱之人，机体代谢的各个方面往往不是十分协调，多是诸多致病因素交织在一起，如阴阳平衡失调，脏腑、经络不和谐，表里、内外协同统一失控，出入升降虚实偏差，等等。虽然方剂在组成上都有其调治的重点，即主治方向，但也必须考虑到与之有关的其他方面。药物的有机配合可以突出其主治功效，又兼顾旁证、兼证，做到主次分明、结构严谨。药物配伍应用的目的就是通过药物间的相互搭配、相辅相成来体现的。益寿延年方剂即是以补益为重点，辅以其他药物而组成的，所以于方剂中常常可看到有补有泻、有升有降、有塞有通、有开有阖、有寒有热。开、阖、补、泻合用，则补而不滞，滋而不腻，守而不呆，流通畅达；升、降、通、塞并用，则清浊运行有序，出入得宜，各循其常。寒热并用，可纠太过、不及之偏弊，以达到阴平阳秘之状态。这就是方剂中药物相辅相成所起的作用。

第五节　益寿延年名方举例

一、健脾益气方

本类方药均以培补后天脾胃为主，辅以其他法则，兼而用之。脾居中央，以溉四旁，脾胃健旺，斡旋之力充实，则周身皆得其养，气血充盛，便可延缓衰老。

1. 人参固本丸（《养生必用方》）

【成分】人参　天冬　麦冬　生地黄　熟地黄　白蜜

【功效】益气养阴。

【主治】气阴两虚，气短乏力，口渴心烦，头昏腰酸。

2. 大茯苓丸（《圣济总录》）

【成分】白茯苓　茯神　大枣　肉桂　人参　白术　细辛　远志　石菖蒲　干姜　甘草　白蜜

【功效】补中益气，健脾散寒。原书云：“服之去万病，令人长生不老。”

【主治】五脏积聚气逆。心腹切痛，气结腹胀，吐逆食不下，姜汤下；羸瘦，饮食无味，酒下。

3. 神仙饵茯苓延年不老方（《普济方》）

【成分】白茯苓　白菊花　松脂

【功效】健脾利湿，清热明目。原书云服此药“百日颜色异，肌肤光泽，延年不老”。

【主治】脾虚便溏，头昏眼花。

4. 仙术汤（《太平惠民和剂局方》）

【成分】苍术　枣肉　杏仁　干姜　甘草黄　白盐

【功效】温中健脾。原书云："常服延年，明目，驻颜，轻身不老。"

【主治】脾胃虚寒，痰湿内停。

5. 资生丸（《兰台轨范》）

【成分】人参　于术　茯苓　山药　莲子肉　陈皮　麦芽　神曲　薏苡仁　白扁豆　山楂　砂仁　芡实　桔梗　甘草　藿香　白豆蔻　川黄连　白蜜

【功效】健脾益胃，固肠止泻。

【主治】老年脾虚呕吐，脾胃不调，大便溏泄，纳食不振。

6. 八珍糕（《外科正宗》）

【成分】茯苓　莲子　芡实　扁豆　薏苡仁　藕粉　党参　白术　白糖

【功效】健脾养胃，益气和中。

【主治】年迈体衰，脏腑虚损，脾胃虚弱，食少腹胀，面黄肌瘦，腹痛便溏。

二、益肾方

历代方书所载之延年益寿方剂，以补肾者居多，其法有补阴、补阳、阴阳双补等。盖肾为先天之本，元阴、元阳所居，肾气旺盛，则可延缓衰老而增寿。

1. 彭祖延年柏子仁丸（《千金翼方》）

【成分】柏子仁　蛇床子　菟丝子　覆盆子　石斛　巴戟天　杜仲　天冬　远志　天雄　续断　桂心　菖蒲　泽泻　山药　人参　干地黄　山茱萸　五味子　钟乳　肉苁蓉　白蜜

【功效】益肾填精。

【主治】体虚，肾衰，记忆力减退。

2. 乌麻散（《千金翼方》）

【成分】纯黑乌麻，量不拘多少。

【功效】补肾润燥。原书云："久服百病不生；常服延年不老，耐寒暑。"

【主治】老年肾虚津亏，肌肤干燥，大便秘结。

3. 琥珀散（《备急千金要方》）

【成分】琥珀　松子　柏子　荏子（白苏子）　芜菁子　胡麻子　车前子　蛇床子　菟丝子　枸杞子　庵闾子　麦冬　橘皮　松脂　牡蒙　肉苁蓉　桂心　石韦　石斛　滑石　茯苓　川芎　人参　干姜　续断　远志　当归　牛膝　牡丹皮　通草

【功效】补肾益气养血。原书云："长服令人志性强，轻体，益气，消谷，能食，耐寒暑，百病除愈。"

【主治】老年人五脏虚损，身倦乏力，气短痞闷，饮食无味，腰脊酸痛，四肢沉重，阳痿，精泄，二便不利。

4. 胡桃丸（《御药院方》）

【成分】胡桃仁（捣膏） 补骨脂 杜仲 萆薢

【功效】补肾气，壮筋骨。

【主治】老年人肾气虚衰，腰膝酸软无力。

5. 补天大造丸（《体仁汇编》）

【成分】侧柏叶 熟地黄 生地黄 牛膝 杜仲 天冬 麦冬 陈皮 干姜 白术 五味子 黄柏 当归身 小茴香 枸杞子 紫河车

【加减法】如骨蒸，加地骨皮、知母、牡丹皮；如血虚，加当归，倍地黄；如气虚，加人参、炙黄芪；如肾虚，加覆盆子、炒小茴香、巴戟天、吴茱萸；如腰脚疼痛，加苍术、萆薢、锁阳酒、续断；如妇人，去黄柏，加川芎、香附、黄芩。

【功效】大补肾元。《古今图书集成·医部全录》云："此方专滋养元气，延年益寿。……若虚劳之人，房事过度，五心烦热，取之神效。"

【主治】老人肾阴阳俱虚，腰膝无力，口渴烦热。

6. 何首乌丸（《太平圣惠方》）

【成分】何首乌 熟地黄 地骨皮 牛膝 桂心 菟丝子 肉苁蓉 制附子 桑椹子 柏子仁 山药 鹿茸 芸薹子 五味子 白蜜

【功效】滋补肝肾。原书云："补益下元，黑鬓发，驻颜容。"

【主治】老人肾阴阳俱虚，腰膝无力，心烦难寐。

7. 巴戟丸（《太平圣惠方》）

【成分】巴戟天 天冬 五味子 肉苁蓉 柏子仁 牛膝 菟丝子 远志 石斛 山药 防风 白茯苓 人参 熟地黄 覆盆子 石龙芮 萆薢 五加皮 天雄 续断 石南 杜仲 沉香 蛇床子 白蜜

【功效】补肾、健脾、散寒。原书云："治肾劳，腰脚酸疼，肢节苦痛，目暗䀮䀮，心中恍惚，夜卧多梦……心腹胀满，四肢痹疼，多吐酸水，小腹冷痛，尿有余沥，大便不利，悉皆主之。久服延年不老，万病除愈。"

【主治】老人脾肾两虚，腰腿酸痛，腹胀冷痛。

8. 延寿丹（《丹溪心法》）

【成分】天冬 远志 山药 巴戟天 柏子仁 泽泻 熟地黄 川椒（炒） 生地黄 枸杞子 茯苓 覆盆子 赤石脂 车前子 杜仲（炒） 菟丝子 牛膝 肉苁蓉 当归 地骨皮 人参 五味子 白蜜

【功效】滋肾阴、补肾阳。《医学正传》所载之延寿丹出自《备急千金要方》，无车前子、赤石脂，有鹿茸、菖蒲、大茴香。并云："治诸虚百损，怯弱欲成痨瘵，及大病后虚损不复，凡人于中年后常服，可以却疾延年。”

【主治】老年人腰酸腿软，头晕乏力，阳痿，尿频。

9. 八仙长寿丸（《寿世保元》）

【成分】生地黄　山茱萸　白茯神　牡丹皮　五味子　麦冬　干山药　益智仁　白蜜

【功效】滋补肾阴。原书云：“年高之人，阴虚筋骨痿弱无力。……并治形体瘦弱无力，多因肾气久虚，憔悴盗汗，发热作渴。”

【主治】老年人肾亏肺燥，喘嗽口干，腰膝无力。

10. 十全大补汤（《寿世保元》）

【成分】人参　白术　白茯苓　当归　川芎　白芍　熟地黄　黄芪　肉桂　麦冬　五味子　炙甘草　生姜　大枣

【功效】健脾益肾，能养气益肾、制火导水，使机关利而脾土健。

【主治】老年气血衰少，倦怠乏力。

11. 阳春白雪糕（《寿世保元》）

【成分】白茯苓　淮山药　芡实仁　莲肉　陈仓米　糯米　白砂糖

【功效】健脾益气。

【主治】年老之人元气不足，脾胃虚衰。

12. 神仙巨胜子丸（《奇效良方》）

【成分】巨胜子　生地黄　熟地黄　何首乌　枸杞子　菟丝子　五味子　枣仁　补骨脂（炒）　柏子仁　覆盆子　芡实　广木香　莲花蕊　巴戟天（去心）　肉苁蓉　牛膝　天冬　韭子　官桂　人参　茯苓　楮实子　天雄　莲肉　川续断　山药　白蜜或大枣

【功效】滋肾填精，温补肾阳。原书云：“安魂定魄，延长寿命，添髓驻精，补虚益气，壮筋骨，润肌肤。”“耳聋复聪，眼昏再明。服一月元脏强盛；六十日发白变黑；一百日容颜改变，目明，可黑处穿针，冬月单衣不寒。”

【主治】肾阴阳虚衰，腰痛腿软，畏寒肢冷，尿频便溏。

13. 还少丸（《奇妙良方》）

【成分】山药　牛膝　远志（去心）　山萸肉　楮实子　五味子　巴戟天　石菖蒲　肉苁蓉　杜仲　舶茴香　枸杞子　熟地黄　白蜜　大枣

【功效】补益肾气。

【主治】真气虚损，肌体瘦，目暗，耳鸣；气血凝滞，脾胃怯弱，饮食无味等。

14. 双芝丸（《奇效良方》）

【成分】熟地黄　石斛　肉苁蓉　菟丝子　牛膝　黄芪　沉香　杜仲　五味子　薏苡仁　麝香　鹿角霜　白茯苓　天麻　干山药　覆盆子　人参　木瓜　秦艽　白蜜

【功效】填精补髓，调和脏腑。原书云：“治诸虚，补精气，填骨髓，壮筋骨，助五脏，调六腑，久服驻颜不老。”

【主治】年高体弱，腰膝酸软，阳虚畏寒。

15. 延生护宝丹（《奇效良方》）

【成分】菟丝子　肉苁蓉　晚蚕蛾　家韭子　枣　胡芦巴　莲实　桑螵蛸　蛇床子　白龙骨　干莲花蕊　乳香　鹿茸　丁香　木香　麝香　荞麦面

【功效】温补肾阳。原书云：“补元气，壮筋骨，固精健阳，通和血脉，润泽肌肤，延年益寿。”

【主治】肾虚阳痿，滑精早泄，夜尿频多，腰背酸痛。

16. 二精丸（《圣济总录》）

【成分】黄精　枸杞子　白蜜

【功效】滋阴补肾。原书云：“常服助气益精，补填丹田，活血驻颜，长生不老。”

【主治】老年人虚阴不足，头晕耳鸣，口舌干燥。

17. 益寿地仙丸（《圣济总录》）

【成分】甘菊　枸杞子　巴戟天　肉苁蓉　白蜜（春秋季，枸杞子、菊花加一倍；冬夏季，肉苁蓉、巴戟天加一倍）

【功效】补肾清肝。原书云：“久服清头目，补益丹田，驻颜润发。”

【主治】老年人肾虚，目花耳鸣，大便秘结。

18. 仙茅丸（《圣济总录》）

【成分】仙茅　羌活　白术　狗脊　防风　白茯苓　姜黄　菖蒲　白牵牛　威灵仙　何首乌　苍术　白蜜

【功效】散风通络，补肾健脾。原书云：“治风顺气，调利三焦，明耳目，益真元，壮筋骨，驻颜色，保生延年。”

【主治】年老体弱，脾肾虚弱，腰膝酸痛。

19. 枸杞子丸（《圣济总录》）

【成分】枸杞子　菊花　肉苁蓉　远志　山萸肉　柏子仁　人参　白茯苓　肉桂　黄芪　牛膝　生地黄

【功效】补肾养心。原书云：“平补心肾，延年驻颜。”

【主治】老年人肾虚腿软，夜寐不佳。

20. 苁蓉丸（《圣济总录》）

【成分】肉苁蓉　山萸肉　五味子　菟丝子　赤石脂　白茯苓　泽泻　熟干地黄　山茱萸　巴戟天　覆盆子　石斛

【功效】补肾和胃。原书云：“治肾脏虚损，补真脏气，去丹田风冷，调顺阴阳，和胃气，进饮食，却老。”

【主治】老年脾肾虚弱，食欲不振，二便不调。

21. 补骨脂丸（《圣济总录》）

【成分】补骨脂　白蜜　胡桃肉

【功效】温润补肾。原书云："暖下元，补筋骨，久服令人强健，悦泽颜色。"《奇效良方》云："久服延年益气。"

【主治】老年肾虚，腰膝酸痛。原书云："治因感湿，阳气衰绝。"

22. 养血返精丸（《集验方》）

【成分】补骨脂　白茯苓　没药

【功效】补肾活血。《古今图书集成·医部全录》记载："昔有人服此，至老不衰，盖破故纸补肾，茯苓补心，没药养血，三者既壮，自然身安。"

【主治】肾气不足，气血瘀滞。

23. 延龄固本丹（《万病回春》）

【成分】菟丝子　肉苁蓉　天冬　麦冬　生地黄　熟地黄　山药　牛膝　杜仲　巴戟天　枸杞子　山萸肉　人参　白茯苓　五味子　木香　柏子仁　覆盆子　车前子　地骨皮　石菖蒲　川椒　远志肉　泽泻

【功效】益肾壮阳。

【主治】诸虚百损，中年阳事不举，未至五十须发先白。

24. 不老丸（《寿亲养老新书》）

【成分】人参　川牛膝　当归　菟丝子　巴戟天　杜仲　生地黄　熟地黄　柏子仁　石菖蒲　枸杞子　地骨皮　白蜜

【功效】补肾充元，益气安神。《奇效良方》名神仙不老丸，并云："此方非特乌髭发，大能安养荣卫，补益五脏，和调六腑，滋充百脉，润泽三焦，活血助气，添精实体。"

【主治】老年头昏头痛，烦躁不安，精神疲惫，倦怠乏力。

25. 全鹿丸（《景岳全书》）

【成分】鹿角胶　青毛鹿茸　鹿肾　鲜鹿肉　鹿尾　熟地黄　黄芪　人参　当归　生地黄　肉苁蓉　补骨脂　巴戟天　锁阳　杜仲　菟丝子　山药　五味子　秋石　茯苓　续断　胡芦巴　甘草　覆盆子　于术　川芎　陈皮　楮实子　川椒　小茴香　沉香　大青盐

【功效】固精益气，滋补强壮。原书云："此药能补诸虚百损，五劳七伤，功效不尽述。人制一料服之，可以延寿一纪。"

【主治】老年体衰。头晕目眩，耳鸣耳聋，腰膝无力，形寒肢冷，小溲余沥。

26. 斑龙丸（《医学正传》）

【成分】白茯苓　补骨脂　鹿角胶　鹿角霜　菟丝子　熟地黄

【功效】补肾气，滋肾阴。原书云："老人、虚人常服，延年益寿。"

【主治】老年人肾阴阳俱虚，腰酸，阳痿，难寐。

27. 龟龄集（《集验良方》）

【成分】鹿茸　穿山甲　石燕子　小雀脑　海马　紫梢花　旱莲草　当归　槐角子　枸杞子　杜仲　肉苁蓉　锁阳　牛膝　补骨脂　茯苓　熟地黄　生地黄　菊花等三十三种

【功效】温肾助阳，补益气血。

【主治】阳痿，遗精，头昏眼花，步履维艰，腰腿酸软，神倦乏力。

28. 大造丸（《红炉点雪》）

【成分】紫河车　黄柏　杜仲　牛膝　生地黄　砂仁　白茯苓　天冬　麦冬　人参

【功效】滋阴补肾，乌须黑发，聪耳明目。

【主治】虚损痨瘵，神志失守，内热水亏，男子遗精，女子带下。

附　延缓衰老药物的现代研究概况

一、延缓衰老单味药物的研究

随着我国老年医学的兴起和发展，从20世纪70年代末开始，学者对抗衰老药物的研究日益重视，收集研究的药物有400种之多，兹将其概况简述如下。

（一）调节机体免疫功能

调节与改善机体的免疫功能是延缓衰老的重要手段之一。研究表明，不少中药具有促进、抑制和调节免疫功能的作用，从而有助于却病增寿。例如，海参、大蒜、沙苑蒺藜、猪苓、黄柏等，可激活包括脾脏和胸腺在内的中枢性免疫器官；黄精、枸杞、百合、香菇、棉花子等，可提高外周淋巴细胞的转化率；黄芪、人参、刺五加、女贞子、旱莲草、白术、桑椹、猕猴桃、蒲公英等，能提高外周血淋巴母细胞的转化率，激活T淋巴细胞；西洋参、人乳、柴胡等，能改善B淋巴细胞的功能状态，促进抗体产生；灵芝、茯苓、牛黄、仙茅等，可提高巨噬细胞和网状内皮细胞的吞噬能力；黄芪、山药、玉竹、人胞等，可促进体内干扰素生成；冬虫夏草、茶叶、生地黄、黑木耳等，具有抗放射作用。又，具有抑制免疫应答作用的药物，如石决明、青蒿、肉桂、桂枝、蒲黄、川芎、大枣等；具有免疫调节作用的药物，如大黄、当归、参三七、杜仲、棉花子等。

（二）提高细胞传代的能力

近年来，学者越来越重视应用细胞传代的研究方法。细胞传代是生命延续的主要标志。在生存实验中，通过对药物对生物体生存过程的影响，特别是对生物（果蝇、家蚕、家蝇、小白鼠、豚鼠、鹌鹑等）平均寿命和最高寿命影响的观察和研究初步认定，具有不同程度延缓衰老效用的药物有人参、黄芪、何首乌、党参、银耳、玉竹、黄精、菟丝子、肉苁蓉、补骨脂、珍珠、乌骨鸡、蚂蚁、牛乳、蜂蜜、蜂王浆、人胞、罗布麻、茶叶、麦饭石等。以人参为例，在含有合适浓度的人参提取物的培养介质中，人胚肺二倍体细胞的密度显著高于对照组；还可以促进人血液淋巴细胞体外的有丝分裂，延长人羊膜细胞的生存期。以银耳、灵芝为例，它们可延长果蝇的生存时限。很多抗衰老的药物对细胞 DNA 的合成有促进作用，对以增殖能力下降为表征之一的衰老现象有一定的延缓作用。

（三）改善机体代谢

改善机体的新陈代谢能有效地调节机体内环境，增强机体生理功能。实验研究表明，黄精、漏芦、当归、玉竹、人参、薤白、山茱萸、棉花子等有降低过氧化脂的效能，对机体相关酶类有积极影响；冬虫夏草、参三七、人参、麦冬等有改进核酸代谢的作用；蜂王浆、蜂花粉、阿胶、鹿茸、人胞等能促进细胞再生；灵芝、参三七、仙茅、枸杞子等能提高血浆和心肌 cAMP 含量，降低 cGMP 含量；生地、龟板、香附能降低血浆 cAMP 含量。人参芦、杜仲可使 cAMP 和 cGMP 含量升高。这些药物均从一个侧面对腺苷酸环化酶系统起到调整作用。研究证明，有些药物对机体氧代谢有良好影响。例如，灵芝、天麻、冬虫夏草、生地等，具有提高耐缺氧能力的效用；黄芪、参三七、当归、鹿茸、五味子、白术、薏苡仁、茶叶、牛黄、大黄等，具有改善因组织低氧与代谢障碍所引起的疲劳的效能；人参、蜂制剂（蜂蜜、蜂乳、蜂花粉）、女贞子等，具有提高耐缺氧、抗疲劳的双重作用，使老年人易疲劳的症状得到显著改善。在传统的抗衰老药物中，有些药物对脂质、糖、蛋白质代谢有明显促进作用。例如，何首乌、女贞子、金樱子、胡桃、大蒜、蒲黄、香附、泽泻等，有降脂作用；玉竹、麦冬、石斛、天花粉、细辛等，有调节糖代谢作用；银耳、牛膝、蜂王浆、黑木耳、冬虫夏草等，有促进蛋白质合成与代谢的作用。上述药物中，有不少药物具有双向调节作用。

（四）提高内脏器官生理功能

作用于脑的药物可以明显改善人脑的功能，使感觉、运动、思维、记忆、锥体外系的功能得到明显提高。例如，人参、西洋参、参三七、刺五加，可调节大脑皮层的兴奋抑制过程；苍术、石菖蒲、茯苓、灵芝、香附、冬虫夏草等，具有镇静作用；珍珠、牛黄、羚羊角、天麻等，具有抗惊厥作用。这些药物能有效地改善神经系统的失衡状态。作用于心血管系统的药物，如丹参、赤芍、川芎、瓜蒌、薤白、人参、灵芝、山楂、麝香、生地等，有扩张冠状动脉、降低外周血管阻力、降低心肌耗氧量、增加心搏出量、抑制血小板聚集的显著作用。作用于泌尿系统的药物，如人胞、杜仲、猪苓、人参、车前子等，可有效地改善和调节肾脏功能。作用于内分泌系统的药物主要有以下几类。①增强垂体 - 性腺轴功能的药物，如枸杞子、人参果、淫羊藿、蜀椒、冬虫夏草等，具有雄性激素样作用；仙茅、菟丝子、五味子、覆盆子、百合、香附、黑大豆、大黄等，具有雌性激素样作用；海马、蜂乳、蛇床子等则两性激素样作用兼而有之。②增加垂体 - 肾上腺皮质轴功能的药物，如西洋参、人参果、灵芝、猪苓、五味子、巴戟天等，可改善肾上腺皮质激素的分泌；人参、参三七、杜仲、生地、刺五加等，可改善垂体促肾上腺皮质激素的分泌。作用于呼吸系统的药物，如补骨脂、冬虫夏草、杏仁、茶叶、细辛、蟾酥、蜂蜜等，对防治老年慢性支气管炎和肺气肿等有显著效果。作用于消化系统的药物，如白术、龙胆草、麝香、五味子、茵陈、山楂、柴胡等，有助于老人消化系统的疾病缓解和功能康复。作用于造血系统的药物，如鹿茸、阿胶、紫河车、当归、熟地、龙眼肉等，有促进骨髓代谢、促进红细胞和血红蛋白增生、改善血凝状况的显著功效。

（五）抗感染及含有丰富的微量元素

预防感染性疾病对延缓衰老有很重要的作用。抗感染药物的种类很多，近年来临床上研究的就有百余种，例如，金银花、连翘、大青叶、板蓝根、夏枯草、鱼腥草、丹参、金樱子、黄芩、黄连、黄柏、旱莲草、女贞子、马齿苋、白头翁、虎杖、玄参、穿心莲、五味子等，这些药物具有显著的抗菌、抗病毒等作用。很多古代延寿方剂采用了这类药物。例如，清代著名养阴抗老方剂延寿丹方，采用了对各类球菌、杆菌、病毒等作用很强的女贞子、旱莲草、金樱子、金银花等，该方对预防老年人感染性疾病、延缓衰老有良效。

传统抗衰老药物中含有丰富的对延缓衰老有益的微量元素，如人参、白术、黄连、诃子、山药、牡蛎、羚羊角、牛黄中含有大量的锌，当归、肉桂、大黄、白术、山药中含有大量的铜，黄芪、人乳中含有大量的硒，鹿茸、地黄、细辛、人参、柴胡中含有丰富的铁，白术、泽泻、肉桂中含有较丰富的锰，人参根、当归中含有对老年骨质疏松有保护作用的锶，蜂蜜中含有47种微量元素，是延年益寿的佳品，对人体有益的矿物药姜石中含有40多种微量元素，其中大部分是人体必需微量元素。上述药物所含有的微量元素，具有健身、防病、延寿的功效。

延缓衰老药物研究方兴未艾，从免疫代谢，调节神经，内分泌，内脏功能，抗感染，微量元素，细胞传代及寿命试验等方面做了大量研究工作，初步揭示了一些药物的抗衰老机制，但研究的发展还不平衡，目前多侧重名贵药物的研究，对服之有效的普通药物的研究还不够，很多药物需要进一步开发和深化研究。

二、延缓衰老方剂研究概况

中医学对如何益寿延年有丰富的实践经验和文献记载。近年来，根据中医理论研制出一些有效的延缓衰老的中成药，并从现代科学角度对其延缓衰老的原理做了一定程度的阐述。古今研究延缓衰老的中药方剂多从益肾、补脾和活血化瘀3个重要途径进行研究，其中研究和应用最多的是益肾药物。下面仅对部分延缓衰老方剂简述如下。

（一）益肾方剂研究举例

目前，国内益肾方剂多以补肾阴肾阳并用，或兼以补脾、益气活血。

1. 龟龄集

本品为明代方士邵元节献给嘉靖皇帝的，历代皇帝大多对此十分推崇，后传入民间。该方由鹿茸、人参、熟地、海马、杜仲、肉苁蓉、补骨脂、菟丝子、枸杞子、麻雀脑、淫羊藿、丁香、大青盐、砂仁、茯苓、蚕蛾、天冬、当归等33种药物组成。实验表明，本品可提高机体适应能力，增强非特异性和特异性免疫功能；调节中枢神经系统，有中枢兴奋和抑制双向作用；有强心作用，并以直接兴奋心肌为主；有促进性激素性作用和保护、增强皮层功能的作用；还有保护肝脏的作用。动物实验证明，本品可增高正常及四氯化碳中毒后小鼠肝脏内蛋白质和RNA的含量，并能抑制中毒后小鼠血清GPT的升高。老年人常服本品，可促进老年人业已衰退的蛋白质及细胞内重要物质核酸代谢，从而延缓衰老。

2. 清宫寿桃丸（清代宫廷方）

本品是由益智仁、生地、人参、枸杞子、胡桃肉、天冬、肉桂、酸枣仁、当归等十余种药物制成的丸剂。中国中医科学院西苑医院通过临床观察157例，与维生素E组对比，服药8周为一疗程，药后疲倦、畏寒、头晕、耳鸣、不寐、腰膝酸软、性欲减退、夜尿多等衰老症状改善明显优于维生素E组。实验证明，寿桃丸组药后血浆过氧化脂（LPO）含量显著降低。男性血清E_2及T水平均明显上升，E_2/T比值无变化；头发中微量元素锌、铜均下降，Zn/Cu值增高，记忆力增强，肺通气功能增强。

3. 春回胶囊（经验方）

本品是由补骨脂、淫羊藿、蛇床子、人参、鹿茸、玉竹、山楂等10余味中药精制而成的胶囊。广安门医院等通过临床观察50～84岁基本健康的人493例（包括对照组服安慰剂136例）的近期疗效（6个月）和54例（对照组19例）的远期疗效发现，药后春回组肾虚症状显著减轻，头晕、耳鸣、多梦、健忘、胸闷、畏寒、夜尿多、食欲减退等均有明显改善，疲劳感及感冒显著减少，少数人黑发新生，老年斑消失，以上症状改善均优于对照组。实验证明，药后的心肾功能、听力、智力、精细动作显著高于药前。本品可促使男性血清T、女性血清E_2水平和女性E_2/T比值显著升高，男性E_2/T比值显著降低，尤以肾阳虚组更为显著；又可显著增进血浆cAMP水平、cAMP/cGMP比值、淋巴细胞转化率和对PHA诱导的应答能力；还可显著降低血清LPO的生长和MAO活力，并有降脂和增高HDL的作用。

4. 康宝口服液

本品由山东医学院（现山东中医药大学）附院根据《奇效良方》的枸杞丸加减制作而成。由蜂王浆、刺五加、淫羊藿、黄精、枸杞子、熟地、黄芪、山楂等组成。西苑医院等单位进行临床观察，将其用于老年虚证，6～8周为一疗程。服药后，眩晕、失眠、疲劳、食欲减退、脑功能及性功能等均有改善，体力增加、精力充沛。实验证明，服药后，肺通气功能流速高峰显著增加，血浆黏度比值高者显著下降，体外淋巴细胞摄取3H－TdR显著增加。动物实验证明，本品可显著增加大鼠血清睾酮T（雄性）和雌二醇E_2（雌性）水平，促进并调节小鼠机体免疫功能、调节中枢神经系统，提高机体适应力，促进骨髓造血功能。

5. 活力苏

本品由成都中医学院（现成都中医药大学）附院根据何首乌丸和枸杞丸加减化裁精制而成。由何首乌、黄芪、丹参等组成。成都中医学院附院等临床观察45岁以上507例（包括对照组220例）基本健康人，服药后，精神、体力、睡眠、食欲等均有改善。实验证明，服药后，淋巴细胞转化率显著增高，总玫瑰花结数量下降，活玫瑰花结数量显著升高，血超氧化物歧化酶、过氧化氢酶、铜蓝蛋白均明显升高，血清脂褐质显著少于对照组。

6. 还精煎（经验方）

本品由地黄、潼蒺藜、锁阳、菟丝子、首乌、牛膝、菊花、菖蒲等10余味中药精制而成。上海龙华医院等临床观察45～76岁的中老年人，疗程一年，药后免疫功能增强，肺活量、最大通气量有所增加。老年前期血清肌酐稍下降，肌酐清除率稍增加，部分抗核抗体，类风湿因子转阴，近视力、远视力、骨皮质数稍高于前。动物实验证明，本品可显著延长雄性小鼠平均生存期和雄家蚕的平均生存率，还可显著提高体外淋巴细胞存活率、淋转率，T细胞酯酶百分率，减少自身花环率。本品可使老年雄性小鼠的睾丸曲细精管内各级生精细胞不发生衰老退化现象，细胞亚微结构与青年组相近，脂褐素不增加。可使雌性老年小鼠卵巢、子宫延缓衰老，使子宫肥大或正常，子宫上皮AKP阳性反应，卵巢仍有卵泡和黄体。本品还可延缓老年小鼠股骨的骨质变薄、髓腔扩大等衰老变化，可能是通过提高性激素、改善机体能量代谢而促进骨胶原蛋白的形成而实现的。

7. 金匮肾气丸

本品由熟地、山茱萸、山药、茯苓、泽泻、丹皮、肉桂、附子精制而成。临床证明，本品可减少疲劳感，缓解腰膝酸痛、手足发凉、夜尿频繁、大便秘结等症状。日本千叶大学用本品治疗老年性白内障而眼底无变化者，其中视力提高者为60.2%，故认为本品可恢复水晶体的弹性和功能，且能在某种程度上恢复机体血管、骨骼、肌肉和大脑的功能，说明本品有延缓衰老的作用。

8. 至宝三鞭丸（经验方）

本品由山东中医学院（今山东中医药大学）附院应用人参、鹿茸、海狗鞭、鹿鞭、广狗鞭、海马、蛤蚧、肉桂、沉香、黄芪、淫羊藿等40余味中药精制而成。据临床观察证明，本品可增强机体免疫功能、改善性功能、改善消化吸收功能，并具有抗疲劳和类似双向调节作用，尤其对改善肾虚症状、延缓衰老有明显效果。

大量研究证明，补肾中成药中含有较多的微量元素，如锌、锰、硒、铜、锗等，微量元素有促进新陈代谢、延缓衰老的作用。补肾药物有明显提高细胞免疫或抑制自身抗体的功效，可避免患肿瘤和感染等。总之，补肾方药可以有效地提高精力、体力、智力、耐寒力、免疫抗病力，改善脏腑生理功能，使皮肤光泽、弹性改善、脱发减轻等。对与防治有关的老年病如冠心病、糖尿病、高血压、高血脂、慢性支气管炎等都有良好效果。

（二）健脾益气方剂研究举例

1. 四君子汤

本品由人参、白术、茯苓、炙甘草组成。实验研究证明，该方有调节神经系统、升高肝糖原、调整血液循环、促进骨髓造血、增强免疫功能和内分泌等作用，是常用的益寿延年方剂。

2. 清宫八仙糕（清代宫廷方）

本品由人参、山药、莲子、薏苡仁、茯苓、扁豆等，加白糖分两酌量制作而成。本品原为宫中食品，男女老幼皆喜用之，并视之为补益增寿的妙品。临床常用于中老年脾虚者，可有效地改善消化道症状，又可改善衰老症状，增强体质。实验观察表明，本品可提高老年人之木糖排泄率及血清胡萝卜素含量，增强小肠吸收功能，改善脾胃功能。

3. 生脉饮（生脉液）

本品为由人参、麦冬、五味子制成的口服液或针剂。现代研究证明，生脉液（针剂）有强心作用，能改善心脏功能，增加心排出量，对抗休克有良好作用。用于年老体弱者，可增强免疫功能、降血脂、调整血液循环，还能改善老年人的智力。实验研究表明，本品可减低心肌耗氧量，改善心肌代谢，显著提高心肌 RNA、DNA、蛋白质和糖原等的合成，保持心肌 ATP 量在较高水平，延长动物在常压低温缺氧时的存活时间；还具有升压、抗休克、抗感染的作用，可增强机体非特异性抵抗力；还有降低高脂血动物的胆固醇和升高 HDL 水平等作用。

健康益气药物如人参、黄芪、党参与补肾药物如附子、锁阳、生地、龟板等相配，据临床观察证明，可促进老年人业已衰退的蛋白质及细胞内重要物质核酸代谢，从而延缓衰老。人参配黄芪、灵芝、维生素 E 和维生素 A（“维尔康”）可有效地改善神经衰退三大症状（眩晕、失眠、疲劳）及脑功能。健脾益气药物还可改善性功能状态和提高免疫抗病能力。

（三）活血化瘀药物研究举例

老年人除五脏本虚外，常伴有血瘀标实之证。据调查有 50% 以上的老年人伴有血瘀的症状，并且很多老年病直接与血瘀相关。活血化瘀药物对有血瘀证的人有良好的治疗作用，同时对中老年的防病保健也是极有价值的。马王堆三号墓出土的帛书就有关于应用活血化瘀药物的记载。早在唐代，一些著名医家如张文仲、崔知悌等在补益延年方中已开始应用活血化瘀药物。清代乾隆皇帝的长寿方中，补益药物常配红花、郁金、穿山甲等。历代沿用的抗衰老补酒都有活血通脉的作用。现在有人提倡老年人每日用活血药大黄 3 g，可有延年益寿之功。实验已充分证明，活血化瘀药物有调节免疫功能、增强抗病能力、改善新陈代谢、降低血胆固醇的作用。活血化瘀药物对血管性疾病、结缔组织疾病、出血性疾病和免疫性疾病等都有一定疗效。防病保健的作用体现在很多方面，在改善微循环障碍、改善心肌供血供氧、防止血栓、溶解血栓、防止动脉粥样硬化、降低血凝、减少纤维蛋白原沉积、消炎、抗感染等方面的作用更为显著。根据中老年人的生理特点，适当运用活血化瘀药物对于延缓衰老将是十分有益的。

【下篇】审因施养

第十六章　因人养生

根据个人年龄、性别、体质、职业、生活习惯等特点，有针对性地选择相应的摄生保健方法，即是因人养生。

人类本身存在着较大的个体差异，这种差异不仅表现在种族上，还表现在不同的个体有各自的心理和生理特点和对疾病的易感性上。这就要求我们在养生的过程中应当以辨证思想为指导，因人施养，以有益于机体的身心健康，达到益寿延年的目的。

第一节　胎孕保健

胎孕保健是指妇人从受孕至分娩这段时间，为促进胎儿智力和体质的良好发育所采取的一系列有利于孕妇和胎儿身心健康的保健措施，即古人所讲的养胎、护胎的内容。

明代医家万全于《万氏妇人科》中说："妇女受胎之后，最宜调饮食，淡滋味，避寒暑，常得清纯和平之气，以养其胎，则胎元完固，生子无疾。"胎婴在腹，依赖母体脏腑精血营养而生长发育，母体的健康状况直接影响胎儿的发育、先天禀赋，甚至是一生的健康，故必须注重胎孕保健。若孕妇保养不慎，可致胎萎不长、流产；若孕妇多病，则致胎儿禀赋异常而产生先天性疾患或诱发先天性畸形。

一、胎教

胎教有广义和狭义之分。广义胎教是指胎孕保健的全部内容。狭义胎教是指孕妇在胎、孕、产全过程中，加强精神品德的修养，怡情养性，为自己创造一个舒适愉快的环境与心境，给胎儿以良好的影响，促进胎儿的智力发育。严格地讲，胎教不同于养胎护胎，以养神益智为务。故这里讲的是狭义胎教。

（一）端心正坐

孕妇要加强思想品德的修养，培养高尚的情操和美好的心灵；要专心致志地工作和学习，赢得事业的成功和快乐；要胸怀开阔，乐观豁达，无私心杂念，不患得患失；在生活上要知足，待人宽厚，助人为乐，处事无妒忌之心，言行举止端庄大方，做到"坐无邪席，立无偏倚，行无邪径，目无邪视，耳无邪听，口无邪言"（《诸病源候论·妇人妊娠病诸候上》）。如此，胎儿禀气纯正，有助于自身良好气质与性格特征的形成。

（二）怡情养性

《叶氏竹林女科》认为"宁静即是胎教"，即要求孕妇遇事要冷静，心静于内、虑谧于中，做到“无悲哀、思虑、惊动”（徐之才《逐月养胎法》），不为七情所伤，摒弃孤独、忧伤和烦恼，始终保持稳定乐观的情绪。如此，孕妇气血和顺、胎元调固，有利于胎儿的生长发育。孕妇可适当地参加文体活动，培养多方面的兴趣和爱好，通过琴棋书画、诵读诗歌及旅游等陶冶性情，以丰富自己的生活。

胎儿生长发育需要的营养和氧气是母体通过胎盘供给的，母亲的情绪变化会影响激素的分泌和血液的成分，积极的情绪会使血液中有利于胎儿健康发育的化学物质增加，而消极的情绪则会使血液中有害于胎儿神经系统和其他组织的物质增加。在孕期，母亲的情绪过度紧张，会使肾上腺皮质激素分泌过多，引起胎儿发育畸形。据临床观察，孕妇的情绪对胎儿的活动、发育有很大影响。孕妇心平气和则胎动规律，孕妇情绪过于紧张或焦虑则胎动剧烈，这样出生后的小儿也往往多动、易激怒、好哭闹，甚至影响喂奶和睡眠。重庆医学院（今重庆医科大学）曾对儿童多动症进行调查，发现这些儿童在胚胎期时其母亲都曾有较大的情绪波动和心理困扰的经历，因情绪变化与大脑皮层边缘系统、自主神经系统都有密切的关系，所以对胎儿会产生广泛的影响。

（三）近美好，避邪恶

《诸病源候论》提出孕妇宜“数视白璧美玉，看孔雀”，即多接触美好的事物，使秀气入胎；勿“令见伛偻侏儒，丑恶形人，及猿猴之类”，即回避淫邪、行凶、丑陋等不良刺激。

（四）及时的胎儿训练

孕妇应在胎儿感觉系统功能发展的最佳期及时对胎儿进行有计划、有步骤的感觉功能与动作训练，以促进胎儿各种感官与脑的信息渠道形成稳定的联系，有助于婴儿智力与行为的发展。

1. 听觉训练

妊娠中期，胎儿中耳发育完成，婴儿出生之前前庭系统发育，因此此时期可以训练胎儿的听觉。可以从妊娠的第13周开始，坚持有计划地对胎儿说话、诵读诗歌，为其高歌或放音乐，让胎儿听悠扬动听的乐曲或歌曲，唤起孩子的注意力。此外，母亲与别人的谈笑声、林间鸟语、昆虫啼鸣及潺潺的流水声，都是促进胎儿听觉和神经系统发育的良好信息。研究发现，孕妇多听轻快悦耳的音乐，则胎儿躁动减少、生长发育良好；如果孕妇经常听嘈杂震耳的摇滚乐，会使胎儿躁动增加。

2. 抚摩动作训练

孕妇躺在床上，将双手放在腹部，用手指轻轻地压抚胎儿，胎儿便出现蠕动。此法于睡前施行较好，怀孕末期尤为必要，但有早期宫缩的孕妇忌用此法。该法可激发胎儿运动的积极性，使其站立行走早于未受过训练的婴儿。

巢元方指出胎教实为“外象而内感”，认为孕妇的言谈举止、所见所闻及喜恶爱好会通过一定的途径对胎儿产生潜移默化的作用。现代医学认为这种作用是通过胎儿神经系统完成的，神经系统的发育主要是在人的成长期，其中以胎儿期和乳婴期尤为关键。胎儿压觉、触觉等受体，自怀孕10

周后即已形成并有相应功能，胎儿对音响反应在怀孕20周前后即已产生，耳、目功能在出生前已渐趋完善。这使胎儿能对外界丰富的信息刺激及其母亲的生理、心理变化产生敏锐的感觉，对触觉、听觉尤其敏感，这正是胎教的生理学依据。实际上，胎教是在胎儿神经系统形成过程中所采取的培育手段，也是婴儿早期教育的发端。

二、饮食调摄

调节孕妇饮食的目的在于滋生气血，使胎儿化育有源，并为分娩、哺乳打下基础。孕妇的饮食当以新鲜清淡、富有营养、易于消化、饥饱适中为原则，又当谨慎忌宜，且在不同阶段有不同的要求。

（1）孕早期（自怀孕第1周至第12周期间）。此期胎儿发育缓慢，加上妊娠反应，孕妇饮食宜少而精，可选择适合自己口味的食物及略带酸味的开胃之品，以新鲜蔬菜瓜果为佳，忌食腥辣刺激之品，以免加重恶阻。

（2）孕中期（孕第13周至第27周期间）。此期胎儿增长加快，孕妇宜摄食富有蛋白质、钙、磷的食物。稻谷、豆类及肉鱼蛋类含有丰富的蛋白质。钙多存于蛋黄、乳类、虾皮、动物骨骼及绿叶蔬菜中，磷多存在于黄豆、鸡肉、羊肉中。食用这些，可以生肌壮骨、益髓补脑，有助于胎儿发育。

（3）孕晚期（孕第28周至分娩结束）。此期胎儿生长发育特别迅速，又是大脑发育的关键时刻，故此时需要的营养也特别多。孕妇应多吃优质蛋白，注意动物蛋白与植物蛋白的搭配食用，少吃盐和碱性食物，防止水肿。

孕妇当忌食辣椒、胡椒等刺激性食物和螃蟹等易过敏的食物，以及獐兔野味；宜戒烟酒，勿饮浓茶。现代医学研究证明，若孕妇嗜好烟酒，有可能会出现畸胎和胎儿先天性疾病，还有可能造成流产、早产、死胎，以及出生婴儿智力低下和发育不良。

三、谨慎起居

妇女怀孕以后，气血聚于冲任养胎，卫外功能低下，易为外邪乘袭致病。邪气迫伤于胎，可致各种胎病，甚至流产。因此，孕妇要谨慎起居，科学地安排作息时间：早起早睡，规律地工作、学习与生活；要顺应四时气候变化，增减衣衫以避寒暑。孕妇的生活环境宜幽静雅致，有利于稳定孕妇的情绪，使胎儿安其所居。

胎损常起于动作不慎，《产孕集》提出孕妇“毋登高，毋作力，毋疾行，毋侧坐，毋曲腰，毋跛倚，毋高处取物，毋向非常处大小便，毋久立，毋久坐，毋久卧，毋犯寒热”。此外，孕妇还应谨防碰撞腹部，避免接触铅、汞、苯、砷等有害物质和放射线辐射，不宜经常往来于公共场所，以防患传染病，导致伤胎或流产。

孕妇应保持二便通畅，养成定时排便的习惯，多喝水，多吃富含纤维素的新鲜蔬菜及瓜果。若便秘或排尿困难，应及时去医院治疗。

四、劳逸适度

《产孕集》提出孕妇应劳逸适度，“不可太逸，逸则气滞，不可太劳，劳则气衰”。适当运动可促进孕妇和胎儿的血液循环，有利于胎儿发育，也有利于分娩的顺利进行。过劳则动伤气血，对胎元不利；过逸则气滞，也不利于胎儿发育。在妊娠的不同阶段，劳逸的安排有所不同。

（1）孕早期。由于妊娠反应胃纳差，应“不为力事”“勿太疲劳”（徐之才《逐月养胎法》）。只可做一般的家务劳动，切勿搬抬、举重，不宜晚间进行重体力劳动，也不宜长途颠簸，应常去户外散步，呼吸新鲜空气，接受阳光。

（2）孕中期。不可过于安逸，应从事一定的体力劳动和适量的运动，如太极拳、气功、旅游等，有利于消化和睡眠，但应避免骑马、骑自行车、游泳、跑步等剧烈运动。

（3）孕晚期。应当以逸为主，但不宜久卧贪睡，可常散步，做适当的活动，俟时而生。

孕妇要有充足的睡眠，每晚应保证 8 小时的睡眠时间，到了妊娠后期，每日中午应卧床休息 1 小时。临产前数周，应再增加睡眠时间，睡姿宜取左侧卧。

五、讲卫生，宽衣着

孕妇宜常洗澡，勤换衣裤，保持皮肤清洁。提倡淋浴，水温要适当；避免坐盆沐浴，以免脏水灌入阴道，引起感染。此外，每日须清洗外阴。妊娠 6 个月后要经常擦洗乳头，为预防产后哺乳时乳头凹陷，宜常用手将乳头向外牵拉。每日早晚要刷牙，条件许可者可每餐后都刷牙，以免口腔感染或牙齿疾病引起产后感染。孕妇的居室宜勤打扫，保持清洁和空气流通。

孕妇的衣着宜轻松宽大舒适，不要紧束胸部和腰部，以免影响气血运行和胎儿发育。穿鞋应大小合适，鞋底宜厚不宜硬，忌穿高跟鞋。

六、戒房事

《幼幼集成·保产论》提出：“古者妇人怀孕，即居侧室，与夫异寝，以淫欲最当所禁。”该书主张孕妇应清心寡欲，分房静养。妊娠早期和产前 3 个月尤应谨戒房事。若孕早期房事不节，相火动于内，阴气泄于外，可致胎毒、胎漏、流产。若孕晚期者房室无度，往往引起半产、难产，即幸不堕，生子亦必愚鲁、多疾、早夭。

近几年国内外的研究证实，临产前 1 个月有性生活的孕妇，其羊水感染及胎儿死亡率较高，而羊水感染的胎儿日后智商低者比对照组高 68%。在临产前 1 个月性生活频繁者，新生儿黄疸的发生率比平常者高 1 倍。

七、审慎用药

妊娠期各系统都发生了一系列的生理变化，如果用药不当，可能造成医源性疾病，还会损胎致畸，甚则引起难产、流产。

孕妇无病，不可乱服药石，以免妄伐无辜；过服补药，可引起胎大难产。孕妇患病，应及早治疗，但须掌握“病去母安，胎亦无殒”的原则，既不为妊娠用药禁忌框框所缚，也须慎重从事。

西药中有些药物对胎儿的影响很大，如地西泮、阿司匹林、四环素、抗癫痫药等，一般情况下不用这些药物，若必须使用时，要按医嘱服用。

第二节　少儿保健

少儿时期是指从出生到12岁这段时期。少儿的养生，包括了自出生至学龄期的一切保健措施。其特点是养教并重，以保养元真、教子成才为目标。

一、生理和心理特点

少儿处于生长发育的初期，《素问病机气宜保命集》指出少儿“和气如春，日渐滋长”，《小儿药证直诀》谓小儿“五脏六腑，成而未全……全而未壮”，《温病条辨》又说少儿“脏腑薄，藩篱疏，易于传变；肌肤嫩，神气怯，易于感触”。少儿在生理上，既有生机蓬勃、蒸蒸日上的一面，又有脏腑娇嫩、形气未充的一面。其抗病力低，易于发病，且一旦发病，病情发展迅速。少儿的心理发育也未臻完善，精神怯弱，易受惊吓致病，情志不稳，可塑性大，易于接受各方面的影响和教育。针对少儿的生理、心理特点，不失时机地采取科学的保健措施是促进少儿健康成长的重要保证。

二、少儿的保健要点

少儿在生长发育过程中，饮食、环境几经变更，体格、心理发育会发生几次由量变到质变的飞跃。据此，少儿期可分为新生儿期、婴儿期、幼儿期、幼童期、儿童期5个阶段，兹将各期的保健要点概述如下。

（一）新生儿期

个体自出生至满月为新生儿期。此期以保温、合理喂养和预防感染为保健重点，还应保证新生儿充足睡眠和良好的睡眠姿势。

（二）婴儿期

从满月到周岁为婴儿期。这是人一生中生长发育最迅速的阶段，被称作人生中第一个飞跃时期。此时期的保健重点是合理喂养，注意寒温调护，按时进行各种预防接种。宜经常日中嬉戏，以促进其生长发育，提高抵抗力。

（三）幼儿期

从1周岁到3周岁为幼儿期。此时期应重视早期教育，促进智力增长，以启智开萌；继续做好预防保健工作，培养幼儿良好卫生、生活习惯。

（四）幼童期

从3周岁到7周岁为幼童期，亦称学龄前期。此时期应有计划地对其进行幼儿园教育，开展适于幼童特点的各种活动，做好预防保健工作，加强医护与教育，防止意外事故发生。要注意培养其优秀品德及初步的独立生活能力。

（五）儿童期

从7周岁到12周岁为儿童期，亦称学龄儿童期。此时期应重视德、智、体、美教育，使之全面发展；继续做好儿童保健，要特别注意预防近视、龋齿和脊柱变形，防止扁平足；加强体育锻炼，使体格和智慧进一步发展。

三、养生指导

（一）早期教育

早期教育是指对自出生至幼童期儿童进行的适时而恰当的教育与训练，包括德行教育与健康心理的培养、智力开发、健康教育和美学教育。早期教育应当注意以下几个问题。

1. 全面发展

德育、智育、体育、美育是相辅相成、相得益彰的。健康的心理寓于健康的身体，身体不佳势必影响智力的发育，且易形成自卑、软弱、骄矜、孤僻等不良性格。智力的发展，能增加幼童的信心，有助于提高其知识水平、思想品德水平。良好的品德与个性，可激发幼童学习、锻炼的自觉性和踏实刻苦的精神。美育可以促使正确人生观和世界观的萌发与形成，使生活丰富多彩，充满情趣，从而促进智力发展和身心健康。在教育过程中，应当注意四者兼顾，相互促进，相互渗透，使孩子的身体与心理得以统一和谐地发展。

2. 适时恰当

《颜氏家训·勉学》云："人生小幼，精神专利，长成已后，思虑散逸，固须早教，勿失机也。"明代医家徐春甫于《古今医统·婴幼论》中提出"凡婴儿六十日后……便当诱其正性"。现在一般认为，教育要从孩子出生的第1天开始，在3岁以前进行智力开发更为重要。平日要抓小儿关键期教育。关键期是幼童发展的最佳期，即在某种潜能相关的器官系统发育成熟前的快速构成期和生长阶段。在关键期，幼童的学习兴趣大、接受速度快、掌握牢固，可获得最佳学习效果。一般而言，2～3岁是儿童口头语言及计数能力发展的关键期；出生到4岁是形状知觉发展的关键期；4～5岁是开始学习书面语言的关键期；5～6岁，掌握词汇的能力发展最快，又是数学概念发展的关键年龄。教育、训练的内容与要求，应与幼童成熟的程度、速度相适应。5～6岁以前的孩子，一般不宜进行大量的识字与计算活动。

适时与恰当的早期教育，可以获得最佳效果。教育过早、过深则有损孩子的健康，亦不能取得更好的成效；教育过晚、过浅，会推迟、耽误甚至阻碍幼童的成长发育。要落实适时与恰当的原则，必须注意个体间在成熟速度上的差异，并需要父母和师长敏锐、精细的观察与判断，或做幼童生理、心理发展测定。

3. 方法合理

早期教育的方法必须适合幼童生理、心理发展的特点。

（1）坚持正面教育。徐春圃指出对两个月的婴儿"便当诱其正性"，正是强调早期教育宜采用正面教育。幼童天真幼稚、情绪不稳、是非观念不清、对自己的言行不善于控制，但是他们求知欲望强、好奇好问、勇于探索、可塑性大，容易先入为主。坚持正面教育、积极引导的原则，可以使孩子从小学会抵制社会、生活环境中不良因素的侵蚀，使孩子的体力、智力、情感、意志与道德向健康的方向发展。培养他们热爱祖国、热爱集体、热爱劳动、遵守纪律、团结互助的思想品质，开朗活泼的性格和勇敢沉着的精神；为孩子选择好的榜样，以师长的表率作用影响之，用英雄、模范的思想行为感染之，不要看凶杀、恐怖、武打等类型的电视、电影、录像和动画片。无论进行哪方面的教育，都要注意摆事实、讲道理，以使其明确是与非。要耐心、正确地回答孩子的问题，并有意识地启发他们提问。在向孩子提出要求或在他们犯错误批评教育时，要耐心、冷静地循循善诱。要以鼓励表扬为主，切忌强制胁迫、讥讽威吓、滥用体罚，尤其不可采用当众侮辱人格伤其自尊心的方法。

（2）直观教育。幼童活泼好动、模仿力强、追求趣味情境和丰富多彩的活动，抽象思维能力差，注意力容易分散，因此宜采用形象具体的直观教育，教育内容要丰富新颖，形式宜生动活泼，富于直观性、趣味性和生活性。可多采用游戏、讲童话故事及文体活动等形式。要让孩子们尽可能地接触大自然，通过游园、参观、看电影等途径，结合实物实事进行教育。

万全就提倡实物教育，其在《育婴家秘·鞠养以慎其疾》中强调："遇物则教之，使其知之也。"要让幼童多看、多听、多摸，尽量让多种感觉器官协调活动，侧重于语言训练，避免抽象理论的灌输和枯燥的道德说教。也不要将孩子关在室内，让他们长时间地坐着。

（3）予以爱抚与期望。心理学的研究表明，对孩子的态度是影响幼童身心发展的重要因素。小儿虽少七情六欲，但富有感情，在生活、心理和行为上均有极大的依赖性。父母对孩子不应冷漠无情，也不能溺爱、百般迁就，应给以足够的爱抚。爱抚是一种宽严相济、恩威并施的有意识行为，表现为和蔼的态度、无微不至的关注，怀抱、亲昵与依偎，以及对孩子始终如一的严格要求。支持他们的正确行为，满足他们的正当要求，为他们的成长创造良好的环境与条件。

家长及幼教人员对幼童持积极期望的态度也很重要。实验证明，成人对孩子具有高于一般幼童平均智力的期待态度，可以感染幼童，增强他们的信心和毅力，使幼儿的学习成绩和智力明显提高。

早期教育是依据人脑神经发育的特点，总结古今中外教育的大量实例和经验提出的。妊娠期第11～18周，是胎儿脑细胞生长发育的第一个高峰，出生后第3个月是大脑发育的第二个高峰。2岁半至3岁时，脑重相当于成人脑重的2/3，7岁时则达到成人的9/10。神经细胞的树突在婴儿出生时数量少而短，到2岁时已大量发展，形成复杂的网络联系。6岁左右，脑的结构虽未达到成人水平，但大脑已相当成熟。脑生理的这些变化，带来大脑智能的飞跃发展。孩子出生后6个月，大脑智能已达到其总能力的50%，到3岁时就达到80%。因此，从出生至学龄前这段时间确实是进行早期教育的有利时机，3～6岁的孩子是早期教育的重点施教对象。

（二）精心护养

因少儿尚不能生活自立，父母当精心护养，防止其发生疾病与意外。《素问病机气宜保命集》指出小儿“内无思想之患，外无爱慕之劳”，少有七情损伤为病，然而不能自调寒暑、节饮食，易患肺与脾胃之疾。因此，少儿养生防病当以“节饮食，适寒暑，宜防微杜渐”为主。

1. 合理喂养、节饮食

少儿生长发育迅速，体格、智力及脏腑功能均不断地趋向完善成熟，对各种营养物质的需求量较多，质量要求亦高。《幼幼集成·初生护持》指出“盖儿初生，借乳为命”。母乳是婴儿最理想的天然食物，对6个月以下的小儿更适合。若因无母乳或其他原因不能哺乳时，可采用人工喂养，通常予以牛奶、羊奶、奶糕、豆浆等代乳品，鲜牛奶可作首选。若因母乳不足或其他原因不能全部用母乳喂养时，可采用混合喂养。少儿不同阶段的食物选择应以营养充足、适应并促进发育为原则。及时添加辅食，并逐渐向成人膳食过渡；要注意食物品种的多样化及粗细粮、荤素菜的合理搭配；要特别注重提高幼童膳食中优质蛋白质的比重，让孩子食用足量的鱼、肉、蛋及豆类食物。肾气对人的生长发育起着极为重要的作用，幼童的肾气未充，牙齿、骨骼、脑髓均处于发育中，因而不能忽视补肾食物的供给，如动物的肝、肾、脑髓及核桃仁、黑芝麻、桑椹、黑豆等。然而小儿为“纯阳之体”，宜少食或忌食温补滋腻厚味的食物，如羊肉、鸡肉、火腿、海参等。

脾胃为后天之本，小儿“肠胃脆弱”“脾常不足”（《育婴家秘》），又不能自节饮食，若喂养稍有不当，就会损伤小儿脾胃，妨碍营养物质的消化吸收，影响其生长发育。因而，幼儿的喂养应着眼于保护脾胃，其饮食应以易于消化吸收为原则。辅食的添加应由流质到半流质再到固体，由少到多，由细到粗；增加辅食的数量、种类和速度，要视小儿消化吸收的情况而定，此时宜随时观察孩子的大便。食物的烹调宜细碎软烂、色香味美，通常采用煮、煨、烧、蒸等方法，不宜油炸。

要使孩子从小养成良好的饮食习惯，尤应注重节食。《幼幼集成·初生护持》强调“忍三分饥，吃七分饱，频揉肚”。随着人民生活水平的提高，现代儿童要防止营养过剩、过食生冷、零食过多过杂等。

2. 寒温调适

要顺应天时寒温变化增减衣衫，令小儿冷热适度，以小儿的手足暖而不出汗、体温保持在36.5～37.3 ℃为宜。小儿的保暖要点是头宜凉，背、足宜暖。小儿衣被特忌厚热，平时穿衣不宜过多。《诸病源候论》指出“薄衣之法，当以秋习之”，即使小儿慢慢适应寒冷刺激。

3. 安全防护

小儿精神怯弱，易受惊吓，大惊卒恐可致疾病。此外，小儿求知欲强，勇于探索，但是缺乏社会生活经验，对外界危险事物没有识别能力，容易发生意外，成人必须谨慎看护，事事留意，正面引导，切勿以粗暴态度或恐吓手段对待。《育婴家秘》指出："小儿能坐能行则扶持之，勿使倾跌也。"又谓："凡小儿嬉戏，不可妄指他物，作虫作蛇；小儿啼哭，不可令人装扮欺诈以止其啼，使神志昏乱。""小儿玩弄嬉戏，常在目前之物，不可去之，但勿使之弄刀剑，衔铜钱，近水火。"以上皆为经验之谈，值得借鉴。此外，要防止触电、车祸、溺水等意外事故的发生。冬天取暖要防止煤气中毒。

（三）体格锻炼

《备急千金要方·初生出腹》指出："凡天和暖无风之时，令母将儿于日中嬉戏，数见风日，则血凝气刚，肌肉牢密，堪耐风寒，不致疾病。"要鼓励孩子到户外活动，充分利用大自然的日光、空气。10岁以内儿童，每天至少保证2~3小时的户外活动，以增强机体抗病能力。要让孩子积极参加体育锻炼，但不宜进行过多的力量练习，以体操、游泳、游戏、短跑、武术、跳绳和球类运动为宜。

（四）培养良好习惯

1. 睡眠卫生

睡眠对少儿健康成长至关重要。要让孩子从小养成按时起床和睡觉的习惯，应让其自然入睡，不要养成抱睡的习惯。入睡前勿逗引玩笑；对较大幼儿，睡前不讲恐怖故事、不做兴奋游戏。

被子不宜过重、过厚、过暖。枕头不宜过高。仰卧、侧卧均可，不宜俯卧。要帮助婴儿经常调换睡眠姿势和侧卧方向，以免颅骨畸形发育。

2. 讲究卫生

应该在孩子6个月左右开始训练定时大小便的习惯。1周岁左右，就要教他养成饭前便后洗手的习惯。晚上睡前要洗脸、洗脚。女孩每晚要洗臀部，而且要由前向后洗。要让孩子定期洗头洗澡，勤洗勤换衣服，经常剪指甲。让他们随身携带手帕，不与他人共用毛巾等洗漱用具。应注意口腔卫生，养成饭后漱口和刷牙习惯，不可含着糖块入睡。孩子到了4岁，要逐渐培养其自理能力，要注意培养正确的姿势，让其了解卫生保健常识，以预防龋齿、近视眼、沙眼、脊柱变形、扁平足和传染病的发生。要帮助孩子合理安排学习、生活和休息时间，为他们安排一些力所能及的家务劳动。学龄儿童每天要保证学习时间。

（五）免疫防病

定期定量做好预防接种，可提高儿童对某些传染病的免疫力，对保护儿童健康成长、降低传染病的发病率、减少并阻止传染病的流行有重要作用。

定期体检对象以新生儿期至幼童期的儿童为主，重点为1岁以内的小儿。婴儿期，1～3个月检查一次；幼儿期，3～6个月检查一次；幼童期，6～12个月检查一次。双胞胎、出生低体重儿等，应酌情增加体检次数。通过体检，可系统地观察小儿体格与智力的发育情况，有针对性地宣传科学育儿知识，指导父母改进护理、教养方法，促进少儿生长发育；并能于早期发现少儿生长发育过程中存在的问题以及引起疾病的原因，做到无病早防、有病早治，降低发病率。

第三节　青少年的保健

青少年时期是指12岁至24岁这一阶段，又称青春期。可分为青春发育期和青年期，从12岁至18岁为青春发育期，从18岁至24岁为青年期。

一、生理和心理特点

青春发育期是人生中生长发育的高峰期，其特点是体重迅速增加、第二性征明显发育、生殖系统逐渐成熟，其他脏器亦逐渐成熟和健全，机体精气充实、气血调和。随着生理方面的迅速发育，青少年的心理行为也会出现许多变化。他们精神饱满，记忆力强，思想活跃，充满幻想，追求异性，逆反心理强，情绪易激动，个体独立化倾向产生与发展。到了青年期，身体各方面的发育与功能都达到更加完善和成熟的程度，最后的恒牙也长了出来。青春期是人生发育最旺盛的阶段，是体格、体质、心理和智力发育的关键时期，但是此时青少年的人生观和世界观尚未定型，还处于“染于苍则苍，染于黄则黄”的阶段，如果能按照身心发育的自然规律，注意体格的保健锻炼和思想品德的教育，可为一生的身心健康打下良好的基础。

二、养生指导

（一）培养健康的心理素质

青少年正处于心理上的断奶期，表现为半幼稚、半成熟及独立性与依赖性相交错的复杂现象，具有较大的可塑性。他们热情奔放，积极进取，却又好高骛远，不易持久，在各方面会表现出一定的冲动性。他们对周围的事物有一定的观察分析和判断能力，但情绪波动较大，缺乏自制力，看问题偏激，有时不能明辨是非。他们虽然仍需依附于家庭，但与外界的人及环境的接触日益增多，独立愿望日益强烈，不希望父母过多地干涉自己，却又缺乏社会经验，极易受外界环境的影响。此阶段如有疏忽，往往易误入歧途。针对青少年的心理特征，培养其健康的心理素质极为重要，可从以下3个方面着手。

1. 说服教育，循循善诱

家长和教师要以身作则，为人师表，给青少年以良好影响，同时又要尊重他们独立意向的发展和自尊心，采用说服教育、积极诱导的方法，与他们交朋友谈心，关心他们的学习与生活，并设法充实和丰富他们的业余生活。有事多与他们商量，尊重他们的正确意见，逐渐给他们更多的独立权利，为他们创造一个愉快的、愿意讲话的环境，以便了解他们的交友情况及周围环境的影响，探知他们的心理活动与情绪变化，有的放矢地予以教导和帮助。可以有意识、有针对性地提出问题，与他们讨论，通过辩论以助他们明确是非观念，再向他们提出更高的要求。要从积极方面启发他们的兴趣与爱好，激发他们积极进取、刻苦奋斗的精神，培养良好的个性与习惯。要教他们慎重择友，避免与坏人接触。要向他们推荐优秀书刊，远离不健康的读物。要鼓励他们积极参加集体活动，培养集体主义思想，逐渐树立正确的世界观和人生观，使他们有远大的理想与追求，集中精力长知识、长身体，在实际工作中锻炼坚强的意志和毅力，以求德、智、体、美全面发展。对于他们的错误或早恋等问题，不能采取粗暴、压制及命令的方式，仍要谆谆诱导。

2. 加强自身修养

青少年的身体发育虽已接近成人，但对环境、生活的适应能力和对事件的综合处理能力仍然很差。青少年应该在老师、家长的引导协助下，在自己所处的环境中，加强思想意识的锻炼和修养，力求养成独立自觉、坚强稳定、直爽开朗、亲切活泼的个性，遇事冷静，言行适度，文明礼貌，尊老爱幼，切忌恃智好胜、恃强好斗。要有自知之明，正确对待就业问题，处理好个人与集体的关系，明确自己在不同场合所处的不同位置，采用不同的处事方法，善于角色转换，有利于社交活动，促进人事关系的和谐，有益于身心健康。

3. 科学的性教育

贯穿于青春期的最大特征是性发育的开始与完成。正如《素问·上古天真论》云："丈夫……二八肾气盛，天癸至，精气溢泄。""女子……二七而天癸至，任脉通，太冲脉盛，月事以时下。"男女青年，肾气初盛，天癸始至，具有了生育能力，其心理方面的最大变化也反映在性心理领域，性意识萌发，处于朦胧状态。青少年的情绪易于波动，自制力差，若受社会不良现象的影响，常可滋长不健康性心理，以致早恋、早婚，荒废学业，有的甚至触犯刑法，走上犯罪道路。因此，青春期的性教育尤为重要。

青春期的性教育包括性知识和性道德教育两个方面。要帮助青少年正确理解正常的生理变化，以解除因性成熟造成的好奇、困惑、羞涩、焦虑、紧张等心理。要教育男青年不要染上手淫习惯，如已染上者，则要树立坚强意志，坚决克服掉；女青年要做好经期卫生保健。要注意隔离和消除可能引起他们性行为的语言、书籍、画报、电影等环境因素。安排好他们的课余时间，把他们引导到日常的活动中去，鼓励他们积极参加文体活动，把主要精力放在学习上。另外，帮助他们充分了解两性关系中的行为规范，破除性神秘感。正确区别和对待友谊、恋爱、婚育的关系。提倡晚婚，力戒早恋，宣传优生、计划生育以及性病（包括艾滋病）的预防知识。

（二）饮食调摄

青少年生长发育迅速，代谢旺盛，必须要全面合理地摄取营养，特别是要注重蛋白质和热量的补充。碳水化合物、脂肪是热量的主要来源，碳水化合物主要存在于粮食中，故青少年应保证足够的饮食，增加粗粮在主食中的比例，并摄入适量的脂肪。女青年不应为减肥而过度节食，以防营养不良。男青年也不可自恃体强而暴饮暴食，饥饱寒热无度。对于先天不足、体质较弱者，更应抓紧发育时期的饮食调摄，培补后天，以补其先天不足。

（三）培养良好的生活习惯

青少年不应自恃体壮、精力旺盛而过劳，应该根据具体情况科学地安排作息时间，做到“起居有时，不妄作劳”。既要专心致志地工作、学习，又要有适当的户外活动和娱乐休息，保证充足的睡眠。如此方能保证精力充沛，提高学习、工作效率，有利于身心健康。

要养成良好的卫生习惯，注意口腔卫生。读书、写字、站立时应保持正确姿势，以促进正常发育，预防疾病发生。变声期要特别注意保护好嗓子，还应避免沾染吸烟、酗酒等恶习。吸烟、酗酒不仅危害身体，还影响心理健康，如吸烟可使人注意力涣散、记忆力减退、思维不灵、学习效率降低。

青少年的衣着宜宽松、朴素、大方。女青年不可束胸紧腰，以免影响乳房发育和肾脏功能；男青年不要穿紧身裤，以免影响睾丸正常的生理功能，引起不育症或遗精。夏秋季男女青年穿紧身裤，容易引起腹股沟癣或湿疹，令人奇痒难忍，影响健康。

（四）积极参加体育锻炼

持之以恒的体育锻炼，是促进青少年生长发育、提高身体素质的关键因素。青少年要注意身体的全面锻炼，选择项目时要同时兼顾力量、速度、耐力、灵敏度等各项素质的发展，重点应放在耐力素质的培养上。力量的锻炼项目有短跑等，耐力的锻炼项目有长跑、游泳等，灵敏度的锻炼项目有跳远、跳高、球类运动，尤其是乒乓球。上述有些体育项目涉及几项素质的发展，如游泳，既可锻炼耐力，又可锻炼速度和力量，是青少年最适宜的运动项目。

青少年参加体育锻炼，要根据自己的体质和健康状况来安排锻炼时间、内容和强度，要注意循序渐进。一般一天锻炼两次，可安排在早饭和晚饭前 1 小时，每次 1 小时左右。锻炼前要做准备活动，要讲究运动卫生，注意运动安全。

第四节　中年保健

中年时期是指从 36 岁到 60 岁这段时期。

一、生理和心理特点

《灵枢·天年》云：“人生……三十岁，五脏大定，肌肉坚固，血脉盛满，故好步；四十岁，五脏六腑十二经脉，皆大盛以平定，腠理始疏，荣华颓落，发鬓斑白，平盛不摇，故好坐；五十岁，肝气始衰，肝叶始薄，胆汁始减，目始不明。”这段论述概括了中年人的生理和心理特点。中年时期是一个人生命历程的转折点，生命活动开始由盛转衰。现代研究表明，在30岁以后，大约每增加1岁，人体功能就减退1%。中年是人心理成熟阶段，情绪多趋于稳定状态，但随着脏腑生理功能的变化，心理也有相应的变化。有些人对生理的逐步老化缺乏应有的认识和理解，常有不同程度的疑病倾向。中年又是“多事之秋”，要承担来自社会、家庭等多方面的压力和重任，心理负担大。衰变、嗜欲、操劳、思虑过度是促使早衰的重要原因，也是许多老年慢性病的起因。《景岳全书·中兴论》强调“故人于中年左右，当大为修理一番，则再振根基，尚余强半”，说明中年的养生保健至关重要。如果调理得当，就可以保持旺盛的精力，防止早衰、预防老年病，可望益寿延年。

二、养生指导

（一）精神少虑

中年是人生承上启下的时期，肩负社会、家庭的重担，加上现实生活中的诸多矛盾，易使思想情绪陷入抑郁、焦虑、紧张的状态。长此以往，必然耗伤精气，损害心神，致早衰多病。《养性延命录》强调“壮不竞时”“精神灭想”，就是要求中年人要保持畅达乐观，不要为琐事过分劳神，不要强求名利，患得患失。中年人的精神调摄，应注意合理用脑，有意识地发展心智，培养良好的性格，寻找事业的精神支柱。工作、学习之余，可以听音乐、看电视，与子女嬉笑谈心；也可以浇花养鱼、作画习字、美化仪容仪表，使自己装束趋向年轻化，以振奋精神、增添生活乐趣；或者宁心静坐、百事不思半小时，使大脑得到充分休息，使自己跳出紧张的思虑氛围，生活在愉悦舒缓、充满活力的环境里。当忧虑焦躁、情绪不佳时，可对亲朋好友倾吐自己的苦闷，或适当参加文体活动，将因焦虑情绪而聚集于体内的能量释放出来，以缓解心理上的压力。在社会实践中，塑造出有利于社会和个人发展的性格特征。这对于中年人调整神经系统功能，防止早衰是极为重要的。

（二）切勿过劳

中年人年富力强，工作中往往被委以种种重任，生活上又担负着赡养老人、抚养子女和安排家庭生活等责任，要注意避免长期超负荷运转，防止过度劳累，积劳成疾。在保证充分营养的前提下，要善于科学合理地安排工作，学会休息。休息的方式多种多样，适当地调节工作可谓是积极的休息方式。对于繁多的事情，宜分清轻重缓急、主次先后，有节奏有步骤地逐一完成。要根据具体情况，调整生活节律，建立新的生活秩序。要善于忙里偷闲，利用各种机会进行适当的运动，如做工间操、上楼下楼、骑车走路、室内踱步等，利用等车、坐车时间做一些叩齿、咽津、提肛等锻炼，也可以采用脑力劳动与体力劳动的交换，或改变一下作业姿势，如坐与站立交替。体育锻炼、文娱活动同样是积极的休息方式，如练习太极拳、八段锦、五禽戏等中国传统健身功法，以及游泳、登高、对弈、垂钓等，既可怡情养性又可锻炼身体，如能持之以恒，必大有收益无疑。睡眠是重要的休息方式。中年人必须保证足够的睡眠时间，不可因工作繁忙而经常开夜车，切忌通宵达旦地工作。

（三）节制房事

人到中年体力下降，加之工作紧张、家务繁忙，故应节制房事。如果房事频繁，必使身体过分消耗，损伤肾气。中年人应根据个人的实际情况相应减少行房次数，以适应人体脏腑功能状态。《泰定养生主论》指出："三十者，八日一施泄；四十者，十六日一施泄，其人弱者，更宜慎之。毋恣生乐，以贻父母之忧，而自取枉夭之祸，而雷同众人也。能保持始终者，祛疾延年，老当益壮。"这是经验之谈，可以参考。

第五节　老年保健

人于60岁以后进入老年期。

一、生理和心理特点

《素问病机气宜保命集》认为老年人"精耗血衰，血气凝泣""形体伤惫……百骸疏漏，风邪易乘"。《灵枢·天年》中有"六十岁，心气始衰，苦忧悲，血气懈惰，故好卧；七十岁，脾气虚，皮肤枯；八十岁，肺气衰，魄离，故言善误"的记载。人到老年，机体会出现生理功能和形态学方面的退行性变化，表现为脏腑气血、精神等生理功能的自然衰退，机体调控能力下降、稳定性降低，再加上社会角色、社会地位的改变，退休和体弱多病势必限制老年人的社会活动。狭小的生活圈子等常使老人产生孤独垂暮、忧郁多疑、烦躁易怒等心理。老年人适应环境及自我调控能力低下，若遇不良环境和刺激因素，易于诱发多种疾病，较难恢复。老年保健时应注意这些点，以益于祛病延年。

二、养生指导

（一）知足谦和，老而不怠

《寿世保元·延年良箴》说："积善有功，常存阴德，可以延年。"又说："谦和辞让，敬人持己，可以延年。"《遵生八笺·延年却病笺》强调："知足不辱，知止不殆。"老年人要明理智、存敬戒，对生活知足无嗜欲，做到人老心不老，退休不怠惰，热爱生活，保持自信，勤于用脑，进取不止；经常读书看报，学习各种专业知识和技能；根据自己的身体状况，多做好事，充分发挥余热，为社会做出新的贡献。如此，可领略工作学习的乐趣，减慢脏腑功能的衰退，寓保健于学习、贡献之中。处事宜豁达宽宏、谦让和善，从容冷静地处理各种矛盾，保持家庭和睦、社会关系的协调，最终有益于身心健康。

宋代陈直《寿亲养老新书》提出："凡丧葬凶祸不可令吊，疾病危困不可令惊，悲哀忧愁不可令人预报……暗昧之室不可令孤，凶祸远报不可令知，轻薄婢使不可令亲。"即老年人应回避各种不良环境、精神因素的刺激。《万寿丹书》提出："养老之法，凡人平生为性，各有好嗜之事，见即喜之。”老年人应根据自己的性格和情趣怡情悦志，进行如澄心静坐、益友清谈、临池观鱼、披林听鸟等活动，使生活自得其乐，有利康寿。

老年人往往体弱多病，应树立乐观主义精神和战胜疾病的信心，常参加一些有意义的活动和锻炼，分散自己的注意力。同时，应积极主动地配合治疗，以求尽快地恢复健康。还应定期进行体检，及早发现一些不良指标，及时进行预防或治疗。

（二）审慎调食

《寿亲养老新书·饮食调治》指出“其高年之人，真气耗竭，五脏衰弱，全仰饮食以资气血”，故老年时期当审慎调摄饮食，以求祛病延年。反之“若生冷无节，饥饱失宜，调停无度，动成疾患”，则损体减寿。老年人的饮食应该营养丰富，适合老年人生理特点。

1. 食宜多样

年高之人精气渐衰，应该摄食品类多样，以谷、果、畜、菜适当搭配，做到营养全面丰富，以补益精气、延缓衰老。老年人不要偏食，不要过分限制或过量食用某些食物，又应适当补充一些机体缺乏的营养物质，使身体获得均衡的营养。例如，老年人由于生理功能减退，容易发生钙代谢的负平衡，出现骨质疏松及缺钙现象，极易造成骨折，同时老年人胃酸分泌相对减少，也会影响钙的吸收和利用，故在饮食中应选用含钙高的食物，适当多补充钙质，对老年人具有特殊意义。乳类及乳制品、大豆及豆制品是理想的食物钙来源，芹菜、山楂、香菜等的含钙量也较高。针对老年人体弱多病的特点，平日可经常食用莲子、山药、藕粉、菱角、核桃、黑豆等补脾肾益康寿之品，或辅食长寿药膳进行食疗。

2. 食宜清淡

老年人脾胃虚衰，消纳运化力薄，故饮食宜清淡，多吃鱼、瘦肉、豆类食物和新鲜蔬菜、水果，不宜多吃浓浊、肥腻或过咸的食物。要限制动物脂肪的摄入，宜食植物油，如香油、玉米油。现代营养学提出老年人的饮食应是“三多三少”，即蛋白质多、维生素多、纤维素多，糖类少、脂肪少、盐少，这正符合老年人食宜清淡这一原则。

3. 食宜温热熟软

老年人阳气日衰，而脾又喜暖恶冷，故宜食用温热之品护持脾肾，勿食或少食生冷之物，以免损伤脾胃，但也不宜温热过甚，以“热不炙唇，冷不振齿”为宜。老年人脾胃虚弱，加上牙齿松动脱落，咀嚼困难，故宜食用软食，忌食黏硬不易消化之品。明代医家李梴于《医学入门》中提倡老人食粥，曰“盖晨起食粥，推陈致新，利膈养胃，生津液，令人一日清爽，所补不小”。粥不仅容易消化，而且益胃生津，对老年人的脏腑养护尤为适宜。

4. 食宜少缓

老年人宜谨记食饮有节，不宜过饱。《寿亲养老新书》强调：“尊年之人，不可顿饱，但频频与食，使脾胃易化，谷气长存。”主张老人少量多餐，既保证营养供足，又不伤肠胃。老年人进食不可过急过快，宜细嚼慢咽，这不仅有助于饮食的消化吸收，还可避免吞、呛、噎、咳的发生。

（三）谨慎起居，劳逸适度，保持卫生

老年人气血不足，护持肌表的卫气常虚，易致外感，当谨慎调摄生活起居。《寿亲养老新书》指出："凡行住坐卧，宴处起居，皆须巧立制度。"老年人的生活，安排得既不要十分紧张，也不要毫无规律，要科学合理，符合老年人的生理特点，这是老年养生之大要。

老年人的居住环境以安静清洁、空气流通、阳光充足、湿度适宜、生活方便为好。老年人要保证良好的睡眠，但不可嗜卧，嗜卧则损神气，也影响人体气血营卫的健运。宜早卧早起，以右侧屈卧为佳。注意避风防冻，但忌蒙头而睡。

老年人应慎衣着，适寒暖。要根据季节气候的变化而随时增减衣衫。要注意胸、背、腿、腰及双脚的保暖。

老年人的肾气逐渐衰退，房室之事应随年龄的递增而递减。年高体弱者要断欲独卧，避忌房事；体质刚强有性要求者，不要强忍，但应适可而止。

老年人机体功能逐渐减退，较易疲劳，尤当注意劳逸适度。要尽可能做些力所能及的体力劳动或脑力劳动，但切勿过度疲倦，以免劳伤致病。尽量做到行不疾步、耳不极听、目不极视、坐不处久、立不至疲，量力而行，勿令气之喘，量力谈笑，才得欢通，不可过度。《保生要录》指出："养生者，形要小劳，无至大疲。……欲血脉常行，如水之流……频行不已，然宜稍缓，即是小劳之术也。"这些论述都说明了劳逸适度对老年保健的重要性。

老年人应保持良好的卫生习惯，面宜常洗，发宜常梳，早晚漱口。临睡前，宜用热水洗泡双足。要定时排便，保持大小便通畅，及时排除导致二便障碍的因素，防止二便失常而诱发疾病。

（四）运动锻炼强身心

年老之人精气虚衰，气血运行迟缓，故又多瘀多滞。积极的体育锻炼可以促进气血运行，延缓衰老，并可产生一种良性心理刺激，使人精神焕发，对消除孤独垂暮、忧郁多疑、烦躁易怒等情绪有积极作用。

老年人运动锻炼要遵循因人制宜、适时适量、循序渐进、持之以恒的原则。参加锻炼前，要请医生进行全面检查，了解身体健康状况及有无重大疾病，在医生的指导下选择恰当的运动项目，掌握好运动强度、速度和时间。一般来讲，老年人的运动量宜小不宜大，动作宜缓慢而有节律。适合老年人的运动项目有太极拳、五禽戏、气功、八段锦、慢跑、散步、游泳、乒乓球、羽毛球、老年体操等。锻炼时要量力而行，力戒争胜好强，避免情绪过于紧张或激动。运动次数宜每天 1 ~ 2 次，时间以早晨日出后为好，晚上可安排在饭后一个半小时以后。老年人忌在恶劣气候环境中锻炼，以免带来不良后果。例如，盛夏季节不要在烈日下锻炼，以防中暑或发生脑血管意外；冬季天冷路滑，外出锻炼时要注意防寒保暖，防止跌倒；大风大雨天气，不宜外出。还须注意不要在饥饿时锻炼。

老年人应掌握自我监护知识。运动时要根据主观感觉、心率及体重变化来判断运动量是否合适，并酌情调整。必要时可暂时停止锻炼，不要勉强。锻炼3个月以后，应进行自我健康小结，总结睡眠、二便、食欲、心率、心律正常与否，一旦发现异常，应及时就诊，采取措施。

（五）合理用药

老年人由于生理上的退行性改变，机体功能减退，无论是治疗用药还是保健用药都不同于中青年。一般而言，老年人保健用药应遵循以下原则：宜多进补少用泻；药宜平和，药量宜小；注重脾肾，兼顾五脏；辨体质论补，调整阴阳；掌握时令季节变化规律用药，定期观察；多以丸、散、膏、丹为主，少用汤剂；药食并举，因势利导。如此方能收到补偏救弊、防病延年之效。

第六节　妇女保健

一、生理和心理特点

妇女在解剖上有胞宫，在生理上有月经、胎孕、产育、哺乳等特点，其脏腑经络气血活动的某些方面与男子有所不同。

妇女具有感情丰富、情不自禁的心理特点，致精血神气颇多耗损，极易患病或早衰。《备急千金要方》说："夫妇人之别有方者，以其胎妊、生产、崩伤之异故也。"又说："女人嗜欲多于丈夫，感病倍于男子，加以慈恋爱憎、嫉妒忧恚……所以为病根深，疗之难瘥。故养生之家，特须教子女学习此三卷妇人方，令其精晓。"做好妇女的卫生保健有着重要的意义，她们的健康不仅影响自身寿命，还关系到后代的体质和智力发展。为了预防并减少妇女疾病的发生，保证妇女的健康长寿，除了要注重一般的卫生保健，还要注重经期、孕期、产褥期、哺乳期及更年期的妇女卫生保健。孕期保健已在本章"胎孕保健"中介绍，不再复述。

二、养生指导

（一）经期保健

《景岳全书·妇人规》论月经病的病因时说："盖其病之肇端，则或由思虑，或由郁怒，或以积劳，或以六淫、饮食。"可见，妇女经期应当于饮食、精神、生活起居各方面谨慎调摄。

1. 保持清洁

行经期间，血室正开，邪毒易于入侵致病，故必须保持外阴、内衣、卫生巾等的清洁，勤洗勤换内衣，并将内衣置于日光下晒干，卫生巾要柔软清洁。洗浴宜淋浴，不可盆浴，亦不可游泳，严禁房事、阴道检查。如必须做阴道检查者，应严格消毒。

2. 寒温适宜

《女科经纶》云："寒温乖适，经脉则虚，如有风冷，虚则乘之。邪搏于血，或寒或温，寒则血结，温则血消，故月经乍多乍少，为不调也。”经期宜加强寒温调摄，尤当注意保暖，避免受寒，切勿涉水、淋雨、冒雪、坐卧湿地、下水田劳动，严禁游泳、冷水浴，忌在烈日高温下劳动，否则易致月经失调、痛经、闭经等证。

3. 饮食宜忌

月经期间，经血溢泄，多有乳房胀痛、少腹坠胀、纳少便溏等肝强脾弱之象，此时应摄取清淡而富有营养之食物，忌食生冷、酸辣、辛热、香燥之品。若多食酸辣、辛热、香燥之品，每助阳耗阴，致血分蕴热，迫血妄行，令月经过多。过食生冷则经脉凝涩，血行受阻，致使经行不畅，甚则痛经、闭经。经期也不宜过量饮酒，以免刺激胞宫，扰动气血，影响经血的正常进行。

4. 调和情志

《校注妇人良方》指出：“积想在心，思虑过度，多致劳损。……盖忧愁思虑则伤心，而血逆竭，神色失散，月经先闭。……若五脏伤遍则死。自能改易心志，用药扶持，庶可保生。”此处强调情志因素对月经的影响极大。经期经血下泄，阴血偏虚，肝失濡养，不得正常疏泄，易产生紧张忧郁、烦闷易怒之情绪，出现乳房胀痛、腰酸疲乏、少腹坠胀等症。因此，在经前和经期都应保持心情舒畅，避免七情过度，否则，会引起脏腑功能失调，气血运行逆乱，轻则加重经期间不适感，导致月经失调，重则患闭经、痨瘵等病。

5. 活动适量

经期以溢泄经血为主，需要气血调畅。适当活动有利于经行畅利，减少腹痛，但不宜过劳，要避免过度紧张、过于疲劳、剧烈运动及重体力劳动。若劳倦过度则耗气动血，可致月经过多、经期延长、崩漏等。

（二）产褥期保健

产后6~8周属产褥期。产妇分娩时耗气失血，机体处于虚弱多瘀的状态，故需要较长时间的精心调养。《备急千金要方》指出“妇人产讫，五脏虚羸”“所以妇人产后百日以来，极须殷勤、忧畏，勿纵心犯触，及即便行房。若有所犯，必身反强直，犹如角弓反张，名曰蓐风”。产后调摄对于产妇的身体恢复、哺乳具有积极意义。

1. 休息静养，劳逸适度

产后充分休息静养有利于机体生理功能的恢复。产妇的休息环境必须清洁安静，室内要温暖舒适、空气流通。冬季宜注意保暖，预防感冒或煤气中毒；夏季不宜紧闭门窗、衣着过厚，以免发生中暑。不宜卧于当风之处，以免邪风乘虚侵袭。

产后24小时必须卧床休息，以消除分娩时的疲劳及恢复盆底肌肉的张力，不宜过早操劳负重，避免发生产后血崩、阴挺下脱等。睡眠要充足，要经常变换卧位，不宜长期仰卧，以免子宫后倾。然而静养绝非完全卧床，除难产或手术产外，一般顺产者可在产后24小时起床活动，并且逐渐增加活动范围，以促进恶露排出、子宫复原，恢复肠蠕动，令二便通畅，有利于身体恢复。

2. 增加营养，饮食有节

产妇于分娩时身体受到一定耗损，产后又要哺乳，则加强营养实属必要。然而必须注意补不碍胃、不留瘀血的原则，当忌食油腻和生冷瓜果，以防损伤脾胃和恶露留滞不下，也不宜进食辛热伤津之品，以防大便困难和恶露过多。产妇的饮食宜清淡可口，易于消化吸收，又富有营养及足够的热量和水分。产后1~3天的产妇可食小米粥、软饭、炖蛋和瘦肉汤等，之后凡蛋、奶、肉、骨头汤、豆制品、粗粮、蔬菜均可食用，但需精心细致，如水果可放在热水内温热后再吃。另外，可辅佐食疗进补，以助机体恢复，如脾胃虚弱者可服山药扁豆粳米粥，肾虚腰痛者食用猪腰子菜末粥，产后恶露不畅者可服当归生姜羊肉汤或益母草红糖水、醪糟等。饮食宜少量多餐，每日可进餐4~5次，不可过饥过饱。

3. 讲究卫生，保持清洁

产褥期汗液较多，有恶露排出，且血室正开，易感邪毒，故宜经常擦浴、淋浴，需特别注意外阴清洁，预防感染。每晚宜用温开水清洗外阴，勤换会阴垫。如有伤口，应使用消毒敷料，亦可用药液熏洗，有利于消肿止痛。内衣裤等要常洗常晒。产后百日之内严禁房事。产后4周不能盆浴，以防邪毒入侵引发其他疾病，不利于胞宫恢复。

产褥期应注意二便通畅。分娩后往往缺乏尿感，应设法使产妇于产后4~6小时排尿，以防胀大的膀胱影响子宫收缩。如若产后4~8小时仍不能自解小便，应采取措施。产后因卧床休息，肠蠕动减弱，加之会阴疼痛，常有便秘，可给予番泻叶促进排便。

此外，产妇分娩已重伤元气，需给予关心体贴，使其保持心情舒畅，可以防止产后病的发生。

（三）哺乳期保健

哺乳期的妇女处于产后机体康复的过程中，又要承担哺育婴儿的重任，故该时期的保健对母子都很重要。

1. 哺乳卫生

产后将乳头洗干净，在乳头上涂抹植物油，使乳头上的积垢及痂皮软化，然后用肥皂水及清水冲洗。产后8~12小时即可开奶。每次哺乳前，要洗手，并用温开水清洗乳头，避免婴儿吸入不洁之物。哺乳后也要保持乳头的清洁和干燥，不要让婴儿含着乳头入睡。如仍有余乳，可用手将乳汁挤出或用吸奶器吸空，以防乳汁淤积而影响乳汁分泌或发生乳痈。刚开始哺乳时，可出现蒸乳反应，即乳房胀硬疼痛，可做局部热敷，使乳络通畅，乳汁得行，也可用中药促其通乳。若出现乳头皲裂成乳痈，应及时就医。

哺乳要定时，这样可预防婴儿消化不良，也有利于母亲的休息。一般每隔3~4小时1次，每次哺乳时间为15~20分钟。哺乳至10个月左右可考虑断奶。

2. 饮食营养

《类证治裁》云："乳汁为气血所化，而源出于胃，实水谷之精华也。"产后乳汁充足与否、质量如何与脾胃盛衰及饮食营养密切相关。乳母应加强饮食营养，增进食欲，多喝汤水，以保证乳汁的质量和分泌量；忌食刺激性食物，勿滥用补品。如乳汁不足，可多喝鱼汤、鸡汤、猪蹄汤等。若乳汁自出或过少，需求医诊治。

3. 起居保健

疲劳过度、情志郁结均可影响乳汁的正常分泌，故乳母必须保持心情舒畅、起居有时、劳逸适度。同时还要注意避孕，将延长哺乳期作为避孕的措施是不可靠的，最好使用避孕工具，勿服避孕药，以免抑制乳汁的分泌。

4. 慎服药物

许多药物可以经过乳母的血液循环进入乳汁，例如，乳母服大黄可使婴儿泄泻。现代研究表明，阿托品、四环素、红霉素、苯巴比妥及磺胺类都可经乳腺排出，如长期或大量服用可使婴儿发生中毒。因此，乳母于哺乳期应慎服药物。

（四）更年期保健

妇女在45～50岁进入更年期。更年期是女性生理功能从成熟到衰退的一个转变时期，亦是从生育功能旺盛转为衰退乃至丧失的过渡时期。肾气渐衰，冲任二脉虚惫，可致阴阳失调，表现为头晕目眩、头痛耳鸣、心悸失眠、烦躁易怒或忧郁、月经紊乱、烘热汗出等症，称为更年期综合征，症状轻重因人而异。如果调摄适当，可避免或减轻更年期综合征的表现或缩短其反应时间。更年期的妇女应注意以下几个问题。

1. 自我稳定情绪

更年期妇女应当正确认识自己的生理变化，解除不必要的思想负担，排除紧张恐惧、消极焦虑的心理和无端的猜疑，避免不良的精神刺激，遇事不怒。心中若有不快，可与亲朋倾诉宣泄，可根据自己的性格爱好选择适当的方式怡情养性。要保持乐观情绪、胸怀开阔，树立信心，待度过短暂的更年期，重新步入人生坦途。

2. 饮食调养

更年期妇女饮食营养和调节的重点是顾护脾肾、充养肾气，若调节恰当可以从根本上预防或调治其生理功能的紊乱。更年期妇女肾气衰，天癸将竭，月经频繁、经血量多、经期延长，往往出现贫血，可选食鸡蛋、动物内脏、瘦肉、牛奶等高蛋白质食物以及菠菜、油菜、西红柿、桃、橘等以纠正贫血。阴虚阳亢型的高血压患者，可通过摄食粗粮（小米、玉米楂、麦片等）、蕈类（蘑菇、香菇等）、芹菜、苹果、山楂、酸枣、桑椹、绿叶茶等降压安神；应当少吃盐；少吃刺激性食物，如酒、咖啡、浓茶、胡椒等。平时可选食黑木耳、黑芝麻、胡桃等食物补肾。

3. 劳逸结合

更年期妇女应注重劳逸结合，保证充足的睡眠和休息，但是过分贪睡反致懒散萎靡，不利于健康。只要身体状况好，就应从事正常的工作，还应参加散步、太极拳、气功等运动量不大的体育活动及力所能及的劳动，以调节生活，改善睡眠和休息，避免体重过度增加。

4. 定期做好身体检查

更年期妇女，除了要注意情志、饮食、起居、劳逸，适当对症合理用药也是必要的，可以改善更年期相关症状，尤其要注意定期体格检查。更年期女性常有月经紊乱等症状，且此时期也是女性生殖器官肿瘤的好发阶段，故若出现月经来潮持续10天以上仍不停止或因月经过多而引起贫血的趋势时，就需就医诊治。若绝经后阴道出血或白带增多，应及时就诊，及时处理。在更年期阶段，最好每0.5～1年做一次体检，包括防癌刮片，以便及早发现疾病，及早治疗。

第七节　体力劳动者的保健

体力劳动者的健康与劳动条件和劳动环境有着密切的关系。体力劳动者以筋骨肌肉活动为主，其特征是消耗能量多，体内物质代谢旺盛。不同工种的劳动者在进行生产劳动时，身体需要保持一定体位，采取某个固定姿势或重复单一的动作，局部筋骨肌肉长时间处于紧张状态，负担沉重，久而久之可引起劳损。故《素问·宣明五气》中有“久视伤血、久卧伤气、久坐伤肉、久立伤骨、久行伤筋，是谓五劳所伤”之论。体力劳动者的保健应注意不断改善生活劳动条件和劳动环境。对于某些职业损害，应根据不同工种因人因地制宜，采用相应的方法进行积极防护，如设法控制噪声、放射性物质以及铅、汞、苯、甲醇、乙醇、有机磷、粉尘等职业危害因素，防止职业病的发生。

一、合理的膳食

热量是体力劳动者进行正常工作的保证，其膳食首先要保证足够的热量供给，为此必须注意劳动者膳食的合理烹调和搭配，增加饭菜花样，以提高食欲、增加饭量，满足机体对热量及各种营养物质的需要。此外，可根据不同工种选食相应的食物，在一定程度上抵消或解除有害因素的危害。如从事高温作业的工人，因出汗甚多，体内损失的无机盐和水分多，因此，除了要补充蛋白质及总热量，还要注意补给含盐饮料、维生素B、维生素C等；在冷冻环境下的体力劳动者，在增加总热量供给的同时应注意加大脂肪的比重；在矿井、地道、水下等不见阳光的环境下作业的人员，要注意补充维生素A、维生素D；长期接触苯的劳动者，应提高蛋白质、碳水化合物和维生素C的摄入量，限制脂肪的摄入量。

二、运动锻炼

体力劳动者常采用某种固定姿势或一定的体位进行生产劳动，身体某一部分肌肉保持持续运动，而另一部分肌肉处于相对静止状态，身体的肌群不能得到均衡，这时就应根据自己的工种而选择相应的体育运动项目进行锻炼。如商店营业员、车工等，长时间处于站立姿势，腰腿肌肉紧张疲劳，常感筋疲力尽、腰腿酸痛，还容易发生驼背、腰肌劳损，又因重力作用，血液循环回流不畅，容易发生下肢静脉曲张，因此他们平时可多做些散步、慢跑、打拳、摆腿、体操等活动。钟表装配工、雕刻工、打字员等，长时间地坐着，可选择全身性活动，特别是球类运动，有助于手指、手腕的灵巧敏感，并可健脑益智，改善微循环。从事高温作业的工人，体力消耗大，平时可多做散步、慢跑、击剑和医疗保健体操等，以提高机体对高温的适应力与耐受力。司机、缝纫工人及连续流水作业的工人等，其劳动技术性强，既耗体力又费脑力，且劳动环境复杂，大脑神经高度紧张，易患失眠、头痛、神经性高血压等，宜选择运动量小、动作柔和的运动，如太极拳、保健气功等中国传统健身功法。这些功法都要求静息、安神、动形，既可放松精神，又可行气舒筋活血。如果想提高身体快速灵巧的反应能力，也可参加一些球类及器械体操运动。

三、科学作息

体力劳动者在上班时应严格遵守劳动纪律和操作规程，认真执行劳动保护措施，防止工伤事故发生；在下班后，应保证充足的睡眠，放松精神，解除筋骨肌肉的紧张与疲劳，这对于夜班工人来说尤为重要。除此之外，不同工种的工人可采取不同的休息方式。首先，可根据条件和可能性调剂工作时间，或与其他体位的工作穿插进行。如站立工作 2 小时，再其他体位工作 2 小时；工作1 ~ 2 小时后休息几分钟；不能离开站立工作岗位时，可让左右两只脚轮换承受身体重心；或者可以每隔 0.5 ~ 1 小时，活动一下颈、背、腰等部位。其次，每天都要有一定的自我放松时间，如下班后可跳舞、听音乐、观鱼赏花、洗温水浴等或做自我按摩。井下工作者要加强户外活动，多晒太阳。长期站立的工人，应穿矮跟或中跟鞋，以使全脚掌平均受力，减轻脚疲劳；还可在下肢套上弹力护腿或打绑腿，以减轻腿部疲劳，预防下肢静脉曲张。

四、合理用脑

古代养生家说“神强必多寿”，强调脑力活动是保证人体健康长寿不可缺少的一个方面。人体脏腑器官都是用进废退的，我们要保证大脑充盛，健康长寿，就要勤用脑，体力劳动者也不例外。要培养自己的学习兴趣。可结合职业特点选修不同的课程，如学习园艺、烹调、缝纫、绘画等；并有意识地锻炼记忆力，如下班后多读书看报；也可以参加一些动脑筋的游戏活动，如棋弈、猜谜语等。

第八节　脑力劳动者的保健

脑力劳动者是使用人体最精密的“仪器”——大脑进行精神思维活动来完成工作的。大脑长期处于紧张状态，可致脑血管紧张度增加，脑供血不足而产生头晕头痛。脑力劳动者又经常昼夜伏案，久而久之，易产生神经衰弱症候群。又脑力劳动者长期承受单一姿势的静力性劳动，使肌肉处于持续紧张的状态，易致气血凝滞，可诱发多种疾病。因此，脑力劳动者的保健原则应是健脑强骨、动静结合、协调身心。

一、工作保健法

（一）科学用脑

勤劳工作，积极创造，可以刺激脑细胞再生、恢复大脑活力，是延缓人体衰老的有效方法。但大脑不宜过度使用，一般来说，连续工作时间不应超过2小时，在眼睛感到疲乏时宜停下来闭目默想，然后眺望远景，做深呼吸数十次。连续用脑时，还应注意要勤更换工作内容，如高度抽象思维之后，可替换读外语、听录音、看图像，以利左右脑活动的平衡。有节奏的工作和学习，不仅有助于保护大脑，使人保持饱满的精神状态，还可以提高记忆力，收到事半功倍的效果。

（二）改善工作环境

脑力劳动要求有良好的工作环境。首先，具备流通的新鲜空气。充足的氧气可使大脑持续兴奋的时间延长，增强人的判断力。据测定，1 g脑组织的耗氧量相当于200 g肌肉的耗氧量；脑重量占全身体重的1/50，而其耗氧量却占全身耗氧总量的1/5。其次，要有良好的采光。明暗适中的自然光不仅有助于人集中注意力，阳光中紫外线还可帮助缓解身体疲劳。强光和弱光会对视力产生损害，破坏大脑兴奋抑制过程，从而使工作效率降低。再次，办公室或工作间应保持安静。实验表明，当噪声小于10贝尔时，大脑可以正常工作，当噪声超过60贝尔时，人脑就停止一切思考。另外，16 ℃左右的室温最利于大脑保持清醒状态。

（三）选择工作用具

写字台是脑力劳动者的基本工作用具。写字台的高度应与工作者的工作性质、身高相适应。一般以肘部自然下垂稍高的水平为好。台面要宽大、平稳，便于摆放工作时使用的所有资料，以减少不必要的紧张和混乱。座椅不可无靠背，以免造成脊柱疲劳，也不可太高、太低，以免使下肢血液循环不畅。台灯也是脑力劳动者必配的工具，台灯可增加需光面积，同时使周围环境变得灰暗，减少无用环境因素对大脑的干扰。

二、营养药物补脑法

脑组织由脂质、糖蛋白、钙、磷等物质构成，大脑在活动时需要多种物质参与代谢。因此脑力劳动者除每日摄取必要热量外，必须补充某些特殊营养物质，如此才能保证大脑正常工作。

（一）健脑营养素

钙和磷是神经细胞不可缺少的元素，当缺少时将发生神经敏感、失眠、焦躁和痉挛症。镁是保持良好记忆所必需的元素。含上述元素的食物有坚果仁、奶、蛋、鲜鱼、动物内脏及海产品。谷氨酸又称“智慧酸”，为大脑思维功能所必需，在鲜奶、鲜蘑、鲜肝、味精及其他鲜味食物中含有。

维生素 B 有助于脑物质能量代谢，增强脑力，包括维生素 B_1、维生素 B_6、维生素 B_{12}等，多存在于叶菜、粗粮、麦胚、豆类、酸奶、啤酒中。不饱和脂肪酸参与大脑物质的合成与代谢，可增强脑力、抗衰老，多存在于植物油、鱼虾中。

（二）健脑药物

脑力劳动者在繁忙的工作之余，宜常服健脑药物。如人参制剂，对健忘、头晕、神经衰弱等有神奇疗效，还可用于纠正用脑过度产生的低血压、低血糖、心肌营养不良、心绞痛等，可防治反应迟钝、记忆力减退等老年痴呆症状。人参具有益气通脉、开心益智、还精补脑之功，但患高血压者不宜服用。此外健脑方亦有效。健脑方组成：胡桃仁 1000 g、龙眼肉 500 g、蜂蜜 2000 g，前两味捣碎，用蜂蜜拌匀，密封保存，每次服 50 g，每日 2 次。

三、运动按摩保健法

脑力劳动者通过运动、按摩和气功可以达到舒筋活络、调畅气机的目的，防止各种骨关节病、心脏病、脑病的发生。

（一）体育运动保健法

跑步是最常被选用的锻炼项目。跑步是一项全身运动，有助于改善全身血液循环状态和内脏功能，保证大脑充足的血氧供应。乒乓球、网球等球类运动可以提高大脑信息传导、反馈的速度，从而增强大脑反应的敏捷性。总之，体育运动是脑力劳动者的最佳保健方法。

（二）倒立与倒行保健法

养生家与瑜伽行者都认为倒立可以有效地增加脑血流量，迅速消除耳鸣、眼花及脑缺氧状态。倒行则可活动背部的肌肉韧带，调节脊神经功能，有效地防治脑力劳动者的常见病如颈椎病、腰腿关节病、肩周炎。

（三）脑部按摩保健法

头顶按摩，即以两手搓头皮，从前发际到后发际做梳头动作。头侧按摩，即用两手拇指按住太阳穴，其余四指从头两侧由上至下做直线按摩，再按揉太阳穴，沿顺时针与逆时针方向各做数次。浴面摩眼，即将两手搓热后，从上至下、从内至外摩面数次，然后做眼部保健操，此法可用于工作后缓解大脑疲劳。

四、节欲健脑法

中医认为肾主骨生髓，肾脑相通。肾精充足则脑力强健、思维敏捷，肾精亏损则脑衰健忘。《灵枢・海论》云：“脑为髓之海，髓海有余则轻劲多力，自过其度；髓海不足则脑转耳鸣。”明代医家张景岳说：“善养生者，必宝其精，精盈则气盛，气盛则神全。”说明节欲可以养精，精足才能全神。因此，脑力劳动者应当注意节制房事。

此外，脑力劳动者也应当节制烟酒。长期嗜烟饮酒，会对身体各器官造成危害，严重损伤脑细胞，造成血氧含量降低，加速脑细胞衰老。那种认为烟酒能带来灵感和精力的观点是不可取的。

第十七章　体质养生

在中医理论指导下，针对不同的体质采用相应的养生方法和措施，纠正其体质上的偏颇，达到防病延年目的的养生方法就叫体质养生法。

体质养生是因人养生的一个方面，因其内容较多，且具有相对独立的范围，故单立一章进行讨论。

第一节　体质学说与养生

一、体质的基本概念

体质是指人禀赋于先天、受后天多种因素影响，在其生长发育和衰老过程中所形成的在形态上和在心理、生理功能上相对稳定的特征，这种特征往往决定着机体对某些致病因素的易感性和病变过程的倾向性。现代生物学研究认为，人具有根本的区别于其他动物的共性，同时在人类群体中也普遍存在着个体差异，这种个体差异的研究完全支持了中医的体质学说。

中医的体质概念与人们常说的气质不同。所谓气质，是指人在先后天因素影响下形成的精神面貌、性格、行为等心理功能方面的即神的特征，而体质是形与神的综合反映。因此，二者有着不可分割的内在联系，但体质可以包括气质，气质不等于体质。

二、体质学说与养生的关系

人们对体质的研究由来已久。到目前为止，国外已有30多种体质类型学说。古罗马医生盖仑（约129—200）在希波克拉底的体液学说的基础上，把人体气质分为4种类型，即性情急躁、动作迅猛的胆汁质，性情活跃、动作灵敏的多血质，性情沉静、动作迟缓的黏液质，性情脆弱、动作迟钝的抑郁质。在17世纪以前，盖仑的气质学说一直被西方医学界奉为信条。近代著名科学家巴甫洛夫则认为气质是高级神经活动在行为中的表现，把人的体质分为兴奋型、活泼型、安静型、抑制型4种类型，分别相当于胆汁质、多血质、黏液质、抑郁质，此学说在西方医学界亦颇有影响。但是迄今为止，现代医学对体质的各种分类学说都无法直接指导临床治疗与养生康复实践，唯有中医体质学说与医疗实践、养生康复是密切相合的。

祖国医学一贯重视对体质的研究，早在2000多年以前成书的《内经》就对体质学说进行了多方面的探讨。可以说《内经》是中医体质学说的理论渊薮。《内经》不仅注意到个体的差异性，还从不同的角度对人的体质做了分类。如《灵枢》中《阴阳二十五人》和《通天》就提出了两种体质分类方法。《素问·异法方宜论》还指出，由于地域环境气候不同，居民生活习惯不同，所以东、南、西、北、中五方居民形成了不同的体质，易患不同的疾病，因此治法也要随之而异。后世医家在《内经》有关体质学说的基础上继续有发挥。例如，朱丹溪《格致余论》说："凡人之形，长不及短，大不及小，肥不及瘦；人之色，白不及黑，嫩不及苍，薄不及厚。而况肥人湿多，瘦人火多，白者肺气虚，黑者肾不足。形色既殊，脏腑亦异，外证虽同，治法迥别。"又如叶天士研究了体质与发病的关系，在《外感湿热篇》中提出"且吾吴湿邪害人最广，如面色白者，须要顾其阳气……面色苍者，须要顾其津液"，强调了治法须顾及体质。再如吴德汉在《医理辑要·锦囊觉后篇》中说："要知易风为病者，表气素虚；易寒为病者，阳气素弱；易热为病者，阴气素衰；易伤食者，脾胃必亏；易劳伤者，中气必损。"说明不良体质是发病的内因，体质决定着人对某些致病因素的易感性。这就为因人摄生提供了重要的理论根据。

人们在实践中认识到体质不是固定不变的，外界环境和生活条件的影响都有可能使体质发生改变。因此，对于不良体质的人，可以通过有计划地改变周围环境，改善劳动、生活条件和饮食营养，以及加强体格锻炼等积极的养生措施，提高对疾病的抵抗力，纠正偏颇，从而达到防病延年之目的。

第二节　体质差异形成的原因和体质的分类

一、体质差异形成的原因

（一）先天因素

先天因素即禀赋，包括遗传和胎儿在母体里的发育、营养状况。父母的体质特征通过遗传使后代具有类似父母的个体特点，是先天因素的一个方面，而胎儿的发育、营养状况对体质特点的形成也起着重要的作用。

（二）性别因素

由于先天遗传的作用，人类男女不仅形成各自不同的解剖结构和体质类型，而且在生理特征方面也会显示出各自的特点。一般来说，男子性多刚悍、女子性多柔弱，男子以气为重、女子以血为先。《灵枢·五音五味》提出"妇人之生，有余于气，不足于血"的论点，正是对女性体质特点的概括说明。

（三）年龄因素

俗话说“一岁年纪，一岁人”，说明人体的结构、功能与代谢的变化同年龄有关，从而形成体质的差异。《灵枢·营卫生会》指出“老壮不同气”，就是说年龄对体质有一定的影响。

（四）精神因素

人的精神状态能影响脏腑气血的功能活动，可以改变体质。《素问·阴阳应象大论》里说怒伤肝、喜伤心、思伤脾、忧伤肺、恐伤肾，即指情志异常变化可伤及内在脏腑。

（五）地理环境因素

人类和其他生物一样，形态结构、气化功能在适应客观环境的过程中会逐渐发生变化。《素问·五常政大论》早就指出“必明天道地理”，对于了解“人之寿夭，生化之期”及“人之形气”有着极其重要的意义。地理环境不同，则气候、物产、饮食、生活习惯等亦多有不同。《素问·异法方宜论》在论证不同区域会形成不同的体质、不同的多发病和不同的治疗方法时，特别强调了不同地区的水土、气候及饮食、居住等生活习惯对体质形成的重大影响，说明地理环境对于体质的变异而言，既是一个十分重要的因素，又是一个极其复杂的因素。

二、体质的分类

祖国医学对人体体质所做的分类在《内经》时代主要有以下几种。

（一）阴阳五行分类

《灵枢·阴阳二十五人》根据人的体形、肤色、认识能力、情感反应、意志强弱、性格静躁，以及对季节气候的适应能力等方面的差异，将体质分为木、火、土、金、水五大类型。又根据五音的太少，以及手足三阳经气血多少反映在头面四肢的生理特征，将每一类型再分为五类，共为五五二十五型，统称阴阳二十五人。本法强调对季节的适应能力为体质的分类依据，具有实际意义。

（二）阴阳太少分类

《灵枢·通天》把人分为太阴之人、少阴之人、太阳之人、少阳之人、阴阳和平之人 5 种类型。这是根据人体先天禀赋阴阳之气的多少来说明人的心理和行为特征，即气质方面的差别的分类方法。

（三）禀性勇怯分类

《灵枢·论勇》根据人体脏气有强弱之分、禀性有勇怯之异，再结合体态、生理特征，把体质分为两类：心肝胆功能旺盛，形体健壮者，为勇敢之人；心肝胆功能衰减，体质孱弱者，多系怯弱之人。

（四）体形肥瘦分类

《灵枢·逆顺肥瘦》将人分为肥人、瘦人、肥瘦适中人三类。《灵枢·卫气失常》又将肥人分为膏型、脂型、肉型三种，并对每一类型人在生理上的差别、气血的多少、体质的强弱做了比较细致的描述。由于人到老年后形体肥胖者较多，所以可以说本法是最早的关于老年人体质的分类方法。

随着中医临床医学的发展，为了更好地与临床辨证用药相结合，现代中医常用的体质分类法着眼于阴阳、气血、津液的虚实盛衰，将体质分为正常体质和不良体质两大类。凡体力强壮、面色润泽、眠食均佳、二便通调、脉象正常，无明显阴阳气血偏盛偏衰倾向者，为正常体质。反之，有明显的阴虚、阳虚、气虚、血虚、痰湿、阳盛、血瘀等倾向（倾向与证候有微甚轻重之别）者，属于不良体质。这种分类方法，可称为实用体质分类法。

第三节　不良体质的养生

本节着重介绍阴虚、阳虚、气虚、血虚、阳盛、血瘀、痰湿、气郁体质的养生方法。至于阴阳气血平调的体质，应根据年龄、性别、职业等差异采用不同的养生方法，不必考虑体质问题。

一、阴虚体质

（一）体质特点

形体消瘦，午后面色潮红，口咽少津，心中时烦，手足心热，少眠，便干，尿黄，不耐春夏，多喜冷饮，脉细数，舌红少苔。

（二）养生方法

1. 精神调养

阴虚体质之人性情急躁，常常心烦易怒，这是阴虚火旺、火扰神明之故，尤应遵循《内经》“恬淡虚无”“精神内守”之养神大法。平素加强自我涵养，常读可提高自我修养的书籍，自觉地养成冷静、沉着的习惯。在生活和工作中，对非原则性问题少与人争，以避免被激怒，少参加争胜负的文娱活动。此外，节制性生活也很重要。

2. 环境调摄

阴虚者常见手足心热、口咽干燥、畏热喜凉，冬寒易过，夏热难受。因此，每逢炎热的夏季应注意避暑，有条件的可到海边、高山之地旅游。“秋冬养阴”对阴虚体质之人更为重要，特别是秋季气候干燥，更易伤阴。居室环境应安静，最好住坐北朝南的房子。

3. 饮食调养

饮食调养的原则是保阴潜阳。宜食用芝麻、糯米、蜂蜜、乳品、甘蔗、蔬菜、水果、豆腐、鱼类等清淡食物，并着意食用沙参粥、百合粥、枸杞粥、桑椹粥、山药粥等。条件许可者，可食用燕窝、银耳、海参、淡菜、蟹肉、冬虫夏草、老雄鸭等。对于葱、姜、蒜、韭、薤、椒等辛辣燥烈之品则应少吃。

4. 体育锻炼

阴虚体质者，不宜参加过激活动，应着重调养肝肾功能，太极拳、八段锦、内养操等较为适合。气功宜选固精功、保健功、长寿功等，着重咽津功法。

5. 药物养生

可选用滋阴清热、滋养肝肾之品，如女贞子、山茱萸、五味子、墨旱莲、麦冬、天冬、黄精、玉竹、玄参、枸杞子、桑椹、龟板诸药均有滋阴清热作用，可依证情选用。常用中药方剂有六味地黄丸、大补阴丸等。阴虚又有肾阴虚、肝阴虚、肺阴虚、心阴虚等不同，故应随其阴虚部位和程度而调补之。如肺阴虚者，宜服百合固金汤；心阴虚者，宜服天王补心丸；脾阴虚者，宜服慎柔养真汤；肾阴虚者，宜服六味地黄丸；肝阴虚者，宜服一贯煎。著名老中医秦伯未主张长期服用首乌延寿丹，认为该方有不蛮补、不滋腻、不寒凉、不刺激四大优点，服后有增进食欲、睡眠酣适、精神轻松愉快的效果，很值得采用。

二、阳虚体质

（一）体质特点

形体白胖或面色淡白，平素怕寒喜暖，手足欠温，小便清长，大便时稀，唇淡口和，常自汗出，脉沉乏力，舌淡胖。

（二）养生方法

1. 精神调养

阳气不足的人常表现出情绪不佳，如肝阳虚者善恐、心阳虚者善悲。因此，要善于调节自己的心情，消除或减少不良情绪的影响。

2. 环境调摄

阳虚之人适应寒暑变化的能力差，天气稍微转凉，即觉冷不可受。因此，在严寒的冬季要“避寒就温”，在春夏之季要注意培补阳气。“无厌于日”，有人指出如果能在夏季进行 20~30 次日光浴，每次 15~20 分钟，可以大大提高其适应冬季严寒气候的能力。夏季人体阳气趋向体表，毛孔、腠理开疏，阳虚体质之人切不可在室外露宿，睡眠时不要让电风扇直吹；在有空调设备的房间，要注意室内外的温差不要过大；同时避免在树荫下、水亭中及过堂风很大的过道久停。如果不注意夏季防寒，只图一时之快，更易造成手足麻木不遂或面瘫等中医所谓的风痹病。

3. 体育锻炼

“动则生阳”，故阳虚体质之人要加强体育锻炼。春、夏、秋、冬四季，坚持不懈，每天进行1～2次，具体项目可因个人体力强弱而定，如散步、慢跑、太极拳、五禽戏、八段锦、内养操、工间操、球类活动和各种舞蹈活动等。亦可常做日光浴、空气浴，以强壮卫阳。在气功方面，可坚持做强壮功、站桩功、保健功、长寿功。

4. 饮食调养

应多食用有壮阳作用的食物，如羊肉、狗肉、鸡肉。根据“春夏养阳”的法则，夏日三伏时，每伏可食附子粥或羊肉附子汤1次，并配合天地阳旺之时，以壮人体之阳。

5. 药物养生

可选用补阳祛寒、温养肝肾之品，常用药物有鹿茸、海狗肾、蛤蚧、冬虫夏草、巴戟天、淫羊藿、仙茅、肉苁蓉、补骨脂、胡桃、杜仲、续断、菟丝子等，成方可选用金匮肾气丸、右归丸、全鹿丸。若偏心阳虚者，常服桂枝甘草汤加肉桂，虚甚者可加人参；若偏脾阳虚者，选择理中丸或附子理中丸；脾肾两虚者，可用济生肾气丸。

三、气虚体质

（一）体质特点

形体消瘦或偏胖，面色㿠白，语声低怯，常自汗出，动则尤甚，体倦，健忘，舌淡苔白，脉虚弱。

（二）养生方法

1. 体育锻炼

肾为元气之根，故气虚宜做养肾气功，其功法如下。

（1）屈肘上举。端坐，两腿自然分开，双手屈肘时侧举，以两胁部感觉有所牵动为度，随即复原。可连做10次。

（2）抛空。端坐，左臂自然屈肘，置于腿上，右臂屈肘，手掌向上，做抛物动作3～5次，然后右臂放于腿上，左手做抛物动作，与右手动作相同。每日可做5次。

（3）荡腿。端坐，两脚自然下垂，先慢慢左右转动身体3次，然后两脚悬空，前后摆动10余次。该动作可以活动腰、膝，具有益肾强腰的功效。

（4）摩腰。端坐，宽衣，将腰带松开，双手相搓，以略觉发热为度；再将双手置于腰间，上下搓摩腰部，直至腰部感觉发热为止。搓摩腰部，实际上是对命门、肾俞、气海俞、大肠俞等穴的自我按摩，这些穴位大多与肾有关。待搓至发热时，可起到疏通经络、行气活血、温肾壮腰的作用。

（5）“吹”字功。直立，双脚并拢，两手交叉上举过头，然后弯腰，双手触地，继而下蹲，双手抱膝，心中默念“吹”字音。可连续做10余次。属于六字诀中的“吹”字功，常练可固肾气。

2. 饮食调养

可常食粳米、糯米、小米、黄米、大麦、山药、籼米、莜麦、马铃薯、大枣、胡萝卜、香菇、豆腐、鸡肉、鹅肉、兔肉、鹌鹑、牛肉、狗肉、青鱼、鲢鱼。若气虚甚者，当选用人参莲肉汤补养。

3. 药物养生

平素气虚之人宜常服金匮薯蓣丸。脾气虚者，宜选四君子汤或参苓白术散；肺气虚者，宜选补肺汤；肾气虚者，多服肾气丸。

四、血虚体质

（一）体质特点

面色苍白无华或萎黄，唇色淡白，不耐劳作，易失眠，舌质淡，脉细无力。

（二） 养生方法

1. 起居调摄

要谨防久视伤血，不可劳心过度。

2. 饮食调养

可常食桑椹、荔枝、松子、黑木耳、菠菜、胡萝卜、猪肉、羊肉、牛肝、羊肝、甲鱼、海参、平鱼等食物，这些食物均有补血养血的作用。

3. 药物养生

可常服当归补血汤、四物汤或归脾汤。若气血两虚，则须气血双补，选用八珍汤、十全大补汤或人参养荣汤，亦可改汤为丸长久服用。

4. 精神调养

血虚之人时常精神不振、失眠、健忘、注意力不集中，故应振奋精神。当烦闷不安、情绪不佳时，可以听一听音乐、欣赏一下戏剧、观赏一场幽默的相声或哑剧，以使精神振奋。

五、阳盛体质

（一）体质特点

形体壮实，面赤，声高气粗，喜凉怕热，喜冷饮，小便热赤，大便熏臭。

（二）养生方法

1. 精神调养

阳盛之人好动、易发怒，故平日要加强道德修养和意志锻炼，培养良好的性格，有意识地控制自己的情绪，遇到可怒之事时用理性克服情感上的冲动。

2. 体育锻炼

积极参加体育活动，让多余阳气散发出来。其中游泳锻炼是首选项目。此外，跑步、武术、球类等，也可根据爱好进行选择。

3. 饮食调养

忌辛辣燥烈食物，如辣椒、姜、葱等，宜少食用牛肉、狗肉、鸡肉等温阳食物。可多食水果、蔬菜、香蕉、西瓜、柿子、苦瓜、番茄、莲藕。酒性辛热上行，阳盛之人切戒酗酒。

4. 药物调理

可以常用菊花、苦丁茶沸水泡服。大便干燥者，用麻子仁丸或润肠丸；口干舌燥者，用麦门冬汤；心烦易怒者，宜服丹栀逍遥散。

六、血瘀体质

（一）体质特点

面色晦滞，口唇色暗，眼眶暗黑，肌肤干燥，舌紫暗或有瘀点，脉细涩。

（二）养生方法

1. 体育锻炼

多做有益于心脏血脉运行的活动，如各种舞蹈、太极拳、八段锦、动桩功、长寿功、内养操、保健按摩术，总以全身各部位都能活动以助气血运行为原则。

2. 饮食调养

可常食桃仁、油菜、山慈菇、黑大豆等具有活血祛瘀作用的食物。酒可少量常饮，醋可多吃，山楂粥、花生粥亦颇相宜。

3. 药物养生

可选用活血养血之品，如地黄、丹参、川芎、当归、五加皮、地榆、续断、茺蔚子等。

4. 精神调养

血瘀体质在精神调养上要注意培养乐观的情绪。精神愉快则气血和畅，营卫流通，有利血瘀体质的改善。反之，苦闷、忧郁则可加重血瘀倾向。

七、痰湿体质

（一）体质特点

形体肥胖，肌肉松弛，嗜食肥甘，神倦身重，懒动，嗜睡，口中黏腻，或便溏，脉濡而滑，舌体胖，苔滑腻。

（二）养生方法

1. 环境调摄

不宜居住在潮湿的环境里；在阴雨季节要注意湿邪的侵袭。

2. 饮食调养

少食肥甘厚味，也不宜多饮酒类，切勿过饱。一些具有健脾利湿、化痰祛湿作用的食物，如白萝卜、荸荠、紫菜、海蜇、洋葱、枇杷、白果、大枣、扁豆、薏苡仁、红小豆、蚕豆、包菜等，更应多食。

3. 体育锻炼

痰湿体质之人多形体肥胖、身重易倦，故应长期坚持体育锻炼，如散步、慢跑、球类、武术、八段锦、五禽戏及各种舞蹈均可选择。活动量应逐渐增强，让疏松的皮肉逐渐转变成结实、致密之肌肉。在气功方面，以站桩功、保健功、长寿功为宜，宜加强运气功法。

4. 药物养生

痰湿之生成与肺、脾、肾三脏关系最为密切，故痰湿之人重在调补肺、脾、肾三脏。若因肺失宣降，津失输布，液聚生痰者，当宣肺化痰，方选二陈汤；若因脾不健运，湿聚成痰者，当健脾化痰，方选六君子汤或香砂六君子汤；若因肾虚不能制水，水泛为痰者，当温阳化痰，方选金匮肾气丸。

八、气郁体质

（一）体质特点

形体消瘦或偏胖，面色苍暗或萎黄，时或性情急躁易怒，易激动，时或忧郁寡欢，胸闷不舒，时欲太息，舌淡红，苔白，脉弦。

（二）养生方法

1. 精神调摄

此种人性格内向，神情常处于抑郁状态，根据《内经》“喜胜忧”的原则，应主动寻求快乐，多参加社会活动、集体文娱活动，常看喜剧及富有鼓励、激励内容的电影、电视，勿看悲情剧、苦情剧。多听相声及轻松、开朗、激动的音乐，以提高情志。多读积极的、鼓励的、富有乐趣的、展现美好生活前景的书籍，以培养开朗、豁达的意识。在名利上不计较得失，知足常乐。

2. 体育锻炼及旅游活动

参加旅游活动可运动身体，流通气血，既能欣赏自然美景，调剂精神，又能沐浴阳光，呼吸新鲜空气，增强体质。在气功方面，以强壮功、保健功、站桩功为主，着意锻炼呼吸吐纳功法，以开导郁滞。

3. 饮食调养

可少量饮酒，以活动血脉、提高情绪。多食一些行气的食物，如佛手、橙子、荞麦、韭菜、茴香、大蒜、火腿、高粱、刀豆、香橼等。

4. 药物养生

常用以香附、乌药、川楝子、小茴香、青皮、郁金等善于疏肝理气解郁药物为主组成的方剂，如越鞠丸等。若因气郁引起血瘀，当配伍活血化瘀药。

第十八章　部位养生

人是一个有机的整体，人体的各个部位，如颜面、五官九窍、皮肤、躯干、四肢、五脏六腑等，都是这个整体的一部分。局部和整体是密不可分的，只有整体功能健旺，机体各部分的功能才能正常。反过来，任何局部功能障碍也必然会影响到整体功能。本章主要讨论对机体不同部位的组织、器官进行有针对性的防护保健，其基本特点是从整体观念出发，从局部保健入手。

一个人工作、学习、休息以外的时间是有限的，要求其对全身众多的部位进行系统的全面的保健是不现实的，因此，在具体应用时亦当根据审因施养的原则，结合个人的实际情况，有针对性地选择若干重点部位进行防护保健。

第一节　口腔保健

口腔与胃、肺等脏器相通，是维持生命的重要器官。口腔和牙齿的作用是食物加工的第一道工序，即通过牙齿咀嚼和口腔分泌适量的唾液帮助食物消化吸收。此外，人类的语言、颜面美观与牙齿也有极密切的关系。

口腔是人体的开放门户之一，不仅各种营养物质要通过口腔摄入，而且各种各样的细菌、病毒、寄生虫卵也可通过口腔进入人体，病从口入是尽人皆知的道理。做好口腔卫生保健，不仅可以预防口腔和牙齿的疾病，还可以有效地防治多种全身性疾病。口腔病灶若不能及时正确治疗，会影响机体免疫功能，引起多种疾病，如急性和亚急性心内膜炎、肾炎、风湿热、关节炎、白血病、恶性肿瘤及呼吸道疾病等，所以口腔保健是预防全身疾病的一项重要措施。

一、固齿保健法

牙齿保健应自幼开始，从小养成良好的口腔卫生习惯对健康长寿将是十分有益的。我国古代养生家对此十分重视，早就提出“百物养生，莫先口齿”的主张。据考证，1000 多年前的辽代就开始使用牙刷刷牙了。现代调查研究发现，绝大多数长寿老人都有一定数量的自然牙齿，而镶配的假牙是不能完全取代自然牙齿的作用的。可见，保持良好的卫生习惯，重视固齿保健术，是养生保健的一项重要任务。下面介绍一些具体的口腔保健措施。

1. 口宜勤漱

《礼记》谓“鸡初鸣，咸盥漱”。《诸病源候论》说：“食毕，常漱口数过，不尔，使人病龋齿。”《备急千金要方》说：“食毕当漱口数过，令人牙齿不败口香。”漱口能清除口中的浊气和食物残渣，清洁口齿。一日三餐之后或平时食用甜食后皆应漱口。漱口的方法有很多，如水漱、茶漱、津漱、盐水漱、食醋漱、中药泡水漱等，可根据自己的情况选择使用。

2. 早晚刷牙

刷牙的作用是清洁口腔，按摩齿龈，促进血液循环，增进抗病能力。可每日早晚各刷 1 次，且晚上睡前刷牙比早起刷牙更为重要。另外，要特别注意应使用正确的刷牙方法，即顺牙缝方向竖刷，先里后外，力量适度。横刷和用力过大不易清洁牙齿间污物，可能会损伤牙周组织，导致牙龈萎缩。

3. 齿宜常叩

晋代葛洪《抱朴子》一书指出：“清晨叩齿三百过者，永不动摇。”《诸病源候论》说：“鸡鸣时，常叩齿三十六下，长行之，齿不蠹虫，令人齿牢。”自古以来，很多长寿者都重视和受益于叩齿保健，清晨叩齿意义更大。叩齿的具体方法是：排除杂念，放松思想，口唇轻闭，先叩臼齿 50 下，次叩门齿 50 下，再错牙叩犬齿 50 下。每日早晚各 1 次，亦可增加叩齿次数。

4. 搓唇按摩

口唇闭合，将右手四指并拢，轻轻在口唇外沿以顺时针方向和逆时针方向揉搓，直至局部微热发红为止。其作用是促进口腔和牙龈的血液循环，健齿固齿，防治牙齿疾病，又可美容颜面。

5. 正确咀嚼

咀嚼食物时应双侧或两侧牙齿交替使用，不宜只习惯于单侧牙齿。使用单侧牙齿的弊端有三：一是使用的一侧因负担过重而易造成牙本质过敏或牙髓炎；二是不使用的一侧易发生牙龈失用性萎缩而致牙病；三是易引起面容不端正。

6. 饮食保健

口腔、牙齿患病与营养不平衡有一定的关系，因此，饮食营养要合理。维生素 A、维生素 D、维生素 C、维生素 B 族、钙、磷、蛋白质等，是牙齿发育不可缺少的营养成分。平日应适当食用一些含维生素 C 丰富的新鲜蔬菜、水果，以及含维生素 A、维生素 D、维生素 C 丰富的食物，如动物的肝、肾脏，蛋黄及牛奶等。妊娠期、哺乳期的妇女及婴幼儿尤应注意补充这类食物，以保证牙釉质的正常。

7. 药物保健

中国古代的健齿术很重视药物的洁齿、健齿、固齿保健，且有多种方法。现仅举一方，系清代宫廷中固齿秘方，其方药为生大黄、熟大黄、生石膏、熟石膏、骨碎补、杜仲、青盐、食盐各30 g，明矾、枯矾、当归各15 g，研成细末，做牙粉使用，可健齿固齿，可使古稀之年牙齿不易脱落，对胃热牙痛尤为适用。

8. 纠正恶习

不良的习惯也是导致牙病的一个原因。儿童应自幼养成不吮手指、不咬铅笔的卫生习惯。饭后不宜用牙签或火柴棒等剔牙，这种方法极易损伤牙龈组织，继而造成感染、溃烂等。

9. 防药物损齿

牙齿有病应及时治疗，但应避免一些不利于牙齿的药物，尤其在妊娠期、哺乳期的妇女。婴幼儿及儿童不宜服用四环素类药物，如四环素、土霉素、金霉素等，否则易使乳牙发黄，且造成永久性黄牙，或引起牙釉质发育不全，易发生龋齿。

二、唾液保健法

唾液，俗称口水，为津液所化。中医认为它是一种与生命密切相关的天然补品，所以古人给予其玉泉、琼浆、金津玉液、甘露、华池之水等美称。漱津咽唾，古称胎食，是古代非常倡导的一种强身方法。

（一）唾液的保健作用

《素问·宣明五气》载“脾为涎，肾为唾”。唾液由脾、肾所主。肾、脾分别为先天、后天之本，与健康长寿密切相关。因此，唾液在摄生保健中具有特殊价值。李时珍云：“人舌下有四窍，两窍通心气，两窍通肾液。心气流入舌下为神水，肾液流于舌下为灵液，道家语之金浆玉醴。溢为醴泉，聚为华池，散为津液，降为甘露，所以灌溉脏腑，润泽肢体。故修养家咽津纳气，谓之清水灌灵根。”《红炉点雪》指出：“津既咽下，在心化血，在肝明目，在脾养神，在肺助气，在肾生精，自然百骸调畅，诸病不生。”可见，唾液的作用是多方面的。

1. 帮助消化

食物进入口腔后，首先与唾液混合，形成食糜。唾液中的淀粉酶使食物中的淀粉分解为麦芽糖，使食物得到初步消化。

2. 保护消化道

唾液可清洁口腔、保护牙齿，还有中和胃酸、修补胃黏膜等作用。

3. 解毒作用

唾液与食物充分混合，可通过口腔里的化学变化使致癌物质毒性失灵，被誉为天然的防癌剂，故有“细嚼慢咽，益寿延年”之谚。也就是说，一日三餐的细嚼慢咽是摄生保健的重要一环。

4. 延缓衰老作用

吞津咽唾的确能使人健康长寿。《养性延命录》指出：“食玉泉者，令人延年，除百病。”《三元参赞延寿书》亦说：“盖口中津液是金浆玉醴，能终日不唾，常含而咽之，令人精气常留，面目有光。”这个功效已被历代养生家和气功家的长期实践所证实。此外，唾液还有防病治病、促进伤口愈合等作用。

吞津咽液能益寿延年的道理已被现代科学所证实。唾液中包含了血浆中的各类成分，有多种酶、维生素、矿物质、有机酸和激素等，如分泌型免疫球蛋白、氨基酸、唾液腺激素等，其中唾液腺激素能促进细胞的生长和分裂，加速细胞内脱氧核糖核酸、核糖核酸和蛋白质的生成，延缓人体衰老。经常保持唾液分泌旺盛，直接参与机体的新陈代谢过程，可改善毛发、肌肉、筋骨、血液、脏腑的功能，增强免疫功能，预防疾病，达到却病延年的目的。

（二）漱津咽唾法

漱津咽唾的方法很多，常用的有两种。

1. 常食法

坐、卧、站姿势均可，平心静气，以舌舔上，或将舌伸到上颌牙齿外侧，上下搅动，然后伸向里侧，再上下左右搅动，古人称之为“赤龙搅天池”。待到唾液满口时，再分3次把津液咽下，并以意念送到丹田。或者与叩齿配合进行，先叩齿，后漱津咽唾。每次三度九咽，时间以早、晚为好。若有时间，亦可多做几次。

2. 配合气功服食法

以静功为宜，具体功法可根据自己的爱好选择。具体做法是：排除杂念，意念集中在丹田，舌抵上腭，双目微闭，松静自然，调息入静；吸气时，舌抵上齿外缘，不断舔动以促进唾液分泌；呼气时，舌尖放下，气从丹田上引，口微开，徐徐吐气；待到唾液满口时，分3次缓缓咽下。每日早、晚可各练半小时。

上述二法，简而易行，只要长期坚持，就可收到气足神旺、容颜不枯、耳目聪明、新陈代谢旺盛、保健延寿的效果。

第二节　颜面保健

颜面保健，又称美容保健，古人谓之驻颜。面容美是指面色红润，皮肤洁白细腻，无明显皱纹和雀斑、皮肤病等。中国传统美容保健有广义和狭义之分，广义者是指养护颜面、须发、五官、皮肤、机体等，提高其生理功能；狭义者是专指用传统方法护养容颜。本节所谈内容仅指其狭义范畴。颜面保健实质上就是抗衰老，使人永葆青春容颜。

一、颜面的生理特点

面部是脏腑气血上注之处，血液循环比较丰富。心主血脉，其华在面。《素问·痿论》说："十二经脉，三百六十五络，其血气皆上于面而走空窍。"中医还将面部不同部位与五脏联系起来，即左颊属肝，右颊属肺，头额属心，下颏属肾，鼻属脾。可见，面部与脏腑经络的关系非常密切，尤以心与颜面最为攸关。同样，面部的变化可反映出心之经络的气血盛衰和病变。颜面部位暴露在人体上部，六淫之邪侵犯人体，颜面首当其冲，其中危害最甚的是风邪。七情过极，超过人体正常生理承受范围，导致人体气机紊乱，脏腑阴阳气血失调，郁阻于面部经络，可影响面容。由上可知，颜面是反映机体健康状况的一个窗口，故凡养生者皆重视颜面保健。健康的面容是以精神和生理健康为前提的。在保健手段的使用上，注重整体，采取综合调养，着眼于脏腑、气血，充分调动人体自身的积极因素，从根本上保证面容不衰，此即传统的整体美容保健思想。

二、颜面皮肤衰老的原因

面部皱纹的出现是人体衰老的一个综合标志，其原因是多方面的。随着年龄的增长，皮肤逐渐粗糙、弹性减小、皱纹增多，这是机体生理老化过程中的正常现象，但由于个人保健情况不同，颜面皱纹出现的时间和程度也是有差异的。人体的疾病，特别是多种慢性疾病，长期耗损人体气血、精力，导致身体虚弱，此部分人面部皱纹出现得较早。饮食失调，肌肉失养，可加速皮肤的老化。当外界六淫侵袭，若防护不周，皮肤易变得粗硬，尤其是阳光曝晒还易使皮肤老化。另外，不良的习惯和动作也是促使皮肤早衰的一个原因。研究认为，烟草中的尼古丁有收缩皮肤血管的作用，可减少营养和氧气对皮肤的供应，影响皮肤代谢，加速皱纹出现。还有颜面部的不良动作和姿势，如经常蹙眉、托腮、眯眼睛、吹口哨、脸贴枕头睡觉等，可加深面部皱纹线条，加速面部皮肤老化。

三、颜面保健方法

（一）科学洗面

面部是五脏精气外荣之处，经常洗面能疏通气血，有促进五脏精气外荣的作用。洗面所用水的水质、水温及洗面次数都应符合人体生理特点。洗面宜用软水，因软水含矿物质较少，对皮肤有软化作用。对于水温，可根据需要而定：若习惯于冷水洗面，可结合冷水浸面，则可保持颜面青春；或用冷温水交替洗面，能加强皮肤血液循环，使皮肤细腻净嫩。对于洗面次数，一般应早、午、晚各1次，这样既可发挥乳化膜生理作用，又可及时去除陈旧的皮脂等污垢物，保持颜面润泽与光洁。因工作环境需要，可适宜地增加洗面次数。洗面所用面皂，要根据气候和各人的年龄、职业、皮肤特点等有针对性地选择。

（二）按摩针灸

1. 按摩美容

按摩美容可分两类：一类是直接在面部进行的，即直接按摩美容；另一类是通过按摩远离面部的经络而达到美容效果的，即间接按摩美容。按摩方法很多，现仅举两种传统按摩保健美容法。

（1）彭祖浴面法（《千金翼方》）。于清晨起床后用左右手摩擦耳朵，然后轻轻牵拉耳朵；再用手指摩擦头皮，梳理头发；最后将双手摩热，以热手擦面，从上向下共14次。此法可使颜面气血流通，面有光泽、头发不白，且可预防头部疾病。

（2）搓涂美颜法（《颐身集》）。于每日晨起静坐，闭目，排除杂念。将两手搓热，擦面7次；后鼓腮如漱水状漱口几十次，至津液多时，取之涂面，用手再搓数次，至面部发热。现今在摩面后，常擦一些美容粉、美容膏等保健性美容品，以更好地保健皮肤。此按摩法以凝神静坐而养神气，以搓面而光润皮肤、悦泽容颜。

2. 针灸美容

针灸美容指通过针灸刺激穴位，调整各脏腑组织功能，促进气血运行，以抵御外邪入侵而延缓皮肤衰老。一般认为对美容有良效的经络有七条，即足太阳膀胱经、足少阴肾经、足厥阴肝经、足阳明胃经、手少阳三焦经、手太阳小肠经、手阳明大肠经。可根据具体情况，辨证取穴组方。例如，面部除皱防皱保健，可针刺丝竹空、攒竹、太阳、迎香、颊车、翳风等穴，配中脘、合谷、曲池、足三里、胃俞、关元、漏谷等，可益气和血，增加皮肤弹性、除皱防皱。灸法的强身美容作用也很显著，常用穴位主要有神阙、关元、气海、中脘、命门、大椎、身柱、膏肓、肾俞、脾俞、胃俞、足三里、三阴交、曲池和下廉等。灸法美容法简单易行，便于掌握使用。

（三）饮食美容

为了预防颜面皮肤早衰，应注意饮食营养平衡，适当增加对皮肤有益的保健食品。从中医角度讲，进行饮食美容须遵循饮食勿偏、饮食勿过、饮食有宜忌等有关饮食保健的原则。中医古籍中记载了很多可驻颜、耐老、返老等的食物，如芝麻、蜂蜜、香菇、人乳、牛乳、羊乳、海参、南瓜子、莲藕、冬瓜、樱桃、小麦等。现代科学研究证实，这些食物营养极为丰富，含有多种维生素、矿物质、氨基酸等，不仅可使面色嫩白、红润光泽，还能益寿延年。

此外，还有食疗药膳用于美容保健。胡桃粥（《海上方》）：胡桃、粳米适量煮粥，煮熟成粥，早晚空腹食用，可润肤益颜。红枣粥：红枣、大米适量，可健脾补血、悦泽容颜。燕窝粥（《补养篇》）：黏米、燕窝（干品）适量，有润肺补脾、益颜美容之效。又如，胡萝卜、粳米适量煮粥，有健胃补脾、润肤美容作用；薏苡仁、百合适量煮粥，可清热润燥，治疗面部扁平疣、痤疮、雀斑等。

（四）药物美容

药物保健，就是运用美容方药以滋养肌肤、去皱防皱，使皮肤细腻洁白，并祛除面部皮肤疾患。具有美容作用的方药很多，可分为内服美容方药和外用美容品两类。

1. 内服美容方药

本方法又可分为两类：一类是通过内服中药起到调整脏腑气血经络的功能，达到润肤、增白、除皱减皱、驻颜美容的目的；另一类是通过活血祛瘀、祛风散寒、清热解毒、消肿散结等法，治疗各种影响颜面美容的疾病。隋炀帝后宫面白散（《医心方》）：橘皮 30 g、冬瓜仁 50 g、桃花40 g，捣细为末即可；每次 2 g，每日 3 次，有燥湿化痰、活血益颜的功效。珍珠散（《回春健康秘诀》）：天然珍珠粉 2 g，研成极细粉末，干燥后用；每次用 0.5 g，每日 3 次，有清热痰、润面容、治疗面部黑斑的作用。另外，还可适当饮用药酒，例如，枸杞子酒（《延年方》）可补益肝肾、驻颜美容；桃花美容酒（《本草图经》）可润泽颜面，使人面如桃花。历代养生学实践证明，下述药物有润泽皮肤、增加皮肤弹性的作用：白芷、白附子、玉竹、枸杞子、杏仁、桃仁、黑芝麻、防风、猪肤、桃花、辛夷等。

2. 外用美容品

外用美容品包括美容粉、美容液、美容软膏、美容糊剂、美容面膜等，常用于扑、搽、涂敷于面部或洗面，可通过皮肤局部吸收，达到疏通经络、滋润皮肤、除去污秽、增白除皱、防御外邪侵袭的目的。从现代研究角度分析，大多数美容中草药都含有生物碱、氨基酸、苷类、维生素、植物激素等，有滋养皮肤、增强皮肤的免疫力、保护表皮细胞和皮肤弹性的作用。现举外用方二例如下。

（1）玉容西施散（《东医宝鉴》）。绿豆粉 60 g，白芷、白及、白蔹、白僵蚕、白附子、天花粉各 30 g，甘松、三柰子、茅香各 15 g，零陵香、防风、藁本各 6 g，肥皂荚二锭。诸药研为细末，每次洗面用之。其作用是祛风润肤、通络香肌，令面色如玉。

（2）三花除皱液（《秘本丹方大全》）。桃花、荷花、芙蓉花适量，冬以雪水煎汤频洗面部，可活血散瘀、润肤除皱。

（五）气功美容

气功锻炼可调整身体脏腑功能，增强体质，从而达到防病强身、驻颜长寿的目的。尤其是通过调意，松静自然，排除杂念，心静气平，可避免心情过极的不利影响。因此，气功美容是一种自我控制、自我身心锻炼的驻颜长寿方法。佛家童面功（《达摩秘功》）和还童颜功都对美化面容有突出功效。其中佛家童面功的具体功法如下：自然盘坐，思想集中，排除杂念，双手掌放在两膝盖上，上体端正，双目微闭，舌舔上腭，意守丹田，呼吸细匀深长；然后用意念将气血引导到丹田处（丹田处有 4 个部位：两眉之间谓之上丹田，心窝处谓之中丹田，脐下小腹谓之下丹田，命门谓之后丹田）；以意领气，口中默念“上丹田，中丹四，下丹田，后丹田”，使气血随着意念沿任督二脉循行到 4 个丹田部位，循环一圈为 1 次，如此反复 18 次。该气功使人气血旺盛、精神振奋。

另外，要做好预防保健工作，防止六淫之邪侵犯颜面而致病，特别是要注意避免阳光曝晒；在日常生活中要保持乐观的情绪，豁达的胸怀，避免情志过极；还要保持良好的习惯，戒烟少酒，纠正面部不良动作等。所有这些都对预防面部早衰有重要意义。

第三节　头发保健

头发保健，又称头发健美或美发。中国人美发的标准是发黑而有光泽、发粗而密集、发长而秀美，人未老发早灰白、发枯焦稀疏、脱发等均属病态。头发除了是健康的标志，本身还有保护头部和大脑的作用，同时健康秀美的头发又有特殊的美容作用，可使人显得精神饱满、容光焕发。

头发与五脏的关系十分密切，头发的荣枯能直接反映出五脏气血的盛衰。五脏的生理、病理变化直接影响头发，而头发的变化又能反映出人的情志、生理和病理变化。七情过极，亦可引起头发的变化，如忧愁思虑过度常引起发早白、脱发。一般而言，头发由黑变灰变白的过程，即是机体精气由盛转衰的过程。因此，历代养生家都很重视美发保健，把头发的保养方法看作是保证健康长寿的重要措施之一。头发的保健方法主要有如下几种。

一、梳理、按摩

古代养生家主张发宜多梳。《诸病源候论》说："千过梳头，头不白。"《圣济总录·神仙导引》说："梳欲得多，多则去风，多过一千，少不下数百。"《清异录》云："服饵导引之余，有二事乃养生大要，梳头、浴脚是也。"梳头能疏通气血、散风明目、荣发固发、促进睡眠，对养生保健有重要意义。梳头发的正确方法是：由前向后，再由后向前，由左向右，再由右向左，如此循环往复数十次或数百次，最后把头发整理，梳到平整光滑为止。梳发时间一般可选在清晨、午休、晚睡前，或其他空余时间亦可。梳发时还可结合手指按摩，即双手十指自然分开，用指腹或指端从额前发际向后发际做环状揉动，然后再由两侧向头顶揉动按摩，用力均匀一致，如此反复做36次，至头皮微热为度。梳理和按摩两项可以分开做，亦可合在一起做。

现代研究指出，勤梳理、常按摩头发有五大好处：第一，能疏通血脉，改进头部的血液循环；第二，能使头发得到滋养，则头发光润，发根牢固，防止脱发和早生白发；第三，能明目，缓解头痛，预防感冒；第四，有助于降低血压，预防脑血管疾病；第五，能振奋阳气，健脑提神，解除疲劳。

二、洗、烫发宜忌

《老老恒言·盥洗》说："养生家言发宜多栉，不宜多洗。当风而沐，恐患头风。"现代研究认为，经常洗发可保持头部清洁，清除头皮表面代谢物、细菌和微生物等，有利于保持头发的明亮光泽。但洗发不宜过勤，洗发过勤对于保养头发反而不利，因为每天头皮分泌的大量脂酸，除有润发作用外，还有抑菌作用，洗头过勤会把对头发有保护作用的皮脂洗去，缩短头发的正常寿命，严重的还可招致毛发癣菌感染。一般而言，干性头发，宜10～15天洗一次；油性头发，宜5天洗一次；中性头发，宜7天洗一次；年老体虚者，沐发次数可适当减少。洗发时水温不宜太凉或太热，37～

38 ℃为佳，水温太低，去污效果差，水温过高，则损伤头发，使其变得松脆易断。对于洗发剂的选择，干性和中性头发用偏于中性的香皂或洗发剂，油性头发可用普通肥皂、硫黄皂或偏于碱性的洗发剂。婴幼儿皮肤娇嫩、老年人皮肤干燥，可用脂性香皂洗发。

烫发能保持美观的发型，故在成年妇女中颇为流行，但烫发所用的化学药水对头发有一定的损伤，再加上电热处理，会使头发变黄、变脆、易断，失去光泽和弹性。因此，烫发不宜过勤，以4～6个月一次为宜。干性头发不可勤烫，孕妇、产妇、儿童皆不宜烫发。

三、饮食健发

日常饮食宜多样化，合理搭配食物，保持体内酸碱平衡，对于健发、美发、防止头发早衰有重要作用。可适量食用含蛋白质、碘、钙、维生素 B、维生素 A、维生素 E 等较丰富的天然食物，如鲜奶、鱼、蛋类、豆类、绿色蔬菜、瓜果、粗粮等。同时，可根据具体情况适当选用健发营养食品。例如，仙人粥（《遵生八笺》）：取何首乌、白米适量，用砂锅煮粥，常服，有补肝肾、益气血、乌发驻颜之效。芝麻核桃糖蘸（《药膳食谱集锦》）：赤砂糖 500 g，黑芝麻、核桃仁各 250 g，加工制作成糖蘸，日服数小块，可健脑补肾、乌须黑发，经常服用，可防治神经衰弱、健忘、头发早白、脱发等。

四、药物美发

以中医基础理论为指导，运用中药进行美发保健也是常用的一种有效方法。药物美发既有美发保健作用，又有健发治疗作用。美发药品可分为外用和内服两类。

1. 外用类

根据具体情况选用相应的中药洗浴头发，通过中药直接作用于皮肤组织和头发，以达到健发目的。外用药物有润发、洁发、香发、茂发、乌发、防治脱发等作用。古代医家和养生家在这方面有很多记载，现举例如下。

（1）猪胆汁洗法（《普剂方》）。猪胆一枚，取胆汁倾水中，或将猪胆置于乳香油中浸 7 日以上。用水洗发，待发干后适量抹猪胆汁及乳香油。本法有清热祛风、润发生辉之效。

（2）香发散（《慈禧太后医方选议》）。零陵香 30 g，辛夷 15 g，玫瑰花 15 g，檀香 18 g，川大黄 12 g，甘草 12 g，丹皮 12 g，山柰 9 g，丁香 9 g，细辛 9 g，苏合香油 9 g，白芷 9 g。研药为细末，用苏合香油搅匀，晾干。药面糁发上，篦去。本方有洁发香发作用，久用则发落重生、至老不白。

（3）令发不落方（《慈禧光绪医方选议》）。榧子 3 个，胡桃 2 个，侧柏叶 30 g，共捣烂，浸泡雪水内，用浸液洗发。本方有止发落、令发黑润之效，尤其对血热发落有良效。

2. 内服类

根据辨证施治的原则，将中药配制成不同剂型，经口服而达到美发的目的。主要通过调整机体功能，促进气血运行而起到健发作用。具有健发作用的中药很多，如胡麻、油菜籽、榴花、核桃、椰子浆、猕猴桃、槐实、桑椹、黑大豆等。内服药也有很多剂型，如汤剂、膏剂、酒剂、丹剂、丸剂等，可以选择使用。例如，瓜子散（《千金翼方》）：瓜子、白芷、当归、川芎、炙甘草各60 g，煎药为散，饭后服1 g左右，每日3次，酒浆汤饮，经常服用有活血补血、美发荣肤作用，可防衰抗老、预防头发早白。地黄酒、黄精酒、枸杞酒等皆有补虚、通血脉，使白发变黑之效。七宝美髯丹、首乌延寿丹等有壮筋骨、固精气、乌须发之功，亦可选择应用。

五、气功美发

气功美发，主要是通过锻炼精气神，调整身体脏腑功能，同时通过直接调整任督二脉的功能，达到润泽发根、使头发茂盛秀美的目的。现举两功法如下。

1. 导引生发功（《诸病源候论》）

具体做法：坐地，后取两种姿势，一是并伸两脚，用两手按在小腿上，腰前俯，头着地；二是舒伸两脚，相距一尺，用两手握小腿，以头顶着地。两种动作各做12遍。本法主要是导引督脉，因坐地做功，直接刺激督脉起点长强穴，使精气从下而上，直达头顶百会穴。常做此功，利于发根营养，使发长美。

2. 升冠鬓不斑法（《遵生八笺》）

具体做法：子午时握固端坐，凝神绝念，两眼令光上视泥丸，存想，追摄二气，自尾闾间，上升下降，返还气海。每行9遍。

本功法使阳升阴降，任督二脉气血流通，形成一个小周天，可有效地改善脑供血，排除忧愁焦虑，有养血、宁心、黑发之功。尤其适用于因用脑过度、耗气伤神、精血暗耗而致的发鬓斑白者。

除此之外，健发者还要保持精神愉快，避免七情过度刺激；积极参加运动锻炼，防治全身性疾病；戒除吸烟、酗酒、暴食暴饮等不良习惯；合理使用大脑，劳逸结合，养成良好的生活习惯。

第四节　眼睛保健

眼睛的功能与脏腑经络的关系非常密切，它是人体精气神的综合反映。《灵枢·大惑论》云："五脏六腑之精气，皆上注于目而为之精。""目者，五脏六腑之精也，营卫魂魄之所常营也，神气之所生也。"因此，眼睛保健既要重视局部，又须重视整体与局部的关系。

眼睛是"视万物，别黑白、审短长"（《素问·脉要精微论》）的器官，眼睛的健康与工作、学习及一切日常生活的关系十分重大。历代养生家都把养目健目作为养生中的一项重要内容，并积累了不少行之有效的方法和措施，兹简述如下。

一、运目保健

运目，即指运转眼球以锻炼其功能。可采取多种方法。

1. 运睛

此法有增强眼球光泽和眼睛灵敏性的作用，能祛除内障外翳，纠正近视和远视。具体做法是：早晨醒后，先闭目，眼球按从右向左、从左向右方向，各旋转10次；然后睁目坐定，依次看左、看右、左上角、右上角、左下角、右下角，反复4~5次；晚上睡觉前，先睁目运睛，后闭目运睛，各10次左右。

2. 远眺

眺望远处景物，以调节眼球功能，避免眼球变形而导致视力减退。例如，在清晨、休息时或夜间，有选择地望远山、树木、草原、蓝天、白云、明月、星空等，当然又不宜长时间专注一处，否则于眼睛有害，所以《备急千金要方·七窍病》把“极目远视”同“夜读细书，月下看书”及“久处烟火，泣泪过多”等，并列为“伤明之本”。

除上述运目方法外，还有眨眼、虎视、瞪目、顾盼等，这些锻炼方法可使眼周围的肌肉得到更多血液的营养，以保护眼睛、增强视力。

二、按摩健目

按摩是古人保养眼睛的一项重要措施。现介绍如下3种方法。

1. 熨目

《圣济总录·神仙导引》载“摩手熨目”，“即用两手侧立摩掌如火，开目运睛数遍”。具体做法是：将双手掌面摩擦至热，在睁眼时将两手掌分别按在两眼上，使其热气煦熨两眼球，稍冷再摩再熨，如此反复3~5遍。每天可做数次，有温通阳气、明目提神的作用。

2. 捏眦

捏眦，即于闭气后用手捏按两目之四眦，直至微感闷气时，即可换气结束，连续做3~5遍，每日可做多次。《圣济总录·神仙导引》指出：“常欲以手按目近鼻之两眦，闭气为之，气通即止，终而复始。常行之，眼能洞见。”说明捏目四眦有提高视力的作用。

3. 点按穴位

用食指指肚或大拇指背第一关节的曲骨点按压丝竹空、鱼腰或攒竹、四白、太阳等穴，力道由轻到重，以穴位有明显的酸胀感为准，然后再轻揉抚摩几次。《圣济总录·神仙导引》说：“常以两手按眉后小穴中，二九（即十八次），一年可夜书。”此法有健目明目、治疗目疾的作用。

在古代眼保健的基础上，近代人创造了不少新的眼保健法，如眼保健操，对保护青少年的视力、预防眼睛疾病有积极意义。

4. 闭目养神

历代养生家都主张“目不久视”“目不妄视”，因为久视、妄视耗血伤神。《素问》言“久视伤血”。《养生四要》指出：“目者，神之舍也，目宜常瞑，瞑则不昏。”目之神应内守，才有益于形神协调。《庄子》云：“五色乱目，使目不明。”因此，《类经》强调：“心欲求静，必先制眼，抑之于眼，使归于心，则心静而神亦静矣。”说明养目和养神是密切相关的。在日常生活或工作、学习中，看书、写作、看电视等时间不宜过久，当视觉出现疲劳时，可排除杂念，全身自然放松，闭目静坐3～5分钟，或每天定时做几次闭目静养。此法有消除视力疲劳、调节情志的作用，也是医治目疾有效的辅助方法。

此外，要随时注意眼睛的保护，如不要在光线昏暗处或强光下看书读报，不可在卧床和乘车时读书，在夏季烈日下或冬季雪地中长时间行走时宜戴深色眼镜。

三、饮食健目

饮食保健对视力保护也是至关重要的。一般而言，多吃蔬菜、水果、胡萝卜、动物的肝脏，或适当用些鱼肝油，对视力有一定的保护作用，切忌贪食膏粱厚味及辛辣大热之品。同时，还可配合食疗方法以养肝明目。例如，草决明兔肝汤（《古方饮食疗法》）：兔肝1～2副，草决明10～12 g；加工煲汤，食盐调味，饮汤食肝；可补肝养血、清肝明目。又如菊花粥：菊花10～15 g，粳米30～60 g；先用粳米煮粥，粥成调入菊花末，再煮一二沸即可；有养肝明目之效，对一些高血压患者尤宜。

四、药物健目

中药健目分外用和内服两类，可根据不同情况选择应用。中药健目方法很多，现仅举数例如下。清目养阴洗眼方（《慈禧光绪医方选议》）：甘菊9 g，霜桑叶9 g，薄荷3 g，羚羊角4.5 g，生地黄9 g，夏枯草9 g；水煎后，先熏后洗，有疏风清肝、养阴明目的作用。除用药熏洗外，还可用药枕健目。如明目枕（《外科寿世方》）：荞麦皮、绿豆皮、黑豆皮、决明子、菊花，有疏风散热、明目退翳之功，经常使用，则至老目明。内服中药的种类也很多，汤、散、丸、丹等皆可。如蔓菁子散（《太平圣惠方》）：蔓菁子500 g，黄精1 000 g，二药九蒸九曝，研成细末，每日饭后调服6 g,久服可补肝明目、延年益寿。中成药如六味地黄丸、杞菊地黄丸、石斛夜光丸等亦可选择应用。

此外，还可结合气功健目。平时要注意卫生，避免病邪感染，养成良好的生活习惯，防止情欲过极耗伤精气。

第五节　耳的保健

耳为心、肾之窍，通于脑，是人体的听觉器官。耳的功能与五脏皆有关系，与肾的关系尤为密切。《河间六书》谓“肾热者……必身瘦而耳焦也”“肾水衰少，不能润泽，故黑干焦槁也”。同时，耳之功能受心神的主宰和调节。耳的听觉能力能够反映出心、肾、脑等脏腑的功能。“耳通天气”，耳是人体接受外界声音刺激的重要途径，故外界环境因素对耳的影响很大。随着现代科学技术和现代文明的发展，导致听力下降和耳聋的原因越来越多，如噪声污染、环境污染和药物的副作用等都不同程度地损害听力。先天性耳聋、噪声性耳聋、中毒性耳聋、外伤性耳聋、感染性耳聋、老年性耳聋等都较常见，并且治疗起来也很棘手。因此，耳功能保健应以预防为主。

一、耳勿极听

所谓极听，有主动和被动之分。前者是指长时间专心致志运用听力去分辨那些微弱、断续不清的音响；后者为震耳欲聋的声响超过了耳膜的负荷能力。《淮南子·精神训》谓“五声哗耳，使耳不聪”。极听损伤人的精气神，进而影响耳的功能。特别是长期在噪声环境中，听力会产生缓慢性、进行性损伤，久而久之，可发生听力下降或耳聋。因此，在噪声环境中工作和学习应做好必要的保护性措施，如控制噪声源、做好个人防护等。孕妇和婴幼儿尤应注意避免噪声的影响。

二、按摩健耳

按摩保健是健耳的一个重要方法。摩耳功法可分以下几步。

（1）按摩耳根。用两手食指按摩两耳根前后各 15 次。

（2）按抑耳轮。以两手按抑耳轮，一上一下按摩 15 次。

（3）摇拉两耳。以两手拇食、食指分别摇拉两耳郭各 15 次，但拉时不要太用力。

（4）弹击两耳。以两手中指弹击两耳 15 次。

（5）鸣天鼓。以两手掌捂住两耳孔，五指置于脑后，用两手中间的三指轻轻叩击后脑部 24 次，然后两手掌连续开合 10 次。此法使耳道鼓气，耳膜震动，称为“鸣天鼓”。

耳部按摩可增强耳部气血流通，润泽外耳肤色，抗耳膜老化，预防冻耳，防治耳病。

三、防止药物过敏

据临床报道，因使用药物不当而引起耳聋者不在少数，特别是耳毒性抗生素，如链霉素、庆大霉素、新霉素、卡那霉素、托布霉素、万古霉素、多黏菌素等。此外，还有氯霉素、奎宁、氯喹，以及治疗肿瘤的化疗药物，如氮芥、长春碱类等，都有一定的耳毒性。因此，临床上使用上述药物时应严格控制，避免引起听觉损伤而造成耳聋。

此外，应纠正不良的习惯。如不要用火柴杆之类挖耳止痒，以防止刺伤耳道引起感染；注意节制房事，适当服食补肾之品，对防治中老年耳鸣耳聋亦有好处。

第六节　鼻的保健

鼻是呼吸道的门户。《内经》指出“肺气通于鼻”。从生理结构上讲，鼻外与自然界相通，内与很多重要器官相连接。鼻腔上部与颅脑相近，下鼻道内有鼻泪管与眼睛相通，后鼻孔的鼻咽部与咽喉相接，气管与食管在此分道，中耳与两边耳咽管相连。因此，鼻的很多疾病常影响相邻器官的健康。从鼻的作用来看，鼻是呼吸道的出入口，既是人体进行新陈代谢的重要器官之一，又是防止致病微生物、灰尘、脏物等侵入人体的第一道防线。鼻腔内有鼻毛，又有黏液，故鼻内常有很多细菌、脏物，有时会成为播散细菌的疫源。因此，鼻的保健十分重要，应从多方面着手。

一、浴鼻锻炼

鼻与外界直接相通，故增强鼻对外界的适应力才能提高其防御功能。所谓浴鼻锻炼，就是用冷水浴鼻和冷空气浴鼻。若一年四季坚持锻炼，可有效改善鼻黏膜的血液循环，增强鼻对天气变化的适应能力，能很好地预防感冒和呼吸系统其他疾患。

二、按摩鼻部

鼻的保健按摩分擦鼻、刮鼻、摩鼻尖3个动作。将两手拇指的指背中间关节相互擦热后，摩擦鼻梁两侧24次；用手指刮鼻梁，从上向下10次；分别用两手手指摩擦鼻尖各12次。本法可增强局部气血流通，使鼻部皮肤津润光泽，又可润肺、预防感冒。

三、气功健鼻

健鼻功出自《内功图说》，分三步进行锻炼。①将两手拇指擦热，揩擦鼻头36次，然后静心意守，排除杂念。②二目注视鼻端，默数呼吸次数3~5分钟。③晚上睡觉前，俯卧于床上，暂去枕头，两膝部弯曲使两足心向上，用鼻深吸清气4次、呼气4次，最后恢复正常呼吸。本法可润肺健鼻、预防感冒和鼻病，还有健身强体的作用。

四、药物健鼻

平常鼻腔内要尽量保持适当湿度，若过于干燥易使鼻黏膜破裂而出血。在气候干燥的情况下，可配合药物保健，如在鼻内点一些复方薄荷油，或适量服用维生素A、维生素D等，以保护鼻黏膜。还可服些中药，下列二方可供参考。①润鼻汤：天冬9 g，黑芝麻15 g，沙参9 g，麦冬9 g，黄精9 g，玉竹9 g，生地黄9 g，川贝母9 g。本方有润肺养脾之效，以此加减服用，可收滋润护鼻之功。②健鼻汤：苍耳子27 g，蝉衣6 g，防风9 g，白蒺藜9 g，玉竹9 g，炙甘草4.5 g，薏苡仁12 g，百合9 g。本方以御风健鼻为主，可润肺健脾，使肺气和、脾气充，对易伤风流涕之人有良好的保健预防作用。

另外，要养成正确擤鼻涕的习惯，即用拇指和食指捏住鼻子，用力排出鼻涕。不可压住一侧鼻腔擤鼻涕，这样会使另一侧鼻腔内鼻涕吸入体内。要克服挖鼻孔、拔鼻毛或剪鼻毛等不良习惯，因鼻毛和鼻黏膜是鼻功能的主要结构，被损伤之后，不但伤害鼻腔，还可导致其他疾患。

第七节　四肢保健

四肢是人体运动的重要器官。机体生命力强盛与否，与四肢的功能强弱密切相关。一般而言，四肢发达、手脚灵活，则人体的生命力旺盛；若四肢羸弱、手足行动迟缓，说明生命力低下。故强身保健应重视四肢的摄养。

一、上肢的保健法

人类在劳动、学习、生活和娱乐中，几乎样样事情都离不开上肢的功能。在人的四肢中，双手与外界直接接触的机会最多，被污染的机会也最多；手又是手三阴经与手三阳经交接之处。因此，做好上肢的健康保护和卫生保健，对于防病健体是非常有意义的。

（一）上肢以动为养

经常运动上肢就是最好的保健方法。运动上肢的方法比较多，如摇肩转背、左右开弓、托肘摸背、提手摸头等。平常我们所进行的运动保健活动，大多都需有上肢的运动才能完成。这里介绍一种甩动法：双手轻轻握拳，由前而后，甩动上肢，先向左侧甩动，再向右侧甩动，然后两肢垂于身体两侧甩动，各 24 次。本法有舒展筋骨关节、流通经络气血、强健上肢的作用，可预防肩、肘、腕关节疾病，还可调节气血，防治高血压。

（二）按摩保健

手部按摩和上臂按摩可结合在一起做。具体做法如下：双手合掌互相摩擦至热，一手五指掌面放在另一手五指背面，从指端至手腕来往摩擦，以局部有热感为度，双手交替；然后用手掌沿上肢内侧，从腕部向腋窝处摩擦，再从肩部沿上肢外侧向下摩擦至腕部，一上一下为 1 次，可做 24 次。另一上肢同此法。按摩时间可安排在晚上睡前和早晨醒后。该法可以促进肌肤的血液循环，增强新陈代谢及营养的吸收，使肌肉强健，又可除皱悦泽、柔润健手、防治冻疮。

（三）梅花针护手

取梅花针轻叩手背部皮肤，由指尖沿着手指直线向手腕处叩击，每日 1 次。手法不宜太重，每次叩击至手背皮肤达到温热即可，叩完后最好涂擦润手膏。该法有润滑防皱、活络行血、保持手部健美的效果。

（四）药物润手嫩肤

采用药物方法，保护手部皮肤，使其滋润滑嫩、洁白红润。下举二方。①千金手膏方（《千金翼方》）：桃仁 20 g，杏仁 10 g（去皮尖），橘核 20 g，赤芍 20 g，辛夷仁、川芎、当归各 30 g，大枣 60 g，牛脑、羊脑、狗脑各 60 g，诸药加工制成膏，洗手后，涂在手上擦匀，忌火炙手。本品有光润皮肤、护手防皱之效。②太平手膏方（《太平圣惠方》）：瓜蒌瓤 60 g，杏仁 30 g，蜂蜜适量，制作成膏，每夜睡前涂手。本品可防止手部皲裂，使皮肤白净柔嫩、富有弹性。

（五）手部卫生

保持手部清洁卫生，一是促进局部血液循环，有健手美手之用；二是预防疾病，是把好“病从口入”关的主要环节。俗话说“饭前便后洗洗手，细菌病毒难入口”。洗手时应使用肥皂或香皂，既去油泥污垢，还可杀菌，但切忌用汽油清洗手上的油垢，因汽油对皮肤有侵蚀作用，使手变得粗糙或引起一些皮肤病。冬季手指取暖，古人主张用暖水器或用热水泡手，不可以炉火烘手。《老老恒言·杂器》说：“冬寒频以炉火烘手，必致十指燥裂。”古人的经验值得我们在生活中加以注意。另外，要勤剪指甲。书说：“甲为筋之余，甲不数截筋不替。”经常修剪指甲，可消除细菌，又可加强新陈代谢，促使筋气更新，有利于指甲的荣泽、筋膜的强健。

二、下肢的保健法

下肢乃全身的支柱，担负全身的行动功能。中医学认为双足是运行气血、联络脏腑、沟通内外、贯穿上下的十二经络的重要起止部位。足三阴经和足三阳经相交于足上。因此，下肢保健关系到人的整体，对人的健康长寿至关重要。历代养生家特别强调下肢的调摄，总结出了一系列行之有效的保健措施，如运动、按摩、保暖、泡足、药疗等。

（一）下肢宜勤动

步态稳健、行走如飞被视为健康的标志，步履蹒跚、行动迟缓则是衰老的表现。俗话说“人老腿先老”，为此人们把练脚劲和腿劲作为增强健康的方法。下肢运动的方法比较多，如跑步跳跃、徒步、爬山、散步等。这里介绍几种原地锻炼方法。

1. 站立甩腿法

一手扶墙或扶树，一脚站立，一脚甩动，先向前甩动右腿，脚尖向上翘起，然后向后甩，脚面绷直，腿亦伸直，如此前后甩动，左右腿各甩动20次。

2. 平坐蹬腿法

平坐，上身保持正直，先提起左脚向前上方缓伸，脚尖向上，当要伸直时，脚跟稍用力向前下方蹬出，再换右脚，双腿各做20次。

3. 扭膝运动法

两脚平行靠拢，屈膝做向下蹲，双手掌置于膝上，膝部向前后左右做圆周运动，先左转后右转，各20次。

上述功法可增强下肢功能，使关节运动灵活，防治下肢乏力、关节疼痛、小腿抽筋、半身不遂等。

（二）腿足常按摩

下肢按摩可分为干浴腿法和擦脚心法。

1. 干浴腿法

平坐，两手先抱一侧大腿根，自上而下摩擦至足踝，然后再往回摩擦至大腿根，一上一下为1

次，做20次。依同法再摩擦另一条腿。其作用是使腿力增强、关节灵活，预防肌肉萎缩、下肢静脉曲张等。

2. 擦脚心法

每夜洗脚后临睡之前，一只手握脚趾，另一只手摩擦足心100次，以热为度，两脚轮流摩擦。本法具有固真元、暖肾气、交通心肾、强足健步、防治足疾等作用。现代研究认为，五脏六腑在脚上都有相应投影，脚上又有大量神经末梢，经常按摩可使神经更加敏感，神经和内分泌活动更加协调，大脑和心脏功能增强，记忆力提高，疲劳解除，还可防治很多局部和全身性疾病。

（三）足、膝宜保暖

脚下为阴脉所聚，阴气常盛；膝为筋之府，寒则易于挛急，所以足膝部要特别注意保暖，以护其阳气。现代研究认为，脚远离心脏，血液供应少，表面脂肪薄，保温力差，且与呼吸道尤其是鼻黏膜有着密切的神经联系。因此，脚对寒冷非常敏感，当气温降到7 ℃以下时，就开始发凉，进而反射性地引起鼻黏膜血管收缩。实验证明，将双足放在4 ℃冷水中，3分钟后就会出现流涕和喷嚏，所谓“寒从脚下起”即是此意。研究又表明，人的双脚皮表温度为28～33 ℃时感觉最舒服，若降到22 ℃以下时，则易患感冒等疾病。在寒冷的天气要保持足膝部良好的血液循环和温度，鞋袜宜保暖宽大、柔软舒服，鞋子要防水、透气性能好，并要及时更换。脚部保暖对于预防感冒、鼻炎、哮喘、心绞痛等有一定的益处。

（四）足宜勤泡洗

用温水泡脚，可促进血液循环，对心脏、肾脏及睡眠都有益处。《琐碎录·杂说》说“足是人之底，一夜一次洗”，说明人们早就把“睡前一盆汤”看作养生保健的措施之一。古今中外许多长寿老人和学者都认为，常洗脚非常有利于健康长寿。如民间歌谣云：“春天洗脚，升阳固脱；夏天洗脚，暑湿可祛；秋天洗脚，肺润肠濡；冬天洗脚，丹田温灼；睡前洗脚，睡眠香甜；远行洗脚，解除疲劳。”如果洗脚和按摩合在一起做，效果更好。

（五）药物护足

秋冬季节，足部常因经脉阻滞、肌肤失养、皮肤枯燥，而出现皲裂。用散寒活血、润燥养肤的中药外涂足部，可收到良好的防治效果。下举二方，以做参考。①初虞世方（《古今图书集成·医部全录》）：生姜汁、酒精、白盐、腊月猪膏，研烂炒热，擦于脚部，有散寒温经、润肤治裂之功效。②冬月润手（足）防裂方（《外科大成》）：猪脂油12 g，黄蜡60 g，白芷、升麻、猪牙皂荚各3 g，丁香1.5 g，麝香0.6 g，制备成膏，洗脚后涂上，可祛邪通络、祛风消肿、防裂防冻。

第八节　胸、背、腰、腹部保健

胸、背、腰、腹部是人体脏腑所居的部位，其功能盛衰直接关系着内部脏腑功能活动。历代养生家都非常重视这四个部位的保养，保养得当，可促进气血运行，协调和增强全身各部分的联系，提高新陈代谢，达到健身防病的目的。

一、胸部保健法

（一）衣服护胸

《修龄要旨·起居调摄》说："胸宜常护。"《老老恒言·衣》说："夏虽极热时，必着葛布短半臂，以护其胸背。"说明胸部的保护以保暖避寒为主，目的在于保护胸阳，年老体弱者尤应注意。

（二）胸部按摩

取坐位或仰卧位，用左手掌在胸部从左上向右下推摩，右手从右上向左下推摩，双手交叉进行，推摩30次。然后，两只手同时揉乳房，正反方向各30圈，再左右与上下各揉按30次。女性还可做抓拿乳房保健：两小臂交叉，右手扶左侧乳房，左手扶右侧乳房，然后用手指抓拿乳房，一抓一放为1次，可连续做30次。胸部按摩可以振奋阳气，促进气血运行，增强心肺功能。

二、背部保健法

背部为足太阳膀胱经、督脉所过之所，五脏的俞穴都会聚于背，背的寒暖与脏腑的功能直接相关，故应当注意保护。《养生四要·慎动》说："背者，五脏之附也，背欲常暖，暖则肺脏不伤。"《摄生消息论》亦说："不可令背寒，寒即伤肺，令鼻寒咳嗽。"背部保护的基本原则是保暖。从现代医学来看，背部分布着丰富的脊神经，支配着背部皮肤及内脏的生理活动。背部的运动、按摩保健可提高人体的免疫力，调节血压，增强心肌活动的能力，促进消化功能等，有益于防病治病。

（一）背部宜常暖

背部保暖方法有三。第一，衣服护背。《老老恒言·衣》说："肺俞穴在背，《内经》曰'肺朝百脉，输精于皮毛'，不可失寒暖之节。今俗有所谓背搭，护其背也。"故平时穿衣应注意背部保暖，随时加减，以护其背。第二，晒背取暖。《老老恒言·安寝》说："如值日晴风定，就南窗下背日光而坐，《列子》所谓负日之暄也。脊梁得有微暖，能使遍体和畅。日为太阳之精，其光壮人阳气，极为补益。"避风晒背，能暖背通阳，增进健康。第三，慎避风寒。因为背为五脏俞穴所会，尤其是天热汗出腠开时，若被风吹，则风寒之邪易于内侵，引起疾病。故《老老恒言·防疾》强调："五脏俞穴，皆会于背，夏热时有命童仆扇风者，风必及之，则风且入脏，贻患非细，有汗时尤甚。"夏日汗出后不可背向电扇，以免风寒之邪伤人。

（二）背宜常捶摩

历代医家和养生家都强调保护背部的重要性，提出了捶背、搓背、捏脊等活动背部的保健方法。

1. 捶背

捶背又分自我捶打和他人捶打（具体做法详见第十四章第四节“保健按摩”）。本法可以舒经活血、振奋阳气、强心益肾，增强人体生命力。

2. 搓背

搓背也分自搓和他人搓。自搓，可在洗浴时进行，以湿毛巾搭于背后，双手拉紧毛巾两端，用力搓背，直至背部发热为止。他人搓法：取俯卧位，裸背，请他人以手掌沿脊柱上下按搓，至发热为止。注意用力不宜过猛，以免搓伤皮肤。搓背法有防治感冒，缓解腰背酸痛、胸闷腹胀的功效。

3. 捏脊

取俯卧位，裸背。请他人用双手（拇指与食指合作）将脊柱中间的皮肤捏拿起来，自大椎开始，自上而下，连续捻动，直至骶部，可连续捏拿 3 次。此法对成人、小儿皆宜，可调和脏腑、疏通气血、健脾和胃，对调整血压也有一定作用。注意用力不宜过大、过猛，速度不宜太快，动作要协调。

三、腰部保健法

腰为人体运动的枢纽，摇动、按摩腰部，能够健腰强肾、疏通气血。中国传统武功十分强调“以腰为轴”“主宰于腰”，把腰部活动看作生命活动之本。

（一）腰宜常摇动

锻炼腰部的传统方法很多。很多传统健身术都非常强调腰部活动，如五禽戏、易筋经、八段锦、太极拳等，通过松胯、转腰、俯仰等活动达到强腰健体作用。下面仅举几个练腰动作。

1. 转胯运腰

取站立姿势，双手叉腰，拇指在前、其余四指在后，中指按在肾俞穴上，吸气时胳膊由左向右摇动，呼气时由右向左摆动。一呼一吸为 1 次，可连续做 8 ~ 32 次。

2. 俯仰健腰

取站立姿势，吸气时两手从体前上举，手心向下，一直举到头上方，至指尖朝上，呼气时弯腰至两手触地或脚。如此连续做 8 ~ 32 次。

3. 旋腰转脊

取站立姿势，两手上举至头两侧，与肩同宽，拇指尖与眉同高，手心相对，吸气时上体由左向右扭转，头也随着向右后方扭动，呼气时由右向左扭动。一呼一吸为 1 次，可连续做 8 ~ 32 次。

（二）腰宜常按摩

“腰为肾之府”，经常按摩腰部有壮腰强肾之功。《内功图说·分行外功诀》云：“两手擦热，以鼻吸清气，徐徐从鼻放出，用两热手擦精门（即背下腰软处）。”“两手摩擦两肾俞穴，各一百二十次，能生精固阳，除腰痛，稀小便。”这些描述非常具体，可仿效进行。

四、腹部保健法

（一）腹部宜保暖

古代养生家很注意腹部的保暖。《老老恒言·安寝》说：“腹为五脏之总，故腹本喜暖。老人下元虚弱，更宜加意暖之。”主张对年老和体弱者进行兜肚或肚束保健。①兜肚：将蕲艾捶软铺匀，盖上丝绵（或棉花），装入双层肚兜内，将兜系于腹部即可。②肚束：又称为腰彩，为将宽七八寸的布系于腰腹部。曹庭栋谓此法“前护腹，旁护腰，后护命门，取益良多”。此二法均可配以有温暖作用的药末，以加强温暖腹部的作用。

（二）腹宜常按摩

腹为胃肠所属之处，按摩腹部实际上是按摩胃肠，故摩腹是历代养生家一致提倡的保健方法之一，尤宜于食后进行。《修龄要旨·起居调摄》指出“腹宜常摩”。《养性延命录·食诫篇》说：“食毕……使人以粉摩腹数百过，大益也。”摩腹的方法很多，现仅举其中 1 种，具体做法是：先搓热双手，然后双手相重叠，置于腹部，用掌心绕脐沿顺时针方向由小到大转摩 36 圈，再逆时针方向由大到小绕脐摩 36 圈。古人称此为摩脐腹或摩生门。它有增加胃肠蠕动、理气消滞、增强消化功能和防治胃肠疾病等作用。

第九节　五脏保健法

以五脏为中心的整体观，是中医脏象学说的主要特点。五脏生理功能和相互之间的平衡协调是维持机体内外环境相对恒定的重要环节，因此五脏被称为“生命器官”。生命器官健全的人，抵抗疾病的能力强，患病后也易治疗和康复，故保护体内重要脏器是养生保健的基本出发点。五脏保健是多方面的、综合性的，通过饮食、情志、起居、环境、运动、药物、推拿、气功、导引等方面的调养保健，才能达到整体摄养的目的。这些措施对每一脏都是适用的，但五脏的生理又各有不同，故保健方法亦各有侧重。为了避免重复，本节针对五脏各自的主要生理功能特点仅做一般性的保健方法介绍。五脏保健的方法同中有异、异中有同，因此，要互相参考，互相补充。

一、心脏保健法

心为“君主之官”“五脏六腑之大主也”，历来被看作是人体的中心器官。心脏的生理功能主要有主血脉、主神志两个方面。心脏健康与否直接影响到人体的健康与寿命。在现代，心脏疾病虽然可以得到许多有效治疗，但仍是人类死亡的主要原因之一。可见，心脏保健至关重要。

（一）“心主血脉”的保健

心主血脉包括主血和主脉两个方面，并且构成了体内一个相对独立的系统，这个系统的功能状况直接影响着全身的生理功能。“心主血脉”的保健宜从多方面入手，但其基本出发点有二：一是增强心脏功能，二是减轻心脏负担。

1. 科学配膳

《素问·五脏生成》云：“心之合脉也……多食咸，则脉凝泣而变色。”《素问·生气通天论》指出：“味过于咸，大骨气劳，短肌，心气抑。”《素问》指出饮食过咸会给心脏带来不利影响。心脏饮食保健的基本要求是：营养丰富，清淡多样；提倡高蛋白，低脂肪；高维生素，低盐饮食。心肌的发育和血脉运行都需要消耗高级蛋白质，要及时补充；脂肪食品食用过多，可出现“脂肪心”，又易引起动脉粥样硬化，故不宜多食。在饮食中宜适当食用植物蛋白、牛奶、瘦肉之类，并选用一些能降低血脂的食物，如大豆、蘑菇、花生、生姜、大蒜、洋葱、茶叶、酸牛奶、甲鱼、海藻、玉米油、山楂等；少吃胆固醇含量高的食物，如蛋黄、猪脑、猪肝、蟹黄、鱼子、奶油等。饮食习惯提倡混合饮食，这样维生素和微量元素吸收比较广泛，维生素 C、维生素 B_6、维生素 B_1、维生素 B_2、维生素 B_{12}，微量元素铬、锰、镁等，对于心血管保健、预防心脏动脉粥样硬化很有价值。饮食中要适当多选食谷类、豆类、粗米、面等，并多食绿叶蔬菜和水果。低盐饮食对预防心血管疾病大有好处，钠盐食用过多，增加心脏负担，又易引起高血压等，故清淡饮食为宜。总之，科学配膳是预防心血管疾病的重要环节。

2. 切忌暴饮

历代养生家都主张渴而后饮，缓进饮料，反对大饮、暴饮。一次性喝大量的水或饮料，会迅速增加血容量，增加心脏负担，因此，年高或心脏功能欠佳者尤当注意。一般而言，每次进饮水量不要超过 500 ml，并可采取少饮多次之法。

3. 戒过食刺激物

凡刺激性食物和兴奋性药物都会给心脏带来一定的负担，故应戒烟、少酒，不宜饮大量浓茶，辣椒、胡椒等物亦要适量，咖啡因、苯丙胺等兴奋性药物亦须慎用。

4. 适量减肥

体重过重也会加重心脏负担。因此，青春期以后应注意减少脂肪赘生，避免发胖。控制体重和减肥的方法很多，可因人而异地选择，如运动锻炼、饮食减肥等。就饮食而言，限制总热量的摄入和储存，尤其晚餐不过量、就餐时间宜稍早，对控制体重是有意义的。

5. 卧具适当

一般而言，床头比床尾适当高一些，枕头高低适度，对心脏血液回流有益处。心脏功能较弱者，休息时可采取半卧式，这样可减轻心脏的负担。

6. 运动锻炼

经常参加运动锻炼，可以增强冠状动脉的血流量，对心脏大有益处。经常参加运动和体力劳动的人，心肌功能要比不活动的人强壮得多。一般认为，太极拳、导引、气功、散步、中慢速度的跑步、体操、骑自行车、爬山、游泳等都适用于心脏的保健锻炼，具体的运动项目需要根据个人的实际情况选择。中老年人则不宜参加过于激烈的竞技运动，因为运动过于激烈，心脏负荷太大，可对心脏产生不利影响。此外，还可结合运动锻炼做按摩保健。

（二）“心主神志”的保健

心主神志的功能与心主血脉的功能是密切相关的，血脉是神志活动的物质基础，神志是血脉功能的综合反映。情志变化分属五脏，但总统于心，故“心主神志”之保健至关重要。

1. 情志平和

情志平和，则气血宣畅，神明健旺，思考敏捷，对外界信息的反应灵敏。若七情过极，则可使心神受伤。故应保持七情平和，情绪乐观，避免过度的喜怒、忧愁等不良情绪，尤其是大喜、暴怒直接影响心之神明，进而影响其他脏腑功能。对于生活中的重大变故，宜保持冷静的头脑，既不可漫不经心，又不必操之过急，以保证稳定的心理状态。

2. 环境适宜

良好的生活环境和工作环境对人的心理健康是非常重要的。在社会中，需要正确认识自己，正确对待别人和正确对待客观环境。首先要有良好的自我意识，承担与自己脑力或体力相适应的工作和学习。人是社会的一员，每个人都不可能脱离社会而生活。古代思想家孟子曾说：“一人之所需，百工斯为备。”人与社会的联系不仅是物质的需求，也是精神的需要。因此，要热爱生活，同社会保持密切联系，建立融洽的人际关系，使精神生活得到满足，保持稳定的情绪。

二、肝脏保健法

肝主疏泄、主藏血。肝脏调畅全身气机，是气机升降出入的枢纽，又是贮藏血液、调节血量的重要器官，故被称为人体重要的生命器官。现代医学认为肝是人体最大的消化腺，是人体新陈代谢的枢纽，还有解毒和调节水液与激素平衡的作用。

（一）肝脏功能的保健

肝主疏泄与主藏血之间是相互联系、协调平衡的。如果疏泄不及，肝气郁结，可致各种瘀血之病理变化；如果疏泄太过，影响藏血功能，则可导致各种出血证。二者在保健上也是相一致的，所以此处合在一起介绍。

1. 饮食保健

肝的疏泄功能是促进脾胃运化的一个极重要环节，肝脏本身必需的蛋白质和糖类等要从饮食中获得，因此，宜食用易消化的高蛋白质食物，如鱼类、蛋类、乳类、动物肝脏、豆制品等，还应适当食用些含糖食物。肝脏对维生素K、维生素A、维生素C的需要量较大，故应适当多食用富有维生素的食物，如新鲜蔬菜和水果之类。同时，还宜适当食用含纤维素多的食物，高纤维食物有助于保持大便通畅，有利于胆汁的分泌和排泄，这是保护肝脏疏泄功能的一项重要措施。维持肝脏功能需要丰富的营养，但不宜给予太多高脂肪类食物，否则有引起脂肪肝的可能性。

2. 切忌嗜酒

过量饮酒可引起食欲减退，造成蛋白质及B族维生素缺乏，引发酒精中毒，还可导致脂肪肝、肝硬化、急性中毒，甚至引起死亡。因此，日常生活中切忌过量饮酒，以免损伤肝胆。

3. 戒怒防郁

人的情志调畅与肝的疏泄功能密切相关。反复持久或过激的情志刺激，会直接影响肝的疏泄功能。肝喜调达，在志为怒，故抑郁、暴怒最易伤肝，导致肝气郁结或肝火旺盛的病理变化。因此，要重视培养控制过极情绪和疏导不良情绪的能力，以保持情绪畅达平和。

（二）肝脏防病保健

肝脏防病保健应着眼于两个方面：一是预防传染性肝炎，二是经常进行保健锻炼，增强肝脏功能。

1. 预防传染性肝炎

预防肝炎是保护肝脏的一项积极的措施，有效的方法是搞好清洁卫生、把好饮食卫生关，同时配合药物防治。目前在肝炎很普遍的情况下，可服用预防性药物。如茵陈、板蓝根各20 g，金钱草15 g，甘草10 g，焦三仙各10 g，大枣5枚，水煎服，一日1剂，服用1周，对预防甲肝有良效。

另外，应避免长期大量服用损害肝脏的药物，如氯丙嗪、磺胺类、异烟肼、苯巴比妥制剂等。如因治疗需要，则应配合一些保肝药物及其他综合性保肝措施，以免损伤肝脏功能。

2. 健肝锻炼

保养肝脏的运动锻炼的原则是动作舒展、流畅、缓慢，符合肝气生发、畅达的特点，可选太极拳、八段锦、易筋经、气功、导引等。此外亦可配合简易的养肝保健锻炼法：取右侧卧，略抬高臀部，缓慢做腹式呼吸，连续20～30分钟，每日2～3次，有利于肝脏休息，还可防止肝脏下垂。

三、脾胃保健法

脾主运化，胃主收纳；脾主升清，胃主降浊。脾又主统血，主肌肉、四肢。脾胃为后天之本、气血生化之源，在养生和防病方面有着重要意义。

（一）饮食保健

脾胃最主要的功能就是受纳、腐熟饮食，运化水谷精微，为整个人体的生命活动提供营养和动力。因此，饮食保健是脾胃保健的重点，如饮食有节、饮食卫生、进食保健等。详见第九章“饮食养生”，此不复赘。

（二）其他措施

脾胃的保健还要充分注意综合护养，积极参加各种有益的健身活动，提高身体素质。生活起居要有一定的规律，保证充足而良好的睡眠，生活、工作从容不迫；适应自然环境变化，注意腹部保暖。脾胃功能素虚者，可采用药兜保暖，并结合腹部自我按摩。此外，还可采用针灸保健、气功保健等。如在患病时用药，要顾及脾胃，一是在药物之中适当配合保护脾胃之品，二是尽量避免服用损伤脾胃的药物，如阿司匹林、水杨酸制剂、保泰松、吲哚美辛、红霉素、利血平、激素类等，上述药物能引起溃疡，宜少用或慎用。

四、肺脏保健法

肺的主要生理功能是主气、司呼吸，主宣发和肃降，通调水道。中医学认为肺为五脏之华盖，称为“娇脏”，是非常娇弱的脏器。在呼吸过程中，肺与外界直接相通，外界的冷暖变化和各种致病微生物、灰尘等有害因素都时刻影响着肺，肺脏的形态结构和功能则更易受外界有害因素的影响。因此，肺脏保健是预防疾病、增进健康、抗衰防老的重要环节之一。

（一）肺主气、司呼吸的保健

肺主司呼吸，调节气的升降出入运动，呼浊吸清，吐故纳新，从而保证人体新陈代谢的正常进行。

保护肺脏健康，首先应尽量避免吸入空气中的杂质和有毒气体。如二氧化矽、煤尘、棉纱纤维、二氧化碳、一氧化碳，二氧化硫、氯气、甲醛、有机磷农药等，这些有毒物或有害物质吸入过多，可引起肺部病变和全身病变。因此，要积极预防和控制空气污染，改善劳动环境、居住环境，对灰尘多的环境进行“静化”处理，搞好环境卫生，加强预防措施，如使用防尘器、防尘口罩、通风设备等，多呼吸新鲜空气。吸烟者要下决心戒烟，这对肺脏保护是很有好处的。

此外，应根据自己的爱好选择适当的运动项目，积极参加运动锻炼。如早晚到空气新鲜的地方散步，做广播体操、呼吸体操、打太极拳、练气功等，可有效地增强体质、改善心肺功能。同时经常训练腹式呼吸以代替胸式呼吸，每次持续5~10分钟，可以增强膈肌、腹肌和下胸肌活动，加深呼吸幅度，增大通气量，减少残气量，从而改善肺功能。

（二）肺主宣发和肃降的保健

肺的宣发和肃降是新陈代谢的两个方面，是相互依存、相互制约、相反相成的。一旦二者功能失去协调，就会引发多种病变。因此，保护协调肺的宣降功能对增强体质、预防疾病具有重要意义。

1. 注意饮食宜忌

肺脏保健的饮食要少辛辣厚味，宜淡食少盐；切勿过寒过热，尤其是寒凉饮冷。《内经》中早就有“大饮则气逆”“形寒饮冷则伤肺”之明诫。因此，在饮食上一定要合理调摄，切不可贪凉饮冷。

2. 防寒保暖

寒冷季节或气温突变时，最易引起感冒，诱发支气管炎。因此，要适应自然变化，防寒保暖。如随气温变化而随时增减衣服，汗出之时要避风；室内温、湿度要适宜，要保持良好通风，但不宜直接吹风；胸宜常护，背宜常暖，暖则肺气不伤。

3. 耐寒锻炼

耐寒锻炼的目的在于增强机体免疫力，预防感冒。可采用冷水浴面、空气浴和健鼻的保健，实践证明皆效果颇佳。

4. 疾病防治

积极预防感冒是肺部保健的有效方法之一。患有发作性呼吸系统疾病者，如慢性支气管炎、哮喘等，在气温变化时、大的节气交接前尤应做好预防保健和治疗措施，以免诱发旧疾或加重病情。此外，可用“冬病夏治”之法，在夏季未发病之时采用方药或针灸固本扶正之法增强抵抗力，到了冬季就可少发病或不发病。

五、肾脏保健法

肾藏精，主命门之火，主生殖和生长发育，为先天之本，肾又主水、主纳气，调节水液代谢，故被称为水火之脏，内寓元阴、元阳。肾脏功能包括了现代医学中生殖、内分泌、呼吸、神经、免疫、运动等系统的功能，肾气决定着机体生、长、壮、老、已整个生命活动过程。现代医学认为肾脏是主要的排泄器官，对调节体内的水与电解质平衡和排泄体内的代谢产物起着极重要的作用。增强肾脏功能是强身抗老的重要一环。

（一）肾主藏精的保健

藏精是肾的主要生理功能。肾中精气是生命活动之本，是肾阴、肾阳的物质基础，也是人体生长发育及各种功能活动的物质基础。因此，肾主藏精功能的合理保健对预防疾病、防止衰老有普遍的指导意义。

1. 饮食保健

肾脏活动本身需要较大量的蛋白质和糖类，故宜选择高蛋白、高维生素、低脂肪、低胆固醇、低盐的食物。高脂肪和高胆固醇饮食易引发肾动脉硬化，使肾脏萎缩变性；高盐饮食可影响水液代谢。常选用的食物有瘦肉、鱼类、豆制品、蘑菇、水果、蔬菜、冬瓜、西瓜、绿豆、赤小豆等。另外，适当配用一些碱性食物，可以缓和代谢性酸性产物的刺激，有益肾脏保健。

2. 节欲保精

精为人身三宝之一，保精是强身的重要环节之一。未婚者要尽量减少手淫；已婚者则需节欲，绝不可放纵性欲。自古就有“强力入房则伤肾”之说，所谓伤肾实由失精过多引起，故节欲保精是强肾的重要方法之一。详见第十章“房事与养生”。

3. 药饵保健

体质虚弱者，可根据具体情况辅以药物保健。肾阳虚者，可选用金匮肾气丸、右归丸等，单味药如鹿茸、海马、紫河车、巴戟天、冬虫夏草、核桃肉、肉苁蓉等。肾阴虚者，可选用六味地黄丸、左归丸等，单味药如枸杞子、楮实子、龟甲、鳖甲等。阴阳两虚者，可选用全鹿丸、二仙汤等，单味药如何首乌、山药、黑芝麻等。药物保健应做到阴阳协调，不可偏执。

（二）肾主水液的保健

人体内的水液代谢是由肺、脾、三焦、肾等脏腑共同完成的，其中肾的气化功能起着主宰作用。特别是尿液的生成和排泄与肾中精气的蒸腾气化作用直接相关。若肾主水液的功能发生障碍，则可引起多种病理变化。可见，肾主水功能对维持机体健康是很重要的。

1. 保持小便通畅

小便通畅在维持体内水液代谢平衡过程中起着关键性的作用。若小便代谢障碍，会增加肾盂和肾实质发炎的概率，还可引发尿中毒或其他疾病。因此，要积极防治影响小便功能的疾患。平日若服用某些易使小便结晶的药物如磺胺类，则宜多喝水，并同时服用碳酸氢钠，使尿液变成碱性，以免沉淀结晶。

2. 预防肾脏感染

防止肾脏感染要从两方面入手：一是防止逆行性尿道感染，具体方法是讲卫生、适当多喝水；二是防止通过血液循环和淋巴循环的途径感染肾脏，要积极防治上呼吸道感染、皮肤感染，如对扁桃体炎、龋齿、鼻窦炎、疮疖、皮肤脓肿、结核病等必须及时防治，以免引起肾脏感染。

（三）其他保健措施

关于肾脏保健，尚需注意以下几点。

1. 慎用损害肾脏的药物

有些药物对肾脏有损害，如氯化汞、四氯化碳、巴比妥类、磺胺类制剂、多黏菌素、头孢霉素、卡那霉素、新霉素、灰黄霉素、链霉素等，这些药宜慎用，若非用不可，应采取短期少量或适当配伍应用，以免损伤肾功能。此外，已患肾炎者，应积极防治；患过敏性紫癜、系统性红斑狼疮及其他自身免疫性疾病者，应及时加强对肾脏的保护。

2. 运动保健

积极参加各项运动锻炼对强肾健身颇为有益。同时还需结合对肾脏有特殊作用的按摩保健，如腰部按摩法。此外，腰部热敷与腹压按摩法亦可采用。

（1）腰部热敷。取仰卧位，用热水袋垫于腰部，仰卧30～40分钟，使腰部有温热感。此法可松弛腰部肌肉，温养肾脏，增加肾血流量。每日可做1～2次。

（2）腹压按摩法。取坐位，吸气之后用力憋气3～5秒，同时收缩腹肌增加腹部压力，如此反复有节奏地进行锻炼。此法利用腹压的升高和降低来挤压按摩肾脏，对肾脏是一种具有节奏性的冲击，有补肾固精、通经活血之效。

第十九章　因时养生

因时养生，就是按照时令节气的阴阳变化规律，运用相应的养生手段保证健康长寿的一种方法。这种“天人相应，顺应自然”的养生方法是中医养生学的一大特色。

第一节　因时养生的原则

一、春夏养阳，秋冬养阴

《周易·系辞》说：“变通莫大乎四时。”四时阴阳的变化规律直接影响万物的荣枯生死，人如果能顺从天气的变化就能保全“生气”，延年益寿，否则就会生病。所以《素问·四气调神大论》说：“夫四时阴阳者，万物之根本也。所以圣人春夏养阳，秋冬养阴，以从其根，故与万物沉浮于生长之门。逆其根，则伐其本，坏其真矣。故阴阳四时者，万物之终始也，死生之本也。逆之则灾害生，从之则苛疾不起，是谓得道。”上文告诉人们，四时阴阳之气，生长收藏，化育万物，为万物之根本。春夏养阳、秋冬养阴是顺应四时阴阳变化的养生之道的关键。所谓春夏养阳，即养生养长；秋冬养阴，即养收养藏。

春夏两季，天气由寒转暖，由暖转暑，是人体阳气生长之时，故应以调养阳气为主；秋冬两季，气候逐渐变凉，是人体阳气收敛、阴精潜藏于内之时，故应以保养阴精为主。春夏养阳、秋冬养阴，是建立在阴阳互根规律基础上的养生防病的积极措施。正如张景岳所说：“夫阴根于阳，阳根于阴，阴以阳生，阳以阴长，所以圣人春夏养阳以为秋冬之地，秋冬则养阴以为春夏之地，皆所以从其根也。今人有春夏不能养阳者，每因风凉生冷伤此阳气，以致秋冬多患疟泄，此阴胜之为病也。有秋冬不能养阴者，每因纵欲过度伤此阴气，以致春夏多患火症，此阳盛之为病也。”所以春夏养阳、秋冬养阴，寓防于养，是因时养生法中的一项积极主动的养生原则。

二、春捂秋冻

春季阳气初生而未盛，阴气始减而未衰，故春时人体肌表虽应气候转暖而开始疏泄，但其抗寒能力相对较差。为防春寒，气温骤降，此时必须注意保暖御寒，有如保护初生的幼芽，以使阳气不受到伤害，逐渐强盛，这就是春捂的道理。秋季则是气候由热转寒之时，人体肌表亦处于疏泄与致密交替之际。此时阴气初生而未盛，阳气始减而未衰，故气温开始逐渐降低，人体阳气亦开始收敛，为冬时藏精创造条件，故不宜一下子添衣过多，以免妨碍阳气的收敛，此时若能适当地接受一些冷空气的刺激，不但有利于肌表之致密和阳气的潜藏，还有利于人体应激能力和耐寒能力的增强。所以秋天宜冻。可见，春捂秋冻的道理与春夏养阳、秋冬养阴是一脉相承的。

三、慎避虚邪

人体适应气候变化以保持正常生理活动的能力毕竟是有一定限度的，尤其是在天气变化出现反常气候时，更容易感邪发病。因此，人们在因时养护正气的同时，非常有必要对外邪审识避忌。只有这样，两者相辅相成才会收到如期的成效。《素问·八正神明论》说："四时者，所以分春、秋、冬、夏之气所在，以时调之也，八正之虚邪而避之勿犯也。"这里所谓的八正，又称八纪，指二十四节气中的立春、立夏、立秋、立冬、春分、秋分、夏至、冬至8个节气。它是季节气候变化的转折点，天有所变，人有所应，故节气前后气候变化对人体的新陈代谢也有一定的影响。体弱多病的人往往在交节时刻感到不适，或者发病，甚至死亡。所以《素问·阴阳应象大论》中有"天有八纪，地有五里，故能为万物之父母"之说，此处将八纪作为天地间万物得以生长的根本条件之一，足见节气对人体影响的重要性。因此，注意交节变化，慎避虚邪也是四时养生的一个重要原则。

第二节　春季养生

春三月，从立春到立夏前，包括立春、雨水、惊蛰、春分、清明、谷雨6个节气。春为四时之首，万象更新之始，《素问·四气调神大论》指出"春三月，此谓发陈。天地俱生，万物以荣"，春归大地，阳气升发，冰雪消融，蛰虫苏醒，自然界生机勃发，一派欣欣向荣的景象。所以春季养生在精神、饮食、起居诸方面都必须顺应春季阳气升发、万物始生的特点，注意保护阳气，即着眼于一个"生"字。

一、精神调养

春属木，与肝相应；肝主疏泄，在志为怒，恶抑郁而喜条达。故春季养生要力戒暴怒，更要忌情怀忧郁，做到心胸开阔、乐观愉快，对于自然万物要"生而勿杀，予而勿夺，赏而勿罚"（《素问·四气调神大论》），在保护生态环境的同时培养热爱大自然的良好情怀和高尚品德。春季"禁伐木，毋覆巢杀胎夭"（《淮南子·时则训》）被古代帝王视作行政命令的重要内容之一。历代养生家则一致认为，在风和日丽、鸟语花香的春天应该踏青问柳、登山赏花、临溪戏水、行歌舞风、陶冶性情，使自己的精神情志与春季的大自然相适应，充满勃勃生气，以利春阳生发之机。

二、起居调养

春回大地，人体的阳气开始趋向于表，皮肤腠理逐渐舒展，肌表气血供应增多，而肢体反觉困倦，往往日高三丈而睡意未消，故有“春眠不觉晓，处处闻啼鸟”之说。然而睡懒觉不利于阳气生发，故春季在起居方面要求夜卧早起、免冠披发、松缓衣带、舒展形体，在庭院或场地信步慢行，克服情志上倦懒思眠的状态，以助生阳之气升发。

春季气候变化较大，极易出现乍暖乍寒的情况，加之人体腠理开始变得疏松，对寒邪的抵抗能力有所减弱，所以春季不宜顿去棉衣，特别是年老体弱者，减脱冬装尤宜审慎，不可骤减。为此，《备急千金要方》主张春时衣着宜“下厚上薄”，既养阳又收阴。《老老恒言》亦云：“春冻未泮，下体宁过于暖，上体无妨略减，所以养阳之生气。”凡此皆经验之谈，足供春时养生者参考。

三、饮食调养

春季阳气初生，宜食辛甘发散之品，不宜食酸收之味。《素问·脏气法时论》说：“肝主春……肝苦急，急食甘以缓之……肝欲散，急食辛以散之，用辛补之，酸泄之。”酸味入肝，具收敛之性，不利于阳气的生发和肝气的疏泄，且足以影响脾胃的运化功能，《摄生消息论》提出“当春之时，食味宜减酸益甘，以养脾气”。春时木旺，与肝相应，肝木不及固当用补，然肝木太过则克脾土，《金匮要略》有“春不食肝”之说。由此可见，饮食调养之法在实际应用时还应观其人虚实，灵活掌握，切忌生搬硬套。

一般来说，为适应春季阳气升发的特点，扶助阳气，此时在饮食上应遵循上述原则，适当食用辛温升散的食物，如麦、大枣、豉、花生、葱、香菜等，而生冷黏杂之物则应少食，以免伤害脾胃。

四、运动调养

在寒冷的冬季里藏精多于化气，人体的新陈代谢能力、各脏腑器官的阳气都有不同程度的下降，因而入春后应加强锻炼。到空气清新之处，如公园、广场、树林、河边、山坡等地，玩球、跑步、打拳、做操，形式不拘，取己所好，尽量多活动，使春气升发有序，阳气增长有路，以符合春夏养阳的要求。年老行动不便之人可趁风日融和、春光明媚之时，在园林亭阁虚敞之处凭栏远眺，以畅生气，但不可默坐，免生郁气，碍于阳气疏发。

五、防病保健

初春由寒转暖，温热毒邪开始活动，致病的微生物细菌、病毒等随之生长繁殖，因而风湿、春温、温毒、温疫等即现代医学所说的流行性感冒、肺炎、麻疹、流行性出血热、猩红热等传染病，多有发生、流行。其预防措施有三：一是讲卫生，除害虫，消灭传染源；二是多开窗户，使室内空气流通；三是加强保健锻炼，提高机体的防御能力。

根据民间经验，可在饮水中浸泡贯众（取未经加工的贯众约500 g，洗净，放置于水缸或水桶之中，每周换药1次），或在住室内放置一些薄荷油，任其挥发，以净化空气。另外，可按5 mL/m^2准备食醋，加水1倍，关闭窗户，加热熏蒸，每周2次，对预防流行性感冒有良效。用板蓝根15 g、贯众12 g、甘草9 g，水煎，服1周，对预防外感热病效果佳。每天选足三里、风池、迎香等穴做保健按摩两次，能增强机体免疫力。此外，注意口鼻保健，阻断温邪上受首先犯肺之路亦很重要。

第三节　夏季养生

夏三月，从立夏到立秋前，包括立夏、小满、芒种、夏至、小暑、大暑6个节气。夏季烈日炎炎，雨水充沛，万物竞长，阳极阴生，万物华实，正如《素问·四气调神大论》所说“夏三月，此谓蕃秀，天地气交，万物华实”。人在气交之中，故亦应之。所以夏季养生要顺应夏季阳盛于外的特点，注意养护阳气，即着眼于一个“长”字。

一、精神调养

夏属火，与心相应，故在赤日炎炎的夏季要重视心神的调养。《素问·四气调神大论》指出：“使志无怒，使华英成秀，使气得泄，若所爱在外，此夏气之应，养长之道也。”也就是说，人在夏季要保持神清气和、快乐欢畅、胸怀宽阔、精神饱满，对外界事物要有浓厚的兴趣，培养乐观外向的性格，以利于气机的通泄。与此相反，举凡懈怠厌倦、恼怒忧郁，则有碍气机，皆非所宜。嵇康《养生论》说，夏季炎热，“更宜调息静心，常如冰雪在心，炎热亦于吾心少减，不可以热为热，更生热矣”。这里指出了心静自然凉的夏季养生法很有参考价值。

二、起居调养

夏季作息，宜晚睡早起，以顺应自然界阳盛阴衰的变化。

暑易伤气，炎热可使人汗泄太过，出现头昏、胸闷、心悸、口渴、恶心，甚至昏迷，所以夏季安排劳动或体育锻炼时要避开烈日炽热之时，并注意加强防护。午饭后需安排午睡，一则避炎热之势，二则可消除疲劳。

酷热盛夏，每天洗一次温水澡是一项值得提倡的健身措施。它不仅能洗掉汗水、污垢，使皮肤清爽，消暑防病，还能够锻炼身体，因为冲洗时水压及机械按摩作用可使神经系统兴奋性降低，扩张体表血管、加快血液循环、改善肌肤和组织的营养、降低肌肉张力，以消除疲劳、改善睡眠、增强抵抗力。没有条件洗温水澡时，可用温水毛巾擦身，也能起到上述作用。

夏日炎热，腠理开泄，易受风寒湿邪侵袭，睡眠时不宜风扇送风，更不宜夜晚出宿。有空调的房间也不宜室内外温差过大。纳凉时不要在房檐下、过道里，且应远门窗之缝隙，可在树荫下、水亭中、凉台上，但不要时间过长，以防贼风入中得阴暑症。

夏日天热多汗，衣衫要勤洗勤换，久穿湿衣或穿刚晒过的衣服都易使人得病。

三、饮食调养

五行学说认为夏时心火当令，心火过旺则克肺金，故《金匮要略》有“夏不食心”之说。味苦之物能助心气而制肺气，故孙思邈主张“夏七十二日，省苦增辛，以养肺气”。夏季出汗多，则体内钠盐损失亦多，若心肌缺钠，搏动就会失常，宜多食酸味以固表、多食咸味以补心。《素问·脏气法时论》说，心主夏，“心苦缓，急食酸以收之”，“心欲耎，急食咸以耎之，用咸补之，甘泻之”。阴阳学说则认为夏月伏阴在内，饮食不可过寒。如《颐身集》指出：“夏季心旺肾衰，虽大热不宜吃冷淘冰雪，蜜水、凉粉、冷粥。饱腹受寒，必起霍乱。”心主表，肾主里，心旺肾衰，即外热内寒之意，唯其外热内寒，故冷食不宜多吃，少则犹可，食多定会寒伤脾胃，令人吐泻。西瓜、绿豆汤、乌梅小豆汤为解渴消暑之佳品，但不宜冰镇食用。夏季气候炎热，人的消化功能较弱，饮食宜清淡，不宜肥甘厚味。

夏季致病微生物极易繁殖，食物极易腐败、变质，致肠道疾病发生。因此，需讲究饮食卫生，谨防“病从口入”。

四、运动调养

夏季运动锻炼最好在清晨或傍晚较凉爽时进行，场地宜选择公园、湖边、庭院等空气新鲜处，锻炼项目以散步、慢跑、太极拳、气功、广播操为好，有条件者可到高山森林、海滨地区疗养。夏季不宜做过分剧烈的运动，因为剧烈运动可致大汗，汗泄太多不仅伤阴，也伤损阳气。出汗过多时，可适当饮用盐开水或绿豆盐汤，切不可饮用大量凉开水，也不要立即用冷水冲头、淋浴，否则会引起寒湿痹病、黄汗等。

五、防病保健

（一）预防暑热伤人

夏季酷热多雨，暑湿之气容易乘虚而入，易致疰夏、中暑等疾病。疰夏主要表现为胸闷、胃纳欠佳、四肢无力、精神萎靡、大便稀薄、微热嗜睡、出汗多、日渐消瘦。为预防疰夏，在夏令之前可取补肺健脾益气之品，并少吃油腻厚味，以减轻脾胃负担；进入夏季，宜服芳香化浊、清解湿热之方，如每天用鲜藿香叶、佩兰叶各 10 g，飞滑石、炒麦芽各 30 g，甘草 3 g，水煎代茶饮。

如果出现全身明显乏力、头昏、胸闷、心悸、注意力不能集中、大量出汗、四肢发麻、口渴、恶心等症状，多是中暑的先兆，应立即移至通风处休息，喝些淡盐开水或绿豆汤，若用西瓜汁、芦根水、酸梅汤则效果更好。预防中暑的方法有：合理安排工作，注意劳逸结合；避免在烈日下过度曝晒，注意室内降温；睡眠要充足；讲究饮食卫生。另外，防暑饮料和药物如绿豆汤、酸梅汁、仁丹、十滴水、清凉油等，亦不可少。

（二）冬病夏治保健

从小暑到立秋，人称伏夏，即三伏天，是全年气温最高、阳气最盛的时节。对于一些每逢冬季发作的慢性病，如慢性支气管炎、肺气肿、支气管哮喘、腹泻、痹病等阳虚证，在伏夏通过贴敷等方法治疗，称为冬病夏治，其中以老年性慢性支气管炎的治疗效果最为显著。具体方法可以是内服中成药，也可以是外敷药物于穴位之上。内服药，以温肾壮阳为主，如金匮肾气丸、右归丸等，每日2次，每次1丸，连服1个月。外敷药，可以用白芥子20 g、延胡索15 g、细辛12 g、甘遂10 g，研细末后，用鲜姜60 g捣汁调糊，分别摊在6块直径约5 cm的油纸或塑料薄膜上（药饼直径约3 cm，如果有麝香更好，可取0.3 g置药饼中央），贴在双侧肺俞、心俞、膈俞或贴在双侧肺俞、百劳、膏肓等穴位上，以胶布固定。一般贴4～6小时，如感灼痛，可提前取下，局部微痒或有温热舒适感，可多贴几小时。每伏贴1次，每年3次，连续3年，可增强机体非特异性免疫力、缓解机体的过敏状态。通过如上治疗，有的疾病可以缓解，有的可以根除。对于无脾肾阳虚症状表现但属功能低下者，于夏季选服苁蓉丸、八味丸、参芪精、固本丸等药剂也能获得较好的保健效果。

第四节　秋季养生

秋季，从立秋至立冬前，包括立秋、处暑、白露、秋分、寒露、霜降6个节气。秋季由热转寒，是阳气渐收，阴气渐长，由阳盛转变为阴盛的关键时期，是万物成熟收获的季节，也是人体阴阳的代谢即阳消阴长的过渡时期。因此，秋季养生，凡精神情志、饮食起居、运动锻炼皆以养收为原则。

一、精神调养

秋内应于肺，肺在志为忧，悲忧易伤肺。肺气虚，则机体对不良刺激的耐受性下降，易生悲忧情结。

秋高气爽，秋季是宜人的季节，但秋季气候渐转干燥，日照减少，气温渐降，草枯叶落，花木凋零，常使一些人心中生起凄凉、垂暮之感，产生忧郁、烦躁等情绪变化。因此，《素问·四气调神大论》指出："使志安宁，以缓秋刑，收敛神气，使秋气平；无外其志，使肺气清，此秋气之应，养收之道也。"说明秋季养生首先要培养乐观情绪，保持神志安宁，以避肃杀之气；收敛神气，以适应秋天容平之气。我国古代民间有重阳节（阴历九月初九）登高赏景的习俗，这也是养收之一法。登高远眺，可使人心旷神怡，使一切忧郁、惆怅等不良情绪顿然消散，是调解情绪的良剂。

二、起居调养

秋季，自然界的阳气由疏泄趋向收敛，人的起居作息亦要相应调整。《素问·四气调神大论》说："秋三月……早卧早起，与鸡俱兴。"早卧以顺应阳气之收，早起可使肺气得以舒展，且防收之太过。初秋，暑热未尽，凉风时至，天气变化无常，则在同一地区也会有“一天有四季，十里不同天”的情况。因此，应多备几件秋装，做到酌情增减；不宜一下子着衣太多，否则易削弱机体对气候转冷的适应能力，容易受凉感冒。深秋时节，风大转凉，应及时增加衣服，体弱的老人和儿童尤应注意。

三、饮食调养

《素问·脏气法时论》说：“肺主秋……肺欲收，急食酸以收之，用酸补之，辛泻之。”酸味收敛补肺，辛味发散泻肺，秋天宜收不宜散，所以要尽可能少食葱、姜等辛味之品，适当多食一点酸味果蔬。秋时肺金当令，肺金太旺则克肝木，故《金匮要略》又有“秋不食肺”之说。

秋燥易伤津液，故饮食应以滋阴润肺为佳。《饮膳正要》说：“秋气燥，宜食麻以润其燥，禁寒饮。”《臞仙神隐书》主张入秋宜食生地粥，以滋阴润燥。总之，秋季时节可适当食用如芝麻、糯米、粳米、蜂蜜、枇杷、菠萝、乳品等柔润食物，以益胃生津。

四、运动调养

秋季，天高气爽，是开展各种运动锻炼的好时期，可根据个人具体情况选择不同的锻炼项目，亦可采用《道藏·玉轴经》中所载秋季养生功法，即秋季吐纳健身法，对延年益寿有一定好处。具体做法：每日清晨洗漱后，于室内闭目静坐，先叩齿36次，再用舌在口中搅动，待口里津满，漱口几遍，分3次咽下，并意送至丹田；稍停片刻，缓缓做腹式深呼吸，吸气时舌抵上腭，用鼻吸气，用意将气送至丹田，再将气慢慢从口呼出，呼气时要稍揾口，默念“呬”（音“系”），但不要出声，如此反复30次。秋季坚持练此功，有保肺强身之功效。

五、防病保健

秋季是肠炎、痢疾、疟疾、流行性乙型脑炎等病的多发季节，预防工作显得尤其重要。要搞好环境卫生，消灭蚊蝇；注意饮食卫生，不喝生水，不吃腐败变质和被污染的食物；可群体大剂量投放中药，如板蓝根、马齿苋等煎剂，对肠炎、痢疾的流行可起到一定的防治作用；为防治流行性乙型脑炎，则应按时接种流行性乙型脑炎疫苗。

秋季的气候特点是干燥，故常称为秋燥。燥邪伤人，容易耗人津液，常见口干、唇干、鼻干、咽干、舌上少津、大便干结、皮肤干，甚至皲裂。预防秋燥除适当多服一些维生素外，还应服用宣肺化痰、滋阴益气的中药，如人参、沙参、西洋参、百合、杏仁、川贝母等，对缓解秋燥多有良效。

第五节　冬季养生

冬三月，从立冬至立春前，包括立冬、小雪、大雪、冬至、小寒、大寒6个节气，是一年中气候最寒冷的季节。严寒凝野，朔风凛冽，阳气潜藏，阴气盛极，草木凋零，蛰虫伏藏，以冬眠状态养精蓄锐，为来春生机勃发做好准备，此时人体的阴阳消长代谢也处于相对缓慢的水平，阴成形胜于阳化气。因此，冬季养生之道应眼于一个“藏”字。

一、精神调养

为保证冬令阳气伏藏的正常生理不受干扰，首先要求精神安静。为此，《素问·四气调神大论》中有“冬三月，此谓闭藏……使志若伏若匿。若有私意，若已有得”之说，意思是欲求精神安静，必须控制情志活动，做到如同对待他人隐私那样秘而不宣，如同获得了珍宝那样感到满足，如是则“无扰乎阳”，养精蓄锐，有利于来春的阳气萌生。

二、起居调养

《素问·四气调神大论》说：“冬三月，此谓闭藏。水冰地坼，无扰乎阳；早卧晚起，必待日光。……去寒就温，无泄皮肤，使气亟夺，此冬气之应，养藏之道也。”《备急千金要方·道林养性》也说：“冬时天地气闭，血气伏藏，人不可作劳出汗，发泄阳气，有损于人也。”在寒冷的冬季，不应当扰动阳气，破坏阴成形大于阳化气的生理比值。因此，要早睡晚起，日出而作，以保证充足的睡眠时间，以利阳气潜藏、阴精积蓄。至于防寒保暖，也必须根据“无扰乎阳”的养藏原则，做到恰如其分。衣着过少过薄，室温过低，则既耗阳气，又易感冒。反之，衣着过多过厚，室温过高，则腠理开泄，阳气不得潜藏，寒邪易于入侵。《素问·金匮真言论》说：“夫精者身之本也，故藏于精者，春不病温。”说明冬季节制房事，养藏保精，对于预防春季温病具有重要意义。

三、饮食调养

关于冬季饮食，对正常人来说，应当遵循秋冬养阴、无扰乎阳的原则，既不宜生冷也不宜燥热，最宜食用滋阴潜阳、热量较高的膳食。为避免维生素缺乏，应摄取新鲜蔬菜。从五味与五脏关系言之，则如《素问·脏气法时论》所说：“肾主冬……肾欲坚，急食苦以坚之，用苦补之，咸泻之。”这是因为冬季阳气衰微，腠理闭塞，出汗很少，减少食盐摄入量可以减轻肾脏的负担，增加苦味可以坚肾养心。

具体地说，在冬季为了保阴潜阳，宜食谷类、羊肉、鳖、龟、木耳等食物，宜食热饮食以保护阳气。由于冬季重于养藏，故此时是进补的最好时机。

四、运动调养

“冬天动一动，少闹一场病；冬天懒一懒，多喝药一碗。”这句民谚说明了冬季锻炼的重要性。

冬日虽寒，仍要持之以恒进行自身锻炼，但要避免在大风、大寒、大雪、雾露中锻炼。还须指出，由于冷高压的影响，冬天早晨往往会发生逆温现象，即上层气温高而地表气温低，大气上下对流活动减弱，工厂、家庭炉灶等排出的废气不能向大气层扩散，使得户外空气相当污浊，能见度大大降低。有逆温现象的早晨，在室外进行锻炼不如室内。

五、防病保健

冬季是进补强身的最佳时机。进补的方法有两种：一是食补，一是药补，两者相较，“药补不如食补”。不论是食补还是药补，均需根据个人体质、年龄、性别等具体情况分别对待，有针对性方能取效。具体补法详见“第十五章　药物养生”和“第十七章　体质养生”等有关章节。

冬季是麻疹、白喉、流行性感冒、腮腺炎等疾病的好发季节，除了注意精神、饮食、运动锻炼，还可用中药预防，如大青叶、板蓝根对流行性感冒、麻疹、腮腺炎有预防作用，黄芩可以预防猩红热，兰花草、鱼腥草可预防百日咳，生牛膝能预防白喉。这些方法简便有效，可以酌情采用。

冬寒也常诱发痼疾，如支气管哮喘、慢性支气管炎等。心肌梗死等心脑血管疾病及痹病，也多因触冒寒凉而诱发或加重。因此，于冬季防寒护阳是至关重要的。同时也要注意颜面、四肢的保健，防止冻伤。

第六节　交节前后的自我调养

经验告诉人们，一些急病、重症者往往在节气日前后发病或在节气日前后加重。因此，重视交节前后的自我调护对年老体弱者具有重要意义，对年富力强者亦如此。除分别根据节气所在不同季节的养生方法进行调摄外，尤须注意下列几点。

（1）节气日前后 2 ~ 3 天，要注意保存体力，不要熬夜，保证有充足的睡眠时间；不要过分劳累，尤其不可劳汗当风。

（2）节气日前后，要注意情绪的稳定和乐观，尽量避免情绪冲动。

（3）注意饮食适度，不吃过寒、过热及不易消化的食物，保持大便通畅。

（4）要注意及时增减衣服，谨防外邪侵袭机体。

（5）在四立、二至、二分 8 个大的节气日前后，尤其要十分慎重。年老体弱的人，可适当服用保健药物如六味地黄丸、补中益气丸等，应随身携带一些救急药物，以防万一。

第二十章　区域养生

区域指一定的地理范围。区域养生，系根据不同区域的地理特点选择相应的保健措施，以达到防治疾病、益寿延年的目的。本章主要探讨区域与人体健康的关系，以求充分利用不同区域内对人体健康有利的因素，努力克服不良地理条件对人体的侵害，使人类与自然的关系更加和谐统一。

第一节　区域划分及其与健康的关系

一、区域划分

（一）传统的分类方法

我国古籍及医典通常将地理方位和地形特点相结合，把我国地域分为东、西、南、北、中五方。其中，西、北方地势较高峻陡峭，东、南和中方相对平缓低洼。这种方法同我国辽阔疆土的形态趋势基本吻合。

（二）现代的分类方法

由于标准的多样化，区域又可划分为不同类型。如从社会发展的角度来说，可分为行政区域、经济区域、文化区域等；从生产方式和生活条件方面而论，可分为城市和乡村两类。就自然地理条件来讲，可笼统地分为陆地和水域两大类型。在陆地上，根据其形态特征，又可分为山地、高原、丘陵、平原和盆地5种类型；从气候的影响范围来看，可分为海洋性气候、山地气候、大陆性气候及森林气候等；还可根据地球上气温的变化规律，分为热带、亚热带、（南、北）温带和（南、北）寒带等。就我国的地理条件而言，按照温度的不同，从南到北又有赤道带、热带、亚热带、暖温带、中温带和寒温带6个温度带和高寒的青藏高原区。

我国幅员辽阔，地形复杂，气候类型多样，故很难用某种分类方法一以概之。如森林气候就不是一个独立的区域类型，它可存在于山地、高原、丘陵、平原和盆地等各类地形环境中。本章限于篇幅及为叙述方便，将区域分为山区环境、平原和盆地环境及滨海地区三部分，就其与人体健康的关系和有关养生保健措施分别做一介绍。

二、不同区域与人体健康的关系

（一）历史的回顾

在几千年的历史进程中，我们的祖先积累了十分丰富的医学地理思想。人们通过大量观察和比较，不仅认识到疾病的发生与外界环境变化密切相关，还了解到在不同的地理条件下人们的体质类型、生活习惯和居住方式各异，引起的疾病种类和临床表现有别，治疗手段包括处方用药也要与之相应才能取得最佳效果。《内经》从人与天地相应、生气通天的观点出发，在《素问·五常政大论》和《素问·异法方宜论》等篇章中专门阐明了这个问题。

隋代巢元方等编著的《诸病源候论》总结了隋以前我国人民对于病因证候的认识，提出疾病与外界有害物质有关。唐代孙思邈在《备急千金要方》中谈到特殊的地理环境会引起某种地方病，“凡遇山水坞中出泉者，不可久居，常食作瘿病”，即指地方性甲状腺肿而言。孙氏还指出：“凡用药皆随土地所宜，江南岭表，其地暑湿，其人肌肤薄脆，腠理开疏，用药轻省；关中河北，土地刚燥，其人皮肤坚硬，腠理闭塞，用药重复。”金元时期刘完素和张元素也强调疾病与气候和环境有关，治病要因时、因地制宜。陈言的《三因极一病证方论》、沈括的《梦溪笔谈》、宋徽宗的《圣济经》、王安道的《医经溯洄集》及清代吴又可的《温疫论》等都提出气候变化、地形的区域差异与疾病的发生和治疗关系密切。

自然地理条件的差别会对人们的健康状况产生相应影响，不同区域居民的不良生活习俗也会导致某些传染病的流行。如清末梅伯言在《白下琐言》中记述，江苏南京一带“沿河居民，日倾粪桶污水，荡涤无从，郁积日增，病症日作”。为了防止水污染引起传染病，历史上曾提出不少保护水源的建议。吴自牧《梦粱录》指出，南宋因豪绅权贵沿杭州西湖营造宅宇，致湖水污染，造成疾疫流行，所以乾道、咸淳年间曾两次禁止官民抛弃粪土入湖。

以上事实表明，在研究地理环境要素与疾病的关系及认识改善环境质量和保护人体健康的关系方面，我们的祖先曾有过令人瞩目的见解与实践。这些有关的医学地理思想纵然是简朴而不完善的，但为进一步认识我国地理环境和人体健康之间的关系提供了一定线索。

（二）现代的认识

在继承前人经验的基础上，随着科学技术的进步和现代对环境和健康问题认识的深化，几十年来，作为医学与地理学交叉综合而形成的一门新兴学科——医学地理学，得到了长足的发展。

中华人民共和国成立以来，我国的医学地理学事业在认识不同区域与人体健康的关系上主要进行了以下几方面的工作。

1. 对流行病学和病因学的调查研究

从流行病学和病因学角度研究一些地方病、流行病和疑难病，取得了显著成效。如对克山病、大骨节病、地方性甲状腺肿、地方性氟中毒及其他自然疫源性疾病的致病环境的调查研究，以及通过化学地理环境预防疾病等，都获得了一定的发展。

2. 对癌症高发区的地理调查

近年来，开展了癌症高发区地理环境现场联合调查，分析了环境因素，检查了可疑致癌物质，积极寻找地区癌症高发的主导环境因素。例如，经过调查大量人口和较大面积的病因研究发现，某些地区食管癌发病率高是由于在当地地理环境中存在着某种致癌物质，或与某些微量元素含量有关。

3. 治理污染

随着现代化的发展，人们认识到多种污染源对水体、大气、土壤的污染最终会危及人类的健康。1989 年，我国通过了《中华人民共和国环境保护法》，先后设立了有关环境保护的管理、科研机构，积极加强环境保护措施。从医学地理学角度，把开展库区、灌区、河道、城市的污染调查、治理和监测，筛选和引种对危害最重的大气污染物具有一定抗性的植物，作为新的研究课题。

4. 利用自然环境以养生

古人早已开始利用有利于人的自然环境，如在高山、海岛、风景区等地建筑庙宇或行宫，反映出前人已认识到良好的自然环境有益于人体健康。用今天的观点来看，这实际上是一种疗养地建设的萌芽。中华人民共和国成立后，随着国民经济的恢复和发展，疗养事业日益受到重视。充分利用自然界赋予我们的宝贵地理资源来造福人民，也是养生保健的重要内容之一。目前，全国范围内已形成多个风景优美、环境宜人、风格迥异的疗养地区，如海滨疗养地、山地疗养地、矿泉疗养地、风景疗养地等。新疆吐鲁番还建有沙漠疗养机构。

第二节　山　　区

山区，泛指山地、丘陵和较崎岖的高原地区。我国是一个多山的国家，山区面积占全国土地总面积的2/3，其中山地和丘陵约占43%。《素问·五常政大论》指出“高者其气寿，下者其气夭”，认为居处地势高、气候凉爽者多长寿。这与山区长寿老人多的事实相吻合。近年来，宇宙空间计划的实施和某些地方病在山区的流行，推动了高海拔地理环境对人体健康影响的多学科研究，使人们对山区环境有了较为全面的认识。

一、环境特点和生活习惯

（一）环境特点

海拔高度较高使得山区形成了一些不同于平原的地理特点。

1. 气压和氧分压下降

随着海拔的升高，气压逐渐下降，氧分压也变低。一般海平面每升高 100 m，大气压下降 5.9 mmHg（1.3 kPa），氧分压下降 1.2 mmHg（0.27 kPa）。如海平面的大气压为 760 mmHg（170 kPa），空气中氧分压为 159 mmHg（35.7 kPa），当海拔高度在 3500 m 时，大气压为 493 mmHg（110.5 kPa），氧分压为 103 mmHg（23.1 kPa），是海平面值的 65%。海拔越高，空气越稀薄，含氧量越低。

2. 气温较低，昼夜温差大

气温高低与海拔高度成反比。海拔高度每上升 100 m，气温下降 0.5 ~ 0.6 ℃，所以山上的气温一般都比山麓低，夏季更是如此。山上、山下两地相对高度差越大，气温差异越大。以江西庐山为例，山上的牯岭比九江市区约高出 1100 m，春季山上气温可比山下低 4 ~ 5 ℃，山上桃花盛开期比山下平均晚 1 个月。正如唐代诗人白居易诗云：“人间四月芳菲尽，山寺桃花始盛开。常恨春归无觅处，不知转入此中来。”另外，海拔越高，山上的植被和云量越少，白天得到的热量或是夜晚辐射冷却丧失的热量都大大有别于平地。因此，山区的昼夜温差也比平原地区大。

3. 太阳辐射强烈

随着海拔的升高，空气渐趋稀薄，大气层对太阳光的吸收减弱，同时云量减少，空气中的尘埃也少，所以太阳辐射比平原地区强烈，尤其紫外线辐射通常可占到达地面短波辐射量的30%左右。

4. 某些化学元素的匮乏

在山地和高原环境区的化学元素受重力作用影响迁移较快，加上高海拔地区较强烈的风化作用，山地和高原往往缺乏某些化学元素。

（二）居民生活习惯举例

1. 住宅特点

我国山区分布广，自然环境条件不同，居民建筑风格也不同。如黄土高原地处内陆，为典型的大陆性气候，冷热变化大，为适应当地地理及气候条件，当地民众建造了具有冬暖夏凉特点的窑洞式住宅。窑洞内温度适宜，噪声小，环境静谧且防辐射，为了便于采光，房屋南向，门窗面积均较大，但由于没有后窗，通风较差，室内容易潮湿。又如，青藏高原和内蒙古高原等地是我国的主要牧区，为满足游牧的需要，逐步形成了蒙古族的蒙古包、哈萨克族的毡房和藏族的牦牛帐篷。这些圆形或锥形的活动房屋的“墙壁”和屋顶都是用厚实的羊毛毡制成的，可御风寒；包顶做成了正圆的天孔，如窗一样可以开闭，白天拉起，让阳光射入包内，增加室内温度，同时排出包内的烟尘炭气，夜间将天布盖上，使烧奶茶、做饭的热量能留在包内，十分暖和。这种住宅在天晴时采光通风尚可，但当寒季及雨雾季节，由于四周用毛毡盖严，且一包居住多人，加之用牛粪取暖做饭，包内光线会较阴暗，空气污浊。

2. 着装特点

着装除了受气候、生产和生活环境的影响，还与衣着原料来源有关。山区居民的服装一般由棉、毛、毡、皮革制成，服装样式较宽大，但多系腰带，既便于活动又防冷风钻入。不少山区居民终年戴皮帽或围头巾。

3. 体质及性格特点

生活在高原、山地的人一般身材高大、筋骨强悍、皮肤较粗糙。长期居住在青藏高原者，适应了当地的缺氧环境，两颧多呈紫红色，性格亦较粗犷豪爽、热情大方。这与他们生活环境的开阔、生产方式以农牧为主，天寒地冻的气候条件又使他们常待在室内，多数时间在一个不太大的空间内与有限的人相处等因素有关。所以，山区人一般较淳朴而有韧性。

4. 饮食特点

为适应高原、山地的寒冷气候，牛羊肉和各种乳制品成为当地居民的主要食物，尤以甘温大补的羊肉最为普遍，如羊肉泡馍、手扒羊肉、烤羊肉串、炖全乳羊等，都具浓郁的地方特色。《调疾饮食辨》云：“北地苦寒，非食此（指羊肉）不能御冻。”《随息居饮食谱》云：“暖中补气……御风寒……秋冬尤美。”凡冬日吃羊肉者当有此体会。山区尤其高原地区的新鲜蔬菜和海产品较少。

二、对健康有利的因素

山地，由山岭和山谷组成，一般指陆地表面海拔在500 m以上，相对高度较大，顶部高耸、坡陡、沟谷幽深的地区。

山地对人体健康较为有利的高度范围是中低山区，即海拔高度在500～2000 m的区域。它对人体健康的积极作用主要表现在山地气候的疗养效应和山地环境中的某些长寿因素两个方面。

（一）山地气候的疗养效应

我国著名的山地气候疗养地有庐山、黄山、莫干山、鸡公山、峨眉山等，除峨眉山的海拔高度在3000 m以上外，其他都在500～2000 m。这些地区峰峦和山涧起伏，绿树成荫，山花烂漫，草木散发出的芳香性、挥发性物质有一定的杀菌作用。清泉汇成壮观的瀑布，飞溅的水滴周围氧离子富集，空气格外清新，呼吸这样的空气可稳定情绪、预防哮喘发作，还能改善肺的换气功能。山上气温、气压较低，风速较大，太阳辐射尤其是紫外线含量充足，有助于钙、磷代谢和机体免疫力的提高。壮阔的自然景观、宁静透明的天际或变幻无穷的云海，都令人心旷神怡。人们可充分利用山地的自然条件进行短期疗养，避暑、爬山、游览和散步，通过这些活动使心血管系统功能得到锻炼。为了充分利用山地气候给机体带来的益处，在山上不要居住太久，以1个星期左右为宜，1个星期后机体就会出现适应现象，如红细胞和血红蛋白的增加减慢。因此，从疗养的角度讲，在山上住得太久似亦无多大必要。

（二）山地环境中的某些长寿因素

世代居住在浅山区的居民中长寿者多，除上述山地气候的有益作用外，大致还与以下一些因素相关。首先是传染病少。山上气温低、积水少，蚊虫、病菌的繁殖受到抑制，不利于以蚊虫为媒介的传染病如疟疾、麻疹伤寒的发生，加上山上人口密度低，居住分散，流动不大，也不利于传染病的流行。其次，山地环境的居民与外界交流较少，长期过着自给自足的田园生活，居民日出而作、日入而息，志闲少欲，恬淡虚无，没有复杂的人际关系骚扰，心境平和。再次，山地居民经常爬山、散步、劳动，以低脂的自然食物为主，摄入的维生素和纤维素较多。最后，山地居民受现代环境污染的危害较少。以上因素都有利于益寿延年。

三、危害健康的因素及预防

山区环境中除存在一些对人体健康有利的自然条件外，当然也包含部分危害健康的不利因素，主要表现为某些地方病和高山反应。此外，强烈的紫外线照射易引起皮肤癌和电光性眼炎，高寒环境易引起冻伤、延缓人体生长发育、提高幼儿死亡率等。

（一）地球化学元素的缺乏导致某些地方病

如前所述，山区往往是某些化学元素如钾、碘、硒、钠等缺乏的地区，易导致损失型的地球化学性疾病。其中以人们熟知的地方性甲状腺肿、克山病、大骨节病最为典型。限于篇幅，本节仅介绍地方性甲状腺肿的发病及预防。

1. 地方性甲状腺肿的发病机制和区域分布

地方性甲状腺肿是山区常见的地方病之一，其病理机制主要是环境缺碘导致人体缺碘，引起甲状腺激素长期分泌增多，促使甲状腺持续增生，形成甲状腺肿大。

导致地方性甲状腺肿流行的因素是多方面的，除土壤、水源等缺碘外，该地区存在某些致甲状腺肿的物质促进了该病的流行，如土壤、食物中锰的含量过高，有利于地方性甲状腺肿流行，锂也是强有力的致甲状腺肿的物质。当然多数致甲状腺肿的物质在本病病因中只是起辅助作用，不会单独致病。值得注意的是，碘对甲状腺肿的双重作用，即缺碘是地方性甲状腺肿的基本病因，然而长期摄入过多的碘也可造成该病。如我国渤海湾的渔民，由于长期饮用高碘的深井水，同样造成地方性甲状腺肿的流行。可见该病的影响因素是复杂的。现在认为碘的成人摄入量以每日 150 ~ 1 000 μg较适当。

关于地方性甲状腺肿的分布区域，从地形趋势来看，3 000 m 以上的山地、高原居民的发病率较低，中等高度山区为重病区，低山、丘陵区为轻病区，河谷川道为非病区；从地貌来看，内陆发病率高于沿海；从经济发展状况来看，乡村多于城市，农区多于牧区。该病较严重的地区几乎都是偏僻边远、经济欠发达、生活水平低下。我国地方性甲状腺肿分布相当广泛，除东南沿海个别省市外，其他地区多有此病发生，尤以西北、华北、西南等地区的山岳、丘陵地带为重。

2. 地方性甲状腺肿的预防措施

缺碘是导致本病的基本原因，以各种方式补充适量的碘和防止环境中碘的流失即为本病主要的预防措施。如在流行地区以碘化食盐（即每千克食盐中加入 5 ~ 10 mg 碘化钾）作为集体预防，服用至青春发育期过后，可肌注碘化油，食用各种海产品如海带、紫菜、海藻、鱼、虾等。对沙土、灰化土等瘠薄少碘的土地，应多施农家肥和腐殖酸肥料；在泥炭沼泽地带，则兴修水利、疏通渠道，降低地下水位，提高土壤氧化性能，将被有机物禁锢、植物不能利用的碘释放出来，是既可防治疾病又能增产的措施。

祖国医学认为，本病的病因除水土因素外，还与情绪有关。《诸病源候论》说："诸山水黑土中出泉流者，不可久居，常食令人作瘿病，动气增患。"因此，平素要保持精神舒畅，乐观开朗，勿郁怒生气，也是本病的防治措施之一。

（二）缺氧与高山反应

由于空气中的含氧量随海拔高度增加而减少，从低处登上高山的人就会感到氧气不足而大口喘气，此时体内产生的能量不能满足生理需要，人体就出现一系列不适应的表现，如头晕、头痛、心慌、气短、呼吸困难、恶心、呕吐、腹胀、腹痛、食欲不振、失眠或嗜睡、鼻衄、手足麻木或抽搐，严重者还可出现肺水肿和昏迷。上述这些由于高原氧分压下降导致低氧血症的表现，统称为高山反应或高山适应不全症（高山病）。

1. 高山反应的原因和发病率

高山反应的根本原因是人体对高原低氧环境适应不全。其发病率因人、因地、因时而异。一般久居高原的居民是可以适应高海拔环境的，但经验表明，通常回低地短期居留后重返高地者的高山反应比初次到高地的人要严重，多次重返高地者的高原反应一次比一次更严重。初次登高者的情况又有所不同：通常当乘车登高至 3 000 m 高处时，少数人可能出现高山反应；当上升至 4 000 m处时，则有60% 以上的人会出现高山反应，且反应较重，其中约有1% 的人可能出现肺水肿或昏迷。

高山反应在冬季比夏季多发且严重，这与冬季的低温严寒下人体在寒冷环境中的耗氧量增加，以及上呼吸道易受感染（感染时体温每升高 1 ℃，耗氧量增加13% 左右）等有关。天气骤变，如夏季的雷雨和暴风天气，会使高山反应的病例急增。此外，高山上房屋门窗紧闭，室内外换气不足，若住房小且住人多，室内空气的含氧量因呼吸消耗可以少 10% ~20%，或更多（一昼夜间），实际上相当于在该地的海拔高度上又上升了 1 000 ~2 000 m，必然会加重缺氧症状，甚至诱发肺水肿或昏迷。

2. 高山反应的预防措施

高山反应的预防主要注意以下几个方面。第一，加强卫生宣传，解除思想顾虑，克服麻痹思想，进入高原地区前应严格体检，患有急性感染性疾病者应痊愈后再进入。第二，平素要加强身体锻炼，提高对环境的适应力，儿童进入高原地区时最好在 3 岁以上。第三，避免和消除发病诱因。寒冷、过劳、呼吸道感染是发病诱因，初进高原地区要注意防寒保暖，避免劳累和感冒。第四，初进高原地区行进速度不宜过快，采取循序渐进、逐步升高的办法，使机体各系统功能有个调整的过程，从而获得较好的适应性。第五，可服药预防，原则是提高机体对缺氧的耐受力和减轻高原反应症状。

中医认为人入高原则清气不足，宗气虚弱，难以司呼吸贯心脉；寒盛易伤人阳气，致气血凝滞，筋脉收引；干燥多风则易伤阴津。当上述因素超过人体调节范围时，就会发生高原病。因此，防治高原病应以益气、温通活血、养阴生津为基本大法，适当佐以化痰、开窍、泻肺利水等治标之法。复方人参高原片（或水煎剂）（红参须、麦冬、五味子、丹参、川芎、生甘草）系由生脉散加味而成，具有益气养阴、活血安神之功。药理实验和临床观察均表明，该复方有良好的抗缺氧、耐疲劳、耐寒冷作用，对防治急慢性高原病效果显著。

第三节　平原和盆地

平原，指陆地上海拔在 200m 以下，地面宽广、平坦或有轻微坡度起伏的地区。其以起伏和缓的特点区别于丘陵，又以较小的高度有异于高原。我国的三大平原为东北平原、华北平原和长江中下游平原。盆地，为四周高（山地或高原）、中间低（平原或丘陵）的盆状地形。我国著名的四大盆地为四川盆地、塔里木盆地、准噶尔盆地和柴达木盆地。

由于平原和盆地在地质构造和对人体健康的影响方面有某些相近似处，故本节将二者放在一起介绍。

一、环境特点与生活习惯

（一）环境特点

1. 地势低平

平原的地势低平，盆地底部一般也具有这个特点，尤其在一些大型盆地的地貌结构上表现得更为突出。由于地势低下或周围有山岭阻挡，造成气流运动缓慢，有时处于相对静止状态，则该地区表现为风速小、湿度大，常出现沉雾和逆温层。

2. 某些地球化学元素富集

由于平原与山地或丘陵相接处的地形缓倾，盆周山麓也往往形成缓倾的山前平原，因而平原和盆地决定着许多相同的地理环境构型，影响着地球化学元素的分布，容易形成地球化学元素的富集区，成为某些地方病如地方性氟中毒发病的条件。

3. 水域发达

平原和盆底因地势坦荡，地下水位较高，许多地区蕴藏着丰富的矿泉。地表水网纵横，江河湖泊、水塘、稻田和沼泽地较多，不少地方杂草丛生，容易成为某些传染源宿主动物的滋生场所。

4. 人口密度大，经济文化较发达

我国人口分布不平衡，山区人口稀少，而平原和某些大型盆地如四川盆地人口稠密。这些地区航运、工业、农业和经济、文化事业都较发达，我国不少历史名城集中在平原地区。

（二）居民生活习惯举例

1. 住宅特点

以华北平原上的四合院和江南水乡的房屋特点为例。

华北平原的地理位置比东北地区偏南，但冬季气温仍偏低，最冷月平均气温可低至 -6 ℃左右，极端最低气温可降至 -30 ~ -20 ℃，日最低气温在 0 ℃以下的寒冷日数有 100 多天。加之华北地区春季多风沙，因而住房建筑的保温、避风沙是着重考虑的因素，通常采取坐北朝南、避风向阳的房屋布局。北京的四合院就是范例。它是一个四周以房屋墙垣环绕，形成南北稍长、左右对称、中庭开阔的矩形封闭院落。院子是采光、通风和家庭活动的中心，院外北风怒吼、风沙滚滚，院内却有风平浪静之感。此外，为躲避寒风，大门朝北、朝西的房屋一般常装一个暖阁（门斗），使门口的前向变成向东或向南，以挡住寒冷的西北风不致直接吹入屋内。而且，北京的四合院作为一种正统严肃、平静封闭又温文尔雅的建筑形象，也反映了当地的人文环境和群众心理特点。它遵循住宅方面的等级规定，按礼法传统，中轴线上安排主人卧室，东、西厢房为晚辈居住，对称分布在中轴线两旁。

我国江南水乡地势平坦，河渠众多，民居前后依水，门、台阶、过道均设在水旁，住宅自然地被结合在水、路、桥中，由此形成了江南地区轻巧、温情的文化环境，给当地以黑瓦叠翠、玲珑剔透的建筑形象。其住宅特点为通风、避雨、防潮、隔热。首先，房屋的朝向并不像北方地区为正南，而是南向偏东，偏角在15°左右。这种朝向可避免过多的太阳辐射进入室内，又能受惠于夏季的主导风向——东南风，实现自然通风。房屋高敞开朗，外砌较薄的空斗墙，南北墙多对开窗户，甚至还有落地长窗，穿堂风徐徐而入，可排除屋内的湿热空气。为隔热遮阳，房屋进深大，屋外多采用宽大外檐；为避雨防潮，墙基都有防潮层，墙基、柱基常砌置石块，室内地坪高出地面0.3～0.45 m以上，房顶一般为斜坡瓦顶，坡度较大，这样可及时流泻降落在房屋上的雨水。不少地区如湖北有所谓“亮堂屋，黑卧室”的习俗，卧室的通风采光较差。

2. 着装特点

平原和盆地地区居民的着装特点因气候带的不同而有所差别。江南水乡的服装用料多为麻布、丝绸等轻薄透气的织物，色泽较浅，厚度宜薄，尽量少遮住身体，剪裁较为合体。当地居民外出多携带雨伞、草帽以遮阳避雨，在冬天只需准备薄薄的棉衣即可。东北平原则要求衣服的保暖性极高，当地居民常备衣物除单衣、夹衣外，尤需御寒保暖性好的棉、毛或毛皮衣服；为保护头面、手、脚免受冻伤，棉（毛）的帽、鞋、手套、围巾和口罩等也属必备用品。

3. 体质及性格特点

江南一带居民体型较瘦小，皮肤较细腻，湿气（包括内湿、外湿）较重，如吴又可《温疫论》中提到“南方卑湿之地，更遇久雨淋漓，时有感湿者”。南方人多地窄，故当地人性格精细、善筹划，较聪慧。东北一带人的体形较高大，性格较豪爽、直率。当然，这仅就广义而言，自然条件只是影响性格形成的一个因素，不能一概而论。

4. 饮食特点

平原和盆地区域广泛，膳食结构较复杂多样，其中有两个习俗较有特色，即食辣和腌熏制品。

平原或盆地环境较潮湿的区域如四川、湖南一带的居民，对辣椒有特殊的嗜好，几乎一年四季、一日三餐都离不开辣味，而东北人爱吃大蒜、芥末，不亚于湘川人吃辣椒。人们从长期的生活实践中得知，冬季吃辣可增进食欲、助消化，从而增加体内产热，有益于防寒保暖，还能防治当地常见的风湿病或腰腿痛；夏季吃辣，能加速机体排汗、散热，有利于防暑降温，同时可帮助克服在湿热气候下出现的“苦夏”现象。可见，食辣是当地人为适应寒冷潮湿环境而养成的饮食习惯。但各种辣味刺激性强，有痔疮、肺结核和胃溃疡者应慎食。

四川的泡菜，金华的火腿、腊肉及东北的酸菜都是颇有地方风味的食物。这也是人们为调剂口味，延长蔬菜、肉食供应期的一种手段。现代研究证明，这些腌制、熏烤的食物里含有亚硝酸盐等，长期过量食用有较强的致癌作用。

二、对健康有利的因素

（一）丰富的矿泉资源

我国著名的矿泉疗养地大都分布在内陆平原或丘陵地带，如陕西临潼华清池、北京小汤山、辽宁汤岗子、兴城和黑龙江五大连池、南京汤山、四川攀枝花、新疆沙湾金钩河、江西庐山星子温泉等。矿泉中含多种化学微粒、气体及放射性物质，如碘、溴、钙、镁及二氧化碳、硫化氢、氡气等。矿泉的温度、压力、浮力和化学成分对人体有一定的积极作用，能防治某些疾病。

（二）优美宜人的湖滨风景和气候

我国的湖滨气候疗养地主要分布在长江中下游平原，如江苏太湖、武汉东湖、江西鄱阳湖和湖南洞庭湖。另外还有一些江滨气候疗养地如钱塘江、松花江，以及风景疗养地如苏州、杭州，都历来为中外人士所向往。这些疗养地的特点为空气清新、气候湿润宜人，景色秀丽，绿树成荫，繁花似锦，碧波荡漾，湖光山影相映生辉，名胜古迹点缀其中，令人赏心悦目。

优美的环境作为良性刺激，能使人心情舒畅、精神振奋。因此，在风景胜地和湖（江）滨环境中休养生息，对多种神经系统、心血管系统和慢性消化系统疾病有较好的防治作用。

当然，平原和盆地区域对人体健康的促进作用是多方面的。新鲜的瓜果蔬菜、丰富的水产食品、各种粮棉油料作物，为人体的衣食提供了丰富的来源；开放的经济、发达的交通、悠久的文化传统，从不同角度满足了人们的精神生活需求。这使平原和部分盆地地区成为我国经济、政治、文化和人口的发展重地。

三、危害健康的因素及预防

（一）地方性氟中毒

1. 氟对人体的影响

氟是一种黄绿色的气体，是非金属元素中较活泼的元素。氟在地球上分布广泛，岩石、土壤、水体、动物、植物体内都含有一定量的氟，它也是人体生命活动的必需微量元素之一。氟进入人体的途径除饮水和食物外，还有饮茶、吸烟等。

氟对人体的影响主要体现在骨骼和牙齿的生长发育上。据统计，人体对氟的需求量为2岁以下每日2 mg，2~12岁每日3 mg，成人每日2~4 mg。当氟的摄入量过低时，龋齿的发病率相对增高；当体内氟过量时，就会引起以牙齿和骨骼为主的全身性慢性中毒，7岁以上的儿童可出现氟斑牙，表现为牙齿表面无光泽、粗糙如粉笔样，然后逐渐变为微黄色、黄褐色或黑褐色，严重者牙釉质受损脱落，牙齿表面呈点状、片状或花斑样缺损，最后牙齿变得酥脆以致过早脱落。过量的氟沉积在骨骼里会形成氟骨症，主要临床表现为骨关节持续性疼痛、四肢麻木、抽搐、胸部有紧束感，肢体和脊柱弯曲、变形，严重者会导致瘫痪，同时伴有全身中毒症状，如头痛、耳鸣、心悸、恶心、呕吐、腹痛、泄泻、记忆力下降、反应迟钝等。

氟中毒的病理机制是过量的氟化物沉积在骨组织中，造成骨细胞营养不良，导致骨质营养不良性退行性病变。过量的氟与骨中的钙结合，形成氟化钙，而过量的氟化钙会抑制骨的磷酸化酶，使骨中钙的代谢紊乱，使钙的吸收过程变慢，并从骨骼中游离出来，造成骨质疏松而引起氟骨症。

2. 氟中毒的病区分布特点

地势低洼闭塞、滨盐湖、山谷、盐沼地，背靠高大山系，是氟中毒病区分布的显著地貌特点。地势越低，氟的含量越高，氟中毒的患病率越高，这基本上已成为一个普遍的医学地理规律。我国是亚洲地方性氟中毒的重要流行病区之一，已知全国有多个省（区、市）有该病发生，以松嫩平原、西辽河平原、华北平原及河西走廊、柴达木盆地和罗布泊洼地等处为重病区带。

3. 地方性氟中毒的预防措施

（1）调查水质，改善水源。地方性氟中毒的主要原因是饮用水中含氟量高，所以调查城乡饮用水中含氟量，改善水质，是预防地方性氟中毒的基本措施。如在很多浅水中含氟量高而深层水中含氟量低的地区，可用深井水代替浅井水；在井水中含氟量高的地区，可改用地面水作饮水源；在当地缺乏低氟水时，可在适当地区引入低氟水饮用。

（2）降低水中含氟量。对含氟高的饮水，在不能改变水源时，可采取除氟措施。如用明矾加碱法（用碱、明矾各 17 g 加入 15 L 水中，可使水中含氟量由 7 mg/L 降至 1.2 ~ 1.5 mg/L）；把水煮沸半小时可使水氟减少 20% ~ 83.3%；一些工业企业可采取电渗析法除氟。

（3）减少食物中含氟量。在高氟地区，应选种含氟量低的农作物，或试种不作食用的经济作物；禁用含氟量高的磷肥（如磷矿粉）和含氟农药（如氟酰胺）；尽量减少人体对氟的摄入量，如不用含氟牙膏，不饮浓茶（每千克绿茶中含氟高达 336 mg），少吃鱼松等熏烤食物。研究证明，鱼松中氟化物含量高得惊人，人体对其吸收率也很高，如一天食用 10 ~ 20 g 鱼松，人会从鱼松中吸收氟化物 8 ~ 16 mg，再加上从饮水和其他食物中摄入的氟化物，那就相当可观了。人体摄入氟的安全值为 3 ~ 4.5 mg，如超过此值，氟化物在体内蓄积，可导致食物性中毒。

（4）多吃含复合维生素 A、维生素 C 的食物。因为在水中含氟量近似的情况下，个体营养不良，特别是维生素 A、维生素 C 缺乏时，易促进氟骨症的发生。所以平素应多吃一些维生素 A、维生素 C 含量丰富的食物，如猪肝、鸡蛋、瘦肉、胡萝卜和新鲜绿叶蔬菜、水果等。

（5）严格执行《中华人民共和国环境保护法》，限制工矿企业中含氟“三废”向环境中排放。对废气、废水采取综合回收措施，是防止氟对环境污染的一项重要措施。

（二）肝癌及某些传染病

1. 平原低地与肝癌

肝癌是恶性度很高的一种肿瘤，在地域分布上与平原低地有明显的相关性。我国肝癌的发病主要集中在华北、华南地区，如以长江中下游平原、淮河下游地区、东南沿海地区、珠江三角洲一带的发病率较高，其次是松嫩平原、三江平原、宁夏平原及华北平原北部。这些地区通常地势低洼、水源闭塞，污染物质或有害物质容易积聚，有些地方的居民饮用宅沟死水，特别是长江三角洲平原因气候潮湿、梅雨季节长，食物易发霉，当地居民有在床底下贮藏粮食和吃熏烤腌制食物的习惯，故摄入的黄曲霉素较多，易诱发肝癌。国内大量肝癌流行病学的调查表明，低洼环境对肝癌的发病确有一定的影响。

2. 低洼环境与某些传染病

有些传染病或寄生虫病以低洼环境为主要流行病区。如疟疾是由疟原虫引起，经蚊虫传播的一种常见寄生虫病。临床上以周期性发冷发热、脾肿大和不同程度的贫血为特征。其地域分布的总规律是低洼地区的发病率高于山区，盆地底部高于周围山区。低洼地带水田、湖泊、沼泽多，气温相对偏高，利于蚊虫滋生、繁殖，这成为疟疾流行的重要因素。

血吸虫病是热带、亚热带环境中血吸虫所致的，经皮肤传染的地方性寄生虫病。临床上急性期表现为发热、肝肿大和血中嗜酸性粒细胞显著增加，慢性期表现为脾肿大、腹泻、脓血便和肝硬化等。血吸虫的中间宿主钉螺多分布在湖汊、池塘、水田、水沟地带，所以血吸虫病的流行也有严格的地区性。在我国华中、华南和西南地区，以长江中下游平原地势低洼平坦的洞庭湖、鄱阳湖及太湖等湖盆周围地区较为严重。

肝癌、疟疾、血吸虫病的预防措施包括：①开展环境卫生运动，消灭蚊虫、钉螺，搞好粪便和水源管理；②注意饮食卫生，做好粮食的保管和防霉去毒工作；③尽量避免与疫水接触，做好普查工作等。

第四节　海　　滨

深邃浩瀚的海洋是生命的发源地。它蕴藏着无穷的宝藏和数不清的海洋生物，与人类的生存与健康有着极其密切的关系。

我国辽阔的海疆、漫长的海岸线、众多的港湾和星罗棋布的岛屿，形成了蔚为壮观的自然景象，为人们提供了一个不同于内陆高山和平原地区的生活环境。

一、环境特点和生活习惯

（一）海滨的环境特点

1. 温和的海滨气候

海滨气候又称海洋气候。地球上气候形成的原动力来自太阳的辐射能，海洋由于它固有的特性形成了与陆地显著不同的气候。

首先，阳光穿透海水的深度比陆地土壤要深得多，它不仅能使海水表面变暖，也能使海水较深层变暖。其次，水是流体，热量可以随着水流从一个地方到另一个地方，因此，水面受阳光照射得到的热量，能在水中很快地传播开来。再次，跟土壤相比，水的热容量特别大，约是土壤的7 000

倍。由于上述3个原因，在接受同样多太阳能的情况下，海水升温比陆地土壤要慢。反之，夜晚或冬季海水的冷却速度也比陆地土壤慢得多。也就是说，通过海洋这个巨大水体的调节，海滨地区的气候变化比内陆要缓和得多，不仅昼夜和各季度之间温差比内陆小，而且冬季气温相对较高、夏季相对较低，霜日不多。典型的海滨气候是年平均温度差小于15 ℃。夏日里陆地上已是烈日炎炎，海滨区却凉风习习；秋去冬来，陆地上早已寒风凛冽，海滨区仍暖意未尽。

2. 清新的海陆风环流

生活在海边的人会感到风向在一昼夜里呈现有规律的变化。白天日出后，有凉风从海上吹向陆地，送来清新的空气，尤其是炎夏暑日，清凉的海风拂面而来，使人顿觉爽快，倦意全消；夜晚来临时，风向也随着转成从陆地吹向水面，送走污浊的空气。这种海陆风是由于海陆之间的热力差异造成的，在白天或夏季更为明显。

海滨空气中，碘、氯化钠、氯化镁和臭氧含量通常较高，其中碘含量是大陆空气中含碘量的40倍，既能补充人体生理需要，又有杀菌作用。

3. 日照充足，海滩松软

我国海滨地区日照充足，即使在雨季，日照百分率也在50%左右。另外，我国绵延曲折的海岸线为沙质结构，形成了许多天然的日光和海水浴场。明媚的太阳，广阔的地平线，湛蓝的天空，翱翔的海鸟，不绝于耳的周期性的波涛声，都会对人的生理和心理产生良好的影响。

（二）海滨居民生活习惯举例

1. 住宅特点

沿海地区雨量丰沛，台风较多，因此防风避雨是海滨民宅建筑首要考虑的问题。海滨城市的街道走向一般应设法避开当地风速的主风向；除考虑房屋坐向坐北朝南外，前后排房屋的布局多错落交叉，使风速在迂回曲折中减弱，也使视角开阔，大多数民宅能推窗见海，令人心情豁朗；沿海房屋的规模与陆地房屋相比，较为低矮、小巧、坚固，也是其特点。福建、广东沿海的民宅极少采用茅草结构，多用蝶瓦、小青瓦封顶以加强牢固程度，屋顶上常建有封风墙或马头墙以减弱风速。

我国海岸线漫长，民宅建筑除考虑避雨防风外，根据各地气候差异，南北海滨建筑又有所不同。北方海滨如大连、青岛一带的民宅还要考虑房屋的御寒功能，其房屋结构比较密闭，窗户较大，以利冬季采光，且多采取双层窗户，以加强保温效果。南方海滨地区则更多考虑遮阳避雨，江苏、安徽、福建、浙江等沿海地区常见一种“骑楼”（又称行人廊）建筑，这种行人廊除了可遮阳避雨，也是适应当地人多地少使住宅向空间发展的一种形式。从民俗文化角度看，它为人们提供了一个较好的社交场所，可谈天说地、饮茶听戏、下棋打牌，行人廊也成为南方沿海地区的重要街景。

2. 着装特点

沿海地区四季着装不一，但总的趋向是对衣服保暖性要求较低。从华南沿海一带的地况看，以海南岛对服装的保暖性要求最低。沿海居民的夏季服装一般多为浅色，质薄而织造疏松的衣料，样式较宽松，裤管肥大。外出多头戴斗笠，赤足而行。

3. 体质及性格特点

沿海居民户外生活时间长，接受紫外线辐射较多，故肤色一般较黝黑、体魄较结实精悍、性格豪爽里透着精明。

4. 饮食特点

我国是吃“鱼生”和其他半熟或生肉食的典型国家之一，地区分布十分广泛，尤以东南沿海一带吃“鱼生”的习惯普遍。如香港、澳门、广州及台湾等地最喜欢将新鲜塘鱼切片，加上姜、葱、芝麻油等佐料搅拌食之。由于肝吸虫寄生在鱼的血肉中，不煮熟而食之，寄生虫或其卵就会进入人体肝脏并生长繁殖，造成肝吸虫病，引起肝内结石、囊肿或肝硬化，甚至导致肝癌。另外，浙江沿海居民因生食或半生食小海产，也常见到食物中毒。

二、对人体健康有利的因素

（一）渔产丰富，营养全面

由于海滨区域渔产丰富，食物种类繁多，交通便利，当地居民既能食海产品又能食陆产品，营养摄入较全面均衡。因此，在我国许多地区广泛流行的地方性甲状腺肿、克山病、龋齿等疾病很少在海滨地区发生。特别应指出的是，海洋是一切生物的故乡，海水中有毒元素的含量低，海洋性生物最有利于满足人体对各种必需元素的需要。近年来的环境调查表明，沿海地区的居民大量吃海产品，男性居民很少得肺癌，冠心病和糖尿病的发病率也很低。此外，沿海地区气候温暖湿润，盛产各种水果，如烟台的苹果、秦皇岛的水蜜桃、海南的椰子等，都为当地居民提供了美味可口的佳品，同时保证了机体对多种营养元素的需求。

（二）气候宜人，有益身心

海滨气候温润清新，冬暖夏凉，阳光充沛，加上水天一色的壮阔景观，令人心旷神怡。宽广松软的沙滩，为人们进行日光浴和海水浴提供了天然场所和适宜的气候条件。人们充分利用海滨环境的这些有利因素，开辟了不少海滨疗养地，其中我国著名的海滨疗养地有大连、兴城、北戴河、青岛、烟台、鼓浪屿等。每逢夏季，许多生活在喧嚣都市里的人们纷纷涌向海滨地区，在海水中尽情嬉戏后，再躺在细软、洁净的沙滩上沐浴日光。海滨气候所具备的特有的综合作用，可协调机体各组织器官的功能，对许多慢性疾病如神经衰弱、慢性支气管炎、哮喘、风湿病、结核病及心血管系统疾病、各种皮肤病都有一定的防治作用。

三、危害健康的因素及预防

（一）台风、海啸

台风是发生在全球不同海区的热带气旋，也是对我国沿海地区影响较大的一种特殊天气现象。台风在一年四季都会发生，但主要在夏、秋两季。台风的威力十分强大，因台风中心气压极低而其周围气压却很高，中心部分的热空气猛烈上升，上升过程中水汽大量凝结，同时四周的冷空气急速向中心挤来，激为旋涡，所以台风侵袭时常伴随狂风、暴雨和巨浪，严重威胁工农业生产、海上航运、渔业捕捞和人民生命财产安全。

由于火山爆发、海底地震引起的海浪称为海啸，它能冲破海堤，毁坏村庄、田地，造成人民生命财产的巨大损失。

对于台风、海啸的侵袭，要提前做好预防措施。海滨居民和到海滨疗养度假者要注意收听当地气象预报广播，台风袭来时不要下海游泳或在沙滩上停留；渔船应尽量驶离这一海域，以确保航行安全。

（二）海洋污染

根据各地报刊报道，我国渤海、黄海的油污染已严重超过标准规定。渤海的小黄鱼、带鱼、鲷鱼等遭到毁灭性破坏，对虾已成珍品；黄海的大小黄鱼及一度盛名远扬的河蟹和银枪鱼已几乎绝迹。中国最大的舟山渔场，由于长期过度滥捕，加之无可遏止的污染加剧，早已陷入严重的危机中。时至今日，这种危机有增无减。渔场水体中油、铜、锌、汞、铅等含量已远超标准，污染指数平均值越来越高。受污染的鱼、虾等经食物链的形式进入人体，又可间接影响食用者的健康。如有机汞污染引起的水俣病，镉污染引起的骨痛病，砷中毒、铬中毒、酚中毒等，都给人体健康带来严重危害。对海洋污染的治理是一项错综复杂的浩大工程，需要所有相关部门通力协作。

王玉川教授有关资料一览

王玉川教授学习及工作经历

1936 年 9 月至 1937 年 11 月　就读于奉贤县立中学　肄业

1941 年 1 月至 1943 年 2 月　在戴云龙中医诊疗所学习中医　结业

1943 年 3 月至 1955 年 3 月　在上海市奉贤县开设门诊，从事中医临床工作

1954 年 3 月至 1954 年 9 月　江苏省松江县卫生局中医进修班　结业

1955 年 3 月至 1956 年 3 月　江苏省中医进修学校　结业

1956 年 4 月至 1957 年 8 月　在南京中医学校从事中医药教学与临床工作

1957 年 9 月至 1978 年 5 月　在北京中医学院中医系从事教学工作

1978 年 5 月至 1984 年 1 月　在北京中医学院从事行政管理工作，任副院长

1984 年 1 月至 2016 年 4 月　任北京中医药大学顾问

2016 年 4 月 1 日　于北京逝世，享年 93 岁

主要学术论著

（1）北京中医学院自编教材《内经讲义》　北京中医学院油印本，1959 年。

（2）《内经课堂笔记》　北京中医学院油印本，1959 年。

（3）中医学院试用教材《内经讲义》　人民卫生出版社，1960 年。

（4）《素问校勘》　手稿本，1959 年。

（5）中医学院试用教材重订本《内经讲义》　上海科学技术出版社，1964 年。

（6）《〈灵枢〉辅导参考资料》　北京中医学院油印本，1978 年。

（7）《〈内经〉〈太素〉〈类经〉篇目对照索引》　北京中医学院油印本，1978 年。

（8）《中医阴阳学说发展史浅说》　北京中医学院铅印本，1985 年。

（9）《中国针灸学图解辞典》　人民卫生出版社，1987 年。

（10）《中医养生学》　上海科学技术出版社，1992 年。

（11）《黄帝内经素问校注》　人民卫生出版社，1992 年。

（12）《运气探秘》 华夏出版社，1993 年。

（13）《王玉川古方求学笔记》 华夏出版社，2003 年。

主要学术论文

（1）发掘经方，古为今用——评《经方方论荟要》 北京中医药大学学报，2001，24（2）：16－17。

（2）弘扬仲景学术，开拓伤寒学新思路——评《聂氏伤寒学》 中国医药学报，2004，19（9）：559－560。

（3）中医基础理论研究述评 北京中医学院学报，1980（3）：1－12。

（4）学习《素问·生气通天论》辅导材料 陕西中医，1981，2（3）：38－41。

（5）中医阴阳学说发展史浅说 中医教育，1986（1）：22－25。

（6）中医阴阳学说发展史浅说（续一） 中医教育，1986（2）：27－30。

（7）中医阴阳学说发展史浅说（续二） 中医教育，1986（4）：34－35。

（8）关于“三阴三阳”问题 北京中医学院学报，1985，8（1）：12。

（9）关于“三阴三阳”问题（续） 北京中医学院学报，1985，8（2）：6。

（10）关于“三阴三阳”问题（续） 北京中医学院学报，1985，8（3）：11。

（11）关于“三阴三阳”问题（续） 北京中医学院学报，1985，8（4）：12。

（12）关于“三阴三阳”问题（续） 北京中医学院学报，1985，8（5）：4。

（13）关于“三阴三阳”问题（续） 北京中医学院学报，1985，8（6）：11。

（14）关于五行休王问题 中医杂志，1984（10）：54－57。

（15）关于“五行互藏”问题 北京中医学院学报，1984（5）：8。

（16）谈谈有关“平气”的几个问题（一） 北京中医学院学报，1987，10（2）：5－8。

（17）谈谈有关“平气”的几个问题（二） 北京中医学院学报，1987，10（3）：19－22。

（18）本草史异议两则 北京中医学院学报，1987，10（5）：43－44。

（19）《五十二病方》“臂少阴脉”名实考——兼论手厥阴脉名之演变 北京中医学院学报，1990，13（5）：7－9。

（20）“闻木声而惊”辨疑 北京中医学院学报，1990，13（4）：5－7。

（21）七诊与七传名异实同论 北京中医学院学报，1990，13（2）：5－7，23。

（22）“异中求同”话化瘀 中西医结合杂志，1990，10（9）：556－559。

（23）五脏配五行、五味及其它（一） 北京中医学院学报，1988，11（1）：7－12。

（24）五脏配五行、五味及其它（二） 北京中医学院学报，1988，11（2）：6－10。

（25）五脏配五行、五味及其它（三） 北京中医学院学报，1988，11（3）：5－10。

（26）试论气街在经络学说中的地位 北京中医学院学报，1991，14（6）：6－10。

（27）“奇恒势六十首”存佚考 北京中医学院学报，1991，14（4）：1－3。

（28）试论经脉气血循环理论的发展演变（一）　北京中医学院学报，1991，14（2）：6－9。

（29）试论经脉气血循环理论的发展演变（二）　北京中医学院学报，1991，14（3）：6－9。

（30）干支纪年与五运六气　北京中医学院学报，1991，14（1）：10－13。

（31）温胆汤的命名与主治证及其它　新疆中医药，1993（1）：55－57。

（32）《素问遗篇》学术价值之我见　北京中医学院学报，1993，16（1）：4－8。

（33）《扁鹊传》“尸厥”新解　北京中医学院学报，1993，16（3）：151－154。

（34）“生成数”与《素问》经注　北京中医学院学报，1992，15（4）：225－231。

（35）《素问》“伸官”考辨　北京中医学院学报，1992，15（3）：155－157。

（36）帝王改制与五脏祭是医史研究的误区　北京中医学院学报，1992，15（5）：12－17。

（37）《灵枢·卫气行》释疑　北京中医学院学报，1992，15（6）：1－5。

（38）“新校正”误校五则　北京中医药大学学报，1998，21（3）：2－5。

（39）关于“江南诸师秘仲景要方不传”之我见　北京中医药大学学报，1998，21（4）：2－3。

（40）关于“有是证用是方”的反思　北京中医药大学学报，1998，21（6）：2－4。

后　记

王玉川教授是中医界最早研究《内经》理论体系、学术内涵的中医学家，是《内经》重点学科的创建者和主要学科带头人之一。他对阴阳学说的演变、气血循环理论、五行学说、运气学说、河图洛书等研究，均做出了重要的贡献。

王玉川教授一直潜心于《内经》的教学和研究，先后主编了全国中医院校教材第1、2版《〈内经〉讲义》，发表了大量有关《内经》研究的学术论文，为《内经》专业的发展奠定了基础。王玉川教授在中医学的科学研究中，不仅深研理论之真谛，而且积极倡导改革发展，为北京中医药大学《内经》专业的发展奠定了基础，促使《内经》学科成为国家中医药管理局第一批重点学科之一，也使北京中医药大学《内经》理论体系研究一直位于全国的前列。

王玉川教授一直强调理论和临床结合的重要性，并身体力行。他早年即从师于当地的中医名家戴云龙先生，并得到著名医家陆渊雷先生的指教，学成后在当地行医。多年来在完成繁忙的教学研究工作之余，他坚持为普通百姓治病，擅长治疗中医内科各种疑难杂症，如心血管疾病、风湿病、血液病等。他临证时精心审视、一丝不苟，承古而不泥于古，立足于创新，以史为鉴，巧用古方，疗效卓著，深受患者欢迎。他对中医理论研究之深，对中医学术评析之严谨，不是一般学者所能相比。因其卓越的业绩彰显大师风范，2009年他被评为首届国医大师。

王玉川教授治学严谨、慎于著述、行为低调，以至于他的很多宝贵的经验论述都没有得到很好的流传。为了更好地传播王玉川教授的学术思想和临床经验，我校成立了国医大师王玉川教授工作室，由我作为负责人展开相关工作；并获批我校新奥基金项目资助，展开王玉川教授《内经》治学思想的研究。我们系统收集了王玉川教授的资料，计有正式发表的论文37篇（王玉川教授的论文与后期的个别论著有内容重复处，但也有少量修订增删，为了让读者更好地看到王玉川教授学术思路的发展历程，我们都予以保留）、正式出版的图书5部，非正式出版的图书5部，手稿类3部。基于以上宝贵资料，我们展开了系统整理。同时，鉴于王玉川教授在《内经》教学领域的突出贡献，我们将王玉川教授于1959年主编的北京中医学院自编教材《〈内经〉讲义》（油印本）、1960年主编的中医学院试用教材《〈内经〉讲义》、1964年主编的中医学院试用教材重订本《〈内经〉讲义》三部教材，作为《内经》教材编写的开创性成果，悉数收入，并在此基础上，形成《王玉川医学全集》，以便将这些宝贵资料传承下去，使我们能够更好地学习与传承王玉川教授的治学经验。

翟双庆

于北京中医药大学

2022年3月